# 詳説 薬機法

## 第6版

# 序

　令和5年の法改正において、生活衛生等関係行政の機能強化のための見直しが行われ、①「薬事・食品衛生審議会」から「薬事審議会」へ、②動物用医薬品等の使用基準に関する意見聴取の相手が「厚生労働大臣」から「内閣総理大臣」への変更が図られました。このほか、同年の麻向法改正(施行日：令和7年12月12日(仮))により、大麻が麻薬に指定されたことに伴って、所要の文言の調整がなされることになります。

　令和4年の法改正においては、③緊急承認制度、④電子処方箋に関する法整備が図られました。このほか、同年の刑法改正(施行日：令和7年6月1日)により、「懲役刑」と「禁錮刑」が廃止されるとともに「拘禁刑」が新設されたことに伴い、所要の文言の調整がなされることになります。

　また、令和元年の法改正が令和4年12月1日に全面施行されたことに伴い、薬機法施行令及び施行規則が改められるとともに、行政通知が整備されました。この法改正は、⑤医薬品等への迅速なアクセス、⑥医薬品等の安全対策、⑦医薬品等の適正流通、⑧薬局・薬剤師の在り方、⑨医薬品等の適正入手、⑩医薬品等行政の評価・監視の6つの観点に基づくものです。

　⑤の観点からは、㈠先駆的・特定用途の指定制度、㈡保管のみを行う製造所の登録制度、㈢条件付き早期承認制度、㈣承認事項の変更計画制度、㈤定期的GMP・GCTP調査の見直し、㈥定期的QMS調査の見直しが行われました。

　⑥の観点からは、㈠添付文書の電子化、注意事項等情報の公表、㈡バーコード表示の義務化、㈢学会による情報提供の努力義務化が行われました。

　⑦の観点からは、㈠法令遵守体制の強化、㈡課徴金制度の整備が行われました。

　⑧の観点からは、㈠薬局薬剤師と他の医療提供施設との情報連携の強化、㈡地域連携薬局、専門医療機関連携薬局の認定制度、㈢薬局の法令遵守体制の強化、㈣オンラインによる服薬指導、㈤継続的な服薬指導の義務化が行われました。

　⑨の観点からは、㈠個人輸入の確認制度、㈡模造に係る医薬品対策が行われました。

　⑩の観点からは、医薬品等行政評価・監視委員会が設置されました。

　本書は、上記の改正内容を踏まえたものとなっており、皆様にとって一助となるよう願っております。

令和6年　秋

團　野　　浩

# 目　次

　　凡例 …………………………………………………………………………… xv

### 第一章　総則

第一条(目的) ……………………………………………………………………… 1
第一条の二(国の責務) …………………………………………………………… 4
第一条の三(都道府県等の責務) ………………………………………………… 5
第一条の四(医薬品等関連事業者等の責務) …………………………………… 6
第一条の五(医薬関係者の責務) ………………………………………………… 7
第一条の六(国民の役割) ………………………………………………………… 17
第二条(定義) ……………………………………………………………………… 18

### 第二章　地方薬事審議会

第三条 ……………………………………………………………………………… 50

### 第三章　薬局

第四条(開設の許可) ……………………………………………………………… 52
第五条(許可の基準) ……………………………………………………………… 75
第六条(名称の使用制限) ………………………………………………………… 87
第六条の二(地域連携薬局) ……………………………………………………… 88
第六条の三(専門医療機関連携薬局) …………………………………………… 102
第六条の四(認定の基準) ………………………………………………………… 112
第七条(薬局の管理) ……………………………………………………………… 113
第八条(管理者の義務) …………………………………………………………… 116
第八条の二(薬局開設者による薬局に関する情報の提供等) ………………… 119
第九条(薬局開設者の遵守事項) ………………………………………………… 128
第九条の二(薬局開設者の法令遵守体制) ……………………………………… 146
第九条の三(調剤された薬剤の販売に従事する者) …………………………… 148
第九条の四(調剤された薬剤に関する情報提供及び指導等) ………………… 149
第九条の五(薬局における掲示) ………………………………………………… 160
第十条(休廃止等の届出) ………………………………………………………… 162
第十一条(政令への委任) ………………………………………………………… 164

### 第四章　医薬品、医薬部外品及び化粧品の製造販売業及び製造業

第十二条(製造販売業の許可) …………………………………………………… 166
第十二条の二(許可の基準) ……………………………………………………… 171

第十三条(製造業の許可) ・・・・・・・・・・・・・・・・・・・・・・・・・・・・・・・・・・・・・・・・・ 172
第十三条の二(機構による調査の実施) ・・・・・・・・・・・・・・・・・・・・・・・・・・・・ 180
第十三条の二の二(保管のみを行う製造所に係る登録) ・・・・・・・・・・・・・・・・ 184
第十三条の三(医薬品等外国製造業者の認定) ・・・・・・・・・・・・・・・・・・・・・・・ 190
第十三条の三の二(医薬品等外国製造業者の保管のみを行う製造所に係る登録) ・・・・・・・・・ 194
第十四条(医薬品、医薬部外品及び化粧品の製造販売の承認) ・・・・・・・・・・・・ 195
第十四条の二(基準確認証の交付等) ・・・・・・・・・・・・・・・・・・・・・・・・・・・・・・ 241
第十四条の二の二(緊急承認) ・・・・・・・・・・・・・・・・・・・・・・・・・・・・・・・・・・・・ 244
第十四条の二の三(機構による医薬品等審査等の実施) ・・・・・・・・・・・・・・・・ 265
第十四条の三(特例承認) ・・・・・・・・・・・・・・・・・・・・・・・・・・・・・・・・・・・・・・・・ 269
第十四条の四(新医薬品等の再審査) ・・・・・・・・・・・・・・・・・・・・・・・・・・・・・・ 274
第十四条の五(準用) ・・・・・・・・・・・・・・・・・・・・・・・・・・・・・・・・・・・・・・・・・・・・ 286
第十四条の六(医薬品の再評価) ・・・・・・・・・・・・・・・・・・・・・・・・・・・・・・・・・・ 287
第十四条の七(準用) ・・・・・・・・・・・・・・・・・・・・・・・・・・・・・・・・・・・・・・・・・・・・ 290
第十四条の七の二(医薬品、医薬部外品及び化粧品の承認された事項に係る変更計画の確認) ・・ 291
第十四条の八(承継) ・・・・・・・・・・・・・・・・・・・・・・・・・・・・・・・・・・・・・・・・・・・・ 302
第十四条の九(製造販売の届出) ・・・・・・・・・・・・・・・・・・・・・・・・・・・・・・・・・・ 304
第十四条の十(機構による製造販売の届出の受理) ・・・・・・・・・・・・・・・・・・・・ 307
第十七条(医薬品等総括製造販売責任者等の設置及び遵守事項) ・・・・・・・・・・ 308
第十八条(医薬品、医薬部外品及び化粧品の製造販売業者等の遵守事項等) ・・・・・ 320
第十八条の二(医薬品、医薬部外品及び化粧品の製造販売業者等の法令遵守体制) ・・・・・ 334
第十九条(休廃止等の届出) ・・・・・・・・・・・・・・・・・・・・・・・・・・・・・・・・・・・・・・ 338
第十九条の二(外国製造医薬品等の製造販売の承認) ・・・・・・・・・・・・・・・・・・ 340
第十九条の三(選任外国製造医薬品等製造販売業者に関する変更の届出) ・・・・ 344
第十九条の四(準用) ・・・・・・・・・・・・・・・・・・・・・・・・・・・・・・・・・・・・・・・・・・・・ 346
第二十条(外国製造医薬品の特例承認) ・・・・・・・・・・・・・・・・・・・・・・・・・・・・ 346
第二十一条(都道府県知事等の経由) ・・・・・・・・・・・・・・・・・・・・・・・・・・・・・・ 348
第二十三条(政令への委任) ・・・・・・・・・・・・・・・・・・・・・・・・・・・・・・・・・・・・・ 349

### 第五章　医療機器及び体外診断用医薬品の製造販売業及び製造業等
#### 第一節　医療機器及び体外診断用医薬品の製造販売業及び製造業

第二十三条の二(製造販売業の許可) ・・・・・・・・・・・・・・・・・・・・・・・・・・・・・・ 353
第二十三条の二の二(許可の基準) ・・・・・・・・・・・・・・・・・・・・・・・・・・・・・・・・ 357
第二十三条の二の三(製造業の登録) ・・・・・・・・・・・・・・・・・・・・・・・・・・・・・・ 359
第二十三条の二の四(医療機器等外国製造業者の登録) ・・・・・・・・・・・・・・・・ 365
第二十三条の二の五(医療機器及び体外診断用医薬品の製造販売の承認) ・・・・・・ 367
第二十三条の二の六(基準適合証の交付等) ・・・・・・・・・・・・・・・・・・・・・・・・・ 412
第二十三条の二の六の二(緊急承認) ・・・・・・・・・・・・・・・・・・・・・・・・・・・・・・ 415
第二十三条の二の七(機構による医療機器等審査等の実施) ・・・・・・・・・・・・・・ 419

第二十三条の二の八(特例承認) ……………………………………………………… 423
第二十三条の二の九(使用成績評価) …………………………………………………… 426
第二十三条の二の十(準用) ……………………………………………………………… 432
第二十三条の二の十の二(医療機器及び体外診断用医薬品の承認された事項に係る
　変更計画の確認) …………………………………………………………………… 433
第二十三条の二の十一(承継) …………………………………………………………… 447
第二十三条の二の十二(製造販売の届出) ……………………………………………… 449
第二十三条の二の十三(機構による製造販売の届出の受理) ………………………… 451
第二十三条の二の十四(医療機器等総括製造販売責任者等の設置及び遵守事項) ………… 452
第二十三条の二の十五(医療機器及び体外診断用医薬品の製造販売業者等の遵守事項等) … 462
第二十三条の二の十五の二(医療機器又は体外診断用医薬品の製造販売業者等の法令遵
　守体制) ……………………………………………………………………………… 477
第二十三条の二の十六(休廃止等の届出) ……………………………………………… 481
第二十三条の二の十七(外国製造医療機器等の製造販売の承認) …………………… 483
第二十三条の二の十八(選任外国製造医療機器等製造販売業者に関する変更の届出) …… 486
第二十三条の二の十九(準用) …………………………………………………………… 487
第二十三条の二の二十(外国製造医療機器等の特例承認) …………………………… 488
第二十三条の二の二十一(都道府県知事の経由) ……………………………………… 489
第二十三条の二の二十二(政令への委任) ……………………………………………… 490

　　第二節　登録認証機関

第二十三条の二の二十三(指定高度管理医療機器等の製造販売の認証) …………… 494
第二十三条の二の二十四(基準適合証の交付等) ……………………………………… 506
第二十三条の三(外国指定高度管理医療機器製造等事業者による製造販売業者の選任) …… 508
第二十三条の三の二(承継) ……………………………………………………………… 509
第二十三条の三の三(準用) ……………………………………………………………… 511
第二十三条の四(認証の取消し等) ……………………………………………………… 512
第二十三条の五(報告書の提出) ………………………………………………………… 514
第二十三条の六(登録) …………………………………………………………………… 516
第二十三条の七(登録の基準等) ………………………………………………………… 519
第二十三条の八(登録の公示等) ………………………………………………………… 522
第二十三条の九(基準適合性認証のための審査の義務) ……………………………… 524
第二十三条の十(業務規程) ……………………………………………………………… 526
第二十三条の十一(帳簿の備付け等) …………………………………………………… 530
第二十三条の十一の二(認証取消し等の命令) ………………………………………… 531
第二十三条の十二(適合命令) …………………………………………………………… 531
第二十三条の十三(改善命令) …………………………………………………………… 532
第二十三条の十四(基準適合性認証についての申請及び厚生労働大臣の命令) …… 533
第二十三条の十四の二(準用) …………………………………………………………… 535

第二十三条の十五(業務の休廃止) ・・・・・・・・・・・・・・・・・・・・・・・・・・・・・・・・・ 535
第二十三条の十六(登録の取消し等) ・・・・・・・・・・・・・・・・・・・・・・・・・・・・・・ 537
第二十三条の十七(財務諸表の備付け及び閲覧等) ・・・・・・・・・・・・・・・・・・ 544
第二十三条の十八(厚生労働大臣による基準適合性認証の業務の実施) ・・・ 546
第二十三条の十九(政令への委任) ・・・・・・・・・・・・・・・・・・・・・・・・・・・・・・・ 548

### 第六章　再生医療等製品の製造販売業及び製造業

第二十三条の二十(製造販売業の許可) ・・・・・・・・・・・・・・・・・・・・・・・・・・・ 550
第二十三条の二十一(許可の基準) ・・・・・・・・・・・・・・・・・・・・・・・・・・・・・・・ 553
第二十三条の二十二(製造業の許可) ・・・・・・・・・・・・・・・・・・・・・・・・・・・・・ 554
第二十三条の二十三(機構による調査の実施) ・・・・・・・・・・・・・・・・・・・・・・ 564
第二十三条の二十四(再生医療等製品外国製造業者の認定) ・・・・・・・・・・・ 566
第二十三条の二十五(再生医療等製品の製造販売の承認) ・・・・・・・・・・・・・ 568
第二十三条の二十五の二(基準確認証の交付等) ・・・・・・・・・・・・・・・・・・・・ 581
第二十三条の二十六(条件及び期限付承認) ・・・・・・・・・・・・・・・・・・・・・・・・ 582
第二十三条の二十六の二(緊急承認) ・・・・・・・・・・・・・・・・・・・・・・・・・・・・・ 589
第二十三条の二十七(機構による再生医療等製品審査等の実施) ・・・・・・・・ 591
第二十三条の二十八(特例承認) ・・・・・・・・・・・・・・・・・・・・・・・・・・・・・・・・・ 595
第二十三条の二十九(新再生医療等製品等の再審査) ・・・・・・・・・・・・・・・・ 598
第二十三条の三十(準用) ・・・・・・・・・・・・・・・・・・・・・・・・・・・・・・・・・・・・・・ 606
第二十三条の三十一(再生医療等製品の再評価) ・・・・・・・・・・・・・・・・・・・・ 607
第二十三条の三十二(準用) ・・・・・・・・・・・・・・・・・・・・・・・・・・・・・・・・・・・・ 610
第二十三条の三十二の二(再生医療等製品の承認された事項に係る変更計画の確認) ・・・ 611
第二十三条の三十三(承継) ・・・・・・・・・・・・・・・・・・・・・・・・・・・・・・・・・・・・ 618
第二十三条の三十四(再生医療等製品総括製造販売責任者等の設置及び遵守事項) ・・・ 620
第二十三条の三十五(再生医療等製品の製造販売業者等の遵守事項等) ・・・・・・ 625
第二十三条の三十五の二(再生医療等製品の製造販売業者等の法令遵守体制) ・・・・・・ 633
第二十三条の三十六(休廃止等の届出) ・・・・・・・・・・・・・・・・・・・・・・・・・・・ 637
第二十三条の三十七(外国製造再生医療等製品の製造販売の承認) ・・・・・・・ 638
第二十三条の三十八(選任外国製造再生医療等製品製造販売業者に関する変更の届出) ・・・・ 641
第二十三条の三十九(準用) ・・・・・・・・・・・・・・・・・・・・・・・・・・・・・・・・・・・・ 642
第二十三条の四十(外国製造再生医療等製品の特例承認) ・・・・・・・・・・・・・ 643
第二十三条の四十一(都道府県知事の経由) ・・・・・・・・・・・・・・・・・・・・・・・・ 644
第二十三条の四十二(政令への委任) ・・・・・・・・・・・・・・・・・・・・・・・・・・・・・ 645

### 第七章　医薬品、医療機器及び再生医療等製品の販売業等
#### 第一節　医薬品の販売業

第二十四条(医薬品の販売業の許可) ・・・・・・・・・・・・・・・・・・・・・・・・・・・・・ 648

第二十五条(医薬品の販売業の許可の種類) ・・・・・・・・・・・・・・・・・・・・・・・・・・・・・・・・・・・・・・・・ 650
第二十六条(店舗販売業の許可) ・・・・・・・・・・・・・・・・・・・・・・・・・・・・・・・・・・・・・・・・・・・・・・・・・・ 653
第二十七条(店舗販売品目) ・・・・・・・・・・・・・・・・・・・・・・・・・・・・・・・・・・・・・・・・・・・・・・・・・・・・・・・ 661
第二十八条(店舗の管理) ・・・・・・・・・・・・・・・・・・・・・・・・・・・・・・・・・・・・・・・・・・・・・・・・・・・・・・・・・ 662
第二十九条(店舗管理者の義務) ・・・・・・・・・・・・・・・・・・・・・・・・・・・・・・・・・・・・・・・・・・・・・・・・・・ 666
第二十九条の二(店舗販売業者の遵守事項) ・・・・・・・・・・・・・・・・・・・・・・・・・・・・・・・・・・・・・・ 668
第二十九条の三(店舗販売業者の法令遵守体制) ・・・・・・・・・・・・・・・・・・・・・・・・・・・・・・・・・ 675
第二十九条の四(店舗における掲示) ・・・・・・・・・・・・・・・・・・・・・・・・・・・・・・・・・・・・・・・・・・・・・ 677
第三十条(配置販売業の許可) ・・・・・・・・・・・・・・・・・・・・・・・・・・・・・・・・・・・・・・・・・・・・・・・・・・・・ 677
第三十一条(配置販売品目) ・・・・・・・・・・・・・・・・・・・・・・・・・・・・・・・・・・・・・・・・・・・・・・・・・・・・・・ 682
第三十一条の二(都道府県ごとの区域の管理) ・・・・・・・・・・・・・・・・・・・・・・・・・・・・・・・・・・・・ 683
第三十一条の三(区域管理者の義務) ・・・・・・・・・・・・・・・・・・・・・・・・・・・・・・・・・・・・・・・・・・・・・ 685
第三十一条の四(配置販売業者の遵守事項) ・・・・・・・・・・・・・・・・・・・・・・・・・・・・・・・・・・・・・・ 687
第三十一条の五(配置販売業者の法令遵守体制) ・・・・・・・・・・・・・・・・・・・・・・・・・・・・・・・・・ 692
第三十二条(配置従事の届出) ・・・・・・・・・・・・・・・・・・・・・・・・・・・・・・・・・・・・・・・・・・・・・・・・・・・・ 694
第三十三条(配置従事者の身分証明書) ・・・・・・・・・・・・・・・・・・・・・・・・・・・・・・・・・・・・・・・・・・・ 695
第三十四条(卸売販売業の許可) ・・・・・・・・・・・・・・・・・・・・・・・・・・・・・・・・・・・・・・・・・・・・・・・・・・ 696
第三十五条(営業所の管理) ・・・・・・・・・・・・・・・・・・・・・・・・・・・・・・・・・・・・・・・・・・・・・・・・・・・・・・ 704
第三十六条(医薬品営業所管理者の義務) ・・・・・・・・・・・・・・・・・・・・・・・・・・・・・・・・・・・・・・・・ 707
第三十六条の二(卸売販売業者の遵守事項) ・・・・・・・・・・・・・・・・・・・・・・・・・・・・・・・・・・・・・・ 708
第三十六条の二の二(卸売販売業者の法令遵守体制) ・・・・・・・・・・・・・・・・・・・・・・・・・・・・ 712
第三十六条の三(薬局医薬品の販売に従事する者等) ・・・・・・・・・・・・・・・・・・・・・・・・・・・・ 714
第三十六条の四(薬局医薬品に関する情報提供及び指導等) ・・・・・・・・・・・・・・・・・・・・・ 719
第三十六条の五(要指導医薬品の販売に従事する者等) ・・・・・・・・・・・・・・・・・・・・・・・・・・ 726
第三十六条の六(要指導医薬品に関する情報提供及び指導等) ・・・・・・・・・・・・・・・・・・・ 728
第三十六条の七(一般用医薬品の区分) ・・・・・・・・・・・・・・・・・・・・・・・・・・・・・・・・・・・・・・・・・・・ 731
第三十六条の八(資質の確認) ・・・・・・・・・・・・・・・・・・・・・・・・・・・・・・・・・・・・・・・・・・・・・・・・・・・・ 735
第三十六条の九(一般用医薬品の販売に従事する者) ・・・・・・・・・・・・・・・・・・・・・・・・・・・・ 741
第三十六条の十(一般用医薬品に関する情報提供等) ・・・・・・・・・・・・・・・・・・・・・・・・・・・・ 742
第三十七条(販売方法等の制限) ・・・・・・・・・・・・・・・・・・・・・・・・・・・・・・・・・・・・・・・・・・・・・・・・・・ 751
第三十八条(準用) ・・・・・・・・・・・・・・・・・・・・・・・・・・・・・・・・・・・・・・・・・・・・・・・・・・・・・・・・・・・・・・・・ 753

**第二節** 医療機器の販売業、貸与業及び修理業

第三十九条(高度管理医療機器等の販売業及び貸与業の許可) ・・・・・・・・・・・・・・・・・・ 754
第三十九条の二(管理者の設置) ・・・・・・・・・・・・・・・・・・・・・・・・・・・・・・・・・・・・・・・・・・・・・・・・・・ 761
第三十九条の三(管理医療機器の販売業及び貸与業の届出) ・・・・・・・・・・・・・・・・・・・・・ 764
第四十条(準用) ・・・・・・・・・・・・・・・・・・・・・・・・・・・・・・・・・・・・・・・・・・・・・・・・・・・・・・・・・・・・・・・・・・・ 767
第四十条の二(医療機器の修理業の許可) ・・・・・・・・・・・・・・・・・・・・・・・・・・・・・・・・・・・・・・・・ 778
第四十条の三(準用) ・・・・・・・・・・・・・・・・・・・・・・・・・・・・・・・・・・・・・・・・・・・・・・・・・・・・・・・・・・・・・・ 783

第四十条の四(情報提供) ………………………………………………… 788

### 第三節　再生医療等製品の販売業

第四十条の五(再生医療等製品の販売業の許可) ………………………… 789
第四十条の六(管理者の設置) …………………………………………… 794
第四十条の七(準用) ……………………………………………………… 795

## 第八章　医薬品等の基準及び検定

第四十一条(日本薬局方等) ……………………………………………… 799
第四十二条(医薬品等の基準) …………………………………………… 802
第四十三条(検定) ………………………………………………………… 803

## 第九章　医薬品等の取扱い
### 第一節　毒薬及び劇薬の取扱い

第四十四条(表示) ………………………………………………………… 815
第四十五条(開封販売等の制限) ………………………………………… 818
第四十六条(譲渡手続) …………………………………………………… 819
第四十七条(交付の制限) ………………………………………………… 823
第四十八条(貯蔵及び陳列) ……………………………………………… 824

### 第二節　医薬品の取扱い

第四十九条(処方箋医薬品の販売) ……………………………………… 826
第五十条(直接の容器等の記載事項) …………………………………… 831
第五十一条 ………………………………………………………………… 842
第五十二条(容器等への符号等の記載) ………………………………… 843
第五十三条(記載方法) …………………………………………………… 860
第五十四条(記載禁止事項) ……………………………………………… 861
第五十五条(販売、授与等の禁止) ……………………………………… 863
第五十五条の二(模造に係る医薬品の販売、製造等の禁止) ………… 866
第五十六条(販売、製造等の禁止) ……………………………………… 867
第五十六条の二(輸入の確認) …………………………………………… 870
第五十七条 ………………………………………………………………… 877
第五十七条の二(陳列等) ………………………………………………… 878
第五十八条(封) …………………………………………………………… 881

### 第三節　医薬部外品の取扱い

第五十九条(直接の容器等の記載事項) ……………………………………… 883
第六十条(準用) ………………………………………………………………… 887

### 第四節　化粧品の取扱い

第六十一条(直接の容器等の記載事項) ……………………………………… 888
第六十二条(準用) ……………………………………………………………… 891

### 第五節　医療機器の取扱い

第六十三条(直接の容器等の記載事項) ……………………………………… 892
第六十三条の二(容器等への符号等の記載) ………………………………… 899
第六十四条(準用) ……………………………………………………………… 909
第六十五条(販売、製造等の禁止) …………………………………………… 910

### 第六節　再生医療等製品の取扱い

第六十五条の二(直接の容器等の記載事項) ………………………………… 913
第六十五条の三(容器等への符号等の記載) ………………………………… 915
第六十五条の四(準用) ………………………………………………………… 920
第六十五条の五(販売、製造等の禁止) ……………………………………… 921

## 第十章　医薬品等の広告

第六十六条(誇大広告等) ……………………………………………………… 922
第六十七条(特定疾病用の医薬品及び再生医療等製品の広告の制限) …… 929
第六十八条(承認前の医薬品、医療機器及び再生医療等製品の広告の禁止) ……… 931

## 第十一章　医薬品等の安全対策

第六十八条の二(注意事項等情報の公表) …………………………………… 934
第六十八条の二の二(注意事項等情報の提供を行うために必要な体制の整備) …… 939
第六十八条の二の三(注意事項等情報の届出等) …………………………… 941
第六十八条の二の四(機構による注意事項等情報の届出の受理) ………… 946
第六十八条の二の五(医薬品、医療機器又は再生医療等製品を特定するための符号
　の容器への表示等) ………………………………………………………… 947
第六十八条の二の六(情報の提供等) ………………………………………… 956
第六十八条の三(医薬品、医療機器及び再生医療等製品の適正な使用に関する普及啓発) …… 961
第六十八条の四(再生医療等製品取扱医療関係者による再生医療等製品に係る説明等) …… 961
第六十八条の五(特定医療機器に関する記録及び保存) …………………… 962

第六十八条の六(特定医療機器に関する指導及び助言) ・・・・・・・・・・・・・・・・・・・・・・・・・・・・ 967
第六十八条の七(再生医療等製品に関する記録及び保存) ・・・・・・・・・・・・・・・・・・・・・・・・ 968
第六十八条の八(再生医療等製品に関する指導及び助言) ・・・・・・・・・・・・・・・・・・・・・・・・ 974
第六十八条の九(危害の防止) ・・・・・・・・・・・・・・・・・・・・・・・・・・・・・・・・・・・・・・・・・・・・・・・・・・ 975
第六十八条の十(副作用等の報告) ・・・・・・・・・・・・・・・・・・・・・・・・・・・・・・・・・・・・・・・・・・・・ 981
第六十八条の十一(回収の報告) ・・・・・・・・・・・・・・・・・・・・・・・・・・・・・・・・・・・・・・・・・・・・・・・ 994
第六十八条の十二(薬事審議会への報告等) ・・・・・・・・・・・・・・・・・・・・・・・・・・・・・・・・・・・・ 1005
第六十八条の十三(機構による副作用等の報告に係る情報の整理及び調査の実施) ・・・・ 1006
第六十八条の十四(再生医療等製品に関する感染症定期報告) ・・・・・・・・・・・・・・・・・・・・ 1008
第六十八条の十五(機構による感染症定期報告に係る情報の整理及び調査の実施) ・・・ 1013

　　第十二章　生物由来製品の特例

第六十八条の十六(生物由来製品の製造管理者) ・・・・・・・・・・・・・・・・・・・・・・・・・・・・・・・・ 1015
第六十八条の十七(直接の容器等の記載事項) ・・・・・・・・・・・・・・・・・・・・・・・・・・・・・・・・・・ 1017
第六十八条の十八(添付文書等の記載事項) ・・・・・・・・・・・・・・・・・・・・・・・・・・・・・・・・・・・・ 1018
第六十八条の十九(準用) ・・・・・・・・・・・・・・・・・・・・・・・・・・・・・・・・・・・・・・・・・・・・・・・・・・・・・ 1020
第六十八条の二十(販売、製造等の禁止) ・・・・・・・・・・・・・・・・・・・・・・・・・・・・・・・・・・・・・・ 1020
第六十八条の二十の二(注意事項等情報の公表) ・・・・・・・・・・・・・・・・・・・・・・・・・・・・・・・・ 1021
第六十八条の二十一(特定生物由来製品取扱医療関係者による特定生物由来製品
　に係る説明) ・・・・・・・・・・・・・・・・・・・・・・・・・・・・・・・・・・・・・・・・・・・・・・・・・・・・・・・・・・・・・・・ 1022
第六十八条の二十二(生物由来製品に関する記録及び保存) ・・・・・・・・・・・・・・・・・・・・・・ 1023
第六十八条の二十三(生物由来製品に関する指導及び助言) ・・・・・・・・・・・・・・・・・・・・・・ 1028
第六十八条の二十四(生物由来製品に関する感染症定期報告) ・・・・・・・・・・・・・・・・・・・・ 1028
第六十八条の二十五(機構による感染症定期報告に係る情報の整理及び調査の実施) ・・・・・ 1030

　　第十三章　監督

第六十九条(立入検査等) ・・・・・・・・・・・・・・・・・・・・・・・・・・・・・・・・・・・・・・・・・・・・・・・・・・・・・ 1032
第六十九条の二(機構による立入検査等の実施) ・・・・・・・・・・・・・・・・・・・・・・・・・・・・・・・・ 1042
第六十九条の三(緊急命令) ・・・・・・・・・・・・・・・・・・・・・・・・・・・・・・・・・・・・・・・・・・・・・・・・・・・ 1045
第七十条(廃棄等) ・・・・・・・・・・・・・・・・・・・・・・・・・・・・・・・・・・・・・・・・・・・・・・・・・・・・・・・・・・・・ 1047
第七十一条(検査命令) ・・・・・・・・・・・・・・・・・・・・・・・・・・・・・・・・・・・・・・・・・・・・・・・・・・・・・・・ 1050
第七十二条(改善命令等) ・・・・・・・・・・・・・・・・・・・・・・・・・・・・・・・・・・・・・・・・・・・・・・・・・・・・・ 1051
第七十二条の二 ・・・・・・・・・・・・・・・・・・・・・・・・・・・・・・・・・・・・・・・・・・・・・・・・・・・・・・・・・・・・・・ 1056
第七十二条の二の二 ・・・・・・・・・・・・・・・・・・・・・・・・・・・・・・・・・・・・・・・・・・・・・・・・・・・・・・・・・ 1058
第七十二条の三 ・・・・・・・・・・・・・・・・・・・・・・・・・・・・・・・・・・・・・・・・・・・・・・・・・・・・・・・・・・・・・・ 1059
第七十二条の四 ・・・・・・・・・・・・・・・・・・・・・・・・・・・・・・・・・・・・・・・・・・・・・・・・・・・・・・・・・・・・・・ 1059
第七十二条の五(違反広告に係る措置命令等) ・・・・・・・・・・・・・・・・・・・・・・・・・・・・・・・・・・ 1061
第七十二条の六(損害賠償責任の制限) ・・・・・・・・・・・・・・・・・・・・・・・・・・・・・・・・・・・・・・・・ 1064

第七十三条(医薬品等総括製造販売責任者等の変更命令) ………………………… 1065
第七十四条(配置販売業の監督) …………………………………………………… 1066
第七十四条の二(承認の取消し等) ………………………………………………… 1067
第七十五条(許可の取消し等) ……………………………………………………… 1072
第七十五条の二(登録の取消し等) ………………………………………………… 1081
第七十五条の二の二(外国製造医薬品等の製造販売の承認の取消し等) ……… 1082
第七十五条の三(特例承認の取消し等) …………………………………………… 1088
第七十五条の四(医薬品等外国製造業者及び再生医療等製品外国製造業者の認定
　の取消し等) ……………………………………………………………………… 1089
第七十五条の五((医薬品等外国製造業者及び医療機器等外国製造業者の登録
　の取消し等) ……………………………………………………………………… 1091
第七十五条の五の二(課徴金納付命令) …………………………………………… 1093
第七十五条の五の三(不当景品類及び不当表示防止法の課徴金納付命令がある
　場合等における課徴金の額の減額) …………………………………………… 1098
第七十五条の五の四(課徴金対象行為に該当する事実の報告による課徴金の額の減額) … 1099
第七十五条の五の五(課徴金の納付義務等) ……………………………………… 1101
第七十五条の五の六(課徴金納付命令に対する弁明の機会の付与) …………… 1108
第七十五条の五の七(弁明の機会の付与の方式) ………………………………… 1108
第七十五条の五の八(弁明の機会の付与の通知の方式) ………………………… 1109
第七十五条の五の九(代理人) ……………………………………………………… 1110
第七十五条の五の十(課徴金納付命令の方式等) ………………………………… 1111
第七十五条の五の十一(納付の督促) ……………………………………………… 1112
第七十五条の五の十二(課徴金納付命令の執行) ………………………………… 1113
第七十五条の五の十三(課徴金等の請求権) ……………………………………… 1114
第七十五条の五の十四(送達書類) ………………………………………………… 1114
第七十五条の五の十五(送達に関する民事訴訟法の準用) ……………………… 1114
第七十五条の五の十六(公示送達) ………………………………………………… 1116
第七十五条の五の十七(電子情報処理組織の使用) ……………………………… 1117
第七十五条の五の十八(行政手続法の適用除外) ………………………………… 1118
第七十五条の五の十九(省令への委任) …………………………………………… 1118
第七十六条(許可等の更新を拒否する場合の手続) ……………………………… 1119
第七十六条の二(聴聞の方法の特例) ……………………………………………… 1120
第七十六条の三(薬事監視員) ……………………………………………………… 1121
第七十六条の三の二(麻薬取締官及び麻薬取締員による職権の行使) ………… 1122
第七十六条の三の三(関係行政機関の連携協力) ………………………………… 1123

　　第十四章　医薬品等行政評価・監視委員会

第七十六条の三の四(設置) ………………………………………………………… 1124
第七十六条の三の五(所掌事務) …………………………………………………… 1129

第七十六条の三の六(職権の行使) ······················································ 1131
第七十六条の三の七(資料の提出等の要求) ············································ 1131
第七十六条の三の八(組織) ···························································· 1132
第七十六条の三の九(委員等の任命) ···················································· 1133
第七十六条の三の十(委員の任期等) ···················································· 1134
第七十六条の三の十一(委員長) ······················································· 1136
第七十六条の三の十二(政令への委任) ················································· 1137

## 第十五章　指定薬物の取扱い

第七十六条の四(製造等の禁止) ························································· 1138
第七十六条の五(広告の制限) ··························································· 1143
第七十六条の六(指定薬物等である疑いがある物品の検査及び製造等の制限) ··········· 1144
第七十六条の六の二(指定薬物等である疑いがある物品の製造等の広域的な禁止) ······ 1150
第七十六条の七(廃棄等) ································································ 1152
第七十六条の七の二(中止命令等) ······················································ 1154
第七十六条の七の三(損害賠償責任の制限) ············································· 1155
第七十六条の八(立入検査等) ··························································· 1156
第七十六条の九(麻薬取締官及び麻薬取締員による職権の行使) ······················· 1157
第七十六条の十(指定手続の特例) ······················································ 1158
第七十六条の十一(教育及び啓発) ······················································ 1159
第七十六条の十二(調査研究の推進) ···················································· 1160
第七十七条(関係行政機関の連携協力) ················································· 1160

## 第十六章　希少疾病用医薬品、希少疾病用医療機器及び希少疾病用再生医療等製品等の指定等

第七十七条の二(指定等) ······························································· 1161
第七十七条の三(資金の確保) ··························································· 1177
第七十七条の四(税制上の措置) ························································· 1177
第七十七条の五(試験研究等の中止の届出) ············································· 1178
第七十七条の六(指定の取消し等) ······················································ 1179
第七十七条の七(省令への委任) ························································· 1182

## 第十七章　雑則

第七十八条(手数料) ···································································· 1183
第七十九条(許可等の条件) ····························································· 1187
第八十条(適用除外等) ································································· 1188
第八十条の二(治験の取扱い) ··························································· 1202
第八十条の三(機構による治験の計画に係る調査等の実施) ··························· 1228
第八十条の四 ··········································································· 1230

第八十条の五 ･････････････････････････････････････････････ 1231
第八十条の六(原薬等登録原簿) ･･･････････････････････････ 1232
第八十条の七 ･････････････････････････････････････････････ 1237
第八十条の八 ･････････････････････････････････････････････ 1238
第八十条の九 ･････････････････････････････････････････････ 1240
第八十条の十(機構による登録等の実施) ･･････････････････ 1241
第八十一条(都道府県等が処理する事務) ･･････････････････ 1243
第八十一条の二(緊急時における厚生労働大臣の事務執行) ･････ 1248
第八十一条の三(事務の区分) ････････････････････････････ 1249
第八十一条の四(権限の委任) ････････････････････････････ 1251
第八十二条(経過措置) ･･･････････････････････････････････ 1254
第八十三条(動物用医薬品等) ････････････････････････････ 1255
第八十三条の二(動物用医薬品の製造の禁止) ･･････････････ 1271
第八十三条の二の二(動物用再生医療等製品の製造の禁止) ･････ 1273
第八十三条の二の三(動物用医薬品の店舗販売業の許可の特例) ･････ 1274
第八十三条の三(使用の禁止) ････････････････････････････ 1277
第八十三条の四(動物用医薬品及び動物用再生医療等製品の使用の規制) ･････ 1279
第八十三条の五(その他の医薬品及び再生医療等製品の使用の規制) ･････ 1282

### 第十八章　罰則

第八十三条の六 ･･････････････････････････････････････････ 1284
第八十三条の七 ･･････････････････････････････････････････ 1286
第八十三条の八 ･･････････････････････････････････････････ 1287
第八十三条の九 ･･････････････････････････････････････････ 1287
第八十四条 ･････････････････････････････････････････････ 1288
第八十五条 ･････････････････････････････････････････････ 1291
第八十六条 ･････････････････････････････････････････････ 1293
第八十六条の二 ･･････････････････････････････････････････ 1297
第八十六条の三 ･･････････････････････････････････････････ 1297
第八十七条 ･････････････････････････････････････････････ 1300
第八十八条 ･････････････････････････････････････････････ 1302
第八十九条 ･････････････････････････････････････････････ 1303
第九十条 ･･･････････････････････････････････････････････ 1304
第九十一条 ･････････････････････････････････････････････ 1305

索引 ･･････････････････････････････････････････････････････ 1306

## 凡 例

薬機法、法 ― 医薬品、医療機器等の品質、有効性及び安全性の確保等に関する法律(昭和 35 年 8 月 10 日法律第 145 号) 最近改正：令和 5 年 6 月 16 日法律第 63 号

施行令、令 ― 医薬品、医療機器等の品質、有効性及び安全性の確保等に関する法律施行令(昭和 36 年 1 月 26 日政令第 11 号) 最近改正：令和 4 年 5 月 20 日政令第 196 号

施行規則、則 ― 医薬品、医療機器等の品質、有効性及び安全性の確保等に関する法律施行規則(昭和 36 年 2 月 1 日厚生省令第 1 号) 最近改正：令和 6 年 3 月 26 日厚生労働省令第 51 号

構造設備基準 ― 薬局等構造設備規則(昭和 36 年 2 月 1 日厚生省令第 2 号)

業務体制基準 ― 薬局並びに店舗販売業及び配置販売業の業務を行う体制を定める省令(昭和 39 年 2 月 3 日厚生省令第 3 号)

手数料令 ― 医薬品、医療機器等の品質、有効性及び安全性の確保等に関する法律関係手数料令(平成 17 年 3 月 30 日政令第 91 号)

手数料規則 ― 医薬品、医療機器等の品質、有効性及び安全性の確保等に関する法律関係手数料規則(平成 12 年 3 月 30 日厚生省令第 63 号)

旅費法 ― 国家公務員等の旅費に関する法律(昭和 25 年 4 月 30 日法律第 114 号)

動取規則 ― 動物用医薬品等取締規則(平成 16 年 12 月 24 日農林水産省令第 107 号)

使用規制省令 ― 動物用医薬品及び医薬品の使用の規制に関する省令(平成 25 年 5 月 30 日農林水産省令第 44 号)

機構法 ― 独立行政法人医薬品医療機器総合機構法(平成 14 年 12 月 20 日法律第 192 号)

委員会令 ― 医薬品等行政評価・監視委員会令(令和 2 年 3 月 23 日政令第 56 号)

血液法 ― 安全な血液製剤の安定供給の確保等に関する法律(昭和 31 年 6 月 25 日法律第 160 号)

血液法施行規則 ― 安全な血液製剤の安定供給の確保等に関する法律施行規則(昭和 31 年 6 月 25 日厚生省令第 22 号)

研究所法 ― 国立研究開発法人医薬基盤・健康・栄養研究所法(平成 16 年 6 月 23 日法律第 135 号)

景品表示法 ― 不当景品類及び不当表示防止法(昭和 37 年 5 月 15 日法律第 134 号)

麻向法 ― 麻薬及び向精神薬取締法(昭和 28 年 3 月 17 日法律第 14 号)

覚取法 ― 覚醒剤取締法(昭和 26 年 6 月 30 日法律第 252 号)

毒劇法 ― 毒物及び劇物取締法(昭和 25 年 12 月 28 日法律第 303 号)

化審法 ― 化学物質の審査及び製造等の規制に関する法律(昭和48年10月16日法律第117号)

再生医療法 ― 再生医療等の安全性の確保等に関する法律(平成25年11月27日法律第85号)

難病法 ― 難病の患者に対する医療等に関する法律(平成26年5月30日法律第50号)

感染症法 ― 感染症の予防及び感染症の患者に対する医療に関する法律(平成10年10月2日法律第114号)

総合確保法 ― 地域における医療及び介護の総合的な確保の促進に関する法律(平成元年6月30日法律第64号)

育児・介護休業法 ― 育児休業、介護休業等育児又は家族介護を行う労働者の福祉に関する法律(平成3年5月15日法律第76号)

個人情報保護法 ― 個人情報の保護に関する法律(平成15年5月30日法律第57号)

e-文書法 ― 民間事業者等が行う書面の保存等における情報通信の技術の利用に関する法律(平成16年12月1日法律第149号)

電子署名法 ― 電子署名及び認証業務に関する法律(平成12年5月31日法律第102号)

信書便法 ― 民間事業者による信書の送達に関する法律(平成14年7月31日法律第99号)

# 第一章　総則

## 第一条（目的）

<small>(昭五四法五六・平五法二七・平一四法九六・平一八法六九・平二五法八四・一部改正)</small>

> この法律は、医薬品、医薬部外品、化粧品、医療機器及び再生医療等製品(以下「医薬品等」という。)の品質、有効性及び安全性の確保並びにこれらの使用による保健衛生上の危害の発生及び拡大の防止のために必要な規制を行うとともに、指定薬物の規制に関する措置を講ずるほか、医療上特にその必要性が高い医薬品、医療機器及び再生医療等製品の研究開発の促進のために必要な措置を講ずることにより、保健衛生の向上を図ることを目的とする。

**趣旨**

本規定は、「医薬品、医療機器等の品質、有効性及び安全性の確保等に関する法律(昭和35年法律第145号)」(いわゆる医薬品医療機器等法、医薬品医療機器法、薬機法)の目的を明記したものである。

**解説**

1　「医薬品、医薬部外品、化粧品、医療機器及び再生医療等製品」とあるが、これは、薬機法の規制対象物を明示したものである。【法第2条第1項から第4項まで及び第9項参照】

2　「品質、有効性及び安全性の確保並びにこれらの使用による保健衛生上の危害の発生及び拡大の防止のために必要な規制」とは、薬局又は許可業者等が供給する医薬品等の品質、有効性及び安全性の確保のために設けられており、以下の章において規定されている。

① 医薬品等の製造、製造販売、販売の業規制(法第3章から第7章まで)
② 製造販売される医薬品等が満たすべき基準(法第8章)
③ 製造販売される医薬品等の取扱方法及び記載事項(法第9章)
④ 医薬品等の広告規制(法第10章)
⑤ 医薬品等の製造販売後の安全対策に関する規制(法第11章)
⑥ 生物由来製品の特例規制(法第12章)
⑦ 監督(法第13章)

3　「指定薬物の規制に関する措置」とあるが、これは、人による乱用を目的として製造等され、流通している物を指定薬物に指定し、所要の措置を講じるために設けられており、「指定薬物の規制(法第15章)」において規定されている。【法第2条第15項参照】

4　「研究開発の促進のために必要な措置」とあるが、これは、医療上の必要性が特に高い医薬品、医療機器及び再生医療等製品の研究開発の促進を目的として、これらの承認申請の予定品目について希少疾病用、先駆的又は特定用途の指定を行い、必要な優遇を与えるものであり、「医療上の必要性が特に高い医薬品等の研究開発の促進のための優遇措置(法第16章)」において規定されている。

＜薬機法の系譜＞

**5** 薬機法の系譜は、次のとおりである。

① 近代的な薬事制度は、「薬品営業並薬品取扱規則(明治22年法律第10号)」(いわゆる薬律)の制定をもってその始まりとみることができ、次のような規定が整備された。

(一) 薬剤師制度と薬局制度
(二) 薬種商と製薬者に関する規定
(三) 毒薬及び劇薬の取扱い規定
(四) 日本薬局方収載品の取扱い規定

② 一般の生活者が自己判断で購入し、使用する民間薬については、薬律とは別に、「売薬法(大正3年法律第14号)」によって規制され、また、薬剤師の資格、権利義務等については、「薬剤師法(大正14年法律第44号)」(いわゆる旧薬剤師法)により規定されることになった。その後、日中戦争後の戦時体制に対応し、医薬品の生産配給の統制強化を図るため、薬律、売薬法及び旧薬剤師法の三法を統合して、「薬事法(昭和18年法律第48号)」(いわゆる旧々薬事法)が制定された。その内容は、次のとおりである。

(一) 薬品と売薬に関する規制を一元化したこと
(二) 製薬者免許、売薬免許、新薬の届出制等を改め、許可制としたこと
(三) 薬剤師及び薬剤師会の使命に、国民体力の向上を加えたこと
(四) 医薬品の価格、規格等について措置を講じ得ることとしたこと

③ 太平洋(大東亜)戦争終結後、薬事制度から国家統制の枠を外し、また、戦後の混乱に乗じて現れた粗悪な医薬品等に対して実効性のある取締りを行うため、旧々薬事法に代えて、「薬事法(昭和23年法律第197号)」(いわゆる旧薬事法)が制定された。その内容は、次のとおりである。

(一) 医薬品の他に、用具及び化粧品を規制の対象としたこと
(二) 厚生大臣は薬事委員会の建議を尊重し、民意に即した行政を行うものとしたこと
(三) 薬局開設、医薬品の製造業・輸入販売業・販売業について、許可制から登録制に改めたこと
(四) 抗菌性物質製剤等の検定制度を設けたこと
(五) 習慣性医薬品について、処方箋又は医師の指示によらない販売を禁止したこと
(六) 不良医薬品及び不正表示医薬品について詳細な規定を設けたこと
(七) その他、旧々薬事法において附則扱いの"医師の調剤権"が本則条文の但書として盛り込まれたこと

④ 戦後の混乱期を経て我が国が復興するとともに医薬品が著しく進歩し、また、薬事法の中に薬剤師の身分法を入れていることにより条文構成上不都合が生じてきたため、旧薬事法に代えて、「薬事法(昭和35年法律第145号)」が制定された。その内容は、次のとおりである。

(一) 薬剤師の身分に関する規定を分離させ、薬剤師法としてまとめたこと
(二) 医薬部外品を規制の対象としたこと
(三) 都道府県に地方薬事審議会の設置に関する規定を設けたこと

㈣ 薬局開設、医薬品等の製造業・輸入販売業・販売業について、登録制から許可制に改めたこと

㈤ 医薬品等の直接の容器等の法定表示事項について詳細な規定を設けたこと

㈥ 医薬品等の広告規制を整備したこと

⑤ 現行法である昭和35年法律第145号は、その制定以来、「薬事法」という題名が付けられていたが、平成25年の法改正により、「医薬品、医療機器等の品質、有効性及び安全性の確保等に関する法律」に改められた。

薬律(明治22年制定) ＋ 売薬法(大正3年制定) ＋ 旧薬剤師法(大正14年制定)
↓
旧々薬事法(昭和18年制定)
↓
旧薬事法(昭和23年制定)
↓
薬事法(昭和35年制定)
↓
医薬品、医療機器等の品質、有効性及び安全性の確保等に関する法律
(平成25年改正により改称)

**6** 「薬事」とは、一般に、①医薬品、②麻薬、覚醒剤その他の薬物、③毒物、劇物、④薬剤師に関する事項を意味する用語であり、⑤医薬部外品、化粧品及び指定薬物に関する事項も、この概念に含まれるものである。

　しかし、②から④までは、薬事の概念に含まれているにもかかわらず、薬事法による規制対象となっていない。他方、医療機器に関する事項は、薬事の概念に含まれないにもかかわらず、従前より薬事法による規制対象となっている。また、再生医療等製品に関する事項についても、薬事の概念には含まれていない。

　法律の題名は、呼びやすさとともに、その内容を一応推察させ、その内容を誤解させず、他との紛れを生じさせないようにする必要があるが、薬事法の規制対象からみて、もはやこのような要請を満たすことが困難となっていた。

　そこで、平成25年の法改正を機に、その題名が「薬事法」から「医薬品、医療機器等の品質、有効性及び安全性の確保等に関する法律」に改められた。

## 第一条の二（国の責務）

(平二五法八四・追加)

> 国は、この法律の目的を達成するため、医薬品等の品質、有効性及び安全性の確保、これらの使用による保健衛生上の危害の発生及び拡大の防止その他の必要な施策を策定し、及び実施しなければならない。

### 趣旨

本規定は、薬機法の目的を達成するために必要な施策を策定し、実施することを国の責務としたものである。

### 解説

1　薬害肝炎等の過去の薬害問題の発生においては、製薬企業や行政が把握していたリスク情報の伝達が十分でなかったり、リスク情報が不当に軽視されたりしたことにより、適切な対応・対策がとられなかったという本質的な問題のあることが指摘された。

　そこで、平成25年の法改正により、本法の目的(法第1条)に、薬害問題の再発防止に資するよう、「これらの使用による保健衛生上の危害の発生及び拡大の防止のために必要な規制を行う」という文言が加えられた。

　併せて、国、地方公共団体、関連事業者等の医薬品等関係者が、医薬品等の品質、有効性及び安全性の確保や薬害の発生・拡大の防止について、各々の責務を十分に意識し、その役割を果たすことが重要であると考えられたことから、これら関係者の責務規定(法第1条の2から第1条の6まで)が新設された。

2　「医薬品等」とは、医薬品、医薬部外品、化粧品、医療機器及び再生医療等製品をいう。〈法第1条〉

3　「その他の必要な施策」とは、本法の目的(法第1条)において明示されているように、指定薬物の規制のほか、医療上特にその必要性が高い医薬品、医療機器及び再生医療等製品の研究開発の促進に関する施策をいう。

## 第一条の三（都道府県等の責務）

<small>（平二五法八四・追加）</small>

> 都道府県、地域保健法(昭和二十二年法律第百一号)第五条第一項の政令で定める市(以下「保健所を設置する市」という。)及び特別区は、前条の施策に関し、国との適切な役割分担を踏まえて、当該地域の状況に応じた施策を策定し、及び実施しなければならない。

### 趣旨

本規定は、薬機法の目的を達成するために必要な施策に関し、地域の状況に応じた施策を策定し、実施することを都道府県、保健所設置市及び特別区の責務としたものである。

※「保健所設置市」とは、保健所を設置する市をいう。

### 解説

1　「政令で定める市(保健所を設置する市)」とは、次に掲げる市をいう。〈地域保健法施行令第1条〉

① 指定都市(S31/7/31 政令第254号(最近改正：H23/10/21 政令第323号))

| | | | | | |
|---|---|---|---|---|---|
| ・大阪市 | ・名古屋市 | ・京都市 | ・横浜市 | ・神戸市 | ・北九州市 |
| ・札幌市 | ・川崎市 | ・福岡市 | ・広島市 | ・仙台市 | ・千葉市 |
| ・さいたま市 | ・静岡市 | ・堺市 | ・新潟市 | ・浜松市 | ・岡山市 |
| ・相模原市 | ・熊本市 | | | | |

② 中核市(H7/12/8 政令第408号(最近改正：R2/10/14 政令第307号))

| | | | | | |
|---|---|---|---|---|---|
| ・宇都宮市 | ・金沢市 | ・岐阜市 | ・姫路市 | ・鹿児島市 | ・秋田市 |
| ・郡山市 | ・和歌山市 | ・長崎市 | ・大分市 | ・豊田市 | ・福山市 |
| ・高知市 | ・宮崎市 | ・いわき市 | ・長野市 | ・豊橋市 | ・高松市 |
| ・旭川市 | ・松山市 | ・横須賀市 | ・奈良市 | ・倉敷市 | ・川越市 |
| ・船橋市 | ・岡崎市 | ・高槻市 | ・東大阪市 | ・富山市 | ・函館市 |
| ・下関市 | ・青森市 | ・盛岡市 | ・柏市 | ・西宮市 | ・久留米市 |
| ・前橋市 | ・大津市 | ・尼崎市 | ・高崎市 | ・豊中市 | ・那覇市 |
| ・枚方市 | ・八王子市 | ・越谷市 | ・呉市 | ・佐世保市 | ・八戸市 |
| ・福島市 | ・川口市 | ・八尾市 | ・明石市 | ・鳥取市 | ・松江市 |
| ・山形市 | ・福井市 | ・甲府市 | ・寝屋川市 | ・水戸市 | ・吹田市 |
| ・松本市 | ・一宮市 | | | | |

③

| | | | | |
|---|---|---|---|---|
| ・小樽市 | ・町田市 | ・藤沢市 | ・茅ヶ崎市 | ・四日市市 |

2　「保健所」は、都道府県、指定都市、中核市その他の政令で定める市又は特別区に設置され、次に掲げる事項につき、企画、調整、指導及びこれらに必要な事業を行う。〈地域保健法第5条第1項、第6条〉

① 地域保健に関する思想の普及及び向上に関する事項

② 人口動態統計その他地域保健に係る統計に関する事項

③ 栄養の改善及び食品衛生に関する事項

④ 住宅、水道、下水道、廃棄物の処理、清掃その他の環境の衛生に関する事項
⑤ 医事及び薬事に関する事項
⑥ 保健師に関する事項
⑦ 公共医療事業の向上及び増進に関する事項
⑧ 母性及び乳幼児並びに老人の保健に関する事項
⑨ 歯科保健に関する事項
⑩ 精神保健に関する事項
⑪ 治療方法が確立していない疾病その他の特殊の疾病により長期に療養を必要とする者の保健に関する事項
⑫ 感染症その他の疾病の予防に関する事項
⑬ 衛生上の試験及び検査に関する事項
⑭ その他地域住民の健康の保持及び増進に関する事項

3 「特別区」とは、次に掲げる東京都の区をいう。〈地方自治法第281条第1項〉

| | | | | | |
|---|---|---|---|---|---|
| ・足立区 | ・荒川区 | ・板橋区 | ・江戸川区 | ・大田区 | ・葛飾区 |
| ・北区 | ・江東区 | ・品川区 | ・渋谷区 | ・新宿区 | ・杉並区 |
| ・墨田区 | ・世田谷区 | ・台東区 | ・中央区 | ・千代田区 | ・豊島区 |
| ・中野区 | ・練馬区 | ・文京区 | ・港区 | ・目黒区 | |

⇒ 特別区は市に準ずる権限を有する法人であるが、都のいわゆる"内部機関"であるとも位置づけられるため、市のように十全な地方自治権を確立しているとはいえない。

4 「地域の状況に応じた施策」として、例えば、地方薬事審議会の活用、医薬品等の販売業者の資質向上のための取り組みが考えられる。


## 第一条の四（医薬品等関連事業者等の責務）

（平二五法八四・追加）

> 医薬品等の製造販売、製造（小分けを含む。以下同じ。）、販売、貸与若しくは修理を業として行う者、第四条第一項の許可を受けた者（以下「薬局開設者」という。）又は病院、診療所若しくは飼育動物診療施設（獣医療法（平成四年法律第四十六号）第二条第二項に規定する診療施設をいい、往診のみによつて獣医師に飼育動物の診療業務を行わせる者の住所を含む。以下同じ。）の開設者は、その相互間の情報交換を行うことその他の必要な措置を講ずることにより、医薬品等の品質、有効性及び安全性の確保並びにこれらの使用による保健衛生上の危害の発生及び拡大の防止に努めなければならない。

### 趣旨

本規定は、医薬品等の品質・有効性・安全性の確保及びこれらの使用による保健衛生上の危害の発生・拡大の防止に努めることを医薬品等の関連事業者、薬局開設者及び病院・診療所・飼育動物診療施設の開設者の責務としたものである。

### 解説

1 「医薬品等の製造販売、製造(小分けを含む。以下同じ)、販売、貸与若しくは修理を業として行う者」とは、次に掲げる者をいう。

① 医薬品、医薬部外品、化粧品、医療機器又は再生医療等製品の製造販売業者

② 医薬品、医薬部外品、化粧品、医療機器又は再生医療等製品の製造業者

③ 医薬品、医療機器又は再生医療等製品の販売業者

④ 医療機器の貸与業者

⑤ 医療機器の修理業者

2 「診療施設」とは、獣医師が飼育動物の診療の業務を行う施設をいう。〈獣医療法第2条第2項〉

3 「往診のみによって獣医師に飼育動物の診療業務を行わせる者の住所」は、薬機法上の飼育動物診療施設の範囲に含まれる。なお、獣医療法では、①往診のみによって飼育動物の診療の業務を自ら行う獣医師、②往診のみによって獣医師に飼育動物の診療の業務を行わせる者の住所を診療施設とみなすものとしている。〈獣医療法第7条第1項〉

4 「必要な措置」として、例えば、情報の提供等(法第68条の2の6)、危害の防止(法第68条の9)、副作用等の報告(法第68条の10)に関連した措置が考えられる。


## 第一条の五（医薬関係者の責務）

〈平二五法八四・追加、令元法六三・令四法四七・一部改正〉

■第1条の5第1項■

> 医師、歯科医師、薬剤師、獣医師その他の医薬関係者[1]は、医薬品等の有効性及び安全性[2]その他これらの適正な使用に関する知識と理解を深めるとともに、これらの使用の対象者(動物への使用にあつては、その所有者又は管理者。第六十八条の四、第六十八条の七第三項及び第四項、第六十八条の二十一並びに第六十八条の二十二第三項及び第四項において同じ。)及びこれらを購入し、又は譲り受けようとする者に対し、これらの適正な使用に関する事項に関する正確かつ適切な情報の提供[3]に努めなければならない。

### 趣旨

本規定は、医薬品等の適正な使用に関する知識と理解を深めるとともに、これらの使用の対象者及びこれらを購入等しようとする者に対して適正使用情報の提供に努めることを医薬関係者の責務としたものとある。

### 解説

1 「医薬関係者」として、例えば、登録販売者が該当する。

2 「有効性及び安全性」とあるが、「品質」については触れられていない。これは、医薬品等の適正使用を確保するためには、医薬関係者がその有効性及び安全性に関する知識と理解を有していれば十分であると考えられたことによる。ただし、医薬品等の取扱い

によっては、その品質に問題が生じるため、医薬関係者が品質問題と無関係であるわけではない。

3 「正確かつ適切な情報の提供」とあるが、医薬関係者(医師、歯科医師及び獣医師等を除く)による情報提供として、次に掲げるものがある。
① 調剤された薬剤に関する情報提供及び指導等(法第9条の4)
② 薬局医薬品に関する情報提供及び指導等(法第36条の4)
③ 要指導医薬品に関する情報提供及び指導等(法第36条の6)
④ 一般用医薬品に関する情報提供等(法第36条の10)
⑤ 再生医療等製品に係る説明等(法第68条の4)
⑥ 特定生物由来製品に係る説明(法第68条の21)

■第1条の5第2項■

> 薬局において調剤又は調剤された薬剤若しくは医薬品の販売若しくは授与の業務に従事する薬剤師は、薬剤又は医薬品の適切かつ効率的な提供に資するため、地域における医療及び介護の総合的な確保の促進に関する法律(平成元年法律第六十四号)第十二条の二第三項の規定による情報の提供その他の厚生労働省令で定める方法によつて、医療を受ける者の薬剤又は医薬品の使用に関する情報を他の医療提供施設(医療法(昭和二十三年法律第二百五号)第一条の二第二項に規定する医療提供施設をいう。以下同じ。)において診療又は調剤に従事する医師若しくは歯科医師又は薬剤師に提供することにより、医療提供施設相互間の業務の連携の推進に努めなければならない。

【趣 旨】
本規定は、医療を受ける者の薬剤又は医薬品の使用に関する情報を他の医療提供施設の医師、歯科医師又は薬剤師に提供し、業務の連携の推進に努めることを薬局薬剤師の責務としたものである。

【解 説】
1 薬局薬剤師と他の医療提供施設との情報連携を強化するため、令和元年の法改正により本規定が新設された。これについて、次のように整理することができる。
 ※「令和元年の法改正」とは、本書において、令和元年法律第63号による薬機法の改正をいうものとする。
① 医師と薬剤師が相互に専門性を発揮することにより、医療の質を向上させることを目的として医薬分業が推進されているが、院内処方により医療機関で薬剤を受け取る場合よりも、処方箋に基づき薬局で薬剤を受け取る方が患者の負担額が大きくなるため、患者がその負担の増加に見合うサービスの向上や医薬分業の効果等を実感できる体制を整備することが急務となっている。
② その整備すべき体制の一つとして、病院の入退院時に医師等の医療従事者と連携し、

切れ目のない服薬管理を行うことが挙げられる。医療従事者との連携に関し、医療法においては、医師に対し、患者情報を薬局薬剤師に提供する努力義務が課せられているものの(医療法第1条の4第3項)、薬機法においては、従前、薬局やその薬剤師に対し、患者情報を医師に提供することを求める規定は設けられていなかった。

③ また、医師の処方箋に基づき調剤した薬剤と一般用医薬品等(例：市販のかぜ薬)を併用すると、体内で薬物相互作用を生じて副作用リスクが高まる場合があるが、薬局薬剤師が患者の相談に適切に応じ、薬物相互作用の生じにくい製品を紹介すること等によって、こうしたリスクの低減に一定の役割を果たすことができる。そして、薬局薬剤師が患者の常用する一般用医薬品等を把握していれば、処方箋を交付する医師に対して必要な患者情報を提供することも可能となる。

④ こうした事情を踏まえ、薬局で得られた患者情報を他の医療提供施設の医療従事者に提供することを薬局薬剤師の責務としている。

**2**　「薬局において調剤又は調剤された薬剤若しくは医薬品の販売若しくは授与の業務に従事する薬剤師」とあるように、「薬局開設者」とはしていない。これは、医療提供施設相互間の業務の連携は、医療機関に勤務する医師と薬局勤務の薬剤師が担当患者の情報をやり取りするなど、医学・薬学に関する専門的な知見によって行われている実態を踏まえたものである。

**3**　「地域における医療及び介護の総合的な確保の促進に関する法律(略)第十二条の二第三項の規定による情報の提供その他の厚生労働省令で定める方法によつて」とあるが、令和4年の法改正により追加された文言である。これについて、次のように整理することができる。

① 令和元年の法改正において法第1条の5第2項が新設されたが、これは、医療を受ける者の薬剤等の使用に関する情報について医療提供施設の医師等に提供することを、薬局薬剤師の責務として規定したものであった。

② その情報の提供の方法は、従前より、薬局薬剤師が情報提供書を作成し、それをファクシミリで医療提供施設に送信する方法で行われてきた。これは、法令上規定されていた方法ではないが、これまで特段の混乱が生じたこともなかった。おそらく、他の方法によることが困難であったためと考えられる。

③ そうした中、総合確保法、医師法、歯科医師法等の令和4年の改正により、緊急時において非接触型の診療及び調剤を可能とするとともに、薬剤併用に関する注意喚起の即時実施等による健康被害の拡大防止に資するものとするため、電子処方箋の仕組みが導入された。

　　※「総合確保法」とは、地域における医療及び介護の総合的な確保の促進に関する法律のこと

④ この電子処方箋の仕組みの導入により、電子的方法による支払基金等への調剤結果の情報提供の規定(総合確保法第12条の2第3項)が設けられたが、当該情報の提供によっても、法第1条の5第2項の薬局薬剤師の責務が果たされたことになるのかについて疑義が生じることになる。

　　※「支払基金等」とは、社会保険診療報酬支払基金及び国民健康保険連合会のこと

⑤ さて、法第 1 条の 5 第 2 項の薬局薬剤師の責務は、医療を受ける者の薬剤等の使用に関する情報が、医療提供施設の医師等に確実に伝わればよいものといえる。

そして、薬局薬剤師が支払基金等に当該情報を提供した場合(総合確保法第 12 条の 2 第 3 項)、支払基金等は、医師等の求めに応じて当該情報を提供しなければならないため(総合確保法第 12 条の 2 第 4 項)、医療提供施設の医師等に当該情報が確実に伝わることが担保されている。

⑥ このため、総合確保法第 12 条の 2 第 3 項の規定に基づく支払基金等への情報提供によって、法第 1 条の 5 第 2 項の薬局薬剤師の責務が果たされることを明確にするため、令和 4 年の法改正により、「地域における医療及び介護の総合的な確保の促進に関する法律(略)第十二条の二第三項の規定による情報の提供その他の厚生労働省令で定める方法によつて」という文言が追加された。

**4** 電子処方箋関連業務における支払基金等の役割について、次のように整理することができる。

① 処方箋は、医師等が治療上薬剤を調剤して投与する必要があると認めた場合に患者等に対して交付するものである(医師法第 22 条等)。

② 薬剤師は、この処方箋によらなければ、販売又は調査委の目的で調剤してはならない(薬剤師法第 23 条)。

③ さて、書面の交付等につき主務省令で定めるものは、電磁的方法による交付等を行うことができる(e-文書法第 6 条第 1 項)。

※「e-文書法」とは、民間事業者等が行う書面の保存等における情報通信の技術の利用に関する法律のこと

④ そして、「厚生労働省の所管する法令の規定に基づく民間事業者等が行う書面の保存等における情報通信の技術の利用に関する省令(平成 17 年厚生労働省令第 44 号)」の改正(平成 28 年厚生労働省令第 53 号)において、電磁的記録により保存、作成及び交付等が可能な文書として、処方箋が新たに位置づけられ、これが「電子処方箋」と呼ばれるようになった。

⑤ しかしながら、国内では、電子処方箋の運用例が全く存在しない状況が続いており、厚生労働省「健康・医療・介護情報利活用検討会(令和 2 年 3 月より開催)」において、電子処方箋の利活用にあたっては、以下の課題のあることが指摘された。

㈠ 当初想定されていた各地域の医療情報連携ネットワーク等の相互接続性の確保が必要であったこと

※「医療情報連携ネットワーク」とは、患者の同意のもと、医療機関等の間で、診療上必要な医療情報(患者の基本情報、処方データ、検査データ、画像データ等)の電子的なお共有・閲覧を可能とする仕組みのこと

㈡ 電子処方箋管理システムの運営主体の確保が困難であったこと

㈢ 各々の医療機関、薬局で保持している患者情報の名寄せ等が必要であったこと

⑥ こうした課題に対しては、以下のような対応が必要になる。

㈠ ネットワーク等の相互接続性の確保を不要とすること、あるいは確保の困難さを低減すること

㈡　電子処方情報の管理・運営主体を具体化すること

　㈢　全国統一的なルールにより患者情報を管理すること

⑦　支払基金等が運営し、全国ネットワークで患者の被保険者資格等を管理する「オンライン資格確認等システム（令和3年10月施行）」を活用すると、⑥㈠から㈢までの対応が可能になることから、健康・医療・介護情報利活用検討会において、以下の方向性が示された。

　㈠　全国で利用できるものとし、患者の利便性の向上とともに、重複投薬を回避し、医療機関・薬局の負担の軽減にも資する仕組みとすること

　㈡　リアルタイムで情報を共有する仕組みとして、オンライン資格確認等システムのネットワークの活用を検討すること

　㈢　処方箋の真正性の確保のあり方について検討すること

⑧　具体的には、オンライン資格確認等システムで電子処方箋を取り扱うとともに、重複投薬の回避等のための機能を付与し、医療機関や薬局等が、地域医療の効率化や質の向上のために活用できる仕組みを構築することとされた。

⑨　なお、オンライン資格確認とは、保険医療機関等から療養を受けようとする者又は指定訪問看護事業者から指定訪問看護を受けようとする者が、保険者に対し、個人番号カードに記録された利用者証明用電子証明書を送信する方法により、被保険者又は被扶養者の資格に係る情報の照会を行い、電子情報処理組織を使用する方法その他の情報通信の技術を利用する方法により、保険者から回答を受けて当該情報を当該保険医療機関等又は指定訪問看護事業者に提供し、当該保険医療機関等又は指定訪問看護事業者から被保険者又は被扶養者であることの確認を受けることをいう（健康保険法第三条第一三項）。

　　※「オンライン資格確認」とは、電子資格確認のこと

⑩　このような事情を踏まえると、オンライン資格確認等システムの運営主体である支払基金等が、当該システムを活用する電子処方箋の記録・管理業務についても担うのが適当であると考えられ、総合確保法、医師法、歯科医師法等の令和4年の改正により、支払基金等の業務として電子処方箋に関する諸規定の整備が行われた。

5　支払基金の業務と電子処方箋関連業務について、次のように整理することができる。

　※「支払基金」とは、社会保険診療報酬支払基金のこと

①　支払基金の目的と業務内容については、下表のとおり規定されている（支払基金法第1条、第15条）。

　※「支払基金法」とは、社会保険診療報酬支払基金法のこと

| 支払基金の目的 | 支払基金の業務内容 |
| --- | --- |
| ⑴　保険者の委託を受けて、審査・支払を行うこと | ㈠　各保険者から委託された診療報酬の審査・支払に関する業務（支払基金法第15条第1項第1号から第44号まで） |
| ⑵　保険者の委託を受けて、審査・支払以外の医療保険各法 | ㈡　保険者から委託された医療保険各法等による保険給付の支給に関する事務（㈠に掲げるものを除く）（支払基 |

| | | |
|---|---|---|
| 等に定める事務を行うこと | | 金法第15条第1項第5号) |
| | (三) | 保険者から委託されたマイナンバーを活用して行う情報の収集又は整理に関する事務(支払基金法第15条第1項第7号) |
| (3) 国民の保健医療の向上及び福祉の増進に資する情報の収集、整理及び分析並びにその結果の活用の促進に関する事務を行うこと | (四) | 診療報酬請求書及び特定健康診査等に関する記録に係る情報その他の国民の保健医療の向上及び福祉の増進に資する情報の収集、整理及び分析並びにその結果の活用の促進に関する事務(支払基金法第15条第1項第8号) |
| (4) (1)から(3)までに関連するもの | (五) | (一)から(四)までに附帯する業務(支払基金法第15条第1項第9号) |
| | (六) | (一)から(五)までのほか、(1)から(3)までの支払基金の目的を達成するために必要な業務(支払基金法第15条第1項第10号) |
| (5) 支払基金の目的外の業務 | (七) | 公費負担医療各法に基づく審査・支払に関する業務(支払基金法第15条第2項) |
| | (八) | 国や地方自治体等が行う医療に関する給付のうち厚生労働大臣が定めるものの審査・支払に関する業務(支払基金法第15条第3項) |

② ①の表中(3)の「国民の保健医療の向上及び福祉の増進に資する情報の収集、整理及び分析並びにその結果の活用の促進に関する事務を行うこと」という目的は、支払基金がDPC、NDB又は介護DBに係る調査・分析、利用及び提供に関するものといった審査・支払業務と関連性のある業務を行えるよう、令和元年の支払基金法の改正により組み込まれたものである。

　　※「DPC」とは、Diagnosis Procedure Combination の略。診断群分類のこと
　　※「NDB」とは、National Database の略。レセプト(診療報酬明細書)情報・特定健診等情報データベースのこと
　　※「介護DB」とは、介護保険レセプト情報等のデータベースのこと

③ ①の表中(七)及び(八)の業務内容は、保険者以外から委託を受けた審査・支払業務であり、支払基金の目的の範囲外ではあるが、審査・支払業務という点では当該目的と同じであるため、支払基金の業務内容として規定されている。

④ 支払基金が行う電子処方箋の記録・管理業務の内容は、以下のとおりである。
　(一) 処方箋を発行する医療機関と調剤する薬局の間において、電子処方箋の電磁的なやりとりを媒介すること
　(二) 処方箋に記載された処方等情報を医療機関及び薬局において広く共有し、重複投薬等の防止に向けた利活用を図ること

⑤ さて、支払基金法第15条第1項各号に掲げる業務は、そのすべてが支払基金法第1条の目的に沿ったものとなっている。

⑥ 処方箋の電子化は、より簡便かつ迅速な調剤を可能にするとともに、調剤時の誤りの低減等が図られることから、国民の保健医療の向上に資するものといえる。しかしながら、保険医療であるか否かにかかわらず処方箋の発行がなされることからも明らかなように、電子処方箋の記録・管理業務は、保険診療の一環として行われるものではなく、審査・支払業務との関連性が存在しない。

⑦ そのため、従前の法令では、支払基金の電子処方箋関連業務の存在を解釈するができないため、所要の法整備が必要となる。

**6** 支払基金が電子処方箋関連業務を行うために必要な法整備について、次のように整理することができる。

① 支払基金は、支払基金法第1条に定める目的を達成するため、同法第15条に規定する業務を行うこととしているが、この目的に該当しない業務については、支払基金法以外の法律に規定されている。

② 電子処方箋関連業務は、医療保険における審査業務や支払業務との関連性がないことはもとより、電子処方箋のスキームに支払基金が関与する必然性もないことから、支払基金を関与させる法律上の規定があって初めて、電子処方箋のスキームに支払基金が参画できるようになる。

③ そこで、総合確保法のなかに作用規定を設け、これを受ける形で業務規定が置かれている。

　　※「作用規定」とは、支払基金等を介在させる電子処方箋のスキームを定めた規定(総合確保法第12条の2)のこと
　　※「業務規定」とは、作用規定を受ける形で支払基金等の特例業務規定(総合確保法第24条第2項、第35条第2項)のこと

④ 具体的には、令和4年の総合確保法の改正により、以下の作用規定(同法第12条の2)が新設された。

(一) 医師等は、医師法第22条第1項等の規定による処方箋の交付に代えて、支払基金等に対し、電子処方箋を電磁的方法により提供できること

(二) 電子処方箋の提供を受けた支払基金等は、当該患者が当該電子処方箋に記録された情報を閲覧することができるようにするとともに、当該患者等の求めに応じて、調剤を実施する薬局に対し当該電子処方箋を提供しなければならないこと

(三) 薬剤師が調剤を行ったときは、支払基金等に対し、調剤情報を電磁的方法により提供できること

(四) 調剤情報を電磁的方法により提供を受けた支払基金等は、医師等の求めに応じて、調剤情報を提供すること

(五) 医師等が処方箋を患者等に交付した場合は、支払基金等に対し、当該処方箋に記載又は記録した情報を電磁的方法により提供できること

(六) 医師等は、支払基金等に対し、過去の調剤歴に照らして医薬品の重複がないか等に関する情報の提供を求めることができること

(七) 薬剤師は、支払基金等に対し、過去の調剤歴に照らして医薬品の重複がないか等に

関する情報の提供を求めることができること
　　㈧　支払基金等は、医師等又は薬剤師の求めに応じて、過去の調剤歴に照らして医薬品の重複がないか等に関する情報を提供しなければならないこと
⑤　そして、④の作用規定と同時に、医師法及び歯科医師法に以下の規定が新設された。
　　㈠　医師が電子処方箋を支払基金等に提供した場合は、患者等に対して処方箋を交付したものとみなすこと(医師法第22条第2項)
　　㈡　歯科医師が電子処方箋を支払基金等に提供した場合は、患者等に対して処方箋を交付したものとみなすこと(歯科医師法第21条第2項)
⑥　④の作用規定を受ける形で、令和4年の総合確保法の改正により、以下の業務規定(同法第24条第2項)が新設された。
　　㈠　④㈠により処方箋の提供を受け、④㈡に基づき当該処方箋に記録された情報を閲覧することができるようにするとともに、患者等の求めに応じて、調剤を実施する薬局に対して当該処方箋を提供し、④㈢及び㈤により情報の提供を受ける業務
　　㈡　④㈠により提供を受けた処方箋に記録された情報並びに④㈢及び㈤により提供を受けた情報を記録し、管理し、及び活用するとともに、処方され、又は調剤された薬剤に関する情報を医療機関及び薬局が相互に共有することに資する業務
　　㈢　④㈣により、医師等の求めに応じて、当該者に対し調剤情報を提供する業務
　　㈣　④㈧により、医師等又は薬剤師の求めに応じて、④㈥又は㈦の情報を提供する業務
　　㈤　薬局の開設者からの委託を受けて、当該薬局で調剤済みとなった処方箋(④㈡により提供されたものに限る)を保管する業務
　　㈥　㈠から㈤までに掲げる業務に附帯する業務
**7**　総合確保法のなかに作用規定と業務規定を置いた理由について、次のように整理することができる。
①　電子処方箋の仕組みは、処方箋を単に電子化するというものではなく、重複投薬を回避するための機能を付与し、医療機関や薬局等が、地域医療の効率化や質の向上のために処方箋情報を活用できるようにすることを狙ったものである。
②　それゆえ、医師法や歯科医師法のなかに処方箋に係る規定が設けられているとはいえ、こういった資格法と、作用規定や業務規定は相容れるものではない。
③　一方、電子処方箋の趣旨からすれば、地域において効率的かつ質の高い医療提供体制を構築することを目的とする総合確保法のなかに、作用規定や業務規定を置くことが適切といえる。
④　さらにいえば、医師、歯科医師及び薬剤師が一体となり、同じ目的の下に電子処方箋の仕組みが運用されて、はじめて効率的かつ質の高い医療提供体制の構築に資することになる。このような趣旨を法制化するにあたっては、個々の資格法に作用規定と業務規定を設けるよりも、総合確保法のなかに一体的に置くことが理に適っているといえよう。
⑤　そこで、作用規定と特例業務規定は、総合確保法のなかに設けられている。
**8**　電子処方箋の法令上の位置づけについて、次のように整理することができる。

① 民間事業者等が行う書面の取扱いに関し、電磁的方法により行うことができるようにするための共通する事項として、従前より、以下の規定が設けられている。
　㈠ 民間事業者等は、他の法令の規定により書面により行わなければならないとされているものについて、当該他の法令の規定にかかわらず、書面の作成に代えて電磁的記録の作成を行うことができること(e-文書法第4条第1項)
　㈡ 民間事業者等は、他の法令の規定により書面により行わなければならないとされているものについて、当該他の法令の規定にかかわらず、当該交付等の相手方の承諾を得て、書面の交付等に代えて電磁的方法により電磁的記録に記録されている事項の交付等を行うことができること(e-文書法第6条第1項)
② このように、処方箋についても、書面の作成に代えて作成された電磁的記録を含む概念は、既に存在していたといえる。
③ 令和4年の総合確保法の改正により、書面に代えて、処方箋に係る電磁的記録を作成した場合における当該電磁的記録を、処方箋に含む旨が明記にされた(総合確保法第12条の2第1項)。
　※「電磁的記録」とは、電子的方式、磁気的方式その他人の知覚によっては認識することができない方式で作られる記録であって、電子計算機による情報処理の用に供されるものをいう。
④ 医師等は、患者に交付する処方箋に記名押印又は署名しなければならないため(医師法施行規則第21条等)、電子処方箋においても電子署名が付されるが、電子署名には、以下の要件のいずれにも該当することが求められている(電子署名法第2条第1項)。
　※「電子署名法」とは、電子署名及び認証業務に関する法律のこと
　㈠ 当該情報が当該措置を行った者の作成に係るものであることを示すためのものであること
　㈡ 当該情報について改変が行われていないかどうかを確認することができるものであること
⑤ ④㈡の「改変が行われていない」とは、複写もできないことを意味している。そのため、電子処方箋の場合であっても、紙の処方箋と同様に、医療機関で作成され、支払基金等を経由して、薬局に到達し、薬局で保管される唯一の媒体(原本)として観念される。
⑥ こうした点を踏まえても、医師等から支払基金等に電磁的方法により提供されるもの(総合確保法第12条の2第1項)は、処方箋である。
⑦ なお、薬剤師は、調剤したときは、その処方箋に記名押印又は署名しなければならないため(薬剤師法第26条)、電子処方箋においても電子署名が付されることになる。この点について、「厚生労働省の所管する法令の規定に基づく民間事業者等が行う書面の保存等における情報通信の技術の利用に関する省令(平成17年厚生労働省令第44号)」の第7条及び別表第2において、処方箋への記名押印又は署名は、電子署名に代えることができるとしている。

**9** 電子処方箋の提供の求めと閲覧について、次のように整理することができる。
① 処方箋は、患者又は現にその看護に当たっている者に対して交付しなければならない(医師法第22条等)。
② これは、患者が外出できない場合等においても調剤された薬剤を受け取ることがで

きるようにするため、患者の代理として、現にその看護に当たっている者に対して処方箋を交付することを認めたものである。
　③　電子処方箋の仕組みにおいても、患者の代理として、現にその看護に当たっている者が薬局に赴き、電子処方箋に基づき調剤された薬剤を受け取ることがあり得ることから、以下の規定を設けることが適切といえる。
　　㈠　医師等は、現にその看護に当たっている者の求めに応じて、支払基金等に対し、電子処方箋を提供することができること
　　㈡　現にその看護に当たっている者の求めに応じて、支払基金等に対し電子処方箋を提供した場合には、その法律効果として、当該看護に当たっている者に対して処方箋を交付したものとみなすこと
　④　そのため、総合確保法では、「医師又は歯科医師は、『患者』又は『現にその看護に当たっている者』の求めに応じて、処方箋の交付に代えて、支払基金等に対し、当該処方箋を電磁的方法により提供することができる」と規定している(同法第12条の2第1項)。
　⑤　他方、電子処方箋の閲覧に関する規定においては、以下の観点を考慮すべきである。
　　㈠　医師法第22条等は、現にその看護に当たっている者に対して、処方箋を閲覧する権利を保障する意図で設けられたものではないこと
　　㈡　処方内容について知る権利を有しているのは患者であること
　　㈢　マイナポータルを通じて、患者が処方内容を閲覧できる対応が可能であること
　⑥　そこで、総合確保法では、「処方箋の提供を受けた支払基金等は、『当該患者』が電磁的方法により当該処方箋に記録された情報を閲覧することができるようにしなければならない」と規定している(同法第12条の2第2項)。
10　電子処方箋の運営費用の負担について、次のように整理することができる。
　①　電子処方箋の運営に関する費用は、原則として保険者等の負担とするため、総合確保法では、「支払基金等の電子処方箋管理業務に要する費用は、医療保険者、後期高齢者医療広域連合等が負担する」と規定している(同法第39条の2第1項)。
　②　薬局の本来業務である調剤済み処方箋の保管業務についても、支払基金等の電子処方箋管理業務の一環として行われる仕組みとなっているが、そうした調剤済み電子処方箋の保管業務についても保険者等の負担とすることは適切ではない。
　③　そこで、調剤済み電子処方箋の保管に要する費用については薬局の負担とするため、総合確保法では、「支払基金等は、薬局の開設者からの委託を受けて、当該薬局で調剤済みとなった電子処方箋を保管する業務を行う場合は、当該業務を支払基金等に委託する薬局の開設者から、実費を勘案して政令で定める額の手数料を徴収することができる」と規定している(同法第39条の2第2項)。
11　電子処方箋に関する考え方については、「電子処方箋管理サービスの運用について(令和4年10月28日薬生発1028第1号等)」により示されている。
12　「医療提供施設」とは、病院、診療所、介護老人保健施設、介護医療院、調剤を実施する薬局その他の医療を提供する施設をいう。〈医療法第1条の2第2項〉

■第1条の5第3項■

薬局開設者は、医療を受ける者に必要な薬剤及び医薬品の安定的な供給を図るとともに、当該薬局において薬剤師による前項の情報の提供が円滑になされるよう配慮しなければならない。

**趣旨**

本規定は、薬剤及び医薬品の安定的な供給を図るとともに、薬局薬剤師による他の医療提供施設の医師等への情報提供が円滑になされるよう配慮することを薬局開設者の責務としたものである。

**解説**

1 薬局開設者の責務を明確にする一環として、令和元年の法改正により本規定が新設された。これについて、次のように整理することができる。

① 薬局で得られた患者情報を他の医療提供施設の医療従事者に提供することを薬局薬剤師の責務としているが(法第1条の5第2項)、薬局薬剤師が被雇用者である場合、雇用主である薬局開設者の適切な理解がなければ円滑な情報提供を行うことが難しい。

② また、医師の処方箋に基づき調剤した薬剤による薬物治療を受けている患者であっても、別の軽度な疾患に対し、一般用医薬品等(例：市販のかぜ薬)を用いて対処することも考えられる。総合的な服薬管理を行うためには、薬剤の調剤に用いる医療用医薬品のほか、地域のニーズを踏まえて一般用医薬品等の品揃えを充実させる等して、薬剤及び医薬品の安定的な供給体制を整えることが望ましいといえる。

③ こうした事情を踏まえ、薬局薬剤師による他の医療提供施設の医療従事者への情報提供の円滑な遂行に配慮するとともに、薬剤及び医薬品を安定的に供給することを薬局開設者の責務としている。

## 第一条の六（国民の役割）

（平二五法八四・追加）

国民は、医薬品等を適正に使用するとともに、これらの有効性及び安全性に関する知識と理解を深めるよう努めなければならない。

**趣旨** 本規定は、医薬品等を適正に使用するとともに、これらの有効性及び安全性に関する知識と理解を深めるよう努めることを一般の生活者たる国民の役割としたものである。

## 第二条(定義)

(平四法四六・平五法二七・平八法一〇四・平一一法一六〇・平一四法九六・平一八法六九・平二五法八四・平二六法一二二・令元法六三・令五法三六・一部改正)

■第2条第1項■

> この法律で「医薬品」とは、次に掲げる物をいう。
> 一 日本薬局方に収められている物
> 二 人又は動物の疾病の診断、治療又は予防に使用されることが目的とされている物であつて、機械器具等(機械器具、歯科材料、医療用品、衛生用品並びにプログラム(電子計算機に対する指令であつて、一の結果を得ることができるように組み合わされたものをいう。以下同じ。)及びこれを記録した記録媒体をいう。以下同じ。)でないもの(医薬部外品及び再生医療等製品を除く。)
> 三 人又は動物の身体の構造又は機能に影響を及ぼすことが目的とされている物であつて、機械器具等でないもの(医薬部外品、化粧品及び再生医療等製品を除く。)

**趣旨**

本規定は、医薬品を定義したものである。①日本薬局方収載品、②疾病の診断、治療又は予防に使用される物、③身体の構造又は機能に影響を及ぼす物、のいずれかに該当する物は、医薬品であるとしている。

**解説**

1 医薬品は、次の2つの観点から定義される。
  ① 日本薬局方
    日本薬局方に収載されている物であること
  ② 使用目的
    ㈠ 疾病の診断、治療又は予防に使用される物であること
    ㈡ 身体の構造又は機能に影響を及ぼす物であること

2 処方箋により調剤された薬剤は、特定人の特定疾病のみに用いられ、一般に流通しないことにかんがみ、薬機法上の「医薬品」には該当しない。〈S36/2/8 薬発第44号〉

<第1号>

3 「日本薬局方」は、我が国において繁用され、又は重要な医薬品の性状及び品質を定めた基準書で、すなわち、これに収載されている物は「医薬品」となる。ただし、その使用目的が、食品用、化学工業用等に限定される物については、解釈上、医薬品から除外される。【法第41条第1項参照】

<第2号>

4 「診断」を目的とする医薬品として、例えば、胃のエックス線撮影用の硫酸バリウムのほか、放射性物質を利用した体内・体外診断用医薬品等がある。

5 「治療」を目的とする医薬品として、例えば、アスピリン等の解熱鎮痛薬のほか、止瀉薬、瀉下薬等がある。

6 「予防」を目的とする医薬品として、例えば、コレラワクチン等のワクチン類、ジフテリアトキソイド等のトキソイド類のほか、殺菌消毒薬、殺虫殺鼠剤等がある。

7 「プログラム」とは、汎用のパソコン等にインストールすることにより、医療機器としての性能を発揮するプログラムのことをいう。本法では、従前、ソフト(例：画像データを三次元処理するプログラム)単独では規制対象とせず、ハードに組み込んだもの(例：画像データの処理、保存、表示等を行う画像診断装置ワークステーション)を医療機器として規制対象としていたが、平成25年の法改正により、プログラム単体であっても医療機器として規制対象とすることに改められた。【法第2条第18項参照】

8 「機械器具等(略)でないもの」とあるように、①機械器具、②歯科材料、③医療用品、④衛生用品、⑤プログラム、⑥プログラムを記録した記録媒体は、医薬品の範囲から除外される。

9 「医薬部外品及び再生医療等製品を除く」とあるように、疾病の治療等に用いられる物であっても、医薬部外品又は再生医療等製品であるものは、医薬品に該当しない。

＜第3号＞

10 「構造」に影響を及ぼす医薬品として、例えば、毛髪のタンパク構造に影響を及ぼす染毛剤がある。

11 「機能」に影響を及ぼす医薬品として、例えば、母乳の分泌機能に影響を及ぼす催乳剤、妊娠機能に影響を及ぼす避妊薬がある。

12 「医薬部外品、化粧品及び再生医療等製品を除く」とあるように、身体の構造等に影響を及ぼす物であっても、医薬部外品、化粧品又は再生医療等製品であるものは、医薬品に該当しない。

＜医薬品と食品＞

13 その本質、形状、表示された効能効果、用法用量等から判断して、医薬品として、その製造、販売、品質、表示、広告等について必要な規制を受けるべき物が、食品の名目で製造販売される場合には、次のような弊害をもたらされることになる。〈S46/6/1薬発第476号(最近改正：R2/3/31薬生発0331第33号)〉

① 万病に、あるいは、特定疾病に効果があるかのごとく表示広告されることにより、これを信じて服用する一般消費者に、正しい医療を受ける機会を失わせ、疾病を悪化させるなど、保健衛生上の危害を生じさせる

② 不良品及び偽薬品が製造販売される

③ 一般人の間に存在する医薬品及び食品に対する概念を崩壊させ、医薬品の正しい使用が損なわれ、ひいては、医薬品に対する不信感を生じさせる

④ 高貴な成分を配合しているかのごとく、あるいは特殊な方法により製造したかのごとく表示広告して、高価な価格を設定し、一般消費者に不当な経済的負担を負わせる

14 人が経口的に服用する物が医薬品に該当するか否かは、医薬品としての目的を有しているか、あるいは通常人が医薬品としての目的を有するものであると認識するかどうかにより判断される。通常人が医薬品としての目的を有するものであると認識するかどうかは、その物の成分本質(原材料)、形状(剤形、容器、包装、意匠等)及びその物に表示さ

れた使用目的・効能効果・用法用量並びに販売方法、販売の際の演述等を総合的に判断すべきものである。ただし、次に掲げる物については、原則として、通常人が医薬品としての目的を有するものであると認識しないと判断して差し支えない。〈S46/6/1 薬発第476号(最近改正：R2/3/31 薬生発 0331 第 33 号)〉

① 野菜、果物、調理品等その外観、形状等から明らかに食品と認識される物
② 許可(健康増進法第26条)を受けた表示内容を表示する特別用途食品
③ 届出(食品表示基準第2条第1項第10号)をした表示内容を表示する機能性表示食品

15　医薬品的な効能効果の解釈について、その物の容器、包装、添付文書並びにチラシ、パンフレット、刊行物、インターネット等の広告宣伝物あるいは演述によって、次のような効能効果が表示説明されている場合は、医薬品的な効能効果を標榜しているものとみなされる。名称、含有成分、製法、起源等の記載説明において、これと同様な効能効果を標榜し又は暗示するものも同様である。ただし、栄養機能食品については、その表示等を医薬品的な効能効果と判断しないものとして差し支えない。〈S46/6/1 薬発第 476号(最近改正：R2/3/31 薬生発 0331 第 33 号)〉

① 疾病の治療又は予防を目的とする効能効果(以下、例)
- 糖尿病、高血圧、動脈硬化の人に
- 胃・十二指腸潰瘍の予防
- 肝障害・腎障害をなおす
- ガンがよくなる
- 眼病の人のために
- 便秘がなおる

② 身体の組織機能の一般的増強、増進を主たる目的とする効能効果(以下、例)。ただし、栄養補給、健康維持等に関する表現はこの限りでない。
- 疲労回復
- 強精(強性)強壮
- 体力増強
- 食欲増進
- 老化防止
- 勉学能力を高める
- 回春
- 若返り
- 精力をつける
- 新陳代謝を盛んにする
- 内分泌機能を盛んにする
- 解毒機能を高める
- 心臓の働きを高める
- 血液を浄化する
- 病気に対する自然治癒能力が増す
- 胃腸の消化吸収を増す
- 健胃整腸
- 病中・病後に
- 成長促進

③ 医薬品的な効能効果の暗示
　(一) 名称又はキャッチフレーズよりみて暗示するもの(以下、例)
- 延命△△
- △△の精(不老源)
- 薬△△
- 不老長寿
- 百寿の精
- 漢方秘法
- 皇漢処方
- 和漢伝方

　(二) 含有成分の表示及び説明よりみて暗示するもの(以下、例)
- 体質改善
- 健胃整腸で知られる△△を原料とし、これに有用成分を添加

・相乗効果をもつ

(三) 製法の説明よりみて暗示するもの(以下、例)
・本邦の深山高原に自生する植物△△を主剤に、△△、△△等の薬草を独特の製造法(製法特許出願)によって調製したものである

(四) 起源、由来等の説明よりみて暗示するもの(以下、例)
・△△という古い自然科学書をみると胃を開き、欝を散じ、消化を助け、虫を殺し、痰なども無くなるとある。こうした経験が昔から伝えられたが故に食膳に必ず備えられたものである

(五) 新聞、雑誌等の記事、医師、学者等の談話、学説、経験談などを引用又は掲載することにより暗示するもの(以下、例)
・医学博士△△の談「昔から赤飯に△△をかけて食べると癌にかからぬといわれている。癌細胞の脂質代謝異常ひいては糖質、蛋白代謝異常と△△が結びつきはしないかと考えられる」

16 医薬品的な形状の解釈について、錠剤、丸剤、カプセル剤及びアンプル剤のような剤形は、一般に医薬品に用いられる剤形として認識されてきており、これらの剤形とする必要のあるものは、医薬品的性格を有するものが多く、また、その物の剤形のほかに、その容器又は被包の意匠及び形態が市販されている医薬品と同じ印象を与える場合も、通常人が当該製品を医薬品と認識する大きな要因となっていることから、原則として、医薬品的形状であった場合は、医薬品に該当するとの判断が行われてきた。

しかし、現在では、成分によって、品質管理等の必要性が認められる場合には、医薬品的形状の錠剤、丸剤又はカプセル剤であっても、直ちに、医薬品に該当するとの判断が行われておらず、実態として、従来、医薬品的形状とされてきた形状の食品が消費されるようになってきていることから、「食品」である旨が明示されている場合、原則として、形状のみによって医薬品に該当するか否かの判断は行わないこととする。ただし、アンプル形状など通常の食品としては流通しない形状を用いることなどにより、消費者に医薬品と誤認させることを目的としていると考えられる場合は、医薬品と判断される。
〈S46/6/1 薬発第 476 号(最近改正：R2/3/31 薬生発 0331 第 33 号)〉

17 医薬品的な用法用量の解釈について、医薬品は、適応疾病に対し治療又は予防効果を発揮し、かつ、安全性を確保するために、服用時期、服用間隔、服用量等の詳細な用法用量を定めることが必要不可欠である。

したがって、ある物の使用方法として、服用時期、服用間隔、服用量等の記載がある場合には、原則として医薬品的な用法用量とみなすものとし、次のような事例は、これに該当するものとする。ただし、調理の目的のために、使用方法、使用量等を定めているものについてはこの限りでない。〈S46/6/1 薬発第 476 号(最近改正：R2/3/31 薬生発 0331 第 33 号)〉

・1日2～3回、1回2～3粒、1日2個　　・毎食後、添付のサジで2杯づつ
・成人1日3～6錠　　・食前、食後に1～2個づつ
・お休み前に1～2粒

18 食品であっても、過剰摂取や連用による健康被害が起きる危険性、その他合理的な理由があるものについては、むしろ、積極的に摂取の時期、間隔、量等の摂取の際の目安を表示すべき場合がある。これらの実態等を考慮し、栄養機能食品にあっては、時期、間隔、量等摂取の方法を記載することについて、医薬品的用法用量には該当しないこととして差し支えない。ただし、この場合においても、「食前」「食後」「食間」など、通常の食品の摂取時期等とは考えられない表現を用いるなど医薬品と誤認させることを目的としていると考えられる場合は、引き続き医薬品的用法用量の表示とみなされる。
〈S46/6/1 薬発第 476 号(最近改正：R2/3/31 薬生発 0331 第 33 号)〉

19 効能効果、形状及び用法用量の如何にかかわらず、専ら医薬品として使用される等の基準に該当する成分本質(原材料)が配合又は含有されている場合は、原則として医薬品の範囲とする。〈S46/6/1 薬発第 476 号(最近改正：R2/3/31 薬生発 0331 第 33 号)〉
　※ 専ら医薬品として使用される成分本質(原材料)のリストは、令和 2 年 3 月 31 日薬生監麻発 0331 第 9 号(最近改正：令和 5 年 2 月 17 日薬生監麻発 0217 第 1 号)の別添 1 に掲載される。

20 専ら医薬品として使用される等の基準に該当しない成分本質(原材料)が配合又は含有されている場合であって、次のいずれかに該当するものは、原則として医薬品とみなす。
〈S46/6/1 薬発第 476 号(最近改正：R2/3/31 薬生発 0331 第 33 号)〉
① 医薬品的な効能効果を標榜するもの
② アンプル形状など専ら医薬品的形状であるもの
③ 用法用量が医薬品的であるもの
　※ 医薬品的効能効果を標榜しない限り医薬品と判断しない成分本質(原材料)のリストは、令和 2 年 3 月 31 日薬生監麻発 0331 第 9 号(最近改正：令和 5 年 2 月 17 日薬生監麻発 0217 第 1 号)の別添 2 に掲載される。

21 アンプルの内容が常水、蒸溜水、食塩水であったとしても、これを覚醒剤と称して販売等する場合には、薬理作用上の効能は認められなくても医薬品とみなされる。
〈S30/10/12 薬事第 296 号〉

22 ニコチンを含有する電子タバコについて、原則として、ニコチンを含むカートリッジは医薬品に、カートリッジ中のニコチンを霧化させる装置は医療機器に該当するものとみなされる。〈H22/8/18 薬食監麻発 0818 第 5 号〉

第1章　総則(第1条—第2条)

■第2条第2項■

　この法律で「医薬部外品」とは、次に掲げる物であつて人体に対する作用が緩和なものをいう。
一　次のイからハまでに掲げる目的のために使用される物(これらの使用目的のほかに、併せて前項第二号又は第三号に規定する目的のために使用される物を除く。)であつて機械器具等でないもの
　イ　吐きけその他の不快感又は口臭若しくは体臭の防止
　ロ　あせも、ただれ等の防止
　ハ　脱毛の防止、育毛又は除毛
二　人又は動物の保健のためにするねずみ、はえ、蚊、のみその他これらに類する生物の防除の目的のために使用される物(この使用目的のほかに、併せて前項第二号又は第三号に規定する目的のために使用される物を除く。)であつて機械器具等でないもの
三　前項第二号又は第三号に規定する目的のために使用される物(前二号に掲げる物を除く。)のうち、厚生労働大臣が指定するもの

### 趣旨

　本規定は、医薬部外品を定義したものである。①吐き気、口臭・体臭防止、あせも・ただれ防止、脱毛防止、育毛、除毛、②衛生害虫の防除、③医薬品としての使用目的をもつ物のうち厚生労働大臣が指定するもの、のいずれかに該当する物であって、人体に対する作用が緩和なものは、医薬部外品であるとしている。

### 解説

1　昭和18年薬事法(いわゆる旧々薬事法)では、従前の「売薬部外品」という名称から「医薬部外品」に改め、所要の規制を行っていた。
　しかし、昭和23年薬事法(いわゆる旧薬事法)においては、医薬部外品という概念がなくなり、従前これに該当していた物は医薬品又は化粧品として所要の規制が行われた。
　その後、昭和35年薬事法(現行の薬機法)の制定において、医薬品の販売業を従前の「登録制」から「許可制」に改めるとともに、医薬品の販売業の規制強化が図られたこと等とも関連して、医薬部外品という概念が再び登場した。これは、一定の用途に用いられ、作用が緩和な物の場合、製造については医薬品と同様の規制を行うものの、販売については化粧品と同様に自由にすることが合理的であると考えられたためである。

2　医薬部外品は、次の3つの観点から定義される。
　①　人体に対する作用
　　　人体に対する作用が緩和な物であること
　②　使用目的
　　㈠　吐きけ等の不快感に使用される物であること
　　㈡　口臭又は体臭の防止に使用される物であること
　　㈢　あせも、ただれ等の防止に使用される物であること

㈣ 脱毛の防止に使用される物であること

㈤ 育毛又は除毛に使用される物であること

㈥ ねずみ、はえ、蚊、のみ等の防除の目的のために使用される物であること

㈦ 医薬品に相当する物のうち、厚生労働大臣が指定するものであること

3 「人体」とあるように、人体に対して相当に激しい作用をもつ成分を含む殺虫剤や殺鼠剤は、医薬部外品に該当しない。また、動物に対する作用が緩和であっても、人体に対する作用が激しければ、医薬部外品に該当しない。一方、動物に対する作用が激しくても、人体に対する作用が緩和であれば、医薬部外品に該当する。

4 「人体に対する作用が緩和なもの」とは、正常な使用方法の下で人体に強い作用を及ぼさないということ、さらには、通常予想されうる範囲の誤用がなされた場合であっても、人体に対する作用が緩和であることを意味している。

<第1号>

5 「前項第二号又は第三号に規定する目的のために使用される物を除く」とあるように、医薬部外品としての使用目的のほかに、医薬品の使用目的(法第2条第1項第2号、第3号)を併せ持つ物は、医薬部外品ではなく、医薬品に該当する。

6 「機械器具等でないもの」とあるように、①機械器具、②歯科材料、③医療用品、④衛生用品、⑤プログラム、⑥プログラムを記録した記録媒体については、医薬部外品の範囲から除外される。

7 「吐きけその他の不快感又は口臭若しくは体臭の防止」を目的とする医薬部外品の範囲は、その成分、分量、効能、効果等を総合的に判断して決めるべきとされ、次のように示されている。〈S36/2/8 薬発第44号の第一〉

① 概ね、以下の内用剤

| 成分 | | | 効能 | |
|---|---|---|---|---|
| ・アセンヤク | ・アマチャ | ・ウイキョウ | ・溜飲 | ・悪心嘔吐 |
| ・カンゾウ | ・カンフル | ・クロロフィリン | ・乗物酔い | ・二日酔い |
| ・ケイ皮 | ・コショウ | ・シュクシャ | ・めまい | ・口臭 |
| ・ショウキョウ | ・チョウコウ | ・チョウジ | ・胸つかえ | ・気分不快 |
| ・トウガラシ | ・ハッカ脳 | ・ハッカ油 | ・暑気あたり | |
| ・ヒャクソウ | ・モッコウ | ・ヤクチ | | |
| ・リュウ脳 | | | | |

② 概ね、以下の外用剤

| 成分 | | 効能 | |
|---|---|---|---|
| ・安息香チンキ | ・塩化アルミニウム | ・わきが | ・皮膚汗臭 |
| ・クロロフィリン | ・酢酸アルミニウム | ・制汗 | |
| ・ステアリン酸亜鉛 | ・タンニン酸 | | |
| ・ホウ酸 | ・硫酸マグネシウム | | |
| ・焼ミョウバン | | | |

**8** 「あせも、ただれ等の防止」を目的とする医薬部外品の範囲は、概ね、以下の外用散布剤である。〈S36/2/8 薬発第44号の第一〉

| 成分 | | 効能 | |
|---|---|---|---|
| •亜鉛華 | •ベンザルコニウム塩化物 | •あせも | •おしめかぶれ |
| •ベンゼトニウム塩化物 | •ジフェンヒドラミン塩酸塩 | •かみそりまけ | •ただれ |
| •カオリン | •タルク | •ひげそりあと | •股ずれ |
| •炭酸カルシウム | •白陶土 | | |
| •ホウ酸 | •ホモスルファミン | | |
| •ビチオノール | | | |

**9** 「脱毛の防止、育毛又は除毛」を目的とする医薬部外品の範囲は、概ね、以下の外用散布剤である。〈S36/2/8 薬発第44号の第一〉

| 成分 | | 効能 | |
|---|---|---|---|
| •ピリドキシン塩酸塩 | •ベンゼトニウム塩化物 | •育毛 | •薄毛 |
| •ジフェンヒドラミン塩酸塩 | | •かゆみ | •脱毛の予防 |
| •キニーネ塩酸塩 | •感光色素 | •毛生促進 | •発毛促進 |
| •クロロフィリン誘導体 | •クロロホルム | •発毛不全 | •ふけ |
| •コレステリン | •サリチル酸 | •粃糠性脱毛症 | |
| •シスチン | | •病後産後の脱毛 | |
| •ジエチルスチルベストロール | | •養毛 | •若禿 |
| •トウガラシチンキ | | •脂漏性脱毛症 | |
| •ニコチン酸ベンジルエステル | | | |
| •ハッカ脳 | •パントテン酸カルシウム | | |
| •パントテニールアルコール | | | |
| •ヒマシ油 | •ヒノキチオール | | |
| •プレドニソロン | •レゾルシン | | |
| •水酸化ストロンチウム | •チオグリコール酸 | •除毛 | |
| •次亜硫酸ソーダ | •硫化ストロンチウム | | |
| •硫化バリウム | | | |

<第2号>

**10** 「人又は動物の保健のため」とあるように、以下の殺虫剤は医薬部外品に該当しない。
① 農作物の害虫の駆除のみを目的とする農薬
② 建築物に被害を与えるシロアリの駆除剤

**11** 本号の医薬部外品の範囲は、概ね、次のように示されている。〈S36/2/8 薬発第44号の第一〉
① 除虫菊、ジクロロジフェニルトリクロロエタン(DDT)又はベンゼンヘキサクロリド(BHC)を主成分とする殺虫剤(γBHCを主成分とする燻蒸剤を除く)、誘引殺虫剤及びジエチルトルアミド、フタル酸ジメチル等を主成分とする忌避剤であって、通常の使

用方法による場合に人体に対する危険が少なく、かつ、設用されるおそれのほとんどないもの

※「DDT」は、dichloro-diphenyl-trichloroethane の略
※「BHC」は、benzene hexachloride の略

② 黄リン殺鼠剤以外の殺鼠剤

<第3号>

12　本号には、医薬品から医薬部外品に移行してきたものに加え、これと同等の規制が必要とされる医薬部外品が該当する。そうした医薬部外品は、作用が緩和であるとはいえ、本質的に医薬品と変わりがないことから、医薬品と同レベルの品質管理や安全管理が必要であると考えられている。

13　医薬部外品であれば一般の小売店で自由に販売できるため、医薬品の販売規制の緩和の観点から、「医薬品としての使用目的をもつ物のうち厚生労働大臣が指定するもの」が医薬部外品の範囲に新たに加えられ、平成11年と平成16年の2回にわたり、一般の小売店で販売しても問題はないと思われる医薬品が医薬部外品に移された。

14　「指定」とは、ある事物の集団の中から、一定の事物を定める行政庁の処分をいう。

15　本号に基づき、医薬部外品として、次のものを指定する。〈H21/2/6 厚生労働省告示第25号〉

① 胃の不快感を改善することが目的とされている物
② いびき防止薬
③ 衛生上の用に供されることが目的とされている綿類(紙綿類を含む)
④ カルシウムを主たる有効成分とする保健薬(⑲を除く)
⑤ 含嗽薬
⑥ 健胃薬(①及び㉗を除く)
⑦ 口腔咽喉薬(⑳を除く)
⑧ コンタクトレンズ装着薬
⑨ 殺菌消毒薬(⑮を除く)
⑩ しもやけ・あかぎれ用薬(㉔を除く)
⑪ 瀉下薬
⑫ 消化薬(㉗を除く)
⑬ 滋養強壮、虚弱体質の改善及び栄養補給が目的とされている物
⑭ 生薬を主たる有効成分とする保健薬
⑮ すり傷、切り傷、さし傷、かき傷、靴ずれ、創傷面等の消毒又は保護に使用されることが目的とされている物
⑯ 整腸薬(㉗を除く)
⑰ 染毛剤
⑱ ソフトコンタクトレンズ用消毒剤
⑲ 肉体疲労時、中高年期等のビタミン又はカルシウムの補給が目的とされている物
⑳ のどの不快感を改善することが目的とされている物

㉑ パーマネント・ウェーブ用剤
㉒ 鼻づまり改善薬(外用剤に限る)
㉓ ビタミンを含有する保健薬(⑬及び⑲を除く)
㉔ ひび、あかぎれ、あせも、ただれ、うおのめ、たこ、手足のあれ、かさつき等を改善することが目的とされている物
㉕ 物品の消毒・殺菌の用に供されることが目的とされている物
㉖ 薬機法第2条第3項に規定する使用目的のほかに、にきび、肌荒れ、かぶれ、しもやけ等の防止又は皮膚もしくは口腔の殺菌消毒に使用されることも併せて目的とされている物
㉗ 浴用剤
㉘ ⑥、⑫又は⑯のうち、いずれか二つ以上に該当するもの

⇒ 上記に指定された物のすべてが医薬部外品というわけでなく、人体に対する作用が緩和でない物は医薬品である。医薬品と医薬部外品のどちらに該当するかについては、その有効成分の種類と分量、効能効果、用法用量、剤形を総合的に判断して決定される。

具体的には、「新指定医薬部外品の製造(輸入)承認基準等について(平成11年3月12日医薬発第283号)」及び「一般用医薬品から医薬部外品に移行する品目の範囲について(平成16年7月16日薬食発第716006号)」により判断される。

⇒ 上記㉕に該当する医薬部外品について、次のように示されている。〈R5/4/28薬生薬審発0428第1号〉

① 効能・効果において、物品(例:哺乳瓶、乳首、器具、食器)、室内、浴室等の消毒・殺菌を謳った一般用医薬品に配合実績のある有効成分を配合していること
　　※「一般用医薬品に配合実績のある有効成分」としては、エタノール、クロルヘキシジングルコン酸塩、次亜塩素酸ナトリウム、ジクロルイソシアヌール酸ナトリウム、ベンザルコニウム塩化物、亜塩素酸水が該当する。〈R4/12/16事務連絡〉

② 承認申請する際の有効成分の配合濃度は、令和4年10月4日時点で、一般用医薬品に配合されている有効成分の製剤中配合濃度の最低濃度より低い濃度(承認申請する医薬部外品が希釈して用いる用法の場合は、希釈して用いる用法の一般用医薬品において承認されている有効成分の製剤中配合濃度の最低濃度より低い濃度)とすること。さらには、有効成分の使用時の濃度(希釈して用いる場合は希釈時濃度)は、一般用医薬品において承認されている有効成分の使用時の濃度の最低濃度を超えないこととし、その濃度において有効性を示すこと

③ 医薬部外品として相応しい貯蔵方法及び有効期間を設定し、一定の流通期間中の品質の安定性を示すことができること

④ 承認申請する際の効能・効果は、「家具・器具・物品等の消毒・殺菌」、「哺乳びん・乳首の消毒・殺菌」、「調理器具、食器の消毒・殺菌」、「室内の消毒・殺菌」又は「浴室・便所の消毒・殺菌」の範囲内とし、用法・用量及び剤形は一般用医薬品で承認を受けている範囲内とすること

⑤ 医療に用いられる器具等の消毒・殺菌を目的としたものではないこと

■第2条第3項■

この法律で「化粧品」とは、人の身体を清潔にし、美化し、魅力を増し、容貌を変え、又は皮膚若しくは毛髪を健やかに保つために、身体に塗擦、散布その他これらに類似する方法で使用されることが目的とされている物で、人体に対する作用が緩和なものをいう。ただし、これらの使用目的のほかに、第一項第二号又は第三号に規定する用途に使用されることも併せて目的とされている物及び医薬部外品を除く。

### 趣旨

本規定は、化粧品を定義したものである。身体を清潔、美化、魅力増加、容貌変化、皮膚・毛髪の健康維持の目的で、身体に塗擦、散布の方法で使用する物であって、人体に対する作用が緩和なものは、化粧品であるとしている。

### 解説

1 化粧品は、次の3つの観点から定義される。
   ① 人体に対する作用
      人体に対する作用が緩和な物であること
   ② 使用目的
      身体を清潔にし、美化し、魅力を増し、容貌を変え、皮膚・毛髪をすこやかに保つための物であること
   ③ 使用方法
      身体に塗擦、散布その他これらに類似する方法で使用される物であること
2 「人の身体」とあるように、動物の身体に用いる物は、化粧品の範囲に含まれない。
3 「皮膚若しくは毛髪を健やかに保つため」とあるように、クリーム類、化粧水、ヘアトニック等の基礎化粧料は、化粧品に該当する。
4 「これらに類似する方法」として、例えば、塗布(マニキュア等)、含嗽(水歯みがき等)がある。首飾り、指輪、カツラは、塗擦や散布に類似する方法で使用される物ではないため、化粧品に該当しない。内服や注射の方法で用いる物も、化粧品に該当しない。
5 化粧品の効能の範囲は、概ね、次のとおりである。〈S36/2/8 薬発第44号〉

| 類別と品目 | 効能 |
| --- | --- |
| ① 頭髪用化粧品類<br>　髪油、染毛料、スキ油、セットローション、チック、びん付油、ヘアクリーム、ヘアトニック、ヘアリキッド、ヘアスプレー、ポマード等 | ・毛髪の水分、脂肪を補い保つ<br>・頭皮、毛髪にうるおいを与える<br>・頭皮、毛髪をすこやかに保つ<br>・毛髪をしなやかにする<br>・裂毛、切毛、枝毛を防ぐ<br>・毛髪の帯電を防止する<br>・フケ、カユミを抑える |
| ② 洗髪用化粧品類 | ・頭皮、毛髪を清浄にする |

| | 髪洗い粉、シャンプー等 | ・頭皮、毛髪をすこやかに保つ<br>・毛髪をしなやかにする<br>・フケ、カユミがとれる |
|---|---|---|
| ③ | 化粧水類<br>　アフターシェービングローション、一般化粧水、オーデコロン、シェービングローション、ハンドローション、日焼けローション、日焼け止めローション等 | ・肌荒れを防ぐ、キメを整える、日やけを防ぐ<br>・肌をひきしめる、清浄にする<br>・皮膚にうるおいを与える<br>・皮膚をすこやかに保つ<br>・皮膚を柔らげる<br>・ひげそり後の肌を整える<br>・日やけによるシミ、ソバカスを防ぐ |
| ④ | クリーム乳液類<br>　アフターシェービングクリーム、クレンジングクリーム、コールドクリーム、シェービングクリーム、乳液、バニシングクリーム、ハンドクリーム、日焼けクリーム、日焼け止めクリーム等 | ・肌荒れを防ぐ、キメを整える、日やけを防ぐ<br>・日やけによるシミ、ソバカスを防ぐ<br>・肌をひきしめる、清浄にする<br>・皮膚をすこやかに保つ<br>・皮膚にうるおいを与える、柔軟性を保つ<br>・皮膚を保護する、乾燥を防ぐ<br>・ひげそり後の肌を整える |
| ⑤ | パック類<br>　パック用化粧料等 | ・肌を滑らかにする、清浄にする<br>・皮膚をすこやかに保つ<br>・皮膚にうるおいを与える<br>・キメを整える<br>・肌にはりを与える |
| ⑥ | ファンデーション類<br>　クリーム状ファンデーション、液状ファンデーション、固型ファンデーション等 | ・皮膚を保護する、乾燥を防ぐ<br>・日やけを防ぐ<br>・日やけによるシミ、ソバカスを防ぐ |
| ⑦ | 白粉打粉類<br>　クリームおしろい、固型おしろい、粉おしろい、タルカムパウダー、練おしろい、ベビーパウダー、ボディパウダー、水おしろい等 | ・日やけを防ぐ<br>・皮膚を保護する<br>・日やけによるシミ、ソバカスを防ぐ<br>・あせもを防ぐ(打粉) |
| ⑧ | 口紅類<br>　口紅、リップクリーム等 | ・荒れを防ぐ、キメを整える<br>・口唇にうるおいを与える、滑らかにする<br>・口唇をすこやかに保つ<br>・口唇を保護する、乾燥を防ぐ |
| ⑨ | 眉目頬化粧品類<br>　アイクリーム、アイシャドー、アイ | ・皮膚にうるおいを与える、すこやかに保つ |

| | ライナー、頬紅、マスカラ、眉墨等 | |
|---|---|---|
| ⑩ | 爪化粧品類<br>　美爪エナメル、美爪エナメル除去液等 | ・爪を保護する、すこやかに保つ |
| ⑪ | 香水類<br>　一般香水、練香水、粉末香水等 | |
| ⑫ | 浴用化粧品類<br>　バスオイル、バスソルト等 | ・皮膚を清浄にする |
| ⑬ | 化粧用油類<br>　化粧用油、ベビーオイル等 | ・肌荒れを防ぐ<br>・皮膚にうるおいを与える、柔軟性を保つ<br>・皮膚をすこやかに保つ<br>・皮膚を保護する。乾燥を防ぐ<br>・日やけを防ぐ<br>・日やけによるシミ、ソバカスを防ぐ |
| ⑭ | 洗顔料類<br>　洗顔クリーム、肌洗い粉、洗顔フォーム等 | ・ニキビ、アセモを防ぐ<br>・肌を整える<br>・キメを整える<br>・皮膚を清浄にする |
| ⑮ | 石けん類<br>　化粧石けん等 | ・皮膚を清浄にする<br>・キメを整える |
| ⑯ | 歯みがき類 | ・ムシ歯を防ぐ、歯を白くする、歯垢を除去する<br>・口中を浄化する<br>・口臭を防ぐ、歯のやにを取る<br>・歯石の沈着を防ぐ |

6　ジェルネイルの関連製品の化粧品の該当性について、次のように示されている。
〈R2/9/4 薬生監麻発 0904 第 1 号〉

① UV や LED 等の照射によってゲル状の樹脂を硬化するジェルネイルの関連製品のうち、人体の爪に直接塗布しないことが明らかなものは、化粧品に該当しない。

② ベースジェルは、直接、爪に塗布することから、化粧品に該当する。

③ カラージェル、トップジェルは、ベースジェルを硬化させた人工爪に塗布することから、直接、爪に塗布しないことが明らかであれば、化粧品に該当しない。ただし、その使用方法等から、直接、爪に塗布しないことが明らかではない場合は、化粧品に該当する。

<但書>

7　「第一項第二号又は第三号に規定する用途に使用されることも併せて目的とされている物(略)を除く」とあるように、化粧品の用途に用いられる物であっても、医薬品の用途に使用されることを併せて目的としているものは、化粧品に該当しない。例えば、薬

用化粧品類、薬用石けん及び薬用歯みがき類は、化粧品ではなく、法第2条第2項第3号に該当する医薬部外品として扱われる。

8 「医薬部外品を除く」とあるように、化粧品の用途に用いられる物であっても、医薬部外品であるものは、化粧品に該当しない。また、医薬品又は再生医療等製品であるものも、化粧品に該当しない。〈法第2条第1項、第9項〉

9 化粧品に配合可能な医薬品成分の取扱いとして、承認化粧品成分の範囲(例：$dl$−カンフルの場合、粘膜に使用されることがない化粧品のうち洗い流すものでは、100g中最大4.0g)において化粧品の成分とすることができる。ただし、安易に化粧品に配合できることを意味するものではなく、配合にあたっては企業責任のもとに当該成分の品質及びその安全性を確認する必要がある。〈H19/5/24 薬食審査発第0524001号〉

■第2条第4項■

この法律で「医療機器」とは、人若しくは動物の疾病の診断、治療若しくは予防に使用されること、又は人若しくは動物の身体の構造若しくは機能に影響を及ぼすことが目的とされている機械器具等(再生医療等製品を除く。)であつて、政令で定めるものをいう。

**趣 旨**

本規定は、医療機器を定義したものである。①疾病の診断、治療又は予防に使用される物、②身体の構造又は機能に影響を及ぼす物、のいずれかに該当する機械器具等であって、政令で定めるものは、医療機器であるとしている。

**解 説**

1 医療機器は、次の3つの観点から定義される。
  ① 使用目的
    ㈠ 疾病の診断、治療又は予防に使用される物であること
    ㈡ 身体の構造又は機能に影響を及ぼす物であること
  ② 形態
    機械器具、歯科材料、医療用品、衛生用品、プログラム又はプログラムを記録した記録媒体であること
  ③ 政令
    政令で定める物であること

2 「機械器具等」の「等」とは、歯科材料、医療用品、衛生用品、プログラム及びプログラムを記録した記録媒体をいう。これらは、社会通念上、機械器具とは認め難いものの、機械器具等の範囲に含めている。

3 「再生医療等製品を除く」とあるように、医療機器の使用目的のために用いられる物であっても、再生医療等製品であるものは、医療機器に該当しない。

4 「政令」により、次に掲げる物が定められている。〈令別表第1〉

① 84の機械器具(例：医療用照明器、保育器)

② 6の医療用品(例：エックス線フィルム、縫合糸)

③ 9の歯科材料(例：歯科用金属、歯冠材料)

④ 4の衛生用品(例：月経処理用タンポン、コンドーム)

⑤ プログラム

　㈠ 疾病診断用プログラム(副作用又は機能の障害が生じた場合においても、人の生命及び健康に影響を与えるおそれがほとんどないものを除く)

　㈡ 疾病治療用プログラム(副作用又は機能の障害が生じた場合においても、人の生命及び健康に影響を与えるおそれがほとんどないものを除く)

　㈢ 疾病予防用プログラム(副作用又は機能の障害が生じた場合においても、人の生命及び健康に影響を与えるおそれがほとんどないものを除く)

　　※「副作用又は機能の障害が生じた場合においても、人の生命及び健康に影響を与えるおそれがほとんどないものを除く」とあるように、一般医療機器に相当するプログラムは、医療機器に該当しない。

⑥ プログラムを記録した記録媒体

　㈠ 疾病診断用プログラムを記録した記録媒体(副作用又は機能の障害が生じた場合においても、人の生命及び健康に影響を与えるおそれがほとんどないものを除く)

　㈡ 疾病治療用プログラムを記録した記録媒体(副作用又は機能の障害が生じた場合においても、人の生命及び健康に影響を与えるおそれがほとんどないものを除く)

　㈢ 疾病予防用プログラムを記録した記録媒体(副作用又は機能の障害が生じた場合においても、人の生命及び健康に影響を与えるおそれがほとんどないものを除く)

　　※「副作用又は機能の障害が生じた場合においても、人の生命及び健康に影響を与えるおそれがほとんどないものを除く」とあるように、一般医療機器に相当するプログラムを記録した記録媒体は、医療機器に該当しない。

⑦ 14の動物専用医療機器(例：受精卵移植用器具、人工授精用器具)

5　タトゥー施術行為に使用されることのみが目的とされている針及びマシン等は、医療機器に該当しない。ただし、タトゥー施術行為に使用されることを広告・標榜していたとしても、疾病の診断、治療又は予防に使用されることが目的とされているものは、医療機器として取り扱われる。〈R4/4/28 薬生監麻発 0428 第 1 号〉

＜医療機器の分類＞

6　医療機器は、そのリスクの程度により、「高度管理医療機器」「管理医療機器」「一般医療機器」の3つに分類される。なお、リスクの程度とは、副作用又は機能の障害が生じた場合において、人の生命及び健康に影響を及ぼす程度をいう。ただし、これは適正な使用目的に従い、適正に使用されたときに限られる。また、あくまで人への影響であって、動物に及ぼすリスクの程度ではない。【法第2条第5項から第7項まで参照】

7　医療機器には、そのリスクの程度とは関係なく、保守管理に専門的知識を必要とするものとして、「特定保守管理医療機器」という分類がある。【法第2条第8項参照】

8　医療機器には、そのリスクの程度とは関係なく、市販後の安全管理に特別の措置を必要とするものとして、「特定医療機器」という分類がある。【法第68条の5第1項参照】

第1章　総則(第1条—第2条)

■第2条第5項■

　この法律で「高度管理医療機器」とは、医療機器であつて、副作用又は機能の障害が生じた場合(適正な使用目的に従い適正に使用された場合に限る。次項及び第七項において同じ。)において人の生命及び健康に重大な影響を与えるおそれがあることからその適切な管理が必要なものとして、厚生労働大臣が薬事審議会の意見を聴いて指定するものをいう。

**趣旨**

　本規定は、高度管理医療機器を定義したものである。リスクが特に高いため、適切な管理が必要な医療機器として厚生労働大臣が指定するものは、高度管理医療機器であるとしている。

**解説**

1　高度管理医療機器は、次の2つの観点から定義される。
　① リスクの程度
　　医療機器のうち、副作用又は機能の障害が生じた場合において、人の生命及び健康に重大な影響を与えるおそれがあるものであること
　② 指定
　　医療機器のうち、厚生労働大臣が指定するものであること
2　「人の生命及び健康」とあるように、医療機器のリスク分類は、人に対するリスクの程度に基づいて行われる。動物に対するリスクの程度に基づくものではない。
3　「薬事審議会」について、次のように整理することができる。
　① 従前、中央薬事審議会の設置規定が設けられていたが、中央省庁の再編に伴う厚生労働省設置法改正(平成11年法律第135号)により削除された。これに伴い、中央薬事審議会と食品衛生調査会を統合して「薬事・食品衛生審議会」が設置された。
　② 薬事・食品衛生審議会は、厚生労働省設置法第11条を設置の根拠としており、以下の法律の規定によりその権限に属させられた事項を処理することとされていた。
　　㈠ 医薬品医療機器等法
　　㈡ 独立行政法人医薬品医療機器総合機構法
　　㈢ 毒物及び劇物取締法、安全な血液製剤の安定供給の確保等に関する法律
　　㈣ 有害物質を含有する家庭用品の規制に関する法律
　　㈤ 食品衛生法
　③ その後、「生活衛生等関係行政の機能強化のための関係法律の整備に関する法律(令和5年法律第36号)」において、従前の薬事・食品衛生審議会の所掌事務のうち、食品衛生基準行政に関する事務が食品衛生基準審議会へ、食品衛生監視行政に関する事務が厚生科学審議会へ、薬事に関する事務が薬事審議会へ、それぞれ移管された。つまり、これまで薬事・食品衛生審議会が担ってきた薬事に関する事務を担う機関を「薬事審議会」という。
　④ なお、薬事審議会の組織、所掌事務及び委員その他の職員その他必要な事項について

は、薬事審議会令(平成 12 年政令第 286 号)及び薬事審議会規程により定められている。

4　「指定」は、医療機器(動物専用のものを除く)のうち、安全対策について最も注意が必要とされるものについて、告示(平成 16 年厚生労働省告示第 298 号別表第 1)により行われる。1203 の医療機器(例：心臓カテーテル付検査装置、中心静脈用カテーテル、冠動脈カニューレ、アルブミン使用接着剤)が、高度管理医療機器の指定を受けている。

■第2条第6項■

> この法律で「管理医療機器」とは、高度管理医療機器以外の医療機器であつて、副作用又は機能の障害が生じた場合において人の生命及び健康に影響を与えるおそれがあることからその適切な管理が必要なものとして、厚生労働大臣が薬事審議会の意見を聴いて指定するものをいう。

**趣旨**

本規定は、管理医療機器を定義したものである。リスクが高いため、適切な管理が必要な医療機器として厚生労働大臣が指定するものは、管理医療機器であるとしている。

**解説**

1　管理医療機器は、次の2つの観点から定義される。
　① リスクの程度
　　医療機器のうち、副作用又は機能の障害が生じた場合において、人の生命及び健康に影響を与えるおそれがあるものであること
　② 指定
　　医療機器のうち、厚生労働大臣が指定するものであること

2　「高度管理医療機器以外の医療機器」とあるように、高度管理医療機器の指定と、管理医療機器の指定が、重複して行われることはない。

3　「副作用又は機能の障害が生じた場合」とあるが、これは、適正な使用目的に従い適正に使用された場合に限られる。〈法第2条第5項〉

4　「指定」は、医療機器(動物専用のものを除く)のうち、高度管理医療機器に次いで安全対策に係る注意が必要とされるものについて、告示(平成 16 年厚生労働省告示第 298 号別表第 2)により行われる。2028 の医療機器(例：全身用 X 線 CT 診断装置、核医学診断用ポジトロン CT 装置、汎用超音波画像診断装置、常電導磁石式乳房用 MR 装置)が、管理医療機器の指定を受けている。

なお、電子機器の多くが管理医療機器として指定されており、放射線を発するものは別として、高度管理医療機器の扱いとはなっていない。

■第2条第7項■

　この法律で「一般医療機器」とは、高度管理医療機器及び管理医療機器以外の医療機器であつて、副作用又は機能の障害が生じた場合においても、人の生命及び健康に影響を与えるおそれがほとんどないものとして、厚生労働大臣が薬事審議会の意見を聴いて指定するものをいう。

**趣旨**

　本規定は、一般医療機器を定義したものである。リスクの低い医療機器として厚生労働大臣が指定するものは、一般医療機器であるとしている。

**解説**

1　一般医療機器は、次の2つの観点から定義される。
　① リスクの程度
　　医療機器のうち、副作用又は機能の障害が生じた場合においても、人の生命及び健康に影響を与えるおそれがほとんどないものであること
　② 指定
　　医療機器のうち、厚生労働大臣が指定するものであること
2　「高度管理医療機器及び管理医療機器以外の医療機器」とあるように、高度管理医療機器又は管理医療機器の指定と、一般医療機器の指定が、重複して行われることはない。
3　「副作用又は機能の障害が生じた場合」とあるが、これは、適正な使用目的に従い適正に使用された場合に限られる。〈法第2条第5項〉
4　「指定」は、医療機器(動物専用のものを除く)のうち、通常の取扱いをする限りほぼ安全とされるものについて、告示(平成16年厚生労働省告示第298号別表第3)により行われる。1224の医療機器(例：X線管支持床支持台、機械式聴診器、音叉、蛋白分画電気泳動分析装置)が、一般医療機器の指定を受けている。


■第2条第8項■

　この法律で「特定保守管理医療機器」とは、医療機器のうち、保守点検、修理その他の管理に専門的な知識及び技能を必要とすることからその適正な管理が行われなければ疾病の診断、治療又は予防に重大な影響を与えるおそれがあるものとして、厚生労働大臣が薬事審議会の意見を聴いて指定するものをいう。

**趣旨**

　本規定は、特定保守管理医療機器を定義したものである。専門的な知識及び技能を要する保守点検、修理等を行う必要がある医療機器として厚生労働大臣が指定するものは、特定保守管理医療機器であるとしている。

### 解説

1　特定保守管理医療機器は、次の2つの観点から定義される。
　①　保守管理に要する知識の程度
　　　医療機器のうち、適正な保守管理が行われなければ、疾病の診断、治療又は予防に重大な影響を与えるおそれがあるものであること
　②　指定
　　　医療機器のうち、厚生労働大臣が指定するものであること

2　「指定」は、医療機器(動物専用のものを除く)のうち、専門的な知識及び技能がなければ適切に管理することができず、疾病の診断、治療又は予防に重大な影響を与えるおそれがあるものについて、告示(平成16年厚生労働省告示第297号別表)により行われる。1245の医療機器(例：全身用X線CT診断装置、核医学診断用ポジトロンCT装置、汎用超音波画像診断装置、常電導磁石式乳房用MR装置)が、特定保守管理医療機器の指定を受けている。

■第2条第9項■

> この法律で「再生医療等製品」とは、次に掲げる物(医薬部外品及び化粧品を除く。)であつて、政令で定めるものをいう。
> 一　次に掲げる医療又は獣医療に使用されることが目的とされている物のうち、人又は動物の細胞に培養その他の加工を施したもの
> 　イ　人又は動物の身体の構造又は機能の再建、修復又は形成
> 　ロ　人又は動物の疾病の治療又は予防
> 二　人又は動物の疾病の治療に使用されることが目的とされている物のうち、人又は動物の細胞に導入され、これらの体内で発現する遺伝子を含有させたもの

### 趣旨

本規定は、再生医療等製品を定義したものである。①いわゆる再生医療製品、②いわゆる細胞治療製品、③いわゆる遺伝子治療製品、のいずれかに該当する物であって、政令で定めるものは、再生医療等製品であるとしている。

### 解説

1　再生医療等製品は、次の3つの観点から定義される。
　①　使用目的
　　　㈠　身体の構造又は機能の再建、修復又は形成に使用される物であること
　　　㈡　疾病の治療又は予防に使用される物であること
　②　形態
　　　細胞の加工物であること
　③　政令

政令で定める物であること
2 再生医療等製品は、ヒトの受精卵や組織細胞等を原材料として製造されることから、これらを用いること、あるいはヒトの臓器や組織を創生すること等に対する倫理的な問題を含むものでもある。したがって、生命倫理への配慮が必要なものであることも、再生医療等製品の特性の一つといえよう。
3 「医薬部外品及び化粧品を除く」とあるように、再生医療等製品の使用目的のために用いられる物であっても、医薬部外品又は化粧品であるものは、再生医療等製品に該当しない。また、医薬品又は医療機器であるものも、再生医療等製品に該当しない。〈法第2条第1項、第4項〉
4 「政令」により、次に掲げる物が定められている。〈令別表第2〉
 ① ヒト細胞加工製品
  ㈠ ヒト体細胞加工製品(㈡及び㈣を除く)
  ㈡ ヒト体性幹細胞加工製品(㈣を除く)
  ㈢ ヒト胚性幹細胞加工製品
  ㈣ ヒト人工多能性幹細胞加工製品
 ② 動物細胞加工製品
  ㈠ 動物体細胞加工製品(㈡及び㈣を除く)
  ㈡ 動物体性幹細胞加工製品(㈣を除く)
  ㈢ 動物胚性幹細胞加工製品
  ㈣ 動物人工多能性幹細胞加工製品
 ③ 遺伝子治療用製品
  ㈠ プラスミドベクター製品
  ㈡ ウイルスベクター製品
  ㈢ 遺伝子発現治療製品(㈠及び㈡を除く)

<第1号>

5 「人又は動物の細胞に培養その他の加工を施したもの」は、細胞加工製品と呼ばれる。
6 「構造又は機能の再建、修復又は形成」とは、次のようなものをいう。
 ① 構造と機能
  ㈠ 再建(例:全損した膝関節について、軟骨の構造又は機能を再生させること)
  ㈡ 修復(例:一部欠損した膝関節について、軟骨の構造又は機能を再生させること)
  ㈢ 形成(例:脂肪細胞と乳腺細胞によって、美容豊胸を行うとともに乳汁の分泌機能を付与すること)
 ② 構造のみ
  ㈠ 再建(例:全損した乳房について、脂肪細胞によって構造を再生させること)
  ㈡ 修復(例:一部欠損した乳房について、脂肪細胞によって構造を再生させること)
  ㈢ 形成(例:脂肪細胞によって美容豊胸を行うこと)
 ③ 機能のみ
  ㈠ 再建(例:無インスリン分泌状態において、インスリン産生細胞によって分泌能を

再生させること)
　　㈡ 修復(例：低下した心機能について、心筋シートによって心機能を再生させること)
　　㈢ 形成(例：アルコール分解酵素を分泌する肝臓細胞によって下戸を改善すること)
7 「人又は動物の身体の構造又は機能の再建、修復又は形成」に使用されるもの(例：培養した皮膚、培養した軟骨)は、再生医療製品と呼ばれる。
8 「人又は動物の疾病の治療又は予防」に使用されるもの(例：がん免疫細胞療法に使用する活性化リンパ球)は、細胞治療製品と呼ばれる。
　　細胞治療製品は、生きた細胞に加工を施して製造されるものである。再生医療製品と同様、不均一性、感染症、がん化のリスク等の特性を有することから、再生医療製品と同一の規制下に置かれ、「再生医療等製品」の「等」の中に含まれている。

<第2号>
9 「人又は動物の細胞に導入され、これらの体内で発現する遺伝子を含有させたもの」は、遺伝子治療製品と呼ばれる。例えば、遺伝欠損した酵素遺伝子を組み込んだプラスミドが該当する。
10 遺伝子治療製品は、生きた細胞に遺伝子を導入して製造され、その導入遺伝子が人又は動物の体内で発現し、その生成する蛋白質が薬理作用を及ぼすものである。再生医療製品や細胞治療製品と同様、不均一性、感染症、がん化のリスク等の特性を有することから、再生医療製品や細胞治療製品と同一の規制下に置かれ、「再生医療等製品」の「等」の中に含まれている。
　　※「導入」とは、生体外に取り出された遺伝子を細胞内に取り込むことをいう。
　　※「発現」とは、遺伝子の遺伝情報を使って、蛋白質を生み出すことをいう。

<再生医療等製品と特定細胞加工物>
11 再生医療等の提供にあたっては、人の細胞に加工を施したもの等が用いられるが、誰の責任の下で細胞加工が施されるかによって、法律上の扱いが異なるものとなる。
　　医師の責任の下で細胞加工を施す場合は、臨床研究又は自由診療に該当する行為とみなされて、再生医療法による措置及び規制が適用されることになり、その細胞加工の行為を「特定細胞加工物の製造」という。
　　一方、医師の責任によらず、企業の責任の下で細胞加工を施す場合は、薬機法による措置及び規制が適用されることになり、その細胞加工の行為を「再生医療等製品の製造」という。
　　補足すれば、①再生医療等の有効性及び安全性が未確立の段階において医師の臨床研究に用いられる細胞加工物、②自由診療として医師の診療権又は処方権の下で特定の患者に使用される細胞加工物を「特定細胞加工物」という。
　　一方、治験等により品質、有効性及び安全性が確認されている細胞加工物であって、不特定の患者への使用を目的とした製品を「再生医療等製品」という。
　　※「再生医療法」とは、再生医療等の安全性の確保等に関する法律のこと
　　※「特定細胞加工物」とは、再生医療等に用いられる細胞加工物のうち再生医療等製品であるもの以外のものをいう。〈再生医療法第2条第4項〉

<再生医療等技術・再生医療等製品の「等」>

12　再生医療等とは、再生医療等技術を用いて行われる医療(治験に該当するものを除く)をいうが(再生医療法第2条第1項)、再生医療等技術の「等」には、細胞治療技術のみが含まれ、遺伝子治療技術は含まれない。一方、再生医療等製品の「等」には、細胞治療製品と遺伝子治療製品の両方が含まれる。

<再生医療等製品による副作用・感染症被害の救済>

13　独立行政法人医薬品医療機器総合機構法では、医薬品による副作用被害救済制度と、許可生物由来製品を介した感染等被害救済制度を設けている。

　再生医療等製品は、感染リスクを否定できないという点では生物由来製品と共通していることから、感染等被害救済制度の対象となっている。一方で、敗血症性ショック等の副作用、がん化のリスクを否定できないことから、副作用被害救済制度の対象にもなっている。

　なお、個々の被害事例は、感染被害又は副作用被害のどちらかで整理できるものであるため、同時に両方の制度が適用となるケースは想定されていない。

■第2条第10項■

　この法律で「生物由来製品」とは、人その他の生物(植物を除く。)に由来するものを原料又は材料として製造をされる医薬品、医薬部外品、化粧品又は医療機器のうち、保健衛生上特別の注意を要するものとして、厚生労働大臣が薬事審議会の意見を聴いて指定するものをいう。

**趣旨**

　本規定は、生物由来製品を定義したものである。生物由来の原料又は材料を使用して製造される医薬品、医薬部外品、化粧品又は医療機器のうち、保健衛生上特別の注意を要するものとして厚生労働大臣が指定するものは、生物由来製品であるとしている。

**解説**

1　生物由来製品は、次の3つの観点から定義される。
　① 原料又は材料
　　生物由来の原料又は材料が用いられている物であること
　② リスクの程度
　　保健衛生上特別の注意を要する物であること
　③ 指定
　　医薬品、医薬部外品、化粧品又は医療機器のうち、厚生労働大臣が指定するものであること

2　人の血液や病原微生物を原料とする医薬品等(例:血液製剤、ワクチン)については、有害なウイルス等の潜在を否定できず、深刻な感染症を引き起こす可能性があるため、

生物由来製品に指定し、厳格な規制の対象としている。

3 　生物由来製品は、感染症リスクに着目して指定されており、生物由来の原料又は材料が用いられている製品であっても、現在の科学的知見において、感染症リスクの蓋然性が極めて低いものについては指定の対象とならない。例えば、漢方処方製剤には、生物由来の多様な原料が用いられているが、生物由来製品に指定された製品はない。

4 　「植物を除く」とあるように、生物由来の原料等として、ヒト、動物、細菌、ウイルス等に由来するものが用いられている医薬品等でなければ、生物由来製品の指定の対象とならない。

5 　「原料」とあるが、これは、有効成分に限られるものではない。生物由来の物質を添加物として配合している製品についても、生物由来製品の指定の対象となり得る。

6 　「材料」とあるように、生物由来の物質を材料として用いている製品についても、生物由来製品の指定の対象となり得る。

7 　「医薬品」とあるが、現在のところ、生物由来製品の指定を受けた一般用医薬品及び要指導医薬品はない。

8 　「医薬品、医薬部外品、化粧品又は医療機器のうち」とあるように、再生医療等製品については生物由来製品の指定の対象とならない。これは、再生医療等製品の場合、生物由来製品と同レベル以上の厳格な規制の対象となっているためである。

9 　ヒト又は動物に由来する原料等を用いる医薬品、医療機器等であって、次に掲げるもの以外のものが、生物由来製品の指定の対象となる。〈H26/11/5 薬食審査発 1105 第 1 号等〉
　① 製造工程による管理の内容(強アルカリ、高温等の過酷な処理条件)又は投与経路(経口・経皮等)からみて、明らかに感染症の発症リスクが低いもの
　　　例：ゼラチン、漢方生薬に使用される牛黄(ごおう)
　② 病原性微生物を使用せず、明らかに感染症の発症リスクが低いもの
　　　例：乳酸菌、インスリン等の大腸菌由来の遺伝子組換えタンパク質、抗生物質
　③ 人獣共通感染症の原因となる蓋然性の低い動物種を原料等としたもの
　　　例：カイコの糸を使用した医療機器、魚類に由来するコンドロイチン硫酸

10 　「指定」は、告示(平成 15 年厚生労働省告示第 209 号別表第 1)により行われる。
　① 342 の成分を含有する製剤(体外診断用医薬品を除く)
　　　例：黄熱ワクチン、ワイル病治療血清
　② 30 の成分を含有する製剤(体外診断用医薬品及び経口投与又は経皮投与等により使用されるものを除く)
　　　例：ヘパリンナトリウム、ワクシニアウイルス接種家兎炎症皮膚抽出液
　③ 5 の組織から構成された医療機器
　　　例：ウシ心のう膜、ブタ心臓弁
　④ 12 の成分を含有する医療機器(検査のための採血に用いる医療機器並びに当該成分及び当該成分中の感染性因子が直接身体に接触しない医療機器を除く)
　　　例：ウシ血清アルブミン、幼若ブタ歯胚組織由来エナメル質誘導体

第1章　総則(第1条—第2条)

■第2条第11項■

　この法律で「特定生物由来製品」とは、生物由来製品のうち、販売し、貸与し、又は授与した後において当該生物由来製品による保健衛生上の危害の発生又は拡大を防止するための措置を講ずることが必要なものであつて、厚生労働大臣が薬事審議会の意見を聴いて指定するものをいう。

**趣旨**

　本規定は、特定生物由来製品を定義したものである。販売後の特別な安全対策措置が必要な生物由来製品として厚生労働大臣が指定するものは、特定生物由来製品であるとしている。

**解説**

1　特定生物由来製品は、次の2つの観点から定義される。
　① リスクの程度
　　　販売等した後に保健衛生上の危害の発生又は拡大を防止する措置を講ずる必要がある物であること
　② 指定
　　　生物由来製品のうち、厚生労働大臣が指定するものであること
2　生物由来製品のなかでも、感染症の発生リスクが理論的又は経験的に高いものが、特定生物由来製品に指定されている。
3　「生物由来製品のうち」とあるように、特定生物由来製品の指定を受けた医薬品等は、重複して生物由来製品の指定についても受けている。
4　「保健衛生上の危害の発生又は拡大を防止するための措置」として、病原性微生物による汚染が判明した場合において、特定生物由来製品の使用者に適切な処置を施すことができるようにするため、その使用者情報を把握できるようにしておく措置が該当する。
　【法第68条の22第3項から第5項まで参照】
5　次に掲げるものが、特定生物由来製品の指定の対象となる。〈H26/11/5 薬食審査発1105第1号等〉
　① ヒト血液を原料等として用いる医薬品、医療機器等(培地成分、添加物等としてのみ使用され、又は極めて高度な処理を受けていることにより、十分なクリアランスが確保され、感染症の発症リスクが極めて低いものを除く)
　　　例：輸血用血液製剤、ヒト血漿分画製剤
　② ヒト又は動物に由来する原料等を用いる医薬品、医療機器等であって、病原体に対する不活化・除去処理を行うことが困難であるもの又は一定の病原体の不活化・除去等が行われているが、感染性因子を内在するリスクがあるもの
　　　例：ヒト臓器抽出医薬品
6　「指定」は、告示(平成15年厚生労働省告示第209号別表第2)により行われる。
　① 56の成分を含有する製剤(体外診断用医薬品を除く)

　　　　例：ヒト胎盤抽出物、人免疫グロブリン
② 3の成分を含有する医療機器(検査のための採血に用いる医療機器を除く)
　　　　例：ヒトトロンビン

■第2条第12項■

> この法律で「薬局」とは、薬剤師が販売又は授与の目的で調剤の業務並びに薬剤及び医薬品の適正な使用に必要な情報の提供及び薬学的知見に基づく指導の業務を行う場所(その開設者が併せ行う医薬品の販売業に必要な場所を含む。)をいう。ただし、病院若しくは診療所又は飼育動物診療施設の調剤所を除く。

**趣　旨**

　本規定は、薬局を定義したものである。薬剤師が調剤し、適正使用情報を提供し、薬学的指導をする場所は、薬局であるとしている。

**解　説**

1　令和元年の法改正により薬局の定義が改められた。これについて、次のように整理することができる。
　① 令和元年の法改正において、薬物治療を受ける患者への情報提供及び指導を行う専門家としての薬局薬剤師の役割が明確化された。
　② 薬局が地域のニーズを踏まえて薬剤及び医薬品を提供するためには、調剤に用いる医療用医薬品のみならず、処方箋がなくても提供できる一般用医薬品等についても取扱い、調剤の業務とともに、医薬品の販売業を併せて行うことが望ましい。
　③ こうした事情を踏まえ、薬局の定義中、「薬剤及び医薬品の適正な使用に必要な情報の提供及び薬学的知見に基づく指導の業務」という文言を追加するとともに、医薬品の販売に関する規定ぶりが改められた。

2　「調剤」とは、一定の処方に従って一種以上の医薬品を配合し、又は一種の医薬品を使用して特定の分量にし特定の用法に適合するがごとく、特定の人の特定の疾病に対する薬剤を調製することをいう。〈T6/3/19 大審院判決〉
　なお、人のためならず、特定の家畜の特定の疾病に対する薬剤の調整行為についても、調剤に該当するものと解される。

3　「調剤の業務(略)を行う場所」とあるが、医療を受ける者の居宅等においても、調剤の業務のうち、次に掲げるものを行うことができる。〈薬剤師法第22条、薬剤師法施行規則第13条の2〉
　① 薬剤師が、処方箋中に疑わしい点があるかどうかを確認する業務及び処方箋中に疑わしい点があるときは、その処方箋を交付した医師又は歯科医師に問い合わせて、その疑わしい点を確かめる業務
　② 薬剤師が、処方箋を交付した医師又は歯科医師の同意を得て、当該処方箋に記載され

た医薬品の数量を減らして調剤する業務(調剤された薬剤の全部もしくは一部が不潔になり、もしくは変質・変敗するおそれ、調剤された薬剤に異物が混入し、もしくは付着するおそれ又は調剤された薬剤が病原微生物その他疾病の原因となるものに汚染されるおそれがない場合に限る)

4 　一つの調剤に必要となるすべての行為は、同一の管理者(法第7条第3項、第8条第1項)の管理の下で行われる必要があるため、他の薬局と分担することはできない。

5 　ファクシミリを利用した処方箋受入体制と患家での薬剤の受渡しについて、次のように示されている。〈H10/12/25 医薬企第90号〉

① 　患者が寝たきり又は歩行困難である場合、患者が老人で一人暮らし又は看護者が開局時間中に来訪できない場合、連続携行式自己腹膜透析療法透析液等容積・重量の面で患者等が運搬することが困難なものが処方された場合及び遠隔診療に基づき薬剤が処方された場合には、ファクシミリで電送された処方内容に基づいて行う薬剤の調製等は、薬剤師が患家を訪問し、処方箋を受領して内容を確認することにより、遡って当該処方箋による薬局での調剤とみなされること。また、当該薬剤師は、患者等に対し必要な情報提供を適切に行うこと

② 　①の場合において、調剤される薬剤が前回と同一であるため薬剤師が対面により情報提供を行う必要がないと判断し、次の㈠から㈢の条件を全て満たし、かつ、薬剤師以外の薬局の従業者により薬剤の配達が行われた場合には、ファクシミリで電送された処方内容に基づいて行う薬剤の調製等は、配達を行った従業者が回収した処方箋を当該薬剤師が受領して内容を確認することにより、遡って当該処方箋による薬局での調剤とみなされる。また、当該薬剤師は、患者等に対し電話等により必要な情報提供を適切に行い、患者の質問等に応じること

㈠ 　患者が薬剤師以外の者による配達に同意していること

㈡ 　配達を行う薬局の従業者が、患家において、処方箋がファクシミリで電送されたものと同一であることを確認することが担保されていること

㈢ 　当該薬局が当該患者の薬歴を有していること

6 　「医薬品の販売業に必要な場所を含む」とあるように、薬局開設者は、別途、医薬品の販売業の許可を受けなくても、業として医薬品を販売することができる。

7 　薬局では、①調剤、②薬剤及び医薬品の適正使用情報の提供、③薬剤及び医薬品の薬学的指導、④医薬品の販売のほか、⑤薬局製造販売医薬品の製造及び製造販売の業務を行うことができる。

8 　調剤を実施する薬局は、医療提供施設という。〈医療法第1条の2第2項〉

<但書>

9 　本但書は、病院、診療所及び飼育動物診療施設の調剤所は、「薬局」と呼ばれることもあるが、薬機法上の「薬局」ではないことを確認的に明示したものである。

10 　「病院若しくは診療所又は飼育動物診療施設の調剤所」について、次のように整理することができる。

① 　病院等の調剤所は、医療法又は獣医療法により必要な規制を受けており、当該施設で

用いる薬剤の調剤や、その薬剤を当該施設の患者に交付する業務を行う場所である。
③ 病院等の調剤所には、「薬局」の名称を付けることができる(法第6条但書)。
③ 病院等の調剤所は、薬局開設の許可を受けている場所ではないため、薬局の業務(以下)を行うことはできない。
　㈠ (他の病院等で交付された)処方箋に基づく調剤の業務(服薬指導を含む)
　㈡ 医薬品の販売の業務(適正使用情報の提供及び薬学的指導を含む)
　㈢ 薬局製造販売医薬品の製造及び製造販売の業務

■第2条第13項■

> この法律で「製造販売」とは、その製造(他に委託して製造をする場合を含み、他から委託を受けて製造をする場合を除く。以下「製造等」という。)をし、又は輸入をした医薬品(原薬たる医薬品を除く。)、医薬部外品、化粧品、医療機器若しくは再生医療等製品を、それぞれ販売し、貸与し、若しくは授与し、又は医療機器プログラム(医療機器のうちプログラムであるものをいう。以下同じ。)を電気通信回線を通じて提供することをいう。

### 趣旨

　本規定は、製造販売を定義したものである。その製造等・輸入をした医薬品、医薬部外品、化粧品、医療機器又は再生医療等製品を、販売、貸与、授与又は提供することは、製造販売であるとしている。

### 解説

**1**　製造販売は、製品たる医薬品、医薬部外品、化粧品、医療機器及び再生医療等製品についての責任のあり方を示す重要な用語といえる。従前はこれらの製品の製造をした者がその市販後までの責任を負うものとされていたが、平成14年の法改正により、製造販売(いわゆる元売)をした者が責任を負うという考え方に改められた。

**2**　「その製造(略)をし」とあるように、自社で製造した製品を、市場に流通させる行為は、製造販売である。

**3**　「他に委託して製造をする場合を含み」とあるように、委託して他社に製造してもらった製品を、市場に流通させる行為は、製造販売である。

**4**　「他から委託を受けて製造をする場合を除く」とあるように、受託して製造した製品を、委託側に納品する行為は、製造販売に含まれない。

**5**　「輸入をした」とあるように、外国から輸入した製品を、国内に流通させる行為は、製造販売である。

**6**　「原薬たる医薬品を除く」とあるように、原薬たる医薬品を、市場に流通させる行為は、製造販売に含まれない。これについて、次のように整理することができる。
　① 原薬たる医薬品は、別の医薬品の原料として使用されるものである。
　② 原薬たる医薬品を市場流通させようとする場合、その行為は「製造販売」に該当しな

いため、製造販売の承認を受ける必要はない。
③ 原薬たる医薬品の品質、有効性及び安全性は、これを原料とする別の医薬品の承認審査の際に、併せて、その審査が行われることになる。
④ なお、原薬たる医薬品は、製造販売の承認が不要であるとはいえ、医薬品には違いないことから、これを業として流通させようとする場合、許可(例:医薬品の製造販売業の許可、医薬品の販売業の許可)が必要となる。

7 「貸与」とあるように、医療機器を貸与する行為は、製造販売である。この文言は、医療機器については、貸与業(法第39条第1項、第39条の3第1項)があることを踏まえたものである。

8 「提供」とあるように、医療機器プログラムを電気通信回線で提供する行為は、製造販売である。この文言は、医療機器プログラムについては、使用許諾という形で市場に流通することに対応したものである。

※「使用許諾」とは、所有権を移転させることなく、使用権を認めることをいう。

9 利用者から提供されたデータを使用して診断等を行うサービスの場合、利用者はデータの提供のみを行い、医療機器プログラムを使用するわけではないため、その医療機器プログラムの製造販売(電気通信回線を通じた提供)とは解されない。

ただし、電気通信回線を通じて利用者が医療機器プログラムを操作し、利用者が提供するデータから自動的に診断等の結果が提供される場合等においては、医療機器プログラムの製造販売と解されることがある。〈H26/11/21薬食機参発1121第33号等〉

■第2条第14項■

この法律で「体外診断用医薬品」とは、専ら疾病の診断に使用されることが目的とされている医薬品のうち、人又は動物の身体に直接使用されることのないものをいう。

#### 趣旨
本規定は、体外診断用医薬品を定義したものである。身体に直接使用されることなく、疾病の診断のために使用される医薬品は、体外診断用医薬品であるとしている。

#### 解説
1 体外診断用医薬品は、人に由来する試料を検体とし、②に示す検体中の物質等を検出又は測定することにより、①に示す疾病の診断に使用されることが目的とされているものであって、人の身体に直接使用されることのないものである。〈S60/6/29薬発第662号〉
① 目的
 ㈠ 各種生体機能(例:各種器官の機能、免疫能、血液凝固能)の程度の診断を目的とするものであること
 ㈡ 罹患の有無、疾患の部位又は疾患の進行の程度の診断を目的とするものであること
 ㈢ 治療の方法又は治療の効果の程度の診断を目的とするものであること

㈣　妊娠の有無の診断
　　　㈤　血液型又は細胞型の診断を目的とするものであること
　②　対象　　以下の物質又は項目を検出又は測定するものであること
　　　㈠　アミノ酸、ペプチド、蛋白質、糖、脂質、核酸、電解質、無機質、水分等
　　　㈡　ホルモン、酵素、ビタミン、補酵素等
　　　㈢　薬物又はその代謝物等
　　　㈣　抗原、抗体等
　　　㈤　ウイルス、微生物、原虫又はその卵等
　　　㈥　pH、酸度等
　　　㈦　細胞、組織又はそれらの成分等
　③　形態
　　　㈠　複数の試薬(試薬を含有する紙、布等を含む)により、②の物質又は項目を検出もしくは測定する形態(いわゆるキット)であること。なお、キットから標準試薬(例：標準血清)を除いたものは、これに含まれる。
　　　㈡　単試薬により、②の物質又は項目を検出もしくは測定する形態
**2**　体外診断用医薬品のうち、一般の生活者が健康管理のために薬局や薬店で購入して使用するものは、一般用検査薬と呼ばれる。なお、疾病の診断は、医師又は歯科医師が行う医療行為であることを考慮し、一般用"診断"薬ではなく、一般用"検査"薬という文言が用いられている。

■第2条第15項■

　この法律で「指定薬物」とは、中枢神経系の興奮若しくは抑制又は幻覚の作用(当該作用の維持又は強化の作用を含む。以下「精神毒性」という。)を有する蓋然性が高く、かつ、人の身体に使用された場合に保健衛生上の危害が発生するおそれがある物(大麻取締法(昭和二十三年法律第百二十四号)に規定する大麻、覚醒剤取締法(昭和二十六年法律第二百五十二号)に規定する覚醒剤、麻薬及び向精神薬取締法(昭和二十八年法律第十四号)に規定する麻薬及び向精神薬並びにあへん法(昭和二十九年法律第七十一号)に規定するあへん及びけしがらを除く。)として、厚生労働大臣が薬事審議会の意見を聴いて指定するものをいう。

**趣　旨**
　本規定は、指定薬物を定義したものである。精神毒性を有する蓋然性が高く、人の身体に使用された場合に保健衛生上の危害が発生するおそれがある物(覚醒剤、麻薬、向精神薬、あへん、けしがらを除く)として厚生労働大臣が指定するものは、指定薬物であるとしている。

**解　説**
**1**　危険ドラッグ、脱法ドラッグと呼ばれる製品は、芳香剤、防臭剤、ビデオクリーナー、合法ハーブ、お香等と称して販売等されていることが多い。しかし、このような製品は、

正規の用途に用いられる限りにおいては保健衛生上の問題がないため、その販売等を一律に禁止することはできない。そこで、精神毒性を有する蓋然性が高く、かつ、人の身体に使用された場合に保健衛生上の危害が発生するおそれがある物を指定薬物として指定し、正規の用途たる「医療等の用途」以外の用途に供するために製造、輸入、販売、授与、所持、購入、譲受、使用することを禁止の対象としている。【法第76条の4参照】

2　従前、「精神毒性」という表記はなかったが、平成26年の法改正により、精神毒性とは中枢神経系の興奮もしくは抑制又は幻覚の作用(当該作用の維持又は強化の作用を含む)をいうものとされた。

3　「大麻取締法(昭和二十三年法律第百二十四号)に規定する大麻、」とあるが、令和5年の法改正(施行：令和6年12月12日(仮))により、この文言が削除された。【法第5条の解説38参照】

4　従前、「覚せい剤取締法」と表記されていたが、令和元年の法改正により、「覚醒剤取締法」に改められた。

5　「指定」は、省令(平成19年厚生労働省令第14号)により行われる。337の物(例：亜硝酸イソブチル、亜硝酸イソプロピル)が、指定薬物の指定を受けている。

■第2条第16項■

> この法律で「希少疾病用医薬品」とは、第七十七条の二第一項の規定による指定を受けた医薬品を、「希少疾病用医療機器」とは、同項の規定による指定を受けた医療機器を、「希少疾病用再生医療等製品」とは、同項の規定による指定を受けた再生医療等製品を、「先駆的医薬品」とは、同条第二項の規定による指定を受けた医薬品を、「先駆的医療機器」とは、同項の規定による指定を受けた医療機器を、「先駆的再生医療等製品」とは、同項の規定による指定を受けた再生医療等製品を、「特定用途医薬品」とは、同条第三項の規定による指定を受けた医薬品を、「特定用途医療機器」とは、同項の規定による指定を受けた医療機器を、「特定用途再生医療等製品」とは、同項の規定による指定を受けた再生医療等製品をいう。

**趣旨**

本規定は、希少疾病用医薬品、希少疾病用医療機器、希少疾病用再生医療等製品、先駆的医薬品、先駆的医療機器、先駆的再生医療等製品、特定用途医薬品、特定用途医療機器、特定用途再生医療等製品を定義したものである。【法第77条の2参照】

**解説**

1　「先駆的医薬品」「先駆的医療機器」「先駆的再生医療等製品」「特定用途医薬品」「特定用途医療機器」「特定用途再生医療等製品」という表記は、令和元年の法改正により追加された。これは、「医療上特にその必要性が高い医薬品、医療機器及び再生医療等製品の研究開発の促進のために必要な措置を講ずること」が、薬機法の目的(法第1条)とされ

てことを踏まえ、研究開発を促進する医薬品等の範囲の拡大を意図して、これらの指定制度が設けられたことに対応したものである。

2　近年の技術革新(例：遺伝子組換え技術、AI技術)により、これまでにない作用を有する先駆的な医薬品等の開発可能性が高まっている。

とはいえ、全く新しい知見に基づく先駆的な医薬品等の開発は、既存の知見や技術に基づく場合と比べて、その品質、有効性及び安全性の担保のために多くの試験研究を必要とし、それでいて実用化に至る割合が低いうえに、売上額も期待できないことから、事業者の開発意欲につながらないケースが少なくない。

他方、既に成人向けの医薬品等が開発されている疾病であっても、患者が少ないために治験被験者の確保が難しい医薬品の開発(例：小児向けの抗がん薬)、発生頻度が不明であるために治験被験者の確保が難しい既存薬の再開発(例：薬剤耐性菌向けの抗生物質)についても、やはり開発投資額に比べて期待される売上額が大きくないため、開発が遅滞している、という現状がある。

そこで、医療上の必要性が高いものの、開発が進まない品目を、国の支援の対象とするため、従来の「希少疾病用」のほかに、「先駆的」と「特定用途」の区分が設けられた。

　※「AI」とは、Artificial Intelligenceの略。人工知能のこと
　※「既存薬の再開発」とは、ある疾患に有効な既存の医薬品から、別の疾患に有効な薬効を見つけだすこと

3　希少疾病用、先駆的、特定用途の指定の対象は、医薬品、医療機器及び再生医療等製品の開発品目に限られる。医薬部外品は、医療上特にその必要性が高いものではないため、化粧品は、そもそも医療に用いられるものではないため、いずれも指定の対象となっていない。

### ■第2条第17項■

> この法律で「治験$^1$」とは、第十四条第三項(同条第十五項及び第十九条の二第五項において準用する場合を含む。)、第二十三条の二の五第三項(同条第十五項及び第二十三条の二の十七第五項において準用する場合を含む。)又は第二十三条の二十五第三項(同条第十一項及び第二十三条の三十七第五項において準用する場合を含む。)の規定により提出すべき資料のうち臨床試験の試験成績に関する資料$^2$の収集を目的とする試験の実施をいう。

**趣旨**

本規定は、治験を定義したものである。承認申請書の添付資料のうち、臨床試験の試験成績に関する資料の収集を目的とする試験の実施は、治験であるとしている。

**解説**

1　「臨床試験」とは、薬物、機械器具等又は加工細胞等、あるいは既存の医薬品、医療機器又は再生医療等製品の効能、効果又は性能を調べるため、人を対象に行われる試験

第1章　総則(第1条—第2条)

をいう。こうした臨床試験のうち、医薬品等の承認審査の際に必要となるデータを得るために実施されるものを、治験という。

**2**　「第十四条第三項(略)の規定により提出すべき資料」とは、医薬品等の製造販売の承認(外国特例承認、一変承認を含む)の申請書に添付する資料をいう。

■第2条第18項■

この法律にいう「物」には、プログラムを含むものとする。

### 趣旨
本規定は、物を定義したものである。

### 解説
1　「プログラム」とは、電子計算機に対する指令であって、一つの結果を得ることができるように組み合わされたものをいう。〈法第2条第1項第2号〉
2　「プログラムを含む」とあるように、疾病の診断に用いる物がプログラムであっても、医療機器の承認(法第23条の2の5第1項)や基準適合性認証(法第23条の2の23第1項)を受けることができる。
3　従前、疾病の診断に用いるプログラムは「物」とみなさず、そのプログラムをインストールした"ハードウェア"を医療機器として規制の対象としていたが、法25年の法改正により、機械器具等の範囲にプログラムを含めることに改められた。その理由は、次のようなものである。
  ①　情報通信技術の発達やスマートフォンの普及により、今後、医療機器の性能を有する単体プログラムが広く市場に流通することが想定され、場合によっては、不適切なプログラムがインターネットを通じて流通する事態が考えられたため
  ②　諸外国では、単体プログラムを医療機器として規制しており、日本でも同様の規制が求められているため
  ③　プログラムのバージョンアップは頻繁に行われるが、その都度、当該プログラムとハードウェアをセットにして、一変承認(認証)を受けることは現実的でないため
4　プログラムは、CD-ROMやUSBメモリの形態で流通することも考えられるため、「プログラムを記録した記録媒体」についても機械器具等の範囲に含め、規制の対象にしている。〈法第2条第1項第2号〉
5　プログラムは、ネット回線を通じて提供されることも考えられるため、「医療機器プログラムを電気通信回線を通じて提供すること」についても製造販売の範囲に含め、規制の対象にしている。〈法第2条第13項〉
  ※「医療機器プログラム」とは、医療機器のうちプログラムであるものをいう。〈法第2条第13項〉
6　機能の障害等が生じた場合であっても、人の生命及び健康に影響を与えるおそれがほとんどないプログラムは、医療機器の範囲から除外されている。〈令別表第1〉

そのため、プログラム医療機器の該当性の判断にあたっては、こうした影響の程度等を勘案しておく必要がある。【H26/11/14 薬食監麻発1114第5号参照】

# 第二章　地方薬事審議会

(平一一法一〇二・改称)

## 第三条

(平一一法一六〇・一部改正、平一四法九六・旧第四条繰上・一部改正、平二五法八四・一部改正)

■第3条第1項■

> 都道府県知事の諮問に応じ、薬事(医療機器及び再生医療等製品に関する事項を含む。以下同じ。)に関する当該都道府県の事務及びこの法律に基づき当該都道府県知事の権限に属する事務のうち政令で定めるものに関する重要事項を調査審議させるため、各都道府県に、地方薬事審議会を置くことができる。

### 趣旨

本規定は、地方薬事審議会の設置根拠を定めたものである。

### 解説

1　地方薬事審議会は、都道府県知事の諮問機関として薬事に関する重要事項につき学識経験者、関係業界等の意見を聴き、適切な行政運営を行うためのものである。〈S36/2/8 薬発第44号〉

2　「薬事(略)に関する当該都道府県の事務」に係る調査審議事項として、次に掲げるものが考えられる。都道府県の実情に応じ、これら以外のものを審議事項としてもよい。また、これらの事項のうち必要と思われるもののみを審議事項としても差し支えない。
〈S36/2/8 薬発第44号〉

① 薬事従事者の研修その他資質の向上に関する事項
② 薬事衛生思想の普及向上に関する事項
③ 医薬品等の取扱いの適正に関する事項
④ 医薬品等の広告の適正に関する事項
⑤ 農薬等の毒物又は劇物による危害の防止に関する事項
⑥ 薬用植物の栽培指導等の薬用資源の開発に関する事項
⑦ 医療品等の生産、輸出等の振興助成に関する事項
⑧ 医薬品等の円滑な流通に関する事項
⑨ その他薬事の振興に関する事項

3　「この法律に基づき当該都道府県知事の権限に属する事務」のうち、地方薬事審議会が調査審議できるものは、政令で定める事項に限られる。これは、政令で定める事項に

限って地方薬事審議会の担任事務とするよう、法律上の制限を設けたものである。
4 「政令で定めるもの」は、次のとおりである。〈令第1条の3〉
 ① 地域連携薬局の認定に係る事務
 ② 専門医療機関連携薬局の認定に係る事務
5 「置くことができる」とあるように、地方薬事審議会の設置は任意である。これは、地方自治の尊重の理念から設置の強制を避けたものであるが、適正な薬事行政を確保するため、なるべく設置がなされることが望ましい。

■第3条第2項■

地方薬事審議会の組織、運営その他地方薬事審議会に関し必要な事項は、当該都道府県の条例で定める。

**趣旨**

本規定は、地方薬事審議会に関し必要な事項については、地方自治の尊重の理念から、条例で定める旨を明示したものである。

# 第三章　薬局

## 第四条（開設の許可）

（昭五四法五六・平九法一〇五・一部改正、平一四法九六・旧第五条繰上、平二三法一〇五・平二五法一〇三・平二五法四四（平二五法一〇三）・平二五法八四（平二五法一〇三）・令元法六三・令五法三六・一部改正）

■第4条第1項■

> 薬局は、その所在地の都道府県知事(その所在地が保健所を設置する市又は特別区の区域にある場合においては、市長又は区長。次項、第七条第四項並びに第十条第一項(第三十八条第一項並びに第四十条第一項及び第二項において準用する場合を含む。)及び第二項(第三十八条第一項において準用する場合を含む。)において同じ。)の許可を受けなければ、開設してはならない。

**趣旨**

本規定は、都道府県知事等の許可がない限り、薬局を開設することは禁止される旨を定めたものである。

**解説**

1　薬局は、国民の求めに応じて調剤を行う場所であり、かつ、最も頻繁に医薬品の販売が行われていることをかんがみ、その開設を許可制としている。

2　「その所在地が保健所を設置する市又は特別区の区域にある場合においては、市長又は区長」とあるが、この括弧書は、「地域の自主性及び自立性を高めるための改革の推進を図るための関係法律の整備に関する法律（平成23年法律第105号）」によって新たに追加されたもので、薬局の所在地が保健所を設置する市又は特別区の区域にある場合は、その市長又は区長に許可権限が移譲されることになった。これは、住民に最も身近な行政主体である市町村が、地域における行政の自主的かつ総合的な実施の役割を担えるようにするためのものである。

　例えば、薬局の所在地が保健所設置市にある場合の許可権者は、保健所設置市の市長であり、都道府県知事ではない。当然ながら、保健所設置市の保健所の所長も許可権者ではない。

3　「許可」とは、禁止されている行為について、特定の場合に解除する行政庁の処分をいう。

4　都道府県知事等は台帳を備え、次に掲げる事項を記載する。〈令第2条の6、則第7条〉
① 許可番号及び許可年月日
② 薬局開設者の氏名及び住所
③ 薬局の名称及び所在地
④ 通常の営業日及び営業時間
⑤ 薬剤師不在時間の有無
⑥ 相談時及び緊急時の電話番号その他連絡先

⑦ 薬局の管理者の氏名、住所及び週あたり勤務時間数
⑧ 薬局の管理者以外に当該薬局において薬事に関する実務に従事する薬剤師又は登録販売者があるときは、その者の氏名、住所及び週あたり勤務時間数
⑨ 1日平均取扱処方箋数
⑩ 放射性医薬品を取り扱うときは、その放射性医薬品の種類
⑪ 当該薬局において医薬品の販売業その他の業務を併せ行うときは、その業務の種類
⑫ 当該薬局において販売等する医薬品の以下の区分
　㈠ 薬局医薬品(薬局製造販売医薬品を除く)
　㈡ 薬局製造販売医薬品
　㈢ 要指導医薬品
　㈣ 第一類医薬品
　㈤ 指定第二類医薬品
　㈥ 第二類医薬品(指定第二類医薬品を除く)
　㈦ 第三類医薬品
⑬ 当該薬局において特定販売を行うときは、則第1条第4項各号の事項(主たるホームページの構成の概要を除く)【法第4条第3項の解説7参照】

**5** 本規定に違反した者は、3年以下の懲役もしくは300万円以下の罰金に処し、又はこれを併科する。〈法第84条第1号〉

　また、いわゆる両罰規定の対象となっており、この行為者を使用する法人又は人には300万円以下の罰金刑が科される。〈法第90条第2号〉

## ■第4条第2項■

　前項の許可を受けようとする者は、厚生労働省令で定めるところにより、次に掲げる事項を記載した申請書をその薬局の所在地の都道府県知事に提出しなければならない。
一　氏名又は名称及び住所並びに法人にあつては、その代表者の氏名
二　その薬局の名称及び所在地
三　その薬局の構造設備の概要
四　その薬局において調剤及び調剤された薬剤の販売又は授与の業務を行う体制の概要並びにその薬局において医薬品の販売業を併せ行う場合にあつては医薬品の販売又は授与の業務を行う体制の概要
五　法人にあつては、薬事に関する業務に責任を有する役員の氏名
六　次条第三号イからトまでに該当しない旨その他厚生労働省令で定める事項

### 趣 旨

　本規定は、薬局開設の許可の申請書の記載事項を明示したものである。

### 解 説

1 「申請」とは、許認可等を求める行為であって、当該行為に対して行政庁が諾否の応答をすべきこととされているものをいう。〈行政手続法第2条第3号〉
　なお、申請に対し、行政庁が諾の応答をする場合を「承諾」といい、否の応答をする場合を「拒否」という。
　　※「許認可等」とは、法令に基づき、行政庁の許可、認可、免許その他の自己に対し何らかの利益を付与する処分をいう。
2 「都道府県知事」とあるが、薬局の所在地が保健所を設置する市又は特別区の区域にある場合においては、市長又は区長となる。〈法第4条第1項〉

＜第1号＞
3 「氏名又は名称」とあるが、「氏名」は薬局開設者になろうとする者が自然人である場合に、「名称」は当該者が法人である場合に対応するものである。

＜第3号＞
4 本号は、薬局の構造設備が基準に適合していることを薬局開設の許可基準(法第5条第1号)としていることに対応して設けられている。

＜第4号＞
5 本号は、薬局の業務体制が基準に適合していることを薬局開設の許可基準(法第5条第2号)としていることに対応して設けられている。

＜第5号＞
6 本号は、申請者が法人であるときは、薬事に関する業務に責任を有する役員が欠格事由(法第5条第3号)に抵触していない必要があることに対応して設けられている。
7 「法人にあつては」とあるように、薬局開設者が自然人の場合は、役員が存在しないことから本号の適用はない。
8 「薬事に関する業務に責任を有する役員」とあるが、令和元年の法改正により、「薬局開設者の業務を行う役員」から改められたものである。これは、許可業者等は、薬機法とは無関係な他の業を兼業することができるため、単に「△△者の業務を行う役員」と規定した場合、薬機法とは関係のない事業を担当する役員まで対象となってしまうことを考慮したものである。
9 「薬事に関する業務に責任を有する役員」の該当性について、次のように整理することができる。
① 薬局開設者が株式会社である場合、以下の者が適格者となる。
　㈠ 代表取締役
　㈡ 薬事に関する業務を担当する取締役
② 薬局開設者が指名委員会等設置会社である場合、①に掲げる取締役のほか、以下の者についても適格者となる。
　㈠ 代表執行役
　㈡ 薬事に関する業務を担当する執行役
③ いわゆる執行役員は、会社法上の役員ではないため、適格者とはならない。

<第6号>

10　「次条第三号イからトまで」は、申請者の欠格事由と呼ばれる。【法第5条の解説11から37まで参照】

11　「次条第三号イからトまでに該当しない旨」とあるが、これは、令和元年の法改正により追記された文言である。

12　「厚生労働省令で定める事項」は、次のとおりである。〈則第1条第2項〉

① 通常の営業日及び営業時間

② 薬剤師不在時間の有無

※「薬剤師不在時間」とは、開店時間のうち、当該薬局において調剤に従事する薬剤師が当該薬局以外の場所においてその業務を行うため、やむを得ず、かつ、一時的に当該薬局において薬剤師が不在となる時間をいう。

※「開店時間」とは、営業時間のうち特定販売のみを行う時間を除いた時間をいう。

※「特定販売」とは、その薬局又は店舗におけるその薬局又は店舗以外の場所にいる者に対する一般用医薬品又は薬局製造販売医薬品（毒薬及び劇薬であるものを除く）の販売又は授与をいう。

③ 相談時及び緊急時の電話番号その他連絡先

④ 特定販売の実施の有無

⑤ 健康サポート薬局である旨の表示の有無

※「健康サポート薬局」とは、患者が継続して利用するために必要な機能及び個人の主体的な健康の保持増進への取り組みを積極的に支援する機能を有する薬局をいう。【法第4条第3項の解説10及び11参照】

<薬剤師不在時間>

13　規制改革実施計画(平成28年6月2日閣議決定)において、「患者本位の医薬分業の推進を前提とし、薬局の調剤応需体制の確保とのバランスなどを考慮しつつ、薬局において、薬剤師不在時にも登録販売者が第二類・第三類医薬品を販売することができるよう、業界関係者の意見を幅広く聴取した上で、規制を見直す」とされたことを踏まえ、薬剤師不在時間に関する所要の措置が講じられた。

14　薬剤師不在時間として、例えば、緊急時の在宅対応や急遽日程の決まった退院時カンファレンスへの参加のため、一時的に当該薬局において薬剤師が不在となる時間が該当する。一方、学校薬剤師の業務や、あらかじめ予定されている定期的な業務によって恒常的に薬剤師が不在となる時間は認められないため、従来どおり、当該薬局における調剤応需体制を確保する。〈H29/9/26 薬生発0926第10号〉

15　薬剤師不在時間内に一般従事者のみが勤務することとなる場合、介護用品及び衛生材料等の販売を妨げるものではない。なお、閉鎖した区画の入口に専門家不在時の要指導医薬品及び一般用医薬品の販売又は授与は薬機法に違反するためできない旨を表示する。
〈H29/9/26 薬生発0926第10号〉

16　薬局開設者は、薬剤師不在時間内に患者等から調剤の求めがあった場合、当該薬局において勤務している従事者をして、患者等に薬剤師不在時間に係る掲示内容を説明させるとともに、患者等が適切に調剤が受けられるよう、薬局の管理を行う薬剤師に電話で連絡させ、必要な指示を受けさせる。連絡を受けた薬剤師は、従事者に近隣の薬局を紹

介させること又は速やかに当該薬局に戻ること等の必要な措置を講ずる必要がある。薬剤師が薬局に戻った後に調剤するため、従事者が患者の同意を得て処方箋を預かる場合には、封筒等に入れて保管する等、従事者に対する研修の中で個人情報の取扱い等について周知し、その取扱いには十分配慮する。

なお、薬剤師不在時間内に近隣の薬局を紹介することを予定している場合は、あらかじめ、連携を依頼する薬局に対し、薬剤師不在時間内には必要に応じて紹介等を行う旨を説明し了解を得ることにより、連携体制を構築しておく必要がある。〈H29/9/26 薬生発0926 第10号〉

### <法令遵守体制の強化>

**17** 令和元年の法改正により、許可業者等の法令遵守体制の強化が図られた。これについて、次のように整理することができる。

① 薬機法違反の中には、以下のような事案が見受けられたことから、許可業者等が法令を遵守して適正に業務を行うためには、これらの者により法令遵守上の問題点が適切に把握され、必要に応じて問題解決のための措置が実施される等、法令遵守体制を強化するための対策が必要であると考えられた。

㈠ 薬事に関する業務に責任を有する役員が中心となって機能させるべき現場の管理・監督が十分に働かずに生じた事案(例:ハーボニー配合錠偽造品事案、処方箋付替事案【法第4条第2項の解説19及び20参照】)

㈡ 役員が違反行為を主導し、又は意図的に放置して生じた事案(例:未承認製造方法による血漿分画製剤の製造【法第12条第2項の解説2参照】)

② そこで、薬事に関する業務に責任を有する役員を中心とした法令遵守体制を強化するため、以下のような対策が図られることとなった。

㈠ 現場の責任者には、業務運営に関して必要な意見を許可業者等に申述する義務があることを法律上明確にすること

㈡ 許可業者等には、現場の責任者の意見を尊重し、必要な措置を講じる義務があることを法律上明確にすること

㈢ 許可業者等には、法令遵守体制を整備する義務があることを法律上明確にすること

㈣ 法人である許可業者等の役員は、法令遵守のために責任をもって行動すべき者であることを明確にするため、「業務を行う役員」から「業務に責任を有する役員」に用語の変更を行うこと

㈤ 許可業者等及びその役員の欠格事由として、「業務を適正に行うことができる知識及び経験を有すると認められない者」を追加すること

**18** 薬局における法令遵守体制の強化について、次のように整理することができる。

① 薬局におけるガバナンスを適正に機能させるためには、法令遵守上の問題の発生が適切な者に迅速に報告され、必要であればその解決のための措置が講じられる必要がある。

② 薬局の管理者には薬局開設者への意見申述義務(法8条第2項)、薬局開設者にはその意見の尊重義務(法9条第2項)が従前より定められているが、薬局の管理者の意見申述

を受けて何らかの措置が講じられたか否かを記録する義務までは求められていなかったため、こうした規定が機能しているのか不明瞭であったともいえる。

　また、昨今、薬局の管理者又は勤務薬剤師による法令違反行為を薬局開設者が把握していない事例が発生しており、薬局の管理者の選出及び法令遵守体制についてこれまで以上に注意を払う必要がある。

③ そこで、以下のような観点から、薬局が適切な業務運営を行うための体制の強化が図られた。

(一) 薬事に関する業務に責任を有する役員の明確化(法第4条第2項第5号)
(二) 薬事に関する業務に責任を有する役員の資質の明確化(法第5条第3号ト)
(三) 管理者の資質の明確化(法第7条第3項)
(四) 書面による意見申述義務(法第8条第2項)
(五) 申述された意見の尊重義務及び講じた措置内容の記録義務(法第9条第2項)
(六) 法令遵守体制の構築義務(法第9条の2)
(七) 法令遵守を確認するための立入検査の権限(法第69条第2項)
(八) 法令遵守体制の改善命令(法第72条の2の2)
(九) 関係行政機関の連携協力(法第76条の3の3)

＜ハーボニー配合錠偽造品事案＞

19　ハーボニー配合錠偽造品事案について、次のように整理することができる。

① これは、平成29年1月、奈良県内の薬局において、ハーボニー配合錠の偽造品を患者に調剤をした事案である。当該製品(ハーボニー配合錠の偽造品)は、いわゆる現金問屋が身元不明者から購入したもので、複数の卸売販売業者を経由して当該薬局に流通したことが判明している。

② 当該薬局では、医薬品の仕入れを役員が所管しており、価格が安いこと等を理由に当該製品の購入が決定された。とはいえ、当該製品は箱に入っておらず、裸ボトルの状態であったことを認識した上での購入判断であり、医薬品を取り扱う薬局の役員としての認識が欠如していたといわざるを得ない。また、薬局の在庫医薬品の管理を管理者に行わせていなかった。

③ これらを踏まえ、以下のような問題点が指摘された。

(一) 薬局開設者がその義務や遵守事項を十分に認識しておらず、適切な業務運営体制や管理・監査体制が構築されていなかった
(二) 薬局開設者が管理者に薬局を実地に管理させていなかった
(三) 管理者が薬局の業務について必要な注意や薬局開設者への意見申述を怠っていた

＜処方箋付替事案＞

20　処方箋付替事案について、次のように整理することができる。

① これは、平成29年4月、チェーン調剤薬局大手において、同一法人の他の薬局で調剤した処方箋を当該薬局で調剤したものと偽って調剤報酬の不正請求をしていたことが発覚した事案である。

② 当該処方箋の付け替えは、法人幹部の指示で行われていたが、役員はその事実を関知

していなかった。また、管理者が法令に抵触する可能性を指摘した薬局もあったが、その意見は薬局開設者に適切に伝達されず、法令違反行為が継続された。
③ これらを踏まえ、以下のような問題点が指摘された。
　㈠ 薬局開設者がその義務や遵守事項を十分に認識しておらず、適切な業務運営体制や管理・監査体制が構築されていなかった
　㈡ 薬局開設者が、管理者の意見を尊重する体制が構築されていなかった

■第4条第3項■

前項の申請書には、次に掲げる書類を添付しなければならない。
一　その薬局の平面図
二　第七条第一項ただし書又は第二項の規定により薬局の管理者を指定してその薬局を実地に管理させる場合にあつては、その薬局の管理者の氏名及び住所を記載した書類
三　第一項の許可を受けようとする者及び前号の薬局の管理者以外にその薬局において薬事に関する実務に従事する薬剤師又は登録販売者を置く場合にあつては、その薬剤師又は登録販売者の氏名及び住所を記載した書類
四　その薬局において医薬品の販売業を併せ行う場合にあつては、次のイ及びロに掲げる書類
　イ　その薬局において販売し、又は授与する医薬品の薬局医薬品、要指導医薬品及び一般用医薬品に係る厚生労働省令で定める区分を記載した書類
　ロ　その薬局においてその薬局以外の場所にいる者に対して一般用医薬品を販売し、又は授与する場合にあつては、その者との間の通信手段その他の厚生労働省令で定める事項を記載した書類
五　その他厚生労働省令で定める書類

**趣旨**

本規定は、薬局開設の許可の申請書の添付書類を明示したものである。

**解説**

<第1号>

1　「平面図」とは、現に開設の許可を受けようとする薬局の構造設備を示すものであることを要し、今後、建設又は設備しようとする設計図等をもって代えることはできないものと解される。〈S38/11/27薬事第96号〉

<第2号>

2　本号は、薬局開設者以外の者が薬局の管理者となる場合は、その者の氏名及び住所を記載した書類を添付することを求めたものである。

<第3号>

3　本号は、次に掲げる薬剤又は医薬品については、それぞれに掲げる者による販売が義

務づけられていることを考慮し、その薬剤師又は登録販売者の氏名及び住所を記載した書類を添付することを求めたものである。

① 調剤された薬剤 — 薬剤師(法第9条の3)

② 薬局医薬品 — 薬剤師(法第36条の3第1項)

③ 要指導医薬品 — 薬剤師(法第36条の5第1項)

④ 第一類医薬品 — 薬剤師(法第36条の9第1号)

⑤ 第二類医薬品、第三類医薬品 — 薬剤師又は登録販売者(法第36条の9第2号)

<第4号>

4　「医薬品の販売業を併せ行う場合」とあるが、「薬局はその開設者が併せ行う医薬品の販売業に必要な場所を含む(法第2条第12項)」と定義されているとおり、薬局開設者は医薬品の販売業の許可を受けなくても、医薬品の販売業を行うことができる。

5　本号イの「厚生労働省令で定める区分」は、次のとおりである。〈則第1条第3項〉

① 薬局医薬品(薬局製造販売医薬品を除く)

② 薬局製造販売医薬品

③ 要指導医薬品

④ 第一類医薬品

⑤ 指定第二類医薬品

⑥ 第二類医薬品(指定第二類医薬品を除く)

⑦ 第三類医薬品

6　本号ロの「その薬局においてその薬局以外の場所にいる者に対して一般用医薬品を販売し、又は授与する場合」とあるが、これは、医薬品の特定販売を行う場合を意味している。【法第9条第1項の解説21及び22参照】

7　本号ロの「厚生労働省令で定める事項」は、次のとおりである。〈則第1条第4項〉

① 特定販売を行う際に使用する通信手段

② 次に掲げる特定販売を行う医薬品の区分

　㈠ 第一類医薬品

　㈡ 指定第二類医薬品

　㈢ 第二類医薬品(指定第二類医薬品を除く)

　㈣ 第三類医薬品

　㈤ 薬局製造販売医薬品

　　※「薬局製造販売医薬品」とあるが、毒薬及び劇薬であるものを除く。〈則第1条第2項第2号〉

③ 特定販売を行う時間及び営業時間のうち特定販売のみを行う時間がある場合はその時間

④ 特定販売を行うことについての広告に、許可申請書に記載する薬局の名称と異なる名称を表示するときは、その名称

⑤ 特定販売を行うことについてインターネットを利用して広告をするときは、主たるホームページアドレス及び主たるホームページの構成の概要

⑥ 都道府県知事又は厚生労働大臣が特定販売の実施方法に関する適切な監督を行うた

めに必要な設備の概要(その薬局の営業時間のうち特定販売のみを行う時間がある場合に限る)

> ※「都道府県知事」とあるが、その所在地が保健所設置市又は特別区の区域にある場合においては、市長又は区長となる。

⇒ 上記④について、薬局の開設許可証に記載されている正式な薬局の名称を表示する必要があるが、その略称や、インターネットモール事業者の名称を併記することは差し支えない。〈H26/3/10 薬食発 0310 第 1 号〉

⇒ 上記⑤について、次のように示されている。〈H26/3/10 薬食発 0310 第 1 号〉

(一)「主たるホームページアドレス」とは、その店舗が販売等しようとする一般用医薬品を広告しているホームページのうち、これを購入等しようとする者等が通常最初に閲覧する"トップページ"や"メインページ"のアドレスをいう。なお、閲覧に必要なパスワード等がある場合には、併せてそのパスワード等を提出する。

(二)「主たるホームページの構成の概要」としては、ホームページでの医薬品の表示内容や表示すべき事項の表示の状況等が分かるような書類を添付する。一の店舗が複数のホームページを開設している場合には、それらのすべてについて関連する書類を添付する。カタログ等を用いて特定販売を行う場合は、その概要が分かる資料を提出する。

(三) ホームページを開設せず、アプリケーションソフト等を利用して特定販売を行う場合には、当該ソフトの入手方法等に関する資料を提出する。

⇒ 上記⑥の「適切な監督を行うために必要な設備」とは、開店時間外に特定販売のみを行う営業時間がある場合に、都道府県知事等が特定販売の実施方法に関し適切に監督する観点から、テレビ電話のほか、画像又は映像をパソコン等により都道府県等の求めに応じて直ちに電送できる設備(都道府県知事等が認めるものに限る)をいう。なお、開店時間外に特定販売のみを行う営業時間がない場合は、関連する書類の添付は不要である。〈H26/3/10 薬食発 0310 第 1 号〉

＜第5号＞

8 「厚生労働省令で定める書類」は、次のとおりである。〈則第 1 条第 5 項〉

① 法人にあっては、登記事項証明書

② 薬局の管理者(その薬局を実地に管理する薬局開設者を含む。③を除き、以下同じ)の週当たり勤務時間数並びに薬剤師名簿の登録番号及び登録年月日を記載した書類

③ 薬局の管理者を指定してその薬局を実地に管理させる場合にあっては、その薬局の管理者の雇用契約書の写しその他申請者のその薬局の管理者に対する使用関係を証する書類

④ 薬局の管理者以外にその薬局において薬事に関する実務に従事する薬剤師又は登録販売者を置く場合にあっては、その薬剤師又は登録販売者の別、週当たり勤務時間数並びに薬剤師名簿の登録番号及び登録年月日又は販売従事登録の登録番号及び登録年月日を記載した書類

⑤ 薬局の管理者以外にその薬局において薬事に関する実務に従事する薬剤師又は登録販売者を置く場合にあっては、その薬剤師又は登録販売者の雇用契約書の写しその他

申請者のその薬剤師又は登録販売者に対する使用関係を証する書類
⑥ 1日平均取扱処方箋を記載した書類
⑦ 放射性医薬品を取り扱おうとするとき(厚生労働大臣が定める数量又は濃度以下の放射性医薬品を取り扱おうとするときを除く)は、放射性医薬品の種類及び放射性医薬品を取り扱うために必要な設備の概要を記載した書類

　　※「放射性医薬品」とは、放射線を放出する医薬品であって、別表第1(例：水素3($^3$H)、その化合物及びそれらの製剤)に掲げるものをいう。〈放射性医薬品製造規則第1条第1号〉

⑧ その薬局において医薬品の販売業その他の業務を併せ行う場合にあっては、その業務の種類を記載した書類
⑨ 申請者(申請者が法人であるときは、薬事に関する業務に責任を有する役員)が精神の機能の障害により業務を適正に行うにあたって必要な認知、判断及び意思疎通を適切に行うことができないおそれがある者である場合は、当該申請者に係る精神の機能の障害に関する医師の診断書
⑩ 健康サポート薬局である旨の表示をするときは、その薬局が、健康サポート薬局に関して厚生労働大臣が定める基準に適合するものであることを明らかにする書類

**9** 申請者は、その薬局の管理者が再教育研修命令(薬剤師法第8条の2第1項)を受けた者であるときは、再教育研修修了登録証(同条第3項)を提示し、又はその写しを添付する。
〈則第1条第7項〉

＜健康サポート薬局＞

**10** 解説8の⑩の「厚生労働大臣が定める基準」は、次に掲げる事項に応じ、それぞれに定めるとおりとする。〈H28/2/12 厚生労働省告示第29号〉

① かかりつけ薬局としての基本的機能　―　次のいずれにも該当すること
　㈠ 患者が当該薬局においてかかりつけ薬剤師を適切に選択することができるような業務運営体制を整備していること
　㈡ 患者が受診しているすべての医療機関を把握し、要指導医薬品等を含めた医薬品を服用している情報等を一元的かつ継続的に把握するよう取り組み、薬剤服用歴の記録を適切に行うこと
　　※「要指導医薬品等」とは、要指導医薬品及び一般用医薬品をいう。
　㈢ 残薬管理及び確実な服用につながる指導を含め、懇切丁寧な服薬指導及び副作用等の状況把握を実施するよう取り組むこと
　㈣ 患者に対し、お薬手帳の意義及び役割を説明した上で、その活用を促していること及び一人の患者が複数のお薬手帳を所持している場合には、当該お薬手帳の集約に努めること【法第4条第3項の解説12及び13参照】
　㈤ かかりつけ薬剤師・薬局を持たない患者に対し、薬剤師が調剤及び医薬品の供給等を行う際の薬剤服用歴の管理、疑義照会、服薬指導、残薬管理その他の基本的な役割を周知することに加えて、かかりつけ薬剤師・薬局の意義、役割及び適切な選び方を説明した上で、かかりつけ薬剤師・薬局を選ぶよう促していること
　　※「かかりつけ薬剤師・薬局」とは、かかりつけ薬剤師及びかかりつけ薬局をいう。

㈥　開店時間外であっても、かかりつけ薬剤師が患者からの相談等に対応する体制を整備していること
　㈦　過去１年間に在宅患者に対する薬学的管理及び指導の実績があること
　㈧　医療機関に対して、患者の情報に基づいて疑義照会を行い、必要に応じ、副作用その他の服薬情報の提供及びそれに基づく処方の提案に適切に取り組むこと
　㈨　かかりつけ薬剤師・薬局として、地域住民からの要指導医薬品等の使用に関する相談及び健康の保持増進に関する相談に適切に対応した上で、そのやり取りを通じて、必要に応じ医療機関への受診勧奨を行うこと
　㈩　地域包括支援センター、居宅介護支援事業所、訪問看護ステーションその他の地域包括ケアの一翼を担う機関における多職種との連携体制を構築していること
②　国民による主体的な健康の保持増進の支援を実施する上での地域における関係機関との連携体制の構築　―　次のいずれにも該当すること
　㈠　利用者から要指導医薬品等に関する相談を含む健康の保持増進に関する相談を受けた場合は、利用者の了解を得た上で、かかりつけ医と連携して状況を確認するなど受診勧奨に適切に取り組むこと
　㈡　利用者からの健康の保持増進に関する相談に対し、医療機関その他の連携機関への紹介に取り組むこと
　　※「医療機関その他の連携機関」とは、地域包括支援センター、居宅介護支援事業所及び訪問看護ステーション、健康診断や保健指導の実施機関、市町村保健センターその他行政機関並びに介護保険法における介護予防サービス及び日常生活支援総合事業の実施者その他の連携機関をいう。
　㈢　地域の一定範囲内で、医療機関その他の連携機関とあらかじめ連携体制を構築した上で、連絡先及び紹介先の一覧表を作成していること
　㈣　利用者の同意が得られた場合に、必要な情報を紹介先の医療機関その他の連携機関に文書(電磁的記録媒体を含む)により提供するよう取り組むこと
　　※「電磁的記録媒体」とは、電磁的記録に係る記録媒体をいう。
　㈤　地域の医師会、歯科医師会、薬剤師会、看護協会、栄養士会、介護支援専門員協会その他の関連団体と連携及び協力した上で、地域の行政機関及び医師会等が実施又は協力する健康の保持増進その他の各種事業等に積極的に参加すること
　　※「医師会等」とは、医師会、歯科医師会、薬剤師会、看護協会、栄養士会、介護支援専門員協会その他の関連団体をいう。
③　常駐する薬剤師の資質
　　要指導医薬品等及び健康食品等の安全かつ適正な使用に関する助言、健康の保持増進に関する相談並びに適切な専門職種又は関係機関への紹介等に関する研修を修了した薬剤師が常駐していること
④　設備
　　間仕切り等で区切られた相談窓口を設置していること
⑤　表示に関する方法等　―　次のいずれにも該当すること
　㈠　健康サポート薬局である旨並びに要指導医薬品等及び健康食品等の安全かつ適正

第3章 薬局(第4条—第11条)

な使用に関する助言及び健康の保持増進に関する相談を積極的に行っている旨を当該薬局の外側の見えやすい場所に掲示すること
　(二) 当該薬局で実施している国民による主体的な健康の保持増進の支援の具体的な内容について、当該薬局において分かりやすく提示すること
⑥ 要指導医薬品等の取扱い　—　次のいずれにも該当すること
　(一) 要指導医薬品等、衛生材料及び介護用品等について、利用者自らが適切に選択できるよう供給機能及び助言を行う体制を有しており、かつ、その際、かかりつけ医との適切な連携及び受診の妨げとならないよう、適正な運営を行っていること
　(二) 要指導医薬品等又は健康食品等に関する相談を受けた場合には、利用者の状況並びに当該要指導医薬品等及び健康食品等の特性を十分に踏まえた上で、専門的知識に基づき説明すること
⑦ 開店時間の設定
　平日の営業日において連続して開店しており、かつ、土曜日又は日曜日のいずれかの曜日において一定時間開店していること
⑧ 健康相談及び国民による主体的な健康の保持増進の支援の取り組み　—　次のいずれにも該当すること
　(一) 要指導医薬品等及び健康食品等の安全かつ適正な使用に関する助言並びに健康の保持増進に関する相談に対応すること
　(二) 販売内容及び相談内容(受診勧奨及び医療機関その他の連携機関への紹介の内容を含む)を記録した上で、当該記録を一定期間保存していること
　(三) 国民による主体的な健康の保持増進の支援に関する具体的な取り組みを積極的に実施していること
　(四) 地域の薬剤師会等を通じること等により当該薬局における取り組みを発信すると同時に、必要に応じて、地域の他の薬局の取り組みを支援していること
　(五) 国、地方自治体及び医学薬学等に関する学会等が作成する健康の保持増進に関するポスターの掲示又はパンフレットの配布により、啓発活動に協力していること

11　健康サポート薬局には、要指導医薬品等及び健康食品等の安全かつ適正な使用に関する助言、健康の維持増進に関する相談並びに適切な専門職種又は関係機関への紹介等に関する研修を修了し、一定の実務経験を有する薬剤師が常駐していることが求められている。「健康サポート薬局に係る研修実施要綱について(平成28年2月12日薬生発0212第8号)」、「健康サポート薬局に係る研修の第三者確認の実施機関について(平成28年3月15日薬生総発0315第1号)」参照

＜お薬手帳＞
12　「お薬手帳」とは、患者の薬剤服用歴を経時的に管理できる手帳をいう。
13　お薬手帳(電子版)の運用上の留意事項について、次のように示されている。〈H27/11/27薬生総発1127第4号(最近改正：R3/10/25薬生総発1025第1号)〉
　(1) お薬手帳の意義及び役割
　　お薬手帳は、利用者本人のものであり、次の意義及び役割があること

① 利用者自身が、自分の服用している医薬品について把握するとともに正しく理解し、服用した時に気付いた副作用や薬の効果等の体の変化や服用したかどうか等を記録することで、医薬品に対する意識を高めること
② 複数の医療機関を受診する際及び薬局にて調剤を行う際に、利用者がそれぞれの医療機関の医師及び薬局の薬剤師等にお薬手帳を提示することにより、相互作用や重複投与を防ぎ、医薬品のより安全で有効な薬物療法につなげること

(2) 提供薬局等が留意すべき事項
① 薬剤師等による利用者への説明
お薬手帳の利用に当っては、薬剤師等が利用者に対してお薬手帳の意義、役割及び利用方法等について十分な説明を行い、理解を得た上で提供すること
② お薬手帳サービスの集約
㈠ 提供薬局等においては、利用者が一つのお薬手帳サービスを利用するよう促すこと。仮に利用者が複数のお薬手帳を利用している場合には、お薬手帳の持つ本来の意義及び役割が十分に生かされないため、一つのお薬手帳により服薬情報を把握できるようにすることが大切であることを説明し理解を得た上で、利用者が希望した一つのお薬手帳にまとめること
㈡ 同じお薬手帳サービス内であっても、複数の識別子(ID)を付与することは、やむを得ず必要な場合に限られるべきであること。
③ データの提供方法
㈠ 利用者にお薬手帳サービスの利用を勧める場合には、利用者が閲覧に必要な機器等を保有しているか確認し、保有していない場合には、利用者が情報を把握できる方法(紙のお薬手帳等)で提供すること
㈡ 提供薬局等は、利用者の求めに応じて少なくともQRコードにて情報を出力すること
※ QRコードは、株式会社デンソーウェーブの登録商標
㈢ 利用者に情報を提供する際には、お薬手帳サービスの項目のうち、「調剤年月日」、「薬品情報」、「用法情報」、その他必要な情報を提供すること
㈣ 令和3年10月から、マイナポータルにおいて薬剤情報が閲覧できるようになり、マイナポータルAPI連携等によりお薬手帳(電子版)に薬剤情報を取り込むことが可能となる。薬剤情報は薬局等が提供する情報を補完しうるため、お薬手帳(電子版)に取り込むことが望ましいが、一方で必要な情報が不足している場合があるため、お薬手帳(電子版)に薬剤情報を取り込む場合においても、提供薬局等は利用者に対し㈢に基づく必要な情報を提供すること
※「薬剤情報」とは、レセプトに基づく薬剤情報のこと
④ データの閲覧・書込
㈠ お薬手帳の意義及び役割を利用者に十分説明し、薬剤師等の医療関係者が閲覧することについて同意を得ること。薬剤師等は情報を閲覧するごとに、利用者への口頭確認や利用者による携帯電話の操作又は携帯電話やサービス固有のカード

の受け渡し等の動作により利用者から同意を得ることが望ましいこと。また、サービス利用開始時に利用者から同意を取得する際には、閲覧可能な医療関係者の範囲等について十分に説明すること

㈡ 公益社団法人日本薬剤師会から、複数の運営事業者等が提供しているお薬手帳サービスの情報を含め、提供薬局等において一元的に利用者のお薬手帳(電子版)に含まれている情報を閲覧できる仕組みが提供されているので、本仕組みを活用することが望ましいこと

㈢ 処方・調剤される医薬品が変更された場合等には、利用者及び医療関係者が認識しやすいよう、注意事項欄に記載することが望ましいこと

⑤ お薬手帳サービスの選択及びデータの移行

㈠ 提供薬局等の事情により、利用者のお薬手帳サービスの選択が制限されることのないよう留意すること

㈡ 利用者が電子版から紙への変更を希望した場合は、必要な情報を記した紙のお薬手帳を交付するか利用者に手帳情報の印刷を促すなど、紙への切り替えを適切に実施すること

㈢ マイナポータルから得られる薬剤情報については、別紙1に掲げるデータ項目を全て満たすものではないことから、マイナポータルAPI連携による薬剤情報の取り込みのみが可能となっているアプリケーションはお薬手帳(電子版)としては認められないことに留意すること

(3) 運営事業者等が留意すべき事項

① 全般的事項

㈠ お薬手帳サービスの開発や提供に当たり、提供薬局等が「(2) 提供薬局等が留意すべき事項」を満たすことができるよう留意すること

㈡ 利用者に対してお薬手帳サービスの利用方法等の説明が十分に行われるよう、運営事業者等は窓口の設置や問合せ先を明確にすること

㈢ 提供薬局等が、服薬情報を記入し、情報提供等を行ったときに利用者がその内容を理解した旨を確認する機能を設けることが望ましいこと

㈣ 薬剤情報は薬局等が提供する情報を補完しうるため、マイナポータルAPI連携により、お薬手帳(電子版)に取り込むことができるようにすることが望ましい。なお、マイナポータルAPI連携の有無にかかわらず、運営事業者は民間PHR事業者による健診等情報の取扱いに関する基本的指針(令和3年4月23日厚生労働省、総務省、経済産業省)を遵守すること

② データ項目

㈠ データ項目については、JAHIS標準フォーマットに従うこと。そのうち、「調剤年月日」、「薬品情報」、「用法情報」、「服薬情報」、「連絡・注意事項」、「要指導医薬品、一般用医薬品」、その他必要な項目を、お薬手帳サービスの項目として設けること

※「JAHIS標準フォーマット」とは、一般社団法人保健医療福祉情報システム工業会

(JAHIS)により公表されている最新の電子版お薬手帳データフォーマット仕様書のこと

　　㈡　お薬手帳サービスとして提供するかどうかにかかわらず、データの移行性を確保するため、別紙1に掲げるデータ項目を備えていること

③　データの提供

　　㈠　現在のところQRコードで調剤情報を書き込めるサービスが多いこと、JAHIS標準フォーマットに対応したQRコード出力が可能な調剤レセプトコンピューターが多く販売されているという状況を踏まえ、利用者がどの薬局でも調剤情報を受け取れるよう、当面はQRコードによる情報の提供を基本とすることが適当であること

　　㈡　利用者の希望に応じて、秘匿したいデータは入力しない又は削除ができることについて利用者及び医療関係者が認識できるよう留意すること

　　㈢　利用者のプライバシー保護の観点から、利用者が閲覧者ごとに秘匿したい情報を選択できるようにすることが望ましいこと。その際は、医療関係者が情報が秘匿されていることを判別できるようにすることが望ましいこと

　　㈣　マイナポータルから得られる薬剤情報については、別紙1に掲げるデータ項目を全て満たすものではないことから、マイナポータルAPI連携による薬剤情報の取り込みのみが可能となっているアプリケーションはお薬手帳(電子版)としては認められないことに留意すること

④　データの閲覧

　　㈠　お薬手帳サービスの閲覧範囲について規約等で明確にすること。サービス利用開始時に利用者から同意を取得する際には、閲覧可能な医療関係者の範囲等について十分に説明すること

　　㈡　過去の服薬情報などを適切に把握するため、最低1年分の服薬情報の一覧性(スマートフォン、パソコン等の一画面で服薬情報を特段の操作なく一覧できる仕組み)を確保し、その画面上において、基本情報(例:アレルギー歴、副作用歴)とも相互に遷移するなど容易にアクセスできること

　　㈢　公益社団法人日本薬剤師会から、複数の運営事業者等が提供しているお薬手帳サービスの情報を含め、提供薬局等において一元的に利用者のお薬手帳(電子版)に含まれている情報を閲覧できる仕組みが提供されているので、本仕組みを取り入れること

　　㈣　処方・調剤される医薬品の変更等を利用者、医療関係者ともに認識しやすいよう、調剤情報にマークが付くような機能を備えることが望ましいこと

　　㈤　お薬手帳(電子版)上で、マイナポータルから取り込んだ薬剤情報と薬局等から提供された情報が重複し、利用者や医療関係者の混乱を招く恐れがあるので、両者をわかりやすく区別して表示するなど、表示方法を工夫すること

⑤　データの移行

　　㈠　利用者が自由にお薬手帳サービスを選択できるよう、少なくともJAHIS標準フォーマットで規定されるデータ項目の移行ができるような書き出し、取り込みの機

能を備えること
  - (二) 紙への切り替えを希望する利用者のため、印刷できる機能を設けるよう留意すること
- ⑥ 個人情報保護
  - (一) お薬手帳サービスを開発・提供する際には、個人情報、医療情報等に関する法令、ガイドライン等を随時把握し、遵守を徹底すること。また、データ項目のうち、個人情報保護の観点から取扱いに特に留意すべき機微な情報の取扱いは、情報漏えい対策を強化するとともに、個人情報保護法や医療等分野の番号等の議論等を踏まえ、随時適切に対応していくこと。また、利用者に対して、お薬手帳サービス利用開始時等に個人情報の取扱いについて、分かりやすく伝えるとともに、提供薬局等に対しても十分説明すること
  - (二) データとしてサーバー等に集積する場合は、利用者本人のみならず、処方した医師や調剤した薬剤師の個人情報が含まれていることに留意し、個人情報保護法やその関係法令を遵守すること
  - (三) サーバー等に集積されたデータを第三者に提供する二次利用の範囲や、二次利用を可能にするデータ加工の方法等については、個人情報保護法及び医療等分野の番号等の今後の議論や運用等も踏まえて対応すべき課題であるが、当面の間は、データの利用前に関係者(利用者、医師、薬剤師等)とどのようにデータを利用するか等について合意がない限り利用すべきでないこと
- ⑦ 関連サービスについて
  - (一) お薬手帳サービスにジェネリック医薬品や医薬品画像等の情報を付加する場合は、随時情報が更新されるような情報や複数の疾患に用いられるような医薬品情報等により、かえって利用者に混乱を生じさせることのないよう、これらの医薬品情報等の内容を把握するとともに提供方法に留意することが望ましいこと
  - (二) お薬手帳サービスに服薬タイミングを知らせるアラーム機能や服用したことを記録する機能等の医薬品の服用をサポートする機能や運動や食事、喫煙／禁煙、血圧等の記録等医薬品に直接関連しない機能を備えている場合もあるが、このような機能を開発するにあたっては、地域医療情報連携ネットワーク等との連携や親和性等を考慮すること
  - (三) 疾患や医薬品に関する辞典機能を有するものについては、薬局や医療機関等が利用者に伝えた情報と異なる情報が記載されていることなどにより、利用者に疑問が生じてしまわないよう、その内容の妥当性を担保すること。さらに、医療に関するソフトウェアの一部(プログラムがデータを加工し、加工結果を診断・治療に使用するものなど)は、薬機法の対象とされることもあるため、関係法令を十分に把握し開発すること

■第4条第4項■

> 第一項の許可は、六年ごとにその更新を受けなければ、その期間の経過によつて、その効力を失う。

**趣旨**

本規定は、薬局開設の許可を6年ごとの更新制としたものである。

**解説**

1　許可後においても構造設備の改修状況等を定期的に確認し、薬局の水準を維持するため、本規定が設けられている。

2　「更新」とは、許可の有効期間の満了に際して、従前の許可に代えて同一の内容をもつ新たな許可の処分をすることをいう。実質的には新規の許可と同一であり、単にその手続が簡素化されたものにすぎない。従前の許可が失効した後において当該許可に係る業務を行うことは、許可を受けないで行ったことになる。

3　許可の更新を受けようとする者は、申請書に薬局開設の許可証を添えて、都道府県知事に提出しなければならない。〈則第6条第1項〉

　※「都道府県知事」とあるが、その所在地が保健所設置市又は特別区の区域にある場合においては、市長又は区長となる。〈法第1条第4項第6号〉

# 第3章 薬局(第4条—第11条)

■第4条第5項■

この条において、次の各号に掲げる用語の意義は、当該各号に定めるところによる。
一 登録販売者 第三十六条の八第二項の登録を受けた者をいう。
二 薬局医薬品 要指導医薬品及び一般用医薬品以外の医薬品(専ら動物のために使用されることが目的とされているものを除く。)をいう。
三 要指導医薬品 次のイからニまでに掲げる医薬品(専ら動物のために使用されることが目的とされているものを除く。)のうち、その効能及び効果において人体に対する作用が著しくないものであつて、薬剤師その他の医薬関係者から提供された情報に基づく需要者の選択により使用されることが目的とされているものであり、かつ、その適正な使用のために薬剤師の対面による情報の提供及び薬学的知見に基づく指導が行われることが必要なものとして、厚生労働大臣が薬事審議会の意見を聴いて指定するものをいう。
　イ その製造販売の承認の申請に際して第十四条第十一項に該当するとされた医薬品であつて、当該申請に係る承認を受けてから厚生労働省令で定める期間を経過しないもの
　ロ その製造販売の承認の申請に際してイに掲げる医薬品と有効成分、分量、用法、用量、効能、効果等が同一性を有すると認められた医薬品であつて、当該申請に係る承認を受けてから厚生労働省令で定める期間を経過しないもの
　ハ 第四十四条第一項に規定する毒薬
　ニ 第四十四条第二項に規定する劇薬
四 一般用医薬品 医薬品のうち、その効能及び効果において人体に対する作用が著しくないものであつて、薬剤師その他の医薬関係者から提供された情報に基づく需要者の選択により使用されることが目的とされているもの(要指導医薬品を除く。)をいう。

### 趣旨

本規定は、登録販売者、薬局医薬品、要指導医薬品及び一般用医薬品の意義を定めたものである。

### 解説

<第1号>
1 「第三十六条の八第二項の登録」とは、都道府県知事が行う販売従事登録をいう。

<第2号>
2 薬局医薬品とは、下表のような医薬品をいう。

| | 医薬品 | | |
|---|---|---|---|
| 人に用いられるもの | 薬局医薬品 | 一般用医薬品※ | 要指導医薬品 |
| 動物専用のもの | 要指示医薬品※※ | その他の医薬品 | |

　※ 一般用医薬品の意義(法第4条第5項第4号)にあてはまる医薬品のうち、人に用いられるものは、第一類医薬品、第二類医薬品又は第三類医薬品のいずれかに区分される。
　※※「要指示医薬品」とは、その使用にあたって獣医師の専門的な知識と技術を必要とするもの等、その使用期間中、獣医師の特別の指導を必要とする動物用医薬品のこと

3 「専ら動物のために使用されることが目的とされているものを除く」とあるように、薬局医薬品は、人へのリスクを念頭に置いて設けられた区分であるため、動物専用のものは含まれない。

4 薬局医薬品として、次に掲げるものが該当する。
① 処方箋医薬品
② 処方箋医薬品以外の医療用医薬品
③ 薬局製造販売医薬品(動物専用のものを除く)

⇒ 上記の「医療用医薬品」とは、医師、歯科医師によって使用され又はこれらの者の処方箋もしくは指示によって使用されることを目的として供給される医薬品をいう。
　　次のいずれかに該当するものは、原則、医療用医薬品として取り扱われる。〈H26/11/21薬食発第1121第2号〉
① 処方箋医薬品
② 毒薬又は劇薬(人体に直接使用しないもの(例：殺虫剤)を除く)
③ 医師等が自ら使用し、又は医師等の指導監督下で使用しなければ重大な疾病・障害もしくは死亡が発生するおそれのある疾患を適応症にもつ医薬品
④ その他剤形、薬理作用等からみて、医師等が自ら使用し、又は医師等の指導監督下で使用することが適当な医薬品

＜第3号＞

5 「要指導医薬品」とは、次の5つの観点から規定される。
① 人体に対する作用
　　人体に対する作用が著しくない物であること
② 使用目的
　　医薬関係者から提供された情報に基づく需要者の選択により使用されることが目的とされている物であること
③ 情報提供等
　　適正な使用のために薬剤師の対面による情報の提供及び薬学的知見に基づく指導が行われることが必要な物であること
④ 対象範囲
　　㈠ 承認を受けてから調査期間を経過していない新医薬品であること
　　㈡ 承認を受けてから調査期間を経過していない追っかけ新医薬品であること
　　㈢ 毒薬であること
　　㈣ 劇薬であること
⑤ 指定
　　医薬品のうち、厚生労働大臣が指定する物であること

6 「専ら動物のために使用されることが目的とされているものを除く」とあるように、要指導医薬品は、人へのリスクを念頭に置いて設けられた区分であるため、動物専用のものは含まれない。

7 「その効能及び効果において人体に対する作用が著しくないものであつて、薬剤師そ

の他の医薬関係者から提供された情報に基づく需要者の選択により使用されることが目的とされているもの」とあるが、これは、一般用医薬品の意義(法第4条第5項第4号)と同一の文言となっている。これが示すとおり、本来、一般用医薬品に相当する医薬品のうち、指定を受けたものが、要指導医薬品となる。

**8** 「薬剤師その他の医薬関係者から提供された情報」とあるが、これについて次のように整理することができる。

① 「甲その他乙」とある場合は、「甲及び乙」のことである。

② 「甲その他の乙」とある場合は、「乙(例:甲)」のことである。

③ したがって、「薬剤師その他の医薬関係者」とは、医薬関係者(例:薬剤師)を意味している。このように、「薬剤師その他の医薬関係者から提供された情報」という文言は、要指導医薬品の範疇に含まれるべき医薬品の基本的な性格を表現したもので、単に「医薬関係者から提供された情報」を意味しているにすぎない。

④ 要指導医薬品の情報提供及び指導に従事する医薬関係者の資格については、別途、法第36条の6第1項において「薬剤師」と定められている。

**9** 「需要者」とは、疾病の治療又は予防等に用いるため、医薬品を必要とする一般の生活者をさす。

**10** 「薬剤師の対面による情報の提供及び薬学的知見に基づく指導が行われることが必要なもの」とあるように、要指導医薬品は、リスク評価期間を経過していないもの等が指定されていることを考慮し、薬剤師による情報提供及び指導の対象となっている。

**11** 「情報の提供」とは、医薬品の適正な使用のために、一般的に提供することが必要な情報を購入者等に伝達することをいう。例えば、当該医薬品の一般的な用法・用量、併用が禁止されている医薬品の種類、禁忌事項等を伝達することが該当する。

**12** 「薬学的知見に基づく指導」とは、薬剤師が有する薬学的知見に基づき、購入者から確認した使用者に関する情報(例:年齢、性別、症状、服用履歴)を踏まえ、使用者の個々の状態、状況等に合わせて適正使用等を指導する行為をいう。〈H26/3/31事務連絡〉

具体的には、当該医薬品の使用方法(例:用法・用量、服用を止めるタイミング)を個別に指示すること、症状や併用薬等を踏まえて他の医薬品への変更を促すこと、医療機関への受診を促すことが該当する。

**13** 「薬学的知見に基づく指導」と医師法の関係について、次のように整理することができる。

① 医師法第17条との関係

「医師でなければ、医業をなしてはならない(医師法第17条)」とあるように、医行為を業とすることは、医師の独占としている。例えば、診断については、これを誤った場合には当該者の治療内容に大きな影響を及ぼし、結果として人体に危害を及ぼすおそれがあるため、医行為に該当するものとし、医師以外の者が業として行うことはできない。

一方、「薬学的知見に基づく指導」については、使用者の疾病の種類や病状について判断を下しているわけではなく、薬剤師の本来の業務である服薬指導の一環として、

薬剤師の薬学的知見に基づき、服薬を止めるタイミングなど使用者がすべき、又はすべきでない行為を示し、誘導しているものであり、当該者が受けるべき治療の内容に影響を及ぼすものではないことから、医行為に該当しないと解される。

※「医行為」とは、医師の医学的判断及び技術をもってするのでなければ、人体に危害を及ぼし、又は危害を及ぼす行為をいう。

※「診断」とは、ある者の疾病の種類や病状について判断を下す行為をいう。

② 医師法第23条との関係

「医師は、診療したときは、本人又はその保護者に対し、療養の方法その他保健の向上に必要な事項の指導をしなければならない(医師法第23条)」とあるが、これは、医師の独占業務とされていないため、薬剤師が「薬学的知見に基づく指導」を行っても抵触することはない。なお、「薬学的知見に基づく指導」についても、薬剤師の独占業務とされていないため、医師等の医療従事者が行うことは可能である。

14 要指導医薬品として、次に掲げる医薬品が指定されている。〈H26/6/6厚生労働省告示第255号(最近改正：R6/3/28告示第128号)〉

(1) 承認を受けてから調査期間を経過していない新医薬品(追っかけ新医薬品を含む)であって、次に掲げる物、その水和物及びそれらの塩類を有効成分として含有する製剤

① イトプリド

② オキシコナゾール(一錠中オキシコナゾール硝酸塩として0.6g以上を含有するものに限る)

③ オキシメタゾリン・クロルフェニラミン(鼻炎による鼻水又はくしゃみの症状を緩和することを目的とするものに限る)

④ オルリスタット

⑤ セイヨウトチノキ種子エキス(下肢のむくみ改善薬に限る)

⑥ セイヨウハッカ油(過敏性腸症候群治療薬に限る)

⑦ ナプロキセン

⑧ フェキソフェナジン塩酸塩・塩酸プソイドエフェドリン(花粉、ハウスダスト(室内塵)などによる鼻のアレルギー症状を緩和することを目的とするものに限る)

⑨ フルルビプロフェン

⑩ プロピベリン

⑪ ポリカルボフィルカルシウム

⑫ ヨウ素・ポリビニルアルコール(目の殺菌消毒薬に限る)

⑬ ロキソプロフェン(かぜの諸症状を緩和することを目的とするものに限る)

(2) 劇薬である製剤

〈第3号・イ〉

15 本号イには、リスク評価期間を経過していない新医薬品が該当する。

16 「第十四条第十一項に該当するとされた医薬品」は、新医薬品と呼ばれる。

17 「厚生労働省令で定める期間」は、次に掲げる医薬品の区分に応じ、それぞれの期間である。〈則第7条の2第1項〉

① 再審査指示を受けた新医薬品 ― 再審査のための調査期間(調査期間が延長されたときは、延長後の期間)
② 承認条件として安全性調査(市販直後調査を除く)を課せられた新医薬品 ― 承認条件として付された調査期間

⇒ 上記①に該当する要指導医薬品は、ダイレクト直後品目と呼ばれる。
　ダイレクト直後品目は、医療用医薬品としての使用経験を経ずに一般の生活者に広く使用されることになって間もない医薬品であり、予見されない副作用が発生し得るものであるため、医療用医薬品に準じたカテゴリーに属する医薬品と認識される。
⇒ 上記①の「調査」として、使用成績調査、特定使用成績調査、製造販売後臨床試験が該当する。
⇒ 上記②に該当する要指導医薬品は、スイッチ直後品目と呼ばれる。
　スイッチ直後品目は、医療用医薬品から転用された直後の医薬品、すなわち医療従事者による厳格な管理から外された直後で、かつ、専門家の関与が大きく減少し、広く様々な状態の下で使用され得る医薬品であるため、㈠本来の適用から外れた状態での使用、㈡本来受診すべき状態の放置、㈢多量や頻回の使用、乱用、㈣服薬中の他の医薬品や健康食品等との相互作用、㈤副作用の兆候の見逃し等の原因により、新たな健康被害・有害事象が発現するおそれがあり、また、そのリスクも不明な状態で必要なリスク低減策も採られていない医薬品と認識される。
⇒ 上記②の「調査」として、製造販売後安全性調査が該当する。
⇒ 要指導医薬品の製造販売後調査等の実施方法については、「要指導医薬品の製造販売後調査等の実施方法に関するガイドラインについて(平成26年6月12日薬食審査発0612第5号等)」参照

<第3号・ロ>
18　本号ロには、リスク評価期間を経過していない追っかけ新医薬品が該当する。
19　「イに掲げる医薬品と有効成分、分量、用法、用量、効能、効果等が同一性を有すると認められた医薬品」は、追っかけ新医薬品と呼ばれる。
20　「厚生労働省令で定める期間」は、追っかけ新医薬品と有効成分、分量、用法、用量、効能、効果等が同一性を有すると認められた新医薬品に係る調査期間の満了日までの期間となる。〈則第7条の2第2項〉
　つまり、「厚生労働省令で定める期間」とは、先行する医薬品に係る調査期間の残存期間が該当する。
⇒ 上記に該当する要指導医薬品は、追っかけダイレクト直後品目、追っかけスイッチ直後品目と呼ばれる。

<第3号・ハ>
21　本号に該当する要指導医薬品は、毒薬指定品目と呼ばれる。

<第3号・ニ>
22　本号に該当する要指導医薬品は、劇薬指定品目と呼ばれる。
⇒ 毒薬指定品目及び劇薬指定品目については、用法・用量を誤って使用すると容易に副

作用が発生し得るものであるため、要指導医薬品のカテゴリーに含めている。

＜要指導医薬品と第一類医薬品＞

23 新一般用医薬品に相当する医薬品は、薬事審議会の意見を聴いて、要指導医薬品と第一類医薬品のいずれに分類するかが決められる。

　要指導医薬品に分類された場合、ダイレクト直後品目については概ね8年、スイッチ直後品目については概ね3年の調査期間が経過した時点の評価で、一般用医薬品への移行の可否が判断され、差し支えなければ、第一類医薬品の区分に移行する。その後、調査結果の評価が確定した時点で、第一類医薬品に残すか、第二類医薬品又は第三類医薬品の区分に移行させるかが決定される。

＜第4号＞

24 「一般用医薬品」とは、次の2つの観点から規定される。

① 人体に対する作用

　人体に対する作用が著しくない物であること

② 使用目的

　医薬関係者から提供された情報に基づく需要者の選択により使用されることが目的とされている物であること

25 「薬剤師その他の医薬関係者から提供された情報に基づく」とあるが、これは、一般用医薬品となるべき医薬品の基本的な性格を示したものである。

　一般用医薬品の情報提供に従事する医薬関係者の資格については、別途、法第36条の10において「薬剤師又は登録販売者」と定められている。

26 「要指導医薬品を除く」とあるように、要指導医薬品の指定を受けた医薬品は、一般用医薬品の範囲から除外される。

第3章　薬局(第4条—第11条)

## 第五条(許可の基準)

(昭三八法一三五・昭五〇法三七・昭五八法五七・平二法三三・平五法二七・平一一法一五一・平一一法一六〇・平一三法八七・一部改正、平一四法九六(平一四法一九二)・旧第六条繰上・一部改正、平一八法六九・平二五法一〇三・平二五法八四(平二五法一〇三)・令元法三七・令元法六三・一部改正)

> 次の各号のいずれかに該当するときは、前条第一項の許可を与えないことができる。
> 一　その薬局の構造設備が、厚生労働省令で定める基準に適合しないとき。
> 二　その薬局において調剤及び調剤された薬剤の販売又は授与の業務を行う体制並びにその薬局において医薬品の販売業を併せ行う場合にあつては医薬品の販売又は授与の業務を行う体制が厚生労働省令で定める基準に適合しないとき。
> 三　申請者(申請者が法人であるときは、薬事に関する業務に責任を有する役員を含む。第六条の四第一項、第十九条の二第二項、第二十三条の二の十七第二項及び第二十三条の三十七第二項において同じ。)が、次のイからトまでのいずれかに該当するとき。
> 　イ　第七十五条第一項の規定により許可を取り消され、取消しの日から三年を経過していない者
> 　ロ　第七十五条の二第一項の規定により登録を取り消され、取消しの日から三年を経過していない者
> 　ハ　禁錮以上の刑に処せられ、その執行を終わり、又は執行を受けることがなくなつた後、三年を経過していない者
> 　ニ　イからハまでに該当する者を除くほか、この法律、麻薬及び向精神薬取締法、毒物及び劇物取締法(昭和二十五年法律第三百三号)その他薬事に関する法令で政令で定めるもの又はこれに基づく処分に違反し、その違反行為があつた日から二年を経過していない者
> 　ホ　麻薬、大麻、あへん又は覚醒剤の中毒者
> 　ヘ　心身の障害により薬局開設者の業務を適正に行うことができない者として厚生労働省令で定めるもの
> 　ト　薬局開設者の業務を適切に行うことができる知識及び経験を有すると認められない者

### 趣旨

本規定は、薬局開設の不許可の基準を明示したものである。

### 解説

1　「与えないことができる」とあるように、本規定各号に明示した基準に抵触していると認められる場合であっても、絶対に許可が与えられないという性格のものではない。
　　不許可の基準に抵触するような場合、保健衛生上の見地から、許可権者が個々に判断することとなる。

<第1号>
2　本号は、薬局の構造設備が基準に適合していることを求めたものである。

**3** 「厚生労働省令で定める基準」として、次のとおり定められている。〈構造設備基準第1条第1項〉

① 調剤された薬剤又は医薬品を購入等しようとする者が容易に出入りできる構造であり、薬局であることがその外観から明らかであること

② 換気が十分であり、かつ、清潔であること

③ 当該薬局以外の薬局又は店舗販売業の店舗の場所、常時居住する場所及び不潔な場所から明確に区別されていること

④ 面積は、おおむね19.8平方メートル以上とし、薬局の業務を適切に行なうことができるものであること

⑤ 医薬品を通常陳列し、又は調剤された薬剤若しくは医薬品を交付する場所にあっては60ルックス以上、調剤台の上にあっては120ルックス以上の明るさを有すること

⑥ 薬局製造販売医薬品、要指導医薬品又は一般用医薬品を販売等する薬局にあっては、開店時間のうち、薬局製造販売医薬品、要指導医薬品又は一般用医薬品を販売等しない時間がある場合には、薬局製造販売医薬品、要指導医薬品又は一般用医薬品を通常陳列し、又は交付する場所を閉鎖することができる構造のものであること

　　※「薬局製造販売医薬品」とあるが、毒薬及び劇薬であるものを除く。

⑦ 冷暗貯蔵のための設備を有すること

⑧ 鍵のかかる貯蔵設備を有すること

⑨ 貯蔵設備を設ける区域が、他の区域から明確に区別されていること

⑩ 次に定めるところに適合する調剤室を有すること

　㈠ 6.6平方メートル以上の面積を有すること

　㈡ 天井及び床は、板張り、コンクリート又はこれらに準ずるものであること

　㈢ 調剤された薬剤もしくは医薬品を購入しようとする者等が進入することができないよう必要な措置が採られていること

　㈣ 薬剤師不在時間がある薬局にあっては、閉鎖することができる構造であること

⑪ 薬局製造販売医薬品を販売等する薬局にあっては、次に定めるところに適合するものであること

　㈠ 薬局製造販売医薬品を陳列する陳列設備を有すること

　㈡ 薬局製造販売医薬品陳列区画に医薬品を購入しようとする者等が進入することができないよう必要な措置が採られていること。ただし、薬局製造販売医薬品を陳列しない場合又は鍵をかけた陳列設備その他医薬品を購入しようとする者等が直接手の触れられない陳列設備に陳列する場合は、この限りでない。

　　　※「薬局製造販売医薬品陳列区画」とは、薬局製造販売医薬品を陳列する陳列設備から1.2メートル以内の範囲をいう。

　㈢ 開店時間のうち、薬局製造販売医薬品を販売等しない時間がある場合には、薬局製造販売医薬品陳列区画を閉鎖することができる構造のものであること

⑫ 要指導医薬品を販売等する薬局にあっては、次に定めるところに適合するものであること

㈠　要指導医薬品を陳列するために必要な陳列設備を有すること
　㈡　要指導医薬品陳列区画に医薬品を購入しようとする者等が進入することができないよう必要な措置が採られていること。ただし、要指導医薬品を陳列しない場合又は鍵をかけた陳列設備その他医薬品を購入し、若しくは譲り受けようとする者若しくは医薬品を購入し、若しくは譲り受けた者若しくはこれらの者によって購入され、若しくは譲り受けられた医薬品を使用する者が直接手の触れられない陳列設備に陳列する場合は、この限りでない。
　　　※「要指導医薬品陳列区画」とは、要指導医薬品を陳列する陳列設備から1.2メートル以内の範囲をいう。
　㈢　開店時間のうち、要指導医薬品を販売等しない時間がある場合には、要指導医薬品陳列区画を閉鎖することができる構造のものであること
⑬　第一類医薬品を販売等する薬局にあっては、次に定めるところに適合するものであること。
　㈠　第一類医薬品を陳列するために必要な陳列設備を有すること
　㈡　第一類医薬品陳列区画に医薬品を購入しようとする者等が進入することができないよう必要な措置が採られていること。ただし、第一類医薬品を陳列しない場合又は鍵をかけた陳列設備その他医薬品を購入しようとする者等が直接手の触れられない陳列設備に陳列する場合は、この限りでない。
　　　※「第一類医薬品陳列区画」とは、第一類医薬品を陳列する陳列設備から1.2メートル以内の範囲をいう。
　㈢　開店時間のうち、第一類医薬品を販売等しない時間がある場合には、第一類医薬品陳列区画を閉鎖することができる構造のものであること
⑭　次に定めるところに適合する情報提供等を行うための設備を有すること。ただし、複数の設備を有する場合は、いずれかの設備が適合していれば足りるものとする。
　㈠　調剤室に近接する場所にあること
　㈡　薬局製造販売医薬品を陳列する場合には、薬局製造販売医薬品陳列区画の内部又は近接する場所にあること
　㈢　要指導医薬品を陳列する場合には、要指導医薬品陳列区画の内部又は近接する場所にあること
　㈣　第一類医薬品を陳列する場合には、第一類医薬品陳列区画の内部又は近接する場所にあること
　㈤　指定第二類医薬品を陳列する場合には、指定第二類医薬品を陳列する陳列設備から7メートル以内の範囲にあること。ただし、鍵をかけた陳列設備に陳列する場合又は指定第二類医薬品を陳列する陳列設備から1.2メートル以内の範囲に医薬品を購入しようとする者等が進入することができないよう必要な措置が採られている場合は、この限りでない。
　㈥　二つ以上の階に医薬品を通常陳列し、又は交付する場所がある場合には、各階の医薬品を通常陳列し、又は交付する場所の内部にあること

⑮ 次に掲げる調剤に必要な設備及び器具を備えていること。ただし、それぞれ同等以上の性質を有する設備及び器具を備えていれば足りるものとする(調剤に必要な書籍を除く)。

- 液量器
- 温度計(100度)
- 水浴
- 調剤台
- 軟膏板
- 乳鉢(散剤用のもの)及び乳棒
- はかり(感量10ミリグラムのもの及び感量100ミリグラムのもの)
- ビーカー
- ふるい器
- へら(金属製のもの及び角製又はこれに類するもの)
- メスピペット
- メスフラスコ又はメスシリンダー
- 薬匙(金属製のもの及び角製又はこれに類するもの)
- ロート
- 調剤に必要な書籍(磁気ディスク(これに準ずる方法により一定の事項を確実に記録しておくことができる物を含む)をもって調製するものを含む)

    ※「調剤に必要な書籍」とは、㈠日本薬局方及びその解説に関するもの、㈡薬事関係法規に関するもの、㈢調剤技術等に関するもの、㈣当該薬局で取り扱う医薬品の添付文書に関するもの、㈤薬局製剤に関するもの(薬局製造販売医薬品の製造業の許可を受けている薬局のみ)等をいう。

⑯ 薬局製造販売医薬品の製造業の許可に係る薬局については、次に掲げる試験検査に必要な設備及び器具を備えていること。ただし、試験検査台については、調剤台を試験検査台として用いる場合であって、試験検査及び調剤の双方に支障がないと認められるときは、この限りでない。また、はかり、薄層クロマトグラフ装置、pH計、崩壊度試験器については、登録試験検査機関を利用して自己の責任において試験検査を行う場合であって、支障がなく、かつ、やむを得ないと認められるときは、この限りでない。

- 顕微鏡、ルーペ又は粉末X線回折装置
- 試験検査台
- デシケーター
- はかり(感量1ミリグラムのもの)
- 薄層クロマトグラフ装置
- 比重計又は振動式密度計
- pH計
- ブンゼンバーナー又はアルコールランプ
- 崩壊度試験器
- 融点測定器
- 試験検査に必要な書籍

    ※「試験検査に必要な設備及び器具」は、単に備えておけばよいというものではなく、随時容易に試験検査を行い得る状態に保ち、かつ、目的とする試験検査に十分に耐え得るものでなければならない。

⑰ 営業時間のうち、特定販売のみを行う時間がある場合には、都道府県知事等又は厚生労働大臣が特定販売の実施方法に関する適切な監督を行うために必要な設備を備えていること

⇒ 上記①は、その薬局が販売等の対象としている者が容易に当該薬局に出入りできる構造であることを意味している。特定販売を行うことについてインターネットを利用して

広告をする場合は、通常、全国民を販売等の対象にしていると考えられるため、誰もがその薬局に容易に出入りできる構造である必要がある。薬局への出入りのための手続に十数分もかかるもの、薬局である旨がその外観から判別できないもの、通常人が立ち寄らないような場所に敢えて開設した薬局など、実店舗での対面による販売等を明らかに想定していないような薬局は認められない。〈H26/3/10 薬食発 0310 第 1 号〉

⇒ 上記③に「当該薬局以外の薬局又は店舗販売業の店舗の場所、常時居住する場所及び不潔な場所から明確に区別されていること」とあるが、これについて次のように示されている。〈H29/3/31 薬生総発 0331 第 1 号〉

① 当該薬局以外の薬局又は店舗販売業の店舗の場所から明確に区別されていることとは、購入者から見て一般用医薬品等を販売している薬局又は店舗販売業の店舗を明らかにするためのものである。

② 常時居住する場所及び不潔な場所から明確に区別されていることとは、業として調剤の業務及び販売業を行う場所を明確にし、薬局及び店舗販売業の衛生面を担保するためのものである。

③ ①及び②における「明確に区別されていること」とは、同等の方法で区別することを求めるものではない。①の「明確に区別されていること」について、壁等で完全に区画されている必要はない。

⇒ 上記④について、薬局で医薬品以外の物を取り扱う場合、薬局の業務に支障が生じない限り、当該面積以外に、それに必要な面積を有することを必ずしも要しない。なお、「医薬品以外の物」とは、医薬部外品、化粧品及び医療機器のように従来から薬局において取り扱われてきた物をさし、週刊誌、雑貨のように本来の薬局業務に関係のない物は含まれない。また、「薬局の業務に支障が生じない限り」という条件が付されているとおり、医薬部外品、化粧品及び医療機器であれば、どのような種類・量でも、19.8 平方メートルの面積の内で販売できるというわけではない。〈H21/5/8 薬食発第 0508003 号〉

⇒ 上記⑨の「貯蔵設備を設ける区域」は、当該薬局の従業員のみが立ち入ることができる又は手に取ることができる場所に設けられていることが前提であることにかんがみ、何らかの判別できる形で他の区域と区別されていればよく、ビニールテープ等で区別することでも差し支えない。〈H30/1/10 事務連絡〉

⇒ 上記⑭(一)について、調剤された薬剤の情報提供及び指導を行う場所は調剤室に近接していることが求められているが、在宅医療が進みつつある現状を受け、調剤業務のうち服薬指導等については、医療を受ける者の居宅等で行うことが認められている。

⇒ 上記⑭(五)の「指定第二類医薬品」とは、第二類医薬品のうち、特別の注意を要するものとして厚生労働大臣が指定するものをいう。〈則第 1 条第 3 項第 5 号〉

次に掲げる物、その水和物及びそれらの塩類を有効成分として含有する製剤(漢方処方製剤を除く)が指定されている。〈H21/3/27 厚生労働省告示第 120 号〉

- 55 の無機薬品及び有機薬品(例:アスピリン、アモロルフィン)
- 9 の生薬及び動植物成分(例:センナジツ、トコン)

4 薬局と店舗販売業の併設店舗について、次のように示されている。〈H29/3/31 事務連絡〉

① 場所の明確な区別(構造設備基準第1条第1項第3号)

　購入者から見て薬局と店舗販売業の区分が明確であれば、床面への線引きや色分け等、いずれかの措置に限定するものではない。なお、薬局の閉店時には、店舗販売業の利用者が薬局の医薬品を購入することができないような措置が講じられている必要がある。

② 容易に出入りできる構造(構造設備基準第1条第1項第1号)

　店舗販売業の利用者であるか否かにかかわらず、薬局の利用者が薬局に出入りするための経路を明らかに認識でき、当該店舗販売業の店舗内を通行して容易に薬局に出入りすることができる場合は、店舗販売業の店舗の面積に含めない共有通路を設ける必要はない。ただし、例えば、薬局以外に複数の施設を併設するため、常時、当該店舗の利用者以外の人が通り抜けることにより、店舗販売業の業務に支障が生じるおそれがある場合は、当該通路部分を店舗販売業の面積に含めずに店舗販売業の許可に必要な面積を確保する必要がある。

③ 管理薬剤師以外の薬剤師の勤務形態

　薬局又は店舗販売業の管理者以外の薬剤師(当該薬剤師)が勤務することにより業務体制基準の基準を満たしていることが明確である場合、薬局及び薬局と併設する店舗販売業の双方で同一時間帯に勤務することを妨げるものではない。ただし、当該薬剤師の業務については、その業務内容(薬局又は店舗販売業のいずれにおいて業務を行うか等)に応じて、薬局又は店舗販売業の管理者の監督の範囲内で実施される必要がある。

＜第2号＞

**5**　本号は、薬局の業務体制が基準に適合していることを求めたものである。

**6**　「厚生労働省令で定める基準」として、次のとおり定められている。〈業務体制基準第1条第1項〉

① 薬局の開店時間内は、常時、当該薬局において調剤に従事する薬剤師が勤務していること。ただし、薬剤師不在時間内は、調剤に従事する薬剤師が当該薬局以外の場所において当該薬局の業務を行うために勤務していること

② 当該薬局において、調剤に従事する薬剤師の員数が当該薬局における1日平均取扱処方箋数を40で除して得た数(その数が1に満たないときは一とし、その数に一に満たない端数が生じたときは、その端数は1とする)以上であること

　※「1日平均取扱処方箋数」とは、前年における総取扱処方箋数を前年において業務を行った日数で除して得た数をいう。ただし、前年において業務を行った期間がないか、又は三箇月未満である場合においては、推定によるものとする。

　※「前年における総取扱処方箋数」とは、前年において取り扱った眼科、耳鼻咽喉科及び歯科の処方箋の数にそれぞれ3分の2を乗じた数とその他の診療科の処方箋の数との合計数をいう。

③ 要指導医薬品又は第一類医薬品を販売等する薬局にあっては、要指導医薬品又は第一類医薬品を販売等する営業時間内は、常時、当該薬局において医薬品の販売又は授与に従事する薬剤師が勤務していること

④ 第二類医薬品又は第三類医薬品を販売等する薬局にあっては、第二類医薬品又は第三類医薬品を販売等する営業時間内は、常時、当該薬局において医薬品の販売又は授

与に従事する薬剤師又は登録販売者が勤務していること
⑤ 営業時間又は営業時間外で相談を受ける時間内は、調剤された薬剤又は医薬品を購入しようとする者等から相談があった場合に、必要な情報の提供又は指導を行うための体制を備えていること
⑥ 当該薬局において、調剤に従事する薬剤師の週当たり勤務時間数の総和が、当該薬局の開店時間の1週間の総和以上であること
　※「週当たり勤務時間数」とは、週当たり勤務時間数をいい、特定販売のみに従事する勤務時間数を除く。
⑦ 1日当たりの薬剤師不在時間は、4時間又は当該薬局の1日の開店時間の2分の1のうちいずれか短い時間を超えないこと
⑧ 薬剤師不在時間内は、薬局の管理を行う薬剤師が、薬剤師不在時間内に当該薬局において勤務している従事者と連絡ができる体制を備えていること
⑨ 薬剤師不在時間内に調剤を行う必要が生じた場合に近隣の薬局を紹介すること又は調剤に従事する薬剤師が速やかに当該薬局に戻ることその他必要な措置を講じる体制を備えていること
⑩ 要指導医薬品又は一般用医薬品を販売等する薬局にあっては、当該薬局において要指導医薬品又は一般用医薬品の販売又は授与に従事する薬剤師及び登録販売者の週当たり勤務時間数の総和を当該薬局内の要指導医薬品の情報の提供及び指導を行う場所並びに一般用医薬品の情報の提供を行う場所の数で除して得た数が、要指導医薬品又は一般用医薬品を販売等する開店時間の1週間の総和以上であること
⑪ 要指導医薬品又は第一類医薬品を販売等する薬局にあっては、当該薬局において要指導医薬品又は第一類医薬品の販売又は授与に従事する薬剤師の週当たり勤務時間数の総和を当該薬局内の要指導医薬品の情報の提供及び指導を行う場所並びに第一類医薬品の情報の提供を行う場所の数で除して得た数が、要指導医薬品又は第一類医薬品を販売等する開店時間の1週間の総和以上であること
⑫ 調剤の業務に係る医療の安全を確保するため、指針の策定、従事者に対する研修の実施その他必要な措置が講じられていること
⑬ 必要な情報の提供及び指導その他の調剤の業務(調剤のために使用される医薬品の貯蔵に関する業務を含む)に係る適正な管理を確保するため、指針の策定、従事者に対する研修の実施その他必要な措置が講じられていること
⑭ 医薬品を販売等する薬局にあっては、必要な情報の提供及び指導その他の医薬品の販売又は授与の業務(医薬品の貯蔵及び要指導医薬品又は一般用医薬品を販売等する開店時間以外の時間における対応に関する業務を含む)に係る適正な管理を確保するため、指針の策定、従事者に対する研修(特定販売を行う薬局にあっては、特定販売に関する研修を含む)の実施その他必要な措置が講じられていること
⇒ 上記⑫から⑭までに掲げる薬局開設者が講じなければならない措置には、次に掲げる事項を含むものとする。〈業務体制基準第1条第2項〉
① 医薬品の安全使用のための責任者の設置

　　　　※「医薬品の安全使用」とは、医薬品の使用に係る安全な管理をいう。
② 従事者から薬局開設者への事故報告の体制の整備
③ 医薬品の貯蔵設備を設ける区域に立ち入ることができる者の特定
④ 医薬品の安全使用並びに調剤された薬剤及び医薬品の情報提供及び指導のための業務に関する手順書の作成及び当該手順書に基づく業務の実施
⑤ 調剤及び医薬品の販売又は授与の業務に係る適正な管理のための業務に関する手順書の作成及び当該手順書に基づく業務の実施
⑥ 薬剤師不在時間がある薬局にあっては、薬剤師不在時間における薬局の適正な管理のための業務に関する手順書の作成及び当該手順書に基づく業務の実施
⑦ 医薬品の安全使用並びに調剤された薬剤及び医薬品の情報提供及び指導のために必要となる情報の収集その他調剤の業務に係る医療の安全及び適正な管理並びに医薬品の販売又は授与の業務に係る適正な管理の確保を目的とした改善のための方策の実施

**7** 「当面の規制改革の実施事項(令和2年12月22日規制改革推進会議決定)」において、要指導医薬品等の販売時間規制を廃止することとされ、令和3年の省令改正により、業務体制基準が次のように改められた。
① 要指導医薬品等を販売等する薬局又は店舗にあっては、要指導医薬品等を販売等する開店時間の1週間の総和が、当該薬局又は店舗の開店時間の1週間の総和の2分の1以上であるとする規定を削除すること
　　　※「要指導医薬品等」とは、要指導医薬品又は一般用医薬品のこと
② 要指導医薬品を販売等する薬局又は店舗にあっては、要指導医薬品を販売等する開店時間の1週間の総和が、要指導医薬品等を販売等する開店時間の1週間の総和の2分の1以上であるとする規定を削除すること
③ 第一類医薬品を販売等する薬局又は店舗にあっては、第一類医薬品を販売等する開店時間の1週間の総和が、要指導医薬品等を販売する開店時間の1週間の総和の2分の1以上であるとする規定を削除すること
④ 要指導医薬品等を販売等する開店時間以外の時間における対応に関する業務について、要指導医薬品等の適正販売等のための業務に関する手順書に含めることなどを明確化すること
⇒ 上記④について、次のように示されている。〈R3/7/1 薬生発0701第15号〉
① 開店時間以外における対応について、利用者の相談内容に応じて医療機関への受診勧奨や近隣の薬局等を紹介すること、専門家の不在時に利用者からの相談があった場合の対応について従業者と共有しておくこと等を手順書に記載すること。また、店舗販売業において、薬剤師が不在であり登録販売者が一般用医薬品(第二類医薬品及び第三類医薬品)を販売する時間に、要指導医薬品及び第一類医薬品の使用等に係る相談がある場合において、薬剤師に相談できる体制を店舗において構築しておくこと等を記載すること
② 利用者が副作用等に関する相談をしようとする際に困ることのないよう、手順書に記載した内容を従業者と共有し、利用者に対して懇切丁寧な対応を行うこと

③ 従来どおり、要指導医薬品等の販売は専門家が適切に実施する必要があること

<第3号>

8 本号は、申請者が欠格事由に抵触していないことを求めたものである。

9 「申請者が法人であるときは、薬事に関する業務に責任を有する役員を含む」とあるように、薬局開設の許可の申請は、自然人はもちろんのこと、法人であっても法令又はその法人の定款や寄附行為で定められた目的の範囲内であれば、薬局開設の申請をすることができる。

10 「薬事に関する業務に責任を有する役員」とあるが、令和元年の法改正により、「薬局開設者の業務を行う役員」から改められたものである。【法第4条第2項の解説8及び9参照】

<第3号・イ>

11 本号イは、3年以内に薬局開設等の許可を取り消された者を申請者の欠格事由としたものである。

12 「第七十五条第一項の規定により」とあるように、薬局開設の許可申請者の欠格事由の対象は、薬局開設の許可を取り消された者に限らず、次に掲げる許可を取り消された者も含まれる。

① 医薬品、医薬部外品、化粧品、医療機器又は再生医療等製品の製造販売業の許可
② 医薬品(体外診断用医薬品を除く)、医薬部外品、化粧品又は再生医療等製品の製造業の許可
③ 医療機器の修理業の許可
④ 医薬品、高度管理医療機器もしくは特定保守管理医療機器又は再生医療等製品の販売業の許可
⑤ 高度管理医療機器又は特定保守管理医療機器の貸与業の許可

13 「取消」とは、成立に瑕疵のない法律行為の効力について、後に発生した事由により、一方の意思表示によって消滅させることをいう。許可を取り消された後において当該許可に係る業務を行うことは、許可を受けないで行ったことになる。

<第3号・ロ>

14 本号ロは、3年以内に、以下の登録を取り消された者を申請者の欠格事由としたものである。

① 医薬品、医薬部外品及び化粧品の保管のみを行う製造所の登録
② 医療機器又は体外診断用医薬品の製造業の登録

<第3号・ハ>

15 本号ハは、3年以内に禁錮以上の刑に処せられていた者を申請者の欠格事由としたものである。

16 「禁錮以上の刑」とは、死刑、懲役、禁錮を意味する。【法第83条の6第1項の解説2参照】

17 「刑に処せられ」とは、刑の判決が確定した場合をいい、執行猶予となったときも含まれる。一方、公判中の者又は控訴もしくは上告中の者は除外される。

18 「執行を終わり」とは、刑の執行が完了したときをさす。刑の執行猶予中又は仮出獄等の場合は、刑の執行が終わったことにはならない。

19 「執行を受けることがなくなつた」とは、時効、大赦等により刑の執行が免除されたときをいう。

20 刑の執行猶予の言い渡しを取り消されることなく猶予の期間を経過した者は、刑の言い渡し自体が効力を失うので、本号の欠格事由に抵触しない。

<第3号・ニ>

21 本号ニは、2年以内に薬事に関する法令又はこれに基づく処分に違反した者を申請者の欠格事由としたものである。

22 「政令で定めるもの」は、次のとおりである。〈令第2条〉
① 大麻取締法(昭和23年法律第124号)【法第5条の解説38参照】
② 覚醒剤取締法(昭和26年法律第252号)
③ あへん法(昭和29年法律第71号)
④ 安全な血液製剤の安定供給の確保等に関する法律(昭和31年法律第160号)
⑤ 薬剤師法(昭和35年法律第146号)
⑥ 有害物質を含有する家庭用品の規制に関する法律(昭和48年法律第112号)
⑦ 化学物質の審査及び製造等の規制に関する法律(昭和48年法律第117号)
⑧ 国際的な協力の下に規制薬物に係る不正行為を助長する行為等の防止を図るための麻薬及び向精神薬取締法等の特例等に関する法律(平成3年法律第94号)
⑨ 独立行政法人医薬品医療機器総合機構法(平成14年法律第192号)
⑩ 遺伝子組換え生物等の使用等の規制による生物の多様性の確保に関する法律(平成15年法律第97号)
⑪ 再生医療等の安全性の確保等に関する法律(平成25年法律第85号)
⑫ 臨床研究法(平成29年法律第16号)

23 「これに基づく処分」とは、薬事に関する法令に基づき行われる行政庁の処分をいう。

24 単に違反行為があれば、本号の欠格事由に抵触し、当該違反行為について司法上又は行政上の処分がなされたことを要件としない。

<第3号・ホ>

25 本号ホは、薬物中毒者を申請者の欠格事由としたものである。

26 従前、「成年被後見人又は麻薬、大麻、あへん若しくは覚醒剤の中毒者」を本号の欠格事由の対象者としていたが、「成年被後見人等の権利の制限に係る措置の適正化等を図るための関係法律の整備に関する法律(令和元年法律第37号)」により「成年被後見人」が削除された。これは、個々の資格等にふさわしい能力の有無を個別的・実質的に審査する仕組みとするため、成年被後見人であることをもって資格等から一律に排除する扱いを改めたものである。

※「成年被後見人」とは、精神上の障害により事理を弁識する能力を欠く常況にある者として、家庭裁判所から後見開始の審判を受けた者をいう。

27 「麻薬」とは、例えば、アセチルメタドール、アルファアセチルメタドール、ベータアセチルメタドール及び各々の塩類をいう。〈麻向法第2条第1号別表第1〉

28 「大麻」とは、大麻草(カンナビス・サティバ・エル)及びその製品をいう。ただし、

大麻草の成熟した茎及びその製品(樹脂を除く)並びに大麻草の種子及びその製品を除かれる。〈大麻取締法第1条〉【法第5条の解説38参照】

29　「あへん」とは、けしの液汁が凝固したもの及びこれに加工を施したものをいう。ただし、医薬品として加工を施したものは除かれる。〈あへん法第3条第2号〉

30　「覚醒剤」とは、次の物をいう。〈覚取法第2条第1項〉
　① フエニルアミノプロパン及びその塩類
　② フエニルメチルアミノプロパン及びその塩類
　③ ①又は②と同種の覚醒作用を有する物であって政令で指定するもの
　④ ①から③までのいずれかを含有する物
⇒　上記③に「政令で指定するもの」とあるが、現在のところ、指定されたものはない。

31　「中毒者」とは、薬物の連用により、耐薬性の上昇、習慣性の固定又は禁断現象を発現している者をいう。

＜第3号・ヘ＞

32　本号ヘは、薬局開設者の業務を適正に行うことができない心身の障害者を申請者の欠格事由としたものである。

33　本号ヘに該当する者としては、著しい酒乱癖を有する者、準禁治産者、統合失調症に至らない程度の精神機能の障害者等、常軌を逸しやすい者で薬局の管理者の業務の遂行を妨げるものが考えられるが、その認定にあたっては客観的事実に基づき、特に慎重を期して運用すべきである。〈S36/2/8薬発第44号〉

34　「厚生労働省令で定めるもの」は、精神の機能の障害により薬局開設者の業務を適正に行うにあたって必要な認知、判断及び意思疎通を適切に行うことができない者である。ただし、都道府県知事等は、当該者に許可を与えるかどうかを決定するときは、現に受けている治療等により障害の程度が軽減している状況を考慮しなければならない。〈則第8条、第9条〉

＜第3号・ト＞

35　本号トは、薬局開設者の業務を適切に行うための知識及び経験をもたない者を申請者の欠格事由としたものである。

36　本号トは、許可申請者(許可申請者が法人であるときは、薬事に関する業務に責任を有する役員)が行うべき業務に必要な資質を明確化するため、令和元年の法改正により、許可申請者の欠格事由を追加したものである。

37　「業務を適切に行うことができる知識及び経験を有すると認められない者」の該当性について、次のように整理することができる。
　① 当該役員が、事業に係る薬機法上の規制(管理者の設置義務、法令遵守体制の構築義務を含む)の内容を理解していないときは「認められない者」に該当する。
　② 当該役員が、薬機法違反を生じないように業務を遂行する知識及び経験を明らかに有していないときは「認められない者」に該当する。
　③ 当該役員が、事業に係る薬機法上の規制を十分理解し、規制遵守を実行できる旨の誓約書の提出があるときは、基本的に「認められる者」と判断できる。

<大麻取締法の改正>
**38** 大麻取締法は、令和5年の同法改正(施行：令和6年12月12日(仮))により、「大麻草の栽培の規制に関する法律(略称：大麻草栽培法)」に改められた。これについて次のように整理することができる。

① 大麻の繊維は、衣類等の生活必需品として古くから人々の生活に利用されていたが、大麻が濫用された場合には陶酔感と幻覚作用を心身に生じさせることから、大麻取締法により、以下のような用途以外の用途に使用すること及び供給すること等について、厳格な管理がなされてきた。
  ㈠ 大麻繊維の利用
  ㈡ 大麻種子の採取
  ㈢ 大麻の学術研究

② そのような中、神社のしめ縄や七味唐辛子の配合成分といった従来からの用途以外にも、以下のような用途を認める必要性が出てきていた。
  ㈠ 大麻から製造された医薬品を施用し、また、その施用を受けること
  ㈡ 医薬品の原料として、大麻を利用すること
  ㈢ 諸外国での利用状況からみて、ヘンプ素材、ヘンプコンクリート、CBD製品等として、大麻を利用すること
    ※「CBD」とは、cannabidiol(カンナビジオール)の略。大麻に含まれる生理活性物質の一種で、精神毒性をもたない。

③ 従前の大麻取締法では、大麻の利用は、種子及び成熟した茎といったTHC類を含まない部位に限られており、THC類の濃度に着目した規制はなされていなかった。ところが、医薬品の原料として大麻を利用しようとする場合には、高濃度のTHC類が必要となることが想定され得ることになる。
    ※「THC」とは、tetrahydrocannabinol(テトラヒドロカンナビノール)の略。大麻に含まれる生理活性物質の一種で、精神毒性をもつ。

④ そこで、高濃度のTHC類の濫用防止を図る観点から、以下の場合による区分を設け、大麻草採取栽培者に対し、それぞれの区分に応じた栽培規制を行う必要性が認められた。
  ㈠ 薬機法の承認を受けた医薬品の原料として当該大麻草を利用する場合
  ㈡ 大麻草の製品(大麻草の形状を有しないものを含み、種子又は成熟した茎等の製品に限る)の原材料として当該大麻草を利用する場合

⑤ ④の用途で利用する場合における大麻草の栽培を認め、そのための栽培規制に重点が置かれるとともに、大麻の取締りに関する規定を麻向法に委ねることになることから、「大麻取締法」という題名が「大麻草栽培法」改められた。

⑥ さて、大麻等の定義は、次のとおりに改められた。
  ㈠ 大麻草とは、カンナビス・サティバ・リンネをいう(大麻栽培法第2条第1項)。
  ㈡ 大麻とは、大麻草(その種子及び成熟した茎を除く)及びその製品(大麻草としての形状を有しないものを除く)をいう(大麻栽培法第2条第2項)。
  ㈢ 麻薬とは、別表第一に掲げる物及び大麻をいうこと(麻向法第2条第1項第1号)。

⇒ 上記㈡に「大麻草としての形状を有しないものを除く」とあるように、大麻草としての形状を有しない製品は大麻ではない。ただし、これらの製品のうち、THC類の含有濃度の高いものは、上記㈢の「別表第一に掲げる物」として麻薬に該当する。

## 第六条（名称の使用制限）

(平一一法一六〇・一部改正、平一四法九六・旧第七条繰上・一部改正)

> 医薬品を取り扱う場所であつて、第四条第一項の許可を受けた薬局(以下単に「薬局」という。)でないものには、薬局の名称を付してはならない。ただし、厚生労働省令で定める場所については、この限りでない。

### 趣 旨

本規定は、薬局開設の許可を受けた薬局でない場所には、「薬局」という名称を使用してはならない旨を定めたものである。ただし、病院又は診療所の調剤所については、薬局開設の許可を受けていなくても、「薬局」という名称を使用することができるとしている。

### 解 説

1　薬局は国民医療に関わる場所であり、その名称の濫用は一般の生活者を惑わせ、保健衛生上極めて不都合な事態を生じさせるおそれがあることをかんがみ、「薬局」という名称の使用を規制の対象としている。

2　「医薬品を取り扱う場所であつて」とあるように、医薬品を取り扱うことのない場所に本規定は適用されない。とはいえ、その取扱い商品(例：医薬部外品、化学薬品)からみて、一般の生活者に薬局と誤認されるおそれの高い店舗に「薬局」という名称を付けることは不適当といえよう。

3　「医薬品を取り扱う場所であつて、第四条第一項の許可を受けた薬局(略)でないもの」として、次のような場所が該当する。
　① 薬局開設の許可を申請中の場所
　② 店舗販売業の許可を受けている場所

4　「薬局の名称」とあるように、「薬局」という名称のみを規制対象としている。したがって、店舗販売業の許可を受けている場所に、「薬店」「薬舗」「薬房」「ドラッグストア」という名称を付けることは差支えない。

5　薬局開設の許可を受けていない法人が、その法人の登録名称を「△△薬局」とすることについては、本規定に抵触しない。とはいえ、その法人が店舗販売業の許可を受けた場合、その店舗の名称を「△△薬局△△薬店」とすることはできない。また、その店舗に「△△薬局の支店の△△薬店」という文字を看板に掲げる行為や、広告物(チラシ、ビラ)に使用する行為は、本規定に抵触すると解される。〈S37/8/11 薬収第804号〉

6　本規定に違反した者は、30万円以下の罰金に処する。〈法第88条第1号〉
　また、いわゆる両罰規定の対象となっており、この行為者を使用する法人又は人には

30万円以下の罰金刑が科される。〈法第90条第2号〉

**＜但書＞**

7 「厚生労働省令で定める場所」は、病院又は診療所の調剤所である。〈則第10条〉

8 病院又は診療所の調剤所に「薬局」というの名称の使用を認めることとしたのは、次のような理由によるものである。

① 従前より「薬局」という名称を付する一般慣行があったこと

② 「薬局」という名称の使用を認めたとしても、一般の生活者を惑わせ、保健衛生上不適当な事態を生じるおそれが認められなかったこと

## 第六条の二（地域連携薬局）

（令元法六三・追加）

■第6条の2第1項■

薬局であつて、その機能が、医師若しくは歯科医師又は薬剤師が診療又は調剤に従事する他の医療提供施設と連携し、地域における薬剤及び医薬品の適正な使用の推進及び効率的な提供に必要な情報の提供及び薬学的知見に基づく指導を実施するために必要な機能に関する次に掲げる要件に該当するものは、その所在地の都道府県知事の認定を受けて地域連携薬局と称することができる。

一 構造設備が、薬剤及び医薬品について情報の提供又は薬学的知見に基づく指導を受ける者（次号及び次条第一項において「利用者」という。）の心身の状況に配慮する観点から必要なものとして厚生労働省令で定める基準に適合するものであること。

二 利用者の薬剤及び医薬品の使用に関する情報を他の医療提供施設と共有する体制が、厚生労働省令で定める基準に適合するものであること。

三 地域の患者に対し安定的に薬剤を供給するための調剤及び調剤された薬剤の販売又は授与の業務を行う体制が、厚生労働省令で定める基準に適合するものであること。

四 居宅等（薬剤師法（昭和三十五年法律第百四十六号）第二十二条に規定する居宅等をいう。以下同じ。）における調剤並びに情報の提供及び薬学的知見に基づく指導を行う体制が、厚生労働省令で定める基準に適合するものであること。

**趣旨**

本規定は、他の医療提供施設と連携し、必要な情報の提供及び指導を実施するための機能に関する要件を満たした薬局は、都道府県知事の認定を受けて地域連携薬局と称することができる旨を定めたものである。

**解説**

1 薬局の機能分化を推進する一環として、地域連携薬局の認定制度を整備するため、令和元年の法改正により、本条が新設された。

2 薬局の機能分化推進の背景について、次のように整理することができる。

① 医薬分業を推進する中、次のような事項を想定して、従前より、薬剤師がその職能を発揮できる環境の整備が行われてきた。
　㈠ 薬剤師が薬物療法の有効性及び安全性の向上を図ること
　㈡ 薬剤師が多剤投薬、重複投薬の防止に寄与すること
　㈢ 薬剤師が残薬解消を推進すること
② 薬剤師がその職能を更に発揮するためには、次のような観点から環境整備を行う必要があると考えられた。
　㈠ 薬剤師による継続的な服薬管理を推進すること
　㈡ 薬局薬剤師と医療機関との情報連携を強化すること
③ 他方、利用者の薬局選択に資する観点からは、次のような薬局のニーズが高まると想定された。
　㈠ 今後の高齢化の進展に伴って、在宅医療の需要の更なる増大が見込まれることから、在宅医療の対応や入退院時の医療機関との継続的な情報連携において主体的な役割を担うことができる薬局
　㈡ がん等の薬物療法を受けている患者について、医療機関と密な連携を行いつつ、高い専門性に基づき、より丁寧な薬学的管理や特殊な調剤に対応できる薬局

**3** 「都道府県知事の認定」とあるが、これについて次のように整理することができる。
　① 薬局開設の許可は、以下の者によって行われる（法第4条第1項）。
　　㈠ 薬局の所在地が保健所設置市にある場合　—　薬局が所在する市の市長
　　㈡ 薬局の所在地が特別区の区域にある場合　—　薬局が所在する区の区長
　　㈢ ㈠及び㈡以外の場合　—　薬局が所在する都道府県の知事
　② 薬局機能情報提供制度（法第8条の2）において、薬局からの情報提供を受け、個々の薬局の機能情報を公表する主体は、都道府県知事のみである。
　③ 地域連携薬局の認定制度は、一定の広さを持った地域内に点在する薬局の中から、医療を受ける者が自らに適する薬局を比較して選択できるようにするという点では、薬局機能情報提供制度と同様の趣旨といえるため、地域連携薬局の認定権限は、都道府県知事のみが有することとしている。

**4** 都道府県知事は、地域連携薬局の認定を行うために必要があると認めるときは、当該都道府県の区域内の保健所を設置する市の市長又は特別区の区長に対し、当該市又は特別区の区域内に所在する薬局に関し必要な情報の提供を求めることができる。〈令第2条の12〉

**5** 地域連携薬局の認定台帳について、次のとおり定められている。〈令第2条の11、則第10条の10〉
　① 都道府県知事は、認定に関する台帳を備え、必要な事項を記載するものとする。
　② 都道府県知事は、当該都道府県の区域内の保健所を設置する市の市長又は特別区の区長から、①の台帳の閲覧を求められたときは、正当な理由がなければこれを拒むことができない。
　③ 地域連携薬局の認定に関する台帳に記載する事項は、次のとおりとする。

㈠ 認定番号及び認定年月日
㈡ 薬局開設の許可に係る許可番号及び許可年月日
㈢ 認定薬局開設者の氏名及び住所
㈣ 薬局の名称及び所在地

<第1号>

**6** 「厚生労働省令で定める基準」は、次のとおりである。〈則第10条の2第1項〉
① 利用者が座って情報の提供及び薬学的知見に基づく指導を受けることができる、間仕切り等で区切られた相談窓口その他の区画並びに相談の内容が漏えいしないよう配慮した設備を有すること
② 高齢者、障害者等の円滑な利用に適した構造であること

**7** 構造設備(則第10条の2第1項)について、次のように示されている。〈R3/1/29 薬生発0129第6号〉
① 利用者の服薬指導等の際に配慮した構造設備(則第10条の2第1項第1号)
㈠ 利用者が座って情報の提供や薬学的知見に基づく指導等を受けることができるようにするとともに、利用者に対する情報提供や服薬情報等が他の利用者に漏えいしないよう配慮することにより、利用者が安心して相談できる環境を確保することを求めている。薬剤師がより丁寧に服薬指導等を実施することにも資するものである。
㈡ 「座って情報の提供及び薬学的知見に基づく指導を受けることができる」とは、利用者が座って情報の提供等を受けることができる設備を求めるものであるが、やむを得ない場合には、必ずしもあらかじめ椅子を備え付けておく必要はない。この場合、利用者が座って相談を受けられることが可能であることについて、利用者が容易に認識できるよう、利用者への必要な声かけや見やすい場所にその旨掲示する等といった配慮が必要である。
㈢ 「間仕切り等で区切られた相談窓口その他の区画並びに相談の内容が漏えいしないよう配慮した設備」とは、利用者への服薬指導等を実施する際に利用するカウンターにパーテーション等を設置することにより仕切ることが考えられるが、単にパーテーションを設置すれば良いというものではなく、相談できるスペースを十分確保する、他の利用者の待合場所とカウンターの距離を離す、他の利用者の目線や動線に配慮した配置にする、情報提供や服薬指導の内容等が他の利用者に聞き取られないよう配慮する等、薬局全体において、どのような設備や広さであれば、利用者が安心して相談でき、薬剤師がより丁寧に服薬指導等を実施できるかを考慮した上で設備を検討すること。
㈣ ㈢のような設備を有したとしても、実際に情報提供や服薬指導等を行う薬剤師の態度や声の大きさ等によっては、利用者が安心して相談できない、他の利用者に内容が聞こえてしまうといった可能性もあるため、薬剤師の対応方法についても薬局内で周知し、利用者が安心できる環境を確保すること
② 高齢者、障害者等の円滑な利用に適した構造設備(同項第2号)
㈠ 「高齢者、障害者等の円滑な利用に適した構造」とは、利用者の動線や利用するエ

リア等を考慮して手すりを設置すること、入口に段差がないこと、車いすでも来局できる構造であること等利用者に配慮した構造であるが、これらに限らず、様々なものが考えられる。

　　㈡　利用者に配慮した構造については、建築物移動等円滑化基準も参考にすること
　　　　※「建築物移動等円滑化基準」とは、高齢者、障害者等の移動等の円滑化の促進に関する法律（平成18年法律第91号）第14条第1項の規定に基づく基準のこと

8　本号の基準適合性の要件を欠くに至った場合、都道府県知事は、地域連携薬局の認定を取り消すことができる。〈法第75条第4項第1号〉

9　本号の基準適合性の要件を欠くに至った場合、都道府県知事は、地域連携薬局の開設者に対して、その構造設備の改善を命じ、又はその改善を行うまでの間当該施設の全部もしくは一部を使用することを禁止することができる。〈法第72条第5項〉

　　この改善命令に違反した場合、都道府県知事は、地域連携薬局の認定を取り消すことができる。〈法第75条第4項第3号〉

　　また、施設の使用禁止の処分に違反した者は、1年以下の懲役もしくは100万円以下の罰金に処し、又はこれを併科する。〈法第86条第1項第20号〉

＜第2号＞

10　「厚生労働省令で定める基準」は、次のとおりである。〈則第10条の2第2項〉

　①　薬局開設者が、過去1年間において、当該薬局において薬事に関する実務に従事する薬剤師を、介護保険法第115条の48第1項に規定する会議その他の地域包括ケアシステムの構築に資する会議に継続的に参加させていること
　　※「過去1年間」とあるが、当該薬局を開設して1年に満たない薬局においては、開設から認定の申請までの期間となる。
　　※「介護保険法第115条の48第1項に規定する会議」とは、介護支援専門員、保健医療及び福祉に関する専門的知識を有する者、民生委員その他の関係者、関係機関及び関係団体により構成される会議をいう。
　　※「地域包括ケアシステム」とは、地域の実情に応じて、高齢者が、可能な限り、住み慣れた地域でその有する能力に応じ自立した日常生活を営むことができるよう、医療、介護、介護予防、住まい及び自立した日常生活の支援が包括的に確保される体制をいう。〈地域における医療及び介護の総合的な確保の促進に関する法律第2条第2項〉

　②　薬局開設者が、当該薬局において薬事に関する実務に従事する薬剤師が利用者の薬剤及び医薬品の使用に関する情報について地域における医療機関に勤務する薬剤師その他の医療関係者に対して随時報告及び連絡することができる体制を備えていること

　③　薬局開設者が、過去1年間において、当該薬局において薬事に関する実務に従事する薬剤師に利用者の薬剤及び医薬品の使用に関する情報について地域における医療機関に勤務する薬剤師その他の医療関係者に対して月平均30回以上報告及び連絡させた実績があること

　④　薬局開設者が、当該薬局において薬事に関する実務に従事する薬剤師が利用者の薬剤及び医薬品の使用に関する情報について地域における他の薬局に対して報告及び連絡することができる体制を備えていること

11　利用者の薬剤等の使用に関する情報を他の医療提供施設と共有する体制（則第10条の2

第2項)について、次のように示されている。〈R3/1/29 薬生発 0129 第 6 号〉
(1) 地域包括ケアシステムの構築に資する会議への参加(則第 10 条の 2 第 2 項第 1 号)
　① 地域連携薬局としてその役割を発揮するためには、地域における他の医療提供施設との連携体制を構築した上で、必要な情報提供などの業務に取り組むことが求められる。
　② 地域包括ケアシステムの構築に資する会議への参加の頻度については、地域における会議の開催状況も踏まえつつ、薬局として参加すべきものを検討した上で積極的に関わっていくこと
　③ 地域包括ケアシステムの構築に資する会議とは、地域包括ケアシステムの構築のための、地域住民を含む地域における総合的なチーム医療・介護の活動で、以下に掲げる活動が考えられる。
　　㈠ 介護保険法第 115 条の 48 で規定され、市町村又は地域包括支援センターが主催する地域ケア会議
　　㈡ 指定居宅介護支援等の事業の人員及び運営に関する基準(平成 11 年厚生省令第 38 号)第 13 条第 9 号で規定され、介護支援専門員が主催するサービス担当者会議
　　㈢ 地域の多職種が参加する退院時カンファレンス
(2) 地域における医療機関に勤務する薬剤師等に対して随時報告及び連絡することができる体制(同項第 2 号)
　① 地域連携薬局は、地域における在宅医療への対応や入退院時をはじめとする地域における他の医療提供施設との服薬情報の一元的・継続的な情報連携において重要な役割を担う薬局として位置づけられたものである。例えば、以下に掲げるような体制を構築し、現に実施していることが求められる。
　　㈠ ハイリスク薬等を服用する外来の利用者が地域連携薬局に来局した際に、利用者から服薬状況や副作用の発生の有無などの服薬情報を入手し、医療機関に勤務する医師、薬剤師等に提供すること
　　㈡ 入院時には、医療機関において適切な薬学的管理を行うため、地域連携薬局が有する利用者の入院前の服薬情報等を、医療機関に勤務する医師、薬剤師等に提供すること
　　㈢ 退院時には、退院後に地域連携薬局が適切な薬学的管理を行うため、退院時カンファレンスに参加し、医療機関に勤務する医師、薬剤師等から入院時の服薬情報や退院後の療養上の留意点等について必要な指示・情報提供等を受けること
　　㈣ 在宅医療を行う際には、主治医の指示等に基づいて地域連携薬局が居宅等において適切に薬学的管理を行うため、在宅における服薬状況等を適切に把握し、利用者の薬物療法等に必要となる薬剤や医療材料等の情報とともに、医療機関に勤務する医師、薬剤師等に提供すること
　② 地域連携薬局としては、薬局が他の医療提供施設と連携しつつ、①㈠〜㈣の対応が実施できることを、地域における他の医療提供施設に広く周知するとともに、薬局に来局する利用者に対して十分理解されるよう、実施できる内容の掲示や必要に応

じた説明など積極的な周知を行うこと
(3) 地域における医療機関に勤務する薬剤師等に対して報告及び連絡した実績(同項第3号)
① 当該実績は、(2)の体制を構築した上で、薬局開設者が、認定申請又は認定更新申請の前月までの過去1年間において、当該薬局において薬事に関する実務に従事する薬剤師に、当該薬剤師から医療機関に勤務する薬剤師等に対して以下の報告及び連絡させた実績として月平均30回以上を求めるものであること。なお、㈠〜㈣のいずれかのみを行うのではなく、満遍なく実施することが望ましい。
㈠ 利用者の入院にあたって情報共有を行った実績
㈡ 医療機関からの退院に当たって情報共有を行った実績
㈢ 外来の利用者に関して医療機関と情報共有を行った実績
㈣ 居宅等を訪問して情報提供や指導を行い、その報告書を医療機関へ提出して情報共有を行った実績
② 留意事項
㈠ 報告及び連絡した実績に該当するものについては、当該薬局の薬剤師が、服薬指導等から得られた情報を基に、処方した医師にとって薬剤の適正使用に必要な情報をとりまとめ、医療機関に勤務する薬剤師等に文書(地域情報連携ネットワーク等を含む)を用いて提供する等、当該薬剤師の主体的な情報収集等により、報告及び連絡したものである。ただし、医療機関から行われる利用者の検査値等のみの情報提供や、利用者の情報を含まない医療機関及び薬局の施設等に係る情報提供、服用中の薬剤に係るお薬手帳への記載及び疑義照会(薬剤師法第24条)は、本規定における報告及び連絡させた実績には含まれない。
㈡ 報告及び連絡に用いる文書の様式については、地域の医師会、薬剤師会等とあらかじめ協議されたものを用いることが望ましい。
㈢ 当該報告及び連絡については、医療機関との連携を確保するために設けたものであり、本規定で定められた実績を達成すること自体を目的とするのではなく、当該実績を満たした後であっても、薬剤師が医療上必要と認める場合や利用者が希望する場合等はその都度行うことが求められるものである。
(4) 他の薬局に対して報告及び連絡することができる体制(同項第4号)
当該体制は、地域における他の薬局に対して利用者の薬剤等(要指導医薬品及び一般用医薬品を含む)の薬剤服用歴、残薬などの服薬状況、副作用の発生状況等に関する情報を報告及び連絡することが求められるため、その方法等を明確にしておくこと。例えば、地域連携薬局をかかりつけの薬剤師のいる薬局としている利用者が、他の薬局を利用した際に、当該利用者からの同意の下で当該他の薬局からの求めに応じ、当該利用者の薬剤等の適正使用に必要となる情報を地域連携薬局から当該他の薬局に情報提供する場合が想定される。

**12** 認定基準の実績の引き継ぎについて、次のように示されている。〈R3/12/2 事務連絡〉
① 組織再編等により薬局開設者が変更になった場合は、新たに薬局開設の許可の申請を行う必要があるが、変更内容が薬局開設者の変更のみであり、薬局の所在地、薬局

に勤務する薬剤師等の勤務状況が同じである等、変更前後で地域連携薬局等の機能に変更がなく、薬局の業務の体制が引き継がれているときは、新たな認定の申請において、変更前の実績を変更後の実績に含めることは差し支えない。

② 薬局の所在地を移転した場合は、新たに薬局開設の許可の申請を行う必要があるが、薬局の移転後においても薬局に勤務する薬剤師等の勤務状況が同じである等、移転前後で地域連携薬局等の機能に変更がなく、薬局の業務の体制が引き継がれており、利用していた患者が引き続き来局できると通常想定される範囲にあり、かつ、移転前に連携していた医療機関等の関係機関との連携が移転後も同等に継続されることが明らかであると認められるときは、新たな認定の申請において、変更前の実績を変更後の実績に含めることは差し支えない。

13 本号の基準適合性の要件を欠くに至った場合、都道府県知事は、地域連携薬局の認定を取り消すことができる。〈法第75条第4項第1号〉

14 本号の基準適合性の要件を欠くに至った場合、都道府県知事は、地域連携薬局の開設者に対して、当該要件に適合するようにその業務を行う体制を整備することを命ずることができる。〈法第72条の2第3項〉

　この整備命令に違反した場合、都道府県知事は、地域連携薬局の認定を取り消すことができる。〈法第75条第4項第3号〉

〈第3号〉

15 「調剤された薬剤」とあるように、「医薬品」とは記載されていない。これは、次のように整理することができる。

① 処方箋調剤は、薬局薬剤師が独占して担っていることを踏まえ(薬剤師法第19条等)、本号の基準では、24時間対応可能な調剤体制の構築を求めている。

② 医薬品の販売については、薬局の独占業務ではなく、店舗販売業者等においても認められているため、本号の基準において、24時間対応可能な医薬品供給体制の構築を求める必要性は高くないと考えられる。

16 「厚生労働省令で定める基準」は、次のとおりである。〈則第10条の2第3項〉

① 開店時間外であっても、利用者からの薬剤及び医薬品に関する相談に対応する体制を備えていること

② 休日及び夜間であっても、調剤の求めがあった場合には、地域における他の薬局開設者と連携して対応する体制を備えていること

③ 在庫として保管する医薬品を必要な場合に地域における他の薬局開設者に提供する体制を備えていること

④ 薬局開設者が、麻薬の調剤に応需するために麻薬小売業者の免許を受け、当該麻薬の調剤の求めがあった場合には、当該薬局において薬事に関する実務に従事する薬剤師に当該薬局で調剤させる体制を備えていること

　※「麻薬小売業者の免許」とは、麻向法第3条第1項の規定による免許をいう。

⑤ 無菌製剤処理を実施できる体制(他の薬局の無菌調剤室を利用して無菌製剤処理を実施する体制を含む)を備えていること

⑥ 薬局開設者が、医療安全対策に係る事業に参加することその他の医療安全対策を講じていること

⑦ 当該薬局に常勤として勤務している薬剤師の半数以上が、当該薬局に継続して 1 年以上常勤として勤務している者であること

⑧ 当該薬局に常勤として勤務している薬剤師の半数以上が、地域包括ケアシステムに関する研修を修了した者であること

⑨ 薬局開設者が、当該薬局において薬事に関する実務に従事する全ての薬剤師に対し、1 年以内ごとに、⑧の研修又はこれに準ずる研修を計画的に受けさせていること

⑩ 当該薬局において薬事に関する実務に従事する薬剤師が、過去 1 年間において、地域における他の医療提供施設に対し、医薬品の適正使用に関する情報を提供していること
　※「過去 1 年間」とあるが、当該薬局を開設して 1 年に満たない薬局においては、開設から認定の申請までの期間となる。

⇒ 上記②の「休日」とは、日曜日、国民の祝日に関する法律第 3 条に規定する休日、1 月 2 日及び 3 日並びに 12 月 29 日、30 日及び 31 日をいう。〈R3/1/29 事務連絡〉
　※「国民の祝日に関する法律」とは、昭和 23 年法律第 178 号のこと

⇒ 上記②の「夜間」とは、午後 6 時から翌日の午前 8 時まで(土曜日の場合は、正午以降)をいう。〈R3/1/29 事務連絡〉

**17** 地域の利用者に対し安定的に薬剤を供給するための調剤及び薬剤の販売業務体制(則第 10 条の 2 第 3 項)について、次のように示されている。〈R3/1/29 薬生発 0129 第 6 号〉

① 開店時間外の相談に対応する体制(則第 10 条の 2 第 3 項第 1 号)

　㈠ 利用者から電話相談等があった場合には、開店時間外であっても薬局で相談等を受けられる体制を求めているものである。

　㈡ 利用者のかかりつけの薬剤師がいる場合には、かかりつけの薬剤師(かかりつけの薬剤師が対応できない時間帯である場合は、薬局において当該かかりつけの薬剤師と適切に情報共有している薬剤師を含む)が対応すること。また、当該相談内容の必要な事項については、調剤録に記載すること

　㈢ 利用者又はその家族等に対しては、当該薬局の薬剤師に直接相談できる連絡先、注意事項等について事前に説明すること。また、当該内容については、文書により交付すること又は薬袋へ記載すること

② 休日及び夜間の調剤応需体制(同項第 2 号)

　㈠ 利用者に対し医薬品を迅速に供給できるよう、自局で対応するほか、地域の他の薬局開設者と連携して対応する体制を備えていることを指すものである。例えば、地域で輪番制により対応している場合にはそれに参加していることが考えられる。

　㈡ 利用者に対しては、自局の開店時間のほか、地域における休日及び夜間の調剤応需体制を示しておくこと

　㈢ 他の薬局開設者との連携に関しては、へき地、過疎地域等であって、日常生活圏域(中学校区)及び近接する日常生活圏域に対応可能な他の薬局が存在しない場合には、柔軟に判断して差し支えない。

③ 在庫として保管する医薬品を必要な場合に他の薬局開設者の薬局に提供する体制(同項第3号)
   (一) 地域の医薬品供給体制の確保のため、地域連携薬局が他の薬局開設者の薬局からの求めに応じて医薬品を供給できる役割を求めることから設けたものである。
   (二) 地域において広く処方箋を応需し、利用者に対し医薬品を迅速に供給できるよう、地域の他の薬局開設者の薬局から医薬品の提供について求めがあった場合などに医薬品を提供できる体制が必要である。
   (三) 地域連携薬局における本規定の役割を踏まえると、地域の医薬品の提供体制を整備する際には、当該薬局の在庫として保管する医薬品の情報を近隣薬局に提供する等による周知を行うことが望ましい。
④ 麻薬の調剤応需体制(同項第4号)
   (一) 麻薬(麻向法第2条第1号)の調剤の求めがあった場合には、その薬局で調剤する体制を備えることを求めたものである。
   (二) 地域連携薬局は、様々な種類の麻薬の調剤に対応できることが必要であり、在庫として保管する品目数や種類は当該薬局の調剤の状況等に応じて薬局で判断しても差し支えないが、麻薬の調剤の求めがあった場合に、薬局の事情等により当該麻薬の調剤を断ることは認められないものであり、速やかに必要な麻薬を入手できる体制を構築しておくこと
⑤ 無菌製剤処理を実施できる体制(同項第5号)
   (一) 特に居宅等で療養を受ける利用者への調剤において無菌製剤処理が必要な薬剤が想定されるため、無菌製剤処理を実施できる体制(共同利用する体制を含む)を備えていることを求めているものであり、そのような処方があった場合、当該薬局で責任を持って当該薬剤の調剤を確保する対応が必要となる。
      ※「共同利用」とは、他の薬局の当該無菌調剤室を利用して無菌製剤処理を実施(則第11条の8第1項但書)することをいう。
   (二) 自局又は共同利用により無菌製剤処理を実施できるようにしておくことが望ましいが、日常生活圏域及び近接する日常生活圏域に、無菌製剤処理が可能な他の薬局が存在しない場合等も想定されることから、こうした場合には、無菌製剤処理の調剤に限り、当分の間、適切な実施薬局を紹介すること等の対応でも差し支えない。ただし、その場合、紹介する薬局をあらかじめ確保し、無菌製剤処理が必要な調剤の対応が円滑に実施できるよう具体的な手続を手順書等に記載しておくこと
⑥ 医療安全対策(同項第6号)
   医療安全対策の具体的な取組は、厚生労働省から公表している各種資材の活用はもとより、医薬品に係る副作用等の報告の対応、薬局ヒヤリ・ハット事例収集・分析事業への参加、製造販売業者による市販直後調査への協力のほか、医薬品リスク管理計画に基づく患者向け資料の活用、PMDAが実施している「医薬品医療機器情報配信サービス(PMDAメディナビ)」等を活用した服薬指導等の対応が考えられる。
⑦ 継続して1年以上常勤として勤務している薬剤師の体制(同項第7号)

㈠ 地域連携薬局として役割を果たすためには、日頃から会議の参加等を通じて、他の医療提供施設と連携体制を構築するとともに、薬局の利用者に対して薬剤師が継続して関わることにより利用者の薬学的管理を適切に実施していくことが求められることから、当該薬局に継続して勤務している薬剤師を一定程度確保することを求めるために設けたものである。

㈡ 「常勤」は、当該薬局に週当たり 32 時間以上勤務が該当する。

㈢ 「継続して 1 年以上常勤として勤務」は、認定申請又は認定更新申請の前月までに継続して 1 年以上常勤として当該薬局に勤務している場合が該当する。

㈣ 地域連携薬局の基準に定めた業務を継続的に実施するため、当該薬剤師がこれらの業務に積極的に関わるほか、それ以外の薬剤師についても同様に関わることにより、当該薬局における薬剤師が行う対人業務を充実させていくこと

⑧ 地域包括ケアシステムに関する研修を修了し常勤として勤務している薬剤師の体制(同項第 8 号)

地域包括ケアシステムに関する研修については、「健康サポート薬局に係る研修実施要綱(平成 28 年 2 月 12 日薬生発 0212 第 8 号)」に基づき研修実施機関が実施した健康サポート薬局に係る研修を修了した者として修了証の交付を受けた常勤の薬剤師を、本規定の基準を満たす者として取り扱う。

⑨ 地域包括ケアシステムに関する内容の研修の受講(同項第 9 号)

㈠ 地域連携薬局は、⑧に基づき研修を修了した薬剤師のみならず、当該薬局に勤務する他の薬剤師も地域包括ケアシステムに係る内容を理解した上で業務に携わることが適当であることから、当該薬局に勤務する薬剤師に対して、地域包括ケアシステムに係る内容が学習できる研修を毎年継続的に受講させることを求めたものである。

㈡ 当該研修については、外部研修が望ましいが、薬局開設者が従業員に対して自ら行う研修でも許容するものであり、あらかじめ実施計画を作成するとともに、研修実施後は、日時、参加者等に係る記録を保存しておくこと

⑩ 地域の他の医療提供施設に対する医薬品の適正使用に関する情報提供(同項第 10 号)

㈠ 地域連携薬局は、地域の他の医療提供施設に対して、新薬の情報、同一薬効群における医薬品の有効性及び安全性の情報や特徴、後発医薬品の品質に関する情報や製剤の工夫等の特徴等、医薬品の適正使用に関する情報を広く提供し、地域の医薬品情報室としての役割を果たすことを求めたものである。

㈡ 認定申請又は認定更新申請の前月までの過去 1 年間において情報提供した実績が必要である。

㈢ 当該情報提供は、単に一度提供したら役割を果たすものではなく、必要に応じてその都度情報提供を行うとともに、他の医療提供施設から必要な情報提供の相談があればそれに応じること

⇒ 上記②について、以下の場合は当該基準を満たしていると考えて差し支えない。
〈R3/1/29 事務連絡〉

① 自局が 24 時間体制で対応する場合であって、地域において自局の対応を周知すると

ともに、地域の他の薬局開設者や利用者からの調剤の求めがあった場合には適切に対応することなど必要な体制を有している場合

② 自治体が関与する仕組みなどにより、地域の薬局が交代で休日・夜間診療所等に当該薬局に勤務する薬剤師を派遣している場合

⇒ 上記⑦について、次のように示されている。〈R3/1/29 事務連絡〉

① 常勤として勤務している薬剤師が、在籍期間中に労働基準法に基づく産前休業もしくは産後休業又は育児・介護休業法に基づく育児休業もしくは介護休業を取得した場合は、当該休業期間を除いた期間に1年以上常勤として勤務していれば、当該規定の対象となる薬剤師として取り扱って差し支えない。

② 勤務する薬剤師が、育児・介護休業法に基づき所定労働時間が短縮されている場合は、週32時間未満であっても「常勤」として取り扱って差し支えない。当分の間は、週24時間以上かつ週4日以上の勤務であれば「常勤」として取り扱うものとする。

※「育児・介護休業法」とは、育児休業、介護休業等育児又は家族介護を行う労働者の福祉に関する法律(平成3年法律第76号)のこと

18 本号の基準適合性の要件を欠くに至った場合、都道府県知事は、地域連携薬局の認定を取り消すことができる。〈法第75条第4項第1号〉

19 本号の基準適合性の要件を欠くに至った場合、都道府県知事は、地域連携薬局の開設者に対して、当該要件に適合するようにその業務を行う体制を整備することを命ずることができる。〈法第72条の2第3項〉

この整備命令に違反した場合、都道府県知事は、地域連携薬局の認定を取り消すことができる。〈法第75条第4項第3号〉

＜第4号＞

20 「居宅等」とは、医療を受ける者の居宅のほか、次に掲げる施設の居室をいう。〈薬剤師法第22条、薬剤師法施行規則第13条〉

① 乳児院、母子生活支援施設、児童養護施設、福祉型障害児入所施設及び児童自立支援施設(入所させて指導する施設に限る)

② 救護施設及び更生施設

③ 婦人保護施設

④ 養護老人ホーム、特別養護老人ホーム及び軽費老人ホーム

⑤ 障害者支援施設及び福祉ホーム

21 「厚生労働省令で定める基準」は、次のとおりである。〈則第10条の2第4項〉

① 居宅等における調剤並びに情報の提供及び薬学的知見に基づく指導について、過去1年間において月平均2回以上実施した実績があること。ただし、都道府県知事が別に定める場合にあっては、月平均2回未満であって当該都道府県知事が定める回数以上実施した実績があることをもってこれに代えることができる。

※「過去1年間」とあるが、当該薬局を開設して1年に満たない薬局においては、開設から認定の申請までの期間となる。

② 高度管理医療機器等の販売業の許可を受け、訪問診療を利用する者に対し必要な医

療機器及び衛生材料を提供するための体制を備えていること
22 居宅等における調剤及び指導を行う体制(則第10条の2第4項)について、次のように示されている。〈R3/1/29薬生発0129第6号〉
① 居宅等における調剤並びに情報の提供及び薬学的知見に基づく指導の実績(則第10条の2第4項第1号)
　㈠ 居宅等における調剤の業務並びに訪問診療を利用する者に対する情報の提供及び薬学的知見に基づく指導を恒常的に実施していることを担保するため、認定申請又は認定更新申請の前月までの過去1年間において月平均2回以上これらを実施した実績を求めるものである。
　㈡ 実績として計上する回数は居宅等を訪問して指導等を行った回数とするが、複数の利用者が入居している施設を訪問した場合は、調剤の業務並びに情報の提供及び薬学的知見に基づく指導を行った人数にかかわらず1回とすること。また、同一人物に対する同一日の訪問は、訪問回数にかかわらず1回とすること
　㈢ 在宅医療の対応を確保するために設けたもので、当該実績を達成すること自体を目的とするのではなく、当該実績を満たした後であっても、薬剤師が医療上必要と認める場合や利用者が希望する場合等にその都度行うことが求められる。
　㈣ 同項第1号但書は、地域の特段の事情により、例えば居宅等で訪問診療を受けている利用者が限られている場合など、当該地域において本規定を満たすことが困難であり、地域連携薬局の認定が進まないと都道府県知事が判断する場合に限り、都道府県知事が対象となる地域及び基準となる回数を規定するもので、居宅等における調剤及び指導を実施していることは担保しつつ、実施すべき回数は配慮することを想定しているものであること
② 医療機器及び衛生材料を提供するための体制(同項第2号)
　㈠ 訪問診療を利用する者に対しては、医療機器やそれ以外の衛生材料が必要となる場合も想定されるため、これらを提供できるようにするために設けたものである。
　㈡ 医療機器の中には高度管理医療機器等に該当するものも含まれるため、高度管理医療機器等の販売業の許可を受けることを求めたものである。
　　　※「高度管理医療機器等」とは、高度管理医療機器又は特定保守管理医療機器のこと
　㈢ 訪問診療を利用する者に対してだけでなく、訪問診療に関わる医療機関等に対しても必要に応じて医療機器や衛生材料の提供を行うこと
　㈣ 薬局で保管する医療機器・衛生材料は、薬局において必要と判断するものに限って差し支えないが、保管したもの以外のものが必要になった場合には速やかに入手できる体制を構築しておくこと
23 本号の基準適合性の要件を欠くに至った場合、都道府県知事は、地域連携薬局の認定を取り消すことができる。〈法第75条第4項第1号〉
24 本号の基準適合性の要件を欠くに至った場合、都道府県知事は、地域連携薬局の開設者に対して、当該要件に適合するようにその業務を行う体制を整備することを命ずることができる。〈法第72条の2第3項〉

この整備命令に違反した場合、都道府県知事は、地域連携薬局の認定を取り消すことができる。〈法第75条第4項第3号〉

＜地域連携薬局と健康サポート薬局＞

25 地域連携薬局と健康サポート薬局の違いについて、次のように整理することができる。

① 地域連携薬局は、かかりつけ薬局機能を有する薬局である。
　※「かかりつけ薬局機能」とは、地域において医療機関等と連携しながら、入院、外来、在宅医療といった様々な療養環境を移行していく患者に対し、服薬情報の一元的・継続的な把握とそれに基づく薬学的管理・指導を適切に提供できる機能をいう。

② 健康サポート薬局は、かかりつけ薬局の機能に加え、健康サポート機能を有する薬局である。
　※「健康サポート機能」とは、住民への健康相談対応や受診勧奨の実施など、医薬品の使用を必要としないサービスを提供する機能をいう。

③ 健康サポート薬局の「かかりつけ薬局機能」に関する届出基準は、地域連携薬局の認定要件と同様のものであるため、健康サポート薬局の多くは、地域連携薬局の認定を受けることができると考えられる。

■第6条の2第2項■

前項の認定を受けようとする者は、厚生労働省令で定めるところにより、次の各号に掲げる事項を記載した申請書をその薬局の所在地の都道府県知事に提出しなければならない。
一　氏名又は名称及び住所並びに法人にあつては、その代表者の氏名
二　その薬局の名称及び所在地
三　前項各号に掲げる事項の概要
四　その他厚生労働省令で定める事項

### 趣 旨

本規定は、地域連携薬局の認定の申請書の記載事項を明示したものである。

### 解 説

1　地域連携薬局の認定の申請書は、様式第五の二によるものとする。〈則第10条の2第5項前段〉

2　「厚生労働省令で定める事項」は、次のとおりである。〈則第10条の2第6項〉
① 申請者(申請者が法人であるときは、薬事に関する業務に責任を有する役員を含む)が欠格事由(法第五条第三号イからトまで)に該当しない旨
② 申請者が地域連携薬局又は専門医療機関連携薬局の認定を取り消され、その取消しの日から3年を経過していない旨

## ■第6条の2第3項■

> 地域連携薬局でないものは、これに地域連携薬局又はこれに紛らわしい名称を用いてはならない。

### 趣旨

本規定は、地域連携薬局でない場所には、「地域連携薬局」といった名称の使用が禁止される旨を定めたものである。

### 解説

1. 認定を受けていない薬局が「地域連携薬局」という名称又はこれに紛らわしい名称を用いて業務を行った場合、国民に混乱を生じさせるおそれがあることを考慮し、認定薬局への国民の信頼性を確保する観点から、本規定が設けられている。
2. 「紛らわしい名称」とは、「地域連携薬局」と実質的な同一性を有する名称をいう。例えば、「地方連携薬局」「地域連帯薬局」という名称が該当する。
3. その薬局が地域連携薬局の認定を受けていたとしても、「地域連携薬局」という名称の使用が義務づけられているわけではない。
4. その薬局が地域連携薬局の認定を受けていない場合、「地域連携薬局」という名称を用いることはできないが、地域連携の業務を行うことはできる。
5. 本規定を遵守しているかどうかを確かめるため、都道府県知事は、地域連携薬局の開設者に対して必要な報告をさせ、又は当該職員に、地域連携薬局に立ち入り、その構造設備もしくは帳簿書類その他の物件を検査させ、従業員その他の関係者に質問させることができる。〈法第69条第3項〉
6. 本規定に違反した者は、30万円以下の罰金に処する。〈法第88条第1号〉
    また、いわゆる両罰規定の対象となっており、この行為者を使用する法人又は人には30万円以下の罰金刑が科される。〈法第90条第2号〉

## ■第6条の2第4項■

> 第一項の認定は、一年ごとにその更新を受けなければ、その期間の経過によつて、その効力を失う。

### 趣旨

本規定は、地域連携薬局の認定を更新制としたものである。

### 解説

1. 認定後においても基準適合性を定期的に確認し、地域連携業務の水準を維持するため、本規定が設けられている。認定が失効した後に引き続き、「地域連携薬局」という名称を

用いることはできない。
2 更新の申請は、申請書に認定証を添えて提出しなければならない。〈則第10条の9第1項〉
3 都道府県知事は、地域連携薬局の認定の更新を行うために必要があると認めるときは、当該都道府県の区域内の保健所を設置する市の市長又は特別区の区長に対し、当該市又は特別区の区域内に所在する薬局に関し必要な情報の提供を求めることができる。〈令第2条の12〉

## 第六条の三（専門医療機関連携薬局）

〈令元法六三・追加〉

■第6条の3第1項■

薬局であつて、その機能が、医師若しくは歯科医師又は薬剤師が診療又は調剤に従事する他の医療提供施設と連携し、薬剤の適正な使用の確保のために専門的な薬学的知見に基づく指導を実施するために必要な機能に関する次に掲げる要件に該当するものは、厚生労働省令で定めるがんその他の傷病の区分ごとに、その所在地の都道府県知事の認定を受けて専門医療機関連携薬局と称することができる。
一 構造設備が、利用者の心身の状況に配慮する観点から必要なものとして厚生労働省令で定める基準に適合するものであること。
二 利用者の薬剤及び医薬品の使用に関する情報を他の医療提供施設と共有する体制が、厚生労働省令で定める基準に適合するものであること。
三 専門的な薬学的知見に基づく調剤及び指導の業務を行う体制が、厚生労働省令で定める基準に適合するものであること。

**趣旨**

本規定は、他の医療提供施設と連携し、専門的な薬学的知見に基づく指導を実施するための機能に関する要件を満たした薬局は、傷病の区分ごとに、都道府県知事の認定を受けて専門医療機関連携薬局と称することができる旨を定めたものである。【法第6条の2参照】

**解説**

1 薬局の機能分化を推進する一環として、専門医療機関連携薬局の認定制度を整備するため、令和元年の法改正により、本条が新設された。
2 「厚生労働省令で定めるがんその他の傷病の区分」は、がんとする。〈則第10条の3第1項〉
3 都道府県知事は、専門医療機関連携薬局の認定を行うために必要があると認めるときは、当該都道府県の区域内の保健所を設置する市の市長又は特別区の区長に対し、当該市又は特別区の区域内に所在する薬局に関し必要な情報の提供を求めることができる。〈令第2条の12〉
4 専門医療機関連携薬局の認定台帳について、次のとおり定められている。〈令第2条の

第3章　薬局(第4条—第11条)

11、則第10条の10〉
① 都道府県知事は、認定に関する台帳を備え、必要な事項を記載するものとする。
② 都道府県知事は、当該都道府県の区域内の保健所を設置する市の市長又は特別区の区長から、①の台帳の閲覧を求められたときは、正当な理由がなければこれを拒むことができない。
③ 専門医療機関連携薬局の認定に関する台帳に記載する事項は、次のとおりとする。
　㈠ 認定番号及び認定年月日
　㈡ 薬局開設の許可に係る許可番号及び許可年月日
　㈢ 認定薬局開設者の氏名及び住所
　㈣ 薬局の名称及び所在地
　㈤ 認定に係る傷病の区分
　㈥ 専門的な薬学的知見に基づく調剤及び指導の業務を行うために必要な要件を満たす薬剤師の氏名

<第1号>
5　「厚生労働省令で定める基準」は、次のとおりである。〈則第10条の3第2項〉
　① 利用者が座って情報の提供及び薬学的知見に基づく指導を受けることができる個室その他のプライバシーの確保に配慮した設備を有すること
　② 高齢者、障害者等の円滑な利用に適した構造であること
⇒　上記①について、次のように示されている。〈R3/1/29 薬生発0129第6号〉
　① がんの治療を受けている利用者に対して、より安心して相談ができる環境を確保する必要があるため、個室その他のプライバシーの確保に配慮された設備を求めたものであること
　② 「個室その他のプライバシーの確保に配慮した設備」とは、個室に限らず、服薬指導等を行うカウンターのある場所や利用者の待合スペースから十分離れていて、プライバシーに配慮した場所であれば要件を満たすとみなし得るものである。
　③ ②のような設備を有したとしても、実際に情報提供や服薬指導等を行う薬剤師の態度や声の大きさ等によっては、利用者が安心して相談できない、他の利用者に内容が聞こえてしまうといった可能性もあるため、薬剤師の対応方法についても薬局内で周知し、利用者が安心できる環境を確保すること
6　本号の基準適合性の要件を欠くに至った場合、都道府県知事は、専門医療機関連携薬局の認定を取り消すことができる。〈法第75条第5項第1号〉
7　本号の基準適合性の要件を欠くに至った場合、都道府県知事は、専門医療機関連携薬局の開設者に対して、その構造設備の改善を命じ、又はその改善を行うまでの間当該施設の全部もしくは一部を使用することを禁止することができる。〈法第72条第5項〉
　この改善命令に違反した場合、都道府県知事は、専門医療機関連携薬局の認定を取り消すことができる。〈法第75条第5項第4号〉
　また、施設の使用禁止の処分に違反した者は、1年以下の懲役もしくは100万円以下の罰金に処し、又はこれを併科する。〈法第86条第1項第20号〉

＜第2号＞

**8** 「厚生労働省令で定める基準」は、次のとおりである。〈則第10条の3第3項〉

① 薬局開設者が、過去1年間において、当該薬局において薬事に関する実務に従事する薬剤師を、利用者の治療方針を共有するために傷病の区分に係る専門的な医療の提供等を行う医療機関との間で開催される会議に継続的に参加させていること

　※「過去1年間」とあるが、当該薬局を開設して1年に満たない薬局においては、開設から認定の申請までの期間となる。

② 薬局開設者が、当該薬局において薬事に関する実務に従事する薬剤師が当該薬局を利用する傷病の区分に該当する者の薬剤及び医薬品の使用に関する情報について①の医療機関に勤務する薬剤師その他の医療関係者に対して随時報告及び連絡することができる体制を備えていること

③ 薬局開設者が、過去1年間において、当該薬局において薬事に関する実務に従事する薬剤師に当該薬局を利用する傷病の区分に該当する者のうち半数以上の者の薬剤及び医薬品の使用に関する情報について①の医療機関に勤務する薬剤師その他の医療関係者に対して報告及び連絡させた実績があること

④ 薬局開設者が、当該薬局において薬事に関する実務に従事する薬剤師が当該薬局を利用する傷病の区分に該当する者の薬剤及び医薬品の使用に関する情報について地域における他の薬局に対して報告及び連絡することができる体制を備えていること

**9** 利用者の薬剤等の使用に関する情報を他の医療提供施設と共有する体制(則第10条の3第3項)について、次のように示されている。〈R3/1/29薬生発0129第6号〉

(1) 専門的な医療の提供等を行う医療機関との間で開催される会議への参加(則第10条の3第3項第1号)

　① 専門医療機関連携薬局としてその役割を発揮するためには、がん治療に係る医療機関との連携体制を構築した上で、利用者の治療方針を共有することや必要な情報提供を行うことなどの業務に取り組むことが求められる。

　② 医療機関との間で開催される会議への参加の頻度については、当該医療機関における会議の開催状況を踏まえつつ、薬局として参加すべきものを検討した上で積極的に関わっていくこと

　③ がん治療に係る医療機関とは、厚生労働大臣が指定するがん診療連携拠点病院等及び都道府県が専門的ながん医療を提供するものとして認めた医療機関であること

(2) 専門的な医療の提供等を行う医療機関に勤務する薬剤師等に対して随時報告及び連絡することができる体制(同項第2号)

　① 当該薬局に勤務する薬剤師とがん治療に係る医療機関に勤務する薬剤師その他の医療関係者との間で随時報告及び連絡することができる体制を備えていることが必要であるため、例えば、以下に掲げるような体制を構築し、現に実施していることが求められる。

　　㈠ がん治療を行った医療機関における患者の治療方針(レジメン等)を理解し、当該患者の服薬情報を把握するとともに、副作用等の必要な情報を入手し、がん治療

に係る医療機関の医師、薬剤師等に提供すること
　　　㈡　外来化学療法で治療を受けているがん患者が在宅医療に移行する際には、主治医の指示等に基づいて居宅等を訪問する薬局の薬剤師が適切に薬学的管理を行うため、専門医療機関連携薬局ががん治療に係る医療機関の治療方針や服薬情報を当該薬局に提供すること
　　②　専門医療機関連携薬局は、薬局が他の医療提供施設と連携しつつ、これらの対応が実施できることを、地域における他の医療提供施設に広く周知するとともに、薬局に来局する利用者に対して十分理解されるよう、実施できる内容の掲示や必要に応じた説明など積極的な周知を行うこと
　⑶　専門的な医療の提供等を行う医療機関に勤務する薬剤師等に対して報告及び連絡した実績(同項第3号)
　　①　当該実績は、⑵の体制を構築した上で、薬局開設者が、認定申請又は認定更新申請の前月までの過去1年間において、当該薬局において薬事に関する実務に従事する薬剤師に、当該薬剤師からがん治療に係る医療機関に勤務する薬剤師その他の医療関係者に対して、当該薬局で処方箋を応需しているがん患者数のうち半数以上のがん患者について情報の報告及び連絡を行わせた実績を求めるものであること
　　②　がん患者とは、抗がん剤や支持療法に必要な薬剤を用いてがん治療を受けている者を指すものであり、がん治療に係る医療機関と連携を行う中で、対象となる者を判断すること
　⑷　他の薬局に対して報告及び連絡することができる体制(同項第4号)
　　　当該体制は、他の薬局に利用者の薬剤等の薬剤服用歴、残薬などの服薬状況、副作用の発生状況等の使用に関する情報を報告及び連絡するための方法等を明確にしておくことが求められる。例えば、他の薬局をかかりつけの薬剤師のいる薬局としていた利用者が、がんの治療にあたり必要な薬剤等に関しては当該専門医療機関連携薬局を利用している場合、利用者の同意の下で他の薬局からの求めに応じて、薬剤の適正使用に必要となる利用者の情報を当該他の薬局へ情報提供することが想定される。なお、「他の薬局」には地域連携薬局も含まれる。
10　本号の基準適合性の要件を欠くに至った場合、都道府県知事は、専門医療機関連携薬局の認定を取り消すことができる。〈法第75条第5項第1号〉
11　本号の基準適合性の要件を欠くに至った場合、都道府県知事は、専門医療機関連携薬局の開設者に対して、当該要件に適合するようにその業務を行う体制を整備することを命ずることができる。〈法第72条の2第3項〉
　　この整備命令に違反した場合、都道府県知事は、専門医療機関連携薬局の認定を取り消すことができる。〈法第75条第5項第4号〉

＜第3号＞
12　「厚生労働省令で定める基準」は、次のとおりである。〈則第10条の3第4項〉
　①　開店時間外であっても、利用者からの薬剤及び医薬品に関する相談に対応する体制を備えていること

② 休日及び夜間であっても、調剤の求めがあった場合には、地域における他の薬局開設者と連携して対応する体制を備えていること
③ 在庫として保管する傷病の区分に係る医薬品を、必要な場合に地域における他の薬局開設者に提供する体制を備えていること
④ 薬局開設者が、麻薬の調剤に応需するために麻薬小売業者の免許を受け、当該麻薬の調剤の求めがあった場合には、当該薬局において薬事に関する実務に従事する薬剤師に当該薬局で調剤させる体制を備えていること
⑤ 医療安全対策に係る事業への参加その他の医療安全対策を講じていること
⑥ 当該薬局に常勤として勤務している薬剤師の半数以上が、当該薬局に継続して1年以上常勤として勤務している者であること
⑦ 専門性の認定を受けた常勤の薬剤師を配置していること
⑧ 薬局開設者が、当該薬局において薬事に関する実務に従事する全ての薬剤師に対し、1年以内ごとに、傷病の区分ごとの専門的な薬学的知見に基づく調剤及び指導に関する研修を計画的に受けさせていること
⑨ 当該薬局において薬事に関する実務に従事する薬剤師が、地域における他の薬局に勤務する薬剤師に対して、傷病の区分ごとの専門的な薬学的知見に基づく調剤及び指導に関する研修を継続的に行っていること
⑩ 当該薬局において薬事に関する実務に従事する薬剤師が、過去1年間において、地域における他の医療提供施設に対し、傷病の区分ごとの医薬品の適正使用に関する情報を提供していること

　　※「過去1年間」とあるが、当該薬局を開設して1年に満たない薬局においては、開設から認定の申請までの期間となる。

13 専門的な薬学的知見に基づく調剤及び指導の業務体制(則第10条の3第4項)について、次のように示されている。〈R3/1/29薬生発0129第6号〉
① 休日及び夜間の調整応需体制(同項第2号)
　　利用者に対し抗がん剤などの医薬品を迅速に供給できるよう、自局で対応するほか、地域の他の薬局開設者と連携して対応する体制を備えていることを指すものである。
② 在庫として保管する傷病の区分に係る医薬品を必要な場合に他の薬局開設者の薬局に提供する体制(同項第3号)
　㈠ 専門医療機関連携薬局には、地域の医薬品供給体制の確保のため、他の薬局開設者の薬局からの求めに応じて抗がん剤などのがん治療に必要な医薬品を供給できる役割が求められる。
　㈡ 地域の他の薬局開設者の薬局から当該医薬品の提供について求めがあった場合に必要な医薬品を提供できる体制が必要である。
　㈢ 対象として考えられる医薬品としては、抗がん剤のほか支持療法で用いられる医薬品を含む。
　㈣ 当該薬局における抗がん剤等の在庫として保管する医薬品の情報を近隣薬局に提供する等による周知を行うことが望ましい。

③ 継続して1年以上常勤として勤務している薬剤師の体制(同項第6号)

　専門医療機関連携薬局として役割を果たすためには、がん治療に関して、日頃から会議の参加等を通じて、他の医療提供施設と連携体制を構築するとともに、薬局の利用者に対して薬剤師が継続して関わることにより利用者のがん治療に係る専門的な薬学的管理を適切に実施していくことが求められることから、当該薬局に継続して勤務している薬剤師を一定程度確保する必要がある。

④ 傷病の区分に係る専門性を有する常勤として勤務している薬剤師の体制(同項第7号)

　がんの区分に係る専門性とは、抗がん剤の化学療法の知識のほか、支持療法で用いる薬剤も含め、がんの薬物療法全般に係る専門性を有する薬剤師であること

⑤ 傷病の区分に係る専門的な内容の研修の受講(同項第8号)

　㈠ 専門医療機関連携薬局は、④に基づく専門性を有する薬剤師のみならず、当該薬局に勤務する他の薬剤師もがんに係る専門的な薬学的知見に基づく指導等の対応ができるよう、当該薬局に勤務する薬剤師に対して、がんに係る専門的な薬学的知見に基づく指導等に必要な内容が学習できる研修を毎年継続的に受講させることが求められる。

　㈡ 当該研修については、外部研修が望ましいが、薬局開設者が従業員に対して自ら行う研修でも許容するものであり、あらかじめ実施計画を作成するとともに、研修実施後は、日時、参加者等に係る記録を保存しておくこと

⑥ 地域の他の薬局に対する傷病の区分に係る専門的な内容の研修の実施(同項第9号)

　㈠ 専門医療機関連携薬局には、当該薬局における対応のみならず、地域の他の薬局においても、がん治療を受けている利用者が来局することが想定されることから、専門医療機関連携薬局に勤務する薬剤師が地域の他の薬局に勤務する薬剤師に対して、がんに係る専門的な薬学的知見に基づく指導等に関する研修を継続的に行うことで、地域でがん治療を受けている利用者に対応できる体制を構築しておく必要がある。

　㈡ 当該研修の実施にあたっては、必要に応じて日頃から連携しているがん治療に係る医療機関の協力も得ながら実施することとし、研修内容は、専門的な薬学的知見に基づく指導等の内容のみならず、利用者が安心して医療を受けることができるよう、コミュニケーション等も含めた指導方法等の内容も含まれる。

　㈢ 当該研修については、あらかじめ実施計画を作成するとともに、研修実施後は、日時、参加者等に係る記録を保存しておくこと

⑦ 地域の他の医療提供施設に対する傷病の区分に係る医薬品の適正使用に関する情報提供(同項第10号)

　㈠ 専門医療機関連携薬局には、地域の他の医療提供施設に対して、抗がん剤や支持療法で用いられる医薬品の有効性及び安全性の情報や特徴、承認審査で用いられた臨床試験の情報、PMDAにおける当該医薬品の審査報告書の情報、医薬品リスク管理計画(RMP)の情報など、がん治療で用いられる医薬品の適正使用に関する情報を広く提供し、地域の医薬品情報室としての役割を果たすことが求められ、認定申請又は認定更新申請の前月までの過去1年間において情報提供した実績が必要である。

(二) (一)のような情報提供は、単に一度提供したら役割を果たすものではなく、必要に応じてその都度情報提供を行うとともに、他の医療提供施設から必要な情報提供の相談があればそれに応じること
14　本号の基準適合性の要件を欠くに至った場合、都道府県知事は、専門医療機関連携薬局の認定を取り消すことができる。〈法第75条第5項第1号〉
15　本号の基準適合性の要件を欠くに至った場合、都道府県知事は、専門医療機関連携薬局の開設者に対して、当該要件に適合するようにその業務を行う体制を整備することを命ずることができる。〈法第72条の2第3項〉
　　この整備命令に違反した場合、都道府県知事は、専門医療機関連携薬局の認定を取り消すことができる。〈法第75条第5項第4号〉

■第6条の3第2項■

　前項の認定を受けようとする者は、厚生労働省令で定めるところにより、次の各号に掲げる事項を記載した申請書をその薬局の所在地の都道府県知事に提出しなければならない。
一　氏名又は名称及び住所並びに法人にあつては、その代表者の氏名
二　その薬局において専門的な薬学的知見に基づく調剤及び指導の業務を行うために必要なものとして厚生労働省令で定める要件を満たす薬剤師の氏名
三　その薬局の名称及び所在地
四　前項各号に掲げる事項の概要
五　その他厚生労働省令で定める事項

**趣旨**

　本規定は、専門医療機関連携薬局の認定の申請書の記載事項について明示したものである。

**解説**

1　専門医療機関連携薬局の認定の申請書は、様式第五の三によるものとする。〈則第10条の3第5項前段〉

＜第2号＞

2　「厚生労働省令で定める要件」は、次に掲げる基準に適合するものとして厚生労働大臣に届け出た団体により、専門性の認定を受けた薬剤師であることとする。〈則第10条の3第6項〉

　※「専門性の認定」とは、傷病の区分に係る専門性の認定のこと
① 学術団体として法人格を有していること
② 会員数が1,000人以上であること
③ 専門性の認定に係る活動実績を5年以上有し、かつ、当該認定の要件を公表している法人であること
④ 専門性の認定を行うに当たり、医療機関における実地研修の修了、学術雑誌への専門

性に関する論文の掲載又は当該団体が実施する適正な試験への合格その他の要件により専門性を確認していること
⑤ 専門性の認定を定期的に更新する制度を設けていること
⑥ 当該団体による専門性の認定を受けた薬剤師の名簿を公表していること

**3** 専門的な薬学的知見に基づく調剤及び指導の業務を行うために必要な要件について、次のとおり示されている。〈R3/1/29薬生発0129第7号〉

(1) 解説2の①の要件について

専門性の認定に当たって適切に認定制度を運営するため、学術研究の向上発展への寄与のための活動を行っていること

(2) 解説2の②の要件について

団体の会員数の算定にあたっては、当該団体が定める正会員に限ることとし、準会員、賛助会員等は含めないこと。なお、専門性の認定を行う趣旨を踏まえると、会員に薬剤師を多く加入させている団体であることが望ましい。

(3) 解説2の③の要件について

専門性の認定を行う活動を継続して行っていることを担保するため、5年以上の活動実績を求めるものであること。認定の要件の公表は、(4)及び(5)に関する内容について、ウェブサイト、年報等広く国民に周知できる方法により行うこと

(4) 解説2の④の要件について

① 専門性を確認する方法

(一) 専門性の認定にあたっては、医療機関における実地研修の修了、学術雑誌への専門性に関する論文の掲載、当該団体が実施する適正な試験の合格等、複数の要件により総合的に専門性を確認すべきものであること

(二) 具体的な専門性を確認するための要件としては、「6年制薬剤師の輩出を踏まえた薬剤師の生涯学習プログラムに関する研究(平成25年度厚生労働科学研究費補助金事業)」の「専門薬剤師整備指針のとりまとめ」で示されているため、参考のこと
例:認定施設における臨床研修経験、学会発表、認定試験の合格

(三) 当分の間、当該とりまとめも踏まえた上で、「医療機関における実地研修の修了、学術雑誌への専門性に関する論文の掲載又は当該団体が実施する適正な試験の合格」といった方法に限らず、団体ごとに専門性を認定する要件を定めることで差し支えないこと

② 専門性を確認するための体制・能力

専門性の確認にあたっては、業務を適正に実施するための体制・能力が必要となることから、団体において専門性の確認が適切に行われるために十分な組織体制を有し、専門性を評価できる能力を有する者の参画が必要であること

(5) 解説2の⑤の要件について

認定を受けた薬剤師の専門性が維持されていることを担保するため、認定を受けた薬剤師に対し、少なくとも5年に1度は認定を更新する制度を設けなければならないこと。また、更新にあたっての確認事項については、認定時に準じて要件を設定し、そ

の専門性を確認できるようにすること
  (6) 解説2の⑥の要件について
      公表にあたっては、ウェブサイト、年報等広く国民に周知できる方法により行うこと
4 傷病の区分に係る専門性の認定を行う団体名及びその認定する専門性の名称について、次の公表がなされている。〈R3/6/14事務連絡〉
  ① 一般社団法人日本医療薬学会にあっては、地域薬学ケア専門薬剤師(がん)
  ② 一般社団法人日本臨床腫瘍薬学会にあっては、外来がん治療専門薬剤師

<第5号>
5 「厚生労働省令で定める事項」は、次のとおりである。〈則第10条の3第7項〉
  ① 申請者(申請者が法人であるときは、薬事に関する業務に責任を有する役員を含む)が欠格事由(法第5条第3号イからトまで)に該当しない旨
  ② 申請者が地域連携薬局又は専門医療機関連携薬局の認定を取り消され、その取消しの日から3年を経過していない旨

■第6条の3第3項■

> 第一項の認定を受けた者は、専門医療機関連携薬局と称するに当たつては、厚生労働省令で定めるところにより、同項に規定する傷病の区分を明示しなければならない。

【趣旨】
本規定は、認定を受けて専門医療機関連携薬局と称する場合には、その傷病の区分を明示することとしたものである。

【解説】
1 傷病の区分の明示は、当該薬局内の見やすい場所及び当該薬局の外側の見やすい場所に掲示することにより行う。〈則第10条の3第8項〉
2 本規定を遵守しているかどうかを確かめるため、都道府県知事は、専門医療機関連携薬局の開設者に対して必要な報告をさせ、又は当該職員に、専門医療機関連携薬局に立ち入り、その構造設備もしくは帳簿書類その他の物件を検査させ、従業員その他の関係者に質問させることができる。〈法第69条第3項〉
3 本規定に違反した場合、都道府県知事は、専門医療機関連携薬局の認定を取り消すことができる。〈法第75条第5項第2号〉

■第6条の3第4項■

専門医療機関連携薬局でないものは、これに専門医療機関連携薬局又はこれに紛らわしい名称を用いてはならない。

**趣旨**

本規定は、専門医療機関連携薬局でない限り、「専門医療機関連携薬局」といった名称の使用が禁止される旨を定めたものである。

**解説**

1 認定を受けていない薬局が「専門医療機関連携薬局」という名称又はこれに紛らわしい名称を用いて業務を行った場合、国民に混乱を生じさせるおそれがあることを考慮し、認定薬局への国民の信頼性を確保する観点から、本規定が設けられている。

2 本規定を遵守しているかどうかを確かめるため、都道府県知事は、専門医療機関連携薬局の開設者に対して必要な報告をさせ、又は当該職員に、専門医療機関連携薬局に立ち入り、その構造設備もしくは帳簿書類その他の物件を検査させ、従業員その他の関係者に質問させることができる。〈法第69条第3項〉

3 本規定に違反した者は、30万円以下の罰金に処する。〈法第88条第1号〉

また、いわゆる両罰規定の対象となっており、この行為者を使用する法人又は人には30万円以下の罰金刑が科される。〈法第90条第2号〉

■第6条の3第5項■

第一項の認定は、一年ごとにその更新を受けなければ、その期間の経過によつて、その効力を失う。

**趣旨**

本規定は、専門医療機関連携薬局の認定を更新制としたものである。

**解説**

1 認定後においても基準適合性を定期的に確認し、専門医療機関連携業務の水準を維持するため、本規定が設けられている。認定が失効した後に引き続き、「専門医療機関連携薬局」という名称を用いることはできない。

2 更新の申請は、申請書に認定証を添えて提出しなければならない。〈則第10条の9第1項〉

3 都道府県知事は、専門医療機関連携薬局の認定の更新を行うために必要があると認めるときは、当該都道府県の区域内の保健所を設置する市の市長又は特別区の区長に対し、当該市又は特別区の区域内に所在する薬局に関し必要な情報の提供を求めることができる。〈令第2条の12〉

## 第六条の四（認定の基準）

（令元法六三・追加）

■第6条の4第1項■

> 第六条の二第一項又は前条第一項の認定の申請者が、第七十五条第四項又は第五項の規定によりその受けた認定を取り消され、その取消しの日から三年を経過しない者であるときは、第六条の二第一項又は前条第一項の認定を与えないことができる。

**趣旨**

本規定は、地域連携薬局又は専門医療機関連携薬局の認定申請について、3年以内にこれらの認定を取り消された者を申請者の欠格事由としたものである。

**解説**

1 本規定の欠格事由に地域連携薬局の開設者が該当するに至った場合、都道府県知事は、地域連携薬局の認定を取り消すことができる。〈法第75条第4項第2号〉

2 本規定の欠格事由に専門医療機関連携薬局の開設者が該当するに至った場合、都道府県知事は、専門医療機関連携薬局の認定を取り消すことができる。〈法第75条第5項第3号〉

■第6条の4第2項■

> 第五条(第三号に係る部分に限る。)の規定は、第六条の二第一項及び前条第一項の認定について準用する。

**趣旨**

本規定は、地域連携薬局又は専門医療機関連携薬局の認定申請者が欠格事由(法第5条第3号)に該当していないことを求めたものである。

**解説**

1 本規定の欠格事由に地域連携薬局の開設者が該当するに至った場合、都道府県知事は、地域連携薬局の認定を取り消すことができる。〈法第75条第4項第2号〉

2 本規定の欠格事由に専門医療機関連携薬局の開設者が該当するに至った場合、都道府県知事は、専門医療機関連携薬局の認定を取り消すことができる。〈法第75条第5項第3号〉

## 第七条(薬局の管理)

〔昭三八法一三五・平八法一〇四・一部改正、平一四法九六・旧第八条繰上・一部改正、平一八法八四・平一八法六九・平二五法一〇三・平二五法八四(平二五法一〇三)・令元法六三・一部改正〕

■第7条第1項■

> 薬局開設者が薬剤師(薬剤師法第八条の二第一項の規定による厚生労働大臣の命令を受けた者にあつては、同条第二項の規定による登録を受けた者に限る。以下この項及び次項、第二十八条第二項、第三十一条の二第二項、第三十五条第一項並びに第四十五条において同じ。)であるときは、自らその薬局を実地に管理しなければならない。ただし、その薬局において薬事に関する実務に従事する他の薬剤師のうちから薬局の管理者を指定してその薬局を実地に管理させるときは、この限りでない。

### 趣旨

本規定は、薬剤師である薬局開設者に対し、自ら薬局を管理することを義務づけたものである。ただし、他の薬剤師のうちから管理者を指定して薬局を管理させることもできるとしている。

### 解説

1　薬局の管理は、医薬品の専門家たる薬剤師によって実地になされることを確保するため、本規定が設けられている。
2　「厚生労働大臣の命令」とは、戒告の処分を受けた薬剤師、3年以内の業務停止の処分を受けた薬剤師、再免許を受けようとする者に対する再教育研修の受講命令をいう。〈薬剤師法第8条の2第1項〉
3　「命令」とは、行政機関が特定の人又は法人に対して一定の義務を課すことになる具体的な処分をいう。なお、本規定の「命令」とは異なるが、法律の委任によって国の行政機関が制定する法規(例:政令、省令)についても「命令」という。
4　「登録」とは、再教育研修を修了した旨についての薬剤師名簿への登録をいう。〈薬剤師法第8条の2第2項〉
5　「実地に」とは、現場で直接かつ専従に、ということを意味する。
　　具体的には、次のとおり定められている。〈H21/5/8薬食発第0508003号〉
　① 薬局の管理者は、常勤であること
　② 薬局の管理者は、常時、その薬局を直接管理すること。ただし、これができない場合には、薬局開設者は、管理者以外の調剤に従事する薬剤師のうちから代行者を指定してその薬局を実地に管理させることとし、業務日誌等の記録によりその状況を確認するとともに、当該薬剤師にその状況を報告させること
6　薬局の管理者による管理は、薬剤師不在時間内においても必要である。このため、薬局の管理者は、当該薬局以外の場所において、やむを得ず、かつ、一時的にその業務を行うときは、薬剤師不在時間内に当該薬局において勤務している従事者と常に電話で連絡を取ることができ、必要に応じて、当該薬局に戻ることができる体制で勤務している

こと。また、薬局外から薬局に戻った際には、薬剤師不在時間内に当該薬局において勤務していた従事者に状況を報告させるとともに、次に掲げる事項を薬局の管理に関する帳簿に記載する。〈H29/9/26薬生発0926第10号〉

① 薬剤師が不在となった理由(薬局外で行っていた業務の内容)
② 薬剤師が不在となった時間
③ 薬剤師不在時間内における薬局の状況

**7**　「管理」とは、調剤や医薬品の取扱い等に関する技術的事務をいう。薬局経営の経済的側面に関する事務は含まれない。

**8**　本規定に違反した者は、1年以下の懲役もしくは100万円以下の罰金に処し、又はこれを併科する。〈法第86条第1項第1号〉

　また、いわゆる両罰規定の対象となっており、この行為者を使用する法人又は人には100万円以下の罰金刑が科される。〈法第90条第2号〉

&lt;但書&gt;

**9**　「実地に」と明記されているとおり、指定された薬剤師が単なる従業員としての位置づけであるならば、薬局の管理者を置いたことにはならない。管理の実体の伴わない、いわゆる名義貸しの薬剤師を置いた場合も同様である。


■第7条第2項■

薬局開設者が薬剤師でないときは、その薬局において薬事に関する実務に従事する薬剤師のうちから薬局の管理者を指定してその薬局を実地に管理させなければならない。

**趣旨**

　本規定は、薬剤師ではない薬局開設者に対し、薬剤師のうちから管理者を指定して薬局を管理させることを義務づけたものである。

**解説**

**1**　薬剤師資格の有無については、薬局開設の許可の申請者の欠格事由(法第5条第3号)において触れられていないことから、薬剤師以外の者が薬局開設者になることもあり得る。そのような場合であっても、薬局が薬剤師によって管理されることを確保するため、本規定が設けられている。

**2**　「薬剤師」とあるが、再教育研修の受講命令を受けた者にあっては、当該研修を終了した旨について薬剤師名簿に登録された者に限られる。〈法第7条第1項〉

**3**　本規定に違反した者は、1年以下の懲役もしくは100万円以下の罰金に処し、又はこれを併科する。〈法第86条第1項第1号〉

　また、いわゆる両罰規定の対象となっており、この行為者を使用する法人又は人には100万円以下の罰金刑が科される。〈法第90条第2号〉

第3章 薬局(第4条—第11条)

■第7条第3項■

> 薬局の管理者は、次条第一項及び第二項に規定する義務並びに同条第三項に規定する厚生労働省令で定める業務を遂行し、並びに同項に規定する厚生労働省令で定める事項を遵守するために必要な能力及び経験を有する者でなければならない。

**趣旨**

本規定は、薬局の管理者は、その義務、業務及び遵守事項を遂行するための能力及び経験を有する者でなければならない旨を定めたものである。

**解説**

1　薬局管理者に対し、薬局の管理者の義務及びその責務の遂行のために必要な能力及び経験の有する者を薬局の管理者として選任することを求めるため、令和元年の法改正により本規定が新設された。【法第8条参照】

■第7条第4項■

> 薬局の管理者(第一項の規定により薬局を実地に管理する薬局開設者を含む。次条第一項及び第三項において同じ。)は、その薬局以外の場所で業として薬局の管理その他薬事に関する実務に従事する者であつてはならない。ただし、その薬局の所在地の都道府県知事の許可を受けたときは、この限りでない。

**趣旨**

本規定は、薬局の管理者は兼務してはならない旨を定めたものである。ただし、都道府県知事等の許可を受けたときは、その薬局以外の場所で薬事に関する実務に従事することができるとしている。

**解説**

1　開局中は、常時、管理者の直接管理の状態にあることを原則とし、いわゆる名義貸しの薬剤師が管理者になることを防止するため、本規定が設けられている。

2　「その薬局以外の場所で」としていることから、薬局の管理者は、当該薬局内であれば他の実務に従事することができる。例えば、当該薬局内において、薬局製造販売医薬品の総括責任者や製造管理者を兼務することは差し支えない。

3　「業」とは、ある者の同種の行為の反覆的継続的遂行が、社会通念上事業の遂行とみることができる程度のものである場合をいう。行為自体は1回限りとみられるものであっても、相当多数が行われる場合には、個々の使用行為が反覆継続するものとして、「業」に該当する。なお、営利の要素は必要でなく、無償の行為であっても該当するものと解される。〈S31/11/1 薬発第407号〉

4　「薬局の管理(略)に従事する者であつてはならない」とあるように、薬剤師が複数の

薬局の管理者を兼務することはできない。

5　「その他薬事に関する実務に従事する者であつてはならない」とあるように、薬局の管理者は、その薬局以外の場所で、病院薬剤師、製造所の医薬品製造管理者等を兼務することはできない。

＜但書＞

6　「都道府県知事」とあるが、薬局の所在地が保健所を設置する市又は特別区の区域にある場合においては、市長又は区長となる。〈法第4条第1項〉

7　本但書の許可は、薬局の管理者が非常勤の学校薬剤師を兼ねる場合等であって、薬局の管理者としての義務を遂行するにあたって支障を生ずることがないと認められるときに与えられる。〈S36/2/8薬発第44号〉

　このほか、地域における必要な医薬品提供体制の確保を目的として、次に掲げる場合等であって、都道府県知事等が地域の実情、個別の事案を勘案した上で、薬局の管理者としての業務を遂行するにあたって支障を生ずることがないと判断するときに認められる。〈H31/3/20薬生総発0320第3号〉

① 薬局の営業時間外である夜間、休日に、当該薬局の管理者がその薬局以外の場所で地域の輪番制の調剤業務に従事する場合

② へき地における薬局の管理者の確保が困難であると認められる場合において、当該地域に所在する薬局の営業時間外に、当該薬局の管理者が他の薬局に勤務する場合

## 第八条（管理者の義務）

（昭五四法五六・平八法一〇四・一部改正、平一四法九六・旧第九条繰上、令元法六三・一部改正）

■第8条第1項■

　薬局の管理者は、保健衛生上支障を生ずるおそれがないように、その薬局に勤務する薬剤師その他の従業者を監督し、その薬局の構造設備及び医薬品その他の物品を管理し、その他その薬局の業務につき、必要な注意をしなければならない。

**趣旨**

　本規定は、薬局の管理者に対し、①薬局の従業者を監督すること、②薬局の構造設備及び医薬品等を管理すること、③薬局の業務につき必要な注意をすることを義務づけたものである。

**解説**

1　「薬局の管理者」とあるが、これには、薬局を自ら実地に管理する薬剤師たる薬局開設者が含まれる。〈法第7条第3項〉

2　「薬局の業務」とは、次のようなもの及びこれに付随するものをいう。

① 調剤の業務

② 薬剤及び医薬品の適正使用に必要な情報の提供及び薬学的知見に基づく指導の業務

③ 医薬品の販売の業務
④ 薬局製造販売医薬品の製造及び製造販売の業務

**3** 特定販売を行うことについてインターネットを利用して広告するときは、①そのホームページの内容、構成等、②その医薬品の貯蔵、陳列、搬送等は、当該薬局の管理者の管理業務となる。〈H26/3/10 薬食発0310第1号〉

**4** 「必要な注意」とは、保健衛生上支障を生ずるおそれがないようにするための注意を意味する。例えば、適正な調剤、情報提供・薬学的指導、相談応需を行うための必要な注意、医薬品の誤用・乱用を防止するための指導が該当する。なお、従業者の給与、労働条件その他の一般的な労働問題については、「必要な注意」に含まれない。

**5** 本規定に違反しても罰則の適用はないが、薬局の管理者の変更命令(法第73条)の発動事由となり得る。

■第8条第2項■

薬局の管理者は、保健衛生上支障を生ずるおそれがないように、その薬局の業務につき、薬局開設者に対し、必要な意見を書面により述べなければならない。

**趣旨**

本規定は、薬局の管理者に対し、薬局開設者に必要な意見を書面で述べることを義務づけたものである。

**解説**

**1** 薬局開設者と薬局の管理者の権能の違いを明確化し、薬局開設者の経営方針により保健衛生上支障を生じるような業務の運営がなされることを防止するため、本規定が設けられている。

**2** 薬局の管理者は、従前より、薬局開設者に対して必要な意見を述べることとされていたが、令和元年の法改正により、意見申述は書面で行うことが明示された。

**3** 薬局の管理者が従業者である場合、雇用者たる薬局開設者に対して弱い立場にあることは否めない。そこで、薬局の管理者の権能を強力なものとするため、薬局開設者に対し、①薬局の管理者の意見を尊重すること等が義務づけられている。〈法第9条第2項〉

**4** 本規定に違反しても罰則の適用はないが、薬局の管理者の変更命令(法第73条)の発動事由となり得る。

■第8条第3項■

薬局の管理者が行う薬局の管理に関する業務及び薬局の管理者が遵守すべき事項については、厚生労働省令で定める。

### 趣旨

本規定は、薬局の管理者の業務及び遵守事項については、省令で定める旨を明示したものである。

### 解説

1　薬局の法令遵守体制の強化の観点から、令和元年の法改正により本規定が新設された。
2　薬局の管理者の業務及び遵守事項について、次のとおり定められている。〈則第11条〉
　① 薬局の管理者が行う薬局の管理に関する業務は、以下のとおりとする。
　　㈠ 薬局の管理者が有する権限(法第9条の2第1項第1号)に係る業務
　　㈡ 医薬品の試験検査(則第12条第1項)及び試験検査の結果の確認(則第12条第2項)
　　㈢ 管理に関する事項に係る帳簿の記載(則第13条第2項)
　　㈣ 特定生物由来製品に関する記録の保存(則第240条第2項、第3項)
　② 薬局の管理者が遵守すべき事項は、以下のとおりとする。
　　㈠ 保健衛生上支障を生ずるおそれがないように、その薬局に勤務する薬剤師その他の従業者を監督し、その薬局の構造設備及び医薬品その他の物品を管理し、その薬局の業務に係るサイバーセキュリティの確保のために必要な措置を講じ、その他その薬局の業務につき、必要な注意をすること。
　　　　※「サイバーセキュリティ」とは、電磁的方式により記録され、又は発信され、伝送され、もしくは受信される情報の漏えい、滅失又は毀損の防止その他の当該情報の安全管理のために必要な措置並びに情報システム及び情報通信ネットワークの安全性及び信頼性の確保のために必要な措置(情報通信ネットワーク又は電磁的記録媒体を通じた電子計算機に対する不正な活動による被害の防止のために必要な措置を含む)が講じられ、その状態が適切に維持管理されていることをいう。〈サイバーセキュリティ基本法第2条〉
　　㈡ 薬局開設者に対して述べる意見を記載した書面(法第8条第2項)の写しを3年間保存すること

## 第八条の二（薬局開設者による薬局に関する情報の提供等）

（平一八法八四・追加）

■第8条の2第1項■

> 薬局開設者は、厚生労働省令で定めるところにより、医療を受ける者が薬局の選択を適切に行うために必要な情報として厚生労働省令で定める事項を当該薬局の所在地の都道府県知事に報告するとともに、当該事項を記載した書面を当該薬局において閲覧に供しなければならない。

**趣旨**

本規定は、薬局開設者に対し、薬局の選択に資する事項を都道府県知事に報告し、その薬局において当該事項の掲載された書面を閲覧に供することを義務づけたものである。

**解説**

1　従前、大学病院といった特定の医療機関に患者が集中し、長時間待ちが常態化している問題が指摘されたことから、患者が医療機関を選択するために必要な情報を積極的に開示するため、平成18年に医療法の改正が行われた。薬局についても、医療提供施設として医療の一角を担うものと位置づけられたため、平成18年の法改正により、本条が新設され、薬局の選択に資する情報を積極的に開示することとされた。

2　医療提供施設（薬局を含む）の開設者及び管理者は、医療を受ける者が保険医療サービスの選択を適切に行うことができるように、当該医療提供施設の提供する医療について、正確かつ適切な情報を提供するとともに、患者又はその家族からの相談に適切に応ずるよう努めなければならない。〈医療法第6条の2第2項〉

3　「都道府県知事」とあるが、薬局の所在地が保健所を設置する市又は特別区にある場合であっても、都道府県知事に報告を行う。

4　都道府県知事への報告は、当該都道府県知事が定める方法又は電磁的方法を利用して自ら及び当該報告を受けるべき都道府県知事が同一の情報を閲覧することができる状態に置く措置を講ずる方法により、1年に1回以上、当該都道府県知事の定める日までに行う。〈則第11条の2〉

　　※「同一の情報を閲覧することができる状態に置く措置」とは、厚生労働大臣が管理する電気通信設備の記録媒体に法定事項（則第11条の3）を内容とする情報を記録する措置であって、法第8条の2第1項の規定により報告をすべき薬局開設者が、自ら及び当該報告を受けるべき都道府県知事が当該情報を記録し、かつ、閲覧することができる方式に従って行う措置のこと

5　「厚生労働省令で定める事項」は、次に掲げるとおりである。ただし、当該薬局が地域連携薬局又は専門医療機関連携薬局の認定を受けていない場合は、[2](3)を除く。〈則第11条の3、別表第1〉

[1] 管理、運営、サービス等に関する事項

　(1) 基本情報

　　① 薬局の名称

② 薬局開設者

③ 薬局の管理者

④ 薬局の所在地

⑤ 薬局の面積

⑥ 店舗販売業の併設の有無

⑦ 電話番号及びファクシミリ番号

⑧ 電子メールアドレス

⑨ 営業日

⑩ 開店時間

⑪ 開店時間外で相談できる時間

⑫ 健康サポート薬局である旨の表示の有無

⑬ 地域連携薬局の認定の有無

⑭ 専門医療機関連携薬局の認定の有無(有の場合は傷病の区分を含む)

(2) 薬局へのアクセス

　① 薬局までの主な利用交通手段

　② 薬局の駐車場

　　㈠ 駐車場の有無

　　㈡ 駐車台数

　　㈢ 有料又は無料の別

　③ ホームページアドレス

(3) 薬局サービス等

　① 相談に対する対応の可否

　② 相談できるサービスの利用方法

　③ 薬剤師不在時間の有無

　④ 対応することができる外国語の種類

　⑤ 障害者に対する配慮

　⑥ 車椅子の利用者に対する配慮

　⑦ 特定販売の実施

　　㈠ 特定販売を行う際に使用する通信手段

　　㈡ 特定販売を行う時間

　　㈢ 特定販売により販売を行う医薬品の区分

　⑧ 薬局製剤実施の可否

　⑨ 薬局医薬品の取扱品目数

　⑩ 要指導医薬品及び一般用医薬品の取扱品目数

　⑪ 健康増進法(平成十四年法律第百三号)第四十三条第六項に規定する特別用途食品の取扱いの有無

　⑫ 配送サービスの利用

　　㈠ 配送サービスの利用の可否

        ㈡ 配送サービスの利用方法
        ㈢ 配送サービスの利用料
    (4) 費用負担
        ① 医療保険及び公費負担等の取扱い
        ② 電子決済による料金の支払の可否
[2] 提供サービスや地域連携体制に関する事項
    (1) 業務内容、提供サービス
        ① 認定薬剤師の種類及び人数
            ※「認定薬剤師」とは、中立的かつ公共性のある団体により認定され、又はそれらと同等の制度に基づいて認定された薬剤師のこと
        ② 健康サポート薬局に係る研修を修了した薬剤師の人数
        ③ 登録販売者その他資格者の人数
        ④ 薬局の業務内容
            ㈠ 無菌製剤処理に係る調剤の実施
                ・無菌製剤処理に係る調剤の実施の可否(他の薬局の無菌製剤室を利用する場合を含む)
                ・無菌調剤室の有無
                ・クリーンベンチの有無
                ・安全キャビネットの有無
                ・無菌製剤処理に係る調剤を当該薬局において実施した回数
                ・無菌製剤処理に係る調剤を他の薬局の無菌調剤室を利用して実施した回数
            ㈡ 一包化に係る調剤の実施の可否
            ㈢ 麻薬に係る調剤の実施
                ・麻薬に係る調剤の実施の可否
                ・麻薬に係る調剤を実施した回数
            ㈣ 浸煎薬及び湯薬に係る調剤の実施の可否
            ㈤ 医療を受ける者の居宅等において行う調剤業務の実施
                ・医療を受ける者の居宅等において行う調剤業務の実施の可否
                ・医療を受ける者の居宅等において行う調剤業務を実施した件数
            ㈥ 携帯型ディスポーザブル注入ポンプの取扱いの有無
            ㈦ 小児の訪問薬剤管理指導の実績の有無
            ㈧ 医療的ケア児への薬学的管理・指導の可否
            ㈨ オンライン服薬指導の実施
                ・オンライン服薬指導の実施の可否
                ・オンライン服薬指導の実施の方法
                ・オンライン服薬指導を実施した回数
            ㈩ 電子資格確認の仕組みを利用して取得した薬剤情報等を活用した調剤の実施の可否

(十一) 電磁的記録をもって作成された処方箋の受付の可否
(十二) リフィル処方箋の対応実績の件数
　　※リフィル処方箋とは、保険医が診療に基づき、別に厚生労働大臣が定める医薬品以外の医薬品を処方する場合に限り、複数回（3回までに限る）の使用を認めた処方箋をいう。〈保険医療機関及び保険医療養担当規則第20条〉
(十三) 電磁的記録による薬剤服用歴管理の実施の有無
(十四) 患者の薬剤服用歴その他の情報を一元的かつ経時的に管理できる手帳の交付
　・患者の薬剤服用歴その他の情報を一元的かつ経時的に管理できる手帳の交付の可否
　・患者の薬剤服用歴その他の情報を電磁的記録をもって一元的かつ経時的に管理できる手帳を所持する者の対応の可否
(十五) 緊急避妊薬の調剤の可否
　・緊急避妊薬の調剤の対応可否
　・オンライン診療
　　※「オンライン診療」とは、医師・患者間において、情報通信機器を通して、患者の診察及び診断を行い診断結果の伝達や処方等の診療行為を、即時に行う診療をいう。〈医療法施行規則別表第1〉
(十六) 高度管理医療機器に係る業許可
　・高度管理医療機器の販売業許可の有無
　・高度管理医療機器の貸与業許可の有無
(十七) 検体測定室の実施
(十八) 災害・新興感染症への対応

⑤ 地域医療連携体制
　(一) 医療連携の有無
　(二) 地域医療情報連携ネットワークへの参加の有無
　(三) 入院時の情報を共有する体制
　　・入院時の情報を共有する体制の有無
　　・入院時の情報を共有した回数
　(四) 退院時の情報を共有する体制
　　・退院時の情報を共有する体制の有無
　　・退院時の情報を共有した回数
　(五) (三)及び(四)に掲げるもののほか、地域における薬剤及び医薬品の適正な使用の推進及び効率的な提供に必要な情報を共有した回数
　(六) 受診勧奨に係る情報等を医療機関に提供する体制
　　・受診勧奨に係る情報等を医療機関に提供する体制の有無
　　・受診勧奨に係る情報等を医療機関に提供した実績の有無
　(七) 地域住民への啓発活動への参加の有無
　(八) 調剤報酬上の位置付け

(2) 実績、結果等に関する事項

① 薬局の薬剤師数
② 医療安全対策の実施
　㈠ 副作用等に係る報告を実施した件数
　㈡ 医療安全対策に係る事業への参加の有無
③ 感染防止対策の実施の有無
④ 情報開示の体制
⑤ 症例を検討するための会議等の開催の有無
⑥ 総取扱処方箋数
⑦ 健康サポート薬局に係る研修を修了した薬剤師が地域ケア会議その他地域包括ケアシステムの構築のための会議に参加した回数
　※「地域ケア会議」とは、行政職員をはじめとした地域の関係者から構成される会議体のこと
⑧ 患者の服薬状況等を医療機関に提供した回数
⑨ 患者満足度の調査
　㈠ 患者満足度の調査の実施の有無
　㈡ 患者満足度の調査結果の提供の有無
(3) 地域連携薬局等に関する事項
　① 地域連携薬局
　　㈠ 地域包括ケアシステムに関する研修を修了した薬剤師の人数
　　㈡ 休日又は夜間に調剤の求めがあつた場合に地域における他の薬局開設者と連携して対応した回数
　　㈢ 在庫として保管する医薬品を必要な場合に地域における他の薬局開設者に提供した回数
　　㈣ 地域における他の医療提供施設に対し医薬品の適正使用に関する情報を提供した回数
　　㈤ 居宅等における調剤並びに情報の提供及び薬学的知見に基づく指導を実施した回数
　② 専門医療機関連携薬局
　　㈠ 傷病の区分ごとの専門性の認定を受けた薬剤師の人数
　　㈡ 傷病の区分に係る専門的な医療の提供等を行う医療機関に情報を共有した回数
　　㈢ 休日又は夜間に調剤の求めがあつた場合に地域における他の薬局開設者と連携して対応した回数
　　㈣ 在庫として保管する傷病の区分に係る医薬品を必要な場合に地域における他の薬局開設者に提供した回数
　　㈤ 地域における他の薬局開設者に対して傷病の区分ごとの専門的な薬学的知見に基づく調剤及び指導に関する研修を行った回数
　　㈥ 地域における他の医療提供施設に対して傷病の区分ごとの医薬品の適正使用

に関する情報を提供した回数
　[3] その他医療を受ける者による薬局の選択に資する事項
**6** 薬局機能情報の報告について、次のとおり示されている。〈R5/11/1日医薬発1101第2号〉
(1) 薬局機能情報の報告時期
　① 都道府県は、薬局開設者に対し、1年に1回以上、都道府県が定める時点における薬局機能情報について報告を行わせるものとする。なお、特段の事情がない限り、12月31日時点における薬局機能情報を翌年3月末日までに報告させることとする。
　② 都道府県は、薬局開設者が報告を行った事項のうち、基本情報等について変更（誤記等の修正を含む）があった場合には、薬局開設者に対して速やかに変更の報告を行わせるものとする。
　　　※「基本情報等」とは、基本情報及び薬局サービス等のうち薬剤師不在時間の有無のこと
　　　※「基本情報」とは、解説5の[1](1)に掲げる基本情報のこと
　　　※「薬局サービス等」とは、解説5の[1](3)に掲げる薬局サービス等のこと
　③ 都道府県は、薬局開設者が報告を行った事項のうち、基本情報等以外の事項について変更があった場合には、薬局開設者に対して都道府県知事の定める年1回以上の定期的な報告時期に報告を行わせるほか、可能な限り速やかな時期に変更の報告を行わせるものとする。
(2) 薬局機能情報の報告方法
　　都道府県は、書面又は電子媒体による調査票の送付及び回収等の自らの定める方法又はG－MISにより、薬局開設者に対して薬局機能情報を報告させることとする。
　　調査票を用いる場合の様式は、各都道府県が定めるものとし、2回目以降の報告方法については、前回報告のあった調査票の変更をもって行うこととしても差し支えない。なお、紙媒体での報告を採用している場合は、各薬局の実情や報告の際のセキュリティ確保に配慮しつつ、薬局や都道府県の負担を軽減する観点から、可能な限り速やかにオンライン化による手続に移行できるよう努めるものとする。
　　また、当該報告は、変更届とは別に行うものであり、変更届の届出内容が本制度の報告事項の変更に係る場合、都道府県が変更届を受理した場合は、(1)②又は③により報告を行わせ、保健所設置市・特別区が変更届を受理した場合は、本制度による変更の報告を行わせるよう努めることとする。
　　　※「変更届」とは、法第10条の規定に基づく開設許可等の事項の変更の届出のこと
(3) 薬局機能情報の確認
　① 都道府県は、薬局機能情報の管理・運営の観点から、薬局からの報告の有無を随時確認するものとする。
　② 都道府県知事は、薬局開設者から報告された薬局機能情報の内容について、誤りがないか確認が必要と認める場合には、保健所設置市・特別区を含む市町村その他の官公署に対し、当該薬局の機能に関する必要な情報の提供を求めることができる（法第8条の2第4項）。
　　　なお、保健所設置市・特別区は、所管する薬局において薬局機能情報と異なる実

態等を確認した場合は、速やかに都道府県に情報提供を行うよう努めることとする。
③ 都道府県知事は、薬局開設者が報告を行わない場合又は虚偽の報告を行ったと認められる場合には、是正命令ができる。
　　※「是正命令」とは、法第72条の3の規定に基づく是正命令のこと
④ 都道府県において、報告された薬局機能情報の全部又は一部について、照会・確認等を行ったにもかかわらず、適切な応答がなされず内容の確認ができない期間や、是正命令を行ってから是正がなされるまでの期間においては、報告された情報のうち、真偽が未確認である情報について、公表することを一時的に停止することは、本制度の目的からみて差し支えないこととする。

■第8条の2第2項■

　薬局開設者は、前項の規定により報告した事項について変更が生じたときは、厚生労働省令で定めるところにより、速やかに、当該薬局の所在地の都道府県知事に報告するとともに、同項に規定する書面の記載を変更しなければならない。

### 趣　旨
　本規定は、薬局開設者に対し、薬局の選択に資する報告事項に変更が生じたときは、速やかに、都道府県知事に報告するとともに、その薬局において閲覧に供する書面の記載の変更を義務づけたものである。

### 解　説
1　基本情報等の変更の報告について、次のとおり定められている。〈則第11条の4〉
　① 薬局開設者が当該薬局の所在地の都道府県知事に報告を行わなければならない事項は、次に掲げる事項とする。
　　㈠ 基本情報(法第8条の2第1項の解説5の[1](1)に掲げる基本情報)
　　㈡ 薬剤師不在時間の有無
　② ①の報告は、当該都道府県知事が定める方法又は電磁的方法を利用して自ら及び当該報告を受けるべき都道府県知事が同一の情報を閲覧することができる状態に置く措置を講ずる方法(即第11条の2)により行うものとする。
2　「速やかに」とは、時間的に「すぐに」という趣旨を表す表現であるが、「遅滞なく」という文言よりも即時性が強い。また、「直ちに」と規定されている場合と比べると、正当な理由に基づく遅れは許容される余地がより大きいと解される。

■第8条の2第3項■

> 薬局開設者は、第一項の規定による書面の閲覧に代えて、厚生労働省令で定めるところにより、当該書面に記載すべき事項を電子情報処理組織を使用する方法その他の情報通信の技術を利用する方法であつて厚生労働省令で定めるものにより提供することができる。

**趣旨**

本規定は、書面による薬局の選択に資する情報の閲覧は、電磁的方法により代替することもできる旨を定めたものである。

**解説**

1　薬局開設者は、書面の閲覧に代えて、当該書面に記載すべき事項を電磁的方法により提供するときは、あらかじめ、医療を受ける者に対し、その用いる次に掲げる電磁的方法の種類及び内容を示さなければならない。〈則第11条の5第1項〉
　① 電磁的方法(則第11条の5第2項)のうち薬局開設者が使用するもの
　② ファイルへの記録の方式

2　「厚生労働省令で定めるもの」は、次の方法である。〈則第11条の5第2項〉
　① 電子情報処理組織を使用する方法であって、当該電気通信回線を通じて情報の内容が送信され、受信者の使用に係る電子計算機に備えられたファイルに当該情報の内容が記録されるもの
　② 電子情報処理組織を使用する方法であって、薬局開設者の使用に係る電子計算機に備えられたファイルに記録された情報の内容を電気通信回線を通じて医療を受ける者の閲覧に供し、当該医療を受ける者の使用に係る電子計算機に備えられたファイルに当該情報の内容を記録する方法
　③ 電磁的記録に記録された情報の内容を出力装置の映像面に表示する方法
　④ 電磁的記録媒体をもって調製するファイルに情報の内容を記録したものを交付する方法

3　薬局による情報提供について、次のとおり示されている。〈R5/11/1日医薬発1101第2号〉
　① 薬局開設者は、薬局機能情報について都道府県知事へ報告するとともに、当該薬局において閲覧に供しなければならない。その際、書面による閲覧に代えて、電磁的方法(電子メール、インターネット、PC等モニター画面での表示、CD―ROM等の交付)による情報の提供を行うことができる。
　② 薬局開設者は、住民・患者等からの当該薬局の薬局機能情報に関する相談・照会等について、適切に対応するよう努めるとともに、当該薬局以外の薬局に対する相談・照会等があった場合においても、適切な対応に努めることとする。

第3章　薬局(第4条—第11条)

■第8条の2第4項■

　都道府県知事は、第一項又は第二項の規定による報告の内容を確認するために必要があると認めるときは、市町村その他の官公署に対し、当該都道府県の区域内に所在する薬局に関し必要な情報の提供を求めることができる。

**趣旨**

　本規定は、都道府県知事は、薬局の選択に資する報告事項の内容を確認するため、市町村等に必要な情報の提供を求めることができる旨を定めたものである。

**解説**

1　「官公署」とは、国及び地方公共団体の諸機関を総称したものである。
2　都道府県知事は、報告をした薬局を所管する保健所設置市長又は特別区長が必要な届出を受理していることを確認できる体制をあらかじめ構築すること、また、保健所設置市長又は特別区長は都道府県知事の求めに協力することが求められる。〈H29/9/26 日薬生発0926第10号〉


■第8条の2第5項■

　都道府県知事は、厚生労働省令で定めるところにより、第一項及び第二項の規定により報告された事項を公表しなければならない。

**趣旨**

　本規定は、都道府県知事に対し、薬局の選択に資する報告事項について公表することを義務づけたものである。

**解説**

1　「公表」とは、単に不特定多数の人々が知り得る状態に置くことをいう。通常、行政機関や民間法人に属する者又は委員会が主体となる行為を意味する。
2　都道府県知事は、報告された事項について、必要な情報を抽出し、適切に比較検討することを支援するため、容易に検索することができる形式でのインターネットの利用による方法その他適切な方法により公表しなければならない。〈則第11条の6〉
3　薬局機能情報の公表について、次のとおり示されている。〈R5/11/1日医薬発1101第2号〉
　① 薬局機能情報の公表時期
　　　都道府県は、都道府県が定める時点における薬局機能情報について、自らが定めた報告期日までに報告された内容を確認後、速やかに公表しなければならない。また、薬局機能情報に変更があった場合は、内容を確認後、速やかに公表するものとする。
　② 薬局機能情報の公表方法

㈠　都道府県は、薬局機能情報の公表を医療情報ネットにより行うこととする。また、その他の適切な方法により薬局開設者から報告された薬局機能情報を公表することは差し支えない。

　㈡　都道府県は、インターネットを利用できない環境にある住民・患者等に配慮し、医療情報ネットによる公表と併せて、必要に応じてその他の取組も実施されたい。

4　都道府県知事は、公表にあたっては、健康サポート薬局の説明を付すこと、健康サポート薬局である薬局を検索できるようにすること、当該薬局が実施している健康サポートの具体的な内容を掲載した当該薬局のホームページのアドレスを記載するなどして、当該薬局の健康サポートの内容を紹介することが望ましい。なお、健康サポート薬局基準の各項目への該当性をわかりやすく表示するため、規則別表第1に示されている各項目の順番を変えて表示することは差し支えない。〈H28/2/12 薬生発 0212 第5号〉

5　都道府県知事は、薬局開設者が薬局に関する事項の変更の届出(法第10条第2項)を行ったことを確認した後、速やかに公表すること。公表にあたっては、「薬剤師不在時間」の項目の説明を付すことが求められる。〈H29/9/26 薬生発 0926 第10号〉


## 第九条（薬局開設者の遵守事項）

（昭五四法五六・追加、平八法一〇四・平一一法一六〇・一部改正、平一四法九六・旧第九条の二繰上・一部改正、平一八法八四・平二五法一〇三・平二五法八四(平二五法一〇三)・令元法六三・一部改正）

■第9条第1項■

> 厚生労働大臣は、厚生労働省令で、次に掲げる事項その他薬局の業務に関し薬局開設者が遵守すべき事項を定めることができる。
> 一　薬局における医薬品の試験検査その他の医薬品の管理の実施方法に関する事項
> 二　薬局における調剤並びに調剤された薬剤及び医薬品の販売又は授与の実施方法(その薬局においてその薬局以外の場所にいる者に対して一般用医薬品(第四条第五項第四号に規定する一般用医薬品をいう。以下同じ。)を販売し、又は授与する場合におけるその者との間の通信手段に応じた当該実施方法を含む。)に関する事項

**趣　旨**

　本規定は、薬局の業務に関し、薬局開設者が遵守すべき事項を省令で定めることができる旨を明示したものである。

**解　説**

1　「調剤並びに調剤された薬剤」とあるが、これは、令和元年の法改正により追記された文言である。

＜調剤に関する遵守事項＞

2　薬局における調剤について、次のとおり定められている。〈則第11条の8〉
　①　薬局開設者は、その薬局で調剤に従事する薬剤師でない者に販売又は授与の目的で調

剤させてはならない。ただし、無菌調剤室を有する薬局の薬局開設者が、無菌調剤室を有しない薬局の薬局開設者から依頼を受けて、当該無菌調剤室を有しない薬局で調剤に従事する薬剤師に、当該無菌調剤室を利用した無菌製剤処理を行わせるときは、この限りでない。

　　※「無菌調剤室」とは、高度な無菌製剤処理を行うことができる作業室のこと
　② ①の但し書の場合においては、当該無菌調剤室を有しない薬局の薬局開設者は、当該無菌調剤室を有しない薬局で調剤に従事する薬剤師の行う無菌製剤処理の業務に係る適正な管理を確保するため、事前に、当該無菌調剤室を有する薬局の薬局開設者の協力を得て、指針の策定、当該薬剤師に対する研修の実施その他必要な措置を講じなければならない。
3　薬局開設者は、医師、歯科医師又は獣医師の処方箋によらない場合には、その薬局で調剤に従事する薬剤師に販売等の目的で調剤させてはならない。また、医師、歯科医師又は獣医師の同意を得た場合を除き、これを変更して調剤させてはならない。〈則第11条の9〉
4　薬局開設者は、その薬局で調剤に従事する薬剤師が処方箋中に疑わしい点があると認める場合には、その薬局で調剤に従事する薬剤師をして、その処方箋を交付した医師、歯科医師又は獣医師に問い合わせて、その疑わしい点を確かめた後でなければ、これによって調剤させてはならない。〈則第11条の10〉
5　薬局開設者は、調剤の求めがあった場合には、その薬局で調剤に従事する薬剤師にその薬局で調剤させなければならない。ただし、正当な理由がある場合には、この限りでない。〈則第11条の11〉
⇒　上記の「正当な理由」について、次のように整理することができる。
　① 薬局においては調剤に従事する薬剤師が常時勤務している必要があることから、薬剤師の不在は「正当な理由」に該当しない(平成24年5月30日薬食発0530第14号)。
　② 例えば、メチルフェニデート塩酸塩製剤について、製造販売業者が実施する流通管理に基づく確認をした上で調剤を拒み、又は当該流通管理に基づく登録を受けていないため調剤を拒むことは、「正当な理由」による調剤の拒否に当たるものと解される(令和元年9月4日薬生総発0904第1号等)。
　③ 医薬分業法により、医師法の規定が、「医師は、患者に対し治療上薬剤を調剤して投与する必要があると認める場合には、患者又は現にその看護に当つている者に対して処方せんを交付しなければならない(昭和26年改正医師法第22条第1項)」と改められた。
　　　とはいえ、当時のほとんどすべての医療機関は自ら調剤しており、処方箋を交付していなかったことから、当然ながら薬局側の処方箋の受け入れ体制が十分に整っているとは言い難かった。
　　　そこで、処方箋の受け入れ体制を確保する観点から、医薬分業法において、薬剤師法に「調剤に従事する薬剤師は、調剤の求めがあつた場合には、正当な事由がなければ、これを拒んではならない(昭和26年改正薬剤師法第22条の2)」とした規定が盛り込まれた。処方箋調剤に応じなくてもよいとする「正当な理由」は明示されていないが、少なくとも、薬剤師の不在や調剤器具の不備は、処方箋の受け入れを拒否できる正当

な理由にならないと解釈されている。

　　※「医薬分業法」とは、医師法、歯科医師法及び薬事法の一部を改正する法律(昭和26年法律第244号)のこと

&lt;試験検査に関する遵守事項&gt;

**6** 試験検査の実施方法について、次のとおり定められている。〈則第12条〉

① 薬局開設者は、薬局の管理者が医薬品の適切な管理のために必要と認める医薬品の試験検査を、薬局の管理者に行わせなければならない。ただし、当該薬局の設備及び器具を用いて試験検査を行うことが困難であると薬局の管理者が認めた場合には、薬局開設者は、登録試験検査機関を利用して試験検査を行うことができる。

　　※「登録試験検査機関」とは、厚生労働大臣の登録を受けた試験検査機関のこと

② 薬局開設者は、①の但書により試験検査を行った場合は、薬局の管理者に試験検査の結果を確認させなければならない。

**7** 登録試験検査機関の登録については、「試験検査機関の登録に関する省令(平成16年厚生労働省令第61号)」において定められており、都道府県の衛生研究所、都道府県薬剤師会の検査センター、食品衛生協会の食品分析センター等が登録を受けている。

**8** 薬局における医薬品の試験検査の必要性及び検査内容については、個々の医薬品ごとに専門的見地から判断すべきものであるが、とりわけ調剤用のように開封状態にある医薬品の試験検査に重点を置く必要がある。また、未開封品についても、外部包装が変色・破損しているもの、長期間貯蔵していたもの、その他品質不良の疑いのあるものについて必要な試験検査を行う必要があるといえる。

&lt;帳簿・記録に関する遵守事項&gt;

**9** 薬局の管理に関する帳簿について、次のとおり定められている。〈則第13条〉

① 薬局開設者は、薬局に当該薬局の管理に関する事項を記録するための帳簿を備えなければならない。

② 薬局の管理者は、試験検査、不良品の処理その他当該薬局の管理に関する事項を、①の帳簿に記載しなければならない。

③ 薬局開設者は、①の帳簿を、最終の記載の日から3年間保存しなければならない。

**10** 医薬品の購入等に関する記録について、次のとおり定められている。〈則第14条〉

① 薬局開設者は、医薬品を購入等したとき及び薬局開設者、医薬品の製造販売業者、製造業者もしくは販売業者又は病院、診療所もしくは飼育動物診療施設の開設者に販売等したときは、次に掲げる事項(㈡及び㈢に掲げる事項にあっては、当該医薬品が医療用医薬品(体外診断用医薬品を除く)である場合に限る)を書面に記載しなければならない。

　㈠ 品名

　㈡ ロット番号(ロットを構成しない医薬品については製造番号)

　　　※「ロット番号」とは、一の製造期間内に一連の製造工程により均質性を有するように製造された製品の一群に付される番号のこと

　㈢ 使用の期限

㈣ 数量
㈤ 購入もしくは譲受け又は販売もしくは授与の年月日
㈥ 購入者等の氏名又は名称、住所又は所在地及び電話番号その他の連絡先(②の但書により確認を行わないこととされた場合にあっては、氏名又は名称以外の事項は、その記載を省略することができる)

　　※「購入者等」とは、購入若しくは譲り受けた者又は販売若しくは授与した者をいう。

㈦ ㈥に掲げる事項の内容を確認するために提示を受けた資料(②の但書により確認を行わないこととされた場合を除く)
㈧ 購入者等が自然人であり、かつ、購入者等以外の者が医薬品の取引の任に当たる場合及び購入者等が法人である場合にあっては、医薬品の取引の任に当たる自然人が、購入者等と雇用関係にあること又は購入者等から医薬品の取引に係る指示を受けたことを示す資料

② 薬局開設者は、①に基づき書面に記載するに際し、購入者等から、許可証等の写しその他の資料の提示を受けることで、購入者等の住所又は所在地、電話番号その他の連絡先を確認しなければならない。ただし、購入者等が当該薬局開設者と常時取引関係にある場合は、この限りではない。

　　※「許可証等の写し」とは、薬局開設、医薬品の製造販売業、製造業もしくは販売業又は病院、診療所もしくは飼育動物診療施設の開設の許可又は届出に係る許可証又は届書の写しのこと

③ 薬局開設者は、薬局医薬品等を一般の生活者に販売等したときは、次に掲げる事項を書面に記載しなければならない。

　　※「薬局医薬品等」とは、薬局開設者は、薬局医薬品、要指導医薬品又は第一類医薬品のこと

㈠ 品名
㈡ 数量
㈢ 販売又は授与の日時
㈣ 販売等した薬剤師の氏名並びに情報の提供等を行った薬剤師の氏名
㈤ 薬局医薬品等を購入等しようとする者が、情報の提供等の内容を理解したことの確認の結果

④ 薬局開設者は、①の書面を記載の日から3年間、③の書面を記載の日から2年間保存しなければならない。

⑤ 薬局開設者は、第二類医薬品又は第三類医薬品を一般の生活者に販売等したときは、次に掲げる事項を書面に記載し、これを保存するよう努めなければならない。

㈠ 品名
㈡ 数量
㈢ 販売又は授与の日時
㈣ 販売等した薬剤師又は登録販売者の氏名及び情報の提供を行った薬剤師又は登録販売者の氏名
㈤ 第二類医薬品を購入等しようとする者が、情報の提供の内容を理解したことの確認の結果

⑥ 薬局開設者は、医薬品を一般の生活者に販売等したときは、当該医薬品を購入等した者の連絡先を書面に記載し、これを保存するよう努めなければならない。

⇒ 上記①㈢の「使用の期限」について、次のように示されている。〈H30/1/10 事務連絡〉

① 有効期間のみ記載されている医薬品は、有効期間の記録で差し支えない。

② 使用の期限又は有効期間に加えて、配置期限を自主的に設定している場合、必ずしも配置期限を記録することは求められない。

③ 医療用ガスや麻薬など、そもそも使用の期限や有効期間の記載がない一部の医薬品は、使用期限や有効期間を記録することは求められない。

④ ロット番号や製造番号、製造記号がない場合は、それらを記録する必要はなく、医療用ガスのボンベの番号など、一定程度、製造単位等を特定しうる記号等を記載することでも差し支えない。

⇒ 上記①㈥の「その他の連絡先」として、電子メールアドレス等が該当する。〈H30/1/10 事務連絡〉

⇒ 上記①㈦の「資料」としては、許可証や届出書等の写しのほか、保険指定通知書の写しや地方厚生局が公表している保険医療機関や保険薬局等の一覧の写し等が該当し、確認した許可期限や許可番号等を記録する。〈H30/1/10 事務連絡〉

⇒ 上記①㈧の「医薬品の取引の任に当たる自然人」とは、営業所や薬局などの事業者ではなく、薬局等を実際に訪れる購入者等の従業員や配達の委託を受けた者又はその従業員などの個人を意味している。〈H30/1/10 事務連絡〉

⇒ 上記①㈧の「資料」は、客観的に確認でき、複製が容易でない資料である必要があり、社員証や運送会社等の配達伝票が考えられるが、名刺は該当しない。医薬品を譲渡又は譲受する場合の当該購入者等を確認するための資料については、ネームプレートや仕入れ先等の自署(サイン)でも差し支えない。なお、確認に用いた資料の種類を記録することとし、配達伝票で確認した場合は当該配達伝票を保管することでも差し支えない。〈H30/1/10 事務連絡〉

⇒ 上記②の「常時取引関係」として、定期的な取引関係にある場合(月1回以上)、長年にわたって年に複数回の取引がある場合が該当する。〈H30/1/10 事務連絡〉

⇒ 上記③㈤及び⑤㈤の「内容を理解したことの確認」は、口頭等により行うことで差し支えない。〈H26/3/31 事務連絡〉

11 同一事業者の事業所間で医薬品を移転させる場合の記録について、次のとおり定められている。〈則第285条〉

① 許可事業者が、二つ以上の許可を受けている場合であって、当該者の保有する医薬品を、当該二つ以上の許可のうちの一つの許可に基づき業務を行う場所から他の許可に基づき業務を行う場所へ移転したときは、当該移転前及び移転後の場所において、それぞれ次に掲げる事項(㈡及び㈢に掲げる事項にあっては、当該医薬品が医療用医薬品(体外診断用医薬品を除く)である場合に限る)を書面に記載しなければならない。

※「許可事業者」とは、薬機法の規定により許可を受けて医薬品を業として販売又は授与する者をいう。

# 第3章 薬局(第4条—第11条)

　㈠ 品名
　㈡ ロット番号(ロットを構成しない医薬品については製造番号)
　㈢ 使用の期限
　㈣ 数量
　㈤ 移転先及び移転元の場所並びに移転の年月日
　② 許可事業者は、①項の書面を、許可を受けて業務を行う場所ごとに、記載の日から3年間保存しなければならない。
⇒　上記①㈤の「移転先及び移転元の場所」として、店舗等の名称の記録が必要であるが、当該情報によりその場所が特定できる場合には、所在地や許可番号の記録までを求めるものではない。〈H30/1/10 事務連絡〉

＜貯蔵・陳列に関する遵守事項＞

12　薬局開設者は、薬局医薬品(薬局製造販売医薬品を除く)を調剤室以外の場所に貯蔵し、又は陳列してはならない。ただし、薬局製造販売医薬品、要指導医薬品又は一般用医薬品を通常陳列し、又は交付する場所以外の場所に貯蔵する場合は、この限りでない。〈則第14条の2〉

　※「薬局製造販売医薬品」とあるが、毒薬及び劇薬であるものを除く。〈則第1条第2項第2号〉

⇒　上記の「要指導医薬品又は一般用医薬品を通常陳列し、又は交付する場所以外の場所」として、例えば、薬局医薬品専用の貯蔵庫が該当する。

13　医薬品を陳列する場所等の閉鎖について、次のとおり定められている。〈則第14条の3〉
　① 薬局開設者は、開店時間のうち、薬局製造販売医薬品、要指導医薬品又は一般用医薬品を販売等しない時間は、薬局製造販売医薬品、要指導医薬品又は一般用医薬品を通常陳列し、又は交付する場所を閉鎖しなければならない。
　② 薬局開設者は、開店時間のうち、薬局製造販売医薬品、要指導医薬品又は第一類医薬品を販売等しない時間は、薬局製造販売医薬品陳列区画、要指導医薬品陳列区画又は第一類医薬品陳列区画を閉鎖しなければならない。ただし、鍵をかけた陳列設備に薬局製造販売医薬品、要指導医薬品又は第一類医薬品を陳列している場合は、この限りでない。
　③ 薬局開設者は、薬剤師不在時間は、調剤室を閉鎖しなければならない。
　　※「薬局製造販売医薬品」とあるが、毒薬及び劇薬であるものを除く。〈則第1条第2項第2号〉
⇒　上記③の「調剤室の閉鎖」の方法については、原則、施錠することとし、施錠が困難な場合は、シャッター、パーテーション等の構造設備により物理的に遮断され、社会通念上、進入することが困難な方法により行う。なお、薬局開設者は、薬剤師以外の従事者を調剤室に立ち入らせないようにするとともに、薬局医薬品を調剤室以外の場所に貯蔵する場合には、薬剤師以外の従事者が手にとらないよう、業務手順書に明記し、従事者に徹底することが求められる。〈H29/9/26 薬生発0926第10号〉

＜従事者の区別に関する遵守事項＞

14　薬局における従事者の区別等について、次のとおり定められている。〈則第15条〉
　① 薬局開設者は、薬剤師、登録販売者又は一般従事者であることが容易に判別できるよ

うその薬局に勤務する従事者に名札を付けさせることその他必要な措置を講じなければならない。

　※「一般従事者」とは、その薬局において実務に従事する薬剤師又は登録販売者以外の者をいう。

② 薬局開設者は、研修中の登録販売者が付ける①の名札については、その旨が容易に判別できるよう必要な表記をしなければならない。

③ 薬局開設者は、研修中の登録販売者については、薬剤師又は登録販売者（研修中の登録販売者を除く）の管理及び指導の下に実務に従事させなければならない。

⇒　上記①の「名札を付けさせることその他必要な措置」について、次のように示されている。〈R4/6/27 薬生発0627第11号〉

㈠ 薬剤師又は登録販売者には、氏名に加えて「薬剤師」又は「登録販売者」と記載した名札を付けさせるか、氏名を記載した名札に加えて薬剤師又は登録販売者の別を記載したバッジ等を付けさせること

㈡ 一般従事者には、氏名のみを記載した名札又は氏名に加えて「一般従事者」と記載した名札を付けさせること

㈢ ストーカー被害やカスタマーハラスメントの防止等の観点から、薬局開設者が適切に判断し、薬剤師、登録販売者又は一般従事者が氏名に代わって、姓のみ又は氏名以外の呼称を記載した名札を付けることを認めても差し支えない。姓のみ又は氏名以外の呼称を記載する場合、薬局開設者は、薬局の営業時間中に従事する薬剤師、登録販売者又は一般従事者の特定のため、名札への記載名について実名と照合できるよう把握及び管理すること

㈣ 名札による区別のほか、衣服等による区別を行うことが望ましい。この場合、一般従事者がいわゆる白衣を着用する等、購入者等からみて紛らわしい衣服を着用させることは避けること

⇒　上記①について、登録販売者の名札には、単に「登録販売者」と記載するほかに、「医薬品登録販売者」と記載しても差し支えない。旧薬種商であって、登録販売者試験に合格した者とみなされ、販売従事登録を受けた者については、併せて「薬種商」と名札に記載しても差し支えない。ただし、この場合は、薬種商に関する説明を表示した掲示を行うこと〈R5/3/31 薬生発0331第16号〉

⇒　上記②の「必要な表記」とは、例えば「登録販売者（研修中）」といった表記や、研修中である旨を名札にシール等で表記することが考えられる。なお、研修中の登録販売者以外の登録販売者は、名札に研修中である旨を表記する必要はないが、その従事期間等を証明する書類を、勤務する薬局に保管しておくこと〈R5/3/31 薬生発0331第16号〉

⇒　上記③について、研修中の登録販売者の実務は、薬剤師等の管理及び指導の下に行うものであるため、期間を通じて同一業者の同一店舗において、かつ、継続して行われることが望ましい。同一月中に、80時間以上同一業者の同一店舗において実務を行った場合に限り、その月を実務経験又は業務経験とすることができる。〈H27/3/13日事務連絡〉

　薬剤師不在時間内において、一般用医薬品の販売に従事する登録販売者が、研修中の登録販売者のみとなる場合には、必要に応じて、管理及び指導を行う薬剤師に電話で連

第3章　薬局（第4条—第11条）

絡させ、薬局内に薬剤師又は登録販売者（研修中の登録販売者を除く）が勤務している場合と同様の体制で販売させる必要がある。〈H29/9/26 薬生発 0926 第 10 号〉

15　「研修中の登録販売者」とは、次に掲げる登録販売者以外の登録販売者をいう。〈則第 15 条第 2 項〉

　① 過去 5 年間のうち、従事期間が通算して 2 年以上の者
　　※「従事期間」とは、薬局、店舗販売業又は配置販売業において、㈠一般従事者として薬剤師又は登録販売者の管理及び指導の下に実務に従事した期間、㈡登録販売者として業務（店舗管理者又は区域管理者としての業務を含む）に従事した期間をいう。
　　※「一般従事者」とは、その薬局、店舗又は区域において実務に従事する薬剤師又は登録販売者以外の者をいう。

　② 過去 5 年間のうち、従事期間が通算して 1 年以上であって、継続的研修及び追加的研修を修了した者
　　※「継続的研修」とは、毎年度受講する必要がある研修のこと
　　※「追加的研修」とは、店舗（区域）の管理及び法令遵守について厚生労働大臣が必要と認める研修のこと

　③ 従事期間が通算して 1 年以上であって、店舗管理者又は区域管理者としての業務の経験がある者

⇒　上記③について、㈠従事期間が通算して 5 年以上あること、㈡必要な研修を通算して 5 年以上受講していることのいずれにも該当する登録販売者は、当分の間、「店舗管理者又は区域管理者としての業務の経験がある者」とみなす。〈R3/7/30 薬生発 0730 第 12 号〉

＜濫用等のおそれのある医薬品に関する遵守事項＞

16　濫用等のおそれのあるものとして厚生労働大臣が指定する医薬品は、次に掲げるもの、その水和物及びそれらの塩類を有効成分として含有する製剤とする。〈H26/6/4 厚生労働省告示第 252 号（最近改正：R5/1/13 告示第 5 号）〉

　① エフェドリン
　② コデイン
　③ ジヒドロコデイン
　④ ブロモバレリル尿素
　⑤ プソイドエフェドリン
　⑥ メチルエフェドリン

⇒　上記の「濫用等のおそれのある医薬品」は、指定成分（上記①から⑥までの成分、その水和物及びそれらの塩類）を有効成分として配合する製剤であり、生薬を主たる有効成分とする製剤は含まれない。
　ジヒドロコデインセキサノール及びリン酸ヒドロコデインセキサノールは、ジヒドロコデインを含む混合物であるため、これらを有効成分として配合する製剤は、濫用等のおそれのある医薬品となる。〈H26/6/4 薬食発 0604 第 2 号〉

17　薬局開設者は、薬局製造販売医薬品又は一般用医薬品のうち、濫用等のおそれのある医薬品を販売等するときは、次に掲げる方法により行わなければならない。〈則第 15 条の 2〉

　① 当該薬局において医薬品の販売又は授与に従事する薬剤師又は登録販売者に、次に

掲げる事項を確認させること
　　　㈠　当該医薬品を購入等しようとする者が若年者である場合にあっては、当該者の氏名及び年齢
　　　㈡　当該医薬品を購入等しようとする者及び当該医薬品を使用しようとする者の他の薬局開設者、店舗販売業者又は配置販売業者からの当該医薬品及び当該医薬品以外の濫用等のおそれのある医薬品の購入等の状況
　　　㈢　当該医薬品を購入等しようとする者が、適正な使用のために必要と認められる数量を超えて当該医薬品を購入等しようとする場合は、その理由
　　　㈣　その他当該医薬品の適正な使用を目的とする購入等であることを確認するために必要な事項
　　②　当該薬局において医薬品の販売又は授与に従事する薬剤師又は登録販売者に、①により確認した事項を勘案し、適正な使用のために必要と認められる数量に限り、販売等させること
⇒　上記①㈠の「若年者」とは、高校生、中学生等をいう。〈H26/3/10 薬食発 0310 第 1 号〉
　　若年者の年齢等の確認の方法としては、例えば、身分証明書等により確認することが適当である。〈H26/3/31 事務連絡〉
　　インターネットによる若年者の年齢確認の方法としては、例えば、ウェブ画面上に年齢を記載させる欄を設けて確認する方法が考えられる。なお、単に警告事項(例：中学生や高校生は購入できません)をウェブ画面に表示させるだけでは確認したことにならない。〈H26/5/7 事務連絡〉
⇒　上記①㈡の「医薬品の購入等の状況」の確認は、口頭等により行うことで差し支えない。〈H26/3/31 事務連絡〉
⇒　上記①㈢の「適正な使用のため必要と認められる数量」とは、原則として、薬効分類ごとに 1 人 1 包装単位(例：1 箱、1 瓶)をいう。〈H26/6/4 薬食発 0604 第 2 号〉

＜使用期限超過医薬品に関する遵守事項＞
18　薬局開設者は、その直接の容器等に表示された使用の期限を超過した医薬品を、正当な理由なく、販売し、授与し、販売・授与の目的で貯蔵し、陳列し、又は広告してはならない。〈則第 15 条の 3〉
⇒　上記の「正当な理由」とは、試験研究の用に供する場合等をいう。〈H26/3/10 薬食発 0310 第 1 号〉

＜競売に関する遵守事項＞
19　薬局開設者は、医薬品を競売に付してはならない。〈則第 15 条の 4〉
⇒　上記は、例えば、インターネットオークションサイト等において、医薬品を販売等することは認められないことをいう。〈H26/3/10 薬食発 0310 第 1 号〉

＜広告に関する遵守事項＞
20　薬局における医薬品の広告について、次のとおり定められている。〈則第 15 条の 5〉
　　①　薬局開設者は、その薬局において販売等しようとする医薬品について広告をするときは、当該医薬品を購入等した者又はこれらの者によって購入等された医薬品を使用

した者による当該医薬品に関する意見その他医薬品の使用が不適正なものとなるおそれのある事項を表示してはならない。

② 薬局開設者は、医薬品の購入等の履歴、ホームページの利用の履歴その他の情報に基づき、自動的に特定の医薬品の購入等を勧誘する方法その他医薬品の使用が不適正なものとなるおそれのある方法により、医薬品に関して広告をしてはならない。

⇒ 上記①について、例えば、その販売等しようとする医薬品についての広告(チラシ、ホームページ等)において、当該医薬品の効能・効果等に関する、当該医薬品を購入等した者又はこれらの者によって購入等された医薬品を使用した者による意見(いわゆる「口コミ」等)を表示することは認められない。〈H26/3/10 薬食発0310第1号〉

医薬品は個々人のそのときの症状に合わせて使用されるべきものであり、体質や症状の異なる他人からの効能・効果に関する「口コミ」に基づいて使用すると、不適正な使用を招くおそれがあることから、医薬品の効能・効果に関する「口コミ」をチラシやホームページに掲載してはならない。なお、薬局の接客態度に関する「口コミ」の掲載を禁止するものではない。〈H26/3/31 事務連絡〉

⇒ 上記②について、例えば、特定販売を行うことについてインターネットを利用して広告をする場合に、ホームページの利用の履歴等の医薬品の購入に関する情報に基づき、自動的に特定の医薬品の購入等を勧誘すること(いわゆる「レコメンド」)は認められない。〈H26/3/10 薬食発0310第1号〉

販売サイトのトップページに特定の医薬品を表示させようとする場合、医薬品の購入履歴や閲覧履歴に基づくものであれば認められない。ただし、医薬品の購入履歴等に基づかない広告(例:ホームページ閲覧者全員に対する一律の医薬品広告、ホームページでの医薬品購入者全員に対する一律の医薬品広告)は差し支えない。また、販売サイトに登録した年齢や性別に関する情報に基づき、特定の医薬品に関して広告することも差し支えない。〈H26/3/31 事務連絡〉

### <特定販売に関する遵守事項>

21 薬局開設者は、特定販売を行う場合は、次に掲げるところにより行わなければならない。〈則第15条の6〉

① 当該薬局に貯蔵し、又は陳列している一般用医薬品又は薬局製造販売医薬品を販売等すること

② 特定販売を行うことについて広告をするときは、インターネットを利用する場合はホームページに、その他の広告方法を用いる場合は当該広告に、以下の情報を見やすく表示すること

㈠ 薬局の管理及び運営に関する事項(則別表第1の2「第一」)

㈡ 薬局製造販売医薬品、要指導医薬品及び一般用医薬品の販売に関する制度に関する事項(則別表第1の2「第二」)

㈢ 以下の事項(則別表第1の3)
- 薬局又は店舗の主要な外観の写真
- 薬局製造販売医薬品又は一般用医薬品の陳列の状況を示す写真

- 現在勤務している薬剤師又は研修中の登録販売者以外の登録販売者もしくは研修中の登録販売者の別及びその氏名
- 開店時間と特定販売を行う時間が異なる場合にあっては、その開店時間及び特定販売を行う時間
- 特定販売を行う薬局製造販売医薬品又は一般用医薬品の使用期限

③ 特定販売を行うことについて広告をするときは、第一類医薬品、指定第二類医薬品、第二類医薬品、第三類医薬品及び薬局製造販売医薬品の区分ごとに表示すること
※「薬局製造販売医薬品」とあるが、毒薬及び劇薬であるものを除く。〈則第1条第2項第2号〉

④ 特定販売を行うことについてインターネットを利用して広告をするときは、都道府県知事及び厚生労働大臣が容易に閲覧することができるホームページで行うこと
※「都道府県知事」とあるが、その薬局の所在地が保健所を設置する市又は特別区の区域にある場合においては、市長又は区長となる。〈則第1条第4項第6号〉

**22** 特定販売について、次のように示されている。

① 解説21の①について、当該薬局に貯蔵等していない医薬品の特定販売を認めた場合、インターネット等を通じて注文を受け、店舗以外の倉庫に貯蔵している医薬品を直接購入者に発送する販売態様が成立し得るが、そのような場合、以下のような保健衛生上の不備を生じることが想定される(平成26年3月10日薬食発0310第1号)。

　㈠ 仮に薬局管理者とは別の薬剤師に倉庫の管理を行わせたとしても、当該薬局の薬剤師がその状態を把握していない医薬品を販売することになるため、医薬品の適切な販売が確保できないおそれがあること

　㈡ 仮に店舗以外の場所にある倉庫を認めると、監督すべき場所が店舗以外の場所に複数存在し得ることとなるため、実効性のある薬事監視が困難になること

② ある店舗(甲)に在庫がない一般用医薬品について、甲が必要な情報提供等を行った後であっても、他の店舗(乙)から購入者に直接配送してはならない。その責任の主体を明確にするため、乙から甲に当該製品を納入した後に、甲から購入者に配送する必要がある(平成26年5月7日事務連絡)。

③ 解説21の②㈢について、以下のように示されている。

　㈠ 「薬局製造販売医薬品又は一般用医薬品の陳列の状況を示す写真」については、代表的な一般用医薬品の陳列棚(例：一番大きな陳列棚、レジの後ろの陳列棚)の写真で差し支えない(平成26年5月7日事務連絡)。

　㈡ 「現在勤務している薬剤師又は研修中の登録販売者以外の登録販売者もしくは研修中の登録販売者の別及びその氏名」については、ホームページの閲覧時点での勤務状況をそのまま表示させる方法のほか、当該薬局に勤務している薬剤師及び登録販売者の1週間の勤務シフト表等を表示する方法によることでも差し支えない(平成26年3月10日薬食発0310第1号)。

　㈢ 「開店時間と特定販売を行う時間が異なる場合にあっては、その開店時間及び特定販売を行う時間」について、薬剤師又は登録販売者がその業務(例：販売の可否の判断、情報提供)を行っている時間は、「特定販売を行う時間」に含まれる。一方、注

第3章　薬局(第4条—第11条)

文を受け付けた旨のメール送信、購入希望商品の名称やお届け先等の電話確認作業のみであれば、単に注文を受け付けているに過ぎないため、その業務を行っている時間は、「特定販売を行う時間」に含まれない(平成26年5月7日事務連絡)。

㈣ 「特定販売を行う薬局製造販売医薬品又は一般用医薬品の使用期限」について、当該薬局に貯蔵、陳列等している品目のすべての使用期限を表示する方法のほか、使用期限までの期間が最短の品目の使用期限を表示させる方法によることでも差し支えない(平成26年3月10日薬食発0310第1号)。

④ 解説21の③について、当該ホームページでの区分表示を確保した上であれば、検索結果等においてにまで区分表示を行う必要はない。ただし、検索結果等として表示された医薬品の区分が明確に分かるようにする(平成26年3月10日薬食発0310第1号)。

⑤ 解説21の④について、当該ホームページを閲覧するためにパスワード等が必要な場合、薬局開設者は、所管する都道府県等及び厚生労働省がホームページを閲覧することができるよう、都道府県等に当該パスワード等の届出を行う必要がある。他方、都道府県等は、当該パスワード等を、薬局開設の許可台帳に記載するよう努める(平成26年3月10日薬食発0310第1号)。

⑥ インターネットモール事業者は、薬機法に違反するおそれのある事業者による医薬品の特定販売等がなされないよう、国及び都道府県等と連携して必要な取り組みを行うことが望ましい(平成26年3月10日薬食発0310第1号)。

⑦ 特定販売を行う広告の該当性は、その広告にインターネットや電話で注文可能であることが記載されているか否かで判断される。販売サイトに単に誘導するだけのバナー広告は、原則、「特定販売を行う広告」に該当しない(平成26年3月31日事務連絡)。

＜指定第二類医薬品に関する遵守事項＞

23　薬局開設者は、指定第二類医薬品を販売等する場合は、当該指定第二類医薬品を購入等しようとする者が「当該指定第二類医薬品の禁忌を確認すること及び当該指定第二類医薬品の使用について薬剤師又は登録販売者に相談することを勧める旨」を確実に認識できるようにするために必要な措置を講じなければならない。〈則第15条の7〉

24　指定第二類医薬品の添付文書中の「使用上の注意」の「してはいけないこと」に関する情報については、ポップ表示(インターネットを用いる場合はポップアップ表示等)等の掲示物や口頭により、当該医薬品を購入等しようとする者に対して注意を促す措置を講じる必要がある。〈H26/3/10薬食発0310第1号〉

＜実務・業務の証明に関する遵守事項＞

25　薬局開設者は、その薬局において一般従事者として薬剤師又は登録販売者の管理及び指導の下に実務に従事した者から、過去5年間においてその実務に従事したことの証明を求められたときは、速やかにその証明を行わなければならない。〈則第15条の8第1項〉

26　薬局開設者は、その薬局において登録販売者として業務に従事した者から、過去5年間においてその業務に従事したことの証明を求められたときは、速やかにその証明を行わなければならない。〈則第15条の9第1項〉

➡　解説25及び26は、薬機法関連法令では、①登録販売者(研修中の登録販売者を除く)、

②研修中の登録販売者を区分して、店舗管理者等の資格要件や、登録販売者の従事規定が定められていることに伴い、上記の規定が設けられている。

27 薬局開設者は、都道府県等から証明の内容等に係る問い合わせがあった場合に対応できるよう、発行する証明には管理のための番号を付番する等の措置を講じることが望ましい。〈R3/7/30 薬生発 0730 第 12 号〉

<視覚等の障害者に関する遵守事項>

28 薬局開設者は、①自ら視覚・聴覚・音声機能・言語機能に障害を有する薬剤師又は登録販売者であるとき、②その薬局において薬事に関する実務に従事する薬剤師又は登録販売者が視覚・聴覚・音声機能・言語機能に障害を有するときは、保健衛生上支障を生ずるおそれがないように、必要な設備の設置その他の措置を講じなければならない。〈則第 15 条の 10〉

⇒ 従前、薬剤師法等においては、視覚等に障害を有する者には薬剤師等の免許を与えないという欠格事由が設けられていたが、平成 13 年の法改正により、身体の障害に基づく事項がすべて廃止されたことに伴い、上記の規定が設けられた。

<健康サポート薬局の表示に関する遵守事項>

29 薬局開設者は、健康サポート薬局である旨を表示するときは、その薬局を、厚生労働大臣が定める基準(平成 28 年厚生労働省告示第 29 号)に適合するものとしなければならない。〈則第 15 条の 11〉

<登録販売者の研修に関する遵守事項>

30 薬局における登録販売者の継続的研修について、次のとおり定められている。〈則第 15 条の 11 の 3〉

① 薬局開設者は、その薬局において業務に従事する登録販売者に、研修を毎年度受講させなければならない。

② ①の研修を実施しようとする者は、次に掲げる事項をあらかじめ厚生労働大臣に届け出なければならない。

　㈠ 氏名又は名称及び住所並びに法人にあっては、その代表者の氏名
　㈡ 研修の実施場所

③ ②の届出を行った者が行う研修の実施の基準は、次のとおりとする。

　※「②の届出を行った者」を、研修実施機関という。

　㈠ 研修は次に掲げる事項について講義により行うものとし、総時間数が 12 時間以上であること

- 医薬品に共通する特性と基本的な知識
- 人体の働きと医薬品
- 主な医薬品とその作用
- 薬事に関する法規と制度
- 医薬品の適正使用と安全対策
- リスク区分等の変更があった医薬品
- その他登録販売者として求められる理念、倫理、関連法規等

㈡ ㈠に掲げる事項を教授するのに適当な講師を有すること

㈢ 正当な理由なく受講を制限するものでないこと

④ 研修実施機関は、研修の修了者に修了証を交付する。

⑤ 研修実施機関は、研修の実施に必要な経費に充てるため、受講者から負担金を徴収することができる。この場合、負担金は実費に相当する額でなければならない。

⑥ 研修実施機関は、②㈠又は㈡に掲げる事項に変更が生じたときは、その変更が生じた日から30日以内に厚生労働大臣に届け出なければならない。

⑦ 研修実施機関は、研修の実施に関する業務の全部又は一部を廃止し、休止し、又は休止した業務を再開しようとするときは、あらかじめ厚生労働大臣に届け出なければならない。

31 登録販売者の研修について、次のように整理することができる。

① 一般用医薬品販売業者等は、医薬品の販売又は授与の業務に係る適正な管理を確保するため、薬剤師、登録販売者及び一般従事者に対する研修を実施しなければならないこと(業務体制基準第1条第1項第14号等)

※「一般用医薬品販売業者等」とは、一般用医薬品を取り扱う薬局開設者並びに店舗販売業者及び配置販売業者のこと

② 一般用医薬品販売業者等は、その薬局、店舗等において業務に従事する登録販売者に、継続的研修を毎年度受講させなければならないこと(則第15条の11の3第1項等)

③ 従事期間が1年以上であって、継続的研修に加えて、追加的研修を修了した登録販売者は、店舗管理者又は区域管理者になることができること(則第140条第1項第2号ロ等)

④ 研修の専門性、客観性、公正性等の確保の観点から、一般用医薬品販売業者等は、当該一般用医薬品販売業者等以外の機関が実施する研修を従事者に受講させる必要があること

32 登録販売者の研修の受講対象者、時間数等について、次のように示されている。

〈R5/3/31 薬生総発0331第6号〉

(1) 継続的研修について

① 研修の受講対象者

一般用医薬品販売業者等は、当該販売業者等の下で一般用医薬品の販売に従事する全ての登録販売者を研修の受講対象者とすること

② 研修の時間数

一般用医薬品販売業者等は、研修受講対象者に対し、毎年度、少なくとも計12時間以上、定期的かつ継続的に研修を受講させること

③ 研修の実施内容等

一般用医薬品販売業者等は、研修の実施内容等が法定事項(則第15条の11の3第3項第1号等)を満たすものであることを、あらかじめ厚生労働省のホームページ等で確認すること

④ 研修の修了の確認等

一般用医薬品販売業者等は、研修の受講対象者が研修を受けたことを修了証等で

確認し、その旨を適切に記録・保存すること
(2) 追加的研修について
　① 研修の受講対象者

　　過去5年間のうち通算して1年以上2年未満の従事期間で店舗管理者等となることを希望する登録販売者を主な対象とする。ただし、それ以外の登録販売者が受講することを妨げない。

　　なお、過去5年間のうち従事期間が通算して2年以上の登録販売者における店舗管理者等の要件については、店舗管理者等となるために追加的研修の修了は必要としないものの、店舗管理者等の資質向上の観点から受講することが望ましい。

　② 研修の時間数

　　一般用医薬品販売業者等は、研修受講対象者に対し、少なくとも計6時間以上、研修を受講させること

　③ 研修の実施内容等

　　一般用医薬品販売業者等は、研修の実施内容等が、以下の事項を満たすものであることを、あらかじめ厚生労働省のホームページ等で確認すること

　　㈠ ガバナンス、法規、コンプライアンス等の基本的知識に関する講義
　　㈡ 販売現場、店舗等の管理に即したコミュニケーションに関する演習
　　㈢ ㈠及び㈡を踏まえた、店舗管理者等に求められる対応のケーススタディ

　④ 研修の修了の確認等

　　一般用医薬品販売業者等は、研修の受講対象者が研修を受けたことを修了証等で確認し、その旨を適切に記録・保存すること

**33** 継続的研修の実施について、次のように示されている。〈R5/3/31 薬生総発0331第6号〉

　① 研修実施機関

　　研修実施機関は、登録販売者の質の向上のための研修の専門性・客観性・公正性を確保することができ、かつ、登録販売者の職能に応じた相当の研修実績を有すること

　② 継続的研修の実施の届出について

　　研修実施機関は、継続的研修を実施しようとするときは、別紙3(略)により、あらかじめ厚生労働大臣に届出を行わなければならない。このとき別紙8及び9(略)並びに根拠資料を添付する。

　　継続的研修の実施場所の記載については、継続的研修を実施する都道府県名で差し支えない。なお、遠隔講座で実施する場合は、それぞれの会場の都道府県名を記載し、オンライン研修等で実施する場合は、「オンライン」と記載すること

　　※「遠隔講座」とは、会場をWeb会議システム等でつなぎ、リアルタイムで行う方法のこと
　　※「オンライン研修等」とは、Web会議システム、オンデマンド配信、e—ラーニング、通信講座等により受講者が任意の場所で受講できる研修のこと

　③ 継続的研修の実施の基準について

　　㈠ 継続的研修の実施体制
　　　・研修実施機関は、研修の実施にあたり、教育者、学術等関係者、消費者等の参画

　　　　　を積極的に求め、研修の実施体制の客観性を十分に確保すること
　　　　・研修実施機関は、研修等の企画・運営、実施形式、内容、時間数、修了証交付等に関する実施要領を定めること
　　　　・研修実施機関は、研修の実施方法、実績等の情報を公表すること等により研修の透明性を十分に確保すること
　　㈡　継続的研修の講師
　　　　講師は、個々の講義内容に関する専門的な技術・知識を有するものであること
　　㈢　受講の制限
　　　　正当な理由なく受講を制限するものでないこと。「正当な理由なく受講を制限するもの」とは、特定の条件を満たす者のみを受講対象者に限定するもの等をいう。
④　継続的研修の形式
　　㈠　一定の基準以上の研修を実施するため、継続的研修は講義（集合研修）を基本とすること
　　㈡　遠隔講座、オンライン研修等を行う場合は、集合研修と組み合わせて行うこと
　　㈢　遠隔講座、オンライン研修等を行う場合には、その時間数が集合研修の時間数を超えないこと
　　㈣　㈢までにかかわらず、離島、へき地等に在住する受講者の移動に伴う時間等の負担が大きい場合等、やむを得ず集合研修に参加できない者の受講機会を確保するために、集合研修の時間数を超えて、遠隔講座、オンライン研修等を実施しても差し支えない。
　　㈤　集合研修以外の方法で実施する場合は、集合研修と同等のものこと
⑤　継続的研修の内容
　　　研修実施機関は、次に掲げる事項について研修内容に含めること。また、継続的研修のために必要な教材を用意すること
　　㈠　医薬品に共通する特性と基本的な知識
　　㈡　人体の働きと医薬品
　　㈢　主な一般用医薬品とその作用
　　㈣　薬事に関する法規と制度
　　㈤　一般用医薬品の適正使用と安全対策
　　㈥　リスク区分等の変更があった医薬品
　　㈦　店舗の管理及び区域の管理に関する事項
　　㈧　その他登録販売者として求められる理念、倫理、関連法規等
⑥　修了証の交付について
　　㈠　研修実施機関は、研修参加者の研修の修了にあたり、試験その他の方法により、研修参加者の研修内容の習得を確認し、修了証等（電磁的記録を含む）を研修参加者に対し交付することで、修了認定を適切に行うこと
　　㈡　修了証には、研修を修了した者の氏名及び住所地の都道府県名、研修の実施年月日、研修の内容並びに研修実施機関の名称及び所在地が記載されていること

(三) 研修実施機関は、年度ごとに、修了証明を行うために必要な事項について記録し、6年間保存しておくこと
⑦ 研修の費用について
　　受講者から徴収する負担金は、実費に相当する額でなければならない。「実費に相当する額」は、会場借料、教材費、講師謝金など実際に研修を行うにあたり必要な経費を合算し、研修受講予定者数で割り戻して計算した額を意味するものである。
　　なお、研修実施機関はその積算書類を保管しておくこと
⑧ 変更の届出について
　　研修実施機関の届出事項について変更が生じた際は、その変更が生じた日から30日以内に様式4(略)により変更の届出を行うこと
⑨ 廃止、休止又は再開の届出について
　　研修実施機関は、研修の実施に関する業務の全部又は一部を廃止し、休止し、又は休止した業務を再開しようとするときは、あらかじめ厚生労働大臣に届出を行わなければならない。当該届出は、廃止又は休止については様式5(略)を、再開は様式6(略)により行うこと
⑩ 継続的研修の実施内容の事前通知
　　研修実施機関は、研修実施に係る以下の事項を、受講者を募集する前に、研修の実施の基準(則第15条の11の3第3項第1号等)とともに、あらかじめホームページ等を通じて公表しなければならない。
　　(一) 実施する研修の概要
　　　　・研修の内容
　　　　・研修の形式
　　　　・研修の修了認定の方法
　　(二) 講師の氏名
　　(三) 講習の実施場所及び開催日時
　　(四) 負担金の金額
⑪ その他
　　(一) 研修実施機関は研修を実施する地域の都道府県と連携・相談して研修を実施するなど研修を実施する地域の登録販売者の質の向上に資する研修を実施すること
　　(二) コミュニケーションに関する演習やグループワーク、グループディスカッションなど一般用医薬品の販売の現場に即した内容を取り入れ、より実践的な能力の向上を図れるよう配慮すること

**34** 追加的研修の実施について、次のように示されている。〈R5/3/31 薬生総発0331第6号〉
① 追加的研修は、継続的研修に準じて行うこと
② 追加的研修の内容は以下を踏まえて行うこととし、当面の間、その内容について、厚生労働省医薬・生活衛生局総務課に提出すること
　　(一) ガバナンス、法規、コンプライアンス等の基本的知識に関する講義
　　　　店舗・区域管理において求められるガバナンス、法令遵守の具体的内容と対応等

㈡　販売現場、店舗等の管理に即したコミュニケーションに関する演習
　　　アクシデント・クレームへの対応や店舗・区域マネジメントに関する演習等
　㈢　㈠及び㈡を踏まえた、店舗管理者等に求められる対応についてのケーススタディ
　　　管理者に求められる医薬品の販売マネジメント(例：店舗・区域の管理、不適切な医薬品使用への管理者としての対応、店舗販売業者等への意見申述が必要な事例)に具体的に対応するレポート作成及び検討等による受講者参加型の能動的学習
③　追加的研修の時間数は、②㈠から㈢までで計6時間以上行うこととし、目安として、それぞれ2時間程度とすること
④　追加的研修の実施方法は、対面、オンラインのいずれの方法でも差し支えないが、オンラインで実施する場合は、映像及び音声の送受信により相手の状態を相互に認識しながら通話をすることが可能な方法により行うこと
⑤　研修実施機関の届出について、追加的研修を実施する機関は、開始及び廃止、休止又は再開にあたって、別紙(略)の備考欄に追加的研修を実施又は廃止、休止もしくは再開する旨を記載すること

■第9条第2項■

> 薬局開設者は、第七条第一項ただし書又は第二項の規定によりその薬局の管理者を指定したときは、第八条第二項の規定により述べられた薬局の管理者の意見を尊重するとともに、法令遵守のために措置を講ずる必要があるときは、当該措置を講じ、かつ、講じた措置の内容(措置を講じない場合にあつては、その旨及びその理由)を記録し、これを適切に保存しなければならない。

### 趣旨
　本規定は、薬局開設者に対し、薬局の管理者の意見を尊重するとともに、必要があるときは法令遵守のための措置を講じ、その措置の内容を記録し保存することを義務づけたものである。

### 解説
1　薬局の管理者に対し、その薬局の業務につき、薬局開設者に必要な意見を書面により述べることが義務づけられているが(法第8条第2項)、薬局の管理者が従業員である場合、雇用者たる薬局開設者に対して弱い立場にあることは否めない。そこで、薬局の管理者の権能をより強力なものとするため、本規定が設けられている。
2　薬局開設者の遵守事項として、従前より、薬局の管理者の意見を尊重することとされていたが、令和元年の法改正により、法令遵守のための措置を講じ、その措置の内容を記録し保存することが追加された。

## 第九条の二（薬局開設者の法令遵守体制）

（令元法六三・追加）

■第9条の2第1項■

薬局開設者は、薬局の管理に関する業務その他の薬局開設者の業務を適正に遂行することにより、薬事に関する法令の規定の遵守を確保するために、厚生労働省令で定めるところにより、次の各号に掲げる措置を講じなければならない。
一　薬局の管理に関する業務について、薬局の管理者が有する権限を明らかにすること。
二　薬局の管理に関する業務その他の薬局開設者の業務の遂行が法令に適合することを確保するための体制、当該薬局開設者の薬事に関する業務に責任を有する役員及び従業者の業務の監督に係る体制その他の薬局開設者の業務の適正を確保するために必要なものとして厚生労働省令で定める体制を整備すること。
三　前二号に掲げるもののほか、薬局開設者の従業者に対して法令遵守のための指針を示すことその他の薬局開設者の業務の適正な遂行に必要なものとして厚生労働省令で定める措置

### 趣 旨

本規定は、薬局開設者に対し、その業務を適正に遂行するための法令遵守体制の整備を義務づけたものである。

### 解 説

**1**　薬局開設者の薬事に関する法令の遵守を確保するため、令和元年の法改正により本条が新設された。

**2**　薬局開設者は、次に掲げるところにより、薬事に関する法令の規定の遵守を確保するための措置(法第9条の2第1項各号)を講じなければならない。〈則第15条の11の2〉
　① 次に掲げる薬局の管理者の権限を明らかにすること
　　㈠ 薬局に勤務する薬剤師その他の従業者に対する業務の指示及び監督に関する権限
　　㈡ ㈠に掲げるもののほか、薬局の管理に関する権限
　② 次に掲げる体制(法第9条の2第1項第2号)を整備すること
　　㈠ 薬局の管理に関する業務その他の薬局開設者の業務の遂行が法令に適合することを確保するために必要な規程の作成、薬局開設者の薬事に関する業務に責任を有する役員及び従業者に対する教育訓練の実施及び評価並びに業務の遂行に係る記録の作成、管理及び保存を行う体制
　　㈡ 薬局開設者が薬事に関する業務に責任を有する役員及び従業者の業務を監督するために必要な情報を収集し、その業務の適正を確保するために必要な措置を講ずる体制
　　㈢ ㈠及び㈡に掲げるもののほか、薬局開設者の業務の適正を確保するために必要な人員の確保及び配置その他の薬局開設者の業務の適正を確保するための体制
　③ 次に掲げる措置(法第9条の2第1項第3号)を講ずること

㈠ 薬局開設者の従業者に対して法令遵守のための指針を示すこと
㈡ 薬事に関する業務に責任を有する役員の権限及び分掌する業務を明らかにすること
㈢ 薬局開設者が二つ以上の許可を受けている場合にあっては、当該許可を受けている全ての薬局において法令遵守体制(法第9条の2)が確保されていることを確認するために必要な措置
㈣ ㈢の場合であって、二つ以上の薬局の法令遵守体制を確保するために薬局開設者を補佐する者を置くときは、次に掲げる措置
　※「薬局開設者」とあるが、薬局開設者が法人であるときは、薬事に関する業務に責任を有する役員をいう。
　・薬局開設者を補佐する者が行う業務を明らかにすること
　・薬局開設者を補佐する者が二つ以上の薬局の法令遵守体制を確保するために薬局の管理者から必要な情報を収集し、当該情報を薬局開設者に速やかに報告するとともに、当該薬局開設者からの指示を受けて、薬局の管理者に対して当該指示を伝達するための措置
　・薬局開設者が二つ以上の薬局の法令遵守体制を確保するために薬局開設者を補佐する者から必要な情報を収集し、薬局開設者を補佐する者に対して必要な指示を行うための措置
㈤ 医薬品の保管、販売その他医薬品の管理に関する業務が適切に行われ、かつ、医薬品の購入等に関する記録の義務(則第14条)が履行されるために必要な措置
㈥ ㈠から㈤までに掲げるもののほか、②の体制を実効的に機能させるために必要な措置

**3**　「薬事に関する業務に責任を有する役員及び従業者の業務の監督」の「監督」について、次のように整理することができる。
① そもそも薬局開設者の業務の監督は、薬局開設者が自ら体制を作って行うものではないことも踏まえると、本号の監督とは、法令遵守体制を構築するために必要な監督を意味するものと解される。
② 虚偽・誇大広告の禁止(法第66条第1項)の違反を未然に防ぐためには、事業者自らが、広告出稿に関する具体的な手順書の策定、広告の内容の適正の確保等を図るための業務を監督する必要がある。他方、全国規模で経営する事業者が増加する中、本部組織の不当な関与により複数の店舗で同一の違反事例(例:管理者の無許可兼務)が発生していることを受け、法令遵守の確保につき重要な役割を担う者(例:エリアマネージャー)が現場責任者の意見申述を尊重する等の仕組みを整備する必要がある。
③ ①及び②を踏まえると、本号の監督として、以下のようなものが想定される。
㈠ 取締役会による業務の監督、取締役による他の取締役の業務の監督
　・担当取締役から業務執行状況、コンプライアンス部門の活動を報告させること
　・監査役から意見を聴取すること
㈡ 監査役による業務の監督
　・重要な会議に出席すること又はその議事録を閲覧すること

　　　　◆外部専門家の助言を得て情報収集をすること
　　㈢　内部規定の整備による従業者の業務の監督
　　　　◆従業者の業務手順書を整備すること
　　　　◆緊急時対応のための危機管理規程を整備すること
　　　　◆人事考課にコンプライアンスに関する項目を導入すること


　　■第9条の2第2項■

> 　薬局開設者は、前項各号に掲げる措置の内容を記録し、これを適切に保存しなければならない。

**趣旨**

　本規定は、薬局開設者に対し、法令遵守のための措置の内容を記録し保存することを義務づけたものである。


## 第九条の三（調剤された薬剤の販売に従事する者）
（平二五法一〇三・追加、令元法六三・旧第九条の二繰下）

> 　薬局開設者は、厚生労働省令で定めるところにより、医師又は歯科医師から交付された処方箋により調剤された薬剤につき、薬剤師に販売させ、又は授与させなければならない。

**趣旨**

　本規定は、薬局開設者に対し、調剤された薬剤は薬剤師に販売させることを義務づけたものである。

**解説**

**1**　医師等による例外的な調剤はあるが、「薬剤師でない者は、販売又は授与の目的で調剤してはならない（薬剤師法第19条）」とあるように、調剤は薬剤師の独占業務となっている。医師には処方箋交付の義務（医師法第22条）、薬剤師には処方箋応需の義務（薬剤師法第21条）がそれぞれ課せられており、医薬分業の法的な仕組みがつくられている。

**2**　「処方箋」とは、特定の患者の特定の疾病に対して、薬剤による処置方法を医師、歯科医師又は獣医師が示した文書をいう。

　なお、従前、「処方せん」と表記されていたが、平成二五年の法改正により、「処方箋」に改められた。ただし、薬剤師法においては、現在でも「処方せん」と表記されている。

**3**　「調剤された薬剤」とは、処方箋により特定の患者のためにその症状に合わせて調製されたもので、通常、複数の医薬品から構成されている。特定人の特定疾病にのみ用いられ、一般に流通することのないものであることにかんがみ、「医薬品」とは区別して扱

われる。調剤された薬剤には、例えば、医薬品の直接の容器等の法定表示事項の規定(法第50条)は適用されない。

4　関係法令における「調剤」の範囲について、次のように整理することができる。
　① 薬剤師法では、㈠処方箋に基づく医薬品の調製及び取揃え、㈡薬剤の交付、㈢投薬の行為を「調剤」としている。
　② 薬機法では、①㈡の行為を「薬剤の販売又は授与」としている。
　③ 健康保険法では、①㈡の行為を療養の給付の一つとみなし「薬剤の支給」としている。
5　薬局開設者は、調剤された薬剤につき、次に掲げる方法により、その薬局において薬剤の販売又は授与に従事する薬剤師に販売等させなければならない。〈則第15条の12〉
　① 情報の提供及び指導(法第9条の4第1項)を受けた者が当該情報の提供及び指導の内容を理解したこと並びに質問がないことを確認した後に、販売等させること
　② 当該薬剤を購入等しようとする者から相談があった場合には、情報の提供又は指導(法第9条の4第4項)を行った後に、当該薬剤を販売等させること
　③ 情報の提供又は指導(法第9条の4第5項)のため必要があると認めるときは、当該薬剤を購入等しようとする者の連絡先を確認した後に、当該薬剤を販売等させること
　④ 当該薬剤を販売等した薬剤師の氏名、当該薬局の名称及び当該薬局の電話番号その他連絡先を、当該薬剤を購入等しようとする者に伝えさせること

## 第九条の四（調剤された薬剤に関する情報提供及び指導等）

(平一八法六九・追加、平二五法一〇三・旧第九条の二繰下・一部改正、令元法六三・旧第九条の三繰下・一部改正)

■第9条の4第1項■

　薬局開設者は、医師又は歯科医師から交付された処方箋により調剤された薬剤の適正な使用のため、当該薬剤を販売し、又は授与する場合には、厚生労働省令で定めるところにより、その薬局において薬剤の販売又は授与に従事する薬剤師に、対面(映像及び音声の送受信により相手の状態を相互に認識しながら通話をすることが可能な方法その他の方法により薬剤の適正な使用を確保することが可能であると認められる方法として厚生労働省令で定めるものを含む。)により、厚生労働省令で定める事項を記載した書面(当該事項が電磁的記録(電子的方式、磁気的方式その他人の知覚によつては認識することができない方式で作られる記録であつて、電子計算機による情報処理の用に供されるものをいう。以下第三十六条の十までにおいて同じ。)に記録されているときは、当該電磁的記録に記録された事項を厚生労働省令で定める方法により表示したものを含む。)を用いて必要な情報を提供させ、及び必要な薬学的知見に基づく指導を行わせなければならない。

【趣　旨】
　本規定は、薬局開設者に対し、調剤された薬剤を販売する場合には、①薬剤師に、②対面により、③書面を用いて、④情報提供及び指導を行わせることを義務づけたものである。

**解説**

1 「その薬局において薬剤の販売又は授与に従事する薬剤師」とあるように、調剤された薬剤に関する情報提供等の業務は、その薬局の薬剤師によって行われなければならず、他の薬局又はコールセンターに勤務する薬剤師が行うことはできない。

2 「映像及び音声の送受信により相手の状態を相互に認識しながら通話をすることが可能な方法(略)を含む」とあるが、この括弧書は、令和元年の法改正において追記されたものである。これについて、次のように整理することができる。

① 調剤された薬剤の服薬指導については、従前、オンラインによることが認められておらず、対面により行われていたが、近年の通信技術の発達により、対面によって服薬指導を行わなくても薬剤の適正な使用を確保できる場面が想定できるようになった。

② 医療法においては、従前より、医師がオンラインによる診療を実施することに制限が設けられておらず、また、「オンライン診療の適切な実施に関する指針(平成30年3月)」が策定され、医師、患者及び関係者が安心できる適切なオンライン診療の普及が推進されている。

③ しかしながら、国家戦略特区における取り組みを除けば、オンラインによる服薬指導が認められていなかったため、オンライン診療を受けた患者が対面により服薬指導を受けなければならず、オンライン診療のメリットが活かし切れない状況にあった。

④ こうした事情を踏まえ、薬剤の適正な使用を確保することが可能であると認められる場合に限り、調剤された薬剤の服薬指導をオンラインにより行うことが薬機法において認められた。

3 オンラインによる服薬指導と医療用医薬品のインターネット販売について、次のように整理することができる。

① 医薬品を入手するために薬局等を訪れなくてもよいという点においては、インターネット販売とオンラインによる服薬指導は共通している。

② 一般用医薬品は、人体に対する作用が著しくなく比較的リスクが低いこと、一般の生活者が自ら選択して使用するものであること等を考慮し、特定販売(例：インターネット販売)の対象となっている。

③ 他方、オンラインによる服薬指導は、処方箋に基づき調剤された薬剤の適正使用を確保するため、対面の場合と同等の要件を満たす場合において、テレビ電話等を活用した服薬指導を認めるものであり、患者が医療用医薬品を選択することはできない。

④ このように、インターネット販売とオンラインによる服薬指導は根本的に異なるものであり、オンラインによる服薬指導を認めることは、医療用医薬品のインターネット販売の解禁を意味するものではない。

4 「厚生労働省令で定めるもの」は、映像及び音声の送受信により相手の状態を相互に認識しながら通話をすることが可能な方法であって、次に掲げる要件を満たすものとする。〈則第15条の13第2項〉

① 薬局開設者が、当該薬剤師に、当該薬剤を使用しようとする者の求めに応じて、オンライン服薬指導を行わせる場合であって、当該薬剤師が、当該オンライン服薬指導を

行うことが困難な事情の有無を確認した上で、当該オンライン服薬指導を行うことができるとその都度責任をもって判断するときに行われること

※「当該薬剤師」とは、その薬局において薬剤の販売又は授与に従事する薬剤師のこと

② 次に掲げる事項について、薬剤を使用しようとする者に対して明らかにした上で行われること

㈠ 情報通信に係る障害が発生した場合における当該障害の程度、服用に当たり複雑な操作が必要な薬剤を当該薬剤を使用しようとする者に対してはじめて処方する場合における当該者の当該薬剤に関する理解の程度等のオンライン服薬指導を行うことの可否についての判断の基礎となる事項

㈡ オンライン服薬指導に係る情報の漏えい等の危険に関する事項

**5** 解説4の①について、次のように示されている。〈R4/9/30薬生発0930第1号〉

① 当該薬局において服薬指導を実施したことがない患者及び処方内容に変更のあった患者に対してオンライン服薬指導を行う場合においては、当該患者の服薬状況等を把握した上で実施すること。患者の服薬状況の把握は、対面と同様に、例えば、以下の情報のいずれか又は組み合わせによることが考えられる。

㈠ 患者が保有するお薬手帳に基づく情報

㈡ 患者の同意の下で、当該患者が利用した他の薬局から情報提供を受けて得られる情報

㈢ 処方箋を発行した医師の診療情報(患者から聴取した情報も含む)

㈣ 患者から聴取した併用薬、副作用歴その他参考となる情報

② ただし、注射薬や吸入薬など、使用にあたり手技が必要な薬剤については、①㈠から㈣までの情報に加え、受診時の医師による指導の状況や患者の理解度等に応じ、薬剤師がオンライン服薬指導の実施を困難とする事情がないか確認する。

③ なお、当該薬剤師がオンライン服薬指導を適切に行うことが困難であると判断し、対面での服薬指導を受けるよう促すことは調剤応需義務(薬剤師法第21条)に違反するものではない。

**6** 解説4の②について、次のように示されている。〈R4/9/30薬生発0930第1号〉

① 薬局開設者は、当該薬局の薬剤師に、次に掲げるオンライン服薬指導に関する必要事項を明らかにした上でオンライン服薬指導を実施させること。なお、当該事項を明らかにするにあたっては、服薬指導に利用する情報通信機器やアプリケーション、当該薬局のホームページに表示する方法等によることも可能とする。

㈠ オンライン服薬指導を行うことの可否についての判断の基礎となる事項

服用にあたり手技が必要な薬剤の初回処方時等、薬剤師がオンライン服薬指導を行わないと判断した場合にオンライン服薬指導を中止した上で、対面による服薬指導を促す旨(情報通信環境の障害等によりオンライン服薬指導を行うことが困難になる場合を含む)を説明すること

㈡ オンライン服薬指導に係る情報の漏えい等の危険に関する事項

オンライン服薬指導時の情報の漏洩等に関する責任の所在が明確にされるように

すること。

② オンライン服薬指導に関する必要事項を説明するにあたっては、以下について留意すべきであること。

　㈠ 患者に重度の認知機能障害がある等により薬剤師と十分に意思疎通を図ることができない場合は、説明の際に、患者の家族等を患者の代わりに指導の対象とすることができること

　㈡ 必要事項に変更が生じた場合には、改めて患者に明らかにすること

7　「厚生労働省令で定める事項」は、次のとおりである。ただし、薬剤師法第25条に規定する事項が記載されている調剤された薬剤の容器又は被包を用いて、当該薬剤師に情報の提供を行わせる場合には、次の①から④までに掲げる事項を記載することを要しない。〈則第15条の13第3項〉

① 当該薬剤の名称

② 当該薬剤の有効成分の名称及びその分量

　※「有効成分の名称」とあるが、一般的名称があるものにあっては、その一般的名称をいう。
　※「その分量」とあるが、有効成分が不明のものにあっては、その本質及び製造方法の要旨をいう。

③ 当該薬剤の用法及び用量

④ 当該薬剤の効能又は効果

⑤ 当該薬剤に係る使用上の注意のうち、保健衛生上の危害の発生を防止するために必要な事項

⑥ その他当該薬剤を調剤した薬剤師がその適正な使用のために必要と判断する事項

⇒　上記の「薬剤師法第25条に規定する事項」は、次に掲げる事項をいう。〈薬剤師法施行規則第14条〉

① 患者の氏名

② 用法及び用量

③ 調剤年月日

④ 調剤した薬剤師の氏名

⑤ 調剤した薬局又は病院もしくは診療所もしくは飼育動物診療施設の名称及び所在地

8　「厚生労働省令で定める方法」は、電磁的記録に記録された事項を紙面又は出力装置の映像面に表示する方法である。〈則第15条の13第4項〉

9　「提供させ」「指導を行わせ」とあるように、本規定の義務は、薬剤師ではなく、薬局開設者に対して課せられている。

10　薬局開設者は、情報の提供及び指導を、次に掲げる方法により、当該薬剤師に行わせなければならない。〈則第15条の13第1項〉

① 当該薬局内において情報を提供し、及び指導を行うための設備がある場所、居宅等において調剤の業務を行う場合もしくは特別の事情がある場合(薬剤師法第22条但書)におけるその調剤の業務を行う場所又はオンライン服薬指導を行う場合における当該薬局において調剤に従事する薬剤師と相互に連絡をとることができる場所において行わせ

ること
② 当該薬剤の用法、用量、使用上の注意、当該薬剤との併用を避けるべき医薬品その他の当該薬剤の適正な使用のために必要な情報を、当該薬剤を購入等しようとする者の状況に応じて個別に提供させ、及び必要な指導を行わせること
③ 当該薬剤を使用しようとする者が手帳を所持しない場合はその所持を勧奨し、当該者が手帳を所持する場合は、必要に応じ、当該手帳を活用した情報の提供及び指導を行わせること
　　※「手帳」とは、患者の薬剤服用歴その他の情報を一元的かつ経時的に管理できる手帳のこと
④ 当該薬剤の副作用その他の事由によるものと疑われる症状が発生した場合の対応について説明させること
⑤ 情報の提供及び指導を受けた者が当該情報の提供及び指導の内容を理解したこと並びに質問の有無について確認させること
⑥ 当該情報の提供及び指導を行った薬剤師の氏名を伝えさせること

11　薬剤師は、オンライン服薬指導等を行うに当たり、患者の服薬アドヒアランスの低下等を回避して薬剤の適正使用を確保するため、調剤する薬剤の性質や患者の状態等を踏まえ、必要に応じ、次のような対応を行うことが求められる。〈R4/9/30薬生発0930第1号〉
① 事前に薬剤情報提供文書等を患者に送付してから服薬指導等を実施すること（画面に表示しながらの実施も含む）
② 対面による服薬指導と同様に、患者の求めに応じて、改めて、薬剤の使用方法の説明等を行うこと
③ 対面による服薬指導と同様に、薬剤交付後の服用期間中に、服薬状況の把握や副作用の確認などを実施すること
④ 対面による服薬指導と同様に、③で得られた患者の服薬状況等の必要な情報を処方した医師にフィードバックすること

12　オンライン服薬指導に関する留意事項として、次のように示されている。〈R4/9/30薬生発0930第1号〉
① オンライン服薬指導の体制
　　薬歴管理が適切に行われるために、オンライン服薬指導は、患者の意向の範囲内で、かかりつけ薬剤師・薬局により行われることが望ましい。
② 訪問診療を受ける患者への対応
　　複数の患者が居住する介護施設等においては、患者ごとにオンライン服薬指導の実施可否を判断すること。複数人が入居する居室の場合においても、⑦に留意しつつ、患者のプライバシーについて、対面による服薬指導と同程度配慮したうえで患者ごとにオンライン服薬指導を行うこと
③ 本人の状況の確認
　　原則として、薬剤師と患者双方が、身分確認書類（例：薬剤師は顔写真付きの身分証明書、HPKIカードや薬剤師免許等、患者は保険証やマイナンバーカード）を用いて、薬剤師は薬剤師であること、患者は患者本人であることの確認を行うこと。ただし、

社会通念上、当然に薬剤師、患者本人であると認識できる状況である場合には、服薬指導の都度本人確認を行う必要はない。

④ 通信環境(情報セキュリティ・プライバシー・利用端末)

オンライン服薬指導の実施における情報セキュリティ及びプライバシー保護等の観点から、「オンライン診療指針(平成30年3月30日医政発0330第46号)」に示された内容を参考に、必要な通信環境を確保する。なお、医療情報システムに影響を及ぼす可能性があるシステムを用いる場合、「医療情報システムの安全管理に関するガイドライン」に沿った対策を行うこと。当該ガイドラインでは、個人所有端末の業務利用については、一定の要件が求められていることに留意すること。患者側の通信環境については、患者の希望に応じたデバイスやネットワークに対応できるよう配慮すること

⑤ 薬剤師に必要な知識及び技能の確保

オンライン服薬指導の実施にあたっては、薬学的知識のみならず、情報通信機器の使用や情報セキュリティ等に関する知識が必要となるため、薬局開設者は、オンライン服薬指導を実施する薬剤師に対しオンライン服薬指導に特有の知識等を習得させるための研修材料等を充実させること。その際、厚生労働省HPに掲載予定のオンライン服薬指導に関するe―learning等が教材として活用可能であるので、参考にすること

⑥ 薬剤の交付

㈠ 薬局開設者は、オンライン服薬指導後、当該薬局において当該薬局の薬剤師が調剤した薬剤を、品質を確保した状態で速やかに患者に届けさせること。

㈡ 調剤済みの薬剤の郵送又は配送を行う場合には、薬剤師による患者への直接の授与と同視しうる程度に、当該薬剤の品質の保持や、患者本人への授与等がなされることを確保するため、薬局開設者は、あらかじめ配送のための手順を定め、配送の際に必要な措置を講ずること。なお、薬局は、薬剤の配送後、当該薬剤が確実に患者に授与されたことを電話等により確認すること(配達業者の配達記録やアプリケーション等での受領確認、配達記録が記載されたメール等による確認も含む)。

㈢ また、品質の保持(温度管理を含む)に特別な注意を要する薬剤や、早急に授与する必要のある薬剤、麻薬・向精神薬や覚醒剤原料、放射性医薬品、毒薬・劇薬等流通上厳格な管理を要する薬剤等については、適切な配送方法を利用する、薬局の従事者が届ける、患者又はその家族等に来局を求める等、工夫して対応すること

㈣ 初診からオンライン診療を実施する医療機関に関して、オンライン診療指針に規定する「初診の場合には、以下の処方は行わないこと」の要件について、これまでの来局の記録等から判断して疑義がある場合には、対面による服薬指導と同様に、処方した医師に遵守しているかどうか確認すること

・麻薬及び向精神薬の処方
・基礎疾患等の情報が把握できていない患者に対する、特に安全管理が必要な薬品(診療報酬における薬剤管理指導料の「1」の対象となる薬剤)の処方
・基礎疾患等の情報が把握できていない患者に対する8日分以上の処方

⑦ 服薬指導を受ける場所

患者がオンライン服薬指導を受ける場所は、適切な服薬指導を行うために必要な患者の心身の状態を確認する観点から、プライバシーが保たれるよう配慮すること。ただし、患者の同意があればその限りではない。

⑧ 服薬指導を行う場所

㈠ 薬剤師がオンライン服薬指導を行う場所は、患者の求めがある場合又は患者の異議がない場合には、薬局以外の場所でも可能であること。この場合において、当該場所は、調剤を行う薬剤師と連絡をとることが可能であるとともに、対面による服薬指導が行われる場合と同程度に患者のプライバシーに配慮がなされていること。また、オンライン服薬指導を開始した後に、患者から対面での服薬指導への移行の求めがあった場合に、オンライン服薬指導を行った薬剤師又は他の薬剤師によって当該求めに対応可能である。

㈡ 薬剤師は、騒音により音声が聞き取れないその他の事情によって、オンライン服薬指導を行う薬剤師による適切な判断が困難となるおそれがある場所でオンライン服薬指導を行わないこと

㈢ オンライン服薬指導は患者の心身の状態に関する情報が含まれるものであることを踏まえ、当該情報を適切に保護する観点から、オンライン服薬指導を行う薬局に所属する者以外の第三者が容易に立ち入ることができない空間その他当該情報の全部又は一部が当該第三者に認知されない措置が講じられている場所でオンライン服薬指導を行うこと

㈣ 薬局以外の場所からオンライン服薬指導を行う場合について、オンライン服薬指導を行う薬剤師は、調剤が行われる薬局に所属し労務を提供している薬剤師とする。

㈤ 薬局開設者は、その所属する薬剤師に薬局以外の場所からオンライン服薬指導を行わせるにあたり、当該薬剤師が服薬指導を行うために必要な情報を得られるよう、対象患者の調剤録の内容の共有を可能とする措置その他必要な措置を講じること

⑨ 処方箋

㈠ 薬局は患者が持参または郵送等した処方箋に基づき調剤等を行う必要があるが、処方医等が処方箋を発行した際に、患者から、薬局に送付して欲しい旨の申出があった場合は、当該医療機関は、当該処方箋を患者に対して交付する代わりに当該薬局に直接送付することができる。

㈡ 「オンライン服薬指導における処方箋の取扱いについて(令和4年3月31日事務連絡)」により医療機関から処方箋情報の送付を受けた薬局は、医療機関から処方箋原本を入手するまでの間は、ファクシミリ、メール等により送付された処方箋を薬剤師法第23条から第27条まで及び薬機法第49条における処方箋とみなして調剤等を行うこと

㈢ 薬局は、医療機関から処方箋原本を入手し、以前にファクシミリ、メール等で送付された処方箋情報とともに保管すること

㈣ なお、対面診療やオンライン診療の実施後、薬剤師の判断もしくは患者の希望によりオンライン服薬指導から対面での服薬指導に切り替えた場合又はオンライン診療

のために患者に対し処方箋を即時に手交できず、その後対面の服薬指導を受ける場合も、ファクシミリ、メール等により送付された処方箋を薬剤師法第23条から第27条まで及び薬機法第49条における処方箋とみなして調剤等を行うことは可能であること。その際も、薬局は、医療機関から処方箋原本を入手し、以前にファクシミリ、メール等で送付された処方箋情報とともに保管すること。

⑩ その他

㈠ 患者が支払う配送料及び薬剤費等については、配送業者による代金引換の他、銀行振込、クレジットカード決済、その他電子決済等の支払方法により実施して差し支えない。

㈡ 薬局は、オンライン服薬指導等を行う場合の以下の点について、薬局内の掲示やホームページへの掲載等を通じて、あらかじめ患者等に周知すること
- オンライン服薬指導の時間に関する事項(予約制等)
- オンライン服薬指導の方法(使用可能なソフトウェア、アプリケーション等)
- 薬剤の配送方法
- 費用の支払方法(代金引換サービス、クレジットカード決済等)

13 薬剤をドローンにより配送をする際の留意事項については、法第34条第1項の解説4参照

■第9条の4第2項■

> 薬局開設者は、前項の規定による情報の提供及び指導を行わせるに当たつては、当該薬剤師に、あらかじめ、当該薬剤を使用しようとする者の年齢、他の薬剤又は医薬品の使用の状況その他の厚生労働省令で定める事項を確認させなければならない。

**趣旨**

本規定は、薬局開設者に対し、調剤された薬剤に関する情報提供及び指導の前には、薬剤師に、あらかじめ、当該薬剤を使用する者の年齢、他の薬剤等の使用状況について確認させることを義務づけたものである。

**解説**

1 保健衛生上のリスク管理の観点からみて、調剤された薬剤を実際に使用する者の年齢、併用する薬剤等により、薬剤師が提供すべき情報及び指導すべき事項が異なるものとなることを考慮し、本規定において、これらを事前の確認事項として明示している。

2 「厚生労働省令で定める事項」は、次のとおりである。〈則第15条の13第5項〉
① 年齢
② 他の薬剤又は医薬品の使用の状況
③ 性別
④ 症状
⑤ 現にかかっている他の疾病がある場合は、その病名

⑥ 妊娠しているか否かの別及び妊娠中である場合は妊娠週数
⑦ 授乳しているか否かの別
⑧ 当該薬剤に係る購入、譲受け又は使用の経験の有無
⑨ 調剤された薬剤又は医薬品の副作用その他の事由によると疑われる疾病にかかったことがあるか否かの別並びにかかつたことがある場合はその症状、その時期、当該薬剤又は医薬品の名称、有効成分、服用した量及び服用の状況
⑩ その他情報の提供及び指導を行うために確認が必要な事項

■第9条の4第3項■

薬局開設者は、第一項に規定する場合において、同項の規定による情報の提供又は指導ができないとき、その他同項に規定する薬剤の適正な使用を確保することができないと認められるときは、当該薬剤を販売し、又は授与してはならない。

**趣旨**

本規定は、薬局開設者に対し、①調剤された薬剤に関する情報提供又は指導ができないとき、②調剤された薬剤の適正な使用を確保できないときは、調剤された薬剤を販売してはならない旨を定めたものである。

**解説**

1 調剤された薬剤に関する情報提供及び指導の義務(法第9条の4第1項)に実効性をもたせるため、本規定が設けられている。

■第9条の4第4項■

薬局開設者は、医師又は歯科医師から交付された処方箋により調剤された薬剤の適正な使用のため、当該薬剤を購入し、若しくは譲り受けようとする者又は当該薬局開設者から当該薬剤を購入し、若しくは譲り受けた者から相談があつた場合には、厚生労働省令で定めるところにより、その薬局において薬剤の販売又は授与に従事する薬剤師に、必要な情報を提供させ、又は必要な薬学的知見に基づく指導を行わせなければならない。

**趣旨**

本規定は、薬局開設者に対し、調剤された薬剤に関する相談があった場合には、薬剤師に、情報提供又は指導を行わせることを義務づけたものである。

**解説**

1 「購入し、若しくは譲り受けようとする者」とは、例えば、調剤された薬剤を購入するため、その薬局を訪れる者をさす。

2　「購入し、若しくは譲り受けた者」とは、例えば、調剤された薬剤を購入し、後刻、その薬局を再訪した者をさす。

3　薬局開設者は、情報の提供又は指導を、次に掲げる方法により、当該薬剤師に行わせなければならない。〈則第15条の14〉

① 当該薬剤の使用に当たり保健衛生上の危害の発生を防止するために必要な事項について説明を行わせること

② 当該薬剤の用法、用量、使用上の注意、当該薬剤との併用を避けるべき医薬品その他の当該薬剤の適正な使用のために必要な情報を、当該薬剤を購入等しようとする者又は当該薬局開設者から当該薬剤を購入等した者の状況に応じて個別に提供させ、又は必要な指導を行わせること

③ 当該薬剤を使用しようとする者が手帳を所持する場合は、必要に応じ、当該手帳を活用した情報の提供又は指導を行わせること

④ 当該情報の提供又は指導を行った薬剤師の氏名を伝えさせること

■第9条の4第5項■

> 第一項又は前項に定める場合のほか、薬局開設者は、医師又は歯科医師から交付された処方箋により調剤された薬剤の適正な使用のため必要がある場合として厚生労働省令で定める場合には、厚生労働省令で定めるところにより、その薬局において薬剤の販売又は授与に従事する薬剤師に、その調剤した薬剤を購入し、又は譲り受けた者の当該薬剤の使用の状況を継続的かつ的確に把握させるとともに、その調剤した薬剤を購入し、又は譲り受けた者に対して必要な情報を提供させ、又は必要な薬学的知見に基づく指導を行わせなければならない。

**趣旨**

本規定は、薬局開設者に対し、薬剤師に、調剤された薬剤の使用状況を継続的に把握させるとともに、情報提供又は指導を行わせることを義務づけたものである。

**解説**

1　継続的な服薬指導の実施を図るため、令和元年の法改正により本規定が新設された。
継続的な服薬指導として、例えば、以下のような取り組みが該当する。なお、継続的な服薬状況の把握が必要となる患者の選択、その把握の方法については、個別の患者の状況に応じて薬剤師の専門性に基づき判断されるべきものといえる。

① 処方医等と連携しつつ、抗がん剤を使用している患者について、服用が始まって一定の日数が経過した後に副作用の兆候の有無を確認し、必要な服薬指導を行うこと

② 処方医等と連携しつつ、服用期間中に患者の居宅を訪問して服薬状況を確認し、必要な服薬指導を行うこと

2　「厚生労働省令で定める場合」は、当該薬剤の適正な使用のため、情報の提供又は指

導を行う必要があると当該薬剤師が認める場合とする。これに該当する場合、薬局開設者は、次に掲げる事項のうち、当該薬剤師が必要と認めるものについて、当該薬剤師に把握させなければならない。〈則第15条の14の2第1項、第2項〉

① 則第15条の13第5項第1号から第9号までに掲げる事項【法第9条の4第2項の解説2参照】

② 当該薬剤の服薬状況

③ 当該薬剤を使用する者の服薬中の体調の変化

④ その他情報の提供又は指導を行うために把握が必要な事項

3 薬局開設者は、情報の提供又は指導を、次に掲げる方法により、当該薬剤師に行わせなければならない。〈則第15条の14の2第3項〉

① 当該薬剤の使用に当たり保健衛生上の危害の発生を防止するために必要な事項について説明を行わせること

② 当該薬剤の用法、用量、使用上の注意、当該薬剤との併用を避けるべき医薬品その他の当該薬剤の適正な使用のために必要な情報を、当該薬剤を購入等した者の状況に応じて個別に提供させ、又は必要な指導を行わせること

③ 当該薬剤を使用しようとする者が手帳を所持する場合は、必要に応じ、当該手帳を活用した情報の提供又は指導を行わせること

④ 当該情報の提供又は指導を行った薬剤師の氏名を伝えさせること

■第9条の4第6項■

薬局開設者は、その薬局において薬剤の販売又は授与に従事する薬剤師に第一項又は前二項に規定する情報の提供及び指導を行わせたときは、厚生労働省令で定めるところにより、当該薬剤師にその内容を記録させなければならない。

**趣旨**

本規定は、薬局開設者に対し、薬剤師に、情報提供及び指導の内容を記録させることを義務づけたものである。

**解説**

1 継続的な服薬管理の実施を図るため、令和元年の法改正により本規定が新設された。これについて、次のように整理することができる。

① 継続的な服薬状況の把握とこれに基づく服薬指導を行うため、また、患者情報を他の医療機関に提供する必要があるときに活用するためには、服薬指導の内容を患者ごとにまとめておくことが必要になる。

② そこで、薬剤師による継続的な服薬指導の義務化と併せて、個々の服薬指導の内容を記録しておくことが義務づけられた。

2 薬局開設者が、当該薬剤師に記録させなければならない事項は、次のとおりである。

〈則第15条の14の3第1項〉
① 情報の提供及び指導を行った年月日
② ①の情報の提供及び指導の内容の要点
③ ①の情報の提供及び指導を行った薬剤師の氏名
④ ①の情報の提供及び指導を受けた者の氏名及び年齢

⇒ 薬局開設者は、上記の記録を、その記載の日から3年間保存しなければならない。〈則第15条の14の3第2項〉

## 第九条の五（薬局における掲示）

（平一八法六九・追加、平二五法一〇三・旧第九条の三繰下、令元法六三・旧第九条の四繰下）

> 薬局開設者は、厚生労働省令で定めるところにより、当該薬局を利用するために必要な情報であつて厚生労働省令で定める事項を、当該薬局の見やすい場所に掲示しなければならない。

### 趣旨
本規定は、薬局開設者に対し、薬局の利用に資する事項の掲示を義務づけたものである。

### 解説
**1** 薬局における掲示は、以下に掲げる事項（別表第1の2）を表示した掲示板により行う。
〈則第15条の15〉

[1] 薬局又は店舗の管理及び運営に関する事項
　① 許可の区分の別
　② 薬局開設者又は店舗販売業者の氏名又は名称その他の薬局開設の許可証又は店舗販売業の許可証の記載事項
　③ 薬局の管理者又は店舗管理者の氏名
　④ 当該薬局又は店舗に勤務する薬剤師又は研修中の登録販売者以外の登録販売者もしくは研修中の登録販売者の別、その氏名及び担当業務
　⑤ 取り扱う要指導医薬品及び一般用医薬品の区分
　⑥ 当該薬局又は店舗に勤務する者の名札等による区別に関する説明
　⑦ 営業時間、営業時間外で相談できる時間及び営業時間外で医薬品の購入又は譲受けの申込みを受理する時間
　⑧ 相談時及び緊急時の電話番号その他連絡先

[2] 薬局製造販売医薬品、要指導医薬品及び一般用医薬品の販売に関する制度に関する事項
　　※「薬局製造販売医薬品」とあるが、毒薬及び劇薬であるものを除く。〈則第1条第2項第2号〉
　① 要指導医薬品、第一類医薬品、第二類医薬品及び第三類医薬品の定義並びにこれらに関する解説

② 要指導医薬品、第一類医薬品、第二類医薬品及び第三類医薬品の表示に関する解説
③ 要指導医薬品、第一類医薬品、第二類医薬品及び第三類医薬品の情報の提供及び指導に関する解説
④ 薬局製造販売医薬品を調剤室以外の場所に陳列する場合にあっては、薬局製造販売医薬品の定義及びこれに関する解説並びに表示、情報の提供及び陳列(特定販売を行うことについて広告をする場合にあっては、当該広告における表示)に関する解説
⑤ 要指導医薬品の陳列に関する解説
⑥ 指定第二類医薬品の陳列(特定販売を行うことについて広告をする場合にあっては、当該広告における表示)等に関する解説
⑦ 指定第二類医薬品を購入等しようとする場合は、当該指定第二類医薬品の禁忌を確認すること及び当該指定第二類医薬品の使用について薬剤師又は登録販売者に相談することを勧める旨
⑧ 一般用医薬品の陳列(特定販売を行うことについて広告をする場合にあっては、当該広告における表示)に関する解説
⑨ 医薬品による健康被害の救済に関する制度に関する解説
⑩ 個人情報の適正な取扱いを確保するための措置
⑪ その他必要な事項

⇒ 上記[1]⑧について、その薬局で一般用医薬品を購入等しようとする者等が、当該医薬品の製造販売業者の相談窓口等へ誤って連絡することがないよう、当該薬局の連絡先を分かりやすく表示すること〈H26/3/10 薬食発0310第1号〉

⇒ 上記[2]①から③まで及び⑤について、販売制度の全般を購入者等に理解してもらうため、これらの医薬品を取り扱わない薬局又は店舗であっても、要指導医薬品及びすべての区分の一般用医薬品に関する掲示事項を掲示すること〈H26/5/7 事務連絡〉

**2** 薬局における薬剤師不在時間の掲示は、当該薬局内の見やすい場所及び当該薬局の外側の見やすい場所に掲示することにより行う。〈則第15条の16〉

⇒ 上記の「薬剤師不在時間に係る事項」とは、次に掲げる事項をいう。〈H29/9/26 薬生発0926第10号〉
① 調剤に従事する薬剤師が不在のため調剤に応じることができない旨
② 調剤に従事する薬剤師が不在にしている理由
③ 調剤に従事する薬剤師が当該薬局に戻る予定時刻

**3** 認定薬局開設者は、当該薬局内の見やすい場所及び当該薬局の外側の見やすい場所に、次に掲げる事項を掲示しなければならない。〈則第15条の16の2〉
① 地域連携薬局等である旨
② 地域連携薬局等の機能に係る説明
※「地域連携薬局等」とは、地域連携薬局又は専門医療機関連携薬局をいう。〈則第10条の2第6項第2号〉

## 第十条（休廃止等の届出）

（昭五四法五六・平一一法一六〇・平二五法一〇三・一部改正）

■第10条第1項■

> 薬局開設者は、その薬局を廃止し、休止し、若しくは休止した薬局を再開したとき、又はその薬局の管理者その他厚生労働省令で定める事項を変更したときは、三十日以内に、厚生労働省令で定めるところにより、その薬局の所在地の都道府県知事にその旨を届け出なければならない。

**趣旨**

本規定は、薬局開設者に対し、①薬局を休廃止したとき、②薬局の管理者を変更したときは、30日以内に、都道府県知事等に届出することを義務づけたものである。

**解説**

1　「廃止」とは、将来再開する意思をもたずに止めることをいう。

2　「休止」とは、将来再開する意思をもって止めることをいう。

3　「厚生労働省令で定める事項」は、次のとおりである。〈則第16条第1項〉

① 薬局開設者の氏名(薬局開設者が法人であるときは、薬事に関する業務に責任を有する役員の氏名を含む)又は住所

　※「薬局開設者の氏名」とあるが、薬局開設者が法人であるときは、その名称をいう。〈則第7条第2号〉

② 薬局の構造設備の主要部分

③ 通常の営業日及び営業時間

④ 薬局の管理者の氏名、住所又は週当たり勤務時間数

⑤ 薬局の管理者以外の当該薬局において薬事に関する実務に従事する薬剤師又は登録販売者の氏名又は週当たり勤務時間数

⑥ 放射性医薬品を取り扱うときは、その放射性医薬品の種類

⑦ 当該薬局において併せ行う医薬品の販売業その他の業務の種類

⑧ 当該薬局において販売等する医薬品の以下の区分(特定販売を行う医薬品の区分のみを変更した場合を除く)

　㈠ 薬局医薬品(薬局製造販売医薬品を除く)

　㈡ 薬局製造販売医薬品

　㈢ 要指導医薬品

　㈣ 第一類医薬品

　㈤ 指定第二類医薬品

　㈥ 第二類医薬品(指定第二類医薬品を除く)

　㈦ 第三類医薬品

⇒　上記①について、これは、薬局開設者が改姓又は改名した場合を想定したものである。薬局開設者が交替する場合は新規の許可が必要となる。

⇒ 上記②について、変更する構造設備によっては、新規の許可が必要となる場合がある。
⇒ 薬局の所在地を移転する場合は、新規の許可が必要となる。
4 「都道府県知事」とあるが、薬局の所在地が保健所を設置する市又は特別区の区域にある場合においては、市長又は区長となる。〈法第4条第1項〉
5 「届出」とは、行政庁に対し一定の事項の通知をする行為（申請に該当するものを除く）であって、法令により直接に当該通知が義務づけられているものをいう。これには、自己の期待する一定の法律上の効果を発生させるためには当該通知をすべきこととされているものも含まれる。〈行政手続法第2条第7号〉
6 本規定に違反した者は、50万円以下の罰金に処する。〈法第87条第1号〉
　また、いわゆる両罰規定の対象となっており、この行為者を使用する法人又は人には50万円以下の罰金刑が科される。〈法第90条第2号〉

■第10条第2項■

> 薬局開設者は、その薬局の名称その他厚生労働省令で定める事項を変更しようとするときは、あらかじめ、厚生労働省令で定めるところにより、その薬局の所在地の都道府県知事にその旨を届け出なければならない。

**趣旨**

本規定は、薬局開設者に対し、薬局の名称を変更しようとするときは、あらかじめ、都道府県知事等に届出することを義務づけたものである。

**解説**

1 「厚生労働省令で定める事項」は、次のとおりである。〈則第16条の2第1項〉
① 薬剤師不在時間の有無
② 相談時及び緊急時の電話番号その他連絡先
③ 特定販売の実施の有無
④ 以下の事項
　㈠ 特定販売を行う際に使用する通信手段
　㈡ 特定販売を行う医薬品の区分
　㈢ 特定販売を行う時間及び営業時間のうち特定販売のみを行う時間がある場合はその時間
　㈣ 特定販売を行うことについての広告に、許可申請書に記載する薬局の名称と異なる名称を表示するときは、その名称
　㈤ 特定販売を行うことについてインターネットを利用して広告をするときは、主たるホームページアドレス
　㈥ 都道府県知事等又は厚生労働大臣が特定販売の実施方法に関する適切な監督を行うために必要な設備の概要（その薬局の営業時間のうち特定販売のみを行う時間が

ある場合に限る。)
　⑤　健康サポート薬局である旨の表示の有無
2　地域連携薬局等の変更の届出について、次のとおり定められている。〈則第16条の3第1項、第3項〉
①　認定薬局開設者は、次に掲げる事項を変更したときは、30日以内に、様式第六による届書を提出することにより、認定証を交付した都道府県知事にその旨を届け出なければならない。
　㈠　認定薬局開設者の氏名(認定薬局開設者が法人であるときは、薬事に関する業務に責任を有する役員の氏名を含む)及び住所
　㈡　専門医療機関連携薬局にあっては、専門的な薬学的知見に基づく調剤及び指導の業務を行うために必要な要件を満たす薬剤師(法第6条の3第2項第2号)の氏名
②　認定薬局開設者は、その薬局の名称を変更しようとするときは、あらかじめ、様式第六による届書を提出することにより、認定証を交付した都道府県知事にその旨を届け出なければならない。
3　薬剤師不在時間の届出は、薬剤師が不在の場合でも開局することがあり得る場合にあらかじめ行うものであり、薬剤師が不在となる度に行う必要はない。〈H29/9/26 薬生発0926第10号〉
4　「都道府県知事」とあるが、薬局の所在地が保健所を設置する市又は特別区の区域にある場合においては、市長又は区長となる。〈法第4条第1項〉
5　本規定に違反した者は、50万円以下の罰金に処する。〈法第87条第1号〉
　また、いわゆる両罰規定の対象となっており、この行為者を使用する法人又は人には50万円以下の罰金刑が科される。〈法第90条第2号〉

# 第十一条(政令への委任)

> この章に定めるもののほか、薬局の開設の許可、許可の更新、管理その他薬局に関し必要な事項は、政令で定める。

### 趣旨

本規定は、薬局に関し必要な事項については、政令で定める旨を明示したものである。

### 解説

1　薬局開設者は、薬局開設の許可証を薬局の見やすい場所に掲示しておかなければならない。〈則第3条〉
2　認定薬局開設者は、地域連携薬局又は専門医療機関連携薬局の認定証を薬局の見やすい場所に掲示しておかなければならない。〈則第10条の5〉
　※「認定薬局開設者」とは、地域連携薬局又は専門医療機関連携薬局の認定を受けた薬局の開設

者のこと
**3**　薬局開設者は、毎年 3 月 31 日までに、前年における総取扱処方箋数を薬局の所在地の都道府県知事に届け出なければならない。ただし、総取扱処方箋数が著しく少ない場合又はこれに準ずる場合として厚生労働省令で定める場合にあっては、この限りでない。
〈令第 2 条の 13〉

⇒　上記但書の「厚生労働省令で定める場合」は、次のとおりである。〈則第 17 条第 1 項〉
　① 前年において業務を行った期間が 3 箇月未満である場合
　② 前年における総取扱処方箋数を前年において業務を行った日数で除して得た数が 40 以下である場合

# 第四章　医薬品、医薬部外品及び化粧品の製造販売業及び製造業

（平一四法九六・平二五法八四・改称）

## 第十二条（製造販売業の許可）

（平一四法九六・追加、平二五法八四・令元法六三・一部改正）

■第12条第1項■

次の表の上欄に掲げる医薬品(体外診断用医薬品を除く。以下この章において同じ。)、医薬部外品又は化粧品の種類に応じ、それぞれ同表の下欄に定める厚生労働大臣の許可を受けた者でなければ、それぞれ、業として、医薬品、医薬部外品又は化粧品の製造販売をしてはならない。

| 医薬品、医薬部外品又は化粧品の種類 | 許可の種類 |
|---|---|
| 第四十九条第一項に規定する厚生労働大臣の指定する医薬品 | 第一種医薬品製造販売業許可 |
| 前項に該当する医薬品以外の医薬品 | 第二種医薬品製造販売業許可 |
| 医薬部外品 | 医薬部外品製造販売業許可 |
| 化粧品 | 化粧品製造販売業許可 |

**趣　旨**

本規定は、厚生労働大臣の許可がない限り、業として医薬品、医薬部外品又は化粧品を製造販売することは禁止される旨を定めたものである。

**解　説**

1　「体外診断用医薬品を除く」とあるように、本章において「医薬品」という場合は、体外診断用医薬品を除いた医薬品をさす。体外診断用医薬品の製造販売業及び製造業については、法第5章において扱われている。

2　「厚生労働大臣の指定する医薬品」とは、処方箋医薬品をいう。

3　製造販売業の許可の申請は、申請者の住所地の都道府県知事を経由して行わなければならない。〈法第21条第1項〉

4　厚生労働大臣は台帳を備え、次に掲げる事項を記載する。〈令第8条第1項、則第24条〉

①　許可番号及び許可年月日
②　許可の種類
③　製造販売業者の氏名及び住所
④　主たる機能を有する事務所の名称及び所在地
　　※「主たる機能を有する事務所」とは、総括責任者がその業務を行う事務所のこと
　　※　本書において「総括責任者」とは、総括製造販売責任者のこと
⑤　総括責任者の氏名及び住所
⑥　総括責任者として薬剤師以外の技術者を置くとき(法第17条第1項但書第2号)は、責

任者補佐薬剤師の氏名及び住所

　　※「責任者補佐薬剤師」とは、総括責任者である薬剤師以外の技術者を補佐する薬剤師のこと
　⑦　当該製造販売業者が他の種類の製造販売業の許可を受けている場合にあっては、当該許可の種類及び許可番号
5　都道府県知事が製造販売業の許可を行うこととされている場合(令第80条第2項(第1号に限る))において、当該許可を受けている者が当該許可と同一の種類の許可を他の都道府県知事から受けたときは、その者に係る従前の許可は失効する。〈令第9条〉
6　医薬品、医薬部外品又は化粧品の製造販売の承認を受けるためには、その承認申請品目の種類に応じた製造販売業の許可を受けている必要がある。〈法第14条第2項第1号〉
7　製造販売業の許可が取り消されたときは(法第75条第1項)、製造販売の承認の取消事由に該当する。〈法第74条の2第3項第1号〉
8　本規定に違反した者は、3年以下の懲役もしくは300万円以下の罰金に処し、又はこれを併科する。〈法第84条第2号〉

　また、いわゆる両罰規定の対象となっており、この行為者を使用する法人又は人には300万円以下の罰金刑が科される。〈法第90条第2号〉

■第12条第2項■

　前項の許可を受けようとする者は、厚生労働省令で定めるところにより、次の各号に掲げる事項を記載した申請書を厚生労働大臣に提出しなければならない。
一　氏名又は名称及び住所並びに法人にあつては、その代表者の氏名
二　法人にあつては、薬事に関する業務に責任を有する役員の氏名
三　第十七条第二項に規定する医薬品等総括製造販売責任者の氏名
四　次条第二項において準用する第五条第三号イからトまでに該当しない旨その他厚生労働省令で定める事項

### 趣　旨

　本規定は、製造販売業の許可の申請書の記載事項を明示したものである。【法第4条第2項参照】

### 解　説

1　本規定は、令和元年の法改正により新設されたものである。
2　製造販売業者、製造業者及び医療機器の修理業者における法令遵守体制の強化について、次のように整理することができる。
　①　製造販売業者、製造業者及び医療機器の修理業者の経営者が問題点を把握できず、あるいは問題の解決に向けた適切な措置を行わないことに起因すると考えられる法令違反の事案(例：未承認製造方法による血漿分画製剤の製造)が散見されることを踏まえると、法令遵守体制を強化するための一連の対策が必要と考えられる。

② 薬局開設者の場合は、措置内容の記録義務が設けられていないという点では不十分ながら、従前より、薬局の管理者の意見申述義務(法第8条第2項)、申述された意見の尊重義務(法第9条第2項)が薬機法の中に規定されている。

　一方、製造販売業者等の場合、責任者の意見申述義務及び申述された意見の尊重義務のいずれについても、省令上の規定はあったものの、従前は、薬機法の中で規定されているわけではなかった。

③ また、従前は、製造販売業者等に対する法令遵守体制の整備義務が、薬機法上明確になっていなかった。

④ さらには、製造販売業者等はどのような者を責任者として選任するべきかについて、従前は、薬機法の中に特段の規定が設けられていなかった。

　しかしながら、製造販売業者等の業務が法令を遵守して行われるためには、必要な能力及び経験を有する者が責任者として選任されるべきであるとともに、その責務を果たすために必要な権限が付与されている必要がある。

　加えて、製造販売業者等が法令遵守に向けて行動する主体は、薬事に関する業務に責任を有する役員であることを明確にしていく必要があると考えられる。

⑤ そこで、以下のような観点から、製造販売業者等が適切な業務運営を行うための体制の強化が図られた。

　㈠ 薬事に関する業務に責任を有する役員の明確化(法第12条第2項第2号等)
　㈡ 薬事に関する業務に責任を有する役員の資質の明確化(法第5条第3号トの準用)
　㈢ 総括責任者等の責任者の資質の明確化(法第17条第2項等)
　㈣ 書面による意見申述義務(法第17条第3項等)
　㈤ 申述された意見の尊重義務及び講じた措置内容の記録義務(法第18条第2項等)
　㈥ 法令遵守体制の構築義務(法第18条の2等)
　㈦ 法令遵守を確認するための立入検査の権限(法第69条第1項)
　㈧ 法令遵守体制の改善命令(法第72条の2の2)
　㈨ 関係行政機関の連携協力(法第76条の3の3)

⇒ 上記①の「未承認製造方法による血漿分画製剤の製造事案」とは、平成27年6月、医薬品の製造所において、承認内容と異なる製造方法により血漿分画製剤の製造をしていたことが発覚したものである。

　この事案では、承認内容と実際の製造方法が異なることを隠蔽するため、長期にわたって組織的な工作(例：二重帳簿の作成)が行われており、承認内容との不整合や隠蔽行為について、当該企業の役員が認識しながら法令違反を放置していたことが指摘された。

<第4号>

**3**　「厚生労働省令で定める事項」は、次のとおりである。〈則第19条第2項〉
　① 主たる機能を有する事務所の名称及び所在地
　② 許可の種類
　③ 総括責任者の住所及び資格
　④ 総括責任者として薬剤師以外の技術者を置くとき(法第17条第1項但書第2号)は、責

任者補佐薬剤師の氏名及び住所並びに責任者補佐薬剤師が薬剤師である旨
⇒　上記の「責任者補佐薬剤師」について、次のとおり示されている。〈R3/2/24 事務連絡〉
① 責任者補佐薬剤師は、原則、常勤の者とする。これは、総括責任者がその業務を行う際に共に業務にあたり、専門的な知見から補佐することが求められ、当該補佐業務を実施可能な勤務状況である必要があるためである。責任者補佐薬剤師が常勤でない場合には、適切に当該補佐業務を遂行しうるのか合理的な説明が求められる。
② 責任者補佐薬剤師の兼務については、双方の業務に支障がないことを前提として認められる。責任者補佐薬剤師が他の業務と兼務する場合には、例えば、兼務状況の書類を、責任者補佐薬剤師の設置又は変更の届出時に添付書類として提出する等、兼務の妥当性を説明できるようにすることが求められる。
　　例えば、責任者補佐薬剤師と製造管理者との兼務については、製造所において実地の管理を行う必要があることから、異なる所在地に勤務する総括製造販売責任者と共に業務にあたることは困難と考えられる。
③ 責任者補佐薬剤師が複数いる場合は、当該薬剤師全員の氏名等を記載する。なお、責任者補佐薬剤師の業務に関する責任の所在が曖昧にならないよう、それぞれの担当する業務や権限の範囲等を明確にしておくこと必要がある。


■第１２条第３項■

前項の申請書には、次の各号に掲げる書類を添付しなければならない。
一　法人にあつては、その組織図
二　次条第一項第一号に規定する申請に係る医薬品、医薬部外品又は化粧品の品質管理に係る体制に関する書類
三　次条第一項第二号に規定する申請に係る医薬品、医薬部外品又は化粧品の製造販売後安全管理に係る体制に関する書類
四　その他厚生労働省令で定める書類

**趣旨**
本規定は、製造販売業の許可の申請書の添付書類を明示したものである。

**解説**
1　本規定は、令和元年の法改正により新設されたものである。
2　製造販売業の許可の申請書の添付書類のうち、申請等の行為の際、申請書の提出先とされている都道府県知事に提出され、又は当該都道府県知事を経由して厚生労働大臣に提出されたものについては、当該申請書にその旨が付記されたときは、添付を要しないものとする。〈則第 19 条第 4 項〉
<第4号>
3　「厚生労働省令で定める書類」は、次のとおりである。〈則第 19 条第 3 項〉

① 申請者が法人であるときは、登記事項証明書
② 申請者(申請者が法人であるときは、薬事に関する業務に責任を有する役員)が精神の機能の障害により業務を適正に行うにあたって必要な認知、判断及び意思疎通を適切に行うことができないおそれがある者である場合は、当該申請者に係る精神の機能の障害に関する医師の診断書
③ 申請者が現に製造販売業の許可を受けている場合にあっては、当該製造販売業の許可証の写し
④ 申請者以外の者がその総括責任者であるときは、雇用契約書の写しその他申請者のその総括責任者に対する使用関係を証する書類
⑤ 総括責任者が基準に該当する者(法第17条第1項)であることを証する書類
⑥ 総括責任者として薬剤師以外の技術者を置くとき(法第17条第1項但書第1号)は、当該総括責任者が有資格者(則第86条第1項第1号イもしくはロ又は第2号イからハまで)であることを証する書類
⑦ 総括責任者として薬剤師以外の技術者を置くとき(法第17条第1項但書第2号)は、当該総括責任者が有資格者(則第86条第1項第3号イ又はロ)であることを証する書類、総括責任者として薬剤師以外の技術者を置く理由を記載した書類、責任者補佐薬剤師の雇用契約書の写しその他の製造販売業者の責任者補佐薬剤師に対する使用関係を証する書類並びに総括責任者として能力及び経験(法第17条第2項)を有する薬剤師を置くために必要な措置に関する計画

■第12条第4項■

> 第一項の許可は、三年を下らない政令で定める期間ごとにその更新を受けなければ、その期間の経過によつて、その効力を失う。

**趣 旨**

本規定は、製造販売業の許可を更新制としたものである。【法第4条第4項参照】

**解 説**

1 「政令で定める期間」は、5年である。ただし、薬局製造販売医薬品の製造販売に係る許可については、6年となる。〈令第3条〉
2 更新の申請は、申請者の住所地の都道府県知事を経由して行わなければならない。〈法第21条第1項〉
3 更新の申請書には、申請に係る許可の許可証を添えなければならない。〈則第23条第2項〉
4 本規定により製造販売業の許可の効力が失われたときは、製造販売の承認の取消事由に該当する。〈法第74条の2第3項第1号〉

# 第十二条の二（許可の基準）

（平一四法九六・追加、平二五法八四・令元法六三・一部改正）

■第12条の2第1項■

次の各号のいずれかに該当するときは、前条第一項の許可を与えないことができる。
一　申請に係る医薬品、医薬部外品又は化粧品の品質管理の方法が、厚生労働省令で定める基準に適合しないとき。
二　申請に係る医薬品、医薬部外品又は化粧品の製造販売後安全管理（品質、有効性及び安全性に関する事項その他適正な使用のために必要な情報の収集、検討及びその結果に基づく必要な措置をいう。以下同じ。）の方法が、厚生労働省令で定める基準に適合しないとき。

### 趣旨

本規定は、医薬品、医薬部外品又は化粧品の製造販売業の不許可の基準を明示したものである。【法第5条参照】

### 解説

＜第1号＞

1　本号は、品質管理の方法が基準に適合していることを求めたものである。

2　「厚生労働省令で定める基準」は、「医薬品、医薬部外品、化粧品及び再生医療等製品の品質管理の基準に関する省令（平成16年厚生労働省令第136号）」（GQP）により定められている。これは、完成した製品を市場に出荷する際に行う製品の点検、不良品の処理など、製品の品質を確保するために行う業務の実施方法及びその業務を実施するための体制の基準となっている。

　　※「GQP」とは、Good Quality Practice の略

＜第2号＞

3　本号は、製造販売後安全管理の方法が基準に適合していることを求めたものである。

4　「厚生労働省令で定める基準」は、「医薬品、医薬部外品、化粧品、医療機器及び再生医療等製品の製造販売後安全管理の基準に関する省令（平成16年厚生労働省令第135号）」（GVP）により定められている。これは、製品の安全管理業務を適切に行うための基準で、いつ発生するか分からない副作用、感染症及び品質不良に関する安全問題を常に監視するために行う業務の実施方法及びその業務を実施するための体制の基準となっている。

　　※「GVP」とは、Good Vigilance Practice の略

5　都道府県が実施するGQP及びGVPの適合状況に係る調査の際には、当該業務を分掌する責任役員の同席（部分的な同席、オンラインによる同席を含む）が求められる。
〈R4/4/28薬生監麻発0428第9号等〉

　　※「責任役員」とは、薬事に関する業務に責任を有する役員のこと

■第１２条の２第２項■

> 第五条(第三号に係る部分に限る。)の規定は、前条第一項の許可について準用する。

**趣旨**

本規定は、製造販売業の許可の申請者の欠格事由を明示したものである。【法第５条参照】

**解説**

1　本規定は、令和元年の法改正により、改正前の法第12条の２第３号の内容を引き継いで新設したものである。これについて、次のように整理することができる。

① 従前、「申請者が、第五条第三号イからヘまでのいずれかに該当するとき(改正前の法第12条の２第３号)」という規定ぶりとなっていた。

② しかしながら、法第５条第３号ヘにおいては、「心身の障害により『薬局開設者の業務』を適正に行うことができない者として厚生労働省令で定めるもの」と規定されており、製造販売業の許可の申請者の欠格事由としてそのまま適用することは不適切といえた。

③ そこで、「前条第一項の許可について準用する」という規定ぶりに改められた。

2　本規定において準用する法第５条第３号ヘの「厚生労働省令で定める者」とは、精神の機能の障害により製造販売業者の業務を適正に行うにあたって必要な認知、判断及び意思疎通を適切に行うことができない者である。〈則第24条の２〉


## 第十三条（製造業の許可）

(昭五四法五六・平五法二七・平一一法一六〇・一部改正、平一四法九六(平一四法一九二)・旧第十二条繰下・一部改正、平二五法八四・令元法六三・一部改正)

■第１３条第１項■

> 医薬品、医薬部外品又は化粧品の製造業の許可を受けた者でなければ、それぞれ、業として、医薬品、医薬部外品又は化粧品の製造をしてはならない。

**趣旨**

本規定は、許可がない限り、業として医薬品、医薬部外品又は化粧品を製造することは禁止される旨を定めたものである。

**解説**

1　医薬品、医薬部外品又は化粧品の承認を受けるためには、その承認申請品目を製造する製造所が区分に応じた製造業の許可を受けている必要がある。〈法第14条第２項第２号〉

2　製造業の許可の申請は、製造所の所在地の都道府県知事を経由して行わなければならない。〈法第21条第２項〉

3　厚生労働大臣は台帳を備え、次に掲げる事項を記載する。〈令第15条第１項、則第32条〉

① 許可番号及び許可年月日
② 許可の区分
③ 製造業者の氏名及び住所
④ 製造所の名称及び所在地
⑤ 当該製造所の製造管理者又は責任技術者の氏名及び住所
⑥ 当該製造業者が他の製造業の許可又は登録を受けている場合にあっては、当該製造業の許可の区分及び許可番号又は登録番号

4 本規定に違反して製造された医薬品、医薬部外品又は化粧品は、販売し、授与し、又は販売・授与の目的で貯蔵し、陳列してはならない。〈法第55条第2項、第60条、第62条〉

5 本規定に違反した者は、1年以下の懲役もしくは100万円以下の罰金に処し、又はこれを併科する。〈法第86条第1項第2号〉
　また、いわゆる両罰規定の対象となっており、この行為者を使用する法人又は人には100万円以下の罰金刑が科される。〈法第90条第2号〉


■第13条第2項■

前項の許可は、厚生労働省令で定める区分に従い、厚生労働大臣が製造所ごとに与える。

### 趣旨
　本規定は、製造業の許可は、許可区分に従い、厚生労大臣が製造所ごとに与える旨を定めたものである。

### 解説
1 「厚生労働省令で定める区分」は、次のとおり定められている。〈則第25条〉
(1) 医薬品の製造業の許可区分
　① 以下の医薬品の製造工程の全部又は一部を行うもの
　　㈠ 生物学的製剤
　　㈡ 国家検定医薬品(㈠を除く)
　　㈢ ㈠及び㈡のほか、遺伝子組換え技術を応用して製造される医薬品その他その製造管理又は品質管理に特別の注意を要する医薬品であって、厚生労働大臣の指定するもの(平成7年厚生省告示第4号)
　② 放射性医薬品(①を除く)の製造工程の全部又は一部を行うもの
　③ 無菌医薬品(無菌化された医薬品をいい、①及び②を除く)の製造工程の全部又は一部を行うもの(⑤を除く)
　④ ①から③までに掲げる医薬品以外の医薬品の製造工程の全部又は一部を行うもの(⑤を除く)
　⑤ ③及び④の医薬品の製造工程のうち包装、表示又は保管のみを行うもの
(2) 医薬部外品の製造業の許可区分

① 無菌医薬部外品(無菌化された医薬部外品をいう)の製造工程の全部又は一部を行うもの(③を除く)

② ①の無菌医薬部外品以外の医薬部外品の製造工程の全部又は一部を行うもの(③を除く)

③ 医薬部外品の製造工程のうち包装、表示又は保管のみを行うもの

(3) 化粧品の製造業の許可区分

① 化粧品の製造工程の全部又は一部を行うもの(①を除く)

② 化粧品の製造工程のうち包装、表示又は保管のみを行うもの

⇒ 上記(1)①㈢の「厚生労働大臣の指定するもの」として、次に掲げるその製造管理又は品質管理に特別の注意を要する医薬品が定められている。〈H7/1/12 厚生省告示第4号〉

① 人又は動物の細胞を培養する技術を応用して製造される医薬品

② 細胞組織医薬品

※「細胞組織医薬品」とは、人又は動物の細胞又は組織から構成された医薬品(人の血液及び人の血液から製造される成分から構成される医薬品を除く)をいう。

③ 特定生物由来製品

**2** 「製造所ごと」とあるが、これは、製造所の構造設備の状況を審査する必要があるためである。例えば、製造所を移転しようとするとき、あるいは増産のために別の製造所でも製造をしようとするときは、あらためて製造業の許可を受けなければならない。また、製造所を全面的に改築したときは、製造所の同一性が失われたとみなされ、製造業の許可を受けなおす必要がある。

■第13条第3項■

第一項の許可を受けようとする者は、厚生労働省令で定めるところにより、次の各号に掲げる事項を記載した申請書を厚生労働大臣に提出しなければならない。

一 氏名又は名称及び住所並びに法人にあつては、その代表者の氏名

二 その製造所の構造設備の概要

三 法人にあつては、薬事に関する業務に責任を有する役員の氏名

四 医薬品の製造業の許可を受けようとする者にあつては、第十七条第六項に規定する医薬品製造管理者の氏名

五 医薬部外品又は化粧品の製造業の許可を受けようとする者にあつては、第十七条第十一項に規定する医薬部外品等責任技術者の氏名

六 第六項において準用する第五条第三号イからトまでに該当しない旨その他厚生労働省令で定める事項

**趣旨**

本規定は、製造業の許可の申請書の記載事項を明示したものである。【法第4条第2項、

第12条第2項参照】

**解説**

1　本規定は、令和元年の法改正により新設されたものである。
2　許可の申請書には、次に掲げる書類を添えなければならない。〈則第26条第3項本文〉
　① 申請者が法人であるときは、登記事項証明書
　② 申請者以外の者がその製造管理者又は責任技術者であるときは、雇用契約書の写しその他申請者のその製造管理者又は責任技術者に対する使用関係を証する書類
　③ 製造管理者が有資格者(薬剤師又は則第88条に掲げる者)であること又は責任技術者が有資格者(則第91条に掲げる者)であることを証する書類
　④ 製造所の構造設備に関する書類
　⑤ 製造しようとする品目の一覧表及び製造工程に関する書類
　⑥ 放射性医薬品を取り扱おうとするとき(厚生労働大臣が定める数量又は濃度以下の放射性医薬品を取り扱おうとするときを除く)は、放射性医薬品の種類及び放射性医薬品を取り扱うために必要な設備の概要を記載した書類
　⑦ 申請者が他の製造業の許可又は登録を受けている場合にあっては、当該製造業の許可証又は登録証の写し

＜第6号＞

3　「厚生労働省令で定める事項」は、次のとおりである。〈則第26条第2項〉
　① 製造所の名称及び所在地
　② 許可の区分
　③ 製造管理者又は責任技術者の住所及び資格

■第13条第4項■

> 第一項の許可は、三年を下らない政令で定める期間ごとにその更新を受けなければ、その期間の経過によつて、その効力を失う。

**趣旨**

本規定は、製造業の許可を更新制としたものである。【法第4条第4項参照】

**解説**

1　「政令で定める期間」は、5年である。ただし、薬局製造販売医薬品の製造に係る許可については、6年となる。〈令第10条〉
2　更新の申請は、製造所の所在地の都道府県知事を経由して行わなければならない。〈法第21条第2項〉
3　更新の申請書には、申請に係る許可の許可証を添えなければならない。〈則第30条第2項〉

■第１３条第５項■

その製造所の構造設備が、厚生労働省令で定める基準(2~4)に適合しないときは、第一項の許可を与えないことができる。

**趣旨**

本規定は、製造業の不許可の基準を明示したものである。【法第5条参照】

**解説**

1　本規定は、製造所の構造設備が基準に適合していることを求めたものである。

2　一般区分の医薬品(体外診断用医薬品を含む)の製造所では、「厚生労働省令で定める基準」として、次のとおり定められている。〈構造設備基準第6条〉

① 当該製造所の製品(中間製品を含む)を製造するのに必要な設備及び器具を備えていること

　　※「中間製品」とは、製造の中間工程で造られたものであって、以後の製造工程を経ることによって製品となるものをいう。

② 製品等並びに資材の混同及び汚染を防止し、円滑かつ適切な作業を行うのに支障のないよう配置されており、かつ、清掃及び保守が容易なものであること

　　※「製品等」とは、製品及び原料のこと

③ 手洗設備、便所及び更衣を行う場所を有すること

④ 作業所は、次に定めるところに適合するものであること

　　※「作業所」とは、製造作業を行う場所のこと

　㈠ 照明及び換気が適切であり、かつ、清潔であること

　㈡ 常時居住する場所及び不潔な場所から明確に区別されていること

　㈢ 作業を行うのに支障のない面積を有すること

　㈣ 防じん、防虫及び防そのための構造又は設備を有すること。ただし、原薬に係る製品の最終の精製を行う前の製造工程を行う作業所であって、当該製造工程の製造設備が密閉構造である場合においては、この限りでない。

　　※「原薬」とは、医薬品の製造の用に供されることが目的とされている原薬たる医薬品のこと

　㈤ 廃水及び廃棄物の処理に要する設備又は器具を備えていること

　㈥ 製品等(政令で定める医薬品(令第 20 条)に係る製品を除く)により有毒ガスを取り扱う場合には、その処理に要する設備を有すること

⑤ 原薬に係る製品の作業所のうち、最終の精製以後の製造工程において、最終の精製を経た中間製品を容器へ充填及び閉塞するまでの作業を行う作業室及び原薬に係る製品以外の製品の作業所のうち、原料の秤量作業、製品の調製作業、充填作業又は閉塞作業を行う作業室は、次に定めるところに適合するものであること

　㈠ 屋外に直接面する出入口(非常口を除く)がないこと。ただし、屋外からの汚染を防止するのに必要な構造及び設備を有している場合においては、この限りでない。

　㈡ 出入口及び窓は、閉鎖することができるものであること

㈢　室内の排水設備は、作業室の汚染を防止するために必要な構造であること
　㈣　作業室の天井は、ごみの落ちるおそれのないような構造であること
　㈤　室内のパイプ、ダクト等の設備は、表面にごみがたまらないような構造であること。ただし、清掃が容易である場合においてはこの限りでない。
⑥　製品等及び資材を区分して、衛生的かつ安全に貯蔵するために必要な設備を有すること
⑦　製品等及び資材の試験検査に必要な設備及び器具を備えていること。ただし、当該医薬品製造業者等の他の試験検査設備又は他の試験検査機関を利用して自己の責任において当該試験検査を行う場合であって、支障がないと認められるときは、この限りでない。

**3**　一般区分の医薬部外品の製造所では、「厚生労働省令で定める基準」として、次のとおり定められている。〈構造設備基準第12条〉
①　当該製造所の製品を製造するのに必要な設備及び器具を備えていること
②　作業所は、次に定めるところに適合するものであること
　㈠　照明及び換気が適切であり、かつ、清潔であること
　㈡　常時居住する場所及び不潔な場所から明確に区別されていること
　㈢　作業を行うのに支障のない面積を有すること
　㈣　防じん、防虫及び防そのための設備を有すること
　㈤　床は、板張り、コンクリート又はこれらに準ずるものであること
　㈥　廃水及び廃棄物の処理に要する設備又は器具を備えていること
　㈦　作業員の消毒のための設備を有すること
　㈧　製造品目により有毒ガスを発生する場合には、その処理に要する設備を有すること
③　作業所のうち、原料の秤量作業、医薬品の調製作業、充填作業又は閉塞作業を行う作業室は、次に定めるところに適合するものであること
　㈠　作業室内に備える作業台は、作業を円滑かつ適切に行うのに支障のないものであること
　㈡　作業員以外の者の通路とならないように造られていること。ただし、当該作業室の作業員以外の者による医薬品への汚染のおそれがない場合は、この限りでない。
　㈢　出入口及び窓は、閉鎖することができるものであること
　㈣　天井は、板張り、コンクリート又はこれらに準ずるものであり、かつ、ごみの落ちるおそれのないように張られていること
　㈤　床は、表面がなめらかですき間のないコンクリート、タイル、モルタル、板張り又はこれらのものと同じ程度に汚れを取ることができるものであること
　㈥　室内のパイプ、ダクト等の設備は、その表面にごみがたまらないような構造のものであること。ただし、清掃が容易である場合は、この限りでない。
④　原料、資材及び製品を衛生的かつ安全に貯蔵するために必要な設備を有すること。
⑤　製品等及び資材の試験検査に必要な設備及び器具を備えていること。ただし、当該医薬部外品製造業者等の他の試験検査設備又は他の試験検査機関を利用して自己の責任

において当該試験検査を行う場合であって、支障がないと認められるときは、この限りでない。
4 一般区分の化粧品の製造所では、「厚生労働省令で定める基準」として、次のとおり定められている。〈構造設備基準第13条〉
① 当該製造所の製品を製造するのに必要な設備及び器具を備えていること
② 作業所は、次に定めるところに適合するものであること
　㈠ 換気が適切であり、かつ、清潔であること
　㈡ 常時居住する場所及び不潔な場所から明確に区別されていること
　㈢ 作業を行うのに支障のない面積を有すること
　㈣ 防じん、防虫及び防そのための構造又は設備を有すること
　㈤ 床は、板張り、コンクリート又はこれらに準ずるものであること
　㈥ 廃水及び廃棄物の処理に要する設備又は器具を備えていること
③ 製品、原料及び資材を衛生的に、かつ、安全に貯蔵するために必要な設備を有すること
④ 製品等及び資材の試験検査に必要な設備及び器具を備えていること。ただし、当該製造業者の他の試験検査設備又は他の試験検査機関を利用して自己の責任において当該試験検査を行う場合であって、支障がないと認められるときは、この限りでない。

■第１３条第６項■

第五条(第三号に係る部分に限る。)の規定は、第一項の許可について準用する。

【趣 旨】
本規定は、製造業の許可の申請者の欠格事由を明示したものである。【法第5条、第12条の2第2項参照】

【解 説】
1 本規定は、令和元年の法改正により、改正前の法第13条第4項第2号の内容を引き継いで新設したものである。
2 本規定において準用する法第5条第3号への「厚生労働省令で定める者」は、精神の機能の障害により製造業者の業務を適正に行うにあたって必要な認知、判断及び意思疎通を適切に行うことができない者である。〈則第26条第5項〉

第4章　医薬品等の製造販売業及び製造業(第12条—第23条)

■第13条第7項■

　厚生労働大臣は、第一項の許可又は第四項の許可の更新の申請を受けたときは、第五項の厚生労働省令で定める基準に適合するかどうかについての書面による調査又は実地の調査を行うものとする。

**趣旨**

　本規定は、厚生労働大臣は、製造業の許可又は許可更新の申請を受けたときは、製造所の構造設備調査を行う旨を定めたものである。

**解説**

1　「書面による調査」は、申請資料についての調査をいう。
2　「実地の調査」は、担当職員が製造所を訪問して行う調査をいう。
3　「書面による調査又は実地の調査」は、製造所の構造設備調査と呼ばれる。
4　製造所の構造設備の基準適合性については、その所在地の都道府県が保健所等の協力を得て審査し、申請書に意見を付して厚生労働大臣に届けることとされている。


■第13条第8項■

　第一項の許可を受けた者は、当該製造所に係る許可の区分を変更し、又は追加しようとするときは、厚生労働大臣の許可を受けなければならない。

**趣旨**

　本規定は、製造業の許可を受けた者に対し、許可区分の変更又は追加をしようとするときは、厚生労働大臣の許可を受けることを義務づけたものである。

**解説**

1　製造業の許可区分の変更又は追加の許可の申請は、製造所の所在地の都道府県知事を経由して行わなければならない。〈法第21条第2項〉
2　許可の申請書には、次に掲げる書類を添えなければならない。〈則第31条第2項本文〉
　① 許可証
　② 変更又は追加に係る製造品目の一覧表及び製造工程に関する書類
　③ 変更し、又は追加しようとする許可の区分に係る製造所の構造設備に関する書類
3　本規定に違反して製造された医薬品、医薬部外品又は化粧品は、販売し、授与し、又は販売・授与の目的で貯蔵し、陳列してはならない。〈法第55条第2項、第60条、第62条〉
4　本規定に違反した者は、1年以下の懲役もしくは100万円以下の罰金に処し、又はこれを併科する。〈法第86条第1項第2号〉
　また、いわゆる両罰規定の対象となっており、この行為者を使用する法人又は人には100万円以下の罰金刑が科される。〈法第90条第2号〉

■第13条第9項■

> 前項の許可については、第一項から第七項までの規定を準用する。

**趣旨**

本規定は、製造業の許可区分の変更又は追加の許可については、製造業の許可に係る規定を準用して適用する旨を定めたものである。


## 第十三条の二（機構による調査の実施）

（平一四法一九二・追加、平一四法九六（平一四法一九二）・平二五法八四・平二六法六九・令元法六三・一部改正）

■第13条の2第1項■

> 厚生労働大臣は、独立行政法人医薬品医療機器総合機構(以下「機構」という。)に、医薬品(専ら動物のために使用されることが目的とされているものを除く。以下この条において同じ。)、医薬部外品(専ら動物のために使用されることが目的とされているものを除く。以下この条において同じ。)又は化粧品のうち政令で定めるものに係る前条第一項若しくは第八項の許可又は同条第四項(同条第九項において準用する場合を含む。以下この条において同じ。)の許可の更新についての同条第七項(同条第九項において準用する場合を含む。)に規定する調査を行わせることができる。

**趣旨**

本規定は、厚生労働大臣は、医薬品、医薬部外品又は化粧品の製造所の構造設備調査を機構に行わせることができる旨を定めたものである。

**解説**

1　医薬品、医薬部外品又は化粧品の製造所の構造設備調査は、相当の労力及び時間を必要とするが、当該調査を遅滞なく行うため、本規定が設けられている。

2　「独立行政法人」とは、国民生活及び社会経済の安定等の公共上の見地から確実に実施されることが必要な事務及び事業であって、国が自ら主体となって直接に実施する必要のないもののうち、民間の主体に委ねた場合には必ずしも実施されないおそれがあるもの又は一の主体に独占して行わせることが必要であるものを効率的かつ効果的に行わせることを目的として、独立行政法人通則法及び個別法の定めるところにより設立される法人をいう。〈独立行政法人通則法第2条第1項〉

3　「医薬品医療機器総合機構」は、独立行政法人医薬品医療機器総合機構法第3条を設置根拠としており、PMDA、総合機構、機構とも呼ばれる。

　機構では、医薬品等の品質、有効性及び安全性の向上に資する業務が行われるが、その対象はいずれも人のために使用されることが目的とされているものに限られており、動物専用のものは業務の対象としていない。

※「PMDA」とは、Pharmaceutical and Medical Devices Agencyの略

4 「化粧品」とあるように、「化粧品(動物専用のものを除く)」という規定ぶりにはなっていない。これは、動物専用の化粧品というものは存在しないためである。

5 「政令で定めるもの」は、医薬品(動物専用のものを除く)、医薬部外品(動物専用のものを除く)又は化粧品のうち、次に掲げる医薬品、医薬部外品又は化粧品以外のものである。〈令第16条〉

① 薬局製造販売医薬品
② 人用の医薬品(次に掲げるものを除く)又は医薬部外品
　㈠ 生物学的製剤
　㈡ 放射性医薬品(平成7年厚生省告示第4号)
　㈢ 国家検定医薬品(㈠及び㈡を除く)
　㈣ ㈠から㈢までのほか、遺伝子組換え技術を応用して製造される医薬品その他その製造管理又は品質管理に特別の注意を要する医薬品であって、厚生労働大臣の指定するもの(平成7年厚生省告示第4号)
③ 動物専用の医薬品又は医薬部外品(次に掲げる医薬品又は医薬部外品に該当するものに限る)
　㈠ 風邪薬、健胃消化薬、駆虫薬その他の厚生労働大臣の指定する種類に属する医薬品であって、その有効成分の種類、配合割合及び分量、用法及び用量、効能及び効果その他その品質、有効性及び安全性に係る事項につき当該厚生労働大臣の指定する種類ごとに厚生労働大臣の定める範囲内のもの(注射剤であるものを除く)(昭和45年厚生省告示第366号)
　㈡ 厚生労働大臣の指定する医薬部外品に係るもの
④ 化粧品

■第13条の2第2項■

　厚生労働大臣は、前項の規定により機構に調査を行わせるときは、当該調査を行わないものとする。この場合において、厚生労働大臣は、前条第一項若しくは第八項の許可又は同条第四項の許可の更新をするときは、機構が第四項の規定により通知する調査の結果を考慮しなければならない。

趣旨

　本規定は、厚生労働大臣は、機構に構造設備調査を行わせるときは、重複して当該調査を行わないものとしたものである。また、製造業の許可の判断にあたっては、機構による調査の結果を考慮することを義務づけている。

■第１３条の２第３項■

　厚生労働大臣が第一項の規定により機構に調査を行わせることとしたときは、同項の政令で定める医薬品、医薬部外品又は化粧品に係る前条第一項若しくは第八項の許可又は同条第四項の許可の更新の申請者は、機構が行う当該調査を受けなければならない。

**趣旨**

　本規定は、製造業の許可の申請者に対し、厚生労働大臣が機構に構造設備調査を行わせるときは、機構が行う当該調査を受けることを義務づけたものである。

■第１３条の２第４項■

　機構は、前項の調査を行つたときは、遅滞なく、当該調査の結果を厚生労働省令で定めるところにより厚生労働大臣に通知しなければならない。

**趣旨**

　本規定は、機構に対し、構造設備調査を行ったときは、遅滞なく、当該調査の結果を厚生労働大臣に通知することを義務づけたものである。

**解説**

1　「通知」とは、ある一定の事実、処分又は意見を特定の相手方に知らせることをいう。

■第１３条の２第５項■

　機構が行う調査に係る処分(調査の結果を除く。)又はその不作為については、厚生労働大臣に対して、審査請求をすることができる。この場合において、厚生労働大臣は、行政不服審査法(平成二十六年法律第六十八号)第二十五条第二項及び第三項、第四十六条第一項及び第二項、第四十七条並びに第四十九条第三項の規定の適用については、機構の上級行政庁とみなす。

**趣旨**

　本規定は、機構が行う構造設備調査に係る処分又はその不作為については、厚生労働大臣に対して審査請求をすることができる旨を定めたものである。

**解説**

1　「処分」とは、行政庁の処分その他公権力の行使に当たる行為をいう。〈行政不服審査法第１条第２項〉

2　「調査の結果を除く」とあるように、構造設備調査の結果については審査請求の適用

## 第4章　医薬品等の製造販売業及び製造業(第12条—第23条)

を排除している。これは、当該調査に係る処分が純粋に科学的な手法によってなされるものであるという性格から、不服申立てになじまないと考えられるためである。

3　「不作為」とは、法令に基づく申請に対して何らの処分をもしないことをいう。〈行政不服審査法第3条〉

4　「審査請求」とは、行政庁の処分その他公権力の行使にあたる行為に対して行われる不服申立てをいう。

⇒　従前、処分をした行政庁又は不作為に係る行政庁以外の行政庁に対して行われる不服申立てを「審査請求」といい、処分をした行政庁又は不作為に係る行政庁に対して行われる不服申立てを「意義申立て」としていたが、平成26年の行政不服審査法の改正において、「異議申立て」をなくし、「審査請求」に一元化された。

&lt;後段&gt;

5　後段の規定は、「行政不服審査法の施行に伴う関係法律の整備等に関する法律(平成26年法律第69号)」により新設されたもので、厚生労働大臣に対して審査請求をする場合は、厚生労働大臣を機構の上級行政庁とみなす旨を明確にしている。

6　「行政不服審査法(略)第二十五条第二項及び第三項、第四十六条第一項及び第二項、第四十七条並びに第四十九条第三項」は、それぞれ次のような規定である。

① 処分庁の上級行政庁又は処分庁である審査庁は、必要があると認める場合には、審査請求人の申立てにより又は職権で、執行停止をとることができる。〈行政不服法第25条第2項〉

　　※「処分庁」とは、処分をした行政庁をいう。
　　※「審査庁」とは、審査請求がされた行政庁をいう。
　　※「執行停止」とは、処分の効力、処分の執行又は手続の続行の全部又は一部の停止その他の措置をいう。

② 処分庁の上級行政庁又は処分庁のいずれでもない審査庁は、必要があると認める場合には、審査請求人の申立てにより、処分庁の意見を聴取した上、執行停止をすることができる。ただし、処分の効力、処分の執行又は手続の続行の全部又は一部の停止以外の措置をとることはできない。〈行政不服法第25条第3項〉

③ 処分(事実上の行為を除く)についての審査請求が理由がある場合には、審査庁は、裁決で、当該処分の全部もしくは一部を取り消し、又はこれを変更する。ただし、審査庁が処分庁の上級行政庁又は処分庁のいずれでもない場合には、当該処分を変更することはできない。〈行政不服法第46条第1項〉

④ ③の規定により法令に基づく申請を却下し、又は棄却する処分(事実上の行為を除く)の全部又は一部を取り消す場合において、次に掲げる審査庁は、当該申請に対して一定の処分をすべきものと認めるときは、それぞれに定める措置をとる。〈行政不服法第46条第2項〉

　㈠ 処分庁の上級行政庁である審査庁
　　　当該処分庁に対し、当該処分をすべき旨を命ずること
　㈡ 処分庁である審査庁

当該処分をすること
⑤　事実上の行為についての審査請求が理由がある場合には、審査庁は、裁決で、当該事実上の行為が違法又は不当である旨を宣言するとともに、次に掲げる審査庁の区分に応じ、それぞれに定める措置をとる。ただし、審査庁が処分庁の上級行政庁以外の審査庁である場合には、当該事実上の行為を変更すべき旨を命ずることはできない。〈行政不服法第47条〉
　㈠　処分庁以外の審査庁
　　　当該処分庁に対し、当該事実上の行為の全部もしくは一部を撤廃し、又はこれを変更すべき旨を命ずること
　㈡　処分庁である審査庁
　　　当該事実上の行為の全部もしくは一部を撤廃し、又はこれを変更すること
⑥　不作為についての審査請求が理由がある場合には、審査庁は、裁決で、当該不作為が違法又は不当である旨を宣言する。この場合において、次に掲げる審査庁は、当該申請に対して一定の処分をすべきものと認めるときは、それぞれに定める措置をとる。
　〈行政不服法第49条第3項〉
　㈠　不作為庁の上級行政庁である審査庁
　　　当該不作為庁に対し、当該処分をすべき旨を命ずること
　㈡　不作為庁である審査庁
　　　当該処分をすること


## 第十三条の二の二（保管のみを行う製造所に係る登録）

（令元法六三・追加）

■第13条の2の2第1項■

> 業として、製造所において医薬品、医薬部外品及び化粧品の製造工程のうち保管（医薬品、医薬部外品及び化粧品の品質、有効性及び安全性の確保の観点から厚生労働省令で定めるものを除く。以下同じ。）のみを行おうとする者は、当該製造所について厚生労働大臣の登録を受けたときは、第十三条の規定にかかわらず、当該製造所について同条第一項の規定による許可を受けることを要しない。

### 趣　旨

　本規定は、製造業の許可制度（法第13条）の例外として、製造工程のうち保管のみを行う製造所について厚生労働大臣の登録を受けたときは、業として、医薬品、医薬部外品又は化粧品の製造をしてもよい旨を定めたものである。

### 解　説

1　従前は、医薬品、医薬部外品及び化粧品の原薬・中間製品の保管のみを行う製造所であっても許可制の対象となっていたが、令和元年の法改正により本条が新設され、登録

## 第4章　医薬品等の製造販売業及び製造業（第12条—第23条）

制に改められた。これについて、次のように整理することができる。
① 医薬品等の製造は、複数の工場がその工程を分担して行っており、ある工場から別の工場に原薬・中間製品を移す際に利用される「保管」のみを担う製造所は数多く存在している。
② この点、医療機器又は体外診断用医薬品の製造業については、以下の理由から、製造所ごとの登録制となっている。
　㈠ 製造工程においては単なる部品（例：ネジ、プラスチック片）にすぎず、その部品自体に危険性はないこと等の理由から、業として製造する行為を一律に禁止して許可制を採用するほどの強い規制措置を講ずる必要性は低いと考えられること
　㈡ 製造行為自体の適正性を担保するとともに、製造販売業者による製造委託先の選定に資するよう、公にしておく必要があること
　㈢ 製品の市販後に不具合等が判明した場合には、保健衛生上の危害の発生・拡大を防止する観点から、迅速かつ的確な追跡調査や不適正な製造を行った者への処分等の措置を行うことができるよう、どの製造所がどの部品を製造しているのか行政が把握しておく必要があること
③ さて、医薬品等の原薬・中間製品を保管する行為自体は、他の製造工程と比較して保健衛生上の危害の発生につながるリスクが低いため、他の製造工程と同様に一律に許可制の対象とする必要性は低いと考えられる。
　ただし、原薬・中間製品の段階であっても適切な温度や湿度の管理がなされていないと最終製品の品質に影響を生じるおそれがあるため、製造販売業者による保管委託先の選定に資するよう、公に証明しておく必要がある。加えて、品質に問題のある製品が流通してしまった場合には、迅速かつ的確な追跡調査や不適正な保管を行った者への処分等の措置を行うことができるよう、どの製造所がどの原薬・中間製品を保管しているのか行政が把握しておく必要がある考えられる。
　なお、海外においては保管のみを行う製造所を許可の対象から除外していることが多く、日本においても同様にすべきとの要望が業界団体より出されている。
④ とはいえ、保管の行為のうち、以下のものについては、特に厳重な品質管理や有効期限等の管理が求められるため、従前どおり許可制度の対象になります。
　㈠ 出荷直前の製品の保管
　㈡ 原薬・中間製品の保管であっても、生物学的製剤（例：ワクチン、血液製剤）や放射性医薬品に係るもの
⑤ なお、再生医療等製品については、生物学的製剤と近い性質のものであるため、その原薬・中間製品の保管であっても、やはり特に厳重な品質管理や有効期限等の管理が求められることから、従前どおり許可制度を維持することとしている。

**2** 「登録を受けたときは、（略）許可を受けることを要しない」とあるように、保管工程のみを行う製造所について登録を受けたときは、製造業の許可を不要としている。
　したがって、製造所の登録を受けずに業として保管を行った場合には、医薬品等の無許可製造に該当するものとして、法第13条第1項違反の罰則が適用される。

3　保管のみを行う製造所がその登録の条件を満たしている場合であっても、製造業の許可又は外国製造業者の認定を受けることはできる。〈R3/7/2事務連絡〉

4　「厚生労働省令で定めるもの」は、次のとおりである。〈則第34条の2〉
① 最終製品(他の医薬品、医薬部外品又は化粧品の製造所に出荷されるものを除く)の保管
② 次に掲げる医薬品の製造工程における保管
　㈠ 生物学的製剤
　㈡ 放射性医薬品(平成7年厚生省告示第4号)
　㈢ 国家検定医薬品(㈠及び㈡を除く)
　㈣ ㈠から㈢までのほか、遺伝子組換え技術を応用して製造される医薬品その他その製造管理又は品質管理に特別の注意を要する医薬品であって、厚生労働大臣の指定するもの(平成7年厚生省告示第4号)

5　「保管(略)のみ」を行う製造所とは、当該製造所において保管(保管のために必要な検査等を含む)以外に、包装、表示その他の製造行為又は試験検査(当該製造業者等の他の試験検査設備又は他の試験検査機関を利用して行う場合を含む)を行わない製造所とする。〈R3/4/28薬生薬審発0428第2号〉

⇒　上記の「保管のために必要な検査等」について、次のとおり示されている。〈R3/7/2事務連絡〉
① 「保管のために必要な検査等」とは、主に荷姿等の外観検査を想定したもので、保管を行う資材・原料、製品等について、受入時までの過程(例：輸送中)、あるいは保管中に、滅失・毀損がないかを確認する目的で行う検査等をいう。したがって、市場への出荷判定のための外観検査は含まない。
② 「保管のために必要な検査等」には、原則として、法定表示が適切になされているかを確認するために行う検査は含まれない。ただし、当該検査が、製品等を適切に保管することを目的として、法定表示部分を含む製品全体の包装等に滅失・毀損がないか等を確認するものであり、かつ、後の工程で、許可又は認定を受けた製造所において、別途、市場出荷にあたって必要となる外観検査(専ら法定表示部分に不備がないかを確認する検査)を行う場合、当該検査は「保管のために必要な検査等」とみなすことができる。
③ 理化学検査は、「保管のために必要な検査等」に含まれない。
④ 医薬品の原料であっても、受入れのための試験検査(他の製造所の試験検査設備又は他の試験検査機関を利用して分析等を行う場合を含む)を行う場合は、「保管のために必要な検査等」に含まれない。
⑤ 輸入を行う国内製造業者が行う、輸入先の外国製造業者が行った試験検査の記録の確認(GMP第11条第2項)は、当該国内製造業者が行うべき試験の代替行為となることから、「保管のために必要な検査等」に含まれない。

6　「保管(略)のみ」を行う製造所における製造行為の範囲について、次のとおり示されている。〈R3/7/2事務連絡〉

① ラベル等が専ら製造工程における保管を行うために用いられるものである場合、保管のみを行う製造所でそのラベル等の貼付を行うことは差し支えない。
② 医薬品の原料の容器に、原料名やロット番号等が適切に表示されているかを確認することは差し支えない。
③ 市場出荷判定を行う際の製品の保管は、許可又は認定を受けた製造所で行う必要がある。
④ 製造業者が原薬を他の製造販売業者又は製造業者に販売するための保管は、最終製品の保管(則第34条の2第1号)に該当しないため、登録によって行うことができる。

**7** 製造業の登録の申請は、製造所の所在地の都道府県知事を経由して行わなければならない。〈法第21条第2項〉

**8** 厚生労働大臣は、台帳を備え、次に掲げる事項を記載する。〈令第16条の7第1項、則第34条の8〉
① 登録番号及び登録年月日
② 保管のみを行う製造所に係る製造業者の氏名及び住所
③ 保管のみを行う製造所の名称及び所在地
④ 当該保管のみを行う製造所の製造管理者又は責任技術者の氏名及び住所
⑤ 当該保管のみを行う製造所に係る製造業者が他の製造業の許可又は登録を受けている場合にあっては、当該製造業の許可の区分及び許可番号又は登録番号

■第13条の2の2第2項■

　前項の登録は、製造所において保管のみを行おうとする者の申請により、保管のみを行う製造所ごとに行う。

**趣旨**

　本規定は、保管のみを行う製造所の登録は、製造所ごとに行う旨を定めたものである。

■第13条の2の2第3項■

　第一項の登録の申請を行おうとする者は、厚生労働省令で定めるところにより、次の各号に掲げる事項を記載した申請書を厚生労働大臣に提出しなければならない。
一　氏名又は名称及び住所並びに法人にあつては、その代表者の氏名
二　法人にあつては、薬事に関する業務に責任を有する役員の氏名
三　医薬品の製造所について第一項の登録の申請を行おうとする者にあつては、第十七条第六項に規定する医薬品製造管理者の氏名
四　医薬部外品又は化粧品の製造所について第一項の登録の申請を行おうとする者にあつては、第十七条第十一項に規定する医薬部外品等責任技術者の氏名
五　第五項において準用する第五条第三号イからトまでに該当しない旨その他厚生労働省令で定める事項

### 趣　旨

　本規定は、登録申請書の記載事項について明示したものである。【法第4条第2項、第12条第2項参照】

### 解　説

1　登録の申請書には、次に掲げる書類を添えなければならない。〈則第34条の3第3項本文〉
　① 申請者が法人であるときは、登記事項証明書
　② 申請者以外の者がその製造管理者又は責任技術者であるときは、雇用契約書の写しその他の申請者のその製造管理者又は責任技術者に対する使用関係を証する書類
　③ 製造管理者が有資格者(薬剤師又は則第88条に掲げる者)であること又は責任技術者が有資格者(則第91条又は第91条の2に掲げる者)であることを証する書類
　④ 登録を受けようとする保管のみを行う製造所の場所を明らかにした図面
　⑤ 申請者が他の製造業の許可又は登録を受けている場合にあつては、当該製造業の許可証又は登録証の写し

＜第5号＞

2　「厚生労働省令で定める事項」は、次のとおりである。〈則第34条の3第2項〉
　① 製造所の名称及び所在地
　② 製造管理者又は責任技術者の住所及び資格

## 第4章　医薬品等の製造販売業及び製造業(第12条—第23条)

■第13条の2の2第4項■

> 第一項の登録は、三年を下らない政令で定める期間ごとにその更新を受けなければ、その期間の経過によつて、その効力を失う。

**趣旨**

本規定は、保管のみを行う製造所の登録を更新制としたものである。【法第4条第4項参照】

**解説**

1　「政令で定める期間」は、5年である。〈令第16条の2〉
2　更新の申請は、製造所の所在地の都道府県知事を経由して行わなければならない。〈法第21条第2項〉
3　更新の申請書には、申請に係る登録の登録証を添えなければならない。〈則第34条の7第2項〉


■第13条の2の2第5項■

> 第五条(第三号に係る部分に限る。)の規定は、第一項の登録について準用する。

**趣旨**

本規定は、製造業の登録の申請者の欠格事由を明示したものである。【法第5条、第12条の2第2項参照】

**解説**

1　本規定において準用する法第5条第3号への「厚生労働省令で定める者」は、精神の機能の障害により保管のみを行う製造所に係る製造業者の業務を適正に行うにあたって必要な認知、判断及び意思疎通を適切に行うことができない者である。〈則第34条の3第5項〉

## 第十三条の三（医薬品等外国製造業者の認定）

<sub>（平一四法九六(平一四法一九二)・全改、平二五法八四・令元法六三・一部改正）</sub>

■第13条の3第1項■

> 外国において本邦に輸出される医薬品、医薬部外品又は化粧品を製造しようとする者（以下「医薬品等外国製造業者」という。）は、厚生労働大臣の認定を受けることができる。

**趣旨**

本規定は、医薬品、医薬部外品又は化粧品の外国製造業者は、厚生労働大臣の認定を受けることができる旨を定めたものである。

**解説**

1　外国に対しては日本の主権が及ばないため、厚生労働大臣は、外国製造業者に対して行政権限を行使し、外国において医薬品、医薬部外品又は化粧品を製造することを許可（禁止行為の解除）することはできない。

　　そこで、その外国製造業者が国内の製造業者と同等の製造能力を備えていることを確保するため、本規定による認定制度が設けられている。

2　「認定」とは、申請に係る者が適格であることを認める行政庁の処分をいう。本規定の場合、製造業の許可を受けた者と同等の製造能力を備えていることを認める行為を意味する。

3　外国製造業者の認定の申請書には、次に掲げる書類を添えなければならない。〈則第36条第3項本文〉

① 製造所の責任者の履歴書
② 製造品目の一覧表及び製造工程に関する書類
③ 製造所の構造設備に関する書類
④ 放射性医薬品を取り扱おうとするとき（厚生労働大臣が定める数量又は濃度以下の放射性医薬品を取り扱おうとするときを除く）は、放射性医薬品の種類及び放射性医薬品を取り扱うために必要な設備の概要を記載した書類
⑤ 当該外国製造業者が存する国が医薬品、医薬部外品又は化粧品の製造販売業の許可、製造業の許可、製造販売の承認の制度又はこれに相当する制度を有する場合においては、当該国の政府機関等が発行する当該制度に係る許可証等の写し

4　認定等の申請に添付すべき資料等の留意事項について、次のように示されている。
〈R3/4/28 薬生薬審発0428第4号〉

※「認定等」とは、外国製造業者の認定又は保管のみを行う外国製造所に係る登録のこと

① 薬事に関する業務に責任を有する役員に関する書類

　　従来、外国製造業認定を申請する際に提出することとされていた医師の診断書又は疎明書は不要とし、その他については以下のとおり取り扱うこと

　　㈠ 薬事に関する業務に責任を有する役員の範囲は、外国認定等申請者の外国代表役員及び代表権のない業務を担当する役員とすること

## 第4章　医薬品等の製造販売業及び製造業(第12条—第23条)

　　※「外国認定等申請者」とは、外国製造業の認定等を申請する外国製造業者のこと
　　※「外国代表役員」とは、代表権のある役員(法制度の違いにより代表者の考え方が異なる外国の場合においては、それと同等であると認められる役員)のこと
　㈡　認定等申請時及び当該役員の氏名に係る変更届出時においては、外国代表役員及び代表権のない業務を担当する役員が識別できる業務分掌表を添付すること
② 製造所の責任者の履歴書
　　責任者は、当該製造所における製造管理及び品質管理に直接的な責任を有する者とし、書類には責任者の氏名、当該製造所における現在までの履歴及び業務内容を記載する等、当該製造所における製造管理及び品質管理を適切に行うことができることを判断するために必要十分な情報を記載する。なお、当該製造所における勤務年限が短い場合は、前職における上記内容を付記すること
③ 製造品目の一覧表及び製造工程に関する書類
　㈠　別紙様式(略)により記載してこれを添付すること
　㈡　別紙様式(略)中1については、本邦に輸出を予定している全ての製造品目を対象とし、該当する分類に印を入れること
　㈢　別紙様式(略)中2については、本邦に輸出を予定している全ての製造品目を対象とすること

5　厚生労働大臣、地方厚生局長、都道府県知事、保健所を設置する市の市長もしくは特別区の区長もしくは機構又は登録認証機関に提出する申請書、届書、報告書その他の書類は、邦文で記載されていなければならない。ただし、特別の事情により邦文をもって記載することができない書類であって、その翻訳文が添付されているものについては、この限りでない。〈則第283条〉

6　厚生労働大臣は台帳を備え、次に掲げる事項を記載する。〈令第18条の5、則第32条の準用〉
① 認定番号及び認定年月日
② 認定の区分
③ 外国製造業者の氏名及び住所
④ 製造所の名称及び所在地
⑤ 当該製造所の責任者の氏名及び住所
⑥ 当該外国製造業者が他の外国製造業者の認定又は登録を受けている場合にあっては、当該認定の区分及び認定番号又は登録番号

7　本規定の認定を受けていない製造所(外国にある製造所に限る)において製造された医薬品、医薬部外品又は化粧品は、販売し、授与し、又は販売・授与の目的で貯蔵し、陳列してはならない。〈法第55条第2項、第60条、第62条〉

■**第13条の3第2項**■

前項の認定は、厚生労働省令で定める区分に従い、製造所ごとに与える。

### 趣 旨

本規定は、外国製造業者の認定は、認定区分に従い、製造所ごとに与える旨を定めたものである。

### 解 説

1　「厚生労働省令で定める区分」は、次のとおり定められている。〈則第35条〉
　(1) 医薬品の外国製造業者の認定区分
　　① 以下の医薬品の製造工程の全部又は一部を行うもの
　　　㈠ 生物学的製剤
　　　㈡ 国家検定医薬品(㈠を除く)
　　　㈢ ㈠及び㈡のほか、遺伝子組換え技術を応用して製造される医薬品その他その製造管理又は品質管理に特別の注意を要する医薬品であって、厚生労働大臣の指定するもの(平成7年厚生省告示第4号)
　　② 放射性医薬品(①を除く)の製造工程の全部又は一部を行うもの
　　③ 無菌医薬品の製造工程の全部又は一部を行うもの(⑤を除く)
　　④ ①から③までに掲げる医薬品以外の医薬品の製造工程の全部又は一部を行うもの(⑤を除く)
　　⑤ ③及び④に掲げる医薬品の製造工程のうち包装、表示又は保管のみを行うもの
　(2) 医薬部外品の外国製造業者の認定区分
　　① 無菌医薬部外品の製造工程の全部又は一部を行うもの(③を除く)
　　② ①の無菌医薬部外品以外の医薬部外品の製造工程の全部又は一部を行うもの(③を除く)
　　③ 医薬部外品の製造工程のうち包装、表示又は保管のみを行うもの
2　化粧品の特例として、承認を要しない化粧品であって本邦に輸出されるものについては、外国製造業者の認定制度は適用しない。当該化粧品を製造販売しようとする者は、次に掲げる事項を厚生労働大臣に届け出なければならない。〈令第76条、則第267条第1項〉
　① 製造販売の承認を要しない化粧品であって本邦に輸出されるものを外国において製造販売し、又は製造する者の氏名及び住所
　② ①に掲げる者の事務所又は製造所の名称及び所在地
　③ 当該品目を本邦内において製造販売しようとする者の氏名及び住所
⇒　上記の「届出」は、化粧品外国届と呼ばれる。
3　化粧品外国届について、次のとおり定められている。〈則第267条第2項、第3項〉
　① 届出は、様式第一一五による届書を機構を経由して厚生労働大臣に提出する。
　② ①の届書には、製造販売しようとする「製造販売の承認を要しない化粧品であって本邦に輸出されるもの」の品目の一覧表を添えなければならない。

⇒ 上記の「化粧品外国届」について、次に掲げるとおり示されている。〈H17/3/31 薬食審査発第 0331018 号(最近改正：H21/12/11 薬食審査発 1211 第 4 号)〉

① 外国において製造販売されている化粧品を本邦に輸入する場合にあっては、当該輸入先外国製造販売業者又は製造業者を届け出ること
② 外国において製造されている化粧品原料を本邦に輸入する場合にあっては、当該輸入先外国製造業者を届け出ること。一の化粧品について、複数の化粧品原料を輸入する場合にあっては、それぞれの外国製造業者を届け出ること
③ 上記①及び②において、別に包装、表示又は保管のみを行う外国製造業者を介して輸入される場合については、当該製造業者に係る届出は要しないこと
④ 化粧品外国届の提出後、添付した品目の一覧表の記載内容に変更が生じた場合であっても、新たな化粧品外国届及び品目の一覧表の提出は要しないこと

■第13条の3第3項■

> 第一項の認定については、第十三条第三項(同項第一号、第二号及び第六号に係る部分に限る。)及び第四項から第九項まで並びに第十三条の二の規定を準用する。この場合において、第十三条第三項から第八項までの規定中「許可」とあるのは「認定」と、同条第九項中「許可」とあるのは「認定」と、「第一項」とあるのは「第二項」と、第十三条の二第一項中「前条第一項若しくは第八項の許可又は同条第四項(同条第九項において準用する場合を含む。以下この条において同じ。)の許可の更新についての同条第七項(同条第九項)」とあるのは「第十三条の三第一項若しくは同条第三項において準用する前条第八項の認定又は第十三条の三第三項において準用する前条第四項(第十三条の三第三項において準用する前条第九項において準用する場合を含む。以下この条において同じ。)の認定の更新についての第十三条の三第三項において準用する前条第七項(第十三条の三第三項において準用する前条第九項)」と、同条第二項及び第三項中「前条第一項若しくは第八項の許可又は同条第四項の許可の更新」とあるのは「第十三条の三第一項若しくは同条第三項において準用する前条第八項の認定又は第十三条の三第三項において準用する前条第四項の認定の更新」と読み替えるものとする。

**趣旨**

本規定は、外国製造業者の認定については、製造業の許可に係る規定を準用して適用する旨を定めたものである。

**解説**

1 外国製造業者の認定の有効期間は、5年である。〈令第17条〉

## 第十三条の三の二(医薬品等外国製造業者の保管のみを行う製造所に係る登録)

(令元法六三・追加)

■第13条の3の2第1項■

　医薬品等外国製造業者は、保管のみを行おうとする製造所について厚生労働大臣の登録を受けることができる。

**趣旨**

　本規定は、保管のみを行う外国製造業者の製造所については厚生労働大臣の登録を受けることができる旨を定めたものである。

**解説**

1　従前、本邦向けの医薬品、医薬部外品及び化粧品の原薬・中間製品の保管のみを行う外国の製造所については認定制の対象となっていたが、令和元年の法改正により本条が新設され、登録制に改められた。これについて、次のように整理することができる。

① 医薬品等の外国製造業者については、その構造設備の基準適合性を確認し、認定を行うことにより、国内の製造所と同等の能力を有していることを担保している。

② 他方、本邦向けの原薬・中間製品を輸出する前に利用される、保管のみを行う外国製造所は、少なからず存在している。

③ そこで、国内において保管のみを行う製造所の登録制度を設けることに伴って、外国製造業者の保管のみを行う製造所の登録制度を設けることとしている。

■第13条の3の2第2項■

　前項の登録については、第十三条の二の二第二項、第三項(同項第一号及び第五号に係る部分に限る。)、第四項及び第五項の規定を準用する。

**趣旨**

　本規定は、保管のみを行う外国製造所の登録については、保管のみを行う国内製造所の登録に係る規定を準用して適用する旨を定めたものである。

## 第十四条(医薬品、医薬部外品及び化粧品の製造販売の承認)

<small>(昭五四法五六・全改、平五法二七・平六法五〇・平八法一〇四・平一一法一六〇・平一四法九二・平一四法九六(平一四法一九二)・平二五法八四・令元法六三・令四法四七・令五法三六・一部改正)</small>

■第14条第1項■

> 医薬品(厚生労働大臣が基準を定めて指定する医薬品を除く。)、医薬部外品(厚生労働大臣が基準を定めて指定する医薬部外品を除く。)又は厚生労働大臣の指定する成分を含有する化粧品の製造販売をしようとする者は、品目ごとにその製造販売についての厚生労働大臣の承認を受けなければならない。

**趣旨**

本規定は、医薬品、医薬部外品又は非開示成分を含有する化粧品の製造販売をしようとする者に対し、品目ごとに、厚生労働大臣の承認を受けることを義務づけたものである。

**解説**

1　「指定する医薬品」として、日本薬局方収載品目のうち、122のものが指定(例:亜酸化窒素、アラビアゴム、亜硫酸水素ナトリウム、親水ワセリン)されている。〈H6/3/28 厚生省告示第104号(最近改正:H28/3/16 告示第67号)〉

2　医薬品の製造販売とは、「その製造等をし、又は輸入をした医薬品(原薬たる医薬品を除く)を販売し、授与すること(法第2条第13項)」と定義されているため、原薬たる医薬品の元売行為は、「製造販売」の範囲に含まれない。

　それゆえ、原薬たる医薬品の元売にあたっては、厚生労働大臣の承認は要しないものと整理されている。〈H17/2/10 薬食審査発第0210001号〉

3　「指定する医薬部外品」として、清浄綿が指定されている。また、承認不要医薬部外品基準も併せて定められている。〈H9/3/24 厚生省告示第53号、第54号(最近改正:R1/6/28 告示第48号)〉

4　「厚生労働大臣の指定する成分」は、非開示成分と呼ばれ、化粧品の直接の容器等への名称(法第61条第4号)の記載を省略しようとする成分をいう。〈H12/9/29 厚生省告示第332号(最近改正:H26/11/21 告示第439号)〉

5　「品目ごとに」とあるが、次に掲げる場合、同一品目として取り扱われる。〈S36/2/8 薬発第44号、S55/4/10 薬発第483号〉

　① 販売名が同一であること
　② 有効成分及びその分量が同一であること
　③ 剤形が著しく異ならないこと

6　コンビネーション製品は、次に掲げるものをいい、一つの品目として取り扱われる。なお、販売業者が組み合わせて販売するものは、コンビネーション製品に該当しない。〈H28/11/22 薬生薬審発1122第4号等〉

　① セット製品
　　※「セット製品」とは、組み合わせられる薬物等が一体不可分ではなく、それぞれ医薬品、医

療機器又は再生医療等製品として独立に流通可能な製品をいう。
② キット製品
③ 薬物と一体不可分な医療機器等、組み合わせられる薬物等が独立に流通不可能な製品(キット製品を除く)

⇒ 上記②の「キット製品」とは、次のようなものをいう。〈S61/3/12 薬審 2 第 98 号、H16/2/13 薬食審査発第 0213005 号、H28/11/22 薬生薬審発 1122 第 4 号等〉

① 医薬品【単品、甲】を注射筒等の医療機器【乙】内に充填したもの。ただし、医薬品を単一の容器(体内に注入できる装置があらかじめセットされていないものに限る)内に充填したものを除く
② 医薬品【複数、甲~丙】を組み合わせて単一の容器内にセットし、用時コネクターを介して混合できるようにしたもの
③ 2種以上の医薬品【甲~丙】をあらかじめ溶解又は混合し単一容器内に充填したもの。ただし、医薬品を単一の容器(体内に注入できる装置があらかじめセットされていないものに限る)内に充填したものを除く
④ 用時溶解型注射剤【甲】と他の注射剤【丙】を使用時に接続して使用できるようにあらかじめ特定の容器に充填したもの
⑤ 医薬品【単品、甲】を、吸入用の容器【乙】内に充填したもの。ただし、医薬品を吸入用の容器(単独で流通した場合に医療機器に該当しないものに限る)内に充填したものを除く

7 既に化粧品に配合されている成分であっても、その成分が、新たに医薬品の有効成分となった場合は化粧品への配合が禁止される。引き続き化粧品として配合しようとする場合には、必要な資料(平成16年3月25日薬食審査発第0325019号)を提出する必要がある。〈H26/6/13 事務連絡〉

8 「承認」とは、申請に係る物又は者について、正当であると肯定的に判断する行政庁の処分をいう。

9 承認の申請書には、次に掲げる書類を添えなければならない。〈則第38条第2項本文〉
① 当該品目に係る製造販売業の許可証の写し
② 特例承認を申請しようとするときは、申請者が製造販売しようとする物が、その用途に関し、外国において販売等が認められている医薬品であることを明らかにする書類その他必要な書類

10 厚生労働大臣は台帳を備え、次に掲げる事項を記載する。〈令第19条第1項、則第49条〉
① 承認番号及び承認年月日
② 承認を受けた者の氏名及び住所
③ 承認を受けた者の製造販売業の許可の種類及び許可番号
④ 当該品目の製造所の名称及び所在地
⑤ 当該品目の製造所が受けている製造業者の許可の区分及び許可番号、外国製造業者の認定の区分及び認定番号又は保管のみを行う製造所に係る登録番号
⑥ 当該品目の名称

⑦ 当該品目の成分及び分量
⑧ 当該品目の効能、効果又は使用目的
⑨ 当該品目の用法及び用量
⑩ 当該品目の規格及び試験方法

11 承認を受けた医薬品、医薬部外品又は化粧品について、正当な理由がなく、引き続く3年間製造販売をしていないときは、製造販売の承認の取消事由に該当する。〈法第74条の2第3項第8号〉

12 本規定に違反して製造販売をされた医薬品、医薬部外品又は化粧品は、販売し、授与し、又は販売・授与の目的で貯蔵し、陳列してはならない。〈法第55条第2項、第60条、第62条〉

13 本規定の承認を受けた医薬品、医薬部外品又は化粧品であって、その成分もしくは分量又は性状もしくは品質がその承認の内容と異なるものは、販売し、授与し、又は販売・授与の目的で製造し、輸入し、貯蔵し、陳列してはならない。〈法第56条第3号、第60条、第62条〉

14 本規定により厚生労働大臣が基準を定めて指定した医薬品又は医薬部外品であって、その成分もしくは分量又は性状もしくは品質がその基準に適合しないものは、販売し、授与し、又は販売・授与の目的で製造し、輸入し、貯蔵し、陳列してはならない。〈法第56条第4号、第60条〉

15 本規定に違反した者は、3年以下の懲役もしくは300万円以下の罰金に処し、又はこれを併科する。〈法第84条第3号〉

また、いわゆる両罰規定の対象となっており、この行為者を使用する法人又は人も罰せられる。法人については1億円以下、人については300万円以下の罰金刑が科される。〈法第90条第1号〉

■第14条第2項■

次の各号のいずれかに該当するときは、前項の承認は、与えない。
一 申請者が、第十二条第一項の許可（申請をした品目の種類に応じた許可に限る。）を受けていないとき。
二 申請に係る医薬品、医薬部外品又は化粧品を製造する製造所が、第十三条第一項の許可（申請をした品目について製造ができる区分に係るものに限る。）、第十三条の三第一項の認定（申請をした品目について製造ができる区分に係るものに限る。）又は第十三条の二の二第一項若しくは前条第一項の登録を受けていないとき。
三 申請に係る医薬品、医薬部外品又は化粧品の名称、成分、分量、用法、用量、効能、効果、副作用その他の品質、有効性及び安全性に関する事項の審査の結果、その物が次のイからハまでのいずれかに該当するとき。
　イ 申請に係る医薬品又は医薬部外品が、その申請に係る効能又は効果を有すると認められないとき。
　ロ 申請に係る医薬品又は医薬部外品が、その効能又は効果に比して著しく有害な作用を有することにより、医薬品又は医薬部外品として使用価値がないと認められるとき。
　ハ イ又はロに掲げる場合のほか、医薬品、医薬部外品又は化粧品として不適当なものとして厚生労働省令で定める場合に該当するとき。
四 申請に係る医薬品、医薬部外品又は化粧品が政令で定めるものであるときは、その物の製造所における製造管理又は品質管理の方法が、厚生労働省令で定める基準に適合していると認められないとき。

### 趣旨

本規定は、製造販売の承認拒否事由を明示したものである。

### 解説

1　「与えない」とあるように、承認拒否事由に抵触していないと認められるときでなければ、厚生労働大臣は、製造販売の承認を与えることができない。このように、製造販売の承認は、厚生労働大臣の裁量行為に属するものではなく、羈束行為に属している。
　※「裁量行為」とは、要件・内容が法規により厳格には拘束されておらず、行政庁に裁量の自由がある行為をいう。
　※「羈束行為」とは、要件・内容が法規により厳格に拘束され、行政庁に裁量の自由がない行為をいう。

<第1号>

2　本号は、申請者がその品目の種類に応じた製造販売業の許可を受けていない場合を、承認拒否事由としたものである。

3　「品目の種類に応じた許可」とは、次の品目の種類に応じ、それぞれの許可をいう。
〈法第12条第1項〉
① 処方箋医薬品　―　第一種医薬品製造販売業許可

② 処方箋医薬品以外の医薬品 ― 第二種医薬品製造販売業許可
③ 医薬部外品 ― 医薬部外品製造販売業許可
④ 化粧品 ― 化粧品製造販売業許可

<第2号>

4 本号は、申請品目を製造する製造所が、その品目に応じた区分の製造業の許可又は外国製造業者の認定を受けていない場合を、承認拒否事由としたものである。

<第3号>

5 本号は、医薬品又は医薬部外品については、①申請どおりの効能又は効果を有すると認められないとき、②その効能又は効果に比べて、著しく有害な作用を有し、使用価値がないと認められるとき、③医薬品又は医薬部外品として不適当なものとして厚生労働省令で定めるとき、のいずれかに該当する場合を、承認拒否事由としたものである。

また、化粧品については、化粧品として不適当なものとして厚生労働省令で定める場合に該当するものを、承認拒否事由としている。

6 承認を与えるべきか否かの判断は高度の専門的裁量に委ねられるべきものであるため、承認拒否事由(法第14条第2項第3号イからハまで)以外の場合であっても、次のようなときは承認を与えないことがある。〈S55/4/10薬発第483号〉
① その名称、形状等が、他の医薬品や食品等との誤用、混同を招くおそれのあるとき
② 有効成分を二つ以上含有する医薬品(配合剤)であって、その使用目的に照らし、配合の合理的理由が認められないとき
③ 添付資料に不備があり、相当の期間内にその不備が補正されないとき又は添付資料に虚偽の記載があるとき

7 「成分、分量」とあるが、これは、化合物や混合物を構成している元素・物質とその分量(含有される重量・濃度)を確認するため、審査事項として例示したものである。

8 「用法、用量」とあるが、これは、用いる方法と用いるべき量を確認するため、審査事項として例示したものである。

9 「効能、効果」とあるが、これは、含有成分の作用とこれによって得られる結果を確認するため、審査事項として例示したものである。
※「効能」とは、ある結果をもたらす働きをいう。
※「効果」とは、ある行為によって得られた期待通りの好ましい結果をいう。

10 本号イの「有すると認められない」とは、申請に係る効能又は効果を全く有していない場合のみならず、申請に係る効能又は効果にわずかに達しない場合についても含めた概念である。

11 本号ロは、効能・効果という利益と、副作用等の有害な作用という不利益とのバランスが成立しないものを医薬品等として認めないために設けられている。

12 本号ハの「厚生労働省令で定める場合」は、次のとおりである。〈則第39条〉
① 申請に係る医薬品又は医薬部外品の性状又は品質が保健衛生上著しく不適当な場合
② 申請に係る化粧品の性状又は品質が保健衛生上著しく不適当な場合及び申請に係る化粧品に含有されている成分が非開示成分として不適当な場合

<第4号>

13 本号は、申請品目の製造所における製造管理又は品質管理の方法がGMP基準に適合していない場合を、承認拒否事由としたものである。

14 医薬品では、「政令で定めるもの」として、次に掲げる医薬品以外のものが定められている。〈令第20条第1項〉

① 専らねずみ、はえ、蚊、のみその他これらに類する生物の防除のために使用されることが目的とされている医薬品のうち、人又は動物の身体に直接使用されることのないもの

② 専ら殺菌又は消毒に使用されることが目的とされている医薬品のうち、人又は動物の身体に直接使用されることのないもの

③ 専ら①及び②に掲げる医薬品の製造の用に供されることが目的とされている原薬たる医薬品

④ 生薬を粉末にし、又は刻む工程のみを行う製造所において製造される医薬品

⑤ 薬局製造販売医薬品

⑥ 医療又は獣医療の用に供するガス類のうち、厚生労働大臣が指定するもの

⑦ ①から⑥までのもののほか、日本薬局方に収められている物のうち、人体に対する作用が緩和なものとして厚生労働大臣が指定するもの

⑧ 専ら動物のために使用されることが目的とされているカルシウム剤のうち、石灰岩又は貝殻その他のカルシウム化合物を物理的に粉砕選別して製造されるもの

⇒ 上記⑥の「厚生労働大臣が指定するもの」として、次に掲げる医療又は獣医療の用に供するガス類が指定されている。〈H16/12/24厚生労働省告示第431号(最近改正：H28/3/16告示第68号)〉

① 亜酸化窒素

② 酸素

③ 窒素

④ 二酸化炭素

⑤ 亜酸化窒素及び酸素の混合物

⇒ 上記⑦の「厚生労働大臣が指定するもの」として、116の医薬品が指定(例：アラビアゴム、亜硫酸水素ナトリウム、エチレンジアミン)されている。〈H16/12/24厚生労働省告示第431号(最近改正：H28/3/16告示第68号)〉

15 医薬部外品では、「政令で定めるもの」として、承認を要する医薬部外品のうち、製造管理又は品質管理に注意を要するものが指定(平成16年厚生労働省告示第432号)されている。〈令第20条第2項〉

① 胃の不快感を改善することが目的とされている物

② いびき防止薬

③ カルシウムを主たる有効成分とする保健薬(⑮を除く)

④ 含嗽薬

⑤ 健胃薬(①及び⑲を除く)

⑥ 口腔咽喉薬(⑯を除く)

⑦ コンタクトレンズ装着薬

⑧ 殺菌消毒薬(すり傷、切り傷、さし傷、かき傷、靴ずれ、創傷面等の消毒又は保護に使用されることが目的とされている物を除く)

⑨ しもやけ・あかぎれ用薬(ひび、あかぎれ、あせも、ただれ、うおのめ、たこ、手足のあれ、かさつき等を改善することが目的とされている物を除く)

⑩ 瀉下薬

⑪ 消化薬(⑲を除く)

⑫ 滋養強壮、虚弱体質の改善及び栄養補給が目的とされている物

⑬ 生薬を主たる有効成分とする保健薬

⑭ 整腸薬(⑲を除く)

⑮ 肉体疲労時、中高年期等のビタミン又はカルシウムの補給が目的とされている物

⑯ のどの不快感を改善することが目的とされている物

⑰ 鼻づまり改善薬(外用剤に限る)

⑱ ビタミンを含有する保健薬(⑫及び⑮を除く)

⑲ ⑤、⑪及び⑭のうち、いずれか二つ以上に該当するもの

16 化粧品では、「政令で定めるもの」として、現在のところ定められたものはない。

17 「厚生労働省令で定める基準」は、「医薬品及び医薬部外品の製造管理及び品質管理の基準に関する省令(平成16年厚生労働省令第179号)」(GMP)により定められている。

※「GMP」とは、Good Manufacturing Practice の略

18 GMPが適用される医薬品又は医薬部外品のGQP及びGMPに基づく業務に使用されるコンピュータ化システムについては、「医薬品・医薬部外品製造販売業者等における適正管理ガイドライン」が定められている。〈H22/10/21 薬食監麻発1021第11号〉

■第14条第3項■

> 第一項の承認を受けようとする者は、厚生労働省令で定めるところにより、申請書に臨床試験の試験成績に関する資料その他の資料を添付して申請しなければならない。この場合において、当該申請に係る医薬品が厚生労働省令で定める医薬品であるときは、当該資料は、厚生労働省令で定める基準に従つて収集され、かつ、作成されたものでなければならない。

**趣旨**

本規定は、製造販売の承認を受けようとする者に対し、申請書に臨床試験の試験成績に関する資料を添付することを義務づけたものである。なお、その添付資料は、申請資料の信頼性の基準に従って収集・作成されたものでなければならないとしている。

**解説**

1 申請書に添付すべき資料は、次に掲げる承認の区分及び申請に係る医薬品等の有効成

分の種類、投与経路、剤形等に応じ、それぞれに掲げる資料である。〈則第40条第1項〉

① 医薬品
- (一) 起原又は発見の経緯及び外国における使用状況等に関する資料
- (二) 製造方法並びに規格及び試験方法等に関する資料
- (三) 安定性に関する資料
- (四) 薬理作用に関する資料
- (五) 吸収、分布、代謝及び排泄に関する資料
- (六) 急性毒性、亜急性毒性、慢性毒性、遺伝毒性、催奇形性その他の毒性に関する資料
- (七) 臨床試験等の試験成績に関する資料
- (八) 添付文書等記載事項(法第52条第2項)又は注意事項等情報(法第68条の2第2項)に関する資料

② 医薬部外品
- (一) 起原又は発見の経緯及び外国における使用状況等に関する資料
- (二) 物理的化学的性質並びに規格及び試験方法等に関する資料
- (三) 安定性に関する資料
- (四) 安全性に関する資料
- (五) 効能又は効果に関する資料

③ 化粧品
- (一) 起原又は発見の経緯及び外国における使用状況等に関する資料
- (二) 物理的化学的性質等に関する資料
- (三) 安全性に関する資料

⇒ 特例承認を受けて製造販売しようとする医薬品について、上記①(一)から(六)まで及び(八)の資料を添付できないと認めるときは、相当の期間その提出を猶予することができる。〈則第41条〉

**2** 医薬品の承認申請書の添付資料について、次表のとおり示されている。〈H26/11/21薬食発1121第2号〉

<医薬品：資料区分と内容>

| 資料の区分 | | 資料の内容 |
|---|---|---|
| イ | 起原又は発見の経緯及び外国における使用状況等に関する資料 | ①起原又は発見の経緯、②外国における使用状況、③特性及び他の医薬品との比較検討等 |
| ロ | 製造方法並びに規格及び試験方法等に関する資料 | ①構造決定及び物理的化学的性質等、②製造方法、③規格及び試験方法 |
| ハ | 安定性に関する資料 | ①長期保存試験、②苛酷試験、③加速試験 |
| ニ | 薬理作用に関する資料 | ①効力を裏付ける試験、②副次的薬理・安全性薬理、③その他の薬理 |
| ホ | 吸収、分布、代謝、排泄に関する資料 | ①吸収、②分布、③代謝、④排泄、⑤生物学的同等性、⑥その他の薬物動態 |
| ヘ | 急性毒性、亜急性毒性、慢性毒性、催 | ①単回投与毒性、②反復投与毒性、③遺伝毒性、④がん |

第4章　医薬品等の製造販売業及び製造業(第12条—第23条)

| | 奇形性その他の毒性に関する資料 | | 原性、⑤生殖発生毒性、⑥局所刺激性、⑦その他の毒性 | |
|---|---|---|---|---|
| ト | 臨床試験の成績に関する資料 | | ①臨床試験成績 | |
| チ | 添付文書等記載事項等に関する資料 | | ①添付文書等記載事項等 | |

<医療用医薬品：資料区分と内容>

| | イ | ロ | ハ | ニ | ホ | ヘ | ト | チ |
|---|---|---|---|---|---|---|---|---|
| | ①②③ | ①②③ | ①②③ | ①②③ | ①②③④⑤⑥ | ①②③④⑤⑥⑦ | ① | ① |
| [1] | ○○○ | ○○○ | ○○○ | ○○△ | ○○○○×△ | ○○○△○△△ | ○ | ○ |
| [2] | ○○○ | ×○○ | ○○○ | ○△△ | ○○○○×△ | ○○×××△× | ○ | ○ |
| [3] | ○○○ | ×○○ | ○○○ | ○△△ | ○○○○×△ | ○○×△○△△ | ○ | ○ |
| [4] | ○○○ | ××× | ××× | ○×× | △△△△×△ | ××××××× | ○ | ○ |
| [5] | ○○○ | ××× | ××× | ○×× | ○○○○×△ | ×××××× | ○ | ○ |
| [6] | ○○○ | ××× | ××× | ○×× | ○○○○×△ | ××××××× | ○ | ○ |
| [7] | ○○○ | ○○○ | ○△△ | ○×× | △△△△×△ | △○×××△△ | ○ | ○ |
| [8] | ○○○ | ×○○ | △○△ | ××× | ×××○×△ | ××××××× | × | ○ |
| [9] | ○○○ | ×○○ | ○○○ | △△× | ×××××× | ○△×××△× | ○ | ○ |
| [10] | ××× | ×△○ | ××○ | ××× | ××××○×× | ××××××× | × | ● |

（注）原則として、○●：添付　　×：添付不要　　△：個々に判断

●：製造方法の変更又は試験方法の変更等、添付文書の記載に変更を生じない内容に関する申請に限り、原則として、チの資料の添付は要しない。

[1] 新有効成分含有医薬品

※「新有効成分含有医薬品」とは、既承認医薬品等（既に製造販売の承認を与えられている医薬品及び日本薬局方に定められている医薬品）のいずれにも有効成分として含有されていない成分を有効成分として含有する医薬品をいう。

[2] 新医療用配合剤

※「配合剤」とは、有効成分を二つ以上含有する医薬品をいう。

※「新医療用配合剤」とは、日本薬局方に収められている配合剤及び医療用医薬品として製造販売の承認を与えられている配合剤とその有効成分又はその配合割合が異なる医療用医薬品たる配合剤をいう。ただし、類似処方医療用配合剤及び総合消化酵素並びに作用が緩和なパップ剤等のうち総合的に評価して新規性がないと判断されるものは除く。

[3] 新投与経路医薬品

※「新投与経路医薬品」とは、既承認医薬品等と有効成分は同一であるが、投与経路（経口、皮下・筋肉内、静脈内、経皮、経直腸、経膣、点眼、点耳、点鼻、吸入等の別）が異なる医薬品をいう。

[4] 新効能医薬品

※「新効能医薬品」とは、既承認医薬品等と有効成分及び投与経路は同一であるが、効能・効果が異なる医薬品をいう。

[5] 新剤形医薬品

※「新剤形医薬品」とは、既承認医薬品等と有効成分、投与経路及び効能・効果は同一であるが、徐放化等の薬剤学的な変更により用法等が異なるような新たな剤形の医薬品をいう。ただし、剤形追加に係る医薬品は除く。

[6] 新用量医薬品

※「新用量医薬品」とは、既承認医薬品等と有効成分及び投与経路は同一であるが、用量が異

なる医薬品をいう。

- [7] バイオ後続品
    - ※「バイオ後続品」とは、既に販売承認を与えられているバイオテクノロジー応用医薬品と同等/同質の医薬品をいう。
- [8] 剤形追加に係る医薬品(再審査期間中のもの)
    - [8-2] 剤形追加に係る医薬品(再審査期間中でないもの)
        - ※「剤形追加に係る医薬品」とは、既承認医薬品等と有効成分、投与経路、効能・効果及び用法・用量は同一であるが、剤形又は含量が異なる医薬品をいう。
- [9] 類似処方医療用配合剤(再審査期間中のもの)
    - [9-2] 類似処方医療用配合剤(再審査期間中でないもの)
        - ※「類似処方医療用配合剤」とは、日本薬局方に収められている配合剤及び医療用医薬品として製造販売の承認を与えられている配合剤とその有効成分及びその配合割合が類似していると判断される医療用医薬品たる配合剤をいう。
- [10] その他の医薬品(再審査期間中のもの)
    - [10-2] その他の医薬品([10]の場合であって、生物製剤等の製造方法の変更に係るもの)
    - [10-3] その他の医薬品(再審査期間中でないもの)
    - [10-4] その他の医薬品([10-3]の場合であって、生物製剤等の製造方法の変更に係るもの)
        - ※「生物製剤等」とは、生物学的製剤基準に収載されているワクチン、血液製剤等の生物学的製剤、組換えDNA技術応用医薬品、細胞培養医薬品その他バイオテクノロジー応用医薬品/生物起源由来医薬品をいう。

<要指導・一般用医薬品：資料区分と内容>

| | イ ①②③ | ロ ①②③ | ハ ①②③ | ニ ①②③ | ホ ①②③④⑤⑥ | ヘ ①②③④⑤⑥⑦ | ト ① | チ ① |
|---|---|---|---|---|---|---|---|---|
| [A] | ○○○ | ○○○ | ○○○ | ○○△ | ○○○○×△ | ○○○△○△△ | ○ | ○ |
| [B] | ○○○ | ×○○ | ○○○ | ○△△ | ○○○○×△ | ○○×△○△△ | ○ | ○ |
| [C] | ○○○ | ××× | ××× | ○×× | △△△△×△ | ××××××× | ○ | ○ |
| [C2] | ○○○ | ×○○ | ○○○ | ××× | ○○○○×△ | ××××××× | ○ | ○ |
| [C3] | ○○○ | ××× | ××× | ××× | ○○○○×△ | ××××××× | ○ | ○ |
| [D] | ○○○ | ××○ | △×▲ | ××× | △×××××× | △××××△△ | ○ | ○ |
| [E] | ○○○ | ××○ | △×▲ | ××× | △×××××× | △×××××△ | ○ | ○ |
| [E2] | ○○○ | ××× | ××× | ××× | △×××××× | ××××××× | ○ | ○ |
| [E3] | ○○○ | ××× | △×▲ | ××× | △×××××× | ××××××× | ○ | ○ |
| [E4] | ○○○ | ××× | ××× | ××× | △×××××× | ××××××× | ○ | ○ |
| [F] | ○○○ | ××○ | △×▲ | ××× | △×××××× | △×××××△ | ○ | ○ |
| [G] | ××○ | ××○ | △×▲ | ××× | △×××××× | △×××××× | × | ○ |
| [G2] | ××○ | ××○ | △×▲ | ××× | △×××××× | ××××××× | × | ○ |
| [H] | ××● | ××○ | △×▲ | ××× | ××××××× | ××××××× | × | × |

(注) 原則として、○●：添付　　×：添付不要　　△▲：個々に判断

●：承認基準に適合する医薬品については、承認基準と申請品目の有効成分及びその分量に関する対比表を添付することでよい。承認基準に適合する医薬品以外については、処方設計の根拠及び有効性・安全性等について十分説明すること

▲：加速試験により 3 年以上の安定性が推定されないものについては長期保存試験成績が必要である。ただし、申請時において長期保存試験により、暫定的に 1 年以上の有効期間を設定できるものについては、長期保存試験の途中であっても承認申請して差し支えないこと。その場合、申請者は、承認時までにその後引き続き試験した長期保存試験の成績を提出するものとする。

[A] 新有効成分含有医薬品
[B] 新投与経路医薬品
[C] 新効能医薬品
　[C2] 新剤形医薬品
　[C3] 新用量医薬品
[D] 要指導(一般用)新有効成分含有医薬品
　　※「要指導(一般用)新有効成分含有医薬品」とは、要指導・一般用医薬品のうち、新有効成分含有医薬品以外であって、既承認の要指導・一般用医薬品の有効成分として含有されていない成分を含有するものをいう。
[E] 要指導(一般用)新投与経路医薬品
　[E2] 要指導(一般用)新効能医薬品
　[E3] 一般用(要指導)新剤形医薬品
　[E4] 一般用(要指導)新用量医薬品
　　※「要指導(一般用)新投与経路医薬品」とは、要指導・一般用医薬品のうち、新投与経路医薬品以外であって、既承認の要指導・一般用医薬品と有効成分は同一であるが、投与経路が異なるものをいう。
　　※「要指導(一般用)新効能医薬品」とは、要指導・一般用医薬品のうち、新効能医薬品以外であって、既承認の要指導・一般用医薬品と有効成分及び投与経路は同一であるが、効能・効果が異なるものをいう。
　　※「一般用(要指導)新剤形医薬品」とは、新剤形医薬品以外であって、既承認の要指導・一般用医薬品と有効成分、投与経路及び効能・効果は同一であるが、徐放化等の薬剤学的な変更により用法等が異なるような新たな剤形のものであり、要指導医薬品又は一般用医薬品のいずれかに区分されるものをいう。
　　※「一般用(要指導)新用量医薬品」とは、新用量医薬品以外であって、既承認の要指導・一般用医薬品と有効成分及び投与経路は同一であるが、用量が異なるものであり、要指導医薬品又は一般用医薬品のいずれかに区分されるものをいう。
[F] 一般用(要指導)新配合剤
　　※「一般用(要指導)新配合剤」とは、既承認の要指導・一般用医薬品の有効成分として含有されている成分からなる医薬品であって、既承認の要指導・一般用医薬品と有効成分の組合せが異なる医薬品のうち、有効成分の組合せが類似していると判断されるもの以外のものであり、要指導医薬品又は一般用医薬品のいずれかに区分されるものをいう。具体的には、平成 20 年 3 月 31 日薬食発第 0331053 号の第二の 1 の(1)①のアからカまでの医薬品のこと
[G] 類似処方一般用配合剤
　[G2] 類似剤形一般用医薬品
　　※「類似処方一般用配合剤」とは、既承認一般用医薬品の有効成分として含有されている成分からなる医薬品であって、既承認一般用医薬品と有効成分の組合せが類似処方の一般用医薬品をいう。
　　※「類似剤形一般用医薬品」とは、新剤形医薬品以外であって、既承認一般用医薬品と有効

成分、投与経路及び効能・効果は同一であるが、剤形が異なる一般用医薬品のうち、新一般用剤形医薬品に該当しないものをいう。

[H] その他の一般用医薬品(承認基準品目等)

**3** 一般用医薬品の承認基準として、次に掲げるものが定められている。

① かぜ薬の承認基準(平成27年3月25日薬食発0325第28号(最近改正：平成29年7月4日薬生発0704第2号))

② 解熱鎮痛薬の承認基準(平成27年3月25日薬食発0325第30号)

③ 鎮咳去痰薬の承認基準(平成27年3月25日薬食0325第26号(最近改正：平成29年7月4日薬生発0704第4号))

④ 胃腸薬の承認基準(令和元年5月30日薬生発0530第7号)

⑤ 瀉下薬の承認基準(昭和57年5月17日薬発第463号)

⑥ 鎮暈薬の承認基準(昭和59年6月1日薬発第381号)

⑦ 眼科用薬の承認基準(昭和61年7月29日薬発第623号)

⑧ ビタミン主薬製剤の承認基準(令和元年5月30日薬生発0530第4号)

⑨ 浣腸薬の承認基準(昭和63年2月1日薬発第94号)

⑩ 駆虫薬の承認基準(平成元年3月28日薬発第300号)

⑪ 鼻炎用点鼻薬の承認基準(平成3年2月1日薬発第109号)

⑫ 鼻炎用内服薬の承認基準(平成27年3月25日薬食発0325第23号(最近改正：平成27年12月14日薬生発1214第2号))

⑬ 外用痔疾用薬の承認基準(平成7年3月22日薬発第277号)

⑭ みずむし・たむし用薬の承認基準(平成10年5月15日医薬発第447号)

⑮ 鎮痒消炎薬の承認基準(平成23年11月1日薬食発1101第1号)

⑯ 一般用漢方製剤の承認基準(平成29年3月28日薬生発0328第1号)

⑰ 一般用生薬製剤の承認基準(平成29年12月21日薬生発1221第4号)

⑱ 外用鎮痛消炎薬の承認基準(令和3年3月26日薬生発0326第5号)

**4** 申請電子データの提出対象となる品目と資料の範囲について、次のように示されている。〈R4/4/1 薬生薬審発0401第10号〉

※「申請電子データ」とは、承認申請時のほか、再審査や条件付き承認に係る中間評価の申請時など、すべての時点で提出される臨床試験成績の電子データのこと

(1) 承認申請時の申請電子データの提出

① 対象となる品目

原則として、医療用医薬品のうち、㈠新有効成分含有医薬品、㈡新医療用配合剤、㈢新投与経路医薬品、㈣新効能医薬品、㈤新剤形医薬品、㈥新用量医薬品、㈦バイオ後続品、㈧類似処方医療用配合剤とする。

② 対象となる資料の範囲

承認申請時に申請電子データの提出を求める資料は、有効性、安全性及び用法・用量の主要な根拠となると考えられる評価資料に加え、用法・用量の設定の一部と考えられ、有効性、安全性又は薬物動態の評価が重要となる試験又は解析に関する

資料も含まれる。

原則として、承認申請時に、申請者が添付資料として提出する資料のうち、次に掲げる資料について、被験者ごとの電子データの提出を求めることとする。

㈠ 一般的に、評価資料として提出される有効性、安全性及び用法・用量の主要な根拠となると考えられる全ての第Ⅱ相試験及び第Ⅲ相試験(長期投与試験を含む)の成績に関する資料

㈡ 第Ⅰ相試験及び臨床薬理試験のうち、次に掲げる試験の成績に関する資料
- 抗悪性腫瘍剤での第Ⅰ相試験
- 日本人と外国人の双方に対して実施された第Ⅰ相試験(例:国際共同治験やブリッジング試験)
- ICH E14 ガイドラインに基づく QT／QTc 試験

③ その他の資料

㈠ その他の第Ⅰ相試験及び臨床薬理試験並びに参考資料等

その他の第Ⅰ相試験及び臨床薬理試験、母集団解析、生理学的薬物速度論モデル解析等に関しては、用法・用量の設定の一部と考えられ、有効性、安全性又は薬物動態の評価が重要となる試験又は解析に関する資料については、申請電子データを提出する必要がある。

㈡ 有効性又は安全性に関する統合解析(Integrated Summary of Safety(ISS)／Integrated Summary of Effectiveness(ISE))

有効性又は安全性について複数の試験結果を統合した解析について、特別な集団の評価やまれな有害事象の特徴の把握といった特定の有効性、安全性の評価のために、複数の臨床試験の統合解析が実施され、その結果が申請品目の有効性、安全性及び用法・用量の評価にあたり重要な根拠となる場合に、申請電子データを提出する必要がある。

(2) 再審査又は中間評価の申請時の申請電子データの提出

再審査又は中間評価の申請に際して提出される製造販売後臨床試験の成績についても、申請時に申請電子データの提出を求める場合がある。令和2年4月1日以降に申請電子データを添付して承認申請された品目であって、その審査の過程で実施することを求められた製造販売後臨床試験の場合は、承認条件との関連に関わらず、原則として、再審査又は中間評価申請時に申請電子データの提出を求めることとする。なお、当該製造販売後臨床試験の結果に基づき、再審査又は中間評価申請前に医薬品添付文書改訂相談、承認条件解除の要望等を行う場合は、可能な限り、当該時点で申請電子データを提出することが望ましい。なお、当面の間、製造販売後調査のデータについては申請電子データの提出対象としない。

(3) 承認申請前に実質的な試験結果の評価が行われる品目の申請電子データの提出

承認申請より前に実質的な試験結果の評価が行われる品目(例:先駆的医薬品指定制度対象品目、HIV 感染症治療薬)については、可能な限り、実質的な試験結果の評価を行う時点で申請電子データを提出することが望ましい。

**5** 承認申請書の添付資料について、当該申請に係る事項が医学薬学上公知であると認められる場合、臨床試験の試験成績に関する資料の一部の添付を要しないこと(法第14条第5項)とされた場合その他資料の添付を必要としない合理的理由がある場合においては、その資料を添付することを要しない。ただし、新医薬品とその有効成分、分量、用法、用量、効能及び効果が同一性を有すると認められる医薬品については、当該新医薬品の再審査期間中は、当該新医薬品の承認申請において資料を添付することを要しないとされたもの以外は、医学薬学上公知であると認められない。〈則第40条第2項〉

⇒ 検証的臨床試験を実施しなくとも申請に係る有効性及び安全性を有することが確認でき、検証的臨床試験の実施が不要であると判断される場合、検証的臨床試験の試験成績については、上記の「資料の添付を必要としない合理的理由がある場合」に該当すると考えられるため、検証的臨床試験の試験成績を添付することは要しない。〈R2/8/31 薬生薬審発0831第2号〉

**6** 承認された効能又は効果等以外の効能又は効果等による使用が医療上必要と認められる医療用医薬品について、次に掲げる場合であって、当該資料により適応外使用に係る効能又は効果等が医学薬学上公知であると認められるときには、それらを基に当該効能又は効果等の承認の可否の判断が可能であることがあるため、臨床試験の全部又は一部を新たに実施することなく、効能又は効果等の追加等に係る一変承認申請を行うことができる。〈H11/2/1 研第4号・医薬審第104号〉

　※臨床試験を新たに実施することなく行う当該承認申請は、公知申請と呼ばれる。

① 外国において、既に当該効能又は効果等により承認され、医療における相当の使用実績があり、その審査当局に対する承認申請に添付されている資料が入手できる場合
　　※「外国」とは、本邦と同等の水準にあると認められる承認の制度又はこれに相当する制度を有している国(例：米国)をいう。
② 外国において、既に当該効能又は効果等により承認され、医療における相当の使用実績があり、国際的に信頼できる学術雑誌に掲載された科学的根拠となり得る論文又は国際機関で評価された総説等がある場合
③ 公的な研究事業の委託研究等により実施されるなどその実施に係る倫理性、科学性及び信頼性が確認し得る臨床試験の試験成績がある場合

⇒ 上記③について、「特定臨床研究で得られた試験成績」の該当性は、試験計画の妥当性、当該試験結果、根拠資料の保存状況等に加え、利用する特定臨床研究以外の研究結果(悪い結果が得られた研究を含む)の有無等も踏まえた上で総合的に個別に判断される。しかし、国際的に信頼できる学術雑誌に掲載された試験の結果や、公開の場で試験計画等が適切に検討され実施された臨床試験(例：先進医療B)であれば、該当する可能性がある。〈R5/3/31 事務連絡〉

**7** 医薬部外品の承認申請書の添付資料は、次表のとおり示されている。〈H26/11/21 薬食発第1121第7号〉

<医薬部外品：資料区分と範囲>

| 資料の区分 | 資料の範囲 |
|---|---|
| イ　起源又は発見の経緯及び外国における使用状況等に関する資料 | ①起源又は発見の経緯、②外国における使用状況、③特性及び他の医薬部外品との比較検討等 |
| ロ　物理的化学的性質並びに規格及び試験方法等に関する資料 | ①構造決定、②物理的化学的性質等、③規格及び試験方法 |
| ハ　安定性に関する資料 | ①長期保存試験、②苛酷試験、③加速試験 |
| ニ　安全性に関する資料 | ①単回投与毒性、②反復投与毒性、③遺伝毒性、④がん原性、⑤生殖発生毒性、⑥局所刺激性、⑦皮膚感作性、⑧光安全性、⑨吸収・分布・代謝・排泄、⑩ヒトパッチテスト、⑪ヒトにおける長期投与(安全性)試験 |
| ホ　効能又は効果に関する資料 | ①効能又は効果を裏付ける基礎試験、②ヒトにおける使用成績 |

<医薬部外品：資料区分と内容>

| | イ ①②③ | ロ ①②③ | ハ ①②③ | ニ ①②③④⑤⑥⑦⑧⑨⑩⑪ | ホ ①② |
|---|---|---|---|---|---|
| [A] | ○○○ | ○○○ | ○○○ | ○○○○○○○○○○○ | ○○ |
| [B] | ○○○ | ××○ | △×△ | ××××××××××△ | ○○ |
| [B2] | ○○○ | ××○ | ○△○ | ×××××××○△△ | △○ |
| [B3] | ○○○ | ××○ | △×△ | ×××××△△△△△△ | △○ |
| [B4] | ○○○ | ××○ | △×△ | ×××××△×△△△△ | △○ |
| [B5] | ○○○ | ××○ | △×△ | ×××××△××△△△ | △○ |
| [C] | 製剤の添付資料は、該当する申請区分[A] [B] [D]又は[E]による。新添加物に関する添付資料は以下のとおり。 | | | | |
| | ○○○ | ○○○ | △△○ | ○△○△△△○○○△○× | ×× |
| [D] | ××× | ××○ | △×△ | ×××××××××××× | ×× |
| [E] | ××× | ××○ | △×△ | ×××××××××××× | ×× |
| [E2] | ××× | ××○ | △×△ | ×××××××××××× | ×× |
| [E3] | ××× | ××○ | △×△ | ×××××××××××× | ×× |

(注) 原則として、○●：添付　　×：添付不要　　△▲：個々に判断

[A] 新有効成分含有医薬部外品

　　※「新有効成分含有医薬部外品」とは、既承認医薬部外品と有効成分が異なる又は適用方法が明らかに異なる医薬部外品をいう。

[B] 新効能医薬部外品

　[B2] 新剤形医薬部外品
　[B3] 新含量医薬部外品
　[B4] 新配合医薬部外品
　[B5] 新用法医薬部外品

※「新効能医薬部外品」とは、既承認医薬部外品と有効成分は同一であるが、効能・効果が異なる医薬部外品をいう。

※「新剤形医薬部外品」とは、既承認医薬部外品と有効成分は同一であるが、剤形が異なる医薬部外品をいう。

※「新含量医薬部外品」とは、既承認医薬部外品と有効成分は同一であるが、配合量が異なる医薬部外品をいう。

※「新配合医薬部外品」とは、既承認医薬部外品と有効成分及びその配合量は同一であるが、既承認医薬部外品と有効成分の組合せが異なる医薬部外品をいう。

※「新用法医薬部外品」とは、既承認医薬部外品と有効成分は同一であるが、用法が異なる医薬部外品をいう。

[C] 新添加物含有医薬部外品

※「新添加物含有医薬部外品」とは、使用前例のない添加物を配合する又は使用前例のある添加物であっても前例を上回る量を配合する等の医薬部外品をいう。

[D] 類似医薬部外品

※「類似医薬部外品」とは、既承認品目と同一ではないが、新たに有効性、安全性に関する試験を実施しなくても、既承認品目と同一性があるものに相当と判断し得る医薬部外品をいう。

[E] 同一医薬部外品

　[E2] 新指定医薬部外品

　[E3] 新範囲医薬部外品

※「同一医薬部外品」とは、既承認医薬部外品と有効成分及びその配合量、有効成分の組合せ、効能・効果、用法・用量及び剤形が同一の医薬部外品、又は医薬部外品の各種製造販売承認基準に適合する医薬部外品をいう。

※「新指定医薬部外品」とは、指定告示(平成21年厚生労働省告示第25号)の(1)、(13)、(15)、(19)、(20)及び(24)に掲げる医薬部外品をいう。

※「新範囲医薬部外品」とは、指定告示の(2)、(4)から(12)、(14)、(16)、(22)、(23)及び(28)に掲げる医薬部外品をいう。

⇒ 医薬部外品の承認申請の際に添付資料として求められる「安全性に関する資料」及び「効能又は効果に関する資料」のうち臨床評価に関する資料を作成する上で留意すべき点については、「医薬部外品に関する臨床評価ガイドラインについて(平成29年4月13日薬生薬審発0413第1号)」において示されている。

**8** 医薬部外品の承認基準として、次に掲げるものが定められている。

① 生理処理用品の承認基準(令和3年6月28日薬生発0628第4号)

② 染毛剤の承認基準(最近改正：令和3年6月28日薬生発0628第7号)

③ パーマネント・ウェーブ用剤の承認基準(令和3年6月28日薬生発0628第10号)

④ 薬用歯みがき類の承認基準(令和3年6月28日薬生発0628第13号)

⑤ 浴用剤の承認基準(平成27年3月25日薬食発0325第39号)

⑥ 新指定医薬部外品の承認基準(平成11年3月12日医薬発第283号(最近改正：平成29年3月28日薬生発0328第10号))

　㈠ 喉清涼剤

　㈡ 健胃清涼剤

　㈢ 外皮消毒剤

　㈣ きず消毒保護剤

第 4 章　医薬品等の製造販売業及び製造業（第 12 条—第 23 条）

　　　㈤　ひび・あかぎれ用剤

　　　㈥　あせも・ただれ用剤

　　　㈦　うおのめ・たこ用剤

　　　㈧　かさつき・あれ用剤

　　　㈨　ビタミン剤

　　　㈩　ビタミン含有保健剤

　　　（十一）　カルシウム剤

9　承認申請書の添付資料を作成するために必要とされる試験は、試験成績の信頼性を確保するために必要な施設、機器、職員等を有し、かつ、適正に運営管理されていると認められる試験施設等において実施されなければならない。〈則第 40 条第 3 項〉

⇒　申請者は、申請品目がその申請に係る品質、有効性又は安全性を有することを疑わせる資料については、当該資料を作成するために必要とされる試験が、上記の「試験施設等」において実施されたものでない場合であっても、これを提出しなければならない。〈則第 40 条第 4 項〉

10　承認審査につき必要と認めて当該医薬品等の見本品その他の資料の提出を求められたときは、申請者は、当該資料を提出しなければならない。〈則第 40 条第 5 項〉

11　承認申請に必要な資料に電磁的記録及び電子署名を利用する場合は、ER/ES 指針が適用される。なお、当該資料を紙媒体で作成する際に電磁的記録及び電子署名を利用する場合についても、可能な限り ER/ES 指針に基づくことが望ましい。

⇒　上記の「ER/ES 指針」は、医薬品等の承認又は許可等並びに登録認証機関の登録等に係る申請、届出又は報告等に関する資料及び当該資料の根拠となる資料について、電磁的記録として提出又は保存する場合の留意事項をまとめたもので、「医薬品等の承認又は許可等に係る申請等における電磁的記録及び電子署名の利用について（平成 17 年 4 月 1 日薬食発第 0401022 号）」において示されている。

12　申請書又は添付資料のうちに虚偽の記載があり、又は重要な事実の記載が欠けていることが判明したときは、製造販売の承認の取消事由に該当する。〈法第 74 条の 2 第 3 項第 2 号〉

＜後段＞

13　「厚生労働省令で定める医薬品」は、製造販売の承認を要する医薬品（人又は動物の皮膚に貼り付けられる医薬品、薬局製造販売医薬品、承認事務を都道府県知事が行うこととされた医薬品及び動物専用のものを除く）である。〈則第 42 条〉

14　「当該資料」は、GLP、GCP 及び GPSP に定めるもののほか、次に掲げるところにより、収集され、かつ、作成されたものでなければならない。〈則第 43 条〉

　　①　当該資料は、これを作成することを目的として行われた調査又は試験において得られた結果に基づき正確に作成されたものであること

　　②　①の調査又は試験において、申請に係る医薬品についてその申請に係る品質、有効性又は安全性を有することを疑わせる調査結果、試験成績等が得られた場合には、当該調査結果、試験成績等についても検討及び評価が行われ、その結果が当該資料に記載されていること

③ 当該資料の根拠になった資料は、製造販売の承認(条件及び期限を付した緊急承認を除く)を与える又は与えない旨の処分の日まで保存されていること。ただし、資料の性質上その保存が著しく困難であると認められるものにあっては、この限りでない。

&lt;試験の指針&gt;

**15** 申請資料に関する試験の指針として、次のようなガイドラインが示されている。

〈H17/3/31 薬食審査発第 0331009 号〉

(1) 製造方法並びに規格及び試験方法等に関する試験

① 徐放性製剤(経口投与製剤)の設計及び評価に関するガイドライン(昭和 63 年 3 月 11 日薬審 1 第 5 号)

② 新医薬品の規格及び試験方法の設定に関するガイドライン(平成 6 年 9 月 1 日薬審第 586 号)

③ 分析法バリデーションに関するテキスト(実施項目)(平成 7 年 7 月 20 日薬審第 755 号)

④ 新有効成分含有医薬品のうち原薬の不純物に関するガイドライン(平成 7 年 9 月 25 日薬審第 877 号)

⑤ 新有効成分含有医薬品のうち製剤の不純物に関するガイドライン(平成 9 年 6 月 23 日薬審第 539 号)

⑥ 分析法バリデーションに関するテキスト(実施方法)(平成 9 年 10 月 28 日医薬審第 338 号)

⑦ 組替え DNA 技術を応用したタンパク質生産に用いる細胞中の遺伝子発現構成体の分析(平成 10 年 1 月 6 日医薬審第 3 号)

⑧ 医薬品の残留溶媒ガイドライン(平成 10 年 3 月 30 日医薬審第 307 号)

⑨ ヒト又は動物細胞株を用いて製造されるバイオテクノロジー応用医薬品のウイルス安全性評価について(平成 12 年 2 月 22 日医薬審第 329 号)

⑩ 生物薬品(バイオテクノロジー応用医薬品/生物起源由来医薬品)製造用細胞基材の由来、調整及び特性解析について(平成 12 年 7 月 14 日医薬審第 873 号)

⑪ 新医薬品の規格及び試験方法の設定について(平成 13 年 5 月 1 日医薬審発第 568 号)

⑫ 生物薬品(バイオテクノロジー応用医薬品/生物起源由来医薬品)の規格及び試験方法の設定について(平成 13 年 5 月 1 日医薬審発第 571 号)

⑬ 原薬 GMP のガイドラインについて(平成 13 年 11 月 2 日医薬発第 1200 号)

(2) 安定性試験

① 安定性試験実施方法のガイドライン(平成 3 年 2 月 15 日薬審第 43 号)

② 安定性試験ガイドライン(平成 6 年 4 月 21 日薬新薬第 30 号)

③ 新原薬及び新製剤の光安定性試験ガイドライン(平成 9 年 5 月 28 日薬審第 422 号)

④ 新投与経路医薬品等の安定性試験成績の取扱いに関するガイドライン(平成 9 年 5 月 28 日薬審第 425 号)

⑤ 生物薬品(バイオテクノロジー応用医薬品/生物起源由来製品)の安定性試験(平成 10 年 1 月 6 日医薬審第 6 号)

⑥ 原薬及び製剤の安定性試験へのブラケッティング法及びマトリキシング法の適用について(平成 14 年 7 月 31 日医薬審発第 0731004 号)

⑦ 安定性データの評価に関するガイドラインについて(平成15年6月3日医薬審発0603004号)

⑧ 気候区域Ⅲ及びⅣにおける承認申請のための安定性試験成績に関するガイドラインについて(平成15年6月3日付医薬審発0603007号)

(3) 毒性試験

① 医薬品毒性試験法ガイドライン(平成元年9月11日薬審第1第24号)

② トキシコキネティクス(毒性試験における全身的暴露の評価)に関するガイダンス(平成8年7月2日薬審第443号)

③ 医薬品のための遺伝毒性試験の特定項目に関するガイダンス(平成8年7月2日薬審第444号)

④ 医薬品のがん原性試験のための用量選択のガイダンス(平成8年8月6日薬審第544号)

⑤ 医薬品におけるがん原性試験の必要性に関するガイダンス(平成9年4月14日薬審第315号)

⑥ 医薬品のがん原性を検出するための試験に関するガイダンス(平成10年7月9日医薬審第548号)

⑦ 遺伝毒性試験：医薬品の遺伝毒性試験の標準的組合せ(平成10年7月9日医薬審第554号)

⑧ 医薬品の臨床試験のための非臨床安全性試験の実施時期についてのガイドライン(平成10年11月13日医薬審第1019号)

⑨ 医薬品の生殖発生毒性試験についてのガイドライン(平成9年4月14日薬審第316号)

⑩ バイオテクノロジー応用医薬品の非臨床における安全性評価について(平成12年2月22日医薬審第326号)

(4) 一般薬理に関する試験

① 一般薬理試験ガイドライン(平成3年1月29日薬新薬第4号)

② 安全性薬理試験ガイドラインについて(平成13年6月21日医薬審発第902号)

(5) 吸収、分布、代謝、排泄に関する試験

① 反復投与組織分布試験ガイダンス(平成8年7月2日薬審第422号)

② 非臨床薬物動態試験ガイドライン(平成10年6月26日医薬審第496号)

(6) 生物学的同等性に関する試験

① 承認事項一部変更承認申請に係る生物学的同等性に関する試験の取り扱い(昭和57年5月31日薬審第452号)

② 後発医薬品の生物学的同等性試験ガイドライン(平成9年12月22日医薬審第487号)

③ 含量が異なる経口固形製剤の生物学的同等性試験ガイドライン(平成12年2月14日医薬審第64号)

④ 経口固形製剤の処方変更の生物学的同等性試験ガイドライン(平成12年2月14日医薬審第67号)

⑤ 剤形が異なる製剤の追加のための生物学的同等性試験ガイドライン(平成13年5月31日医薬審第783号)

⑥ 局所皮膚適用製剤の後発医薬品のための生物学的同等性試験ガイドライン(平成15年7月7日薬食審査発第0707001号)

(7) 臨床試験

① 高齢者に使用される医薬品の臨床評価法に関するガイドライン(平成5年12月2日薬新薬第104号)

② 新医薬品の承認に必要な用量－反応関係の検討のための指針(平成6年7月25日薬審第494号)

③ 致命的でない疾患に対し長期間の投与が想定される新医薬品の治験段階において安全性を評価するために必要な症例数と投与期間(平成7年5月24日薬審第592号)

④ 治験の総括報告書の構成と内容に関するガイドライン(平成8年5月1日薬審第335号)

⑤ 臨床試験の一般指針(平成10年4月21日医薬審第380号)

⑥ 臨床試験のための統計的原則(平成10年11月30日医薬審第1047号)

⑦ 外国臨床データを受け入れる際に考慮すべき民族的要因(平成10年8月11日医薬審第672号)

⑧ 経口避妊薬の臨床評価方法に関するガイドライン(昭和62年4月21日薬審1第10号)

⑨ 脳血管障害に対する脳循環・代謝改善薬の臨床評価方法に関するガイドライン(昭和62年10月31日薬審1第22号)

⑩ 抗高脂血症薬の臨床評価方法に関するガイドライン(昭和63年1月5日薬審1第1号)

⑪ 抗不安薬の臨床評価方法に関するガイドライン(昭和63年3月16日薬審1第7号)

⑫ 睡眠薬の臨床評価方法に関するガイドライン(昭和63年7月18日薬審1第18号)

⑬ 抗心不全薬の臨床評価方法に関するガイドライン(昭和63年10月19日薬審1第84号)

⑭ 抗悪性腫瘍薬の臨床評価方法に関するガイドライン(平成3年2月4日薬新薬第9号)

⑮ 抗菌薬臨床評価のガイドライン(平成10年8月25日医薬審第743号)

⑯ 小児集団における医薬品の臨床試験に関するガイダンスについて(平成12年12月15日医薬審第1334号)

⑰ 臨床試験における対照群の選択とそれに関連する諸問題について(平成13年2月27日医薬審発第136号)

⑱ 降圧薬の臨床評価に関する原則について(平成14年1月28日医薬審発第0128001号)

⑲ 抗不整脈薬の臨床評価方法に関するガイドラインについて(平成16年3月25日薬食審査発第0325035号)

⑳ 抗狭心症薬の臨床評価方法に関するガイドラインについて(平成16年5月12日薬食審査発第0512001号)

<医薬品リスク管理計画>

**16** 医薬品リスク管理計画(RMP)は、医薬品の開発段階、承認審査時から製造販売後のすべての期間において、ベネフィットとリスクを評価し、これに基づいて必要な安全対策を実施することで、製造販売後の安全性の確保を図ることを目的としている。以下に示す時点において、医薬品リスク管理計画指針を基に策定が検討される。〈H24/4/11薬食安発0411第1号等〉

※「RMP」とは、Risk Management Plan の略
※「医薬品リスク管理計画指針」とは、後発医薬品及びバイオ後続品を含む医療用医薬品を対象とし、医薬品リスク管理計画を策定するための指針のこと
① 新医薬品の承認申請を行おうとする時点
② バイオ後続品の承認申請を行おうとする時点
③ 追加の措置が実施されている先発医薬品に対する後発医薬品の承認申請を行おうとする時点
　※「追加の措置」とは、追加の医薬品安全性監視活動又は追加のリスク最小化活動のこと
④ 医薬品の製造販売後において、新たな安全性の懸念が判明した時点

17　医薬品リスク管理計画の策定について、次のように示されている。〈H24/4/11 薬食安発 0411 第 1 号等〉

(1) 医薬品リスク管理計画の策定

　医薬品の製造販売業者又は製造販売承認申請者は、常に医薬品の適正使用を図り、ベネフィット・リスクバランスを適正に維持するため、医薬品について安全性検討事項を特定し、これを踏まえて、医薬品安全性監視計画及びリスク最小化計画を策定し、また、必要に応じて有効性に関する製造販売後の調査・試験の計画を策定し、これらの計画の全体を取りまとめた医薬品リスク管理計画書を作成する。

(2) 医薬品リスク管理計画の策定における留意事項

　医薬品リスク管理計画の策定にあたっては、安全性検討事項に応じて、通常の医薬品安全性監視活動及び通常のリスク最小化活動に加えて、追加の措置の必要性を検討し、それらを実施するか否かについて、その理由や手法とともに医薬品リスク管理計画書に明確に記載する。なお、医薬品リスク管理計画については、承認審査の過程においてその妥当性が検討されることになるので、その検討の内容を反映するため、審査報告書の記載内容との整合性を図って整備すること。

　追加の措置の必要性を検討するにあたって考慮する点として、例えば、以下の事項が挙げられる。
① 推定使用患者数
② 投与状況
③ 特定されているリスク集団
④ 対象疾患の重篤性、合併症の重篤性及び背景発現率
⑤ 副作用がベネフィット・リスクバランス又は保健衛生の状況に対して及ぼす影響の大きさ
⑥ 重篤な副作用の重症度、頻度、可逆性及び予防可能性
⑦ リスク最小化活動の実施により期待される効果
⑧ 海外での開発又は製造販売の状況
⑨ 海外との安全性プロファイルの相違
⑩ 海外で実施されている調査・試験の状況及び結果
⑪ 海外で執られた安全対策

(3) 医薬品リスク管理計画の節目となる予定の時期の設定

　　医薬品リスク管理計画の策定にあたっては、各医薬品安全性監視活動及びリスク最小化活動について、その結果の評価又は総合機構への報告を行う節目となる予定の時期を、活動ごとに設定し、医薬品リスク管理計画書に記載する。

　　節目となる予定の時期は、各医薬品安全性監視活動及びリスク最小化活動ごとに設定するが、例えば、一つの活動で複数の安全性検討事項に関する検討を行う場合には、それぞれの安全性検討事項に関する目標を適切な時期に達成することができるように、各安全性検討事項に対応した節目となる評価又は報告の予定の時期を設定し、活動全体の進捗状況及び個別の安全性検討事項に係る進捗状況を管理できるようにする。

　　節目となる予定の時期を設定するにあたって考慮する点として、例えば、以下の事項が挙げられる。

① 有害事象について事前に設定しておいた頻度を十分な信頼性をもって検出できるようになる時期はいつか

② 有害事象の発現に影響を及ぼすリスク因子を十分な正確さで評価できるようになる時期はいつか

③ 実施中又は実施を計画している医薬品安全性監視活動の結果を利用することができるようになる時期はいつか

④ リスク最小化活動の対象としている安全性検討事項に関する臨床上及び保健衛生上の重要性が評価できるようになる時期はいつか(安全性検討事項が非常に重要なものである場合には、リスク最小化活動の効果について、その評価をより早期に、かつ、頻繁に行うこと)

(4) 医薬品リスク管理計画の見直し

　　医薬品リスク管理計画を一度策定した後にも、製造販売後の状況に応じて適切に見直しを行い、医薬品のベネフィット・リスクバランスを適正に維持するよう、その内容を改訂する必要がある。

　　医薬品リスク管理計画に含まれるそれぞれの医薬品安全性監視活動及びリスク最小化活動の実施状況に応じて見直しを行うことが必要であり、例えば以下の時点が挙げられる。

① 製造販売後に新たな安全性の懸念が判明した場合など、安全性検討事項の内容に変更があった時

② 医薬品リスク管理計画で設定している節目となる時期

③ 規制に基づく又は総合機構から指示されている定期的な報告の時期

④ 新医薬品の再審査申請を行う時

⇒ 上記(1)の「安全性検討事項」について、次のように示されている。〈H24/4/11 薬食安発0411 第1号等〉

(1) 安全性検討事項の特定

　　それぞれの医薬品について、有効成分、剤型等の薬剤としての特徴、対象疾患、投与対象となる患者群等の特性を考慮し、安全性検討事項の特定を行う。

安全性検討事項の特定は、その医薬品における特定されたリスク、潜在的リスク及び不足情報のうち、ヒトにおいて発現した場合に重篤である、又は高頻度に発現する等の理由から、当該医薬品のベネフィット・リスクバランスに影響を及ぼしうる、又は保健衛生上の危害の発生・拡大のおそれがあるような重要なものについて、重要な特定されたリスク、重要な潜在的リスク及び重要な不足情報として要約した安全性検討事項を特定することが求められる。

① 重要な特定されたリスク

　医薬品との関連性が十分な根拠に基づいて示されている有害な事象のうち重要なものをいう。特定されたリスクは、例えば以下のものが挙げられる。

㈠ 非臨床試験において医薬品との関連性が十分に明らかにされており、臨床データにおいても確認されている副作用等

　　※「副作用等」とは、副作用及び感染症のこと

㈡ 適切に設計された臨床試験や疫学研究において、比較対照群との相違から医薬品との因果関係が示された副作用等

㈢ 製造販売後に多くの自発報告があり、これらにより時間的関連性や生物学的妥当性から因果関係が示唆される副作用等

② 重要な潜在的リスク

　医薬品との関連性が疑われる要因はあるが、臨床データ等からの確認が十分でない有害な事象のうち重要なものをいう。潜在的リスクは、例えば、以下のものが挙げられる。

㈠ 非臨床データから当該医薬品の安全性の懸念となり得る所見が示されているが、臨床データ等では認められていない事象

㈡ 臨床試験や疫学研究において、比較対照群との相違から医薬品との因果関係が疑われるが、十分に因果関係が示されていない有害事象

㈢ 製造販売後に自発報告から生じたシグナルとして検出された当該医薬品との因果関係が明らかでない有害事象

㈣ 当該医薬品では認められていないが、同種同効薬で認められている副作用等

㈤ 当該医薬品の薬理作用等の性質から発現が予測されるが、臨床データ等では確認されていない事象

③ 重要な不足情報

　医薬品リスク管理計画を策定した時点では十分な情報が得られておらず、製造販売後の当該医薬品の安全性を予測する上で不足している情報のうち重要なものをいう。

　不足情報は、例えば、治験の対象から除外されていた患者集団であるが、実地医療で高頻度での使用が想定される等の理由により、当該患者集団での安全性の検討に必要となる情報が挙げられる。

(2) 安全性検討事項の見直し

　医薬品の製造販売業者は、ICH E2E ガイドラインに基づき、常に当該医薬品の安全性検討事項について見直しを行う必要がある。製造販売後の医薬品安全性監視活動等

の結果として、新たな安全性の懸念が判明したときは、速やかに安全性検討事項の内容を見直す。安全性検討事項を変更するときは、医薬品リスク管理計画の見直しを行い、医薬品リスク管理計画書をはじめとした関連する文書を整備する等、必要な措置を行う。

⇒ 上記(1)の「医薬品安全性監視計画」について、次のように示されている。〈H24/4/11 薬食安発 0411 第 1 号等〉

① 通常の医薬品安全性監視活動

製造販売業者において実施している通常の医薬品安全性監視活動及びその実施体制について要約する。

② 追加の医薬品安全性監視活動

安全性検討事項を踏まえて、追加の医薬品安全性監視活動の必要性、その理由、手法等について検討の上、その実施体制とともに要約する。医薬品安全性監視活動の手法については、医療情報データベースを活用した薬剤疫学的手法も含め、ICH E2E ガイドラインの別添「医薬品安全性監視の方法」を参照するほか、以下も考慮する。

㈠ 新医薬品においては、販売開始直後において、稀で重篤な副作用が見出されることがあるので、医療機関に対し確実な情報提供、注意喚起等を行い、適正使用に関する理解を促すとともに、重篤な副作用等の情報を迅速に収集し、必要な安全対策を実施し、副作用等の被害を最小限にすることが重要である。このため、必要に応じ、追加の医薬品安全性監視活動として、市販直後調査の実施が求められる。

㈡ 医薬品の製造販売後に、副作用等報告による情報が集積され、新たに重篤又は致死的な副作用等が判明するなど、新たな安全性の懸念が判明し、安全性検討事項が変更されることがある。この場合において、追加のリスク最小化活動が実施された場合は、そのリスク最小化活動の効果の評価のために追加の医薬品安全性監視活動の必要性も検討する。

㈢ 当該医薬品の適応となる患者集団において、原疾患やその合併症の自然経過といった背景の中で発現率の高い有害事象がある場合には、それが当該医薬品による副作用等との鑑別が困難なこともある。そのような場合にも、追加の医薬品安全性監視活動の必要性を検討する。

③ 追加の医薬品安全性監視活動の実施計画

追加の医薬品安全性監視活動を実施する場合においては、医薬品リスク管理計画書の作成又は改訂を行う。医薬品リスク管理計画書には、各医薬品安全性監視活動について、以下の事項等を含んだ概要を簡潔に記載する。

※ 各医薬品安全性監視活動の詳細について実施計画書を作成する。
※ 複数の安全性検討事項に対し、一つの医薬品安全性監視活動で対応する場合にはその旨を記載する。

㈠ 実施計画書の表題
㈡ 安全性検討事項
㈢ 当該医薬品安全性監視活動の実施計画(案)

㈣ 当該医薬品安全性監視活動の目的

㈤ 当該医薬品安全性監視活動の実施計画の根拠

㈥ 当該医薬品安全性監視活動の結果に基づいて実施される可能性のある追加の措置及びその開始の決定基準

㈦ 当該医薬品安全性監視活動の実施状況及び得られた結果の評価、又は総合機構への報告を行う節目となる予定の時期及びその根拠

⇒ 上記(1)の「リスク最小化計画」について、次のように示されている。〈H24/4/11 薬食安発 0411 第 1 号等〉

(1) リスク最小化計画

　　リスク最小化計画とは、医薬品の承認時までに得られた情報及び当該医薬品の製造販売後に医薬品安全性監視活動により収集された安全性等に関する情報並びにそれらの情報の評価に基づき、当該医薬品のリスクを最小に抑え、ベネフィット・リスクバランスを適切に維持するために実施する個々のリスク最小化活動の全般を束ねたものをいう。

　　リスク最小化活動は、全ての医薬品において通常行われる活動と、当該医薬品の特性等を踏まえ、必要に応じて通常のリスク最小化活動に追加して行われる活動がある。

(2) 通常のリスク最小化活動

　　医薬品の用法、用量、効能、効果等の製造販売承認事項及び当該医薬品の使用上の注意を記載した添付文書を作成し、また、必要に応じて改訂し、その内容を医療関係者に対して情報提供することは、通常行われるべきリスク最小化活動であり、その実施体制と併せて通常のリスク最小化活動として要約する。

　　適正に作成された患者向医薬品ガイドは、通常のリスク最小化活動とする。

(3) 追加のリスク最小化活動

　　追加のリスク最小化活動としては、例えば、以下に示すような、通常行われる添付文書情報の提供に加えて、特に安全性検討事項について行われる医療関係者への情報提供、当該医薬品の投与対象となる患者への情報提供、当該医薬品の使用条件の設定等がある。個別の医薬品の特性等に応じて、これらのリスク最小化活動の実施の必要性及び組合せを検討し、追加のリスク最小化計画を策定する。

① 医療関係者への追加の情報提供

㈠ 市販直後調査による情報提供

　　市販直後調査は、当該医薬品の適正使用に関する理解を促すとともに、重篤な副作用等の情報を迅速に収集し、必要な安全対策を実施し、副作用等の被害を最小限にすることを目的として、医薬品の販売開始後の 6 か月間行われるもので、追加の医薬品安全性監視活動であるとともに、医療機関に対し確実な情報提供、注意喚起等を行う、追加のリスク最小化活動でもある。

㈡ 適正使用のための資材の作成及び配布

　　安全性検討事項に関連し、医薬品の適正使用を医療関係者に対し周知するため、総合機構と協議のうえ、適正使用のための資材を作成し、配布する。

㈢ 製造販売後の医薬品安全性監視活動により得られた情報の迅速な公表

　　安全性検討事項に関し、医薬品の使用に際して特段の注意が必要な場合等においては、製造販売後の医薬品安全性監視活動により得られた副作用等の集積状況等を当該医薬品の製造販売業者等の特定の利用者のみ対象としたものではないホームページにおいて公表し、適切な頻度で更新を行う等により、医療関係者に対する周知を行う。この際には、関係学会等との連携を図ることや、総合機構の医薬品医療機器情報提供ホームページにも掲載を行うこと等も考慮する。

㈣ その他

　　安全性検討事項に関連する関係学会等の第三者の作成する適正使用を目的としたガイドライン等が存在する場合には、それらを活用して情報提供する。

② 患者への情報提供(安全性検討事項に応じた資材の作成及び提供)

　　安全性検討事項に関連し、総合機構と協議のうえ、医薬品の特性等に応じて、患者手帳等の個別の注意点等を記載した患者向け資材を作成し、提供する。

③ 医薬品の使用条件の設定

　　医薬品の特性や対象疾患の性質等に鑑み、適正使用による安全性の確保を目的として、必要に応じて使用にあたっての条件を設定する。医薬品の製造販売業者は、当該使用条件を確保し得る医療機関に対して医薬品を納入する等、製造販売にあたって必要な措置を講ずる。これらの条件は、医薬品の添付文書の使用上の注意への記載、承認条件としての規定、安全管理手順等の一環としての規定等の形で設定される。例えば、以下のものが挙げられる。

㈠ 専門的知識・経験のある医師による使用の確保

　　治療域が狭い医薬品、重篤な副作用等が懸念される医薬品等については、医薬品を処方する医師に対して、対象疾患の治療に関する高度専門的知識及び経験を求める。また、これに加えて、投与に際して特別な注意を要する医薬品については、医薬品の使用方法等に関する講習会の受講等、知識及び経験を確保するための一定の要件を定めた上で、製造販売業者における医師の登録等を求める。

㈡ 医薬品の使用管理体制の確保

　　重篤な副作用等により致命的な経過をたどる可能性がある医薬品、投与後の患者の状態の厳格な管理が必要な医薬品等については、緊急時に十分な対応が可能な医療機関での使用、入院管理下での投与等の使用管理体制の確保を求める。特別な薬剤管理が必要な医薬品については、管理体制の確保や、医師、薬剤師等の登録を求める。

㈢ 投与対象患者の慎重な選定

　　医薬品の有効性、安全性を確保する上で、投与対象となる患者を特に慎重に選定する必要がある医薬品については、患者の状態、既往歴、治療歴、併用薬等の状況を勘案した条件を設定する。特に注意を要する場合には、患者の条件への適合性に係る事前確認の確保やモニタリングの実施、医薬品の製造販売業者における投与患者の登録等を求める。

㈣ 投与に際しての患者への説明と理解の実施

医薬品の投与に伴い致命的な副作用等の発現リスクが高く、その早期発見やその際の主治医への連絡体制の確保等を図る上で、患者側の理解が特に必要とされる医薬品等については、投与に先立ち、患者及びその家族に対して医薬品の有効性、安全性等に関する説明を十分に行い、同意を得た上で投与する旨の条件を設定する。また、特定の重篤なリスクを回避するために、患者側の理解を補助し、注意を徹底するために患者向けの資材や教育プログラム等の提供を行う。

㈤ 特定の検査等の実施

医薬品の投与対象患者の適切な選択や、医薬品の使用により発現が予測される特定の副作用等を防止するため、医薬品の投与前又は投与後に特定の検査等を実施する旨の条件を設定する。

④ その他の活動(表示、容器・包装等の工夫)

ヒューマンエラー防止等の観点から、医薬品の表示、容器・包装等に特別の措置を講じる。

(4) 追加のリスク最小化活動の実施計画

追加のリスク最小化活動を実施する場合においては、医薬品リスク管理計画書の作成又は改訂を行う。医薬品リスク管理計画書には、実施中及び実施を計画している各リスク最小化活動について、以下の事項等を含んだ概要を簡潔に記載する。

① 安全性検討事項
② 当該リスク最小化活動の目的
③ 当該リスク最小化活動の具体的内容
④ 当該リスク最小化活動を実施する根拠
⑤ 当該リスク最小化活動の結果に基づいて実施される可能性のある追加の措置及びその開始の決定基準
⑥ 当該リスク最小化活動の実施状況及び得られた結果の評価、又は総合機構への報告を行う節目となる予定の時期及びその根拠

**18** 医薬品リスク管理計画の適用範囲について、次のように示されている。〈R4/9/30事務連絡〉

① 新医薬品としては、再審査期間の付与の有無にかかわらず、原則、新有効成分含有医薬品、新医療用配合剤、新投与経路医薬品、新効能医薬品、新剤形医薬品及び新用量医薬品が適用範囲に含まれる。一方、剤形追加のみに係る医薬品は含まれない。
② 公知申請に係る医薬品は、当該申請に係る効能又は効果等が医学薬学上公知であるため、原則、適用範囲に含まれない。
③ 配合剤の承認申請の場合、配合剤として一つの医薬品リスク管理計画書を提出すること。なお、安全性検討事項の特定にあたっては、配合又は併用によるリスクのみでなく、各有効成分のリスクについても考慮すること
④ 医薬品リスク管理計画書を提出していない既承認の医薬品について、一変承認申請を行おうとする場合は、既承認部分についても必要な内容を記載すること

■第14条第4項■

> 　第一項の承認の申請に係る医薬品、医薬部外品又は化粧品が、第八十条の六第一項に規定する原薬等登録原簿に収められている原薬等(原薬たる医薬品その他厚生労働省令で定める物をいう。以下同じ。)を原料又は材料として製造されるものであるときは、第一項の承認を受けようとする者は、厚生労働省令で定めるところにより、当該原薬等が同条第一項に規定する原薬等登録原簿に登録されていることを証する書面をもつて前項の規定により添付するものとされた資料の一部に代えることができる。

### 趣旨

　本規定は、原薬等登録原簿に収められている原薬等を原料又は材料とする医薬品等である場合は、その原薬等が原薬等登録原簿に登録されていることを証する書面をもって、添付資料の一部に代えることができる旨を定めたものである。

### 解説

1　承認の申請をしようとする者は、当該原薬の登録証の写し及び当該原薬等についての原薬等登録業者との契約書その他の当該原薬等を申請に係る品目に使用することを証する書類をもって、①製造方法並びに規格及び試験方法等に関する資料、②安定性に関する資料、③薬理作用に関する資料の一部に代えることができる。〈則第45条〉

　※「原薬等登録業者」とは、原薬等登録原簿への登録(法第80条の6第1項)を受けた者をいう。

2　「厚生労働省令で定める物」は、次のとおりである。〈則第280条の2〉

①　専ら他の医薬品(動物専用のものを除く)の製造の用に供されることが目的とされている医薬品(動物専用のものを除く)

②　これまで医薬品の製造に使用されたことのない添加剤又はこれまでの成分の配合割合と異なる添加剤

③　専ら医療機器(動物専用のものを除く)の製造の用に供されることが目的とされている原材料

④　専ら再生医療等製品(動物専用のものを除く)の製造の用に供されることが目的とされている原材料

⑤　①から④までのほか、容器その他の厚生労働大臣が指定するもの

3　「原料」とは、製品を製造するための素材のうち、完成品からみて原型をとどめていないものをいう。

4　「材料」とは、製品を製造するための素材のうち、完成品からみて原型をとどめているものをいう。

第4章　医薬品等の製造販売業及び製造業（第12条—第23条）

■**第14条第5項**■

> 厚生労働大臣は、第一項の承認の申請に係る医薬品が、希少疾病用医薬品、先駆的医薬品又は特定用途医薬品その他の医療上特にその必要性が高いと認められるものである場合であつて、当該医薬品の有効性及び安全性を検証するための十分な人数を対象とする臨床試験の実施が困難であるときその他の厚生労働省令で定めるときは、厚生労働省令で定めるところにより、第三項の規定により添付するものとされた臨床試験の試験成績に関する資料の一部の添付を要しないこととすることができる。

**趣旨**

本規定は、承認申請に係る医薬品が、医療上特にその必要性が高いと認められるものである場合であって、十分な人数を対象とする臨床試験の実施が困難であるときは、臨床試験の試験成績に関する資料の一部の添付を要しないものとすることができる旨を定めたものである。

**解説**

1　医薬品の条件付き早期承認制度を創設するため、令和元年の法改正により本規定が新設された。これについて、次のように整理することができる。

① 医薬品等の承認申請においては、申請書に臨床試験の試験成績に関する資料等を添付することが求められているが、新医薬品等の場合、通常、健常人を対象とした臨床試験を経て、探索的臨床試験と検証的臨床試験が行われる。

※「探索的臨床試験」とは、一般に、少数の患者に医薬品等を使用することにより、その有効性及び安全性を検討し、用法用量・使用方法等を設定するための臨床試験をいう。

※「検証的臨床試験」とは、当該医薬品の有効性及び安全性を検証するための十分な人数を対象とする臨床試験をいう。

② とはいえ、従前より、以下の場合には、承認申請書の添付資料（臨床試験の試験成績に関する資料を含む）を省略することが認められている。

㈠ 申請に係る事項が医学薬学上公知であると認められる場合

㈡ その他資料の添付を必要としない合理的理由がある場合

③ さて、承認申請のために行われる臨床試験のうち検証的臨床試験については、以下の場合には実施が難しく、この試験を必須としてしまうと、必要とされ、有用である医薬品等の上市が著しく遅れてしまうことにもなりかねない。

㈠ 患者数が少ない場合

㈡ 患者数は多くとも、他の治療方法が奏功しないときの最終手段として用いられるもの（例：ある種の抗がん薬）である場合

④ このような事情を踏まえ、従前、適応疾患が重篤であって既存の有効な治療法が存在しない場合に使用するものである等、医療上の有用性が高い医薬品等については、法令に拠らない方法で対応が行われていた。具体的には、以下のすべての要件を満たす場合には、薬事・食品衛生審議会（現：薬事審議会）に報告した上で、検証的臨床試験

の実施及び検証的臨床試験の試験結果に関する資料の提出を求めないこととしていた。
　　㈠　検証的臨床試験の実施が困難である場合
　　㈡　探索的臨床試験により一定の有効性、安全性が示されている場合
⑤　また、④の取扱いをした品目の承認を行う場合は、以下の取扱いがなされていた。
　　㈠　法79条第1項に基づく条件を付して、有効性及び安全性の確認のための市販後の使用成績調査を行わせること
　　㈡　法14条第1項に基づく再審査の指示をすること
⑥　④及び⑤の取扱いによって新医薬品及び新医療機器の早期の実用化が図られてきたが、以下のような理由により、法令に依拠した制度にすることに改めることとし、条件付き早期承認制度が創設された。
　　㈠　検証的臨床試験の実施、市販後の使用成績調査等には長い時間と多大な労力及び費用がかかることを踏まえると、こうした条件の要・不要を"運用"で対処することは適切とはいえないこと
　　㈡　医薬品等の開発の予見可能性を向上させること

2　「厚生労働省令で定めるとき」は、承認の申請に係る医薬品が希少疾病用医薬品、先駆的医薬品又は特定用途医薬品その他の医療上特にその必要性が高いと認められるものである場合であって、検証的臨床試験の実施が困難であるとき又はその実施に相当の時間を要すると判断されるときである。ただし、承認の申請に係る医薬品の有効性及び安全性を評価することが可能な臨床試験の試験成績又はこれに代わる資料が存在しないときは、この限りでない。〈則第45条の2〉

3　条件付き早期承認制度の対象は、次のいずれにも該当する医薬品である。なお、予防薬については特に慎重な検討を要するものとする。〈R2/8/31薬生薬審発0831第2号〉
①　以下に分類して総合的に評価した結果、適応疾患が重篤であると認められること
　　㈠　生命に重大な影響がある疾患(致死的な疾患)であること
　　㈡　病気の進行が不可逆的等で、日常生活に著しい影響を及ぼす疾患であること
②　以下に分類して総合的に評価した結果、既存の治療法、予防法又は診断法と比較して有効性又は安全性が医療上明らかに優れていると認められること
　　㈠　既存の治療法、予防法又は診断法がないこと
　　㈡　有効性、安全性、肉体的・精神的な患者負担の観点から、医療上の有用性が既存の治療法、予防法又は診断法より優れていること
③　検証的臨床試験の実施が困難であるか、実施可能であっても患者数が少ないこと等により実施に相当の期間を要すると判断されること
④　検証的臨床試験以外の臨床試験の試験成績等により、一定の有効性、安全性が示されると判断されること

4　臨床試験の試験成績に関する資料の一部の添付を要しないこととする場合の手続として、次のとおり定められている。〈則第45条の3〉
①　承認の申請をしようとする者は、臨床試験の試験成績に関する資料のうち検証的臨床試験の試験成績に係るものの添付を要しないこととすることを申し出ることができる。

② ①の申出は、承認の申請書に免除要件の該当性に関する資料を添付して厚生労働大臣に提出することによって行う。

※「厚生労働大臣に提出」とあるが、品質、有効性及び安全性に関する調査(法第14条第13項)を機構に行わせる場合は、機構を経由して厚生労働大臣に提出する。

③ 厚生労働大臣は、②により提出された申請書及び免除要件の該当性に関する資料により、承認の申請に係る医薬品が免除要件(則第45条の2)に該当すると認めるときは、検証的臨床試験の試験成績の提出免除ができる。

※「検証的臨床試験の試験成績の提出免除」とは、臨床試験の試験成績に関する資料のうち検証的臨床試験の試験成績に係るものの添付を要しないこととすること

④ 厚生労働大臣は、承認の申請書及びその添付資料により、承認の申請に係る医薬品が免除要件(則第45条の2)に該当すると認めるときは、検証的臨床試験の試験成績の提出免除ができる。

■第14条第6項■

> 第二項第三号の規定による審査においては、当該品目に係る申請内容及び第三項前段に規定する資料に基づき、当該品目の品質、有効性及び安全性に関する調査(既にこの条又は第十九条の二の承認(第十四条の二の二第一項(第十九条の二第五項において準用する場合を含む。)の規定により条件及び期限を付したものを除く。第十一項において同じ。)を与えられている品目との成分、分量、用法、用量、効能、効果等の同一性に関する調査を含む。)を行うものとする。この場合において、当該品目が第三項後段に規定する厚生労働省令で定める医薬品であるときは、あらかじめ、当該品目に係る資料が同項後段の規定に適合するかどうかについての書面による調査又は実地の調査を行うものとする。

### 趣旨

本規定は、承認審査においては、その申請内容及び添付資料に基づき、品質、有効性及び安全性に関する調査を行うとともに、あらかじめ、その添付資料の信頼性調査を行う旨を定めたものである。

### 解説

1 「成分、分量、用法、用量、効能、効果等の同一性に関する調査」は、同一性調査と呼ばれる。申請品目が後発品の場合は、既に承認を与えられている品目との同一性を主眼として、品質、有効性及び安全性の適正性に関する調査が行われる。

※「既に承認を与えられている品目」は、先発品と呼ばれる。

2 「第十四条の二の二第一項(第十九条の二第五項において準用する場合を含む。)の規定により条件及び期限を付したものを除く」とあるが、これは、令和4年の法改正により追加された文言で、条件及び期限を付した緊急承認を与えられている医薬品は、先発品の扱いにならない旨を明らかにしたものである。

<後段>

3 「書面による調査又は実地の調査」とは、添付資料が、信頼性の基準に従って収集・作成されたものであるかどうかについての調査のことで、信頼性調査と呼ばれる。

■第14条第7項■

第一項の承認を受けようとする者又は同項の承認を受けた者は、その承認に係る医薬品、医薬部外品又は化粧品が政令で定めるものであるときは、その物の製造所における製造管理又は品質管理の方法が第二項第四号に規定する厚生労働省令で定める基準に適合しているかどうかについて、当該承認を受けようとするとき、及び当該承認の取得後三年を下らない政令で定める期間を経過するごとに、厚生労働大臣の書面による調査又は実地の調査を受けなければならない。

趣 旨

本規定は、医薬品又は医薬部外品の製造販売の承認を受けようとする者に対し、申請品目のGMP調査を受けることを義務づけたものである。また、承認を受けた者に対し、承認後5年ごとに当該調査を受けることを義務づけている。

解 説

1 「政令で定めるもの(令第20条)」については、法第14条第2項の解説14及び15参照
2 「政令で定める期間」は、5年である。〈令第21条〉
3 「書面による調査又は実地の調査」とは、製造所の製造管理又は品質管理の方法がGMPに適合しているかどうかについて、品目ごとに行われる調査のこと。GMP調査と呼ばれる。
4 GMP調査の申請書には、次に掲げる書類を添えなければならない。〈則第50条第2項〉
① 当該調査に係る品目の製造管理及び品質管理に関する資料
② 当該調査に係る製造所の製造管理及び品質管理に関する資料
5 都道府県が実施するGMPの適合状況に係る調査の際には、当該業務を分掌する責任役員の同席(部分的な同席、オンラインによる同席を含む)が求められる。〈R4/4/28薬生監麻発0428第9号等〉
6 GMP調査の具体的運用については、「GMP適合性調査申請の取扱いについて(令和3年7月13日薬生薬審発0713第1号等)」参照
7 GMP調査実施者と製造販売業許可権者(又は承認権者)が異なる場合、当該調査実施者は、GMP調査を行ったときは、遅滞なく、その結果を機構を経由して製造販売業許可権者(又は承認権者)に通知しなければならない。〈令第23条〉
8 厚生労働大臣は台帳を備え、次に掲げる事項を記載する。〈令第24条第1項、則第52条〉
① 調査結果及び結果通知年月日
② 当該品目の名称

③ 当該品目に係る製造販売の承認を受けようとする者又は承認を受けた者の氏名及び住所
④ 承認番号及び承認年月日（③の者が既に当該品目に係る製造販売の承認を受けている場合に限る）
⑤ 製造所の名称及び所在地
⑥ 製造業者又は外国製造業者の氏名及び住所
⑦ ⑥の造業者が受けている製造業の許可番号及び許可年月日、外国製造業者の認定番号及び認定年月日又は保管のみを行う製造所に係る登録番号及び登録年月日

9 本規定に違反したときは、製造販売の承認の取消事由に該当する。〈法第74条の2第3項第3号〉


■第14条第8項■

> 第一項の承認を受けた者は、その承認に係る医薬品、医薬部外品又は化粧品を製造する製造所が、当該承認に係る品目の製造工程と同一の製造工程の区分（医薬品、医薬部外品又は化粧品の品質、有効性及び安全性の確保の観点から厚生労働省令で定める区分をいう。次条において同じ。）に属する製造工程について同条第三項の基準確認証の交付を受けているときは、当該製造工程に係る当該製造所における前項の調査を受けることを要しない。

**趣旨**

本規定は、医薬品又は医薬部外品の製造所が、当該承認に係る品目の製造工程と同一の製造工程の区分に属する製造工程について基準確認証の交付を受けているときは、GMP調査が免除される旨を定めたものである。

**解説**

1 GMP調査の国際的な整合性を考慮した見直しを図るため、令和元年の法改正により本規定が新設された。これについて次のように整理することができる。
① 医薬品等の承認を受けようとする者は、その品目の製造所における製造管理又は品質管理の方法の基準適合性を確認するため、GMP調査を受けなければならない。また、医薬品等の承認を受けた者についても、その承認後、定期的にGMP調査を受けなければならない（法第14条第7項）。
② GMP調査は、ハードの面から試験機器、保管設備、構造設備等を調査するとともに、ソフトの面から原料の保管、最終製品の品質検査等を調査するものであるが、承認時に行われるものと、承認後に定期的に行われるものとではその性格に違いがある。
③ 承認時のGMP調査の場合、当該承認審査に係る品目に特有の内容を含め、全般的な調査が行われる。
　一方、承認後の定期的なGMP調査では、以下のような内容について調査を行うことになるが、これらは異なる品目でも共通するものでもあるため、複数の品目を製造

している製造所においては調査内容が重複することになる。
　㈠　品質システム(例：文書管理、衛生管理、教育訓練、自己点検)
　㈡　製造システム(例：工程管理、汚染防止)
　㈢　試験室管理システム(例：参考品の管理)
　㈣　構造設備システム(例：設備のメンテナンス、空調管理)
　㈤　包装・表示システム(例：ラベルの検査)
　㈥　製品・原料・材料保管等システム(例：出荷管理、不合格品の管理)
④　我が国では、従前より、5年に一度、品目ごとに承認後の定期的なGMP調査等を実施しているが、諸外国(例：米国、欧州、PIC/S)においては、2～3年に一度、製造所ごとにGMP調査に相当する調査が行われている。
　※「PIC/S」とは、Pharmaceutical Inspection Convention and Pharmaceutical Inspection Co-operation Schemeの略。医薬品査察協定及び医薬品査察共同スキームのこと
⑤　そこで、製造所における製造管理又は品質管理の質を確保しつつ、GMP調査の合理化を図るとともに、国際的な整合性をとるため、以下のような仕組みが設けられた。
　㈠　複数の品目を製造の種別ごとに類型化し、製造所ごとに、GMP区分調査を受けることができるようにすること
　㈡　GMP区分調査によって、製造所における製造管理又は品質管理の方法の基準適合性の確認がなされた場合は、それを証するものとして基準確認証を交付すること
　㈢　承認品目の製造工程と同一の区分に属する製造工程の基準確認証の交付を受けているときは、原則として承認後の定期的なGMP調査が免除されること

**2**　「承認を受けた者」とあるように、本規定による免除の対象は、承認後の定期的なGMP調査に限られる。これは、承認前のGMP調査については、承認審査の一環として行われることを考慮したものである。

**3**　「厚生労働省令で定める区分」は、製造工程区分と呼ばれる。
　製造工程区分は、品目ごとに調査を行うべきものとして厚生労働大臣が指定する医薬品(体外診断用医薬品を除く)及び医薬部外品並びに新医薬品(定期的に行われるGMP調査のうち製造販売の承認の取得後初めて行われる調査を受けたものを除く)に係るものを除き、次に掲げる区分とする。〈R3/1/29 厚生労働省令第17号〉
(1)　令第80条第2項第7号イ、ニ及びホに掲げる医薬品の製造工程を次に掲げる種類別に細分した区分
　　※「令第80条第2項第7号イ、ニ及びホに掲げる医薬品」とは、次に掲げる医薬品をいう。
　　　①　生物学的製剤
　　　②　国家検定医薬品(㈠を除く)
　　　③　①及び②のほか、遺伝子組換え技術を応用して製造される医薬品その他その製造管理又は品質管理に特別の注意を要する医薬品であって、㈠人又は動物の細胞を培養する技術を応用して製造される医薬品、㈡細胞組織医薬品、㈢特定生物由来製品(平成16年厚生労働省告示第441号)
　①　特定生物由来製品を製造する区分
　　※　当該区分に係る製造所において、②に掲げる医薬品(特定生物由来製品を除く)又は③に掲げる医薬品(特定生物由来製品及び②に掲げる医薬品を除く)の包装、表示又は保管の

# 第4章 医薬品等の製造販売業及び製造業（第12条—第23条）

みを行う場合を含む。ただし、④に掲げる区分を除く

② 国家検定医薬品を製造する区分

※ 当該区分に係る製造所において、①に掲げる医薬品又は③に掲げる医薬品の包装、表示又は保管のみを行う場合を含む。ただし、④に掲げる区分を除く

③ 令第80条第2項第7号イ及びホに掲げる医薬品を製造する区分

※「令第80条第2項第7号イ及びホに掲げる医薬品」とは、以下の医薬品をいう。

㈠ 生物学的製剤

㈡ ㈠のほか、遺伝子組換え技術を応用して製造される医薬品その他その製造管理又は品質管理に特別の注意を要する医薬品であって、厚生労働大臣の指定するもの（平成16年厚生労働省告示第441号）

① 特定生物由来製品を製造する区分

※ 当該区分に係る製造所において、①に掲げる医薬品又は②に掲げる医薬品の包装、表示又は保管のみを行う場合を含む。ただし、④に掲げる区分を除く

④ ①から③までに掲げる医薬品の包装、表示又は保管のみを行う区分

(2) 放射性医薬品（(1)を除く）の製造工程を次に掲げる種類別に細分した区分

① 放射性医薬品を製造する区分（②を除く）

② 放射性医薬品の包装、表示又は保管のみを行う区分

(3) 無菌医薬品（(1)及び(2)を除く）又は無菌医薬部外品の製造工程を次に掲げる種類別に細分した区分（(5)及び(6)を除く）

※「無菌医薬品」とは、無菌化された医薬品のこと
※「無菌医薬部外品」とは、無菌化された医薬部外品のこと

① 無菌原薬を製造する区分

※ 当該区分に係る製造所において、最終滅菌法により製造する無菌製剤又は無菌操作法により製造する無菌製剤の包装、表示又は保管のみを行う場合を含む
※「無菌原薬」とは、無菌である原薬のこと
※「最終滅菌法」とは、製剤を容器に充填した後、滅菌する方法のこと
※「無菌操作法」とは、微生物の混入リスクを適切に管理する方法で、原料段階又はろ過滅菌後から、一連の無菌工程により製剤を製造する方法のこと

② 最終滅菌法により、無菌製剤を製造する区分

※ 当該区分に係る製造所において、無菌原薬又は無菌操作法により製造する無菌製剤の包装、表示又は保管のみを行う場合を含む

③ 無菌操作法により、無菌製剤を製造する区分

※ 当該区分に係る製造所において、無菌原薬又は最終滅菌法により製造する無菌製剤の包装、表示又は保管のみを行う場合を含む

(4) (1)から(3)までに掲げる医薬品及び医薬部外品以外の医薬品等の製造工程を次に掲げる種類別に細分した区分（(5)及び(6)を除く）

※「医薬品等」とは、医薬品又は医薬部外品のこと

① 原薬（②を除く）を製造する区分

※ 当該区分に係る製造所において、②から⑥までに掲げる医薬品等の包装、表示又は保管のみを行う場合を含む

② 原薬（生薬を原料とする医薬品等に限る）を製造する区分

※ 当該区分に係る製造所において、①又は③から⑥までに掲げる医薬品等の包装、表示又

　　　　は保管のみを行う場合を含む
　　③ 生薬製剤を製造する区分
　　　　※ 当該区分に係る製造所において、①、②又は④から⑥までに掲げる医薬品等の包装、表示又は保管のみを行う場合を含む
　　　　※「生薬製剤」とは、主として生薬を原料とする製剤のこと
　　④ 固形製剤(③を除く)を製造する区分
　　　　※ 当該区分に係る製造所において、①から③まで、⑤又は⑥に掲げる医薬品等の包装、表示又は保管のみを行う場合を含む
　　　　※「固形製剤」とは、有効成分及び添加剤を混和すること等により均質化したものを、圧縮成形又は粒状もしくは粉末状に成形したもの等をいう。
　　⑤ 半固形製剤(③を除く)を製造する区分
　　　　※ 当該区分に係る製造所において、①から④まで又は⑥に掲げる医薬品等の包装、表示又は保管のみを行う場合を含む
　　　　※「半固形製剤」とは、有効成分及び添加剤を乳化すること等により均質化したものを、半固形状に成形又は支持体に展延したもの等をいう。
　　⑥ 液剤(③を除く)を製造する区分
　　　　※ 当該区分に係る製造所において、①から⑤までに掲げる医薬品等の包装、表示又は保管のみを行う場合を含む
　　　　※「液剤」とは、有効成分及び添加剤を溶解、懸濁すること等により均質化した液状のものをいう。
(5) (3)及び(4)に掲げる医薬品又は医薬部外品の製造工程のうち、包装、表示又は保管のみを行うもの(則第25条第1項第5号、第2項第3号)に係る区分の許可又は包装、表示又は保管のみを行うもの(則第35条第1項第5号、第2項第3号)に係る区分の認定を受けた製造所において、包装、表示又は保管のみを行う区分((6)を除く)
(6) 保管のみを行う製造所又は外国製造所に係る登録を受けた製造所において、保管のみを行う区分

**4**　製造工程の区分の考え方については、「医薬品及び医薬部外品並びに再生医療等製品に係る区分適合性調査申請における製造工程の区分の考え方について(令和3年7月13日(薬生監麻発0713第16号)」において示されている。

第4章　医薬品等の製造販売業及び製造業(第12条―第23条)

■第14条第9項■

　前項の規定にかかわらず、厚生労働大臣は、第一項の承認に係る医薬品、医薬部外品又は化粧品の特性その他を勘案して必要があると認めるときは、当該医薬品、医薬部外品又は化粧品の製造所における製造管理又は品質管理の方法が第二項第四号に規定する厚生労働省令で定める基準に適合しているかどうかについて、書面による調査又は実地の調査を行うことができる。この場合において、第一項の承認を受けた者は、当該調査を受けなければならない。

**趣旨**

　本規定は、基準確認証の交付を受けていてGMP調査の免除要件を満たしている場合であっても、厚生労働大臣は必要があると認めるときは、GMP調査を行うことができる旨を定めたものである。この場合において、承認を受けた者はGMP調査を受けなければならないとしている。

**解説**

1　本規定は、令和元年の法改正により、基準確認証の交付制度(法第14条第8項)が新しく設けられたことに伴って新設されたものである。


■第14条第10項■

　厚生労働大臣は、第一項の承認の申請に係る医薬品が、希少疾病用医薬品、先駆的医薬品又は特定用途医薬品その他の医療上特にその必要性が高いと認められるものであるときは、当該医薬品についての第二項第三号の規定による審査又は第七項若しくは前項の規定による調査を、他の医薬品の審査又は調査に優先して行うことができる。

**趣旨**

　本規定は、厚生労働大臣は、申請品目が希少疾病用医薬品、先駆的医薬品又は特定用途医薬品であるときは、①品質、有効性及び安全性に関する審査、②GMP調査を優先して行うことができる旨を定めたものである。

**解説**

1　従前、希少疾病用医薬品その他の医療上特にその必要性が高いと認められるものが優先審査の対象となっていたが、令和元年の法改正により、先駆的医薬品及び特定用途医薬品が追加された。
2　「その他の医療上特にその必要性が高いと認められるもの」とは、次に掲げるものをいう。〈R6/1/16医薬薬審発0116第2号等〉
　(1) 先駆け審査(平成27年4月1日薬食審査発0401第6号)の指定を受けたもの
　(2) 以下のいずれの要件にも該当するもの

① 適用疾病が重篤であると認められること
② 既存の医薬品、医療機器もしくは再生医療等製品又は治療方法と比較して、有効性又は安全性が医療上明らかに優れていると認められること

⇒ 上記(2)の品目については、次に掲げるとおりに総合的に評価して適用の可否を決定する。〈R6/1/16 医薬薬審発 0116 第 2 号等〉

① 適応疾病の重篤性については、以下に分類して評価する。
   (一) 生命に重大な影響がある疾患(致死的な疾患)であること
   (二) 病気の進行が不可逆的等で、日常生活に著しい影響を及ぼす疾患であること
② 医療上の有用性については、以下に分類して評価する。
   (一) 既存の治療法、予防法又は診断法がないこと
   (二) 有効性、安全性、肉体的・精神的な患者負担の観点から、医療上の有用性が既存の治療法、予防法又は診断法より優れていること

⇒ 条件付き早期承認制度(法第 14 条第 5 項)が適用された医薬品は、上記(2)に該当するため、優先審査の対象となる。〈R2/8/31 薬生薬審発 0831 第 2 号〉

■第１４条第１１項■

> 厚生労働大臣は、第一項の承認の申請があつた場合において、申請に係る医薬品、医薬部外品又は化粧品が、既にこの条又は第十九条の二の承認を与えられている医薬品、医薬部外品又は化粧品と有効成分、分量、用法、用量、効能、効果等が明らかに異なるとき$^1$は$^2$、同項の承認について、あらかじめ、薬事審議会の意見を聴かなければならない。

**趣旨**

本規定は、厚生労働大臣に対し、申請品目の有効成分、分量、用法、用量、効能、効果等が、既存のものと明らかに異なるときは、あらかじめ、薬事審議会の意見を聴くことを義務づけたものである。

**解説**

1 「既にこの条又は第十九条の二の承認を与えられている医薬品、医薬部外品又は化粧品」とあるが、これには、条件及び期限を付した緊急承認(法第14条の2の2第1項)は含まれない。〈法第14条第6項〉

2 「明らかに異なるとき」とは、申請品目が、新医薬品、新医薬部外品又は新化粧品に相当するものである場合をいう。

## 第4章　医薬品等の製造販売業及び製造業（第12条—第23条）

■第14条第12項■

　厚生労働大臣は、第一項の承認の申請に関し、第五項の規定に基づき臨床試験の試験成績に関する資料の一部の添付を要しないこととした医薬品について第一項の承認をする場合には、当該医薬品の使用の成績に関する調査の実施、適正な使用の確保のために必要な措置の実施その他の条件を付してするものとし、当該条件を付した同項の承認を受けた者は、厚生労働省令で定めるところにより、当該条件に基づき収集され、かつ、作成された当該医薬品の使用の成績に関する資料その他の資料を厚生労働大臣に提出し、当該医薬品の品質、有効性及び安全性に関する調査を受けなければならない。この場合において、当該条件を付した同項の承認に係る医薬品が厚生労働省令で定める医薬品であるときは、当該資料は、厚生労働省令で定める基準に従つて収集され、かつ、作成されたものでなければならない。

**趣旨**

　本規定は、臨床試験の試験成績に関する資料の一部の添付を要しない医薬品の承認の際には条件が付されるものとし、承認を受けた者に対し、その条件に基づく資料を厚生労働大臣に提出し、品質、有効性及び安全性に関する調査を受けることを義務づけたものである。なお、その資料は、申請資料の信頼性の基準に従って収集・作成されたものでなければならないとしている。

**解説**

1　本規定は、令和元年の法改正により、条件付き早期承認制度（法第14条第5項）が新しく設けられたことに伴って新設されたものである。
2　感染症のパンデミックのような緊急の事態においては、特例承認制度（法第14条の3）による対応が想定される。とはいえ、アメリカ合衆国、英国、カナダ、ドイツ、フランスといった"薬事先進国"での流通が認められていない医薬品は、特例承認の対象となっていない（法第14条の3第1項第2号）。
　　そこで、条件付き早期承認制度では、ワクチンや体外診断用医薬品を除外せず（法第23条の2の5第12項）、緊急の事態に対処できるようにしている。
3　本規定の「条件」は、提出免除条件と呼ばれる。
4　条件付き早期承認を受けた者は、所定の期間（法第14条の4第1項各号）を超えない範囲内において厚生労働大臣が指定する期間内に、申請書に添えて資料を提出しなければならない。〈則第45条の4第1項〉
⇒　上記の「資料」は、申請に係る医薬品の使用成績に関する資料、安全性定期報告（則第63条第2項）に際して提出した資料の概要その他当該医薬品の効能又は効果及び安全性に関しその製造販売の承認後に得られた研究報告に関する資料である。ただし、当該報告に際して提出した資料の概要その他当該医薬品の効能又は効果及び安全性に関しその製造販売の承認後に得られた研究報告に関する資料は不要とする。〈則第45条の5〉
⇒　提出免除条件を付して承認された医薬品の使用成績調査の成績等を提出し、当該医薬品の品質、有効性及び安全性に関する中間評価を受けることになる。

中間評価に際し添付すべき資料については、「条件付き承認された医薬品における承認後の品質、有効性及び安全性に関する調査に際し添付すべき資料について(令和2年8月31日薬生薬審発0831第3号)」参照

**5** 厚生労働大臣は、条件付き早期承認を受けた者に条件に違反する行為があったときは、その条件に対する違反を是正するために必要な措置をとるべきことを命ずることができる。〈法第72条の4第2項〉

**6** 承認に付された条件に違反したときは、製造販売の承認の取消事由に該当する。〈法第74条の2第3項第6号〉

＜後段＞

**7** 「厚生労働省令で定める医薬品」は、その承認の際、厚生労働大臣が再審査の指示をした医薬品である。〈則第60条の準用〉

**8** 「当該資料」は、GLP、GCP及びGPSPに定めるもののほか、次に掲げるところにより、収集され、かつ、作成されたものでなければならない。〈則第45条の7〉

① 当該資料は、これを作成することを目的として行われた調査又は試験において得られた結果に基づき正確に作成されたものであること

② ①の調査又は試験において、申請に係る医薬品についてその申請に係る品質、有効性又は安全性を有することを疑わせる調査結果、試験成績等が得られた場合には、当該調査結果、試験成績等についても検討及び評価が行われ、その結果が当該資料に記載されていること

③ 当該資料の根拠になった資料は、再審査の終了の日まで保存されていること。ただし、資料の性質上その保存が著しく困難であると認められるものにあっては、この限りでない。

■第14条第13項■

> 厚生労働大臣は、前項前段に規定する医薬品の使用の成績に関する資料その他の資料の提出があつたときは、当該資料に基づき、同項前段に規定する調査(当該医薬品が同項後段の厚生労働省令で定める医薬品であるときは、当該資料が同項後段の規定に適合するかどうかについての書面による調査又は実地の調査及び同項前段に規定する調査)を行うものとし、当該調査の結果を踏まえ、同項前段の規定により付した条件を変更し、又は当該承認を受けた者に対して、当該医薬品の使用の成績に関する調査及び適正な使用の確保のために必要な措置の再度の実施を命ずることができる。

趣旨

本規定は、厚生労働大臣は、承認条件に係る資料の提出があったときは、その資料に基づいて品質、有効性及び安全性に関する調査を行うものとし、その調査の結果を踏まえて、①承認条件を変更すること、②承認を受けた者に対して使用成績調査及び必要な措置の再度の実施を命ずることができる旨を定めたものである。

第4章　医薬品等の製造販売業及び製造業(第12条—第23条)

**解説**

1　本規定は、令和元年の法改正により、条件付き早期承認制度(法第14条第5項)が新しく設けられたことに伴って新設されたものである。
2　厚生労働大臣が本規定の調査のため必要と認めて当該医薬品の見本品その他の資料の提出を求めたときは、条件付き早期承認を受けた者は、当該資料を厚生労働大臣に提出しなければならない。〈則第45条の4第2項〉
3　本規定による命令に違反した者は、1年以下の懲役もしくは100万円以下の罰金に処し、又はこれを併科する。〈法第86条第1項第3号〉
　また、いわゆる両罰規定の対象となっており、この行為者を使用する法人又は人には100万円以下の罰金刑が科される。〈法第90条第2号〉

■第14条第14項■

　第十二項の規定により条件を付した第一項の承認を受けた者、第十二項後段に規定する資料の収集若しくは作成の委託を受けた者又はこれらの役員若しくは職員は、正当な理由なく、当該資料の収集又は作成に関しその職務上知り得た人の秘密を漏らしてはならない。これらの者であつた者についても、同様とする。

**趣旨**

　本規定は、①条件付き早期承認を受けた者、②承認条件に基づく資料の収集・作成の委託を受けた者に対し、秘密保持義務を課したものである。

**解説**

1　本規定は、令和元年の法改正により、条件付き早期承認制度(法第14条第5項)が新しく設けられたことに伴って新設されたものである。
2　国家公務員たる者に秘密漏えいの行為があった場合は、「職員は、職務上知ることのできた秘密を漏らしてはならない。その職を退いた後といえども同様とする(国家公務員法第100条第1項)」により処罰される。また、地方公務員たる者に秘密漏えいの行為があった場合は、「職員は、職務上知り得た秘密を漏らしてはならない。その職を退いた後も、また、同様とする(地方公務員法第34条第1項)」により処罰されることになる。〈S32/9/18発衛第413号〉
　条件付き早期承認に係る資料の収集・作成の業務に従事する者は、その職務を果たす上で秘密を知り得ることが多いものの、公務員にあたらないため、秘密保持の観点から本規定が設けられている。
3　「これらの役員若しくは職員」とあるように、守秘義務の対象者が法人又は団体である場合は、その役員又は職員に対しても守秘義務が課せられている。
4　「秘密」とは、公に知られていない事実であって、実質的に保護する対象として値するものをいう。具体的にどの情報が秘密に該当するものであるかは、行政が指定するこ

とにより決められるものではなく、裁判所が個々に判断することになる。
　　なお、当事者間の契約で任意に決めることのできる秘密情報は、本規定の「秘密」には該当しないが、当該契約により保秘される。
5　「これらの者であつた者」とあるように、現職にある者だけでなく、過去に当該業務に従事していた者であっても、守秘義務の対象となる。
6　本規定に違反した者は、6月以下の懲役又は30万円以下の罰金に処する。〈法第86条の3第1項第1号〉
　　また、いわゆる両罰規定の対象となっており、この行為者を使用する法人又は人には30万円以下の罰金刑が科される。〈法第90条第2号〉
　　なお、この罪は、告訴がなければ公訴を提起することができない。〈法第86条の3第2項〉

■第14条第15項■

> 第一項の承認を受けた者は、当該品目について承認された事項の一部を変更しようとするとき(当該変更が厚生労働省令で定める軽微な変更であるときを除く。)は、その変更について厚生労働大臣の承認を受けなければならない。この場合においては、第二項から第七項まで及び第十項から前項までの規定を準用する。

### 趣　旨

　本規定は、製造販売の承認を受けた者に対し、承認事項の一部を変更(一変)しようとするときは、一変承認を受けることを義務づけたものである。なお、一変承認については、承認に係る規定を準用して適用することとしている。

### 解　説

1　「承認された事項の一部を変更」とあるが、これは、その変更によって品目の同一性が失われない程度でなければならない。もし、別の品目とみなされるものとなる場合には新規の承認を受ける必要がある。なお、品目の同一性が失われるかどうかは総合的に判断されるべきものであるが、概ね次に掲げるところによる。〈S55/4/10 薬発第483号〉
　①　販売名、有効成分(化粧品にあっては厚生労働大臣の指定する成分)もしくはその分量又は剤形の変更については、新規の承認申請によること
　②　有効成分以外の成分もしくは分量、用法、用量、効能、効果又は規格及び試験方法等の変更については、一変の承認申請によること
2　「厚生労働省令で定める軽微な変更」は、次に掲げる変更以外のものである。〈則第47条〉
　①　当該品目の本質、特性及び安全性に影響を与える製造方法等の変更
　②　病原因子の不活化又は除去方法に関する変更
　③　用法もしくは用量又は効能もしくは効果に関する追加、変更又は削除
　④　①から③までに掲げる変更のほか、製品の品質、有効性及び安全性に影響を与えるおそれのあるもの

第4章　医薬品等の製造販売業及び製造業(第12条—第23条)

⇒　上記の"軽微な変更でない変更"として、従前、「規格及び試験方法に掲げる事項の削除及び規格の変更」が掲げられていたが、令和3年の省令改正より削除された。これについて、次のように示されている。〈R3/7/30 薬生薬審発0730第6号〉

① 規格及び試験方法欄に記載された事項の変更は、すべて適切な変更管理が求められるものであり、一変承認申請、変更計画(法第14条の7の2)に従った変更の届出あるいは軽微変更届出の対象となる。

　　一変承認申請対象とされる事項及び変更計画に従った変更事項以外の変更については、製品の品質、有効性及び安全性に影響を与えるおそれがない場合には、軽微変更届出の対象とする。

　　製品の品質、有効性及び安全性に影響を与えるおそれがあるものについては、従来どおり、一変承認申請の対象、又は変更計画に従った変更の届出の対象である。

　　なお、品質管理に係る試験の試験条件等の変更は、製品品質の低下を検出できなくなるおそれがある等、品質に影響し得る。規格及び試験方法欄の記載事項の変更については、一変承認申請、変更計画に従った変更の届出又は軽微変更届出のいずれの変更においても、分析法バリデーション等の分析性能評価、変更管理等が適切に行われていることが前提となる。

② 承認申請(一変承認申請を含む)する品目の製造販売承認申請書の規格及び試験方法欄の記載方法は、従前の例によるほか、以下のとおりとする。

　㈠ 承認申請書の規格及び試験方法欄の記載にあたっては、あらかじめ変更時における一変承認申請の対象事項と軽微変更届出の対象事項とを申請者自らが区別し、設定しておくこと

　㈡ 規格及び試験方法欄のうち試験方法については、当該変更が分析性能に影響を及ぼさないと判断できる場合に限り、軽微変更届出対象事項として、" "内に記載すること。なお、当面の間は、別途示す範囲を対象とすることとし、その他の事例については今後も議論し提示する予定である。

　　　※「" "」とは、軽微変更届出対象事項であることを示す記号のこと

③ 承認申請上の取扱い

　㈠ 規格及び試験方法欄に軽微変更届出対象事項を提案する場合には、承認申請又は一変承認申請により審査を受けること

　㈡ 軽微変更届出対象事項とされている箇所については、「新医薬品の総審査期間短縮に向けた申請に係るCTDのフォーマットについて(平成23年1月17日事務連絡)」の別添「CTDにおける標準的なフォーマットについて」の2. 品質に関する記載方法に規定する「承認申請書上の製造方法欄における目標値／設定値等に関する一覧表」を参考に、承認申請書上の記載、製造所(試験室)において使用される試験手順書等の規定、立証された許容範囲、及び承認申請書上での設定理由・根拠を一覧表の形で示すこと

　㈢ 軽微変更届出対象事項であっても、変更に際しては、当該変更が分析性能に影響しないことを示す合理的な根拠(例：試験法開発時の検討結果、変更後の分析性能の同

等性確認、分析法バリデーション)が必要であり、当局の求めに応じて資料を提出できるよう適切に保管しておくこと

　　㈣　軽微変更届出にあたっては、一変承認申請の場合と同様、変更内容を明らかにするための新旧対照表を参考資料として添付した上で、申請者は適切な分析法バリデーション等の分析性能評価、変更管理を実施した旨の宣誓書を提出すること

**3**　特例承認の一変を申請しようとするときは、その用途に関し、外国において販売等が認められている医薬品であることを明らかにする書類その他必要な書類を申請書に添えなければならない。〈則第 46 条第 2 項〉

**4**　本規定に違反して製造販売をされた医薬品、医薬部外品又は化粧品は、販売し、授与し、又は販売・授与の目的で貯蔵し、陳列してはならない。〈法第 55 条第 2 項、第 60 条、第 62 条〉

**5**　本規定の一変承認を受けた医薬品、医薬部外品又は化粧品であって、その成分もしくは分量又は性状もしくは品質がその一変承認の内容と異なるものは、販売し、授与し、又は販売・授与の目的で製造し、輸入し、貯蔵し、陳列してはならない。〈法第 56 条第 3 号、第 60 条、第 62 条〉

**6**　本規定に違反した者は、3 年以下の懲役もしくは 300 万円以下の罰金に処し、又はこれを併科する。〈法第 84 条第 3 号〉

　　また、いわゆる両罰規定の対象となっており、この行為者を使用する法人又は人も罰せられる。法人については 1 億円以下、人については 300 万円以下の罰金刑が科される。〈法第 90 条第 1 号〉

**＜後段＞**

**7**　医薬品、医薬部外品又は化粧品の一変承認を受けようとする者は GMP 調査を受けなければならないが(法第 14 条第 7 項の準用)、特例として、当該変更が当該品目の製造管理又は品質管理の方法に影響を与えないもの(厚生労働省令で定めるものに限る)であるときは、適用されない。〈令第 25 条第 1 項〉

　⇒　上記の「厚生労働省令で定めるもの」は、当該品目の用法、用量、効能又は効果に関する追加、変更又は削除その他の当該品目の製造管理又は品質管理の方法に影響を与えない変更である。〈則第 53 条〉

第4章　医薬品等の製造販売業及び製造業(第12条―第23条)

■第14条第16項■

> 第一項の承認を受けた者は、前項の厚生労働省令で定める軽微な変更について、厚生労働省令で定めるところにより、厚生労働大臣にその旨を届け出なければならない。

**趣旨**

本規定は、製造販売の承認を受けた者に対し、承認事項の軽微な変更について厚生労働大臣に届出することを義務づけたものである。

**解説**

1　軽微な変更の届出は、軽微な変更をした後30日以内に行わなければならない。〈則第48条第2項〉
2　本規定に違反した者は、50万円以下の罰金に処する。〈法第87条第2号〉
　また、いわゆる両罰規定の対象となっており、この行為者を使用する法人又は人には50万円以下の罰金刑が科される。〈法第90条第2号〉


■第14条第17項■

> 第一項及び第十五項の承認の申請(政令で定めるものを除く。)は、機構を経由して行うものとする。

**趣旨**

本規定は、製造販売の承認及び一変承認の申請は、機構を経由して行う旨を定めたものである。

**解説**

1　「政令で定めるもの」は、次に掲げる承認の申請である。〈令第26条〉
① 薬局製造販売医薬品
② 以下の医薬品及び医薬部外品(令第80条第2項第5号)
　㈠ 製造販売の承認権限に属する事務のうち、風邪薬、健胃消化薬、駆虫薬その他の厚生労働大臣の指定する種類に属する医薬品であって、その有効成分の種類、配合割合及び分量、用法及び用量、効能及び効果その他その品質、有効性及び安全性に係る事項につき当該厚生労働大臣の指定する種類ごとに厚生労働大臣の定める範囲内のもの(注射剤であるものを除く)(昭和45年厚生省告示第366号)
　㈡ 厚生労働大臣の指定する医薬部外品に係るもの
③ 動物専用の医薬品及び医薬部外品
⇒　上記②㈡の「厚生労働大臣の指定する医薬部外品」は、次に掲げるものである。〈H6/6/2厚生省告示第194号〉

① 清浄綿(乳児の皮膚もしくは口腔、授乳時の乳首もしくは乳房又は目、性器もしくは肛門の清浄又は清拭に用いることを目的として製造された綿類)
② 生理処理用品(経血を吸収処理することを目的として製造された綿類(紙綿類を含む))
③ 染毛剤(頭髪の染毛、脱染又は脱色を目的として製造された外用剤(頭髪を単に物理的に染色するものを除く))
④ パーマネント・ウェーブ用剤(毛髪にウェーブを持たせ、保つこと又は毛髪のくせ毛、ちぢれ毛もしくはウェーブ毛髪を伸ばし、保つことを目的として製造された頭髪用の外用剤)
⑤ 薬用歯みがき類(ブラッシングにより歯を磨くこと又は洗口することを目的として製造された口腔用の外用剤)
⑥ 健胃清涼剤(胃の不快感の改善を目的として製造された内用剤であって、カプセル剤、顆粒剤、丸剤、散剤、舐剤、錠剤又は内用液剤の剤形のもの(生薬のみからなる製剤を除く))
⑦ ビタミン剤(肉体疲労時、中高年期等のビタミンの補給に用いることを目的として、一種以上のビタミンを主体とし製造された内用剤であって、カプセル剤、顆粒剤、丸剤、散剤、舐剤、錠剤、ゼリー状ドロップ剤又は経口液剤の剤形のもの)
　　※「ゼリー状ドロップ剤」とは、有効成分にペクチン、白糖などを加え、ゼリー状の一定の形状に製したもので、口中でそしゃくして用いる製剤のこと
⑧ あせも・ただれ用剤(あせも・ただれの改善を目的として製造された外用剤であって、外用液剤又は軟膏剤の剤形のもの)
⑨ うおのめ・たこ用剤(うおのめ・たこの改善を目的として製造された絆創膏の剤形のもの)
⑩ かさつき・あれ用剤(手足のかさつき又はあれの改善を目的として製造された外用剤であって、軟膏剤の剤形のもの)
⑪ カルシウム剤(妊娠授乳期、発育期又は中高年期におけるカルシウムの補給に用いることを目的として、一種以上のカルシウムを主体とし製造された内用剤であって、カプセル剤、顆粒剤、散剤、錠剤又は内用液剤の剤形のもの)
⑫ 喉清涼剤(喉の不快感の改善を目的として製造された内用剤であって、トローチ剤又はドロップ剤の剤形のもの)
⑬ ビタミン含有保健剤(滋養強壮、虚弱体質等の改善及び肉体疲労等の場合における栄養補給に用いることを目的として、一種以上のビタミンを主体とし製造された内用剤であって、カプセル剤、顆粒剤、丸剤、散剤、錠剤、ゼリー状ドロップ剤又は経口液剤の剤形のもの)
⑭ ひび・あかぎれ用剤(ひび、あかぎれ等の改善を目的として製造された外用剤であって、軟膏剤の剤形のもの)
⑮ 浴用剤(浴槽中に投入して用いられる外用剤)

## 第十四条の二（基準確認証の交付等）

（令元法六三・追加）

■第14条の2第1項■

　第十三条第一項の許可を受けようとする者若しくは同項の許可を受けた者、第十三条の三第一項の認定を受けようとする者若しくは同項の認定を受けた者又は第十三条の二の二第一項若しくは第十三条の三の二第一項の登録を受けようとする者若しくは第十三条の二の二第一項若しくは第十三条の三の二第一項の登録を受けた者は、その製造に係る医薬品、医薬部外品又は化粧品が前条第七項に規定する政令で定めるものであるときは、厚生労働省令で定めるところにより、当該許可、認定又は登録に係る製造所における当該医薬品、医薬部外品又は化粧品の製造管理又は品質管理の方法が同条第二項第四号に規定する厚生労働省令で定める基準に適合しているかどうかについて、厚生労働大臣に対し、医薬品、医薬部外品又は化粧品の製造工程の区分ごとに、その確認を求めることができる。

**趣旨**

　本規定は、①製造業の許可を受けようとする者又は許可を受けた者、②外国製造業者の認定を受けようとする者又は認定を受けた者、③保管のみを行う製造所の登録を受けようとする者又は登録を受けた者は、その製造所における当該医薬品、医薬部外品又は化粧品の製造管理又は品質管理の方法がGMPに適合しているかどうかについて、製造工程の区分ごとに、厚生労働大臣に確認を求めることができる旨を定めたものである。

**解説**

1　本条は、令和元年の法改正により、基準確認証の交付制度(法第14条第8項)が新しく設けられたことに伴って新設されたものである。
2　「第十三条第一項の許可を受けようとする者(略)」とあるように、GMP区分調査は、承認取得者ではなく、製造業者の申請に基づき行われる。
3　「製造工程の区分ごとに」とあるように、GMP区分調査は、品目単位ではなく、製造所単位で行われる。

■第14条の2第2項■

　厚生労働大臣は、前項の確認を求められたときは、書面による調査又は実地の調査を行うものとする。

**趣旨**

　本規定は、厚生労働大臣は、製造管理又は品質管理の方法の基準適合性の確認を求められたときは、GMP区分調査を行うものとする旨を定めたものである。

### 解説

1. 「書面による調査又は実地の調査」とは、製造所の製造管理又は品質管理の方法がGMPに適合しているかどうかについて、製造所ごとに、承認後定期的に行われる調査のこと。GMP区分調査と呼ばれる。
2. GMP区分調査の申請書には、次に掲げる書類を添えなければならない。〈則第53条の2第2項〉
   ① 当該調査に係る品目の製造管理及び品質管理に関する資料
   ② 当該調査に係る製造業者及び製造所における製造管理及び品質管理に関する資料
3. GMP区分調査実施者と製造販売業許可権者(又は承認権者)が異なる場合、当該調査実施者は、GMP区分調査を行ったときは、遅滞なく、その結果を機構を経由して製造販売業許可権者(又は承認権者)に通知しなければならない。〈令第26条の2〉

■第14条の2第3項■

> 厚生労働大臣は、前項の規定による調査の結果、その製造所における製造管理又は品質管理の方法が前条第二項第四号に規定する厚生労働省令で定める基準に適合していると認めるときは、その製造所について当該基準に適合していることが確認されたことを証するものとして、厚生労働省令で定めるところにより、第一項に規定する医薬品、医薬部外品又は化粧品の製造工程の区分ごとに、基準確認証を交付する。

### 趣旨

本規定は、厚生労働大臣は、GMP区分調査の結果、その製造所における製造管理又は品質管理の方法がGMPに適合していると認めるときは、製造工程の区分ごとに、基準確認証を交付する旨を定めたものである。

### 解説

1. 製造販売の承認を受けた者は、当該承認に係る医薬品等の製造業者に対し、GMP区分調査に関し報告又は資料の提出を求めることができる。当該報告等を求められた者は、遅滞なく、これを報告し、又は提出しなければならない。〈則第53条の4〉
2. 厚生労働大臣は台帳を備え、次に掲げる事項を記載する。〈令第26条の6第1項、則第53条の8〉
   ① 調査結果及び調査結果通知年月日
   ② 製造所の名称及び所在地
   ③ 製造業者又は外国製造業者の氏名及び住所
   ④ ③の製造業者が受けている製造業の許可番号及び許可年月日、外国製造業者の認定番号及び認定年月日又は保管のみを行う製造所の登録番号及び登録年月日
   ⑤ 製造工程の区分(法第14条第8項)
   ⑥ 調査を行った区分に係る品目及び製造販売業者の数

⑦ 基準確認証を交付した場合にあっては、その番号

■第14条の2第4項■

　前項の基準確認証の有効期間は、当該基準確認証の交付の日から起算して政令で定める期間とする。

**趣旨**

　本規定は、基準確認証の有効期間を定めたものである。

**解説**

1　「政令で定める期間」は、3年である。〈令第26条の3〉

■第14条の2第5項■

　第三項の規定により基準確認証の交付を受けた製造業者が、次の各号のいずれかに該当することとなつた場合には、速やかに、当該基準確認証を厚生労働大臣に返還しなければならない。
一　当該基準確認証に係る第一項に規定する医薬品、医薬部外品又は化粧品の製造工程について、製造管理若しくは品質管理の方法が前条第二項第四号に規定する厚生労働省令で定める基準に適合せず、又はその製造管理若しくは品質管理の方法によつて医薬品、医薬部外品若しくは化粧品が第五十六条(第六十条及び第六十二条において準用する場合を含む。次号において同じ。)に規定する医薬品、医薬部外品若しくは化粧品若しくは第六十八条の二十に規定する生物由来製品に該当するようになるおそれがあることを理由として、第七十二条第二項の命令を受けた場合
二　当該基準確認証を受けた製造所について、その構造設備が、第十三条第五項の規定に基づく厚生労働省令で定める基準に適合せず、又はその構造設備によつて医薬品、医薬部外品若しくは化粧品が第五十六条に規定する医薬品、医薬部外品若しくは化粧品若しくは第六十八条の二十に規定する生物由来製品に該当するようになるおそれがあることを理由として、第七十二条第三項の命令を受けた場合

**趣旨**

　本規定は、基準確認証の返還要件について定めたものである。

**解説**

<第1号>

1　本号は、当該基準確認証に係る医薬品等の製造工程について、製造管理・品質管理の方法が基準に適合せず、又はその製造管理・品質管理の方法によって不良製品に該当す

るようになるおそれがあることを理由として、その製造管理・品質管理の方法の改善命令、又はその改善を行うまでの間の業務の停止命令を受けた場合を、基準確認証の返還の要件としたものである。

<第2号>

**2** 本号は、当該基準確認証を受けた製造所について、その構造設備が基準に適合せず、又はその構造設備によって不良製品に該当するようになるおそれがあることを理由として、その構造設備の改善命令、又はその改善を行うまでの間の当該施設の使用禁止命令を受けた場合を、基準確認証の返還の要件としたものである。

## 第十四条の二の二(緊急承認)

(令四法四七・追加、令五法三六・一部改正)

■第14条の2の2第1項■

> 第十四条の承認の申請者が製造販売をしようとする物が、次の各号のいずれにも該当する医薬品として政令で定めるものである場合には、厚生労働大臣は、同条第二項(第三号ハに係る部分を除く。)、第六項、第七項及び第十一項の規定にかかわらず、薬事審議会の意見を聴いて、その適正な使用の確保のために必要な条件及び二年を超えない範囲内の期限を付してその品目に係る同条の承認を与えることができる。
> 一 国民の生命及び健康に重大な影響を与えるおそれがある疾病のまん延その他の健康被害の拡大を防止するため緊急に使用されることが必要な医薬品であり、かつ、当該医薬品の使用以外に適当な方法がないこと。
> 二 申請に係る効能又は効果を有すると推定されるものであること。
> 三 申請に係る効能又は効果に比して著しく有害な作用を有することにより医薬品として使用価値がないと推定されるものでないこと。

### 趣旨

本規定は、承認申請に係る物が、①健康被害の拡大を防止するため緊急に必要な医薬品であり、かつ、当該医薬品の使用以外に適当な方法がないこと、②有効性が推定されること、③安全性が確認されていること、のいずれにも該当する場合には、厚生労働大臣は、緊急承認を与えることができる旨を定めたものである。

### 解説

**1** 感染症をはじめ、国民の生命及び健康に重大な影響を与えるおそれがある疾病のまん延といった保健衛生上の緊急時においては、健康被害の拡大を防止するために必要な新たな医薬品を速やかに承認し、流通させることが求められる。

そこで、医薬品の安全性が確認でき、かつ、その有効性が推定されたときに、条件や期限を付した上で薬事承認を迅速に与えることができる緊急承認制度を整備するため、令和4年の法改正により本条が新設された。

第 4 章　医薬品等の製造販売業及び製造業(第 12 条—第 23 条)

**2**　緊急時の薬事承認の仕組みについて、次のように整理することができる。
① 感染症に対する危機管理強化の観点からは、ワクチンや治療薬をはじめとする医薬品等を速やかに医療の現場に提供できるようにすることが不可欠といえる。

　令和 2 年の初頭より始まった新型コロナウイルス感染症拡大防止のため、有効なワクチンや治療薬については、既存の特例承認制度等を活用して、早期の薬事承認に向けた取り組みがなされていたが、更なる薬事承認の早期化を実現すべく、緊急時における薬事承認のあり方について議論が高まることになった。

　「ワクチン開発・生産体制強化戦略(令和 3 年 6 月 1 日閣議決定)」、「経済財政運営と改革の基本方針 2021(令和 3 年 6 月 18 日閣議決定)」、「成長戦略フォローアップ(令和 3 年 6 月 18 日閣議決定)」においては、米国の EUA 制度等を参考にした緊急時の薬事承認のあり方が検討され、令和 3 年のうちに方向性について結論を得ることとされた。

　また、第 207 回国会では、岸田総理の所信表明演説において、「国が主導して感染症危機に対応できるよう、国と地方の連携強化を行うとともに、緊急時に、安全性の確認を前提としつつ、迅速な薬事承認ができるように法整備を行います」との表明がなされた。

　※「EUA」は、Emergency Use Authorization の略。緊急事態使用許可と呼ばれる。米国では、新型コロナウイルスワクチンに関し、緊急事態であると宣言した上で、大規模な検証的臨床試験結果を踏まえて EUA を発出した。新型コロナウイルスワクチンの治療薬や検査薬についても EUA を発出している。

② さて、薬機法では、「医薬品等の製造販売をしようとする者は、厚生労働大臣の承認を受けなければならない」としている。この承認の申請にあたっては、申請書に臨床試験の試験成績に関する資料等を添付しなければならず、その臨床試験の内容として、以下の実施を求めている。
　㈠ 少数の患者を対象として医薬品等の用法・用量等を検討する臨床試験
　㈡ 多数の患者を対象として、㈠の結果を踏まえて設定した用法・用量等における有効性及び安全性を検証する臨床試験
　　※ ㈡の臨床試験を、検証的臨床試験という。

③ 製造販売の承認にあたって、厚生労働大臣は、申請された医薬品等が、以下のいずれにも該当しないことを審査し、その有効性及び安全性を確認することになる。申請された医薬品等の有効性の確認は、㈠に該当しないことにより行われ、安全性の確認については、㈡に該当しないことにより行われることになる。
　㈠ 効能又は効果を有すると認められない
　㈡ 効能又は効果に比して著しく有害な作用を有することにより、使用価値がないと認められるとき

④ 感染症の拡大時といった緊急時には、新たな治療薬やワクチン等を速やかに承認した上で流通させ、健康被害の拡大を防止することが求められるが、この場合、次のような課題がある。
　㈠ 医薬品等の有効性及び安全性に関する十分なエビデンスを蓄積するための検証的

臨床試験を実施する猶予がない場合があること
　㈡　少数の患者を対象とした臨床試験のみでは、医薬品等の有効性の「確認」の判断ができず、その有効性が「推定」されるにとどまる場合があり、緊急時の健康被害の拡大防止の観点から、有効性が推定された段階で薬事承認を行うことが必要な場合が存在すること
　㈢　承認審査の迅速化や速やかな市場流通のための特例措置が必要となること
⑤　④に掲げる課題に対し、従前の薬事制度は、以下のようなものであった。
　㈠　有効性の推定の段階で行う薬事承認制度の不存在
　　　感染症拡大時等の緊急時は、医薬品等の有効性及び安全性に関する十分なエビデンスを蓄積するための検証的臨床試験を実施する猶予がないが、海外の薬事制度では、平時と同水準で安全性を確認する一方、有効性についてはこれが推定された段階で販売等を許可する緊急時の薬事制度が存在する。
　　　一方、我が国の薬事制度では、通常の承認(法第14条第1項等)のほか、速やかな薬事承認を可能とする制度として特例承認(法第14条の3等)と条件付き早期承認(法第14条第12項等)があるが、いずれにおいても医薬品等の有効性及び安全性を確認することが必要となっており、感染症拡大時等の緊急時において、有効性が推定された段階で薬事承認を行う制度は存在しない。
　㈡　特例承認制度の限界
　　　特例承認は、我が国の薬事制度と同等の水準の制度を有する外国において販売等が認められている医薬品等を対象としているため、国内企業が世界に先駆けて開発し、国内で承認申請する場合に適用することができない。
　　　また、海外の平時の薬事承認プロセスで承認された医薬品等であることを前提としたものであるため、我が国の薬事承認制度の運用の基準に照らし、有効性及び安全性が確認されることを特例承認の要件として運用している。
　　　そのため、例えば、日本人の治験データが不十分な場合には、有効性を検証するため国内治験の追加実施が求められることになり、その結果、欧米と比較して数カ月程度の承認の遅れを解消することはできない。
　㈢　条件付き早期承認制度の限界
　　　条件付き早期承認は、少数の患者を対象とした臨床試験のみによる承認申請を可能としているが、希少疾病用医薬品(いわゆるオーファンドラッグ)等を念頭において制度設計したものであって、緊急時対応を主な適用場面としたものではない。
　　　そのため、通常の薬事承認と同様に、有効性及び安全性の確認が必要となる。
　　　なお、承認審査の迅速化につながる各種調査(例：資料の信頼性調査)の特例、速やかな市場出荷につながる国家検定の特例といった措置は適用されない。
⑥　そこで、緊急時に機動的に薬事承認を行うことを可能とする以下の仕組みを新たに整備することになった。
　㈠　発動の要件は、国民の生命及び健康に重大な影響を与えるおそれがある疾病のまん延その他の健康被害の拡大を防止するために緊急に使用されることが必要な医薬

# 第4章 医薬品等の製造販売業及び製造業(第12条―第23条)

　　　　品等について、他に代替手段がない場合とすること
　　㈡　承認の基準として、申請のあった医薬品等の有効性が推定され、かつ、安全性が確認されたときに、承認を与えることができること
　　㈢　当該承認にあたっては、当該医薬品等の適正な使用の確保のために必要な条件及び期限を付すこと
　　㈣　特例承認を受けて製造販売がなされる医薬品等の場合と同様に、国家検定や容器包装等の規定の適用について、政令で一部適用除外その他必要な特例を定めることができること
　　㈤　医薬品に加えて、医療機器、体外診断用医療機器及び再生医療等製品についても同様の制度を措置すること
3　緊急承認制度の概要について、次のように整理することができる。
　①　緊急承認の対象物は、医薬品、医療機器及び再生医療等製品とすること
　②　緊急承認の要件は、国民の生命及び健康に重大な影響を与えるおそれがある疾病のまん延その他の健康被害の拡大を防止するため緊急に使用されることが必要な医薬品等であり、かつ、当該医薬品等の使用以外に適当な方法がないこと
　③　緊急性の喪失といった状況の変化があれば、緊急承認に付された期限前であっても当該承認事項の変更や当該承認の取消し等ができること
　④　緊急承認の基準
　　㈠　入手可能な臨床試験の成績から有効性が推定できること
　　㈡　通常の薬事承認と同等の安全性の水準で確認すること
　　㈢　承認にあたっては、薬事審議会から意見を聴取しなければならないこと
　⑤　緊急承認の期限と条件
　　㈠　緊急承認の期限は、短期間としつつ、その期間内に改めて有効性等の確認を求めるとともに、必要に応じて期間の延長を可能とすること
　　㈡　緊急承認には、有効性等のデータの収集といった必要な条件を付与し、有効性等が確認できなければ承認を取り消すこと
　⑥　市販後の安全対策
　　㈠　リスク管理計画等において、リスク最小化計画を設定すること
　　㈡　薬事審議会を高頻度に開催し、専門家の評価を踏まえつつ、安全対策を実施すること
　　㈢　個別事例の因果関係評価に基づく安全対策に加え、リアルワールドデータを活用するとともに、集積する事例を統計解析した上で、安全対策を実施すること
　⑦　通常の承認と同等の水準で安全性が確認されることを踏まえ、緊急承認を受けた医薬品等を医薬品副作用被害救済制度等の対象に含めること
　⑧　流通の迅速化を図るため、緊急承認では、GMP調査、国家検定、容器包装等に係る規定の適用を一部除外するものの、必要に応じて実施を求めること
　⑨　その他、必要な医薬品等が迅速に医療の現場に行き渡るよう、状況に応じて、緊急生産体制の整備や国主導の流通管理といった適切な対応を求めること
4　緊急承認制度の活用が想定される事例として、次のようなものが考えられる。

① 海外で大規模治験が実施されているものの、国内治験が未実施の予防薬
　　従前、人種差や地域差等がないことを確認するための国内治験が求められたため、迅速な製造販売が不可能であったが、緊急承認制度が整備されたことにより、海外の治験において顕著な有効性が示され、人種差や地域差の懸念があっても高い有効性があると推定できる場合(以下、例)には、薬事承認が可能となった。
　㈠ 日本以外の複数の国、人種において著しい有効性が確認され、日本人が使用した場合の有効性に特段の懸念材料が見出されない場合
　㈡ 抗体価の著しい上昇が確認でき、その水準の抗体価があれば、限られた知見ながら発症予防効果が期待できる場合
② 国内で小規模治験が実施されているものの、大規模な検証的治験が未実施の治療薬
　　従前、小規模治験で一定の有効性が示されても、大規模な検証的治験により有効性を確認するための治験が求められたため、迅速な製造販売が不可能であったが、緊急承認制度が整備されたことにより、小規模治験で一定の有効性が示され、高い有効性があると推定できる場合には、薬事承認が可能となった。

**5**　「第十四条の承認」とは、医薬品の通常承認(法第14条第1項)と一変承認(法第14条第15項)の両方を指している。
⇒　全く新規の医薬品のほか、既に承認を受けている医薬品の一変承認についても、緊急承認の対象となる。

**6**　医薬品のほか、医療機器、体外診断用医薬品及び再生医療等製品についても、緊急承認の対象となる。〈法第23条の2の6の2、第23条の26の2〉
⇒　医薬部外品と化粧品は、国民の生命及び健康に重大な影響を与えるおそれがある疾病の蔓延等に使用される性格のものではないため、緊急承認の対象になっていない。

**7**　医薬品の緊急承認にあたって省略できる規制は、次のとおりである。
　① 承認拒否の要件(法第14条第2項)
　② 品質、有効性及び安全性に関する調査(法第14条第6項前段)
　③ 信頼性調査(法第14条第6項後段)
　④ GMP調査(法第14条第7項)
　⑤ 薬事審議会の意見の聴取(法第14条第11項)
　　　※ 法第14条第11項による「薬事審議会の意見の聴取」は適用されないが、第14条の2の2第1項による「薬事審議会の意見の聴取」が適用される。

**8**　厚生労働大臣は、緊急承認を受けて製造販売しようとする医薬品について、次に掲げる資料を添付することができないと認めるときは、相当の期間その提出を猶予することができる。〈則第40条の2〉
　① 起原又は発見の経緯及び外国における使用状況等に関する資料
　② 安定性に関する資料
　③ 薬理作用に関する資料
　④ 吸収、分布、代謝及び排泄に関する資料
　⑤ 急性毒性、亜急性毒性、慢性毒性、遺伝毒性、催奇形性その他の毒性に関する資料

第 4 章　医薬品等の製造販売業及び製造業(第 12 条—第 23 条)

⑥ 添付文書等記載事項(法第52条第2項)又は注意事項等情報(法第68条の2第2項)に関する資料

9　「政令で定めるもの」は、新型コロナウイルス感染症に係る医薬品であって、有効性が推定されるものであること(法第14条の2の2第1項第2号)及び安全性が確認されるものであること(同項第3号)のいずれにも該当するものである。〈令第26条の7〉

※「新型コロナウイルス感染症」は、病原体がベータコロナウイルス属のコロナウイルス(令和2年1月に、中華人民共和国から世界保健機関に対して、人に伝染する能力を有することが新たに報告されたものに限る)であるものに限る。

10　「同条第二項(第三号ハに係る部分を除く。)、第六項、第七項及び第十一項の規定にかかわらず」とあるが、これは、緊急承認において適用除外となる規定を指している。これについて、次のように整理することができる。

① 法第14条第2項第1号及び第2号の適用除外

これは、緊急承認にあたっての製造販売業の許可及び製造業の取扱いについて定めたものである。

㈠ 新型コロナウイルス感染症においては、国内外を問わず、多くのベンチャー企業により医薬品の開発が行われた。こうした企業群の場合、承認申請の時点では、製造販売業の許可を受けていないといった場面が想定される。また、承認申請を行うベンチャー企業自らが製造所を所有していない、あるいは製造の委託先が決まっていない等の理由から、承認申請の時点では、申請に係る医薬品の製造所が確定していないという場面も想定され得る。

㈡ 製造販売業の許可及び製造業の許可を受けるためには、その申請から許可に至るまでに一定期間を要し、例えば、東京都の標準事務処理期間は、開庁日で35日(資料の不備、訂正に要した期間を除く)とされている。

平時の承認の場合と同様に、緊急時の承認においても製造販売業の許可及び製造業の許可等を有していることを承認の要件とした場合、速やかな薬事承認を妨げる原因となることを考慮し、緊急承認にあたっては、特例承認(法第14条の3等)と同様、製造販売業の許可及び製造業の許可を有していることを不要としている。

㈢ とはいえ、緊急承認を受けた医薬品であれば、製造販売業の許可を有していなくても製造販売してよいというわけではなく、製造業の許可等を有していない製造所で製造してよいというわけでもない。

緊急承認の申請時において製造販売業の許可及び製造業の許可等を有していないという場合には、当該医薬品の速やかな市場供給の妨げとならないよう、承認審査と並行して、これらの許可等の手続きを進め、緊急承認を受ける時点では、製造販売業の許可及び製造業の許可等を有する状態に至っていることが理想である。

② 法第14条第2項第3号イ及びロの適用除外

これは、緊急承認における有効性及び安全性の基準について定めたものである。

㈠ 有効性の基準に関し、通常の承認では法第14条第2項第3号イが適用されるが、緊急承認では当該規定の代わりに、法第14条の2の2第1項第2号が適用される。つまり、

緊急承認における有効性の基準は、「有効性の確認」ではなく、「有効性の推定」となる。
　㈡　安全性の基準に関し、通常の承認では法第14条第2項第3号ロが適用されるが、緊急承認では当該規定の代わりに、第14条の2の2第1項第3号が適用される。これらの条文表現は異なるものの、緊急承認の場合であっても安全性の基準は、「安全性の確認」で変わりはない。

③　法第14条第2項第3号ハの適用
　　これは、緊急承認における品質等の基準について定めたものである。
　㈠　「同条第二項(第三号ハに係る部分を除く。)」とあるように、緊急承認においても法第14条第2項第3号ハは、適用除外の対象に含まれていない。
　㈡　このため、品質の観点から医薬品として不適当な物は、緊急承認を受けることができない。

④　法第14条第6項後段の適用除外
　　これは、緊急承認にあたっての申請資料の信頼性調査の取扱いについて定めたものである。
　㈠　通常の薬事承認では、承認申請書に添付する資料が、信頼性の基準に従って収集・作成されたものであるかどうかについて厚生労働大臣による調査が行われるが、この信頼性調査の実施には一定の時間を要することから、緊急承認にあたって当該調査を実施する場合、当該申請に係る医薬品の審査及び市場出荷に遅れを生じる要因となり得る。
　㈡　そこで、緊急承認では、特例承認の場合と同様、信頼性調査の実施を免除しているが、この免除は、申請資料の信頼性の基準に従わずに資料を収集・作成できることを意味するものではない。法第14条第3項後段の規定が適用されるため、緊急承認の申請資料であっても、申請資料の信頼性の基準に従って収集・作成されなければならない。

⑤　法第14条第6項前段の適用除外
　　これは、緊急承認にあたっての品質、有効性及び安全性に関する調査の取扱いについて定めたものである。
　㈠　通常の薬事承認では法第14条第2項第3号のすべてが適用されるため、申請に係る医薬品の品質、有効性及び安全性に関する調査が実施されるが、特例承認では法第14条第2項第3号のすべてが適用除外となることから、その審査のための品質、有効性及び安全性に関する調査についても除外されている。
　㈡　さて、緊急承認においては、法第14条第2項第3号のうちハ(品質等の基準)のみが適用されるが、速やかな薬事承認を妨げる原因となる可能性があるため、その審査のための品質、有効性及び安全性に関する調査の実施を免除している。

⑥　法第14条第7項の適用除外
　　これは、緊急承認にあたっての製造管理及び品質管理の方法に係る調査の取扱いについて定めたものである。

(一) 通常の薬事承認では、申請に係る医薬品の製造所における製造管理又は品質管理の方法が基準に適合しているかどうかについて、製造管理及び品質管理の方法に係る調査が行われるが、このGMP調査の実施には一定の時間を要することから、緊急承認にあたって当該調査を実施する場合、当該申請に係る医薬品の審査及び市場出荷に遅れを生じる要因となり得る。

　　緊急承認では、製造管理又は品質管理の方法の基準の適合性に関する承認要件(法第14条第2項第4号)の適用が除外されている。

(二) そこで、緊急承認にあたっては、特例承認の場合と同様、GMP調査の実施を免除している。

⑦ 法第14条第11項の適用除外

　　これは、緊急承認にあたっての薬事審議会への諮問の取扱いについて定めたものである。

(一) 通常の薬事承認では、申請に係る医薬品が既に承認を与えられている医薬品と明らかに異なるものであるときは、その承認について薬事審議会の意見を聴かなければならない(法第14条第11項)。

(二) 緊急承認では、いったん法第14条第11項の適用を除外した上で、あらためて第14条の2の2第1項において薬事審議会の意見を聴くことを義務づけている。

11 「薬事審議会」とあるが、これについて次のように整理することができる。

① 新有効成分含有医薬品や、明らかに異質の効能を追加しようとする新効能医薬品の場合、薬事審議会に諮問する必要があるが、医薬品等の販売名の変更、製造方法の変更、製造所の追加、規格・剤形の追加といった事項については諮問を要しないものとされている(平成13年11月23日薬事分科会確認(最近改正：令和3年4月1日))

② 緊急承認において、例えば、異質の効能の追加ではない販売名の変更の場合であっても、一律に薬事審議会への諮問を要するものとすることは、当該医薬品の流通を遅らせることにつながり、緊急時における薬事承認の迅速化という緊急承認制度の趣旨に照らして適当ではない。

③ また、特例承認においても、従前より「販売名の変更、製造方法の変更、製造所の追加、規格・剤形の追加といった事項は、薬事審議会への諮問を要しない」という考え方で制度運営が行われている。

④ そこで、緊急承認では、「販売名の変更、製造方法の変更、製造所の追加、規格・剤形の追加といった事項については諮問を要しない」という考え方に従って制度運営が行われている。

12 「その適正な使用の確保のために必要な条件」の遵守の確保について、次のように整理することができる。

① 緊急承認に付された条件に違反する行為があったときは、厚生労働大臣はその条件に対する違反を是正するために必要な措置をとるべきことを命ずることができる(法第72条の4第2項)。

② ①の措置命令に違反した者は、一年以下の懲役もしくは一〇〇万円以下の罰金に処

し、又はこれを併科する(法第86条第1項第21号)。

③ 緊急承認に付された条件に違反したときは、厚生労働大臣はその承認を取り消し、又はその承認を与えた事項の一部についてその変更を命ずることができる(法第74条の2第3項第6号)。

13　「二年」と算定した理由について、次のように整理することができる。

① 当該期限内に行わなければならない承認申請(法第14条の2の2第5項)のために必要な臨床試験の実施には、概ね1年が必要になると考えられる。

② また、①で行った臨床試験の結果のとりまとめには、概ね1年を要すると考えられる。

③ そこで、①及び②の期間を合算して、2年と算定している。

④ なお、①及び②の想定を超える場合を考慮して、1年以内の期限の延長を可能としている(法第14条の2の2第3項)。

14　緊急承認を受けた医薬品については、国家検定や容器包装等の一部適用除外といった必要な特例を政令で定めることができる。〈法第80条第8項〉

15　申請資料について、次のとおり示されている。〈R4/5/20 薬生薬審発0520第1号〉

① 緊急承認の申請までに提出が必要な資料

　次に掲げる資料は、承認申請までに提出しなければならない。これら以外の資料については、提出を猶予することができる。

　㈠ 製造方法並びに規格及び試験方法等に関する資料

　　製造方法並びに規格及び試験方法等に関する資料としては、製品の品質を確認するために最低限必要な資料を提出する必要がある。例えば、少なくとも出荷製品での具体的な製造方法、規格及び試験方法、出荷試験の成績、プロセスバリデーションに資する、出荷する製品の製造方法で収集された1ロット以上の品質管理に関するデータ、出荷するために必要な最低限の安定性試験の結果等が想定される。

　　具体的に必要な資料については、機構との間で合意に至る必要がある。

　㈡ 臨床試験等の試験成績に関する資料

　　臨床試験等の試験成績に関する資料としては、少なくとも安全性を確認し、有効性を推定するために必要な資料を全て提出する必要がある。

　　具体的に必要な資料については、機構との間で合意に至る必要がある。

　㈢ その他の資料

　　㈠及び㈡の資料に基づき、承認審査が完了するまでの間に、機構が評価可能なものとして機構との間で合意に至った資料、あるいは評価が必要なものとして機構が指示した資料については、提出しなければならない。

　㈣ ㈠から㈢までに掲げる資料のうち、承認申請時までに提出ができず、審査完了までの審査中に提出が可能なものについては、機構と合意した場合に限り、審査中の提出が認められる場合がある。

② 緊急承認後に提出が必要な資料

　㈠ 臨床試験等の試験成績に関する資料

　　臨床試験等の試験成績に関する資料については、承認申請までに、有効性を推定

## 第4章　医薬品等の製造販売業及び製造業（第12条—第23条）

するために必要な資料のみが提出され、有効性を確認するために必要な資料の全ては提出されていない場合がある。具体的には、探索的な臨床試験の結果のみが提出されている治療薬における検証的な臨床試験や、海外臨床試験のみが提出されているワクチンにおける日本人に対する臨床試験などが想定される。有効性を確認するために必要な資料であって緊急承認までに提出されていないものについては、承認後、提出可能となった時点において、提出しなければならない。

　ただし、医薬品が承認された後は、検証的な臨床試験は被験者の組み入れが困難となり実施可能性が低下する可能性があるため、緊急承認制度を利用しようとする製造販売業者は、可能な限り、承認審査と並行して検証的な臨床試験を実施し、承認時点以降における新たな被験者の組み入れが最小限となるような開発計画を行うよう努めなければならない。

　具体的には、例えば、第Ⅱ相試験と第Ⅲ相試験を連続的に実施する第Ⅱ／Ⅲ相試験といった試験デザインを採用し、第Ⅱ相試験から第Ⅲ相試験への移行をシームレスに行うことによって、第Ⅲ相試験の中間解析や第Ⅱ相試験の結果により緊急承認の申請を行おうとする場合であっても、それらの解析を行い、申請準備をし、承認審査が行われる間にも第Ⅲ相試験を並行して行い、実際に承認される段階では被験者の組み入れは完了し、又は概ね完了する段階に至っているよう努めるといったことが想定される。

　製造販売業者がこのような努力を行った上で、なお承認時点において検証的な臨床試験における被験者の組み入れが完了せず、承認後における検証的な臨床試験の完遂が困難であると合理的に考えられる場合等は、使用成績調査や患者レジストリなど、リアルワールドデータを活用して有効性の確認を行う方法を検討できる場合がある。

　なお、有効性の確認を行うために必要な資料については、機構との間で合意に至る必要がある。当該資料の提出時期は、承認条件において示されることとなる。

㈡　猶予資料

　臨床試験等の試験成績に関する資料以外の資料については、提出を猶予される場合がある。当該資料については、承認後、提出可能となった時点において、提出しなければならない。当該資料の提出時期は、承認条件において示されることとなる。㈠の提出時期と大きく異ならない場合は、同時期が定められる場合もある。

　なお、承認時点において提出されなかった資料のうち、特に品質に関係する資料については、承認後のコミットメントとして位置付けられることにより、猶予資料には該当しない場合もある。

　資料提出の枠組み、方法等については、機構と合意した内容に基づいて取り扱う。

＜第1号＞

16　本号は、緊急承認が適用される事態の条件を定めたものである。

17　「国民の生命及び健康に重大な影響を与えるおそれがある疾病のまん延その他の健康被害」として、例えば、感染症のアウトブレイク、バイオテロ、原子力事故による健康

被害が考えられる。

18 「当該医薬品の使用以外に適当な方法がないこと」、すなわち代替性に係る要件について、次のように示されている。〈R4/5/20薬生薬審発0520第1号〉

① 代替性に係る要件として、次に掲げるいずれかに該当する場合が想定される。

㈠ 承認されている医薬品等（実用化されている治療法を含む）がないこと
※ 対象患者の重症度や投与方法等も勘案して一部の患者集団において使用可能な医薬品がない場合を含む。

㈡ 承認されている医薬品等がある場合であっても、当該医薬品等のみでは治療法として十分ではなく、複数の治療選択肢が臨床的に必要とされていること
例えば、対象患者の重症度や投与方法等が同一であっても、作用機序が異なる場合には、既承認薬が効果不十分である患者に対する有効性が期待できる可能性があるため、臨床的に必要であると判断できる場合がある。また、作用機序が同一の場合であっても、禁忌等の設定の状況によっては投与可能な患者が異なる場合があるため、臨床的に必要であると判断できる場合がある。

㈢ 承認されている医薬品等がある場合であっても、当該医薬品等が安定供給の観点から十分ではないこと

㈣ 承認されている医薬品等がある場合であっても、当該医薬品等と比較して、極めて高い有用性又は安全性が見込まれること

② 代替性に係る要件は、個別の医薬品ごとに行われる。本要件への該当性を含め、緊急承認の可否については、機構における審査結果を踏まえ、薬事審議会における審議の結果に基づいて最終的に判断される。

19 緊急承認を受けた医薬品が本号の要件に該当しなくなったときは、緊急承認の取消事由に該当する。〈法第74条の2第3項第7号〉

＜第2号＞

20 本号は、「有効性の推定」を有効性に関する緊急承認の基準としたものである。

21 有効性の推定という緊急承認の基準と、予防接種における有効性の確認について、次のように整理することができる。

① 緊急承認では、申請に係る効能又は効果を有すると「推定」されることが有効性の基準となっている。

予防接種とは、疾病に対して免疫の効果を得させるため、疾病の予防に有効であることが「確認」されているワクチンを、人体に注射し、又は接種することをいう（予防接種法第2条第1項）。

それゆえ、有効性の推定がなされたとして緊急承認を受けたワクチンを、有効性の確認が求められるワクチンとして用いることができるかどうかが問題となる。

② 予防接種法上のワクチンの具体的な要件事実は明文化されておらず、薬機法上の承認を受けていることを要件としていない。

つまり、「疾病の予防に有効であることが確認されている」という予防接種法上のワクチンの要件は、具体的な特定がなされていない概念であることから、規範的要件

第4章　医薬品等の製造販売業及び製造業(第12条―第23条)

であるといえる。
　したがって、予防接種法上のワクチンに該当するかどうかは、評価を肯定する事実と、その評価を障害する事実とを総合的に考慮して判断される。
③　そのワクチンが薬機法上の承認を受けているかどうか、当該承認が緊急承認であるかどうかについては、予防接種法上のワクチンの該当性を判断するための評価根拠事実又は評価障害事実として考慮されることになる。
　こうした考慮を踏まえたうえで、緊急承認を受けたワクチンは、「疾病の予防に有効であることが確認されている」と取り扱うこととしている。

**22**　有効性の推定は、例えば、探索的な臨床試験成績等は入手できるが、緊急時に、有効性を十分なエビデンスをもって確認するための検証的臨床試験を完了させる時間的余裕がない場合でも、申請のあった医薬品に有効性がある可能性があるとすることが合理的であるだけの情報が収集された状態が該当すると考えられる。
　有効性が推定されるために必要となる臨床試験成績の具体的な内容は、モダリティや対象疾患など、対象とする医薬品の性質に応じて異なるため、基本的には個々の医薬品の性質に応じて判断されるが、少なくとも、感染症に用いる治療薬及びワクチンの場合は、次のとおりの考え方が適用できるものと考えられる。〈R4/5/20薬生薬審発0520第1号〉
①　治療薬の場合
　　探索的な臨床試験において、臨床的意義の認められた評価指標により、一定の有効性が示されている場合が想定される。この場合の探索的な臨床試験としては、原則として、いわゆる後期第Ⅱ相試験程度の臨床試験が該当するものと考えられる。
　　また、例えば、対象医薬品が抗体医薬品であって外来因子をターゲットとする場合などには、外国人における臨床試験成績から日本人における有効性・安全性を評価できる可能性があり、そのような場合には、有効性の推定に際し日本人成績は必要ではない場合もあり得る。
②　ワクチンの場合
　　通常、日本において検証的な臨床試験が実施されていない場合には、海外で実施された検証的な臨床試験に加えて、地域差・人種差を考慮し、少なくとも、日本国内において実施された日本人を対象とする臨床試験成績が必要であるとされている。
　　緊急承認制度においてワクチンの有効性を推定するに際しては、海外において実施された検証的な大規模臨床試験で顕著な成績が得られている場合には、日本国内における日本人対象の臨床試験成績は必要ではない場合がある。
　　また、有効性の評価にあたり、新たな疾病に対するワクチンを最初に開発する際など、代替指標の臨床的意義が明らかでない場合には、発症予防効果を評価指標とした検証的な臨床試験の実施が原則と考えられ、例えば中和抗体価を評価指標とする臨床試験の結果に基づいて承認するといったことは想定されない。ただし、検証的な臨床試験の中間解析等の段階で有効性を推定できる場合は想定される。なお、技術革新や医学の進歩、新たな疾病に対する理解の深化等に伴い、疾患の特性やワクチンの特性に応じて発症予防効果に代わる指標に基づく評価が可能となる場合には、それが否定

されるものではない。

23 有効性の推定の評価の対象となる臨床試験は、適切なデザイン及び運用により実施されることが前提であり、例えば、臨床的に意義のある適切な評価項目が設定されていること、評価者等のバイアスを最小化するための適切な方策がとられていること、臨床試験の信頼性を確保するための適切な運用がなされていることなどが挙げられる。〈R4/5/20薬生薬審発0520第1号〉

24 緊急承認を受けた医薬品について、その有効性が推定できないと認めるに至ったときは、厚生労働大臣はその承認を取り消さなければならない。〈法第74条の2第1項〉

<第3号>

25 本号は、「安全性の確認」を安全性に関する緊急承認の基準としたものである。

26 「使用価値がないと推定されるものでないこと」という規定ぶりについて、次のように整理することができる。

① 医薬品の安全性は、有効性と比較して著しく有害な作用を有するかどうかによって判断されるものであるが、比較対象となる有効性の基準(法第14条の2の2第1項第2号)が「推定されるものである」という規定ぶりになっていることに合わせ、安全性の基準(同項第3号)では「推定されるものでない」という規定ぶりにしている。

② そのうえで、「使用価値がない」という表現をかぶせて、「使用価値がないと推定されるものでない」という二重否定を用いることにより、緊急承認にあたっては安全性の確認が求められることを明らかにしている。

27 安全性の確認を基準とする理由について、次のように整理することができる。

① 「医薬品等の品質、有効性及び安全性の確保並びにこれらの使用による保健衛生上の危害の発生及び拡大の防止のために必要な規制を行う」という薬機法の目的(法第1条)に鑑みると、安全性が推定されるにすぎない段階で承認を与え、国内流通を認めることは適切ではない。

② また、我が国の薬事承認制度において、有効性が推定された段階で承認を与える規定(法第23条の26第1項第2号)があるものの、安全性が推定された段階で承認を与える規定は存在していない。

③ ①及び②を踏まえ、安全性が確認されていることを緊急承認の基準としている。

28 緊急時におけるリスクとベネフィットのバランスを考慮し、有効性を推定するために必要な臨床試験成績に基づき、その推定される有効性に比して、安全性が許容可能であることを確認する必要がある。この場合、従前と同水準で安全性があると判断できる一定の情報が収集されることを要する。〈R4/5/20薬生薬審発0520第1号〉

29 承認までに得られる安全性情報には限りがあることから、製造販売後も適切に情報収集し、必要な安全対策を講ずることが重要であり、その方法については承認審査の過程において確認していくことになる。〈R4/5/20薬生薬審発0520第1号〉

30 緊急承認を受けた医薬品について、その安全性が確認できないと認めるに至ったときは、厚生労働大臣はその承認を取り消さなければならない。〈法第74条の2第1項〉

<緊急承認と特例承認>

## 第4章　医薬品等の製造販売業及び製造業(第12条—第23条)

**31** 医薬品の緊急承認(法第14条の2の2)と特例承認(法第14条の3)について、次のように整理することができる。

① 感染症の被害が急速に拡大しているにもかかわらず、有効な医薬品がなく、国民の生命及び健康が危機的状況にある場合には、平時とは異なる薬事承認プロセスが求められる。もし、外国において既に流通が認められている有効な医薬品があれば、入手可能なデータのみを使って承認の審査に入らなければならない。なぜなら、新たな臨床試験の実施、GMP調査、法定表示のための文面づくりに時間をかけていたら、その間にも国民がつぎつぎに命をおとしていくといった事態を招いてしまうからである。

② そこで、我が国と同等の薬事承認制度を有する外国において既に流通が認められている医薬品を対象として、入手可能なデータで一定の有効性と十分な安全性が確認できた場合には、平時に求められる薬事承認プロセスを除外して、早急な流通を可能とする薬事承認制度が設けられている。これが特例承認である。

つまり、特例承認とは、非常事態という状況に着目し、平時に要求される過程を踏まなくても承認を受ける手段を確保した薬事承認と位置づけることができる。

③ 一方、緊急承認は、非常事態に限って適用されるという点では特例承認と共通しているが、その承認はあくまで"仮承認"にすぎず、あらかじめ定められた期限内にあらためて承認申請をしなければならない。

その代わり、我が国と同等の薬事承認制度を有する外国において既に流通が認められている医薬品等に限らず、外国においても存在しない全くの新薬についても対象とすることができる。

④ 緊急承認と特例承認の具体的な違いは、次表のとおりである。

|  | 緊急承認 | 特例承認 |
|---|---|---|
| (一)制度の趣旨 | 緊急時に健康被害の拡大を防止するため、安全性が確認された上で、有効性が推定される医薬品に承認を与えるもの | 緊急時に健康被害の拡大を防止するため、日本と同等の水準の薬事制度を有する外国において販売等が認められている医薬品に承認を与えるもの |
| (二)発動の要件 | 国民の生命及び健康に重大な影響を与えるおそれがある疾病のまん延その他の健康被害の拡大を防止するため緊急に使用されることが必要な医薬品であり、かつ、当該医薬品の使用以外に適当な方法がないこと | |
| | (法第14条の2の2第1項第1号) | (法第14条の3第1項第1号) |
| (三)承認時における業許可 | 承認時において、製造販売業の許可及び製造業の許可を有していることを要しない(法第14条第2項第1号及び第2号の適用除外) | |
| (四)有効性及び安全性の水準 | 有効性の推定、安全性の確認(法第14条第2項第3号イ及びロの適用除外、第14条の2の2第1項第2号・第3号) | 特段の規定は設けられていないが、運用上、有効性及び安全性を確認している(法第14条第2項第3号イ及びロの適用除外) |

| | | |
|---|---|---|
| (五)品質の水準 | 品質面で不適当なものは承認の対象としない(法第14条第2項第3号ハ) | 特段の規定は設けられていないが、運用上、品質面で不適当なものは承認の対象としていない(法第14条第2項第3号ハの適用除外) |
| (六)製造管理及び品質管理の水準 | 承認時において、製造所の製造管理及び品質管理の方法が基準に適合していることを要しない(法第14条第2項第4号の適用除外) | |
| (七)品質、有効性及び安全性の調査 | 品質、有効性及び安全性に関する調査は行わない(法第14条第6項前段の適用除外) | |
| (八)信頼性調査 | 承認時において、申請に係る資料の信頼性調査の実施を免除する(法第14条第6項後段の適用除外) | |
| (九)製造管理及び品質管理の方法に係る調査 | 承認時において、製造管理及び品質管理の方法に係る調査の実施を免除する(法第14条第7項の適用除外) | |
| (十)薬事審議会への諮問 | 薬事審議会の意見を聴かなければならない(法第14条第11項の適用除外) | |
| | (法第14条の2の2第1項) | (法第14条の3第1項) |
| (十一)承認の条件及び期限 | 承認後に使用成績調査を実施すること等の条件とともに、2年を超えない範囲の期限を付す(法第14条の2の2第1項) | 特段の規定は設けられていないが、一般規定により必要に応じて承認の条件及び期限を付す(法第79条第1項) |
| (十二)国家検定等の適用除外の特例 | 国家検定や容器包装等の規定の適用について、政令で一部適用除外その他必要な特例を定める(法第80条第8項) | |
| (十三)外国製造医薬品 | 外国製造医薬品についても承認の対象とする | |
| | (法第19条の2) | (法第20条) |
| (十四)承認の取消し | 承認の要件に該当しなくなった場合は、承認の取消し等を行う | |
| | (法第74条の2、第75条の2の2) | (法第75条の3) |
| (十五)医療機器、体外診断用医薬品及び再生医療等製品への適用 | 医療機器、体外診断用医薬品及び再生医療等製品についても承認の対象とする | |
| | (法第23条の2の6の2、第23条の26の2) | (法第23条の2の8、第23条の28) |
| (十六)制度活用の想定 | 外国において販売等が認められている医薬品であるか否かに関わらず、緊急時に当該医薬品を速やかに承認する必要がある場合に、有効性が推定された段階で承認を可能とする | 外国において平時の薬事承認プロセスで承認された医薬品について、緊急時に速やかに承認する必要がある場合に、承認を可能とする |

＜緊急承認と条件及び期限付き承認＞

**32** 緊急承認(法第14条の2の2)と条件及び期限付き承認(法第23条の26)について、次のように

整理することができる。
① 通常の承認を受けるためには、小規模治験によって有効性を探索し、大規模治験によって探索した有効性を検証することが求められる。

とはいえ、再生医療等製品は、人又は動物の細胞を加工したものであるため、由来する細胞の個体差を反映してしまうことから、薬物等のような均一性を確保することが難しいというやっかいな特性を有している。それゆえ、有効性の確認には多くの症例数が必要になってしまい、承認申請に必要な臨床試験を完遂することは難しい。

このような場合、医療上の必要性が高く、優れた再生医療等製品になり得る細胞加工物があったとしても、製造販売の承認を受けるまでには長大な期間を要し、患者の治療に使えないといった不都合が生じる。

② そこで、再生医療等製品については、小規模治験によって有効性が推定され、かつ、安全性が確認できた場合には、高度な治療技術を有する医療機関に限って流通させるといった条件を付した上で薬事承認できる制度が設けられている。これが、条件及び期限付き承認である。つまり、条件及び期限付き承認とは、均一性を確保できないという再生医療等製品の特性に着目し、大規模治験を実施しなくても受けることができる薬事承認といえる。

ただし、条件及び期限付き承認は、有効性が推定された段階で与えられる"仮承認"にすぎず、あらかじめ定められた期限内にあらためて承認申請しなければならない。

③ 一方、緊急承認は、大規模治験を実施していなくても受けることができるという点、そして有効性が推定された段階で与えられる"仮承認"にすぎないという点では条件及び期限付き承認と共通しているが、再生医療等製品のみならず、医薬品、医療機器及び体外診断用医薬品についても対象となる。なお、緊急時に限って認められる薬事承認であって、条件及び期限付き承認と異なり、平時における適用はない。

<薬事承認の種類と概要>

|   | 通常の承認 | 条件付き早期承認 | 条件及び期限付き承認 | 緊急承認 | 特例承認 |
|---|---|---|---|---|---|
| 事態 | 平時の承認 | | | 緊急時の承認 | |
| 対象物 | 医薬品<br>医薬部外品<br>化粧品<br>医療機器<br>体外診断薬<br>再生医療等製品 | 医薬品<br><br><br>医療機器<br>体外診断薬 | 再生医療等製品 | 医薬品<br><br><br>医療機器<br>体外診断薬<br>再生医療等製品 | 医薬品<br><br><br>医療機器<br>体外診断薬<br>再生医療等製品 |
| 承認基準 | 有効性の確認<br>安全性の確認 | 一定の有効性の確認 | 有効性の推定 |  | 一定の有効性の確認 |
| 承認期限 | ― |  | "仮承認"の期限内にあらためて承認申請が必要 |  | ― |

| 特例的な取扱い | — | 製造管理及び品質管理の方法に係る調査、国家検定、容器包装等に関する規定の適用除外 |

※「体外診断薬」とは、体外診断用医薬品のこと

■第14条の2の2第2項■

厚生労働大臣は、前項の規定による第十四条の承認に係る医薬品[1]の特性その他を勘案して必要があると認めるときは、当該品目に係る同条第三項前段に規定する資料が同項後段の規定に適合するかどうか[2]又は当該医薬品の製造所における製造管理若しくは品質管理の方法が同条第二項第四号に規定する厚生労働省令で定める基準に適合しているかどうか[3]について、書面による調査又は実地の調査を行うことができる。この場合において、前項の規定による同条の承認を受けようとする者又は同項の規定による同条の承認を受けた者は、当該調査を受けなければならない。

**趣旨**

本規定は、厚生労働大臣は、必要と認めるときは、信頼性調査又はGMP調査をすることができる旨を定めたものである。また、緊急承認を受けようとする者又は受けた者に対し、当該調査を受けることを義務づけている。

**解説**

1　「第十四条の承認に係る医薬品」とは、既に承認を受けている医薬品と承認申請中の医薬品の両方を指している。
2　信頼性調査について、次のとおり示されている。〈R4/5/20 薬生薬審発0520第1号〉
　① 緊急承認前の信頼性の書面調査及び実地調査
　　㈠ 緊急承認に係る承認審査が完了するまでの間に、機構において必要十分な調査の実施ができるものとして、書面調査及び実地調査の実施が決定された場合には、これらの調査を受けなければならない。
　　㈡ 調査の対象となる臨床試験の成績に関する資料は、原則として、臨床試験の総括報告書が想定されるが、調査の実施が可能であるものとして機構との間で合意に至った場合においては、速報値に係る報告書や、中間解析に係る報告書を調査の対象として選定できる場合がある。
　　㈢ 緊急承認に係る承認審査が完了するまでの間に調査を実施しないとされた場合は、調査の実施を免除できる。
　② 緊急承認後の信頼性の書面調査及び実地調査
　　㈠ 緊急承認後であっても、必要がある場合には書面調査及び実地調査を行うことができる。このため、承認時までの調査実施が免除された場合は、原則として、承認後に当該調査が行われる。当該調査の申請時期は、承認条件において示されること

となる。

　㈡　承認時までに書面調査及び実地調査を行った場合には、承認後に有効性を確認するために提出された資料及び猶予資料に対して、改めてこれらの調査を行う必要はない可能性がある。

3　GMP調査について、次のとおり示されている。〈R4/5/20 薬生薬審発 0520 第 1 号〉
　①　緊急承認前のGMP調査
　　㈠　緊急承認に係る承認審査が完了するまでの間に、GMP調査が実施できる場合には、当該調査を受けなければならない。GMP調査の実施可能性については、製造所ごとに判断し、機構との間で合意に至る必要がある。
　　㈡　承認時までにGMP調査を実施した場合においても、部分的に承認までに提出が間に合わない資料がある場合には、機構との間で合意した範囲において、承認後に提出が求められる場合がある。
　　㈢　GMP調査の実施が困難である製造所については、調査の実施を免除できる。
　②　緊急承認後のGMP調査
　　㈠　緊急承認後であっても、必要がある場合にはGMP調査を行うことができる。このため、承認時までの調査実施が免除された製造所は、原則として、承認後に当該調査が行われる。当該調査の申請時期は、承認条件において示されることとなる。
　　㈡　承認後に、当該製造所における製造方法の一部変更承認申請が実施される場合には、当該一部変更承認申請において申請されたGMP調査により、承認条件に基づくGMP調査申請に替えることができる場合がある。

■第１４条の２の２第３項■

　厚生労働大臣は、第五項の申請に係る第十四条第二項第三号の規定による審査を適正に行うため特に必要があると認めるときは、薬事審議会の意見を聴いて、第一項の期限を一年を超えない範囲内において延長することができる。

**趣旨**

　本規定は、厚生労働大臣は、緊急承認に付された期限を延長することができる旨を定めたものである。

**解説**

1　緊急承認に付された期限の延長に係る本規定を、期限後の承認申請に係る規定(法第14条の2の2第5項)よりも前に置いた理由について、次のように整理することができる。
　①　緊急承認を受けた者は、当該承認の期限内に、改めて承認を申請しなければならない(法第14条の2の2第5項)とされているが、期限延長の必要性については、期限後の承認申請がなされた時点で判断することが基本であるものの、期限後の承認申請以前に、延長の必要性が認められる場合もあり得る。

具体的には、原因ウイルスの変異等により、緊急承認の審査時と当該緊急承認後で感染状況に急激な変化があった場合である。例えば、緊急承認後に感染が収束してしまうと、臨床試験の実施が予定どおりに進まなくなってしまう事態が想定される。

② この場合、緊急承認を受けた者の負担軽減のため、期限後の承認申請を待たずして薬事審議会を開催し、期限の延長を判断することも必要となる。

　こうした理由から、期限の延長規定を、期限後の承認申請に係る規定の前に置いたものである。

③ なお、再生医療等製品の条件及び期限付き承認(法第23条の26)においても、同様の理由から、期限の延長規定(同条第2項)を、当該期限後の承認申請に係る規定(同条第5項)より前に置いている。

2　緊急承認に付された期限及びその延長の期間については、有効性を確認するために必要な資料の提出、猶予資料の提出及び承認後の各種調査の実施に係る時期並びに緊急承認において措置された表示等に係る特例が不要となる時期等を総合的に勘案して決定されることとなる。このため、緊急承認後に提出が必要な資料の提出時期は、当該期限より早期に設定される場合がある。〈R4/5/20 薬生薬審発0520第1号〉

■第14条の2の2第4項■

第一項の規定により条件及び期限を付した第十四条の承認を受けた者は、厚生労働省令で定めるところにより、当該医薬品の使用の成績に関する調査その他厚生労働省令で定める調査を行い、その結果を厚生労働大臣に報告しなければならない。

### 趣　旨

本規定は、緊急承認を受けた者に対し、当該医薬品の使用成績調査等を行い、その結果を厚生労働大臣に報告することを義務づけたものである。

### 解　説

1　緊急承認を受けた医薬品の使用の成績等に関する調査及び結果の報告について、次のとおり定められている。〈則第53条の9〉

① 条件及び期限を付した緊急承認を受けた医療用医薬品につき当該承認を受けた者が行う使用成績調査等は、当該期限(期限の延長が行われたときは、その延長後のもの)までの期間、当該医療用医薬品の副作用等の発現状況その他の使用の成績等(成分同一物がある場合には、当該物に係るものを含む)について行う。

　※「成分同一物」とは、外国で使用される物であって当該医療用医薬品と成分が同一のものをいう。

② 厚生労働大臣に対する報告は、次に掲げる事項について行う。

　㈠ 当該医療用医薬品等の名称

　　※「当該医療用医薬品等」とは、当該医療用医薬品又は成分同一物のこと

第4章　医薬品等の製造販売業及び製造業(第12条—第23条)

　㈡　承認年月日及び承認番号(成分同一物にあっては、当該外国において製造又は販売することが認められた年月日)
　㈢　調査期間及び調査症例数
　㈣　当該医療用医薬品等の出荷数量
　㈤　調査結果の概要及び解析結果
　㈥　当該医療用医薬品等の副作用等の種類別発現状況
　㈦　当該医療用医薬品等の副作用等の発現症例一覧
　㈧　当該医療用医薬品等による保健衛生上の危害の発生・拡大の防止又は当該医療用医薬品等の適正な使用のために行われた措置
　㈨　当該医療用医薬品等の添付文書
　㈩　当該医療用医薬品等の品質、有効性及び安全性に関する事項その他当該医療用医薬品の適正な使用のために必要な情報
③　②の報告は、当該調査に係る医薬品の製造販売の承認の際に厚生労働大臣が指定した日から起算して半年(厚生労働大臣が指示する医薬品にあっては、厚生労働大臣が指示する期間)ごとに、その期間の満了後 70 日(①の調査により得られた資料が邦文以外で記載されている場合においては、3月)以内に行わなければならない。

■第14条の2の2第5項■

　第一項の規定により条件及び期限を付した第十四条の承認を受けた者は、その品目について、当該承認の期限(第三項の規定による延長が行われたときは、その延長後のもの)内に、改めて同条の承認の申請をしなければならない。この場合における同条第三項の規定の適用については、同項中「臨床試験の試験成績に関する資料その他の」とあるのは、「その医薬品の使用成績に関する資料その他の厚生労働省令で定める」とする。

趣旨

　本規定は、緊急承認を受けた者に対し、その期限内に改めて承認申請することを義務づけたものである。なお、その添付資料は、申請資料の信頼性の基準に従って収集・作成されたものでなければならないとしている。

解説

1　期限内の承認申請にあたって添付が必要となる臨床試験等の試験成績に関する資料としては、有効性確認のため、原則として検証的な第Ⅲ相臨床試験の試験成績となる。ただし、感染者が急速に減少するなど、緊急承認後に検証的な第Ⅲ相臨床試験の完遂が困難であると合理的に考えられる場合等には、使用成績調査や患者レジストリなど、リアルワールドデータを活用して有効性の確認を行う方法を検討できる場合がある。
　また、当該申請の際の申請資料及び各種調査については、既に提出された資料又は調査結果を適宜活用することができる場合がある。

当該申請に際し、提出資料、各種調査等については、機構と事前に合意した内容に基づいて取り扱う。

<後段>

**2** 緊急承認に係る期限内に改めて承認を受けようとする者は、申請書にその医薬品の使用成績に関する資料その他の厚生労働省令で定める資料を添付して申請しなければならない。この場合において、当該申請に係る医薬品が厚生労働省令で定める医薬品であるときは、当該資料は、信頼性の基準に従って収集され、かつ、作成されたものでなければならない。〈法第14条第3項の適用〉

■第１４条の２の２第６項■

> 前項の申請があつた場合において、同項に規定する期限内にその申請に対する処分がされないときは、第一項の規定により条件及び期限を付した第十四条の承認は、当該期限の到来後もその処分がされるまでの間は、なおその効力を有する。

**趣旨**

本規定は、緊急承認に付された期限内に承認の申請がなされた場合において、当該期限内に申請に対する処分がされないときは、当該期限の到来後もその処分がされるまでの間は、緊急承認の効力が継続する旨を定めたものである。

**解説**

1　「その申請に対する処分」として、承認が与えられる場合もあれば、承認が与えられないこともある。

2　一般的には、条件及び期限を付した緊急承認が失効した後において当該品目を製造販売した場合は、無承認品目の製造販売に該当する。とはいえ、承認審査が長引き、緊急承認に付された期限内に申請に対する処分がされないこともあり得るものであり、そのような場合には、関係者に想定外の不利益を生じさせることになりかねない。

そこで、「なおその効力を有する」とあるように、審査の都合により当該期限内に申請に対する処分がなされないときは、条件及び期限を付した緊急承認の効力が持続するものとしている。なお、審査の結果、承認が与えられないとの処分がなされたときは、当該品目の製造販売を継続することはできない。

3　本規定が整備されているからといって、緊急承認に付された期限内に承認の申請をしさえすればよいというものではない。承認審査ための所要日数を勘案し、十分な余裕をもって申請を行うべきであろう。

第４章　医薬品等の製造販売業及び製造業(第12条—第23条)

## 第十四条の二の三(機構による医薬品等審査等の実施)

(平五法二七・追加、平八法一〇四・平一一法一六〇・平一四法一九二・平一四法九六(平一四法一九二)・平二五法八四・平二六法六九・一部改正、令元法六三・旧第十四条の二繰下・一部改正、令四法四七・旧第十四条の二の二繰下・一部改正)

■第１４条の２の３第１項■

> 　厚生労働大臣は、機構に、医薬品(専ら動物のために使用されることが目的とされているものを除く。以下この条において同じ。)、医薬部外品(専ら動物のために使用されることが目的とされているものを除く。以下この条において同じ。)又は化粧品のうち政令で定めるものについての第十四条の承認のための審査、同条第六項及び第七項(これらの規定を同条第十五項において準用する場合を含む。)、第九項並びに第十三項(同条第十五項において準用する場合を含む。)、第十四条の二第二項並びに前条第二項(次条第二項において準用する場合を含む。)の規定による調査並びに第十四条の二第三項の規定による基準確認証の交付及び同条第五項の規定による基準確認証の返還の受付(以下「医薬品等審査等」という。)を行わせることができる。

**趣旨**

　本規定は、厚生労働大臣は、医薬品、医薬部外品又は化粧品の審査等を機構に行わせることができる旨を定めたものである。

**解説**

1　「専ら動物のために使用されることが目的とされているものを除く」とあるように、機構が行う医薬品等審査等に係る医薬品又は医薬部外品は、人のために使用されることが目的とされているものに限られる。

⇒　化粧品については「専ら動物のために使用されることが目的とされているものを除く」との文言が挿入されていない。これは、化粧品は人のために用いるものであり、動物専用のものがないためである。

2　人又は動物のために使用される医薬品等の場合、承認申請件数が非常に多いため、厚生労働大臣が機構に審査等の事務を行わせることを可能としている。

　一方、動物専用の医薬品等については、承認申請件数が少なく、別の機関に行わせる必要性がないため、承認権者である農林水産大臣によって審査等の事務が行われる。

3　「医薬品等審査等」とは、次に掲げるものをいう。

① 医薬品、医薬部外品又は非開示成分を含有する化粧品の承認(一変承認を含む)のための審査(法第14条第1項、第15項)

② 品質、有効性及び安全性に関する調査(法第14条第6項前段、第15項)

③ 信頼性調査(法第14条第6項後段、第15項)

④ GMP調査(法第14条第7項、第9項、第15項)

⑤ 早期承認の提出免除条件に係る品質、有効性及び安全性に関する調査(法第14条第13項、第15項)

⑥ 早期承認の提出免除条件に係る信頼性調査(法第14条第13項、第15項)

⑦ GMP区分調査(法第14条の2第2項)

⑧ 緊急承認に係る信頼性調査(法第14条の2の2第2項)

⑨ 緊急承認に係るGMP調査(法第14条の2の2第2項)

⑩ 特例承認に係る信頼性調査(法第14条の3第2項)

⑪ 特例承認に係るGMP調査(法第14条の3第2項)

⑫ 基準確認証の交付(法第14条の2第3項)

⑬ 基準確認証の返還の受付(法第14条の2第5項)

4 「政令で定めるもの」は、㈠承認審査、㈡品質、有効性及び安全性に関する調査(信頼性調査を含む)、㈢早期承認の提出免除条件に係る品質、有効性及び安全性に関する調査(信頼性調査を含む)、㈣緊急承認又は特例承認に係る信頼性調査にあっては、承認を要する医薬品(動物専用のものを除く)、医薬部外品(動物専用のものを除く)又は化粧品のうち、次のもの以外の医薬品、医薬部外品又は化粧品である。〈令第27条第1項〉

① 薬局製造販売医薬品

② 令第80条第2項第5号に規定する医薬品及び医薬部外品

　　※ 法第14条第17項の解説1の②参照

5 「政令で定めるもの」は、㈠GMP調査、㈡緊急承認又は特例承認に係るGMP調査にあっては、承認を要する医薬品(動物専用のものを除く)、医薬部外品(動物専用のものを除く)又は化粧品のうち、令第80条第2項第7号に規定する医薬品及び医薬部外品以外のものである。〈令第27条第2項〉

⇒ 上記の「令第80条第2項第7号に規定する医薬品及び医薬部外品」は、国内の製造所において製造される医薬品(動物専用のもの及び次に掲げるものを除く)又は医薬部外品(動物専用のもの及び厚生労働大臣の指定するものを除く)に係るものである。

　　※「次に掲げるもの」とあるが、基準確認証の交付等に係る権限に属する事務にあっては、①、②、④及び⑤をいう。

① 生物学的製剤

② 放射性医薬品

③ 新医薬品(5年ごとに行われるGMP調査のうち承認の取得後初めて行われる調査を受けたものを除く)

④ 国家検定医薬品(①から③までを除く)

⑤ ①から④までに掲げる医薬品のほか、遺伝子組換え技術を応用して製造される医薬品その他その製造管理又は品質管理に特別の注意を要する医薬品であって、厚生労働大臣の指定するもの(平成16年厚生労働省告示第441号)

# 第4章 医薬品等の製造販売業及び製造業(第12条—第23条)

■第14条の2の3第2項■

　厚生労働大臣は、前項の規定により機構に医薬品等審査等を行わせるときは、当該医薬品等審査等を行わないものとする。この場合において、厚生労働大臣は、第十四条の承認をするときは、機構が第六項の規定により通知する医薬品等審査等の結果を考慮しなければならない。

**趣旨**

　本規定は、厚生労働大臣は、機構に審査等を行わせるときは、重複して当該審査等を行わないものとする旨を定めたものである。また、承認の判断にあたっては、機構による審査等の結果を考慮することを義務づけている。

■第14条の2の3第3項■

　厚生労働大臣が第一項の規定により機構に医薬品等審査等を行わせることとしたときは、同項の政令で定める医薬品、医薬部外品又は化粧品について第十四条の承認の申請者、同条第七項若しくは第十三項(これらの規定を同条第十五項において準用する場合を含む。)若しくは第十四条の二第二項の規定による調査の申請者又は同条第五項の規定により基準確認証を返還する者は、機構が行う審査、調査若しくは基準確認証の交付を受け、又は機構に基準確認証を返還しなければならない。

**趣旨**

　本規定は、厚生労働大臣が機構に審査等を行わせるときは、申請者に対し、機構が行う審査、調査又は基準確認証の交付を受けることを義務づけたものである。また、基準確認証を返還する者に対し、機構に返還することを義務づけている。

■第14条の2の3第4項■

　厚生労働大臣が第一項の規定により機構に審査を行わせることとしたときは、同項の政令で定める医薬品、医薬部外品又は化粧品についての第十四条第十六項の規定による届出をしようとする者は、同項の規定にかかわらず、機構に届け出なければならない。

**趣旨**

　本規定は、承認事項の軽微な変更の届出をしようとする者に対し、厚生労働大臣が機構に審査を行わせるときは、機構に届出することを義務づけたものである。

■第14条の2の3第5項■

　厚生労働大臣が第一項の規定により機構に審査を行わせることとしたときは、同項の政令で定める医薬品についての前条第四項の規定による報告をしようとする者は、同項の規定にかかわらず、機構に報告しなければならない。

趣旨

　本規定は、緊急承認に係る使用成績調査等の結果を報告しようとする者に対し、厚生労働大臣が改めてする承認のための審査を機構に行わせるときは、機構に当該報告をすることを義務づけたものである。

■第14条の2の3第6項■

　機構は、医薬品等審査等を行つたとき、第四項の規定による届出を受理したとき、又は前項の規定による報告を受けたときは、遅滞なく、当該医薬品等審査等の結果、届出の状況又は報告を受けた旨を厚生労働省令で定めるところにより厚生労働大臣に通知しなければならない。

趣旨

　本規定は、機構に対し、①審査等を行ったとき、②承認事項の軽微な変更の届出を受理したとき、③緊急承認に係る使用成績調査等の結果の報告を受けたときは、遅滞なく、当該審査等の結果、届出の状況又は報告を受けた旨を厚生労働大臣に通知することを義務づけたものである。

■第14条の2の3第7項■

　機構が行う医薬品等審査等に係る処分(医薬品等審査等の結果を除く。)又はその不作為については、厚生労働大臣に対して、審査請求をすることができる。この場合において、厚生労働大臣は、行政不服審査法第二十五条第二項及び第三項、第四十六条第一項及び第二項、第四十七条並びに第四十九条第三項の規定の適用については、機構の上級行政庁とみなす。

趣旨

　本規定は、機構が行う審査等に係る処分又はその不作為については、厚生労働大臣に対して審査請求をすることができる旨を定めたものである。【法第13条の2第5項参照】

第4章　医薬品等の製造販売業及び製造業(第12条―第23条)

## 第十四条の三(特例承認)

(平一四法九六(平一四法一九二)・全改、平二五法八四・平二八法一〇八・令元法六三・令四法四七・令五法三六・一部改正)

■第14条の3第1項■

第十四条の承認の申請者が製造販売をしようとする物が、次の各号のいずれにも該当する医薬品として政令で定めるものである場合には、厚生労働大臣は、同条第二項、第六項、第七項及び第十一項の規定にかかわらず、薬事審議会の意見を聴いて、その品目に係る同条の承認を与えることができる。

一　国民の生命及び健康に重大な影響を与えるおそれがある疾病のまん延その他の健康被害の拡大を防止するため緊急に使用されることが必要な医薬品であり、かつ、当該医薬品の使用以外に適当な方法がないこと。

二　その用途に関し、外国(医薬品の品質、有効性及び安全性を確保する上で我が国と同等の水準にあると認められる医薬品の製造販売の承認の制度又はこれに相当する制度を有している国として政令で定めるものに限る。)において、販売し、授与し、又は販売若しくは授与の目的で貯蔵し、若しくは陳列することが認められている医薬品であること。

### 趣旨

本規定は、承認申請に係る物が、①健康被害の拡大を防止するため緊急に必要な医薬品であり、かつ、当該医薬品の使用以外に適当な方法がないこと、②その用途に関し、外国において販売等が認められている医薬品であること、のいずれにも該当する場合には、厚生労働大臣は、特例承認を与えることができる旨を定めたものである。

### 解説

1　国民の生命及び健康を保全するため、安全性の問題を考慮しても迅速供給の必要性が優る医薬品については、承認申請に必要な資料の緩和等の特例措置を講ずることにより、審査期間の短縮を図ることによって迅速な供給が行われるよう、特例承認制度が設けられている。

2　非加熱血液製剤によるヒト免疫不全ウイルス(HIV)の感染事例を踏まえて、緊急に使用されることが必要な医薬品の迅速な供給を図ることを目的として、平成8年の法改正により、医薬品の製造(輸入)承認を受ける前に、当該医薬品の製造業又は輸入販売業の許可を特例として認めることができるようになった。

これは、国民の生命及び健康を保全するためには、医薬品等の製造又は輸入のための通常の手続きを満たさなくとも迅速に供給せざるを得ない場合があり、安全性の問題と比較衡量してもなお、その迅速な供給の必要性が優るときには、一定の条件の下、製造(輸入)承認を取得する以前の段階で特例的に製造業又は輸入販売業の許可を与えることができるようにしたものである。

平成14年の法改正により「製造(輸入)承認制度」が「製造販売承認制度」に改められたことに伴って、こうした制度が廃止され、現在の特例承認制度が設けられた。

※「製造(輸入)承認制度」とは、承認に基づいて品目ごとの製造業又は輸入販売業の許可を厚生

労働大臣が与える制度のこと

3 医薬品のほか、医療機器、体外診断用医薬品及び再生医療等製品についても、特例承認の対象となる。〈法第23条の2の8、第23条の28〉

⇒ 医薬部外品と化粧品は、国民の生命及び健康に重大な影響を与えるおそれがある疾病の蔓延等に使用される性格のものではないため、特例承認の対象になっていない。

4 医薬品の特例承認にあたって省略できる規制は、次のとおりである。
① 承認拒否の要件(法第14条第2項)
② 品質、有効性及び安全性に関する調査(法第14条第6項前段)
③ 信頼性調査(法第14条第6項後段)
④ GMP調査(法第14条第7項)
⑤ 薬事審議会の意見の聴取(法第14条第11項)
　※ 法第14条第11項による「薬事審議会の意見の聴取」は適用されないが、第14条の3第1項による「薬事審議会の意見の聴取」が適用される。

5 厚生労働大臣は、特例承認を受けて製造販売しようとする医薬品について、次に掲げる資料を添付することができないと認めるときは、相当の期間その提出を猶予することができる。〈則第41条〉
① 起原又は発見の経緯及び外国における使用状況等に関する資料
② 製造方法並びに規格及び試験方法等に関する資料
③ 安定性に関する資料
④ 薬理作用に関する資料
⑤ 吸収、分布、代謝及び排泄に関する資料
⑥ 急性毒性、亜急性毒性、慢性毒性、遺伝毒性、催奇形性その他の毒性に関する資料
⑦ 添付文書等記載事項(法第52条第2項)又は注意事項等情報(法第68条の2第2項)に関する資料

6 「政令で定めるもの」は、新型コロナウイルス感染症に係る医薬品である。〈令第28条第1項〉

<第1号>

7 本号は、健康被害の拡大を防止するため緊急に必要な医薬品であり、かつ、当該医薬品の使用以外に適当な方法がないことを、特例承認の要件の一つとしたものである。

<第2号>

8 本号は、緊急に使用する用途に関し、外国において販売することが認められている医薬品であることを、特例承認の要件の一つとしたものである。

9 従前、「本邦」と表記されていたが、平成28年の法改正により「我が国」に改められた。
⇒ 「本邦」とは、日本国の領域を指す場合に用いられる表現である。
⇒ 「我が国」とは、主体としての日本国を指す場合に用いられる表現である。
⇒ 「日本国」とは、条約又は罰則に関する規定に用いられる表現である。

10 「政令で定めるもの」は、アメリカ合衆国、英国、カナダ、ドイツ又はフランスである。〈令第28条第2項〉

第4章　医薬品等の製造販売業及び製造業(第12条—第23条)

＜特例承認となる事例＞

11　新型コロナウイルス(SARS-CoV-2)による感染症に有効と考えられる抗ウイルス薬の一つに、米ギリアド・サイエンシズ社が開発しているレムデシビルがある。レムデシビルは、もともとエボラウイルス感染症の治療薬として開発が進められてきたが、令和2年の初めより世界的に蔓延した新型コロナウイルス感染症の治療薬候補の一つとして取り上げられるようになった。

　レムデシビルの有用性を示すデータは十分でなかったものの、米食品医薬品局(FDA)は、国家非常事態に直面していることを考慮し、レムデシビルの潜在的な有用性がリスクを上回ると判断して、令和2年5月1日、その製造販売を認める決定を行った。

　その決定とは、レムデシビルの有用性を認める「承認(approval)」ではなく、緊急時に未承認薬の使用を許可する「緊急使用許可(EUA：Emergency Use Authorization)」の行政処分であるが、日本と同等レベルの薬事制度を有する米国において、まがりなりにもレムデシビルの製造販売が認められたことから、レムデシビルが日本の特例承認制度の対象に含まれることになった。

　これを受け、ギリアド・サイエンシズ(米ギリアド・サイエンシズ社の日本法人)の申請に基づき、同年5月7日、新型コロナウイルス感染症を効能効果とするレムデシビル(販売名：ベクルリー点滴静注液・同点滴静注用)に特例承認が与えられた。

　なお、レムデシビルの特例承認にあたっては、その有効性及び安全性に関する情報が極めて限られていることから、現在進行中の治験又は臨床試験の成績が得られ次第、当該成績をとりまとめて速やかに報告すること、さらには製造販売後一定数の症例に係るデータが集積されるまでの間は、可能な限り全症例の安全性及び有効性に関するデータを収集し、得られた情報を定期的に報告すること等の承認条件が付けられている。

＜特例承認とならない事例＞

12　新型コロナウイルス感染症に有効と考えられる抗ウイルス薬の一つに、富士フイルム富山化学のファビピラビル(販売名：アビガン)がある。ファビピラビルは、「新型又は再興型インフルエンザウイルス感染症(ただし、他の抗インフルエンザウイルス薬が無効又は効果不十分なものに限る)」の治療薬として製造販売の承認を既に受けており、新型コロナウイルス感染症の治療薬候補の一つとしても取り上げられている。

　しかしながら、ファビピラビルの場合、米国又はEUで製造販売が認められる目途が立っていないため、レムデシビルのように特例承認制度の対象とはならない。また、条件付き早期承認制度(法第14条第5項、第23条の2の5第5項)は、外国で既に承認を受けているかどうかが考慮されないため、世界的に全く新しい医薬品等であっても対象となるものの、ファビピラビルの新型コロナウイルス感染症に対する探索的臨床試験は終了していないことから、条件付き早期承認制度の対象にもならない。

　とはいえ、新型コロナウイルス感染症に有効な治療薬の開発を加速することが求められていること、治療に関する知見は現時点では限られていること等を踏まえて、「新型コロナウイルス感染症に対する医薬品等の承認審査上の取扱いについて(令和2年5月12日薬生薬審発第0512第4号等)」が発出されたため、ファビピラビルについては、特例承認制度又

271

は条件付き早期承認制度ではなく、この特例的取扱いの範囲に含まれることになる。

※ 令和4年の法改正において緊急承認制度が創設されたため、「新型コロナウイルス感染症に対する医薬品等の承認審査上の取扱いについて(令和2年5月12日薬生薬審発第0512第4号等)」は、現在では廃止されている。

特例的取扱いの内容は、以下のとおりである。

① 新型コロナウイルス感染症に対する医薬品等は、最優先で審査又は調査を行うものであること

② 厚生労働科学研究費補助金等の公的な研究事業により実施される研究の成果で、医薬品等の一定の有効性及び安全性が確認されている場合には、承認申請時において、臨床試験等の試験成績に関する資料を提出しない合理的理由に該当する可能性があること

③ ②の取扱いにより医薬品等の開発企業が承認申請を行う際には、当該研究が、国際的な科学的及び倫理的水準を満たし、信頼性が確認し得る研究であり、医薬品等の開発企業が承認申請に際して、当該研究成果を利用可能であること、又は、実施された研究の成果を裏付けるため、別途、治験を実施しその結果を厚生労働省に提出する計画を立てておく必要があること

④ ①から③までの取扱いにより早期の承認を目指す申請については、総合機構において、申請資料等について事前の相談を受け付ける可能性があるため、厚生労働省医薬・生活衛生局医薬品審査管理課又は医療機器審査管理課に相談すること

⑤ ②の研究成果に基づいて承認された医薬品等については、必要に応じて使用時の患者への説明と同意取得、後日の治験等の臨床試験成績の提出、必要な適正使用方策の実施等を承認条件として求める予定である。また、③に基づき計画された治験の結果が、有効性又は安全性が認められないものであった場合には、承認事項の変更又は取消しを行う可能性があること

■第14条の3第2項■

第十四条の二の二第二項の規定は、前項の規定による第十四条の承認について準用する。

**趣 旨**

本規定は、厚生労働大臣は、必要と認めるときは、信頼性調査又はGMP調査を行うことができる旨を定めたものである。また、特例承認を受けようとする者又は受けた者に対し、当該調査を受けることを義務づけている。【法第14条の2の2第2項参照】

**解 説**

1 本規定は、令和4年の法改正により新設されたものである。

2 厚生労働大臣は、特例承認に係る医薬品の特性その他を勘案して必要があると認めるときは、当該品目に係る資料が信頼性の基準に適合するかどうか又は当該医薬品の製造

第4章　医薬品等の製造販売業及び製造業（第12条—第23条）

所における製造管理・品質管理の方法が GMP 基準に適合しているかどうかについて、書面による調査又は実地の調査を行うことができる。この場合において、特例承認を受けようとする者又は受けた者は、当該調査を受けなければならない。〈法第14条の2の2第2項の準用〉

■第14条の3第3項■

厚生労働大臣は、保健衛生上の危害の発生又は拡大を防止するため必要があると認めるときは、第一項の規定により第十四条の承認を受けた者に対して、当該承認に係る品目について、当該品目の使用によるものと疑われる疾病、障害又は死亡の発生を厚生労働大臣に報告することその他の政令で定める措置を講ずる義務を課すことができる。

**趣旨**

本規定は、厚生労働大臣は、特例承認を受けた者に対して、当該品目の使用によるものと疑われる疾病等の発生の報告義務を課すことができる旨を定めたものである。

**解説**

1　「政令で定める措置」は、次のとおりである。〈令第28条第3項〉
① 当該品目の使用の成績その他その品質、有効性及び安全性に関する調査を行い、その結果を厚生労働大臣に報告する措置
② 当該品目の使用によるものと疑われる疾病、障害又は死亡の発生を知ったときは、速やかに、その旨を厚生労働大臣に報告する措置
③ 特例承認を受けている旨が当該医薬品を一般に購入し、又は使用する者に説明され、かつ、理解されるために必要な措置
④ ①から③までの措置のほか、当該品目の販売又は授与の相手方及びこれらの相手方ごとの販売数量又は授与数量を厚生労働大臣に報告する措置その他の保健衛生上の危害の発生・拡大を防止するために必要な措置として厚生労働省令で定める措置

## 第十四条の四（新医薬品等の再審査）

（昭五四法五六・追加、平五法二七・旧第十四条の二繰下・一部改正、平六法五〇・旧第十四条の三繰下・一部改正、平八法一〇四・平一一法一六〇・平一四法九六(平一四法一九二)・平一四法一九二・平二五法八四・令元法六三・令四法四七・令五法三六・一部改正）

■第14条の4第1項■

次の各号に掲げる医薬品につき第十四条の承認(第十四条の二の二第一項の規定により条件及び期限を付したものを除く。以下この条及び第十四条の六第一項において同じ。)を受けた者は、当該医薬品について、当該各号に定める期間内に申請して、厚生労働大臣の再審査を受けなければならない。

一 既に第十四条の承認又は第十九条の二の承認(同条第五項において準用する第十四条の二の二第一項の規定により条件及び期限を付したものを除く。以下この項において同じ。)を与えられている医薬品と有効成分、分量、用法、用量、効能、効果等が明らかに異なる医薬品として厚生労働大臣がその承認の際指示したもの(以下「新医薬品」という。) 次に掲げる期間(以下この条において「調査期間」という。)を経過した日から起算して三月以内の期間(次号において「申請期間」という。)

　イ 希少疾病用医薬品、先駆的医薬品その他厚生労働省令で定める医薬品として厚生労働大臣が薬事審議会の意見を聴いて指定するものについては、その承認のあつた日後六年を超え十年を超えない範囲内において厚生労働大臣の指定する期間

　ロ 特定用途医薬品又は既に第十四条の承認若しくは第十九条の二の承認を与えられている医薬品と効能若しくは効果のみが明らかに異なる医薬品(イに掲げる医薬品を除く。)その他厚生労働省令で定める医薬品として厚生労働大臣が薬事審議会の意見を聴いて指定するものについては、その承認のあつた日後六年に満たない範囲内において厚生労働大臣の指定する期間

　ハ イ又はロに掲げる医薬品以外の医薬品については、その承認のあつた日後六年

二 新医薬品(当該新医薬品につき第十四条の承認又は第十九条の二の承認のあつた日後調査期間(第三項の規定による延長が行われたときは、その延長後の期間)を経過しているものを除く。)と有効成分、分量、用法、用量、効能、効果等が同一性を有すると認められる医薬品として厚生労働大臣がその承認の際指示したもの 当該新医薬品に係る申請期間(同項の規定による調査期間の延長が行われたときは、その延長後の期間に基づいて定められる申請期間)に合致するように厚生労働大臣が指示する期間

### 趣旨

本規定は、新医薬品の承認を受けた者に対し、再審査のための調査を実施し、定められた期間内に申請して、再審査を受けることを義務づけたものである。

### 解説

1 医薬品は、厳格な審査を経て承認されるものであるが、それでも承認審査の際に提出される治験データの症例数には限りがあり、市販後に広い範囲で使用されるようになると、発現頻度の低い副作用が新たに見つかることがある。また、医療の現場では、承認

審査の際に予見できない使われ方がなされることも考えられる。そこで、医薬品の安全性等を市販後に改めて確認することを目的として再審査制度が設けられている。
2 医薬品のほか、再生医療等製品についても、再審査の対象となる。〈法第23条の29〉
⇒ 医療機器と体外診断用医薬品は、再審査ではなく、使用成績評価の対象となっている。〈法第23条の2の9〉
⇒ 医薬部外品と化粧品は、再審査の対象になっていない。
3 「第十四条の承認」とあるが、外国特例承認(法第19条の2)を受けた新医薬品についても、再審査の対象となる。〈法第19条の4〉
4 「第十四条の二の二第一項の規定により条件及び期限を付したものを除く」とあるように、条件及び期限を付した緊急承認を受けた新医薬品については、再審査の対象になっていない。これは、いわば"仮承認"にすぎず、当該期限内に"本承認"を申請することが求められるためである。

＜第1号＞
5 本号は、新医薬品の種別ごとに申請期間を定めたものである。調査期間を経過した日から起算して3月以内を申請期間とし、この期間内に再審査申請をするものとしている。
6 本号の調査期間は、次のように示されている。〈R6/1/16 医薬薬審発0116第3号〉
 (1) 希少疾病用医薬品
  ① 次のいずれかに該当するもの ─ 10年
   ㈠ 指定された効能又は効果に対する初回の承認(既に製造販売承認を与えられている医薬品と有効成分が同一である場合には、当該医薬品と明らかに異なる効能又は効果に対する承認に限る)
   ㈡ 小児用量など明らかに異なる用量を追加しようとするもの
  ② 次のいずれかに該当するもの ─ 6年超8年以下で厚生労働大臣が指定する期間
   ㈠ 既に製造販売承認を与えられている医薬品と有効成分及び効能又は効果が同一で、投与経路が異なるもの
   ㈡ 既に製造販売承認を与えられている希少疾病用医薬品同士の組合せの新医療用配合剤
 (2) 製造販売後調査において、当該医薬品の長期使用による延命効果、QOLの改善、合併症の予防効果等、患者に対する総合的な治療効果を指標とした評価を、薬剤疫学的手法を用いて行う必要があると明らかに認められる新医薬品 ─ 10年
 (3) 既に製造販売の承認を与えられている医薬品と有効成分が明らかに異なる新医薬品((1)及び(2)を除く) ─ 8年
 (4) 特定用途医薬品 ─ 4年以上6年未満で厚生労働大臣が指定する期間
 (5) 既に製造販売の承認を与えられている医薬品と効能又は効果のみが明らかに異なる新医薬品((1)を除く)
  ① 先駆的医薬品 ─ 6年超8年以下で厚生労働大臣が指定する期間
  ② 既に製造販売の承認を与えられている医薬品が希少疾病用医薬品として指定された効能又は効果のみを有する場合(①を除く) ─ 5年10月

③ ①及び②以外の場合 ─ 4年

(6) 既に製造販売の承認を与えられている医薬品と用法（投与経路を除く）又は用量が明らかに異なる新医薬品であって有効成分及び投与経路が同一のものその他既に製造販売の承認が与えられている医薬品と相違が軽微であると認められる新医薬品（(1)、(4)及び(5)を除く） ─ 4年

(7) (1)から(6)に掲げる医薬品以外の新医薬品 ─ 6年

⇒ 上記(2)の「薬剤疫学的手法」を用いた製造販売後調査が必要な医薬品としては、慢性疾患に使用される薬剤のうち、構造、薬理作用などが、既存医薬品と比べ著しく新規性の高い医薬品が概ね該当する。〈R6/1/16 医薬薬審発 0116 第3号〉

**7** 本号イの「厚生労働省令で定める医薬品」は、その製造販売の承認（条件及び期限を付した緊急承認を除く）のあった日後 6 年を超える期間当該医薬品の副作用等その他の使用の成績等に関する調査が必要であると認められる希少疾病用医薬品又は先駆的医薬品以外の医薬品である。〈則第57条第1項〉

**8** 本号ロの「厚生労働省令で定める医薬品」は、既に製造販売の承認を与えられている医薬品と用法（投与経路を除く）又は用量が明らかに異なる医薬品であって有効成分及び投与経路が同一のもの（本号イの医薬品を除く）その他既に製造販売の承認を与えられている医薬品との相違が軽微であると認められる医薬品（本号イの医薬品を除く）である。〈則第57条第2項〉

**9** 医療用医薬品に係る調査期間について、次のように示されている。〈R2/8/31 薬生発 0831 第11号〉

① 以下に該当する新医薬品 ─ 6年超10年以下で別に定める期間

㈠ 希少疾病用医薬品

㈡ 先駆的医薬品

㈢ ㈠及び㈡以外の医薬品のうち、厚生労働省令で定める医薬品として厚生労働大臣が薬事審議会の意見を聴いて指定するもの

② 以下に該当する新医薬品 ─ 6年未満で別に定める期間

㈠ 特定用途医薬品

㈡ 既に製造販売の承認を与えられている医薬品と効能又は効果のみが明らかに異なる医薬品（①を除く）

㈢ ㈠及び㈡以外の医薬品のうち、厚生労働省令で定める医薬品として厚生労働大臣が薬事審議会の意見を聴いて指定するもの

③ ①又は②に掲げる医薬品以外の新医薬品 ─ 6年

<第2号>

**10** 本号は、追っかけ新医薬品の申請期間を定めたものである。追っかけ新医薬品については、先行する新医薬品の調査期間の残存期間となり、先行する新医薬品と同じ申請期間内に再審査申請をするものとしている。

**11** 「延長が行われたときは、その延長後の期間」とあるように、先行する新医薬品の調査期間が延長されたときは、その延長後の期間を経過していないうちに承認された"追っ

かけ品"についても、再審査の対象となる。

12 「承認のあつた日後調査期間(略)を経過しているものを除く」とあるように、新医薬品の調査期間が経過した後に承認されたものは、追っかけ新医薬品ではなく、後発医薬品(ジェネリック医薬品)として扱われ、再審査の対象とならない。

なお、調査期間が経過した後であれば、再審査の結果が出る前においても後発医薬品の承認申請は可能である。ただし、承認審査は保留され、再審査の結果が出た後にその結果を考慮して審査が行われることになる。

13 「新医薬品(略)と有効成分、分量、用法、用量、効能、効果等が同一性を有すると認められる医薬品」は、追っかけ新医薬品と呼ばれる。

14 「調査期間の延長が行われたときは、その延長後の期間」とあるように、先行する新医薬品の調査期間が延長されたときは、それに合わせて、追っかけ新医薬品の調査期間についても延長される。

■第14条の4第2項■

第十四条第十二項(同条第十五項において準用する場合を含む。)の規定により条件を付した同条の承認を受けた者は、当該承認に係る医薬品について、前項各号に掲げる医薬品の区分に応じ、当該各号に定める期間内に申請して、同項の厚生労働大臣の再審査を受けなければならない。

### 趣旨

本規定は、条件付き早期承認を受けた者に対し、再審査のための調査を実施し、厚生労働大臣が指示する期間内に申請して再審査を受けることを義務づけたものである。

### 解説

1 従前、再審査の対象となる新医薬品は、厚生労働大臣の指示(法第14条の4第1項)を受けたものに限られていたが、条件付き早期承認制度の適用を受けて承認される医薬品を確実に再審査の対象とするため、令和元年の法改正により本規定が新設された。

2 「第十四条第十二項(略)の規定により条件を付した同条の承認」は、条件付き早期承認と呼ばれる。

■第14条の4第3項■

> 厚生労働大臣は、新医薬品の再審査を適正に行うため特に必要があると認めるときは、薬事審議会の意見を聴いて、調査期間を、その承認のあつた日後十年を超えない範囲内において延長することができる。

### 趣 旨

本規定は、厚生労働大臣は、再審査のための調査期間を延長することができる旨を定めたものである。

### 解 説

1　「新医薬品」とは、既に承認又は外国特例承認（条件及び期限を付した緊急承認を除く）を与えられている医薬品と有効成分、分量、用法、用量、効能、効果等が明らかに異なる医薬品として厚生労働大臣がその承認の際指示したものをいう。〈法第14条の4第1項第1号〉

2　「特に必要があると認めるとき」として、承認の際に指示した調査期間では、再審査に係る評価を確定させるために十分なデータが収集できないと判明した場合が該当する。再審査の申請が行われた後であっても、審査の段階で更なる調査が必要と判断され、調査期間の延長が行われることもあり得る。

3　「調査期間」とは、厚生労働大臣の指定する期間をいう。〈法第14条の4第1項第1号〉
この期間内に再審査の申請書の添付資料を作成するために必要な調査が行われる。

4　既に承認を受けている医薬品が承認後において、当該医薬品の長期使用による延命効果、QOLの改善、合併症の予防効果等、患者に対する総合的な治療効果を指標とした評価を薬剤疫学的手法を用いて行う必要があると認められるに至った場合は、調査期間を10年に延長できる。なお、調査期間の延長の必要性は、承認を受けた者から提出される医薬品リスク管理計画書等に基づき判断する。〈R6/1/16 医薬薬審発0116第3号〉

5　小児に対する用法・用量設定に関する臨床試験を行う必要があると承認時において明らかに認められた医薬品について、製造販売承認の審査終了までに小児に対する用法・用量設定の開発計画が提出され、かつ、遅滞なく計画された臨床試験が開始された際には、調査期間を10年を超えない範囲で延長できる。〈R6/1/16 医薬薬審発0116第3号〉

# 第4章　医薬品等の製造販売業及び製造業(第12条—第23条)

■第14条の4第4項■

> 厚生労働大臣の再審査は、再審査を行う際に得られている知見に基づき、第一項各号に掲げる医薬品が第十四条第二項第三号イからハまでのいずれにも該当しないことを確認することにより行う。

### 趣旨
本規定は、厚生労働大臣の再審査は、医薬品の承認拒否事由への該当性を確認することにより行う旨を定めたものである。

### 解説
1. 「再審査を行う際に得られている知見」とあるように、申請者が再審査を受けるために作成した添付資料のほか、厚生労働省が把握している他の知見に基づいて再審査が行われる。
⇒ 上記の「厚生労働省が把握している他の知見」として、例えば、他の品目の審査において得られた知見、外国の規制動向、各種文献等が該当する。
2. 「第十四条第二項第三号イからハまで」とは、次に掲げるもので、承認拒否事由と呼ばれる。
   ① その医薬品が承認どおりの効能又は効果を有すると認められないとき
   ② その効能又は効果に比べて著しく有害な作用を有し、使用価値がないと認められるとき
   ③ ①又は②に掲げる場合のほか、医薬品として不適当なものとして厚生労働省令で定める場合に該当するとき
3. 再審査の結果は、次のとおりに大別される。
   ① 承認拒否事由のいずれかに該当する
   ② 承認事項の一部を変更すれば、承認拒否事由のいずれにも該当しない
   ③ 承認拒否事由のいずれにも該当しない
⇒ 上記①の場合は、承認が取り消され、あるいは承認整理の届出が行われる。
⇒ 上記②の場合は、承認拒否事由のいずれにも該当しないよう承認事項の一部変更が命じられ、あるいは一変申請が行われる。

■第14条の4第5項■

> 第一項の申請は、申請書にその医薬品の使用成績に関する資料その他厚生労働省令で定める資料を添付してしなければならない。この場合において、当該申請に係る医薬品が厚生労働省令で定める医薬品であるときは、当該資料は、厚生労働省令で定める基準に従つて収集され、かつ、作成されたものでなければならない。

**趣旨**

本規定は、再審査の申請は、申請書にその医薬品の使用成績に関する資料を添付して行うものとし、その資料は、申請資料の信頼性の基準に従って収集・作成されたものでなければならないとしている。

**解説**

1　「厚生労働省令で定める資料」は、申請に係る医薬品の使用成績に関する資料、安全性定期報告(則第63条2項)に際して提出した資料の概要その他当該医薬品の効能又は効果及び安全性に関しその製造販売の承認後に得られた研究報告に関する資料である。ただし、使用成績に関する資料については、添付を必要としない合理的理由がある場合は、この限りでない。〈則第59条第1項〉

⇒　上記の場合において、再審査の申請をする者は、早期承認の提出免除条件(法第14条第12項)に基づき収集及び作成され厚生労働大臣に既に提出された資料については、その添付を要しない。〈則第59条第2項〉

2　定められた期限までに必要な資料を提出せず、又は虚偽の記載をした資料を提出したときは、製造販売の承認の取消事由に該当する。〈法第74条の2第3項第4号〉

＜後段＞

3　「厚生労働省令で定める医薬品」は、再審査の指定を受けた医薬品(法第14条の4第1項各号)である。〈則第60条〉

4　「当該資料」は、GLP、GCP及びGPSPに定めるもののほか、次に掲げるところにより、収集され、かつ、作成されたものでなければならない。〈則第61条〉

① 当該資料は、これを作成することを目的として行われた調査又は試験において得られた結果に基づき正確に作成されたものであること

② ①の調査又は試験において、申請に係る医薬品についてその申請に係る品質、有効性又は安全性を有することを疑わせる調査結果、試験成績等が得られた場合には、当該調査結果、試験成績等についても検討及び評価が行われ、その結果が当該資料に記載されていること

③ 当該資料の根拠になった資料は、再審査の終了の日まで保存されていること。ただし、資料の性質上その保存が著しく困難であると認められるものにあっては、この限りでない。

5　申請資料の信頼性の基準に適合しない資料を提出したときは、製造販売の承認の取消事由に該当する。〈法第74条の2第3項第4号〉

## 第4章 医薬品等の製造販売業及び製造業（第12条—第23条）

**6** 製造販売後データベース調査おける申請資料の信頼性担保に関する留意事項について、次のように示されている。〈H30/2/21 薬生薬審発 0221 第1号〉

※「製造販売後データベース調査」とは、再審査等の申請資料を作成するため、DB事業者が提供する医療情報データベースを用いて実施する製造販売後の調査をいう。
※「再審査等」とは、再審査及び再評価をいう。
※「DB事業者」とは、医療情報データベースを事業の用に供している者（医療情報データベース取扱事業者）をいう。

(1) 再審査等の申請資料の作成に係る責務及びその申請資料の信頼性の担保に係る責務は、申請者が担うこと

(2) 医療情報データベースの選定・DB事業者との契約に関すること

① 申請者は、DB事業者内の社内・組織体制、DB事業者が所有する医療情報データベースの取扱いに関する事業計画書、DB事業者が医療情報データベースの取扱いについて外部に委託している業務内容、医療情報データベースの設計書及び概要、医療情報データベースに係る各種手順書とその運用状況を確認する等して、調査の目的を十分に果たし得る医療情報データベースであるかを確認のうえ、契約を締結すること

※「各種手順書」とは、構築・管理に関する規程、データクリーニングに関する基準・手順、コード化に関する基準・手順、セキュリティに関する規程・手順、データバックアップ及びリカバリーに関する規程・手順、情報源から収集した医療データの品質管理に関する規程、解析用データセット又は解析結果の作成が適切に実施されているかを検証するための規程、品質管理に関する計画・確認結果の報告に関する規程、品質保証に関する規程、再審査等の申請資料の作成に関連した記録の保存に関する規程、構築・管理に関わる者への教育訓練に関する規程等をいう。

② 申請者は、DB事業者に委託又は依頼する業務内容の範囲を明確にすること

(3) 情報源から収集した医療データの品質管理に関すること

① 申請者は、DB事業者が医療データを情報源から収集する際の基準・手順及び医療データが正しく入力されたこと・取り込まれたことを確認する方法を確認し、収集した医療データを基に適切に医療情報データベースが構築されていることを確認すること。なお、DB事業者が医療情報データベースを構築する際に、データクリーニングやコード化を実施している場合には、それらの実施に関する基準・手順を確認し、適切に当該業務が実施されていることを確認すること。また、医療情報データベースの選定時以外にも必要に応じてこれらの事項を確認すること

② 申請者は、DB事業者が運用・管理する医療情報データベースのセキュリティに関する規程・手順、データバックアップ及びリカバリーに関する規程・手順を確認し、医療データが適切に保持されていることを確認すること

③ 申請者は、DB事業者から提供された範囲の医療データについて、契約期間中はそれらの品質管理記録を定期的に受領すること等により、DB事業者が継続して医療情報データベースの品質を管理していることを確認すること

(4) 医療情報データベースから抽出した医療データを用いた解析に関すること

① 申請者は、解析用データセットの作成について以下の点に留意すること

㈠ 医療情報データベースから解析用データセットを作成(抽出、加工を含む)する業務が適切に実施されていることを確認すること
㈡ 必要に応じて製造販売後データベース調査実施計画書又は統計解析計画書をDB事業者に提示のうえ、医療情報データベースに保存されている医療データのうち、申請者が閲覧できる範囲及び取得可能な範囲について確認すること
㈢ DB事業者又は開発業務受託機関等に解析用データセットの作成の一部又は全部を依頼する際には、依頼する業務内容の範囲を明確にすること
② 申請者は、DB事業者又は開発業務受託機関等に解析の一部又は全部を委託する際には、製造販売後データベース調査実施計画書又は統計解析計画書に基づき適切な解析が実施されていることを確認すること
(5) 再審査等の申請資料の作成に関連した記録の保存に関すること
　　申請者は、以下の記録が適切に保存できる組織体制を整えること。なお、保存場所は申請者が適切に管理できる保存場所を確保し、必要に応じて内容を確認できるように、その所在を明確にすること
㈠ 解析用データセット
㈡ 解析結果
㈢ 医療情報データベースが適切に構築されていることを示す資料
㈣ 解析用データセット及び解析結果が適切に作成されていることを示す資料
㈤ その他、申請資料の信頼性を担保するために必要な資料


■第14条の4第6項■

第四項の規定による確認においては、第一項各号に掲げる医薬品に係る申請内容及び前項前段に規定する資料に基づき、当該医薬品の品質、有効性及び安全性に関する調査を行うものとする。この場合において、第一項各号に掲げる医薬品が前項後段に規定する厚生労働省令で定める医薬品であるときは、あらかじめ、当該医薬品に係る資料が同項後段の規定に適合するかどうかについての書面による調査又は実地の調査を行うものとする。

趣旨

　本規定は、医薬品の承認拒否事由への該当性の確認においては、その申請内容及び添付資料に基づき、品質、有効性及び安全性に関する調査を行うとともに、あらかじめ、添付資料の信頼性調査を行う旨を定めたものである。

第4章　医薬品等の製造販売業及び製造業(第12条—第23条)

■第14条の4第7項■

> 第一項各号に掲げる医薬品につき第十四条の承認を受けた者は、厚生労働省令で定めるところにより、当該医薬品の使用の成績に関する調査その他厚生労働省令で定める調査を行い、その結果を厚生労働大臣に報告しなければならない。

### 趣旨

本規定は、再審査の対象となる医薬品の承認を受けた者に対し、使用成績調査等を行い、その結果を厚生労働大臣に報告することを義務づけたものである。

### 解説

1　使用の成績等に関する調査にはGPSPが適用される。治験に準じた臨床試験の実施を指示された場合には、GCPも適用される。また、動物実験による安全性の再試験を指示された場合には、GLPも適用される。

　※「治験に準じた臨床試験」とは、製造販売後臨床試験のこと

⇒　上記の「GPSP」は、使用の成績等に関する調査に係る業務を統括する管理責任者を置くこと、管理責任者は業務手順書に基づき使用の成績等に関する調査の実施の業務を行うこと等、製造販売後の調査及び試験の実施の基準で、以下の省令により定められている。

　※「GPSP」とは、Good Post-marketing Study Practiceの略

①「医薬品の製造販売後の調査及び試験の実施の基準に関する省令(平成16年厚生労働省令第171号)」(医薬品GPSP)

②「医療機器の製造販売後の調査及び試験の実施の基準に関する省令(平成17年厚生労働省令第38号)」(医療機器GPSP)

③「再生医療等製品の製造販売後の調査及び試験の実施の基準に関する省令(平成26年厚生労働省令第90号)」(再生医療等製品GPSP)

2　医薬品(医療用医薬品を除く)の使用成績調査等及び結果の報告等について、次のとおり定められている。〈則第62条第1項から第3項まで〉

①　次に掲げる医薬品(医療用医薬品を除く)につき製造販売の承認(条件及び期限を付した緊急承認を除く)を受けた者が行う使用成績調査等は、それぞれに定める期間、当該医薬品の副作用等その他の使用の成績等について行う。

　㈠　その承認の際に再審査の指示を受けた新医薬品　—　再審査に係る調査期間(延長が行われたときは、その延長後の期間)

　㈡　その承認の際に再審査の指示を受けた追っかけ新医薬品　—　その製造販売の承認を受けた日から、先行する新医薬品に係る申請期間に合致するように厚生労働大臣が指示する期間の開始の日の前日まで

②　厚生労働大臣に対する報告は、次に掲げる事項について行う。

　㈠　当該医薬品の名称

　㈡　承認番号及び承認年月日

　㈢　調査期間及び調査症例数

㈣　当該医薬品の出荷数量
　㈤　調査結果の概要及び解析結果
　㈥　副作用等の種類別発現状況
　㈦　副作用等の発現症例一覧

③　②の報告は、当該調査に係る医薬品の製造販売の承認を受けた日から起算して1年（厚生労働大臣が指示する医薬品にあっては、厚生労働大臣が指示する期間）ごとに、その期間の満了後2月以内に行わなければならない。

**3**　医療用医薬品の安全性定期報告について、次のとおり定められている。〈則第63条第1項から第4項まで〉

①　次に掲げる医療用医薬品につき製造販売の承認（条件及び期限を付した緊急承認を除く）を受けた者が行う使用の成績等に関する調査は、それぞれに定める期間、当該医療用医薬品の副作用等の発現状況その他の使用の成績等（成分同一物がある場合には、当該物に係るものを含む）について行う。

　㈠　その承認の際に再審査の指示を受けた新医薬品　―　再審査に係る調査期間（延長が行われたときは、その延長後の期間）

　㈡　その承認の際に再審査の指示を受けた追っかけ新医薬品　―　その製造販売の承認を受けた日から、先行する新医薬品に係る申請期間に合致するように厚生労働大臣が指示する期間の開始の日の前日まで

②　厚生労働大臣に対する報告は、次に掲げる事項について行う。ただし、早期承認の提出免除条件に基づき提出した資料（則第45条の4）に係る事項は不要である。

　㈠　当該医療用医薬品等の名称
　　　　※「当該医療用医薬品等」とは、当該医療用医薬品又は成分同一物のこと
　㈡　承認年月日及び承認番号（成分同一物にあっては、当該外国において製造又は販売することが認められた年月日）
　㈢　調査期間及び調査症例数
　㈣　当該医療用医薬品等の出荷数量
　㈤　調査結果の概要及び解析結果
　㈥　当該医療用医薬品等の副作用等の種類別発現状況
　㈦　当該医療用医薬品等の副作用等の発現症例一覧
　㈧　当該医療用医薬品等による保健衛生上の危害の発生若しくは拡大の防止又は当該医療用医薬品等の適正な使用のために行われた措置
　㈨　当該医療用医薬品等の注意事項等情報
　㈩　当該医療用医薬品等の品質、有効性及び安全性に関する事項その他当該医療用医薬品の適正な使用のために必要な情報

③　②の報告は、当該調査に係る医薬品の製造販売の承認の際に厚生労働大臣が指定した日から起算して、2年間は半年以内ごとに、それ以降は1年（厚生労働大臣が指示する医薬品にあっては、厚生労働大臣が指示する期間）以内ごとに、その期間の満了後70日（①の調査により得られた資料が邦文以外で記載されている場合においては、3月）

以内に行わなければならない。
　④ ③の期間の満了日（報告期限日）が、①㈠及び㈡の期間の満了日以降となる場合にあっては、③にかかわらず、再審査の申請を行うことをもって、①㈠及び㈡の期間の満了日以降に報告期限日が到来する場合における②の報告に代えることができる。
⇒　上記③の「厚生労働大臣が指定した日」は、以下のとおりである。〈R2/8/31 薬生発0831第5号〉
　① 国際誕生日（②を除く）
　　　※「国際誕生日」とは、我が国又は外国で初めて当該医薬品の製造又は販売が認められた日のこと
　② 国際誕生日が我が国における承認日以外の場合であり、それが我が国における承認日の6か月以上前のときは、その日から起算して6か月の整数倍を経過した日のうち、当該医薬品が承認された日の直前の日。ただし、国際誕生日から起算して6か月の整数倍を経過した日が我が国で承認された日と同じ場合にあっては当該承認日

4　新医療用医薬品に係る安全性定期報告の留意点について、次のように示されている。〈R2/8/31 薬生発0831第5号〉
　① 安全性定期報告書は、成分ごとに作成するものとし、剤形違い、含量違いなど品目が異なっていても、同一の報告書として提出すること
　② 再審査期間中の新医療用医薬品において、成分が同一のものであって、新投与経路、新効能・効果又は新用法・用量の追加などに伴い、新たに再審査期間が設定される場合などにあっては、2年間は半年以内ごとに、それ以降は1年以内ごとに報告を行うこと。この際、現に承認を得ている品目の安全性定期報告の報告期限日又はその6か月前の日のうち、新投与経路、新効能・効果又は新用法・用量の追加等の承認がなされた日以降の直近の日を報告期限日として報告を行うこと
　③ 調査結果の評価は、明らかに異質な投与経路、効能・効果及び用法・用量等、医療上、別途評価する必要があるものについては、区別して記載すること
　④ 成分同一物に係る調査結果の報告については、当該調査単位期間を含む調査の期間であれば、その範囲を限定するものではない。

■第14条の4第8項■

　第五項後段に規定する厚生労働省令で定める医薬品につき再審査を受けるべき者、同項後段に規定する資料の収集若しくは作成の委託を受けた者又はこれらの役員若しくは職員は、正当な理由なく、当該資料の収集又は作成に関しその職務上知り得た人の秘密を漏らしてはならない。これらの者であつた者についても、同様とする。

### 趣旨

　本規定は、①再審査を受けるべき者、②添付資料の収集・作成の委託を受けた者に対し、秘密保持義務を課したものである。【法第14条第14項参照】

### 解説

1　本規定に違反した者は、6月以下の懲役又は30万円以下の罰金に処する。〈法第86条の3第1項第2号〉

　また、いわゆる両罰規定の対象となっており、この行為者を使用する法人又は人には30万円以下の罰金刑が科される。〈法第90条第2号〉

　なお、この罪は、告訴がなければ公訴を提起することができない。〈法第86条の3第2項〉


## 第十四条の五（準用）

（平八法一〇四・追加、平一四法一九二・一部改正、平一四法九六（平一四法一九二）・旧第十四条の四の二繰下・一部改正、平二五法八四・令元法六三・令四法四七・一部改正）

■第14条の5第1項■

　医薬品（専ら動物のために使用されることが目的とされているものを除く。以下この条において同じ。）のうち政令で定めるものについての前条第一項の申請、同条第四項の規定による確認及び同条第六項の規定による調査については、第十四条第十七項及び第十四条の二の三（第四項及び第五項を除く。）の規定を準用する。この場合において、必要な技術的読替えは、政令で定める。

### 趣旨

　本規定は、①新医薬品の再審査申請、②承認拒否事由への該当性の確認、③品質、有効性及び安全性に関する調査、④添付資料の信頼性調査については、機構による審査等の実施に係る規定を準用して適用する旨を定めたものである。

### 解説

1　「政令で定めるもの」は、再審査指示を受けた医薬品（動物専用のものを除く）である。〈令第29条〉

第4章　医薬品等の製造販売業及び製造業（第12条—第23条）

■第１４条の５第２項■

　前項において準用する第十四条の二の三第一項の規定により機構に前条第四項の規定による確認を行わせることとしたときは、前項において準用する第十四条の二の三第一項の政令で定める医薬品についての前条第七項の規定による報告をしようとする者は、同項の規定にかかわらず、機構に報告しなければならない。この場合において、機構が当該報告を受けたときは、厚生労働省令で定めるところにより、厚生労働大臣にその旨を通知しなければならない。

**趣旨**

　本規定は、再審査の対象となる医薬品の承認を受けた者に対し、厚生労働大臣が機構に承認拒否事由への該当性の確認を行わせるときは、機構に使用成績調査等の結果を報告することを義務づけたものである。また、機構に対して、当該報告を受けたときは、厚生労働大臣に通知することを義務づけている。

## 第十四条の六（医薬品の再評価）

（昭五四法五六・追加、昭五八法五七・一部改正、平五法二七・旧第十四条の三繰下、平六法五〇・旧第十四条の四繰下・一部改正、平八法一〇四・平一一法一六〇・平一四法一九二・一部改正、平一四法九六（平一四法一九二）・旧第十四条の五繰下・一部改正、平二五法八四・令五法三六・一部改正）

■第１４条の６第１項■

　第十四条の承認を受けている者は、厚生労働大臣が薬事審議会の意見を聴いて医薬品の範囲を指定して再評価を受けるべき旨を公示したときは、その指定に係る医薬品について、厚生労働大臣の再評価を受けなければならない。

**趣旨**

　本規定は、医薬品の承認を受けている者に対し、厚生労働大臣が再評価を受けるべき旨を公示したときは、厚生労働大臣の再評価を受けることを義務づけたものである。

**解説**

1　医薬品の評価は、あくまでその時代の科学水準を基礎として決められるものであり、当時は有用である旨の評価を受けたとしても、その後の医学、薬学等の科学技術の進展次第では有用とはいえなくなることもあり得る。
　医薬品の再評価制度は、使用経験の長い医薬品について、現在の科学水準及び医薬品に求められる現在の役割に照らし合わせて、有効性及び安全性の見直しを図ることを目的としている。

2　医薬品のほか、再生医療等製品についても、再評価の対象となる。〈法第23条の31〉
⇒　医療機器と体外診断用医薬品は、再評価ではなく、使用成績評価の対象となっている。〈法第23条の2の9〉

⇒　医薬部外品と化粧品は、再評価の対象になっていない。
3　「第十四条の承認」とあるが、外国特例承認(法第19条の2)を受けた医薬品についても、再評価の対象となる。〈法第19条の4〉
4　「第十四条の承認」とあるが、条件及び期限を付した緊急承認を除く。〈法第14条の4第1項〉
　　このように、条件及び期限を付した緊急承認を受けた医薬品については、再評価の対象になっていない。
5　「公示」とは、不特定多数の人々が知り得る状態に置くことをいう。多くの場合、行政機関が主体となる行為を意味するが、民間法人の行為も含まれる。
6　「公示」は、官報に掲載する方法により行う。〈則第66条の2〉


■第１４条の６第２項■

　厚生労働大臣の再評価は、再評価を行う際に得られている知見に基づき、前項の指定に係る医薬品が第十四条第二項第三号イからハまでのいずれにも該当しないことを確認することにより行う。

**趣旨**
　本規定は、厚生労働大臣の再評価は、医薬品の承認拒否事由への該当性を確認することにより行う旨を定めたものである。


■第１４条の６第３項■

　第一項の公示は、再評価を受けるべき者が提出すべき資料及びその提出期限を併せ行うものとする。

**趣旨**
　本規定は、再評価を受けるべき旨の公示には、医薬品の範囲指定に加え、再評価を受けるべき者が提出すべき資料及びその提出期限が併記される旨を定めたものである。

**解説**
1　再評価を受けるべき者に要求される資料の範囲は、再評価を必要とする理由に照らして定められるため、「提出すべき資料」は、個々の公示の中で示される。
　　また、比較的短期間で作成できる資料もあれば、そうでないものもあるため、「提出期限」についても、個々の公示の中で示されることになる。
2　定められた期限までに必要な資料を提出せず、又は虚偽の記載をした資料を提出したときは、製造販売の承認の取消事由に該当する。〈法第74条の2第3項第4号〉

第4章　医薬品等の製造販売業及び製造業（第12条—第23条）

■第14条の6第4項■

　第一項の指定に係る医薬品が厚生労働省令で定める医薬品であるときは、再評価を受けるべき者が提出する資料は、厚生労働省令で定める基準に従つて収集され、かつ、作成されたものでなければならない。

### 趣　旨

　本規定は、再評価を受けるべき者が提出する資料は、申請資料の信頼性の基準に従って収集・作成されたものでなければならないとしたものである。

### 解　説

1　「厚生労働省令で定める医薬品」は、厚生労働大臣の指定（法第14条の6第1項）に係る医薬品である。〈則第66条第4項〉

2　「提出する資料」は、GLP、GCP及びGPSPに定めるもののほか、次に掲げるところにより、収集され、かつ、作成されたものでなければならない。〈則第66条第5項〉
　① 当該資料は、これを作成することを目的として行われた調査又は試験において得られた結果に基づき正確に作成されたものであること
　② ①の調査又は試験において、申請に係る医薬品についてその申請に係る品質、有効性又は安全性を有することを疑わせる調査結果、試験成績等が得られた場合には、当該調査結果、試験成績等についても検討及び評価が行われ、その結果が当該資料に記載されていること
　③ 当該資料の根拠になった資料は、再評価の終了の日まで保存されていること。ただし、資料の性質上その保存が著しく困難であると認められるものにあっては、この限りでない。

3　申請資料の信頼性の基準に適合しない資料を提出したときは、製造販売の承認の取消事由に該当する。〈法第74条の2第3項第4号〉


■第14条の6第5項■

　第二項の規定による確認においては、再評価を受けるべき者が提出する資料に基づき、第一項の指定に係る医薬品の品質、有効性及び安全性に関する調査を行うものとする。この場合において、同項の指定に係る医薬品が前項に規定する厚生労働省令で定める医薬品であるときは、あらかじめ、当該医薬品に係る資料が同項の規定に適合するかどうかについての書面による調査又は実地の調査を行うものとする。

### 趣　旨

　本規定は、医薬品の承認拒否事由への該当性の確認においては、再評価を受けるべき者の提出資料に基づき、品質、有効性及び安全性に関する調査を行うとともに、あらかじめ、その提出資料の信頼性調査を行う旨を定めたものである。

■**第14条の6第6項**■

　第四項に規定する厚生労働省令で定める医薬品につき再評価を受けるべき者、同項に規定する資料の収集若しくは作成の委託を受けた者又はこれらの役員若しくは職員は、正当な理由なく、当該資料の収集又は作成に関しその職務上知り得た人の秘密を漏らしてはならない。これらの者であつた者についても、同様とする。

**趣旨**

　本規定は、①再評価を受けるべき者、②提出資料の収集・作成の委託を受けた者に対し、秘密保持義務を課したものである。【法第14条第14項参照】

**解説**

1　本規定に違反した者は、6月以下の懲役又は30万円以下の罰金に処する。〈法第86条の3第1項第3号〉

　また、いわゆる両罰規定の対象となっており、この行為者を使用する法人又は人には30万円以下の罰金刑が科される。〈法第90条第2号〉

　なお、この罪は、告訴がなければ公訴を提起することができない。〈法第86条の3第2項〉


## 第十四条の七(準用)

<small>(平八法一〇四・追加、平一四法一九二・一部改正、平一四法九六(平一四法一九二)・旧第十四条の五の二繰下・一部改正、平二五法八四・令元法六三・令四法四七・一部改正)</small>

■**第14条の7第1項**■

　医薬品(専ら動物のために使用されることが目的とされているものを除く。以下この条において同じ。)のうち政令で定めるものについての前条第二項の規定による確認及び同条第五項の規定による調査については、第十四条の二の三(第四項及び第五項を除く。)の規定を準用する。この場合において、必要な技術的読替えは、政令で定める。

**趣旨**

　本規定は、①承認拒否事由への該当性の確認、②品質、有効性及び安全性に関する調査、③提出資料の信頼性調査については、機構による審査等の実施に係る規定を準用して適用する旨を定めたものである。

**解説**

1　「政令で定めるもの」は、再評価に係る医薬品(動物専用のものを除く)である。〈令第31条〉

第4章　医薬品等の製造販売業及び製造業(第12条—第23条)

■第14条の7第2項■

　前項において準用する第十四条の二の三第一項の規定により機構に前条第二項の規定による確認を行わせることとしたときは、前項において準用する第十四条の二の三第一項の政令で定める医薬品についての前条第四項の規定による資料の提出をしようとする者は、同項の規定にかかわらず、機構に提出しなければならない。

**趣旨**

　本規定は、再評価に係る資料を提出しようとする者に対し、厚生労働大臣が機構に承認拒否事由への該当性の確認を行わせるときは、当該資料を機構に提出することを義務づけたものである。

## 第十四条の七の二(医薬品、医薬部外品及び化粧品の承認された事項に係る変更計画の確認)

(令元法六三・追加、令四法四七・一部改正)

■第14条の7の2第1項■

　第十四条第一項の承認を受けた者は、厚生労働省令で定めるところにより、厚生労働大臣に申し出て、当該承認を受けた品目について承認された事項の一部の変更に係る計画(以下この条において「変更計画」という。)が、次の各号のいずれにも該当する旨の確認を受けることができる。これを変更しようとするときも、同様とする。
一　当該変更計画に定められた変更が、製造方法その他の厚生労働省令で定める事項の変更であること。
二　第四十二条第一項又は第二項の規定により定められた基準に適合しないこととなる変更その他の厚生労働省令で定める変更に該当しないこと。
三　当該変更計画に従つた変更が行われた場合に、当該変更計画に係る医薬品、医薬部外品又は化粧品が、次のイからハまでのいずれにも該当しないこと。
　イ　当該医薬品又は医薬部外品が、その変更前の承認に係る効能又は効果を有すると認められないこと。
　ロ　当該医薬品又は医薬部外品が、その効能又は効果に比して著しく有害な作用を有することにより、医薬品又は医薬部外品として使用価値がないと認められること。
　ハ　イ又はロに掲げる場合のほか、医薬品、医薬部外品又は化粧品として不適当なものとして、厚生労働省令で定める場合に該当すること。

**趣旨**

　本規定は、医薬品、医薬部外品又は化粧品の製造販売の承認を受けた者は、厚生労働大臣に申し出て、承認事項の変更計画の確認を受けることができるとともに、その確認事項

を定めたものである。また、当該変更計画を変更しようとするときも、確認を受けることができるとしている。【法第23条の2の10の2第1項参照】

### 解説

1 承認事項の一変手続の迅速化を図るため、令和元年の法改正により本条が新設された。
2 製品の品質に悪影響を及ぼさないことが事前に確認できる承認事項として、例えば、次のようなものが、変更計画制度の対象となる。
   ① 予定された安定性試験の結果に基づき、製品の使用期限を延長すること
   ② 新たな検査方法で得られる結果が、現在の検査方法と比べて同等以上に正確なものとなるように計画し、検証した上で、製品の品質に関する検査方法を変更すること
   ③ 同一の製品が製造できることを確認した上で、製造方法の一部を新たな製造方法に変更すること
3 変更計画の確認又は変更計画の変更の確認の申請書には、次に掲げる確認の区分に応じ、それぞれに定める資料を添えなければならない。〈則第68条の2第3項〉
   ① 医薬品等の変更計画の確認については、次に掲げる資料
      ㈠ 変更計画
      ㈡ 製造方法等の変更が、医薬品、医薬部外品又は化粧品の品質に及ぼす影響を評価するための試験の内容、方法及び判定基準に関する資料
      ㈢ 変更計画に関連する、医薬品、医薬部外品又は化粧品の製造工程の稼働性能又は製品の品質を保証するための管理に関する資料
      ㈣ その他変更計画の確認の際に必要な資料
   ② 医薬品等の変更計画の変更の確認については、①に掲げる資料及び確認を受けた変更計画の写し
   ⇒ 上記に掲げるもののほか、厚生労働大臣が申請に係る医薬品等の変更計画の確認又は変更計画の変更の確認につき必要と認めて当該医薬品、医薬部外品又は化粧品の試験成績その他の資料の提出を求めたときは、申請者は、当該資料を厚生労働大臣に提出しなければならない。〈則第68条の2第4項〉
4 変更計画の確認の申請書に添付すべき資料の取扱い及び作成上の留意点等について、次のとおり示されている。〈R3/6/16 薬生薬審発0616第14号〉
   (1) 添付資料は、申請資料の信頼性の基準(則第43条)に基づき収集され、かつ、作成されたものとすること
   (2) 添付資料には、以下を含めること。また、添付資料は、原則として電子的に作成したものをPDFその他の電子ファイルとして提出することとし、これによりがたい場合は当該資料の原本を明瞭にスキャンしてPDFに変換したものを提出すること
      ① 変更計画の内容を反映した承認書の変更案及び該当部分の変更前後の比較表(承認書新旧対照表案を含む)
      ② 変更計画には、以下の内容を含めること
         ㈠ 提案する変更及びその妥当性を含む詳細な説明

㈡　リスクアセスメントに基づき作成した、変更が品質に及ぼす潜在的な影響を評価する試験又は検討の一覧、並びにそれらの試験方法及び判定基準(特性解析、出荷試験、安定性試験、工程内管理試験等を含む)

　　㈢　承認されている管理戦略への適合性又は予定する変更に伴い必要となる管理戦略の変更に関する考察

　　㈣　その他満たすべき条件

　　㈤　該当する場合、同一又は類似製品における過去の経験から得られた、開発、製造、特性解析、出荷試験、安定性試験等のリスクの低減に有用な参考データ

　　㈥　医薬品等適合性確認の要否

　③　承認事項の一部変更承認又は軽微変更届出が初回承認取得時以降になされている場合には、初回承認取得時からの承認の経過。また、当該品目の承認書の写し及び当該品目に係る承認又は最後に受けた承認事項一部変更承認以降、変更計画確認申請までに提出された軽微変更届出の写し

(3) CTD 形式で変更計画の確認申請を行う場合には、変更計画を含む添付資料は、FD 申請書内に変更計画ファイルとして添付した上で、CTD モジュール 2,3.R 及びモジュール 3 に格納すること。CTD 形式で医薬品変更計画確認申請を行わない場合には、変更計画を含む添付資料は、FD 申請書内に変更計画ファイルとして添付した上で、「医薬品の承認申請について(平成 26 年 11 月 21 日薬食発 1121 第 2 号)」の別表 1 のロ及びハに格納すること。FD 申請書内に添付する文書並びにモジュール 2,3.R 又は別表 1 のロ及びハに格納する文書については邦文とすること

　　※「CTD」とは、Common Technical Document の略

(4) 医薬品等変更計画確認申請書に添付すべき資料は、邦文で記載されたものでなければならないが、医薬品の承認申請書に添付すべき資料について取扱いと同様とする。

(5) 変更計画の確認が完了した後、その旨を証する書類として確認書を申請者に交付する。

**5**　変更計画を変更する際の取扱いについて、次のとおり示されている。〈R3/6/16 薬生薬審発 0616 第 14 号〉

①　確認された変更計画を変更しようとするときは、変更の内容が軽微なものについては、届出(則第 68 条の 7)により対応することが可能であるが、軽微な変更ではない変更を行う場合は、確認申請が必要となること

②　確認を受けた変更計画の変更に係る確認申請を行う場合は、医薬品等変更計画確認事項変更確認申請書(則第 68 条の 2 第 2 項)の備考欄に、変更計画の変更内容、過去に変更計画の確認を受けた後に変更の確認を受けている場合又は軽微な変更の届出を行っている場合には、初回変更計画確認からのその履歴及び変更理由を記載し、以下の内容についても添付資料に含めること。なお、変更計画の変更が生じない箇所については、添付資料の提出を行う必要はないが、当該箇所についての変更がない旨を説明する必要がある。

　　㈠　医薬品等適合性確認の要否が変わるかどうかを含め、合意した変更計画からの変更点及び変更することの妥当性に関する説明(変更計画案の中に記載すること)

㈡　変更計画の変更の確認申請を行う内容に関して、変更計画の内容を反映した承認書の変更案及び該当部分の変更前後の比較表(承認書新旧対照表案を含む)

　㈢　これまでの確認書の写し

　㈣　変更計画の軽微な変更の届出がなされている場合には、当該届出に関する資料

　㈤　過去に確認を受けた全ての変更計画の写し

③　確認を受けた変更計画の軽微な変更に係る届出を行う場合には、届書に添付する変更計画の変更案に、合意した変更計画からの変更点及び変更することの妥当性に関する説明を記載すること。また、変更計画に定める変更を反映した場合の承認申請書案及び該当部分の変更前後の比較表(承認申請書新旧対照表案を含む)を添付すること

④　変更計画の変更の確認が完了した後においても、確認書を申請者に交付する。

**6**　変更計画の軽微な変更に係る特例として、次のとおり定められている。〈則第68条の7〉

①　確認された変更計画の変更が軽微な変更であるときは、次に掲げる資料を添えて、厚生労働大臣に変更計画の変更を届け出ることができる。

　　※「厚生労働大臣」とあるが、変更計画の確認を機構に行わせる場合は、機構に届出を行う。

　㈠　変更計画の変更案

　㈡　変更理由

②　①の軽微な変更は、次に掲げる変更以外のものとする。

　㈠　医薬品、医薬部外品又は化粧品の製造方法又は品質に及ぼす影響を評価するための試験の内容及び方法の重要な変更

　㈡　㈠の試験に係る判定基準を緩和する変更

　㈢　確認された変更計画に含まれる製造工程の稼働性能又は製品の品質を保証するための管理に係る重要な変更

　㈣　その他㈠から㈢までに掲げる変更とみなされる変更

**7**　厚生労働大臣は台帳を備え、次に掲げる事項を記載する。〈令第32条の2第1項、則第68条の8〉

①　確認番号及び確認年月日

②　確認を受けた者の氏名及び住所

③　確認を受けた者の製造販売業の許可の種類及び許可番号

④　当該品目の製造所の名称

⑤　当該品目の製造所が受けている製造業者の許可の区分及び許可番号、外国製造業者の認定の区分及び認定番号又は保管のみを行う製造所に係る登録番号

⑥　当該品目の名称

⑦　当該品目の成分及び分量

⑧　当該品目の規格及び試験方法

<第1号>

**8**　「厚生労働省令で定める事項」は、次に掲げる事項である。〈則第68条の3〉

①　成分及び分量又は本質(有効成分を除く)

②　製造方法

③ 貯蔵方法及び有効期間
④ 規格及び試験方法
⑤ 製造販売する品目の製造所
⑥ 原薬の製造所
⑦ ①から⑥までに掲げるもののほか、最終的な製品の有効性及び安全性に影響を与えないと認められる事項

<第2号>

9 「厚生労働省令で定める変更」は、次に掲げる変更である。〈則第68条の4〉
① 法定の基準(法第42条)に適合しないこととなる変更
② 実施した場合に品質への影響を予測することが困難な新たな製造方法への変更
③ 病原因子の不活化又は除去方法に関する重要な変更
④ 実施の前後において、当該医薬品、医薬部外品又は化粧品の品質、有効性及び安全性が同等であることを確かめるために品質試験以外の試験を行わなければならないと認められる変更
⑤ ①から④までに掲げるもののほか、当該医薬品、医薬部外品又は化粧品の品質、有効性及び安全性に重大な影響を与えるおそれのある変更
⑥ 薬局製造販売医薬品に係る変更
⑦ 令第80条第2項第5号に基づき承認された医薬品又は医薬部外品に係る変更【法第14条第17項の解説1の②参照】

<第3号>

10 本号ハの「厚生労働省令で定める場合」は、次に掲げる場合である。〈則第68条の5〉
① 申請に係る医薬品又は医薬部外品の性状又は品質が保健衛生上著しく不適当な場合
② 申請に係る化粧品の性状又は品質が保健衛生上著しく不適当な場合及び申請に係る化粧品に含有されている成分が非開示成分として不適当な場合

■第14条の7の2第2項■

> 前項の確認においては、変更計画(同項後段の規定による変更があつたときは、その変更後のもの。以下この条において同じ。)の確認を受けようとする者が提出する資料に基づき、当該変更計画に係る医薬品、医薬部外品又は化粧品の品質、有効性及び安全性に関する調査を行うものとする。

**趣旨**

本規定は、変更計画の確認においては、確認を受けようとする者が提出する資料に基づき、当該変更計画に係る品質、有効性及び安全性に関する調査を行う旨を定めたものである。【法第23条の2の10の2第2項参照】

■第14条の7の2第3項■

> 第一項の確認を受けようとする者又は同項の確認を受けた者は、その確認に係る変更計画に従って第十四条の承認を受けた事項の一部の変更を行う医薬品、医薬部外品又は化粧品が同条第二項第四号の政令で定めるものであり、かつ、当該変更が製造管理又は品質管理の方法に影響を与えるおそれがある変更として厚生労働省令で定めるものであるときは、厚生労働省令で定めるところにより、その変更を行う医薬品、医薬部外品又は化粧品の製造所における製造管理又は品質管理の方法が、同号の厚生労働省令で定める基準に適合している旨の確認を受けなければならない。

### 趣旨

本規定は、変更計画の確認を受けようとする者又は受けた者に対し、当該変更計画に係る医薬品、医薬部外品又は化粧品が政令で定めるものであり、かつ、当該計画に従った承認事項の一変が製造管理又は品質管理の方法に影響を与えるおそれがあるものであるときは、その製造管理又は品質管理の方法のGMP適合性の確認を受けることを義務づけたものである。【法第23条の2の10の2第3項参照】

### 解説

1 「政令で定めるもの(令第20条)」については、法第14条第2項の解説14及び15参照

2 「厚生労働省令で定めるもの」は、次に掲げる変更である。〈則第68条の6〉

① 当該品目の本質、特性及び安全性に影響を与える製造方法等の変更
② 病原因子の不活化又は除去方法に関する変更
③ 用法もしくは用量又は効能もしくは効果に関する追加、変更又は削除
④ ①から③までに掲げる変更のほか、製品の品質、有効性及び安全性に影響を与えるおそれのあるもの
⑤ 当該品目の用法、用量、効能又は効果に関する追加、変更又は削除その他の当該品目の製造管理又は品質管理の方法に影響を与えない変更以外の変更

3 GMP適合性の確認の申請書には、次に掲げる資料を添えなければならない。〈則第68条の9第2項〉

① GMP適合性の確認に係る品目の製造管理及び品質管理に関する資料
② GMP適合性の確認に係る製造所の製造管理及び品質管理に関する資料

4 厚生労働大臣は台帳を備え、次に掲げる事項を記載する。〈令第32条の6第1項、則第68条の11〉

① 確認結果及び確認結果通知年月日
② 当該品目の名称
③ 当該品目に係る変更計画の確認を受けようとする者又は変更計画の確認を受けた者の氏名及び住所
④ 変更計画確認番号及び変更計画確認年月日(③の者が既に当該品目に係る変更計画の確認を受けている場合に限る)

⑤ 製造所の名称及び所在地
⑥ 製造業者又は外国製造業者の氏名及び住所
⑦ ⑥の製造業者が受けている製造業の許可番号及び許可年月日、外国製造業者の認定番号及び認定年月日又は保管のみを行う製造所の登録番号及び登録年月日

■第１４条の７の２第４項■

前項の確認においては、その変更を行う医薬品、医薬部外品又は化粧品の製造所における製造管理又は品質管理の方法が、第十四条第二項第四号の厚生労働省令で定める基準に適合しているかどうかについて、書面による調査又は実地の調査を行うものとする。

**趣旨**

本規定は、変更計画に係るものの GMP 適合性の確認においては、書面による調査又は実地の調査を行う旨を定めたものである。

■第１４条の７の２第５項■

厚生労働大臣は、第一項の確認を受けた変更計画が同項各号のいずれかに該当していなかつたことが判明したとき、第三項の確認を受けた製造管理若しくは品質管理の方法が第十四条第二項第四号の厚生労働省令で定める基準に適合していなかつたことが判明したとき、又は偽りその他不正の手段により第一項若しくは第三項の確認を受けたことが判明したときは、その確認を取り消さなければならない。

**趣旨**

本規定は、厚生労働大臣に対し、①確認を受けた変更計画がその要件のいずれかに該当していなかったことが判明したとき、②確認を受けた製造管理又は品質管理の方法が GMP 基準に適合していなかったことが判明したとき、③不正の手段により変更計画又は GMP 適合性の確認を受けたことが判明したときは、変更計画又は製造管理・品質管理の方法の確認を取り消すことを義務づけたものである。【法第 23 条の 2 の 10 の 2 第 5 項参照】

■**第14条の7の2第6項**■

> 第一項の確認を受けた者(その行おうとする変更が第三項の厚生労働省令で定めるものであるときは、第一項及び第三項の確認を受けた者に限る。)は、第十四条の承認を受けた医薬品、医薬部外品又は化粧品に係る承認された事項の一部について第一項の確認を受けた変更計画に従つた変更を行う日の厚生労働省令で定める日数前までに、厚生労働省令で定めるところにより、厚生労働大臣に当該変更を行う旨を届け出たときは、同条第十五項の厚生労働大臣の承認を受けることを要しない。

**趣旨**

本規定は、変更計画の確認を受けた者は、当該変更計画に従って一変を行う旨を所定の日までに届け出たときは、厚生労働大臣の一変承認を受けなくてもよい旨を定めたものである。

**解説**

1 「厚生労働省令で定める日数」は、40日である。ただし、製造販売の承認を受けてから、確認事項(則第68条の3各号)の変更に係る承認事項の軽微な一変の届出を行っておらず、かつ、変更計画について最後に変更計画の確認を受けてから、変更計画の軽微な変更の届出を行っていない場合は、20日となる。〈則第68条の12〉

　※「日数」とあるが、日曜日、国民の祝日に関する法律に規定する休日、12月29日から翌年の1月3日までの日及び土曜日は、算入しない。
　※「製造販売の承認」とあるが、一変承認を受けたときは、最後に受けた確認事項の変更に係る一変承認をいう。
　※「確認事項(則第68条の3各号)の変更」とあるが、一変承認を受けたときは、最後に受けた一変承認に係る変更をいう。

⇒ 変更計画に従った変更が行うことができるようになるまでの日数は、当該届出が受理された日から起算して、通常、PMDAの40勤務日を経過した後とする。ただし、①変更計画の確認申請を受けることができる事項(規則第68条の3各号)に係る直近の承認を受けてから、当該承認事項に関する軽微変更届(法第14条第16項)が提出されておらず、かつ、②変更計画について最後に確認を受けてから、変更計画の軽微な変更の届出(則第68条の7)を行っていない場合は、当該届出が受理された日から起算して20勤務日を経過した後とする。〈R3/6/16薬生薬審発0616第14号〉

2 変更計画に従った変更に係る届書には、次に掲げる書類を添付しなければならない。〈則第68条の13第2項〉

　① 製造方法等の変更が医薬品、医薬部外品又は化粧品の品質に及ぼす影響を評価するための試験の結果が判定基準に適合していることを説明する資料
　② GMP適合性の確認を受けた場合には、その結果に関する書類
　③ その他届出に係る変更が変更計画に従った変更であることの確認の際に必要な資料

3 変更計画に従った変更に係る届書には、次に掲げる資料を含めること〈R3/6/16薬生薬審発0616第14号〉

① 得られた結果が、事前に合意した判定基準に合致する旨の試験成績及び概括評価
② 医薬品等適合性確認が必要な場合には、医薬品等適合性確認の結果通知書の写し
③ 変更計画の内容を反映した承認書の変更案の該当部分及び変更前後の比較表(承認書の新旧対照表案を含む)
④ これまでの確認書の写し
⑤ 変更計画の軽微な変更の届出(則第68条の7第1項)がなされている場合には、当該届出に関する資料
⑥ 最新の変更計画
⑦ 承認書の写し(過去に承認事項の一部変更承認が行われている場合には、当該承認に係る承認書の写しを含む)
⑧ 当該品目に係る承認、前回の一変承認又は前回受けた変更計画の確認以降、変更計画に従った変更を行う届出までに提出された承認事項の軽微変更届出(法第14条第16項)の写し

4　変更計画に従った変更に係る届書に添付すべき資料は、原則として電子的に作成したものをPDFその他の電子ファイルとして提出することとし、これによりがたい場合は、当該資料の原本を明瞭にスキャンしてPDFに変換したものを提出する。なお、これらの資料は、確認を受けた変更計画に従い得られた情報を基に作成されたものであること。また、これらの資料が申請資料の信頼性の基準(則第43条)に基づき収集され、かつ、作成された旨の陳述書を提出すること〈R3/6/16 薬生薬審発0616第14号〉


■第14条の7の2第7項■

　厚生労働大臣は、前項の規定による届出があつた場合において、その届出に係る変更が第一項の確認を受けた変更計画に従つた変更であると認められないときは、その届出を受理した日から前項の厚生労働省令で定める日数以内に限り、その届出をした者に対し、その届出に係る変更の中止その他必要な措置を命ずることができる。

**趣　旨**

　本規定は、厚生労働大臣は、変更計画に従って一変を行う旨の届出があった場合において、当該変更計画に従った一変であると認められないときは、所定の日までに限り、その届出に係る一変の中止等の措置を命ずることができる旨を定めたものである。

**解　説**

1　次に掲げる場合は、変更計画に従った変更を行うことができず、厚生労働大臣が命じた場合には、その届出に係る変更の中止等、必要な措置を講じることが求められる。また、変更計画に従った変更と認められない変更を行う場合には、当該変更に係る承認事項の一変承認申請が必要になる。〈R3/6/16 薬生薬審発0616第14号〉
① 確認された変更計画に従った変更が行われていなかった場合

② 確認された変更計画において期待された試験結果が得られなかった場合

③ 確認された変更計画の変更が行われており、その変更の程度にかんがみ、本来は、変更計画の変更の確認申請が必要であったものの、変更計画の軽微な変更の届出(則第68条の7)で対応されていたこと等が判明した場合

**2** 本規定による命令に違反した者は、3年以下の懲役もしくは300万円以下の罰金に処し、又はこれを併科する。〈法第84条第3号〉

また、いわゆる両罰規定の対象となっており、この行為者を使用する法人又は人も罰せられる。法人については1億円以下、人については300万円以下の罰金刑が科される。〈法第90条第1号〉


■第14条の7の2第8項■

> 厚生労働大臣は、機構に、第十四条の二の三第一項の政令で定める医薬品、医薬部外品又は化粧品についての第一項及び第三項の確認を行わせることができる。

**趣 旨**

本規定は、厚生労働大臣は、機構に、①変更計画の確認、②製造管理又は品質管理の方法のGMP適合性の確認を行わせることができる旨を定めたものである。

**解 説**

**1** 「政令で定める医薬品、医薬部外品又は化粧品」について、機構に変更計画の確認(法第14条の7の2第1項)を行わせる場合は、令第27条第1項に定められている。機構にGMP適合性の確認(法第14条の7の2第3項)を行わせる場合は、令第27条第2項に定められている。【法第14条の2の3第1項の解説4及び5参照】


■第14条の7の2第9項■

> 第十四条の二の三第二項、第三項、第六項及び第七項の規定並びに第五項の規定は、前項の規定により機構に第一項及び第三項の確認を行わせることとした場合について準用する。この場合において、必要な技術的読替えは、政令で定める。

**趣 旨**

本規定は、機構に、①変更計画の確認、②製造管理又は品質管理の方法のGMP適合性の確認を行わせることとした場合においては、機構による審査等の実施及び確認の取消に係る規定を準用して適用する旨を定めたものである。

## 第4章 医薬品等の製造販売業及び製造業(第12条—第23条)

■第14条の7の2第10項■

　厚生労働大臣が第十四条の二の三第一項の規定により機構に審査を行わせることとしたときは、同項の政令で定める医薬品、医薬部外品又は化粧品についての第六項の規定による届出は、同項の規定にかかわらず、機構に行わなければならない。

**趣旨**

　本規定は、厚生労働大臣が機構に製造販売の承認のための審査を行わせるときは、変更計画に従って一変を行う旨の届出は機構に行わなければならない旨を定めたものである。

■第14条の7の2第11項■

　機構は、前項の規定による届出を受理したときは、直ちに、当該届出の状況を厚生労働省令で定めるところにより厚生労働大臣に通知しなければならない。

**趣旨**

　本規定は、機構に対し、承認事項の変更計画に従って一変を行う旨の届出を受理したときは、直ちに、厚生労働大臣に通知することを義務づけたものである。

## 第十四条の八（承継）

（平一一法八七・追加、平一一法一六〇・平一二法九一・一部改正、平一四法九六(平一四法一九二)・旧第十四条の五の三繰下・一部改正、平二五法八四・一部改正）

■第１４条の８第１項■

> 第十四条の承認を受けた者(以下この条において「医薬品等承認取得者」という。)について相続、合併又は分割(当該品目に係る厚生労働省令で定める資料及び情報(以下この条において「当該品目に係る資料等」という。)を承継させるものに限る。)があつたときは、相続人(相続人が二人以上ある場合において、その全員の同意により当該医薬品等承認取得者の地位を承継すべき相続人を選定したときは、その者)、合併後存続する法人若しくは合併により設立した法人又は分割により当該品目に係る資料等を承継した法人は、当該医薬品等承認取得者の地位を承継する。

**趣 旨**

本規定は、医薬品、医薬部外品又は化粧品の製造販売の承認に係る効果の承継について定めたものである。承認取得者について相続又は合併があった場合、相続人又は合併後存続する法人等は、その承認取得者の地位を承継するものとし、また、分割があった場合は、承認品目に係る資料等が引き継がれるときに限り、当該品目の承認取得者の地位を承継するものとしている。

**解 説**

1 　相続の場合は、すべての権利義務が相続人に引き継がれることが民法により担保されている。また、合併の場合は、すべての権利義務が合併後存続する法人又は合併により設立した法人に引き継がれることが会社法により担保されている。

　一方、分割の場合は、分割契約書に記載された範囲内で、既存の法人の権利義務が、他の既存の法人又は新設する法人に引き継がれることになり、資料等のすべてが引き継がれることが会社法で担保されているわけではない。また、資料等の全部を引き継いだ場合であっても、既存の法人が消滅するわけでもない。

　そこで、承認取得者について相続、合併又は分割があった場合の承認取得者の地位の取扱いを定めるため、本規定が設けられている。

2 　「当該品目に係る資料等(略)を承継させるものに限る」とあるように、分割の場合においては、製造販売の承認に係る重要な資料等のすべてが引き継がれる場合に限り、承認取得者の地位の承継を認めることとしている。これは、承認申請の際に提出した資料やその根拠となったデータが引き継がれなかった場合には、当該品目による保健衛生上の危害が発生するおそれがあり得ることを考慮したものである。

3 　「厚生労働省令で定める資料及び情報」は、次のとおりである。〈則第69条第1項〉

① 製造業の許可又は外国製造業者の認定の申請に際して提出した資料

② 製造販売の承認の申請(一変申請を含む)に際して提出した資料及びその根拠となった資料

③ 早期承認の提出免除条件に基づき収集・作成された使用の成績に関する資料その他の資料
④ 条件及び期限を付した緊急承認に係る医薬品の使用成績調査の結果の報告に際して提出した資料及びその根拠となった資料
⑤ 再審査の申請に際して提出した資料及びその根拠となった資料
⑥ 再審査に係る定期報告に際して提出した資料及びその根拠となった資料
⑦ 再評価の申請に際して提出した資料及びその根拠となった資料
⑧ 変更計画の確認及び GMP 適合性の確認の申請に際して提出した資料及びその根拠となった資料並びに変更計画に従った変更に係る届出に際して提出した資料及びその根拠となった資料
⑨ 生物由来製品に関する記録及び当該記録に関連する資料
⑩ 品質管理の業務に関する資料及び情報
⑪ 製造販売後安全管理の業務に関する資料及び情報
⑫ その他品質、有効性及び安全性に関する資料及び情報

■第14条の8第2項■

医薬品等承認取得者がその地位を承継させる目的で当該品目に係る資料等の譲渡しをしたときは、譲受人は、当該医薬品等承認取得者の地位を承継する。

**趣旨**

本規定は、相続、合併又は分割以外の場合の製造販売の承認に係る効果の承継について定めたものである。承認品目に係る資料等が譲渡されたときに限り、その資料等の譲受人は、当該品目の承認取得者の地位を承継するものとしている。

**解説**

1 「その地位を承継させる目的」として、例えば、グループ会社内において承認品目の再配置を行う目的、承認品目を他社に売却する目的が該当する。
2 当事者間で合意が成立していない場合の承認の移転、承認から外国特例承認への引継ぎ、外国特例承認から承認への引継ぎについては、承継の要件には該当しないものの、承継に準ずるものとして取り扱われる。次の条件を満たす場合、当該申請書類の簡素化及び審査の迅速化が図られている。〈S61/3/12 薬発第 238 号、S62/9/21 薬発第 821 号〉
① 既承認取得者が持っている品質等に関するすべての資料及び情報を申請者が持っていることを証明できること。これを証する書類として、例えば、①当該資料及び情報を承認申請者に委譲する旨の既承認取得者の誓約書、②当該資料及び情報を承認申請者に委譲する旨の「申請者－既承認取得者」間の契約書(第三者を介した契約関係であってもよい)がある。
② 申請者に承認が与えられた後、既承認取得者が当該品目を製造販売しないことを証

明できること。これを証する書類として、①既承認取得者の承認整理届の写し、②既承認取得者による製造販売が当該医薬品等に係る特許権者との契約により行われている場合には、当該契約が終了したことを証する書類及び当該医薬品等につき我が国における特許期間が6か月以上(製造開始予定日より3か月以上前に申請がなされた場合には当該製造開始予定日より3か月以上)残存していることを証する書類がある。

■第14条の8第3項■

前二項の規定により医薬品等承認取得者の地位を承継した者は、相続の場合にあつては相続後遅滞なく、相続以外の場合にあつては承継前に、厚生労働省令で定めるところにより、厚生労働大臣にその旨を届け出なければならない。

趣旨

本規定は、承認取得者の地位を承継した者に対し、厚生労働大臣に届出することを義務づけたものである。

解説

1 「承継前に」とあるように、承認取得者の地位の承継の届出は、あらかじめ行うべきものである。とはいえ、人の死亡期日は予見し難いものであるため、相続による承継の場合は、「相続後遅滞なく」届出することとしている。

2 承継の届書には、承認取得者の地位を承継する者であることを証する書類を添えなければならない。〈則第69条第3項〉

## 第十四条の九(製造販売の届出)

(平一四法九六(平一四法一九二)・追加、平二五法八四・一部改正)

■第14条の9第1項■

医薬品、医薬部外品又は化粧品の製造販売業者は、第十四条第一項に規定する医薬品、医薬部外品及び化粧品以外の医薬品、医薬部外品又は化粧品の製造販売をしようとするときは、あらかじめ、品目ごとに、厚生労働省令で定めるところにより、厚生労働大臣にその旨を届け出なければならない。

趣旨

本規定は、医薬品、医薬部外品又は化粧品の製造販売業者に対し、承認不要の品目を製造販売しようとするときは、あらかじめ、厚生労働大臣に届出することを義務づけたものである。

### 解説

1 　承認が不要とされる医薬品又は医薬部外品であっても、その品質や安全性の適正を確保するとともに、その製造販売の状況を行政庁が把握し、保健衛生上の危害のおそれがある場合には適切な措置を迅速に行うことができるようにするため、製造販売の届出制度が設けられている。

　なお、化粧品については、原則として本規定による届出が必要となり、非開示成分を含有する品目を製造販売しようとする場合のみ、承認を受けることが求められる。

2 　次に掲げる医薬品等が、製造販売の届出制度の対象となる。
① 厚生労働大臣が基準を定めて指定する医薬品(平成6年厚生省告示第104号)
② 厚生労働大臣が基準を定めて指定する医薬部外品(平成9年厚生省告示第53号、第54号)
③ 化粧品(非開示成分を含有するものを除く)

3 　製造販売の届出書の記載に関する留意事項について、次のように示されている。
〈H17/3/31 薬食審査発第0331015号〉
(1) 医薬品及び医薬部外品
　① 「製造販売業の許可の種類」「製造販売業の許可番号及び年月日」「名称」「成分及び分量又は本質」欄には、当該事項を記載すること
　② GMPを適用しない医薬品又は医薬部外品については、「製造方法」欄に、製造所ごとの製造工程の範囲を簡潔に記載すること
　③ 「用法及び用量」「効能又は効果」欄には、添付文書等に記載する「用法及び用量」及び「効能又は効果」をそれぞれ記載すること
　④ 「規格及び試験方法」欄には、「日本薬局方(又は承認不要医薬部外品基準)による旨」の簡略記載で差し支えないこと
　⑤ 「製造販売する品目の製造所」「原薬の製造所」欄には、製造業許可及び外国製造業者認定を受けた製造所すべてを記載すること
　⑥ GMP対象品目である場合については、「備考」欄に、「GMP対象医薬品(又は医薬部外品)」と記載すること

(2) 化粧品
　① 「製造販売業の許可の種類」欄には「化粧品製造販売業許可」と記載し、「製造販売の許可番号及び年月日」欄には当該事項を記載すること
　② 「名称」欄中「一般的名称」欄の記載は要しないが、「販売名」欄の記載にあっては、下記に留意すること
　　㈠ 製品の販売名(シリーズ商品を1製品として届け出る場合は、色番号、色名、香名等の色又は香りの識別に関する部分を除くもの)を記載すること
　　　※「シリーズ商品」とは、色調又は香調を表す部分を除く販売名が同じであり、色調又は香調以外の性状が著しく変わらないものをいう。
　　㈡ 異なった処方の製品に同一の販売名は使用しないこと(シリーズ商品は除く)。性状が著しく異ならない範囲での配合成分の増減等については、製造販売上又は使用上の混乱が生じないならば、同一販売名を使用しても差し支えないこと

(三) その他、次の点に留意すること
- 既存の医薬品及び医薬部外品と同一の名称は用いないこと
- 虚偽・誇大な名称あるいは誤解を招くおそれのある名称は用いないこと
- 配合されている成分のうち、特定の成分名称を名称に用いないこと
- ローマ字のみの名称は用いないこと
- アルファベット、数字、記号等はできるだけ少なくすること
- 剤形と異なる名称を用いないこと
- 他社が商標権を有することが明白な名称を用いないこと
- 化粧品の表示に関する公正競争規約に抵触するものを用いないこと
- 医薬品又は医薬部外品とまぎらわしい名称を用いないこと(例：△△薬、薬用△△、漢方△△、メディカル△△、△△剤、アトピー△△、ニキビ△△、アレルギー△△、パックで「△△ハップ」)

③ 「製造方法」欄には、製造所ごとの製造工程の範囲を簡潔に記載すること
④ 「成分及び分量又は本質」「用法及び用量」「効能又は効果」「貯蔵方法及び有効期間」「規格及び試験方法」欄には、「記載省略」と記載して差し支えないこと
⑤ 「製造販売する品目の製造所」「原薬の製造所」欄には、製造業許可を受けた製造所及び外国製造販売業者又は外国製造業者をすべて記載すること
⑥ 製品又は原料を輸入する場合は、「備考」欄にその旨を記載すること。また、シリーズ商品を1製品として届け出る場合は、「備考」欄に「シリーズ」と記載すること
⑦ 輸入品については、「備考」欄に輸入先における販売名を記載すること
② ①にあっては、変更届の「内容変更」欄中「事項」欄に、「品目中止」と記載すること

**4** 本規定に違反した者は、50万円以下の罰金に処する。〈法第87条第3号〉
また、いわゆる両罰規定の対象となっており、この行為者を使用する法人又は人には50万円以下の罰金刑が科される。〈法第90条第2号〉

■第14条の9第2項■

> 医薬品、医薬部外品又は化粧品の製造販売業者は、前項の規定により届け出た事項を変更したときは、三十日以内に、厚生労働大臣にその旨を届け出なければならない。

**趣旨**

本規定は、製造販売業者に対し、承認不要品目の製造販売の届出事項を変更したときは、30日以内に、厚生労働大臣に届出することを義務づけたものである。

**解説**

**1** 承認不要品目の製造販売を中止したときは、30日以内に製造販売届出書を提出した先に、変更届を提出すること〈H17/3/31 薬食審査発第0331015号〉

**2** 本規定に違反した者は、50万円以下の罰金に処する。〈法第87条第3号〉

第4章　医薬品等の製造販売業及び製造業(第12条—第23条)

また、いわゆる両罰規定の対象となっており、この行為者を使用する法人又は人には50万円以下の罰金刑が科される。〈法第90条第2号〉

## 第十四条の十（機構による製造販売の届出の受理）

（平一四法九六(平一四法一九二)・追加、平二五法八四・令元法六三・令四法四七・一部改正）

■第14条の10第1項■

> 厚生労働大臣が第十四条の二の三第一項の規定により機構に審査を行わせることとしたときは、医薬品(専ら動物のために使用されることが目的とされているものを除く。)、医薬部外品(専ら動物のために使用されることが目的とされているものを除く。)又は化粧品のうち政令で定めるものについての前条の規定による届出をしようとする者は、同条の規定にかかわらず、厚生労働省令で定めるところにより、機構に届け出なければならない。

**趣　旨**

本規定は、承認不要品目の製造販売の届出をしようとする者に対し、厚生労働大臣が機構に審査を行わせるときは、機構に届出することを義務づけたものである。

**解　説**

1　「政令で定めるもの」は、製造販売の届出を要する医薬品(薬局製造販売医薬品及び動物専用のものを除く)又は医薬部外品(動物専用のものを除く)である。〈令第33条〉

■第14条の10第2項■

> 機構は、前項の規定による届出を受理したときは、厚生労働省令で定めるところにより、厚生労働大臣にその旨を通知しなければならない。

**趣　旨**

本規定は、機構に対し、承認不要品目の製造販売の届出を受理したときは、厚生労働大臣に通知することを義務づけたものである。

第十五条及び第十六条　削除

(平二五法八四)

## 第十七条(医薬品等総括製造販売責任者等の設置及び遵守事項)

(平五法二七・平八法一〇四・平一一法一六〇・一部改正、平一四法九六・旧第十五条繰下・一部改正、平二五法八四・令元法六三・一部改正)

■第17条第1項■

> 　医薬品、医薬部外品又は化粧品の製造販売業者は、厚生労働省令で定めるところにより、医薬品、医薬部外品又は化粧品の品質管理及び製造販売後安全管理を行わせるために、医薬品の製造販売業者にあつては薬剤師を、医薬部外品又は化粧品の製造販売業者にあつては厚生労働省令で定める基準に該当する者を、それぞれ置かなければならない。ただし、医薬品の製造販売業者について、次の各号のいずれかに該当する場合には、厚生労働省令で定めるところにより、薬剤師以外の技術者をもつてこれに代えることができる。
> 一　その品質管理及び製造販売後安全管理に関し薬剤師を必要としないものとして厚生労働省令で定める医薬品についてのみその製造販売をする場合
> 二　薬剤師を置くことが著しく困難であると認められる場合その他の厚生労働省令で定める場合

### 趣旨

　本規定は、医薬品、医薬部外品又は化粧品の製造販売業者に対し、製造販売品目の品質管理及び製造販売後安全管理を行わせるため、総括責任者を置くことを義務づけたものである。医薬品の製造販売業者は、総括責任者として薬剤師を置かなければならないが、所定の要件に該当する場合には、薬剤師以外の技術者をもって代えることができる。他方、医薬部外品又は化粧品の製造販売業者は、総括責任者として基準に該当する者を置かなければならないとしている。

### 解説

1　医薬品の製造販売業者は、医薬品の品質管理及び製造販売後安全管理を行わせるために、薬剤師(薬剤師以外の技術者をもって薬剤師に代えるときにあっては、薬剤師以外の技術者)であって、次に掲げる要件を満たす者を置かなければならない。〈則第85条〉

① 医薬品の品質管理及び製造販売後安全管理に関する業務を適正かつ円滑に遂行しうる能力を有する者であること

② 第一種医薬品製造販売業許可を受けた者が医薬品の品質管理及び製造販売後安全管理を行わせる場合にあっては、医薬品の品質管理又は製造販売後安全管理に関する業務その他これに類する業務に3年以上従事した者であること

　　※「第一種医薬品製造販売業許可」とは、処方箋医薬品の製造販売業の許可をいう。〈法第12条第1項〉

⇒　上記①の「能力を有する者」とは、具体的には、薬事法規、製品の特性、原材料の調達から製品の市場への出荷に至る業務プロセス、製造方法及び製造管理、品質管理業務

第4章　医薬品等の製造販売業及び製造業(第12条―第23条)

並びに安全確保業務に関する総合的な理解力及び適正な判断力を有する者をいう。
〈R3/7/12 薬生発0712第2号〉

2　「厚生労働省令で定める基準」は、次のとおり定められている。〈則第85条の2〉
① 医薬部外品の品質管理及び製造販売後安全管理を行う者に係る基準は、次のいずれかに該当する者とする。
　㈠ 薬剤師
　㈡ 大学等で、薬学又は化学に関する専門の課程を修了した者
　　※「大学等」とは、旧大学令(大正7年勅令第388号)に基づく大学、専門学校令(明治36年勅令第61号)に基づく専門学校又は学校教育法(昭和22年法律第26号)に基づく大学もしくは高等専門学校のこと
　㈢ 旧制中学もしくは高校又はこれと同等以上の学校で、薬学又は化学に関する専門の課程を修了した後、医薬品又は医薬部外品の品質管理又は製造販売後安全管理に関する業務に3年以上従事した者
　　※「旧制中学」とは、旧中等学校令(昭和18年勅令第36号)に基づく中等学校のこと
　　※「高校」とは、学校教育法に基づく高等学校のこと
　㈣ 厚生労働大臣が㈠から㈢までに掲げる者と同等以上の知識経験を有すると認めた者
② 化粧品の品質管理及び製造販売後安全管理を行う者に係る基準は、次のいずれかに該当する者とする。
　㈠ 薬剤師
　㈡ 旧制中学もしくは高校又はこれと同等以上の学校で、薬学又は化学に関する専門の課程を修了した者
　㈢ 旧制中学もしくは高校又はこれと同等以上の学校で、薬学又は化学に関する科目を修得した後、医薬品、医薬部外品又は化粧品の品質管理又は製造販売後安全管理に関する業務に3年以上従事した者
　㈣ 厚生労働大臣が㈠から㈢までに掲げる者と同等以上の知識経験を有すると認めた者

3　本規定に違反した者は、1年以下の懲役もしくは100万円以下の罰金に処し、又はこれを併科する。〈法第86条第1項第4号〉
　また、いわゆる両罰規定の対象となっており、この行為者を使用する法人又は人には100万円以下の罰金刑が科される。〈法第90条第2号〉

<但書>
4　薬剤師以外の技術者に行わせることができる医薬品の品質管理及び製造販売後安全管理について、次のとおり定められている。〈則第86条〉
⑴ 医薬品の製造販売業者は、次に掲げる場合の区分に応じ、医薬品の品質管理及び製造販売後安全管理について、薬剤師に代え、それぞれ当該各号に掲げる技術者をもって行わせることができる。
　① 生薬を粉末にし、又は刻む工程のみを行う製造所において製造される医薬品についてのみ、その製造販売をする場合は、以下のいずれかに該当する者
　　㈠ 生薬の製造又は販売に関する業務(品質管理又は製造販売後安全管理に関する業務を含む)において生薬の品種の鑑別等の業務に5年以上従事した者

㈡ 厚生労働大臣が㈠に掲げる者と同等以上の知識経験を有すると認めた者
② 医療用ガス類についてのみ、その製造販売をする場合は、以下のいずれかに該当する者
※「医療用ガス類」とは、医療の用に供するガス類その他これに類する医薬品であって、厚生労働大臣が指定するものをいう。
㈠ 旧制中学もしくは高校又はこれと同等以上の学校で、薬学又は化学に関する専門の課程を修了した者
㈡ 旧制中学もしくは高校又はこれと同等以上の学校で、薬学又は化学に関する科目を修得した後、医療用ガス類の品質管理又は製造販売後安全管理に関する業務に3年以上従事した者
㈢ 厚生労働大臣が㈠又は㈡に掲げる者と同等以上の知識経験を有すると認めた者
③ ①又は②に掲げる場合以外の場合であって、薬剤師を置くことが著しく困難であると認められる場合は、以下のいずれかに該当する者
㈠ 大学等で、薬学又は化学に関する専門の課程を修了した者
㈡ 厚生労働大臣が㈠に掲げる者と同等以上の知識経験を有すると認めた者
(2) (1)③に掲げる場合に、医薬品の品質管理及び製造販売後安全管理について、薬剤師に代え、(1)③に掲げる技術者をもって行わせることができる期間は、総括責任者として技術者を置いた日から起算して5年とする。

⇒ 上記(1)②の「医療用ガス類」は、次に掲げるものである。〈R3/2/10 厚生労働省告示第36号〉
① 亜酸化窒素
② 亜酸化窒素及び酸素の混合物
③ エチレンオキサイド
④ エチレンオキサイド及び二酸化炭素の混合物
⑤ エチレンオキサイド及びフロンの混合物
⑥ 酸素
⑦ 窒素
⑧ 二酸化炭素

⇒ 上記(1)③㈡の「同等以上の知識経験を有すると認めた者」として、例えば、海外の大学で、薬学又は化学に関する専門の課程を修了した者が考えられる。また、薬学又は化学以外に関する専門の課程を修了した者であっても、大学等の薬学又は化学以外に関する専門の課程の中で、薬学又は化学に関する単位の取得状況を総合的に検討した結果、認められることもあり得る。〈R3/2/24 事務連絡〉

⇒ 上記(2)について、総括責任者として薬剤師以外の技術者を置いた日から起算して5年の期間内に、当該総括責任者又は責任者補佐薬剤師を変更した場合であっても、起算日に変更はない。〈R3/2/24 事務連絡〉

**5** 「薬剤師を置くことが著しく困難であると認められる場合その他の厚生労働省令で定める場合」という要件は、令和元年の法改正により新設されたものである。これについて、次のように整理することができる。

# 第4章 医薬品等の製造販売業及び製造業(第12条—第23条)

① 医薬品、医薬部外品、化粧品、医療機器、体外診断用医薬品及び再生医療等製品の製造販売業者には、品質管理及び製造販売後安全管理の業務の監督、必要な措置(例：回収、添付文書等の改訂)の決定等を公正かつ適正に行う役割を担う者として、従前より、総括責任者の設置が義務づけられている。

② 医薬品及び体外診断用医薬品に係る総括責任者の要件として、従前、薬剤師であることが求められており、例外として、その品質管理等に薬剤師を必要としないと認められる医薬品(例：生薬、医療用ガス)のみを製造販売する場合においては、薬剤師以外の者であってもよいこととされていた。

③ しかしながら、例外に該当する医薬品のみを取り扱う場合を除き、必ず、薬剤師であることを総括責任者の要件としていたため、以下のような問題が生じていた。
　㈠ 小規模な製造販売業者においては、一人しか存在しない薬剤師が退職し、後任の雇用の目途が立たない場合には、総括責任者を設置することができないこと
　㈡ 薬学的専門性は有するものの、品質管理及び製造販売後安全管理の業務の監督、必要な措置の決定等の実務に精通しているとは言い難い者が選任されることにより、法令遵守違反(例：承認書の内容と製造実態が異なっていたこと、副作用報告が期限内に行われなかったこと)が誘発されること

④ そこで、薬剤師要件に固執することによって、かえって総括責任者の業務の実効性を確保できない、といった事態に陥らないよう、薬剤師要件を適用しないものとできるケースが追加された。具体的には、薬剤師以外の者を総括責任者として選任する場合には、以下のような措置を講じることが求められると考えられる。
　㈠ 総括責任者の業務を補佐する薬剤師を置くこと
　㈡ 総括責任者の責務を果たすことのできる薬剤師を組織内で継続的に育成する体制を整備すること
　㈢ 必要な書類(例：薬剤師要件の例外として薬剤師以外の者を総括責任者として選任するやむを得ない理由、薬剤師要件の例外の解除に向けた計画)を提出すること

⑤ 医薬品の総括責任者には薬剤師がなるべきとの原則に変わりはなく、令和元年の法改正を資格要件の緩和と捉えるべきではない。

⑥ なお、「薬剤師を置くことが著しく困難であると認められる場合」として、例えば、予期しない退社、育児・介護による休職等の事由により、総括責任者として必要な能力及び経験を有する薬剤師が不在となった場合が考えられる(令和3年2月24日薬生安発0224第1号、令和3年2月24日事務連絡)。

■第17条第2項■

　前項の規定により医薬品、医薬部外品又は化粧品の品質管理及び製造販売後安全管理を行う者として置かれる者(以下「医薬品等総括製造販売責任者」という。)は、次項に規定する義務及び第四項に規定する厚生労働省令で定める業務を遂行し、並びに同項に規定する厚生労働省令で定める事項を遵守するために必要な能力及び経験を有する者でなければならない。

**趣旨**

　本規定は、医薬品、医薬部外品又は化粧品の総括責任者は、その義務、業務及び遵守事項を遂行するための能力及び経験を有する者でなければならない旨を定めたものである。
【法第7第3項参照】

**解説**

1　本規定は、令和元年の法改正により新設されたものである。


■第17条第3項■

　医薬品等総括製造販売責任者は、医薬品、医薬部外品又は化粧品の品質管理及び製造販売後安全管理を公正かつ適正に行うために必要があるときは、製造販売業者に対し、意見を書面により述べなければならない。

**趣旨**

　本規定は、総括責任者に対し、医薬品、医薬部外品又は化粧品の製造販売業者に必要な意見を書面で述べることを義務づけたものである。【法第8第2項参照】

**解説**

1　本規定は、令和元年の法改正により新設されたものである。
2　「公正かつ適正に」とあるが、これは、医薬品等流通の上流に位置する製造販売業者及び製造業者の責任者は、流通の下流に位置する販売業者等よりも医薬品等の安全性確保について重い責任を有していることを踏まえ、リスク情報の不当な軽視等が生じないよう表現されたものである。

## 第4章　医薬品等の製造販売業及び製造業(第12条—第23条)

■第17条第4項■

> 医薬品等総括製造販売責任者が行う医薬品、医薬部外品又は化粧品の品質管理及び製造販売後安全管理のために必要な業務並びに医薬品等総括製造販売責任者が遵守すべき事項については、厚生労働省令で定める。

**趣旨**

本規定は、医薬品、医薬部外品又は化粧品の総括責任者の業務及び遵守事項は、省令で定める旨を明示したものである。

**解説**

1　本規定は、従前より、省令で総括責任者の遵守事項を定めることとしていたが、令和元年の法改正により、その業務についても省令で定めることに改められた。

2　「製造販売後安全管理」とは、医薬品等の品質、有効性及び安全性に関する事項その他適正な使用のために必要な情報の収集、検討及びその結果に基づく必要な措置をいう。〈法第12条の2第1項第2号〉

3　総括責任者が行う医薬品、医薬部外品又は化粧品の品質管理及び製造販売後安全管理のために必要な業務は、次のとおりである。〈則第87条第1項〉
　① GQPにより総括責任者が行うこととされた業務
　② GVPにより総括責任者が行うこととされた業務
　③ 総括責任者が有する権限(法第18条の2第1項第1号)に係る業務

4　総括責任者が遵守すべき事項は、次のとおりである。〈則第87条第2項〉
　① 品質管理及び製造販売後安全管理に係る業務に関する法令及び実務に精通し、公正かつ適正に当該業務を行うこと
　② 製造販売業者に対して述べる意見を記載した書面(法第17条第3項)の写しを5年間保存すること
　③ 品質保証責任者及び医薬品等安全管理責任者との相互の密接な連携を図ること
　　※「品質保証責任者」とは、品質管理に関する業務の責任者のこと
　　※「安全管理責任者」とは、製造販売後安全管理に関する業務の責任者のこと

■第17条第5項■

> 医薬品の製造業者は、自ら薬剤師であつてその製造を実地に管理する場合のほか、その製造を実地に管理させるために、製造所ごとに、薬剤師を置かなければならない。ただし、その製造の管理について薬剤師を必要としない医薬品を製造する製造所又は第十三条の二の二の登録を受けた保管のみを行う製造所においては、厚生労働省令で定めるところにより、薬剤師以外の技術者をもつてこれに代えることができる。

### 趣 旨

本規定は、医薬品の製造業者に対し、その製造を実地に管理させるため、製造所ごとに、製造管理者を置くことを義務づけたものである。医薬品の製造業者は、製造管理者として薬剤師を置かなければならないが、所定の要件に該当する場合には、薬剤師以外の技術者をもって代えることができるとしている。

### 解 説

**1** 本規定に違反した者は、1年以下の懲役もしくは100万円以下の罰金に処し、又はこれを併科する。〈法第86条第1項第4号〉

また、いわゆる両罰規定の対象となっており、この行為者を使用する法人又は人には100万円以下の罰金刑が科される。〈法第90条第2号〉

<但書>

**2** 「登録を受けた保管のみを行う製造所」とあるが、これは、令和元年の法改正において製造所の登録制度が創設されたことに伴い、同年の法改正により追加された薬剤師資格の免除要件である。

**3** 薬剤師以外の技術者に行わせることができる医薬品の製造の管理について、次のとおり定められている。〈則第88条〉

(1) 医薬品の製造業者は、次に掲げる医薬品の製造の管理について、薬剤師に代え、それぞれに掲げる技術者をもって行わせることができる。

　① 生薬を粉末にし、又は刻む工程のみを行う製造所において製造される医薬品では、以下のいずれかに該当する者

　　㈠ 生薬の製造又は販売に関する業務(品質管理又は製造販売後安全管理に関する業務を含む)において生薬の品種の鑑別等の業務に5年以上従事した者

　　㈡ 厚生労働大臣が㈠に掲げる者と同等以上の知識経験を有すると認めた者

　② 医療用ガス類では、以下のいずれかに該当する者

　　㈠ 旧制中学もしくは高校又はこれと同等以上の学校で、薬学又は化学に関する専門の課程を修了した者

　　㈡ 旧制中学もしくは高校又はこれと同等以上の学校で、薬学又は化学に関する科目を修得した後、医療用ガス類の製造に関する業務に3年以上従事した者

　　㈢ 厚生労働大臣が㈠又は㈡に掲げる者と同等以上の知識経験を有すると認めた者

(2) (1)に定める場合のほか、登録を受けた医薬品の製造工程のうち保管のみを行う製造

所の製造業者は、当該登録に係る製造所の管理について、薬剤師に代え、次のいずれかに該当する技術者をもって行わせることができる。

① 旧制中学もしくは高校又はこれと同等以上の学校で、薬学又は化学に関する専門の課程を修了した者
② 旧制中学もしくは高校又はこれと同等以上の学校で、薬学又は化学に関する科目を修得した後、医薬品の製造に関する業務に3年以上従事した者
③ 厚生労働大臣が①又は②に掲げる者と同等以上の知識経験を有すると認めた者

⇒ 上記(1)②㈠の「薬学又は化学に関する専門の課程を修了した者」は、原則として、学科名で判断する。学科名から専門の課程と判断できない場合は、薬学又は化学の専門科目(教養科目、実験・実習に関する科目及び教職等の資格に必要な科目を除く)を12単位以上取得した者で、責任技術者としての業務に支障がないと認められるものをいう。〈H28/3/29事務連絡〉

⇒ 上記(1)②㈡の「薬学又は化学に関する科目を修得」とは、基本的に、薬学又は化学に関する科目の1単位以上の取得をいう。〈H28/3/29事務連絡〉

⇒ 上記(1)②㈢の「同等以上の知識経験を有すると認めた者」とは、医療用ガス類の製造の実務(製造管理又は品質管理に係る業務を含む)に5年以上従事した者をいう。〈H28/3/29事務連絡〉

この場合、保管のみを行う製造所における従事経験は、当該製造所において行う業務の範囲が極めて限られていることから、製造の実務(製造管理又は品質管理に係る業務を含む)における従事経験とみなすことはできない。ただし、保管のみを行う登録製造所の製造管理者又は責任技術者になろうとする場合は、この限りではない。〈R3/7/2事務連絡〉

■第17条第6項■

前項の規定により医薬品の製造を管理する者として置かれる者(以下「医薬品製造管理者」という。)は、次項及び第八項において準用する第八条第一項に規定する義務並びに第九項に規定する厚生労働省令で定める業務を遂行し、並びに同項に規定する厚生労働省令で定める事項を遵守するために必要な能力及び経験を有する者でなければならない。

趣旨

本規定は、医薬品の製造管理者は、その義務、業務及び遵守事項を遂行するための能力及び経験を有する者でなければならない旨を定めたものである。【法第7第3項参照】

解説

1 本規定は、令和元年の法改正により新設されたものである。

■第17条第7項■

　医薬品製造管理者は、医薬品の製造の管理を公正かつ適正に行うために必要があるときは、製造業者に対し、意見を書面により述べなければならない。

**趣旨**

　本規定は、製造管理者に対し、医薬品の製造業者に必要な意見を書面で述べることを義務づけたものである。【法第8第2項参照】

**解説**

1　本規定は、令和元年の法改正により新設されたものである。


■第17条第8項■

　医薬品製造管理者については、第七条第四項及び第八条第一項の規定を準用する。この場合において、第七条第四項中「その薬局の所在地の都道府県知事」とあるのは、「厚生労働大臣」と読み替えるものとする。

**趣旨**

　本規定は、医薬品の製造管理者は、①厚生労働大臣の許可がない限り、その製造所以外の場所で薬事に関する実務に従事してはならない、②その製造所の従業者を監督し、構造設備及び医薬品等を管理し、その他必要な注意をしなければならない旨を定めたものである。


■第17条第9項■

　医薬品製造管理者が行う医薬品の製造の管理のために必要な業務及び医薬品製造管理者が遵守すべき事項については、厚生労働省令で定める。

**趣旨**

　本規定は、医薬品の製造管理者の業務及び遵守事項は、省令で定める旨を明示したものである。

**解説**

1　本規定は、令和元年の法改正により新設されたものである。
2　製造管理者が行う医薬品の製造の管理のために必要な業務は、次のとおりである。
　〈則第89条第1項〉
　①　GMPにより製造管理者が行うこととされた業務
　②　製造管理者が有する権限(法第18条の2第3項第1号)に係る業務

3 製造管理者が遵守すべき事項は、次のとおりである。〈則第89条第2項〉
　① 製造の管理に係る業務に関する法令及び実務に精通し、公正かつ適正に当該業務を行うこと
　② 製造業者に対して述べる意見を記載した書面(法第17条第7項)の写しを5年間保存すること
4 製造管理者は、製造及び試験に関する記録その他当該製造所の管理に関する記録を作成し、かつ、これを3年間(当該記録に係る医薬品に関して有効期間の記載が義務付けられている場合には、その有効期間に1年を加算した期間)保管しなければならない。〈則第90条本文〉

■第１７条第１０項■

> 医薬部外品又は化粧品の製造業者は、厚生労働省令で定めるところにより、医薬部外品又は化粧品の製造を実地に管理させるために、製造所ごとに、責任技術者を置かなければならない。

**趣旨**

本規定は、医薬部外品又は化粧品の製造業者に対し、その製造を実地に管理させるため、製造所ごとに、責任技術者を置くことを義務づけたものである。

**解説**

1 医薬部外品の製造業者は、次のいずれかに該当する責任技術者を、製造所ごとに置かなければならない。ただし、厚生労働大臣が指定する医薬部外品(令第20条第2項)を製造する製造所にあっては、薬剤師でなければならない。〈則第91条第1項〉
　※「厚生労働大臣が指定する医薬部外品(令第20条第2項)」については、法第14条第2項の解説15参照
　① 薬剤師
　② 大学等で、薬学又は化学に関する専門の課程を修了した者
　③ 旧制中学もしくは高校又はこれと同等以上の学校で、薬学又は化学に関する専門の課程を修了した後、医薬品又は医薬部外品の製造に関する業務に3年以上従事した者
　④ 厚生労働大臣が①から③までに掲げる者と同等以上の知識経験を有すると認めた者
⇒ 上記にかかわらず、医薬部外品の製造工程のうち保管のみを行う製造所の登録製造業者は、当該登録に係る製造所の管理について、次のいずれかに該当する技術者をもって行わせることもできる。〈則第91条の2〉
　① 旧制中学もしくは高校又はこれと同等以上の学校で、薬学又は化学に関する専門の課程を修了した者
　② 旧制中学もしくは高校又はこれと同等以上の学校で、薬学又は化学に関する科目を修得した後、医薬品又は医薬部外品の製造に関する業務に3年以上従事した者

③　厚生労働大臣が①又は②に掲げる者と同等以上の知識経験を有すると認めた者
2　化粧品の製造業者は、次のいずれかに該当する責任技術者を、製造所ごとに置かなければならない。〈則第91条第2項〉
　　①　薬剤師
　　②　旧制中学もしくは高校又はこれと同等以上の学校で、薬学又は化学に関する専門の課程を修了した者
　　③　旧制中学もしくは高校又はこれと同等以上の学校で、薬学又は化学に関する科目を修得した後、医薬品、医薬部外品又は化粧品の製造に関する業務に3年以上従事した者
　　④　厚生労働大臣が①から③までに掲げる者と同等以上の知識経験を有すると認めた者
3　医薬品の製造所において医薬部外品又は化粧品を併せて製造している場合であって、それぞれの管理について支障がないと認められる場合、製造管理者は、医薬部外品又は化粧品の責任技術者を兼務することができる。〈S36/2/8薬発第44号〉
4　本規定に違反した者は、1年以下の懲役もしくは100万円以下の罰金に処し、又はこれを併科する。〈法第86条第1項第4号〉
　　また、いわゆる両罰規定の対象となっており、この行為者を使用する法人又は人には100万円以下の罰金刑が科される。〈法第90条第2号〉


■第17条第11項■

　前項の規定により医薬部外品又は化粧品の製造を管理する者として置かれる者(以下「医薬部外品等責任技術者」という。)は、次項及び第十三項において準用する第八条第一項に規定する義務並びに第十四項に規定する厚生労働省令で定める業務を遂行し、並びに同項に規定する厚生労働省令で定める事項を遵守するために必要な能力及び経験を有する者でなければならない。

**趣 旨**

　本規定は、医薬部外品又は化粧品の責任技術者は、その義務、業務及び遵守事項を遂行するための能力及び経験を有する者でなければならない旨を定めたものである。【法第7条第3項参照】

**解 説**

1　本規定は、令和元年の法改正により新設されたものである。

第4章　医薬品等の製造販売業及び製造業（第12条—第23条）

■第17条第12項■

　医薬部外品等責任技術者は、医薬部外品又は化粧品の製造の管理を公正かつ適正に行うために必要があるときは、製造業者に対し、意見を書面により述べなければならない。

**趣旨**

　本規定は、責任技術者に対し、医薬部外品又は化粧品の製造業者に必要な意見を書面で述べることを義務づけたものである。【法第8条第2項参照】

**解説**

1　本規定は、令和元年の法改正により新設されたものである。


■第17条第13項■

　医薬部外品等責任技術者については、第八条第一項の規定を準用する。

**趣旨**

　本規定は、医薬部外品又は化粧品の責任技術者は、その製造所の従業者を監督し、構造設備及び医薬部外品等を管理し、その他必要な注意をしなければならない（法第8条第1項の準用）旨を定めたものである。


■第17条第14項■

　医薬部外品等責任技術者が行う医薬部外品又は化粧品の製造の管理のために必要な業務及び医薬部外品等責任技術者が遵守すべき事項については、厚生労働省令で定める。

**趣旨**

　本規定は、医薬部外品又は化粧品の責任技術者の業務及び遵守事項は、省令で定める旨を明示したものである。

**解説**

1　本規定は、令和元年の法改正により新設されたものである。
2　責任技術者が行う医薬部外品又は化粧品の製造の管理のために必要な業務は、次のとおりである。〈則第91条の3第1項〉
　① 製造管理及び品質管理に係る業務を統括し、その適正かつ円滑な実施が図られるよう管理監督すること
　② 品質不良その他製品の品質に重大な影響が及ぶおそれがある場合においては、所要の措置が速やかにとられていること及びその進捗状況を確認し、必要に応じ、改善等

所要の措置をとるよう指示すること
　③ 責任技術者が有する権限(法第18条の2第3項第1号)に係る業務
3 責任技術者が遵守すべき事項は、次のとおりである。〈則第91条の3第2項〉
　① 製造の管理に係る業務に関する法令及び実務に精通し、公正かつ適正に当該業務を行うこと
　② 製造業者に対して述べる意見を記載した書面(法第17条第12項)の写しを五年間保存すること
4 責任技術者は、製造及び試験に関する記録その他当該製造所の管理に関する記録を作成し、かつ、これを3年間(当該記録に係る医薬品に関して有効期間の記載が義務付けられている場合には、その有効期間に1年を加算した期間)保管しなければならない。〈則第90条本文〉


## 第十八条(医薬品、医薬部外品及び化粧品の製造販売業者等の遵守事項等)

(平八法一〇四・全改、平一一法一六〇・一部改正、平一四法九六・旧第十六条繰下・一部改正、平二五法八四・令元法六三・一部改正)

■第18条第1項■

> 厚生労働大臣は、厚生労働省令で、医薬品、医薬部外品又は化粧品の製造管理若しくは品質管理又は製造販売後安全管理の実施方法、医薬品等総括製造販売責任者の義務の遂行のための配慮事項その他医薬品、医薬部外品又は化粧品の製造販売業者がその業務に関し遵守すべき事項を定めることができる。

**趣旨**

　本規定は、医薬品、医薬部外品又は化粧品の製造販売業者の遵守事項として、①製造管理・品質管理又は製造販売後安全管理の実施方法、②総括責任者の義務の遂行のための配慮事項については、省令で定める旨を明示したものである。

**解説**

1 製造販売業者が遵守すべき事項は、次のとおりである。〈則第92条〉
　① 薬事に関する法令に従い適正に製造販売が行われるよう必要な配慮をすること
　② 製造販売しようとする製品の品質管理を適正に行うこと
　③ 製造販売しようとする製品の製造販売後安全管理を適正に行うこと
　④ 医薬品の製造販売業者であって、その総括責任者として薬剤師以外の技術者を置く場合にあっては、次に掲げる措置を講ずること
　　※「医薬品の製造販売業者」とあるが、品質管理及び製造販売後安全管理に関し薬剤師を必要としない医薬品(法第17条第1項但書第1号)についてのみ、その製造販売をする製造販売業者を除く。
　　㈠ 責任者補佐薬剤師を置くこと
　　㈡ 総括責任者として必要な能力及び経験(法第17条第2項)を有する薬剤師を置くため

に必要な措置
⑤ 総括責任者、品質保証責任者及び安全管理責任者がそれぞれ相互に連携協力し、その業務を行うことができるよう必要な配慮をすること
⑥ 総括責任者がその責務を果たすために必要な配慮をすること

⇒ 上記④㈡の「必要な措置」として、例えば、総括責任者の候補者の一覧の作成、総括責任者の候補者の育成計画(例：キャリアパスの確立、総括製責任者が参加する会議への同席、品質管理及び製造販売後安全管理に関する研修)の作成及び実施が該当する。また、候補者である薬剤師がいない場合には、総括責任者として選任することが見込まれる薬剤師の採用計画等が考えられる。〈R3/2/24 薬生安発 0224 第1号〉

なお、総括責任者として適任な者を外部から採用する計画を作成する場合においても、責任者補佐薬剤師として業務にあたった者が将来的に総括責任者となるために必要な育成計画等を併せて作成し、総括責任者として必要な能力及び経験を有する薬剤師を継続的に配置可能にするような措置が求められる。〈R3/2/24 事務連絡〉

2 総括責任者について、次のように示されている。〈R3/7/12 薬生発 0712 第2号〉
① 総括責任者の職位等
㈠ 製造販売業者は、総括責任者が品質管理及び製造販売後安全管理の責務を果たし、回収や注意事項等情報の改訂等の措置について、必要な場合に速やかに製造販売業者に意見することができるよう、適切な職務上の位置付けを十分に考慮すること
㈡ 製造販売業者は、総括責任者が製造販売業者への速やかな意見、関連部門への円滑な情報提供並びに品質管理業務及び安全確保業務等に必要な人員や予算等の確保の要請等を行えるよう、原則として総括責任者を経営会議等に直接出席させること。ただし、社内の規定上、総括責任者を直接出席させることが困難である場合は、あらかじめ指定した者を総括責任者に代えて出席させることでも差し支えない。
㈢ 総括責任者の製造販売業者に対する書面による意見(法第17条第3項)に該当しない報告であっても、その記録を総括責任者に保管させることが望ましい。
② 三役会議等の開催
総括責任者は、いわゆる三役会議の定期的な開催等を通じて、品質管理業務及び安全確保業務等の監督が円滑に行えるよう努めること
※「三役会議」とは、総括責任者、品質保証責任者、安全管理責任者及びその他関係者で構成される会議のこと

3 三役体制について、次のように示されている。〈R3/7/12 薬生発 0712 第2号〉
① 三役の指揮命令が機能する体制の整備
製造販売業者は、総括責任者が品質保証責任者及び安全管理責任者を適切に監督できるよう、職務上の位置付けを適切に行い、組織内の三役の指揮命令が機能する社内体制の整備に努めること
② 三役の役割等に関する社内理解の醸成
製造販売業者は、関連部門が三役の職務及び職責を理解し、三役と円滑に連携できるよう、三役の役割や権限を明確化し、社内に周知すること。なお、具体的な対応と

しては、例えば、製造販売業者が三役を人事発令し、三役の役割や権限を社内に公示することなどが考えられる。

③ 人的資源の確保
㈠ 製造販売業者は、品質管理業務又は安全確保業務等を適正かつ円滑に遂行しうる能力を有する者を、それぞれ品質保証責任者又は安全管理責任者に任命すること（GQP 第 4 条第 3 項第 3 号、GVP 第 4 条第 2 項第 3 号・第 13 条第 2 項第 1 号）
㈡ 製造販売業者は、三役の責務の遂行のために必要な教育訓練を継続的に行わせること。また、安定的な人材確保の観点から、将来的な三役の候補となりうる人材の育成に努めること
㈢ 製造販売業者は、三役が適正かつ公正に業務を遂行するために必要な人員を配置すること（則第 92 条第 6 号、GQP 第 4 条第 2 項第 2 号、GVP 第 4 条第 1 項第 2 号・第 13 条第 1 項等）

**4** 品質管理業務について、次のように示されている。〈R3/7/12 薬生発 0712 第 2 号〉
① 製造業者の職員個人の意図的な不正行為を想定した対応
㈠ 製造販売業者は、総括責任者及び品質保証責任者に、製造業者の職員個人の意図的な不正行為を防止するための対策を検討させること

　具体的な対応は、取り扱う医薬品の性質、製造業者の事業規模、製造業者との関係性等、個別の状況を踏まえて検討されるべきものであるが、製造販売業者と製造業者が同一法人等である場合は、例えば、定期的な人事異動、内部通報制度の整備、製造区域への入退室管理、定期的なコンプライアンス（法令遵守）研修及び医薬品品質システムの積極的な活用等が考えられる。

　※「同一法人等」とは、同一法人又はこれに類する状況をいう。
㈡ また、製造販売業者と製造業者が同一法人等でない場合は、製造販売業者は、製造業者の選定にあたり、当該製造業者における職員個人の意図的な不正行為を防止するための取組みの実施状況を考慮するとともに、当該取組みの推進を働きかけることが望ましい。

② 製造所に対する監査等
㈠ 製造販売業者は、製造業者との取決めに基づき、製造所における逸脱並びに品質に影響を及ぼすと思われる製造方法及び試験検査方法等の変更等の情報が製造業者から遅滞なく報告されていることを、製造所に対する製造管理及び品質管理の定期的な確認その他の機会を通じて適切に確認させること。また、製造業者からそれらの情報が遅滞なく連絡されるよう製造所との連携を強化すること（GQP 第 7 条・第 10 条第 1 項）
㈡ 製造販売業者は、製造所に対する定期的な確認に際して、当該製造所の逸脱報告数及び内容、製造方法及び試験検査方法の変更の有無並びにこれまでの実地の調査の有無やその結果等を踏まえ、必要な場合には、実地の調査を行わせること
㈢ なお、製造業者が製造販売業者と同一法人等であって、製造業者の品質部門と製造販売業者の品質保証部門が同一又はこれに類する状況である場合にあっては、製造

販売業者は、製造業者に対する管理監督機能を実効性のあるものとするため、製造所に対する定期的な確認は、製造所の製造管理又は品質管理に係る業務を行っていない者に実施させること

5 安全確保業務等について、次のように示されている。〈R3/7/12 薬生発 0712 第 2 号〉
 (1) 安全管理情報の収集の範囲等
  ① 製造販売業者は、以下の点について製造販売後安全管理業務手順書に規定すること
   ㈠ 医薬情報担当者だけでなく、その他安全管理情報を収集し得る関係者も製造販売後安全管理に関する業務に従事する者であること、医薬情報担当者等が安全管理情報を入手した場合は、当該情報を安全管理統括部門等に報告する必要があること
   ㈡ 医薬関係者から通常寄せられる自発的又は積極的な有害事象に係る情報だけなく、臨床研究及び医薬関係者を対象としたアンケートの結果等により得られた安全管理情報についても、安全管理統括部門等に報告する必要があること
   ㈢ ㈠及び㈡について、具体的に報告が必要な範囲及びその報告手順
  ② 製造販売業者は、教育訓練計画に基づき、①の内容を含む医薬情報担当者等への教育訓練を行わせること。なお、効果的な教育訓練の方法としては、例えば、e−ラーニング、教育訓練を担当する部門等によるテレビもしくは電話会議又は集合研修等が考えられる。また、製造販売業者は、医薬情報担当者等が教育訓練の内容を理解していることを確認させるとともに、その結果を安全管理責任者に対して報告させ、必要に応じて、安全管理実施部門等に業務改善を行わせること
 (2) 職員個人の意図的な不正行為を想定した対応
  製造販売業者は、総括責任者及び安全管理責任者に、職員個人の意図的な不正行為により安全管理情報の報告が行われないことを防止するための対策を検討させること
  具体的な対応は、取り扱う医薬品の性質、これまでの副作用等の報告状況等、個別の状況を踏まえて検討されるべきものであるが、例えば、内部通報制度の整備及び副作用等報告の遅延や不正行為に係るこれまでの事例等を含むコンプライアンス(法令遵守)研修等が考えられる。
 (3) 営業所等の点検
  製造販売業者は、総括責任者及び安全管理責任者に、副作用等の報告漏れを防止するための営業所等への点検方法を検討させること
  具体的な対応は、これまでの副作用等の報告状況等、個別の状況を踏まえて検討されるべきものであるが、例えば、優先順位や対象範囲等に留意しつつ、安全管理統括部門等の職員を営業所等に直接訪問させること、営業所等の責任者や医薬情報担当者等に対するインタビューを実施させることなどにより、安全確保業務等の実施状況を確認させることが考えられる。

6 医薬品の製造販売業者は、店舗販売業者に対し、要指導医薬品又は一般用医薬品以外の医薬品を販売等してはならない。また、配置販売業者に対し、一般用医薬品以外の医薬品を販売等してはならない。〈則第 92 条の 2〉

7 薬局製造販売医薬品の製造販売業者である薬局開設者は、当該薬局以外の薬局開設者又は医薬品の製造販売業者・製造業者・販売業者に対して、薬局製造販売医薬品を販売等してはならない。〈則第92条の3〉

8 医薬品の製造販売業者が、医療用医薬品(体外診断用医薬品及び専ら疾病の診断に使用されることが目的とされている医薬品であって皮膚に貼り付けられるものを除く)について行う製造販売後臨床試験の実施に当たり遵守すべき事項は、次のとおりとする。〈則第93条〉

① 医薬品の製造販売後臨床試験の実施に関するGPSPに適合するものであること
② 医薬品の製造販売後臨床試験を実施するにあたり世界保健機関が公表を求める事項その他医薬品の製造販売後臨床試験の実施の透明性の確保及び国民の医薬品の製造販売後臨床試験への参加の選択に資する事項をあらかじめ公表すること。これを変更したときも、同様とすること
③ 医薬品の製造販売後臨床試験を中止し、又は終了したときは、原則として、医薬品の製造販売後臨床試験を中止した日又は終了した日のいずれか早い日から1年以内にその結果の概要を作成し、公表すること

9 製造販売のために医薬品等を、業として、輸入しようとする製造販売業者は、通関のときまでに、輸入しようとする品目について、次のいずれかが行われていることを証する書類又はその写しを有していなければならない。〈則第94条〉

① 製造販売の承認もしくは一変承認(外国特例承認を含む)又はその申請
② 製造販売の届出又は一変届出
③ 外国特例承認又はその申請

■第18条第2項■

医薬品、医薬部外品又は化粧品の製造販売業者は、前条第三項の規定により述べられた医薬品等総括製造販売責任者の意見を尊重するとともに、法令遵守のために措置を講ずる必要があるときは、当該措置を講じ、かつ、講じた措置の内容(措置を講じない場合にあつては、その旨及びその理由)を記録し、これを適切に保存しなければならない。

**趣旨**

本規定は、医薬品、医薬部外品又は化粧品の製造販売業者に対し、総括責任者の意見を尊重するとともに、必要があるときは法令遵守のための措置を講じ、その措置の内容を記録し保存することを義務づけたものである。【法第9条第2項参照】

**解説**

1 本規定は、法令遵守体制の強化の観点から、令和元年の法改正により新設されたものである。

第4章　医薬品等の製造販売業及び製造業（第12条—第23条）

■第18条第3項■

　厚生労働大臣は、厚生労働省令で、製造所における医薬品、医薬部外品又は化粧品の試験検査の実施方法、医薬品製造管理者又は医薬部外品等責任技術者の義務の遂行のための配慮事項その他医薬品、医薬部外品若しくは化粧品の製造業者又は医薬品等外国製造業者がその業務に関し遵守すべき事項を定めることができる。

**趣旨**

　本規定は、医薬品、医薬部外品又は化粧品の製造業者又は外国製造業者の遵守事項として、①医薬品等の試験検査の実施方法、②製造管理者又は責任技術者の義務の遂行のための配慮事項については、省令で定める旨を明示したものである。

**解説**

1　製造のために医薬品等を、業として、輸入しようとする製造業者は、通関のときまでに、輸入しようとする品目について、次のいずれかが行われていることを証する書類又はその写しを有していなければならない。〈則第95条〉

① 製造販売の承認もしくは一変承認（外国特例承認を含む）又はその申請
② 製造販売の届出又は一変届出
③ 外国特例承認又はその申請
④ 原薬等登録原簿への登録又は一変登録

2　医薬品（次に掲げるものを除く）もしくは医薬部外品（製造管理又は品質管理に注意を要するものとして厚生労働大臣が指定するもの（令第20条第2項）に限る）の製造業者、認定外国製造業者又は登録外国製造業者は、その製造所における製造管理又は品質管理の方法をGMPに適合させなければならない。〈則第96条〉

　※「厚生労働大臣が指定するもの（令第20条第2項）」については、法第14条第2項の解説15参照

① 防除用医薬品のうち、人の身体に直接使用されることのないもの

　※「防除用医薬品」とは、専らねずみ、はえ、蚊、のみその他これらに類する生物の防除のために使用されることが目的とされている医薬品のこと

② 滅菌消毒用医薬品のうち、人の身体に直接使用されることのないもの

　※「滅菌消毒用医薬品」とは、専ら滅菌又は消毒に使用されることが目的とされている医薬品のこと

③ 専ら、①及び②に掲げる医薬品の製造の用に供されることが目的とされている原薬たる医薬品

④ 生薬を粉末にし、又は刻む工程のみを行う製造所において製造される医薬品

⑤ 薬局製造販売医薬品

⑥ 医療の用に供するガス類のうち、厚生労働大臣が指定するもの（平成16年厚生労働省告示第431号）

　※「厚生労働大臣が指定するもの（平成16年厚生労働省告示第431号）」については、法第14条第2項の解説14参照

⑦ ①から⑥までに掲げるもののほか、日本薬局方に収められている物のうち、人体に対

する作用が緩和なものとして厚生労働大臣が指定するもの（平成 16 年厚生労働省告示第 431 号）

※「厚生労働大臣が指定するもの（平成 16 年厚生労働省告示第 431 号）」については、法第 14 条第 2 項の解説 14 参照

3 薬局製造販売医薬品の製造業者である薬局開設者は、当該薬局で調剤に従事する薬剤師に当該薬局における設備及び器具をもって、薬局製造販売医薬品を製造させなければならない。また、当該薬局以外の医薬品の製造販売業者又は製造業者に対して、薬局製造販売医薬品を販売等してはならない。〈則第 96 条の 2〉

■第18条第4項■

医薬品、医薬部外品又は化粧品の製造業者は、前条第七項又は第十二項の規定により述べられた医薬品製造管理者又は医薬部外品等責任技術者の意見を尊重するとともに、法令遵守のために措置を講ずる必要があるときは、当該措置を講じ、かつ、講じた措置の内容（措置を講じない場合にあつては、その旨及びその理由）を記録し、これを適切に保存しなければならない。

**趣 旨**

本規定は、医薬品、医薬部外品又は化粧品の製造業者に対し、製造管理者又は責任技術者の意見を尊重するとともに、必要があるときは法令遵守のための措置を講じ、その措置の内容を記録し保存することを義務づけたものである。【法第 9 条第 2 項参照】

**解 説**

1 本規定は、法令遵守体制の強化の観点から、令和元年の法改正により新設されたものである。

■第18条第5項■

医薬品、医薬部外品又は化粧品の製造販売業者は、製造販売後安全管理に係る業務のうち厚生労働省令で定めるものについて、厚生労働省令で定めるところにより、その業務を適正かつ確実に行う能力のある者に委託することができる。

**趣 旨**

本規定は、医薬品、医薬部外品又は化粧品の製造販売業者は、製造販売後安全管理に係る業務の一部について委託することができる旨を定めたものである。

**解 説**

1 「厚生労働省令で定めるもの」は、次に掲げる業務である。〈則第 97 条〉

① 安全管理情報の収集「1号業務」
　　※「安全管理情報」とは、医薬品等の品質、有効性及び安全性に関する事項その他医薬品等の適正な使用のために必要な情報のこと
② 安全管理情報の解析「2号業務」
③ 安全管理情報の検討の結果に基づく必要な措置の実施「3号業務」
④ 収集した安全管理情報の保存その他の①から③までに附帯する業務「4号業務」

⇒　上記②の「2号業務」とは、安全管理情報の検討に際して事前に安全管理情報を統計的に解析すること等を意味し、製造販売業者の責任で行われるべき安全確保措置の立案といった行為は含まれない。〈H26/8/12薬食発0812第4号〉

⇒　上記④の「4号業務」とは、例えば、収集した安全管理情報を他社に依頼して保管すること、収集した安全管理情報を他社に依頼してデータ入力すること等が該当する。
　なお、委託された製造販売後安全管理業務について、委託者及び受託者は、個人情報の取扱いに配慮し、書類を廃棄する際を含めその情報管理には遺漏なきを期す必要がある。〈H26/8/12薬食発0812第4号〉

2　製造販売後安全管理業務を再委託することができる範囲について、次のとおり定められている。〈則第98条〉

① 医薬品等の製造販売業者は、受託者に、当該製造販売後安全管理業務を再委託させてはならない。
　　※「受託者」とは、製造販売後安全管理業務を受託する者のこと
　　※「製造販売後安全管理業務」とは、製造販売後安全管理に係る業務のこと
② ①にかかわらず、医薬品の製造販売業者は、機械器具等と一体的に製造販売するものとして承認を受けた医薬品に関する製造販売後安全管理業務を当該機械器具等を供給する医療機器の製造販売業者に委託する場合には、受託者に、当該製造販売後安全管理業務を再委託させることができる。
　　※「機械器具等と一体的に製造販売するものとして承認を受けた医薬品」とは、コンビネーション製品のこと
③ ①にかかわらず、医薬品の製造販売業者は、他の医薬品の製造販売業者に医薬品を販売等する場合であって、当該医薬品に関する製造販売後安全管理業務を当該製造販売業者に委託する場合には、受託者に、当該製造販売後安全管理業務のうち「1号業務」、「2号業務」又は「3号業務」を再委託させることができる。
④ 医薬品の製造販売業者は、②又は③により再委託させる製造販売後安全管理業務を再受託する者に、当該製造販売後安全管理業務をさらに委託させてはならない。

3　処方箋医薬品(体外診断用医薬品を除く)の製造販売後安全管理業務を委託する方法について、次のとおり定められている。〈則第98条の2〉

① 製造販売業者が処方箋医薬品の製造販売後安全管理業務のうち「1号業務」、「2号業務」又は「3号業務」を委託する場合においては、当該業務の受託者は、次に掲げる要件を満たさなければならない。
　㈠　委託安全確保業務を適正かつ円滑に遂行しうる能力を有する者であること
　　※「委託安全確保業務」とは、委託する業務のこと

㈡　受託安全管理実施責任者を置いていること
　　　※「受託安全管理実施責任者」とは、委託安全確保業務を適正かつ円滑に遂行しうる能力を有する当該業務の実施に係る責任者のこと
　㈢　製造販売後安全管理業務手順書等の写しを委託安全確保業務を行う事務所に備え付けていること
　　　※「製造販売後安全管理業務手順書等」とは、委託安全確保業務に係る②の手順書その他委託安全確保業務に必要な文書のこと
②　製造販売業者は、処方箋医薬品の製造販売後安全管理業務のうち「1号業務」、「2号業務」又は「3号業務」を委託する場合においては、次に掲げる手順を記載した委託安全確保業務に係る製造販売後安全管理業務手順書を作成しなければならない。
　㈠　安全管理情報の収集に関する手順
　㈡　安全管理情報の検討及びその結果に基づく安全確保措置の立案に関する手順
　㈢　安全確保措置の実施に関する手順
　㈣　受託安全管理実施責任者から安全管理責任者への報告に関する手順
　㈤　医薬品リスク管理(GVP第2条第3項)に関する手順(市販直後調査に関する手順を含む)
　㈥　委託の手順
　㈦　委託安全確保業務に係る記録の保存に関する手順
　㈧　品質保証責任者その他の処方箋医薬品の製造販売に係る業務の責任者との相互の連携に関する手順
　㈨　その他委託安全確保業務を適正かつ円滑に行うために必要な手順
③　製造販売業者は、処方箋医薬品の製造販売後安全管理業務のうち「1号業務」、「2号業務」又は「3号業務」を委託する場合においては、製造販売後安全管理業務手順書等に基づき、次に掲げる事項を記載した文書により受託者との契約を締結し、その契約書を保存しなければならない。
　㈠　委託安全確保業務の範囲
　㈡　受託安全管理実施責任者の設置及び当該者の実施する委託安全確保業務の範囲に関する事項
　㈢　委託安全確保業務に係る、②(㈥を除く)に掲げる手順に関する事項
　㈣　委託安全確保業務の実施の指示に関する事項
　㈤　④㈢の報告及び④㈣の確認に関する事項
　㈥　⑦の指示及び⑧の確認に関する事項
　㈦　⑨の情報提供に関する事項
　㈧　その他必要な事項
④　製造販売業者は、処方箋医薬品の製造販売後安全管理業務のうち「1号業務」、「2号業務」又は「3号業務」を委託する場合においては、製造販売後安全管理業務手順書等及び③の契約書に基づき、次に掲げる業務を安全管理責任者に行わせなければならない。
　㈠　委託安全確保業務を統括すること
　㈡　受託安全管理実施責任者に委託安全確保業務の実施につき文書により指示すると

第4章　医薬品等の製造販売業及び製造業(第12条—第23条)

ともに、その写しを保存すること(「1号業務」を委託する場合を除く)
　㈢　受託安全管理実施責任者に委託安全確保業務に関する記録を作成させ、文書により報告させること
　㈣　受託者が委託安全確保業務を適正かつ円滑に行っているかどうかを確認し、その記録を作成すること
　㈤　㈢の報告及び㈣の記録を保存するとともに、製造販売業者及び総括責任者に文書により報告すること
⑤　製造販売業者は、市販直後調査に係る業務であって処方箋医薬品の製造販売後安全管理業務のうち「1号業務」、「2号業務」又は「3号業務」を委託する場合においては、製造販売後安全管理業務手順書等及び市販直後調査実施計画書(GVP第10条第1項)に基づき、次に掲げる業務を安全管理責任者に行わせなければならない。
　㈠　受託安全管理実施責任者に委託安全確保業務に関する記録を作成させ、文書により報告させること
　㈡　㈠の文書を保存すること
⑥　製造販売業者は、処方箋医薬品の製造販売後安全管理業務のうち「4号業務」を委託する場合においては、当該委託安全確保業務を適正かつ円滑に遂行しうる能力を有する者に委託しなければならない。この場合において、製造販売業者は、製造販売後安全管理業務手順書等に基づき、次に掲げる事項を記載した文書により受託者との契約を締結し、その契約書を保存しなければならない。
　㈠　委託安全確保業務の範囲
　㈡　その他必要な事項
⑦　製造販売業者は、安全管理責任者に委託安全確保業務の改善の必要性について検討させ、その必要性があるときは、製造販売後安全管理業務手順書等及び③の契約書に基づき、受託者に所要の措置を講じるよう文書により指示し、その文書を保存しなければならない。
⑧　製造販売業者は、⑦に基づき指示を行った場合においては、当該措置が講じられたことを確認し、その記録を保存しなければならない。
⑨　製造販売業者は、委託安全確保業務を行う上で必要な情報を受託者に提供しなければならない。

⇒　上記①㈢の「その他委託安全確保業務に必要な文書」として、委託安全確保業務の円滑な実施のために必要な事項を文書として定めたもの(例:手順書の細則)、その取り扱う処方箋医薬品の安全性に関する文書(例:当該品目に係る添付文書、当該品目に係る承認申請時の安全性に関する必要な資料)等が該当する。〈H26/8/12薬食発0812第4号〉

4　製造販売業者が処方箋医薬品以外の医薬品の製造販売後安全管理業務のうち「1号業務」、「2号業務」、「3号業務」又は「第4号業務」を委託する場合は、解説3(①㈡、②㈣及び③㈡を除く)を準用して適用する。〈則第98条の3前段〉

⇒　処方箋医薬品以外の医薬品の製造販売後安全管理業務の委託について、次のように示されている。〈H26/8/12薬食発0812第4号〉

① 処方箋医薬品以外の医薬品の製造販売後安全管理業務の委託と、処方箋医薬品の製造販売後安全管理業務の委託については、受託安全管理実施責任者の設置に関することを除き、基本的に同様である。

② 製造販売業者と受託者の合意に基づき、受託者側に業務実施に係る責任者を設置することを妨げるものではない。

③ 以下の業務を円滑に実施するため、受託者側にあらかじめ担当者を指定し、「委託者―受託者」間で文書により合意しておくこと

　㈠ 委託安全確保業務(市販直後調査に係る委託安全確保業務を含む)に関する安全管理責任者からの必要な指示(安全管理情報の収集に係る委託業務を除く)

　㈡ 委託安全確保業務に係る記録の作成

　㈢ 委託安全確保業務の安全管理責任者への報告

④ ③の担当者については、必ずしも委託に係る契約書に明記する必要はなく、契約とは別途合意しても差し支えない。

**5** 製造販売業者が医薬部外品又は化粧品の製造販売後安全管理業務のうち「1号業務」、「2号業務」、「3号業務」又は「第4号業務」を委託する場合は、解説3の①㈠及び③から⑨まで(③㈡及び㈢並びに⑤を除く)を準用して適用する。〈則第98条の4前段〉

⇒　医薬部外品又は化粧品の製造販売後安全管理業務を委託する方法について、次のように示されている。〈H26/8/12薬食発0812第4号〉

① 医薬部外品又は化粧品の製造販売後安全管理業務の委託と、処方箋医薬品の製造販売後安全管理業務の委託については、㈠受託安全管理実施責任者の設置に関すること、㈡製造販売後安全管理業務手順書等に関すること、㈢市販直後調査に関することを除き、基本的に同様である。

② 製造販売業者と受託者の合意に基づき、受託者側に業務実施に係る責任者を設置すること及び手順書等を整備することを妨げるものではない。

③ 以下の業務を円滑に実施するため、当該業務に係る受託者側にあらかじめ担当者を指定し、「委託者―受託者」間で文書により合意しておくこと

　㈠ 委託安全確保業務に関する安全管理責任者からの必要な指示(安全管理情報の収集に係る委託業務を除く)

　㈡ 委託安全確保業務に係る記録の作成

　㈢ 委託安全確保業務の安全管理責任者への報告

④ ③の担当者については、必ずしも委託に係る契約書に明記する必要はなく、契約とは別途合意しても差し支えない。

**6** 委託安全確保業務に係る記録の保存について、次のとおり定められている。〈則第98条の5〉

① 委託安全確保業務に係る記録の保存期間は、当該記録を利用しなくなった日から5年間である。ただし、次に掲げる記録の保存期間はそれぞれに定める期間とする。

　※「委託安全確保業務に係る記録」とは、則第98条の2から第98条の4までの規定により保存することとされている文書その他の記録のこと

　㈠ 生物由来製品(㈡を除く)に係る記録については、利用しなくなった日から10年間

第4章　医薬品等の製造販売業及び製造業(第12条—第23条)

　　(二) 特定生物由来製品に係る記録については、利用しなくなった日から30年間
　② 製造販売業者は、製造販売後安全管理業務手順書等又はあらかじめ定めた文書に基づき、記録を保存しなければならないとされている者(則第98条の2から第98条の4まで)に代えて、製造販売業者が指定する者に、当該記録を保存させることができる。
⇒　上記②の「製造販売業者が指定する者」に記録を保存させる場合、当該記録の保存責任者をあらかじめ製造販売後安全管理業務手順書等又は文書に定めておく必要がある
　　〈H26/8/12薬食発0812第4号〉
7　処方箋医薬品(体外診断用医薬品を除く)の製造販売後安全管理業務を再委託する方法について、次のとおり定められている。〈則第98条の6〉
　① 受託者が処方箋医薬品の製造販売後安全管理業務のうち「1号業務」、「2号業務」又は「3号業務」を再委託する場合においては、当該業務の再受託者は、次に掲げる要件を満たさなければならない。
　　(一) 再委託安全確保業務を適正かつ円滑に遂行しうる能力を有する者であること
　　　　※「再委託安全確保業務」とは、再委託する業務のこと
　　(二) 再受託安全管理実施責任者を置いていること
　　　　※「再受託安全管理実施責任者」とは、再委託安全確保業務を適正かつ円滑に遂行しうる能力を有する当該業務の実施に係る責任者のこと
　　(三) 製造販売後安全管理業務手順書等の写しを再委託安全確保業務を行う事務所に備え付けていること
　　　　※「製造販売後安全管理業務手順書等」とは、再委託安全確保業務に係る②の手順書その他再委託安全確保業務に必要な文書のこと
　　　　※「その他再委託安全確保業務に必要な文書」として、当該再委託安全確保業務の円滑な実施のために必要な事項を文書として定めたもの(例:手順書の細則)、その取り扱う処方箋医薬品、高度管理医療機器又は再生医療等製品の安全性に関する文書(例:当該品目に係る添付文書、当該品目に係る承認申請時の安全性に関する必要な資料)などが該当する。
　　　　〈H26/8/12薬食発0812第4号〉
　② 委託元である製造販売業者は、受託者が処方箋医薬品の製造販売後安全管理業務のうち「1号業務」、「2号業務」又は「3号業務」を再委託する場合においては、受託者に、次に掲げる手順を記載した再委託安全確保業務に係る製造販売後安全管理業務手順書を作成させなければならない。
　　(一) 安全管理情報の収集に関する手順
　　(二) 安全管理情報の検討及びその結果に基づく安全確保措置の立案に関する手順
　　(三) 安全確保措置の実施に関する手順
　　(四) 再受託安全管理実施責任者から受託安全管理実施責任者への報告に関する手順
　　(五) 医薬品リスク管理に関する手順(市販直後調査に関する手順を含む)
　　(六) 再委託の手順
　　(七) 再委託安全確保業務に係る記録の保存に関する手順
　　(八) 受託者の品質保証責任者又は国内品質業務運営責任者その他の処方箋医薬品の製造販売に係る業務の責任者との相互の連携に関する手順

(九) その他再委託安全確保業務を適正かつ円滑に行うために必要な手順

③ 委託元である製造販売業者は、受託者が処方箋医薬品の製造販売後安全管理業務のうち「1号業務」、「2号業務」又は「3号業務」を再委託する場合においては、受託者に、製造販売後安全管理業務手順書等に基づき、次に掲げる事項を記載した文書により再受託者との契約を締結させ、その契約書を保存させなければならない。

(一) 再委託安全確保業務の範囲

(二) 再受託安全管理実施責任者の設置及び当該者の実施する再委託安全確保業務の範囲に関する事項

(三) 再委託安全確保業務に係る、②((六)を除く)に掲げる手順に関する事項

(四) 再委託安全確保業務の実施の指示に関する事項

(五) ④(三)の報告及び④(四)の確認に関する事項

(六) ⑦の指示及び⑧の確認に関する事項

(七) ⑨の情報提供に関する事項

(八) その他必要な事項

④ 委託元である製造販売業者は、受託者が処方箋医薬品の製造販売後安全管理業務のうち「1号業務」、「2号業務」又は「3号業務」を再委託する場合においては、受託者が、製造販売後安全管理業務手順書等及び③の契約書に基づき、次に掲げる業務を受託安全管理実施責任者に行わせることを確認しなければならない。

(一) 再委託安全確保業務を統括すること

(二) 再受託安全管理実施責任者に再委託安全確保業務の実施につき文書により指示するとともに、その写しを保存すること(「1号業務」を委託する場合を除く)

(三) 再受託安全管理実施責任者に再委託安全確保業務に関する記録を作成させ、文書により報告させること

(四) 再受託者が再委託安全確保業務を適正かつ円滑に行っているかどうかを確認し、その記録を作成すること

(五) (三)の報告及び(四)の記録を保存するとともに、受託者及び受託者の総括責任者に文書により報告すること

⑤ 委託元である製造販売業者は、受託者が市販直後調査に係る業務であって処方箋医薬品の製造販売後安全管理業務のうち「1号業務」、「2号業務」又は「3号業務」を再委託する場合においては、受託者が、製造販売後安全管理業務手順書等及び市販直後調査実施計画書に基づき、次に掲げる業務を受託安全管理実施責任者に行わせることを確認しなければならない。

(一) 再受託安全管理実施責任者に再委託安全確保業務に関する記録を作成させ、文書により報告させること

(二) (一)の文書を保存すること

⑥ 委託元である製造販売業者は、受託者が処方箋医薬品の製造販売後安全管理業務のうち「4号業務」を再委託する場合においては、当該再委託安全確保業務を適正かつ円滑に遂行しうる能力を有する者に再委託させなければならない。この場合において、

## 第4章　医薬品等の製造販売業及び製造業(第12条—第23条)

委託元である製造販売業者は、受託者に、製造販売後安全管理業務手順書等に基づき、次に掲げる事項を記載した文書により再委託者との契約を締結させ、その契約書を保存させなければならない。
　㈠　再委託安全確保業務の範囲
　㈡　その他必要な事項
⑦　委託元である製造販売業者は、受託者に、その受託安全管理実施責任者に再委託安全確保業務の改善の必要性について検討させ、その必要性があるときは、製造販売後安全管理業務手順書等及び③の契約書に基づき、再受託者に所要の措置を講じるよう文書により指示させ、その文書を保存させなければならない。
⑧　委託元である製造販売業者は、受託者が⑦に基づき指示を行った場合においては、受託者に当該措置が講じられたことを確認させ、その記録を保存させなければならない。
⑨　受託者は、再委託安全確保業務を行う上で必要な情報を再受託者に提供しなければならない。
⑩　受託者が製造販売後安全管理業務のうち「1号業務」、「2号業務」又は「3号業務」を再委託する場合においては、委託元である製造販売業者は、必要に応じ、再受託者を直接確認する体制を確保する。

8　受託者が処方箋医薬品以外の医薬品の製造販売後安全管理業務のうち「1号業務」、「2号業務」、「3号業務」又は「第4号業務」を再委託する場合は、解説7(①㈡、②㈣及び③㈡を除く)を準用して適用する。〈則第98条の7前段〉

9　再委託安全確保業務等に係る記録の保存について、次のとおり定められている。〈則第98条の8〉
　①　再委託安全確保業務に係る記録の保存期間は、当該記録を利用しなくなった日から5年間である。ただし、次に掲げる記録の保存期間はそれぞれに定める期間とする。
　　　※「再委託安全確保業務に係る記録」とは、則第98条の6及び第98条の7までの規定により保存することとされている文書その他の記録のこと
　　㈠　生物由来製品(㈡を除く)に係る記録については、利用しなくなった日から10年間
　　㈡　特定生物由来製品に係る記録については、利用しなくなった日から30年間
　②　受託者は、製造販売後安全管理業務手順書等又はあらかじめ定めた文書に基づき、記録を保存しなければならないとされている者(則第98条の6及び第98条の7)に代えて、受託者が指定する者に、当該記録を保存させることができる。

## 第十八条の二(医薬品、医薬部外品及び化粧品の製造販売業者等の法令遵守体制)

(令元法六三・追加)

■第18条の2第1項■

　医薬品、医薬部外品又は化粧品の製造販売業者は、医薬品、医薬部外品又は化粧品の品質管理及び製造販売後安全管理に関する業務その他の製造販売業者の業務を適正に遂行することにより、薬事に関する法令の規定の遵守を確保するために、厚生労働省令で定めるところにより、次の各号に掲げる措置を講じなければならない。

一　医薬品、医薬部外品又は化粧品の品質管理及び製造販売後安全管理に関する業務について、医薬品等総括製造販売責任者が有する権限を明らかにすること。

二　医薬品、医薬部外品又は化粧品の品質管理及び製造販売後安全管理に関する業務その他の製造販売業者の業務の遂行が法令に適合することを確保するための体制、当該製造販売業者の薬事に関する業務に責任を有する役員及び従業者の業務の監督に係る体制その他の製造販売業者の業務の適正を確保するために必要なものとして厚生労働省令で定める体制を整備すること。

三　医薬品等総括製造販売責任者その他の厚生労働省令で定める者に、第十二条の二第一項各号の厚生労働省令で定める基準を遵守して医薬品、医薬部外品又は化粧品の品質管理及び製造販売後安全管理を行わせるために必要な権限の付与及びそれらの者が行う業務の監督その他の措置

四　前三号に掲げるもののほか、医薬品、医薬部外品又は化粧品の製造販売業者の従業者に対して法令遵守のための指針を示すことその他の製造販売業者の業務の適正な遂行に必要なものとして厚生労働省令で定める措置

### 趣旨

　本規定は、医薬品、医薬部外品又は化粧品の製造販売業者に対し、その業務を適正に遂行するための法令遵守体制の整備を義務づけたものである。【法第9条の2第1項参照】

### 解説

**1**　医薬品等の製造販売業者又は製造業者の薬事に関する法令の遵守を確保するため、令和元年の法改正により本条が新設された。

**2**　医薬品等の製造販売業者は、次に掲げるところにより、法令遵守措置(法第18条の2第1項各号)を講じなければならない。〈則第98条の9〉

①　次に掲げる総括責任者の権限を明らかにすること

　㈠　品質保証責任者、安全管理責任者その他の医薬品等の品質管理及び製造販売後安全管理に関する業務に従事する者に対する業務の指示及び監督に関する権限

　㈡　医薬品等の廃棄、回収もしくは販売の停止、注意事項等情報等の改訂、医療関係者への情報の提供又は薬機法に基づく厚生労働大臣への報告その他の医薬品等の品質管理及び製造販売後安全管理に関する措置の決定及び実施に関する権限

　　※「注意事項等情報等」とは、添付文書等記載事項(法第52条第2項)又は注意事項等情報

# 第 4 章　医薬品等の製造販売業及び製造業(第 12 条—第 23 条)

(法第 68 条の 2 第 2 項)のこと
- (三) 製造業者、外国製造業者その他製造に関する業務(試験検査等の業務を含む)を行う者に対する管理監督に関する権限
- (四) (一)から(三)までに掲げるもののほか、医薬品等の品質管理及び製造販売後安全管理に関する権限

② 次に掲げる「厚生労働省令で定める体制(法第 18 条の 2 第 1 項第 2 号)」を整備すること
- (一) 医薬品等の品質管理及び製造販売後安全管理に関する業務その他の製造販売業者の業務の遂行が法令に適合することを確保するために必要な規程の作成、製造販売業者の薬事に関する業務に責任を有する役員及び従業者に対する教育訓練の実施及び評価並びに業務の遂行に係る記録の作成、管理及び保存を行う体制
- (二) 製造販売業者が薬事に関する業務に責任を有する役員及び従業者の業務を監督するために必要な情報を収集し、その業務の適正を確保するために必要な措置を講ずる体制
- (三) (一)及び(二)に掲げるもののほか、製造販売業者の業務の適正を確保するために必要な人員の確保及び配置その他の製造販売業者の業務の適正を確保するための体制

③ 次に掲げる「厚生労働省令で定める者(法第 18 条の 2 第 1 項第 3 号)」に、GQP 及び GVP を遵守して医薬品等の品質管理及び製造販売後安全管理を行わせるために必要な権限を付与するとともに、それらの者が行う業務を監督すること
- (一) 総括責任者
- (二) 品質保証責任者
- (三) 安全管理責任者
- (四) (一)から(三)までに掲げる者のほか、医薬品等の品質管理及び製造販売後安全管理に関する業務に従事する者

④ 次に掲げる「厚生労働省令で定める措置(法第 18 条の 2 第 1 項第 4 号)」を講ずること
- (一) 医薬品、医薬部外品又は化粧品の製造販売業者の従業者に対して法令遵守のための指針を示すこと
- (二) 薬事に関する業務に責任を有する役員の権限及び分掌する業務を明らかにすること
- (三) 医薬品の製造方法、試験検査方法その他の医薬品の品質に影響を与えるおそれのある事項の変更に関する情報の収集、医薬品について承認された事項の一部を変更するために必要な手続その他の必要な措置
- (四) 副作用等の報告(法第 68 条の 10 第 1 項)が適時かつ適切に行われることを確保するために必要な情報の管理その他の措置
- (五) 医薬品の製造販売業者が医薬関係者に対して行う医薬品に関する情報提供が客観的かつ科学的な根拠に基づく正確な情報により行われ、かつ、広告規制(法第 66 条から第 68 条まで)に違反する記事の広告、記述又は流布が行われないことを確保するために必要な業務の監督その他の措置
- (六) (一)から(五)までに掲げるもののほか、②の業務の適正を確保するための体制を実効的に機能させるために必要な措置

■第18条の2第2項■

医薬品、医薬部外品又は化粧品の製造販売業者は、前項各号に掲げる措置の内容を記録し、これを適切に保存しなければならない。

**趣旨**

本規定は、製造販売業者に対し、法令遵守のための措置の内容を記録し保存することを義務づけたものである。

■第18条の2第3項■

医薬品、医薬部外品又は化粧品の製造業者は、医薬品、医薬部外品又は化粧品の製造の管理に関する業務その他の製造業者の業務を適正に遂行することにより、薬事に関する法令の規定の遵守を確保するために、厚生労働省令で定めるところにより、次の各号に掲げる措置を講じなければならない。

一 医薬品、医薬部外品又は化粧品の製造の管理に関する業務について、医薬品製造管理者又は医薬部外品等責任技術者が有する権限を明らかにすること。

二 医薬品、医薬部外品又は化粧品の製造の管理に関する業務その他の製造業者の業務の遂行が法令に適合することを確保するための体制、当該製造業者の薬事に関する業務に責任を有する役員及び従業者の業務の監督に係る体制その他の製造業者の業務の適正を確保するために必要なものとして厚生労働省令で定める体制を整備すること。

三 医薬品製造管理者、医薬部外品等責任技術者その他の厚生労働省令で定める者に、第十四条第二項第四号の厚生労働省令で定める基準を遵守して医薬品、医薬部外品又は化粧品の製造管理又は品質管理を行わせるために必要な権限の付与及びそれらの者が行う業務の監督その他の措置

四 前三号に掲げるもののほか、医薬品、医薬部外品又は化粧品の製造業者の従業者に対して法令遵守のための指針を示すことその他の製造業者の業務の適正な遂行に必要なものとして厚生労働省令で定める措置

**趣旨**

本規定は、製造業者に対し、その業務を適正に遂行するための法令遵守体制の整備を義務づけたものである。【法第9条の2第1項参照】

**解説**

1 医薬品等の製造業者は、次に掲げるところにより、法令遵守措置(法第18条の2第3項各号)を講じなければならない。〈則第98条の10〉

① 次に掲げる製造管理者又は責任技術者の権限を明らかにすること

㈠ 医薬品等の製造の管理に関する業務に従事する者に対する業務の指示及び監督に

### 第4章　医薬品等の製造販売業及び製造業(第12条—第23条)

　　　関する権限
　　㈡ ㈠に掲げるもののほか、医薬品等の製造の管理に関する権限
② 次に掲げる「厚生労働省令で定める体制(法第18条の2第3項第2号)」を整備すること
　　㈠ 医薬品等の製造の管理に関する業務その他の製造業者の業務の遂行が法令に適合することを確保するために必要な規程の作成、製造業者の薬事に関する業務に責任を有する役員及び従業者に対する教育訓練の実施及び評価並びに業務の遂行に係る記録の作成、管理及び保存を行う体制
　　㈡ 製造業者が薬事に関する業務に責任を有する役員及び従業者の業務を監督するために必要な情報を収集し、その業務の適正を確保するために必要な措置を講ずる体制
　　㈢ ㈠及び㈡に掲げるもののほか、製造業者の業務の適正を確保するために必要な人員の確保及び配置その他の製造業者の業務の適正を確保するための体制
③ 次に掲げる「厚生労働省令で定める者(法第18条の2第3項第3号)」に、GMPを遵守して医薬品等の製造管理又は品質管理を行わせるために必要な権限を付与するとともに、それらの者が行う業務を監督すること
　　㈠ 製造管理者
　　㈡ 責任技術者
　　㈢ ㈠及び㈡に掲げる者のほか、医薬品等の製造の管理に関する業務に従事する者
④ 次に掲げる「厚生労働省令で定める措置(法第18条の2第3項第4号)」を講ずること
　　㈠ 医薬品等の製造業者の従業者に対して法令遵守のための指針を示すこと
　　㈡ 薬事に関する業務に責任を有する役員の権限及び分掌する業務を明らかにすること
　　㈢ 医薬品の製造方法、試験検査方法その他の医薬品の品質に影響を与えるおそれのある事項の変更に関する情報の収集、当該情報の製造販売業者に対する連絡その他の必要な措置
　　㈣ ㈠から㈢までに掲げるもののほか、②の業務の適正を確保するための体制を実効的に機能させるために必要な措置

■第18条の2第4項■

　医薬品、医薬部外品又は化粧品の製造業者は、前項各号に掲げる措置の内容を記録し、これを適切に保存しなければならない。

**趣旨**

　本規定は、製造業者に対し、法令遵守のための措置の内容を記録し保存することを義務づけたものである。

## 第十九条（休廃止等の届出）

(昭五四法五六・平一一法一六〇・平一四法九六・平二五法八四・一部改正)

■第１９条第１項■

医薬品、医薬部外品又は化粧品の製造販売業者は、その事業を廃止し、休止し、若しくは休止した事業を再開したとき、又は医薬品等総括製造販売責任者その他厚生労働省令で定める事項を変更したときは、三十日以内に、厚生労働大臣にその旨を届け出なければならない。

**趣旨**

本規定は、医薬品、医薬部外品又は化粧品の製造販売業者に対し、①その事業を休廃止したとき、②総括責任者を変更したときは、30日以内に、厚生労働大臣に届出することを義務づけたものである。

**解説**

1　「厚生労働省令で定める事項」は、次のとおりである。〈則第99条第１項〉
　① 製造販売業者の氏名及び住所
　② 主たる機能を有する事務所の名称及び所在地
　③ 製造販売業者が法人であるときは、薬事に関する業務に責任を有する役員の氏名
　④ 総括責任者の氏名及び住所
　⑤ 医薬品の総括責任者として薬剤師以外の技術者を置くときは、責任者補佐薬剤師の氏名及び住所
　⑥ 当該製造販売業者が、他の種類の製造販売業の許可を受け、又は当該許可に係る事業を廃止したときは、当該許可の種類及び許可番号

2　総括責任者として薬剤師以外の技術者を置くこととした場合又はすでに置いている場合であって、当該総括責任者を変更するときの取扱いについて、次のように示されている。〈R3/2/24 薬生安発0224第１号〉
　① 「変更後」欄に、総括責任者の氏名及び住所に加え、当該者が資格要件(則第86条第１項第３号イ・ロ)のいずれに該当するかを記載すること
　② 「変更後」欄に、責任者補佐薬剤師の氏名、住所及び当該者が薬剤師である旨(薬剤師名簿の登録番号及び登録年月日)を記載すること
　③ 添付書類として、以下の書類を併せて提出すること。この際、提出先とされている都道府県知事にすでに提出済みの書類から変更がない場合には、「備考」欄にその旨を記載することで差し支えない。
　　㈠ 総括責任者が、有資格者(則第86条第１項第３号イ・ロ)であることを証する書類
　　㈡ 総括責任者として薬剤師以外の技術者を置く理由を記載した書類
　　　　※ 例えば、予期しない退社等の事由により、総括責任者として必要な能力及び経験を有する薬剤師がいなくなったこと等を記載すること
　　㈢ 責任者補佐薬剤師の雇用契約書の写しなど、使用関係を証する書類
　　㈣ 総括責任者として、必要な能力及び経験を有する薬剤師を置くために必要な措置

に関する計画を記載した書類
　　　　※　期間経過後に必要な能力及び経験を有する薬剤師を置くために必要な措置に関する計画を記載すること
3　総括責任者として薬剤師以外の技術者をすでに置いている場合であって、責任者補佐薬剤師を変更したときの取扱いについて、次のように示されている。〈R3/2/24 薬生安発0224 第1号〉
　① 「変更後」欄に、責任者補佐薬剤師の氏名及び住所に加え、当該者が薬剤師である旨（薬剤師名簿の登録番号及び登録年月日）を記載すること
　② 添付書類として、以下の書類を併せて提出すること。この際、提出先とされている都道府県知事にすでに提出済みの書類から変更がない場合には、「備考」欄にその旨を記載することで差し支えない。
　　㈠ 責任者補佐薬剤師の雇用契約書の写しなど、使用関係を証する書類
　　㈡ 総括責任者として、必要な能力及び経験を有する薬剤師を置くために必要な措置に関する計画を記載した書類
　③ 総括責任者として薬剤師以外の技術者を置くことができる期間は、当技術者を置いた日から起算して5年であるため、それまでの間に、総括責任者として必要な能力及び経験を有する薬剤師を選任し、総括責任者の氏名等に係る変更の届出を行うこと
4　休廃止等の届出は、届出者の住所地の都道府県知事を経由して行わなければならない。〈法第21条第1項〉
5　本規定に違反した者は、50万円以下の罰金に処する。〈法第87条第4号〉
　　また、いわゆる両罰規定の対象となっており、この行為者を使用する法人又は人には50万円以下の罰金刑が科される。〈法第90条第2号〉


■第19条第2項■

　医薬品、医薬部外品又は化粧品の製造業者又は医薬品等外国製造業者は、その製造所を廃止し、休止し、若しくは休止した製造所を再開したとき、又は医薬品製造管理者、医薬部外品等責任技術者その他厚生労働省令で定める事項を変更したときは、三十日以内に、厚生労働大臣にその旨を届け出なければならない。

**趣旨**

　本規定は、医薬品、医薬部外品又は化粧品の製造業者又は外国製造業者に対し、①その製造所を休廃止したとき、②製造管理者又は責任技術者を変更したときは、30日以内に、厚生労働大臣に届出することを義務づけたものである。

**解説**

1　「厚生労働省令で定める事項」は、次のとおりである。〈則第100条第1項〉
　① 製造業者等又は製造管理者等の氏名又は住所

※「製造業者等」とは、製造業者又は外国製造業者のこと
※「製造管理者等」とは、製造管理者又は責任技術者(外国製造業者にあっては、製造所の責任者)のこと
② 製造業者等が法人であるときは、薬事に関する業務に責任を有する役員の氏名
③ 製造所の名称
④ 製造所の構造設備の主要部分
⑤ 製造業者等が他の製造業の許可、認定もしくは登録を受け、又はその製造所を廃止したときは、当該許可の区分及び許可番号、当該認定の区分及び認定番号又は当該登録の登録番号

2 休廃止等の届出は、製造所の住所地の都道府県知事を経由して行わなければならない。〈法第21条第2項〉

3 本規定に違反した者は、50万円以下の罰金に処する。〈法第87条第4号〉
また、いわゆる両罰規定の対象となっており、この行為者を使用する法人又は人には50万円以下の罰金刑が科される。〈法第90条第2号〉

## 第十九条の二(外国製造医薬品等の製造販売の承認)

(昭五八法五七・追加、平五法二七・平六法五〇・平一一法一六〇・平一四法一九二・平一四法九六(平一四法一九二)・平二五法八四・令元法六三・令四法四七・一部改正)

■第19条の2第1項■

> 厚生労働大臣は、第十四条第一項に規定する医薬品、医薬部外品又は化粧品であつて本邦に輸出されるものにつき、外国においてその製造等をする者から申請があつたときは、品目ごとに、その者が第三項の規定により選任した医薬品、医薬部外品又は化粧品の製造販売業者に製造販売をさせることについての承認を与えることができる。

### 趣旨

本規定は、厚生労働大臣は、本邦向けの医薬品、医薬部外品又は化粧品の外国製造等者から申請があったときは、品目ごとに、外国特例承認を与えることができる旨を定めたものである。

### 解説

1 製造販売の承認を受けるためには、申請品目の種類に応じた製造販売業の許可を受けている必要があるため(法第14条第2項第1号)、本邦向け品目の外国製造等者においては、我が国において自ら製造販売業の事業を展開しない限り、自らが開発した品目であっても、自ら承認を受けることができない。このような不条理を解消することを目的として本条が設けられている。

2 「製造等」とは、製造(他に委託して製造をする場合を含み、他から委託を受けて製造をする場合を除く)をいう。〈法第2条第13項〉

3 「選任した(略)製造販売業者に製造販売をさせることについての承認」は、外国特例

承認と呼ばれる。

4 「製造販売」には、その製造等をした医薬品等を販売等することのみならず、輸入をした医薬品等を販売等することも含まれる。〈法第2条第13項〉

5 外国特例承認の申請書には、次に掲げる書類を添えなければならない。〈則第102条第3項本文〉
① 申請者が法人であるときは、法人であることを証する書類
② 申請者(申請者が法人であるときは、薬事に関する業務に責任を有する役員を含む)が、外国特例承認の拒否事由(法第19条の2第2項)に該当していないかを明らかにする書類
③ 選任製造販売業者を選任したことを証する書類
④ 当該選任製造販売業者が受けている製造販売業の許可証の写し
⑤ 外国特例の特例承認を申請しようとするときは、申請者が製造販売しようとする物が、その用途に関し、外国において販売等が認められている医薬品であることを証する書類その他必要な書類

6 厚生労働大臣は台帳を備え、通常の承認台帳の記載事項のほか、次に掲げる事項を記載する。〈則第103条〉
① 選任製造販売業者の氏名及び住所
② 当該選任製造販売業者の受けている製造販売業の許可の種類及び許可番号

7 本規定の承認を受けた医薬品、医薬部外品又は化粧品であって、その成分もしくは分量又は性状もしくは品質がその承認の内容と異なるものは、販売し、授与し、又は販売・授与の目的で製造し、輸入し、貯蔵し、陳列してはならない。〈法第56条第3号、第60条、第62条〉

■第19条の2第2項■

申請者が、第七十五条の二の二第一項の規定によりその受けた承認の全部又は一部を取り消され、取消しの日から三年を経過していない者であるときは、前項の承認を与えないことができる。

趣旨

本規定は、外国特例承認の申請者の欠格事由を定めたものである。承認の取消しの処分を受け、その日から3年を経過していない者であるときは、外国特例承認を与えないことができるとしている。

解説

1 「承認の全部又は一部を取り消され」とあるが、これは、医薬品、医薬部外品又は化粧品の承認に限られるものではない。申請者が、医療機器又は再生医療等製品の承認を取り消され、取消しの日から3年を経過していない者であるときについても、承認拒否事由に抵触する。

■第19条の2第3項■

　第一項の承認を受けようとする者は、本邦内において当該承認に係る医薬品、医薬部外品又は化粧品による保健衛生上の危害の発生の防止に必要な措置をとらせるため、医薬品、医薬部外品又は化粧品の製造販売業者(当該承認に係る品目の種類に応じた製造販売業の許可を受けている者に限る。)を当該承認の申請の際選任しなければならない。

### 趣旨

　本規定は、外国特例承認を受けようとする者に対し、その申請の際に、当該品目を製造販売させることになる製造販売業者を選任することを義務づけたものである。

### 解説

1　外国において医薬品、医薬部外品又は化粧品の製造等をする者が承認を受けたとしても、製造販売業の許可を受けているわけではないため、我が国で当該医薬品等の製造販売の事業を展開することはできない。そこで、製造販売業の許可を受けている者の中から、当該医薬品等の製造販売を行わせることになる者をあらかじめ選任していることを、外国特例承認を申請するときの条件としている。

　なお、外国において製造等をする者が製造販売業の許可を受けている場合には、外国特例承認ではなく、通常の承認(法第14条)を受けることになる。

2　「選任」とあるが、外国特例承認を受けようとする者が選任した製造販売業者は、選任製造販売業者と呼ばれる。

3　選任製造販売業者が欠けた場合において、新たに製造販売業者を選任しなかったときは、外国特例承認の取消事由に該当する。〈法第75条の2の2第1項第1号〉


■第19条の2第4項■

　第一項の承認を受けた者(以下「外国製造医薬品等特例承認取得者」という。)が前項の規定により選任した医薬品、医薬部外品又は化粧品の製造販売業者(以下「選任外国製造医薬品等製造販売業者」という。)は、第十四条第一項の規定にかかわらず、当該承認に係る品目の製造販売をすることができる。

### 趣旨

　本規定は、選任製造販売業者は、外国特例承認を受けた医薬品等を製造販売することができる旨を定めたものである。

### 解説

1　「第十四条第一項の規定にかかわらず」とあるが、これについて次のように整理することができる。

　①　「製造販売をしようとする者は、品目ごとにその製造販売についての厚生労働大臣の

承認を受けなければならない(法第14条第1項)」と規定されているように、医薬品等の承認を受けていない者は、当該医薬品等を製造販売することができない。
② つまり、当該医薬品等の承認を受けているわけではない選任製造販売業者は、本来であれば、当該医薬品等を製造販売することができない。
③ そこで、選任製造販売業者が外国特例承認を受けた医薬品等を製造販売できるようにするため、「第十四条第一項の規定にかかわらず」と明記した上で、本規定を設けている。

2 本規定に違反して製造販売をされた医薬品、医薬部外品又は化粧品は、販売し、授与し、又は販売・授与の目的で貯蔵し、陳列してはならない。〈法第55条第2項、第60条、第62条〉

■第19条の2第5項■

第一項の承認については、第十四条第二項(第一号を除く。)及び第三項から第十七項まで、第十四条の二の二並びに第十四条の二の三の規定を準用する。

### 趣旨
本規定は、外国特例承認については、①承認、②緊急承認、③機構による審査等の実施に係る規定を準用して適用する旨を定めたものである。

### 解説
1 外国特例の緊急承認(法第19条の2第5項により準用する第14条の2の2)について、次のように整理することができる。
① 医薬品の製造販売の承認を受けるためには、医薬品の製造販売業の許可を受けている必要があるため、医薬品の外国製造等者については、医薬品の製造販売業の許可を取得しない限り、製造販売の承認を受けることができないことになる。
※「外国製造等者」とは、本邦に向けて輸出する医薬品を外国において製造等する者のこと
② このため、外国製造等者が、当該医薬品による危害の発生の防止に必要な措置をとらせるために医薬品の製造販売業者を選任したときは、特例として当該選任製造販売業者に製造販売させることについての承認(外国特例の承認)を与えることができるようにしている(法第19条の2第1項)。
③ さて、外国において流通していないものの、外国製造等者が本邦に向けて輸出する医薬品が、健康被害の拡大を防止するため緊急に使用されることが必要なものであるケースも容易に想定されるところである。
④ そこで、外国製造等者が製造販売業者を選任したときは、健康被害の拡大を防止するため緊急に使用される医薬品を当該選任製造販売業者に製造販売させることについての承認(外国特例の緊急承認)を与えることができるようにしている。
2 「第一号を除く」とあるように、外国特例承認を受けるにあたって、製造販売業の許可を受けていることは要件とされていない。

■第19条の2第6項■

　前項において準用する第十四条第十五項の承認については、同条第十七項及び第十四条の二の三の規定を準用する。

### 趣旨

　本規定は、外国特例承認の一変については、①一変承認、②機構による審査等の実施に係る規定を準用して適用する旨を定めたものである。

## 第十九条の三（選任外国製造医薬品等製造販売業者に関する変更の届出）

（昭五八法五七・追加、平一一法一六〇・平一四法九六・平二五法八四・令元法六三・令四法四七・一部改正）

■第19条の3第1項■

　外国製造医薬品等特例承認取得者は、選任外国製造医薬品等製造販売業者を変更したとき、又は選任外国製造医薬品等製造販売業者につき、その氏名若しくは名称その他厚生労働省令で定める事項に変更があつたときは、三十日以内に、厚生労働大臣に届け出なければならない。

### 趣旨

　本規定は、医薬品、医薬部外品又は化粧品の外国特例承認取得者に対し、①選任製造販売業者を変更したとき、②選任製造販売業者の氏名又は名称に変更があったときは、30日以内に、厚生労働大臣に届出することを義務づけたものである。

### 解説

1　「厚生労働省令で定める事項」は、次のとおりである。〈則第105条第1項〉
　①　選任製造販売業者の氏名又は住所
　②　選任製造販売業者が受けている製造販売業の許可の種類及び許可番号
2　届書には、選任製造販売業者が受けている製造販売業の許可証の写しを添えなければならない。〈則第105条第3項本文〉

# 第4章　医薬品等の製造販売業及び製造業（第12条―第23条）

■第19条の3第2項■

前条第五項において準用する第十四条の二の三第一項の規定により、機構に前条第一項の承認のための審査を行わせることとしたときは、同条第五項において準用する第十四条の二の三第一項の政令で定める医薬品、医薬部外品又は化粧品に係る選任外国製造医薬品等製造販売業者についての前項の規定による届出は、同項の規定にかかわらず、機構に行わなければならない。

## 趣 旨

本規定は、機構が外国特例承認のための審査を行うときは、選任製造販売業者に関する変更の届出は機構に対して行うこととしたものである。

## 解 説

1　選任製造販売業者に関する変更の届出先の見直しを図るため、令和元年の法改正により、改正前の法第21条第3項の削除に併せて本規定が新設された。これについて、次のように整理することができる。

① 承認申請、一変申請（軽微な変更を除く）における関係書類の提出先は、従前より、次に掲げるとおりとなっている。

　㈠ 政令で定める品目　―　機構

　㈡ 政令で定める品目以外のもの　―　厚生労働大臣

　　※「政令で定める品目」は、人に用いられる品目のすべてを対象としているため、現在のところ、厚生労働大臣に提出するケースは存在しない。

② 承認事項の軽微な変更における届出先は、従前より、次に掲げるとおりとなっている。

　㈠ 政令で定める品目　―　機構

　㈡ 政令で定める品目以外のもの　―　厚生労働大臣

③ 一方、選任製造販売業者に係る変更の届出先は、従前、都道府県知事を経由して厚生労働大臣に行うこととされていたが、以下のような問題が指摘されていた。

　㈠ 選任製造販売業者の適格性の判断にあたっては許可証を確認する以外に方法がないことを踏まえると、選任製造販売業者に係る変更の届出の受理事務を都道府県知事の法定受託事務とする必要性は低いこと

　㈡ 品目ごとに別々の製造販売業者を選任する場合、あるいは他の都道府県を所在地とする製造販売業者に変更する場合には、それぞれの都道府県知事に届出する必要があり、国内に活動拠点のない外国特例承認取得者にとっては負担が大きいこと

④ 従前より、外国特例証承認の審査の際には、機構が選任製造販売業者の許可証の確認事務を行っており、選任製造販売業者の変更の際にも許可証の確認事務を支障なく実施することが可能であることから、選任製造販売業者に係る変更の届出先は、次に掲げるとおりとすることに改められた。

　㈠ 政令で定める品目　―　機構

　㈡ 政令で定める品目以外のもの　―　厚生労働大臣

■第19条の3第3項■

　機構は、前項の規定による届出を受理したときは、遅滞なく、届出の状況を厚生労働省令で定めるところにより厚生労働大臣に通知しなければならない。

**趣旨**

　本規定は、機構に対し、選任製造販売業者に関する変更の届出を受理したときは、遅滞なく、厚生労働大臣に通知することを義務づけたものである。

**解説**

1　本規定は、令和元年の法改正により新設されたものである。


## 第十九条の四（準用）

（平一四法九六(平一四法一九二)・全改、平二五法八四・令元法六三・一部改正）

　外国製造医薬品等特例承認取得者については、第十四条の四から第十四条の八まで及び第十八条第三項の規定を準用する。

**趣旨**

　本規定は、医薬品、医薬部外品又は化粧品の外国特例承認取得者については、①再審査、②再評価、③承認事項の変更計画、④承継、④製造業者等の遵守事項に係る規定を準用して適用する旨を定めたものである。


## 第二十条（外国製造医薬品の特例承認）

（平一四法九六(平一四法一九二)・全改、平二五法八四・令元法六三・令四法四七・一部改正）

■第20条第1項■

　第十九条の二の承認の申請者が選任外国製造医薬品等製造販売業者に製造販売をさせようとする物が、第十四条の三第一項に規定する政令で定める医薬品である場合には、同条の規定を準用する。この場合において、同項中「第十四条」とあるのは「第十九条の二」と、「同条第二項、第六項、第七項及び第十一項」とあるのは「同条第五項において準用する第十四条第二項、第六項、第七項及び第十一項」と、「同条の承認」とあるのは「第十九条の二の承認」と、同条第二項中「第十四条の二の二第二項」とあるのは「第十九条の二第五項において準用する第十四条の二の二第二項」と、「第十四条の承認」とあるのは「第十九条の二の承認」と、同条第三項中「第一項の規定により第十四条の承認を受けた者」とあるのは「第二十条第一項において準用する第十四条の三第一項の規定により第十九条の二の承認を受けた者又は選任外国製造医薬品等製造販売業者」と読み替えるものとする。

第4章　医薬品等の製造販売業及び製造業(第12条—第23条)

**趣旨**

本規定は、外国特例の特例承認については、特例承認に係る規定を準用して適用する旨を定めたものである。

**解説**

1　特例承認(法第14条の3)の「特例」と外国特例承認(法第19条の2)の「特例」について、次のように整理することができる。

① 特例承認

特例承認の「特例」とは、国民の生命及び健康に重大な影響を与えるおそれがある疾病のまん延等の事態において医薬品の迅速な供給を確保するため、通常の承認申請にあたって必要な資料の提出等がなされていないにもかかわらず、承認が与えられるという特例を意味している。

② 外国特例承認

外国特例承認の「特例」とは、本邦向け品目の外国製造等者が、製造販売業の許可を受けていないにもかかわらず、選任した製造販売業者に製造販売させることを条件として、承認が与えられるという特例を意味している。

③ 外国特例の特例承認

外国特例の特例承認とは、国民の生命及び健康に重大な影響を与えるおそれがある疾病のまん延等の事態において医薬品の迅速な供給を確保するため、通常の承認申請にあたって必要な資料の提出等がなされていないにもかかわらず、選任した製造販売業者に製造販売させることを条件として、本邦向けの医薬品の外国製造等者に与えられる承認をいう。


■第20条第2項■

> 前項に規定する場合の選任外国製造医薬品等製造販売業者は、第十四条第一項の規定にかかわらず、前項において準用する第十四条の三第一項の規定による第十九条の二の承認に係る品目の製造販売をすることができる。

**趣旨**

本規定は、選任製造販売業者は、外国特例の特例承認を受けた医薬品を製造販売することができる旨を定めたものである。

**解説**

1　医薬品の外国特例の特例承認を受けているわけではない選任製造販売業者は、本来であれば、当該医薬品を製造販売することができないが、選任製造販売業者が当該医薬品を製造販売できるようにするため、本規定が設けられている。

## 第二十一条（都道府県知事等の経由）

(平一四法九六・追加、平二三法一〇五・平二五法八四・平二五法一〇三・令元法六三・一部改正)

■第21条第1項■

> 第十二条第一項の許可若しくは同条第四項の許可の更新の申請又は第十九条第一項の規定による届出は、申請者又は届出者の住所地（法人の場合にあつては、主たる事務所の所在地とする。以下同じ。）の都道府県知事（薬局開設者が当該薬局における設備及び器具をもつて医薬品を製造し、その医薬品を当該薬局において販売し、又は授与する場合であつて、当該薬局の所在地が保健所を設置する市又は特別区の区域にある場合においては、市長又は区長。次項、第六十九条第一項、第七十一条、第七十二条第三項及び第七十五条第二項において同じ。）を経由して行わなければならない。

**趣旨**

本規定は、①製造販売業の許可（更新を含む）の申請、②製造販売の事業の休廃止の届出、③総括責任者の変更の届出は、都道府県知事等を経由して行う旨を定めたものである。

**解説**

1　「薬局開設者が当該薬局における設備及び器具をもつて医薬品を製造し、その医薬品を当該薬局において販売し、又は授与する場合」とは、薬局開設者が薬局製造販売医薬品を取り扱う場合をいう。

■第21条第2項■

> 第十三条第一項若しくは第八項の許可、同条第四項（同条第九項において準用する場合を含む。）の許可の更新、第十三条の二の二第一項の登録、同条第四項の登録の更新若しくは第六十八条の十六第一項の承認の申請又は第十九条第二項の規定による届出は、製造所の所在地の都道府県知事を経由して行わなければならない。

**趣旨**

本規定は、①製造業の許可（更新を含む）の申請、②製造区分の変更又は追加の許可の申請、③保管のみを行う製造所の登録（更新を含む）の申請、④生物由来製品の製造管理者の承認の申請、⑤製造所の休廃止の届出、⑥製造管理者又は責任技術者の変更の届出は、都道府県知事等を経由して行う旨を定めたものである。

**解説**

1　「都道府県知事」とあるが、薬局開設者が当該薬局における設備及び器具をもって医薬品を製造し、その医薬品を当該薬局において販売する場合であって、当該薬局の所在地が保健所設置市又は特別区の区域にある場合においては、市長又は区長となる。〈法第21条第1項〉

## 第二十二条　削除

(平二五法一〇三)

## 第二十三条（政令への委任）

(昭五四法五六・昭五八法五七・平一一法八七・一部改正、平一四法九六・旧第二十一条繰下・一部改正、平二五法八四・一部改正)

> この章に定めるもののほか、製造販売業又は製造業の許可又は許可の更新、医薬品等外国製造業者の認定又は認定の更新、製造販売品目の承認、再審査又は再評価、製造所の管理その他医薬品、医薬部外品又は化粧品の製造販売業又は製造業(外国製造医薬品等特例承認取得者の行う製造を含む。)に関し必要な事項は、政令で定める。

**趣旨**

本規定は、医薬品、医薬部外品又は化粧品の製造販売業又は製造業に関し必要な事項については、政令で定める旨を明示したものである。

**解説**

1　医薬品等の製造販売業又は製造業(外国特例承認取得者の行う製造を含む)に関し必要な事項は、省令で定める。〈令第35条〉

＜資料の保存に関する遵守事項＞

2　承認取得者は、次に掲げる資料を、それぞれに掲げる期間保存しなければならない。ただし、資料の性質上その保存が著しく困難であると認められるものにあっては、この限りでない。〈則第101条〉

① 承認の申請に際して提出した資料の根拠となった資料

(一) 承認(条件及び期限を付した緊急承認である場合にあっては、改めてする承認申請に対する承認)を受けた日から5年間

(二) (一)にかかわらず、再審査を受けなければならない医薬品に係る資料にあっては、再審査が終了するまでの期間

※「再審査を受けなければならない医薬品」とあるが、承認(条件及び期限を付した緊急承認を除く)を受けた日から再審査が終了するまでの期間が、5年を超える医薬品に限る。

② 免除条件に基づき提出した使用の成績に関する資料その他の資料にあっては、再審査が終了するまでの期間

③ 再審査の申請に際して提出した資料の根拠となった資料(①又は②に掲げる資料を除く)にあっては、再審査が終了した日から5年間

④ 再評価の申請に際して提出した資料の根拠となった資料(①から③までに掲げる資料を除く)にあっては、再評価が終了した日から5年間

＜選任製造販売業者に関する遵守事項＞

3　選任製造販売業者が遵守すべき事項は、通常の製造販売業者の遵守事項(則第92条各号、第98条の9各号)のほか、次のとおりである。〈則第104条〉

① 選任製造販売業者としての業務に関する事項を記録し、かつ、これを最終の記載の日

から5年間保存すること
　② 次に掲げる書類を利用しなくなった日から5年間保存すること
　　㈠ 外国特例承認取得者が当該承認を受けた事項を記載した書類
　　㈡ 外国特例承認取得者が当該承認の申請に際して提出した資料の写し
　　㈢ 外国特例承認取得者が再審査の申請に際して提出した資料の写し
　　㈣ 外国特例承認取得者が再評価の申請に際して提出した資料の写し
　　㈤ 外国特例承認取得者がした以下の報告に係る事項を記載した書類
　　　・条件及び期限を付した緊急承認に係る使用成績調査等の結果の報告(法第14条の2の2第4項の準用)
　　　・再審査に係る使用成績調査等の結果の報告(法第14条の4第7項等の準用)
　　　・生物由来製品に関する感染症定期報告(法第68条の24第1項等)
　　　・厚生労働大臣が必要と認めて求めた報告(法第75条の2の2第1項第2号)
　③ 副作用等の報告(法第68条の10第1項等)の根拠となった資料を、利用しなくなった日から5年間保存すること。ただし、資料の性質上その保存が著しく困難であると認められるものにあっては、この限りでない。
 4　外国特例承認を受けようとする者又は外国特例承認取得者の厚生労働大臣に対する申請、届出、報告、提出その他の手続は、選任製造販売業者が行う。〈則第109条〉

＜外国特例承認取得者に関する遵守事項＞
 5　外国特例承認取得者から選任製造販売業者への情報の提供について、次のとおり定められている。〈則第106条〉
　① 外国特例承認取得者は、選任製造販売業者に対し、次に掲げる情報を提供しなければならない。
　　㈠ 当該品目について承認された事項及びその変更があった場合にあっては、その変更された事項及び変更理由
　　㈡ 条件及び期限を付した緊急承認に係る医薬品の使用成績調査の結果について厚生労働大臣に報告した事項
　　㈢ 以下の資料の写し
　　　・外国特例承認の申請に際して提出した資料
　　　・再審査の申請に際して提出した資料
　　　・再評価の申請に際して提出した資料
　　㈣ 再審査に係る使用成績調査等の結果について厚生労働大臣又は機構に報告した事項
　　㈤ 直接の容器等の記載事項を記載するために必要な情報及びその変更があった場合にあってはその変更理由
　　㈥ 注意事項等情報及びその変更があった場合にあってはその変更理由
　　㈦ 厚生労働大臣からの求めにより報告した事項
　　㈧ ㈠から㈦までに掲げるもののほか、選任製造販売業者が業務を行うために必要な情報
　② 外国特例承認取得者は、選任製造販売業者を変更したときは、㈠選任製造販売業者が

保存すべきこととされている記録、書類、資料及び情報、㈡品質管理の業務に関する資料、㈢製造販売後安全管理の業務に関する資料を、変更前の選任製造販売業者から変更後の選任製造販売業者に引き継がせなければならない。

③ ②の場合において、変更前の選任製造販売業者が、生物由来製品承認取得者等である場合には、当該選任製造販売業者は生物由来製品に関する記録及び当該記録に関連する資料を変更後の選任製造販売業者に引き渡さなければならない。

6 　外国特例承認取得者は、帳簿を備え、選任製造販売業者に対する情報の提供その他の外国特例承認取得者としての業務に関する事項を記録し、かつ、これを最終の記載の日から3年間保存しなければならない。〈則第107条〉

7 　外国特例承認取得者は、次に掲げる事項を変更したときは、30日以内に、厚生労働大臣にその旨を届け出なければならない。〈令第34条第1項、則第108条第1項〉
① 外国特例承認取得者の氏名又は住所
② 外国特例承認取得者が法人であるときは、薬事に関する業務に責任を有する役員
③ 外国特例承認を受けた品目を製造する製造所又はその名称

＜業務の証明に関する遵守事項＞

8 　製造販売業者又は製造業者は、その事業所又は製造所において、次に掲げる業務に従事した者から、過去5年間においてその業務に従事したことの証明を求められたときは、速やかにその証明を行わなければならない。〈則第15条の9第1項の準用〉
① 医薬品の品質管理又は製造販売後安全管理に関する業務その他これに類する業務(則第85条第2号)
② 医薬品又は医薬部外品の品質管理又は製造販売後安全管理に関する業務(則第85条の2第1項第3号)
③ 医薬品、医薬部外品又は化粧品の品質管理又は製造販売後安全管理に関する業務(則第85条の2第2項第3号)
④ 生薬の製造又は販売に関する業務における生薬の品種の鑑別等の業務(則第86条第1号イ、第88条第1項第1号イ)
⑤ 医療用ガス類の品質管理又は製造販売後安全管理に関する業務(則第86条第2号ロ)
⑥ 医療用ガス類の製造に関する業務(則第88条第1項第2号ロ)
⑦ 医薬品又は医薬部外品の製造に関する業務(則第91条第1項第3号)
⑧ 医薬品、医薬部外品又は化粧品の製造に関する業務(則第91条第2項第3号)

＜記録に関する遵守事項＞

9 　医薬品の購入等に関する記録について、次のとおり定められている。〈則第14条の準用〉
① 製造販売業者又は製造業者は、医薬品を購入等したとき及び薬局開設者、医薬品の製造販売業者、製造業者もしくは販売業者又は病院、診療所もしくは飼育動物診療施設の開設者に販売等したときは、次に掲げる事項(㈡及び㈢に掲げる事項にあっては、当該医薬品が医療用医薬品(体外診断用医薬品を除く)である場合に限る)を書面に記載しなければならない。
㈠ 品名

  ㈡ ロット番号（ロットを構成しない医薬品については製造番号）

  ㈢ 使用の期限

  ㈣ 数量

  ㈤ 購入、譲受け、販売又は授与の年月日

  ㈥ 購入者等の氏名又は名称、住所又は所在地及び電話番号その他の連絡先（購入者等が当該製造販売業者又は製造業者と常時取引関係にある場合にあっては、氏名又は名称以外の事項は、その記載を省略することができる）

  ㈦ ㈥に掲げる事項の内容を確認するために提示を受けた資料（購入者等が当該製造販売業者又は製造業者と常時取引関係にある場合を除く）

  ㈧ 購入者等が自然人であり、かつ、購入者等以外の者が医薬品の取引の任にあたる場合及び購入者等が法人である場合にあっては、医薬品の取引の任に当たる自然人が、購入者等と雇用関係にあること又は購入者等から医薬品の取引に係る指示を受けたことを示す資料

 ② 製造販売業者又は製造業者は、①の書面を、記載の日から3年間保存しなければならない。

&lt;視覚等の障害者に関する遵守事項&gt;

**10** 製造販売業者又は製造業者は、①自ら視覚・聴覚・音声機能・言語機能に障害を有するとき、②その事業所又は製造所において薬事に関する実務に従事する薬剤師が視覚・聴覚・音声・言語機能に障害を有するときは、保健衛生上支障を生ずるおそれがないように、必要な設備の設置その他の措置を講じなければならない。〈則第15条の10の準用〉

&lt;許可証の掲示に関する遵守事項&gt;

**11** 製造販売業者は、製造販売業の許可証を事業所の見やすい場所に掲示しておかなければならない。〈則第3条の準用〉

**12** 製造業者は、製造業の許可証を製造所の見やすい場所に掲示しておかなければならない。〈則第3条の準用〉

**13** 薬局製造販売医薬品の製造販売業者及び製造業者は、その製造販売業及び製造業の許可証を薬局の見やすい場所に掲示しておかなければならない。〈則第3条の準用〉

## 第五章　医療機器及び体外診断用医薬品の製造販売業及び製造業等

(平一四法九六(平一四法一九二・平一五法一〇二)・追加、平二五法八四・旧第四章の二繰下・改称)

### 第一節　医療機器及び体外診断用医薬品の製造販売業及び製造業

(平二五法八四・追加)

## 第二十三条の二(製造販売業の許可)

(平二五法八四・追加、令元法六三・一部改正)

■第23条の2第1項■

次の表の上欄に掲げる医療機器又は体外診断用医薬品¹の種類に応じ、それぞれ同表の下欄に定める厚生労働大臣の許可⁷⁻¹¹を受けた者でなければ⁵、それぞれ、業として、医療機器又は体外診断用医薬品の製造販売をしてはならない。¹²

| 医療機器又は体外診断用医薬品の種類 | 許可の種類 |
|---|---|
| 高度管理医療機器² | 第一種医療機器製造販売業許可 |
| 管理医療機器³ | 第二種医療機器製造販売業許可 |
| 一般医療機器 | 第三種医療機器製造販売業許可 |
| 体外診断用医薬品 | 体外診断用医薬品製造販売業許可 |

### 趣旨

本規定は、厚生労働大臣の許可がない限り、業として医療機器又は体外診断用医薬品を製造販売することは禁止される旨を定めたものである。【法第12条第1項参照】

### 解説

1　「体外診断用医薬品」とあるが、これを法第4章の「医薬品、医薬部外品及び化粧品の製造販売業及び製造業」ではなく、第5章の「医療機器及び体外診断用医薬品の製造販売業及び製造業等」での取り扱っていることについて、次のように整理することができる。

① 体外診断用医薬品は、医薬品の一種であるが、米国等ではメディカル・デバイスの扱いとしている。

※「メディカル・デバイス」とは、本邦の医療機器に相当するものといえる。

② 本邦の薬事規制において、医薬品に関する規制は、医療機器に関する規制と比較して厳しいものとなっている。そのため、医薬品に関する規制を体外診断用医薬品にそのまま適用した場合、外国で行われてる規制とのバランスが崩れてしまうことになりかねない。

③ そこで本法では、体外診断用医薬品を医薬品と扱いつつ、その製造販売業及び製造業については、医療機器とほぼ同一の規制を適用している。

2　高度管理医療機器に該当する医療機器プログラム等(その記録媒体を含む)を製造販売しようとする者は、第一種医療機器製造販売業許可を受けていなければならない。

〈H26/11/21 薬食機参発 1121 第 33 号等〉

3 管理医療機器に該当する医療機器プログラム等(その記録媒体を含む)を製造販売しようとする者は、第二種医療機器製造販売業許可を受けていなければならない。
〈H26/11/21 薬食機参発 1121 第 33 号等〉

4 一般医療機器に相当するプログラムについては、当法規制の対象となっていない。【法第 23 条の 2 の 5 第 1 項の解説 7 参照】

5 製造販売業の許可の申請は、申請者の住所地の都道府県知事を経由して行わなければならない。〈法第 23 条の 2 の 21 第 1 項〉

6 厚生労働大臣は台帳を備え、次に掲げる事項を記載する。〈令第 37 条の 5 第 1 項、則第 114 条の 7〉
  ① 許可番号及び許可年月日
  ② 許可の種類
  ③ 製造販売業者の氏名及び住所
  ④ 主たる機能を有する事務所の名称及び所在地
  ⑤ 総括責任者の氏名及び住所
  ⑥ 総括責任者として薬剤師以外の技術者を置くとき(法第 23 条の 2 の 14 第 1 項但書第 2 号)は、責任者補佐薬剤師の氏名及び住所
  ⑦ 当該製造販売業者が他の種類の製造販売業の許可を受けている場合にあっては、当該許可の種類及び許可番号

7 許可の特例として、次のとおり定められている。〈令第 37 条の 6 第 1 項、第 2 項〉
  ① 第一種医療機器製造販売業許可を受けた者は、第二種医療機器製造販売業許可及び第三種医療機器製造販売業許可を受けたものとみなす。
  ② 第二種医療機器製造販売業許可を受けた者は、第三種医療機器製造販売業許可を受けたものとみなす。

8 製造販売業者が次のいずれかに該当する場合には、その者に係る従前の許可は失効する。〈令第 37 条の 6 第 3 項〉
  ① 都道府県知事が製造販売業の許可を行うこととされている場合(令第 80 条第 3 項(第 1 号に限る))において、当該許可を受けている者が当該許可と同一の種類の許可を他の都道府県知事から受けたとき
  ② 第二種医療機器製造販売業許可を受けている者が第一種医療機器製造販売業許可を受けた場合
  ③ 第三種医療機器製造販売業許可を受けている者が第一種医療機器製造販売業許可又は第二種医療機器製造販売業許可を受けた場合

9 医療機器又は体外診断用医薬品の製造販売の承認を受けるためには、その承認申請品目の種類に応じた製造販売業の許可を受けている必要がある。〈法第 23 条の 2 の 5 第 2 項第 1 号〉

10 製造販売業の許可が取り消されたときは(法第 75 条第 1 項)、製造販売の承認の取消事由に該当する。〈法第 74 条の 2 第 3 項第 1 号〉

11 製造販売業の許可が取り消されたときは(法第 75 条第 1 項)、製造販売の認証の取消事

第5章第1節　医療機器等の製造販売業及び製造業（第23条の2―第23条の2の22）

由に該当する。〈法第23条の4第2項第1号〉

12　本規定に違反した者は、3年以下の懲役もしくは300万円以下の罰金に処し、又はこれを併科する。〈法第84条第4号〉

　　また、いわゆる両罰規定の対象となっており、この行為者を使用する法人又は人には300万円以下の罰金刑が科される。〈法第90条第2号〉

■第23条の2第2項■

　前項の許可を受けようとする者は、厚生労働省令で定めるところにより、次の各号に掲げる事項を記載した申請書を厚生労働大臣に提出しなければならない。
一　氏名又は名称及び住所並びに法人にあつては、その代表者の氏名
二　法人にあつては、薬事に関する業務に責任を有する役員の氏名
三　第二十三条の二の十四第二項に規定する医療機器等総括製造販売責任者の氏名
四　次条第二項において準用する第五条第三号イからトまでに該当しない旨その他厚生労働省令で定める事項

**趣　旨**

　本規定は、製造販売業の許可の申請書の記載事項を明示したものである。【法第4条第2項、第12条第2項参照】

**解　説**

1　本規定は、令和元年の法改正により新設されたものである。
＜第4号＞
2　「厚生労働省令で定める事項」は、次のとおりである。〈則第114条の2第2項〉
　①　主たる機能を有する事務所の名称及び所在地
　②　許可の種類
　③　総括責任者の住所及び資格
　④　総括責任者として薬剤師以外の技術者を置くとき（法第23条の2の14第1項但書第2号）は、責任者補佐薬剤師の氏名及び住所並びに責任者補佐薬剤師が薬剤師である旨

■**第23条の2第3項**■

前項の申請書には、次の各号に掲げる書類を添付しなければならない。
一　法人にあつては、その組織図
二　次条第一項第一号に規定する申請に係る医療機器又は体外診断用医薬品の製造管理及び品質管理に係る体制に関する書類
三　次条第一項第二号に規定する申請に係る医療機器又は体外診断用医薬品の製造販売後安全管理に係る体制に関する書類
四　その他厚生労働省令で定める書類

**趣旨**

本規定は、製造販売業の許可の申請書の添付書類を明示したものである。

**解説**

1　本規定は、令和元年の法改正により新設されたものである。
2　製造販売業の許可の申請書の添付書類のうち、申請等の行為の際、申請書の提出先とされている都道府県知事に提出され、又は当該都道府県知事を経由して厚生労働大臣に提出されたものについては、当該申請書にその旨が付記されたときは、添付を要しないものとする。〈則第114条の2第4項〉

＜第4号＞

3　「厚生労働省令で定める書類」は、次のとおりである。〈則第114条の2第3項〉
① 申請者が法人であるときは、登記事項証明書
② 申請者(申請者が法人であるときは、薬事に関する業務に責任を有する役員)が精神の機能の障害により業務を適正に行うにあたって必要な認知、判断及び意思疎通を適切に行うことができないおそれがある者である場合は、当該申請者に係る精神の機能の障害に関する医師の診断書
③ 申請者が現に製造販売業の許可を受けている場合にあっては、当該製造販売業の許可証の写し
④ 申請者以外の者がその総括責任者であるときは、雇用契約書の写しその他申請者のその総括責任者に対する使用関係を証する書類
⑤ 総括責任者が基準に該当する者(法第23条の2の14第1項)であることを証する書類
⑥ 総括責任者として薬剤師以外の技術者を置くとき(法第23条の2の14第1項但書第2号)は、当該総括責任者が有資格者(則第114条の49の2第1項各号)であることを証する書類、総括責任者として薬剤師以外の技術者を置く理由を記載した書類、責任者補佐薬剤師の雇用契約書の写しその他の製造販売業者の責任者補佐薬剤師に対する使用関係を証する書類並びに総括責任者として能力及び経験(法第23条の2の14第2項)を有する薬剤師を置くために必要な措置に関する計画

第5章第1節　医療機器等の製造販売業及び製造業（第23条の2―第23条の2の22）

■第23条の2第4項■

　第一項の許可は、三年を下らない政令で定める期間ごとにその更新を受けなければ、その期間の経過によつて、その効力を失う。

### 趣旨

　本規定は、製造販売業の許可を更新制としたものである。【法第4条第4項参照】

### 解説

1　「政令で定める期間」は、5年である。〈令第36条〉
2　更新の申請は、申請者の住所地の都道府県知事を経由して行わなければならない。〈法第23条の2の21第1項〉
3　更新の申請書には、申請に係る許可の許可証を添えなければならない。〈則第114条の6第2項〉
4　本規定により製造販売業の許可の効力が失われたときは、製造販売の承認の取消事由に該当する。〈法第74条の2第3項第1号〉
5　本規定により製造販売業の許可の効力が失われたときは、製造販売の認証の取消事由に該当する。〈法第23条の4第2項第1号〉


## 第二十三条の二の二（許可の基準）

（平二五法八四・追加、令元法六三・一部改正）

■第23条の2の2第1項■

　次の各号のいずれかに該当するときは、前条第一項の許可を与えないことができる。
一　申請に係る医療機器又は体外診断用医薬品の製造管理又は品質管理に係る業務を行う体制が、厚生労働省令で定める基準に適合しないとき。
二　申請に係る医療機器又は体外診断用医薬品の製造販売後安全管理の方法が、厚生労働省令で定める基準に適合しないとき。

### 趣旨

　本規定は、医療機器又は体外診断用医薬品の製造販売業の不許可の基準を明示したものである。【法第5条、第12条の2第1項参照】

### 解説

<第1号>

1　本号は、製造管理又は品質管理の業務を行う体制が基準に適合していることを求めたものである。
2　「厚生労働省令で定める基準」は、「医療機器又は体外診断用医薬品の製造管理又は品質管理に係る業務を行う体制の基準に関する省令（平成26年厚生労働省令第94号）」（製販

業体制省令)により定められている。これは、QMSを遵守するための業務体制の基準となっている。

　　※「QMS」については、法第23条の2の5第2項の解説13参照

3　「製造管理又は品質管理に係る業務を行う体制が」とあるが、医薬品、医薬部外品、化粧品又は再生医療等製品の製造販売業の許可の基準(法第12条の2第1号、第23条の21第1号)では、これを「品質管理の方法が」と規定している。これについて、次のように整理することができる。

① 従前、医療機器又は体外診断用医薬品の製造業は許可制となっており、QMSにおいて製造業者には製造管理及び品質管理の責務が課せられ、この責務を遵守していない場合には、医療機器又は体外診断用医薬品の承認拒否事由に該当するとしていた。

② しかし、平成25年の法改正において、医療機器又は体外診断用医薬品の製造業が、許可制から登録制に移行したことに伴い、製造管理及び品質管理の責務は、製造業者ではなく、製造販売業者に課せられることに改められた。なお、この製造販売業者の製造管理及び品質管理の責務は、医療機器又は体外診断用医薬品の承認の要件(法第23条の2の5第2項第4号)として規定されている。

③ そこで、医療機器又は体外診断用医薬品の製造販売業者には、製造管理及び"品質管理"の責務が既に課せられていることを踏まえて、"品質管理"そのものは製造販売業の許可基準に含めず、製造管理又は品質管理の業務を行うための体制が整備されていることを求めることとしている。

④ なお、従前、医療機器又は体外診断用医薬品の製造販売業の許可の基準として、品質管理の方法がGQPに適合していることが求められていたが、平成25年の法改正により、このGQP適合性に関する基準が削除された。現行のGQPは、医薬品、医薬部外品、化粧品及び再生医療等製品のみを対象としており、医療機器と体外診断用医薬品をその対象範囲に含めていない。

<第2号>

4　本号は、製造販売後安全管理の方法が基準に適合していることを求めたものである。

5　「厚生労働省令で定める基準」は、「医薬品、医薬部外品、化粧品、医療機器及び再生医療等製品の製造販売後安全管理の基準に関する省令(平成16年厚生労働省令第135号)」(GVP)により定められている。【法第12条の2参照】

■第23条の2の2第2項■

第五条(第三号に係る部分に限る。)の規定は、前条第一項の許可について準用する。

### 趣旨

本規定は、製造販売業の許可の申請者の欠格事由を明示したものである。【法第5条、第12条の2第2項参照】

第5章第1節　医療機器等の製造販売業及び製造業（第23条の2—第23条の2の22）

**解説**

1　本規定は、令和元年の法改正により、改正前の法第23条の2の2第3号の内容を引き継いで新設したものである。

2　本規定において準用する法第5条第3号への「厚生労働省令で定める者」とは、精神の機能の障害により製造販売業者の業務を適正に行うにあたって必要な認知、判断及び意思疎通を適切に行うことができない者である。〈則第114条の7の2〉


## 第二十三条の二の三（製造業の登録）

（平二五法八四・追加、令元法六三・一部改正）

■第23条の2の3第1項■

> 業として、医療機器又は体外診断用医薬品の製造（設計を含む。以下この章及び第八十条第二項において同じ。）をしようとする者は、製造所（医療機器又は体外診断用医薬品の製造工程のうち設計、組立て、滅菌その他の厚生労働省令で定めるものをするものに限る。以下この章及び同項において同じ。）ごとに、厚生労働省令で定めるところにより、厚生労働大臣の登録を受けなければならない。

**趣旨**

本規定は、医療機器又は体外診断用医薬品の製造業については、製造所ごとの登録制とする旨を定めたものである。

**解説**

1　医療機器又は体外診断用医薬品の製造業は、平成25年の法改正により、許可制から登録制に改められた。これについて、次のように整理することができる。

① 医療機器及び体外診断用医薬品については、医療イノベーションの推進の観点から、国際競争に打ち勝つための迅速な市場出荷を可能とするため、国には安全性等の確認を適切に行いつつ、審査の迅速化・合理化を図っていくことが求められていた。

② 許可は禁止されている行為について特定の場合に解除する行政庁の処分を意味することから、許可の申請があった場合には厳しい審査が行われる。例えば、製造業の許可の審査にあたっては、製造所の構造設備調査が実施される。

　一方、登録は申請に係る事項を行政庁に備えられた特定の帳簿に記帳する処分を意味し、登録の要件は簡素なものとなる。例えば、製造業の登録にあたって、製造所の構造設備調査が実施されることはない。なお、製造所の構造設備については、製造販売の承認の審査にあたって実施されるQMS調査において確認されることとなる。

③ 医療機器及び体外診断用医薬品を製造する行為は当然ながら適正に行われなければならないが、製造販売業者が製造を委託する際に適正に製造を行うことができる者を選択できるよう、そのような者を公に証明しておくことが求められる。また、製品の市販後に何らかの不具合や安全性に問題が生じた場合には、保健衛生上の危害の拡大

防止の観点から、迅速かつ的確な追跡調査、不適正な製造を行った者に対する処分等の適切な対応を行うことができるように、どの製造所においてどのような製品を製造しているかを国として把握しておくことが求められるため、登録は必要であると考えられた。

④ 医療機器は、製造過程においては単なる部品にすぎず、それ自体に危険はないものである。また、体外診断用医薬品についても、その原材料は大学、研究所等において一般的に使用され、流通している試薬と同じものであり、それ自体に危険はないものといえる。とはいえ、市販後の的確な追跡調査及び処分を行うことができるようにしておくことが求められるため、設計、組立て、滅菌等を行う製造所ごとの登録が必要であると考えられた。

**2** 従前、設計を行う所は製造業の許可の対象とされていなかったが、「設計を含む」とあるように、平成25年の法改正により、設計についても製造の概念に含むものとし、製造業の登録の対象に加えられた。

**3** ネジ等の部品は、これを使用する製造所が納入時に品質を確認するなどして管理するべきものであるため、このような部品の製造所は登録の対象としていない。

一方、医療機器又は体外診断用医薬品の設計を行う施設は、製品の大きさや強度等の仕様を決定し、当該仕様に沿って製品が製造されるよう必要な技術情報を製造部門に引き渡すなど製造の根幹をなすものであることを踏まえ、製造業の登録の対象としている。

**4** 「製造所(略)ごと」とあるように、製造業の登録は製造所ごとに行われる。なお、医薬品、医薬部外品、化粧品又は再生医療等製品の製造業の許可は製造区分ごとに行われるが(法第13条第2項、第23条の22第2項)、医療機器又は体外診断用医薬品の製造業の登録ではこうした製造区分は設けられていない。

**5** 「厚生労働省令で定めるもの」は、次に掲げる医療機器等の種類に応じ、それぞれに掲げる製造工程である。〈則第114条の8〉

① 医療機器プログラムについては、設計の製造工程

② 医療機器プログラムを記録した記録媒体たる医療機器については、以下の製造工程

　(一) 設計

　(二) 国内における最終製品の保管

③ 一般医療機器については、以下の製造工程

　(一) 主たる組立てその他の主たる製造工程(設計、滅菌及び保管を除く)

　(二) 滅菌

　(三) 国内における最終製品の保管

④ 再製造単回使用医療機器については、以下の製造工程

　　※「再製造単回使用医療機器」とは、単回使用の医療機器のうち、再製造をされたものをいう。
　　※「単回使用の医療機器」とは、1回限り使用できることとされている医療機器のこと
　　※「再製造」とは、単回使用の医療機器が使用された後、新たに製造販売をすることを目的として、これに検査、分解、洗浄、滅菌その他必要な処理を行うこと

　(一) 設計

第5章第1節　医療機器等の製造販売業及び製造業(第23条の2—第23条の2の22)

　　㈡　使用された単回使用の医療機器の受入、分解及び洗浄等
　　㈢　主たる組立てその他の主たる製造工程(設計、使用された単回使用の医療機器の受入、分解及び洗浄等、滅菌並びに保管を除く)
　　㈣　滅菌
　　㈤　国内における最終製品の保管
　⑤　①から④までに掲げる医療機器以外の医療機器については、以下の製造工程
　　㈠　設計
　　㈡　主たる組立てその他の主たる製造工程(設計、滅菌及び保管を除く)
　　㈢　滅菌
　　㈣　国内における最終製品の保管
　⑥　放射性体外診断用医薬品については、以下の製造工程
　　㈠　設計
　　㈡　反応系に関与する成分の最終製品への充填工程以降のすべての製造工程
　⑦　承認又は認証を要する体外診断用医薬品(⑥を除く)については、以下の製造工程
　　㈠　設計
　　㈡　反応系に関与する成分の最終製品への充填工程
　　㈢　国内における最終製品の保管
　⑧　⑥及び⑦以外の体外診断用医薬品については、以下の製造工程
　　㈠　反応系に関与する成分の最終製品への充填工程
　　㈡　国内における最終製品の保管

⇒　上記①について、医療機器プログラムの設計を行う施設は、最終製品の品質や安全性等をコントロールしている場所であるため、製造規制を課す必要性が認められる。一方、プログラミングの行為自体は人体に対する危険性がないことに加え、プログラマーがプログラミングを行う施設(例：雑居ビル、自宅)は、保健衛生上の観点から製造規制を課す必要性が見あたらない。このような理由から、医療機器プログラムについては、その設計を行う施設のみを製造業の登録の対象としている。

**6** 製造業の登録範囲の考え方について、次のように示されている。〈H26/10/3薬食機参発1003第1号〉
　①　医療機器の製造業
　　㈠　設計については、承認又は認証を要する医療機器の設計開発に関して責任を有する者がいる施設であって、当該設計開発に係る記録を管理している場所を登録すること。なお、製造販売業の主たる機能を有する事務所と同一である場合は登録を要しない。また、一般医療機器のみの設計開発を行う施設についても登録を要しない。
　　㈡　主たる組立てその他の主たる製造工程については、製造実態がある施設のうち、品質管理監督システム又は製品実現に実質的に責任を有する施設を登録すること
　　㈢　滅菌については、滅菌医療機器の滅菌を行う施設を登録すること
　　㈣　国内における最終製品の保管については、最終製品を保管する施設のうち、市場への出荷判定時に製品を保管している施設を登録すること

② 体外診断用医薬品(放射性体外診断用医薬品は除く)の製造業
- (一) 設計については、承認又は認証を要する体外診断用医薬品の設計開発に関して責任を有する者がいる施設であって、当該設計開発に係る記録を管理している場所を登録すること。なお、製造販売業の主たる機能を有する事務所と同一である場合は登録を要しない。また、承認等が不要な体外診断用医薬品についてのみの設計開発を行う施設についても登録を要しない。
- (二) 反応に関与する成分の最終容器への充塡工程については、反応に関与する成分を直接の容器等へ充塡する製造工程を行う施設を登録すること
- ③ 国内における最終製品の保管については、最終製品を保管する施設のうち、市場への出荷判定時に製品を保管している施設を登録すること

③ 放射性体外診断用医薬品の製造業
- (一) 設計については、②(一)と同様であること
- (二) 反応に関与する成分の最終容器への充塡工程以降のすべての製造工程については、②(二)の製造工程から②(三)の最終製品を出荷するために保管するまでの工程におけるすべての施設を登録すること

7　製造業の登録の申請は、製造所の所在地の都道府県知事を経由して行わなければならない。〈法第23条の2の21第2項〉

8　厚生労働大臣は台帳を備え、次に掲げる事項を記載する。〈令第37条の12第1項、則第114条の14〉
① 登録番号及び登録年月日
② 製造業者の氏名及び住所
③ 製造所の名称及び所在地
④ 当該製造所の責任技術者又は製造管理者の氏名及び住所
⑤ 当該製造業者が他の製造業の許可又は登録を受けている場合にあっては、当該許可の区分及び許可番号又は登録番号

9　本規定に違反して製造された医療機器は、販売し、貸与し、授与し、もしくは販売・貸与・授与の目的で貯蔵し、陳列し、又は医療機器プログラムにあっては電気通信回線を通じて提供してはならない。〈法第64条〉

10　本規定に違反して製造された体外診断用医薬品は、販売し、授与し、又は販売・授与の目的で貯蔵し、陳列してはならない。〈法第55条第2項〉

11　本規定に違反した者は、1年以下の懲役もしくは100万円以下の罰金に処し、又はこれを併科する。〈法第86条第1項第5号〉
　また、いわゆる両罰規定の対象となっており、この行為者を使用する法人又は人には100万円以下の罰金刑が科される。〈法第90条第2号〉

第5章第1節　医療機器等の製造販売業及び製造業(第23条の2―第23条の2の22)

■第23条の2の3第2項■

　前項の登録を受けようとする者は、厚生労働省令で定めるところにより、次の各号に掲げる事項を記載した申請書を厚生労働大臣に提出しなければならない。
一　氏名又は名称及び住所並びに法人にあつては、その代表者の氏名
二　製造所の所在地
三　法人にあつては、薬事に関する業務に責任を有する役員の氏名
四　医療機器の製造業の登録を受けようとする者にあつては、第二十三条の二の十四第六項に規定する医療機器責任技術者の氏名
五　体外診断用医薬品の製造業の登録を受けようとする者にあつては、第二十三条の二の十四第十一項に規定する体外診断用医薬品製造管理者の氏名
六　第四項において準用する第五条第三号イからトまでに該当しない旨その他厚生労働省令で定める事項

### 趣　旨

　本規定は、製造業の登録の申請書の記載事項について明示したものである。【法第4条第2項、第12条第2項参照】

### 解　説

1　本規定は、令和元年の法改正により、登録申請書の記載事項のうち第1号及び第6号に所要の改正が行われ、第3号から第5号までが新設された。
2　登録の申請書には、次に掲げる書類を添えなければならない。〈則第114条の9第3項本文〉
　① 申請者が法人であるときは、登記事項証明書
　② 申請者以外の者がその責任技術者又は製造管理者であるときは、雇用契約書の写しその他申請者のその責任技術者又は製造管理者に対する使用関係を証する書類
　③ 責任技術者が有資格者(則第114条の52)であること又は製造管理者が薬剤師であることを証する書類
　④ 登録を受けようとする製造所の場所を明らかにした図面
　⑤ 申請者が他の製造業の許可又は登録を受けている場合にあっては、当該製造業の許可証又は登録証の写し

＜第6号＞
3　「厚生労働省令で定める事項」は、次のとおりである。〈則114条の9第2項〉
　① 製造所の名称
　② 責任技術者又は製造管理者の住所及び資格

■**第23条の2の3第3項**■

　第一項の登録は、三年を下らない政令で定める期間ごとにその更新を受けなければ、その期間の経過によつて、その効力を失う。

**趣旨**

　本規定は、製造業の登録を更新制としたものである。【法第4条第4項参照】

**解説**

1　「政令で定める期間」は、5年である。〈令第37条の7〉
2　更新の申請は、製造所の所在地の住所地の都道府県知事を経由して行わなければならない。〈法第23条の2の21第2項〉
3　更新の申請書には、申請に係る登録の登録証を添えなければならない。〈則第114条の13第2項〉


■**第23条の2の3第4項**■

　第五条(第三号に係る部分に限る。)の規定は、第一項の登録について準用する。

**趣旨**

　本規定は、造業の登録の基準として、申請者が欠格事由に抵触していないことを求めたものである。【法第5条参照】

**解説**

1　本規定は、令和元年の法改正により、改正前の同項の内容を引き継いで全面改正したものである。
2　本規定において準用する法第5条第3号への「厚生労働省令で定める者」とは、精神の機能の障害により製造業者の業務を適正に行うにあたって必要な認知、判断及び意思疎通を適切に行うことができない者である。〈則114条の9第5項〉
3　製造業の登録にあたって製造所の構造設備調査が行われることはないが、医療機器等の承認時に実施されるQMS調査の際に、製造所の構造設備に関する確認がなされる。

## 第二十三条の二の四（医療機器等外国製造業者の登録）

（平二五法八四・追加、令元法六三・一部改正）

■第23条の2の4第1項■

> 外国において本邦に輸出される医療機器又は体外診断用医薬品を製造しようとする者（以下「医療機器等外国製造業者」という。）は、製造所ごとに、厚生労働大臣の登録を受けることができる。

**趣旨**

本規定は、医療機器又は体外診断用医薬品の外国製造業者は、厚生労働大臣の登録を受けることができる旨を定めたものである。

**解説**

1　医療機器又は体外診断用医薬品の外国製造業者は、平成25年の法改正により、認定制から登録制に改められた。これについて、次のように整理することができる。
　①　認定とは、申請に係る者の適格性を確認する行政庁の処分を意味する。従前、医療機器又は体外診断用医薬品の外国製造業者が、国内の許可業者と同等の製造能力を備えていることを確認するという認定制度が導入されていた。これは、日本の主権が及ばない外国製造業者に対しては、特定の行為禁止し、その禁止行為を解除するという許可を行うことができないためである。
　②　しかしながら、平成25年の法改正により、医療機器又は体外診断用医薬品の製造業の許可制が廃止されたことから、許可業者と同等の能力を持つことを確認するという外国製造業者の認定制についても廃止された。
　③　同年の法改正により、医療機器又は体外診断用医薬品の製造業が登録制になったことに伴い、外国製造業者についても、国内の製造業者と同等水準の製造規制を課すことのできる登録制に改められた。

2　「製造」とあるが、これには設計が含まれる。〈法第23条の2の3第1項〉

3　「製造所」は、医療機器又は体外診断用医薬品の製造工程のうち設計、組立て、滅菌等をするものに限る。〈法第23条の2の3第1項〉

4　厚生労働大臣は台帳を備え、次に掲げる事項を記載する。〈令第37条の18、則第114条の14の準用〉
　①　登録番号及び登録年月日
　②　外国製造業者の氏名及び住所
　③　製造所の名称及び所在地
　④　当該製造所の責任者の氏名及び住所
　⑤　当該外国製造業者が他の外国製造業者の認定又は外国製造業者の登録を受けている場合にあっては、当該認定の区分及び認定番号又は登録番号

5　本規定の登録を受けていない製造所（外国にある製造所に限る）において製造された医療機器は、販売し、貸与し、授与し、もしくは販売・貸与・授与の目的で貯蔵し、陳列

し、又は医療機器プログラムにあっては電気通信回線を通じて提供してはならない。〈法第64条〉

**6** 本規定の登録を受けていない製造所(外国にある製造所に限る)において製造された体外診断用医薬品は、販売し、授与し、又は販売・授与の目的で貯蔵し、陳列してはならない。〈法第55条第2項〉

■第23条の2の4第2項■

前項の登録については、前条第二項(第一号、第二号及び第六号に係る部分に限る。)、第三項及び第四項の規定を準用する。

#### 趣旨
本規定は、外国製造業者の登録については、製造業の登録に係る規定を準用して適用する旨を定めたものである。

#### 解説
**1** 外国製造業者の登録を受けようとする者は、次に掲げる事項を記載した申請書を厚生労働大臣に提出しなければならない。〈法第23条の2の3第2項の準用、則114条の15第2項〉
① 氏名又は名称及び住所並びに法人にあっては、その代表者の氏名
② 製造所の所在地
③ 申請者の欠格事由に該当しない旨その他厚生労働省令で定める事項
　㈠ 製造所の名称及び所在地
　㈡ 登録の区分
**2** 外国製造業者の登録の申請書には、次に掲げる書類を添えなければならない。〈則114条の15第3項本文〉
① 製造所の責任者の履歴書
② 登録を受けようとする製造所の場所を明らかにした図面
**3** 外国製造業者の登録の有効期間は、5年である。〈令第37条の13〉
**4** 更新の申請書には、申請に係る登録の登録証を添えなければならない。〈則第114条の13第2項の準用〉

第５章第１節　医療機器等の製造販売業及び製造業（第23条の2—第23条の2の22）

## 第二十三条の二の五（医療機器及び体外診断用医薬品の製造販売の承認）

（平二五法八四・追加、令元法六三・令四法四七・令五法三六・一部改正）

■第２３条の２の５第１項■

> 医療機器(一般医療機器並びに第二十三条の二の二十三第一項の規定により指定する高度管理医療機器及び管理医療機器を除く。)又は体外診断用医薬品(厚生労働大臣が基準を定めて指定する体外診断用医薬品及び同項の規定により指定する体外診断用医薬品を除く。)の製造販売をしようとする者は、品目ごとにその製造販売についての厚生労働大臣の承認を受けなければならない。

**趣旨**

本規定は、医療機器又は体外診断用医薬品の製造販売をしようとする者に対し、品目ごとに、厚生労働大臣の承認を受けることを義務づけたものである。【法第14条第1項参照】

**解説**

1　「一般医療機器」の製造販売については、承認制ではなく、届出制(法第23条の2の12第1項)の対象となっている。

2　「第二十三条の二の二十三第一項の規定により指定する高度管理医療機器及び管理医療機器」の製造販売については、承認制ではなく、認証制(法第23条の2の23第1項)の対象となっている。

3　「厚生労働大臣が基準を定めて指定する体外診断用医薬品」の製造販売については、承認制ではなく、届出制(法第23条の2の12第1項)となっている。

⇒　上記の体外診断用医薬品として、例えば、クレアチンキナーゼキットであって、一般社団法人検査医学標準物質機構が供給する較正用標準物質によって較正が行われている体外診断用医薬品(動物専用のものを除く)が指定されている。〈H17/3/29 厚生労働省告示第120号〉

4　「同項の規定により指定する体外診断用医薬品」の製造販売については、承認制ではなく、認証制(法第23条の2の23第1項)となっている。

5　「品目」の考え方について、次のように示されている。〈S55/6/30 薬審第989号〉

(1) 機械器具

　① 透析型人工腎臓

　　㈠ 型式(積層型、コイル型、フォローファイバー型等)又は透析膜の原材料が異なるごとに、1品目

　　㈡ 膜面積の変更については、一部変更

　② 人工血管

　　㈠ 原材料、製造方法(織り方を含む)が異なるごとに、1品目

　　㈡ 長さ、径の変更については、一部変更

　③ 保育器については、種類(強制換気式、自然換気式、運搬用等)が異なるごとに、1品目

④ 医療用エックス線装置については、型式の異なるごとに、1品目
⑤ 聴診器については、型式の異なるごとに、1品目
⑥ 打診器については、型式の異なるごとに、1品目
⑦ 体温計については、型式(一分計、平型、棒状)の異なるごとに、1品目
⑧ 血圧計については、型式の異なるごとに、1品目
⑨ 医療用刀
　㈠ 外科、眼科、耳鼻科等の用途別により、1品目
　㈡ 材料、形状、寸法の変更については、一部変更
⑩ 医療用はさみ
　㈠ 外科、眼科、耳鼻科等の用途別により、1品目
　㈡ 材料、形状、寸法の変更については、一部変更
⑪ 医療用ピンセット
　㈠ 外科、眼科、耳鼻科等の用途別により、1品目
　㈡ 材料、形状、寸法の変更については、一部変更
⑫ 医療用匙
　㈠ 外科、眼科、耳鼻科等の用途別により、1品目
　㈡ 材料、形状、寸法の変更については、一部変更
⑬ 注射針
　㈠ 皮下用、静脈用、輸血用、筋肉用、麻酔用、歯科伝達麻酔用、歯科局所用については、それぞれ1品目　※静脈用と筋肉用を兼ねる場合は、同一品目
　㈡ 針の長さ、太さの変更については、一部変更
⑭ 注射筒
　㈠ 一般医療用、微量用、歯科用については、それぞれ1品目
　㈡ チップを付する場合については、一部変更
⑮ 歯科用エンジン
　㈠ 電気エンジン、オイルタービンエンジン、エアタービンエンジン、技工専用エンジンについては、それぞれ1品目
　㈡ 回転数の変更については、一部変更
⑯ 視力補正用レンズ
　㈠ 原材料が異なるごとに、1品目
　㈡ 形状又は寸法の変更については、一部変更

(2) 歯科材料
① 歯科用金属については、原材料、成分又は分量が異なるごとに、1品目
② 歯冠用材料については、原材料、成分又は分量(色材料を除く)が異なるごとに、1品目　※この場合、色調のみ異なるものは、多色調を同一品目として申請できる。
③ 義歯床材料については、原材料、成分又は分量(色材料を除く)が異なるごとに、1品目　※この場合、色調のみ異なるものは、多色調を同一品目として申請できる。
④ 歯科用根管充填材料については、原材料、成分又は分量(色材料を除く)が異なるご

とに、1品目　※この場合、色調のみ異なるものは、多色調を同一品目として申請できる。
⑤ 歯科用接着充填材料については、原材料、成分又は分量(色材料を除く)が異なるごとに、1品目　※この場合、色調のみ異なるものは、多色調を同一品目として申請できる。
⑥ 歯科用印象材料については、原材料、成分又は分量(色材料を除く)が異なるごとに、1品目　※この場合、色調のみ異なるものは、多色調を同一品目として申請できる。
⑦ 歯科用ワックスについては、原材料、成分又は分量(色材料を除く)が異なるごとに、1品目　※この場合、色調のみ異なるものは、多色調を同一品目として申請できる。
⑧ 歯科用石膏及び石膏製品については、原材料、成分又は分量(色材料を除く)が異なるごとに、1品目　※この場合、色調のみ異なるものは、多色調を同一品目として申請できる。
⑨ 歯科用バー
　㈠ 原材料(スチールバー、タングステンバー、カーバイトバー等)が異なるごとに、一品目　※この場合、柄の形状(ハンドピース用、コントラアングル用、タービンエンジン用)の異なるものは、同一品目として申請できる。
　㈡ 大きさ、径の変更については、一部変更
(3) 医療用品
　① エックス線フイルムの形状、寸法の変更については、一部変更
　② 縫合糸
　　㈠ 原材料(哺乳動物の小腸、絹、木綿、スチール、ナイロン、テフロン等)が異なるごとに、1品目
　　㈡ 長さ、径の変更については、一部変更
(4) 衛生用品
　　子宮内避妊用具(IUD)については、構造が異なるごとに、1品目

**6** 組合せ滅菌製品について、次のように示されている。〈H10/3/31 医薬審第345号〉
(1) 組合せ滅菌製品であって、その主たる使用目的が当該医療機器の使用目的、効能又は効果を発揮させることにあり、医薬品を組み合わせたことが品質管理上問題とならないと考えられる、次の範囲の製品については、製品全体を医療機器とし、その承認申請を行うことができる。
　※「組合せ滅菌製品」とは、医療機器の使用に際して、通常、同時に使用される医薬品を組み合わせ、全体を単一包装して滅菌した製品のこと
① 手術時、処置時に使用される医療機器に、次に掲げる医薬品を組み合わせた製品
　㈠ 局方ガーゼ
　㈡ 局方滅菌ガーゼ
　㈢ 局方脱脂綿
　㈣ 局方滅菌脱脂綿
　㈤ 局方精製脱脂綿
　㈥ 局方滅菌精製脱脂綿
　㈦ 局方絆創膏
　㈧ 外皮用殺菌消毒剤付き救急絆創膏

② カテーテル、注射器等穿刺する医療機器に、穿刺部位の皮膚の消毒を目的とする外皮用殺菌消毒剤を組み合わせた製品

(2) 組み合わせる医薬品については、医薬品としての必要な承認を取得しているものに限るものとし、(1)②の外皮用殺菌消毒剤については、「手指・皮膚の消毒」又は「皮膚の創傷部位の消毒」を効能又は効果として認められ、希釈等の調整を行うことなく用いられるものに限る。なお、医薬品としての必要な承認を申請中であるものについては、承認が得られたことを確認後に組合せ滅菌製品の承認が認められる。

**7** 医療機器プログラムの該当性について、次のように示されている。〈R5/3/31 薬生機審発 0331 第 1 号〉

(1) 医療機器プログラムの基本的な考え方

① 薬機法に基づき規制される医療機器プログラムは、疾病の診断、治療又は予防に寄与するなど、医療機器の定義に該当する使用目的を有しているプログラムであって、それをインストール等することによって汎用コンピュータ等に医療機器としての機能を与えるもの、あるいは既存の医療機器にインストール等することで医療機器たる更なる機能を付与するものである。

※「汎用コンピュータ等」とは、デスクトップパソコン等の汎用コンピュータ又はスマートフォン等の携帯情報端末のこと

② したがって、医療機器プログラムが意図したとおりに機能しない場合(適切な情報提供がなされない場合や不適切な広告に基づいて使用者が誤った理解に基づき使用した場合等を含む)には、患者(又は使用者)の生命及び健康に影響を与えるおそれがあり、有体物である医療機器と同様の潜在的リスクを公衆衛生に及ぼす可能性がある。

③ なお、汎用コンピュータ等を利用して医療機器を操作するプログラムは、原則、操作対象の医療機器に含めたものとして取り扱われる必要がある。

(2) 医療機器プログラムの該当性

① 特定のプログラムが、医療機器に該当するか否かは、製造販売業者等による当該製品の表示、説明資料、広告等に基づき、当該プログラムの使用目的及びリスクの程度が医療機器の定義に該当するかにより判断される。同じ機能を有するプログラムであっても、使用目的が異なれば、医療機器該当性の判断は異なる可能性がある。

② 複数の機能を有するプログラムの医療機器該当性の判断にあたっては、少なくとも1つの機能が医療機器プログラムの定義を満たす場合、全体として医療機器としての流通規制を受けることになる。この場合、医療機器ではない機能が医療機器としての承認又は認証範囲に含まれるような誤認を利用者に与えないように表示、広告等を行うなど、医療機器の定義を満たす機能と医療機器ではない機能との適切な区別に留意する。

③ 汎用センサ等と連動して、医療機器としての機能を発揮するプログラムは、汎用センサ等を含めた一体の製品として見たときに、医療機器の定義を満たすか否かにより判断される。

※「汎用センサ等」とは、汎用コンピュータ等の Web カメラ等の内部又は外部センサのこと

第5章第1節　医療機器等の製造販売業及び製造業(第23条の2—第23条の2の22)

④　なお、プログラムの医療機器該当性の判断にあたっては、副作用又は機能の障害が生じた場合でも人の生命及び健康に影響を与えるおそれがほとんどないプログラム(一般医療機器(クラスⅠ医療機器)に相当)は、医療機器の範囲から除かれる。

(3) 医療機器に該当しない典型的な事例

以下を使用目的とする単一のプログラムは、医療機器の定義を満たさないため、医薬品医療機器等法の規制対象とはならない。

①　患者説明を目的とするプログラム(医療関係者が患者や家族に治療方法等を理解してもらうためのもの)

②　院内業務支援、メンテナンスを目的とするプログラム

　㈠　医療関係者が患者の健康記録等を閲覧等するプログラム(過去に実施した患者への処置、治療内容、健康情報等を記録、閲覧又は転送するもの)

　㈡　診療予約や受付、会計業務等医療機関における一般事務作業の負担軽減等を目的とした院内業務支援プログラム

　㈢　医療機関に医療機器の保守点検や消耗品の交換の時期等を伝達するメンテナンス用プログラム

③　使用者(患者や健康な人)が自らの医療・健康情報を閲覧等することを目的とするプログラム

　㈠　個人の健康記録を保存、管理、表示するプログラム

　　医療機器等から取得したデータ(血糖値、血圧、心拍数、体重等)を使用者が記録(収集及びログ作成)し、そのデータを医療関係者、介助者、家族等と共有したり、オンラインのデータベースに登録、記録したりすることを可能にするもの(経時的表示や統計処理をした数値の表示を含む)

　㈡　スポーツのトレーニング管理等の医療・健康以外を目的とするプログラム

　　使用目的が競技力の向上、体力の向上等を目的として個人の適切な運動強度の設定や運動量の管理等のために用いられ、疾病の診断や病態の把握、疾病の兆候の検出を目的としていないもの(診断等に用いることが可能な情報を用いる場合を含む)

④　生命及び健康に影響を与えるリスクが低いと考えられるプログラム(有体物の一般医療機器(クラスⅠ医療機器)と同等の処理を行うプログラム)

プログラムに不具合が生じることなどにより副作用又は機能の障害が生じた場合においても、人の生命及び健康に影響を与えるおそれがほとんどないもの

**8**　医療機器プログラムの承認審査を行う際の論点について、次のように示されている。
〈H28/3/31事務連絡〉

(1) 医療機器プログラムのコンセプト、機能の実体に関する事項

①　臨床的意義

医療機器プログラムのコンセプトを踏まえて、当該医療機器プログラムを使用することの臨床的な意義を明確にしておくこと

②　機能の把握と特定

㈠　医療機器プログラムの設計上の要求事項の詳細を把握し、当該医療機器プログラムの機能を特定できるようにしておくこと
　　　㈡　入力データ及びその処理結果である出力データを特定すること
　　③　計算アルゴリズムの明確化
　　　　入力に対して、所定の計算等の処理を施すことにより出力を返す形態の医療機器プログラムにおいては、正常な動作が保証される入力条件、当該医療機器プログラムの計算フロー、アルゴリズム(処理の内容、判断基準、カットオフ値等を含む)等を明確に説明できるようにすること
　　④　プラットフォーム、使用環境の要件
　　　㈠　医療機器プログラムはプラットフォームにプログラムをインストールして使用することが前提となるため、設計上の要求事項を達成するために必要なプラットフォームの要件を明確に説明できるようにすること
　　　㈡　プラットフォームの基本的な安全性は当該製品の製造事業者において確認されていることが想定されるものの、当該医療機器プログラムをインストールするプラットフォームが医療現場の環境において用いられる場合に、患者、使用者等への安全性(例：電気的安全性、電磁両立性)が確保されることを医療機器プログラムの開発者として説明できるようにしておくこと
　　　㈢　同一のプラットフォームに共存しうる他のソフトウェアの影響についても検討しておくこと
　　⑤　併用が想定される医療機器、医薬品等の条件の特定
　　　㈠　医療機器プログラムが所定の機能を達成するにあたって他の医療機器からの入力、他の医療機器への出力が必要になる場合や、医薬品とともに用いることが想定される場合は、併用が想定される医療機器等の条件を特定しておくこと
　　　㈡　併用が想定される医療機器等の共同開発、規制上の手続の要否等も検討しておくこと
　(2)　医療機器プログラムの評価に関する事項
　　①　計算アルゴリズムの妥当性、臨床的意義を踏まえた評価
　　　㈠　(1)①で明確にされた医療機器プログラムの臨床的意義及び計算アルゴリズムは、既に確立している又は臨床的な検証・妥当性の確認が完了しているといえるのか、妥当な根拠をもって明確にしておくこと
　　　㈡　既にそれらが確立していると認められる場合、その医療機器プログラムの臨床上の有効性及び安全性に関して、新たな評価を実施することを要しない可能性がある。一方、未だその検証・妥当性の確認が十分とはいえないケースにおいては、新たな臨床的な評価が必要になると考えられる。
　　②　試験検体のバージョン管理
　　　㈠　原則的に、承認を得ようとするバージョンの医療機器プログラムを試験検体として性能評価等を実施すること
　　　㈡　承認を得ようとするバージョンとは異なるバージョンの医療機器プログラムを

第5章第1節　医療機器等の製造販売業及び製造業(第23条の2―第23条の2の22)

　　　　使用して性能評価等を実施せざるを得ない場合には、それらの差分を説明するとともに、異なるバージョンの医療機器プログラムにより、承認を得ようとするバージョンの医療機器プログラムについて妥当な性能評価等が可能であることを説明すること
　　③ 比較の対象の妥当性
　　　　医療機器プログラムの評価のために比較対象を設定する必要がある場合、医療機器プログラムの使用目的、使用方法等にかんがみ、妥当な比較の対象(例:既存のゴールドスタンダードによる測定・診断結果、コンピュータ診断支援(CAD)においては医師の診断等)を設定すること
　　④ 入力、出力データの妥当性
　　　㈠ 医療機器プログラムへの入力データについては、当該医療機器プログラムが使用される状況を踏まえて、想定される範囲の入力データを網羅して必要な検証を実施すること
　　　㈡ 入力データの標準化のための留意点(例:撮像条件の指定)があれば明確にすること
　　　㈢ 医療機器プログラムから出力されるデータについては、当該医療機器プログラムの臨床的な意義を踏まえて、妥当なものであることを説明できるようにすること
　　⑤ 精度の評価
　　　　医療機器プログラムが出力する値の精度を規定する必要があるケースにおいては、必要な評価項目を検討し、臨床上許容される精度であることを評価すること(例:治療計画プログラムにより距離、角度、線量分布の計算を行う場合)
　　⑥ 医療機器プログラムによる解析結果の実試験との相関関係の評価、実試験に対するシミュレーションの精度の評価
　　　　医療機器プログラムの出力結果の妥当性を確認する方法は医療機器プログラムの種類等により異なるが、実試験と医療機器プログラムの出力結果との相関関係、実試験に対するシミュレーションの精度の評価が必要なケースもあるため、診断を行う医師に対して必要な情報の提供するような診断支援を目的とした医療機器プログラムについては、別途行う臨床診断結果と比較することで偽陽性率・偽陰性率等を算出すること

9　再製造単回使用医療機器の承認申請書の記載事項については、「再製造単回使用医療機器の製造販売承認申請書の作成に際し留意すべき事項について(平成29年8月16日薬生機審発0816第3号)」において示されている。

10　疾病の兆候を検出し受診を促す家庭用医療機器の承認申請については、「疾病の兆候を検出し受診を促す家庭用医療機器の承認申請に当たって留意すべき事項について(令和4年12月13日薬生機審発1213第4号等)」において示されている。

11　承認の申請書には、次に掲げる書類を添えなければならない。〈則第114条の17第2項本文〉
　　① 当該品目に係る製造販売業の許可証の写し
　　② 特例承認を申請しようとするときは、申請者が製造販売しようとする物が、その用途

に関し、外国において販売等が認められている医療機器等であることを明らかにする書類その他必要な書類

12 厚生労働大臣は台帳を備え、次に掲げる事項を記載する。〈令第37条の19、則第114条の27〉

① 承認番号及び承認年月日
② 承認を受けた者の氏名及び住所
③ 承認を受けた者の製造販売業の許可の種類及び許可番号
④ 当該品目の製造所の名称
⑤ 当該品目の製造所が受けている製造業者の登録番号又は外国製造業者の登録番号
⑥ 当該品目の名称
⑦ 当該品目の形状、構造及び原理
⑧ 当該品目の使用目的又は効果
⑨ 当該品目の使用方法

13 承認を受けた医療機器又は体外診断用医薬品について、正当な理由がなく、引き続く3年間製造販売をしていないときは、製造販売の承認の取消事由に該当する。〈法第74条の2第3項第8号〉

14 本規定に違反して製造販売をされた医療機器は、販売し、貸与し、授与し、もしくは販売・貸与・授与の目的で貯蔵し、陳列し、又は医療機器プログラムにあっては電気通信回線を通じて提供してはならない。〈法第64条〉

15 本規定に違反して製造販売をされた体外診断用医薬品は、販売し、授与し、又は販売・授与の目的で貯蔵し、陳列してはならない。〈法第55条第2項〉

16 本規定の承認を受けた医療機器であって、その性状、品質又は性能がその承認の内容と異なるものは、販売し、貸与し、授与し、もしくは販売・貸与・授与の目的で製造し、輸入し、貯蔵し、陳列し、又は医療機器プログラムにあっては電気通信回線を通じて提供してはならない。〈法第65条第2号〉

17 本規定の承認を受けた体外診断用医薬品であって、その成分もしくは分量又は性状、品質もしくは性能がその承認の内容と異なるものは、販売し、授与し、又は販売・授与の目的で製造し、輸入し、貯蔵し、陳列してはならない。〈法第56条第3号〉

18 本規定により厚生労働大臣が基準を定めて指定した体外診断用医薬品であって、その成分もしくは分量又は性状、品質もしくは性能がその基準に適合しないものは、販売し、授与し、又は販売・授与の目的で製造し、輸入し、貯蔵し、陳列してはならない。〈法第56条第4号〉

19 本規定に違反した者は、3年以下の懲役もしくは300万円以下の罰金に処し、又はこれを併科する。〈法第84条第5号〉

また、いわゆる両罰規定の対象となっており、この行為者を使用する法人又は人も罰せられる。法人については1億円以下、人については300万円以下の罰金刑が科される。〈法第90条第1号〉

<プログラム医療機器の二段階承認>

第 5 章第 1 節　医療機器等の製造販売業及び製造業（第 23 条の 2―第 23 条の 2 の 22）

**20**　プログラム医療機器の特性を踏まえた二段階承認について、次のように示されている。
〈R5/11/16 医薬機審発 1116 第 2 号〉
⑴　疾病診断用プログラム医療機器に関する二段階承認
　①　基本的な考え方
　　　疾病の診断又は予後予測の参考情報となり得ると考えられるものの、臨床症状や病態と生理学的状態の関連付けが広く認知されるには至っておらず、その臨床的意義や医学的判断基準が十分に確立していない生理学的パラメータ、リスクスコア又は特徴量を各種検査結果等から算出するプログラム医療機器、生体信号に関わる生理学的指標に係る能動なモニタリング医療機器等の解析機能により患者増悪リスクを予測するプログラム医療機器等の開発が想定される。このような疾病診断用プログラム医療機器は広く使用されることで臨床的意義が明らかになるものもあることから、機構と相談の上で、最終的に目標とする臨床的意義が確立されていない段階でも、算出される生理学的パラメータ等に関する臨床的意義を臨床実績の取りまとめ等により説明した上で、非臨床試験や機械的な性能（測定性能や検出性能、演算性能）に関する試験成績等により示すことのできる使用目的又は効果の範囲に限定した第 1 段階承認を取得し、臨床現場で使用された経験を踏まえながら市販後に臨床的エビデンス（製造販売後臨床試験、リアルワールドデータを含む）が確立された後に、必要に応じて、承認事項一部変更承認申請又は新規申請等を行って第 2 段階承認を取得するような開発の戦略が想定される。
　②　具体的な対応
　　　疾病の診断又は予後予測の参考情報となり得る生理学的パラメータ等を算出することにより、疾病の診断を補助又は支援するためのプログラムで、二段階承認の考え方に基づく開発戦略を検討する場合は、あらかじめ機構の開発前相談を活用して審査側との意見交換を進める。なお、第 2 段階承認に向けたプロトコル相談等も並行して行うことが望ましい。
　③　対象となるプログラムの考え方の例
　　㈠　生体信号に関わる生理学的指標に係る能動なモニタリング医療機器（例：生体物理現象検査用装置、生体電気現象検査用装置、生体現象監視用装置、画像診断装置）等、非侵襲的な測定や撮影等を行う医療機器やスマートフォン等の携帯情報端末を含む汎用コンピュータ等の Web カメラ等の内部又は外部センサ、各種検査情報等から生理学的パラメータ等を算出するプログラム
　　㈡　最終的に目標とする臨床的意義がまだ確立されていないものの、別途、疾病の診断の参考情報として、いくつかの判断基準の一つを提供するプログラム医療機器と位置づけられるもの
　　㈢　誤った検査結果が得られた場合に、ヒトの生命及び健康に重大な影響を与えるおそれがあるものではないもの
　④　対象とならないプログラム
　　　以下のような場合には、臨床的により精緻な情報が期待されるため、原則、二段

階承認の考え方は適用されない。
- (一) 検査・診断結果が、がんの治療方針や救急医療における初期対応方針等のように医学的判断に大きく影響するもの
- (二) 遺伝子関連検査のように日々新たな情報が提供される分野
- (三) 肺結節やポリープ等、プログラム医療機器が提示する情報が臨床的意義や医学的判断基準が確立されている分野(既に類似の承認品目がある等)
- (四) 申請品目と同様の使用目的又は効果の範囲である医療機器又はプログラム医療機器等が第2段階承認を取得し、臨床現場で使用されている場合

⑤ 第2段階承認の取得に向けた臨床評価等の計画
- (一) 第2段階承認の取得に向けて必要な臨床的意義を確認するための臨床評価等の計画については、第1段階承認申請のための相談時をはじめ、第1段階承認申請後も並行して機構と相談することが望ましい。
- (二) 第2段階承認における臨床評価データは申請資料の信頼性の基準に適合する必要があるが、第2段階承認を取得するために必要な臨床評価の方法として、製造販売後臨床試験成績以外にもレジストリを含めたリアルワールドデータを活用することも可能である。

(2) 疾病治療用プログラム医療機器に関する二段階承認

① 基本的な考え方

　　疾病の治療を補助又は支援するための情報を提示する性能又は機能を有するものの、治療としての臨床的エビデンスが確立していないプログラム医療機器は、当該プログラム医療機器による治療法としての臨床的意義について根拠に基づいた説明が求められる。

　　一方、遺伝や生活習慣など様々な要因が複合する多因子疾患に関連する疾病治療用プログラム医療機器、効果判定に患者自身の主観的な指標を主要評価項目とする精神疾患領域、疼痛、機能性症候群に関連する疾病治療用プログラム医療機器等では、国内治験への被験者リクルートに係る課題や評価に長期間を要する等の問題から治験の実施可能性が低い場合がある。このようなプログラム医療機器の中には、治療法としての臨床的エビデンスや臨床的意義が十分ではないが、特定の症状緩和又は状態改善等が探索的治験成績等により示され、患者や医療現場にとって有用であると期待されるものもある。

　　こういったプログラム医療機器については、機構と相談の上で、最終的に目標とする臨床的意義が確立されていないものの、性能評価に関する試験成績に加えて、特定の症状緩和又は状態改善等が探索的治験成績に基づき、一定の有効性が蓋然性をもって確認できる範囲に限定した使用目的又は効果で第1段階承認を取得し、臨床現場で使用された経験を踏まえながら市販後に臨床的エビデンス(製造販売後臨床試験やリアルワールドデータ等)が確立された後に、必要に応じて、承認事項一部変更承認申請又は新規申請等を行って第2段階承認を取得する開発戦略も考えられる。

② 具体的な対応

疾病の治療を補助又は支援する目的であるプログラムで、二段階承認の考え方に基づく開発戦略を検討する場合は、あらかじめ機構の開発前相談を活用して審査側との意見交換を進める。なお、第2段階承認に向けたプロトコル相談等も並行して行うことが望ましい。

③ 対象となるプログラムの考え方の例

㈠ 最終的に目標とする疾病の治療法としての臨床的意義が確立されていないものの、性能評価に関する試験成績に加えて、特定の症状緩和又は状態改善等が探索的治験成績等により示されているなど、一定の有効性が蓋然性をもって確認できるもの

㈡ プログラム医療機器が提示する情報に基づいて、医師による治療等を補助又は支援した場合でも、既存治療等の有効性及び安全性に影響を及ぼす懸念が想定されないもの

④ 対象とならないプログラム

申請品目と同様の使用目的又は効果の範囲である医療機器又はプログラム医療機器が第2段階承認を取得し、臨床現場で使用されている場合にあっては、臨床的により精緻な情報が期待されることから、原則、二段階承認の考え方は適用されない。

⑤ 第2段階承認の取得に向けた臨床評価等の計画

㈠ 第2段階承認の取得に向けて必要な臨床的意義を確認するための臨床評価等の計画については、第1段階承認申請のための相談時をはじめ、第1段階承認申請後も並行して、機構と相談することが望ましい。

㈡ 第2段階承認における臨床評価データは申請資料の信頼性の基準に適合する必要があるが、第2段階承認を取得するために必要な臨床評価の方法として、製造販売後臨床試験成績以外にもレジストリを含めたリアルワールドデータを活用することも可能である。

(3) 疾病予防用プログラム医療機器に関する二段階承認の考え方

健康増進等の一次予防に貢献するプログラムは、プログラム医療機器の定義を満たさないことから、医療機器に該当しない。また、疾病の二次予防又は三次予防に貢献するプログラムは、疾病診断用プログラム医療機器又は疾病治療用プログラム医療機器に該当する可能性があるため、その開発方針については、機構と開発段階から相談することが望ましい。

■第23条の2の5第2項■

> 次の各号のいずれかに該当するときは、前項の承認は、与えない。
> 一 申請者が、第二十三条の二第一項の許可(申請をした品目の種類に応じた許可に限る。)を受けていないとき。
> 二 申請に係る医療機器又は体外診断用医薬品を製造する製造所が、第二十三条の二の三第一項又は前条第一項の登録を受けていないとき。
> 三 申請に係る医療機器又は体外診断用医薬品の名称、成分、分量、構造、使用方法、効果、性能、副作用その他の品質、有効性及び安全性に関する事項の審査の結果、その物が次のイからハまでのいずれかに該当するとき。
> 　イ 申請に係る医療機器又は体外診断用医薬品が、その申請に係る効果又は性能を有すると認められないとき。
> 　ロ 申請に係る医療機器が、その効果又は性能に比して著しく有害な作用を有することにより、医療機器として使用価値がないと認められるとき。
> 　ハ イ又はロに掲げる場合のほか、医療機器又は体外診断用医薬品として不適当なものとして厚生労働省令で定める場合に該当するとき。
> 四 申請に係る医療機器又は体外診断用医薬品が政令で定めるものであるときは、その物の製造管理又は品質管理の方法が、厚生労働省令で定める基準に適合していると認められないとき。

### 趣　旨

本規定は、製造販売の承認拒否事由を明示したものである。【法第14条第2項参照】

### 解　説

<第1号>

1　本号は、申請者が、その品目の種類に応じた製造販売業の許可を受けていない場合を、承認拒否事由としたものである。

2　「品目の種類に応じた許可」とは、次の品目の種類に応じ、それぞれの許可をいう。
〈法第23条の2第1項〉
① 高度管理医療機器　―　第一種医療機器製造販売業許可
② 管理医療機器　―　第二種医療機器製造販売業許可
③ 体外診断用医薬品　―　体外診断用医薬品製造販売業許可

<第2号>

3　本号は、申請品目を製造する製造所が、製造業の登録又は外国製造業者の登録を受けていない場合を、承認拒否事由としたものである。

<第3号>

4　本号は、医療機器については、①申請どおりの効果又は性能を有すると認められないとき、②その効果又は性能に比べて、著しく有害な作用を有し、使用価値がないと認められるとき、③医療機器として不適当なものとして厚生労働省令で定めるとき、のいず

第5章第1節　医療機器等の製造販売業及び製造業(第23条の2―第23条の2の22)

れかに該当する場合を、承認拒否事由としたものである。

また、体外診断用医薬品については、①申請どおりの効果又は性能を有すると認められないとき、②体外診断用医薬品として不適当なものとして厚生労働省令で定めるとき、のいずれかに該当する場合を、承認拒否事由としている。

5　「構造」とあるが、これは、医療機器の承認審査の際には、機械製品としての構造の確認が行われる場合があるため、審査事項として例示したものである。

6　「成分」「分量」「構造」とあるが、これは、体外診断用医薬品の承認審査の際には、試薬を構成する元素・物質とその分量の確認とともに、容器等を含んだ全体の構造の確認が行われる場合があるため、審査事項として例示したものである。

7　「使用方法」とあるが、これは、医療機器や体外診断用医薬品には用いるべき量といった概念がなく、一方で、承認審査の際に使用の方法の確認が行われる場合があるため、審査事項として例示したものである。

8　「効果」「性能」とあるが、これは、医療機器を使用したことによって得られる結果と性質・能力を確認することにより、その作用が自明となるため、審査事項として例示したものである。

※「性能」とは、機械等の性質及び能力のこと

9　「性能」とあるが、これは、体外診断用医薬品の承認審査の際には、診断のために必要な性質と能力を確認することにより、その作用が自明となるため、審査事項として例示したものである。

10　本号ハの「厚生労働省令で定める場合」は、申請に係る医療機器又は体外診断用医薬品の性状又は品質が保健衛生上著しく不適当な場合である。〈則第114条の18〉

<第4号>

11　本号は、申請品目の製造管理又は品質管理の方法がQMS基準に適合していない場合を、承認拒否事由としたものである。

12　「政令で定めるもの」は、承認を要する医療機器又は体外診断用医薬品である。〈令第37条の20〉

13　「厚生労働省令で定める基準」は、「医療機器及び体外診断用医薬品の製造管理及び品質管理の基準に関する省令(平成16年厚生労働省令第169号)」(QMS)により定められている。これは、品質管理監督システムを確立等するとともに、その実効性を維持するための基準となっている。

※「QMS」とは、Quality Management Systemの略

14　「その物の製造管理又は品質管理の方法」とあるように、「その物の製造所における製造管理又は品質管理の方法(法第14条第2項第4号等)」とはしていない。これについて、次のように整理することができる。

①　従前、医療機器又は体外診断用医薬品の製造管理及び品質管理の方法として、個々の製造所におけるQMS適合性が求められていた。しかし、医療機器又は体外診断用医薬品は、多くの部品から構成され、多くの製造工程を経て製造されるという特性を有している。

② そこで、複数の製造所を含むシステムとして製造管理及び品質管理が行われるべきであるとの考え方に改められ、平成25年の法改正により、「製造管理及び品質管理」の責務について、製造業者から製造販売業者への移転が行われた。

③ 製造販売業者が「製造管理及び品質管理」の責務を負って、複数の製造所を統括的に管理することとなったため、本号において、「製造所における」が削られ、「その物の製造管理又は品質管理の方法」という文言に改められた。

④ なお、平成25年の法改正に伴って翌年7月に改正されたQMSにおいて、それまで製造業者に課していた遵守事項は、製造販売業者に課すことに改められた。

■第23条の2の5第3項■

第一項の承認を受けようとする者は、厚生労働省令で定めるところにより、申請書に臨床試験の試験成績に関する資料その他の資料を添付して申請しなければならない。この場合において、当該申請に係る医療機器又は体外診断用医薬品が厚生労働省令で定める医療機器又は体外診断用医薬品であるときは、当該資料は、厚生労働省令で定める基準に従って収集され、かつ、作成されたものでなければならない。

### 趣 旨

本規定は、製造販売の承認を受けようとする者に対し、申請書に臨床試験の試験成績に関する資料を添付することを義務づけたものである。なお、その添付資料は、申請資料の信頼性の基準に従って収集・作成されたものでなければならないとしている。【法第14条第3項参照】

### 解 説

1 申請書に添付すべき資料は、次に掲げる承認の区分及び申請に係る医療機器又は体外診断用医薬品の構造、性能等に応じ、それぞれに掲げる資料である。〈則第114条の19第1項〉

① 医療機器
　㈠ 開発の経緯及び外国における使用状況等に関する資料
　㈡ 設計及び開発の検証に関する資料
　㈢ 基本要件基準(法第41条第3項)への適合性に関する資料
　㈣ リスクマネジメントに関する資料
　㈤ 製造方法に関する資料
　㈥ 臨床試験の試験成績に関する資料又はこれに代替するものとして厚生労働大臣が認める資料
　㈦ 製造販売後調査等の計画に関する資料
　　※「製造販売後調査等」とは、医療機器の製造販売業者又は外国特例承認取得者が、医療機器の品質、有効性及び安全性等に関する情報の収集、検出、確認又は検証のために行う使用成績調査又は製造販売後臨床試験のこと

第5章第1節　医療機器等の製造販売業及び製造業(第23条の2—第23条の2の22)

　　㈧　添付文書等記載事項(法第63条の2第2項)又は注意事項等情報(法第68条の2第2項)に関する資料
　②　体外診断用医薬品
　　㈠　開発の経緯及び外国における使用状況等に関する資料
　　㈡　仕様の設定に関する資料
　　㈢　安定性に関する資料
　　㈣　基本要件基準への適合性に関する資料
　　㈤　性能に関する資料
　　㈥　リスクマネジメントに関する資料
　　㈦　製造方法に関する資料
　　㈧　臨床性能試験の試験成績に関する資料
⇒　特例承認を受けて製造販売しようとする医療機器等について、上記①㈠から㈤まで並びに㈦及び㈧又は②㈠から㈦までに掲げる資料を添付できないと認めるときは、相当の期間その提出を猶予することができる。〈則第114条の20〉

**2**　医療機器の承認申請書の添付資料について、次表のとおり示されている。〈H26/11/20薬食発1120第5号〉

<医療機器：添付資料と項目>

| 添付資料 | 添付資料の項目 |
|---|---|
| イ　開発の経緯及び外国における使用状況等に関する資料 | ①開発の経緯、②類似医療機器との比較、③外国における使用状況 |
| ロ　設計及び開発に関する資料 | ①性能及び安全性、②その他設計検 |
| ハ　法第41条第3項に規定する基準への適合性に関する資料 | ①基本要件基準への適合宣言、②基本要件基準への適合 |
| ニ　リスクマネジメントに関する資料 | ①リスクマネジメント実施の体制、②安全上の措置を講じたハザード |
| ホ　製造方法に関する資料 | ①製造工程と製造所、②滅菌 |
| ヘ　臨床試験の試験成績に関する資料又はこれに代替するものとして厚生労働大臣が認める資料 | ①臨床試験の試験成績、②臨床評価 |
| ト　医療機器の製造販売後の調査及び試験の実施の基準に関する省令第2条第1項に規定する製造販売後調査等の計画に関する資料 | ①製造販売後調査等の計画 |
| チ　添付文書等記載事項等に関する資料 | ①添付文書 |

<医療機器：資料区分と項目>

| | イ | | | ロ | | ハ | | ニ | | ホ | | ヘ | | ト | チ |
|---|---|---|---|---|---|---|---|---|---|---|---|---|---|---|---|
| | ① | ② | ③ | ① | ② | ① | ② | ① | ② | ① | ② | ① | ② | ① | ① |
| [1] | ○ | ○ | ○a | ○ | △ | ○ | ○ | ○ | ○ | ○ | △ | ○b | ○b | ○c | △e |
| [2] | ○ | ○ | ○a | ○ | △ | ○ | ○ | ○ | ○ | ○ | △ | ○b | ○b | ×d | △e |
| [3] | ○ | ○ | ○a | ○ | △ | ○ | ○ | ○ | ○ | ○ | △ | × | × | ×d | △e |
| [4] | ○ | ○ | ○a | ○ | △ | ○ | ○ | ○ | ○ | ○ | △ | × | × | ×d | △e |

| [5] | ○ | ○ | ○a | ○ | △ | ○ | ○ | ○ | ○ | ○ | △ | × | × | ×d | △e |

(注)原則として、○：添付　　×：添付不要　　△：個々に判断

(a) 外国において使用されていない場合は、その旨を説明すること
(b) 臨床試験の成績に関する資料、又は臨床評価に関する資料のうち、少なくともどちらか一方の資料を添付すること
(c) 新医療機器であって承認に伴う製造販売後調査が不要と考える場合には、その理由を説明すること
(d) 申請品目が使用成績評価の対象になることが想定される場合には、製造販売後調査の計画に関する資料の添付を求めることがあること
(e) 申請品目が法第 63 条の 3 の規定に基づき厚生労働大臣が指定する医療機器である場合、添付文書に関する資料を添付すること

[1] 新医療機器
[2] 改良医療機器(臨床あり)

※「改良医療機器」とは、新医療機器又は後発医療機器のいずれにも該当しないものをいう。

[3] 改良医療機器(承認基準なし・臨床なし)
[4] 後発医療機器(承認基準なし・臨床なし)
[5] 後発医療機器(承認基準あり・臨床なし)

**3** 医療機器の承認基準として、次に掲げるものが定められている。

① コンタクトレンズ基準(平成 17 年 4 月 1 日薬食発第 0401034 号(最近改正：平成 31 年 4 月 11 日薬生発 0411 第 8 号))
② 眼内レンズ基準(平成 17 年 4 月 1 日薬食発第 0401036 号(最近改正：平成 29 年 10 月 2 日薬生発 1002 第 1 号))
③ 経皮的冠動脈形成術用カテーテル基準(平成 17 年 4 月 1 日薬食発第 0401038 号)
④ 血液透析器、血液透析濾過器及び血液濾過器基準(平成 17 年 4 月 1 日薬食発第 0401040 号(最近改正：令和 4 年 11 月 2 日薬生発 1102 第 7 号))
⑤ 中心静脈用カテーテル基準(平成 17 年 4 月 1 日薬食発第 0401042 号(最近改正：平成 30 年 5 月 10 日薬生発 0510 第 4 号))
⑥ 創傷被覆・保護材基準(平成 17 年 4 月 1 日薬食発第 0401044 号)
⑦ 加速器システム基準(平成 17 年 4 月 1 日薬食発第 0401046 号)
⑧ X 線骨密度測定装置基準(平成 17 年 4 月 1 日薬食発第 0401050 号)
⑨ インスリンペン型注入器基準(平成 17 年 8 月 5 日薬食発第 0805002 号(最近改正：平成 23 年 7 月 29 日薬食発 0729 第 7 号))
⑩ 輸液ポンプ基準(平成 17 年 11 月 24 日薬食発第 1124002 号)
⑪ 眼科用パルスレーザ手術装置基準(平成 18 年 3 月 31 日薬食発第 0331014 号(最近改正：平成 28 年 9 月 21 日薬生発 0921 第 1 号))
⑫ 眼科用レーザ光凝固装置基準(平成 18 年 3 月 31 日薬食発第 0331016 号(最近改正：令和 2 年 6 月 26 日薬生発 0626 第 4 号))
⑬ 眼科用レーザ光凝固装置プローブ基準(平成 18 年 3 月 31 日薬食発第 0331018 号(最近改正：令和 2 年 6 月 26 日薬生発 0626 第 7 号))

第 5 章第 1 節　医療機器等の製造販売業及び製造業（第 23 条の 2—第 23 条の 2 の 22）

⑭　血液濃縮器基準（平成 18 年 3 月 31 日薬食発第 0331020 号（最近改正：令和 4 年 11 月 2 日薬生発 1102 第 13 号））

⑮　植込み型心臓ペースメーカ等基準（平成 19 年 3 月 2 日薬食発第 0302004 号）

⑯　長期的使用胆管用カテーテル等基準（平成 19 年 3 月 2 日薬食発第 0302008 号（最近改正：平成 25 年 3 月 1 日薬食発 0301 第 17 号））

⑰　長期使用尿管用チューブステント基準（平成 19 年 3 月 2 日薬食発第 0302010 号（最近改正：平成 25 年 3 月 1 日薬食発 0301 第 14 号））

⑱　汎用冷凍手術ユニット基準（平成 19 年 3 月 2 日薬食発第 0302012 号）

⑲　経皮的血管形成術用カテーテル基準（平成 19 年 3 月 2 日薬食発第 0302014 号）

⑳　非中心循環系永久刺入向け手動式ブラキセラピー装置用放射線源基準（平成 19 年 3 月 2 日薬食発第 0302016 号）

㉑　非中心循環系一時留置向け手動式ブラキセラピー装置用放射線源基準（平成 19 年 3 月 2 日薬食発第 0302018 号）

㉒　眼科用冷凍手術ユニット基準（平成 20 年 3 月 25 日薬食発第 0325013 号）

㉓　脳動脈瘤手術用クリップ基準（平成 20 年 3 月 25 日薬食発第 0325016 号）

㉔　脳動静脈奇形手術用クリップ基準（平成 20 年 3 月 25 日薬食発第 0325019 号）

㉕　インスリン皮下投与用注射筒等基準（平成 20 年 3 月 25 日薬食発第 0325022 号（最近改正：平成 25 年 1 月 7 日薬食発 0107 第 5 号））

㉖　硬膜外投与用針及び脊髄くも膜下・硬膜外針基準（平成 20 年 3 月 25 日薬食発第 0325025 号（最近改正：令和 5 年 8 月 31 日薬生発 0831 第 14 号））

㉗　麻酔脊髄用針基準（平成 20 年 3 月 25 日薬食発第 0325028 号（最近改正：令和 5 年 8 月 31 日薬生発 0831 第 20 号））

㉘　麻酔用滅菌済み穿刺針基準（平成 20 年 3 月 25 日薬食発第 0325031 号（最近改正：令和 5 年 8 月 31 日薬生発 0831 第 17 号））

㉙　硬膜外麻酔用カテーテル基準（平成 20 年 3 月 25 日薬食発第 0325034 号（最近改正：令和 5 年 8 月 31 日薬生発 0831 第 23 号））

㉚　加圧式医薬品注入器基準（平成 20 年 3 月 25 日薬食発第 0325037 号（最近改正：平成 30 年 2 月 1 日薬生発 0201 第 13 号））

㉛　自動腹膜灌流用装置基準（平成 20 年 3 月 25 日薬食発第 0325040 号（最近改正：令和 5 年 8 月 31 日薬生発 0831 第 11 号））

㉜　歯科用インプラント基準（平成 21 年 5 月 25 日薬食発第 0525004 号（最近改正：令和 4 年 11 月 2 日薬生発 1102 第 10 号））

㉝　人工腎臓装置基準（平成 21 年 11 月 20 日薬食発 1120 第 2 号（最近改正：令和 5 年 8 月 31 日薬生発 0831 第 8 号））

㉞　人工肺基準（平成 21 年 11 月 20 日薬食発 1120 第 7 号（最近改正：令和 5 年 8 月 31 日薬生発 0831 第 26 号））

㉟　神経内視鏡基準（平成 21 年 11 月 20 日薬食発 1120 第 10 号）

㊱　血管内視鏡基準（平成 21 年 11 月 20 日薬食発 1120 第 13 号）

㊲ カテーテルイントロデューサ基準(平成23年3月31日薬食発0331第27号(最近改正：平成25年3月1日薬食発0301第11号))

㊳ 水頭症治療用シャント基準(平成23年3月31日薬食発0331第30号)

㊴ 緊急時ブラッドアクセス留置用カテーテル基準(平成23年3月31日薬食発0331第33号)

㊵ 中心循環系血管造影用カテーテル基準(平成26年2月4日薬食発0204第5号)

㊶ 中心循環系ガイディング用血管内カテーテル基準(平成26年2月4日薬食発0204第8号)

㊷ 中心循環系マイクロカテーテル基準(平成26年2月4日薬食発0204第11号)

㊸ 心臓・中心循環系用カテーテルガイドワイヤ等基準(平成26年2月4日薬食発0204第14号)

㊹ 長期的使用経腸栄養キット等基準(平成29年6月2日薬生発0602第7号)

**4** 体外診断用医薬品の承認申請書の添付資料について、次表のとおり示されている。
〈H28/2/22 薬生発0222第5号〉

<体外診断用医薬品：添付資料と項目>

| 添付資料 | 添付資料の項目 |
|---|---|
| イ 開発の経緯及び外国における使用状況等に関する資料 | ①開発の経緯及び外国における使用状況等、②申請品目の説明 |
| ロ 仕様の設定に関する資料 | ①品質管理の方法、②測定範囲等、③較正用基準物質の設定 |
| ハ 安定性に関する資料 | ①保存条件及び有効期間の設定 |
| ニ 法第41条第3項に規定する基準への適合性に関する資料 | ①基本要件基準への適合 |
| ホ 性能に関する資料 | ①性能、②操作方法、③検体、④既存体外診断用医薬品との相関性、⑤セロコンバージョンパネル等を用いた試験 |
| ヘ リスクマネジメントに関する資料 | ①リスクマネジメント |
| ト 製造方法に関する資料 | ①製造工程と製造施設 |
| チ 臨床性能試験の試験成績に関する資料 | ①臨床性能試験成績 |

<体外診断用医薬品：資料区分と項目>

| | イ | | ロ | | | ハ | ニ | ホ | | | | | ヘ | ト | チ |
|---|---|---|---|---|---|---|---|---|---|---|---|---|---|---|---|
| | ① | ② | ① | ② | ③ | ① | ① | ① | ② | ③ | ④ | ⑤ | ① | ① | ① |
| [1] | ○ | ○ | ○ | ○ | ○ | ○ | ○ | ○ | ○ | ○ | — | △ | ○ | ○ | ○ |
| [2] | ○ | ○ | ○ | ○ | ○ | ○ | ○ | △ | △ | ○ | △ | △ | ○ | ○ | △ |
| [3] | × | ○ | △ | × | △ | ○ | ○ | × | × | × | ○ | △ | △ | ○ | △ |
| [4] | ○ | ○ | ○ | ○ | ○ | ○ | ○ | △ | △ | △ | △ | △ | ○ | ○ | △ |

(注) 原則として、○：添付　×：添付不要　△：個々に判断

[1] 新規品目
　※「新規品目」とは、新規項目を検出又は測定しようとする品目をいう。

[2] 承認基準外品目
　※「承認基準外品目」とは、承認基準の定めのない品目をいう。

第5章第1節　医療機器等の製造販売業及び製造業（第23条の2—第23条の2の22）

　　　［3］承認基準品目
　　　　※「承認基準品目」とは、承認基準の定めのある品目であって当該基準に適合するもの、転用通知（平成26年12月25日薬食発1225第1号）に従って策定されたガイドラインに基づき承認申請された一般用検査薬であって承認基準に適合するものをいう。
　　　［4］基準不適合品目
　　　　※「基準不適合品目」とは、承認基準、認証基準（法第23条の2の23第1項）、承認・認証不要基準（法第23条の2の5第1項）の定めのある品目であって、その基準に適合しないものをいう。

5　承認申請書の添付資料について、当該申請に係る事項が医学薬学上公知であると認められる場合、臨床試験の試験成績に関する資料の一部の添付を要しないこと（法第23条の2の5第5項）とされた場合その他資料の添付を必要としない合理的理由がある場合においては、その資料を添付することを要しない。〈則第114条の19第2項〉

6　承認申請書の添付資料を作成するために必要とされる試験は、試験成績の信頼性を確保するために必要な施設、機器、職員等を有し、かつ、適正に運営管理されていると認められる試験施設等において実施されなければならない。〈則第114条の19第3項〉

⇒　申請者は、申請品目がその申請に係る品質、有効性又は安全性を有することを疑わせる資料については、当該資料を作成するために必要とされる試験が、上記の「試験施設等」において実施されたものでない場合であっても、これを提出しなければならない。〈則第114条の19第4項〉

7　承認審査につき必要と認めて当該医療機器等の見本品その他の資料の提出を求めたときは、申請者は、当該資料を提出しなければならない。〈則第114条の19第5項〉

8　申請書又は添付資料のうちに虚偽の記載があり、又は重要な事実の記載が欠けていることが判明したときは、製造販売の承認の取消事由に該当する。〈法第74条の2第3項第2号〉

＜後段＞

9　「厚生労働省令で定める医療機器又は体外診断用医薬品」は、製造販売の承認を要する医療機器である。〈則第114条の21〉

10　「当該資料」は、GLP、GCP及びGPSPに定めるもののほか、次に掲げるところにより、収集され、かつ、作成されたものでなければならない。〈則第114条の22〉
　①　当該資料は、これを作成することを目的として行われた調査又は試験において得られた結果に基づき正確に作成されたものであること
　②　①の調査又は試験において、申請に係る医療機器についてその申請に係る品質、有効性又は安全性を有することを疑わせる調査結果、試験成績等が得られた場合には、当該調査結果、試験成績等についても検討及び評価が行われ、その結果が当該資料に記載されていること
　③　当該資料の根拠になった資料は、製造販売の承認（条件及び期限を付した緊急承認を除く）を与える又は与えない旨の処分の日まで保存されていること。ただし、資料の性質上その保存が著しく困難であると認められるものにあっては、この限りではない。

＜体外診断用医薬品の承認前試験＞

11　承認前試験とは、公衆衛生上特に重要な体外診断用医薬品について、国立感染症研究

所が、承認申請書に品目仕様として規定している性能を実地で確認することにより、品目仕様の適否を評価することを目的とする試験をいう。

承認前試験は、承認審査の一環として承認申請後に行われるものであり、承認申請書の備考欄に、承認前試験の対象品目である旨を記載する必要がある。

**12** 体外診断用医薬品の承認前試験の対象について、次のように示されている。〈R1/10/3 薬生機審発1003第1号〉

① 保健衛生上特別の注意を要する以下の感染症の診断に使用されるもの

(一) 輸血に関する感染症

梅毒、HBV(遺伝子及び HBs 抗原を対象とするもののみ)、HCV、HDV、HIV、HTLV

(二) 公衆衛生上特に重要な感染症

HAV、風疹ウイルス

② 血液型を判定するために使用されるもの

血液型判定用抗体基準(平成6年厚生省告示第204号)の収載品

## ＜医療機器等リスク管理計画＞

**13** 条件付き早期承認制度は、承認申請前に得られる限られた臨床データでは明らかにならないリスクへの対応を慎重に行うことが前提であるため、市販後においては医療機器等の使用条件の設定、市販後のデータ収集などの製造販売後のリスク管理を開発段階から計画する必要がある。

医療機器等リスク管理計画は、このような医療機器等の市販後の適正な使用を担保し、保健衛生上の危害防止を図ること等を目的としている。

**14** 医療機器等リスク管理計画について、次のように示されている。〈R2/8/31 薬生機審発0831第4号等〉

① 医療機器等リスク管理計画の策定

医療機器等の製造販売業者又は製造販売承認申請者は、常に医療機器等の適正使用を図り、ベネフィット・リスクバランスを適正に維持するため、安全性検討事項(略)を策定し、これを踏まえて、医療機器等安全性監視計画(略)及びリスク最小化計画を策定し、また、必要に応じて有効性に関する製造販売後の調査・試験の計画(略)を策定し、これらの計画の全体を取りまとめた医療機器等リスク管理計画書を作成する。

② 医療機器等リスク管理計画の策定における留意事項

医療機器等リスク管理計画の策定にあたっては、安全性検討事項に応じて、通常の医療機器等安全性監視活動及び通常のリスク最小化活動に加えて、追加の措置についてその手法とともに医療機器等リスク管理計画書に明確に記載する。なお、医療機器等リスク管理計画については、承認審査の過程においてその妥当性が検討されることになるので、その検討の内容を反映するため、審査報告書の記載内容との整合性を図って整備する。追加の措置の必要性を検討するにあたって考慮する点として、例えば以下の事項が挙げられる。

(一) 推定使用患者数

第5章第1節　医療機器等の製造販売業及び製造業（第23条の2—第23条の2の22）

　　㈡　使用方法
　　㈢　特定されているリスク集団
　　㈣　対象疾患の重篤性、合併症の重篤性及び背景発現率
　　㈤　不具合、副作用及び感染症(不具合等)がベネフィット・リスクバランス又は保健衛生の状況に対して及ぼす影響の大きさ
　　㈥　重大な不具合等の重篤度、頻度、可逆性及び予防可能性
　　㈦　リスク最小化活動の実施により期待される効果
　　㈧　不明なリスク集団(重要な不足情報)
　　㈨　海外での開発又は製造販売の状況
　　㈩　海外で実施されている調査・試験の状況及び結果
　　㈩一　海外で執られた安全対策
　③　医療機器等リスク管理計画の節目となる予定の時期の設定
　　　医療機器等リスク管理計画の策定にあたっては、各医療機器等安全性監視活動及びリスク最小化活動について、その結果の評価又は機構への報告を行う節目となる予定の時期を、活動ごとに設定し、医療機器等リスク管理計画書に記載する。
　　　節目となる予定の時期は、各医療機器等安全性監視活動及びリスク最小化活動ごとに設定するが、例えば、一つの活動で複数の安全性検討事項に関する検討を行う場合には、それぞれの安全性検討事項に関する目標を適切な時期に達成できるように、各安全性検討事項に対応した節目となる評価又は報告の予定の時期を設定し、活動全体の進捗状況及び個別の安全性検討事項に係る進捗状況を管理できるようにする。
　④　医療機器等リスク管理計画の見直し
　　　医療機器等リスク管理計画を一度策定した後にも、製造販売後の状況に応じて適切に見直しを行い、医療機器等のベネフィット・リスクバランスを適正に維持するよう、その内容を改訂する必要がある。医療機器等リスク管理計画に含まれるそれぞれの医療機器等安全性監視活動及びリスク最小化活動の実施状況に応じて見直しを行うことが必要であり、例えば、以下の時点に見直しが必要になる。
　　㈠　製造販売後に新たな安全性の懸念が判明した場合など、安全性検討事項の内容に変更があった時
　　㈡　使用状況により使用者の拡大を図る時期
　　㈢　医療機器等リスク管理計画で設定している節目となる時期
　　㈣　法令に基づく又は機構から指示されている定期的な報告の時期
　　㈤　医療機器等の使用成績評価申請を行う時期
⇒　上記①の「リスク最小化計画」とは、医療機器等の承認時までに得られた情報、当該医療機器等の製造販売後に医療機器等安全性監視活動により収集された安全性等に関する情報及び関連学会が作成する適正使用基準等に基づき、当該医療機器等のリスクを最小に抑え、ベネフィット・リスクバランスを適切に維持するために実施する個々のリスク最小化活動の全般を束ねたものをいう。リスク最小化活動には、すべての医療機器等において通常行われる活動と、医療機器等の特性等を踏まえ、必要に応じて通常のリ

スク最小化活動に追加して行われる活動があり、次のように示されている。〈R2/8/31 薬生機審発0831第4号等〉

(1) 通常のリスク最小化活動

　　医療機器等の形状・構造及び原理、使用目的又は効果、使用方法等の製造販売承認事項並びに当該医療機器等の使用上の注意を記載した添付文書を作成し、また、必要に応じて改訂し、その内容を医療関係者に対して情報提供することは、通常に行われるべきリスク最小化活動であり、その実施体制と併せて通常のリスク最小化活動として要約する。

(2) 追加のリスク最小化活動

　　追加のリスク最小化活動として、通常行われる添付文書情報の提供に加えて、以下に示すような適正使用管理活動等がある。その他、特に安全性検討事項について行われる医療関係者への情報提供、当該医療機器等の使用の対象となる患者への情報提供等がある。個別の医療機器等の特性に応じて、これらのリスク最小化活動の実施の必要性及び組合せを検討し、追加のリスク最小化計画を策定する。

　① 適正使用管理活動

　　㈠ 関連学会による適正使用基準の策定

　　　　医療機器等の特性や対象疾患の性質等にかんがみ、適正使用による安全性の確保を目的として、関連学会と協力の上、適正使用基準を作成する。適正使用基準には、実施医、実施施設等の要件を規定するほか、使用にあたって特に注意が必要な症例や合併症への対応方法、講習、トレーニング、プロクタリング等の実施計画、実施施設を拡大する場合の考え方等が含まれる。関連学会としては、日本医学会又は日本歯科医学会の分科会(分科会)が考えられ、当該品目の使用及び使用に当たって発生しうる合併症の治療に関連の深い学会が関与することを基本とする。分科会以外の学会が主体となる場合は、分科会との関係及び適正使用基準の作成等に当たり、必要に応じ、分科会の協力が得られることを説明する。

　　㈡ 適正使用基準を遵守するための必要な措置

　　　　㈠の適正使用基準を踏まえ、医療機器等の使用方法等に関する教育訓練の受講等、知識及び経験を確保するための教育訓練のプログラムを関連学会と連携の上、製造販売業者において策定、実施する。また、適正使用基準で定めた施設基準を満たしうる医療機関に対して医療機器等を納入する等、製造販売にあたって必要な措置を講ずる。これらの措置内容は、医療機器等リスク管理計画の中で規定する。また、適正使用基準の遵守状況については、製造販売業者において定期的に確認すること。確認の頻度、方法等についてはあらかじめ計画しておく。

　② その他のリスク最小化活動

　　追加のリスク最小化活動は、適正使用基準に基づく医師や施設の要件等の遵守を基本とするが、その他に以下のようなことも考慮する。

　　㈠ 適用患者の慎重な選定

　　　　医療機器等の有効性、安全性を確保する上で、適用対象となる患者を特に慎重

第5章第1節　医療機器等の製造販売業及び製造業(第23条の2—第23条の2の22)

に選定する必要がある医療機器等については、患者の状態、既往歴、治療歴、併用医薬品、併用医療機器又は併用再生医療等製品を含む状況を勘案した条件を設定する。特に注意を要する場合には、患者の条件への適合性に係る事前確認の確保やモニタリングの実施、医療機器等の製造販売業者における使用患者の登録等を求める。

(二) 適用に際しての患者への説明の実施

医療機器等の使用に伴い致命的な不具合等の発現リスクが高く、その早期発見やその際の主治医への連絡体制の確保等を図る上で、患者側の理解が特に必要とされる医療機器等については、適用に先立ち、患者及びその家族に対して医療機器等の有効性、安全性等に関する説明を十分に行い、同意を得た上で適用する旨の条件を設定する。また、特定の重篤なリスクを回避するため、患者側の理解を補助し、注意を徹底するために患者向けの資材や教育プログラム等の提供を行う。

(三) 特定の検査等の実施

医療機器等の適用患者の適切な選択や、医療機器等の使用により発現が予測される特定の不具合等を防止するため、医療機器等の適用前又は適用後に特定の検査等を実施する旨の条件を設定する。

(四) 表示、容器・包装等の工夫

ヒューマンエラー防止等の観点から、医療機器等の表示、容器・包装等にタグをつけるなど特別の措置を講じる。

(3) 追加のリスク最小化活動の実施計画

追加のリスク最小化活動が実施可能となるよう、医療機器等リスク管理計画書を記載する。そのため、医療機器等リスク管理計画書には、実施中及び実施を計画している各リスク最小化活動について、以下の事項等を含んだ概要を簡潔に記載する。

① 安全性検討事項
② 当該リスク最小化活動の目的
③ 当該リスク最小化活動の具体的内容
④ 当該リスク最小化活動を実施する根拠
⑤ 当該リスク最小化活動の結果に基づいて実施される可能性のある追加の措置及びその開始の決定基準
⑥ 当該リスク最小化活動の実施状況及び得られた結果の評価、又は機構への報告を行う節目となる予定の時期及びその根拠

■第23条の2の5第4項■

> 第一項の承認の申請に係る医療機器又は体外診断用医薬品が、第八十条の六第一項に規定する原薬等登録原簿に収められている原薬等を原料又は材料として製造されるものであるときは、第一項の承認を受けようとする者は、厚生労働省令で定めるところにより、当該原薬等が同条第一項に規定する原薬等登録原簿に登録されていることを証する書面をもって前項の規定により添付するものとされた資料の一部に代えることができる。

【趣旨】

本規定は、原薬等登録原簿に収められている原薬等を原料又は材料とする医療機器等である場合は、その原薬等が原薬等登録原簿に登録されていることを証する書面をもって、添付資料の一部に代えることができる旨を定めたものである。【法第14条第4項参照】

【解説】

1　承認の申請をしようとする者は、当該原薬の登録証の写し及び当該原薬等についての原薬等登録業者との契約書その他の当該原薬等を申請に係る品目に使用することを証する書類をもって、製造方法に関する資料の一部に代えることができる。〈則第114条の23〉


■第23条の2の5第5項■

> 厚生労働大臣は、第一項の承認の申請に係る医療機器又は体外診断用医薬品が、希少疾病用医療機器若しくは希少疾病用医薬品、先駆的医療機器若しくは先駆的医薬品又は特定用途医療機器若しくは特定用途医薬品その他の医療上特にその必要性が高いと認められるものである場合であつて、当該医療機器又は体外診断用医薬品の有効性及び安全性を検証するための十分な人数を対象とする臨床試験の実施が困難であるときその他の厚生労働省令で定めるときは、厚生労働省令で定めるところにより、第三項の規定により添付するものとされた臨床試験の試験成績に関する資料の一部の添付を要しないこととすることができる。

【趣旨】

本規定は、承認申請に係る医療機器又は体外診断用医薬品が、医療上特にその必要性が高いと認められるものである場合であって、十分な人数を対象とする臨床試験の実施が困難であるときは、臨床試験の試験成績に関する資料の一部の添付を要しないものとすることができる旨を定めたものである。【法第14条第5項参照】

【解説】

1　医療機器又は体外診断用医薬品の条件付き早期承認制度を創設するため、令和元年の法改正により本規定が新設された。

2　「その他の医療上特にその必要性が高いと認められるもの」として、以下のすべての

## 第5章第1節　医療機器等の製造販売業及び製造業（第23条の2—第23条の2の22）

要件に該当するものが考えらえる。
① 適応疾患が重篤であると認められること
② 既存の治療法、予防法又は診断方法ないこと、あるいは既存の治療法等と比較して有効性又は安全性が医療上明らかに優れていると認められること

⇒ 例えば、厚生労働省の「医療ニーズの高い医療機器等の早期導入に関する検討会」においてニーズ品目として選定された医療機器であって、上記①及び②の要件を満たし、かつ、希少疾病用医療機器、先駆的医療機器又は特定用途医療機器の指定を受けていない品目が該当すると考えらえる。

3 「厚生労働省令で定めるとき」は、次に掲げるときである。〈則第114条の22の2〉
① 承認の申請に係る医療機器又は体外診断用医薬品が、希少疾病用医療機器もしくは希少疾病用医薬品、先駆的医療機器もしくは先駆的医薬品又は特定用途医療機器もしくは特定用途医薬品その他の医療上特にその必要性が高いと認められるものである場合であって、当該医療機器もしくは体外診断用医薬品の有効性及び安全性を検証するための十分な人数を対象とする臨床試験もしくは臨床性能試験の実施が困難であるとき又はその実施に相当の時間を要すると判断されるとき
② 承認の申請に係る医療機器又は体外診断用医薬品が、希少疾病用医療機器もしくは希少疾病用医薬品、先駆的医療機器もしくは先駆的医薬品又は特定用途医療機器もしくは特定用途医薬品その他の医療上特にその必要性が高いと認められるもののうち、焼灼その他の物的な機能により人の身体の構造又は機能に影響を与えることを目的とする医療機器又は体外診断用医薬品であって、臨床試験又は臨床性能試験を実施しなくともその適正な使用を確保することができると認められるとき

4 条件付き早期承認制度の対象は、次の(1)又は(2)において示す要件のいずれにも該当する医療機器又は体外診断用医薬品(医療機器等)とする。〈R2/8/31 薬生機審発0831第2号〉
(1) 類型1
① 生命に重大な影響がある疾患又は病気の進行が不可逆的で日常生活に著しい影響を及ぼす疾患を対象とすること(以下、留意点)
　　対象疾患の概要、患者背景、申請予定品目の対象患者数等を端的に記載し、それらの情報の出典、根拠資料を示すこと
② 既存の治療法、予防法もしくは診断法がないこと、又は既存の治療法等と比較して著しく高い有効性又は安全性が期待されること(以下、留意点)
　㈠ 対象疾患に対する既存の治療方法等の有無、治療方法等がある場合はその内容(例：手技の内容、使用されている医療機器等、臨床データ)及び問題点を示し、申請予定品目が既存の医療機器等と比較してどのような点で優れているか記載すること。記載内容の根拠となる論文、国内外の診療ガイドライン、医学書等を出典として記載し、当該資料の写しを添付すること
　㈡ 国内で開発中の類似品目があれば、可能な範囲でその概要を説明すること
③ 一定の評価を行うための適切な臨床データを提示できること(以下、留意点)
　㈠ 入手可能な臨床試験、臨床性能試験等の成績の要旨を記載し、臨床的な有効性等

が認められること、想定されるリスクが許容可能であること等を説明すること。探索的な治験や海外の臨床試験、臨床性能試験等の成績が想定されるが、先進医療や臨床研究などのデータ、文献情報等も活用できる。原則として、個々の症例のデータが入手可能であること。記載内容の根拠となる論文等があれば出典として記載し、当該資料の写しを添付すること。試験の実施にあたって参照した基準や倫理指針、データの信頼性確保のために行われた対策等があれば説明すること

　㈡　実施中の臨床試験、臨床性能試験等がある場合はその概要を説明すること

④　新たな臨床試験又は臨床性能試験の実施に相当の困難があることを合理的に説明できること（以下、留意点）

　　これまでの開発状況及び臨床試験又は臨床性能試験の実施が困難な理由を具体的に記載すること。関連学会からの意見等があれば添付すること。また、新たに臨床試験又は臨床性能試験を実施することを想定した場合に、その実施に要すると考えられる期間等を説明すること

⑤　関連学会と緊密な連携の下で、適正使用基準を作成することができ、また、市販後のデータ収集及びその評価の計画を具体的に提示できること（以下、留意点）

　㈠　関連学会の協力が得られ、関連学会と連携して申請予定品目の適正使用基準を作成することができること。該当性概要には極力、適正使用基準の素案の内容、作成の進捗、市販後のデータ収集とその評価の計画等を簡潔に記載すること

　㈡　適正使用基準案には、実施医、実施施設等の要件を規定するほか、使用にあたって特に注意が必要な症例や合併症への対応方法、講習、トレーニング、プロクタリング等の実施計画、実施施設を拡大する場合の考え方等が含まれうる。関連学会としては、日本医学会又は日本歯科医学会の分科（分科会）が考えられ、申請予定品目の使用及び当該品目の使用にあたって発生しうる合併症の治療に関連の深い学会が関与することを基本とする。分科会以外の学会が主体となる場合は、分科会との関係及び適正使用基準の作成等にあたり、必要に応じ、分科会の協力が得られることを説明すること。また、学会の担当者の連絡先等を付記すること

　㈢　市販後のデータ収集及び評価の計画案には、データ収集の目的、方法、データの評価の方法とタイミング、適正使用基準案を踏まえた実施施設を拡大する場合の検討方法、収集した使用成績や不具合等の最新の情報を、当該医療機器等を使用する医師等に情報提供するための方法等を記載すること

　㈣　可能であれば、医療機器等リスク管理計画の案（適正使用基準の案、使用成績調査の計画等を含む）を添付すること

(2) 類型2

①　焼灼その他の物的な機能により人体の構造又は機能に影響を与えることを目的とする医療機器又は体外診断用医薬品であって、医療上特にその必要性が高いと認められるものであること（以下、留意点）

　　申請予定品の形状、構造、原理等の概要、対象疾患の概要、患者背景、対象患者数等を端的に記載し、それらの情報の出典、根拠資料を示すこと

② 既存の臨床データでは直接的に評価されていない適用範囲に関する有効性及び安全性について、一定の外挿性をもって評価を行うための適切な臨床データを提示できること(以下、留意点)

　(一) 入手可能な臨床試験、臨床性能試験等の成績の要旨を記載し、臨床的な有効性等が認められること、想定されるリスクが許容可能であること等を説明すること。探索的な治験や海外の臨床試験、臨床性能試験等の成績が想定されるが、先進医療や臨床研究などのデータ、文献情報等も活用できる。原則として、個々の症例のデータが入手可能であること。記載内容の根拠となる論文等があれば出典として記載し、当該資料の写しを添付すること。試験の実施に当たって参照した基準や倫理指針、データの信頼性確保のために行われた対策等があれば説明すること

　(二) 実施中の臨床試験、臨床性能試験等がある場合はその概要を説明すること

③ 新たな臨床試験又は臨床性能試験を実施しなくとも、その適正な使用を確保できることを合理的に説明できること(以下、留意点)

　これまでの開発状況及び臨床試験又は臨床性能試験の実施を新たに行わなくとも、その適正な使用を確保できると考える理由を具体的に記載すること。なお、適正使用の確保に関する関連学会からの意見等があれば添付すること

④ 関連学会と緊密な連携の下で、適正使用基準を作成することができ、また、市販後のデータ収集及びその評価の計画を具体的に提示できること

**5** 臨床試験の試験成績に関する資料の一部の添付を要しないこととする場合の手続として、次のとおり定められている。〈則第114条の22の3〉

① 承認の申請をしようとする者は、臨床試験又は臨床性能試験の試験成績に係るものの添付を要しないこととすることを申し出ることができる。

② ①の申出は、承認の申請書に免除要件の該当性に関する資料を添付して厚生労働大臣に提出することによって行う。

　※「厚生労働大臣に提出」とあるが、品質、有効性及び安全性に関する調査(法第23条の2の5第13項)を機構に行わせる場合は、機構を経由して厚生労働大臣に提出する。

③ 厚生労働大臣は、②により提出された申請書及び免除要件の該当性に関する資料により、承認の申請に係る医療機器又は体外診断用医薬品が免除要件(則第114条の22の2)のいずれかに該当すると認めるときは、臨床試験等の試験成績の提出免除ができる。

　※「臨床試験等の試験成績の提出免除」とは、臨床試験又は臨床性能試験の試験成績に係るものの添付を要しないこととすることをいう。

④ 厚生労働大臣は、承認の申請書及びその添付資料により、承認の申請に係る医療機器又は体外診断用医薬品が免除要件(則第114条の22の2)のいずれかに該当すると認めるときは、臨床試験等の試験成績の提出免除ができる。

⑤ 次のいずれかに該当するときは、臨床試験等の試験成績の提出免除をしてはならない。

　(一) 当該医療機器又は体外診断用医薬品の有効性及び安全性を評価することが可能となる臨床試験又は臨床性能試験の試験成績その他必要な資料が存在しないとき

　(二) その使用及び取扱いに係る条件の設定及び医療機器等リスク管理(GVP第2条第4

項)を実施しても当該医療機器又は体外診断用医薬品の有効性及び安全性を確保することが困難であるとき
⑥ ③及び④の場合において、申請者は、当該医療機器又は体外診断用医薬品の使用に関連する医学医術に関する学術団体と連携して当該医療機器又は体外診断用医薬品の適正な使用を確保するために必要な基準を作成するための計画を含む医療機器等リスク管理計画書(GVP 第9条の3第1項第1号)を厚生労働大臣に提出しなければならない。
　※「厚生労働大臣に提出」とあるが、品質、有効性及び安全性に関する調査(法第23条の2の5第13項)を機構に行わせる場合は、機構を経由して厚生労働大臣に提出する。

■第23条の2の5第6項■

　第二項第三号の規定による審査においては、当該品目に係る申請内容及び第三項前段に規定する資料に基づき、当該品目の品質、有効性及び安全性に関する調査を行うものとする。この場合において、当該品目が同項後段に規定する厚生労働省令で定める医療機器又は体外診断用医薬品であるときは、あらかじめ、当該品目に係る資料が同項後段の規定に適合するかどうかについての書面による調査又は実地の調査を行うものとする。

【趣旨】

　本規定は、承認審査においては、その申請内容及び添付資料に基づき、品質、有効性及び安全性に関する調査を行うとともに、あらかじめ、その添付資料の信頼性調査を行う旨を定めたものである。【法第14条第6項参照】


■第23条の2の5第7項■

　第一項の承認を受けようとする者又は同項の承認を受けた者は、その承認に係る医療機器又は体外診断用医薬品が政令で定めるものであるときは、その物の製造管理又は品質管理の方法が第二項第四号に規定する厚生労働省令で定める基準に適合しているかどうかについて、当該承認を受けようとするとき、及び当該承認の取得後三年を下らない政令で定める期間を経過するごとに、厚生労働大臣の書面による調査又は実地の調査を受けなければならない。

【趣旨】

　本規定は、製造販売の承認を受けようとする者に対し、申請品目の QMS 調査を受けることを義務づけたものである。また、承認を受けた者に対し、承認後5年ごとに当該調査を受けることを義務づけている。

第5章第1節　医療機器等の製造販売業及び製造業(第23条の2—第23条の2の22)

**解説**

1　「政令で定めるもの」は、承認を要する医療機器又は体外診断用医薬品である。〈令第37条の20〉

2　「その物の製造管理又は品質管理の方法」とあり、「その物の製造所における製造管理又は品質管理の方法」とはしていない。このように、QMS調査は一つの製品について製造所ごとに行われるのではなく、一つの製品についてその製造工程全体を一つのシステムとして捉えて行うこととしている。

3　「政令で定める期間」は、5年である。〈令第37条の21〉

4　「書面による調査又は実地の調査」は、医療機器等の製造管理又は品質管理の方法がQMSに適合しているかどうかについて、品目ごとに行われる調査のこと。QMS調査と呼ばれる。

5　QMS調査の申請書には、次に掲げる書類を添えなければならない。〈則第114条の28第2項〉
① 当該調査に係る品目の製造管理及び品質管理に関する資料
② 当該調査に係る製造販売業者及びすべての製造所における製造管理及び品質管理に関する資料

6　QMS調査の具体的運用については、「基準適合証及びQMS適合性調査申請の取扱いについて(平成29年7月31日薬生監麻発0731第10号等)」参照

7　都道府県知事が行った製造販売業許可に係る医療機器等のQMS調査である場合、当該調査を行った者は、遅滞なく、その結果を当該都道府県知事に通知しなければならない。〈令第37条の23〉

8　厚生労働大臣は台帳を備え、次に掲げる事項を記載する。〈令第37条の24第1項、則第114条の30〉
① 調査結果及び結果通知年月日
② 当該品目の名称
③ 当該品目に係る製造販売の承認を受けようとする者又は承認を受けた者の氏名及び住所
④ 承認番号及び承認年月日(③の者が既に当該品目に係る製造販売の承認を受けている場合に限る)
⑤ 当該品目が属する区分(法第23条の2の5第8項第1号)
⑥ 当該品目を製造する製造所の名称及び所在地
⑦ 当該品目の製造業者又は外国製造業者の氏名及び住所
⑧ ⑦の製造業者又は外国製造業者の登録番号及び登録年月日
⑨ 基準適合証を交付した場合にあっては、その番号
⑩ 追加的調査結果証明書を交付した場合にあっては、その番号
⑪ 基準適合証に係るQMS調査を行った場合にあっては、当該調査を行った旨及び当該調査の対象となった医療機器等の該当する区分(則第114条の34第2項)

9　本規定に違反したときは、製造販売の承認の取消事由に該当する。〈法第74条の2第3項第3号〉

■**第23条の2の5第8項**■

第一項の承認を受けようとする者又は同項の承認を受けた者は、その承認に係る医療機器又は体外診断用医薬品が次の各号のいずれにも該当するときは、前項の調査を受けることを要しない。

一　第一項の承認を受けようとする者又は同項の承認を受けた者が既に次条第一項の基準適合証又は第二十三条の二の二十四第一項の基準適合証の交付を受けている場合であって、これらの基準適合証に係る医療機器又は体外診断用医薬品と同一の厚生労働省令で定める区分に属するものであるとき。

二　第一項の承認に係る医療機器又は体外診断用医薬品を製造する全ての製造所(当該医療機器又は体外診断用医薬品の製造工程のうち滅菌その他の厚生労働省令で定めるもののみをするものを除く。以下この号において同じ。)が、前号の基準適合証に係る医療機器又は体外診断用医薬品を製造する製造所(同項の承認に係る医療機器又は体外診断用医薬品の製造工程と同一の製造工程が、当該製造所において、同号の基準適合証に係る医療機器又は体外診断用医薬品の製造工程として行われている場合に限る。)であるとき。

**趣 旨**

本規定は、①対象品目が基準適合証に係る品目と同一の区分に属するものであるとき、②対象品目を製造するすべての製造所が基準適合証に係る品目を製造する製造所であるとき、のいずれにも該当するときは、QMS調査が免除される旨を定めたものである。

**解 説**

1　QMS調査の合理化を図るため、平成25年の法改正により本規定が新設された。これについて次のように整理することができる。

①　従前、医療機器等の承認(又は認証)を受けようとする者は、品目ごとに、その製造所における製造管理又は品質管理の方法がQMS基準に適合していることを確認するため、QMS調査を受けなければならなかった。

また、既に承認(又は認証)を受けている者であっても、品目ごとに、定期的にQMS調査を受けることが求められていた。

②　とはいえ、医療機器等の場合、多くの部品から構成され、多くの製造工程を経て製造されるという特性を有することを踏まえると、個々の製造業者ではなく、製造販売業者に一括して製造管理及び品質管理の基準適合性の責務を担わせるべきである。

そうした考え方から、平成25年の法改正により、医療機器等の製造業を「許可制」から「登録制」に変更して規制を緩めるとともに、基準適合性の確認対象を定める法令上の文言が「その物の製造所における製造管理又は品質管理の方法」から、単に「その物の製造管理又は品質管理の方法(法第23条の2の5第2項、第23条の2の23第2項)」に改められた。

③　これと併せて、平成25年の法改正により、QMS調査の合理化を図る観点から、QMS調査を「品目ごと」から「区分ごと」に実施できることに改められた。これは、医療

第5章第1節　医療機器等の製造販売業及び製造業(第23条の2—第23条の2の22)

機器等の場合、その製造管理又は品質管理の方法は品目ごとに異なっているわけではなく、一定の区分に属するものであれば同様であることを考慮したものである。

④　そこで、医療機器等の製品 A の製造管理又は品質管理の方法の基準適合性が確認され、その製造所が記載された基準適合証が交付されている場合には、同一の区分に属する別の製品 B に関する QMS 調査が免除されることになった。

2　「前項の調査」とは、医療機器等の製造管理又は品質管理の方法の基準適合性調査(QMS 調査)をいう。

<第1号>

3　本号は、承認を受けようとする者又は承認を受けた者が、既に基準適合証の交付を受けている場合であって、その基準適合証に係る品目と同一の区分に属する医療機器等であるときを、QMS 調査の免除要件の一つとしたものである。

4　「次条第一項の基準適合証」とは、承認に係る品目の製造管理又は品質管理の方法が QMS 基準に適合していることを証するものとして、厚生労働大臣が交付する基準適合証をいう。

5　「第二十三条の二の二十四第一項の基準適合証」とは、認証に係る品目の製造管理又は品質管理の方法が QMS 基準に適合していることを証するものとして、登録認証機関が交付する基準適合証をいう。

6　「厚生労働省令で定める区分」は、次のとおりである。〈H26/8/6 厚生労働省令第 95 号〉

(1) 製品群区分は、品目調査医療機器等及び一般的名称調査医療機器等を除き、次に掲げる医療機器等の種類に応じ、それぞれに掲げる区分とする。

　※「一般的名称調査医療機器等」とは、一般的名称ごとに調査を行うべきものとして厚生労働大臣が指定する医療機器等をいうが、現在のところ、指定されたものはない。

①　特定高度管理医療機器(クラスⅣ)については、別表第 1(略)に掲げる区分

②　①の医療機器以外の医療機器等(クラスⅡ／Ⅲの医療機器、体外診断用医薬品)については、別表第 2(略)に掲げる区分

(2) 一般的名称調査医療機器等の製品群区分は、医療機器にあっては①に掲げる区分とし、体外診断用医薬品にあっては②に掲げる区分とする。

①　当該医療機器が属する一般的名称を、以下の医療機器の種類別に細分した区分

　㈠　生物由来製品たる滅菌医療機器

　㈡　滅菌医療機器(㈠に該当するものを除く)

　㈢　生物由来製品たる非滅菌医療機器

　㈣　非滅菌医療機器(㈢に該当するものを除く)

②　当該体外診断用医薬品が属する一般的名称を、以下の体外診断用医薬品の種類別に細分した区分

　㈠　放射性医薬品たる体外診断用医薬品

　㈡　体外診断用医薬品(㈠に該当するものを除く)

(3) (1)にかかわらず、別表第 1 又は別表第 2 に掲げる区分に該当する区分がない医療機器等(品目調査医療機器等及び一般的名称調査医療機器等を除く)の製品群区分は、医

療機器にあっては①に掲げる区分とし、体外診断用医薬品にあっては②に掲げる区分とする。
① 当該医療機器が属する一般的名称を、以下の医療機器の種類別に細分した区分
　㈠ 生物由来製品たる滅菌医療機器
　㈡ 滅菌医療機器(㈠に該当するものを除く)
　㈢ 生物由来製品たる非滅菌医療機器
　㈣ 非滅菌医療機器(㈢に該当するものを除く)
② 当該体外診断用医薬品が属する一般的名称を、以下の体外診断用医薬品の種類別に細分した区分
　㈠ 放射性医薬品たる体外診断用医薬品
　㈡ 体外診断用医薬品(㈠に該当するものを除く)

⇒ 上記(1)の「品目調査医療機器等」とは、品目ごとに調査を行うべきものとして厚生労働大臣が指定する医療機器等のことで、19のもの(例：腸線縫合糸)及び再製造単回使用医療機器が指定されている。〈H26/8/6 厚生労働省告示第317号〉

⇒ 医療機器(医療機器プログラムを除く)が、いずれの製品群区分に該当するかについては、「医療機器及び体外診断用医薬品の製品群の該当性について(平成26年9月11日薬食監麻発0911第5号)」参照

**7** 「厚生労働省令で定める区分」について、次のように整理することができる。

|  | 厚生労働省令で定める区分 | QMS調査 |
|---|---|---|
| クラスⅣの医療機器 | 別表第1に掲げる製品群 | 製品群ごと |
|  | 別表第1に掲げる製品群に当てはまらない医療機器 | 一般的名称ごと |
| クラスⅡ／Ⅲの医療機器 | 別表第2に掲げる製品群 | 製品群ごと |
|  | 別表第2に掲げる製品群に当てはまらない医療機器 | 一般的名称ごと |
| 体外診断用医薬品 | 別表第2に掲げる製品群 | 製品群ごと |
| 品目調査医療機器等 |  | 品目ごと |
| 一般的名称調査医療機器等 |  | 一般的名称ごと |

※「別表第1」「別表第2」とは、平成26年厚生労働省令第95号の別表第1、別表第2のこと

<第2号>

**8** 本号は、承認に係る品目を製造するすべての製造所が、基準適合証に係る品目を製造する製造所であるときを、QMS調査の免除要件の一つとしたものである。

**9** QMS調査の合理化及び効率化を図るため、令和元年の法改正により、本号が全面的に改められた。改正後のQMS調査の免除要件について、次のように整理することができる。
① 医療機器等の承認(又は認証)を受けようとする者は、その品目の製造管理又は品質管理の方法の基準適合性を確認するため、QMS調査を受けなければならない。また、医療機器等の(又は認証)を受けた者であっても、その承認(又は認証)後、定期的にQMS

### 第5章第1節　医療機器等の製造販売業及び製造業(第23条の2—第23条の2の22)

調査を受けなければならない(法第23条の2の5第7項、第23条の2の23第4項)。

② そして、①のQMS調査の結果、その品目の製造管理又は品質管理の方法の基準適合性の確認がなされた場合、それを証するものとして基準適合証が交付される(法第23条の2の6第1項、第23条の2の24第1項)。

③ さて、①にかかわらず、従前、以下のすべての要件を満たす場合には、QMS調査を免除することとしていた。

　㈠ 医療機器等の承認・認証を受けようとする者又は受けた者が既に基準適合証の交付を受けており、その基準適合証に係る品目と同一の区分に属する品目であること

　㈡ ㈠の基準適合証に係る品目を製造する「すべての」製造所(製造工程のうち滅菌や最終製品の保管等のみをする製造所を除く)と同一の製造所において製造されること

④ とはいえ実際のところ、医療機器等の製造に関しては、市場への安定供給の確保等の観点から、一つの製造工程につき複数の製造所が記載された基準適合証の交付を受けるケースが数多く存在する。このようなケースの場合、基準適合証に登録されている製造所の一部において同一の区分に属する別の品目を製造しようとするときは、③㈡の要件に抵触し、あらためてQMS調査を受けなければならないことになる。

　しかしながら、基準適合証において、各製造所のQMS適合性は既に確認されていることから、基準適合証に記載された製造所の一部で製造する場合に、あらためてQMS調査を実施する必要性はない。

⑤ そこで、令和元年の法改正により、一つの製造工程につき複数の製造所が記載された基準適合証の交付を受け、当該製造所の一部において同一の区分に属する別の品目を製造する場合においても、QMS調査を免除することに改められた。

⑥ 具体的には、以下のような取扱いとなる。

　㈠ 従前より当該品目のQMS調査が免除されたケース

　　・基準適合証　【東京　甲　乙　丙】
　　　当該品目　　【東京　甲　乙　丙】

　　・基準適合証　【東京　甲　乙　　】【大阪　　　乙　丙】
　　　当該品目　　【東京　甲　乙　　】【大阪　　　乙　丙】

　㈡ 令和元年の法改正により当該品目のQMS調査が免除されることになったケース

　　・基準適合証　【東京　甲　乙　丙】【大阪　甲　乙　丙】【愛知　甲　乙　丙】
　　　当該品目　　【東京　甲　乙　丙】【大阪　甲　乙　丙】

　　・基準適合証　【東京　甲　乙　　】【大阪　　　乙　丙】【愛知　　　　　丙】
　　　当該品目　　【東京　甲　　　　】【大阪　　　乙　　】

　　・基準適合証　【東京　甲　　　　】【大阪　　　乙　丙】【愛知　甲　乙　丙】
　　　当該品目　　【東京　甲　　　　】【大阪　　　乙　丙】

　　・基準適合証　【東京　甲　乙　　】【大阪　　　乙　丙】【愛知　　　　　丙】
　　　当該品目　　【東京　甲　　　　】【大阪　　　乙　　】【愛知　　　　　丙】

　㈢ 令和元年の法改正後においても当該品目のQMS調査が免除されないケース

　　・基準適合証　【東京　甲　　　　】【大阪　　　乙　　】【愛知　　　　　丙】

|当該品目|【東京　　　丙】【大阪　　乙　】【愛知 甲　　　】|
|基準適合証|【東京 甲　　】【大阪　　乙　】【愛知　　　丙】|
|当該品目|【東京 甲 乙 丙】|
|基準適合証|【東京 甲 乙 丙】|
|当該品目|【東京 甲　　】【大阪　　乙 丙】|
|基準適合証|【東京 甲 乙 丙】|
|当該品目|【東京 甲 乙 丙】【大阪 甲 乙 丙】|

※「当該品目」とは、QMS調査の免除の可否が問われる品目のこと
※「東京」「大阪」「愛知」とは、東京製造所、大阪製造所、愛知製造所のこと
※「甲」「乙」「丙」とは、甲製造工程、乙製造工程、丙製造工程のこと

10　「厚生労働省令で定めるもの」は、次に掲げる製造工程である。〈則第114条の32〉
　① 滅菌
　② 最終製品の保管
　③ その他厚生労働大臣が適当と認める製造工程

■第23条の2の5第9項■

> 前項の規定にかかわらず、厚生労働大臣は、第一項の承認に係る医療機器又は体外診断用医薬品の特性その他を勘案して必要があると認めるときは、当該医療機器又は体外診断用医薬品の製造管理又は品質管理の方法が第二項第四号に規定する厚生労働省令で定める基準に適合しているかどうかについて、書面による調査又は実地の調査を行うことができる。この場合において、第一項の承認を受けようとする者又は同項の承認を受けた者は、当該調査を受けなければならない。

【趣旨】

本規定は、厚生労働大臣は、QMS調査の免除の要件に該当する場合であっても、必要があると認めるときは、追加的調査を行うことができる旨を定めたものである。この場合において、承認を受けようとする者又は承認を受けた者に対し、当該調査を受けることを義務づけている。

【解説】

1　「書面による調査又は実地の調査」は、追加的調査と呼ばれる。
2　厚生労働大臣は、次に掲げる場合、追加的調査等を行う。〈則第114条の33第1項〉
　① 承認に係る医療機器が、製造販売の承認の条件(法第79条第1項)として当該承認を受けた者に対し追加的調査を受けなければならないとされた再製造単回使用医療機器である場合
　　※ 当該追加的調査は「再製造単回使用医療機器定期確認調査」と呼ばれる。
　② 承認に係る医療機器が、次のいずれかの区分に該当するものである場合(当該医療機器

について有効な基準適合証が交付されており、かつ、当該基準適合証に係るQMS調査等において、当該区分の特性に応じて必要となる調査が行われていない場合に限る）
　　※「QMS調査等」とは、承認に係るQMS調査、変更計画に係るQMS調査又は認証に係るQMS調査のこと
　㈠ 原材料の一部として医薬品又は再生医療等製品が組み込まれたもの
　㈡ 特定生物由来製品
　㈢ マイクロマシンであるもの
　　　※「マイクロマシン」とは、電気その他のエネルギーを利用する医療機器又は体外診断用医薬品であって、その直径が3ミリメートル以下であり、かつ、その部品の直径が1ミリメートル以下であるものをいう。
　㈣ 製造工程においてナノ材料が使用されるもの
　　　※「ナノ材料」とは、縦もしくは横の長さ又は高さが1ナノメートル以上100ナノメートル以下の物質から成る材料のこと
　㈤ 当該医療機器のすべてが、最終的に人体に吸収されることが想定されるもの（㈡を除く）
　㈥ 特定医療機器
　㈦ 再製造単回使用医療機器
③ 承認に係る医療機器が、次のいずれにも該当するものである場合
　㈠ 滅菌医療機器であること
　　　※「滅菌医療機器」とは、製造工程において滅菌される医療機器のこと
　㈡ 当該医療機器について有効な基準適合証が交付されていること
　㈢ 当該医療機器の滅菌の方法が、㈡の基準適合証に係るQMS調査等を受けた医療機器の滅菌の方法と異なるものであること
　㈣ 当該医療機器の滅菌を行う製造所について、過去5年以内に、当該医療機器の滅菌の方法と同一の滅菌の方法について当該製造所が記載された基準適合証及び②の調査結果証明書（調査結果が適合であるものに限る）又は変更計画適合性確認通知書（則第114条の45の9第3項）が交付されていないこと
④ 承認に係る体外診断用医薬品が、次のいずれかの区分に該当するものである場合（当該体外診断用医薬品について有効な基準適合証が交付されており、かつ、当該基準適合証に係るQMS調査等において、当該区分の特性に応じて必要となる調査が行われていない場合に限る）
　㈠ 生物由来製品
　㈡ マイクロマシンであるもの
　㈢ 製造工程においてナノ材料が使用されるもの
⑤ 承認に係る医療機器又は体外診断用医薬品について、次のいずれにも該当するものである場合
　㈠ 当該医療機器等について有効な基準適合証が交付されていること
　㈡ 当該医療機器等を製造する製造所のうち、滅菌、最終製品の保管その他厚生労働大臣が適当と認める製造工程について、例外的製造所があること

※「例外的製造所」とは、記載製造所と同一でない製造所のこと
　　　※「記載製造所」とは、基準適合証に記載された製造所のこと
　㈢ 過去5年以内に当該例外的製造所が記載された基準適合証(当該基準適合証に記載された当該例外的製造所に係る製造工程が当該医療機器等に係る当該例外的製造所の製造工程を含むものに限る)及び追加的調査結果証明書(当該調査結果証明書に記載された当該例外的製造所に係る製造工程が当該医療機器等に係る当該例外的製造所の製造工程を含み、かつ、調査結果が適合であるものに限る)又は変更計画適合性確認通知書(当該変更計画適合性確認通知書に記載された当該例外的製造所に係る製造工程が当該医療機器等に係る当該例外的製造所の製造工程を含むものに限る)が交付されていないこと
　　　※「当該例外的製造所」とあるが、複数ある場合にあっては、それぞれの例外的製造所をいう。
⑥ 承認に係る医療機器又は体外診断用医薬品について、次のいずれにも該当するものである場合
　㈠ 当該承認に係る医療機器等について有効な基準適合証が交付されており、かつ、当該基準適合証に記載された申請者が、当該承認を受けようとする者と異なる者であること
　㈡ ㈠の基準適合証に係る医療機器等の承認取得者又は認証取得者の地位が、当該承認を受けようとする者に承継されていること
　㈢ ㈡の承継があった日以降、㈠の基準適合証に係る医療機器等と同一の区分(法第23条の2の5第8項第1号)に属する医療機器等(当該承継に係る医療機器等を製造するすべての製造所(滅菌、最終製品の保管等の製造工程のみをするものを除く)が当該基準適合証に係る医療機器等を製造する製造所(当該承認に係る医療機器等の製造工程と同一の製造工程が、当該製造所において、当該基準適合証に係る医療機器等の製造工程として行われている場合に限る)であるものに限る)について、追加的調査又は変更計画に係るQMS調査が行われていないこと
⑦ その他厚生労働大臣が必要と認める場合

**3** 追加的調査の申請書には、次に掲げる書類を添えなければならない。〈令第37条の22第1項、則第114条の28第2項〉
① 追加的調査に係る品目の製造管理及び品質管理に関する資料
② 追加的調査に係る製造販売業者及びすべての製造所における製造管理及び品質管理に関する資料

**4** 厚生労働大臣は、再製造単回使用医療機器定期確認調査又は追加的調査を行ったときは、その結果を証するものとして、追加的調査結果証明書を交付する。〈則第114条の33第2項〉

⇒ 追加的調査を受ける者には、既に当該製品群に係る基準適合証の交付がなされていることから、追加的調査の結果により基準適合証は交付されない。

**5** 本規定に違反したときは、製造販売の承認の取消事由に該当する。〈法第74条の2第3項第3号〉

第5章第1節　医療機器等の製造販売業及び製造業(第23条の2—第23条の2の22)

■第23条の2の5第10項■

> 厚生労働大臣は、第一項の承認の申請に係る医療機器又は体外診断用医薬品が、希少疾病用医療機器若しくは希少疾病用医薬品、先駆的医療機器若しくは先駆的医薬品又は特定用途医療機器若しくは特定用途医薬品その他の医療上特にその必要性が高いと認められるものであるときは、当該医療機器又は体外診断用医薬品についての第二項第三号の規定による審査又は第七項若しくは前項の規定による調査を、他の医療機器又は体外診断用医薬品の審査又は調査に優先して行うことができる。

**趣旨**

　本規定は、厚生労働大臣は、申請品目が希少疾病用医療機器、希少疾病用医薬品、先駆的医療機器、先駆的医薬品、特定用途医療機器又は特定用途医薬品であるときは、①品質、有効性及び安全性に関する審査、②QMS調査又は追加的調査を優先して行うことができる旨を定めたものである。

**解説**

1　従前、希少疾病用医療機器又は希少疾病用医薬品その他の医療上特にその必要性が高いと認められるものが優先審査の対象となっていたが、令和元年の法改正より、先駆的医療機器、先駆的医薬品、特定用途医療機器及び特定用途医薬品が追加された。

2　優先的な審査等の指定を受けるプログラム医療機器は、次の①から③までのすべての要件を満たすこととされている。なお、すべての要件を満たす場合であっても、当該プログラム医療機器と同等の原理に基づく使用目的又は効果を有する他の医療機器が既に承認されている場合は、原則として指定されない。〈R5/6/30 薬生機審発0630第2号〉

① 治療法、診断法又は予防法の画期性の要件

　　原則として、プログラム医療機器としての原理が、既存の医療機器(プログラム医療機器を含む)、又は標準的な治療法、診断法もしくは予防法と比べて明らかに異なるものであり、その治療法、診断法又は予防法が画期的であること

② 対象疾患に係る医療上の有用性の要件

　　以下のいずれかに該当するものであること

㈠　根治療法となり得る既存の治療法がない、又は既存の予防法もしくは診断法がない疾患において、臨床上の必要性が高く、臨床試験等(公的な競争的資金により実施された臨床研究を含む)において有効性及び安全性が見込まれること

㈡　臨床試験等において、既存の治療法、予防法もしくは診断法に比べて高い有効性及び安全性が見込まれること

㈢　臨床試験等において、既存の治療法、予防法もしくは診断法に比べて同等以上の有効性及び安全性が見込まれていることに加え、患者の肉体的・精神的な負担等の観点から、既存の治療法、予防法又は診断法と比べて医療上特に有用であると見込まれること

　　例えば、以下のような例が挙げられる。

- 根治率の向上や合併症の軽減等を可能とする疾病治療用プログラム
- 重篤な疾病の早期発見を可能とする疾病診断用プログラム
- 発作の兆候を検知して転倒を回避するための行動を促す疾病診断用プログラム
- 既存の診断法と比較して明らかに高い診断性能により従来の診療フローの改善が可能な疾病診断用プログラム
- 難治性疾患における治療薬の減量・休薬等が可能な疾病治療用プログラム
- 既存の侵襲性が高い検査・診断法と同等の検査・診断を侵襲なく実施できる疾病診断用プログラム

③ 世界に先駆けて日本で早期開発及び承認申請する意思並びに体制の要件

　日本における早期開発を重視し、世界に先駆けて又は同時に日本で承認申請される予定のものであること。それに加えて、総合機構で実施されている先駆け総合評価相談を活用し承認申請できる体制及び迅速な承認審査に対応できる体制を有していること
　※「同時に日本で承認申請される予定」とあるが、最初の国の承認申請を起算日とし、同日から30日以内の申請は同時申請とみなす。ただし、申請日と申請受理日が存在する国においては、申請受理日を起算日とする。

■第23条の2の5第11項■

> 厚生労働大臣は、第一項の承認の申請があつた場合において、申請に係る医療機器が、既にこの条又は第二十三条の二の十七の承認(第二十三条の二の六の二第一項(第二十三条の二の十七第五項において準用する場合を含む。)の規定により条件及び期限を付したものを除く。)を与えられている医療機器と構造、使用方法、効果、性能等が明らかに異なるときは、第一項の承認について、あらかじめ、薬事審議会の意見を聴かなければならない。

趣旨

　本規定は、厚生労働大臣に対し、申請品目の構造、使用方法、効果、性能等が、既存のものと明らかに異なるときは、あらかじめ、薬事審議会の意見を聴くことを義務づけたものである。

解説

1　「(第二十三条の二の六の二第一項(第二十三条の二の十七第五項において準用する場合を含む。)の規定により条件及び期限を付したものを除く。)」とあるが、これは、令和4年の法改正により追加された文言で、条件及び期限を付した緊急承認を与えられている医療機器は、先発品の扱いにならない旨を明らかにしたものである。
2　「明らかに異なるとき」とは、申請品目が、新医療機器に相当するものである場合をいう。

第5章第1節　医療機器等の製造販売業及び製造業(第23条の2―第23条の2の22)

■第23条の2の5第12項■

> 　厚生労働大臣は、第一項の承認の申請に関し、第五項の規定に基づき臨床試験の試験成績に関する資料の一部の添付を要しないこととした医療機器又は体外診断用医薬品について第一項の承認をする場合には、当該医療機器又は体外診断用医薬品の使用の成績に関する調査の実施、適正な使用の確保のために必要な措置の実施その他の条件を付してするものとし、当該条件を付した同項の承認を受けた者は、厚生労働省令で定めるところにより、当該条件に基づき収集され、かつ、作成された当該医療機器又は体外診断用医薬品の使用の成績に関する資料その他の資料を厚生労働大臣に提出し、当該医療機器又は体外診断用医薬品の品質、有効性及び安全性に関する調査を受けなければならない。この場合において、当該条件を付した同項の承認に係る医療機器又は体外診断用医薬品が厚生労働省令で定める医療機器又は体外診断用医薬品であるときは、当該資料は、厚生労働省令で定める基準に従つて収集され、かつ、作成されたものでなければならない。

**趣旨**

　本規定は、臨床試験の試験成績に関する資料の一部の添付を要しない医療機器又は体外診断用医薬品の承認の際には条件が付されるものとし、承認を受けた者に対し、その条件に基づく資料を厚生労働大臣に提出し、品質、有効性及び安全性に関する調査を受けることを義務づけたものである。なお、その資料は、申請資料の信頼性の基準に従って収集・作成されたものでなければならないとしている。【法第14条第12項参照】

**解説**

1　本規定は、令和元年の法改正より、条件付き早期承認制度(法第23条の2の5第5項)が新しく設けられたことに伴って新設されたものである。

2　「その他の条件」とあるが、医療機器については、医薬品と異なり、その性能を発揮するにあたっては使用者の手技による影響が大きいことを考慮し、関連医療学会と連携してガイドラインを作成し、条件付き早期承認を受けた医療機器を使用する医師や医療機関に一定の条件を課すことによって適切な手技による使用を確保することとしている。

3　条件付き早期承認を受けた者は、申請書に添えて資料を提出しなければならない。〈則第114条の22の4第1項〉

⇒　上記の「資料」は、申請に係る医療機器又は体外診断用医薬品の使用成績に関する資料である。〈則第114条の22の5〉

⇒　提出免除条件を付して承認された医療機器又は体外診断用医薬品の使用成績調査の成績等を提出し、当該医療機器等の品質、有効性及び安全性に関する中間評価を受けることになる。

4　厚生労働大臣は、条件付き早期承認を受けた者に条件に違反する行為があったときは、その条件に対する違反を是正するために必要な措置をとるべきことを命ずることができる。〈法第72条の4第2項〉

5　承認に付された条件に違反したときは、製造販売の承認の取消事由に該当する。〈法第

74条の2第3項第6号〉

<後段>

6 「厚生労働省令で定める医療機器又は体外診断用医薬品」は、厚生労働大臣が使用成績評価の指定をした医療機器又は体外診断用医薬品である。〈則第114条の22の6〉

7 「当該資料」は、GLP、GCP及びGPSPに定めるもののほか、次に掲げるところにより、収集され、かつ、作成されたものでなければならない。〈則第114条の22の7〉
① 当該資料は、これを作成することを目的として行われた調査又は試験において得られた結果に基づき正確に作成されたものであること
② ①の調査又は試験において、申請に係る医療機器についてその申請に係る品質、有効性又は安全性を有することを疑わせる調査結果、試験成績等が得られた場合には、当該調査結果、試験成績等についても検討及び評価が行われ、その結果が当該資料に記載されていること
③ 当該資料の根拠になった資料は、使用成績に関する評価の終了の日まで保存されていること。ただし、資料の性質上その保存が著しく困難であると認められるものにあっては、この限りではない。

■第23条の2の5第13項■

厚生労働大臣は、前項前段に規定する医療機器又は体外診断用医薬品の使用の成績に関する資料その他の資料の提出があつたときは、当該資料に基づき、同項前段に規定する調査(当該医療機器又は体外診断用医薬品が同項後段の厚生労働省令で定める医療機器又は体外診断用医薬品であるときは、当該資料が同項後段の規定に適合するかどうかについての書面による調査又は実地の調査及び同項前段に規定する調査)を行うものとし、当該調査の結果を踏まえ、同項前段の規定により付した条件を変更し、又は当該承認を受けた者に対して、当該医療機器又は体外診断用医薬品の使用の成績に関する調査及び適正な使用の確保のために必要な措置の再度の実施を命ずることができる。

趣旨

本規定は、厚生労働大臣は、承認条件に係る資料の提出があったときは、当該資料に基づき品質、有効性及び安全性に関する調査を行うものとし、その調査の結果を踏まえて、①当該承認条件を変更すること、②当該承認を受けた者に対し、使用成績調査及び必要な措置の再度の実施を命ずることができる旨を定めたものである。

解説

1 本規定は、令和元年の法改正より、条件付き早期承認制度(法第23条の2の5第5項)が新しく設けられたことに伴って新設されたものである。

2 厚生労働大臣が本規定の調査のため必要と認めて当該医療機器又は体外診断用医薬品の見本品その他の資料の提出を求めたときは、条件付き早期承認を受けた者は、当該

資料を厚生労働大臣に提出しなければならない。〈則第114条の22の4第2項〉
3　本規定による命令に違反した者は、1年以下の懲役もしくは100万円以下の罰金に処し、又はこれを併科する。〈法第86条第1項第6号〉
　また、いわゆる両罰規定の対象となっており、この行為者を使用する法人又は人には100万円以下の罰金刑が科される。〈法第90条第2号〉

■第23条の2の5第14項■

　第十二項の規定により条件を付した第一項の承認を受けた者、第十二項後段に規定する資料の収集若しくは作成の委託を受けた者又はこれらの役員若しくは職員は、正当な理由なく、当該資料の収集又は作成に関しその職務上知り得た人の秘密を漏らしてはならない。これらの者であつた者についても、同様とする。

**趣旨**

　本規定は、条件付き早期承認を受けた者、承認条件に基づく資料の収集・作成の委託を受けた者に対し、秘密保持義務を課したものである。【法第14条第14項参照】

**解説**

1　本規定は、令和元年の法改正より、条件付き早期承認制度(法第23条の2の5第5項)が新しく設けられたことに伴って新設されたものである。
2　本規定に違反した者は、6月以下の懲役又は30万円以下の罰金に処する。〈法第86条の3第1項第4号〉
　また、いわゆる両罰規定の対象となっており、この行為者を使用する法人又は人には30万円以下の罰金刑が科される。〈法第90条第2号〉
　なお、この罪は、告訴がなければ公訴を提起することができない。〈法第86条の3第2項〉

■第23条の2の5第15項■

　第一項の承認を受けた者は、当該品目について承認された事項の一部を変更しようとするとき(当該変更が厚生労働省令で定める軽微な変更であるときを除く。)は、その変更について厚生労働大臣の承認を受けなければならない。この場合においては、第二項から前項までの規定を準用する。

**趣旨**

　本規定は、製造販売の承認を受けた者に対し、承認事項の一部を変更(一変)しようとするときは、一変承認を受けることを義務づけたものである。なお、一変承認については、承認に係る規定を準用して適用することとしている。【法第14条第15項参照】

### 解 説

**1** 医療機器に係る「厚生労働省令で定める軽微な変更」は、次に掲げる変更以外のものである。〈則第114条の25第1項〉
① 使用目的又は効果の追加、変更又は削除
② 病原因子の不活化又は除去方法に関する変更
③ ①及び②の変更のほか、製品の品質、有効性及び安全性に影響を与えるもののうち、厚生労働大臣が一変承認を受けなければならないと認めるもの

⇒ 上記③の「厚生労働大臣が一変承認を受けなければならないと認めるもの」として、次に掲げる変更が示されている。〈H29/7/31 薬生機審発0731第5号〉
① 製品の品質、有効性又は安全性に係る既存リスクを増大させる又は新たなリスクを生じさせる変更であって、人の生命及び健康に与える影響が明らかに軽微であるとは言えないもの
② その変更によって製品の品質、有効性及び安全性に与える影響が十分に推定できず、人の生命及び健康に与える影響が明らかに軽微であるとは言えないもの
③ 製品の形状、構造の変更であって、製品の同一性が損なわれないことが明らかでないもの(小規模な変更であって、繰り返すことにより製品の同一性が損なわれるもの、形状の著しい変化により製品の同定を困難にする変更、大幅な構造の変更により実質的に使用方法等を変化させる変更など)

**2** 体外診断用医薬品に係る「厚生労働省令で定める軽微な変更」は、次に掲げる変更以外のものである。〈則第114条の25第2項〉
① 使用目的の追加、変更又は削除
② 反応系に関与する成分の追加、変更又は削除
③ ①及び②の変更のほか、製品の品質、有効性及び安全性に影響を与えるもののうち、厚生労働大臣が一変承認を受けなければならないと認めるもの

**3** 医療機器の新規承認及び一変承認の範囲の考え方について、次のように示されている。〈H26/11/20 薬食機参発1120第1号〉
(1) 一般的な考え方
① 原則として、次のような変更で、その医療機器の本質等に影響を与えない場合は、一変承認申請による(軽微変更届によることができるものは除く)。
(一) 構造、原材料、性能等に係る軽度な変更事例
・組合せ医療機器の構成品の追加等の変更
・本質等に影響を与えない原材料、原材料成分の変更
(二) 名称、形状、寸法、使用目的又は効果、性能及び安全性に関する規格等の変更事例
・本質等に影響を与えない場合の製造方法の追加・変更
・使用目的又は効果の追加・変更
・滅菌方法の追加・変更
・販売名の変更
② 原則として、次のような変更は、新規承認申請による。

第 5 章第 1 節　医療機器等の製造販売業及び製造業（第 23 条の 2 —第 23 条の 2 の 22）

　　　㈠　構造、原材料、性能等に係る変更のうち、(1)①を除くもの
　　　㈡　販売名の追加
⑵　(1)に基づく個別製品群ごとの変更事例
　①　血液透析器の新規承認申請による変更事例としては、型式（中空糸型、積層型等）の変更
　②　人工血管の新規承認申請による変更事例としては、原材料、基材（織り方、編み方等）の変更
　③　保育器の新規承認申請による変更事例としては、種類、原理、使用目的又は効果（強制換気式、自然換気式、運搬用等）の変更（クラスⅡを除く）
　　　※　種類、原理、使用目的又は効果が同じ複数の品目を 1 件の新規承認申請とすることができる。
　④　理学診療用器具の新規承認申請による変更事例としては、レーザ等治療器における最高出力の定格値の変更により、性能、使用目的又は効果、安全性等に影響を与える場合
　⑤　視力補正用レンズの新規承認申請による変更事例としては、レンズの原材料、成分又は分量が異なる場合
　　　※　原材料ポリマーの成分の一部とならない重合開始剤及び添加剤（着色剤、紫外線吸収剤等）は除く
　⑥　コンタクトレンズ（視力補正用のものを除く）の新規承認申請による変更事例としては、レンズの原材料、成分又は分量が異なる場合
　　　※　原材料ポリマーの成分の一部とならない重合開始剤及び添加剤（着色剤、紫外線吸収剤等）は除く
　⑦　縫合糸の新規承認申請による変更事例としては、原材料（添加剤等を除く）の変更
　　　※　原材料が異なる複数の製品を同時に使用する場合、それらを組み合わせて 1 件の新規承認申請とすることができる。
　⑧　人工関節の新規承認申請による変更事例
　　㈠　原材料の変更
　　㈡　構造、形状の変更
　　㈢　適応部位の変更
　　　なお、原材料が異なる製品を同時に使用する場合、それらを組み合わせて 1 件の新規承認申請とすることができるが、この場合、個々の構成品内に異なる原材料からなる複数品目を含めることはできない。
　⑨　人工骨の新規承認申請による変更事例
　　㈠　原材料の変更
　　㈡　適応部位の変更
　⑩　創傷被覆・保護材、非固着性ガーゼの新規承認申請による変更事例としては、含有する医薬品成分の変更
　⑪　歯科材料の新規承認申請による変更事例としては、含有する医薬品成分の変更
　⑫　子宮内避妊用具（IUD）の新規承認申請による変更事例としては、構造、原材料の変更

(3) その他

(1)及び(2)に掲げる事例以外の変更の場合は、必要に応じ総合機構に相談する。

⇒ 上記(1)①(一)の「組合せ医療機器」とは、次の条件を満たすものに限る。〈H17/7/6 薬食機発第 0706001 号〉

① 組み合せる医療機器の範囲は、その組合せについて臨床上、必要性が認められる範囲内とする。

② あらかじめ医療機器同士を接続しているもの(組立工程を有するもの)は除く。

4　特例承認の一変を申請しようとするときは、その用途に関し、外国において販売等が認められている医療機器等であることを明らかにする書類その他必要な書類を申請書に添えなければならない。〈則第 114 条の 24 第 2 項〉

5　本規定に違反して製造販売をされた医療機器は、販売し、貸与し、授与し、もしくは販売・貸与・授与の目的で貯蔵し、陳列し、又は医療機器プログラムにあっては電気通信回線を通じて提供してはならない。〈法第 64 条〉

6　本規定に違反して製造販売をされた体外診断用医薬品は、販売し、授与し、又は販売・授与の目的で貯蔵し、陳列してはならない。〈法第 55 条第 2 項〉

7　本規定の一変承認を受けた医療機器であって、その性状、品質又は性能がその一変承認の内容と異なるものは、販売し、貸与し、授与し、もしくは販売・貸与・授与の目的で製造し、輸入し、貯蔵し、陳列し、又は医療機器プログラムにあっては電気通信回線を通じて提供してはならない。〈法第 65 条第 2 号〉

8　本規定の一変承認を受けた体外診断用医薬品であって、その成分もしくは分量又は性状、品質もしくは性能がその一変承認の内容と異なるものは、販売し、授与し、又は販売・授与の目的で製造し、輸入し、貯蔵し、陳列してはならない。〈法第 56 条第 3 号〉

9　本規定に違反した者は、3 年以下の懲役もしくは 300 万円以下の罰金に処し、又はこれを併科する。〈法第 84 条第 5 号〉

また、いわゆる両罰規定の対象となっており、この行為者を使用する法人又は人も罰せられる。法人については 1 億円以下、人については 300 万円以下の罰金刑が科される。〈法第 90 条第 1 号〉

<後段>

10　医療機器又は体外診断用医薬品の一変承認を受けようとする者は QMS 調査を受けなければならないが(法第 23 条の 2 の 5 第 7 項の準用)、特例として、当該変更が当該品目の製造管理又は品質管理の方法に影響を与えないもの(厚生労働省令で定めるものに限る)であるときは、適用されない。〈令第 37 条の 25 第 1 項〉

⇒ 上記の「厚生労働省令で定めるもの」は、当該品目の製造管理又は品質管理の方法に影響を与えない変更である。〈則第 114 条の 31〉

第5章第1節　医療機器等の製造販売業及び製造業（第23条の2—第23条の2の22）

■第23条の2の5第16項■

　第一項の承認を受けた者は、前項の厚生労働省令で定める軽微な変更について、厚生労働省令で定めるところにより、厚生労働大臣にその旨を届け出なければならない。

### 趣旨

　本規定は、製造販売の承認を受けた者に対し、承認事項の軽微な変更について厚生労働大臣に届出することを義務づけたものである。

### 解説

1　軽微な変更の届出は、軽微な変更をした後30日以内に行わなければならない。〈則第114条の26第2項〉
2　軽微変更届の対象となる事例、軽微変更届の対象となる蓋然性が高いものの一変申請が必要な例外が想定されるため事前の確認が必要とされる事例については、「医療機器の一部変更に伴う軽微変更手続き等の取扱いについて(平成29年7月31日薬生機審発0731第5号)」及び「医療機器プログラムの一部変更に伴う軽微変更手続き等の取扱いについて(平成29年10月20日薬生機審発1020第1号)」参照
3　本規定に違反した者は、50万円以下の罰金に処する。〈法第87条第5号〉
　　また、いわゆる両罰規定の対象となっており、この行為者を使用する法人又は人には50万円以下の罰金刑が科される。〈法第90条第2号〉


■第23条の2の5第17項■

　第一項及び第十五項の承認の申請(政令で定めるものを除く。)は、機構を経由して行うものとする。

### 趣旨

　本規定は、製造販売の承認及び一変承認の申請は、機構を経由して行う旨を定めたものである。

### 解説

1　「政令で定めるもの」は、動物専用の医療機器及び体外診断用医薬品についての承認の申請である。〈令第37条の28〉

## 第二十三条の二の六（基準適合証の交付等）

（平二五法八四・追加、令元法六三・一部改正）

■第２３条の２の６第１項■

　厚生労働大臣は、前条第七項(同条第十五項において準用する場合を含む。)の規定による調査の結果、同条の承認に係る医療機器又は体外診断用医薬品の製造管理又は品質管理の方法が同条第二項第四号に規定する厚生労働省令で定める基準に適合していると認めるときは、次に掲げる医療機器又は体外診断用医薬品について当該基準に適合していることを証するものとして、厚生労働省令で定めるところにより、基準適合証を交付する。
一　当該承認に係る医療機器又は体外診断用医薬品
二　当該承認を受けようとする者又は当該承認を受けた者が製造販売をし、又は製造販売をしようとする医療機器又は体外診断用医薬品であつて、前号に掲げる医療機器又は体外診断用医薬品と同一の前条第八項第一号に規定する厚生労働省令で定める区分に属するもの(当該医療機器又は体外診断用医薬品を製造する全ての製造所(当該医療機器又は体外診断用医薬品の製造工程のうち同項第二号に規定する厚生労働省令で定めるもののみをするものを除く。以下この号において同じ。)が前号に掲げる医療機器又は体外診断用医薬品を製造する製造所(当該承認を受けようとする者又は当該承認を受けた者が製造販売をし、又は製造販売をしようとする医療機器又は体外診断用医薬品の製造工程と同一の製造工程が、当該製造所において、同号に掲げる医療機器又は体外診断用医薬品の製造工程として行われている場合に限る。)であるものに限る。)

**趣　旨**

　本規定は、厚生労働大臣は、QMS調査により医療機器等の製造管理又は品質管理の方法が基準に適合していると認めるときは、基準適合証を交付する旨を定めたものである。

**解　説**

1　平成25年の法改正において、基準適合証に記載された製造所で医療機器又は体外診断用医薬品を製造することがQMS調査の免除要件となったことに伴い、同年の法改正により、基準適合証の取扱いを定めるため本条が新設された。
2　基準適合証の交付にあたっては、当該基準適合証に係るQMS調査が、次のいずれかの区分に該当する医療機器又は体外診断用医薬品に係るものである場合にあっては、併せて、当該区分の特性に応じて必要となる調査を行った旨を示す書類を交付する。〈則第114条の34第2項〉
　　① 医療機器
　　　㈠ 原材料の一部として医薬品又は再生医療等製品が組み込まれたもの
　　　㈡ 特定生物由来製品
　　　㈢ マイクロマシンであるもの
　　　㈣ 製造工程においてナノ材料が使用されるもの
　　　㈤ 当該医療機器のすべてが、最終的に人体に吸収されることが想定されるもの(㈡を

　　　　除く）
　　(六) 特定医療機器
　　(七) 再製造単回使用医療機器
② 体外診断用医薬品
　　(一) 生物由来製品
　　(二) マイクロマシンであるもの
　　(三) 製造工程においてナノ材料が使用されるもの
3　基準適合証の交付を受けた者は、当該基準適合証と同一の内容（有効期間を除く）を証する別の有効な基準適合証を保有している場合にあっては、これを返納する。〈則第114条の34第3項〉

<第1号>
4　本号は、QMS調査によって医療機器等の製造管理又は品質管理の方法の基準適合性を証するものが、基準適合証であるとしている。

<第2号>
5　本号は、QMS調査によって基準に適合していると認められた医療機器等と、同一の区分に属する医療機器等（同一の承認取得者が製造販売するものに限る）の製造管理又は品質管理の方法の基準適合性を証するものが、基準適合証であるとしている。【法第23条の2の5第8項参照】

■第23条の2の6第2項■

> 前項の基準適合証の有効期間は、前条第七項に規定する政令で定める期間とする。

### 趣　旨
本規定は、基準適合証の有効期間を定めたものである。

### 解　説
1　「政令で定める期間」は、5年である。〈令第37条の21〉

■第２３条の２の６第３項■

> 医療機器又は体外診断用医薬品について第二十三条の四第二項第三号の規定により第二十三条の二の二十三の認証を取り消された者又は第七十二条第二項の規定による命令を受けた者は、速やかに、当該医療機器又は体外診断用医薬品の製造管理又は品質管理の方法が前条第二項第四号に規定する厚生労働省令で定める基準に適合していることを証する第一項の規定により交付された基準適合証を厚生労働大臣に返還しなければならない。

### 趣旨

本規定は、①製造管理又は品質管理の方法が QMS 基準に適合していないとして認証を取り消された者、②製造管理又は品質管理の方法が QMS 基準に適合していないとして改善を命じられた者、③製造管理又は品質管理の方法によって不良な製品になるおそれがあるとして改善を命じられた者に対し、基準適合証を厚生労働大臣に返還することを義務づけたものである。

### 解説

1　基準適合証は、同一の製品群に属する品目が QMS 基準に適合していることを証するものであるため、QMS 基準への不適合が原因となって認証が取り消された場合又は改善を命じられた場合にその返還義務が生じることになる。

したがって、QMS 基準への不適合以外の原因で認証が取り消された場合又は改善を命じられた場合は、基準適合証の返還の対象とならない。

2　「認証を取り消された者」「命令を受けた者」とあるが、これについて次のように整理することができる。

① 認証品目の場合は、QMS 基準への不適合をもって認証が取り消される。

② 承認品目の場合は、QMS 基準への不適合をもって承認の取消しの対象としておらず、その製造管理又は品質管理の方法の改善命令に違反したときに承認が取り消される。

③ 基準適合証の返還義務は、認証品目についてはその認証が取り消されたとき、承認品目については製造管理又は品質管理の方法の改善命令が発動されたとき、つまり、QMS 基準への不適合に対する行政措置がとられたときに生じることになる。

3　「当該医療機器又は体外診断用医薬品の(略)基準適合証」とあるように、製造販売業者が複数の基準適合証の交付を受けている場合において、ある品目の QMS 基準への不適合が原因となって認証を取り消されたとき又は改善命令を受けたときは、当該品目に係る基準適合証のみが返還の対象となる。

4　本規定に違反した者は、30 万円以下の罰金に処する。〈法第 88 条第 2 号〉

また、いわゆる両罰規定の対象となっており、この行為者を使用する法人又は人には 30 万円以下の罰金刑が科される。〈法第 90 条第 2 号〉

第5章第1節　医療機器等の製造販売業及び製造業（第23条の2―第23条の2の22）

## 第二十三条の二の六の二（緊急承認）

<small>（令四法四七・追加、令五法三六・一部改正）</small>

■第23条の2の6の2第1項■

　第二十三条の二の五の承認の申請者が製造販売をしようとする物が、次の各号のいずれにも該当する医療機器又は体外診断用医薬品として政令で定めるものである場合には、厚生労働大臣は、同条第二項（第三号ハに係る部分を除く。）、第六項、第七項、第九項及び第十一項の規定にかかわらず、薬事審議会の意見を聴いて、その適正な使用の確保のために必要な条件及び二年を超えない範囲内の期限を付してその品目に係る同条の承認を与えることができる。
一　国民の生命及び健康に重大な影響を与えるおそれがある疾病のまん延その他の健康被害の拡大を防止するため緊急に使用されることが必要な医療機器又は体外診断用医薬品であり、かつ、当該医療機器又は体外診断用医薬品の使用以外に適当な方法がないこと。
二　申請に係る効果又は性能を有すると推定されるものであること。
三　医療機器にあつては、申請に係る効果又は性能に比して著しく有害な作用を有することにより医療機器として使用価値がないと推定されるものでないこと。

### 趣　旨

　本規定は、承認申請に係る物が、①健康被害の拡大を防止するため緊急に必要な医療機器又は体外診断用医薬品であり、かつ、当該医療機器又は体外診断用医薬品の使用以外に適当な方法がないこと、②有効性が推定されること、③医療機器にあつては安全性が確認されていること、のいずれにも該当する場合には、厚生労働大臣は、緊急承認を与えることができる旨を定めたものである。【法第14条の2の2第1項参照】

### 解　説

1　医療機器等の緊急承認にあたって省略できる規制は、次のとおりである。
　① 承認拒否の要件（法第23条の2の5第2項）
　② 品質、有効性及び安全性に関する調査（法第23条の2の5第6項前段）
　③ 信頼性調査（法第23条の2の5第6項後段）
　④ QMS調査（法第23条の2の5第7項）
　⑤ 基準適合証に係る追加的調査（法第23条の2の5第9項）
　⑥ 薬事審議会の意見の聴取（法第23条の2の5第11項）
　　※ 法第23条の2の5第11項による「薬事審議会の意見の聴取」は適用されないが、第23条の2の6の2第1項による「薬事審議会の意見の聴取」が適用される。
2　厚生労働大臣は、緊急承認を受けて製造販売しようとする医療機器又は体外診断用医薬品について、次に掲げる資料を添付することができないと認めるときは、相当の期間その提出を猶予することができる。〈則第114条の19の2〉
　① 医療機器
　　㈠ 開発の経緯及び外国における使用状況等に関する資料

㈡　設計及び開発の検証に関する資料

　　　㈢　基本要件基準(法第41条第3項)への適合性に関する資料

　　　㈣　リスクマネジメントに関する資料

　　　㈤　製造販売後調査等の計画に関する資料

　　　㈥　添付文書等記載事項(法第63条の2第2項)又は注意事項等情報(法第68条の2第2項)に関する資料

　　②　体外診断用医薬品

　　　㈠　開発の経緯及び外国における使用状況等に関する資料

　　　㈡　仕様の設定に関する資料

　　　㈢　安定性に関する資料

　　　㈣　基本要件基準への適合性に関する資料

　　　㈤　性能に関する資料

　　　㈥　リスクマネジメントに関する資料

**3**　「政令で定めるもの」として、現在のところ定められたものはない。

**4**　緊急承認を受けた医療機器又は体外診断用医薬品については、国家検定や容器包装等の一部適用除外といった必要な特例を政令で定めることができる。〈法第80条第8項〉

＜第1号＞

**5**　本号は、緊急承認が適用される事態の条件を定めたものである。

**6**　緊急承認を受けた医療機器又は体外診断用医薬品が本号の要件に該当しなくなったときは、緊急承認の取消事由に該当する。〈法第74条の2第3項第7号〉

＜第2号＞

**7**　本号は、「有効性の推定」を有効性に関する緊急承認の基準としたものである。

**8**　緊急承認を受けた医療機器又は体外診断用医薬品について、その有効性が推定できないと認めるに至ったときは、厚生労働大臣はその承認を取り消さなければならない。〈法第74条の2第1項〉

＜第3号＞

**9**　本号は、「安全性の確認」を安全性に関する緊急承認の基準としたものである。

**10**　緊急承認を受けた医療機器又は体外診断用医薬品について、その安全性が確認できないと認めるに至ったときは、厚生労働大臣はその承認を取り消さなければならない。〈法第74条の2第1項〉

第5章第1節　医療機器等の製造販売業及び製造業（第23条の2—第23条の2の22）

■第23条の2の6の2第2項■

　厚生労働大臣は、前項の規定による第二十三条の二の五の承認に係る医療機器又は体外診断用医薬品の特性その他を勘案して必要があると認めるときは、当該品目に係る同条第三項前段に規定する資料が同項後段の規定に適合するかどうか又は当該医療機器若しくは体外診断用医薬品の製造管理若しくは品質管理の方法が同条第二項第四号に規定する厚生労働省令で定める基準に適合しているかどうかについて、書面による調査又は実地の調査を行うことができる。この場合において、前項の規定による同条の承認を受けようとする者又は同項の規定による同条の承認を受けた者は、当該調査を受けなければならない。

### 趣旨

　本規定は、厚生労働大臣は、必要と認めるときは、信頼性調査又は QMS 調査をすることができる旨を定めたものである。また、緊急承認を受けようとする者又は受けた者に対し、当該調査を受けることを義務づけている。【法第14条の2の2第2項参照】

### 解説

1　緊急承認に係る QMS 調査申請の取扱いは、通常の承認に係る QMS 調査申請（則第114条の28）に準じて実施する。〈R4/5/20 薬生監麻発0520第1号〉


■第23条の2の6の2第3項■

　厚生労働大臣は、第五項の申請に係る第二十三条の二の五第二項第三号の規定による審査を適正に行うため特に必要があると認めるときは、薬事審議会の意見を聴いて、第一項の期限を一年を超えない範囲内において延長することができる。

### 趣旨

　本規定は、厚生労働大臣は、緊急承認に付された期限を延長することができる旨を定めたものである。【法第14条の2の2第3項参照】

■第23条の2の6の2第4項■

　第一項の規定により条件及び期限を付した第二十三条の二の五の承認を受けた者は、厚生労働省令で定めるところにより、当該医療機器又は体外診断用医薬品の使用の成績に関する調査その他厚生労働省令で定める調査を行い、その結果を厚生労働大臣に報告しなければならない。

### 趣旨

　本規定は、緊急承認を受けた者に対し、当該医薬品の使用成績調査等を行い、その結果を厚生労働大臣に報告することを義務づけたものである。

### 解説

1　緊急承認を受けた医療機器又は体外診断用医薬品の使用成績調査及び結果の報告等について、次のとおり定められている。〈則第114条の36の2〉

① 緊急承認を受けた医療機器等につき当該承認を受けた者が行う使用成績調査等は、当該期限(期限の延長が行われたときは、その延長後のもの)までの期間、当該医療機器等の不具合によるものと疑われる疾病、障害もしくは死亡又はその使用によるものと疑われる感染症その他の使用の成績等について行う。

② 厚生労働大臣に対する報告は、当該調査に係る医療機器等の製造販売の承認の際に厚生労働大臣が指示した日から起算して1年(厚生労働大臣が指示する医療機器等にあっては、厚生労働大臣が指示する期間)ごとに、その期間の満了後2月以内に行わなければならない。


■第23条の2の6の2第5項■

　第一項の規定により条件及び期限を付した第二十三条の二の五の承認を受けた者は、その品目について、当該承認の期限(第三項の規定による延長が行われたときは、その延長後のもの)内に、改めて同条の承認の申請をしなければならない。この場合における同条第三項の規定の適用については、同項中「臨床試験の試験成績に関する資料その他の」とあるのは、「その医療機器又は体外診断用医薬品の使用成績に関する資料その他の厚生労働省令で定める」とする。

### 趣旨

　本規定は、緊急承認を受けた者に対し、その期限内に改めて承認申請することを義務づけたものである。なお、その添付資料は、申請資料の信頼性の基準に従って収集・作成されたものでなければならないとしている。【法第14条の2の2第5項参照】

### 解説

1　緊急承認に係る期限内に改めて承認を受けようとする者は、申請書にその医療機器又

は体外診断用医薬品の使用成績に関する資料その他の厚生労働省令で定める資料を添付して申請しなければならない。この場合において、当該申請に係る医療機器又は体外診断用医薬品が厚生労働省令で定める医療機器又は体外診断用医薬品であるときは、当該資料は、信頼性の基準に従って収集され、かつ、作成されたものでなければならない。
〈法第23条の2の5第3項の適用〉

■第23条の2の6の2第6項■

前項の申請があつた場合において、同項に規定する期限内にその申請に対する処分がされないときは、第一項の規定により条件及び期限を付した第二十三条の二の五の承認は、当該期限の到来後もその処分がされるまでの間は、なおその効力を有する。

**趣旨**

本規定は、緊急承認に付された期限内に承認の申請がなされた場合において、当該期限内に申請に対する処分がされないときは、当該期限の到来後もその処分がされるまでの間は、緊急承認の効力が継続する旨を定めたものである。【法第14条の2の2第6項参照】

## 第二十三条の二の七（機構による医療機器等審査等の実施）

（平二五法八四・追加、平二六法六九・令元法六三・令四法四七・一部改正）

■第23条の2の7第1項■

厚生労働大臣は、機構に、医療機器（専ら動物のために使用されることが目的とされているものを除く。以下この条において同じ。）又は体外診断用医薬品（専ら動物のために使用されることが目的とされているものを除く。以下この条において同じ。）のうち政令で定めるものについての第二十三条の二の五の承認のための審査、同条第六項、第七項、第九項及び第十三項（これらの規定を同条第十五項において準用する場合を含む。）、前条第二項（次条第二項において準用する場合を含む。）並びに第二十三条の二の十の二第八項の規定による調査並びに第二十三条の二の六第一項の規定による基準適合証の交付及び同条第三項の規定による基準適合証の返還の受付（以下「医療機器等審査等」という。）を行わせることができる。

**趣旨**

本規定は、厚生労働大臣は、医療機器又は体外診断用医薬品の審査等を機構に行わせることができる旨を定めたものである。【法第14条の2の3第1項参照】

**解説**

1 「医療機器等審査等」とは、次に掲げるものをいう。
① 医療機器又は体外診断用医薬品の承認（一変承認を含む）のための審査（法第23条の2

の5第1項、第15項)
② 品質、有効性及び安全性に関する調査(法第23条の2の5第6項前段、第15項)
③ 信頼性調査(法第23条の2の5第6項後段、第15項)
④ QMS調査(法第23条の2の5第7項、第15項)
⑤ 基準適合証に係る追加的調査(法第23条の2の5第9項、第15項)
⑥ 早期承認の提出免除条件に係る品質、有効性及び安全性に関する調査(法第23条の2の5第13項、第15項)
⑦ 早期承認の提出免除条件に係る信頼性調査(法第23条の2の5第13項、第15項)
⑧ 緊急承認に係る信頼性調査(法第23条の2の6の2第2項)
⑨ 緊急承認に係るQMS調査(法第23条の2の6の2第2項)
⑩ 特例承認に係る信頼性調査(法第23条の2の8第2項)
⑪ 特例承認に係るQMS調査(法第23条の2の8第2項)
⑫ 変更計画に従った変更であるかどうかの調査(法第23条の2の10の2第8項)
⑬ 基準適合証を交付(法第23条の2の6第1項)
⑭ 基準適合証の返還の受付(法第23条の2の6第3項)

**2** 「政令で定めるもの」は、㈠承認審査、㈡品質、有効性及び安全性に関する調査(信頼性調査を含む)、㈢早期承認の提出免除条件に係る品質、有効性及び安全性に関する調査(信頼性調査を含む)、㈣緊急承認又は特例承認に係る信頼性調査にあっては、承認を要する医療機器(動物専用のものを除く)又は体外診断用医薬品(動物専用のものを除く)である。〈令第37条の29第1号〉

**3** 「政令で定めるもの」は、㈠QMS調査、㈡基準適合証に係る追加的調査、㈢緊急承認又は特例承認に係るQMS調査、㈣基準適合証の交付、㈤基準適合証の返還の受付にあっては、承認を要する医療機器(動物専用のものを除く)又は体外診断用医薬品(動物専用のものを除く)である。〈令第37条の29第2号〉

■第23条の2の7第2項■

厚生労働大臣は、前項の規定により機構に医療機器等審査等を行わせるときは、当該医療機器等審査等を行わないものとする。この場合において、厚生労働大臣は、第二十三条の二の五の承認をするときは、機構が第六項の規定により通知する審査及び調査の結果を考慮しなければならない。

趣旨

本規定は、厚生労働大臣は、機構に審査等を行わせるときは、重複して当該審査等を行わないものとする旨を定めたものである。また、承認の判断にあたっては、機構による審査及び調査の結果を考慮することを義務づけている。

第5章第1節　医療機器等の製造販売業及び製造業(第23条の2―第23条の2の22)

■第23条の2の7第3項■

　厚生労働大臣が第一項の規定により機構に医療機器等審査等を行わせることとしたときは、同項の政令で定める医療機器又は体外診断用医薬品について第二十三条の二の五の承認の申請者、同条第七項若しくは第十三項(これらの規定を同条第十五項において準用する場合を含む。)の調査の申請者又は第二十三条の二の六第三項の規定により基準適合証を返還する者は、機構が行う審査、調査若しくは基準適合証の交付を受け、又は機構に基準適合証を返還しなければならない。

### 趣旨

　本規定は、厚生労働大臣が機構に審査等を行わせるときは、申請者に対し、機構が行う審査、調査又は基準適合証の交付を受けることを義務づけたものである。また、基準適合証を返還する者に対し、機構に返還することを義務づけている。

■第23条の2の7第4項■

　厚生労働大臣が第一項の規定により機構に審査を行わせることとしたときは、同項の政令で定める医療機器又は体外診断用医薬品についての第二十三条の二の五第十六項の規定による届出をしようとする者は、同項の規定にかかわらず、機構に届け出なければならない。

### 趣旨

　本規定は、承認事項の軽微な変更の届出をしようとする者に対し、厚生労働大臣が機構に審査を行わせるときは、機構に届出することを義務づけたものである。

■第23条の2の7第5項■

　厚生労働大臣が第一項の規定により機構に審査を行わせることとしたときは、同項の政令で定める医療機器又は体外診断用医薬品についての前条第四項の規定による報告をしようとする者は、同項の規定にかかわらず、機構に報告しなければならない。

### 趣旨

　本規定は、緊急承認に係る使用成績調査等の結果を報告しようとする者に対し、厚生労働大臣が改めてする承認のための審査を機構に行わせるときは、機構に当該報告をすることを義務づけたものである。

■第23条の2の7第6項■

　機構は、医療機器等審査等を行つたとき、第四項の規定による届出を受理したとき、又は前項の規定による報告を受けたときは、遅滞なく、当該医療機器等審査等の結果、届出の状況又は報告を受けた旨を厚生労働省令で定めるところにより厚生労働大臣に通知しなければならない。

**趣旨**

　本規定は、機構に対し、①審査等を行ったとき、②承認事項の軽微な変更の届出を受理したとき、③緊急承認に係る使用成績調査等の結果の報告を受けたときは、遅滞なく、当該審査等の結果、届出の状況又は報告を受けた旨を厚生労働大臣に通知することを義務づけたものである。


■第23条の2の7第7項■

　機構が行う医療機器等審査等に係る処分(医療機器等審査等の結果を除く。)又はその不作為については、厚生労働大臣に対して、審査請求をすることができる。この場合において、厚生労働大臣は、行政不服審査法第二十五条第二項及び第三項、第四十六条第一項及び第二項、第四十七条並びに第四十九条第三項の規定の適用については、機構の上級行政庁とみなす。

**趣旨**

　本規定は、機構が行う審査等に係る処分又はその不作為については、厚生労働大臣に対して審査請求をすることができる旨を定めたものである。【法第13条の2第5項参照】

## 第二十三条の二の八（特例承認）

<sub>（平二五法八四・追加、平二八法一〇八・令元法六三・令四法四七・令五法三六・一部改正）</sub>

■第23条の2の8第1項■

> 　第二十三条の二の五の承認の申請者が製造販売をしようとする物が、次の各号のいずれにも該当する医療機器又は体外診断用医薬品として政令で定めるものである場合には、厚生労働大臣は、同条第二項、第六項、第七項、第九項及び第十一項の規定にかかわらず、薬事審議会の意見を聴いて、その品目に係る同条の承認を与えることができる。
> 一　国民の生命及び健康に重大な影響を与えるおそれがある疾病のまん延その他の健康被害の拡大を防止するため緊急に使用されることが必要な医療機器又は体外診断用医薬品であり、かつ、当該医療機器又は体外診断用医薬品の使用以外に適当な方法がないこと。
> 二　その用途に関し、外国（医療機器又は体外診断用医薬品の品質、有効性及び安全性を確保する上で我が国と同等の水準にあると認められる医療機器又は体外診断用医薬品の製造販売の承認の制度又はこれに相当する制度を有している国として政令で定めるものに限る。）において、販売し、授与し、販売若しくは授与の目的で貯蔵し、若しくは陳列し、又は電気通信回線を通じて提供することが認められている医療機器又は体外診断用医薬品であること。

**趣旨**

　本規定は、承認申請に係る物が、①健康被害の拡大を防止するため緊急に必要な医療機器又は体外診断用医薬品であり、かつ、当該医療機器等の使用以外に適当な方法がないこと、②その用途に関し、外国において販売等が認められている医療機器等であること、のいずれにも該当する場合には、厚生労働大臣は、特例承認を与えることができる旨を定めたものである。【法第14条の3第1項参照】

**解説**

1　医療機器等の特例承認にあたって省略できる規制は、次のとおりである。
　① 承認拒否の要件(法第23条の2の5第2項)
　② 品質、有効性及び安全性に関する調査(法第23条の2の5第6項前段)
　③ 信頼性調査(法第23条の2の5第6項後段)
　④ QMS調査(法第23条の2の5第7項)
　⑤ 基準適合証に係る追加的調査(法第23条の2の5第9項)
　⑥ 薬事審議会の意見の聴取(法第23条の2の5第11項)
　　　※ 法第23条の2の5第11項による「薬事審議会の意見の聴取」は適用されないが、第23条の2の8第1項による「薬事審議会の意見の聴取」が適用される。
2　厚生労働大臣は、特例承認を受けて製造販売しようとする医療機器等について、次に掲げる資料を添付することができないと認めるときは、相当の期間その提出を猶予することができる。〈則第114条の20〉
　① 医療機器

㈠　開発の経緯及び外国における使用状況等に関する資料

　　㈡　設計及び開発の検証に関する資料

　　㈢　基本要件基準(法第41条第3項)への適合性に関する資料

　　㈣　リスクマネジメントに関する資料

　　㈤　製造方法に関する資料

　　㈥　製造販売後調査等の計画に関する資料

　　㈦　添付文書等記載事項(法第63条の2第2項)又は注意事項等情報(法第68条の2第2項)に関する資料

　②　体外診断用医薬品

　　㈠　開発の経緯及び外国における使用状況等に関する資料

　　㈡　仕様の設定に関する資料

　　㈢　安定性に関する資料

　　㈣　基本要件基準への適合性に関する資料

　　㈤　性能に関する資料

　　㈥　リスクマネジメントに関する資料

　　㈦　製造方法に関する資料

**3**　「政令で定めるもの」として、現在のところ定められたものはない。

<第1号>

**4**　本号は、健康被害の拡大を防止するため緊急に必要な医療機器又は体外診断用医薬品であり、かつ、当該医療機器等の使用以外に適当な方法がないことを、特例承認の要件の一つとしたものである。

<第2号>

**5**　本号は、緊急に使用する用途に関し、外国において販売することが認められている医療機器又は体外診断用医薬品であることを、特例承認の要件の一つとしたものである。

■第23条の2の8第2項■

> 　第二十三条の二の六の二第二項の規定は、前項の規定による第二十三条の二の五の承認について準用する。

### 趣　旨

　本規定は、厚生労働大臣は、必要と認めるときは、信頼性調査又はQMS調査を行うことができる旨を定めたものである。また、特例承認を受けようとする者又は受けた者に対し、当該調査を受けることを義務づけている。【法第14条の2の2第2項参照】

### 解　説

**1**　本規定は、令和4年の法改正により新設されたものである。

**2**　厚生労働大臣は、特例承認に係る医療機器又は体外診断用医薬品の特性その他を勘案

かして必要があると認めるときは、当該品目に係る資料が信頼性の基準に適合するかどうか又は当該医療機器等の製造管理・品質管理の方法がQMS基準に適合しているかどうかについて、書面による調査又は実地の調査を行うことができる。この場合において、特例承認を受けようとする者又は受けた者は、当該調査を受けなければならない。〈法第23条の2の6の2第2項の準用〉

3　特例承認に係るQMS調査申請の取扱いは、通常の承認に係るQMS調査申請(則第114条の28)に準じて実施する。〈R4/5/20 薬生監麻発0520第1号〉

■第23条の2の8第3項■

　厚生労働大臣は、保健衛生上の危害の発生又は拡大を防止するため必要があると認めるときは、第一項の規定により第二十三条の二の五の承認を受けた者に対して、当該承認に係る品目について、当該品目の使用によるものと疑われる疾病、障害又は死亡の発生を厚生労働大臣に報告することその他の政令で定める措置を講ずる義務を課すことができる。

### 趣 旨

　本規定は、厚生労働大臣は、特例承認を受けた者に対して、当該品目の使用によるものと疑われる疾病等の発生の報告義務を課すことができる旨を定めたものである。

### 解 説

1　「政令で定める措置」は、次のとおりである。〈令第37条の30〉
　① 当該品目の使用の成績その他その品質、有効性及び安全性に関する調査を行い、その結果を厚生労働大臣に報告する措置
　② 当該品目の使用によるものと疑われる疾病、障害又は死亡の発生を知ったときは、速やかに、その旨を厚生労働大臣に報告する措置
　③ 特例承認を受けている旨が当該医療機器等を一般に購入し、又は使用する者に説明され、かつ、理解されるために必要な措置
　④ ①から③までの措置のほか、当該品目の販売又は授与の相手方及びこれらの相手方ごとの販売数量又は授与数量を厚生労働大臣に報告する措置その他の保健衛生上の危害の発生・拡大を防止するために必要な措置として厚生労働省令で定める措置

## 第二十三条の二の九(使用成績評価)

(平二五法八四・追加、令四法四七・令五法三六・一部改正)

■第23条の2の9第1項■

> 厚生労働大臣が薬事審議会の意見を聴いて指定する医療機器又は体外診断用医薬品につき第二十三条の二の五の承認(第二十三条の二の六の二第一項の規定により条件及び期限を付したものを除く。第六項において同じ。)を受けた者又は当該承認を受けている者は、当該医療機器又は体外診断用医薬品について、厚生労働大臣が指示する期間(次項において「調査期間」という。)を経過した日から起算して三月以内の期間内に申請して、厚生労働大臣の使用成績に関する評価を受けなければならない。

**趣旨**

本規定は、厚生労働大臣が指定する医療機器又は体外診断用医薬品の承認を受けた者又は承認を受けている者に対し、定められた期間内に申請して、厚生労働大臣の使用成績評価を受けることを義務づけたものである。

**解説**

1 使用成績評価について、次のように整理することができる。

① 医療機器又は体外診断用医薬品は、厳格な審査を経て承認されるものであるが、それでも審査時の症例数には限りがあるため、市販後に広範囲に使用されるようになると、発現頻度が低い不具合等が新たに見つかることがある。また、医療の現場では、審査時には予想もつかない使われ方がなされることもある。

こうした問題に対処するため、従前、新医療機器等の承認の際に指示された期間に調査を実施し、市販後にあらためて有効性及び安全性を確認する「再審査制度」が設けられていた。

② 他方、医療機器等の評価は、承認審査時の科学水準を基礎として決められるものであることから、その時代では有用である旨の評価を受けたとしても、科学技術の進展次第では有用とはいえなくなることもあり得る。

こうした問題に対処するため、従前、現在の科学水準や医療機器等に求められる現在の役割に照らし合わせて、古くからある医療機器等の有効性及び安全性の見直しを行う「再評価制度」が設けられていた。

③ しかしながら、医療機器等は、その特性上、短いサイクルで数次にわたって改善及び改良が行われることが多く、実際のところ製品寿命は1.5年ともいわれているため、再審査が終了した頃には既に対象製品が市場に出回っていないこともあり得る。これでは、再審査制度に求められている役割を果たすことができず、また、再評価制度を設けている意味もない。

④ 一方で、ペースメーカのように患者の体内に長期間留置される品目の有効性及び安全性を確保するためには、その新規性や時代性に基づくのではなく、その特性に応じて調査期間を設定し、使用データを集積して評価を行うことが重要といえる。

第5章第1節　医療機器等の製造販売業及び製造業(第23条の2—第23条の2の22)

⑤ こうした観点から、平成25年の法改正により、医療機器等については、再審査や再評価ではなく、「使用成績評価」の対象とすることに改められた。

2　使用成績評価について次のように示されている。〈H26/11/21 薬食機参発1121第44号〉
① 使用成績評価の対象品目
(一) 製造販売後に使用成績に係る調査を行い、一定期間後に安全性等を再確認する必要があると判断されるものが考えられる。
(二) 承認申請者は、使用成績評価の対象となるかどうかについて考察し、対象になると考えられる場合には、製造販売後調査等の計画に関する資料を添付する。なお、使用成績評価の対象とならないと考えて申請された場合であっても、審査の過程で使用成績評価の対象と判断された場合には、製造販売後調査等の計画に関する資料の添付が必要になることがある。
(三) 製造販売後調査等の計画に関する資料については、「新医療機器の再審査に係る製造販売後調査等基本計画書等について(平成22年12月24日薬食機発1224第1号)」を参考にして新医療機器の使用成績等に関する調査基本計画書を作成し、添付する。ただし、承認申請時にあっては、調査計画書の概要として、調査目的、調査対象症例(適用)、調査期間とその設定根拠、目標とする調査対象症例数と設定根拠、調査方法の概要、調査を行う事項などについて記載することで差し支えない。
② 使用成績評価の期間
使用成績評価の対象と考えられる場合は、申請時の製造販売後調査等計画書において調査期間を設定し、その妥当性を示すこと。なお、調査期間の設定にあたっては、調査目的を明確にした上で、承認から実際に販売開始されるまでの準備期間、症例を新たに登録する期間及び登録した症例を追跡する期間を考慮する。

3　医療機器と体外診断用医薬品のみが、使用成績評価の対象となる。
⇒　医薬品(体外診断用医薬品を除く)と再生医療等製品は、使用成績評価ではなく、再審査及び再評価の対象となっている。〈法第14条の4、第14条の6、第23条の29、第23条の31〉

4　「第二十三条の二の五の承認」とあるが、外国特例承認(法第23条の2の17)を受けた医療機器等についても使用成績評価の対象となる。〈法第23条の2の19〉

5　「第二十三条の二の六の二第一項の規定により条件及び期限を付したものを除く」とあるように、条件及び期限を付した緊急承認を受けた新医療機器等については、使用成績評価の対象になっていない。これは、いわば"仮承認"にすぎず、当該期限内に"本承認"を申請することが求められるためである。

6　「承認(略)を受けた者又は当該承認を受けている者」とあるが、これは、使用成績評価の対象品目は、厚生労働大臣が必要に応じて随時指定するものであり、指定後に承認を受ける場合と、指定の際には既に承認を受けている場合の両方が想定されるためである。

■第23条の2の9第2項■

> 厚生労働大臣は、前項の指定に係る医療機器又は体外診断用医薬品の使用成績に関する評価を適正に行うため特に必要があると認めるときは、調査期間を延長することができる。

**趣旨**

本規定は、厚生労働大臣は、使用成績評価のための調査期間を延長することができる旨を定めたものである。

**解説**

1. 「特に必要があると認めるとき」として、当初指示した調査期間では、評価を確定させるために十分なデータが収集できないと判明した場合が該当する。
2. 「調査期間」とは、厚生労働大臣が指示する期間をいう。〈法第23条の2の9第1項〉
この期間内に使用成績評価の申請書の添付資料を作成するために必要な調査が行われる。

■第23条の2の9第3項■

> 厚生労働大臣の使用成績に関する評価は、当該評価を行う際に得られている知見に基づき、第一項の指定に係る医療機器又は体外診断用医薬品が第二十三条の二の五第二項第三号イからハまでのいずれにも該当しないことを確認することにより行う。

**趣旨**

本規定は、厚生労働大臣の使用成績評価は、医療機器又は体外診断用医薬品の承認拒否事由への該当性を確認することにより行う旨を定めたものである。【法第14条の4第4項参照】

**解説**

1. 「第二十三条の二の五第二項第三号イからハまで」とは、次に掲げるもので、承認拒否事由を呼ばれる。
   ① その医療機器又は体外診断用医薬品が承認どおりの効果又は性能を有すると認められないとき
   ② その効果又は性能に比べて、著しく有害な作用を有し、使用価値がないと認められるとき
   ③ ①又は②に掲げる場合のほか、医療機器又は体外診断用医薬品として不適当なものとして厚生労働省令で定める場合に該当するとき

第5章第1節　医療機器等の製造販売業及び製造業(第23条の2—第23条の2の22)

■第23条の2の9第4項■

　第一項の申請は、申請書にその医療機器又は体外診断用医薬品の使用成績に関する資料その他厚生労働省令で定める資料を添付してしなければならない。この場合において、当該申請に係る医療機器又は体外診断用医薬品が厚生労働省令で定める医療機器又は体外診断用医薬品であるときは、当該資料は、厚生労働省令で定める基準に従って収集され、かつ、作成されたものでなければならない。

### 趣旨

　本規定は、使用成績評価の申請は、申請書にその医療機器又は体外診断用医薬品の使用成績に関する資料を添付して行うものとし、その資料は、申請資料の信頼性の基準に従って収集・作成されたものでなければならないとしている。

### 解説

1　「厚生労働省令で定める資料」は、申請に係る医療機器又は体外診断用医薬品の使用成績に関する資料である。〈則第114条の40第1項〉

2　定められた期限までに必要な資料を提出せず、又は虚偽の記載をした資料を提出したときは、製造販売の承認の取消事由に該当する。〈法第74条の2第3項第4号〉

<後段>

3　「厚生労働省令で定める医療機器又は体外診断用医薬品」は、使用成績評価の指定を受けた医療機器又は体外診断用医薬品(法第23条の2の9第1項)である。〈則第114条の41〉

4　「当該資料」は、GLP、GCP及びGPSPに定めるもののほか、次に掲げるところにより、収集され、かつ、作成されたものでなければならない。〈則第114条の42〉

① 当該資料は、これを作成することを目的として行われた調査又は試験において得られた結果に基づき正確に作成されたものであること

② ①の調査又は試験において、申請に係る医療機器についてその申請に係る品質、有効性又は安全性を有することを疑わせる調査結果、試験成績等が得られた場合には、当該調査結果、試験成績等についても検討及び評価が行われ、その結果が当該資料に記載されていること

③ 当該資料の根拠になった資料は、使用成績評価の終了の日まで保存されていること。ただし、資料の性質上その保存が著しく困難であると認められるものにあっては、この限りではない。

5　申請資料の信頼性の基準に適合しない資料を提出したときは、製造販売の承認の取消事由に該当する。〈法第74条の2第3項第4号〉

■**第23条の2の9第5項**■

　第三項の規定による確認においては、第一項の指定に係る医療機器又は体外診断用医薬品に係る申請内容及び前項前段に規定する資料に基づき、当該医療機器又は体外診断用医薬品の品質、有効性及び安全性に関する調査を行うものとする。この場合において、第一項の指定に係る医療機器又は体外診断用医薬品が前項後段に規定する厚生労働省令で定める医療機器又は体外診断用医薬品であるときは、あらかじめ、当該医療機器又は体外診断用医薬品に係る資料が同項後段の規定に適合するかどうかについての書面による調査又は実地の調査を行うものとする。

**趣旨**

　本規定は、医療機器又は体外診断用医薬品の承認拒否事由への該当性の確認においては、その申請内容及び添付資料に基づき、品質、有効性及び安全性に関する調査を行うとともに、あらかじめ、その添付資料の信頼性調査を行う旨を定めたものである。


■**第23条の2の9第6項**■

　第一項の指定に係る医療機器又は体外診断用医薬品につき第二十三条の二の五の承認を受けた者は、厚生労働省令で定めるところにより、当該医療機器又は体外診断用医薬品の使用の成績に関する調査その他厚生労働省令で定める調査を行い、その結果を厚生労働大臣に報告しなければならない。

**趣旨**

　本規定は、使用成績評価の対象となる医療機器又は体外診断用医薬品の承認を受けた者に対し、使用成績調査等を行い、その結果を厚生労働大臣に報告することを義務づけたものである。【法第14条の4第7項参照】

**解説**

1　「第二十三条の二の五の承認」とあるが、これには、条件及び期限を付した緊急承認（法第23条の2の6の2第1項）は含まれない。〈法第23条の2の9第1項〉
2　医療機器又は体外診断用医薬品の使用成績調査等及び結果の報告等について、次のとおり定められている。〈則第114条の43第1項、第2項〉
　① 使用成績評価の指定を受けた医療機器等（法第23条の2の9第1項）につき製造販売の承認（条件及び期限を付した緊急承認を除く）を受けた者が行う使用成績調査等は、その調査期間（延長が行われたときは、その延長後の期間）、当該医療機器等の不具合によるものと疑われる疾病、障害もしくは死亡又はその使用によるものと疑われる感染症その他の使用の成績等について行う。
　② 厚生労働大臣に対する報告は、当該調査に係る医療機器等の製造販売の承認の際に

厚生労働大臣が指示した日から起算して1年(厚生労働大臣が指示する医療機器等にあっては、厚生労働大臣が指示する期間)ごとに、その期間の満了後2月以内に行わなければならない。

■第23条の2の9第7項■

> 第四項後段に規定する厚生労働省令で定める医療機器又は体外診断用医薬品につき使用成績に関する評価を受けるべき者、同項後段に規定する資料の収集若しくは作成の委託を受けた者又はこれらの役員若しくは職員は、正当な理由なく、当該資料の収集又は作成に関しその職務上知り得た人の秘密を漏らしてはならない。これらの者であつた者についても、同様とする。

### 趣 旨

　本規定は、①使用成績評価を受けるべき者、②添付資料の収集・作成の委託を受けた者に対し、秘密保持義務を課したものである。【法第14条第14項参照】

### 解 説

1　本規定に違反した者は、6月以下の懲役又は30万円以下の罰金に処する。〈法第86条の3第1項第5号〉

　また、いわゆる両罰規定の対象となっており、この行為者を使用する法人又は人には30万円以下の罰金刑が科される。〈法第90条第2号〉

　なお、この罪は、告訴がなければ公訴を提起することができない。〈法第86条の3第2項〉

## 第二十三条の二の十（準用）

(平二五法八四・追加、令元法六三・令四法四七・一部改正)

■第23条の2の10第1項■

医療機器(専ら動物のために使用されることが目的とされているものを除く。以下この条において同じ。)又は体外診断用医薬品(専ら動物のために使用されることが目的とされているものを除く。以下この条において同じ。)のうち政令で定めるもの[1]についての前条第一項の申請、同条第三項の規定による確認及び同条第五項の規定による調査については、第二十三条の二の五第十七項及び第二十三条の二の七(第四項及び第五項を除く。)の規定を準用する。この場合において、必要な技術的読替えは、政令で定める。

**趣旨**

本規定は、①使用成績評価の申請、②承認拒否事由への該当性の確認、③品質、有効性及び安全性に関する調査、④添付資料の信頼性調査については、機構による審査等の実施に係る規定を準用して適用する旨を定めたものである。

**解説**

1 「政令で定めるもの」は、使用成績評価の指定を受けた医療機器(動物専用のものを除く)又は体外診断用医薬品(動物専用のものを除く)である。〈令第37条の31〉

■第23条の2の10第2項■

前項において準用する第二十三条の二の七第一項の規定により機構に前条第三項の規定による確認を行わせることとしたときは、前項において準用する第二十三条の二の七第一項の政令で定める医療機器又は体外診断用医薬品についての前条第六項の規定による報告をしようとする者は、同項の規定にかかわらず、機構に報告しなければならない。この場合において、機構が当該報告を受けたときは、厚生労働省令で定めるところにより、厚生労働大臣にその旨を通知しなければならない。

**趣旨**

本規定は、使用成績評価の対象となる医療機器又は体外診断用医薬品の承認を受けた者に対し、厚生労働大臣が機構に承認拒否事由への該当性の確認を行わせるときは、機構に使用成績調査等の結果を報告することを義務づけたものである。また、機構に対して、当該報告を受けたときは、厚生労働大臣に通知することを義務づけている。

第5章第1節　医療機器等の製造販売業及び製造業(第23条の2—第23条の2の22)

## 第二十三条の二の十の二（医療機器及び体外診断用医薬品の承認された事項に係る変更計画の確認）

（令元法六三・追加、令四法四七・一部改正）

■第23条の2の10の2第1項■

　第二十三条の二の五第一項の承認を受けた者は、厚生労働省令で定めるところにより、厚生労働大臣に申し出て、当該承認を受けた品目について承認された事項の一部の変更に係る計画(以下この条において「変更計画」という。)が、次の各号のいずれにも該当する旨の確認を受けることができる。これを変更しようとするときも、同様とする。
一　当該変更計画に定められた変更が、性能、製造方法その他の厚生労働省令で定める事項の変更であること。
二　第四十二条第一項又は第二項の規定により定められた基準に適合しないこととなる変更その他の厚生労働省令で定める変更に該当しないこと。
三　当該変更計画に従つた変更が行われた場合に、当該変更計画に係る医療機器又は体外診断用医薬品が、次のイからハまでのいずれにも該当しないこと。
　イ　当該医療機器又は体外診断用医薬品が、その変更前の承認に係る効果又は性能を有すると認められないこと。
　ロ　当該医療機器が、その効果又は性能に比して著しく有害な作用を有することにより、医療機器として使用価値がないと認められること。
　ハ　イ又はロに掲げる場合のほか、医療機器又は体外診断用医薬品として不適当なものとして、厚生労働省令で定める場合に該当すること。

**趣旨**

　本規定は、医療機器又は体外診断用医薬品の製造販売の承認を受けた者は、厚生労働大臣に申し出て、承認事項の変更計画の確認を受けることができるとともに、その確認要件を定めたものである。また、当該変更計画を変更しようとするときも、確認を受けることができるとしている。

**解説**

1　承認事項の一変手続の迅速化を図るため、令和元年の法改正により本条が新設された。
2　変更計画を用いた承認事項の一変手続について、次のように整理することができる。
　① 医薬品、医薬部外品、化粧品、医療機器又は再生医療等製品を製造販売するためには、品目ごとに、品質、有効性及び安全性に関する事項について審査を受け、承認を受けなければならない。また、承認事項の一変（軽微な変更を除く）しようとする場合においても、同様に審査を受け、一変の承認を受けなければならない。
　② さて、近年、医療機器等の品質、有効性及び安全性を確保しながらより効率的な生産を可能とする製造方法等が新たに生まれてきており、こうしたイノベーションを取り入れることも考慮する必要がある。
　③ そこで、承認事項のうち、医療機器等の品質、有効性及び安全性に悪影響を及ぼさな

いようコントロールできる製造方法等については、その変更計画について以下の確認を受け、当該計画どおりに一変を行う場合に限り、審査なしに承認事項を一変できる仕組みが設けられている。

　㈠　製造方法等の変更に係る計画であること
　㈡　法定の基準(法第42条)に抵触することになる変更に該当しないものであること
　㈢　計画どおりの変更が行われれば、製品の品質、有効性及び安全性が、承認の取消しとなる状態に陥らないこと

3　「承認を受けた品目」とあるように、認証を受けた品目については本規定の対象とならない。これについて次のように整理することができる。

　①　高度管理医療機器等を製造販売するためには、品目ごとに、登録認証機関の基準適合性について審査を受け、認証を受けなければならない。また、認証事項の一変(軽微な変更を除く)しようとする場合においても、同様に審査を受け、一変の認証を受けなければならない。

　②　高度管理医療機器等の認証のための審査は、厚生労働大臣が定めた基準に適合しているかどうかの観点から行われており、認証基準から逸脱するような変更は、承認制度の対象となる。

　③　また、一変認証の審査は、一変承認の場合と比べて短時間で行われるため、そもそも審査の迅速化を目的として設けられた「変更計画の確認制度」の対象に含める意義は乏しいと考えられる。

　④　そのため、本規定の対象は承認品目のみに限定され、認証品目を含めていない。

4　「確認」とは、申請に係る事物の妥当性の適否を確定させる行政庁の処分をいう。

5　変更計画の確認の申請書には、次に掲げる確認の区分に応じ、それぞれに掲げる資料を添えなければならない。〈則第114条の45の2第3項〉

　①　医療機器(人工知能関連技術を活用したものを除く)の変更計画の確認については、以下の資料

　　　※「人工知能関連技術」とは、人工的な方法による学習、推論、判断等の知的な機能の実現及び人工的な方法により実現した当該機能の活用に関する技術をいう。〈官民データ活用推進基本法第2条第2項〉

　　㈠　変更計画
　　㈡　設計及び開発の検証方法に関する資料

　②　医療機器(人工知能関連技術を活用したものに限る)の変更計画の確認については、①に掲げる資料及び以下の資料

　　㈠　変更計画の作成及び実施に関する手順
　　㈡　その他人工知能関連技術の適正かつ円滑な管理に必要な資料

　③　体外診断用医薬品の変更計画の確認については、以下の資料

　　㈠　変更計画
　　㈡　設計及び開発の検証方法に関する資料

　④　医療機器又は体外診断用医薬品の変更計画の変更の確認については、①から③まで

第5章第1節　医療機器等の製造販売業及び製造業(第23条の2—第23条の2の22)

に掲げる確認の区分に応じた資料及び確認を受けた変更計画の写し

6　変更計画の軽微な変更に係る特例として、次のとおり定められている。〈則第114条の45の7〉

① 確認された変更計画の変更が軽微な変更であるときは、次に掲げる資料を添えて、厚生労働大臣に変更計画の変更を届け出ることができる。

※「厚生労働大臣」とあるが、変更計画の確認を機構に行わせる場合は、機構に届出を行う。

㈠ 変更計画の変更案
㈡ 変更理由

② ①の軽微な変更は、次に掲げる変更以外のものとする。

㈠ 新たに承認申請が必要となると考えられる医療機器又は体外診断用医薬品の変更
㈡ 医療機器又は体外診断用医薬品の検証実施計画又は適合基準に係る変更
㈢ ㈠及び㈡に掲げる変更のほか、医療機器又は体外診断用医薬品の品質、有効性及び安全性に影響を与える変更

7　厚生労働大臣は台帳を備え、次に掲げる事項を記載する。〈令第37条の33第1項、則第114条の45の8〉

① 確認番号及び確認年月日
② 確認を受けた者の氏名及び住所
③ 確認を受けた者の製造販売業の許可の種類及び許可番号
④ 当該品目の製造所の名称
⑤ 当該品目の製造所が受けている製造業者の登録番号又は医療機器等外国製造業者の登録番号
⑥ 当該品目の名称
⑦ 当該品目の形状、構造及び原理
⑧ 当該品目の使用目的又は効果
⑨ 当該品目の使用方法

<第1号>

8　医療機器等では、「製造方法」のみならず、「性能」についても変更計画の対象としている。これは、医療機器及び体外診断用医薬品の場合は、上市後も性能の一変が繰り返される事例が多いこと等を考慮し、変更計画の対象となる承認項目を広く設定したものである。なお、医薬品、医薬部外品、化粧品及び再生医療等製品の場合は、「製造方法」のみとし、「性能」については変更計画の対象としていない(法第14条の7の2第1項第1号、第23条の32の2第1項第1号)。

9　「性能」については、既に承認を受けている性能を有するか否かではなく、変更計画に記載された性能を有するか否かに着目して確認が行われることになる。

10　医療機器に係る「厚生労働省令で定める事項」は、次に掲げる事項である。〈則第114条の45の3第1項〉

① 使用目的又は効果
② 形状、構造及び原理

③ 原材料

④ 性能及び安全性に関する規格

⑤ 使用方法

⑥ 保管方法

⑦ 有効期間

⑧ 製造方法

⑨ 製造販売する品目の製造所

11 体外診断用医薬品に係る「厚生労働省令で定める事項」は、次に掲げる事項である。
〈則第114条の45の3第2項〉

① 使用目的

② 形状、構造及び原理

③ 反応系に関与する成分

④ 品目仕様

⑤ 使用方法

⑥ 保管方法

⑦ 有効期間

⑧ 製造方法

⑨ 製造販売する品目の製造所

<第2号>

12 医療機器(人工知能関連技術を活用したものを除く)に係る「厚生労働省令で定める変更」は、次に掲げる変更である。〈則第114条の45の4第1項〉

① 基本要件基準(法第41条第3項)に適合しないこととなる変更

② 法定の基準(法第42条第2項)に適合しないこととなる変更

③ 病原因子の不活化又は除去方法に関する重要な変更

④ ①から③までに掲げるもののほか、当該医療機器の品質、有効性及び安全性に重大な影響を与えるおそれのある変更

13 医療機器(人工知能関連技術を活用したものに限る)に係る「厚生労働省令で定める変更」は、次に掲げる変更である。〈則第114条の45の4第2項〉

① 基本要件基準に適合しないこととなる変更

② 法定の基準に適合しないこととなる変更

③ 病原因子の不活化又は除去方法に関する重要な変更

④ ①から③までに掲げるもののほか、当該医療機器の品質、有効性及び安全性に重大な影響を与えるおそれのある変更

14 体外診断用医薬品に係る「厚生労働省令で定める変更」は、次に掲げる変更である。
〈則第114条の45の4第3項〉

① 日本薬局方(法第41条第1項)又は基本要件基準(法第41条第3項)に適合しないこととなる変更

② 法定の基準(法第42条第1項)に適合しないこととなる変更

③ ①及び②に掲げるもののほか、当該体外診断用医薬品の品質、有効性及び安全性に重大な影響を与えるおそれのある変更

<第3号>

15　本号は、承認事項の一変の承認審査と同じ観点(法第23条の2の5第2項第3号イからハまでの準用)で、変更計画の確認に係る審査を行うこととしたものである。

16　本号ロの「その効果又は性能に比して著しく有害な作用を有する」として、以下のような事例が該当する。
① 高線量放射線を用いた診断用医療機器であって、病変の検出能力が低いもの
② 高線量放射線を用いた診断用医療機器であって、その被曝により健康被害を生じる可能性が高いもの

17　本号ハの「厚生労働省令で定める場合」は、申請に係る医療機器又は体外診断用医薬品の性状又は品質が保健衛生上著しく不適当な場合である。〈則第114条の45の5〉

■第23条の2の10の2第2項■

前項の確認においては、変更計画(同項後段の規定による変更があつたときは、その変更後のもの。以下この条において同じ。)の確認を受けようとする者が提出する資料に基づき、当該変更計画に係る医療機器又は体外診断用医薬品の品質、有効性及び安全性に関する調査を行うものとする。

**趣旨**

本規定は、変更計画の確認においては、確認を受けようとする者が提出する資料に基づき、当該変更計画に係る品質、有効性及び安全性に関する調査を行う旨を定めたものである。

**解説**

1　変更計画の確認は、承認事項の一変によって保健衛生上の危害の発生を防止するための基準(法第42条)に抵触するものとはならないこと、承認拒否事由(法第23条の2の10の2第1項第3号)に抵触するものとはならないこと等の観点から、製品の品質、有効性及び安全性に及ぼす影響を審査して行われる。

なお、変更計画に基づく承認事項の一変による製造管理又は品質管理の方法の基準適合性については、別途、QMS適合性の確認(法第23条の2の10の2第3項、第4項)によって担保されている。

■第23条の2の10の2第3項■

> 第一項の確認を受けようとする者又は同項の確認を受けた者は、その確認に係る変更計画に従つて第二十三条の二の五の承認を受けた事項の一部の変更を行う医療機器又は体外診断用医薬品が同条第二項第四号の政令で定めるものであり、かつ、当該変更が製造管理又は品質管理の方法に影響を与えるおそれがある変更として厚生労働省令で定めるものであるときは、厚生労働省令で定めるところにより、その変更を行う医療機器又は体外診断用医薬品の製造所における製造管理又は品質管理の方法が、同号の厚生労働省令で定める基準に適合している旨の確認を受けなければならない。

【趣旨】

本規定は、変更計画の確認を受けようとする者又は受けた者に対し、当該変更計画に係る医療機器又は体外診断用医薬品が政令で定めるものであり、かつ、当該計画に従った承認事項の一変が製造管理又は品質管理の方法に影響を与えるおそれがあるものであるときは、その製造管理又は品質管理の方法のQMS適合性の確認を受けることを義務づけたものである。

【解説】

1 変更計画に係るQMS適合性の確認について、次のように整理することができる。
   ① 医療機器又は体外診断用医薬品の承認審査制度においては、承認時にQMS調査を行うとともに、その承認後においても定期的にQMS調査を行うことにより、製品の製造管理及び品質管理の適正を確保している。
   ② そこで、変更計画に基づく一変が製造管理又は品質管理の方法に影響を及ぼすものであるときは、変更計画の確認時、あるいは計画確認後にQMS適合性の確認を受ける必要がある。
   ③ さらに、QMS適合性の確認後においても、その適合性が保たれているかどうかを確かめるため、当該変更計画に基づく一変に着手する前においてもQMS適合性の確認が求められることになる。
2 「確認を受けようとする者」として、例えば、変更計画の確認とQMS適合性の確認を同時に申請する場合が該当する。
3 「確認を受けた者」として、例えば、以下のような場合が該当する。
   ① 変更計画に基づき承認事項の一変に着手しようとする場合
   ② 当初、変更計画の確認のみで済むと見込まれていたが、QMS適合性の確認が必要であると後から判明した場合
   ③ 製造機械の入れ替え計画を定めるために変更計画の確認を受けておく必要があるが、その入れ替え工事が完了した後でなければ、製造管理の方法の基準適合性が確認できない場合
4 「政令で定めるもの」は、承認を要する医療機器又は体外診断用医薬品である。〈令第37条の20〉

第5章第1節　医療機器等の製造販売業及び製造業(第23条の2—第23条の2の22)

**5**　「厚生労働省令で定めるもの」は、軽微な変更及び製造管理・品質管理の方法に影響を与えない変更以外の変更であって、次のいずれかに該当するもの(一変承認申請を行う場合を除く)である。〈則第114条の45の6〉

(1) 次のいずれにも該当する変更以外の変更

① 変更計画の確認を受けようとする者又は確認を受けた者が既に基準適合証の交付を受けている場合であって、当該基準適合証に係る医療機器又は体外診断用医薬品と同一の製品群区分に属するものに係る変更

② 当該変更に係る医療機器又は体外診断用医薬品を製造するすべての製造所(滅菌、保管等の製造工程のみをするものを除く)が、①の基準適合証に係る医療機器又は体外診断用医薬品を製造する製造所(当該変更に係る医療機器又は体外診断用医薬品の製造工程と同一の製造工程が、当該製造所において、当該基準適合証に係る医療機器又は体外診断用医薬品の製造工程として行われている場合に限る)となる変更

(2) 製造販売の承認の条件(法第79条第1項)として当該承認を受けた者に対しQMS調査を受けなければならないとされた再製造単回使用医療機器に係る変更

(3) 次のいずれかの区分に該当する医療機器に係る変更(当該医療機器について有効な基準適合証が交付されており、かつ、当該基準適合証に係るQMS調査において、当該区分の特性に応じて必要となる調査が行われていない場合に限る)

① 原材料の一部として医薬品又は再生医療等製品が組み込まれたもの

② 特定生物由来製品

③ マイクロマシンであるもの

④ 製造工程においてナノ材料が使用されるもの

⑤ 当該医療機器のすべてが最終的に人体に吸収されることが想定されるもの(②を除く)

⑥ 特定医療機器

⑦ 再製造単回使用医療機器

(4) 次のいずれにも該当する医療機器に係る変更

① 滅菌医療機器であること

② 当該医療機器について有効な基準適合証が交付されていること

③ 当該医療機器の滅菌の方法が、②の基準適合証に係るQMS調査を受けた医療機器の滅菌の方法と異なるものであること

④ 当該医療機器の滅菌を行う製造所について、過去5年以内に、当該医療機器の滅菌の方法と同一の滅菌の方法について当該製造所が記載された基準適合証及び追加的調査結果証明書(調査結果が適合であるものに限る)又は変更計画適合性確認通知書(則第114条の45の9第3項)が交付されていないこと

(5) 次のいずれかの区分に該当する体外診断用医薬品に係る変更(当該体外診断用医薬品について有効な基準適合証が交付されており、かつ、当該基準適合証に係るQMS調査において、当該区分の特性に応じて必要となる調査が行われていない場合に限る)

① 生物由来製品

② マイクロマシンであるもの

③ 製造工程においてナノ材料が使用されるもの
(6) 次のいずれにも該当する医療機器又は体外診断用医薬品に係る変更
　① 当該医療機器又は体外診断用医薬品について有効な基準適合証が交付されていること
　② 当該医療機器又は体外診断用医薬品を製造する製造所のうち、㈠滅菌、㈡最終製品の保管、㈢その他厚生労働大臣が適当と認める製造工程について、例外的製造所があること
　③ 過去5年以内に当該例外的製造所(複数ある場合にあっては、それぞれの例外的製造所をいう)が記載された基準適合証(当該基準適合証に記載された当該例外的製造所に係る製造工程が当該医療機器又は体外診断用医薬品に係る当該例外的製造所の製造工程を含むものに限る)及び追加的調査結果証明書(当該追加的調査結果証明書に記載された当該例外的製造所に係る製造工程が当該医療機器又は体外診断用医薬品に係る当該例外的製造所の製造工程を含み、かつ、調査結果が適合であるものに限る)又は変更計画適合性確認通知書(当該変更計画適合性確認通知書に記載された当該例外的製造所に係る製造工程が当該医療機器又は体外診断用医薬品に係る当該例外的製造所の製造工程を含むものに限る)が交付されていないこと
(7) 次のいずれにも該当する医療機器又は体外診断用医薬品に係る変更
　① 当該承認に係る医療機器又は体外診断用医薬品について有効な基準適合証が交付されており、かつ、当該基準適合証に記載された申請者が、当該承認を受けようとする者と異なる者であること
　② ①の基準適合証に係る医療機器又は体外診断用医薬品の承認取得者又は認証取得者の地位が、当該承認を受けようとする者に承継されていること
　③ ②の承継があった日以降、①の基準適合証に係る医療機器又は体外診断用医薬品と同一の区分に属する医療機器又は体外診断用医薬品(当該承継に係る医療機器又は体外診断用医薬品を製造するすべての製造所(滅菌、最終製品の保管等の製造工程(則第114条の32各号)のみをするものを除く)が当該基準適合証に係る医療機器又は体外診断用医薬品を製造する製造所(当該承認に係る医療機器又は体外診断用医薬品の製造工程と同一の製造工程が、当該製造所において、当該基準適合証に係る医療機器又は体外診断用医薬品の製造工程として行われている場合に限る)であるものに限る)について、追加的調査又は変更計画に係るQMS調査(法第23条の2の10の2第4項)が行われていないこと
(8) その他厚生労働大臣が必要と認める変更

**6**　「確認を受けなければならない」とあるが、変更計画に基づく「性能」の一変を実施しようとする場合は、本規定のQMS適合性の確認を受ける必要はない。これについて次のように整理することができる。
　① 医療機器等の承認の一変を受けようとする者は、法第23条の2の5第15項に基づくQMS調査を受けなければならない。
　② 医療機器等の変更計画の確認を受けようとする者又は確認を受けた者は、法第23条

の2の10の2第3項に基づくQMS適合性の確認を受けなければならない。
③ さて、医療機器等の変更計画に基づき「性能」の一変をしようとする場合には、届出ではなく、一変の承認手続を行う必要があるため(法第23条の2の10の2第6項)、当該承認手続に基づくQMS調査を受けることになる。
④ ③の場合、一変の承認手続により実施されるQMS調査によって、変更後の製造管理又は品質管理の方法のQMS適合性が確保できるため、重複して、QMS適合性の確認を受ける必要はない。

7 QMS適合性の確認の申請書には、次に掲げる資料を添えなければならない。〈則第114条の45の9第2項〉
① 適合性確認に係る品目の製造管理及び品質管理に関する資料
② 適合性確認に係るすべての製造所における製造管理及び品質管理に関する資料

8 厚生労働大臣は台帳を備え、次に掲げる事項を記載する。〈令第37条の34第2項、則第114条の45の11〉
① 適合性の確認の結果
② 適合性確認の通知の年月日及び番号
③ 適合性確認の結果を都道府県知事に通知(令第37条の36)した場合にあっては、その通知の年月日及び番号

■第23条の2の10の2第4項■

> 前項の確認においては、その変更を行う医療機器又は体外診断用医薬品の製造所における製造管理又は品質管理の方法が、第二十三条の二の五第二項第四号の厚生労働省令で定める基準に適合しているかどうかについて、書面による調査又は実地の調査を行うものとする。

**趣旨**

本規定は、変更計画に係るもののQMS適合性の確認においては、書面による調査又は実地の調査を行う旨を定めたものである。

■第23条の2の10の2第5項■

> 厚生労働大臣は、第一項の確認を受けた変更計画が同項各号のいずれかに該当していなかつたことが判明したとき、第三項の確認を受けた製造管理若しくは品質管理の方法が第二十三条の二の五第二項第四号の厚生労働省令で定める基準に適合していなかつたことが判明したとき、又は偽りその他不正の手段により第一項若しくは第三項の確認を受けたことが判明したときは、その確認を取り消さなければならない。

【趣旨】

　本規定は、厚生労働大臣に対し、①確認を受けた変更計画がその要件のいずれかに該当していなかったことが判明したとき、②確認を受けた製造管理又は品質管理の方法がQMS基準に適合していなかったことが判明したとき、③不正の手段により変更計画又はQMS適合性の確認を受けたことが判明したときは、変更計画又は製造管理・品質管理の方法の確認を取り消すことを義務づけたものである。

【解説】

1　本規定は、変更計画の確認をした当時は問題ないとされた製造工程であっても、①その後の科学的知見の進展によって安全性に重大な影響を与えるおそれのあることが判明した場合、②後になって提出データの捏造が判明した場合を想定して設けられている。


■第23条の2の10の2第6項■

> 第一項の確認を受けた者(その行おうとする変更が第三項の厚生労働省令で定めるものであるときは、第一項及び第三項の確認を受けた者に限る。)は、第二十三条の二の五の承認を受けた医療機器又は体外診断用医薬品に係る承認された事項の一部について第一項の確認を受けた変更計画に従つた変更(製造方法の変更その他の厚生労働省令で定める変更に限る。)を行う日の厚生労働省令で定める日数前までに、厚生労働省令で定めるところにより、厚生労働大臣に当該変更を行う旨を届け出たときは、同条第十五項の厚生労働大臣の承認を受けることを要しない。

【趣旨】

　本規定は、変更計画の確認を受けた者は、当該変更計画に従って製造方法の一変を行う旨を所定の日までに届け出たときは、厚生労働大臣の一変承認を受けなくてもよい旨を定めたものである。

【解説】

1　変更計画に従った一変の実施手続について、次のように整理することができる。
　① 変更計画の確認がなされたときに、既に当該一変の妥当性が確認されているため、当

該変更計画に従って一変を行う旨の届出がなされたときは、一変承認の手続を行うことなく、その一変を実施することができる。
② とはいえ、①の特例が適用される一変事項は、「製造方法」等に限られる。
③ 医療機器等の「性能」の一変においては、①の特例は適用されず、一変の承認手続を行う必要がある。
④ なお、実施しようとする一変が、製造管理・品質管理の方法に影響を及ぼすものであるときは、あらためてQMS適合性の確認（法第23条の2の10の2第3項）を受けることが求められる。

2 「厚生労働省令で定める変更」について、次のとおり定められている。〈則第114条の45の12〉
① 医療機器（人工知能関連技術を活用したものを除く）に係る変更計画に従った変更を届出により行うことが可能なもの
　㈠ 特定高度管理医療機器であって、品質、有効性及び安全性に関する事項の審査に係る基準が定められているもの
　㈡ 品質、有効性及び安全性に関する事項の審査に係る基準が定められている医療機器（㈠を除く）
　㈢ 特定高度管理医療機器（㈠及び㈣を除く）
　㈣ 特定高度管理医療機器であって、既承認医療機器と構造、使用方法、効果及び性能が同一性を有すると認められるもの（㈠を除く）
　㈤ 医療機器（㈠から㈣までを除く）
② 医療機器（人工知能関連技術を活用したものに限る）に係る変更計画に従った変更を届出により行うことが可能なもの
　㈠ 特定高度管理医療機器であって、品質、有効性及び安全性に関する事項の審査に係る基準が定められているもの
　㈡ 品質、有効性及び安全性に関する事項の審査に係る基準が定められている医療機器（㈠を除く）
　㈢ 特定高度管理医療機器（㈠及び㈣を除く）
　㈣ 特定高度管理医療機器であって、既承認医療機器と構造、使用方法、効果及び性能が同一性を有すると認められるもの（㈠を除く）
　㈤ 医療機器（㈠から㈣までを除く）
③ 体外診断用医薬品に係る変更計画に従った変更を届出により行うことが可能なもの
　㈠ 同時に複数の項目に係る検査が可能なものとして厚生労働省令で定める体外診断用医薬品
　㈡ 品質、有効性及び安全性に関する事項の審査に係る基準が定められている体外診断用医薬品であって、当該基準に適合しているもの（㈠を除く）
　㈢ 厚生労働省令（則第114条の21）で定める体外診断用医薬品であって、申請書に臨床試験の試験成績に関する資料を添付して申請しなければならないもの（㈠を除く）
　㈣ 体外診断用医薬品（㈠から㈢までを除く）

⇒ 変更計画に従った変更を行うにあたり、変更計画に従った変更による届出の範囲として届出すべきか、承認事項一部変更承認申請をするべきかについては、当該変更に伴う当該品目の品質、有効性及び安全性の評価が必要とされるか否かにつき、総合的に判断される必要がある。そのため、上記①から③までの該当性に関して、別途通知で示すものとし、当該通知がなされるまでの間は、必要に応じ総合機構に相談する。〈R2/8/31 薬生機審発 0831 第 14 号、第 15 号〉

3 「厚生労働省令で定める日数」は、30 日である。〈則第 114 条の 45 の 13〉

4 変更計画に従った変更に係る届書には、変更計画で確認されたとおりの試験の結果が得られたことを示す資料その他変更計画に従った変更の内容を確認できる資料を添付しなければならない。〈則第 114 条の 45 の 14 第 2 項〉

5 医療機器の変更計画に従った変更の届出をする際には、当該品目の製造販売承認事項及び変更計画確認事項に係る各項目の最新の承認事項又は確認事項が分かるように、次に掲げる資料の写しについても 1 部添付する。なお、最新の承認事項又は確認事項以外の資料の写しについては、総合機構から求めがあった場合に速やかに提出できるようにしておく必要がある。〈R2/8/31 薬生機審発 0831 第 14 号〉

① 変更計画確認書(変更計画確認事項変更確認書及び変更計画確認事項軽微変更届を含む)の写し

② 製造販売承認書(製造販売承認事項一部変更承認書及び製造販売承認事項軽微変更届を含む)の写し


■第 23 条の 2 の 10 の 2 第 7 項■

> 厚生労働大臣は、前項の規定による届出があつた場合において、その届出に係る変更が第一項の確認を受けた変更計画に従つた変更であると認められないときは、その届出を受理した日から前項の厚生労働省令で定める日数以内に限り、その届出をした者に対し、その届出に係る変更の中止その他必要な措置を命ずることができる。

**趣 旨**

本規定は、厚生労働大臣は、変更計画に従って製造方法の一変を行う旨の届出があった場合において、当該変更計画に従った一変であると認められないときは、所定の日までに限り、その届出に係る一変の中止等の措置を命ずることができる旨を定めたものである。

**解 説**

1 本規定による命令に違反した者は、3 年以下の懲役もしくは 300 万円以下の罰金に処し、又はこれを併科する。〈法第 84 条第 5 号〉

また、いわゆる両罰規定の対象となっており、この行為者を使用する法人又は人も罰せられる。法人については 1 億円以下、人については 300 万円以下の罰金刑が科される。〈法第 90 条第 1 号〉

第5章第1節　医療機器等の製造販売業及び製造業（第23条の2—第23条の2の22）

■**第２３条の２の１０の２第８項**■

> 厚生労働大臣は、第一項の確認を受けた者が第二十三条の二の五の承認を受けた医療機器又は体外診断用医薬品に係る同項の確認を受けた変更計画に従った変更（第六項に規定する製造方法の変更その他の厚生労働省令で定める変更のみを行う場合を除く。）について同条第十五項の承認の申請を行つた場合には、同項において準用する同条第六項の規定にかかわらず、同項に規定する品質、有効性及び安全性に関する調査に代えて、当該変更計画に従つた変更であるかどうかについての書面による調査又は実地の調査を行うことができる。

**趣旨**

本規定は、厚生労働大臣は、変更計画に従った性能の一変について一変承認の申請が行われた場合には、品質、有効性及び安全性に関する調査に代えて、当該変更計画との整合性調査を行うことができる旨を定めたものである。

**解説**

1　医療機器等の変更計画に従った変更であるかどうかの整合性調査について、次のように整理することができる。
　① 医療機器及び体外診断用医薬品では、医薬品、医薬部外品、化粧品及び再生医療等製品と異なり、その「製造方法」のみならず、「性能」についても変更計画の対象としている。
　② そのため、変更計画に従って製造方法の一変をしようとするときは、事前の届出で足りるが、性能の一変をしようとするときには、一変承認申請を求めている。
　③ これは、性能の一変は、品質、有効性及び安全性に直結し、保健衛生上の危害の発生を防止するためには、最新の知見を踏まえた審査が求められるからである。
　④ とはいえ、一変の承認審査のために必要となる品質、有効性及び安全性に関する調査の大部分については、変更計画の確認の際に既に行われていることを考慮し、当該調査を、変更計画に従った一変になっているかどうかという観点から行われる整合性調査に代えてよいこととしている。
2　「当該変更計画に従つた変更であるかどうかについての書面による調査又は実地の調査」は、整合性調査と呼ばれる。
3　「行うことができる」とあるように、通常の品質、有効性及び安全性に関する調査を適用するか、整合性調査を適用するかは、厚生労働大臣の裁量行為に属している。これは、変更計画に基づく一変であっても、新たな科学的知見によっては、当該変更計画の確認時とは異なる観点からの審査が必要になるためである。

■第23条の2の10の2第9項■

　厚生労働大臣は、機構に、第二十三条の二の七第一項の政令で定める医療機器又は体外診断用医薬品についての第一項及び第三項の確認を行わせることができる。

### 趣旨

　本規定は、厚生労働大臣は、機構に、①変更計画の確認、②製造管理又は品質管理の方法のQMS適合性の確認を行わせることができる旨を定めたものである。

### 解説

1　「政令で定める医療機器又は体外診断用医薬品」について、機構に変更計画の確認(法第23条の2の10の2第1項)を行わせる場合は、令第37条の29第1項に定められている。機構にQMS適合性の確認(法第23条の2の10の2第3項)を行わせる場合は、令第37条の29第2項に定められている。【法第23条の2の7第1項の解説2及び3参照】

■第23条の2の10の2第10項■

　第二十三条の二の七第二項、第三項、第六項及び第七項の規定並びに第五項の規定は、前項の規定により機構に第一項及び第三項の確認を行わせることとした場合について準用する。この場合において、必要な技術的読替えは、政令で定める。

### 趣旨

　本規定は、機構に、①変更計画の確認、②製造管理又は品質管理の方法のQMS適合性の確認を行わせることとした場合においては、機構による審査等の実施及び確認の取消に係る規定を準用して適用する旨を定めたものである。

■第23条の2の10の2第11項■

　厚生労働大臣が第二十三条の二の七第一項の規定により機構に審査を行わせることとしたときは、同項の政令で定める医療機器又は体外診断用医薬品についての第六項の規定による届出は、同項の規定にかかわらず、機構に行わなければならない。

### 趣旨

　本規定は、厚生労働大臣が機構に製造販売の承認のための審査を行わせることとしたときは、変更計画に従って製造方法の一変を行う旨の届出は機構に行わなければならない旨を定めたものである。

■第23条の2の10の2第12項■

　機構は、前項の規定による届出を受理したときは、直ちに、当該届出の状況を厚生労働省令で定めるところにより厚生労働大臣に通知しなければならない。

### 趣旨

　本規定は、機構に対し、変更計画に従って製造方法の一変を行う旨の届出を受理したときは、直ちに、厚生労働大臣に通知することを義務づけたものである。

## 第二十三条の二の十一（承継）

（平二五法八四・追加）

■第23条の2の11第1項■

　第二十三条の二の五の承認を受けた者（以下この条において「医療機器等承認取得者」という。）について相続、合併又は分割（当該品目に係る厚生労働省令で定める資料及び情報（以下この条において「当該品目に係る資料等」という。）を承継させるものに限る。）があつたときは、相続人（相続人が二人以上ある場合において、その全員の同意により当該医療機器等承認取得者の地位を承継すべき相続人を選定したときは、その者）、合併後存続する法人若しくは合併により設立した法人又は分割により当該品目に係る資料等を承継した法人は、当該医療機器等承認取得者の地位を承継する。

### 趣旨

　本規定は、医療機器又は体外診断用医薬品の製造販売の承認に係る効果の承継について定めたものである。承認取得者について相続又は合併があった場合、相続人又は合併後存続する法人等は、その承認取得者の地位を承継するものとし、また、分割があった場合は、承認品目に係る資料等が引き継がれるときに限り、当該品目の承認取得者の地位を承継するものとしている。【法第14条の8第1項参照】

### 解説

1　「厚生労働省令で定める資料及び情報」は、次のとおりである。〈則第114条の46第1項〉
① 製造業又は外国製造業者の登録の申請に際して提出した資料
② 製造販売の承認の申請（一変申請を含む）に際して提出した資料及びその根拠となった資料
③ 早期承認の提出免除条件に基づき収集・作成された使用の成績に関する資料その他の資料
④ 条件及び期限を付した緊急承認に係る医療機器等の使用成績調査の結果の報告に際して提出した資料及びその根拠となった資料
⑤ 使用成績評価の申請に際して提出した資料及びその根拠となった資料

⑥ 使用成績評価に係る定期報告に際して提出した資料及びその根拠となった資料
⑦ 変更計画及び QMS 適合性の確認の申請に際して提出した資料及びその根拠となった資料並びに変更計画に従った変更に係る届出に際して提出した資料及びその根拠となった資料
⑧ 特定医療機器に関する記録及び当該記録に関連する資料
⑨ 生物由来製品に関する記録及び当該記録に関連する資料
⑩ 製造管理又は品質管理の業務に関する資料及び情報
⑪ 製造販売後安全管理の業務に関する資料及び情報
⑫ その他品質、有効性及び安全性に関する資料及び情報

■第23条の2の11第2項■

> 医療機器等承認取得者がその地位を承継させる目的で当該品目に係る資料等の譲渡しをしたときは、譲受人は、当該医療機器等承認取得者の地位を承継する。

**趣 旨**

　本規定は、相続、合併又は分割以外の場合の製造販売の承認に係る効果の承継について定めたものである。承認品目に係る資料等が譲渡されたときに限り、その資料等の譲受人は、当該品目の承認取得者の地位を承継するものとしている。【法第14条の8第2項参照】

■第23条の2の11第3項■

> 前二項の規定により医療機器等承認取得者の地位を承継した者は、相続の場合にあつては相続後遅滞なく、相続以外の場合にあつては承継前に、厚生労働省令で定めるところにより、厚生労働大臣にその旨を届け出なければならない。

**趣 旨**

　本規定は、承認取得者の地位を承継した者に対し、厚生労働大臣に届出することを義務づけたものである。【法第14条の8第3項参照】

**解 説**

1　承継の届書には、承認取得者の地位を承継する者であることを証する書類を添えなければならない。〈則第114条の46第3項〉

第5章第1節　医療機器等の製造販売業及び製造業（第23条の2―第23条の2の22）

## 第二十三条の二の十二（製造販売の届出）

（平二五法八四・追加）

■第23条の2の12第1項■

> 医療機器又は体外診断用医薬品の製造販売業者は、第二十三条の二の五第一項又は第二十三条の二の二十三第一項に規定する医療機器及び体外診断用医薬品以外の医療機器又は体外診断用医薬品の製造販売をしようとするときは、あらかじめ、品目ごとに、厚生労働省令で定めるところにより、厚生労働大臣にその旨を届け出なければならない。

**趣旨**

本規定は、医療機器又は体外診断用医薬品の製造販売業者に対し、承認又は認証不要の品目を製造販売しようとするときは、あらかじめ、厚生労働大臣に届出することを義務づけたものである。【法第14条の9第1項参照】

**解説**

1　次に掲げるもの以外の医療機器等が、製造販売の届出制度の対象となる。
   ① 厚生労働大臣の承認を要する医療機器等（法第23条の2の5第1項）
   ② 登録認証機関の認証を要する医療機器等（法第23条の2の23第1項）
2　医療機器に係る届出には、当該品目の二項注意事項等情報（法第63条の2第2項各号）又は注意事項等情報（法第68条の2第2項各号）に関する資料を添えなければならない。〈則第114条の47第3項〉
3　医療機器の製造販売の届出について、次のように示されている。〈H26/11/21 薬食機参発1121第41号〉
   ① 新医療機器である一般医療機器の取扱い
      一般医療機器の一般的名称の定義の範囲内のものであっても、新医療機器に該当するものについては、製造販売承認申請が必要である。なお、新医療機器の承認時において使用成績評価の対象とされた品目については、当該調査期間の終了後、承認整理を行うとともに、製造販売届出を行うこと
   ② 鋼製小物の品目の考え方
      メス、ピンセット、縫合針等（いわゆる鋼製小物）のように、その使用者の使いやすさの向上を目的に使用者の求めに応じて形状に変化を付けることが前提のものについては、その材質に変更がない限りにおいて、当該品目が対象とする使用部位が変更にならない範囲において、1品目として取り扱って差し支えない。ただし、この場合、当該品目が対象とする使用部位を特定しておく必要がある。なお、製造販売承認における一部変更及び軽微変更の考え方は、別に定めのない限り、同様である。
   ③ 一般医療機器における基本要件基準への適合
      製造販売届出される医療機器については、基本要件基準（法第41条第3項）に適合している必要がある。なお、当該品目の届出を行った製造販売業者は、「医療機器の製造販売承認申請書添付資料概要作成の手引きについて（平成17年2月16日薬食機発第

0216003号）」を参考に、当該品目に係る技術文書の概要を作成し、製造販売業者の主たる事業所及び当該品目の製造所において保管することが望ましい。

**4** 製造販売届出される体外診断用医薬品については、基本要件基準に適合している必要がある。なお、当該品目の届出を行った製造販売業者は、基本要件基準の適合を示す資料について、行政当局からの必要な求めに応じ提出できるよう整理しておくことが望ましい。〈H26/11/21 薬食機参発1121第23号〉

**5** 本規定に違反した者は、50万円以下の罰金に処する。〈法第87条第6号〉
　また、いわゆる両罰規定の対象となっており、この行為者を使用する法人又は人には50万円以下の罰金刑が科される。〈法第90条第2号〉


■第23条の2の12第2項■

> 医療機器又は体外診断用医薬品の製造販売業者は、前項の規定により届け出た事項を変更したときは、三十日以内に、厚生労働大臣にその旨を届け出なければならない。

### 趣旨

本規定は、製造販売業者に対し、承認不要品目の製造販売の届出事項を変更したときは、30日以内に、厚生労働大臣に届出することを義務づけたものである。

### 解説

**1** 医療機器の製造販売届出事項に変更があった場合、その届け出なければならない変更の範囲については、製造販売承認における承認事項の一部変更の範囲及び軽微変更届での範囲に準じた取扱いとする。
　また、製造販売届出を行った品目について製造販売を廃止した際は、届出事項の変更届に当該品目の製造販売を廃止した旨を記載した上で、廃止後30日以内に機構に提出する。
〈H26/11/21 薬食機参発1121第41号〉

**2** 体外診断用医薬品の製造販売届出事項に変更があった場合、その届け出なければならない変更の範囲については、原則として製造販売承認における承認事項の一部変更の範囲及び軽微変更届出の範囲に準じた取扱いとする。
　製造販売届出を行った品目について製造販売を廃止した際は、届出事項の変更届に当該品目の製造販売を廃止した旨を記載した上で、廃止後30日以内に機構に届出を行う。
〈H26/11/21 薬食機参発1121第23号〉

**3** 本規定に違反した者は、50万円以下の罰金に処する。〈法第87条第6号〉
　また、いわゆる両罰規定の対象となっており、この行為者を使用する法人又は人には50万円以下の罰金刑が科される。〈法第90条第2号〉

第5章第1節　医療機器等の製造販売業及び製造業(第23条の2—第23条の2の22)

## 第二十三条の二の十三（機構による製造販売の届出の受理）

(平二五法八四・追加)

■第23条の2の13第1項■

　厚生労働大臣が第二十三条の二の七第一項の規定により機構に審査を行わせることとしたときは、医療機器(専ら動物のために使用されることが目的とされているものを除く。)又は体外診断用医薬品(専ら動物のために使用されることが目的とされているものを除く。)のうち政令で定めるものについての前条の規定による届出をしようとする者は、同条の規定にかかわらず、厚生労働省令で定めるところにより、機構に届け出なければならない。

**趣旨**

　本規定は、承認不要品目の製造販売の届出をしようとする者に対し、厚生労働大臣が機構に審査を行わせるときは、機構に届出することを義務づけたものである。

**解説**

1　「政令で定めるもの」は、次に掲げるもの以外の医療機器(動物専用のものを除く)又は体外診断用医薬品(動物専用のものを除く)である。〈令第37条の37〉
　① 厚生労働大臣の承認を要する医療機器等(法第23条の2の5第1項)
　② 登録認証機関の認証を要する医療機器等(法第23条の2の23第1項)


■第23条の2の13第2項■

　機構は、前項の規定による届出を受理したときは、厚生労働省令で定めるところにより、厚生労働大臣にその旨を通知しなければならない。

**趣旨**

　本規定は、機構に対し、承認不要品目の製造販売の届出を受理したときは、厚生労働大臣に通知することを義務づけたものである。

## 第二十三条の二の十四（医療機器等総括製造販売責任者等の設置及び遵守事項）

（平二五法八四・追加、令元法六三・一部改正）

■第23条の2の14第1項■

　医療機器又は体外診断用医薬品の製造販売業者は、厚生労働省令で定めるところにより、医療機器又は体外診断用医薬品の製造管理及び品質管理並びに製造販売後安全管理を行わせるために、医療機器の製造販売業者にあつては厚生労働省令で定める基準に該当する者を、体外診断用医薬品の製造販売業者にあつては薬剤師を、それぞれ置かなければならない。ただし、体外診断用医薬品の製造販売業者について、次の各号のいずれかに該当する場合には、厚生労働省令で定めるところにより、薬剤師以外の技術者をもつてこれに代えることができる。

一　その製造管理及び品質管理並びに製造販売後安全管理に関し薬剤師を必要としないものとして厚生労働省令で定める体外診断用医薬品についてのみその製造販売をする場合
二　薬剤師を置くことが著しく困難であると認められる場合その他の厚生労働省令で定める場合

### 趣旨

　本規定は、医療機器又は体外診断用医薬品の製造販売業者に対し、製造販売品目の製造管理・品質管理及び製造販売後安全管理を行わせるために、総括責任者を置くことを義務づけたものである。医療機器の製造販売業者は、総括責任者として基準に該当する者を置かなければならない。他方、体外診断用医薬品の製造販売業者は、総括責任者として薬剤師を置かなければならないが、所定の要件に該当する場合には、薬剤師以外の技術者をもって代えることができるとしている。【法第17条第1項参照】

### 解説

**1**　「製造管理及び品質管理並びに製造販売後安全管理」とあるが、医薬品等の総括責任者の設置(法第17条第1項)では、「品質管理及び製造販売後安全管理」と規定している。これについて次のように整理することができる。

　①　従前、医療機器又は体外診断用医薬品の製造業者には、QMSにおいて製造管理及び品質管理の責務が課せられ、一方で、その製造販売業者には、GQPにおいて品質管理の責務が課せられていた。

　②　しかし、平成25年の法改正において、医療機器又は体外診断用医薬品の製造業が許可制から登録制に移行したことにより、QMSにおける製造管理及び品質管理の責務は、製造業者ではなく、製造販売業者に課せられることに改められた。

　③　これに伴い、医療機器又は体外診断用医薬品の総括責任者の責務についても、「品質管理及び製造販売後安全管理」から「製造管理及び品質管理並びに製造販売後安全管理」に改められた。

**2**　高度管理医療機器又は管理医療機器に係る「厚生労働省令で定める基準」は、次のいずれかである。〈則第114条の49第1項〉

第5章第1節　医療機器等の製造販売業及び製造業（第23条の2—第23条の2の22）

① 大学等で物理学、化学、生物学、工学、情報学、金属学、電気学、機械学、薬学、医学又は歯学に関する専門の課程を修了した者
② 旧制中学もしくは高校又はこれと同等以上の学校で、物理学、化学、生物学、工学、情報学、金属学、電気学、機械学、薬学、医学又は歯学に関する専門の課程を修了した後、医薬品、医療機器又は再生医療等製品の品質管理又は製造販売後安全管理に関する業務に3年以上従事した者
③ 医薬品、医療機器又は再生医療等製品の品質管理又は製造販売後安全管理に関する業務に5年以上従事した後、別に厚生労働省令で定めるところにより厚生労働大臣の登録を受けた者が行う講習（平成16年厚生労働省令第62号別表）を修了した者
④ 厚生労働大臣が①から③までに掲げる者と同等以上の知識経験を有すると認めた者

⇒　上記③の「別に厚生労働省令で定めるところにより厚生労働大臣の登録を受けた者」とは、厚生労働大臣に申請書を提出して登録を受けた者をいう。（公財）医療機器センター、（公財）総合健康推進財団、（一社）日本ホームヘルス機器協会のほか、医療機器の関係団体等が登録を受け、講習等を実施している。

3　一般医療機器に係る「厚生労働省令で定める基準」は、次のいずれかである。〈則第114条の49第2項〉
① 旧制中学もしくは高校又はこれと同等以上の学校で、物理学、化学、生物学、工学、情報学、金属学、電気学、機械学、薬学、医学又は歯学に関する専門の課程を修了した者
② 旧制中学もしくは高校又はこれと同等以上の学校で、物理学、化学、生物学、工学、情報学、金属学、電気学、機械学、薬学、医学又は歯学に関する科目を修得した後、医薬品、医薬部外品、化粧品、医療機器又は再生医療等製品の品質管理又は製造販売後安全管理に関する業務に3年以上従事した者
③ 厚生労働大臣が①又は②に掲げる者と同等以上の知識経験を有すると認めた者

4　本規定に違反した者は、1年以下の懲役もしくは100万円以下の罰金に処し、又はこれを併科する。〈法第86条第1項第7号〉
　また、いわゆる両罰規定の対象となっており、この行為者を使用する法人又は人には100万円以下の罰金刑が科される。〈法第90条第2号〉

<但書>

5　薬剤師以外の技術者に行わせることができる体外診断用医薬品の製造管理及び品質管理並びに製造販売後安全管理について、次のとおり定められている。〈則第114条の49の2〉
① 体外診断用医薬品の製造販売業者は、薬剤師を置くことが著しく困難であると認められる場合には、体外診断用医薬品の製造管理及び品質管理並びに製造販売後安全管理について、薬剤師に代え、次のいずれかに掲げる技術者をもって行わせることができる。
　㈠ 大学等で、薬学又は化学に関する専門の課程を修了した者
　㈡ 厚生労働大臣が㈠に掲げる者と同等以上の知識経験を有すると認めた者

② ①に掲げる場合に、体外診断用医薬品の製造管理及び品質管理並びに製造販売後安全管理について、薬剤師に代え、①㈠又は㈡のいずれかに掲げる技術者をもって行わせることができる期間は、総括責任者として技術者を置いた日から起算して5年とする。
6 「薬剤師を置くことが著しく困難であると認められる場合その他の厚生労働省令で定める場合」という要件は、令和元年の法改正により新設されたものである。

■第23条の2の14第2項■

> 前項の規定により医療機器又は体外診断用医薬品の製造管理及び品質管理並びに製造販売後安全管理を行う者として置かれる者(以下「医療機器等総括製造販売責任者」という。)は、次項に規定する義務及び第四項に規定する厚生労働省令で定める業務を遂行し、並びに同項に規定する厚生労働省令で定める事項を遵守するために必要な能力及び経験を有する者でなければならない。

**趣旨**

本規定は、医療機器又は体外診断用医薬品の総括責任者は、その義務、業務及び遵守事項を遂行するための能力及び経験を有する者でなければならない旨を定めたものである。
【法第7条第3項参照】

**解説**

1 本規定は、令和元年の法改正により新設されたものである。

■第23条の2の14第3項■

> 医療機器等総括製造販売責任者は、医療機器又は体外診断用医薬品の製造管理及び品質管理並びに製造販売後安全管理を公正かつ適正に行うために必要があるときは、製造販売業者に対し、意見を書面により述べなければならない。

**趣旨**

本規定は、総括責任者に対し、医療機器又は体外診断用医薬品の製造販売業者に必要な意見を書面で述べることを義務づけたものである。【法第8条第2項、第17条第3項参照】

**解説**

1 本規定は、令和元年の法改正により新設されたものである。

第5章第1節　医療機器等の製造販売業及び製造業（第23条の2―第23条の2の22）

■第23条の2の14第4項■

　医療機器等総括製造販売責任者が行う医療機器又は体外診断用医薬品の製造管理及び品質管理並びに製造販売後安全管理のために必要な業務並びに医療機器等総括製造販売責任者が遵守すべき事項については、厚生労働省令で定める。

### 趣旨

　本規定は、医療機器又は体外診断用医薬品の総括責任者の業務及び遵守事項は、省令で定める旨を明示したものである。【法第17条第4項参照】

### 解説

1　本規定は、従前より、省令で総括責任者の遵守事項を定めることとしていたが、令和元年の法改正により、その業務についても省令で定めることに改められた。

2　総括責任者が行う医療機器又は体外診断用医薬品の製造管理及び品質管理並びに製造販売後安全管理のために必要な業務は、次のとおりである。〈則第114条の50第1項〉
　① QMSにより総括責任者が行うこととされた業務
　② GVPにより総括責任者が行うこととされた業務
　③ 総括責任者が有する権限（法第23条の2の15の2第1項第1号）に係る業務

3　総括責任者が遵守すべき事項は、次のとおりとする。〈則第114条の50第2項〉
　① 製造管理及び品質管理並びに製造販売後安全管理に係る業務に関する法令及び実務に精通し、公正かつ適正に当該業務を行うこと
　② 製造販売業者に対して述べる意見を記載した書面（法第23条の2の14第3項）の写しを5年間保存すること
　③ 国内品質業務運営責任者及び安全管理責任者との相互の密接な連携を図ること
　　※「国内品質業務運営責任者」とは、医療機器又は体外診断用医薬品の国内における品質管理に関する業務の責任者のこと


■第23条の2の14第5項■

　医療機器の製造業者は、厚生労働省令で定めるところにより、医療機器の製造を実地に管理させるために、製造所ごとに、責任技術者を置かなければならない。

### 趣旨

　本規定は、医療機器の製造業者に対し、その製造を実地に管理させるため、製造所ごとに、責任技術者を置くことを義務づけたものである。

### 解説

1　責任技術者の資格について、次のとおり定められている。〈則第114条の52〉
　① 医療機器の製造業者は、次のいずれかに該当する責任技術者を、製造所ごとに置かな

ければならない。
　㈠　大学等で、物理学、化学、生物学、工学、情報学、金属学、電気学、機械学、薬学、医学又は歯学に関する専門の課程を修了した者
　㈡　旧制中学もしくは高校又はこれと同等以上の学校で、物理学、化学、生物学、工学、情報学、金属学、電気学、機械学、薬学、医学又は歯学に関する専門の課程を修了した後、医療機器の製造に関する業務に3年以上従事した者
　㈢　医療機器の製造に関する業務に5年以上従事した後、登録講習機関が行う講習(平成16年厚生労働省令第62号別表)を修了した者
　㈣　厚生労働大臣が㈠から㈢までに掲げる者と同等以上の知識経験を有すると認めた者
②　一般医療機器のみを製造する製造所にあっては、①にかかわらず、次のいずれかに該当する者を医療機器責任技術者とすることができる。
　㈠　旧制中学もしくは高校又はこれと同等以上の学校で、物理学、化学、生物学、工学、情報学、金属学、電気学、機械学、薬学、医学又は歯学に関する専門の課程を修了した者
　㈡　旧制中学もしくは高校又はこれと同等以上の学校で、物理学、化学、生物学、工学、情報学、金属学、電気学、機械学、薬学、医学又は歯学に関する科目を修得した後、医療機器の製造に関する業務に3年以上従事した者
　㈢　厚生労働大臣が㈠又は㈡に掲げる者と同等以上の知識経験を有すると認めた者
③　医療機器の製造工程のうち設計のみを行う製造所にあっては、①又は②にかかわらず、製造業者が設計に係る部門の責任者として指定する者を責任技術者とすることができる。

**2**　医療機器プログラムの設計のみを行う製造所では、プログラムの開発者は、必ずしも製造業の登録を受けた所在地で勤務する必要はない。また、その場合は、医療機器プログラムの設計に関する業務を適切に管理できる体制を確保されている限りにおいて、責任技術者は、必ずしも製造業の登録を受けた所在地で勤務する必要はない。〈R4/3/30 薬生機審発0330第1号〉

**3**　本規定に違反した者は、1年以下の懲役もしくは100万円以下の罰金に処し、又はこれを併科する。〈法第86条第1項第7号〉
　また、いわゆる両罰規定の対象となっており、この行為者を使用する法人又は人には100万円以下の罰金刑が科される。〈法第90条第2号〉

■第23条の2の14第6項■

前項の規定により医療機器の製造を管理する者として置かれる者(以下「医療機器責任技術者」という。)は、次項及び第八項において準用する第八条第一項に規定する義務並びに第九項に規定する厚生労働省令で定める業務を遂行し、並びに同項に規定する厚生労働省令で定める事項を遵守するために必要な能力及び経験を有する者でなければならない。

**趣旨**

本規定は、医療機器の責任技術者は、その義務、業務及び遵守事項を遂行するための能力及び経験を有する者でなければならない旨を定めたものである。【法第7条第3項参照】

**解説**

1 本規定は、令和元年の法改正により新設されたものである。


■第23条の2の14第7項■

医療機器責任技術者は、医療機器の製造の管理を公正かつ適正に行うために必要があるときは、製造業者に対し、意見を書面により述べなければならない。

**趣旨**

本規定は、責任技術者に対し、医療機器の製造業者に必要な意見を書面で述べることを義務づけたものである。【法第8条第2項参照】

**解説**

1 本規定は、令和元年の法改正により新設されたものである。


■第23条の2の14第8項■

医療機器責任技術者については、第八条第一項の規定を準用する。

**趣旨**

本規定は、医療機器の責任技術者は、その製造所の従業者を監督し、構造設備及び医療機器等を管理し、その他必要な注意をしなければならない旨を定めたものである。

■第23条の2の14第9項■

> 医療機器責任技術者が行う医療機器の製造の管理のために必要な業務及び医療機器責任技術者が遵守すべき事項については、厚生労働省令で定める。

### 趣旨

本規定は、医療機器の責任技術者の業務及び遵守事項は、省令で定める旨を明示したものである。

### 解説

1 本規定は、令和元年の法改正により新設されたものである。
2 責任技術者が行う医療機器の製造の管理のために必要な業務は、次のとおりである。〈則第114条の53第1項〉
   ① 製造管理及び品質管理に係る業務を統括し、その適正かつ円滑な実施が図られるよう管理監督すること
   ② 品質不良その他製品の品質に重大な影響が及ぶおそれがある場合においては、所要の措置が速やかにとられていること及びその進捗状況を確認し、必要に応じ、改善等所要の措置をとるよう指示すること
   ③ 責任技術者が有する権限(法第23条の2の15の2第3項第1号)に係る業務
3 責任技術者が遵守すべき事項は、次のとおりである。〈則第114条の53第2項〉
   ① 製造の管理に係る業務に関する法令及び実務に精通し、公正かつ適正に当該業務を行うこと
   ② 製造業者に対して述べる意見を記載した書面(法第23条の2の14第7項)の写しを5年間保存すること
4 責任技術者は、製造及び試験に関する記録その他当該製造所の管理に関する記録を作成し、かつ、これを3年間(当該記録に係る医療機器に関して有効期間の記載が義務付けられている場合には、その有効期間に1年を加算した期間)保管しなければならない。
   〈則第114条の51本文〉

第5章第1節　医療機器等の製造販売業及び製造業（第23条の2―第23条の2の22）

■**第23条の2の14第10項**■

　体外診断用医薬品の製造業者は、自ら薬剤師であつてその製造を実地に管理する場合のほか、その製造を実地に管理させるために、製造所(設計その他の厚生労働省令で定める工程のみ行う製造所を除く。)ごとに、薬剤師を置かなければならない。ただし、その製造の管理について薬剤師を必要としない体外診断用医薬品については、厚生労働省令で定めるところにより、薬剤師以外の技術者をもつてこれに代えることができる。

**趣旨**

　本規定は、体外診断用医薬品の製造業者に対し、その製造を実地に管理させるため、製造所ごとに、製造管理者を置くことを義務づけたものである。体外診断用医薬品の製造業者は、製造管理者として薬剤師を置かなければならないが、所定の要件に該当する場合には、薬剤師以外の技術者をもって代えることができるとしている。

**解説**

1　「設計その他の厚生労働省令で定める工程のみ行う製造所を除く」とあるが、これは、令和元年の法改正により盛り込まれた文言である。このように、設計等のみ行う製造所については製造管理者の設置を要さないことに改められた。

2　「厚生労働省令で定める工程」は、次に掲げるもののみを行う工程である。〈則第114条の53の2第1項〉
　① 設計のみを行う工程
　② 保管(最終製品(他の体外診断用医薬品の製造所に出荷されるものを除く)の保管を除く)のみを行う工程

3　本規定に違反した者は、1年以下の懲役もしくは100万円以下の罰金に処し、又はこれを併科する。〈法第86条第1項第7号〉
　また、いわゆる両罰規定の対象となっており、この行為者を使用する法人又は人には100万円以下の罰金刑が科される。〈法第90条第2号〉

＜但書＞

4　製造工程のうち、解説2の①又は②の工程のみを行う製造所の製造業者は、当該製造所の管理について、薬剤師に代え、次のいずれかに該当する管理者をもって行わせることができる。〈則第114条の53の2第2項〉
　① 旧制中学もしくは高校又はこれと同等以上の学校で、薬学又は化学に関する専門の課程を修了した者
　② 旧制中学もしくは高校又はこれと同等以上の学校で、薬学又は化学に関する科目を修得した後、医薬品又は体外診断用医薬品の製造に関する業務に3年以上従事した者
　③ 厚生労働大臣が①又は②に掲げる者と同等以上の知識経験を有すると認めた者

■第23条の2の14第11項■

　前項の規定により体外診断用医薬品の製造を管理する者として置かれる者(以下「体外診断用医薬品製造管理者」という。)は、次項及び第十三項において準用する第八条第一項に規定する義務並びに第十四項に規定する厚生労働省令で定める業務を遂行し、並びに同項に規定する厚生労働省令で定める事項を遵守するために必要な能力及び経験を有する者でなければならない。

### 趣旨

　本規定は、体外診断用医薬品の製造管理者は、その義務、業務及び遵守事項を遂行するための能力及び経験を有する者でなければならない旨を定めたものである。【法第7条第3項参照】

### 解説

1　本規定は、令和元年の法改正により新設されたものである。


■第23条の2の14第12項■

　体外診断用医薬品製造管理者は、体外診断用医薬品の製造の管理を公正かつ適正に行うために必要があるときは、製造業者に対し、意見を書面により述べなければならない。

### 趣旨

　本規定は、製造管理者に対し、体外診断用医薬品の製造業者に必要な意見を書面で述べることを義務づけたものである。【法第8条第2項参照】

### 解説

1　本規定は、令和元年の法改正により新設されたものである。


■第23条の2の14第13項■

　体外診断用医薬品製造管理者については、第七条第四項及び第八条第一項の規定を準用する。この場合において、第七条第四項中「その薬局の所在地の都道府県知事」とあるのは、「厚生労働大臣」と読み替えるものとする。

### 趣旨

　本規定は、体外診断用医薬品の製造管理者は、①厚生労働大臣の許可がない限り、その製造所以外の場所で薬事に関する実務に従事してはならない(法第7条第4項の準用)、②その製造所の従業者を監督し、構造設備及び医薬品等を管理し、その他必要な注意をしなければならない(法第8条第1項の準用)旨を定めたものである。

第5章第1節　医療機器等の製造販売業及び製造業(第23条の2—第23条の2の22)

■第23条の2の14第14項■

体外診断用医薬品製造管理者が行う体外診断用医薬品の製造の管理のために必要な業務及び体外診断用医薬品製造管理者が遵守すべき事項については、厚生労働省令で定める。

### 趣旨
本規定は、体外診断用医薬品の製造管理者の業務及び遵守事項は、省令で定める旨を明示したものである。

### 解説
1　本規定は、令和元年の法改正により新設されたものである。
2　製造管理者が行う体外診断用医薬品の製造の管理のために必要な業務は、次のとおりである。〈則第114条の53の3第1項〉
① 製造管理及び品質管理に係る業務を統括し、その適正かつ円滑な実施が図られるよう管理監督すること
② 品質不良その他製品の品質に重大な影響が及ぶおそれがある場合においては、所要の措置が速やかにとられていること及びその進捗状況を確認し、必要に応じ、改善等所要の措置をとるよう指示すること
③ 製造管理者が有する権限(法第23条の2の15の2第3項第1号)に係る業務
3　製造管理者が遵守すべき事項は、次のとおりである。〈則第114条の53の3第2項〉
① 製造の管理に係る業務に関する法令及び実務に精通し、公正かつ適正に当該業務を行うこと
② 製造業者に対して述べる意見を記載した書面(法第23条の2の14第12項)の写しを5年間保存すること
4　製造管理者は、製造及び試験に関する記録その他当該製造所の管理に関する記録を作成し、かつ、これを3年間(当該記録に係る体外診断用医薬品に関して有効期間の記載が義務付けられている場合には、その有効期間に1年を加算した期間)保管しなければならない。〈則第114条の51本文〉

## 第二十三条の二の十五（医療機器及び体外診断用医薬品の製造販売業者等の遵守事項等）

（平二五法八四・追加、令元法六三・一部改正）

■第23条の2の15第1項■

> 厚生労働大臣は、厚生労働省令で、医療機器又は体外診断用医薬品の製造管理若しくは品質管理又は製造販売後安全管理の実施方法、医療機器等総括製造販売責任者の義務の遂行のための配慮事項その他医療機器又は体外診断用医薬品の製造販売業者がその業務に関し遵守すべき事項を定めることができる。

### 趣旨

本規定は、医療機器又は体外診断用医薬品の製造販売業者の遵守事項として、①製造管理・品質管理又は製造販売後安全管理の実施方法、②総括責任者の義務の遂行のための配慮事項については、省令で定める旨を明示したものである。

### 解説

1　製造販売業者が遵守すべき事項は、次のとおりである。〈則第114条の54〉

① 薬事に関する法令に従い適正に製造販売が行われるよう必要な配慮をすること

② 製造販売しようとする製品の製造管理及び品質管理を適正に行うこと

③ 製造販売しようとする製品の製造販売後安全管理を適正に行うこと

④ 生物由来製品（医療機器に限る）又は再製造単回使用医療機器の製造販売業者であって、その総括責任者、国内品質業務運営責任者及び安全管理責任者のいずれも細菌学的知識を有しない場合にあっては、総括責任者を補佐する者として細菌学的知識を有する者を置くこと

⑤ 医療機器の製造販売業者であって、その総括責任者、国内品質業務運営責任者及び安全管理責任者のいずれもその製造販売する品目の特性に関する専門的知識を有しない場合にあっては、総括責任者を補佐する者として当該専門的知識を有する者を置くこと

⑥ 体外診断用医薬品の製造販売業者（法第23条の2の14第1項但書第1号に規定する体外診断用医薬品についてのみその製造販売をする製造販売業者を除く）であって、その総括責任者として薬剤師以外の技術者を置く場合にあっては、次に掲げる措置を講ずること

　㈠ 責任者補佐薬剤師を置くこと

　㈡ 総括責任者として必要な能力及び経験（法第23条の2の14第2項）を有する薬剤師を置くために必要な措置

⑦ 総括責任者、国内品質業務運営責任者及び安全管理責任者がそれぞれ相互に連携協力し、その業務を行うことができるよう必要な配慮をすること

⑧ 総括責任者がその責務を果たすために必要な配慮をすること

⑨ 再製造単回使用医療機器の製造販売業者は、原型医療機器の原材料の変更その他の再製造単回使用医療機器の品質、有効性及び安全性に影響を与えるおそれのある変更

第5章第1節　医療機器等の製造販売業及び製造業(第23条の2—第23条の2の22)

の有無を継続的に確認し、当該変更が生じた場合には、再製造単回使用医療機器の品質、有効性及び安全性を確保するために必要な設計の変更その他の必要な措置を講じること

　　※「原型医療機器」とは、再製造の用に供される単回使用の医療機器であって、未だ再製造されていないものをいう。

⑩　再製造単回使用医療機器の製造販売業者は、原型医療機器の不具合及び回収に関する情報その他の品質、有効性及び安全性に関する情報を継続的に収集し、収集した情報に基づき再製造単回使用医療機器の品質、有効性及び安全性への影響について検討し、保健衛生上の危害の発生又は拡大を防止するために必要な措置を講じること

⑪　再製造単回使用医療機器の製造販売業者は、原型医療機器の製造販売業者、外国特例承認取得者又は外国特例認証取得者に対し、次に掲げる情報を速やかに提供すること
　㈠　再製造単回使用医療機器に係る承認を受けた場合(選任製造販売業者にあっては、再製造単回使用医療機器に係る承認事項の情報の提供を受けた場合)は、当該承認が与えられた旨
　㈡　再製造単回使用医療機器について、品質等に関する理由により廃棄、回収、販売の停止、情報の提供その他必要な措置を講じる場合(その措置に至った理由が当該再製造単回使用医療機器の再製造に起因するものであることが明らかな場合を除く)は、その旨
　㈢　再製造単回使用医療機器について、廃棄、回収、販売の停止、注意事項等情報等の改訂その他原型医療機器の製造販売業者、外国特例承認取得者又は外国特例認証取得者に対する情報の提供が必要と認められる安全確保措置を立案及び実施した場合は、その旨及び立案に当たり検討を行った安全管理情報
　　　※「注意事項等情報等」とは、添付文書等記載事項(法第63条の2第2項)又は注意事項等情報(法第68条の2第2項)のこと

⑫　再製造単回使用医療機器の製造販売業者は、医療機関において使用された単回使用の医療機器であって、未だ洗浄及び滅菌されていないものの運搬(船舶又は航空機による運搬を除く)を行うにあたっては、次に掲げる事項に適合するものであること
　㈠　運搬は、容器に封入して行うこと
　㈡　㈠の容器は、次に掲げる基準に適合するものであること
　　・容易に、かつ、安全に取り扱うことができること
　　・運搬中に予想される温度及び内圧の変化、振動等により、き裂、破損等が生ずるおそれがないこと
　　・みだりに開封されないように、容易に破れないシールのはり付け等の措置が講じられていること
　　・内容物の漏えいのおそれのない十分な強度及び耐水性を有するものであること
　　・繰り返して使用する場合にあっては、病原性を持つおそれのある微生物等による汚染の除去が容易であること
　　・医療機関において使用された単回使用の医療機器が封入されている旨の表示が

㈢ 運搬物の車両等への積付けは、運搬中において移動、転倒、転落等により安全性が損なわれないように行うこと

㈣ 運搬物がその他の物と混合するおそれのないように、他の物と区分して、運搬すること

㈤ 運搬物の取扱方法、事故が発生した場合の措置その他の運搬に関し留意すべき事項を記載した書類を携行すること

㈥ 運搬物により病原性を持つおそれのある微生物等による汚染が生じた場合には、速やかに、当該汚染の広がりの防止及び除去を行うこと

㈦ 運搬の年月日、方法、荷受人又は荷送人及び運搬を行う者に関する事項を記録し、これを5年間保存すること

㈧ 運搬を第三者に委託する場合にあっては、次に掲げる事項に適合する方法により行わせること

- 再委託してはならないこと
- 委託を受ける者に対し、㈠から㈦までに掲げる事項に適合する方法で運搬させること。また、このために必要な事項を取り決め、書面として保存すること

⇒ 上記⑨について、原型医療機器の変更に伴う再製造SUDの変更管理に関し、次のように示されている。〈R5/3/31事務連絡〉

　　※「SUD」とは、単回使用医療機器(Single—use device)のこと

① 再製造SUDは、原型医療機器と同等の品質、有効性及び安全性を有するものでなければならないことから、原型医療機器の原材料の変更その他の再製造SUDの品質、有効性及び安全性に影響を与えるおそれのある変更の有無を継続的に確認し、当該変更が生じた場合には、再製造SUDの品質、有効性及び安全性を確保するために必要な設計の変更その他の必要な措置を講じることを、再製造SUDの製造販売業者等の遵守義務としている。

② 再製造SUDにおける性能や清浄性等に係る評価結果は、原型医療機器の形状、構造、原材料等の設計情報に基づいて検証されたものであることから、その基礎となる設計内容に変更が生じた場合には、再製造工程を確立する際に実施した各種バリデーション等の見直しが必要になり得る。

③ そのため、原型医療機器の承認・認証事項等の変更を継続的に監視し、変更があった場合には再製造SUDへの影響をリスクマネジメントによって評価し、必要に応じて再バリデーションの実施、再製造工程の見直し、承認事項の変更手続き等を行い、再製造SUDの品質、有効性及び安全性を確保するよう努めなければならない。

⇒ 上記⑩について、原型医療機器の不具合及び回収等に関する情報に基づく安全確保措置の実施に関し、次のように示されている。〈R5/3/31事務連絡〉

① 再製造SUDの製造販売後安全対策については、再製造工程に由来する不具合情報を収集するだけでなく、原型医療機器の不具合報告や回収情報といった製造販売後安全性情報を収集し、再製造SUDの製造販売後安全対策に適切に反映していくことが必要であ

る。このため、原型医療機器の不具合及び回収に関する情報その他の品質、有効性及び安全性に関する情報を継続的に収集し、収集した情報に基づき再製造 SUD の品質、有効性及び安全性への影響について検討し、保健衛生上の危害の発生又は拡大を防止するために必要な措置を講じることを再製造 SUD の製造販売業者等の遵守事項としている。
⑫ 再製造 SUD の製造販売業者においては、自らの製造工程等に起因する品質上、安全上の問題に際して不具合報告、自主回収、その他の必要な措置を講じると共に、原型医療機器の製造販売業者が実施する安全確保措置等についても継続的に情報を収集し、再製造 SUD に対する影響を評価した上で必要な措置を講じることが求められる。これを実践するためには、原型医療機器の製造販売業者と連携し、自主回収や情報提供等に努める必要がある。

⇒ 上記⑪について、原型医療機器の製造販売業者に対する情報提供に関し、次のように示されている。〈R5/3/31 事務連絡〉

① 原型医療機器の製造販売業者への情報提供については、原則として書面(電子メール等を含む)により行うこととし、再製造 SUD の製造販売業者等は情報提供の記録を少なくとも 5 年間保存する。ただし、緊急時で必要がある場合は、書面等による情報提供を行う前に電話等により連絡する。
② 再製造 SUD の製造販売業者が自ら実施する安全確保措置等において、その措置に至った理由が当該再製造 SUD の再製造に起因することが明らかな場合を除き、当該措置の立案の根拠となった安全管理情報及び措置の内容等について原型医療機器の製造販売業者へ情報を提供することが求められる。この安全確保措置には、品質等に関する理由による廃棄、回収、販売の停止、添付文書の改訂、医療関係者への情報の提供、その他の事項が含まれる。

<再製造 SUD の製造販売業者における製造販売後安全対策の全体像>

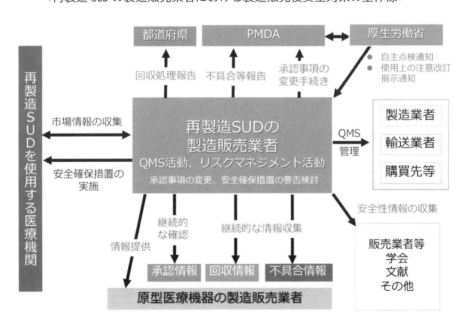

**2** 医療機器の製造販売業者が、医療機器(一般医療機器及び指定高度管理医療機器等を除く)について行う製造販売後臨床試験の実施にあたり遵守すべき事項は、次のとおりである。〈則第114条の54の2〉

① 医療機器の製造販売後臨床試験の実施に関するGPSPに適合するものであること

② 医療機器の製造販売後臨床試験を実施するにあたり世界保健機関が公表を求める事項その他医療機器の製造販売後臨床試験の実施の透明性の確保及び国民の医療機器の製造販売後臨床試験への参加の選択に資する事項をあらかじめ公表すること。これを変更したときも、同様とすること

③ 医療機器の製造販売後臨床試験を中止し、又は終了したときは、原則として医療機器の製造販売後臨床試験を中止した日又は終了した日のいずれか早い日から1年以内にその結果の概要を作成し、公表すること

**3** 製造販売のために医療機器等を、業として、輸入しようとする製造販売業者は、通関のときまでに、輸入しようとする品目について、次のいずれかが行われていることを証する書類又はその写しを有していなければならない。〈則第114条の56〉

① 製造販売の承認もしくは一変承認(外国特例承認を含む)又はその申請

② 製造販売の届出又は一変届出

③ 外国特例承認又はその申請

④ 基準適合性認証又はその申請

**4** 製造管理又は品質管理の方法の基準への適合について、次のとおり定められている。〈則第114条の58第1項、第2項〉

① 医療機器等の製造販売業者(選任製造販売業者等を除く)は、その製造販売する医療機器等の製造管理又は品質管理の方法を、QMSに適合させなければならない。

　　※「選任製造販売業者等」とは、外国特例承認に係る選任製造販売業者及び外国特例認証に係る選任製造販売業者のこと

② 医療機器等の選任製造販売業者等は、医療機器等の取扱いにあたり、当該医療機器等に係る外国特例承認取得者又は外国特例認証取得者が行う製造管理及び品質管理に協力しなければならない。

　　※「外国特例承認取得者」とは、外国において本邦に輸出される医療機器等の製造等をする者であって、その医療機器等を選任製造販売業者に製造販売させることの承認を受けたものをいう。

　　※「外国特例認証取得者」とは、外国において本邦に輸出される指定高度管理医療機器等の製造等をする者であって、その指定高度管理医療機器等を選任製造販売業者に製造販売させることの認証を受けたものをいう。

<設置管理医療機器に関する遵守事項>

**5** 設置管理医療機器の設置に係る管理に関する文書について、次のとおり定められている。〈則第114条の55〉

① 設置管理医療機器の製造販売業者は、設置管理医療機器の品目ごとに、設置管理基準書を作成しなければならない。

　　※「設置管理医療機器」とは、設置にあたって組立てが必要な特定保守管理医療機器であって、

第5章第1節　医療機器等の製造販売業及び製造業(第23条の2—第23条の2の22)

　　保健衛生上の危害の発生を防止するために当該組立てに係る管理が必要なものとして厚生労働大臣が指定する医療機器をいう。
　　※「設置管理基準書」とは、組立方法及び設置された設置管理医療機器の品質の確認方法について記載した文書のこと
② 設置管理医療機器の製造販売業者は、設置管理医療機器を医療機器の販売業者等に販売等するときは、設置管理基準書を当該医療機器の販売業者等に交付しなければならない。
　　※「販売業者等」とは、販売業者又は貸与業者のこと
③ 設置管理医療機器の製造販売業者は、設置管理医療機器について、中古品の販売等に係る通知(則第170条第1項)又は特定保守管理医療機器の修理の通知(則第191条第6項)を受けたときは、当該設置管理医療機器に係る設置管理基準書を通知を行った者に交付しなければならない。
④ 設置管理医療機器の製造販売業者は、②又は③による設置管理基準書の交付に代えて、受託者等の承諾を得て、当該設置管理基準書に記載すべき事項を電子情報処理組織を使用する方法その他の情報通信の技術を利用する方法であって次に掲げるものにより提供することができる。この電磁的方法により提供する場合において、設置管理医療機器の製造販売業者は、当該設置管理基準書の交付を行ったものとみなす。
　　※「受託者等」とは、当該設置管理基準書の交付を受けるべき者をいう。
　㈠ 電子情報処理組織を使用する方法のうち、以下に掲げるもの
　　・設置管理医療機器の製造販売業者の使用に係る電子計算機と受託者等の使用に係る電子計算機とを接続する電気通信回線を通じて送信し、受信者の使用に係る電子計算機に備えられたファイルに記録する方法
　　・設置管理医療機器の製造販売業者の使用に係る電子計算機に備えられたファイルに記録された設置管理基準書に記載すべき事項を電気回線を通じて受託者等の閲覧に供し、当該受託者等の使用に係る電子計算機に備えられたファイルに当該設置管理基準書に記載すべき事項を記録する方法(電磁的方法による提供を受ける旨の承諾又は受けない旨の申出をする場合にあっては、設置管理医療機器の製造販売業者の使用に係る電子計算機に備えられたファイルにその旨を記録する方法)
　㈡ 電磁的記録媒体をもって調製するファイルに記録したものを交付する方法
⑤ ④に掲げる方法は、受託者等がファイルへの記録を出力することによる文書を作成することができるものでなければならない。
⑥ ④㈠の「電子情報処理組織」とは、設置管理医療機器の製造販売業者の使用に係る電子計算機と、受託者等の使用に係る電子計算機とを電気通信回線で接続した電子情報処理組織をいう。
⑦ 設置管理医療機器の製造販売業者は、④により設置管理基準書に記載すべき事項を提供しようとするときは、あらかじめ、受託者等に対して、その用いる次に掲げる電磁的方法の種類及び内容を示し、文書又は電磁的方法による承諾を得なければならない。

㈠ ④㈠又は㈡の方法のうち設置管理医療機器の製造販売業者が使用するもの

㈡ ファイルへの記録の方法

⑧ ⑦による承諾を得た設置管理医療機器の製造販売業者は、当該受託者等から文書又は電磁的方法により電磁的方法による提供を受けない旨の申出があったときは、当該受託者等に対し、設置管理基準書に記載すべき事項の提供を電磁的方法によってしてはならない。ただし、当該受託者等が再び⑦による承諾をした場合は、この限りでない。

⑨ 設置管理医療機器の製造販売業者は、②から⑧までにより設置管理基準書を交付したときは、その記録を作成し、その作成の日から15年間保存しなければならない。

6 設置管理医療機器として、252の医療機器が指定(例：眼科用レーザ角膜手術装置、体内挿入式レーザ結石破砕装置、全身用X線CT診断装置))されている。〈H16/9/14 厚生労働省告示第335号〉

■第23条の2の15第2項■

> 医療機器又は体外診断用医薬品の製造販売業者は、前条第三項の規定により述べられた医療機器等総括製造販売責任者の意見を尊重するとともに、法令遵守のために措置を講ずる必要があるときは、当該措置を講じ、かつ、講じた措置の内容(措置を講じない場合にあつては、その旨及びその理由)を記録し、これを適切に保存しなければならない。

### 趣 旨

本規定は、医療機器又は体外診断用医薬品の製造販売業者に対し、総括責任者の意見を尊重するとともに、必要があるときは法令遵守のための措置を講じ、その措置の内容を記録し保存することを義務づけたものである。【法第9条第2項参照】

### 解 説

1 本規定は、法令遵守体制の強化の観点から、令和元年の法改正により新設されたものである。

第5章第1節　医療機器等の製造販売業及び製造業(第23条の2―第23条の2の22)

■第23条の2の15第3項■

　厚生労働大臣は、厚生労働省令で、製造所における医療機器又は体外診断用医薬品の試験検査の実施方法、医療機器責任技術者又は体外診断用医薬品製造管理者の義務の遂行のための配慮事項その他医療機器又は体外診断用医薬品の製造業者又は医療機器等外国製造業者がその業務に関し遵守すべき事項を定めることができる。

### 趣旨

　本規定は、医療機器又は体外診断用医薬品の製造業者又は外国製造業者の遵守事項として、①医療機器又は体外診断用医薬品の試験検査の実施方法、②責任技術者又は製造管理者の義務の遂行のための配慮事項については、省令で定める旨を明示したものである。

### 解説

1　医療機器の製造業者が遵守すべき事項は、再製造単回使用医療機器を製造する製造所(国内における最終製品の保管の製造工程に係る製造所を除く)の責任技術者が医師でない場合又は細菌学的知識もしくは医療機器の滅菌に関する専門的知識を有しない場合にあっては、責任技術者を補佐する者として医師又は当該知識を有する者を置くこととする。〈則第114条の54の3〉

2　製造のために医療機器等を、業として、輸入しようとする製造業者は、通関のときまでに、輸入しようとする品目について、次のいずれかが行われていることを証する書類又はその写しを有していなければならない。〈則第114条の57〉

① 製造販売の承認もしくは一変承認(外国特例承認を含む)又はその申請
② 製造販売の届出又は一変届出
③ 外国特例承認又はその申請
④ 基準適合性認証又はその申請
⑤ 登録原薬等登録原簿への登録又は一変登録

3　製造管理又は品質管理の方法の基準への適合について、次のとおり定められている。〈則第114条の58第2項、第3項〉

① 医療機器等の製造業者(輸出用の医療機器等のみを製造する者を除く)又は登録外国製造業者は、医療機器等の製造にあたり、当該医療機器等に係る製造販売業者等が行う製造管理及び品質管理に協力しなければならない。
② 輸出用の医療機器等(令第73条の2に規定する製造管理又は品質管理の方法の基準を適用する輸出用医療機器等に限る)の製造業者は、その製造所における製造管理又は品質管理の方法を、QMSに適合させなければならない。

■第23条の2の15第4項■

　医療機器又は体外診断用医薬品の製造業者は、前条第七項又は第十二項の規定により述べられた医療機器責任技術者又は体外診断用医薬品製造管理者の意見を尊重するとともに、法令遵守のために措置を講ずる必要があるときは、当該措置を講じ、かつ、講じた措置の内容（措置を講じない場合にあつては、その旨及びその理由）を記録し、これを適切に保存しなければならない。

**趣　旨**

　本規定は、医療機器又は体外診断用医薬品の製造業者に対し、責任技術者又は製造管理者の意見を尊重するとともに、必要があるときは法令遵守のための措置を講じ、その措置の内容を記録し保存することを義務づけたものである。【法第9条第2項参照】

**解　説**

1　本規定は、法令遵守体制の強化の観点から、令和元年の法改正により新設されたものである。


■第23条の2の15第5項■

　医療機器又は体外診断用医薬品の製造販売業者は、製造販売後安全管理に係る業務のうち厚生労働省令で定めるものについて、厚生労働省令で定めるところにより、その業務を適正かつ確実に行う能力のある者に委託することができる。

**趣　旨**

　本規定は、医療機器又は体外診断用医薬品の製造販売業者は、製造販売後安全管理に係る業務の一部について委託することができる旨を定めたものである。【法第18条第5項参照】

**解　説**

1　「厚生労働省令で定めるもの」は、次に掲げる業務である。〈則第114条の59〉
　① 安全管理情報の収集「1号業務」
　② 安全管理情報の解析「2号業務」
　③ 安全管理情報の検討の結果に基づく必要な措置の実施「3号業務」
　④ 収集した安全管理情報の保存その他の①から③までに附帯する業務「4号業務」
2　製造販売後安全管理業務を再委託することができる範囲について、次のとおり定められている。〈則第114条の60〉
　① 医療機器等の製造販売業者は、受託者に、当該製造販売後安全管理業務を再委託させてはならない。
　② ①にかかわらず、医療機器の製造販売業者は、薬物と一体的に製造販売するものとして承認を受けた医療機器に関する製造販売後安全管理業務を当該薬物を供給する医薬

## 第5章第1節　医療機器等の製造販売業及び製造業(第23条の2—第23条の2の22)

品の製造販売業者に委託する場合には、受託者に、当該製造販売後安全管理業務を再委託させることができる。

③ ①にかかわらず、医療機器等の製造販売業者は、他の医療機器等の製造販売業者に医療機器等を販売等する場合であって、当該医療機器等に関する製造販売後安全管理業務を当該製造販売業者に委託する場合には、受託者に、当該製造販売後安全管理業務のうち「1号業務」、「2号業務」又は「3号業務」を再委託させることができる。

④ 医療機器等の製造販売業者は、②又は③により製造販売後安全管理業務を再受託する者に、当該製造販売後安全管理業務をさらに委託させてはならない。

**3** 高度管理医療機器又は処方箋体外診断用医薬品の製造販売後安全管理業務を委託する方法について、次のとおり定められている。〈則第114条の61〉

① 製造販売業者が高度管理医療機器又は処方箋体外診断用医薬品の製造販売後安全管理業務のうち「1号業務」、「2号業務」又は「3号業務」を委託する場合においては、受託者は、次に掲げる要件を満たさなければならない。

　　※「処方箋体外診断用医薬品」とは、処方箋医薬品たる体外診断用医薬品のこと

　㈠ 委託安全確保業務を適正かつ円滑に遂行しうる能力を有する者であること
　㈡ 受託安全管理実施責任者を置いていること
　㈢ 製造販売後安全管理業務手順書等の写しを委託安全確保業務を行う事務所に備え付けていること

② 製造販売業者は、高度管理医療機器又は処方箋体外診断用医薬品の製造販売後安全管理業務のうち「1号業務」、「2号業務」又は「3号業務」を委託する場合においては、次に掲げる手順を記載した委託安全確保業務に係る製造販売後安全管理業務手順書を作成しなければならない。

　㈠ 安全管理情報の収集に関する手順
　㈡ 安全管理情報の検討及びその結果に基づく安全確保措置の立案に関する手順
　㈢ 安全確保措置の実施に関する手順
　㈣ 受託安全管理実施責任者から安全管理責任者への報告に関する手順
　㈤ 医療機器等リスク管理(GVP第2条第4項)又は医薬品リスク管理に関する手順
　㈥ 委託の手順
　㈦ 委託安全確保業務に係る記録の保存に関する手順
　㈧ 国内品質業務運営責任者その他の高度管理医療機器又は処方箋体外診断用医薬品の製造販売に係る業務の責任者との相互の連携に関する手順
　㈨ その他委託安全確保業務を適正かつ円滑に行うために必要な手順

③ 製造販売業者は、高度管理医療機器又は処方箋体外診断用医薬品の製造販売後安全管理業務のうち「1号業務」、「2号業務」又は「3号業務」を委託する場合においては、製造販売後安全管理業務手順書等に基づき、次に掲げる事項を記載した文書により受託者との契約を締結し、その契約書を保存しなければならない。

　㈠ 委託安全確保業務の範囲
　㈡ 受託安全管理実施責任者の設置及び当該者の実施する委託安全確保業務の範囲に

関する事項

　　㈢ 委託安全確保業務に係る、②(㈥を除く)に掲げる手順に関する事項

　　㈣ 委託安全確保業務の実施の指示に関する事項

　　㈤ ④㈢の報告及び④㈣の確認に関する事項

　　㈥ ⑥の指示及び⑦の確認に関する事項

　　㈦ ⑧の情報提供に関する事項

　　㈧ その他必要な事項

④ 製造販売業者は、高度管理医療機器又は処方箋体外診断用医薬品の製造販売後安全管理業務のうち「1号業務」、「2号業務」又は「3号業務」を委託する場合においては、製造販売後安全管理業務手順書等及び③の契約書に基づき、次に掲げる業務を安全管理責任者に行わせなければならない。

　　㈠ 委託安全確保業務を統括すること

　　㈡ 受託安全管理実施責任者に委託安全確保業務の実施につき文書により指示するとともに、その写しを保存すること(「1号業務」を委託する場合を除く)

　　㈢ 受託安全管理実施責任者に委託安全確保業務に関する記録を作成させ、文書により報告させること

　　㈣ 受託者が委託安全確保業務を適正かつ円滑に行っているかどうかを確認し、その記録を作成すること

　　㈤ ㈢の報告及び㈣の記録を保存するとともに、製造販売業者及び総括責任者に文書により報告すること

⑤ 製造販売業者は、高度管理医療機器又は処方箋体外診断用医薬品の製造販売後安全管理業務のうち「4号業務」を委託する場合においては、当該委託安全確保業務を適正かつ円滑に遂行しうる能力を有する者に委託しなければならない。この場合において、製造販売業者は、製造販売後安全管理業務手順書等に基づき、次に掲げる事項を記載した文書により受託者との契約を締結し、その契約書を保存しなければならない。

　　㈠ 委託安全確保業務の範囲

　　㈡ その他必要な事項

⑥ 製造販売業者は、安全管理責任者に委託安全確保業務の改善の必要性について検討させ、その必要性があるときは、製造販売後安全管理業務手順書等及び③の契約書に基づき、受託者に所要の措置を講じるよう文書により指示し、その文書を保存しなければならない。

⑦ 製造販売業者は、⑥に基づき指示を行った場合においては、当該措置が講じられたことを確認し、その記録を保存しなければならない。

⑧ 製造販売業者は、委託安全確保業務を行う上で必要な情報を受託者に提供しなければならない。

**4** 製造販売業者が管理医療機器又は体外診断用医薬品(処方箋体外診断用医薬品を除く)の製造販売後安全管理業務のうち「1号業務」、「2号業務」、「3号業務」又は「第4号業務」を委託する場合は、解説3(①㈡、②㈣及び③㈡を除く)を準用して適用する。〈則第

### 第5章第1節　医療機器等の製造販売業及び製造業（第23条の2―第23条の2の22）

114条の62前段〉

⇒　管理医療機器の製造販売後安全管理業務の委託について、次のように示されている。〈H26/8/12薬食発0812第4号〉

① 管理医療機器の製造販売後安全管理業務の委託と、高度管理医療機器の製造販売後安全管理業務の委託については、受託安全管理実施責任者の設置に関することを除き、基本的に同様であること

② 製造販売業者と受託者の合意に基づき、受託者側に業務実施に係る責任者を設置することを妨げるものではないこと

③ 以下の業務を円滑に実施するため、受託者側にあらかじめ担当者を指定し、「委託者－受託者」間で文書により合意しておくこと

　（一）委託安全確保業務（市販直後調査に係る委託安全確保業務を含む）に関する安全管理責任者からの必要な指示（安全管理情報の収集に係る委託業務を除く）

　（二）委託安全確保業務に係る記録の作成

　（三）委託安全確保業務の安全管理責任者への報告

④ ③の担当者については、必ずしも委託に係る契約書に明記する必要はなく、契約とは別途合意しても差し支えない。

5　製造販売業者が一般医療機器の製造販売後安全管理業務のうち「1号業務」、「2号業務」、「3号業務」又は「第4号業務」を委託する場合においては、解説3の①（一）及び③から⑧まで（③（二）及び（三）を除く）を準用して適用する。〈則第114条の63前段〉

⇒　一般医療機器の製造販売後安全管理業務の委託について、次のように示されている。〈H26/8/12薬食発0812第4号〉

① 一般医療機器の製造販売後安全管理業務の委託と、高度管理医療機器の製造販売後安全管理業務の委託については、（一）受託安全管理実施責任者の設置に関すること、（二）製造販売後安全管理業務手順書等に関すること、（三）市販直後調査に関することを除き、基本的に同様である。

② 製造販売業者と受託者の合意に基づき、受託者側に業務実施に係る責任者を設置すること及び手順書等を整備することを妨げるものではない。

③ 以下の業務を円滑に実施するため、当該業務に係る受託者側にあらかじめ担当者を指定し、「委託者－受託者」間で文書により合意しておくこと

　（一）委託安全確保業務に関する安全管理責任者からの必要な指示（安全管理情報の収集に係る委託業務を除く）

　（二）委託安全確保業務に係る記録の作成

　（三）委託安全確保業務の安全管理責任者への報告

④ ③の担当者については、必ずしも委託に係る契約書に明記する必要はなく、契約とは別途合意しても差し支えない。

6　委託安全確保業務に係る記録の保存について、次のとおり定められている。〈則第114条の64〉

① 委託安全確保業務に係る記録の保存期間は、当該記録を利用しなくなった日から5年

間である。ただし、次に掲げる記録の保存期間はそれぞれに定める期間とする。
　　※「委託安全確保業務に係る記録」とは、則第114条の61から第114条の63までの規定により保存することとされている文書その他の記録のこと
　㈠　生物由来製品(㈡及び㈢を除く)に係る記録については、利用しなくなった日から10年間
　㈡　特定生物由来製品に係る記録ついては、利用しなくなった日から30年間
　㈢　特定保守管理医療機器及び設置管理医療機器(㈡を除く)に係る記録ついては、利用しなくなった日から15年間
② 製造販売業者は、製造販売後安全管理業務手順書等又はあらかじめ定めた文書に基づき、記録を保存しなければならないとされている者(則第114条の61から第114条の63まで)に代えて、製造販売業者が指定する者に、当該記録を保存させることができる。

**7** 高度管理医療機器又は処方箋体外診断用医薬品の製造販売後安全管理業務を再委託する方法について、次のとおり定められている。〈則第114条の65〉
① 受託者が高度管理医療機器又は処方箋体外診断用医薬品の製造販売後安全管理業務のうち「1号業務」、「2号業務」又は「3号業務」を再委託する場合においては、当該業務の再受託者は、次に掲げる要件を満たさなければならない。
　㈠　再委託安全確保業務を適正かつ円滑に遂行しうる能力を有する者であること
　㈡　再受託安全管理実施責任者を置いていること
　㈢　製造販売後安全管理業務手順書等の写しを再委託安全確保業務を行う事務所に備え付けていること
② 委託元である製造販売業者は、受託者が高度管理医療機器又は処方箋体外診断用医薬品の製造販売後安全管理業務のうち「1号業務」、「2号業務」又は「3号業務」を再委託する場合においては、受託者に、次に掲げる手順を記載した再委託安全確保業務に係る製造販売後安全管理業務手順書を作成させなければならない。
　㈠　安全管理情報の収集に関する手順
　㈡　安全管理情報の検討及びその結果に基づく安全確保措置の立案に関する手順
　㈢　安全確保措置の実施に関する手順
　㈣　再受託安全管理実施責任者から受託安全管理実施責任者への報告に関する手順
　㈤　医療機器等リスク管理又は医薬品リスク管理に関する手順
　㈥　再委託の手順
　㈦　再委託安全確保業務に係る記録の保存に関する手順
　㈧　受託者の国内品質業務運営責任者その他の高度管理医療機器又は処方箋体外診断用医薬品の製造販売に係る業務の責任者との相互の連携に関する手順
　㈨　その他再委託安全確保業務を適正かつ円滑に行うために必要な手順
③ 委託元である製造販売業者は、受託者が高度管理医療機器又は処方箋体外診断用医薬品の製造販売後安全管理業務のうち「1号業務」、「2号業務」又は「3号業務」を再委託する場合においては、受託者に製造販売後安全管理業務手順書等に基づき、次に掲げる事項を記載した文書により再受託者との契約を締結させ、その契約書を保存させ

第5章第1節　医療機器等の製造販売業及び製造業(第23条の2―第23条の2の22)

　　　なければならない。
　　㈠　再委託安全確保業務の範囲
　　㈡　再受託安全管理実施責任者の設置及び当該者の実施する再委託安全確保業務の範囲に関する事項
　　㈢　再委託安全確保業務に係る、②(㈥を除く)に掲げる手順に関する事項
　　㈣　再委託安全確保業務の実施の指示に関する事項
　　㈤　④㈢の報告及び④㈣の確認に関する事項
　　㈥　⑥の指示及び⑦の確認に関する事項
　　㈦　⑧の情報提供に関する事項
　　㈧　その他必要な事項
④　委託元である製造販売業者は、受託者が高度管理医療機器又は処方箋体外診断用医薬品の製造販売後安全管理業務のうち「1号業務」、「2号業務」又は「3号業務」を再委託する場合においては、受託者が、製造販売後安全管理業務手順書等及び③の契約書に基づき、次に掲げる業務を受託安全管理実施責任者に行わせることを確認しなければならない。
　　㈠　再委託安全確保業務を統括すること
　　㈡　再受託安全管理実施責任者に再委託安全確保業務の実施につき文書により指示するとともに、その写しを保存すること(「1号業務」を委託する場合を除く)
　　㈢　再受託安全管理実施責任者に再委託安全確保業務に関する記録を作成させ、文書により報告させること
　　㈣　再受託者が再委託安全確保業務を適正かつ円滑に行っているかどうかを確認し、その記録を作成すること
　　㈤　㈢の報告及び㈣の記録を保存するとともに、受託者及び受託者の総括責任者に文書により報告すること
⑤　委託元である製造販売業者は、受託者が高度管理医療機器又は処方箋体外診断用医薬品の製造販売後安全管理業務のうち「4号業務」を再委託する場合においては、当該再委託安全確保業務を適正かつ円滑に遂行しうる能力を有する者に再委託させなければならない。この場合において、委託元である製造販売業者は、受託者に、製造販売後安全管理業務手順書等に基づき、次に掲げる事項を記載した文書により再委託者との契約を締結させ、その契約書を保存させなければならない。
　　㈠　再委託安全確保業務の範囲
　　㈡　その他必要な事項
⑥　委託元である製造販売業者は、受託者に、その受託安全管理実施責任者に再委託安全確保業務の改善の必要性について検討させ、その必要性があるときは、製造販売後安全管理業務手順書等及び③の契約書に基づき、再受託者に所要の措置を講じるよう文書により指示させ、その文書を保存させなければならない。
⑦　委託元である製造販売業者は、受託者が⑥に基づき指示を行った場合においては、受託者に当該措置が講じられたことを確認させ、その記録を保存させなければならない。

⑧ 受託者は、再委託安全確保業務を行う上で必要な情報を再受託者に提供しなければならない。

**8** 受託者が管理医療機器又は体外診断用医薬品(処方箋体外診断用医薬品を除く)の製造販売後安全管理業務のうち「1号業務」、「2号業務」、「3号業務」又は「第4号業務」を再委託する場合は、解説7(①㈡、②㈣及び③㈡を除く)を準用して適用する。〈則第114条の66前段〉

**9** 受託者が一般医療機器の製造販売後安全管理業務のうち「1号業務」、「2号業務」、「3号業務」又は「第4号業務」を再委託する場合においては、解説7の①㈠及び③から⑧まで(③㈡及び㈢を除く)を準用して適用する。〈則第114条の67前段〉

**10** 再委託安全確保業務に係る記録の保存について、次のとおり定められている。〈則第114条の68〉

① 再委託安全確保業務に係る記録の保存期間は、当該記録を利用しなくなった日から5年間とする。ただし、次に掲げる記録の保存期間はそれぞれに定める期間とする。

※「再委託安全確保業務に係る記録」とは、則第114条の65から第114条の67までの規定により保存することとされている文書その他の記録のこと

㈠ 生物由来製品(㈡及び㈢を除く)に係る記録については、利用しなくなった日から10年間

㈡ 特定生物由来製品に係る記録ついては、利用しなくなった日から30年間

㈢ 特定保守管理医療機器及び設置管理医療機器(㈡を除く)に係る記録ついては、利用しなくなった日から15年間

② 受託者は、製造販売後安全管理業務手順書等又はあらかじめ定めた文書に基づき、記録を保存しなければならないとされている者(則第114条の65から第114条の67まで)に代えて、受託者が指定する者に、当該記録を保存させることができる。

## 第二十三条の二の十五の二（医療機器又は体外診断用医薬品の製造販売業者等の法令遵守体制）

（令元法六三・追加）

■第23条の2の15の2第1項■

　医療機器又は体外診断用医薬品の製造販売業者は、医療機器又は体外診断用医薬品の製造管理及び品質管理並びに製造販売後安全管理に関する業務その他の製造販売業者の業務を適正に遂行することにより、薬事に関する法令の規定の遵守を確保するために、厚生労働省令で定めるところにより、次の各号に掲げる措置を講じなければならない。

一　医療機器又は体外診断用医薬品の製造管理及び品質管理並びに製造販売後安全管理に関する業務について、医療機器等総括製造販売責任者が有する権限を明らかにすること。

二　医療機器又は体外診断用医薬品の製造管理及び品質管理並びに製造販売後安全管理に関する業務その他の製造販売業者の業務の遂行が法令に適合することを確保するための体制、当該製造販売業者の薬事に関する業務に責任を有する役員及び従業者の業務の監督に係る体制その他の製造販売業者の業務の適正を確保するために必要なものとして厚生労働省令で定める体制を整備すること。

三　医療機器等総括製造販売責任者その他の厚生労働省令で定める者に、第二十三条の二の二第一項第二号及び第二十三条の二の五第二項第四号の厚生労働省令で定める基準を遵守して医療機器又は体外診断用医薬品の製造管理及び品質管理並びに製造販売後安全管理を行わせるために必要な権限の付与及びそれらの者が行う業務の監督その他の措置

四　前三号に掲げるもののほか、医療機器又は体外診断用医薬品の製造販売業者の従業者に対して法令遵守のための指針を示すことその他の製造販売業者の業務の適正な遂行に必要なものとして厚生労働省令で定める措置

### 趣旨

　本規定は、医療機器又は体外診断用医薬品の製造販売業者に対し、その業務を適正に遂行するための法令遵守体制の整備を義務づけたものである。【法第9条の2第1項参照】

### 解説

**1**　医療機器等の製造販売業者又は製造業者の薬事に関する法令の遵守を確保するため、令和元年の法改正により本条が新設された。

**2**　医療機器等の製造販売業者は、次に掲げるところにより、法令遵守措置（法第23条の2の15の2第1項各号）を講じなければならない。〈則第114条の68の2〉

①　次に掲げる総括責任者の権限を明らかにすること
　㈠　国内品質業務運営責任者、安全管理責任者その他の医療機器等の製造管理及び品質管理並びに製造販売後安全管理に関する業務に従事する者に対する業務の指示及び監督に関する権限
　㈡　医療機器等の廃棄、回収もしくは販売の停止、注意事項等情報等の改訂、医療関係者への情報の提供又は薬機法に基づく厚生労働大臣への報告その他の医療機器等の

製造管理及び品質管理並びに製造販売後安全管理に関する措置の決定及び実施に関する権限

※「注意事項等情報等」とは、添付文書等記載事項(法第63条の2第2項)又は注意事項等情報(法第68条の2第2項)のこと

(三) 製造業者、外国製造業者その他製造に関する業務(試験検査等の業務を含む)を行う者に対する管理監督に関する権限

(四) (一)から(三)までに掲げるもののほか、医療機器等の製造管理及び品質管理並びに製造販売後安全管理に関する権限

② 次に掲げる「厚生労働省令で定める体制(法第23条の2の15の2第1項第2号)」を整備すること

(一) 医療機器等の製造管理及び品質管理並びに製造販売後安全管理に関する業務その他の製造販売業者の業務の遂行が法令に適合することを確保するために必要な規程の作成、製造販売業者の薬事に関する業務に責任を有する役員及び従業者に対する教育訓練の実施及び評価並びに業務の遂行に係る記録の作成、管理及び保存を行う体制

(二) 製造販売業者が薬事に関する業務に責任を有する役員及び従業者の業務を監督するために必要な情報を収集し、その業務の適正を確保するために必要な措置を講ずる体制

(三) (一)及び(二)に掲げるもののほか、製造販売業者の業務の適正を確保するために必要な人員の確保及び配置その他の製造販売業者の業務の適正を確保するための体制

③ 次に掲げる「厚生労働省令で定める者(法第23条の2の15の2第1項第3号)」に、QMS及びGVPを遵守して医療機器等の製造管理及び品質管理並びに製造販売後安全管理を行わせるために必要な権限を付与するとともに、それらの者が行う業務を監督すること

(一) 総括責任者

(二) 国内品質業務運営責任者

(三) 安全管理責任者

(四) (一)から(三)までに掲げる者のほか、医療機器等の製造管理及び品質管理並びに製造販売後安全管理に関する業務に従事する者

④ 次に掲げる「厚生労働省令で定める措置(法第23条の2の15の2第1項第4号)」を講ずること

(一) 医療機器等の製造販売業者の従業者に対して法令遵守のための指針を示すこと

(二) 薬事に関する業務に責任を有する役員の権限及び分掌する業務を明らかにすること

(三) 医療機器等の製造方法、試験検査方法その他の医療機器等の品質に影響を与えるおそれのある事項の変更に関する情報の収集、医療機器等について承認又は認証された事項の一部を変更するために必要な手続その他の必要な措置

(四) 副作用等の報告(法第68条の10第1項)が適時かつ適切に行われることを確保するために必要な情報の管理その他の措置

第5章第1節　医療機器等の製造販売業及び製造業（第23条の2―第23条の2の22）

㈤　医療機器等の製造販売業者が医薬関係者に対して行う医療機器等に関する情報提供が、客観的かつ科学的な根拠に基づく正確な情報により行われ、かつ、広告規制（法第66条から第68条まで）に違反する記事の広告、記述又は流布が行われないことを確保するために必要な業務の監督その他の措置
㈥　㈠から㈤までに掲げるもののほか、②に規定する体制を実効的に機能させるために必要な措置

■第23条の2の15の2第2項■

　医療機器又は体外診断用医薬品の製造販売業者は、前項各号に掲げる措置の内容を記録し、これを適切に保存しなければならない。

趣旨

　本規定は、製造販売業者に対し、法令遵守のための措置の内容を記録し保存することを義務づけたものである。

■第23条の2の15の2第3項■

　医療機器又は体外診断用医薬品の製造業者は、医療機器又は体外診断用医薬品の製造の管理に関する業務その他の製造業者の業務を適正に遂行することにより、薬事に関する法令の規定の遵守を確保するために、厚生労働省令で定めるところにより、次の各号に掲げる措置を講じなければならない。
一　医療機器又は体外診断用医薬品の製造の管理に関する業務について、医療機器責任技術者又は体外診断用医薬品製造管理者が有する権限を明らかにすること。
二　医療機器又は体外診断用医薬品の製造の管理に関する業務その他の製造業者の業務の遂行が法令に適合することを確保するための体制、当該製造業者の薬事に関する業務に責任を有する役員及び従業者の業務の監督に係る体制その他の製造業者の業務の適正を確保するために必要なものとして厚生労働省令で定める体制を整備すること。
三　前二号に掲げるもののほか、医療機器又は体外診断用医薬品の製造業者の従業者に対して法令遵守のための指針を示すことその他の製造業者の業務の適正な遂行に必要なものとして厚生労働省令で定める措置

趣旨

　本規定は、製造業者に対し、その業務を適正に遂行するための法令遵守体制の整備を義務づけたものである。【法第9条の2第1項参照】

### 解　説

1　医療機器等の製造業者は、次に掲げるところにより、法令遵守措置(法第23条の2の15の2第3項各号)を講じなければならない。〈則第114条の68の3〉

① 次に掲げる責任技術者又は製造管理者の権限を明らかにすること

　㈠ 医療機器等の製造の管理に関する業務に従事する者に対する業務の指示及び監督に関する権限

　㈡ ㈠に掲げるもののほか、医療機器等の製造の管理に関する権限

② 次に掲げる「厚生労働省令で定める体制(法第23条の2の15の2第3項第2号)」を整備すること

　㈠ 医療機器等の製造の管理に関する業務その他の製造業者の業務の遂行が法令に適合することを確保するために必要な規程の作成、製造業者の薬事に関する業務に責任を有する役員及び従業者に対する教育訓練の実施及び評価並びに業務の遂行に係る記録の作成、管理及び保存を行う体制

　㈡ 製造業者が薬事に関する業務に責任を有する役員及び従業者の業務を監督するために必要な情報を収集し、その業務の適正を確保するために必要な措置を講ずる体制

　㈢ ㈠及び㈡に掲げるもののほか、製造業者の業務の適正を確保するために必要な人員の確保及び配置その他の製造業者の業務の適正を確保するための体制

③ 次に掲げる「厚生労働省令で定める措置(法第23条の2の15の2第3項第3号)」を講ずること

　㈠ 医療機器等の製造業者の従業者に対して法令遵守のための指針を示すこと

　㈡ 薬事に関する業務に責任を有する役員の権限及び分掌する業務を明らかにすること

　㈢ 医療機器等の製造方法、試験検査方法その他の医療機器等の品質に影響を与えるおそれのある事項の変更に関する情報の収集、当該情報の製造販売業者、外国特例承認取得者又は外国特例認証取得者に対する連絡その他の必要な措置

　㈣ ㈠から㈢までに掲げるもののほか、②に規定する体制を実効的に機能させるために必要な措置

■第23条の2の15の2第4項■

　医療機器又は体外診断用医薬品の製造業者は、前項各号に掲げる措置の内容を記録し、これを適切に保存しなければならない。

### 趣　旨

　本規定は、製造業者に対し、法令遵守のための措置の内容を記録し保存することを義務づけたものである。

第5章第1節　医療機器等の製造販売業及び製造業(第23条の2―第23条の2の22)

# 第二十三条の二の十六（休廃止等の届出）

〔平二五法八四・追加〕

■第23条の2の16第1項■

　医療機器又は体外診断用医薬品の製造販売業者は、その事業を廃止し、休止し、若しくは休止した事業を再開したとき、又は医療機器等総括製造販売責任者その他厚生労働省令で定める事項を変更したときは、三十日以内に、厚生労働大臣にその旨を届け出なければならない。

### 趣旨

　本規定は、医療機器又は体外診断用医薬品の製造販売業者に対し、①その事業を休廃止したとき、②総括責任者を変更したときは、30日以内に、厚生労働大臣に届出することを義務づけたものである。【法第19条第1項参照】

### 解説

1　「厚生労働省令で定める事項」は、次のとおりである。〈則第114条の69第1項〉
　① 製造販売業者の氏名及び住所
　② 主たる機能を有する事務所の名称及び所在地
　③ 製造販売業者が法人であるときは、薬事に関する業務に責任を有する役員の氏名
　④ 総括責任者の氏名及び住所
　⑤ 体外診断用医薬品の総括責任者として薬剤師以外の技術者を置くときは、責任者補佐薬剤師の氏名及び住所
　⑥ 当該製造販売業者が、他の種類の製造販売業の許可を受け、又は当該許可に係る事業を廃止したときは、当該許可の種類及び許可番号
2　休廃止等の届出は、届出者の住所地の都道府県知事を経由して行わなければならない。〈法第23条の2の21第1項〉
3　本規定に違反した者は、50万円以下の罰金に処する。〈法第87条第7号〉
　また、いわゆる両罰規定の対象となっており、この行為者を使用する法人又は人には50万円以下の罰金刑が科される。〈法第90条第2号〉

■第23条の2の16第2項■

> 医療機器又は体外診断用医薬品の製造業者又は医療機器等外国製造業者は、その製造所を廃止し、休止し、若しくは休止した製造所を再開したとき、又は医療機器責任技術者、体外診断用医薬品製造管理者その他厚生労働省令で定める事項を変更したときは、三十日以内に、厚生労働大臣にその旨を届け出なければならない。

### 趣旨

　本規定は、医療機器又は体外診断用医薬品の製造業者又は外国製造業者に対し、①その製造所を休廃止したとき、②責任技術者又は製造管理者を変更したときは、30日以内に、厚生労働大臣に届出することを義務づけたものである。

### 解説

1　「厚生労働省令で定める事項」は、次のとおりである。〈則第114条の70第1項〉
　① 製造業者等又は責任技術者等の氏名及び住所
　　※「製造業者等」とは、製造業者又は外国製造業者のこと
　　※「責任技術者等」とは、責任技術者又は製造管理者(外国製造業者にあっては、製造所の責任者)のこと
　② 製造業者等が法人であるときは、薬事に関する業務に責任を有する役員の氏名
　③ 製造所の名称
　④ 製造業者等が他の製造業の許可、認定もしくは登録を受け、又はその製造所を廃止したときは、当該許可の区分及び許可番号、当該認定の区分及び認定番号又は当該登録の登録番号

2　休廃止等の届出は、製造所の住所地の都道府県知事を経由して行わなければならない。〈法第23条の2の21第2項〉

3　本規定に違反した者は、50万円以下の罰金に処する。〈法第87条第7号〉
　また、いわゆる両罰規定の対象となっており、この行為者を使用する法人又は人には50万円以下の罰金刑が科される。〈法第90条第2号〉

第5章第1節　医療機器等の製造販売業及び製造業（第23条の2―第23条の2の22）

# 第二十三条の二の十七（外国製造医療機器等の製造販売の承認）

（平二五法八四・追加、令元法六三・令四法四七・一部改正）

■第23条の2の17第1項■

> 厚生労働大臣は、第二十三条の二の五第一項に規定する医療機器又は体外診断用医薬品であつて本邦に輸出されるものにつき、外国においてその製造等をする者から申請があつたときは、品目ごとに、その者が第三項の規定により選任した医療機器又は体外診断用医薬品の製造販売業者に製造販売をさせることについての承認を与えることができる。

**趣旨**

本規定は、厚生労働大臣は、本邦向けの医療機器又は体外診断用医薬品の外国製造等者から申請があったときは、品目ごとに、外国特例承認を与えることができる旨を定めたものである。【法第19条の2第1項参照】

**解説**

1　外国特例承認の申請書には、次に掲げる書類を添えなければならない。〈則第114条の72第3項本文〉

① 申請者が法人であるときは、法人であることを証する書類
② 申請者（申請者が法人であるときは、薬事に関する業務に責任を有する役員を含む）が、外国特例承認の拒否事由（法第23条の2の17第2項）に該当していないかを明らかにする書類
③ 選任製造販売業者を選任したことを証する書類
④ 当該選任製造販売業者が受けている製造販売業の許可証の写し
⑤ 外国特例の特例承認を申請しようとするときは、申請者が製造販売しようとする物が、その用途に関し、外国において販売等が認められている医療機器等であることを証する書類その他必要な書類

2　厚生労働大臣は台帳を備え、通常の承認台帳の記載事項のほか、次に掲げる事項を記載する。〈則第114条の73〉

① 選任製造販売業者の氏名及び住所
② 当該選任製造販売業者の受けている製造販売業の許可の種類及び許可番号

3　本規定の承認を受けた医療機器であって、その性状、品質又は性能がその承認の内容と異なるものは、販売し、貸与し、授与し、もしくは販売・貸与・授与の目的で製造し、輸入し、貯蔵し、陳列し、又は医療機器プログラムにあっては電気通信回線を通じて提供してはならない。〈法第65条第2号〉

4　本規定の承認を受けた体外診断用医薬品であって、その成分もしくは分量又は性状、品質もしくは性能がその承認の内容と異なるものは、販売し、授与し、又は販売・授与の目的で製造し、輸入し、貯蔵し、陳列してはならない。〈法第56条第3号〉

### ■第23条の2の17第2項■

　申請者が、第七十五条の二の二第一項の規定によりその受けた承認の全部又は一部を取り消され、取消しの日から三年を経過していない者であるときは、前項の承認を与えないことができる。

**趣旨**

　本規定は、外国特例承認の申請者の欠格事由を定めたものである。承認の取消しの処分を受け、その日から3年を経過していない者であるときは、外国特例承認を与えないことができるとしている。【法第19条の2第2項参照】


### ■第23条の2の17第3項■

　第一項の承認を受けようとする者は、本邦内において当該承認に係る医療機器又は体外診断用医薬品による保健衛生上の危害の発生の防止に必要な措置をとらせるため、医療機器又は体外診断用医薬品の製造販売業者(当該承認に係る品目の種類に応じた製造販売業の許可を受けている者に限る。)を当該承認の申請の際選任しなければならない。[1]

**趣旨**

　本規定は、外国特例承認を受けようとする者に対し、その申請の際に、当該品目を製造販売させることになる製造販売業者を選任することを義務づけたものである。【法第19条の2第3項参照】

**解説**

1　選任製造販売業者が欠けた場合において、新たに製造販売業者を選任しなかったときは、外国特例承認の取消事由に該当する。〈法第75条の2の2第1項第1号〉


### ■第23条の2の17第4項■

　第一項の承認を受けた者(以下「外国製造医療機器等特例承認取得者」という。)が前項の規定により選任した医療機器又は体外診断用医薬品の製造販売業者(以下「選任外国製造医療機器等製造販売業者」という。)は、第二十三条の二の五第一項の規定にかかわらず、当該承認に係る品目の製造販売をすることができる。[1][2]

**趣旨**

　本規定は、選任製造販売業者は、外国特例承認品目を製造販売することができる旨を定めたものである。【法第19条の2第4項参照】

第5章第1節　医療機器等の製造販売業及び製造業（第23条の2—第23条の2の22）

> **解説**
> 1　本規定に違反して製造販売をされた医療機器は、販売し、貸与し、授与し、もしくは販売・貸与・授与の目的で貯蔵し、陳列し、又は医療機器プログラムにあっては電気通信回線を通じて提供してはならない。〈法第64条〉
> 2　本規定に違反して製造販売をされた体外診断用医薬品は、販売し、授与し、又は販売・授与の目的で貯蔵し、陳列してはならない。〈法第55条第2項〉

■第23条の2の17第5項■

第一項の承認については、第二十三条の二の五第二項(第一号を除く。)及び第三項から第十七項まで並びに第二十三条の二の六から第二十三条の二の七までの規定を準用する。

> **趣旨**
> 本規定は、外国特例承認については、①承認、②基準適合証の交付等、③緊急承認、④機構による審査等の実施に係る規定を準用して適用する旨を定めたものである。【法第19条の2第5項参照】

■第23条の2の17第6項■

前項において準用する第二十三条の二の五第十五項の承認については、同条第十七項、第二十三条の二の六及び第二十三条の二の七の規定を準用する。

> **趣旨**
> 本規定は、外国特例承認の一変については、①一変承認、②基準適合証の交付等、③機構による審査等の実施に係る規定を準用して適用する旨を定めたものである。

## 第二十三条の二の十八（選任外国製造医療機器等製造販売業者に関する変更の届出）

（平二五法八四・追加、令元法六三・一部改正）

■第23条の2の18第1項■

> 外国製造医療機器等特例承認取得者は、選任外国製造医療機器等製造販売業者を変更したとき、又は選任外国製造医療機器等製造販売業者につき、その氏名若しくは名称その他厚生労働省令で定める事項に変更があつたときは、三十日以内に、厚生労働大臣に届け出なければならない。

### 趣旨

本規定は、医療機器又は体外診断用医薬品の外国特例承認取得者に対し、①選任製造販売業者を変更したとき、②選任製造販売業者の氏名又は名称に変更があったときは、30日以内に、厚生労働大臣に届出することを義務づけたものである。

### 解説

1　「厚生労働省令で定める事項」は、次のとおりである。〈則第114条の75第1項〉
　① 選任製造販売業者の氏名又は住所
　② 選任製造販売業者が受けている製造販売業の許可の種類及び許可番号
2　届書には、選任製造販売業者が受けている製造販売業の許可証の写しを添えなければならない。〈則第114条の75第3項本文〉


■第23条の2の18第2項■

> 前条第五項において準用する第二十三条の二の七第一項の規定により、機構に前条第一項の承認のための審査を行わせることとしたときは、同条第五項において準用する第二十三条の二の七第一項の政令で定める医療機器又は体外診断用医薬品に係る選任外国製造医療機器等製造販売業者についての前項の規定による届出は、同項の規定にかかわらず、機構に行わなければならない。

### 趣旨

本規定は、機構が外国特例承認のための審査を行うときは、選任製造販売業者に関する変更の届出は機構に対して行うこととしたものである。【法第19条の3第2項参照】

### 解説

1　選任製造販売業者に関する変更の届出先の見直しを図るため、令和元年の法改正により、改正前の法第23条の2の21第3項の削除に併せて本規定が新設された。

第5章第1節　医療機器等の製造販売業及び製造業（第23条の2—第23条の2の22）

■第２３条の２の１８第３項■

　機構は、前項の規定による届出を受理したときは、遅滞なく、届出の状況を厚生労働省令で定めるところにより厚生労働大臣に通知しなければならない。

### 趣旨

　本規定は、機構に対し、選任製造販売業者に関する変更の届出を受理したときは、遅滞なく、厚生労働大臣に通知することを義務づけたものである。

### 解説

1　本規定は、令和元年の法改正により新設されたものである。


## 第二十三条の二の十九（準用）

（平二五法八四・追加、令元法六三・一部改正）

　外国製造医療機器等特例承認取得者については、第二十三条の二の九から第二十三条の二の十一まで及び第二十三条の二の十五第三項の規定を準用する。

### 趣旨

　本規定は、医療機器又は体外診断用医薬品の外国特例承認取得者については、①使用成績評価、②承認事項の変更計画、③承継、④製造業者等の遵守事項に係る規定を準用して適用する旨を定めたものである。

## 第二十三条の二の二十（外国製造医療機器等の特例承認）

（平二五法八四・追加、令元法六三・令四法四七・一部改正）

■第23条の2の20第1項■

　第二十三条の二の十七の承認の申請者が選任外国製造医療機器等製造販売業者に製造販売をさせようとする物が、第二十三条の二の八第一項に規定する政令で定める医療機器又は体外診断用医薬品である場合には、同条の規定を準用する。この場合において、同項中「第二十三条の二の五」とあるのは「第二十三条の二の十七」と、「同条第二項、第六項、第七項、第九項及び第十一項」とあるのは「同条第五項において準用する第二十三条の二の五第二項、第六項、第七項、第九項及び第十一項」と、「同条の承認」とあるのは「第二十三条の二の十七の承認」と、同条第二項中「第二十三条の二の六の二第二項」とあるのは「第二十三条の二の十七第五項において準用する第二十三条の二の六の二第二項」と、「第二十三条の二の五」とあるのは「第二十三条の二の十七」と、同条第三項中「第一項の規定により第二十三条の二の五の承認を受けた者」とあるのは「第二十三条の二の二十第一項において準用する第二十三条の二の八第一項の規定により第二十三条の二の十七の承認を受けた者又は選任外国製造医療機器等製造販売業者」と読み替えるものとする。

### 趣旨

　本規定は、外国特例の特例承認については、特例承認に係る規定を準用して適用する旨を定めたものである。【法第20条第1項参照】

■第23条の2の20第2項■

　前項に規定する場合の選任外国製造医療機器等製造販売業者は、第二十三条の二の五第一項の規定にかかわらず、前項において準用する第二十三条の二の八第一項の規定による第二十三条の二の十七の承認に係る品目の製造販売をすることができる。

### 趣旨

　本規定は、選任製造販売業者は、外国特例の特例承認品目を製造販売することができる旨を定めたものである。【法第20条第2項参照】

## 第二十三条の二の二十一(都道府県知事の経由)

(平二五法八四・追加、令元法六三・一部改正)

■第23条の2の21第1項■

　第二十三条の二第一項の許可若しくは同条第四項の許可の更新の申請又は第二十三条の二の十六第一項の規定による届出は、申請者又は届出者の住所地の都道府県知事を経由して行わなければならない。

**趣　旨**

　本規定は、①製造販売業の許可(更新を含む)の申請、②製造販売の事業の休廃止の届出、③総括責任者の変更の届出は、都道府県知事を経由して行う旨を定めたものである。

■第23条の2の21第2項■

　第二十三条の二の三第一項の登録、同条第三項の登録の更新若しくは第六十八条の十六第一項の承認の申請又は第二十三条の二の十六第二項の規定による届出は、製造所の所在地の都道府県知事を経由して行わなければならない。

**趣　旨**

　本規定は、①製造業の登録(更新を含む)の申請、②生物由来製品の製造管理者の承認の申請、③製造所の休廃止の届出、⑤責任技術者又は製造管理者の変更の届出は、都道府県知事を経由して行う旨を定めたものである。

## 第二十三条の二の二十二（政令への委任）

(平二五法八四・追加)

> この節に定めるもののほか、製造販売業の許可又は許可の更新、製造業又は医療機器等外国製造業者の登録又は登録の更新、製造販売品目の承認又は使用成績に関する評価、製造所の管理その他医療機器又は体外診断用医薬品の製造販売業又は製造業（外国製造医療機器等特例承認取得者の行う製造を含む。）に関し必要な事項は、政令で定める。

### 趣旨

本規定は、医療機器又は体外診断用医薬品の製造販売業又は製造業に関し必要な事項については、政令で定める旨を明示したものである。

### 解説

1　医療機器等の製造販売業又は製造業（外国特例承認取得者の行う製造を含む）に関し必要な事項は、省令で定める。〈令第37条の39〉

<資料の保存に関する遵守事項>

2　承認取得者は、次に掲げる資料を、それぞれに掲げる期間保存しなければならない。ただし、資料の性質上その保存が著しく困難であると認められるものにあっては、この限りでない。〈則第114条の71〉

① 承認の申請に際して提出した資料の根拠となった資料にあっては、承認（条件及び期限を付した緊急初認である場合にあっては、改めてする承認申請に対する承認）を受けた日から5年間。ただし、使用成績評価を受けなければならない医療機器等に係る資料にあっては、使用成績評価が終了するまでの期間

※「使用成績評価を受けなければならない医療機器等」とあるが、承認（条件及び期限を付した緊急承認を除く）を受けた日から使用成績評価が終了するまでの期間が5年を超えるものに限る。

② 免除条件に基づき提出した使用の成績に関する資料その他の資料にあっては、使用成績に関する評価が終了するまでの期間

③ 使用成績評価の申請に際して提出した資料の根拠となった資料（①及び②を除く）にあっては、使用成績評価が終了した日から5年間

<選任製造販売業者に関する遵守事項>

3　選任製造販売業者が遵守すべき事項は、通常の製造販売業者の遵守事項（則第114条の54各号、第114条の59の2各号）に掲げるもののほか、次のとおりである。〈則第114条の74〉

① 選任製造販売業者としての業務に関する事項を記録し、かつ、これを最終の記載の日から5年間保存すること

② 次に掲げる書類を利用しなくなった日から5年間保存すること

(一) 外国特例承認取得者が当該承認を受けた事項を記載した書類

(二) 外国特例承認取得者が当該承認の申請に際して提出した資料の写し

(三) 外国特例承認取得者が使用成績評価の申請に際して提出した資料の写し

# 第5章第1節 医療機器等の製造販売業及び製造業（第23条の2—第23条の2の22）

　　㈣ 外国特例承認取得者がした以下の報告に係る事項を記載した書類
　　　・条件及び期限を付した緊急承認に係る使用成績調査等の結果の報告(法第23条の2の6の2第4項の準用)
　　　・使用成績評価に係る使用成績調査等の結果の報告(法第23条の2の9第6項等の準用)
　　　・生物由来製品に関する感染症定期報告(法第68条の24第1項等)
　　　・厚生労働大臣が必要と認めて求めた報告(法第75条の2の2第1項第2号)
　③ 不具合等の報告(法第68条の10第1項等)の根拠となった資料を、利用しなくなった日から5年間保存すること。ただし、資料の性質上その保存が著しく困難であると認められるものにあっては、この限りでない。
**4** 外国特例承認を受けようとする者又は外国特例承認取得者の厚生労働大臣に対する申請、届出、報告、提出その他の手続は、選任製造販売業者が行う。〈則第114条の79〉

## ＜外国特例承認取得者に関する遵守事項＞

**5** 外国特例承認取得者から選任製造販売業者への情報の提供について、次のとおり定められている。〈則第114条の76〉
　① 外国特例承認取得者は、選任製造販売業者に対し、次に掲げる情報を提供しなければならない。
　　㈠ 当該品目について承認された事項及びその変更があった場合にあっては、その変更された事項及び変更理由
　　㈡ 条件及び期限を付した緊急承認に係る医療機器等の使用成績調査の結果について厚生労働大臣に報告した事項
　　㈢ 以下の資料の写し
　　　・外国特例承認の申請に際して提出した資料
　　　・使用成績評価の申請に際して提出した資料
　　㈣ 使用成績評価に係る使用成績調査等の結果について厚生労働大臣又は機構に報告した事項
　　㈤ 直接の容器等の記載事項を記載するために必要な情報及びその変更があった場合にあってはその変更理由
　　㈥ 注意事項等情報及びその変更があった場合にあってはその変更理由
　　㈦ 厚生労働大臣からの求めにより報告した事項
　　㈧ ㈠から㈦までのほか、選任製造販売業者が業務を行うために必要な情報
　② 外国特例承認取得者は、選任製造販売業者を変更したときは、㈠選任製造販売業者が保存すべきこととされている記録、書類、資料及び情報、㈡製造管理又は品質管理の業務に関する資料、㈢製造販売後安全管理の業務に関する資料を、変更前の選任製造販売業者から変更後の選任製造販売業者に引き継がせなければならない。
　③ ②の場合において、変更前の選任製造販売業者が、特定医療機器又は生物由来製品に係る選任製造販売業者である場合には、当該選任製造販売業者は特定医療機器又は生物由来製品に関する記録及び当該記録に関連する資料を変更後の選任製造販売業者に引き渡さなければならない。

6 外国特例承認取得者は、帳簿を備え、選任製造販売業者に対する情報の提供その他の外国特例承認取得者としての業務に関する事項を記録し、かつ、これを最終の記載の日から3年間保存しなければならない。〈則第114条の77〉

7 外国特例承認取得者は、次に掲げる事項を変更したときは、30日以内に、厚生労働大臣にその旨を届け出なければならない。〈令第37条の38第1項、則第114条の78第1項〉
① 外国特例承認取得者の氏名又は住所
② 外国特例承認取得者が法人であるときは、薬事に関する業務に責任を有する役員
③ 外国特例承認を受けた品目を製造する製造所又はその名称

<業務の証明に関する遵守事項>

8 製造販売業者又は製造業者は、その事業所又は製造所において、次に掲げる業務に従事した者から、過去5年間においてその業務に従事したことの証明を求められたときは、速やかにその証明を行わなければならない。〈則第15条の9第1項の準用〉
① 医薬品、医療機器又は再生医療等製品の品質管理又は製造販売後安全管理に関する業務(則第114条の49第1項第2号)
② 医薬品、医療機器又は再生医療等製品の品質管理又は製造販売後安全管理に関する業務(則第114条の49第1項第3号)
③ 医薬品、医薬部外品、化粧品、医療機器又は再生医療等製品の品質管理又は製造販売後安全管理に関する業務(則第114条の49第2項第2号)
④ 医療機器の製造に関する業務(則第114条の52第1項第2号・第3号、第2項第2号)

<記録に関する遵守事項>

9 高度管理医療機器等の製造販売業者又は製造業者は、高度管理医療機器等を購入等したとき及び高度管理医療機器等の製造販売業者、製造業者、販売業者、貸与業者もしくは修理業者又は病院、診療所もしくは飼育動物診療施設の開設者に販売等したときは、次に掲げる事項を書面に記載しなければならない。〈則第173条第1項の準用〉

※「高度管理医療機器等」とは、高度管理医療機器又は特定保守管理医療機器のこと

① 品名
② 数量
③ 製造番号又は製造記号
④ 購入、譲受け、販売、授与もしくは貸与又は電気通信回線を通じた提供の年月日
⑤ 購入者等もしくは貸与された者又は電気通信回線を通じて提供を受けた者の氏名及び住所

10 体外診断用医薬品の購入等に関する記録について、次のとおり定められている。〈則第14条の準用〉
① 製造販売業者又は製造業者は、体外診断用医薬品を購入等したとき及び薬局開設者、医薬品の製造販売業者、製造業者もしくは販売業者又は病院、診療所もしくは飼育動物診療施設の開設者に販売等したときは、次に掲げる事項を書面に記載しなければならない。
㈠ 品名

㈡ ロット番号(ロットを構成しない体外診断用医薬品については製造番号)

㈢ 使用の期限

㈣ 数量

㈤ 購入もしくは譲受け又は販売もしくは授与の年月日

㈥ 購入者等の氏名又は名称、住所又は所在地及び電話番号その他の連絡先(購入者等が当該製造販売業者又は製造業者と常時取引関係にあることにより確認を行わないこととされた場合にあっては、氏名又は名称以外の事項は、その記載を省略することができる)

㈦ ㈥に掲げる事項の内容を確認するために提示を受けた資料(購入者等が当該製造販売業者又は製造業者と常時取引関係にある場合を除く)

㈧ 購入者等が自然人であり、かつ、購入者等以外の者が体外診断用医薬品の取引の任にあたる場合及び購入者等が法人である場合にあっては、体外診断用医薬品の取引の任に当たる自然人が、購入者等と雇用関係にあること又は購入者等から体外診断用医薬品の取引に係る指示を受けたことを示す資料

② 製造販売業者又は製造業者は、①の書面を、記載の日から3年間保存しなければならない。

<視覚等の障害者に関する遵守事項>

11 体外診断用医薬品の製造販売業者又は製造業者は、①自ら視覚・聴覚・音声機能・言語機能に障害を有する薬剤師であるとき、②その事業所又は製造所において薬事に関する実務に従事する薬剤師が視覚・聴覚・音声機能・言語機能に障害を有するときは、保健衛生上支障を生ずるおそれがないように、必要な設備の設置その他の措置を講じなければならない。〈則第15条の10の準用〉

<許可証・登録証の掲示に関する遵守事項>

12 製造販売業者は、製造販売業の許可証を事業所の見やすい場所に掲示しておかなければならない。〈則第3条の準用〉

13 製造業者は、製造業の登録証を製造所の見やすい場所に掲示しておかなければならない。〈則第3条の準用〉

## 第二節　登録認証機関

(平二五法八四・節名追加)

## 第二十三条の二の二十三（指定高度管理医療機器等の製造販売の認証）

(平一四法九六(平一四法一九二・平一五法一〇二)・追加、平二五法八四・旧第二十三条の二繰下・一部改正、令元法六三・一部改正)

■第23条の2の23第1項■

> 厚生労働大臣が基準を定めて指定する高度管理医療機器、管理医療機器又は体外診断用医薬品(以下「指定高度管理医療機器等」という。)の製造販売をしようとする者又は外国において本邦に輸出される指定高度管理医療機器等の製造等をする者(以下「外国指定高度管理医療機器製造等事業者」という。)であつて第二十三条の三第一項の規定により選任した製造販売業者に指定高度管理医療機器等の製造販売をさせようとするものは、厚生労働省令で定めるところにより、品目ごとにその製造販売についての厚生労働大臣の登録を受けた者(以下「登録認証機関」という。)の認証を受けなければならない。

**趣 旨**

本規定は、指定高度管理医療機器等の製造販売をしようとする者又はこれを選任製造販売業者に製造販売をさせようとする者に対し、品目ごとに、登録認証機関の認証を受けることを義務づけたものである。

**解 説**

1　医療機器等の迅速な市場流通を実現させるため、平成14年の法改正により、医療機器等の認証制度が新設された。

2　厚生労働大臣が基準を定めて指定する高度管理医療機器、管理医療機器又は体外診断用医薬品については、行政機関ではなく、登録認証機関により審査が行われ、その製造販売についての認証が与えられる。

3　厚生労働大臣の承認は、申請品目の品質、有効性及び安全性を審査して行うものであるため、高い審査水準が求められるとともに比較的長い時間を要するものといえる。

　一方、登録認証機関の認証は、単に認証基準に適合しているか否かを判定するものであることから、それほど高度な審査水準が要求されるわけではなく、また、比較的短時間で行うことができる。

4　医療機器に関する規制はリスクに応じて行われるが、そのリスク分類にあたっては、医療機器規制国際整合化会合(GHTF)において、平成15年12月に合意された4つのリスク分類(クラスⅠ〜Ⅳ)の考え方が取り入れられている。

　※「GHTF」とは、Global Harmonization Task Force の略。医療機器に関する規制の国際整合化を進める国際会議として1992年に創設された。アジア・オセアニア、北米、欧州の世界の3つの地域を代表して、日本、オーストラリア、米国、カナダ、欧州連合(EU)の規制当局と産業界の代表者が集まり、各地域の医療機器規制の国際的整合化についてのガイダンスの策定等を行っている。参加地域にあっては、策定されたガイダンスを自主的に自国の医療機器規制に取り込むべきものとされている。

<GHTF分類>

| GHTF分類 | リスクの概要 | 具体例 |
|---|---|---|
| クラスⅠ | 不具合が生じた場合でも、人体へのリスクが極めて低いと考えられるもの | ・鋼製小物(メス、ピンセット等)<br>・X線フィルム |
| クラスⅡ | 不具合が生じた場合でも、人体へのリスクが比較的低いと考えられるもの | ・消化器用カテーテル<br>・超音波診断装置 |
| クラスⅢ | 不具合が生じた場合、人体へのリスクが高いと考えられるもの | ・透析器<br>・人工呼吸器 |
| クラスⅣ | 患者への侵襲性が高く、不具合が生じた場合、生命の危険に直結するおそれがあるもの | ・ペースメーカ<br>・人工心臓弁<br>・ステントグラフト |

**5** 従前、一般医療機器(クラスⅠに相当)の製造販売にあたっては厚生労働大臣に届出すること、高度管理医療機器(クラスⅢ、Ⅳに相当)の製造販売にあたっては厚生労働大臣の承認を受けることし、認証の対象となる医療機器は管理医療機器(クラスⅡに相当)に限られていた。とはいえ、高度管理医療機器であっても、既に承認を受けている医療機器と同等の構造等のものである場合は、基準適合性の確認によって安全性等を担保できることから、平成25年の法改正により、医療機器に関する認証対象が「管理医療機器のみ」から「管理医療機器及び高度管理医療機器の一部」に改められた。

<医療機器のリスク分類と規制>

| | 小 ← リスク → 大 | | | |
|---|---|---|---|---|
| GHTF分類 | クラスⅠ | クラスⅡ | クラスⅢ | クラスⅣ |
| 薬機法分類 | 一般医療機器 | 管理医療機器 | 高度管理医療機器 | |
| 製造販売規制 | 届出 | 認証 | | 承認 |

**6** 「厚生労働大臣が基準を定めて指定する高度管理医療機器」は、別表第1に掲げる医療機器(動物専用のものを除く)であって、基本要件基準(法第41条第3項)に適合するものとする。ただし、当該高度管理医療機器の形状、構造及び原理、使用方法又は性能等が既存の高度管理医療機器と実質的に同等でないときは、指定の対象としない。
〈H17/3/25厚生労働省告示第112号(最近改正：R5/8/30告示第257号)〉

<別表第1に掲げる基準に適合する医療機器の例>

| | 既存品目との同等性の主要評価項目と基準 | 使用目的又は効果 |
|---|---|---|
| インスリンペン型注入器 | 次の評価項目について厚生労働省医薬・生活衛生局長が定める基準により評価すること<br>・機械的性能<br>・投与量の精度<br>・無ディフェクト性 | 専用医薬品カートリッジ及びペン形注入器注射針を取り付けて使用し、皮下へインスリンを注入すること |

**7** 「厚生労働大臣が基準を定めて指定する(略)管理医療機器」は、別表第2又は別表第3に掲げる医療機器(動物専用のものを除く)であって、基本要件基準に適合するものと

する。ただし、当該管理医療機器の形状、構造及び原理、使用方法又は性能等が既存の管理医療機器と明らかに異なるときは、この告示の規定は適用しない。〈H17/3/25 厚生労働省告示第112号(最近改正：R5/8/30 告示第257号)〉

<別表第2に掲げる基準に適合する医療機器の例>

| | 既存品目との同等性の主要評価項目と基準 | 使用目的又は効果 |
|---|---|---|
| 静脈ライン用フィルタ | 次の評価項目について厚生労働省医薬・生活衛生局長が定める基準により評価すること<br>・気密性　・引張強さ　・孔径<br>・おす嵌合部及びめす嵌合部 | 輸液セット等に接続して、医薬品中の微小異物、細菌又は真菌の除去に用いること |

<別表第3に掲げる基準に適合する医療機器の例>

| | 日本産業規格又は国際電気標準会議が定める規格 | 使用目的又は効果 |
|---|---|---|
| 超音波式角膜厚さ計 | T○六○一ー二ー三七 | 超音波を用いて角膜の厚さを測定し、情報を診断のために提供すること |

8　「厚生労働大臣が基準を定めて指定する(略)体外診断用医薬品」は、別表に掲げる品目のうち、検出を目的とする体外診断用医薬品にあっては、既に製造販売された体外診断用医薬品又は当該体外診断用医薬品の測定項目に係る検出方法との比較を行った場合に判定結果の一致率が90パーセント以上であるもの(動物専用のものを除く)、及び測定を目的とする体外診断用医薬品にあっては、既に製造販売された体外診断用医薬品又は当該体外診断用医薬品の測定項目に係る測定方法との比較を一次解析により行った場合に相関係数が0.9以上であり、かつ直線回帰式の傾きが0.9以上1.1以下であるもの(動物専用のものを除く)とする。ただし、別表に掲げる品目であっても、測定原理、検出感度等が既存の体外診断用医薬品と明らかに異なるとき又は放射性医薬品に該当するときは、指定の対象としない。〈H17/3/29 厚生労働省告示第121号(最近改正：H31/4/2 告示第216号)〉

<別表に掲げる品目>

| 汎用検査用試薬 | 白血球キット等の55品目 |
|---|---|
| 血液学的検査用試薬 | 血小板数キット等の49品目 |
| 生化学的検査用試薬 | 蛋白分画キット等の113品目 |
| 免疫学的検査用試薬 | ミオグロビンキット等の105品目 |
| 内分泌学的検査用試薬 | プロラクチンキット等の41品目 |
| 免疫組織化学的検査用試薬 | 組織検査用細胞性免疫キット等の10品目 |
| 一般用検査用試薬 | 一般用グルコースキット等の3品目 |
| シリーズ検査用試薬 | クラスⅡ汎用検査シリーズ等の22品目 |

9　「認証」とは、申請に係るものについて、それが要求基準に合致することを証明する第三者機関の処分をいう。なお、明示された基準にしたがって判別するものであるため、そこに裁量権は存在しない。

10　認証の申請書には、次に掲げる書類を添えなければならない。〈則第115条第2項〉

① 認証基準への適合性に関する資料
② 基本要件基準(法第41条第3項)又は法定の基準(法第42条第1項、第2項)が設けられている場合にあっては、当該基準への適合性に関する資料

**11** 医療機器の認証申請書に添付すべき資料について、次のように示されている。
〈H26/11/20 薬食発1120第8号〉

① 認証基準及び基本要件基準への適合性を立証するための資料については、認証申請資料の信頼性基準等を遵守するとともに、十分な設備のある施設において、経験のある研究者により、その時点における医学、薬学、工学等の学問水準に基づき、適正に実施されたものでなければならない。

<認証申請資料の信頼性基準>

| |
|---|
| (一) 認証申請書に添付しなければならない資料は、これを作成することを目的として行われた調査又は試験において得られた結果に基づき正確に作成されたものであること |
| (二) (一)の調査又は試験において、申請に係る医療機器についてその申請に係る品質、有効性又は安全性を有することを疑わせる調査結果、試験成績等が得られた場合には、当該調査結果、試験成績等についても検討及び評価が行われ、その結果は当該資料に記載されていること |
| (三) 当該資料の根拠となった資料は、認証を与える又は与えない旨の処分の日まで保存されていること。ただし、資料の性質上その保存が著しく困難であると認められるものにあっては、この限りではない。 |

② 原則、邦文で記載されたものでなければならない。
③ 認証申請書の添付資料の内容は、概ね次のとおりとする。

| 添付資料 | 添付資料の内容 |
|---|---|
| 認証基準への適合性に関する資料 | (一) 申請に係る医療機器が認証基準の定めのある医療機器に該当することを説明する資料 |
| | (二) 当該医療機器の使用目的又は効果について説明する資料 |
| | (三) 認証基準において引用する日本工業規格又は国際電気標準会議が定める規格への適合性を示す資料 |
| | (四) 既存の医療機器と明らかに異なるものではないことを説明する資料 |
| 基本要件基準又は個別の基準が設けられている場合にあっては、当該基準への適合性に関する資料 | (一) 基本要件基準への適合宣言に関する資料 |
| | (二) 基本要件基準への適合に関する資料 |
| | (三) 基本要件基準への適合性を証明する試験に関する資料 |
| | (四) 法定の基準(法第42条第2項)への適合性を説明する資料 |

④ 医療機器の種類等に応じ添付すべき資料の具体的な内容については、別途通知で示すもののほか、登録認証機関が認証基準の適合性を確認する上で必要な事項に従うものとする。

**12** 体外診断用医薬品の認証申請書に添付すべき資料について、次のように示されている。
〈H26/11/21 薬食発1121第18号〉

① 認証基準及び基本要件基準への適合性を立証するための資料については、認証申請資料の信頼性基準等を遵守するとともに、十分な設備のある施設において、経験のある研究者等により、その時点における医学、薬学等の学問水準に基づき、適正に実施されたものでなければならない。

＜認証申請資料の信頼性基準＞

| | |
|---|---|
| ㈠ | 認証申請書に添付しなければならない資料は、これを作成することを目的として行われた調査又は試験において得られた結果に基づき正確に作成されたものであること |
| ㈡ | ㈠の調査又は試験において、申請に係る体外診断用医薬品についてその申請に係る品質、有効性又は安全性を有することを疑わせる調査結果、試験成績等が得られた場合には、当該調査結果、試験成績等についても検討及び評価が行われ、その結果は当該資料に記載されていること |
| ㈢ | 当該資料の根拠となった資料は、認証を与える又は与えない旨の処分の日まで保存されていること。ただし、資料の性質上その保存が著しく困難であると認められるものにあっては、この限りでない。 |

② 原則、邦文で記載されたものでなければならない。

③ 認証申請書の添付資料の内容は、概ね次のとおりとする。

| 添付資料 | 添付資料において説明する内容 |
|---|---|
| 認証基準への適合性に関する資料 | ㈠ 申請に係る体外診断用医薬品が認証基準の定めのある体外診断用医薬品に該当することを説明する資料 |
| | ㈡ 当該体外診断用医薬品の使用目的について説明する資料 |
| | ㈢ 認証基準への適合性を示す資料 |
| | ㈣ 既存の体外診断用医薬品と明らかに異なるものではないことを説明する資料 |
| 基本要件基準又は個別の基準が設けられている場合にあっては、当該基準への適合性に関する資料 | ㈠ 基本要件基準への適合宣言に関する資料 |
| | ㈡ 基本要件基準への適合に関する資料 |
| | ㈢ 法定の基準(法第42条第1項)への適合性を説明する資料 |

**13** 基準適合性認証の手続は、国際標準化機構及び国際電気標準会議が定めた製品の認証を行う機関に関する基準並びに製造管理及び品質管理の方法の審査を行う機関に関する基準に適合する方法により行われなければならない。〈則第116条〉

**14** 登録認証機関は台帳を備え、次に掲げる事項を記載する。〈令第42条、則第117条第1項〉

① 認証番号及び認証年月日

② 基準適合性認証を受けた者の氏名及び住所

③ 基準適合性認証を受けた者(外国特例認証取得者を除く)の製造販売業の許可の種類及び許可番号

④ 当該品目の製造所の名称

⑤ 当該品目の製造所が受けている製造業者又は外国製造業者の登録番号

⑥ 当該品目の名称

第5章第2節　登録認証機関（第23条の2の23—第23条の19）

⑦　当該品目の形状、構造及び原理
⑧　当該品目の反応系に関与する成分（体外診断用医薬品に限る）
⑨　当該品目の使用目的又は効果
⑩　当該品目の使用方法

⇒　登録認証機関は、外国特例認証取得者にあっては、通常の記載事項（則第117条第1項各号）のほか、次に掲げる事項を記載する。〈則第117条第2項〉
⑪　選任製造販売業者の氏名及び住所
⑫　当該選任製造販売業者が受けている製造販売業の許可の種類及び許可番号

15　認証を受けた医療機器又は体外診断用医薬品について、正当な理由がなく、引き続く3年間製造販売をしていないときは、製造販売の認証の取消事由に該当する。〈法第23条の4第2項第5号〉

16　本規定に違反して製造販売をされた医療機器は、販売し、貸与し、授与し、もしくは販売・貸与・授与の目的で貯蔵し、陳列し、又は医療機器プログラムにあっては電気通信回線を通じて提供してはならない。〈法第64条〉

17　本規定に違反して製造販売をされた体外診断用医薬品は、販売し、授与し、又は販売・授与の目的で貯蔵し、陳列してはならない。〈法第55条第2項〉

18　本規定の認証を受けた医療機器であって、その性状、品質又は性能がその認証の内容と異なるものは、販売し、貸与し、授与し、もしくは販売・貸与・授与の目的で製造し、輸入し、貯蔵し、陳列し、又は医療機器プログラムにあっては電気通信回線を通じて提供してはならない。〈法第65条第2号〉

19　本規定の認証を受けた体外診断用医薬品であって、その成分もしくは分量又は性状、品質もしくは性能がその認証の内容と異なるものは、販売し、授与し、又は販売・授与の目的で製造し、輸入し、貯蔵し、陳列してはならない。〈法第56条第3号〉

20　本規定に違反した者は、3年以下の懲役もしくは300万円以下の罰金に処し、又はこれを併科する。〈法第84条第6号〉

　　また、いわゆる両罰規定の対象となっており、この行為者を使用する法人又は人も罰せられる。法人については1億円以下、人については300万円以下の罰金刑が科される。〈法第90条第1号〉

■第23条の2の23第2項■

> 次の各号のいずれかに該当するときは、登録認証機関は、前項の認証を与えてはならない。
> 一 申請者(外国指定高度管理医療機器製造等事業者を除く。)が、第二十三条の二第一項の許可(申請をした品目の種類に応じた許可に限る。)を受けていないとき。
> 二 申請者(外国指定高度管理医療機器製造等事業者に限る。)が、第二十三条の二第一項の許可(申請をした品目の種類に応じた許可に限る。)を受けた製造販売業者を選任していないとき。
> 三 申請に係る指定高度管理医療機器等を製造する製造所が、第二十三条の二の三第一項又は第二十三条の二の四第一項の登録を受けていないとき。
> 四 申請に係る指定高度管理医療機器等が、前項の基準に適合していないとき。
> 五 申請に係る指定高度管理医療機器等が政令で定めるものであるときは、その物の製造管理又は品質管理の方法が、第二十三条の二の五第二項第四号に規定する厚生労働省令で定める基準に適合していると認められないとき。

### 趣旨

本規定は、製造販売の認証拒否事由を明示したものである。

### 解説

1 「与えてはならない」とあるように、認証拒否事由に抵触していないと認められるときでなければ、登録認証機関は、製造販売の認証を与えることができない。このように、認証を与えるかどうかの判断にあたって、登録認証機関に裁量の余地は存在しない。

＜第1号＞

2 本号は、申請者がその品目の種類に応じた製造販売業の許可を受けていない場合を、認証拒否事由としたものである。

3 「品目の種類に応じた許可」とは、次の品目の種類に応じ、それぞれの許可をいう。
〈法第23条の2第1項〉
① 高度管理医療機器 ― 第一種医療機器製造販売業許可
② 管理医療機器 ― 第二種医療機器製造販売業許可
③ 体外診断用医薬品 ― 体外診断用医薬品製造販売業許可

＜第2号＞

4 本号は、申請者が、外国において本邦に輸出される指定高度管理医療機器等の製造等をする者であるときは、その品目の種類に応じた許可を受けた製造販売業者を選任していない場合を、認証拒否事由としたものである。

5 従前、「を受けておらず、かつ、当該許可を受けた」と規定していたが、令和元年の法改正により、「を受けた」という文言に改められた。これは、外国製造等事業者が製造販売業の許可を受けていることは、そもそもあり得なかったためである。

＜第3号＞

6 本号は、申請品目を製造する製造所が、製造業又は外国製造業者の登録を受けていな

い場合を、認証拒否事由としたものである。

&lt;第4号&gt;

7　本号は、申請品目が認証基準に適合していない場合を、認証拒否事由としたものである。

8　登録認証機関は、認証品目が認証基準に適合していないと認めるに至ったときは、その認証を取り消さなければならない。〈法第23条の4第1項〉

&lt;第5号&gt;

9　本号は、申請品目の製造管理又は品質管理の方法がQMS基準に適合していると認められない場合を、認証拒否事由としたものである。

10　「政令で定めるもの」は、指定高度管理医療機器等の全部である。〈令第38条〉

11　認証品目の製造管理又は品質管理の方法がQMS基準に適合していないと認めるに至ったときは、製造販売の認証の取消事由に該当する。〈法第23条の4第2項第3号〉

■第23条の2の23第3項■

> 第一項の認証を受けようとする者は、厚生労働省令で定めるところにより、申請書に同項の厚生労働大臣が定める基準への適合性についての資料その他の資料を添付して申請しなければならない。この場合において、当該資料は、厚生労働省令で定める基準に従つて収集され、かつ、作成されたものでなければならない。

**趣旨**

本規定は、指定高度管理医療機器等の基準適合性認証を受けようとする者は、申請書に基準適合性についての資料を添付して申請しなければならない旨を定めたものである。なお、当該資料は、申請資料の信頼性の基準に従って収集・作成されたものでなければならないとしている。

**解説**

1　令和元年の法改正において、認証の申請書又はその添付資料のうちに虚偽の記載があり、又は重要な事実の記載が欠けていることが判明したときが、認証の取消し等の事由として追加されることになった(法第23条の4第2項第2号)。

しかしながら、従前の薬機法には、認証の申請に係る規定が存在していない。①の法改正を行うためには、そもそも認証の申請に係る規定が存在していなければならないため、令和元年の法改正において本規定が設けられた。

2　申請書又は添付資料のうちに虚偽の記載があり、又は重要な事実の記載が欠けていることが判明したときは、製造販売の認証の取消事由に該当する。〈法第23条の4第2項第2号〉

■第23条の2の23第4項■

> 第一項の認証を受けようとする者又は同項の認証を受けた者は、その認証に係る指定高度管理医療機器等が政令で定めるものであるときは、その物の製造管理又は品質管理の方法が第二十三条の二の五第二項第四号に規定する厚生労働省令で定める基準に適合しているかどうかについて、当該認証を受けようとするとき、及び当該認証の取得後三年を下らない政令で定める期間を経過するごとに、登録認証機関の書面による調査又は実地の調査を受けなければならない。

**趣旨**

本規定は、製造販売の認証を受けようとする者に対し、申請品目のQMS調査を受けることを義務づけたものである。また、製造販売の認証を受けた者に対しては、認証後5年ごとに当該調査を受けることを義務づけている。

**解説**

1 「政令で定めるもの」は、指定高度管理医療機器等の全部である。〈令第38条〉

2 「政令で定める期間」は、5年である。〈令第39条〉

3 登録認証機関は、QMS調査を行ったときは、遅滞なく、その結果を機構を経由して当該品目に係る製造販売業の許可を行う者に通知しなければならない。〈令第40条の2〉

4 QMS調査の申請書には、次に掲げる書類を添えなければならない。〈則第114条の28第2項の準用〉

① 当該調査に係る品目の製造管理及び品質管理に関する資料

② 当該調査に係る製造販売業者及びすべての製造所における製造管理及び品質管理に関する資料

5 登録認証機関は台帳を備え、次に掲げる事項を記載する。〈令第40条の3、則第114条の30の準用〉

① 調査結果及び結果通知年月日

② 当該品目の名称

③ 当該品目に係る認証を受けようとする者又は認証を受けた者の氏名及び住所

④ 認証番号及び認証年月日(③の者が既に当該品目に係る認証を受けている場合に限る)

⑤ 当該品目が属する区分(法第23条の2の5第8項第1号)

⑥ 当該品目を製造する製造所の名称及び所在地

⑦ 当該品目の製造業者又は外国製造業者の氏名及び住所

⑧ ⑦の製造業者又は外国製造業者の登録番号及び登録年月日

⑨ 基準適合証を交付した場合にあっては、その番号

⑩ 追加的調査結果証明書を交付した場合にあっては、その番号

⑪ 基準適合証に係るQMS調査を行った場合にあっては、当該調査を行った旨及び当該調査の対象となった医療機器等の該当する区分(則第114条の34第2項の準用)

6 本規定に違反したときは、製造販売の認証の取消事由に該当する。〈法第23条の4第2項第4号〉

■第23条の2の23第5項■

　第一項の認証を受けようとする者又は同項の認証を受けた者は、その認証に係る指定高度管理医療機器等が次の各号のいずれにも該当するときは、前項の調査を受けることを要しない。
一　第一項の認証を受けようとする者又は同項の認証を受けた者が既に第二十三条の二の六第一項の基準適合証又は次条第一項の基準適合証の交付を受けている場合であつて、これらの基準適合証に係る医療機器又は体外診断用医薬品と同一の第二十三条の二の五第八項第一号に規定する厚生労働省令で定める区分に属するものであるとき。
二　第一項の認証に係る医療機器又は体外診断用医薬品を製造する全ての製造所（当該医療機器又は体外診断用医薬品の製造工程のうち滅菌その他の厚生労働省令で定めるもののみをするものを除く。以下この号において同じ。）が、前号の基準適合証に係る医療機器又は体外診断用医薬品を製造する製造所（同項の認証に係る医療機器又は体外診断用医薬品の製造工程と同一の製造工程が、当該製造所において、同号の基準適合証に係る医療機器又は体外診断用医薬品の製造工程として行われている場合に限る。）であるとき。

### 趣旨

　本規定は、製造販売の認証を受けようとする者又は製造販売の認証を受けた者は、①対象品目が基準適合証に係る品目と同一の区分に属するものであるとき、②対象品目を製造するすべての製造所が基準適合証に係る品目を製造する製造所であるとき、のいずれにも該当するときは、QMS調査を免除する旨を定めたものである。【法第23条の2の5第8項参照】

### 解説

<第1号>
1　本号は、認証を受けようとする者又は認証を受けた者が、既に基準適合証の交付を受けている場合であって、その基準適合証に係る品目と同一の区分に属する医療機器等であるときを、QMS調査の免除要件の一つとしたものである。
2　「第二十三条の二の六第一項の基準適合証」とは、承認に係る品目の製造管理又は品質管理の方法がQMS基準に適合していることを証するものとして、厚生労働大臣が交付する基準適合証をいう。
3　「次条第一項の基準適合証」とは、認証に係る品目の製造管理又は品質管理の方法がQMS基準に適合していることを証するものとして、登録認証機関が交付する基準適合証をいう。

<第2号>
4　本号は、認証に係る医療機器等を製造するすべての製造所が、基準適合証に係る医療機器等を製造する製造所であるときを、QMS調査の免除要件の一つとしたものである。

■第23条の2の23第6項■

　前項の規定にかかわらず、登録認証機関は、第一項の認証に係る指定高度管理医療機器等の特性その他を勘案して必要があると認めるときは、当該医療機器又は体外診断用医薬品の製造管理又は品質管理の方法が第二十三条の二の五第二項第四号に規定する厚生労働省令で定める基準に適合しているかどうかについて、書面による調査又は実地の調査を行うことができる。この場合において、第一項の認証を受けようとする者又は同項の認証を受けた者は、当該調査を受けなければならない。

### 趣旨

　本規定は、登録認証機関は、QMS調査の免除の要件に該当する品目であっても、必要があると認めるときは、追加的調査を行うことができる旨を定めたものである。この場合において、認証を受けようとする者又は認証を受けた者に対し、当該調査を受けることを義務づけている。【法第23条の2の5第9項参照】

### 解説

1　追加的調査が必要な場合については、則第114条の33を準用して適用する。〈則第118条第1項〉

2　追加的調査の申請書には、次に掲げる書類を添えなければならない。〈令第40条、則第114条の28第2項の準用〉
　① 追加的調査に係る品目の製造管理及び品質管理に関する資料
　② 追加的調査に係る製造販売業者及びすべての製造所における製造管理及び品質管理に関する資料

3　登録認証機関は、追加的調査を行ったときは、その結果を証するものとして、追加的調査結果証明書を交付する。〈則第114条の33第2項の準用〉

4　本規定に違反したときは、製造販売の認証の取消事由に該当する。〈法第23条の4第2項第4号〉

■第23条の2の23第7項■

　第一項の認証を受けた者は、当該品目について認証を受けた事項の一部を変更しようとするとき（当該変更が厚生労働省令で定める軽微な変更であるときを除く。）は、その変更についての当該登録認証機関の認証を受けなければならない。この場合においては、第二項から前項までの規定を準用する。

### 趣旨

　本規定は、製造販売の認証を受けた者に対し、認証事項の一部を変更しようとするときは、一変認証を受けることを義務づけたものである。なお、一変認証については、認証に係る規定を準用して適用することとしている。

> 第5章第2節　登録認証機関（第23条の2の23—第23条の19）

**解説**

1 医療機器に係る「厚生労働省令で定める軽微な変更」は、次に掲げる変更以外のものである。〈則第114条の25第1項の準用〉
① 使用目的又は効果の追加、変更又は削除
② 病原因子の不活化又は除去方法に関する変更
③ ①及び②の変更のほか、製品の品質、有効性及び安全性に影響を与えるもののうち、厚生労働大臣が一変認証を受けなければならないと認めるもの

2 体外診断用医薬品に係る「厚生労働省令で定める軽微な変更」は、次に掲げる変更以外のものである。〈則第114条の25第2項の準用〉
① 使用目的の追加、変更又は削除
② 反応系に関与する成分の追加、変更又は削除
③ ①及び②の変更のほか、製品の品質、有効性及び安全性に影響を与えるもののうち、厚生労働大臣が一変認証を受けなければならないと認めるもの

3 本規定に違反して製造販売をされた医療機器は、販売し、貸与し、授与し、もしくは販売・貸与・授与の目的で貯蔵し、陳列し、又は医療機器プログラムにあっては電気通信回線を通じて提供してはならない。〈法第64条〉

4 本規定に違反して製造販売をされた体外診断用医薬品は、販売し、授与し、又は販売・授与の目的で貯蔵し、陳列してはならない。〈法第55条第2項〉

5 本規定に違反した者は、3年以下の懲役もしくは300万円以下の罰金に処し、又はこれを併科する。〈法第84条第6号〉
また、いわゆる両罰規定の対象となっており、この行為者を使用する法人又は人も罰せられる。法人については1億円以下、人については300万円以下の罰金刑が科される。〈法第90条第1号〉

■第23条の2の23第8項■

> 第一項の認証を受けた者は、前項の厚生労働省令で定める軽微な変更について、厚生労働省令で定めるところにより、当該登録認証機関にその旨を届け出なければならない。

**趣旨**

本規定は、製造販売の認証を受けた者に対し、認証事項の軽微な変更しようとするときは、登録認証機関に届出することを義務づけたものである。

**解説**

1 軽微な変更の届出は、軽微な変更をした後30日以内に行わなければならない。〈則第114条の26第2項の準用〉

2 本規定に違反した者は、50万円以下の罰金に処する。〈法第87条第8号〉
また、いわゆる両罰規定の対象となっており、この行為者を使用する法人又は人には50万円以下の罰金刑が科される。〈法第90条第2号〉

## 第二十三条の二の二十四（基準適合証の交付等）

（平二五法八四・追加、令元法六三・一部改正）

■第23条の2の24第1項■

> 　登録認証機関は、前条第四項(同条第七項において準用する場合を含む。)の規定による調査の結果、同条の認証に係る医療機器又は体外診断用医薬品の製造管理又は品質管理の方法が第二十三条の二の五第二項第四号に規定する厚生労働省令で定める基準に適合していると認めるときは、次に掲げる医療機器又は体外診断用医薬品について当該基準に適合していることを証するものとして、厚生労働省令で定めるところにより、基準適合証を交付する。
> 一　当該認証に係る医療機器又は体外診断用医薬品
> 二　当該認証を受けようとする者又は当該認証を受けた者が製造販売をし、又は製造販売をしようとする医療機器又は体外診断用医薬品であつて、前号に掲げる医療機器又は体外診断用医薬品と同一の第二十三条の二の五第八項第一号に規定する厚生労働省令で定める区分に属するもの(当該医療機器又は体外診断用医薬品を製造する全ての製造所(当該医療機器又は体外診断用医薬品の製造工程のうち同項第二号に規定する厚生労働省令で定めるもののみをするものを除く。以下この号において同じ。)が、前号に掲げる医療機器又は体外診断用医薬品を製造する製造所(当該認証を受けようとする者又は当該認証を受けた者が製造販売をし、又は製造販売をしようとする医療機器又は体外診断用医薬品の製造工程と同一の製造工程が、当該製造所において、同号に掲げる医療機器又は体外診断用医薬品の製造工程として行われている場合に限る。)であるものに限る。)

### 趣旨

　本規定は、登録認証機関は、QMS調査により医療機器等の製造管理又は品質管理の方法が基準に適合していると認めるときは、基準適合証を交付する旨を定めたものである。

【法第23条の2の6第1項参照】

### 解説

＜第1号＞

1　本号は、QMS調査によって医療機器等の製造管理又は品質管理の方法の基準適合性を証するものが、基準適合証であるとしている。

＜第2号＞

2　本号は、QMS調査により基準に適合していると認められた医療機器等と、同一の区分に属する医療機器等(同一の認証取得者が製造販売するものに限る)の製造管理又は品質管理の方法の基準適合性を証明するものが基準適合証であるとしている。【法第23条の2の5第8項参照】

第5章第2節　登録認証機関（第23条の2の23—第23条の19）

■第２３条の２の２４第２項■

前項の基準適合証の有効期間は、前条第四項に規定する政令で定める期間とする。

### 趣　旨
本規定は、基準適合証の有効期間に期限を設けたものである。

### 解　説
1　「政令で定める期間」は、5年である。〈令第39条〉


■第２３条の２の２４第３項■

医療機器又は体外診断用医薬品について第二十三条の四第二項第三号の規定により前条の認証を取り消された者又は第七十二条第二項の規定による命令を受けた者は、速やかに、当該医療機器又は体外診断用医薬品の製造管理又は品質管理の方法が第二十三条の二の五第二項第四号に規定する厚生労働省令で定める基準に適合していることを証する第一項の規定により交付された基準適合証を登録認証機関に返還しなければならない。

### 趣　旨
本規定は、①製造管理又は品質管理の方法がQMS基準に適合していないとして認証を取り消された者、②製造管理又は品質管理の方法がQMS基準に適合していないとして改善を命じられた者、③製造管理又は品質管理の方法によって不良な製品になるおそれがあるとして改善を命じられた者に対し、基準適合証を登録認証機関に返還することを義務づけたものである。【法第23条の2の6第3項参照】

### 解　説
1　本規定に違反した者は、30万円以下の罰金に処する。〈法第88条第3号〉
　　また、いわゆる両罰規定の対象となっており、この行為者を使用する法人又は人には30万円以下の罰金刑が科される。〈法第90条第2号〉

## 第二十三条の三（外国指定高度管理医療機器製造等事業者による製造販売業者の選任）

（平一四法九六(平一四法一九二・平一五法一〇二)・追加、平二五法八四・一部改正）

■第23条の3第1項■

> 外国指定高度管理医療機器製造等事業者が第二十三条の二の二十三第一項の認証を受けた場合にあつては、その選任する指定高度管理医療機器等の製造販売業者は、同項の規定にかかわらず、当該認証に係る品目の製造販売をすることができる。

**趣旨**

本規定は、選任製造販売業者は、外国特例認証を受けた医療機器等を製造販売することができる旨を定めたものである。

**解説**

1 「同項の規定にかかわらず」とあるが、これについて次のように整理することができる。
   ① 「指定高度管理医療機器等の製造販売をしようとする者は、品目ごとにその製造販売についての登録認証機関の認証を受けなければならない（法第23条の2の23第1項）」と規定されているように、指定高度管理医療機器等の認証を受けていない者は、当該医療機器等を製造販売することができない。
   ② つまり、当該医療機器等の認証を受けているわけではない選任製造販売業者は、本来であれば、当該医療機器等をすることができない。
   ③ そこで、選任製造販売業者が外国特例認証を受けた医療機器等を製造販売できるようにするため、「同項の規定にかかわらず」と明記した上で、本規定が設けられている。

2 選任製造販売業者が欠けた場合において、新たに製造販売業者を選任しなかったときは、外国特例認証の取消事由に該当する。〈法第23条の4第2項第6号〉

■第23条の3第2項■

> 外国指定高度管理医療機器製造等事業者は、前項の規定により選任した製造販売業者を変更したとき、又は選任した製造販売業者の氏名若しくは名称その他厚生労働省令で定める事項に変更があつたときは、三十日以内に当該認証をした登録認証機関に届け出なければならない。

**趣旨**

本規定は、指定高度管理医療機器等の外国特例認証取得者に対し、①選任製造販売業者を変更したとき、②選任製造販売業者の氏名又は名称に変更があったときは、30日以内に、登録認証機関に届出することを義務づけたものである。

### 解説

1 「厚生労働省令で定める事項」は、次のとおりである。〈則第114条の75第1項の準用〉
　① 選任製造販売業者の氏名又は住所
　② 選任製造販売業者が受けている製造販売業の許可の種類及び許可番号
2 届書には、選任製造販売業者が受けている製造販売業の許可証の写しを添えなければならない。〈則第114条の75第3項本文の準用〉

## 第二十三条の三の二（承継）

（平二五法八四・追加、平二八法一〇八・一部改正）

■第23条の3の2第1項■

> 第二十三条の二の二十三の認証(以下「基準適合性認証」という。)を受けた者(以下この条において「医療機器等認証取得者」という。)について相続、合併又は分割(当該品目に係る厚生労働省令で定める資料及び情報(以下この条において「当該品目に係る資料等」という。)を承継させるものに限る。)があつたときは、相続人(相続人が二人以上ある場合において、その全員の同意により当該医療機器等認証取得者の地位を承継すべき相続人を選定したときは、その者)、合併後存続する法人若しくは合併により設立した法人又は分割により当該品目に係る資料等を承継した法人は、当該医療機器等認証取得者の地位を承継する。

### 趣旨

本規定は、指定高度管理医療機器等の製造販売の認証に係る効果の承継について定めたものである。認証取得者について相続又は合併があった場合、相続人又は合併後存続する法人等は、その認証取得者の地位を承継するものとし、また、分割があった場合は、認証品目に係る資料等が引き継がれるときに限り、当該品目の認証取得者の地位を承継するものとしている。【法第14条の8第1項参照】

### 解説

1 医療機器等の認証取得者の地位の承継を認めることとするため、平成25年の法改正により本条が新設された。
2 「基準適合性認証」とは、厚生労働大臣が定める基準に適合するとして、指定高度管理医療機器等の品目ごとに、登録認証機関が与える製造販売の認証をいう。〈法第23条の3の2第1項〉
3 「厚生労働省令で定める資料及び情報」は、次のとおりである。〈則第118条の2第1項〉
　① 製造業又は外国製造業者の登録の申請に際して提出した資料
　② 基準適合性認証の申請に際して提出した資料及びその根拠となった資料
　③ 生物由来製品に関する記録及び当該記録に関連する資料
　④ 製造管理又は品質管理の業務に関する資料及び情報
　⑤ 製造販売後安全管理の業務に関する資料及び情報
　⑥ その他品質、有効性及び安全性に関する資料及び情報

■**第23条の3の2第2項**■

> 医療機器等認証取得者がその地位を承継させる目的で当該品目に係る資料等の譲渡しをしたときは、譲受人は、当該医療機器等認証取得者の地位を承継する。

**趣旨**

　本規定は、相続、合併又は分割以外の場合の製造販売の認証に係る効果の承継について定めたものである。認証品目に係る資料等が譲渡されたときに限り、その資料等の譲受人は、当該品目の認証取得者の地位を承継するものとしている。【法第14条の8第2項参照】

■**第23条の3の2第3項**■

> 前二項の規定により医療機器等認証取得者の地位を承継した者は、相続の場合にあつては相続後遅滞なく、相続以外の場合にあつては承継前に、厚生労働省令で定めるところにより、登録認証機関にその旨を届け出なければならない。

**趣旨**

　本規定は、認証取得者の地位を承継した者に対し、登録認証機関に届出することを義務づけたものである。【法第14条の8第3項参照】

**解説**

1　届書には、認証取得者の地位を承継する者であることを証する書類を添えなければならない。〈則第118条の2第3項〉
2　承継に伴って登録認証機関を変更する場合について、次のように示されている。
〈H26/9/25 薬食機参発0925第1号〉
① 承継に伴う登録認証機関の変更
　　承継に関する手続は、承継前と同じ登録認証機関に対して届け出ることになるが、承継者が承継に伴い登録認証機関を他の登録認証機関に変更することを希望する場合、承継後に②及び③の手続を行うときに限り、登録認証機関における手続を簡略化することができる。
② 登録認証機関変更に係る認証申請の期限
　　承継者が他の登録認証機関による認証を希望する場合には、承継日から3か月を経た日までに、希望する登録認証機関に対して認証申請する。
③ 認証申請時の留意事項
　　認証申請書の備考欄に、「承継時の登録認証機関変更に係る認証申請」と記載の上、当該申請品目が承継品目と同一であることを示す資料として、承継品目に係る認証書（一部変更認証書及び軽微変更届書を含む）の写し及び承継届書の写しを添付する。当該申請による認証取得後、速やかに承継に関する手続を行った登録認証機関に対して

認証整理届書を届け出るとともに、その写しを変更後の登録認証機関にも届け出る必要がある。なお、本申請は、新規認証申請として取り扱われる。
④ 登録認証機関による手続
　②の申請を受け付けた登録認証機関は、当該申請を新規認証申請として扱うが、承継品目と同一であることを確認の上、審査手続を簡略化し、速やかに認証する。ただし、認証後に当該承継品目の基準適合性に疑義が生じた場合は、登録認証機関において疑義内容を認証取得者等に確認の上、当該承継品目に関して適切な手続（一部変更申請、軽微変更届等）が必要な場合もあり得る。


## 第二十三条の三の三（準用）

（平二五法八四・追加、平二八法一〇八・令元法六三・一部改正）

> 　基準適合性認証を受けた外国指定高度管理医療機器製造等事業者については、第二十三条の二の十五第三項の規定を準用する。

### 趣旨
　本規定は、厚生労働大臣は、外国特例認証取得者については、外国製造業者の遵守事項に係る規定を準用して適用することとしたものである。

### 解説
1　外国特例認証取得者は、その製造販売する医療機器等の製造管理又は品質管理の方法をQMS基準に適合させなければならない。〈則第114条の58第1項〉
2　登録外国製造業者は、医療機器等の取扱い又は製造にあたり、当該医療機器等に係る外国特例認証取得者が行う製造管理及び品質管理に協力しなければならない。〈則第114条の58第2項〉

## 第二十三条の四（認証の取消し等）

（平一四法九六（平一四法一九二・平一五法一〇二）・追加、平二五法八四・平二八法一〇八・令元法六三・一部改正）

■第23条の4第1項■

> 登録認証機関は、基準適合性認証を与えた指定高度管理医療機器等が、第二十三条の二の二十三第二項第四号に該当するに至つたと認めるときは、その基準適合性認証を取り消さなければならない。

**趣旨**

　本規定は、登録認証機関に対し、認証品目が、認証基準に適合しなくなったと認めるときは、その認証を取り消すことを義務づけたものである。

**解説**

1　本規定は、認証対象物の「本質」に着目し、その認証の取消しの基準を明らかにしたものである。
2　「取り消さなければならない」とあるように、認証品目が認証基準に適合しなくなったと認めるときは、登録認証機関に裁量の余地は認められておらず、必ず、その認証が取り消されることとなる。
3　登録認証機関は、認証の取消しの判断基準及び取消し決定を行う手順の概要を業務規程（法第23条の10第1項）に記載しておく必要がある。〈H31/4/1 薬生機審発0401第1号〉

■第23条の4第2項■

　登録認証機関は、前項に定める場合のほか、基準適合性認証を受けた者が次の各号のいずれかに該当する場合には、その基準適合性認証を取り消し、又はその基準適合性認証を与えた事項の一部についてその変更を求めることができる。
一　第二十三条の二第一項の許可(基準適合性認証を受けた品目の種類に応じた許可に限る。)について、同条第四項の規定によりその効力が失われたとき、又は第七十五条第一項の規定により取り消されたとき。
二　第二十三条の二の二十三第三項に規定する申請書若しくは添付資料のうちに虚偽の記載があり、又は重要な事実の記載が欠けていることが判明したとき。
三　第二十三条の二の二十三第二項第五号に該当するに至つたとき。
四　第二十三条の二の二十三第四項又は第六項の規定に違反したとき。
五　基準適合性認証を受けた指定高度管理医療機器等について正当な理由がなく引き続く三年間製造販売をしていないとき。
六　第二十三条の三第一項の規定により選任した製造販売業者が欠けた場合において、新たに製造販売業者を選任しなかつたとき。

**趣旨**

　本規定は、登録認証機関は、①製造販売業の許可の効力が失われたとき又は製造販売業の許可が取り消されたとき、②認証申請書又はその添付資料のうちに虚偽の記載又は重要な事実の不記載が判明したとき、③認証品目の製造管理又は品質管理の方法がQMS基準に適合していると認められないとき、④QMS調査又は追加的調査を受けなかったとき、⑤認証品目を3年間製造販売していないとき、⑥選任製造販売業者が欠けた場合において新たに製造販売業者を選任しなかったとき、のいずれかに該当する場合には、その認証を取り消し、又はその認証事項の一部の変更を求めることができる旨を定めたものである。

**解説**

1　本規定は、認証対象物の「形式的な要件」に着目し、その認証の取消基準又は認証事項の変更を求める基準を明らかにしたものである。

2　「取り消し、又は(略)変更を求めることができる」とあるように、認証品目が、本規定各号の事由に抵触すると認められるときであっても、認証が必ず取消され、又は認証事項の変更が必ず求められるという性格のものではない。

3　登録認証機関は、認証の取消し等の判断基準及び取消し等を行う手順の概要を、業務規程に記載しておく必要がある。〈H31/4/1 薬生機審発0401第1号〉

<第2号>

4　認証の申請書又は添付資料に虚偽の記載があり、又は重要な事実の記載が欠けていることが判明したときは、速やかに認証の取消し又は認証事項の変更の措置をとることができるようにするため、令和元年の法改正により本号が新設された。

## 第二十三条の五（報告書の提出）

（平一四法九六（平一四法一九二・平一五法一〇二）・追加、平二五法八四・平二八法一〇八・令元法六三・一部改正）

■第23条の5第1項■

> 登録認証機関は、基準適合性認証を与え、第二十三条の二の二十三第四項若しくは第六項の調査を行い、若しくは同条第八項の規定による届出を受けたとき、又は前条の規定により基準適合性認証を取り消したときは、厚生労働省令で定めるところにより、報告書を作成し、厚生労働大臣に提出しなければならない。

**趣旨**

　本規定は、登録認証機関に対し、①認証（一変認証を含む）を与えたとき、②QMS調査又は追加的調査を行ったとき、③認証事項の軽微な変更の届出を受けたとき、④認証を取り消したときは、報告書を作成し、厚生労働大臣に提出することを義務づけたものである。

**解説**

1　「第二十三条の二の二十三第四項若しくは第六項の調査」とは、認証品目のQMS調査又は追加的調査のことである。平成25年の法改正において、高度管理医療機器の一部が基準適合性認証の対象となったことに伴い、行政と登録認証機関の連携を強化する目的で、同年の法改正により本規定の報告対象に追加された。

2　認証に係る報告書は、毎月、次に掲げる事項を記載し、その翌月末日までに厚生労働大臣に提出する。〈則第119条第1項〉

① 認証等に係る製造販売業者又は外国特例認証取得者の氏名及び住所
　　※「認証等」とは、当該月に与えた基準適合性認証又は当該月に受けた認証事項の軽微な変更の届出のこと
② 外国特例認証取得者にあっては、その選任製造販売業者の氏名及び住所
③ 当該製造販売業者又は選任製造販売業者が受けている製造販売業の許可番号
④ 認証等に係る品目の製造所の名称、所在地及び製造工程の概要
⑤ 認証等に係る品目の使用目的又は効果
⑥ 認証等に係る品目の名称及びその認証番号
⑦ 認証年月日又は届出を受けた年月日
⑧ ㈠基準適合性認証の申請時におけるQMS調査及び追加的調査の実施年月日並びに当該調査結果及びその概要、㈡QMS調査に係る基準適合証及び追加的調査に係る調査結果証明書の写し
⑨ 認証等に係る審査基準に基づく監査の実施年月日及び当該監査結果の概要
⑩ 認証等に係る変更（軽微な変更を含む）をした場合又は基準適合性認証の取消しをした場合は、その旨
⑪ 当該月に受理した承継の届書に係る認証取得者及びその地位を承継した者の氏名及び住所並びに当該品目の名称及びその認証番号

⇒　上記のほか、基準適合性認証を取り消したときは、当該基準適合性認証に係る次に掲

第5章第2節　登録認証機関(第23条の2の23—第23条の19)

げる事項を、7日以内に厚生労働大臣を経由して当該品目に係る製造販売業の許可権者に通知しなければならない。〈則第119条第2項〉

① 基準適合性認証の取消しを受けた製造販売業者又は外国特例認証取得者の氏名及び住所
② 外国特例認証取得者にあっては、その選任製造販売業者の氏名及び住所
③ 当該製造販売業者又は選任製造販売業者が受けている製造販売業の許可番号
④ 基準適合性認証の取消しに係る品目の使用目的又は効果
⑤ 基準適合性認証の取消しに係る品目の名称及びその認証番号
⑥ 認証年月日
⑦ 基準適合性認証を取り消した年月日
⑧ 基準適合性認証を取り消した理由

3　登録認証機関の報告書(則第119条)に必要となる事項は、DWAPを通じて認証等をした月の翌月末日までに報告する。なお、DWAPを通じて報告する項目は、別添1(例：㈠第三者認証機関コード、㈡対象区分、㈢認証番号)のとおりである。〈H26/11/25 薬食機参発1125第4号〉

※「DWAP」とは、医療機器WEB申請プラットフォーム(平成23年4月4日薬食機発0404第1号)のこと

4　本規定による報告をせず、又は虚偽の報告をした場合、その違反行為をした登録認証機関の役員又は職員は、30万円以下の罰金に処する。〈法第89条第1号〉


■第23条の5第2項■

厚生労働大臣が、第二十三条の二の七第一項の規定により機構に審査を行わせることとしたときは、指定高度管理医療機器等(専ら動物のために使用されることが目的とされているものを除く。)に係る基準適合性認証についての前項の規定による報告書の提出をしようとする者は、同項の規定にかかわらず、厚生労働省令で定めるところにより、機構に提出しなければならない。この場合において、機構が当該報告書を受理したときは、厚生労働省令で定めるところにより、厚生労働大臣にその旨を通知しなければならない。

**趣旨**

本規定は、認証に係る報告書の提出をしようとする者に対し、厚生労働大臣が機構に医療機器等の承認のための審査を行わせるときは、機構に提出することを義務づけたものである。また、機構に対して、当該報告書を受理したときは、厚生労働大臣に通知することを義務づけている。

**解説**

1　本規定の前段による報告をせず、又は虚偽の報告をしたときは、その違反行為をした登録認証機関の役員又は職員は、30万円以下の罰金に処する。〈法第89条第1号〉

## 第二十三条の六（登録）

（平一四法九六（平一四法一九二・平一五法一〇二）・追加、平二五法八四・平二八法一〇八・一部改正）

■第23条の6第1項■

> 第二十三条の二の二十三第一項の登録は、厚生労働省令で定めるところにより、基準適合性認証を行おうとする者の申請により行う。

**趣旨**

本規定は、登録認証機関の登録は、基準適合性認証を行おうとする者の申請により行う旨を定めたものである。

**解説**

1 「登録」とは、申請に係る事項を行政庁に備えられた帳簿に記帳する処分をいう。登録が行われた結果、種々の法律的効果が生じることになる。

2 「申請により」とあるように、登録認証機関の登録は、基準適合性認証を行おうとする者からの申請が前提となっており、厚生労働大臣が一方的に登録することはできない。

3 登録の申請書には、次に掲げる書類を添えなければならない。〈則第121条第2項〉

① 定款及び登記事項証明書

② 申請の日を含む事業年度の直前の事業年度に係る決算並びに財産目録、貸借対照表及び損益計算書

③ 申請の日を含む事業年度の直前の事業年度の事業報告書及び申請の日を含む事業年度の事業計画書及び収支予算書（基準適合性認証審査の業務に係る事項と他の業務に係る事項とを区分したもの）

　　※「基準適合性認証審査」とは、基準適合性認証のための審査のこと

④ 次に掲げる事項を記載した書類

　㈠ 役員又は事業主の氏名及び履歴

　㈡ 申請の日を含む事業年度の直前の事業年度末における株主構成

　㈢ 基準適合性認証審査に関する業務の実績

　㈣ 審査員の氏名、その履歴及び担当する業務の範囲

　　※「審査員」とは、基準適合性認証審査を行う審査員のこと

　㈤ 基準適合性認証審査に関する業務以外の業務を行っている場合には、その業務の種類及び概要

⑤ 申請者が登録の基準（法第23条の7第1項各号）に適合することを証する書類

⑥ 申請者が登録拒否事由（法第23条の7第2項各号）のいずれにも該当しないことを証する書類

⑦ その他参考となる事項を記載した書類

⇒ 上記の登録申請書の添付資料について、次のように示されている。〈H31/4/1 薬生機審発0401第1号〉

(1) 上記①については、定款又は寄附行為及び登記簿の謄本（登記簿の謄本にあっては、

証明の日から1年以内のものに限る)とすること
(2) 上記③について、適合性関連業務とともに基準適合性認証審査業務を行う場合にあっては、適合性関連業務の中に基準適合性認証審査業務が含まれていることがわかるようにすること
　　※「適合性関連業務」とは、他の法律に基づく適合性確認審査、国際標準化機構等が定める規格等に基づく製品認証審査、品質管理基準適合性審査、試験所認定審査等の業務のこと
(3) 上記④㈠については、登録申請者の役員(合名会社又は合資会社にあっては、業務執行権を有する社員)又は事業主の職歴を説明した書類とすること
(4) 上記④㈡について、株式会社の場合は、議決権のある株式を保有する株主の構成割合及び状況を示す書類を添付すること
(5) 上記④㈢について、申請者がこれまでに行った基準適合性認証審査に関する業務の種類及びその概要を記載すること
(6) 上記④㈣について、担当する業務の範囲は、別紙1(略)に定める項目のうち、該当するものを記載する。なお、当該事項は、以下の内容を添付資料として含めること
　　• 審査員の氏名(専任や兼任等の情報も含む)
　　　※「専任」とは、認証機関が届出する審査員が当該認証機関に限り審査業務を行うこと
　　　※「兼任」とは、当該審査員が当該認証機関において審査業務以外の業務を行うこと又は当該認証機関以外の者(他の認証機関を含む)の業務(審査業務を含む)を行うこと
　　• 業務規程や業務手順書等に定められた審査員の業務の範囲を決定するための資格要件への適合を示す資料等
(7) 上記⑤ついて、申請者が法第23条の7第1項第1号の基準に適合することを証する書類は、別紙2(例:㈠人的資源、専門的資源、評価施設・設備・方法等を説明する文書、㈡主要業務、母体法人との関係等を説明する文書、㈢品質マニュアル)に示すものとする。なお、基準適合性認証審査業務において製品認証とQMS調査の業務の書類を区別すること
(8) 上記⑤ついて、申請者が法第23条の7第1項第2号の基準に適合することを証する書類は、以下に示すものとする。なお、上記④に示す書類と同一であるものについては、その添付を省略することができる。
　㈠　株式会社の場合は、議決権のある株式を保有する株主の構成割合及び状況を示す書類
　㈡　登録申請者の役員(合名会社又は合資会社にあっては、業務執行権を有する社員)の職歴を説明した書類。なお、登録申請者の役員(合名会社又は合資会社にあっては、業務執行権を有する社員)が、製造販売業者等の役員又は社員であった場合は、その製造販売業者等における業務の概要を説明した書類
　㈢　登録申請者(法人にあっては、その代表権を有する役員)の職歴を説明した書類
(9) 上記⑥ついては、登録拒否事由のいずれにも該当しない旨の宣言書とする。
(10) 上記⑦の書類とは、予定される財務諸表の閲覧に関する手順を示す書類、登録認証機関自ら一般に公表する事項及びその手順を示す書類等をいう。なお、登録審査の過程において、必要に応じ、追加で資料を求めることがある。

■**第23条の6第2項**■

> 厚生労働大臣は、指定高度管理医療機器等(専ら動物のために使用されることが目的とされているものを除く。)に係る基準適合性認証を行おうとする者から前項の申請があつた場合において、必要があると認めるときは、機構に、当該申請が次条第一項各号に適合しているかどうかについて、必要な調査を行わせることができる。

**趣旨**

本規定は、厚生労働大臣は、登録認証機関の登録の申請があった場合において、機構に、登録基準適合性の調査を行わせることができる旨を定めたものである。

**解説**

1　機構は、医療機器等の品質、有効性及び安全性に関する審査やQMS調査を通じて高度な専門知識を有していることにかんがみ、これに登録基準適合性調査を行わせることができるようにするため、平成25年の法改正により本規定が新設された。
2　厚生労働大臣が機構に登録基準適合性調査を行わせることとした場合、登録認証機関の登録(登録の更新を含む)の申請者は、機構に当該調査の申請をしなければならない。〈則第125条の2第1項〉
3　機構は、登録基準適合性の調査をしたときは、その結果を厚生労働大臣に通知しなければならない。〈則第125条の3〉


■**第23条の6第3項**■

> 第一項の登録は、三年を下らない政令で定める期間ごとにその更新を受けなければ、その期間の経過によつて、その効力を失う。

**趣旨**

本規定は、登録認証機関の登録を更新制としたものである。【法第4条第4項参照】

**解説**

1　「政令で定める期間」は、3年である。〈令第41条〉
2　更新の申請書には、登録認証機関の登録証を添えなければならない。〈則第126条第2項〉
3　更新の申請は、登録の有効期限の6か月前までに行うこととされている〈H31/4/1 薬生機審発0401第1号〉

## ■第23条の6第4項■

前項の登録の更新については、第二項の規定を準用する。

**趣旨**

本規定は、厚生労働大臣は、登録認証機関の登録の更新申請があった場合において、機構に、登録基準適合性の調査を行わせることができる旨を定めたものである。

## 第二十三条の七（登録の基準等）

（平一四法九六（平一四法一九二・平一五法一〇二）・追加、平一七法八七・平二五法八四・平二八法一〇八・令元法六三・一部改正）

### ■第23条の7第1項■

厚生労働大臣は、前条第一項の規定により登録を申請した者(以下この条において「登録申請者」という。)が次に掲げる要件の全てに適合しているときは、第二十三条の二の二十三第一項の登録をしなければならない。

一　国際標準化機構及び国際電気標準会議が定めた製品の認証を行う機関に関する基準並びに製造管理及び品質管理の方法の審査を行う機関に関する基準に適合すること。

二　登録申請者が第二十三条の二の二十三第一項の規定により基準適合性認証を受けなければならないこととされる指定高度管理医療機器等の製造販売若しくは製造をする者又は外国指定高度管理医療機器製造等事業者(以下この号において「製造販売業者等」という。)に支配されているものとして次のいずれかに該当するものでないこと。

　イ　登録申請者が株式会社である場合にあつては、製造販売業者等がその親法人(会社法(平成十七年法律第八十六号)第八百七十九条第一項に規定する親法人をいう。)であること。

　ロ　登録申請者の役員(持分会社(会社法第五百七十五条第一項に規定する持分会社をいう。)にあつては、業務を執行する社員)に占める製造販売業者等の役員又は職員(過去二年間に当該製造販売業者等の役員又は職員であつた者を含む。)の割合が二分の一を超えていること。

　ハ　登録申請者(法人にあつては、その代表権を有する役員)が、製造販売業者等の役員又は職員(過去二年間に当該製造販売業者等の役員又は職員であつた者を含む。)であること。

**趣旨**

本規定は、登録認証機関の登録の基準を明示したものである。

**解説**

1　登録認証機関は行政に代わって基準適合性認証の業務を行うことから、登録の基準を設けることにより、審査の能力とその中立性を担保している。

2 「登録をしなければならない」とあるように、登録の基準のすべてに適合しているときは、申請者が登録拒否事由(法第23条の7第2項)に抵触する場合を除き、登録認証機関として登録されることになる。このように登録は、厚生労働大臣の裁量行為に属するものではなく、羈束(きそく)行為に属している。

<第1号>

3 本号は、登録認証機関の審査能力に関する登録の基準を定めたものである。

4 「国際標準化機構」は、各国の代表的標準化機関から構成される機関で、ISOと呼ばれる。国家間の製品やサービスの交換を助けるために標準化活動の発展を促進すること、及び知的、科学的、技術的、そして経済的活動における国家間協力を発展させることを目的として、電気及び電子技術分野を除く全産業分野(例:鉱工業、農業、医薬品)に関する国際規格の作成を行っている。

※「ISO」とは、International Organization for Standardizationの略

5 「国際電気標準会議」は、各国の代表的標準化機関から構成される機関で、IECと呼ばれる。電気及び電子の技術分野における標準化のすべての問題及び規格適合性評価のような関連事項に関する国際協力を促し、これによって国際理解を促進することを目的として、電気及び電子技術分野の国際規格の作成を行っている。

※「IEC」とは、International Electrotechnical Commissionの略

6 「製品の認証を行う機関に関する基準」とは、国際基準 ISO/IEC 17065(日本工業規格 JIS Q17065)のこと

7 「製造管理及び品質管理の方法の審査を行う機関に関する基準」とは、国際基準 ISO/IEC 17021(日本工業規格 JIS Q17021)のこと

<第2号>

8 本号は、登録認証機関の中立性に関する登録の基準を定めたものである。

9 本号イでは、登録申請者の親法人が、指定高度管理医療機器等の製造販売業者等でないことを求めている。

10 「親法人」とは、株式会社の総株主(株主総会において決議をすることができる事項の全部につき議決権を行使することができない株主を除く)の議決権の過半数を有する法人をいう。〈会社法第879条第1項〉

11 本号ロでは、登録申請者の役員の過半数が、指定高度管理医療機器等の製造販売業者等の役員又は職員でないことを求めている。

12 「持分会社」とは、合名会社、合資会社及び合同会社の総称である。〈会社法第575条〉

13 本号ハでは、登録申請者が、指定高度管理医療機器等の製造販売業者等の役員又は職員でないことを求めている。

14 本規定の各号に適合することを証する書類については、平成31年4月1日薬生機審発0401第1号を参照のこと

第5章第2節　登録認証機関(第23条の2の23—第23条の19)

■第２３条の７第２項■

　厚生労働大臣は、登録申請者が次の各号のいずれかに該当するときは、前項の規定にかかわらず、第二十三条の二の二十三第一項の登録をしてはならない。
一　この法律その他薬事に関する法令で政令で定めるもの又はこれに基づく命令若しくは処分に違反して刑に処せられ、その執行を終わり、又は執行を受けることがなくなつた日から起算して二年を経過しない者であること。
二　第二十三条の十六第一項から第三項までの規定により登録を取り消され、その取消しの日から起算して二年を経過しない者であること。
三　法人にあつては、薬事に関する業務に責任を有する役員のうちに前二号のいずれかに該当する者があること。
四　本邦又は外国(我が国が締結する条約その他の国際約束であつて、全ての締約国の領域内にある登録認証機関又はこれに相当する機関にとつて不利とならない待遇を与えることを締約国に課するもののうち政令で定めるものの締約国並びに医療機器又は体外診断用医薬品の品質、有効性及び安全性を確保する上で我が国と同等の水準にあると認められる医療機器又は体外診断用医薬品の製造販売に係る認証の制度又はこれに相当する制度を有している国のうち当該認証又はこれに相当するものを本邦において行うことができる国として政令で定めるものに限る。)のみにおいて基準適合性認証を行うと認められない者であること。

### 趣旨

　本規定は、登録認証機関の登録拒否事由を明示したものである。

### 解説

1　「登録をしてはならない」とあるように、登録拒否事由に抵触していないと認められるときでなければ、厚生労働大臣は登録認証機関の登録をすることができない。

＜第１号＞

2　本号は、申請者が２年以内に薬事に関する法令等に違反した者である場合を、登録拒否事由としたものである。

3　「政令で定めるもの」は、次に掲げる法令である。〈令第41条の2〉
① 毒物及び劇物取締法
② 麻薬及び向精神薬取締法
③ 令第2条各号に掲げる法令【法第5条の解説22参照】

＜第２号＞

4　本号は、申請者が２年以内に登録認証機関の登録を取り消された者である場合を、登録拒否事由としたものである。

＜第３号＞

5　本号は、申請者が法人の場合、薬事に関する業務に責任を有する役員のうちに、第1号又は第2号のいずれかに抵触する者があるときを、登録拒否事由としたものである。

<第4号>

6 本号は、申請者が本邦又は TPP 協定締約国等のみにおいて基準適合性認証を行うと認められない者である場合を、登録拒否事由としたものである。

7 環太平洋パートナーシップ協定(TPP 協定)の締結に伴い、外国にある事業所において基準適合性認証の業務を行う機関の登録に関する規定の整備を行うため、平成 28 年の法改正により本号が新設された。

※「TPP」とは、Trans-Pacific Partnership の略

8 「政令で定めるもの」は、環太平洋パートナーシップに関する包括的及び先進的な協定である。〈令第 41 条の 3〉


■第23条の7第3項■

第二十三条の二の二十三第一項の登録は、認証機関登録簿に次に掲げる事項を記載してするものとする。
一 登録年月日及び登録番号
二 登録認証機関の名称及び住所
三 基準適合性認証を行う事業所の所在地
四 登録認証機関が行う基準適合性認証の業務の範囲

【趣旨】
本規定は、指定高度管理医療機器等の認証機関の登録は、認証機関登録簿に登録事項を記載して行う旨を定めるとともに、その登録事項を明示したものである。


# 第二十三条の八(登録の公示等)

(平一四法九六(平一四法一九二・平一五法一〇二)・追加、平二五法八四・一部改正)

■第23条の8第1項■

厚生労働大臣は、第二十三条の二の二十三第一項の登録をしたときは、登録認証機関の名称及び住所、基準適合性認証を行う事業所の所在地、登録認証機関が行う基準適合性認証の業務の範囲並びに当該登録をした日を公示しなければならない。

【趣旨】
本規定は、厚生労働大臣に対し、登録認証機関の登録をしたときは、公示することを義務づけたものである。

【解説】
1 登録認証機関は行政に代わって基準適合性認証の業務を行うことから、これを登録し

たという事実を国民に周知しておく必要があるため、本条が設けられている。
2 「公示」は、厚生労働省のホームページに掲載する方法により行う。〈則第136条の2〉
3 登録認証機関として、以下の法人が登録されている。
 ① テュフズードジャパン株式会社(東京都新宿区)
 ② テュフ・ラインランド・ジャパン株式会社(神奈川県横浜市)
 ③ ドイツ品質システム認証株式会社(東京都港区)
 ④ BSIグループジャパン株式会社(神奈川県横浜市)
 ⑤ SGSジャパン株式会社(神奈川県横浜市)
 ⑥ 株式会社コスモス・コーポレイション(三重県松阪市)
 ⑦ 一般財団法人日本品質保証機構(東京都千代田区)
 ⑧ ナノテックシュピンドラー株式会社(千葉県柏市)
 ⑨ 一般財団法人電気安全環境研究所(東京都渋谷区)
 ⑩ 公益財団法人医療機器センター(東京都文京区)

■第23条の8第2項■

> 登録認証機関は、その名称、住所、基準適合性認証を行う事業所の所在地又は登録認証機関が行う基準適合性認証の業務の範囲を変更しようとするときは、変更しようとする日の二週間前までに、その旨を厚生労働大臣に届け出なければならない。

**趣旨**
本規定は、登録認証機関に対し、①その名称、住所、②認証を行う事業所の所在地、③認証業務の範囲を変更しようとするときは、2週間前までに、厚生労働大臣に届出することを義務づけたものである。

**解説**
1 登録認証機関は、次に掲げる事項について変更をしようとするときは、変更しようとする日の2週間前までに、届書を提出しなければならない。〈則第127条〉
 ① ㈠登録認証機関の名称、住所、㈡認証を行う事業所の所在地、㈢認証業務の範囲
 ② 役員(持分会社にあっては、業務を執行する社員)又は事業主
 ③ 審査員の氏名又はその担当する業務の範囲
 ④ 基準適合性認証審査の業務以外の業務
 ⑤ 基準適合性認証の業務を行う指定高度管理医療機器等の範囲
⇒ 上記⑤の認証業務の範囲の変更を行う場合は、基準適合性認証の業務の範囲に応じた審査員の資格要件(則第129条第3項第5号)の変更を伴うため、業務規程の変更の認可申請とともに変更しようとする日の3ヶ月前までに行う。〈H31/4/1 薬生機審発0401第1号〉
2 認証業務の一部廃止(休止も含む)を行う場合は、休廃止等の届出(法第23条の15第1項)も必要である。〈H31/4/1 薬生機審発0401第1号〉

■第23条の8第3項■

厚生労働大臣は、前項の規定による届出があつたときは、その旨を公示しなければならない。

**趣旨**

本規定は、厚生労働大臣に対し、登録認証機関から変更事項の届出があったときは、公示することを義務づけたものである。

**解説**

1　「公示」は、厚生労働省のホームページに掲載する方法により行う。〈則第136条の2〉

## 第二十三条の九（基準適合性認証のための審査の義務）

（平一四法九六（平一四法一九二・平一五法一〇二）・追加）

■第23条の9第1項■

登録認証機関は、基準適合性認証を行うことを求められたときは、正当な理由がある場合を除き、遅滞なく、基準適合性認証のための審査を行わなければならない。

**趣旨**

本規定は、登録認証機関に対し、基準適合性認証の求めがあったときは、遅滞なく、認証審査を行うことを義務づけたものである。

**解説**

1　登録認証機関は行政に代わって基準適合性認証という公的な業務を担うことから、その業務が適正に行われることを確保するため、本条が設けられている。

2　本規定に違反した登録認証機関は、認証審査の実施命令又は審査方法の改善命令の対象となる。〈法第23条の13、第23条の14〉

■第23条の9第2項■

登録認証機関は、公正に、かつ、厚生労働省令で定める基準に適合する方法により基準適合性認証のための審査を行わなければならない。

**趣旨**

本規定は、登録認証機関に対し、公正かつ適正に認証審査を行うことを義務づけたものである。

第5章第2節　登録認証機関（第23条の2の23—第23条の19）

**解説**

1 「公正」とは、認証審査が、行政に代わって行われる公的なものであることをかんがみ、利害関係者の都合を斟酌することなく行われるべきことを意味している。

2 「厚生労働省令で定める基準」は、国際標準化機構及び国際電気標準会議が定めた製品の認証を行う機関に関する基準並びに製造管理及び品質管理の方法の審査を行う機関に関する基準のほか、次に掲げる基準である。〈則第128条〉
① 基準適合性認証のための審査に必要な情報を収集すること
② 基準適合性認証の結果の根拠となる審査に係る記録等を作成し、これを保管すること
③ 内部監査を行い、基準適合性認証の業務に関し改善が必要な場合においては、所要の措置を採るとともに、当該措置の記録を邦文で作成し、これを保管すること
④ 審査員の資格要件を明らかにし、教育訓練その他の必要な措置を講じること
⑤ その他基準適合性認証の業務の適正な実施のために必要な業務を行うこと

3 認証審査の公正・適正の確保について、次のように示されている。〈H31/4/1 薬生機審発0401第1号〉
① 認証業務は、国際規格「ISO/IEC 17021－1及びISO/IEC 17065」に適合する方法により行わなければならない。〈H31/4/1 薬生機審発0401第1号〉
② 登録認証機関及びその関連機関の活動によって、認証の守秘性、客観性及び公平性が影響されないようにする。特に、以下の業務について、提供を申し出又は提供しもしくは提供を受けることを申し出又は提供を受けてはならない。
　　※「関連機関」とは、登録認証機関と所有者又は役員が共通であることにより関係のある機関、契約により関係のある機関、同一名称を使用していることにより関係のある機関、登録認証機関の認証業務により利益を受けることになっている機関及び認証審査に影響力を有している機関のこと
(一) 認証申請者が実施している医療機器及び体外診断用医薬品に関係するサービス
(二) 薬機法に基づく認証の申請のためのコンサルタント業務
　　※「コンサルタント業務」とは、国際規格の定義によるほか、品質マニュアル等の作成に関与すること、品質管理監督システムの構築・実施に参画すること、認証審査に備えて特定の助言を与えること等をいう。
(三) 医療機器及び体外診断用医薬品の品質管理監督システムの立案、実施又は維持のための業務
③ 登録認証機関は、雇用契約又は使用契約を締結している審査員が、②(一)から(三)までの業務を行わないことを保証しなければならない。
④ 認証業務と関連機関によるコンサルタント業務を一体となった営業活動は行ってはならない。また、特定のコンサルタント又は研修を受けることにより、認証審査に何らかの影響があることを示唆してはならない。
⑤ 登録認証機関の認証業務のうち、認証申請に基づく基準適合性認証審査については、他の機関にそのすべてを委託することは認められない。

4 本規定に違反した登録認証機関は、認証審査の実施命令又は審査方法の改善命令の対象となる。〈法第23条の13、第23条の14〉

**5** 認証審査の公正・適正を確保するため、次に掲げる罰則が設けられている。

① 基準適合性認証の業務に従事する登録認証機関の役員又は職員が、その職務に関し、賄賂を収受し、要求し、又は約束したときは、5年以下の懲役に処する。これによって不正の行為をし、又は相当の行為をしなかったときは、7年以下の懲役に処する(法第83条の6第1項)。

② 基準適合性認証の業務に従事する登録認証機関の役員又は職員になろうとする者が、就任後担当すべき職務に関し、請託を受けて賄賂を収受し、要求し、又は約束したときは、役員又は職員になった場合において、5年以下の懲役に処する(法第83条の6第2項)。

③ 基準適合性認証の業務に従事する登録認証機関の役員又は職員であった者が、その在職中に請託を受けて、職務上不正の行為をしたこと又は相当の行為をしなかったことに関し、賄賂を収受し、要求し、又は約束したときは、5年以下の懲役に処する(法第83条の6第3項)。

④ ①から③までの場合において、犯人が収受した賄賂は、没収する。その全部又は一部を没収することができないときは、その価額を追徴する(法第83条の6第4項)。

⑤ ①から③までに規定する賄賂を供与し、又はその申込みもしくは約束をした者は、3年以下の懲役又は250万円以下の罰金に処する(法第83条の7第1項)。

⑥ ⑤の罪を犯した者が自首したときは、その刑を減軽し、又は免除することができる(法第83条の7第2項)。

⑦ ①から④までの罪は、刑法第4条の例に従う(法第83条の8)。


## 第二十三条の十(業務規程)

(平一四法九六(平一四法一九二・平一五法一〇二)・追加、平二五法八四・平二八法一〇八・令元法六三・一部改正)

■**第23条の10第1項**■

> 登録認証機関は、基準適合性認証の業務に関する規程(以下「業務規程」という。)を定め、基準適合性認証の業務の開始前に、厚生労働大臣の認可を受けなければならない。これを変更しようとするときも、同様とする。

**趣旨**

本規定は、登録認証機関に対し、業務規程を定め、認証業務の開始前に、厚生労働大臣の認可を受けることを義務づけたものである。なお、業務規程を変更しようとするときも、当該認可を受けることを義務づけている。

**解説**

1 平成25年の法改正により、登録認証機関の業務規程が「届出制」から「認可制」に改められた。これは、同年の法改正において、①高度管理医療機器の一部が基準適合性認証の対象となったこと、②製造所の構造設備を製造業の登録要件とせずQMS調査にお

第5章第2節　登録認証機関(第23条の2の23—第23条の19)

いて確認するものとしたことを踏まえ、行政による登録認証機関の監督強化を意図したものである。

2　「規程」とは、事務処理規程や服務規程等のように一定の目的のために定められた一連の条項の総体をいう。

3　「開始前」とあるように、登録認証機関は、基準適合性認証の業務を開始する前に、必ず業務規程の認可を受けなければならない。これは、業務規程の認可を受けなければ認証業務自体の法的効力が発生しないためである。

4　「認可」とは、行政庁の同意を効力発生の要件とする行為について、同意を補充する行政庁の処分をいう。本規定の場合、厚生労働大臣が業務規程を認可することによって初めて、登録認証機関の行う認証業務の効力が発生することになる。逆にいえば、業務規程の認可を受けないで行った基準適合性認証の業務は無効である。

5　登録認証機関は申請書に業務規程を添えて提出しなければならない。〈則第129条第1項〉

⇒　認証機関の登録申請を行う際には、業務規程の認可申請も併せて行うこととし、登録認証機関として登録された後に業務規程の認可が行われる。業務規程は、認可を受けようとする3か月前までに提出する。〈H31/4/1 薬生機審発0401第1号〉

<後段>

6　登録認証機関は、申請書に変更後の業務規程を添えて提出しなければならない。〈則第129条第2項〉

⇒　業務規程の変更申請は、変更認可を受けようとする1ヶ月前(審査員の資格要件に係る変更の場合は、3ヶ月前)までに提出する。なお、業務規程の変更に関して関連する文書等(例：品質マニュアル、業務手順書)に変更が生じる場合は、それらの文書等も参考資料として添付する。また、業務規程の変更に関連して登録事項に変更が生じる場合は、登録認証機関の登録事項の変更の届出を行うこと〈H31/4/1 薬生機審発0401第1号〉


■第23条の10第2項■

業務規程には、基準適合性認証の実施方法、基準適合性認証に関する料金その他の厚生労働省令で定める事項を定めておかなければならない。

**趣旨**

本規定は、業務規程に定めておくべき事項を明示したものである。

**解説**

1　「厚生労働省令で定める事項」は、次のとおりである。〈則第129条第3項〉
① 基準適合性認証の実施方法
② 基準適合性認証に関する料金
③ 基準適合性認証の一部変更又は取消しの実施方法
④ 内部監査の実施方法

⑤ 基準適合性認証の業務の範囲に応じた審査員の資格要件
⑥ 審査員の選任及び解任に関する事項
⑦ 審査員の能力の維持管理の方法
⑧ 異議申立て及び苦情処理の実施方法
⑨ 基準適合性認証に関する記録の保管及び管理の実施方法

⇒ 上記の記載事項について、次のように示されている。〈H31/4/1 薬生機審発 0401 第 1 号〉

(1) 上記①については、認証申請審査に係る手順の概要、審査の標準的事務処理期間、審査業務を適正に行うための事業計画の立案等を記載すること

(2) 上記②については、認証申請(認証一部変更申請も含む)、QMS 調査申請に係る料金の一覧を示すこと。なお、料金の記載については、認証申請に係る料金の算定根拠の一覧によることでも差し支えない。

(3) 上記③については、認証事項の一変要求(法第 23 条の 4 第 2 項)を行うにあたっての判断基準及び一変要求に係る手順の概要等を記載する。また、取消し(法第 23 条の 4 第 1 項)の実施方法については、認証の取消しの判断基準及び取消し決定を行う手順の概要を記載すること

(4) 上記④については、内部監査の実施体制(担当部署の監査に係る権限の独立性に関する説明を含む)、実施手順の概要、監査の結果の是正措置基準等を記載すること

(5) 上記⑤については、基準適合性認証審査業務の範囲に応じた審査員の資格要件を記載すること。なお、当該資格要件は、認証業務を行おうとする医療機器及び体外診断用医薬品の範囲ごとに、また、QMS 調査においては特別な要求事項(例：滅菌や生物由来の工程に係る知識)がある場合にはその調査に係る業務ごとに区別して規定するとともに、当該資格要件が妥当であるとされる根拠をあわせて記載すること

(6) 上記⑥については、審査員の選任及び解任の手順の概要、選任及び解任の判断基準等を記載する。また、審査業務に必要となる審査員の人数(そのうち専任とする人数も含む)の決定及び変更方法を記載すること

(7) 上記⑦については、⑤の資格要件を参考に、教育訓練に関する実施手順の概要、能力の維持に関する効果判定の基準等を記載する。なお、資格要件に満たない審査員が審査を行うことがないようにすること

(8) 上記⑧については、認証に係る異議申立て及び苦情処理の手順及び体制を記載すること

(9) 上記⑨については、基準適合性認証に関する記録の保管及び管理の実施体制、文書保存期間等に関する規定を記載すること

第5章第2節　登録認証機関(第23条の2の23—第23条の19)

■第２３条の１０第３項■

　厚生労働大臣は、第一項の認可をした業務規程が基準適合性認証の公正な実施上不適当となつたと認めるときは、登録認証機関(本邦にある登録認証機関の事業所において基準適合性認証の業務を行う場合における当該登録認証機関に限る。第二十三条の十一の二から第二十三条の十四まで及び第六十九条第七項において同じ。)に対し、その業務規程を変更すべきことを命ずることができる。

## 趣 旨

　本規定は、厚生労働大臣は、いったん認可された業務規程であっても、認証業務の実態をかんがみ、公正な基準適合性認証を行うために適当でないと認めるときは、登録認証機関に対し、その業務規程の変更を命ずることができる旨を定めたものである。

## 解 説

1　平成25年の法改正により、行政による監督強化を意図して本規定が新設された。
2　「本邦にある登録認証機関の事業所において基準適合性認証の業務を行う場合における当該登録認証機関に限る」とあるが、平成28年の法改正により追加された文言である。これについて次のように整理することができる。
　① 従前、登録認証機関の登録は国内の事業所において基準適合性認証の業務を行う者に限られていたが、平成28年の法改正により、TPP協定締約国にある事業所において認証業務を行う機関であっても、登録を受けることができるようになった。
　② とはいえ、厚生労働大臣は、日本の主権が及ばない外国の登録認証機関に対して「命ずる」ことはできないため、「本邦にある登録認証機関の事業所において基準適合性認証の業務を行う場合における当該登録認証機関に限る」と付記することにより、外国の登録認証機関については、業務規程の変更命令の対象から除外している。
　③ なお、外国の登録認証機関の業務規程が不適当になったと認められる場合、厚生労働大臣はその業務規程の変更を「請求する」ことになる(法第23条の14の2)。

## 第二十三条の十一（帳簿の備付け等）

(平一四法九六(平一四法一九二・平一五法一〇二)・追加)

> 登録認証機関は、厚生労働省令で定めるところにより、帳簿を備え付け、これに基準適合性認証の業務に関する事項で厚生労働省令で定めるものを記載し、及びこれを保存しなければならない。

### 趣旨

本規定は、登録認証機関に対し、認証業務に関する事項を帳簿に記載し、当該帳簿を保存することを義務づけたものである。

### 解説

1　認証業務に関する事項を記載した帳簿は、登録認証機関の適切な監督及び指導に必要で、適正な認証業務の運営に資するものであることから、本条が設けられている。

2　「厚生労働省令で定めるもの」は、国際標準化機構及び国際電気標準会議が定めた製品の認証を行う機関に関する基準並びに製造管理及び品質管理の方法の審査を行う機関に関する基準において定められる事項である。〈則第130条第1項〉

3　認証業務に係る帳簿について、次のとおり定められている。〈則第130条第2項、第3項〉
① 帳簿の記載事項が、電子計算機に備えられたファイル又は電磁的記録媒体に記録され、必要に応じ登録認証機関において電子計算機その他の機器を用いて明確に紙面に表示されるときは、当該記録をもつて帳簿に代えることができる。
② 登録認証機関は、帳簿(①による記録が行われた①のファイル又は電磁的記録媒体を含む)を、国際標準化機構及び国際電気標準会議が定めた製品の認証を行う機関に関する基準並びに製造管理及び品質管理の方法の審査を行う機関に関する基準の定める方法により管理し、当該帳簿に記載する基準適合性認証の全てが廃止され、又は取り消された日から15年間保存しなければならない。

4　本規定に違反して帳簿を備えず、帳簿に記載せず、もしくは帳簿に虚偽の記載をし、又は帳簿を保存しなかった場合、その違反行為をした登録認証機関の役員又は職員は、30万円以下の罰金に処する。〈法第89条第2号〉

## 第二十三条の十一の二（認証取消し等の命令）
(平二五法八四・追加)

> 厚生労働大臣は、登録認証機関が第二十三条の四第一項の規定に違反していると認めるとき、又は基準適合性認証を受けた者が同条第二項各号のいずれかに該当すると認めるときは、当該登録認証機関に対し、当該基準適合性認証の取消しその他必要な措置を採るべきことを命ずることができる。

### 趣旨
　本規定は、厚生労働大臣は、①認証品目が認証基準に適合していないと認めるとき、②認証取得者が認証拒否事由に抵触すると認めるときは、その登録認証機関に対し、基準適合性認証の取消し等を命ずることができる旨を定めたものである。

### 解説
1　認証基準に適合しない製品が市場に出回っていた場合は、迅速に当該製品を回収するとともに、認証の取消し等が必要となることがある。このような場合において登録認証機関が認証の取消し等の対応を適切に行っていないときに、行政が的確に対処できるようにするため、本条が設けられている。
2　「登録認証機関」とあるが、本邦にある登録認証機関の事業所において基準適合性認証の業務を行う場合における当該登録認証機関に限られる。〈法第23条の10第3項〉
3　「命ずる」とあるが、外国の事業所において業務を行う登録認証機関に対しては、認証の取消し等の措置を採るべきことを「請求する」ことになる。〈法第23条の14の2〉


## 第二十三条の十二（適合命令）
(平一四法九六(平一四法一九二・平一五法一〇二)・追加)

> 厚生労働大臣は、登録認証機関が第二十三条の七第一項各号のいずれかに適合しなくなつたと認めるときは、当該登録認証機関に対し、これらの規定に適合するため必要な措置を採るべきことを命ずることができる。

### 趣旨
　本規定は、厚生労働大臣は、登録認証機関が登録の基準に適合しなくなったと認めるときは、その登録認証機関に対し、当該基準への適合措置を採るよう命ずることができる旨を定めたものである。

### 解説
1　登録後においても、登録認証機関が登録の基準に適合していることを担保するため、本規定が設けられている。
2　「登録認証機関」とあるが、本邦にある登録認証機関の事業所において基準適合性認

証の業務を行う場合における当該登録認証機関に限られる。〈法第 23 条の 10 第 3 項〉

**3** 「命ずる」とあるが、外国の事業所において業務を行う登録認証機関に対しては、登録基準に適合するための措置を採るべきことを「請求する」ことになる。〈法第 23 条の 14 の 2〉

## 第二十三条の十三（改善命令）

(平一四法九六(平一四法一九二・平一五法一〇二)・追加)

> 厚生労働大臣は、登録認証機関が第二十三条の九の規定に違反していると認めるときは、当該登録認証機関に対し、基準適合性認証のための審査を行うべきこと、又は基準適合性認証のための審査の方法その他の業務の方法の改善に関し必要な措置を採るべきことを命ずることができる。

### 趣旨

本規定は、厚生労働大臣は、登録認証機関が認証の審査の求めに応じていないと認めるときは、その登録認証機関に対し、審査を行うよう命ずることができる旨を定めたものである。また、登録認証機関が公正かつ適正に審査を行っていないと認めるときは、審査方法の改善を命ずることができるとしている。

### 解説

**1** 登録認証機関には、①認証の審査の求めに応じること、②公正かつ適正に審査を実施することが求められているが、これらの履行を担保するため、本規定が設けられている。

**2** 「登録認証機関」とあるが、本邦にある登録認証機関の事業所において基準適合性認証の業務を行う場合における当該登録認証機関に限られる。〈法第 23 条の 10 第 3 項〉

**3** 「命ずる」とあるが、外国の事業所において業務を行う登録認証機関に対しては、審査の実施又は審査方法の改善を「請求する」ことになる。〈法第 23 条の 14 の 2〉

## 第二十三条の十四（基準適合性認証についての申請及び厚生労働大臣の命令）

（平一四法九六（平一四法一九二・平一五法一〇二）・追加、平二五法八四・一部改正）

■第23条の14第1項■

> 　基準適合性認証を受けようとする者は、申請に係る指定高度管理医療機器等について、登録認証機関が基準適合性認証のための審査を行わない場合又は登録認証機関の基準適合性認証の結果に異議のある場合は、厚生労働大臣に対し、登録認証機関が基準適合性認証のための審査を行うこと、又は改めて基準適合性認証のための審査を行うことを命ずべきことを申請することができる。

**趣旨**

　本規定は、基準適合性認証を受けようとする者は、登録認証機関が審査を行わない場合、厚生労働大臣に対し、審査の実施命令の発動を申請することができる旨を定めたものである。また、認証の結果に異議のある場合は、再度の審査の実施命令の発動を申請できるものとしている。

**解説**

1　審査業務の改善命令（法第23条の13）に実効性をもたせるため、本条が設けられている。
2　「登録認証機関」とあるが、本邦にある登録認証機関の事業所において基準適合性認証の業務を行う場合における当該登録認証機関に限られる。〈法第23条の10第3項〉
3　「審査を行わない場合」として、登録認証機関に正当な理由があるようにも思えないにもかかわらず、認証の審査が行われていない場合が該当する。
4　「結果に異議のある場合」として、公正かつ適正な方法により認証の審査が行われていないと考えられる場合が該当する。
5　「命ずべき」とあるが、外国の事業所において業務を行う登録認証機関に対しては、審査すること又は改めて審査することを「請求すべき」となる。〈法第23条の14の2〉
6　審査実施命令の発動の申請書には、当該申請に係る概要その他必要な資料を添付しなければならない。〈則第131条第2項〉

■第23条の14第2項■

　厚生労働大臣は、前項の申請があつた場合において、当該申請に係る登録認証機関が第二十三条の九の規定に違反していると認めるときは、当該登録認証機関に対し、前条の規定による命令をするものとする。

趣旨

　本規定は、厚生労働大臣は、基準適合性認証を受けようとする者から審査実施命令の発動の申請があった場合において、①正当な理由がないのに認証の審査が行われていない、②公正かつ適正な方法により認証の審査が行われていないと認めるときは、その登録認証機関に対し、審査の実施又は審査方法の改善を命ずる旨を定めたものである。

解説

1　「登録認証機関」とあるが、本邦にある登録認証機関の事業所において基準適合性認証の業務を行う場合における当該登録認証機関に限られる。〈法第23条の10第3項〉

2　「命令をする」とあるが、外国の事業所において業務を行う登録認証機関に対しては、審査の実施又は審査方法の改善の「請求をする」ことになる。〈法第23条の14の2〉


■第23条の14第3項■

　厚生労働大臣は、前項の場合において、前条の規定による命令をし、又は命令をしないことの決定をしたときは、遅滞なく、当該申請をした者に通知するものとする。

趣旨

　本規定は、厚生労働大臣は、審査の実施又は審査方法の改善の命令発動の可否を決定したときは、遅滞なく、その申請をした者に通知する旨を定めたものである。

第５章第２節　登録認証機関(第23条の2の23—第23条の19)

## 第二十三条の十四の二（準用）

(平二八法一〇八・追加)

　第二十三条の十第三項及び第二十三条の十一の二から前条までの規定は、登録認証機関（外国にある登録認証機関の事業所において基準適合性認証の業務を行う場合における当該登録認証機関に限る。）について準用する。この場合において、同項及び第二十三条の十一の二から第二十三条の十三までの規定中「命ずる」とあるのは「請求する」と、前条第一項中「命ずべき」とあるのは「請求すべき」と、同条第二項及び第三項中「命令」とあるのは「請求」と読み替えるものとする。

### 趣旨

　本規定は、外国の登録認証機関への請求については、国内の登録認証機関への命令に係る規定を準用して適用する旨を定めたものである。

### 解説

1　平成28年の法改正において、TPP協定締約国にある事業所において基準適合性認証の業務を行う機関についても、登録認証機関の登録を受けることができるようになったが、厚生労働大臣は、日本の主権が及ばない外国の機関に対しては命令することができない。そこで、登録認証機関に対する「命令」に関する規定を「請求」に読み替えて適用するため、同年の法改正により本規定が新設された。

2　「請求」とは、ある行為をするように相手方に求めることをいう。


## 第二十三条の十五（業務の休廃止）

(平一四法九六(平一四法一九二・平一五法一〇二)・追加、平二五法八四・一部改正)

　■第23条の15第1項■

　登録認証機関は、基準適合性認証の業務の全部又は一部を休止し、又は廃止しようとするときは、厚生労働省令で定めるところにより、あらかじめ、その旨を厚生労働大臣に届け出なければならない。

### 趣旨

　本規定は、登録認証機関に対し、認証業務を休廃止しようとするときは、あらかじめ、厚生労働大臣に届出することを義務づけたものである。

### 解説

1　登録認証機関は、行政の代わりに基準適合性認証という公的な業務を担うものであるが、その業務を行政のあずかり知らぬところで休廃止された場合には、認証という行為に支障を来すことになるため、本条が設けられている。

2　届出は、基準適合性認証の業務の全部又は一部を休止し、又は廃止しようとする日の

2週間前までに行う。〈則第132条〉
3 認証業務の休廃止の届出等について、次のように示されている。〈H31/4/1 薬生機審発0401第1号〉

① 休廃止等の届出について
　　登録認証機関がその業務を休止又は廃止しようとする際は、その業務を休止又は廃止しようとする日の2週間前までに厚生労働省に届け出るものとする。なお、廃止(休止)届には、認証実績(認証した品目に係る以下に示す事項)の一覧を添付すること
　㈠ 名称(一般的名称及び販売名)
　㈡ 認証番号
　㈢ 製造販売業者名、製造販売許可番号及び主たる機能を有する事業所の所在地
　㈣ 最後にQMS調査を行った日

② 廃止(休止)計画申出書について
　　登録認証機関がその業務の廃止又は休止の届出を行う3か月前までに別紙様式(略)により廃止(休止)計画申出書を提出すること。なお、登録認証機関において認められた基準適合性業務の範囲について、審査員が不在となることにより業務の継続ができなくなった場合には、速やかに廃止(休止)届を届け出るとともに、医療機器審査管理課に相談すること

4 本規定による届出をしないで認証業務の全部を廃止した場合、その違反行為をした登録認証機関の役員又は職員は、30万円以下の罰金に処する。〈法第89条第3号〉

■第23条の15第2項■

> 厚生労働大臣は、前項の規定による届出があつたときは、その旨を公示しなければならない。

**趣旨**

　本規定は、厚生労働大臣に対し、認証業務の休廃止の届出があったときは、公示することを義務づけたものである。

**解説**

1 「公示」は、厚生労働省のホームページに掲載する方法により行う。〈則第136条の2〉

第5章第2節　登録認証機関(第23条の2の23—第23条の19)

## 第二十三条の十六(登録の取消し等)

(平一四法九六(平一四法一九二・平一五法一〇二)・追加、平二五法八四・平二八法一〇八・一部改正)

■第23条の16第1項■

　　厚生労働大臣は、登録認証機関が第二十三条の七第二項各号(第二号を除く。)のいずれかに該当するに至つたときは、その登録を取り消すものとする。

**趣旨**

　本規定は、厚生労働大臣は、登録認証機関が登録拒否事由に該当するに至つたときは、その登録を取り消す旨を定めたものである。

**解説**

1　登録認証機関の登録拒否事由(法第23条の7第2項)が設けられており、登録後に登録拒否事由のいずれかに抵触するに至つたときは、厚生労働大臣の裁量の余地なく、その登録は取り消されることになる。

■第23条の16第2項■

　　厚生労働大臣は、登録認証機関が次の各号のいずれかに該当するときは、その登録を取り消し、又は期間を定めて基準適合性認証の業務の全部若しくは一部の停止を命ずること(外国にある登録認証機関の事業所において行われる基準適合性認証の業務については、期間を定めてその全部又は一部の停止を請求すること)ができる。
　一　第二十三条の四第一項、第二十三条の五、第二十三条の八第二項、第二十三条の九、第二十三条の十第一項、第二十三条の十一、前条第一項又は次条第一項の規定に違反したとき。
　二　第二十三条の十第三項又は第二十三条の十一の二から第二十三条の十三までの規定による命令に違反したとき。
　三　第二十三条の十四の二において準用する第二十三条の十第三項又は第二十三条の十一の二から第二十三条の十三までの規定による請求に応じなかつたとき。
　四　正当な理由がないのに次条第二項各号の規定による請求を拒んだとき。
　五　不正の手段により第二十三条の二の二十三第一項の登録を受けたとき。
　六　厚生労働大臣が、必要があると認めて、登録認証機関(外国にある登録認証機関の事業所において基準適合性認証の業務を行う場合における当該登録認証機関に限る。以下この条において同じ。)に対して、当該基準適合性認証の業務又は経理の状況に関し、報告を求めた場合において、その報告がされず、又は虚偽の報告がされたとき。
　七　厚生労働大臣が、必要があると認めて、その職員に、登録認証機関の事務所において、帳簿書類その他の物件を検査させ、又は関係者に質問させようとした場合において、その検査が拒まれ、妨げられ、若しくは忌避され、又はその質問に対して、正当な理由なしに

> 　　　答弁がされず、若しくは虚偽の答弁がされたとき。
> 八　第六項の規定による費用の負担をしないとき。

### 趣旨

　本規定は、厚生労働大臣は、登録認証機関が、①法定義務に違反したとき、②厚生労働大臣の法定命令に違反したとき、③厚生労働大臣の法定請求に応じなかったとき、④利害関係人からの閲覧等の請求を拒んだとき、⑤不正の手段により登録認証機関の登録を受けたとき、⑥外国の登録認証機関が認証業務等の報告の求めに応じず又は虚偽の報告をしたとき、⑦外国の登録認証機関の立入検査等の際に検査妨害がされたとき、⑧外国の登録認証機関が立入検査等に要する費用の負担をしないとき、のいずれかに該当するときは、その登録を取り消し、又は認証業務の停止を命ずること又は請求することができる旨を定めたものである。

### 解説

1　「外国にある登録認証機関の事業所において行われる基準適合性認証の業務については、期間を定めてその全部又は一部の停止を請求すること」とあるが、平成28年の法改正により加えられた文言である。これは、同年の法改正で、TPP協定締約国にある事業所において基準適合性認証の業務を行う機関についても登録認証機関の登録を受けることができるようになったが、厚生労働大臣は日本の主権が及ばない外国の機関に対して「命ずる」ことができないことを踏まえ、括弧書として付記したものである。

2　「業務の全部若しくは一部の停止を命ずる」とあるが、例えば、登録認証機関が法定義務を遵守していない場合は、その義務が遵守されていると確認されるまでの間、業務の停止が命ぜられることになる。

3　「命ずること(略)ができる」とあるように、登録認証機関が、登録取消等の事由に抵触すると認められるときであっても、必ず登録が取り消され、又は業務の停止が命じられるという性格のものではない。このような場合、厚生労働大臣は、これらの事由に抵触していないことを求める法の趣旨に照らして個別に判断することとなる。

4　本規定による業務の停止の命令に違反したときは、その違反行為をした登録認証機関の役員又は職員は、1年以下の懲役又は100万円以下の罰金に処する。〈法第86条の2〉

<第1号>

5　本号は、次に掲げる義務に違反した場合を、登録の取消等の事由としたものである。
　① 認証品目が認証基準に適合しなくなった場合における認証取消しの義務(法第23条の4第1項)
　② ㈠認証(一変認証を含む)を与えた場合、㈡QMS調査又は追加的調査を行った場合、㈢認証事項の軽微な変更の届出を受けた場合、㈣認証を取り消した場合における報告書を作成し、厚生労働大臣(又は機構)に提出する義務(法第23条の5)
　③ 登録事項を変更しようとする場合における厚生労働大臣への届出の義務(法第23条の8第2項)

## 第5章第2節　登録認証機関(第23条の2の23―第23条の19)

　　④　審査実施の義務(法第23条の9第1項)
　　⑤　公正かつ適正に審査を行う義務(法第23条の9第2項)
　　⑥　認証業務の開始前に業務規程(その変更を含む)の認可を受ける義務(法第23条の10第1項)
　　⑦　帳簿に認証業務に関する事項を記載し、保存する義務(法第23条の11)
　　⑧　認証業務を休廃止しようとする場合における厚生労働大臣への届出の義務(法第23条の15第1項)
　　⑨　財務諸表の作成及び備付けの義務(法第23条の17第1項)
　⇒　審査業務を適正に行わない登録認証機関については、従前、改善命令(法第23条の13)に違反した場合でなければ登録の取消しができなかったが、平成25年の法改正により、上記④及び⑤が追加され、改善命令を経ることなく、④及び⑤の違反をもって登録を取消すことができるようになった。

＜第2号＞
　6　本号は、次に掲げる命令に違反した場合を、登録の取消等の事由としたものである。
　　①　業務規程の変更命令(法第23条の10第3項)
　　②　認証の取消し等の命令(法第23条の11の2)
　　③　登録基準への適合命令(法第23条の12)
　　④　認証業務の方法の改善命令(法第23条の13)
　⇒　従前、上記①及び②は、登録の取消等の事由とされていなかったが、平成25年の法改正により追加された。これは、同年の法改正において高度管理医療機器の一部が認証の対象となったことに伴い、行政による監督強化を意図したものである。

＜第3号＞
　7　本号は、次に掲げる請求に応じなかった場合を、登録の取消等の事由としたものである。
　　①　業務規程の変更請求(法第23条の10第3項の準用)
　　②　認証の取消し等の請求(法第23条の11の2の準用)
　　③　登録基準への適合請求(法第23条の12の準用)
　　④　認証業務の方法の改善請求(法第23条の13の準用)
　8　平成28年の法改正において外国の認証機関が登録の対象に加えられたことに伴い、その外国の登録認証機関を監督するため、同年の法改正により本号が新設された。

＜第4号＞
　9　本号は、正当な理由がないのに、利害関係人からの財務諸表等の閲覧等の請求を拒んだ場合を、登録の取消等の事由としたものである。

＜第5号＞
　10　本号は、不正の手段により登録認証機関の登録を受けた場合を、登録の取消等の事由としたものである。

＜第6号＞
　11　本号は、外国の登録認証機関が認証業務又は経理状況の報告の求めに応じず又は虚偽の報告をした場合を、登録の取消等の事由としたものである。

12 平成28年の法改正において外国の認証機関が登録の対象に加えられたことに伴い、同年の法改正により本号が新設された。これについて次のように整理することができる。

① 国内の登録認証機関に対しては、基準適合性認証の業務又は経理の状況に関して報告を求めることができ(法第69条第7項)、その報告がされず、又は虚偽の報告がされたときには、30万円以下の罰金に処される(法第89条第4号)。

② しかし、外国の登録認証機関に対しては、こうした罰則を科すことができないため、基準適合性認証の業務又は経理の状況の報告を求めた場合において、その報告がされず、又は虚偽の報告がされたときを、登録の取消し等の根拠に該当するものとすることにより、外国の登録認証機関の法令遵守を担保している。

<第7号>

13 本号は、外国の登録認証機関の立入検査等の際に検査妨害がなされた場合を、登録の取消等の事由としたものである。

14 平成28年の法改正において外国の認証機関が登録の対象に加えられたことに伴い、同年の法改正により本号が新設された。これについて次のように整理することができる。

① 国内の登録認証機関に対しては、その事務所の立入検査等を行うことができ(法第69条第7項)、その検査を拒み、妨げ、忌避し、又は質問に対して、正当な理由なしに答弁せず、虚偽の答弁をしたときには、30万円以下の罰金に処される(法第89条第4号)。

② しかし、外国の登録認証機関に対しては、こうした罰則を科すことができないため、事務所の立入検査等を行った場合において、その検査が拒まれ、妨げられ、忌避され、又はその質問に対して、正当な理由なしに答弁がされず、虚偽の答弁がされたときを、登録の取消し等の根拠に該当するものとすることにより、外国の登録認証機関の法令遵守を担保している。

<第8号>

15 本号は、外国の登録認証機関に対して立入検査等が行われた場合において、その登録認証機関が立入検査等に要する費用の負担をしないときを、登録の取消等の事由としたものである。

16 平成28年の法改正において外国の認証機関が登録の対象に加えられたことに伴い、同年の法改正により本号が新設された。これについて次のように整理することができる。

① 厚生労働大臣が外国の登録認証機関に対して立入検査を行う場合、その費用は当該登録認証機関の負担となっている(法第23条の16第6項)。

② しかし、外国の登録認証機関に対しては、当該費用の負担の履行を確保することが難しいため、立入検査に要する費用を負担しないときを、登録の取消し等の根拠に該当するものとすることにより、外国の登録認証機関の法令遵守を担保している。

## ■第23条の16第3項■

　厚生労働大臣は、前項の規定により期間を定めて基準適合性認証の業務の全部又は一部の停止を請求した場合において、登録認証機関が当該請求に応じなかつたときは、その登録を取り消すことができる。

### 趣旨

　本規定は、厚生労働大臣は、基準適合性認証の業務の停止を請求した場合において、外国の登録認証機関が当該請求に応じなかったときは、その登録を取り消すことができる旨を定めたものである。

### 解説

1　平成28年の法改正において外国の認証機関が登録の対象に加えられたことに伴い、同年の法改正により本規定が新設された。これについて次のように整理することができる。
　① 国内の登録認証機関が基準適合性認証の業務停止の命令に違反した場合、その違反行為をした登録認証機関の役員又は職員は、1年以下の懲役又は100万円以下の罰金に処される(法第86条の2)。
　② しかし、外国の登録認証機関の役員又は職員に対しては、こうした罰則を科すことができないため、業務停止の請求に応じなかったときを、登録の取消根拠に該当するものとすることにより、外国の登録認証機関の法令遵守を担保している。


## ■第23条の16第4項■

　厚生労働大臣は、前三項の規定により登録を取り消し、又は第二項の規定により基準適合性認証の業務の全部若しくは一部の停止を命じ、若しくは請求したときは、その旨を公示しなければならない。

### 趣旨

　本規定は、厚生労働大臣に対し、①登録認証機関の登録を取り消したとき、②基準適合性認証の業務の停止を命じ、又は請求したときは、公示することを義務づけたものである。

### 解説

1　登録認証機関の登録の取消又は認証業務の停止命令もしくは停止請求は、基準適合性認証という公的な業務が行われない状態に至らしめることになり、国民に周知しておく必要があることから、本規定が設けられている。
2　「公示」は、厚生労働省のホームページに掲載する方法により行う。〈則第136条の2〉

■**第23条の16第5項**■

> 厚生労働大臣は、機構に、第二項第七号の規定による検査又は質問のうち政令で定めるものを行わせることができる。この場合において、機構は、当該検査又は質問をしたときは、厚生労働省令で定めるところにより、当該検査又は質問の結果を厚生労働大臣に通知しなければならない。

**趣旨**

本規定は、厚生労働大臣は、外国の登録認証機関の事務所の立入検査等を機構に行わせることができる旨を定めたものである。また、機構に対し、立入検査等を行ったときは、その結果を厚生労働大臣に通知することを義務づけている。

**解説**

1 平成28年の法改正において外国の認証機関が登録の対象に加えられたことに伴い、同年の法改正により本規定が新設された。
2 「政令で定めるもの」は、厚生労働大臣がその職員に登録認証機関の事務所において行わせる帳簿書類その他の物件の検査、又は関係者への質問（動物専用の医療機器又は体外診断用医薬品に係る検査又は質問を除く）である。〈令第41条の4〉

■**第23条の16第6項**■

> 第二項第七号の検査に要する費用（政令で定めるものに限る。）は、当該検査を受ける登録認証機関の負担とする。

**趣旨**

本規定は、外国の登録認証機関に対して立入検査等が行われた場合、その検査に要する費用は、当該機関の負担とする旨を定めたものである。

**解説**

1 平成28年の法改正において外国の認証機関が登録の対象に加えられたことに伴い、同年の法改正により本規定が新設された。
2 外国の登録認証機関に対する立入検査等の場合、監督当局の職員が外国に赴く費用が必要になることを考慮し、その職員の出張旅費相当額を当該登録認証機関の負担としている。
3 「政令で定めるもの」は、次に掲げる費用である。〈令第41条の5第1項〉
① 検査職員が当該検査に係る事務所の所在地に出張をするのに要する旅費の額に相当する費用
② 検査職員に同行する通訳人が①の所在地に出張をするのに要する旅費の額及び当該通訳人に支払うべき通訳料の額に相当する費用
⇒ 上記の「出張」とは、職員が公務のため一時その在勤官署（常時勤務する在勤官署のな

第5章第2節　登録認証機関(第23条の2の23—第23条の19)

い職員については、その住所又は居所)を離れて旅行し、又は職員以外の者が公務のため一時その住所又は居所を離れて旅行することをいう。〈旅費法第2条第1項第6号〉

※「旅費法」とは、国家公務員等の旅費に関する法律(昭和25年法律第114号)のこと

**4** 外国の登録認証機関が立入検査等に要する費用の負担をしない場合は、登録の取消し等の根拠に該当する。〈法第23条の16第2項第8号〉

<検査職員の旅費>

**5** 検査職員の旅費相当額は、旅費法の規定により計算した旅費の額とする。この場合において、当該検査に係る事務所の所在地に出張する職員は、行政職俸給表(一)による職務の級が4級である者であるものとしてその旅費の額を計算する。〈則第132条の3〉

※「行政職俸給表」とは、一般職の職員の給与に関する法律(昭和25年4月3日法律第95号)第6条第1項第1号イに規定する行政職俸給表のこと

**6** 旅費相当額を計算する場合において、当該検査のため、当該検査に係る事務所の所在地に出張する職の在勤官署の所在地は、「東京都千代田区霞が関1丁目2番2号」とする。〈則第132条の4〉

**7** 旅費の額の計算に係る細目として、次のとおり定められている。〈則第132条の5〉

① 支度料(旅費法第6条第1項)は、旅費相当額に算入しない。

② 検査を実施する日数は、当該検査に係る事務所ごとに3日として旅費相当額を計算する。

③ 旅行雑費(旅費法第6条第1項)は、1万円として旅費相当額を計算する。

④ 厚生労働大臣が、実費を超えることとなる部分又は必要としない部分の旅費を支給しないときは(旅費法第46条第1項)、当該部分に相当する額は、旅費相当額に算入しない。

⑤ 機構が、実費を超えることとなる部分又は必要としない部分の旅費を支給しないときは(旅費法第46条第1項)、当該部分に相当する額は、旅費相当額に算入しない。

<通訳人の旅費・通訳料>

**8** 検査職員に同行する通訳人の旅費及び通訳料の額に相当する額は、会計法その他の会計に関する法令の手続に従い締結した契約に基づき支払うべき旅費等の額により計算する。〈則第132条の6〉

## 第二十三条の十七（財務諸表の備付け及び閲覧等）

（平一四法九六（平一四法一九二・平一五法一〇二）・追加、平一七法八七・平二五法八四・平二五法一〇三・一部改正）

■第23条の17第1項■

> 登録認証機関は、毎事業年度経過後三月以内に、その事業年度の財産目録、貸借対照表及び損益計算書又は収支計算書並びに事業報告書（その作成に代えて電磁的記録の作成がされている場合における当該電磁的記録を含む。次項及び第九十一条において「財務諸表等」という。）を作成し、五年間事業所に備えて置かなければならない。

### 趣 旨

本規定は、登録認証機関に対し、毎事業年度経過後3月以内に、その事業年度の財務諸表等を作成し、5年間事業所に備え付けることを義務づけたものである。

### 解 説

1　登録認証機関は、登録の基準（法第23条の7第1項）を満たし、かつ、登録拒否事由（法第23条の7第2項）に抵触しないものとして登録を受けた者であり、その基準適合性認証業務については公正性及び適正性が確保されているといえよう。

一方、登録認証機関の経理状況に関しては、登録基準及び拒否事由のいずれにおいても触れられておらず、それゆえ、もしかすれば財務基盤が脆弱で事業の継続性に難のある者が登録を受けている可能性も考えられる。

そこで、認証の申請をしようとする者その他の利害関係人が登録認証機関を選択する際の判断に資するよう、登録認証機関にあっては、自らの財務諸表等を作成し、閲覧又は謄写等の請求に備えておくことが求められている。

2　本規定に違反して財務諸表等を備えて置かず、財務諸表等に記載すべき事項を記載せず、又は虚偽の記載をした者は、20万円以下の過料に処する。〈法第91条〉

第５章第２節　登録認証機関（第 23 条の 2 の 23—第 23 条の 19）

■第２３条の１７第２項■

　　指定高度管理医療機器等の製造販売業者その他の利害関係人は、登録認証機関の業務時間内は、いつでも、次に掲げる請求をすることができる。ただし、第二号又は第四号の請求をするには、登録認証機関の定めた費用を支払わなければならない。
一　財務諸表等が書面をもつて作成されているときは、当該書面の閲覧又は謄写の請求
二　前号の書面の謄本又は抄本の請求
三　財務諸表等が電磁的記録をもつて作成されているときは、当該電磁的記録に記録された事項を厚生労働省令で定める方法により表示したものの閲覧又は謄写の請求
四　前号の電磁的記録に記録された事項を電磁的方法であつて厚生労働省令で定めるものにより提供することの請求又は当該事項を記載した書面の交付の請求

**趣 旨**

　　本規定は、指定高度管理医療機器等の製造販売業者その他の利害関係人は、登録認証機関に対し、財務諸表等の閲覧又は謄写等を請求することができる旨を定めたものである。

**解 説**

　1　本規定に違反して正当な理由がないのに利害関係人の請求を拒んだ者は、20 万円以下の過料に処する。〈法第 91 条〉

＜第１号＞
　2　「謄写」とは、原本の内容を写しとることをいう。通常、複写機を用いてコピーを行うが、手で書き写すこと、カメラで接写することも含まれる。

＜第２号＞
　3　「謄本」とは、原本の内容のすべてを写したものであって、その原本の内容を証明する書面をいう。
　4　「抄本」とは、原本の内容の一部を写したものであって、その原本の内容の必要部分を証明する書面をいう。

＜第３号＞
　5　「厚生労働省令で定める方法」は、当該電磁的記録に記録された事項を紙面又は出力装置の映像面に表示する方法である。〈則第 133 条〉

＜第４号＞
　6　「厚生労働省令で定めるもの」は、次に掲げる方法のうち、登録認証機関が定めるものである。〈則第 134 条〉
　　①　送信者の使用に係る電子計算機と受信者の使用に係る電子計算機とを電気通信回線で接続した電子情報処理組織を使用する方法であって、当該電気通信回線を通じて情報が送信され、受信者の使用に係る電子計算機に備えられたファイルに当該情報が記録されるもの
　　②　磁気ディスクその他これに準ずる方法により一定の情報を確実に記録しておくことができる物をもって調整するファイルに情報を記録した物を交付する方法

## 第二十三条の十八（厚生労働大臣による基準適合性認証の業務の実施）

（平一四法九六（平一四法一九二・平一五法一〇二）・追加、平二五法八四・平二八法一〇八・一部改正）

■第23条の18第1項■

厚生労働大臣は、第二十三条の二の二十三第一項の登録を受ける者がいないとき、第二十三条の十五第一項の規定による基準適合性認証の業務の全部又は一部の休止又は廃止の届出があつたとき、第二十三条の十六第一項から第三項までの規定により第二十三条の二の二十三第一項の登録を取り消し、又は登録認証機関に対し基準適合性認証の業務の全部若しくは一部の停止を命じ、若しくは請求したとき、登録認証機関が天災その他の事由により基準適合性認証の業務の全部又は一部を実施することが困難となつたときその他必要があると認めるときは、当該基準適合性認証の業務の全部又は一部を行うものとする。

### 趣旨

本規定は、厚生労働大臣は、①登録認証機関の登録を受ける者がいないとき、②認証業務の休廃止の届出があったとき、③登録を取り消し、又は認証業務の停止を命じ、もしくは請求したとき、④登録認証機関が天災等の事由により認証業務を実施することが困難となったときは、当該認証の業務を行う旨を定めたものである。

### 解説

1 厚生労働大臣が行う基準適合性認証については、次の規定を準用して適用する。〈則第135条第1項〉
   ① 認証の申請（則第115条）
   ② 基準適合性認証の手続（則第116条）
   ③ 認証台帳の記載事項（則第117条）
   ④ 基準適合性認証に係る準用（則第118条）
   ⑤ 承継の届出（則第118条の2）

■第23条の18第2項■

厚生労働大臣は、前項の場合において必要があると認めるときは、機構に、当該基準適合性認証の業務の全部又は一部を行わせることができる。

### 趣旨

本規定は、厚生労働大臣は、①登録認証機関の登録を受ける者がいないとき、②認証業務の休廃止の届出があったとき、③登録を取り消し、又は認証業務の停止を命じ、もしくは請求したとき、④登録認証機関が天災等の事由により認証業務を実施することが困難となったときは、当該認証の業務を機構に行わせることができる旨を定めたものである。

### 解説

1 機構が行う基準適合性認証については、次の規定を準用して適用する。〈則第135条第2項〉

① 認証の申請(則第115条)
② 基準適合性認証の手続(則第116条)
③ 認証台帳の記載事項(則第117条)
④ 基準適合性認証に係る準用(則第118条)
⑤ 承継の届出(則第118条の2)
⑥ 報告書の受理(則第119条(第3項を除く))

■第23条の18第3項■

> 厚生労働大臣は、前二項の規定により基準適合性認証の業務の全部若しくは一部を自ら行い、若しくは機構に行わせることとするとき、自ら行つていた基準適合性認証の業務の全部若しくは一部を行わないこととするとき、又は機構に行わせていた基準適合性認証の業務の全部若しくは一部を行わせないこととするときは、その旨を公示しなければならない。

### 趣旨

本規定は、厚生労働大臣は、①認証業務を自ら行うとき、②認証業務を機構に行わせるとき、③自ら行っていた認証業務を行わないとするとき、④機構に行わせていた認証業務を行わせないとするときは、公示することを義務づけたものである。

### 解説

1 登録認証機関が担うべきものとされている認証の業務について、厚生労働大臣又は機構が担うことにする場合、あるいは厚生労働大臣又は機構が担わないことにする場合は、その事実を国民に周知しておく必要があるため、本規定が設けられている。

2 「公示」は、厚生労働省のホームページに掲載する方法により行う。〈則第136条の2〉

■第23条の18第4項■

> 厚生労働大臣が第一項又は第二項の規定により基準適合性認証の業務の全部若しくは一部を自ら行い、又は機構に行わせる場合における基準適合性認証の業務の引継ぎその他の必要な事項は、厚生労働省令で定める。

### 趣旨

本規定は、厚生労働大臣又は機構が認証業務を行う場合における業務の引継ぎ等の事項については、省令で定める旨を明示したものである。

> **解説**
>
> 1　登録認証機関は、認証業務の引継ぎ場合、次に掲げる事項を行わなければならない。〈則第 136 条〉
>   ① 基準適合性認証の業務を厚生労働大臣(機構が行う場合は、機構)に引き継ぐこと
>   ② 基準適合性認証の業務に関する帳簿及び書類(電磁的記録を含む)を厚生労働大臣(機構が行う場合は、機構)に引き継ぐこと
>   ③ その他厚生労働大臣が必要と認める事項

## 第二十三条の十九（政令への委任）

(平一四法九六(平一四法一九二・平一五法一〇二)・追加、平二五法八四・一部改正)

> この節に定めるもののほか、指定高度管理医療機器等の指定、登録認証機関の登録、製造販売品目の認証その他登録認証機関の業務に関し必要な事項は、政令で定める。

> **趣旨**
>
> 本規定は、登録認証機関の業務に関し必要な事項については、政令で定める旨を明示したものである。

> **解説**
>
> 1　指定高度管理医療機器等の指定、登録認証機関の登録、製造販売品目の認証その他登録認証機関の業務に関し必要な事項は、厚生労働省令で定める。〈令第 43 条〉
>
> <資料の保存に関する遵守事項>
>
> 2　認証取得者は、認証の申請に際して提出した資料の根拠となった資料を、5 年間保存しなければならない。〈則第 114 条の 71 本文の準用〉
>
> <選任製造販売業者に関する遵守事項>
>
> 3　指定高度管理医療機器等に係る選任製造販売業者が遵守すべき事項は、通常の製造販売業者の遵守事項(則第 114 条の 54 各号、第 114 条の 68 の 2 各号)に掲げるもののほか、次のとおりである。〈則第 114 条の 74 の準用〉
>   ① 選任製造販売業者としての業務に関する事項を記録し、かつ、これを最終の記載の日から 5 年間保存すること
>   ② 次に掲げる書類を利用しなくなった日から 5 年間保存すること
>     (一) 外国特例認証取得者が当該認証を受けた事項を記載した書類
>     (二) 外国特例認証取得者が当該認証の申請に際して提出した資料の写し
>   ③ 不具合等の報告(法第 68 条の 10 第 1 項等)の根拠となった資料を、利用しなくなった日から 5 年間保存すること。ただし、資料の性質上その保存が著しく困難であると認められるものにあっては、この限りでない。
>
> 4　外国特例認証を受けようとする者又は外国特例認証取得者の登録認証機関に対する申請、届出、報告、提出その他の手続は、選任製造販売業者が行う。〈則第 114 条の 79 の準用〉

## ＜外国特例認証取得者に関する遵守事項＞

**5** 外国特例認証取得者から選任製造販売業者への情報の提供について、次のとおり定められている。〈則第114条の76の準用〉

① 外国特例認証取得者は、選任製造販売業者に対し、次に掲げる情報を提供しなければならない。

(一) 当該品目について認証された事項及びその変更があった場合にあっては、その変更された事項及び変更理由

(二) 基準適合性認証の申請に際して提出した資料の写し

(三) 直接の容器等の記載事項を記載するために必要な情報及びその変更があった場合にあってはその変更理由

(四) 注意事項等情報及びその変更があった場合にあってはその変更理由

(五) 厚生労働大臣からの求めにより報告した事項

(六) (一)から(五)までのほか、選任製造販売業者が業務を行うために必要な情報

② 外国特例認証取得者は、選任製造販売業者を変更したときは、(一)選任製造販売業者が保存すべきこととされている記録、書類、資料及び情報、(二)製造管理又は品質管理の業務に関する資料、(三)製造販売後安全管理の業務に関する資料を、変更前の選任製造販売業者から変更後の選任製造販売業者に引き継がせなければならない。

③ ②の場合において変更前の選任製造販売業者が、特定医療機器又は生物由来製品に係る選任製造販売業者である場合には、当該選任製造販売業者は特定医療機器又は生物由来製品に関する記録及び当該記録に関連する資料を変更後の選任製造販売業者に引き渡さなければならない。

**6** 外国特例認証取得者は、帳簿を備え、選任製造販売業者に対する情報の提供その他の外国特例認証取得者としての業務に関する事項を記録し、かつ、これを最終の記載の日から3年間保存しなければならない。〈則第114条の77の準用〉

**7** 外国特例認証取得者は、次に掲げる事項を変更したときは、30日以内に、厚生労働大臣にその旨を届け出なければならない。〈令第37条の38第1項、則第114条の78第1項の準用〉

① 外国特例認証取得者の氏名又は住所

② 外国特例認証取得者が法人であるときは、その業務を行う役員

③ 認証を受けた品目を製造する製造所又はその名称

## ＜通報に関する事項＞

**8** 登録認証機関は、その業務において薬事に関する法令に違反する事実を知ったときは、速やかに厚生労働大臣に通報しなければならない。〈則第137条〉

# 第六章　再生医療等製品の製造販売業及び製造業

（平二五法八四・追加）

## 第二十三条の二十（製造販売業の許可）

（平二五法八四・追加、令元法六三・一部改正）

■第23条の20第1項■

> 再生医療等製品は、厚生労働大臣の許可を受けた者でなければ、業として、製造販売をしてはならない。

**趣旨**

　本規定は、厚生労働大臣の許可がない限り、業として再生医療等製品を製造販売することは禁止される旨を定めたものである。【法第12条第1項参照】

**解説**

1　再生医療等技術を用いて行われる医療の迅速かつ安全な提供等を図るため、「再生医療等の安全性の確保等に関する法律（平成25年法律第85号）」（いわゆる再生医療安全確保法、再生医療法）が制定されたことに伴い、再生医療等技術を用いた医療に提供される製品の適正を図るため、平成25年の法改正により本章が新設された。

2　製造販売業の許可の申請は、申請者の住所地の都道府県知事を経由して行わなければならない。〈法第23条の41第1項〉

3　厚生労働大臣は台帳を備え、次に掲げる事項を記載する。〈令第43条の7第1項、則第137条の7〉

① 許可番号及び許可年月日
② 製造販売業者の氏名及び住所
③ 主たる機能を有する事務所の名称及び所在地
④ 総括責任者の氏名及び住所
⑤ 当該製造販売業者が他の種類の製造販売業の許可を受けている場合にあっては、当該許可の種類及び許可番号

4　都道府県知事が製造販売業の許可を行うこととされている場合(令第80条第4項(第1号に限る))において、当該許可を受けている者が当該許可と同一の種類の許可を他の都道府県知事から受けた場合には、その者に係る従前の許可は失効する。〈令第43条の8〉

5　再生医療等製品の製造販売の承認を受けるためには、製造販売業の許可を受けている必要がある。〈法第23条の25第2項第1号〉

6　製造販売業の許可が取り消されたときは(法第75条第1項)、製造販売の承認の取消事由に該当する。〈法第74条の2第3項第1号〉

7　本規定に違反した者は、3年以下の懲役もしくは300万円以下の罰金に処し、又はこれを併科する。〈法第84条第7号〉

　また、いわゆる両罰規定の対象となっており、この行為者を使用する法人又は人には

第6章　再生医療等製品の製造販売業及び製造業(第23条の20—第23条の42)

300万円以下の罰金刑が科される。〈法第90条第2号〉

■第23条の20第2項■

　前項の許可を受けようとする者は、厚生労働省令で定めるところにより、次の各号に掲げる事項を記載した申請書を厚生労働大臣に提出しなければならない。
一　氏名又は名称及び住所並びに法人にあつては、その代表者の氏名
二　法人にあつては、薬事に関する業務に責任を有する役員の氏名
三　第二十三条の三十四第二項に規定する再生医療等製品総括製造販売責任者の氏名
四　次条第二項において準用する第五条第三号イからトまでに該当しない旨その他厚生労働省令で定める事項

**趣旨**

　本規定は、製造販売業の許可の申請書の記載事項を明示したものである。【法第4条第2項、第12条第2項参照】

**解説**

1　本規定は、令和元年の法改正により新設されたものである。
<第4号>
2　「厚生労働省令で定める事項」は、次のとおりである。〈則第137条の2第2項〉
　① 主たる機能を有する事務所の名称及び所在地
　② 許可の種類
　③ 総括責任者の住所及び資格

■第23条の20第3項■

> 前項の申請書には、次の各号に掲げる書類を添付しなければならない。
> 一　法人にあつては、その組織図
> 二　次条第一項第一号に規定する申請に係る再生医療等製品の品質管理に係る体制に関する書類
> 三　次条第一項第二号に規定する申請に係る再生医療等製品の製造販売後安全管理に係る体制に関する書類
> 四　その他厚生労働省令で定める書類

**趣旨**

本規定は、製造販売業の許可の申請書の記載事項を明示したものである。【法第4条第2項、第12条第2項参照】

**解説**

1　本規定は、令和元年の法改正により新設されたものである。
2　製造販売業の許可の申請書の添付書類のうち、申請等の行為の際、申請書の提出先とされている都道府県知事に提出され、又は当該都道府県知事を経由して厚生労働大臣に提出されたものについては、当該申請書にその旨が付記されたときは、添付を要しないものとする。〈則第137条の2第4項〉

＜第4号＞

3　「厚生労働省令で定める書類」は、次のとおりである。〈則第137条の2第3項〉
　① 申請者が法人であるときは、登記事項証明書
　② 申請者(申請者が法人であるときは、薬事に関する業務に責任を有する役員)が精神の機能の障害により業務を適正に行うにあたって必要な認知、判断及び意思疎通を適切に行うことができないおそれがある者である場合は、当該申請者に係る精神の機能の障害に関する医師の診断書
　③ 申請者が現に製造販売業の許可を受けている場合にあっては、当該製造販売業の許可証の写し
　④ 申請者以外の者がその総括責任者であるときは、雇用契約書の写しその他申請者のその総括責任者に対する使用関係を証する書類
　⑤ 総括責任者が基準に該当する者(法第23条の34第1項)であることを証する書類

第6章　再生医療等製品の製造販売業及び製造業(第23条の20―第23条の42)

■第23条の20第4項■

　第一項の許可は、三年を下らない政令で定める期間ごとにその更新を受けなければ、その期間の経過によつて、その効力を失う。

**趣旨**

　本規定は、製造販売業の許可を更新制としたものである。【法第4条第4項参照】

**解説**

1　「政令で定める期間」は、5年である。〈令第43条の2〉
2　更新の申請は、申請者の住所地の都道府県知事を経由して行わなければならない。〈法第23条の41第1項〉
3　更新の申請書には、申請に係る許可の許可証を添えなければならない。〈則第137条の6第2項〉
4　本規定により製造販売業の許可の効力が失われたときは、製造販売の承認の取消事由に該当する。〈法第74条の2第3項第1号〉


## 第二十三条の二十一（許可の基準）

（平二五法八四・追加、令元法六三・一部改正）

■第23条の21第1項■

　次の各号のいずれかに該当するときは、前条第一項の許可を与えないことができる。
一　申請に係る再生医療等製品の品質管理の方法が、厚生労働省令で定める基準に適合しないとき。
二　申請に係る再生医療等製品の製造販売後安全管理の方法が、厚生労働省令で定める基準に適合しないとき。

**趣旨**

　本規定は、再生医療等製品の製造販売業の不許可の基準を明示したものである。【法第5条、第12条の2第1項参照】

**解説**

＜第1号＞
1　本号は、品質管理の方法が基準に適合していることを求めたものである。
2　「厚生労働省令で定める基準」は、GQPにより定められている。

＜第2号＞
3　本号は、製造販売後安全管理の方法が基準に適合していることを求めたものである。
4　「厚生労働省令で定める基準」は、GVPにより定められている。

■第23条の21第2項■

第五条(第三号に係る部分に限る。)の規定は、前条第一項の許可について準用する。

### 趣旨

本規定は、製造販売業の許可の申請者の欠格事由を明示したものである。【法第5条、第12条の2第2項参照】

### 解説

1　本規定は、令和元年の法改正により、改正前の法第23条の21第3号の内容を引き継いで新設したものである。

2　本規定において準用する法第5条第3号への「厚生労働省令で定める者」とは、精神の機能の障害により製造販売業者の業務を適正に行うにあたって必要な認知、判断及び意思疎通を適切に行うことができない者である。〈則第137条の7の2〉

## 第二十三条の二十二（製造業の許可）

（平二五法八四・追加、令元法六三・一部改正）

■第23条の22第1項■

再生医療等製品の製造業の許可を受けた者でなければ、業として、再生医療等製品の製造をしてはならない。

### 趣旨

本規定は、許可がない限り、業として再生医療等製品を製造することは禁止される旨を定めたものである。【法第13条第1項参照】

### 解説

1　再生医療等製品の製造業の許可制度は、再生医療等に用いる細胞加工の業務について、医師の責任での下でなくても、企業が行うことを可能としたものである。これにより、専門的な人員確保や設備の整備など、細胞加工に係る医療機関の負担軽減につながり、また、細胞加工に関連する産業の活性化及び育成に資するものと考えられる。

2　再生医療等製品の承認を受けるためには、その承認申請品目を製造する製造所が区分に応じた製造業の許可を受けている必要がある。〈法第23条の25第2項第2号〉

3　製造業の許可の申請は、製造所の所在地の都道府県知事を経由して行わなければならない。〈法第23条の41第2項〉

4　厚生労働大臣は台帳を備え、次に掲げる事項を記載する。〈令第43条の14、則第137条の15〉

① 許可番号及び許可年月日

## 第6章 再生医療等製品の製造販売業及び製造業（第23条の20―第23条の42）

② 許可の区分
③ 製造業者の氏名及び住所
④ 製造所の名称及び所在地
⑤ 当該製造所の製造管理者の氏名及び住所
⑥ 当該製造業者が他の製造業の許可もしくは登録又は特定細胞加工物の製造の許可（再生医療法第35条第1項）を受けている場合にあっては、当該製造業の許可の区分及び許可番号もしくは登録番号又は当該特定細胞加工物の製造の許可番号

5 本規定に違反して製造された再生医療等製品は、販売し、授与し、又は販売・授与の目的で貯蔵し、陳列してはならない。〈法第65条の4〉

6 本規定に違反した者は、1年以下の懲役もしくは100万円以下の罰金に処し、又はこれを併科する。〈法第86条第1項第8号〉

また、いわゆる両罰規定の対象となっており、この行為者を使用する法人又は人には100万円以下の罰金刑が科される。〈法第90条第2号〉

■第23条の22第2項■

前項の許可は、厚生労働省令で定める区分に従い、厚生労働大臣が製造所ごとに与える。

### 趣旨

本規定は、製造業の許可は、許可区分に従い、厚生労働大臣が製造所ごとに与える旨を定めたものである。【法第13条第2項参照】

### 解説

1 「厚生労働省令で定める区分」は、次のとおりである。〈則第137条の8〉
  ① 再生医療等製品の製造工程の全部又は一部を行うもの（②を除く）
  ② 再生医療等製品の製造工程のうち包装、表示又は保管のみを行うもの
⇒ 上記②の区分の製造所は、包装等区分製造所と呼ばれる。

2 包装等区分製造所のうち、専ら同一製造業者等の再生医療等製品に係る製品等又は資材の保管のみを行う製造所における品質管理に係る業務については、業務に支障がない場合に限り、当該製品の製造等を行う同一製造業者等の他の製造所の品質部門が実施することでも差し支えない。〈H26/10/9 薬食監麻発1009第1号〉

■第23条の22第3項■

> 　第一項の許可を受けようとする者は、厚生労働省令で定めるところにより、次の各号に掲げる事項を記載した申請書を厚生労働大臣に提出しなければならない。
> 一　氏名又は名称及び住所並びに法人にあつては、その代表者の氏名
> 二　その製造所の構造設備の概要
> 三　法人にあつては、薬事に関する業務に責任を有する役員の氏名
> 四　第二十三条の三十四第六項に規定する再生医療等製品製造管理者の氏名
> 五　第六項において準用する第五条第三号イからトまでに該当しない旨その他厚生労働省令で定める事項

**趣旨**

　本規定は、製造業の許可の申請書の記載事項を明示したものである。【法第4条第2項、第12条第2項参照】

**解説**

1　本規定は、令和元年の法改正により新設されたものである。
2　許可の申請書には、次に掲げる書類を添えなければならない。〈則第137条の9第3項本文〉
　① 申請者が法人であるときは、登記事項証明書
　② 申請者以外の者がその製造管理者であるときは、雇用契約書の写しその他申請者のその製造管理者に対する使用関係を証する書類
　③ 製造管理者が承認(法第23条の34第5項)を受けた者であることを証する書類
　④ 製造所の構造設備に関する書類
　⑤ 製造しようとする品目の一覧表及び製造工程に関する書類
　⑥ 申請者が他の製造業の許可もしくは登録又は特定細胞加工物の製造の許可(再生医療法第35条第1項)を受けている場合にあっては、当該製造業の許可証もしくは登録証又は当該特定細胞加工物の製造の許可証の写し
⇒　上記の許可申請書の添付資料について、次のように示されている。〈H26/10/9 薬食監麻発1009第1号〉
　(1) 上記④の「製造所の構造設備に関する書類」は、製造所の平面図等、許可(認定)調査の事前資料として有用なものであること
　(2) 上記⑤の「製造しようとする品目の一覧表」は、許可(認定)申請時に判明している範囲で記載すること
　(3) 上記⑤の「製造工程に関する書類」は、製造しようとする製品のどの工程に関するものであるかが分かる内容のものであること

<第5号>

3　「厚生労働省令で定める事項」は、次のとおりである。〈則第137条の9第2項〉
　① 製造所の名称及び所在地
　② 製造管理者の住所及び資格

## 第6章 再生医療等製品の製造販売業及び製造業(第23条の20—第23条の42)

■**第２３条の２２第４項**■

第一項の許可は、三年を下らない政令で定める期間ごとにその更新を受けなければ、その期間の経過によつて、その効力を失う。

**趣旨**

本規定は、製造業の許可を更新制としたものである。【法第４条第４項参照】

**解説**

1 「政令で定める期間」は、５年である。〈令第43条の9〉
2 更新の申請は、製造所の所在地の都道府県知事を経由して行わなければならない。〈法第23条の41第2項〉
3 更新の申請書には、申請に係る許可の許可証を添えなければならない。〈則第137条の13第2項〉


■**第２３条の２２第５項**■

その製造所の構造設備が、厚生労働省令で定める基準に適合しないときは、第一項の許可を与えないことができる。

**趣旨**

本規定は、製造業の不許可の基準を明示したものである。【法第５条参照】

**解説**

1 製造所の構造設備が基準に適合していることを求めたものである。
2 再生医療等製品の製造所では、「厚生労働省令で定める基準」として、次のとおり定められている。〈構造設備基準第14条〉
① 当該製造所の製品を製造するのに必要な設備及び器具を備えていること
② 製品等及び資材の混同及び汚染を防止し、円滑かつ適切な作業を行うのに支障のないよう配置されており、かつ、清掃及び保守が容易なものであること
③ 手洗設備及び更衣を行う場所その他必要な衛生設備を有すること
④ 原料の受入れ、製品の保管等を行う区域は、製品の製造を行う他の区域から区分されていること
⑤ 原料の受入れ、製品の保管等を行う区域は、これらを行うために必要な構造及び設備を有すること
⑥ 作業所は、次に定めるところに適合するものであること
　㈠ 照明及び換気が適切であり、かつ、清潔であること
　㈡ 常時居住する場所及び不潔な場所から明確に区別されていること

㈢ 作業を行うのに支障のない面積を有すること
㈣ 防じん、防虫及び防そのための構造又は設備を有すること
㈤ 廃水及び廃棄物の処理に要する設備又は器具を備えていること
㈥ 製品等により有毒ガスを取り扱う場合には、その処理に要する設備を有すること

⑦ 作業所のうち、作業室は、次に定めるところに適合するものであること
㈠ 屋外に直接面する出入口(非常口を除く)がないこと。ただし、屋外からの汚染を防止するのに必要な構造及び設備を有している場合においては、この限りでない。
㈡ 出入口及び窓は、閉鎖することができるものであること
㈢ 室内の排水設備は、作業室の汚染を防止するために必要な構造であること
㈣ 作業室の天井は、ごみの落ちるおそれのないような構造であること
㈤ 室内のパイプ、ダクト等の設備は、表面にごみがたまらないような構造であること。ただし、清掃が容易である場合においてはこの限りでない。

⑧ 作業所のうち作業室又は作業管理区域は、温度及び湿度(湿度については、その維持管理が必要である場合に限る)を維持管理できる構造及び設備を有すること

⑨ 作業所のうち、清浄度管理区域及び無菌操作等区域は、次に定めるところに適合するものであること
※「清浄度管理区域」とは、作業所のうち、製品等(無菌操作により取り扱う必要のあるものを除く)の調製作業を行う場所及び滅菌される前の容器等が作業所内の空気に触れる場所のこと
※「無菌操作等区域」とは、作業所のうち、無菌操作により取り扱う必要のある製品等の調製作業を行う場所、滅菌された容器等が作業所内の空気に触れる場所及び無菌試験等の無菌操作を行う場所のこと

㈠ 天井、壁及び床の表面は、なめらかでひび割れがなく、かつ、じんあいを発生しないものであること。また、清掃が容易で、消毒液等による噴霧洗浄に耐えるものであること
㈡ 設備及び器具は、滅菌又は消毒が可能なものであること
㈢ 排水設備は、有害な廃水による汚染を防止するために適切な構造のものであること
㈣ 清浄度管理区域には、排水口を設置しないこと。ただし、やむを得ないと認められる場合には、作業室の汚染を防止するために必要な構造であること
㈤ 無菌操作等区域は、次に定めるところに適合するものであること
・排水口を設置しないこと
・流しを設置しないこと

⑩ 作業所のうち、動物又は微生物を用いる試験を行う区域及び製品の製造に必要のない動物組織又は微生物を取り扱う区域は、当該製品の製造を行う他の区域から明確に区別されており、かつ、空気処理システムが別系統にされていること

⑪ 作業所のうち、無菌操作を行う区域は、フィルターにより処理された清浄な空気を供し、かつ、適切な差圧管理を行うために必要な構造及び設備を有すること

⑫ 作業所のうち、病原性を持つ微生物等を取り扱う区域は、適切な陰圧管理を行うために必要な構造及び設備を有すること

⑬ 無菌操作等区域で使用した器具の洗浄、消毒及び滅菌のための設備並びに廃液等の

## 第6章　再生医療等製品の製造販売業及び製造業（第23条の20—第23条の42）

処理のための設備を有すること
⑭ 空気処理システムは、微生物等による製品等の汚染を防止するために適切な構造のものであること
⑮ 配管、バルブ及びベント・フイルターは、使用の目的に応じ、容易に清掃又は滅菌ができる構造のものであること
⑯ 使用動物を管理する施設は、次に定めるところに適合するものであること
　㈠ 使用動物を検査するための区域は、他の区域から隔離されていること
　㈡ 害虫の侵入のおそれのない飼料の貯蔵設備を有していること
　㈢ 製造に使用する動物の飼育室と試験検査に使用する動物の飼育室をそれぞれ有していること
　㈣ 使用動物の飼育室は、他の区域と空気処理システムが別系統にされていること。ただし、野外での飼育が適当と認められる動物については、この限りでない。
　㈤ 使用動物に抗原等を接種する場合には、接種室を有していること。この場合、接種室は動物の剖検室と分離されていること
⑰ 製品等及び資材を区分して、衛生的かつ安全に貯蔵するために必要な設備を有すること
⑱ 貯蔵設備は、恒温装置、温度計その他必要な計器を備えたものであること
⑲ 次に掲げる試験検査の設備及び器具を備えていること。ただし、当該再生医療等製品製造業者等の他の試験検査設備又は他の試験検査機関を利用して自己の責任において当該試験検査を行う場合であって、支障がないと認められるときは、この限りでない。
　㈠ 密封状態検査を行う必要がある場合には、密封状態検査の設備及び器具
　㈡ 異物検査の設備及び器具
　㈢ 製品等及び資材の理化学試験の設備及び器具
　㈣ 無菌試験の設備及び器具
　㈤ 発熱性物質試験を行う必要がある場合には、発熱性物質試験の設備及び器具
　㈥ 生物学的試験を行う必要がある場合には、生物学的試験の設備及び器具

⇒　上記の構造設備の基準について、次のように示されている。〈H26/10/9 薬食監麻発1009第1号〉
(1) 上記①の「製造するのに必要な設備及び器具」については、当該製造所が製品（中間製品を除く）を製造する場合にはそれに必要な設備及び器具であり、中間製品を製造する場合にはそれに必要な設備及び器具であること
(2) 上記②の「円滑かつ適切な作業を行うのに支障のないよう配置されており、かつ、清掃及び保守が容易なもの」とは、以下をいう。
　・各作業室の配置は、作業中における外部からの汚染防止並びに他の製品等及び資材への交叉汚染防止に配慮されたものであること
　　※「作業室」とは、作業所のうち作業を行う個々の部屋のこと
　・作業室内の設備及び器具の配置は、作業中における混同、手違いを防止し、清掃及び保守が容易にできるように配慮されたものであること

- 構造設備は、製品等及び資材の汚染防止の見地から作業条件に応じて清掃及び保守が容易な内装建材を使用したものであり、かつ、作業条件に応じた広さを有するものであるであること。また、製造設備のうち製品が直接触れる部分は清掃及び保守が容易なものであり、かつ、汚染及び交叉汚染が生じないような材質が使用されているものとする。

(3) 上記③の「更衣を行う場所」とは、必ずしも更衣のための専用の室の設置を求めるものではないこと

(4) 上記④は、製品等及び資材の混同並びに汚染及び交叉汚染を防止することを目的として、原料の受入れ、加工処理、製品の保管等を行う区域につき、他の区域から区分することを要求している。

(5) 上記⑥㈠の「照明」は、採光も含め、その場所において行う作業の種類等に応じ当該作業に支障がないように必要な照度を確保できるようにしておくことを求めている。

(6) 上記⑦㈡は、出入口及び窓が、閉鎖することができるものであって、閉鎖した経路を通じた汚染を防止する上で必要な構造のものであることを求めている。例えば、窓に取り付ける換気扇は、溶媒、粉じん等に対する防護措置、屋外からの汚染防止措置等の必要な対策が採られたものであること

(7) 上記⑦㈤の「清掃が容易である場合」とは、日常の清掃の範囲内において十分な清掃が可能な構造の設備である場合をいう。例えば、パイプ、ダクト等が水平に設置されたものであっても、日常の清掃によって表面のごみを容易に除去することができ、ごみがたまらないような構造のものである場合は、「清掃が容易である場合」と解して差し支えない。

(8) 上記⑧の「維持管理できる構造及び設備」とは、再生医療等製品を製造するために一般的に必要な温度及び湿度の維持管理ができる構造及び設備を求めている。

(9) 上記⑨※の「調製作業」とは、秤量作業、調液作業、培養作業、精製作業、充填作業、閉塞作業等のうち、製品等が作業所内の空気に触れる作業のこと

(10) 上記⑨㈢の「有害な廃水」として、例えば、不活化前の病原性を持つ微生物等(BSL2以上)等を含む廃液その他人体や環境への影響がある廃水が挙げられる。

(11) 上記⑨㈢の「適切な構造」の排水設備として、例えば、排水トラップ、逆流(汚染された空気の逆流を含む)の防止装置等を備えた排水口が挙げられる。

(12) 上記⑨㈣の「作業室の汚染を防止するために必要な構造」とは、次の要件に適合するものであること
- 排水口(排水先が製造区域内に接続されていないものであること)は、清掃が容易なトラップ(消毒を行うことができる構造のものであること)及び排水の逆流を防止するための装置を有するものであること
- 床の溝は、浅く清掃が容易なものであること

(13) 上記⑨㈤について、既存の構造設備に既に排水口が設けられている場合は排水口を撤去すること。ただし、撤去が困難な場合においては、例外的に、製造作業中に密閉することができる構造とした上で汚染防止措置を採ることによって対応することとし

# 第6章 再生医療等製品の製造販売業及び製造業（第23条の20—第23条の42）

ても差し支えないが、そのための手順等についてあらかじめ衛生管理基準書等に規定しておくこと

(14) 上記⑫の「病原性を持つ微生物等を取り扱う区域」は、製造の目的で病原性を持つ微生物等を取り扱う区域のほか、病原性を持つ微生物等が混入しているおそれのある物を取り扱う区域であって封じ込めを行わなければ製品等の汚染又は交叉汚染のおそれがある場所も含む。

(15) 上記⑫の「適切な陰圧管理を行うために必要な構造及び設備」として、例えば、当該区域を、密閉式の建屋構造とし、周囲の前室、廊下等に対して陰圧（必ずしも外気に対して陰圧であることを要しない）の環境とすることが挙げられる。

(16) 上記⑬は、無菌操作等区域といった、作業所のうち感染性を持つ微生物等が取り扱われる区域を有している場合には、当該区域で使用された器具の洗浄、消毒及び滅菌のための設備並びに廃液等の処理のための設備を有するものとすることを求めている。

(17) 上記⑭は、無菌操作等区域の空気処理システムに限定して適用されるものではなく、その他の区域の空気処理システムについても微生物等による製品等の汚染を防止する上で必要な構造のものとすることを求めている。

(18) 上記⑭の「適切な構造のもの」とは、以下のような構造のものをいう。
- 病原性を持つ微生物等を取り扱う場合においては、当該微生物等の空気拡散を防止するために適切な構造のもの
- 病原性を持つ微生物等を取り扱う区域（試験検査において病原性を持つ微生物等を使用する区域を含む）から排出される空気を、高性能エアフィルターにより当該微生物等を除去した後に排出する構造のもの
- 病原性を持つ微生物等が漏出するおそれのある作業室から排出される空気を再循環させない構造のもの。ただし、②の構造により当該微生物等が十分除去されており、かつ、再循環させることがやむを得ないと認められるときには、この限りでない。
- 作業室ごとに別系統の専用のもの（製品、製造工程等の特性等により汚染及び交叉汚染がないとする合理的な根拠がある場合を除く）

(19) 上記⑯㈠は、新たに受け入れる使用動物について、万一それが感染している病原性を持つ微生物等により飼育中の使用動物等を通じて製品等が汚染され、又は交叉汚染されることのないよう、受入れ時の試験検査の結果が明らかになるまでの間、使用動物の飼育室その他の区域から隔離することを目的として規定されたものである。

(20) 上記⑰の「衛生的かつ安全に貯蔵するために必要な設備」として、例えば、保管棚等の設備のほか、倉庫が挙げられる。原則として、中廊下又は作業室の一区画をこの「設備」に充てることは認められない。ただし、中廊下又は作業室の一区画を一時的に使用する場合において、その他の製品等及び資材との混同並びに汚染及び交叉汚染の防止のために必要な措置が採られているときには、当該一区画を「設備」に充てることが例外的に認められる。

※「区画」とは、壁、間仕切り板等によって仕切られた一定の場所をいう。一方、「区分」とは、線引き、ついたて等により一定の場所や物を分けることをいう。区画や区分を具体的に

どのような形態によって実現すべきかについては、個々の事例においてその目的に応じて判断されるべきものである。

(21) 上記⑲は、当該製造所において実施する試験検査を行うにあたって支障がないと認められる場合には、専用の室の設置を求めるものではない。

(22) 上記⑲の「試験検査の設備及び器具」とは、製造販売承認に係る試験検査を実施する上で必要となる設備及び器具をいう。

⇒　上記の構造設備の基準のほか、製造する製品(中間製品を含む)に応じた構造設備については、GCTP により定められている。【法第 23 条の 25 第 2 項の解説 10 参照】

### ■第２３条の２２第６項■

第五条(第三号に係る部分に限る。)の規定は、第一項の許可について準用する。

#### 趣旨

　本規定は、製造業の許可の申請者の欠格事由を明示したものである。【法第 5 条、第 12 条の 2 第 2 項参照】

#### 解説

1　本規定は、令和元年の法改正により、改正前の法第 23 条の 22 第 4 項第 2 号の内容を引き継いで新設したものである。

2　本規定において準用する法第 5 条第 3 号への「厚生労働省令で定める者」は、精神の機能の障害により製造業者の業務を適正に行うにあたって必要な認知、判断及び意思疎通を適切に行うことができない者である。〈則第 137 条の 9 第 5 項〉

### ■第２３条の２２第７項■

　厚生労働大臣は、第一項の許可又は第四項の許可の更新の申請を受けたときは、第五項の厚生労働省令で定める基準に適合するかどうかについての書面による調査又は実地の調査を行うものとする。

#### 趣旨

　本規定は、厚生労働大臣は、製造業の許可又は許可更新の申請を受けたときは、製造所の構造設備調査を行う旨を定めたものである。【法第 13 条第 7 項参照】

## 第6章　再生医療等製品の製造販売業及び製造業(第23条の20―第23条の42)

■第23条の22第8項■

第一項の許可を受けた者は、当該製造所に係る許可の区分を変更し、又は追加しようとするときは、厚生労働大臣の許可を受けなければならない。

**趣旨**

本規定は、製造業の許可を受けた者に対し、許可区分の変更又は追加をしようとするときは、厚生労働大臣の許可を受けることを義務づけたものである。

**解説**

1　製造業の許可区分の変更又は追加の許可の申請は、製造所の所在地の都道府県知事を経由して行わなければならない。〈法第23条の41第2項〉
2　許可の申請書には、次に掲げる書類を添えなければならない。〈則第137条の14第2項本文〉
　① 許可証
　② 変更又は追加に係る製造品目の一覧表及び製造工程に関する書類
　③ 変更し、又は追加しようとする許可の区分に係る製造所の構造設備に関する書類
3　本規定に違反して製造された再生医療等製品は、販売し、授与し、又は販売・授与の目的で貯蔵し、陳列してはならない。〈法第65条の4〉
4　本規定に違反した者は、1年以下の懲役もしくは100万円以下の罰金に処し、又はこれを併科する。〈法第86条第1項第8号〉
　また、いわゆる両罰規定の対象となっており、この行為者を使用する法人又は人には100万円以下の罰金刑が科される。〈法第90条第2号〉


■第23条の22第9項■

前項の許可については、第一項から第七項までの規定を準用する。

**趣旨**

本規定は、製造業の許可区分の変更又は追加の許可については、製造業の許可に係る規定を準用して適用する旨を定めたものである。

## 第二十三条の二十三（機構による調査の実施）

(平二五法八四・追加、平二六法六九・令元法六三・一部改正)

■第23条の23第1項■

　厚生労働大臣は、機構に、再生医療等製品（専ら動物のために使用されることが目的とされているものを除く。以下この条において同じ。）のうち政令で定めるものに係る前条第一項若しくは第八項の許可又は同条第四項（同条第九項において準用する場合を含む。以下この条において同じ。）の許可の更新についての同条第七項（同条第九項において準用する場合を含む。）に規定する調査を行わせることができる。

**趣　旨**

　本規定は、厚生労働大臣は、再生医療等製品の製造所の構造設備調査を機構に行わせることができる旨を定めたものである。【法第13条の2第1項参照】

**解　説**

1　「政令で定めるもの」は、再生医療等製品（動物専用のものを除く）の全部である。〈令第43条の15〉

■第23条の23第2項■

　厚生労働大臣は、前項の規定により機構に調査を行わせるときは、当該調査を行わないものとする。この場合において、厚生労働大臣は、前条第一項若しくは第八項の許可又は同条第四項の許可の更新をするときは、機構が第四項の規定により通知する調査の結果を考慮しなければならない。

**趣　旨**

　本規定は、厚生労働大臣は、機構に構造設備調査を行わせるときは、重複して当該調査を行わないものとしたものである。また、製造業の許可の判断にあたっては、機構による調査の結果を考慮することを義務づけている。

第6章 再生医療等製品の製造販売業及び製造業(第23条の20—第23条の42)

■第23条の23第3項■

　厚生労働大臣が第一項の規定により機構に調査を行わせることとしたときは、同項の政令で定める再生医療等製品に係る前条第一項若しくは第八項の許可又は同条第四項の許可の更新の申請者は、機構が行う当該調査を受けなければならない。

**趣旨**

　本規定は、製造業の許可の申請者に対し、厚生労働大臣が機構に構造設備調査を行わせるときは、機構が行う当該調査を受けることを義務づけたものである。

■第23条の23第4項■

　機構は、前項の調査を行つたときは、遅滞なく、当該調査の結果を厚生労働省令で定めるところにより厚生労働大臣に通知しなければならない。

**趣旨**

　本規定は、機構に対し、構造設備調査を行ったときは、遅滞なく、当該調査の結果を厚生労働大臣に通知することを義務づけたものである。

■第23条の23第5項■

　機構が行う調査に係る処分(調査の結果を除く。)又はその不作為については、厚生労働大臣に対して、審査請求をすることができる。この場合において、厚生労働大臣は、行政不服審査法第二十五条第二項及び第三項、第四十六条第一項及び第二項、第四十七条並びに第四十九条第三項の規定の適用については、機構の上級行政庁とみなす。

**趣旨**

　本規定は、機構が行う構造設備調査に係る処分又はその不作為については、厚生労働大臣に対して審査請求をすることができる旨を定めたものである。【法第13条の2第5項参照】

## 第二十三条の二十四（再生医療等製品外国製造業者の認定）

（平二五法八四・追加、令元法六三・一部改正）

■第２３条の２４第１項■

> 外国において本邦に輸出される再生医療等製品を製造しようとする者（以下「再生医療等製品外国製造業者」という。）は、厚生労働大臣の認定を受けることができる。

### 趣旨

本規定は、再生医療等製品の外国製造業者は、厚生労働大臣の認定を受けることができる旨を定めたものである。【法第13条の3第1項参照】

### 解説

1　外国製造業者の認定の申請書には、次に掲げる書類を添えなければならない。〈則第137条の19第3項本文〉

① 製造所の責任者の履歴書
② 製造品目の一覧表及び製造工程に関する書類
③ 製造所の構造設備に関する書類
④ 当該外国製造業者が存する国が再生医療等製品の製造販売業の許可、製造業の許可、製造販売の承認の制度又はこれに相当する制度を有する場合においては、当該国の政府機関等が発行する当該制度に係る許可証等の写し

2　厚生労働大臣は台帳を備え、次に掲げる事項を記載する。〈令第43条の21、則第137条の15の準用〉

① 認定番号及び認定年月日
② 認定の区分
③ 外国製造業者の氏名及び住所
④ 製造所の名称及び所在地
⑤ 当該製造所の責任者の氏名及び住所
⑥ 当該外国製造業者が他の外国製造業者の認定又は登録を受けている場合にあっては、当該認定の区分及び認定番号又は登録番号

3　本規定の認定を受けていない製造所（外国にある製造所に限る）において製造された再生医療等製品は、販売し、授与し、又は販売・授与の目的で貯蔵し、陳列してはならない。〈法第65条の4〉

第6章　再生医療等製品の製造販売業及び製造業(第23条の20—第23条の42)

■第23条の24第2項■

　前項の認定は、厚生労働省令で定める区分に従い、製造所ごとに与える。

**趣旨**

　本規定は、外国製造業者の認定は、認定区分に従い、製造所ごとに与える旨を定めたものである。

**解説**

1　「厚生労働省令で定める区分」は、次のとおり定められている。〈則第137条の18〉
　① 再生医療等製品の製造工程の全部又は一部を行うもの(②を除く)
　② 再生医療等製品の製造工程のうち包装、表示又は保管のみを行うもの


■第23条の24第3項■

　第一項の認定については、第二十三条の二十二第三項(第一号、第二号及び第五号に係る部分に限る。)及び第四項から第九項まで並びに前条の規定を準用する。この場合において、第二十三条の二十二第三項から第八項までの規定中「許可」とあるのは「認定」と、同条第九項中「許可」とあるのは「認定」と、「第一項」とあるのは「第二項」と、前条第一項中「前条第一項若しくは第八項の許可又は同条第四項(同条第九項において準用する場合を含む。以下この条において同じ。)の許可の更新についての同条第七項(同条第九項」とあるのは「次条第一項若しくは同条第三項において準用する前条第八項の認定又は次条第三項において準用する前条第四項(次条第三項において準用する前条第九項において準用する場合を含む。以下この条において同じ。)の認定の更新についての次条第三項において準用する前条第七項(次条第三項において準用する前条第九項」と、同条第二項及び第三項中「前条第一項若しくは第八項の許可又は同条第四項の許可の更新」とあるのは「次条第一項若しくは同条第三項において準用する前条第八項の認定又は次条第三項において準用する前条第四項の認定の更新」と読み替えるものとする。

**趣旨**

　本規定は、外国製造業者の認定については、製造業の許可に係る規定を準用して適用する旨を定めたものである。

**解説**

1　外国製造業者の認定の有効期間は、5年である。〈令第43条の16〉

# 第二十三条の二十五（再生医療等製品の製造販売の承認）

（平二五法八四・追加、令元法六三・令四法四七・令五法三六・一部改正）

■第23条の25第1項■

再生医療等製品の製造販売をしようとする者は、品目ごとにその製造販売についての厚生労働大臣の承認を受けなければならない。

### 趣旨

本規定は、再生医療等製品の製造販売をしようとする者に対し、品目ごとに、厚生労働大臣の承認を受けることを義務づけたものである。【法第14条第1項参照】

### 解説

1　承認の申請書には、次に掲げる書類を添えなければならない。〈則第137条の21第2項本文〉
   ① 当該品目に係る製造販売業の許可証の写し
   ② 特例承認を申請しようとするときは、申請者が製造販売しようとする物が、その用途に関し、外国において販売等が認められている再生医療等製品であることを明らかにする書類その他必要な書類

2　厚生労働大臣は台帳を備え、次に掲げる事項を記載する。〈令第43条の22、則第137条の30〉
   ① 承認番号及び承認年月日
   ② 承認を受けた者の氏名及び住所
   ③ 承認を受けた者の製造販売業の許可の種類及び許可番号
   ④ 当該品目の製造所の名称及び所在地
   ⑤ 当該品目の製造所が受けている製造業者の許可の区分及び許可番号又は外国製造業者の認定の区分及び認定番号
   ⑥ 当該品目の名称
   ⑦ 当該品目の成分及び分量又は形状、構造及び原理
   ⑧ 当該品目の効能、効果又は使用目的
   ⑨ 当該品目の用法及び用量又は使用方法
   ⑩ 当該品目の規格及び試験方法

3　承認を受けた再生医療等製品について、正当な理由がなく、引き続く3年間製造販売をしていないときは、製造販売の承認の取消事由に該当する。〈法第74条の2第3項第8号〉

4　本規定に違反して製造販売をされた再生医療等製品は、販売し、授与し、又は販売・授与の目的で貯蔵し、陳列してはならない。〈法第65条の4〉

5　本規定の承認を受けた再生医療等製品であって、その性状、品質又は性能がその承認の内容と異なるものは、販売し、授与し、又は販売・授与の目的で製造し、輸入し、貯蔵し、陳列してはならない。〈法第65条の5第2号〉

6　本規定に違反した者は、3年以下の懲役もしくは300万円以下の罰金に処し、又はこ

れを併科する。〈法第84条第8号〉

また、いわゆる両罰規定の対象となっており、この行為者を使用する法人又は人も罰せられる。法人については1億円以下、人については300万円以下の罰金刑が科される。〈法第90条第1号〉

■**第23条の25第2項**■

次の各号のいずれかに該当するときは、前項の承認は、与えない。
一　申請者が、第二十三条の二十第一項の許可を受けていないとき。
二　申請に係る再生医療等製品を製造する製造所が、第二十三条の二十二第一項の許可（申請をした品目について製造ができる区分に係るものに限る。）又は前条第一項の認定（申請をした品目について製造ができる区分に係るものに限る。）を受けていないとき。
三　申請に係る再生医療等製品の名称、構成細胞、導入遺伝子、構造、用法、用量、使用方法、効能、効果、性能、副作用その他の品質、有効性及び安全性に関する事項の審査の結果、その物が次のイからハまでのいずれかに該当するとき。
　イ　申請に係る効能、効果又は性能を有すると認められないとき。
　ロ　申請に係る効能、効果又は性能に比して著しく有害な作用を有することにより、再生医療等製品として使用価値がないと認められるとき。
　ハ　イ又はロに掲げる場合のほか、再生医療等製品として不適当なものとして厚生労働省令で定める場合に該当するとき。
四　申請に係る再生医療等製品の製造所における製造管理又は品質管理の方法が、厚生労働省令で定める基準に適合していると認められないとき。

**趣旨**

本規定は、製造販売の承認拒否事由を明示したものである。【法第14条第2項参照】

**解説**

<第1号>
1　本号は、申請者が製造販売業の許可を受けていない場合を、承認拒否事由としたものである。

<第2号>
2　本号は、申請品目を製造する製造所が、その品目に応じた区分の製造業の許可又は外国製造業者の認定を受けていない場合を、承認拒否事由としたものである。

<第3号>
3　本号は、①申請どおりの効能、効果又は性能を有すると認められないとき、②その効能、効果又は性能に比べて、著しく有害な作用を有し、使用価値がないと認められるとき、③再生医療等製品として不適当なものとして厚生労働省令で定めるとき、のいずれかに該当する場合を、承認拒否事由としたものである。

4 再生医療等製品のうち生物由来の生きた細胞を原材料としているものについては、様々な種類の細胞が集まって一の組織として成り立っているため、これを構成する細胞を確認するため、「成分」「分量」ではなく、「構成細胞」「構造」を審査事項として例示している。

5 再生医療等製品のうち人又は動物の体内で発現する遺伝子を含有するものについては、「成分」「分量」ではなく、「導入遺伝子」「構造」を審査事項として例示している。

6 承認審査の際には、例えば、活性化リンパ球については用法、用量を、培養軟骨については使用方法をそれぞれ確認する必要があるため、「用法」「用量」「使用方法」を審査事項として例示している。

7 承認審査の際には、例えば、活性化リンパ球については効能、効果を、培養軟骨については効果、性能をそれぞれ確認する必要があるため、「効能」「効果」「性能」を審査事項として例示している。

<審査事項の比較>

|  | 医薬品・医薬部外品・化粧品 | 医療機器 | 体外診断用医薬品 | 再生医療等製品 |
|---|---|---|---|---|
| 名称 | ○ | ○ | ○ | ○ |
| 成分 | ○ | × | ○ | × |
| 分量 | ○ | × | ○ | × |
| 構成細胞 | × | × | × | ○ |
| 導入遺伝子 | × | × | × | ○ |
| 構造 | × | ○ | ○ | ○ |
| 用法 | ○ | × | × | ○ |
| 用量 | ○ | × | × | ○ |
| 使用方法 | × | ○ | ○ | ○ |
| 効能 | ○ | × | × | ○ |
| 効果 | ○ | ○ | × | ○ |
| 性能 | × | ○ | ○ | ○ |
| 副作用 | ○ | ○ | ○ | ○ |

8 本号ハの「厚生労働省令で定める場合」は、申請に係る再生医療等製品の性状又は品質が保健衛生上著しく不適当な場合である。〈則第137条の22〉

<第4号>

9 本号は、申請品目の製造所における製造管理又は品質管理の方法がGCTP基準に適合していない場合を、承認拒否事由としたものである。

10 「厚生労働省令で定める基準」は、「再生医療等製品の製造管理及び品質管理の基準に関する省令(平成26年厚生労働省令第93号)」(GCTP)により定められている。これは、品質部門は製造部門から独立していること、手順書を作成することなど、製造所の組織体制及び製造を適正に実施するための方法の基準となっている。

　※「GCTP」とは、Good Cell/Tissue Practice(Good Gene, Cellular and Tissue-based Products Practice)の略

第6章 再生医療等製品の製造販売業及び製造業(第23条の20―第23条の42)

■第23条の25第3項■

　第一項の承認を受けようとする者は、厚生労働省令で定めるところにより、申請書に臨床試験の試験成績に関する資料その他の資料を添付して申請しなければならない。この場合において、当該資料は、厚生労働省令で定める基準に従って収集され、かつ、作成されたものでなければならない。

### 趣 旨

　本規定は、製造販売の承認を受けようとする者に対し、申請書に臨床試験の試験成績に関する資料を添付することを義務づけたものである。なお、その添付資料は、申請資料の信頼性の基準に従って収集・作成されたものでなければならないとしている。【法第14条第3項参照】

### 解 説

1　申請書に添付すべき資料は、申請に係る再生医療等製品の構成細胞、導入遺伝子の種類、投与経路、構造、性能等に応じ、次に掲げる資料である。〈則第137条の23第1項〉
① 起原又は発見の経緯及び外国における使用状況等に関する資料
② 製造方法並びに規格及び試験方法等に関する資料
③ 安定性に関する資料
④ 効能、効果又は性能に関する資料
⑤ 体内動態に関する資料
⑥ 非臨床安全性に関する資料
⑦ 臨床試験等の試験成績に関する資料
⑧ リスク分析に関する資料
⑨ 注意事項等情報(法第68条の2第2項)に関する資料

⇒　特例承認を受けて製造販売しようとする再生医療等製品について、「①から⑥まで、⑧及び⑨」の資料を添付できないと厚生労働大臣が認めるときは、相当の期間その提出が猶予することができる。〈則第137条の24〉

2　再生医療等製品の承認申請書の添付資料について、次表のとおり示されている。
〈H26/8/12薬食発0812第30号〉

### ＜再生医療等製品：添付資料の項目と資料概要＞

| 添付資料の項目 | 資料の概要 |
| --- | --- |
| イ　起原又は発見の経緯及び外国における使用状況等に関する資料 | ①起原又は発見の経緯、②外国における使用状況、③類似する他の治療法との比較検討等 |
| ロ　製造方法並びに規格及び試験方法等に関する資料 | ①製品の構造、構成細胞、導入遺伝子、②使用する原料、材料又はそれらの原材料、③製造方法、④規格及び試験方法 |
| ハ　安定性に関する資料 | ①輸送、保存条件、有効期間の根拠 |
| ニ　効能、効果又は性能に関する資料 | ①効力又は性能を裏付ける試験 |

| | | |
|---|---|---|
| ホ | 製品の体内動態に関する資料 | ①生体内分布、②その他の体内動態 |
| ヘ | 非臨床安全性に関する資料 | ①一般毒性、②その他の安全性 |
| ト | 臨床試験等の試験成績に関する資料 | ①臨床試験等の試験成績 |
| チ | リスク分析に関する資料 | ①リスク対策計画、②製造販売後使用成績調査計画、③実施予定の臨床試験計画 |
| リ | 注意事項等情報事項に関する資料 | ①添付文書案、②効能、効果又は性能、用法及び用量又は使用方法、使用上の注意(案)等及びその設定根拠 |

<再生医療等製品：申請時に必要な添付資料の項目>

| | イ | ロ | ハ | ニ | ホ | ヘ | ト | チ | リ |
|---|---|---|---|---|---|---|---|---|---|
| | ①②③ | ①②③④ | ① | ① | ①② | ①② | ① | ①②③ | ①② |
| [1-1] | ○○○ | ○○○○ | ○ | ○ | ○△ | ○○ | ○ | ○○△ | ○○ |
| [1-2] | ○○○ | △△△△ | △ | △ | △△ | △△ | ○ | ○○△ | ○○ |
| [2] | ○○○ | ×△△△ | △ | ○ | ○△ | △△ | ○ | ○○△ | ○○ |
| [3] | ○○○ | ×××× | × | ○ | ×× | ×× | ○ | ○○△ | ○○ |
| [4] | ○○○ | ○○○○ | ○ | ○ | ○△ | ○△ | ○ | ○○△ | ○○ |
| [5] | ○○○ | ×××× | △ | △ | △× | ×× | △ | ○○△ | ○○ |
| [6] | ○○○ | ×○○○ | ○ | △ | ×× | ×× | × | ○○△ | ○○ |
| [7] | ○○○ | ○○○○ | ○ | △ | △△ | △△ | △ | △△△ | ○○ |

(注1) 原則として、○：添付　×：添付不要　△：個々に判断

(注2) コンビネーション製品の場合、製品に含まれる構成体によっては、その構成体の特性に応じて別途追加の資料が必要になる場合もある。

[1-1] 新再生医療等製品

[1-2] 条件及び期限付き承認を受けて期限内に改めて行う新再生医療等製品

[2] 新用法・使用方法再生医療等製品

※「新用法・使用方法再生医療等製品」とは、既承認再生医療等製品と構造、構成細胞及び導入遺伝子は同一であるが、用法(皮下注射、静脈内投与等の投与経路)又は使用方法(移植部位、移植手法等)が異なる新再生医療等製品をいう。

[3] 新効能再生医療等製品

※「新効能再生医療等製品」とは、既承認再生医療等製品と構造、構成細胞及び導入遺伝子は同一であるが、効能、効果又は性能が異なる新再生医療等製品をいう。

[4] 新構造再生医療等製品

※「新構造再生医療等製品」とは、既承認再生医療等製品と構成細胞、導入遺伝子及び効能、効果又は性能は同一であるが、副成分(スキャフォールド等の非細胞・非遺伝子成分)の変更により構造(製品としての物理的特徴)が異なる新再生医療等製品をいう。

[5] 新用量再生医療等製品

※「新用量再生医療等製品」とは、既承認再生医療等製品と構造、構成細胞、導入遺伝子、効能、効果又は性能及び用法又は使用方法は同一であるが、用量が異なる新再生医療等製品をいう。

[6] 規格追加に係る再生医療等製品

※「規格追加に係る再生医療等製品」とは、既承認再生医療等製品と構造、構成細胞、導入遺伝子、用法、用量又は使用方法及び効能、効果又は性能は同一であるが、包装単位の規格や

## 第6章　再生医療等製品の製造販売業及び製造業(第23条の20—第23条の42)

　　　　含量が異なるその他再生医療等製品をいう。
　　[7] その他の再生医療等製品
　　　　※「その他再生医療等製品」とは、再審査期間を終了した再生医療等製品をいう。
**3**　承認申請書の添付資料について、当該申請に係る事項が医学薬学上公知であると認められる場合その他資料の添付を必要としない合理的理由がある場合においては、その資料を添付することを要しない。ただし、新再生医療等製品とその構成細胞、導入遺伝子、用法、用量、使用方法、効能、効果及び性能が同一性を有すると認められる再生医療等製品の再審査期間中は、当該新再生医療等製品の承認申請において資料を添付することを要しないとされたもの以外は、医学薬学上公知であると認められない。〈則第137条の23第2項〉
**4**　承認申請書の添付資料を作成するために必要とされる試験は、試験成績の信頼性を確保するために必要な施設、機器、職員等を有し、かつ、適正に運営管理されていると認められる試験施設等において実施されなければならない。〈則第137条の23第3項〉
⇒　申請者は、申請品目がその申請に係る品質、有効性又は安全性を有することを疑わせる資料については、当該資料を作成するために必要とされる試験が、上記の「試験施設等」において実施されたものでない場合であっても、これを提出しなければならない。〈則第137条の23第4項〉
**5**　承認審査につき必要と認めて当該再生医療等製品の見本品その他の資料の提出を求めたときは、申請者は、当該資料を提出しなければならない。〈則第137条の23第5項〉
**6**　申請書又は添付資料のうちに虚偽の記載があり、又は重要な事実の記載が欠けていることが判明したときは、製造販売の承認の取消事由に該当する。〈法第74条の2第3項第2号〉

<後段>
**7**　「当該資料」は、GLP、GCP及びGPSPに定めるもののほか、次に掲げるところにより、収集され、かつ、作成されたものでなければならない。〈則第137条の25〉
　① 当該資料は、これを作成することを目的として行われた調査又は試験において得られた結果に基づき正確に作成されたものであること
　② ①の調査又は試験において、申請に係る再生医療等製品についてその申請に係る品質、有効性又は安全性を有することを疑わせる調査結果、試験成績等が得られた場合には、当該調査結果、試験成績等についても検討及び評価が行われ、その結果が当該資料に記載されていること
　③ 当該資料の根拠になった資料は、製造販売の承認(条件及び期限付承認又は条件及び期限を付した緊急承認を除く)を与える又は与えない旨の処分の日まで保存されていること。ただし、資料の性質上その保存が著しく困難であると認められるものにあっては、この限りではない。

■第23条の25第4項■

> 第一項の承認の申請に係る再生医療等製品が、第八十条の六第一項に規定する原薬等登録原簿に収められている原薬等を原料又は材料として製造されるものであるときは、第一項の承認を受けようとする者は、厚生労働省令で定めるところにより、当該原薬等が同条第一項に規定する原薬等登録原簿に登録されていることを証する書面をもつて前項の規定により添付するものとされた資料の一部に代えることができる。

**趣旨**

本規定は、原薬等登録原簿に収められている原薬等を原料又は材料とする品目である場合は、その原薬等が原薬等登録原簿に登録されていることを証する書面をもって、添付資料の一部に代えることができる旨を定めたものである。【法第14条第4項参照】

**解説**

1　承認の申請をしようとする者は、当該原薬の登録証の写し及び原薬等登録業者との契約書その他の当該原薬等を申請に係る品目に使用することを証する書類をもって、①製造方法並びに規格及び試験方法等に関する資料、②安定性に関する資料、③効能、効果又は性能に関する資料の一部に代えることができる。〈則第137条の26〉


■第23条の25第5項■

> 第二項第三号の規定による審査においては、当該品目に係る申請内容及び第三項前段に規定する資料に基づき、当該品目の品質、有効性及び安全性に関する調査(既にこの条又は第二十三条の三十七の承認(第二十三条の二十六第一項又は第二十三条の二十六の二第一項(これらの規定を第二十三条の三十七第五項において準用する場合を含む。)の規定により条件及び期限を付したものを除く。第十項において同じ。)を与えられている品目との構成細胞、導入遺伝子、構造、用法、用量、使用方法、効能、効果、性能等の同一性に関する調査を含む。)を行うものとする。この場合において、あらかじめ、当該品目に係る資料が第三項後段の規定に適合するかどうかについての書面による調査又は実地の調査を行うものとする。

**趣旨**

本規定は、承認審査においては、その申請内容及び添付資料に基づき、品質、有効性及び安全性に関する調査を行うとともに、あらかじめ、その添付資料の信頼性調査を行う旨を定めたものである。【法第14条第6項参照】

**解説**

1　「(第二十三条の二十六第一項又は第二十三条の二十六の二第一項(これらの規定を第二十三条の三十七第五項において準用する場合を含む。)の規定により条件及び期限を付

## 第6章 再生医療等製品の製造販売業及び製造業（第23条の20—第23条の42）

したものを除く。第十項において同じ。）」とあるが、これは、令和4年の法改正により追加された文言で、条件及び期限付承認又は条件及び期限を付した緊急承認を与えられている再生医療等製品は、先発品の扱いにならない旨を明らかにしたものである。

■**第23条の25第6項**■

> 第一項の承認を受けようとする者又は同項の承認を受けた者は、その承認に係る再生医療等製品の製造所における製造管理又は品質管理の方法が第二項第四号に規定する厚生労働省令で定める基準に適合しているかどうかについて、当該承認を受けようとするとき、及び当該承認の取得後三年を下らない政令で定める期間を経過するごとに、厚生労働大臣の書面による調査又は実地の調査を受けなければならない。

**趣旨**

本規定は、製造販売の承認を受けようとする者に対し、申請品目のGCTP調査を受けることを義務づけたものである。また、承認を受けた者に対し、承認後5年ごとに当該調査を受けることを義務づけている。

**解説**

1 「政令で定める期間」は、5年である。〈令第43条の23〉

2 「書面による調査又は実地の調査」とは、製造所の製造管理又は品質管理の方法がGCTPに適合しているかどうかについて、品目ごとに行われる調査のこと。GCTP調査と呼ばれる。

3 GCTP調査の申請書には、次に掲げる書類を添えなければならない。〈則第137条の31第2項〉
① 当該調査に係る品目の製造管理及び品質管理に関する資料
② 当該調査に係る製造所の製造管理及び品質管理に関する資料

4 都道府県知事が行った製造販売業許可に係る再生医療等製品のGCTP調査である場合、当該調査を行った者は、遅滞なく、その結果を当該都道府県知事に通知しなければならない。〈令第43条の25〉

5 厚生労働大臣は台帳を備え、次に掲げる事項を記載する。〈令第43条の26第1項、則第137条の33〉
① 調査結果及び結果通知年月日
② 当該品目の名称
③ 当該品目に係る製造販売の承認を受けようとする者又は承認を受けた者の氏名及び住所
④ 承認番号及び承認年月日（③の者が既に当該品目に係る製造販売の承認を受けている場合に限る）
⑤ 製造所の名称及び所在地

⑥ 製造業者又は外国製造業者の氏名及び住所
⑦ ⑥の製造業者が受けている製造業の許可番号及び許可年月日又は外国製造業者の認定番号及び認定年月日

**6** 本規定に違反したときは、製造販売の承認の取消事由に該当する。〈法第74条の2第3項第3号〉

■第23条の25第7項■

> 第一項の承認を受けた者は、その承認に係る再生医療等製品を製造する製造所が、当該承認に係る品目の製造工程と同一の製造工程の区分(再生医療等製品の品質、有効性及び安全性の確保の観点から厚生労働省令で定める区分をいう。)に属する製造工程について次条において準用する第十四条の二第三項の基準確認証の交付を受けているときは、当該製造工程に係る当該製造所における前項の調査を受けることを要しない。

**趣旨**

本規定は、再生医療等製品の製造所が、当該承認に係る品目の製造工程と同一の製造工程の区分に属する製造工程について基準確認証の交付を受けているときは、GCTP調査が免除される旨を定めたものである。【法第14条第8項参照】

**解説**

**1** GCTP調査の国際的な整合性を考慮した見直しを図るため、令和元年の法改正により本規定が新設された。

**2** 「厚生労働省令で定める区分」は、製造工程区分と呼ばれる。

製造工程区分は、品目ごとに調査を行うべきものとして厚生労働大臣が指定する再生医療等製品及び新再生医療等製品(定期的に行われるGCTP調査のうち製造販売の承認の取得後初めて行われる調査を受けたものを除く)に係るものを除き、次に掲げる区分とする。〈R3/1/29厚生労働省令第18号〉
① 再生医療等製品の製造工程の全部又は一部を行うもの(②を除く)
② 再生医療等製品の製造工程のうち包装、表示又は保管のみを行うもの

第6章　再生医療等製品の製造販売業及び製造業(第 23 条の 20—第 23 条の 42)

■第23条の25第8項■

　前項の規定にかかわらず、厚生労働大臣は、第一項の承認に係る再生医療等製品の特性その他を勘案して必要があると認めるときは、当該再生医療等製品の製造所における製造管理又は品質管理の方法が第二項第四号に規定する厚生労働省令で定める基準に適合しているかどうかについて、書面による調査又は実地の調査を行うことができる。この場合において、第一項の承認を受けた者は、当該調査を受けなければならない。

### 趣旨

　本規定は、基準確認証の交付を受けていてGCTP調査の免除要件を満たしている場合であっても、厚生労働大臣は必要があると認めるときは、GCTP調査を行うことができる旨を定めたものである。この場合において、承認を受けた者はGCTP調査を受けなければならないとしている。

### 解説

1　本規定は、令和元年の法改正により、基準確認証の交付制度(法第 23 条の 25 第 7 項)が新しく設けられたことに伴って新設されたものである。


■第23条の25第9項■

　厚生労働大臣は、第一項の承認の申請に係る再生医療等製品が、希少疾病用再生医療等製品、先駆的再生医療等製品又は特定用途再生医療等製品その他の医療上特にその必要性が高いと認められるものであるときは、当該再生医療等製品についての第二項第三号の規定による審査又は第六項若しくは前項の規定による調査を、他の再生医療等製品の審査又は調査に優先して行うことができる。

### 趣旨

　本規定は、厚生労働大臣は、申請品目が希少疾病用再生医療等製品、先駆的再生医療等製品又は特定用途再生医療等製品であるときは、①品質、有効性及び安全性に関する審査、②GCTP調査を優先して行うことができる旨を定めたものである。

### 解説

1　従前、希少疾病用再生医療等製品その他の医療上特にその必要性が高いと認められるものが優先審査の対象となっていたが、令和元年の法改正より、先駆的再生医療等製品及び特定用途再生医療等製品が追加された。

■**第23条の25第10項**■

　厚生労働大臣は、第一項の承認の申請があった場合において、申請に係る再生医療等製品が、既にこの条又は第二十三条の三十七の承認を与えられている再生医療等製品と構成細胞、導入遺伝子、構造、用法、用量、使用方法、効能、効果、性能等が明らかに異なるときは、同項の承認について、あらかじめ、薬事審議会の意見を聴かなければならない。

**趣旨**

　本規定は、厚生労働大臣に対し、申請品目の構成細胞、導入遺伝子、構造、用法、用量、使用方法、効能、効果、性能等が、既存のものと明らかに異なるときは、あらかじめ、薬事審議会の意見を聴くことを義務づけたものである。

**解説**

1　「既にこの条又は第二十三条の三十七の承認」とあるが、条件及び期限付承認又は条件及び期限を付した緊急承認は除く。〈法第23条の25第5項〉
2　「明らかに異なるとき」とは、申請品目が、新再生医療等製品に相当するものである場合をいう。


■**第23条の25第11項**■

　第一項の承認を受けた者は、当該品目について承認された事項の一部を変更しようとするとき(当該変更が厚生労働省令で定める軽微な変更であるときを除く。)は、その変更について厚生労働大臣の承認を受けなければならない。この場合においては、第二項から第六項まで、第九項及び前項の規定を準用する。

**趣旨**

　本規定は、製造販売の承認を受けた者に対し、承認事項の一部を変更(一変)しようとするときは、一変承認を受けることを義務づけたものである。なお、一変承認については、承認に係る規定を準用して適用することとしている。【法第14条第15項参照】

**解説**

1　「厚生労働省令で定める軽微な変更」は、次の変更以外のものである。〈則第137条の28〉
　① 当該品目の本質、特性、性能及び安全性に影響を与える製造方法等の変更
　② 規格及び試験方法に掲げる事項の削除及び規格の変更
　③ 病原因子の不活化又は除去方法に関する変更
　④ 用法、用量もしくは使用方法又は効能、効果もしくは性能に関する追加、変更又は削除
　⑤ ①から④までの変更のほか、製品の品質、有効性及び安全性に影響を与えるおそれのあるもの

## 第6章　再生医療等製品の製造販売業及び製造業(第23条の20—第23条の42)

2　特例承認の一変を申請しようとするときは、その用途に関し、外国において販売等が認められている再生医療等製品であることを明らかにする書類その他必要な書類を申請書に添えなければならない。〈則第137条の27第2項〉

3　本規定に違反して製造販売をされた再生医療等製品は、販売し、授与し、又は販売・授与の目的で貯蔵し、陳列してはならない。〈法第65条の4〉

4　本規定の一変承認を受けた再生医療等製品であって、その性状、品質又は性能がその一変承認の内容と異なるものは、販売し、授与し、又は販売・授与の目的で製造し、輸入し、貯蔵し、陳列してはならない。〈法第65条の5第2号〉

5　本規定に違反した者は、3年以下の懲役もしくは300万円以下の罰金に処し、又はこれを併科する。〈法第84条第8号〉

　　また、いわゆる両罰規定の対象となっており、この行為者を使用する法人又は人も罰せられる。法人については1億円以下、人については300万円以下の罰金刑が科される。〈法第90条第1号〉

＜後段＞

6　再生医療等製品の一変承認を受けようとする者はGCTP調査を受けなければならないが(法第23条の25第6項の準用)、特例として、当該変更が当該品目の製造管理又は品質管理の方法に影響を与えないもの(厚生労働省令で定めるものに限る)であるときは、適用されない。〈令第43条の27第1項〉

⇒　製造管理又は品質管理の方法に影響を与える変更の場合は、承認に係る製造所のうち、当該変更に係る製造所のみについてGCTP調査を受ける。その他の製造所については承認後5年ごとのGCTP調査において変更管理状況の確認等を受けることになる。〈H26/10/9 薬食監麻発1009第1号〉

7　解説6の「厚生労働省令で定めるもの」は、当該品目の用法、用量、効能又は効果に関する追加、変更又は削除その他の当該品目の製造管理又は品質管理の方法に影響を与えない変更である。〈則第137条の34〉

⇒　上記の「用法、用量、効能又は効果に関する追加、変更又は削除その他の当該品目の製造管理又は品質管理の方法に影響を与えない変更」以外の変更、すなわち一変承認を受けようとする際においてGCTP調査を受けることが必要な変更とは、例えば、次のような場合をいう。〈H26/10/9 薬食監麻発1009第1号〉

① 製造場所の変更
② 重要工程の根本的な変更

■第23条の25第12項■

> 第一項の承認を受けた者は、前項の厚生労働省令で定める軽微な変更について、厚生労働省令で定めるところにより、厚生労働大臣にその旨を届け出なければならない。

**趣旨**

本規定は、製造販売の承認を受けた者に対し、承認事項の軽微な変更について厚生労働大臣に届出することを義務づけたものである。

**解説**

1 軽微な変更の届出は、軽微な変更をした後30日以内に行わなければならない。〈則第137条の29第2項〉

2 本規定に違反した者は、50万円以下の罰金に処する。〈法第87条第9号〉
 また、いわゆる両罰規定の対象となっており、この行為者を使用する法人又は人には50万円以下の罰金刑が科される。〈法第90条第2号〉


■第23条の25第13項■

> 第一項及び第十一項の承認の申請(政令で定めるものを除く。)は、機構を経由して行うものとする。

**趣旨**

本規定は、製造販売の承認及び一変承認の申請は、機構を経由して行う旨を定めたものである。

**解説**

1 「政令で定めるもの」は、動物専用の再生医療等製品についての承認の申請である。〈令第43条の28〉

## 第二十三条の二十五の二（基準確認証の交付等）

〈令元法六三・追加〉

> 第二十三条の二十二第一項の許可を受けようとする者若しくは同項の許可を受けた者又は第二十三条の二十四第一項の認定を受けようとする者若しくは同項の認定を受けた者については、第十四条の二の規定を準用する。この場合において、同条第一項中「は、その製造に係る医薬品、医薬部外品又は化粧品が前条第七項に規定する政令で定めるものであるときは、」とあるのは「は、」と、「同条第二項第四号」とあるのは「第二十三条の二十五第二項第四号」と、同条第三項中「前条第二項第四号」とあるのは「第二十三条の二十五第二項第四号」と、同条第五項第一号中「前条第二項第四号」とあるのは「第二十三条の二十五第二項第四号」と、「第五十六条(第六十条及び第六十二条において準用する場合を含む。次号において同じ。)」とあるのは「第六十五条の五」と、「若しくは第六十八条の二十に規定する生物由来製品に該当する」とあるのは「に該当する」と、同項第二号中「第十三条第五項」とあるのは「第二十三条の二十二第五項」と、「第五十六条」とあるのは「第六十五条の五」と、「若しくは第六十八条の二十に規定する生物由来製品に該当する」とあるのは「に該当する」と読み替えるものとする。

### 趣旨

本規定は、①製造業の許可を受けようとする者又は許可を受けた者、②外国製造業者の認定を受けようとする者又は認定を受けた者は、その製造所における当該再生医療等製品の製造管理又は品質管理の方法がGCTPに適合しているかどうかについて、製造工程の区分ごとに、厚生労働大臣に確認を求めることができる旨を定めたものである。【法第14条の2参照】

### 解説

1 本条は、令和元年の法改正により、基準確認証の交付制度(法第23条の25第7項)が新しく設けられたことに伴って新設されたものである。
2 GCTP区分調査の申請書には、次に掲げる書類を添えなければならない。〈則第137条の34の2第2項〉
① 当該調査に係る品目の製造管理及び品質管理に関する資料
② 当該調査に係る製造業者及び製造所における製造管理及び品質管理に関する資料
3 都道府県知事が行った製造販売業許可に係る再生医療等製品の GCTP 区分調査である場合、当該調査を行った者は、遅滞なく、その結果を当該都道府県知事に通知しなければならない。〈令第43条の29〉
4 製造販売の承認を受けた者は、当該再生医療等製品の製造業者に対し、GCTP区分調査に関し報告又は資料の提出を求めることができる。当該報告等を求められた者は、遅滞なく、これを報告し、又は提出しなければならない。〈則第137条の34の4〉
5 厚生労働大臣は台帳を備え、次に掲げる事項を記載する。〈令第43条の33第1項、則第137条の34の8〉

① 調査結果及び調査結果通知年月日
② 製造所の名称及び所在地
③ 製造業者の氏名及び住所
④ ③の製造業者が受けている製造業の許可番号及び許可年月日
⑤ 製造工程の区分(法第23の25条第7項)
⑥ 調査を行った区分に係る品目及び製造販売業者の数
⑦ 基準確認証を交付した場合にあっては、その番号

**6** 基準確認証の有効期間は、当該基準確認証の交付の日から起算して3年である。〈令第43条の30〉

## 第二十三条の二十六（条件及び期限付承認）

（平二五法八四・追加、令元法六三・令四法四七・令五法三六・一部改正）

■第23条の26第1項■

> 第二十三条の二十五第一項の承認の申請者が製造販売をしようとする物が、次の各号のいずれにも該当する再生医療等製品である場合には、厚生労働大臣は、同条第二項第三号イ及びロ並びに第十項の規定にかかわらず、薬事審議会の意見を聴いて、その適正な使用の確保のために必要な条件及び七年を超えない範囲内の期限を付してその品目に係る同条第一項の承認を与えることができる。
> 一　申請に係る再生医療等製品が均質でないこと。
> 二　申請に係る効能、効果又は性能を有すると推定されるものであること。
> 三　申請に係る効能、効果又は性能に比して著しく有害な作用を有することにより再生医療等製品として使用価値がないと推定されるものでないこと。

**趣　旨**

本規定は、製造販売しようとする再生医療等製品が、①均質でないこと、②申請どおりの効能、効果又は性能を有すると推定されるものであること、③効能、効果又は性能に比べて著しく有害な作用を有することにより使用価値がないと推定されるものでないこと、のいずれにも該当する場合には、厚生労働大臣は、条件及び期限付き承認を与えることができる旨を定めたものである。

**解　説**

**1** 再生医療等製品は、人又は動物の細胞を用いるものであることから、由来する細胞の個人差又は個体差を反映し、個々の品質が不均一なものとなる特性を有する。そのため、有効性を確認するためには、均一な製品に比べて治験段階でより多くの症例数が必要となり、これを確保するためには相当の時間を要することになる。

そこで、再生医療等製品については、医薬品の承認審査制度をそのまま適用して有効性及び安全性を承認前に入念に確認することは、開発期間と費用の観点からみて極めて

## 第6章　再生医療等製品の製造販売業及び製造業（第23条の20—第23条の42）

難しいと考えられたため、平成25年の法改正により本規定が新設された。

条件及び期限付き承認制度においては、少数症例による治験データから安全性を確認し、有効性が推定された段階で、暫定的な承認として「条件及び期限付き承認」を与えることにより市販可能とし、患者のアクセスをより早く行えるようにしている。

この暫定的な承認の後、有効性及びさらなる安全性を検証し、期限内にあらためて承認を申請することとしており、その結果、「正規の承認」、あるいは「条件及び期限付き承認の失効」がなされることになる。

2　条件及び期限付き承認制度は、重篤で生命を脅かす疾患の治療等のため、再生医療等製品の安全かつ迅速な提供を確保するためのものである。このような趣旨を踏まえると、例えば、美容豊胸用の再生医療等製品について、条件及び期限付き承認制度を適用することはあまり適切とはいえない。

3　「必要な条件」として、例えば、一定の体制を有する医療機関に限って販売を認めるといったことが考えられる。再生医療等製品については、医師等の手技が確保されているかどうか、必要な設備が整備されているかどうかが重要になるためである。

4　「その品目に係る」とあるように、条件及び期限を一律に定めることはせず、品目ごとに条件及び期限が付されることになる。これは、適正な使用を確保するための手段が再生医療等製品ごとに異なることを考慮したものである。

5　厚生労働大臣は、条件及び期限付き承認を受けた者に条件に違反する行為があったときは、その条件に対する違反を是正するために必要な措置をとるべきことを命ずることができる。〈法第72条の4第2項〉

6　承認に付された条件に違反したときは、製造販売の承認の取消事由に該当する。〈法第74条の2第3項第6号〉

<通常の承認制度>

| 有効性と安全性の確認 | → | 承認 |
|---|---|---|

<条件及び期限付承認制度>

| 安全性の確認<br>有効性の推定 | → | 条件及び期限付き<br>承認 | → | 安全性の更なる確認<br>有効性の確認 | → | 承認 |
|---|---|---|---|---|---|---|

7　従前より、医薬品又は生物由来製品を適正に使用したにもかかわらず発生した副作用又は感染等による被害の迅速な救済を図るため、①許可医薬品の副作用被害救済制度、②許可生物由来製品を介した感染等被害救済制度が設けられていたが、平成25年の法改正により再生医療等製品に関する規定が新たに整備されたことに伴い、再生医療等製品による健康被害についても被害救済対象に加えられた。

再生医療等製品は、感染リスクを完全に否定できないという点では生物由来製品と共通しているため、感染等被害救済制度の対象となっている。他方、敗血症性ショック等の副作用やがん化のリスクが否定できないことから、副作用被害救済制度の対象にもなっている。なお、それぞれの症状は、感染等被害又は副作用被害のどちらかで整理でき

るものであるため、①と②が同時に適用されるケースは想定されていない。

＜第１号＞

8 本号は、品質に関するものである。由来細胞の個人差又は個体差があることを考慮し、「再生医療等製品が均質でないこと」を基準としている。

＜第２号＞

9 本号は、有効性に関するものである。少数の症例数で評価し、「効能、効果又は性能を有すると推定されるものであること」を基準としている。

＜第３号＞

10 本号は、安全性に関するものである。短期間で収集が可能なもの(例：急性期の副作用)で評価し、「効能、効果又は性能に比して著しく有害な作用を有することにより再生医療等製品として使用価値がないと推定されるものでないこと」を基準としている。

11 「使用価値がないと推定されるものでない」という表現について、次のように整理することができる。

① 再生医療等製品の安全性は、有効性と比較して著しく有害な作用を有するかどうかによって判断されるが、比較対象の有効性に関する基準(法第23条の26第1項第2号)が「推定されるものである」となっていることに合わせて、安全性に関するでは「推定されるものでない」としている。

② その上で、「使用価値がないと推定されるものでない」という二重否定を用いることにより、安全性の確認が要求されることを明確にしている。

■第２３条の２６第２項■

厚生労働大臣は、第五項の申請に係る第二十三条の二十五第二項第三号の規定による審査を適正に行うため特に必要があると認めるときは、薬事審議会の意見を聴いて、前項の期限を、三年を超えない範囲内において延長することができる。

趣旨

本規定は、厚生労働大臣は、期限内に行われる条件及び期限付き承認品目の承認審査を適正に行うため、その期限を延長することができる旨を定めたものである。

第6章 再生医療等製品の製造販売業及び製造業(第23条の20—第23条の42)

■第23条の26第3項■

　第一項の規定により条件及び期限を付した第二十三条の二十五第一項の承認を受けた者は、厚生労働省令で定めるところにより、当該再生医療等製品の使用の成績に関する調査その他厚生労働省令で定める調査を行い、その結果を厚生労働大臣に報告しなければならない。

**趣旨**

　本規定は、条件及び期限付き承認を受けた者に対し、当該再生医療等製品の使用成績調査等を行い、その結果を厚生労働大臣に報告することを義務づけたものである。

**解説**

1　条件及び期限付き承認を受けた再生医療等製品の使用成績調査及び結果の報告について、次のとおり定められている。〈則第137条の35〉
　① 条件及び期限付き承認を受けた再生医療等製品につき当該承認を受けた者が行う用成績調査等は、当該期限(延長が行われたときは、その延長後の期限)までの期間、当該再生医療等製品の不具合等その他の使用の成績等について行う。
　② 厚生労働大臣に対する報告は、次に掲げる事項について行う。
　　㈠ 当該再生医療等製品の名称
　　㈡ 承認番号及び承認年月日
　　㈢ 調査期間及び調査症例数
　　㈣ 当該再生医療等製品の出荷数量
　　㈤ 調査結果の概要及び解析結果
　　㈥ 不具合等の種類別発現状況
　　㈦ 不具合等の発現症例一覧
　③ ②の報告は、当該調査に係る再生医療等製品の製造販売の承認の際に厚生労働大臣が指定した日から起算して1年(厚生労働大臣が指示する再生医療等製品にあっては、厚生労働大臣が指示する期間)以内ごとに、その期間の満了後2月以内に行わなければならない。

2　条件及び期限付承認を受けた再生医療等製品の使用成績等定期報告について、次のように示されている。〈R4/3/28薬生機審発0328第1号〉
　① 報告期限等について
　　　法23条の26第3項により調査し、報告しなければならない条件及び期限付承認を受けた再生医療等製品の報告期限等については、当該調査に係る再生医療等製品の製造販売の承認の際に厚生労働大臣が指定した日から起算して1年(厚生労働大臣が指示する再生医療等製品にあっては、厚生労働大臣が指示する期間)以内ごとに、その期間(調査単位期間)の満了日から2か月以内に行わなければならない。なお、「厚生労働大臣が指定した日」とは、原則として、以下のとおりとする。
　　　※「調査単位期間の満了日」を報告期限日という。

㈠ 国際誕生日(㈡を除く)
　※「国際誕生日」とは、我が国又は外国で初めて当該再生医療等製品の製造又は販売が認められた日をいう。
㈡ 国際誕生日が我が国における承認日以外の場合であり、それが我が国における承認日の6か月以上前の時は、その日から起算して6か月の整数倍を経過した日のうち、当該再生医療等製品が承認された日の直前の日。ただし、国際誕生日から起算して6か月の整数倍を経過した日が我が国で承認された日と同じ場合にあっては当該承認日。また、承認取得者の意向や運用上の効率性等を考慮して、適切な日を設定できるため、薬事審議会担当部会資料の持込み時期にあわせて、任意の様式により希望する指定日を申告すること。なお、我が国において初めて製造販売が認められた新再生医療等製品においては、国際誕生日をその月の月末とすることは可能である。
② 条件及び期限付承認後使用成績等定期報告の様式について
　条件及び期限付承認後使用成績等定期報告は、別紙様式1(略)により行うこと。なお、当該報告は、法第23条の26第5項の規定により改めて法第23条の25第1項の承認の申請をした後についても、引き続き、当該申請に対する処分がされるまでは行うこと
　※「条件及び期限付承認後使用成績等定期報告」とは、条件及び期限付承認を受けた再生医療等製品につき当該承認を受けた者が行う法第23条の26第3項の報告のこと
③ 条件及び期限付承認後使用成績等定期報告の提出について
㈠ 最新の添付文書を添付すること
㈡ 条件及び期限付承認後使用成績等定期報告は、機構理事長宛てとし、機構審査業務部業務第二課に直接持参するか又は郵送すること
㈢ 提出部数は、正本1部及び副本1部とすること。さらに、電子媒体を提出すること
④ 機構は、条件及び期限付承認後使用成績等定期報告を受けたときは、別紙様式8(略)により厚生労働省医薬・生活衛生局医療機器審査管理課長にその旨を通知すること

■第23条の26第4項■

　第一項の規定により条件及び期限を付した第二十三条の二十五第一項の承認を受けた者が同条第十一項の承認の申請をした場合における同項において準用する同条第二項の規定の適用については、同項第三号イ中「認められない」とあるのは「推定されない」と、同号ロ中「認められる」とあるのは「推定される」とする。

**趣　旨**

　本規定は、条件及び期限付き承認の一変については、一変承認の拒否事由に係る規定を準用して適用する旨を定めたものである。

**解　説**

1　次のいずれかに該当するときは、条件及び期限付き一変承認は、与えない。〈法第23条

## 第6章 再生医療等製品の製造販売業及び製造業(第23条の20—第23条の42)

の25第11項により準用する第2項の適用〉

① 申請者が、再生医療等製品の製造販売業の許可を受けていないとき
② 申請に係る再生医療等製品を製造する製造所が、製造業の許可(申請をした品目について製造ができる区分に係るものに限る)又は外国製造業者の認定(申請をした品目について製造ができる区分に係るものに限る)を受けていないとき
③ 申請に係る再生医療等製品の名称、構成細胞、導入遺伝子、構造、用法、用量、使用方法、効能、効果、性能、副作用その他の品質、有効性及び安全性に関する事項の審査の結果、その物が次のいずれかに該当するとき
　㈠ 申請に係る効能、効果又は性能を有すると推定されないとき
　㈡ 申請に係る効能、効果又は性能に比して著しく有害な作用を有することにより、再生医療等製品として使用価値がないと推定されるとき
　㈢ ㈠又は㈡に掲げる場合のほか、再生医療等製品として不適当な場合に該当するとき
④ 申請に係る再生医療等製品の製造所における製造管理又は品質管理の方法が基準に適合していると認められないとき

■第23条の26第5項■

> 第一項の規定により条件及び期限を付した第二十三条の二十五第一項の承認を受けた者は、その品目について、当該承認の期限(第二項の規定による延長が行われたときは、その延長後のもの)内に、改めて同条第一項の承認の申請をしなければならない。この場合における同条第三項の規定の適用については、同項中「臨床試験の試験成績に関する資料その他の」とあるのは、「その再生医療等製品の使用成績に関する資料その他の厚生労働省令で定める」とする。

**趣旨**

　本規定は、条件及び期限付き承認を受けた者に対し、その承認に付された期限内に改めて承認申請をすることを義務づけたものである。なお、その添付資料は、申請資料の信頼性の基準に従って収集・作成されたものでなければならないとしている。

**解説**

1　条件及び期限付き承認に付された期限内に、あらためて承認の申請をしようとする場合であって、当該品目の製造管理又は品質管理の方法に影響を与えないときは、承認申請に伴うGCTP調査を受けることを要しない。
　また、条件及び期限付き承認に付された期限内に、承認を取得した場合でも、条件及び期限付き承認後5年ごとのGCTP調査の実施時期には影響を与えない。〈H26/10/9 薬食監麻発1009第1号〉

■第23条の26第6項■

　前項の申請があつた場合において、同項に規定する期限内にその申請に対する処分がされないときは、第一項の規定により条件及び期限を付した第二十三条の二十五第一項の承認は、当該期限の到来後もその処分がされるまでの間は、なおその効力を有する。

### 趣旨

　本規定は、条件及び期限付き承認に付された期限内に承認の申請がなされた場合において、当該期限内に申請に対する処分がされないときは、当該期限の到来後もその処分がされるまでの間は、条件及び期限付き承認の効力が継続する旨を定めたものである。【法第14条の2の2第6項参照】


■第23条の26第7項■

　再生医療等製品を取り扱う医師その他の医療関係者(以下「再生医療等製品取扱医療関係者」という。)は、第三項に規定する調査又は第五項の規定により読み替えて適用される第二十三条の二十五第三項後段に規定する資料の収集に協力するよう努めなければならない。

### 趣旨

　本規定は、再生医療等製品を取り扱う医療関係者に対し、条件及び期限付き承認に付された期限内に行う承認申請に係る使用成績調査等又は承認申請書の添付資料の収集に協力するよう努めることを義務づけたものである。

### 解説

1　使用成績調査等又は承認申請書の添付資料の収集にあたっては、医師その他の医療関係者の全面的な協力が不可欠であることを踏まえ、本規定が設けられている。

第6章　再生医療等製品の製造販売業及び製造業(第23条の20—第23条の42)

## 第二十三条の二十六の二（緊急承認）

（令四法四七・追加、令五法三六・一部改正）

■第23条の26の2第1項■

　第二十三条の二十五の承認の申請者が製造販売をしようとする物が、次の各号のいずれにも該当する再生医療等製品として政令で定めるものである場合には、厚生労働大臣は、同条第二項(第三号ハに係る部分を除く。)、第五項、第六項及び第十項の規定にかかわらず、薬事審議会の意見を聴いて、その適正な使用の確保のために必要な条件及び二年を超えない範囲内の期限を付してその品目に係る同条の承認を与えることができる。
一　国民の生命及び健康に重大な影響を与えるおそれがある疾病のまん延その他の健康被害の拡大を防止するため緊急に使用されることが必要な再生医療等製品であり、かつ、当該再生医療等製品の使用以外に適当な方法がないこと。
二　申請に係る効能、効果又は性能を有すると推定されるものであること。
三　申請に係る効能、効果又は性能に比して著しく有害な作用を有することにより再生医療等製品として使用価値がないと推定されるものでないこと。

### 趣旨

　本規定は、承認申請に係る物が、①健康被害の拡大を防止するため緊急に必要な再生医療等製品であり、かつ、当該再生医療等製品の使用以外に適当な方法がないこと、②有効性が推定されること、③安全性が確認されていること、のいずれにも該当する場合には、厚生労働大臣は、緊急承認を与えることができる旨を定めたものである。【法第14条の2の2第1項参照】

### 解説

1　再生医療等製品の緊急承認にあたって省略できる規制は、次のとおりである。
　① 承認拒否の要件(法23条の25第2項)
　② 品質、有効性及び安全性に関する調査(法第23条の25第5項前段)
　③ 信頼性調査(法第23条の25第5項後段)
　④ GCTP調査(法第23条の25第6項)
　⑤ 薬事審議会の意見の聴取(法第23条の25第10項)
　　※ 法第23条の25第10項による「薬事審議会の意見の聴取」は適用されないが、第23条の26の2第1項による「薬事審議会の意見の聴取」が適用される。
2　厚生労働大臣は、緊急承認を受けて製造販売しようとする再生医療等製品について、次に掲げる資料を添付することができないと認めるときは、相当の期間その提出を猶予することができる。〈則第137条の23の2〉
　① 起原又は発見の経緯及び外国における使用状況等に関する資料
　② 製造方法並びに規格及び試験方法等に関する資料
　③ 安定性に関する資料
　④ 効能、効果又は性能に関する資料

⑤ 体内動態に関する資料

⑥ 非臨床安全性に関する資料

⑦ リスク分析に関する資料

⑧ 注意事項等情報(法第68条の2第2項)に関する資料

3 「政令で定めるもの」として、現在のところ定められたものはない。

4 緊急承認を受けた再生医療等製品については、国家検定や容器包装等の一部適用除外といった必要な特例を政令で定めることができる。〈法第80条第8項〉

＜第1号＞

5 本号は、緊急承認が適用される事態の条件を定めたものである。

6 緊急承認を受けた再生医療等製品が本号の要件に該当しなくなったときは、緊急承認の取消事由に該当する。〈法第74条の2第3項第7号〉

＜第2号＞

7 本号は、「有効性の推定」を有効性に関する緊急承認の基準としたものである。

8 緊急承認を受けた再生医療等製品について、その有効性が推定できないと認めるに至ったときは、厚生労働大臣はその承認を取り消さなければならない。〈法第74条の2第1項〉

＜第3号＞

9 本号は、「安全性の確認」を安全性に関する緊急承認の基準としたものである。

10 緊急承認を受けた再生医療等製品について、その安全性が確認できないと認めるに至ったときは、厚生労働大臣はその承認を取り消さなければならない。〈法第74条の2第1項〉

■第23条の26の2第2項■

> 厚生労働大臣は、前項の規定による第二十三条の二十五の承認に係る再生医療等製品の特性その他を勘案して必要があると認めるときは、当該品目に係る同条第三項前段に規定する資料が同項後段の規定に適合するかどうか又は当該再生医療等製品の製造所における製造管理若しくは品質管理の方法が同条第二項第四号に規定する厚生労働省令で定める基準に適合しているかどうかについて、書面による調査又は実地の調査を行うことができる。この場合において、前項の規定による同条の承認を受けようとする者又は同項の規定による同条の承認を受けた者は、当該調査を受けなければならない。

【趣旨】

本規定は、厚生労働大臣は、必要と認めるときは、信頼性調査又はGCTP調査をすることができる旨を定めたものである。また、緊急承認を受けようとする者又は受けた者に対し、当該調査を受けることを義務づけている。【法第14条の2の2第2項参照】

【解説】

1 緊急承認に係るGCTP調査申請の取扱いは、通常の承認に係るGCTP調査申請(則第137条の31)に準じて実施する。〈R4/5/20 薬生監麻発0520第1号〉

第6章　再生医療等製品の製造販売業及び製造業(第23条の20―第23条の42)

■第23条の26の2第3項■

　前条第二項、第三項及び第五項から第七項までの規定は、第一項の規定により条件及び期限を付した第二十三条の二十五の承認について準用する。この場合において、前条第二項中「前項」とあるのは「次条第一項」と、「三年」とあるのは「一年」と、同条第五項中「同条第一項」とあるのは「第二十三条の二十五」と読み替えるものとする。

**趣旨**

　本規定は、再生医療等製品の緊急承認については、①期限の延長、②使用成績調査等の実施及び報告、③期限内の承認申請、④期限内の承認申請に対する処分がなされないときの取扱い、⑤医薬関係者の協力に係る規定を準用して適用する旨を定めたものである。

## 第二十三条の二十七(機構による再生医療等製品審査等の実施)

(平二五法八四・追加、平二六法六九・令元法六三・令四法四七・一部改正)

■第23条の27第1項■

　厚生労働大臣は、機構に、再生医療等製品(専ら動物のために使用されることが目的とされているものを除く。以下この条において同じ。)のうち政令で定めるものについての第二十三条の二十五の承認のための審査、同条第五項及び第六項(これらの規定を同条第十一項において準用する場合を含む。)並びに第八項、第二十三条の二十五の二において準用する第十四条の二第二項並びに前条第二項(次条第二項において準用する場合を含む。)の規定による調査並びに第二十三条の二十五の二において準用する第十四条の二第三項の規定による基準確認証の交付及び第二十三条の二十五の二において準用する第十四条の二第五項の規定による基準確認証の返還の受付(以下「再生医療等製品審査等」という。)を行わせることができる。

**趣旨**

　本規定は、厚生労働大臣は、再生医療等製品の審査等を機構に行わせることができる旨を定めたものである。【法第14条の2の3第1項参照】

**解説**

1　「再生医療等製品審査等」とは、次に掲げるものをいう。
　① 再生医療等製品の承認(一変承認を含む)のための審査(法第23条の25第1項、第11項)
　② 品質、有効性及び安全性に関する調査(法第23条の25第5項前段、第11項)
　③ 信頼性調査(法第23条の25第5項後段、第11項)
　④ GCTP調査(法第23条の25第6項、第8項、第11項)
　⑤ GCTP区分調査(法第14条の2第2項の準用)
　⑥ 緊急承認に係る信頼性調査(法第23条の26の2第2項)

⑦ 緊急承認に係る GCTP 調査(法第 23 条の 26 の 2 第 2 項)
⑧ 特例承認に係る信頼性調査(法第 23 条の 26 の 2 第 2 項の準用)
⑨ 特例承認に係る GCTP 調査(法第 23 条の 26 の 2 第 2 項の準用)
⑩ 基準確認証の交付(法第 14 条の 2 第 3 項の準用)
⑪ 基準確認証の返還の受付(法第 14 条の 2 第 5 項の準用)

**2** 「政令で定めるもの」は、再生医療等製品(動物専用のものを除く)の全部である。〈令第 43 条の 34〉

■第２３条の２７第２項■

　厚生労働大臣は、前項の規定により機構に再生医療等製品審査等を行わせるときは、当該再生医療等製品審査等を行わないものとする。この場合において、厚生労働大臣は、第二十三条の二十五の承認をするときは、機構が第六項の規定により通知する再生医療等製品審査等の結果を考慮しなければならない。

**趣旨**

　本規定は、厚生労働大臣は、機構に審査等を行わせるときは、重複して当該審査等を行わないものとする旨を定めたものである。また、承認の判断にあたっては、機構による審査及び調査の結果を考慮することを義務づけている。

■第２３条の２７第３項■

　厚生労働大臣が第一項の規定により機構に再生医療等製品審査等を行わせることとしたときは、同項の政令で定める再生医療等製品について第二十三条の二十五の承認の申請者、同条第六項(同条第十一項において準用する場合を含む。)若しくは第二十三条の二十五の二において準用する第十四条の二第二項の規定による調査の申請者又は第二十三条の二十五の二において準用する第十四条の二第五項の規定により基準確認証を返還する者は、機構が行う審査、調査若しくは基準確認証の交付を受け、又は機構に基準確認証を返還しなければならない。

**趣旨**

　本規定は、厚生労働大臣が機構に審査等を行わせるときは、申請者に対し、機構が行う審査、調査又は基準確認証の交付を受けることを義務づけたものである。また、基準確認証を返還する者に対し、機構に返還することを義務づけている。

第6章　再生医療等製品の製造販売業及び製造業（第23条の20―第23条の42）

■第23条の27第4項■

　厚生労働大臣が第一項の規定により機構に審査を行わせることとしたときは、同項の政令で定める再生医療等製品についての第二十三条の二十五第十二項の規定による届出をしようとする者は、同項の規定にかかわらず、機構に届け出なければならない。

**趣旨**

　本規定は、承認事項の軽微な変更の届出をしようとする者に対し、厚生労働大臣が機構に審査を行わせるときは、機構に届出することを義務づけたものである。

■第23条の27第5項■

　厚生労働大臣が第一項の規定により機構に審査を行わせることとしたときは、同項の政令で定める再生医療等製品についての第二十三条の二十六第三項(前条第三項において準用する場合を含む。以下この項において同じ。)の規定による報告をしようとする者は、第二十三条の二十六第三項の規定にかかわらず、機構に報告しなければならない。

**趣旨**

　本規定は、条件及び期限付き承認又は緊急承認に係る使用成績調査等の結果を報告しようとする者に対し、厚生労働大臣が改めてする承認のための審査を機構に行わせるときは、機構に当該報告をすることを義務づけたものである。

**解説**

1　「前条第三項において準用する場合を含む」とあるが、これについて次のように整理することができる。
① 平成25年の法改正において条件及び期限付き承認制度が新設された。しかしながら、「厚生労働大臣が改めてする承認のための審査を機構に行わせるときは、条件及び期限付き承認に係る使用成績調査等の結果報告を機構に対して行うこと」とする規定は整備されていなかった。
② そこで、当該結果報告を機構に対して行わせることに法的根拠を付与するため、令和元年の法改正により本規定が新設された。
③ さて、令和4年の法改正において緊急承認制度が新設された。
④ そこで、厚生労働大臣が改めてする承認のための審査を機構に行わせるときは、緊急承認に係る使用成績調査等の結果報告についても、機構に対して行わせることとするため、同年の法改正により、「前条第三項において準用する場合を含む」という文言が追加された。

■**第23条の27第6項**■

> 　機構は、再生医療等製品審査等を行つたとき、第四項の規定による届出を受理したとき、又は前項の規定による報告を受けたときは、遅滞なく、当該再生医療等製品審査等の結果、届出の状況又は報告を受けた旨を厚生労働省令で定めるところにより厚生労働大臣に通知しなければならない。

**趣　旨**

　本規定は、機構に対し、①審査等を行ったとき、②承認事項の軽微な変更の届出を受理したとき、③条件及び期限付き承認又は緊急承認に係る使用成績調査等の結果の報告を受けたときは、遅滞なく、当該審査等の結果、届出の状況又は報告を受けた旨を厚生労働大臣に通知することを義務づけたものである。

**解　説**

1　「前項の規定による報告を受けたとき」「報告を受けた旨」とあるが、これらは、令和元年の法改正において法第23条の27第5項が新設されたことに伴い、追加された文言である。


■**第23条の27第7項**■

> 　機構が行う再生医療等製品審査等に係る処分(再生医療等製品審査等の結果を除く。)又はその不作為については、厚生労働大臣に対して、審査請求をすることができる。この場合において、厚生労働大臣は、行政不服審査法第二十五条第二項及び第三項、第四十六条第一項及び第二項、第四十七条並びに第四十九条第三項の規定の適用については、機構の上級行政庁とみなす。

**趣　旨**

　本規定は、機構が行う審査等に係る処分又はその不作為については、厚生労働大臣に対して審査請求をすることができる旨を定めたものである。【法第13条の2第5項参照】

## 第二十三条の二十八（特例承認）

（平二五法八四・追加、平二八法一〇八・令元法六三・令四法四七・令五法三六・一部改正）

■第23条の28第1項■

　第二十三条の二十五の承認の申請者が製造販売をしようとする物が、次の各号のいずれにも該当する再生医療等製品として政令で定めるものである場合には、厚生労働大臣は、同条第二項、第五項、第六項及び第十項の規定にかかわらず、薬事審議会の意見を聴いて、その品目に係る同条の承認を与えることができる。

一　国民の生命及び健康に重大な影響を与えるおそれがある疾病のまん延その他の健康被害の拡大を防止するため緊急に使用されることが必要な再生医療等製品であり、かつ、当該再生医療等製品の使用以外に適当な方法がないこと。

二　その用途に関し、外国（再生医療等製品の品質、有効性及び安全性を確保する上で我が国と同等の水準にあると認められる再生医療等製品の製造販売の承認の制度又はこれに相当する制度を有している国として政令で定めるものに限る。）において、販売し、授与し、又は販売若しくは授与の目的で貯蔵し、若しくは陳列することが認められている再生医療等製品であること。

### 趣　旨

　本規定は、承認申請に係る物が、①健康被害の拡大を防止するため緊急に必要な再生医療等製品であり、かつ、当該再生医療等製品の使用以外に適当な方法がないこと、②その用途に関し、外国において販売等が認められている再生医療等製品であること、のいずれにも該当する場合には、厚生労働大臣は、特例承認を与えることができる旨を定めたものである。【法第14条の3第1項参照】

### 解　説

**1**　再生医療等製品の特例承認にあたって省略できる規制は、次のとおりである。
　① 承認拒否の要件（法第23条の25第2項）
　② 品質、有効性及び安全性に関する調査（法第23条の25第5項前段）
　③ 信頼性調査（法第23条の25第5項後段）
　④ GCTP調査（法第23条の25第6項）
　⑤ 薬事審議会の意見の聴取（法第23条の25第10項）
　　※　法第23条の25第10項による「薬事審議会の意見の聴取」は適用されないが、第23条の28第1項による「薬事審議会の意見の聴取」が適用される。

**2**　厚生労働大臣は、特例承認を受けて製造販売しようとする再生医療等製品について、次に掲げる資料を添付することができないと認めるときは、相当の期間その提出を猶予することができる。〈則第137条の24〉
　① 起原又は発見の経緯及び外国における使用状況等に関する資料
　② 製造方法並びに規格及び試験方法等に関する資料
　③ 安定性に関する資料

④ 効能、効果又は性能に関する資料

⑤ 体内動態に関する資料

⑥ 非臨床安全性に関する資料

⑦ リスク分析に関する資料

⑧ 注意事項等情報(法第68条の2第2項)に関する資料

3 「政令で定めるもの」として、現在のところ定められたものはない。

<第1号>

4 本号は、健康被害の拡大を防止するため緊急に必要な再生医療等製品であり、かつ、当該再生医療等製品の使用以外に適当な方法がないことを、特例承認の要件の一つとしたものである。

<第2号>

5 本号は、緊急に使用する用途に関し、外国において販売することが認められている再生医療等製品であることを、特例承認の要件の一つとしたものである。

■第23条の28第2項■

　第二十三条の二十六の二第二項の規定は、前項の規定による第二十三条の二十五の承認について準用する。

### 趣旨

　本規定は、厚生労働大臣は、必要と認めるときは、信頼性調査又はGCTP調査を行うことができる旨を定めたものである。また、特例承認を受けようとする者又は受けた者に対し、当該調査を受けることを義務づけている。【法第14条の2の2第2項参照】

### 解説

1　本規定は、令和4年の法改正により新設されたものである。

2　厚生労働大臣は、特例承認に係る再生医療等製品の特性その他を勘案して必要があると認めるときは、当該品目に係る資料が信頼性の基準に適合するかどうか又は当該再生医療等製品の製造管理・品質管理の方法がGCTP基準に適合しているかどうかについて、書面による調査又は実地の調査を行うことができる。この場合において、特例承認を受けようとする者又は受けた者は、当該調査を受けなければならない。〈法第23条の26の2第2項の準用〉

3　特例承認に係るGCTP調査申請の取扱いは、通常の承認に係るGCTP調査申請(則第137条の31)に準じて実施する。〈R4/5/20薬生監麻発0520第1号〉

第6章　再生医療等製品の製造販売業及び製造業（第23条の20—第23条の42）

■**第23条の28第3項**■

　厚生労働大臣は、保健衛生上の危害の発生又は拡大を防止するため必要があると認めるときは、第一項の規定により第二十三条の二十五の承認を受けた者に対して、当該承認に係る品目について、当該品目の使用によるものと疑われる疾病、障害又は死亡の発生を厚生労働大臣に報告することその他の政令で定める措置を講ずる義務を課すことができる。

**趣　旨**

　本規定は、厚生労働大臣は、特例承認を受けた者に対して、当該品目の使用によるものと疑われる疾病等の発生の報告義務を課すことができる旨を定めたものである。

**解　説**

1　「政令で定める措置」は、次のとおりである。〈令第43条の36〉

① 当該品目の使用の成績その他その品質、有効性及び安全性に関する調査を行い、その結果を厚生労働大臣に報告する措置

② 当該品目の使用によるものと疑われる疾病、障害又は死亡の発生を知ったときは、速やかに、その旨を厚生労働大臣に報告する措置

③ 特例承認を受けている旨が当該再生医療等製品を一般に購入し、又は使用する者に説明され、かつ、理解されるために必要な措置

④ ①から③までの措置のほか、当該品目の販売又は授与の相手方及びこれらの相手方ごとの販売数量又は授与数量を厚生労働大臣に報告する措置その他の保健衛生上の危害の発生・拡大を防止するために必要な措置として厚生労働省令で定める措置

## 第二十三条の二十九（新再生医療等製品等の再審査）

（平二五法八四・追加、令元法六三・令四法四七・令五法三六・一部改正）

■第23条の29第1項■

次の各号に掲げる再生医療等製品につき第二十三条の二十五の承認(第二十三条の二十六第一項又は第二十三条の二十六の二第一項の規定により条件及び期限を付したものを除く。以下この条及び第二十三条の三十一第一項において同じ。)を受けた者は、当該再生医療等製品について、当該各号に定める期間内に申請して、厚生労働大臣の再審査を受けなければならない。

一 既に第二十三条の二十五の承認又は第二十三条の三十七の承認(同条第五項において準用する第二十三条の二十六第一項又は第二十三条の二十六の二第一項の規定により条件及び期限を付したものを除く。以下この項において同じ。)を与えられている再生医療等製品と構成細胞、導入遺伝子、構造、用法、用量、使用方法、効能、効果、性能等が明らかに異なる再生医療等製品として厚生労働大臣がその承認の際指示したもの(以下「新再生医療等製品」という。) 次に掲げる期間(以下この条において「調査期間」という。)を経過した日から起算して三月以内の期間(次号において「申請期間」という。)

 イ 希少疾病用再生医療等製品、先駆的再生医療等製品その他厚生労働省令で定める再生医療等製品として厚生労働大臣が薬事審議会の意見を聴いて指定するものについては、その承認のあつた日後六年を超え十年を超えない範囲内において厚生労働大臣の指定する期間

 ロ 特定用途再生医療等製品又は既に第二十三条の二十五の承認若しくは第二十三条の三十七の承認を与えられている再生医療等製品と効能、効果若しくは性能のみが明らかに異なる再生医療等製品(イに掲げる再生医療等製品を除く。)その他厚生労働省令で定める再生医療等製品として厚生労働大臣が薬事審議会の意見を聴いて指定するものについては、その承認のあつた日後六年に満たない範囲内において厚生労働大臣の指定する期間

 ハ イ又はロに掲げる再生医療等製品以外の再生医療等製品については、その承認のあつた日後六年

二 新再生医療等製品(当該新再生医療等製品につき第二十三条の二十五の承認又は第二十三条の三十七の承認のあつた日後調査期間(次項の規定による延長が行われたときは、その延長後の期間)を経過しているものを除く。)と構成細胞、導入遺伝子、構造、用法、用量、使用方法、効能、効果、性能等が同一性を有すると認められる再生医療等製品として厚生労働大臣がその承認の際指示したもの 当該新再生医療等製品に係る申請期間(同項の規定による調査期間の延長が行われたときは、その延長後の期間に基づいて定められる申請期間)に合致するように厚生労働大臣が指示する期間

### 趣旨

本規定は、新再生医療等製品の承認を受けた者に対し、再審査のための調査を実施し、

## 第6章　再生医療等製品の製造販売業及び製造業(第 23 条の 20—第 23 条の 42)

定められた期間内に申請して、再審査を受けることを義務づけたものである。【法第 14 条の 4 第 1 項参照】

**解 説**

1　「第二十三条の二十五の承認」とあるが、外国特例承認(法第 23 条の 37)を受けた新再生医療等製品についても再審査の対象となる。〈法第 23 条の 39〉

2　「第二十三条の二十六第一項又は第二十三条の二十六の二第一項の規定により条件及び期限を付したものを除く」とあるように、①条件及び期限付き承認、②条件及び期限を付した緊急承認を受けた新再生医療等製品については、再審査の対象になっていない。これらは、いわば"仮承認"にすぎず、当該期限内に"本承認"を申請することが求められるためである。

<第1号>

3　本号は、新再生医療等製品の種別ごとに申請期間を定めたものである。調査期間を経過した日から起算して 3 月以内を申請期間とし、この期間内に再審査申請をするものとしている。

4　本号イの「厚生労働省令で定める再生医療等製品」は、その製造販売の承認(条件及び期限付き承認、条件及び期限を付した緊急承認を除く)のあった日後 6 年を超える期間当該再生医療等製品の不具合等その他の使用の成績等に関する調査が必要であると認められる希少疾病用再生医療等製品及び先駆的再生医療等製品以外の再生医療等製品である。〈則第 137 条の 39 第 1 項〉

5　本号ロの「厚生労働省令で定める再生医療等製品」は、既に製造販売の承認を与えられている再生医療等製品と用法(投与経路を除く)、用量又は使用方法が明らかに異なる再生医療等製品であって構成細胞又は導入遺伝子及び投与経路が同一のもの(本号イの再生医療等製品を除く)その他既に製造販売の承認(条件及び期限付き承認、条件及び期限を付した緊急承認を除く)を与えられている再生医療等製品との相違が軽微であると認められる再生医療等製品(本号イの再生医療等製品を除く)である。〈則第 137 条の 39 第 2 項〉

6　再審査の指定について、次のように示されている。〈R4/3/28 薬生機審発 0328 第 1 号〉

(1) 再審査期間

再審査期間は、原則として、次のとおりとする。

※「再審査期間」とは、法第 23 条の 29 第 1 項第 1 号に規定する調査期間のこと

① 希少疾病用再生医療等製品

(一) 指定された効能、効果又は性能に対する初回の承認(条件及び期限付承認を除く)については、10 年

(二) 既承認再生医療等製品と投与経路が明らかに異なるものについては、6 年超 8 年以下で厚生労働大臣が指定する期間

※「既承認再生医療等製品」とは、既に製造販売承認(条件及び期限付承認を除く)を与えられている再生医療等製品のこと

② 既承認再生医療等製品と構成細胞又は導入遺伝子が明らかに異なる新再生医療等

製品(①を除く)については、8年

③ 特定用途再生医療等製品については、4年以上6年未満で厚生労働大臣が指定する期間

④ 既承認再生医療等製品と効能、効果又は性能のみが明らかに異なる新再生医療等製品(①を除く)

 ㈠ 先駆的再生医療等製品については、6年超8年以下で厚生労働大臣が指定する期間

 ㈡ 既承認再生医療等製品が希少疾病用再生医療等製品として指定された効能、効果又は性能のみを有している場合(㈠を除く)については、5年10か月

 ㈢ ㈠及び㈡以外の場合については、4年

⑤ 既承認再生医療等製品と用法(投与経路を除く)及び用量又は使用方法のみが明らかに異なる新再生医療等製品については、4年

⑥ 既承認再生医療等製品と構造が明らかに異なる新再生医療等製品(②を除く)については、6年

⑦ 既承認再生医療等製品と投与経路が明らかに異なる新再生医療等製品(②を除く)については、6年

(2) 小児に対する用法及び用量又は使用方法の設定に関する検証

 既承認再生医療等製品が、承認後において、当該再生医療等製品の製造販売後調査等の結果から小児に対する用法及び用量又は使用方法の設定に関する検証のための製造販売後臨床試験又は治験を行う必要があると認められるに至った場合は、法第23条の29第2項の規定により、再審査期間を、10年を超えない範囲で延長できること。なお、再審査期間の延長の必要性については、承認を受けた者から提出される製造販売後調査等基本計画書(追加届)等に基づき判断する。なお、当該追加届については、再審査期間が満了する1年前までに提出すること。追加届の作成にあたっては、調査の必要性、実行可能性、実施に係る期間を十分に検討すること

&lt;第2号&gt;

7 本号は、追っかけ新再生医療等製品の申請期間を定めたものである。追っかけ新再生医療等製品については、先行する新再生医療等製品の調査期間の残存期間となり、先行する新再生医療等製品と同じ申請期間内に再審査申請をするものとしている。

8 「新再生医療等製品(略)と構成細胞、導入遺伝子、構造、用法、用量、使用方法、効能、効果、性能等が同一性を有すると認められる再生医療等製品」は、追っかけ新再生医療等製品と呼ばれる。

## 第6章　再生医療等製品の製造販売業及び製造業（第23条の20―第23条の42）

■**第23条の29第2項**■

> 　厚生労働大臣は、新再生医療等製品の再審査を適正に行うため特に必要があると認めるときは、薬事審議会の意見を聴いて、調査期間を、その承認のあつた日後十年を超えない範囲内において延長することができる。

**趣旨**

　本規定は、厚生労働大臣は、再審査のための調査期間を延長することができる旨を定めたものである。【法第14条の4第3項参照】

**解説**

1　「新再生医療等製品」とは、既に承認又は外国特例承認（条件及び期限付き承認、条件及び期限を付した緊急承認を除く）を与えられている再生医療等製品と構成細胞、導入遺伝子、構造、用法、用量、使用方法、効能、効果、性能等が明らかに異なる再生医療等製品として厚生労働大臣がその承認の際指示したものをいう。〈法第23条の29第1項第1号〉

■**第23条の29第3項**■

> 　厚生労働大臣の再審査は、再審査を行う際に得られている知見に基づき、第一項各号に掲げる再生医療等製品が第二十三条の二十五第二項第三号イからハまでのいずれにも該当しないことを確認することにより行う。

**趣旨**

　本規定は、厚生労働大臣の再審査は、再生医療等製品の承認拒否事由への該当性を確認することにより行う旨を定めたものである。【法第14条の4第4項参照】

**解説**

1　「第二十三条の二十五第二項第三号イからハまで」とは、次に掲げるもので、承認拒否事由と呼ばれる。
　① その再生医療等製品が承認どおりの効能、効果又は性能を有すると認められないとき
　② その効能、効果又は性能に比べて著しく有害な作用を有し、使用価値がないと認められるとき
　③ ①又は②に掲げる場合のほか、再生医療等製品として不適当なものとして厚生労働省令で定める場合に該当するとき

■第23条の29第4項■

> 　第一項の申請は、申請書にその再生医療等製品の使用成績に関する資料その他厚生労働省令で定める資料を添付してしなければならない。この場合において、当該申請に係る再生医療等製品が厚生労働省令で定める再生医療等製品であるときは、当該資料は、厚生労働省令で定める基準に従つて収集され、かつ、作成されたものでなければならない。

**趣旨**

　本規定は、再審査の申請は、申請書にその再生医療等製品の使用成績に関する資料を添付して行うものとし、その資料は、申請資料の信頼性の基準に従って収集・作成されたものでなければならないとしている。

**解説**

1　「厚生労働省令で定める資料」は、申請に係る再生医療等製品の使用成績に関する資料その他当該再生医療等製品の効能、効果又は性能及び安全性に関しその製造販売の承認後に得られた研究報告に関する資料である。〈則第137条の40第1項〉

2　定められた期限までに必要な資料を提出せず、又は虚偽の記載をした資料を提出したときは、製造販売の承認の取消事由に該当する。〈法第74条の2第3項第4号〉

<後段>

3　「厚生労働省令で定める再生医療等製品」は、再審査の対象となる再生医療等製品(法第23条の29第1項各号)である。〈則第137条の41〉

4　「当該資料」は、GLP、GCP及びGPSPに定めるもののほか、次に掲げるところにより、収集され、かつ、作成されたものでなければならない。〈則第137条の25の準用〉

① 当該資料は、これを作成することを目的として行われた調査又は試験において得られた結果に基づき正確に作成されたものであること

② ①の調査又は試験において、申請に係る再生医療等製品についてその申請に係る品質、有効性又は安全性を有することを疑わせる調査結果、試験成績等が得られた場合には、当該調査結果、試験成績等についても検討及び評価が行われ、その結果が当該資料に記載されていること

③ 当該資料の根拠になった資料は、再審査の終了の日まで保存されていること。ただし、資料の性質上その保存が著しく困難であると認められるものにあっては、この限りではない。

5　申請資料の信頼性の基準に適合しない資料を提出したときは、製造販売の承認の取消事由に該当する。〈法第74条の2第3項第4号〉

第6章　再生医療等製品の製造販売業及び製造業(第23条の20—第23条の42)

■第23条の29第5項■

　第三項の規定による確認においては、第一項各号に掲げる再生医療等製品に係る申請内容及び前項前段に規定する資料に基づき、当該再生医療等製品の品質、有効性及び安全性に関する調査を行うものとする。この場合において、第一項各号に掲げる再生医療等製品が前項後段に規定する厚生労働省令で定める再生医療等製品であるときは、あらかじめ、当該再生医療等製品に係る資料が同項後段の規定に適合するかどうかについての書面による調査又は実地の調査を行うものとする。

**趣旨**

　本規定は、再生医療等製品の承認拒否事由への該当性の確認においては、その申請内容及び添付資料に基づき、品質、有効性及び安全性に関する調査を行うとともに、あらかじめ、添付資料の信頼性調査を行う旨を定めたものである。


■第23条の29第6項■

　第一項各号に掲げる再生医療等製品につき第二十三条の二十五の承認を受けた者は、厚生労働省令で定めるところにより、当該再生医療等製品の使用の成績に関する調査その他厚生労働省令で定める調査を行い、その結果を厚生労働大臣に報告しなければならない。

**趣旨**

　本規定は、再審査の対象となる再生医療等製品の承認を受けた者に対し、使用成績調査等を行い、その結果を厚生労働大臣に報告することを義務づけたものである。【法第14条の4第7項参照】

**解説**

1　再生医療等製品の使用の成績等に関する調査及び結果の報告等について、次のとおり定められている。〈則第137条の43第1項から第4項まで〉

① 次に掲げる再生医療等製品につき製造販売の承認(条件及び期限付き承認、条件及び期限を付した緊急承認を除く)を受けた者が行う使用成績調査等は、それぞれに定める期間、当該再生医療等製品の不具合等その他の使用の成績等について行う。

㈠ その承認の際に再審査の指示を受けた新再生医療等製品　—　再審査に係る調査期間(延長が行われたときは、その延長後の期間)

㈡ その承認の際に再審査の指示を受けた追っかけ新再生医療等製品　—　その製造販売の承認を受けた日から、先行する新再生医療等製品に係る申請期間に合致するように厚生労働大臣が指示する期間の開始の日の前日まで

② 厚生労働大臣に対する報告は、次に掲げる事項について行う。

㈠ 当該再生医療等製品の名称

㈡ 承認番号及び承認年月日

㈢ 調査期間及び調査症例数

㈣ 当該再生医療等製品の出荷数量

㈤ 調査結果の概要及び解析結果

㈥ 不具合等の種類別発現状況

㈦ 不具合等の発現症例一覧

③ ②の報告は、当該調査に係る再生医療等製品の製造販売の承認の際に厚生労働大臣が指定した日から起算して1年(厚生労働大臣が指示する再生医療等製品にあっては、厚生労働大臣が指示する期間)以内ごとに、その期間の満了後2月以内に行わなければならない。

④ ③の期間の満了日(報告期限日)が、①㈠及び㈡の期間の満了日以降となる場合にあっては、③にかかわらず、再審査の申請を行うことをもって、①㈠及び㈡の期間の満了日以降に報告期限日が到来する場合における②の報告に代えることができる。

**2** 再審査期間中の再生医療等製品の使用成績等定期報告について、次のように示されている。〈R4/3/28 薬生機審発 0328 第1号〉

① 報告期限等について

　法第23条の29第6項又は法第23条の30第2項前段により調査し、報告しなければならない再生医療等製品の報告期限等については、当該調査に係る再生医療等製品の製造販売の承認の際に厚生労働大臣が指定した日から起算して1年(厚生労働大臣が指示する再生医療等製品にあっては、厚生労働大臣が指示する期間)以内ごとに、その報告期限日から2か月以内に行わなければならない。ただし、最後の報告期限日が再審査期間の満了日以降になる場合には、この規定にかかわらず、再審査申請を行うことをもって、最後の報告期限日の使用成績等定期報告の代わりとすることができる。なお、「厚生労働大臣が指定した日」とは、原則として、以下のとおりとする。

㈠ 国際誕生日(㈡を除く)

㈡ 国際誕生日が我が国における承認日以外の場合であり、それが我が国における承認日の6か月以上前の時は、その日から起算して6か月の整数倍を経過した日のうち、当該再生医療等製品が承認された日の直前の日。ただし、国際誕生日から起算して6か月の整数倍を経過した日が我が国で承認された日と同じ場合にあっては当該承認日。また、承認取得者の意向や運用上の効率性等を考慮して、適切な日を設定できるため、薬事審議会担当部会資料の持込み時期にあわせて、任意の様式により希望する指定日を申告すること。なお、我が国で初めて製造販売が認められた新再生医療等製品においては、国際誕生日をその月の月末とすることは可能である。

② 再審査期間中使用成績等定期報告の様式について

　再審査期間中使用成績等定期報告は、別紙様式1(略)により行うこと

　※「再審査期間中使用成績等定期報告」とは、法第23条の29第1項各号に掲げる再生医療等製品につき当該承認を受けた者が行う法第23条の29第6項の報告のこと

③ 再審査期間中使用成績等定期報告の提出について

第6章　再生医療等製品の製造販売業及び製造業（第23条の20—第23条の42）

㈠　最新の添付文書を添付すること。
㈡　再審査期間中使用成績等定期報告は、機構理事長宛てとし、機構審査業務部業務第二課に直接持参するか又は郵送すること
㈢　提出部数は、正本1部及び副本1部とすること。さらに、電子媒体を提出すること


■第23条の29第7項■

> 第四項後段に規定する厚生労働省令で定める再生医療等製品につき再審査を受けるべき者、同項後段に規定する資料の収集若しくは作成の委託を受けた者又はこれらの役員若しくは職員は、正当な理由なく、当該資料の収集又は作成に関しその職務上知り得た人の秘密を漏らしてはならない。これらの者であつた者についても、同様とする。

【趣　旨】

本規定は、①再審査を受けるべき者、②添付資料の収集・作成の委託を受けた者に対し、秘密保持義務を課したものである。【法第14条第14項参照】

【解　説】

1　本規定に違反した者は、6月以下の懲役又は30万円以下の罰金に処する。〈法第86条の3第1項第6号〉

また、いわゆる両罰規定の対象となっており、この行為者を使用する法人又は人には30万円以下の罰金刑が科される。〈法第90条第2号〉

なお、この罪は、告訴がなければ公訴を提起することができない。〈法第86条の3第2項〉

## 第二十三条の三十（準用）

（平二五法八四・追加、令元法六三・一部改正）

■第23条の30第1項■

　再生医療等製品（専ら動物のために使用されることが目的とされているものを除く。以下この条において同じ。）のうち政令で定めるものについての前条第一項の申請、同条第三項の規定による確認及び同条第五項の規定による調査については、第二十三条の二十五第十三項及び第二十三条の二十七（第四項及び第五項を除く。）の規定を準用する。この場合において、必要な技術的読替えは、政令で定める。

**趣旨**

　本規定は、①新再生医療等製品の再審査申請、②承認拒否事由への該当性の確認、③品質、有効性及び安全性に関する調査、④添付資料の信頼性調査については、機構による審査等の実施に係る規定を準用して適用する旨を定めたものである。

**解説**

1　「政令で定めるもの」は、再審査指示を受けた再生医療等製品（動物専用のものを除く）である。〈令第43条の37〉

■第23条の30第2項■

　前項において準用する第二十三条の二十七第一項の規定により機構に前条第三項の規定による確認を行わせることとしたときは、前項において準用する第二十三条の二十七第一項の政令で定める再生医療等製品についての前条第六項の規定による報告をしようとする者は、同項の規定にかかわらず、機構に報告しなければならない。この場合において、機構が当該報告を受けたときは、厚生労働省令で定めるところにより、厚生労働大臣にその旨を通知しなければならない。

**趣旨**

　本規定は、再審査の対象となる再生医療等製品の承認を受けた者に対し、厚生労働大臣が機構に承認拒否事由への該当性の確認を行わせるときは、機構に使用成績調査等の結果を報告することを義務づけたものである。また、機構に対して、当該報告を受けたときは、厚生労働大臣に通知することを義務づけている。

## 第二十三条の三十一（再生医療等製品の再評価）

（平二五法八四・追加、令四法四七・令五法三六・一部改正）

■第23条の31第1項■

　第二十三条の二十五の承認を受けている者は、厚生労働大臣が薬事審議会の意見を聴いて再生医療等製品の範囲を指定して再評価を受けるべき旨を公示したときは、その指定に係る再生医療等製品について、厚生労働大臣の再評価を受けなければならない。

### 趣旨

　本規定は、再生医療等製品の承認を受けている者に対し、厚生労働大臣が再評価を受けるべき旨を公示したときは、厚生労働大臣の再評価を受けることを義務づけたものである。
【法第14条の6第1項参照】

### 解説

1　「第二十三条の二十五の承認」とあるが、外国特例承認（法第23条の37）を受けた再生医療等製品についても再評価の対象となる。〈法第23条の39〉
2　「第二十三条の二十五の承認」とあるが、①条件及び期限付き承認、②条件及び期限を付した緊急承認を除く。〈法第23条の29第1項〉
　このように、条件及び期限付き承認、条件及び期限を付した緊急承認を受けた再生医療等製品については、再評価の対象になっていない。
3　「公示」は、官報に掲載する方法により行う。〈則第137条の46の2〉

■第23条の31第2項■

　厚生労働大臣の再評価は、再評価を行う際に得られている知見に基づき、前項の指定に係る再生医療等製品が第二十三条の二十五第二項第三号イからハまでのいずれにも該当しないことを確認することにより行う。

### 趣旨

　本規定は、厚生労働大臣の再評価は、再生医療等製品の承認拒否事由への該当性を確認することにより行う旨を定めたものである。

■第23条の31第3項■

> 第一項の公示は、再評価を受けるべき者が提出すべき資料及びその提出期限を併せ行うものとする。

**趣旨**

本規定は、再評価を受けるべき旨の公示には、再生医療等製品の範囲指定に加え、再評価を受けるべき者が提出すべき資料及びその提出期限が併記される旨を定めたものである。
【法第14条の6第3項参照】

**解説**

1 定められた期限までに必要な資料を提出せず、又は虚偽の記載をした資料を提出したときは、製造販売の承認の取消事由に該当する。〈法第74条の2第3項第4号〉


■第23条の31第4項■

> 第一項の指定に係る再生医療等製品が厚生労働省令で定める再生医療等製品であるときは、再評価を受けるべき者が提出する資料は、厚生労働省令で定める基準に従つて収集され、かつ、作成されたものでなければならない。

**趣旨**

本規定は、再評価を受けるべき者が提出する資料は、申請資料の信頼性の基準に従って収集・作成されたものでなければならないとしたものである。

**解説**

1 「厚生労働省令で定める再生医療等製品」は、厚生労働大臣の指定(法第23条の31第1項)に係る再生医療等製品である。〈則第137条の46第4項〉
2 「提出する資料」は、GLP、GCP及びGPSPに定めるもののほか、次に掲げるところにより、収集され、かつ、作成されたものでなければならない。〈則第137条の25の準用〉
　① 当該資料は、これを作成することを目的として行われた調査又は試験において得られた結果に基づき正確に作成されたものであること
　② ①の調査又は試験において、申請に係る再生医療等製品についてその申請に係る品質、有効性又は安全性を有することを疑わせる調査結果、試験成績等が得られた場合には、当該調査結果、試験成績等についても検討及び評価が行われ、その結果が当該資料に記載されていること
　③ 当該資料の根拠になった資料は、再評価の終了の日まで保存されていること。ただし、資料の性質上その保存が著しく困難であると認められるものにあっては、この限りではない。
3 申請資料の信頼性の基準に適合しない資料を提出したときは、製造販売の承認の取消事由に該当する。〈法第74条の2第3項第4号〉

第6章　再生医療等製品の製造販売業及び製造業（第23条の20—第23条の42）

■第23条の31第5項■

　第二項の規定による確認においては、再評価を受けるべき者が提出する資料に基づき、第一項の指定に係る再生医療等製品の品質、有効性及び安全性に関する調査を行うものとする。この場合において、同項の指定に係る再生医療等製品が前項に規定する厚生労働省令で定める再生医療等製品であるときは、あらかじめ、当該再生医療等製品に係る資料が同項の規定に適合するかどうかについての書面による調査又は実地の調査を行うものとする。

**趣旨**

　本規定は、再生医療等製品の承認拒否事由への該当性の確認においては、再評価を受けるべき者の提出資料に基づき、品質、有効性及び安全性に関する調査を行うとともに、あらかじめ、その提出資料の信頼性調査を行う旨を定めたものである。


■第23条の31第6項■

　第四項に規定する厚生労働省令で定める再生医療等製品につき再評価を受けるべき者、同項に規定する資料の収集若しくは作成の委託を受けた者又はこれらの役員若しくは職員は、正当な理由なく、当該資料の収集又は作成に関しその職務上知り得た人の秘密を漏らしてはならない。これらの者であつた者についても、同様とする。

**趣旨**

　本規定は、①再評価を受けるべき者、②提出資料の収集・作成の委託を受けた者に対し、秘密保持義務を課したものである。【法第14条第14項参照】

**解説**

1　本規定に違反した者は、6月以下の懲役又は30万円以下の罰金に処する。〈法第86条の3第1項第7号〉

　また、いわゆる両罰規定の対象となっており、この行為者を使用する法人又は人には30万円以下の罰金刑が科される。〈法第90条第2号〉

　なお、この罪は、告訴がなければ公訴を提起することができない。〈法第86条の3第2項〉

## 第二十三条の三十二（準用）

（平二五法八四・追加、令元法六三・一部改正）

■第23条の32第1項■

> 再生医療等製品(専ら動物のために使用されることが目的とされているものを除く。以下この条において同じ。)のうち政令で定めるもの[1]についての前条第二項の規定による確認及び同条第五項の規定による調査については、第二十三条の二十七(第四項及び第五項を除く。)の規定を準用する。この場合において、必要な技術的読替えは、政令で定める。

**趣旨**

　本規定は、①承認拒否事由への該当性の確認、②品質、有効性及び安全性に関する調査、③提出資料の信頼性調査については、機構による審査等の実施に係る規定を準用して適用する旨を定めたものである。

**解説**

1　「政令で定めるもの」は、再評価に係る再生医療等製品(動物専用のものを除く)である。〈令第43条の39〉


■第23条の32第2項■

> 前項において準用する第二十三条の二十七第一項の規定により機構に前条第二項の規定による確認を行わせることとしたときは、前項において準用する第二十三条の二十七第一項の政令で定める再生医療等製品についての前条第四項の規定による資料の提出をしようとする者は、同項の規定にかかわらず、機構に提出しなければならない。

**趣旨**

　本規定は、再評価に係る資料を提出しようとする者に対し、厚生労働大臣が機構に承認拒否事由への該当性の確認を行わせるときは、当該資料を機構に提出することを義務づけたものである。

## 第二十三条の三十二の二(再生医療等製品の承認された事項に係る変更計画の確認)

(令元法六三・追加)

■第23条の32の2第1項■

第二十三条の二十五第一項の承認を受けた者は、厚生労働省令で定めるところにより、厚生労働大臣に申し出て、当該承認を受けた品目について承認された事項の一部の変更に係る計画(以下この条において「変更計画」という。)が、次の各号のいずれにも該当する旨の確認を受けることができる。これを変更しようとするときも、同様とする。

一 当該変更計画に定められた変更が、製造方法その他の厚生労働省令で定める事項の変更であること。

二 第四十二条第一項の規定により定められた基準に適合しないこととなる変更その他の厚生労働省令で定める変更に該当しないこと。

三 当該変更計画に従つた変更が行われた場合に、当該変更計画に係る再生医療等製品が、次のイからハまでのいずれにも該当しないこと。

　イ 当該再生医療等製品が、その変更前の承認に係る効能、効果又は性能を有すると認められないこと。

　ロ 当該再生医療等製品が、その効能、効果又は性能に比して著しく有害な作用を有することにより、再生医療等製品として使用価値がないと認められること。

　ハ イ又はロに掲げる場合のほか、再生医療等製品として不適当なものとして、厚生労働省令で定める場合に該当すること。

### 趣旨

本規定は、再生医療等製品の製造販売の承認を受けた者は、厚生労働大臣に申し出て、承認事項の変更計画の確認を受けることができるとともに、その確認事項を定めたものである。また、当該変更計画を変更しようとするときも、確認を受けることができるとしている。【法第14条の7の2第1項、第23条の2の10の2第1項参照】

### 解説

1　承認事項の一変手続の迅速化を図るため、令和元年の法改正により本条が新設された。

2　変更計画の確認又は変更計画の変更の確認の申請書には、次に掲げる確認の区分に応じ、それぞれに定める資料を添えなければならない。〈則第137条の48の2第3項〉

　① 再生医療等製品の変更計画の確認については、次に掲げる資料

　　(一) 変更計画

　　(二) 製造方法等の変更が、再生医療等製品の品質に及ぼす影響を評価するための試験の内容、方法及び判定基準に関する資料

　　(三) 変更計画に関連する、再生医療等製品の製造工程の稼働性能又は製品の品質を保証するための管理に関する資料

　　(四) その他変更計画の確認の際に必要な資料

　② 再生医療等製品の変更計画の変更の確認については、①に掲げる資料及び確認を受

けた変更計画の写し

⇒ 上記に掲げるもののほか、厚生労働大臣が申請に係る再生医療等製品の変更計画の確認又は変更計画の変更の確認につき必要と認めて当該再生医療等製品の試験成績その他の資料の提出を求めたときは、申請者は、当該資料を厚生労働大臣に提出しなければならない。〈則第137条の48の2第4項〉

3 変更計画の確認の申請書に添付すべき資料の取扱い及び作成上の留意点等については、「再生医療等製品の変更計画の確認申請等の取扱いについて(令和3年7月29日薬生機審発0729第1号)」において示されている。

4 変更計画の軽微な変更に係る特例として、次のとおり定められている。〈則第137条の48の7〉

① 確認された変更計画の変更が軽微な変更であるときは、次に掲げる資料を添えて、厚生労働大臣に変更計画の変更を届け出ることができる。

※「厚生労働大臣」とあるが、変更計画の確認を機構に行わせる場合は、機構に届出を行う。

㈠ 変更計画の変更案

㈡ 変更理由

② ①の軽微な変更は、次に掲げる変更以外のものとする。

㈠ 再生医療等製品の製造方法又は品質に及ぼす影響を評価するための試験の内容及び方法の重要な変更

㈡ ㈠の試験に係る判定基準を緩和する変更

㈢ 確認された変更計画に含まれる製造工程の稼働性能又は製品の品質を保証するための管理に係る重要な変更

㈣ その他㈠から㈢までに掲げる変更とみなされる変更

5 厚生労働大臣は台帳を備え、次に掲げる事項を記載する。〈令第43条の41第1項、則第137条の48の8〉

① 確認番号及び確認年月日

② 確認を受けた者の氏名及び住所

③ 確認を受けた者の製造販売業の許可の種類及び許可番号

④ 当該品目の製造所の名称

⑤ 当該品目の製造所が受けている製造業者の許可の区分及び許可番号又は外国製造業者の認定の区分及び認定番号

⑥ 当該品目の名称

⑦ 当該品目の形状、構造、成分、分量又は本質

⑧ 当該品目の規格及び試験方法

〈第1号〉

6 「厚生労働省令で定める事項」は、次に掲げる事項である。〈則第137条の48の3〉

① 形状、構造、成分、分量又は本質(構成細胞又は導入遺伝子を除く)

② 製造方法

③ 貯蔵方法及び有効期間

第6章　再生医療等製品の製造販売業及び製造業(第23条の20—第23条の42)

　④　規格及び試験方法
　⑤　製造販売する品目の製造所
　⑥　①から⑤までに掲げるもののほか、当該再生医療等製品の有効性及び安全性に影響を与えないと認められる事項

<第2号>

7　「厚生労働省令で定める変更」は、次に掲げる変更である。〈則第137条の48の4〉
　①　基本要件基準(法第41条第3項)又は法定の基準(法第42条第1項)に適合しないこととなる変更
　②　実施した場合に品質への影響を予測することが困難な新たな製造方法への変更
　③　病原因子の不活化又は除去方法に関する重要な変更
　④　実施の前後において、当該再生医療等製品の品質、有効性及び安全性が同等であることを確かめるために品質試験以外の試験を行わなければならないと認められる変更
　⑤　①から④までに掲げるもののほか、当該再生医療等製品の品質、有効性及び安全性に重大な影響を与えるおそれのある変更

<第3号>

8　本号ハの「厚生労働省令で定める場合」は、申請に係る再生医療等製品の性状又は品質が保健衛生上著しく不適当な場合とする。〈則第137条の48の5〉

■第23条の32の2第2項■

　前項の確認においては、変更計画(同項後段の規定による変更があつたときは、その変更後のもの。以下この条において同じ。)の確認を受けようとする者が提出する資料に基づき、当該変更計画に係る再生医療等製品の品質、有効性及び安全性に関する調査を行うものとする。

趣旨
　本規定は、変更計画の確認においては、確認を受けようとする者が提出する資料に基づき、当該変更計画に係る品質、有効性及び安全性に関する調査を行う旨を定めたものである。【法第23条の2の10の2第2項参照】

■第23条の32の2第3項■

> 　第一項の確認を受けようとする者又は同項の確認を受けた者は、その確認に係る変更計画に定められた変更が製造管理又は品質管理の方法に影響を与えるおそれがある変更として厚生労働省令で定めるものであるときは、厚生労働省令で定めるところにより、その変更を行う再生医療等製品の製造所における製造管理又は品質管理の方法が、第二十三条の二十五第二項第四号の厚生労働省令で定める基準に適合している旨の確認を受けなければならない。

**趣旨**

　本規定は、変更計画の確認を受けようとする者又は受けた者に対し、当該変更計画に従った承認事項の一変が製造管理又は品質管理の方法に影響を与えるおそれがあるものであるときは、その製造管理又は品質管理の方法のGCTP適合性の確認を受けることを義務づけたものである。【法第23条の2の10の2第3項参照】

**解説**

1　「厚生労働省令で定めるもの」は、次に掲げる変更である。〈則137条の48の6〉
① 当該品目の本質、特性、性能及び安全性に影響を与える製造方法等の変更
② 規格及び試験方法に掲げる事項の削除及び規格の変更
③ 病原因子の不活化又は除去方法に関する変更
④ 用法、用量もしくは使用方法又は効能、効果もしくは性能に関する追加、変更又は削除
⑤ ①から④までに掲げる変更のほか、製品の品質、有効性及び安全性に影響を与えるおそれのあるもの
⑥ 当該品目の用法、用量、効能又は効果に関する追加、変更又は削除その他の当該品目の製造管理又は品質管理の方法に影響を与えない変更以外の変更

2　GCTP適合性の確認の申請書には、次に掲げる資料を添えなければならない。〈則137条の48の9第2項〉
① GCTP適合性の確認に係る品目の製造管理及び品質管理に関する資料
② GCTP適合性の確認に係る製造所の製造管理及び品質管理に関する資料

3　厚生労働大臣は台帳を備え、次に掲げる事項を記載する。〈令第43条の42第2項、則137条の48の10〉
① 確認結果及び確認結果通知年月日
② 当該品目の名称
③ 当該品目に係る変更計画の確認を受けようとする者又は変更計画の確認を受けた者の氏名及び住所
④ 変更計画確認番号及び変更計画確認年月日(③の者が既に当該品目に係る変更計画の確認を受けている場合に限る)
⑤ 製造所の名称及び所在地
⑥ 製造業者又は外国製造業者の氏名及び住所

第6章　再生医療等製品の製造販売業及び製造業（第23条の20—第23条の42）

⑦　⑥の製造業者が受けている製造業の許可番号及び許可年月日又は外国製造業者の認定番号及び認定年月日

■第23条の32の2第4項■

前項の確認においては、その変更を行う再生医療等製品の製造所における製造管理又は品質管理の方法が、第二十三条の二十五第二項第四号の厚生労働省令で定める基準に適合しているかどうかについて、書面による調査又は実地の調査を行うものとする。

**趣旨**

本規定は、変更計画に係るもののGCTP適合性の確認においては、書面による調査又は実地の調査を行う旨を定めたものである。

■第23条の32の2第5項■

厚生労働大臣は、第一項の確認を受けた変更計画が同項各号のいずれかに該当していなかつたことが判明したとき、第三項の確認を受けた製造管理若しくは品質管理の方法が第二十三条の二十五第二項第四号の厚生労働省令で定める基準に適合していなかつたことが判明したとき、又は偽りその他不正の手段により第一項若しくは第三項の確認を受けたことが判明したときは、その確認を取り消さなければならない。

**趣旨**

本規定は、厚生労働大臣に対し、①確認を受けた変更計画がその要件のいずれかに該当していなかったことが判明したとき、②確認を受けた製造管理又は品質管理の方法がGCTP基準に適合していなかったことが判明したとき、③不正の手段により変更計画又はGCTP適合性の確認を受けたことが判明したときは、変更計画又は製造管理・品質管理の方法の確認を取り消すことを義務づけたものである。【法第23条の2の10の2第5項参照】

■第23条の32の2第6項■

> 第一項の確認を受けた者（その行おうとする変更が第三項の厚生労働省令で定めるものであるときは、第一項及び第三項の確認を受けた者に限る。）は、第二十三条の二十五の承認を受けた再生医療等製品に係る承認された事項の一部について第一項の確認を受けた変更計画に従つた変更を行う日の厚生労働省令で定める日数前までに、厚生労働省令で定めるところにより、厚生労働大臣に当該変更を行う旨を届け出たときは、同条第十一項の厚生労働大臣の承認を受けることを要しない。

### 趣 旨

本規定は、変更計画の確認を受けた者は、当該変更計画に従って一変を行う旨を所定の日までに届け出たときは、厚生労働大臣の一変承認を受けなくてもよい旨を定めたものである。【法第14条の7の2第6項参照】

### 解 説

1 「厚生労働省令で定める日数」は、40日である。ただし、変更計画について最後に変更計画の確認を受けてから、変更計画の軽微な変更の届出を行っていない場合は、20日となる。〈則第137条の48の12〉
2 変更計画に従った変更に係る届書には、次に掲げる書類を添付しなければならない。
〈則第137条の48の13第2項〉
  ① 製造方法等の変更が再生医療等製品の品質に及ぼす影響を評価するための試験の結果が判定基準に適合していることを説明する資料
  ② GCTP適合性の確認を受けた場合には、その結果に関する書類
  ③ その他届出に係る変更が変更計画に従った変更であることの確認の際に必要な資料


■第23条の32の2第7項■

> 厚生労働大臣は、前項の規定による届出があつた場合において、その届出に係る変更が第一項の確認を受けた変更計画に従つた変更であると認められないときは、その届出を受理した日から前項の厚生労働省令で定める日数以内に限り、その届出をした者に対し、その届出に係る変更の中止その他必要な措置を命ずることができる。

### 趣 旨

本規定は、厚生労働大臣は、変更計画に従って一変を行う旨の届出があった場合において、当該変更計画に従った一変であると認められないときは、所定の日までに限り、その届出に係る一変の中止等の措置を命ずることができる旨を定めたものである。【法第14条の7の2第7項参照】

# 第6章 再生医療等製品の製造販売業及び製造業（第23条の20—第23条の42）

> **解説**

1 本規定による命令に違反した者は、3年以下の懲役もしくは300万円以下の罰金に処し、又はこれを併科する。〈法第84条第8号〉
　また、いわゆる両罰規定の対象となっており、この行為者を使用する法人又は人も罰せられる。法人については1億円以下、人については300万円以下の罰金刑が科される。〈法第90条第1号〉

■第23条の32の2第8項■

　厚生労働大臣は、機構に、第二十三条の二十七第一項の政令で定める再生医療等製品についての第一項及び第三項の確認を行わせることができる。

> **趣旨**

　本規定は、厚生労働大臣は、機構に、①変更計画の確認、②製造管理又は品質管理の方法のGCTP適合性の確認を行わせることができる旨を定めたものである。

■第23条の32の2第9項■

　第二十三条の二十七第二項、第三項、第六項及び第七項の規定並びに第五項の規定は、前項の規定により機構に第一項及び第三項の確認を行わせることとした場合について準用する。この場合において、必要な技術的読替えは、政令で定める。

> **趣旨**

　本規定は、機構に、①変更計画の確認、②製造管理又は品質管理の方法のGCTP適合性の確認を行わせることとした場合においては、機構による審査等の実施及び確認の取消に係る規定を準用して適用する旨を定めたものである。

■第23条の32の2第10項■

　厚生労働大臣が第二十三条の二十七第一項の規定により機構に審査を行わせることとしたときは、同項の政令で定める再生医療等製品についての第六項の規定による届出は、同項の規定にかかわらず、機構に行わなければならない。

> **趣旨**

　本規定は、厚生労働大臣が機構に製造販売の承認のための審査を行わせるときは、変更計画に従って一変を行う旨の届出は機構に行わなければならない旨を定めたものである。

■第23条の32の2第11項■

　機構は、前項の規定による届出を受理したときは、直ちに、当該届出の状況を厚生労働省令で定めるところにより厚生労働大臣に通知しなければならない。

**趣旨**

　本規定は、機構に対し、承認事項の変更計画に従って一変を行う旨の届出を受理したときは、直ちに、厚生労働大臣に通知することを義務づけたものである。

## 第二十三条の三十三（承継）

（平二五法八四・追加）

■第23条の33第1項■

　第二十三条の二十五の承認を受けた者（以下この条において「再生医療等製品承認取得者」という。）について相続、合併又は分割（当該品目に係る厚生労働省令で定める資料及び情報[1]（以下この条において「当該品目に係る資料等」という。）を承継させるものに限る。）があつたときは、相続人（相続人が二人以上ある場合において、その全員の同意により当該再生医療等製品承認取得者の地位を承継すべき相続人を選定したときは、その者）、合併後存続する法人若しくは合併により設立した法人又は分割により当該品目に係る資料等を承継した法人は、当該再生医療等製品承認取得者の地位を承継する。

**趣旨**

　本規定は、再生医療等製品の製造販売の承認に係る効果の承継について定めたものである。承認取得者について相続又は合併があった場合、相続人又は合併後存続する法人等は、その承認取得者の地位を承継するものとし、また、分割があった場合は、承認品目に係る資料等が引き継がれるときに限り、当該品目の承認取得者の地位を承継するものとしている。【法第14条の8第1項参照】

**解説**

1　「厚生労働省令で定める資料及び情報」は、次のとおりである。〈則第137条の49第1項〉
　① 製造業の許可又は外国製造業者の認定の申請に際して提出した資料
　② 製造販売の承認の申請（一変申請を含む）に際して提出した資料及びその根拠となった資料
　③ 条件及び期限付き承認、条件及び期限を付した緊急承認に係る再生医療等製品の使用成績調査の結果の報告に際して提出した資料及びその根拠となった資料
　④ 再審査の申請に際して提出した資料及びその根拠となった資料
　⑤ 再審査に係る定期報告に際して提出した資料及びその根拠となった資料
　⑥ 再評価の申請に際して提出した資料及びその根拠となった資料

⑦ 変更計画の確認及び GCTP 適合性の確認の申請に際して提出した資料及びその根拠となった資料並びに変更計画に従った変更に係る届出に際して提出した資料及びその根拠となった資料
⑧ 再生医療等製品に関する記録(法第68条の7第1項)及び当該記録に関連する資料
⑨ 品質管理の業務に関する資料及び情報
⑩ 製造販売後安全管理の業務に関する資料及び情報
⑪ その他品質、有効性及び安全性に関する資料及び情報

■第23条の33第2項■

再生医療等製品承認取得者がその地位を承継させる目的で当該品目に係る資料等の譲渡しをしたときは、譲受人は、当該再生医療等製品承認取得者の地位を承継する。

趣旨

本規定は、相続、合併又は分割以外の場合の製造販売の承認に係る効果の承継について定めたものである。承認品目に係る資料等が譲渡されたときに限り、その資料等の譲受人は、当該品目の承認取得者の地位を承継するものとしている。【法第14条の8第2項参照】

■第23条の33第3項■

前二項の規定により再生医療等製品承認取得者の地位を承継した者は、相続の場合にあつては相続後遅滞なく、相続以外の場合にあつては承継前に、厚生労働省令で定めるところにより、厚生労働大臣にその旨を届け出なければならない。

趣旨

本規定は、承認取得者の地位を承継した者に対し、厚生労働大臣に届出することを義務づけたものである。【法第14条の8第3項参照】

解説

1 承継の届書には、承認取得者の地位を承継する者であることを証する書類を添えなければならない。〈則第137条の49第3項〉

## 第二十三条の三十四（再生医療等製品総括製造販売責任者等の設置及び遵守事項）

（平二五法八四・追加、令元法六三・一部改正）

■第23条の34第1項■

　再生医療等製品の製造販売業者は、厚生労働省令で定めるところにより、再生医療等製品の品質管理及び製造販売後安全管理を行わせるために、医師、歯科医師、薬剤師、獣医師その他の厚生労働省令で定める基準に該当する技術者を置かなければならない。

**趣旨**

　本規定は、再生医療等製品の製造販売業者に対し、製造販売品目の品質管理及び製造販売後安全管理を行わせるために、総括責任者を置くことを義務づけたものである。【法第17条第1項参照】

**解説**

1　「厚生労働省令で定める基準」は、次のいずれかである。〈則第137条の50〉
   ① 大学等で医学、歯学、薬学、獣医学又は生物学に関する専門の課程を修了した者
   ② 旧制中学もしくは高校又はこれと同等以上の学校で、医学、歯学、薬学、獣医学又は生物学に関する専門の課程を修了した後、医薬品、医療機器又は再生医療等製品の品質管理又は製造販売後安全管理に関する業務に3年以上従事した者
   ③ 厚生労働大臣が①又は②に掲げる者と同等以上の知識経験を有すると認めた者
2　本規定に違反した者は、1年以下の懲役もしくは100万円以下の罰金に処し、又はこれを併科する。〈法第86条第1項第9号〉
　また、いわゆる両罰規定の対象となっており、この行為者を使用する法人又は人には100万円以下の罰金刑が科される。〈法第90条第2号〉

■第23条の34第2項■

　前項の規定により再生医療等製品の品質管理及び製造販売後安全管理を行う者として置かれる者（以下「再生医療等製品総括製造販売責任者」という。）は、次項に規定する義務及び第四項に規定する厚生労働省令で定める業務を遂行し、並びに同項に規定する厚生労働省令で定める事項を遵守するために必要な能力及び経験を有する者でなければならない。

**趣旨**

　本規定は、再生医療等製品の総括責任者は、その義務、業務及び遵守事項を遂行するための能力及び経験を有する者でなければならない旨を定めたものである。【法第7条第3項参照】

**解説**

1　本規定は、令和元年の法改正により新設されたものである。

第6章 再生医療等製品の製造販売業及び製造業(第23条の20—第23条の42)

■第23条の34第3項■

再生医療等製品総括製造販売責任者は、再生医療等製品の品質管理及び製造販売後安全管理を公正かつ適正に行うために必要があるときは、製造販売業者に対し、意見を書面により述べなければならない。

**趣旨**

本規定は、総括責任者に対し、再生医療等製品の製造販売業者に必要な意見を書面で述べることを義務づけたものである。【法第8条第2項、第17条第3項参照】

**解説**

1 本規定は、令和元年の法改正により新設されたものである。

■第23条の34第4項■

再生医療等製品総括製造販売責任者が行う再生医療等製品の品質管理及び製造販売後安全管理のために必要な業務並びに再生医療等製品総括製造販売責任者が遵守すべき事項については、厚生労働省令で定める。

**趣旨**

本規定は、再生医療等製品の総括責任者の業務及び遵守事項は、省令で定める旨を明示したものである。【法第17条第4項参照】

**解説**

1 本規定は、従前より、省令で総括責任者の遵守事項を定めることとしていたが、令和元年の法改正により、その業務についても省令で定めることに改められた。

2 総括責任者が行う再生医療等製品の品質管理及び製造販売後安全管理のために必要な業務は、次のとおりである。〈則第137条の51第1項〉
   ① GQPにより総括責任者が行うこととされた業務
   ② GVPにより総括責任者が行うこととされた業務
   ③ 総括責任者が有する権限(法第23の35の2第1項第1号)に係る業務

3 総括責任者が遵守すべき事項は、次のとおりである。〈則第137条の51第2項〉
   ① 品質管理及び製造販売後安全管理業務に関する法令及び実務に精通し、公正かつ適正に当該業務を行うこと
   ② 製造販売業者に対して述べる意見を記載した書面(法第23条の34第3項)の写しを5年間保存すること
   ③ 品質保証責任者及び安全管理責任者との相互の密接な連携を図ること

■第23条の34第5項■

> 再生医療等製品の製造業者は、厚生労働大臣の承認を受けて自らその製造を実地に管理する場合のほか、その製造を実地に管理させるために、製造所ごとに、厚生労働大臣の承認を受けて、再生医療等製品に係る生物学的知識を有する者その他の技術者を置かなければならない。

### 趣旨

本規定は、再生医療等製品の製造業者に対し、その製造を実地に管理させるため、製造所ごとに、厚生労働大臣の承認を受けて製造管理者を置くことを義務づけたものである。

### 解説

1 再生医療等製品の製造管理者の要件について、次のように示されている。〈H26/8/6 薬食発 0806 第 3 号〉

① 承認の対象は、概ね次に掲げる者とする。
 ㈠ 医師、医学の学位を持つ者
 ㈡ 歯科医師であって細菌学を専攻した者
 ㈢ 細菌学を専攻し修士課程を修めた者
 ㈣ 大学、専門学校等で微生物学、細胞生物学、分子生物学、発生生物学その他これらに関する内容を含む科目の講義及び実習を受講し、修得した後、3年以上の再生医療等製品又はそれと同等の保健衛生上の注意を要する医薬品、医療機器等の製造等に関する経験を有する者

② 同一施設において再生医療等製品以外の製品を取り扱う場合に、当該製品の製造管理者又は責任技術者が①の要件を満たし、承認される場合にあっては、当該製品の製造管理者又は責任技術者との兼務を認めることとする。

2 製造管理者の承認の申請は、製造所の所在地の都道府県知事を経由して行わなければならない。〈法第 23 条の 41 第 2 項〉

3 承認の申請書には、当該申請に係る製造管理者になろうとする者の履歴書を添えなければならない。〈則第 137 条の 52 第 2 項〉

4 本規定に違反した者は、1年以下の懲役もしくは100万円以下の罰金に処し、又はこれを併科する。〈法第 86 条第 1 項第 9 号〉

また、いわゆる両罰規定の対象となっており、この行為者を使用する法人又は人には100万円以下の罰金刑が科される。〈法第 90 条第 2 号〉

第6章　再生医療等製品の製造販売業及び製造業(第23条の20—第23条の42)

■第23条の34第6項■

　前項の規定により再生医療等製品の製造を管理する者として置かれる者(以下「再生医療等製品製造管理者」という。)は、次項及び第八項において準用する第八条第一項に規定する義務並びに第九項に規定する厚生労働省令で定める業務を遂行し、並びに同項に規定する厚生労働省令で定める事項を遵守するために必要な能力及び経験を有する者でなければならない。

**趣旨**

　本規定は、再生医療等製品の製造管理者は、その義務、業務及び遵守事項を遂行するための能力及び経験を有する者でなければならない旨を定めたものである。【法第7条第3項参照】

**解説**

1　本規定は、令和元年の法改正により新設されたものである。


■第23条の34第7項■

　再生医療等製品製造管理者は、再生医療等製品の製造の管理を公正かつ適正に行うために必要があるときは、製造業者に対し、意見を書面により述べなければならない。

**趣旨**

　本規定は、製造管理者に対し、再生医療等製品の製造業者に必要な意見を書面で述べることを義務づけたものである。【法第8条第2項参照】

**解説**

1　本規定は、令和元年の法改正により新設されたものである。


■第23条の34第8項■

　再生医療等製品製造管理者については、第七条第四項及び第八条第一項の規定を準用する。この場合において、第七条第四項中「その薬局の所在地の都道府県知事」とあるのは、「厚生労働大臣」と読み替えるものとする。

**趣旨**

　本規定は、再生医療等製品の製造管理者は、①厚生労働大臣の許可がない限り、その製造所以外の場所で薬事に関する実務に従事してはならない、②その製造所の従業者を監督し、構造設備及び再生医療等製品等を管理し、その他必要な注意をしなければならない旨を定めたものである。

■第23条の34第9項■

> 再生医療等製品製造管理者が行う再生医療等製品の製造の管理のために必要な業務及び再生医療等製品製造管理者が遵守すべき事項については、厚生労働省令で定める。

**趣旨**

本規定は、再生医療等製品の製造管理者の業務及び遵守事項は、省令で定める旨を明示したものである。

**解説**

1 本規定は、令和元年の法改正により新設されたものである。

2 製造管理者が行う再生医療等製品の製造の管理のために必要な業務は、次のとおりである。〈則第137条の53第1項〉

① GCTPにより製造管理者が行うこととされた業務

② 製造管理者が有する権限(法第23条の35の2第3項第1号)に係る業務

3 製造管理者が遵守すべき事項は、次のとおりである。〈則第137条の53第2項〉

① 製造の管理に係る業務に関する法令及び実務に精通し、公正かつ適正に当該業務を行うこと

② 製造業者に対して述べる意見を記載した書面(法第23条の34第7項)の写しを5年間保存すること

4 製造管理者は、製造及び試験に関する記録その他当該製造所の管理に関する記録を作成し、かつ、これを3年間(当該記録に係る再生医療等製品に関して有効期間の記載が義務付けられている場合には、その有効期間に1年を加算した期間)保管しなければならない。〈則第137条の54本文〉

## 第二十三条の三十五（再生医療等製品の製造販売業者等の遵守事項等）

（平二五法八四・追加、令元法六三・一部改正）

■第23条の35第1項■

> 厚生労働大臣は、厚生労働省令で、再生医療等製品の製造管理若しくは品質管理又は製造販売後安全管理の実施方法、再生医療等製品総括製造販売責任者の義務の遂行のための配慮事項その他再生医療等製品の製造販売業者がその業務に関し遵守すべき事項を定めることができる。

**趣旨**

　本規定は、再生医療等製品の製造販売業者の遵守事項として、①製造管理・品質管理又は製造販売後安全管理の実施方法、②総括責任者の義務の遂行のための配慮事項については、省令で定める旨を明示したものである。

**解説**

1　再生医療等製品の製造販売業者が遵守すべき事項は、次のとおりである。〈則第137条の55〉
① 薬事に関する法令に従い適正に製造販売が行われるよう必要な配慮をすること
② 製造販売しようとする製品の品質管理を適正に行うこと
③ 製造販売しようとする製品の製造販売後安全管理を適正に行うこと
④ 総括責任者、品質保証責任者及び安全管理責任者のいずれもその製造販売する品目の特性に関する専門的知識を有しない場合にあっては、総括責任者を補佐する者として当該専門的知識を有する者を置くこと
⑤ 総括責任者、品質保証責任者及び安全管理責任者がそれぞれ相互に連携協力し、その業務を行うことができるよう必要な配慮をすること
⑥ 総括責任者がその責務を果たすために必要な配慮をすること

2　再生医療等製品の製造販売業者が、再生医療等製品の製造販売後臨床試験の実施にあたり遵守すべき事項は、次のとおりである。〈則第137条の55の2〉
① 再生医療等製品の製造販売後臨床試験の実施に関するGPSPに適合するものであること
② 再生医療等製品の製造販売後臨床試験を実施するにあたり世界保健機関が公表を求める事項その他再生医療等製品の製造販売後臨床試験実施の透明性の確保及び国民の再生医療等製品の製造販売後臨床試験への参加の選択に資する事項をあらかじめ公表すること。これを変更したときも、同様とすること
③ 再生医療等製品の製造販売後臨床試験を中止し、又は終了したときは、原則として再生医療等製品の製造販売後臨床試験を中止した日又は終了した日のいずれか早い日から1年以内にその結果の概要を作成し、公表すること

3　製造販売のために再生医療等製品を、業として、輸入しようとする製造販売業者は、通関のときまでに、輸入しようとする品目について、次のいずれかが行われていること

を証する書類又はその写しを有していなければならない。〈則第137条の56〉
① 製造販売の承認もしくは一変承認(外国特例承認を含む)又はその申請
② 外国特例承認又はその申請

■第23条の35第2項■

　再生医療等製品の製造販売業者は、前条第三項の規定により述べられた再生医療等製品総括製造販売責任者の意見を尊重するとともに、法令遵守のために措置を講ずる必要があるときは、当該措置を講じ、かつ、講じた措置の内容(措置を講じない場合にあつては、その旨及びその理由)を記録し、これを適切に保存しなければならない。

**趣旨**

　本規定は、再生医療等製品の製造販売業者に対し、総括責任者の意見を尊重するとともに、必要があるときは法令遵守のための措置を講じ、その措置の内容を記録し保存することを義務づけたものである。【法第9条第2項参照】

**解説**

1　本規定は、法令遵守体制の強化の観点から、令和元年の法改正により新設されたものである。


■第23条の35第3項■

　厚生労働大臣は、厚生労働省令で、製造所における再生医療等製品の試験検査の実施方法、再生医療等製品製造管理者の義務の遂行のための配慮事項その他再生医療等製品の製造業者又は再生医療等製品外国製造業者がその業務に関し遵守すべき事項を定めることができる。

**趣旨**

　本規定は、再生医療等製品の製造業者又は外国製造業者の遵守事項として、①再生医療等製品の試験検査の実施方法、②製造管理者の義務の遂行のための配慮事項については、省令で定める旨を明示したものである。

**解説**

1　製造のために再生医療等製品を、業として、輸入しようとする製造業者は、通関のときまでに、輸入しようとする品目について、次のいずれかが行われていることを証する書類又はその写しを有していなければならない。〈則第137条の57〉
① 製造販売の承認もしくは一変承認(外国特例承認を含む)又はその申請

② 外国特例承認又はその申請
③ 原薬等登録原簿への登録又は一変登録

**2** 再生医療等製品の製造業者又は認定外国製造業者は、その製造所における製造管理又は品質管理の方法を、GCTP に適合させなければならない。〈則第 137 条の 58〉

⇒ 製造所の適正な製造管理及び品質管理は、GCTP 省令のほか、GQP 省令、構造設備基準等の関係法令と相まって達成されるものである。〈H26/10/9 薬食監麻発 1009 第 1 号〉

**3** 製造所において実施する試験検査とは、当該製造所において実施する製造工程(保管業務を含む)について行うものである。製造所からの製品の出庫は、試験検査の結果が判明し、出荷の可否の決定をした後に行うことが原則であるが、製造所から専ら同一製造業者等の製品等又は資材の保管のみを行う包装等区分製造所へは、試験検査の結果が判明する前に出庫することができる。この場合、包装等区分製造所における出荷の可否の決定の際に、当該二つの製造所を包括して評価する。

また、外国製造所から輸入した物については、国内の製造所において、外国製造所の製造工程が適切に行われていることを確認するための試験検査(外国製造所の製造工程を代替するものではない)を行っても差し支えない。〈H26/10/9 薬食監麻発 1009 第 1 号〉

■**第23条の35第4項**■

> 再生医療等製品の製造業者は、前条第七項の規定により述べられた再生医療等製品製造管理者の意見を尊重するとともに、法令遵守のために措置を講ずる必要があるときは、当該措置を講じ、かつ、講じた措置の内容(措置を講じない場合にあつては、その旨及びその理由)を記録し、これを適切に保存しなければならない。

**趣旨**

本規定は、再生医療等製品の製造業者に対し、製造管理者の意見を尊重するとともに、必要があるときは法令遵守のための措置を講じ、その措置の内容を記録し保存することを義務づけたものである。【法第 9 条第 2 項参照】

**解説**

**1** 本規定は、法令遵守体制の強化の観点から、令和元年の法改正により新設されたものである。

■第23条の35第5項■

> 再生医療等製品の製造販売業者は、製造販売後安全管理に係る業務のうち厚生労働省令で定めるものについて、厚生労働省令で定めるところにより、その業務を適正かつ確実に行う能力のある者に委託することができる。

### 趣旨

本規定は、再生医療等製品の製造販売業者は、製造販売後安全管理に係る業務の一部について委託することができる旨を定めたものである。【法第18条第5項参照】

### 解説

1　「厚生労働省令で定めるもの」は、次に掲げる業務である。〈則第137条の59〉
　① 安全管理情報の収集「1号業務」
　② 安全管理情報の解析「2号業務」
　③ 安全管理情報の検討の結果に基づく必要な措置の実施「3号業務」
　④ 収集した安全管理情報の保存その他の①から③までに附帯する業務「4号業務」

2　製造販売後安全管理業務を再委託することができる範囲について、次のとおり定められている。〈則第137条の60〉
　① 再生医療等製品の製造販売業者は、受託者に、当該製造販売後安全管理業務を再委託させてはならない。
　② ①にかかわらず、再生医療等製品の製造販売業者は、機械器具等と一体的に製造販売するものとして承認を受けた再生医療等製品に関する製造販売後安全管理業務を当該機械器具等を供給する医療機器の製造販売業者に委託する場合には、受託者に、当該製造販売後安全管理業務を再委託させることができる。
　③ ①にかかわらず、再生医療等製品の製造販売業者は、他の再生医療等製品の製造販売業者に再生医療等製品を販売等する場合であって、当該再生医療等製品に関する製造販売後安全管理業務を当該製造販売業者に委託する場合には、受託者に、当該製造販売後安全管理業務のうち「1号業務」、「2号業務」又は「3号業務」を再委託させることができる。
　④ 再生医療等製品の製造販売業者は、②又は③により製造販売後安全管理業務を再受託する者に、当該製造販売後安全管理業務をさらに委託させてはならない。

3　再生医療等製品の製造販売後安全管理業務を委託する方法について、次のとおり定められている。〈則第137条の61〉
　① 製造販売業者が再生医療等製品の製造販売後安全管理業務のうち「1号業務」、「2号業務」又は「3号業務」を委託する場合においては、当該業務の受託者は、次に掲げる要件を満たさなければならない。
　　㈠ 委託安全確保業務を適正かつ円滑に遂行しうる能力を有する者であること
　　㈡ 受託安全管理実施責任者を置いていること
　　㈢ 製造販売後安全管理業務手順書等の写しを委託安全確保業務を行う事務所に備え

付けていること
② 製造販売業者は、再生医療等製品の製造販売後安全管理業務のうち「1号業務」、「2号業務」又は「3号業務」を委託する場合においては、次に掲げる手順を記載した委託安全確保業務に係る製造販売後安全管理業務手順書を作成しなければならない。
　㈠ 安全管理情報の収集に関する手順
　㈡ 安全管理情報の検討及びその結果に基づく安全確保措置の立案に関する手順
　㈢ 安全確保措置の実施に関する手順
　㈣ 受託安全管理実施責任者から安全管理責任者への報告に関する手順
　㈤ 市販直後調査に関する手順
　㈥ 委託の手順
　㈦ 委託安全確保業務に係る記録の保存に関する手順
　㈧ 品質保証責任者その他の再生医療等製品の製造販売に係る業務の責任者との相互の連携に関する手順
　㈨ その他委託安全確保業務を適正かつ円滑に行うために必要な手順
③ 製造販売業者は、再生医療等製品の製造販売後安全管理業務のうち「1号業務」、「2号業務」又は「3号業務」を委託する場合においては、製造販売後安全管理業務手順書等に基づき、次に掲げる事項を記載した文書により受託者との契約を締結し、その契約書を保存しなければならない。
　㈠ 委託安全確保業務の範囲
　㈡ 受託安全管理実施責任者の設置及び当該者の実施する委託安全確保業務の範囲に関する事項
　㈢ 委託安全確保業務に係る、②の各号(㈥を除く)に掲げる手順に関する事項
　㈣ 委託安全確保業務の実施の指示に関する事項
　㈤ ④㈢の報告及び④㈣の確認に関する事項
　㈥ ⑦の指示及び⑧の確認に関する事項
　㈦ ⑨の情報提供に関する事項
　㈧ その他必要な事項
④ 製造販売業者は、再生医療等製品の製造販売後安全管理業務のうち「1号業務」、「2号業務」又は「3号業務」を委託する場合においては、製造販売後安全管理業務手順書等及び③の契約書に基づき、次に掲げる業務を安全管理責任者に行わせなければならない。
　㈠ 委託安全確保業務を統括すること
　㈡ 受託安全管理実施責任者に委託安全確保業務の実施につき文書により指示するとともに、その写しを保存すること(「1号業務」を委託する場合を除く)
　㈢ 受託安全管理実施責任者に委託安全確保業務に関する記録を作成させ、文書により報告させること
　㈣ 受託者が委託安全確保業務を適正かつ円滑に行っているかどうかを確認し、その記録を作成すること
　㈤ ㈢の報告及び㈣の記録を保存するとともに、製造販売業者及び総括製造販売責任

者に文書により報告すること

⑤ 製造販売業者は、市販直後調査に係る業務であって再生医療等製品の製造販売後安全管理業務のうち「1号業務」、「2号業務」又は「3号業務」を委託する場合においては、製造販売後安全管理業務手順書等及び市販直後調査実施計画書に基づき、次に掲げる業務を安全管理責任者に行わせなければならない。

　㈠ 受託安全管理実施責任者に委託安全確保業務に関する記録を作成させ、文書により報告させること

　㈡ ㈠の文書を保存すること

⑥ 製造販売業者は、再生医療等製品の製造販売後安全管理業務のうち「4号業務」を委託する場合においては、当該委託安全確保業務を適正かつ円滑に遂行しうる能力を有する者に委託しなければならない。この場合において、製造販売業者は、製造販売後安全管理業務手順書等に基づき、次に掲げる事項を記載した文書により受託者との契約を締結し、その契約書を保存しなければならない。

　㈠ 委託安全確保業務の範囲

　㈡ その他必要な事項

⑦ 製造販売業者は、安全管理責任者に委託安全確保業務の改善の必要性について検討させ、その必要性があるときは、製造販売後安全管理業務手順書等及び③の契約書に基づき、受託者に所要の措置を講じるよう文書により指示し、その文書を保存しなければならない。

⑧ 製造販売業者は、⑦に基づき指示を行った場合においては、当該措置が講じられたことを確認し、その記録を保存しなければならない。

⑨ 製造販売業者は、委託安全確保業務を行う上で必要な情報を受託者に提供しなければならない。

**4** 委託安全確保業務に係る記録の保存について、次のとおり定められている。〈則第137条の62〉

① 委託安全確保業務に係る記録の保存期間は、それぞれに定める期間とする。

　㈠ 再生医療等製品(㈡に掲げるものを除く)に係る記録については、利用しなくなった日から10年間

　㈡ 指定再生医療等製品に係る記録については、利用しなくなった日から30年間

② 製造販売業者は、製造販売後安全管理業務手順書等又はあらかじめ定めた文書に基づき、記録を保存しなければならないとされている者(則第137条の61)に代えて、製造販売業者が指定する者に、当該記録を保存させることができる。

**5** 再生医療等製品の製造販売後安全管理業務を再委託する方法について、次のとおり定められている。〈則第137条の63〉

① 受託者が再生医療等製品の製造販売後安全管理業務のうち「1号業務」、「2号業務」又は「3号業務」を再委託する場合においては、当該業務の再受託者は、次に掲げる要件を満たさなければならない。

　㈠ 再委託安全確保業務を適正かつ円滑に遂行しうる能力を有する者であること

第6章　再生医療等製品の製造販売業及び製造業(第23条の20―第23条の42)

　　㈡　再受託安全管理実施責任者を置いていること
　　㈢　製造販売後安全管理業務手順書等の写しを再委託安全確保業務を行う事務所に備え付けていること
②　委託元である製造販売業者は、受託者が再生医療等製品の製造販売後安全管理業務のうち「1号業務」、「2号業務」又は「3号業務」を再委託する場合においては、受託者に、次に掲げる手順を記載した再委託安全確保業務に係る製造販売後安全管理業務手順書を作成させなければならない。
　　㈠　安全管理情報の収集に関する手順
　　㈡　安全管理情報の検討及びその結果に基づく安全確保措置の立案に関する手順
　　㈢　安全確保措置の実施に関する手順
　　㈣　再受託安全管理実施責任者から受託安全管理実施責任者への報告に関する手順
　　㈤　市販直後調査に関する手順
　　㈥　再委託の手順
　　㈦　再委託安全確保業務に係る記録の保存に関する手順
　　㈧　受託者の国内品質業務運営責任者その他の再生医療等製品の製造販売に係る業務の責任者との相互の連携に関する手順
　　㈨　その他再委託安全確保業務を適正かつ円滑に行うために必要な手順
③　委託元である製造販売業者は、受託者が再生医療等製品の製造販売後安全管理業務のうち「1号業務」、「2号業務」又は「3号業務」を再委託する場合においては、受託者に、製造販売後安全管理業務手順書等に基づき、次に掲げる事項を記載した文書により再受託者との契約を締結させ、その契約書を保存させなければならない。
　　㈠　再委託安全確保業務の範囲
　　㈡　再受託安全管理実施責任者の設置及び当該者の実施する再委託安全確保業務の範囲に関する事項
　　㈢　再委託安全確保業務に係る、②の各号(㈥を除く)に掲げる手順に関する事項
　　㈣　再委託安全確保業務の実施の指示に関する事項
　　㈤　④㈢の報告及び④㈣の確認に関する事項
　　㈥　⑦の指示及び⑧の確認に関する事項
　　㈦　⑨の情報提供に関する事項
　　㈧　その他必要な事項
④　委託元である製造販売業者は、受託者が再生医療等製品の製造販売後安全管理業務のうち「1号業務」、「2号業務」又は「3号業務」を再委託する場合においては、受託者が、製造販売後安全管理業務手順書等及び③の契約書に基づき、次に掲げる業務を受託安全管理実施責任者に行わせることを確認しなければならない。
　　㈠　再委託安全確保業務を統括すること
　　㈡　再受託安全管理実施責任者に再委託安全確保業務の実施につき文書により指示するとともに、その写しを保存すること(「1号業務」を委託する場合を除く)
　　㈢　再受託安全管理実施責任者に再委託安全確保業務に関する記録を作成させ、文書

により報告させること
　　㈣　再受託者が再委託安全確保業務を適正かつ円滑に行っているかどうかを確認し、その記録を作成すること
　　㈤　㈢の報告及び㈣の記録を保存するとともに、受託者及び受託者の総括製造販売責任者に文書により報告すること
　⑤　委託元である製造販売業者は、受託者が市販直後調査に係る業務であって再生医療等製品の製造販売後安全管理業務のうち「1号業務」、「2号業務」又は「3号業務」を再委託する場合においては、受託者が、製造販売後安全管理業務手順書等及び市販直後調査実施計画書に基づき、次に掲げる業務を受託安全管理実施責任者に行わせることを確認しなければならない。
　　㈠　再受託安全管理実施責任者に再委託安全確保業務に関する記録を作成させ、文書により報告させること
　　㈡　㈠の文書を保存すること
　⑥　委託元である製造販売業者は、受託者が再生医療等製品の製造販売後安全管理業務のうち「4号業務」を再委託する場合においては、当該再委託安全確保業務を適正かつ円滑に遂行しうる能力を有する者に再委託させなければならない。この場合において、委託元である製造販売業者は、受託者に、製造販売後安全管理業務手順書等に基づき、次に掲げる事項を記載した文書により再委託者との契約を締結させ、その契約書を保存させなければならない。
　　㈠　再委託安全確保業務の範囲
　　㈡　その他必要な事項
　⑦　委託元である製造販売業者は、受託者に、その受託安全管理実施責任者に再委託安全確保業務の改善の必要性について検討させ、その必要性があるときは、製造販売後安全管理業務手順書等及び③の契約書に基づき、再受託者に所要の措置を講じるよう文書により指示させ、その文書を保存させなければならない。
　⑧　委託元である製造販売業者は、受託者が⑦に基づき指示を行った場合においては、受託者に当該措置が講じられたことを確認させ、その記録を保存させなければならない。
　⑨　受託者は、再委託安全確保業務を行う上で必要な情報を再受託者に提供しなければならない。
**6**　再委託安全確保業務等に係る記録の保存について、次のとおり定められている。〈則第137条の64〉
　①　再委託安全確保業務に係る記録の保存期間は、それぞれに定める期間とする。
　　㈠　再生医療等製品(㈡に掲げるものを除く)に係る記録については、利用しなくなった日から10年間
　　㈡　指定再生医療等製品に係る記録については、利用しなくなった日から30年間
　②　受託者は、製造販売後安全管理業務手順書等又はあらかじめ定めた文書に基づき、記録を保存しなければならないとされている者(則第137条の63)に代えて、受託者が指定する者に、当該記録を保存させることができる。

第6章　再生医療等製品の製造販売業及び製造業（第23条の20—第23条の42）

## 第二十三条の三十五の二（再生医療等製品の製造販売業者等の法令遵守体制）

（令元法六三・追加）

■第23条の35の2第1項■

再生医療等製品の製造販売業者は、再生医療等製品の品質管理及び製造販売後安全管理に関する業務その他の製造販売業者の業務を適正に遂行することにより、薬事に関する法令の規定の遵守を確保するために、厚生労働省令で定めるところにより、次の各号に掲げる措置を講じなければならない。

一　再生医療等製品の品質管理及び製造販売後安全管理に関する業務について、再生医療等製品総括製造販売責任者が有する権限を明らかにすること。

二　再生医療等製品の品質管理及び製造販売後安全管理に関する業務その他の製造販売業者の業務の遂行が法令に適合することを確保するための体制、当該製造販売業者の薬事に関する業務に責任を有する役員及び従業者の業務の監督に係る体制その他の製造販売業者の業務の適正を確保するために必要なものとして厚生労働省令で定める体制を整備すること。

三　再生医療等製品総括製造販売責任者その他の厚生労働省令で定める者に、第二十三条の二十一第一項各号の厚生労働省令で定める基準を遵守して再生医療等製品の品質管理及び製造販売後安全管理を行わせるために必要な権限の付与及びそれらの者が行う業務の監督その他の措置

四　前三号に掲げるもののほか、再生医療等製品の製造販売業者の従業者に対して法令遵守のための指針を示すことその他の製造販売業者の業務の適正な遂行に必要なものとして厚生労働省令で定める措置

**趣　旨**

本規定は、再生医療等製品の製造販売業者に対し、その業務を適正に遂行するための法令遵守体制の整備を義務づけたものである。【法第9条の2第1項参照】

**解　説**

1　再生医療等製品の製造販売業者又は製造業者の薬事に関する法令の遵守を確保するため、令和元年の法改正により本条が新設された。

2　再生医療等製品の製造販売業者は、次に掲げるところにより、法令遵守措置（法第23条の35の2第1項各号）を講じなければならない。〈則第137条の64の2〉

①　次に掲げる総括責任者の権限を明らかにすること

㈠　品質保証責任者、安全管理責任者その他の再生医療等製品の品質管理及び製造販売後安全管理に関する業務に従事する者に対する業務の指示及び監督に関する権限

㈡　再生医療等製品の廃棄、回収もしくは販売の停止、注意事項等情報（法第68条の2第2項）の改訂、医療関係者への情報の提供又は薬機法に基づく厚生労働大臣への報告その他の再生医療等製品の品質管理及び製造販売後安全管理に関する措置の決定及び実施に関する権限

(三) 製造業者、外国製造業者その他製造に関する業務(試験検査等の業務を含む)を行う者に対する管理監督に関する権限
　　(四) (一)から(三)までに掲げるもののほか、再生医療等製品の品質管理及び製造販売後安全管理に関する権限
② 次に掲げる「厚生労働省令で定める体制(法第23条の35の2第1項第2号)」を整備すること
　　(一) 再生医療等製品の品質管理及び製造販売後安全管理に関する業務その他の製造販売業者の業務の遂行が法令に適合することを確保するために必要な規程の作成、製造販売業者の薬事に関する業務に責任を有する役員及び従業者に対する教育訓練の実施及び評価並びに業務の遂行に係る記録の作成、管理及び保存を行う体制
　　(二) 製造販売業者が薬事に関する業務に責任を有する役員及び従業者の業務を監督するために必要な情報を収集し、その業務の適正を確保するために必要な措置を講ずる体制
　　(三) (一)及び(二)に掲げるもののほか、製造販売業者の業務の適正を確保するために必要な人員の確保及び配置その他の製造販売業者の業務の適正を確保するための体制
③ 次に掲げる「厚生労働省令で定める者(法第23条の35の2第1項第3号)」に、GQP及びGVPを遵守して再生医療等製品の品質管理及び製造販売後安全管理を行わせるために必要な権限を付与するとともに、それらの者が行う業務を監督すること
　　(一) 総括責任者
　　(二) 品質保証責任者
　　(三) 安全管理責任者
　　(四) (一)から(三)までに掲げる者のほか、再生医療等製品の品質管理及び製造販売後安全管理に関する業務に従事する者
④ 次に掲げる「厚生労働省令で定める措置(法第23条の35の2第1項第4号)」を講ずること
　　(一) 再生医療等製品の製造販売業者の従業者に対して法令遵守のための指針を示すこと
　　(二) 薬事に関する業務に責任を有する役員の権限及び分掌する業務を明らかにすること
　　(三) 再生医療等製品の製造方法、試験検査方法その他の再生医療等製品の品質に影響を与えるおそれのある事項の変更に関する情報の収集、再生医療等製品について承認された事項の一部を変更するために必要な手続その他の必要な措置
　　(四) 副作用等の報告(法第68条の10第1項)が適時かつ適切に行われることを確保するために必要な情報の管理その他の措置
　　(五) 再生医療等製品の製造販売業者が医薬関係者に対して行う再生医療等製品に関する情報提供が、客観的かつ科学的な根拠に基づく正確な情報により行われ、かつ、広告規制(法第66条から第68条まで)に違反する記事の広告、記述又は流布が行われないことを確保するために必要な業務の監督その他の措置
　　(六) (一)から(五)までに掲げるもののほか、②に規定する体制を実効的に機能させるために必要な措置

第6章 再生医療等製品の製造販売業及び製造業(第23条の20—第23条の42)

■第23条の35の2第2項■

　再生医療等製品の製造販売業者は、前項各号に掲げる措置の内容を記録し、これを適切に保存しなければならない。

**趣旨**

　本規定は、製造販売業者に対し、法令遵守のための措置の内容を記録し保存することを義務づけたものである。


■第23条の35の2第3項■

　再生医療等製品の製造業者は、再生医療等製品の製造の管理に関する業務その他の製造業者の業務を適正に遂行することにより、薬事に関する法令の規定の遵守を確保するために、厚生労働省令で定めるところにより、次の各号に掲げる措置を講じなければならない。
一　再生医療等製品の製造の管理に関する業務について、再生医療等製品製造管理者が有する権限を明らかにすること。
二　再生医療等製品の製造の管理に関する業務その他の製造業者の業務の遂行が法令に適合することを確保するための体制、当該製造業者の薬事に関する業務に責任を有する役員及び従業者の業務の監督に係る体制その他の製造業者の業務の適正を確保するために必要なものとして厚生労働省令で定める体制を整備すること。
三　再生医療等製品製造管理者その他の厚生労働省令で定める者に、第二十三条の二十五第二項第四号の厚生労働省令で定める基準を遵守して再生医療等製品の製造管理又は品質管理を行わせるために必要な権限の付与及びそれらの者が行う業務の監督その他の措置
四　前三号に掲げるもののほか、再生医療等製品の製造業者の従業者に対して法令遵守のための指針を示すことその他の製造業者の業務の適正な遂行に必要なものとして厚生労働省令で定める措置

**趣旨**

　本規定は、製造業者に対し、その業務を適正に遂行するための法令遵守体制の整備を義務づけたものである。【法第9条の2第1項参照】

**解説**

**1**　再生医療等製品の製造業者は、次に掲げるところにより、法令遵守措置(法第23条の35の2第3項各号)を講じなければならない。〈則第137条の64の3〉
　① 次に掲げる製造管理者の権限を明らかにすること
　　㈠　再生医療等製品の製造の管理に関する業務に従事する者に対する業務の指示及び監督に関する権限
　　㈡　㈠に掲げるもののほか、再生医療等製品の製造の管理に関する権限

② 次に掲げる「厚生労働省令で定める体制(法第23条の35の2第3項第2号)」を整備すること
　㈠ 再生医療等製品の製造の管理に関する業務その他の製造業者の業務の遂行が法令に適合することを確保するために必要な規程の作成、製造業者の薬事に関する業務に責任を有する役員及び従業者に対する教育訓練の実施及び評価並びに業務の遂行に係る記録の作成、管理及び保存を行う体制
　㈡ 製造業者が薬事に関する業務に責任を有する役員及び従業者の業務を監督するために必要な情報を収集し、その業務の適正を確保するために必要な措置を講ずる体制
　㈢ ㈠及び㈡に掲げるもののほか、製造業者の業務の適正を確保するために必要な人員の確保及び配置その他の製造業者の業務の適正を確保するための体制
③ 次に掲げる「厚生労働省令で定める者(法第23条の35の2第3項第3号)」に、GCTPを遵守して再生医療等製品の製造管理又は品質管理を行わせるために必要な権限を付与するとともに、それらの者が行う業務を監督すること
　㈠ 製造管理者
　㈡ ㈠に掲げる者のほか、再生医療等製品の製造の管理に関する業務に従事する者
④ 次に掲げる「厚生労働省令で定める措置(法第23条の35の2第3項第4号)」を講ずること
　㈠ 再生医療等製品の製造業者の従業者に対して法令遵守のための指針を示すこと
　㈡ 薬事に関する業務に責任を有する役員の権限及び分掌する業務を明らかにすること
　㈢ 再生医療等製品の製造方法、試験検査方法その他の再生医療等製品の品質に影響を与えるおそれのある事項の変更に関する情報の収集、当該情報の製造販売業者に対する連絡その他の必要な措置
　㈣ ㈠から㈢までに掲げるもののほか、②に規定する体制を実効的に機能させるために必要な措置

■第23条の35の2第4項■

> 再生医療等製品の製造業者は、前項各号に掲げる措置の内容を記録し、これを適切に保存しなければならない。

**趣旨**
　本規定は、製造業者に対し、法令遵守のための措置の内容を記録し保存することを義務づけたものである。

第6章　再生医療等製品の製造販売業及び製造業（第23条の20—第23条の42）

## 第二十三条の三十六（休廃止等の届出）

(平二五法八四・追加)

■第23条の36第1項■

> 　再生医療等製品の製造販売業者は、その事業を廃止し、休止し、若しくは休止した事業を再開したとき、又は再生医療等製品総括製造販売責任者その他厚生労働省令で定める事項を変更したときは、三十日以内に、厚生労働大臣にその旨を届け出なければならない。

### 趣　旨

　本規定は、再生医療等製品の製造販売業者に対し、①その事業を休廃止したとき、②総括責任者を変更したときは、30日以内に、厚生労働大臣に届出することを義務づけたものである。

### 解　説

1　「厚生労働省令で定める事項」は、次のとおりである。〈則第137条の65第1項〉
　① 製造販売業者の氏名及び住所
　② 主たる機能を有する事務所の名称及び所在地
　③ 製造販売業者が法人であるときは、薬事に関する業務に責任を有する役員の氏名
　④ 総括責任者の氏名及び住所
　⑤ 当該製造販売業者が、他の種類の製造販売業の許可を受け、又は当該許可に係る事業を廃止したときは、当該許可の種類及び許可番号
2　休廃止等の届出は、届出者の住所地の都道府県知事を経由して行わなければならない。〈法第23条の41第1項〉
3　本規定に違反した者は、50万円以下の罰金に処する。〈法第87条第10号〉
　また、いわゆる両罰規定の対象となっており、この行為者を使用する法人又は人には50万円以下の罰金刑が科される。〈法第90条第2号〉

■第23条の36第2項■

> 　再生医療等製品の製造業者又は再生医療等製品外国製造業者は、その製造所を廃止し、休止し、若しくは休止した製造所を再開したとき、又は再生医療等製品製造管理者その他厚生労働省令で定める事項を変更したときは、三十日以内に、厚生労働大臣にその旨を届け出なければならない。

### 趣　旨

　本規定は、再生医療等製品の製造業者又は外国製造業者に対し、①その製造所を休廃止したとき、②製造管理者を変更したときは、30日以内に、厚生労働大臣に届出することを義務づけたものである。

**解説**

1 「厚生労働省令で定める事項」は、次のとおりである。〈則第137条の66第1項〉
    ① 製造業者等又は製造管理者の氏名及び住所
        ※「製造業者等」とは、製造業者又は外国製造業者のこと
        ※「製造管理者」とは、製造管理者(外国製造業者にあっては、製造所の責任者)のこと
    ② 製造業者等が法人であるときは、薬事に関する業務に責任を有する役員の氏名
    ③ 製造所の名称
    ④ 製造所の構造設備の主要部分
    ⑤ 製造業者等が他の製造業の許可、認定もしくは登録を受け、又はその製造所を廃止したときは、当該許可の区分及び許可番号、当該認定の区分及び認定番号又は当該登録の登録番号
2 休廃止等の届出は、製造所の住所地の都道府県知事を経由して行わなければならない。〈法第23条の41第2項〉
3 本規定に違反した者は、50万円以下の罰金に処する。〈法第87条第10号〉
    また、いわゆる両罰規定の対象となっており、この行為者を使用する法人又は人には50万円以下の罰金刑が科される。〈法第90条第2号〉


## 第二十三条の三十七(外国製造再生医療等製品の製造販売の承認)

(平二五法八四・追加、令元法六三・令四法四七・一部改正)

■第23条の37第1項■

> 厚生労働大臣は、再生医療等製品であつて本邦に輸出されるものにつき、外国においてその製造等をする者から申請があつたときは、品目ごとに、その者が第三項の規定により選任した再生医療等製品の製造販売業者に製造販売をさせることについての承認を与えることができる。

**趣旨**

本規定は、厚生労働大臣は、本邦向けの再生医療等製品の外国製造等者から申請があったときは、品目ごとに、外国特例承認を与えることができる旨を定めたものである。【法第19条の2第1項参照】

**解説**

1 外国特例承認の申請書には、次に掲げる書類を添えなければならない。〈則第137条の68第3項本文〉
    ① 申請者が法人であるときは、法人であることを証する書類
    ② 申請者(申請者が法人であるときは、薬事に関する業務に責任を有する役員を含む)が、外国特例承認の拒否事由(法第23条の37第2項)に該当していないかを明らかにする書類
    ③ 選任製造販売業者を選任したことを証する書類

第6章 再生医療等製品の製造販売業及び製造業(第23条の20—第23条の42)

④ 当該選任製造販売業者が受けている製造販売業の許可証の写し
⑤ 外国特例の特例承認を申請しようとするときは、申請者が製造販売しようとする物が、その用途に関し、外国において販売等が認められている再生医療等製品であることを証する書類その他必要な書類
2 厚生労働大臣は台帳を備え、通常の承認台帳の記載事項のほか、次に掲げる事項を記載する。〈則第137条の69〉
① 選任製造販売業者の氏名及び住所
② 当該選任製造販売業者の受けている製造販売業の許可の種類及び許可番号
3 本規定の承認を受けた再生医療等製品であって、その性状、品質又は性能がその承認の内容と異なるものは、販売し、授与し、又は販売・授与の目的で製造し、輸入し、貯蔵し、陳列してはならない。〈法第65条の5第2号〉

■第23条の37第2項■

申請者が、第七十五条の二の二第一項の規定によりその受けた承認の全部又は一部を取り消され、取消しの日から三年を経過していない者であるときは、前項の承認を与えないことができる。

**趣旨**

本規定は、外国特例承認の申請者の欠格事由を定めたものである。承認の取消しの処分を受け、その日から3年を経過していない者であるときは、外国特例承認を与えないことができるとしている。【法第19条の2第2項参照】

■第23条の37第3項■

第一項の承認を受けようとする者は、本邦内において当該承認に係る再生医療等製品による保健衛生上の危害の発生の防止に必要な措置をとらせるため、再生医療等製品の製造販売業者を当該承認の申請の際選任しなければならない。

**趣旨**

本規定は、外国特例承認を受けようとする者に対し、その申請の際に、当該品目を製造販売させることになる製造販売業者を選任することを義務づけたものである。【法第19条の2第3項参照】

**解説**

1 選任製造販売業者が欠けた場合において、新たに製造販売業者を選任しなかったときは、外国特例承認の取消事由に該当する。〈法第75条の2の2第1項第1号〉

■第23条の37第4項■

　第一項の承認を受けた者(以下「外国製造再生医療等製品特例承認取得者」という。)が前項の規定により選任した再生医療等製品の製造販売業者(以下「選任外国製造再生医療等製品製造販売業者」という。)は、第二十三条の二十五第一項の規定にかかわらず、当該承認に係る品目の製造販売をすることができる。

**趣旨**

　本規定は、選任製造販売業者は、外国特例承認品目を製造販売することができる旨を定めたものである。【法第19条の2第4項参照】

**解説**

1　本規定に違反して製造販売をされた再生医療等製品は、販売し、授与し、又は販売・授与の目的で貯蔵し、陳列してはならない。〈法第65条の4〉


■第23条の37第5項■

　第一項の承認については、第二十三条の二十五第二項(第一号を除く。)及び第三項から第十三項まで、第二十三条の二十六(第四項を除く。)、第二十三条の二十六の二並びに第二十三条の二十七の規定を準用する。

**趣旨**

　本規定は、外国特例承認については、①承認、②条件及び期限付き承認、③緊急承認、④機構による審査等の実施に係る規定を準用して適用する旨を定めたものである。【法第19条の2第5項参照】。


■第23条の37第6項■

　前項において準用する第二十三条の二十五第十一項の承認については、同条第十三項、第二十三条の二十六第四項及び第二十三条の二十七の規定を準用する。

**趣旨**

　本規定は、外国特例承認の一変については、①一変承認、②条件及び期限付き承認、③機構による審査等の実施に係る規定を準用して適用する旨を定めたものである。

第6章 再生医療等製品の製造販売業及び製造業(第23条の20―第23条の42)

# 第二十三条の三十八(選任外国製造再生医療等製品製造販売業者に関する変更の届出)

(平二五法八四・追加、令元法六三・一部改正)

■第23条の38第1項■

　外国製造再生医療等製品特例承認取得者は、選任外国製造再生医療等製品製造販売業者を変更したとき、又は選任外国製造再生医療等製品製造販売業者につき、その氏名若しくは名称その他厚生労働省令で定める事項に変更があつたときは、三十日以内に、厚生労働大臣に届け出なければならない。

**趣旨**

　本規定は、再生医療等製品の外国特例承認取得者に対し、①選任製造販売業者を変更したとき、②選任製造販売業者の氏名又は名称に変更があったときは、30日以内に、厚生労働大臣に届出することを義務づけたものである。

**解説**

1　「厚生労働省令で定める事項」は、次のとおりである。〈則第137条の71第1項〉
　① 選任製造販売業者の氏名又は住所
　② 選任製造販売業者が受けている製造販売業の許可の種類及び許可番号
2　届書には、選任製造販売業者が受けている製造販売業の許可証の写しを添えなければならない。〈則第137条の71第3項本文〉

■第23条の38第2項■

　前条第五項において準用する第二十三条の二十七第一項の規定により、機構に前条第一項の承認のための審査を行わせることとしたときは、同条第五項において準用する第二十三条の二十七第一項の政令で定める再生医療等製品に係る選任外国製造再生医療等製品製造販売業者についての前項の規定による届出は、同項の規定にかかわらず、機構に行わなければならない。

**趣旨**

　本規定は、機構が外国特例承認のための審査を行うときは、選任製造販売業者に関する変更の届出は機構に対して行うこととしたものである。【法第19条の3第2項参照】

**解説**

1　選任製造販売業者に関する変更の届出先の見直しを図るため、令和元年の法改正により、改正前の法第23条の41第3項の削除に併せて本規定が新設された。

■第23条の38第3項■

　機構は、前項の規定による届出を受理したときは、遅滞なく、届出の状況を厚生労働省令で定めるところにより厚生労働大臣に通知しなければならない。

**趣旨**

　本規定は、機構に対し、選任製造販売業者に関する変更の届出を受理したときは、遅滞なく、厚生労働大臣に通知することを義務づけたものである。

**解説**

1　本規定は、令和元年の法改正により新設されたものである。


## 第二十三条の三十九（準用）

（平二五法八四・追加、令元法六三・一部改正）

　外国製造再生医療等製品特例承認取得者については、第二十三条の二十九から第二十三条の三十三まで及び第二十三条の三十五第三項の規定を準用する。

**趣旨**

　本規定は、再生医療等製品の外国特例承認取得者については、①再審査、②再評価、③承認事項の変更計画、④承継、④製造業者等の遵守事項に係る規定を準用して適用する旨を定めたものである。

## 第二十三条の四十（外国製造再生医療等製品の特例承認）

（平二五法八四・追加、令元法六三・令四法四七・一部改正）

■第23条の40第1項■

　第二十三条の三十七の承認の申請者が選任外国製造再生医療等製品製造販売業者に製造販売をさせようとする物が、第二十三条の二十八第一項に規定する政令で定める再生医療等製品である場合には、同条の規定を準用する。この場合において、同項中「第二十三条の二十五」とあるのは「第二十三条の三十七」と、「同条第二項、第五項、第六項及び第十項」とあるのは「同条第五項において準用する第二十三条の二十五第二項、第五項、第六項及び第十項」と、「同条の承認」とあるのは「第二十三条の三十七の承認」と、同条第二項中「第二十三条の二十六の二第二項」とあるのは「第二十三条の三十七第五項において準用する第二十三条の二十六の二第二項」と、「第二十三条の二十五」とあるのは「第二十三条の三十七」と、同条第三項中「第一項の規定により第二十三条の二十五の承認を受けた者」とあるのは「第二十三条の四十第一項において準用する第二十三条の二十八第一項の規定により第二十三条の三十七の承認を受けた者又は選任外国製造再生医療等製品製造販売業者」と読み替えるものとする。

**趣旨**

　本規定は、外国特例の特例承認については、特例承認に係る規定を準用して適用する旨を定めたものである。【法第20条第1項参照】

■第23条の40第2項■

　前項に規定する場合の選任外国製造再生医療等製品製造販売業者は、第二十三条の二十五第一項の規定にかかわらず、前項において準用する第二十三条の二十八第一項の規定による第二十三条の三十七の承認に係る品目の製造販売をすることができる。

**趣旨**

　本規定は、選任製造販売業者は、外国特例の特例承認品目を製造販売することができる旨を定めたものである。【法第20条第2項参照】

## 第二十三条の四十一（都道府県知事の経由）

（平二五法八四・追加、令元法六三・一部改正）

■第23条の41第1項■

　第二十三条の二十第一項の許可若しくは同条第四項の許可の更新の申請又は第二十三条の三十六第一項の規定による届出は、申請者又は届出者の住所地の都道府県知事を経由して行わなければならない。

**趣旨**

　本規定は、①製造販売業の許可(更新を含む)の申請、②製造販売の事業の休廃止の届出、③総括責任者の変更の届出は、都道府県知事を経由して行う旨を定めたものである。

■第23条の41第2項■

　第二十三条の二十二第一項若しくは第八項の許可、同条第四項（同条第九項において準用する場合を含む。）の許可の更新若しくは第二十三条の三十四第五項の承認の申請又は第二十三条の三十六第二項の規定による届出は、製造所の所在地の都道府県知事を経由して行わなければならない。

**趣旨**

　本規定は、①製造業の許可(更新を含む)の申請、②許可区分の変更又は追加の許可の申請、③再生医療等製品の製造管理者の承認の申請、④製造所の休廃止の届出、⑤製造管理者の変更の届出は、都道府県知事を経由して行う旨を定めたものである。

第6章　再生医療等製品の製造販売業及び製造業(第23条の20―第23条の42)

## 第二十三条の四十二（政令への委任）

<small>(平二五法八四・追加)</small>

> この章に定めるもののほか、製造販売業又は製造業の許可又は許可の更新、再生医療等製品外国製造業者の認定又は認定の更新、製造販売品目の承認、再審査又は再評価、製造所の管理その他再生医療等製品の製造販売業又は製造業(外国製造再生医療等製品特例承認取得者の行う製造を含む。)に関し必要な事項は、政令で定める。

**趣　旨**

本規定は、再生医療等製品の製造販売業又は製造業に関し必要な事項については、政令で定める旨を明示したものである。

**解　説**

1　再生医療等製品の製造販売業又は製造業(外国特例承認取得者の行う製造を含む)に関し必要な事項は、厚生労働省令で定める。〈令第43条の46〉

＜資料の保存に関する遵守事項＞

2　再生医療等製品の承認取得者は、次に掲げる資料を、それぞれに掲げる期間保存しなければならない。ただし、資料の性質上その保存が著しく困難であると認められるものにあっては、この限りでない。〈則第137条の67〉

① 製造販売の承認の申請に際して提出した資料の根拠となった資料
　㈠ 承認(条件及び期限付き承認、緊急承認にあっては、期限内に改めてする申請に対する承認)を受けた日から5年間。
　㈡ ㈠にかかわらず、再審査を受けなければならない再生医療等製品(承認(条件及び期限付き承認、条件及び期限を付した緊急承認を除く)を受けた日から再審査が終了するまでの期間が5年を超えるものに限る)に係る資料にあっては、再審査が終了するまでの期間

② 再審査の申請に際して提出した資料の根拠となった資料(①に掲げる資料を除く)にあっては、再審査が終了した日から5年間

③ 再評価の申請に際して提出した資料の根拠となった資料(①又は②に掲げる資料を除く)にあっては、再評価が終了した日から5年間

＜選任製造販売業者に関する遵守事項＞

3　選任製造販売業者が遵守すべき事項は、通常の製造販売業者の遵守事項(則第137条の55各号)に掲げるもののほか、次のとおりである。〈則第137条の70〉

① 選任製造販売業者としての業務に関する事項を記録し、かつ、これを最終の記載の日から5年間、保存すること

② 次に掲げる書類を利用しなくなった日から5年間、保存すること
　㈠ 外国特例承認取得者が当該承認を受けた事項を記載した書類
　㈡ 外国特例承認取得者が承認(一変を含む)の申請に際して提出した資料の写し
　㈢ 外国特例承認取得者が再審査の申請に際して提出した資料の写し

㈣ 外国特例承認取得者が再評価の申請に際して提出した資料の写し
㈤ 外国特例承認取得者がした以下の報告に係る事項を記載した書類
- 条件及び期限付き承認、条件及び期限を付した緊急承認に係る使用成績調査等の結果の報告(法第23条の26第3項の準用)
- 再審査に係る使用成績調査等の結果の報告(法第23条の29第6項等の準用)
- 再生医療等製品に係る感染症定期報告(法第68条の14第1項等の準用)
- 厚生労働大臣が必要と認めて求めた報告(法第75条の2の2第1項第2号)

③ 不具合等の報告(法第68条の10第1項等)の根拠となった資料を、利用しなくなった日から5年間保存すること。ただし、資料の性質上その保存が著しく困難であると認められるものにあっては、この限りでない。

4 外国特例承認を受けようとする者又は外国特例承認取得者の厚生労働大臣に対する申請、届出、報告、提出その他の手続は、選任製造販売業者が行う。〈則第137条の75〉

<外国特例承認取得者に関する遵守事項>

5 外国特例承認取得者から選任製造販売業者への情報の提供について、次のとおり定められている。〈則第137条の72〉

① 外国特例承認取得者は、選任製造販売業者に対し、次に掲げる情報を提供しなければならない。
㈠ 当該品目について承認された事項及びその変更があった場合にあっては、その変更された事項及び変更理由
㈡ 条件及び期限付き承認、条件及び期限を付した緊急承認に係る再生医療等製品の使用成績調査の結果について厚生労働大臣に報告した事項
㈢ 以下の資料の写し
- 外国特例承認の申請に際して提出した資料
- 再審査の申請に際して提出した資料
- 再評価の申請に際して提出した資料

㈣ 再審査に係る使用成績調査等の結果について厚生労働大臣又は機構に報告した事項
㈤ 直接の容器等の記載事項を記載するために必要な情報及びその変更があった場合にあってはその変更理由
㈥ 注意事項等情報及びその変更があった場合にあってはその変更理由
㈦ 厚生労働大臣からの求めにより報告した事項
㈧ ㈠から㈦までのほか、選任製造販売業者が業務を行うために必要な情報

② 外国特例承認取得者は、選任製造販売業者を変更したときは、㈠選任製造販売業者が保存すべきこととされている記録、書類、資料及び情報、㈡品質管理の業務に関する資料、㈢製造販売後安全管理の業務に関する資料を、変更前の選任製造販売業者から変更後の選任製造販売業者に引き継がせなければならない。

③ ②の場合において、変更前の選任製造販売業者は、再生医療等製品に関する記録及び当該記録に関連する資料を変更後の選任製造販売業者に引き渡さなければならない。

6 外国特例承認取得者は、帳簿を備え、選任製造販売業者に対する情報の提供その他の

## 第 6 章　再生医療等製品の製造販売業及び製造業(第 23 条の 20—第 23 条の 42)

外国特例承認取得者としての業務に関する事項を記載し、かつ、これを最終の記載の日から3年間保存しなければならない。〈則第137条の73〉

7　外国特例承認取得者は、次に掲げる事項を変更したときは、30日以内に、厚生労働大臣にその旨を届け出なければならない。〈令第43条の45第1項、則第137条の74第1項〉

① 外国特例承認取得者の氏名又は住所
② 外国特例承認取得者が法人であるときは、薬事に関する業務に責任を有する役員
③ 外国特例承認を受けた品目を製造する製造所又はその名称

＜業務の証明に関する遵守事項＞

8　製造販売業者又は製造業者は、その事業所又は製造所において、再生医療等製品の品質管理又は製造販売後安全管理に関する業務に従事した者から、過去5年間においてその業務に従事したことの証明を求められたときは、速やかにその証明を行わなければならない。〈則第15条の9第1項の準用〉

＜記録に関する遵守事項＞

9　製造販売業者又は製造業者は、再生医療等製品を購入等したとき及び再生医療等製品の製造販売業者、製造業者もしくは販売業者又は病院、診療所もしくは飼育動物診療施設の開設者に販売等したときは、次に掲げる事項を書面に記載しなければならない。〈則第173条第1項の準用〉

① 品名
② 数量
③ 製造番号又は製造記号
④ 購入、譲受け、販売又は授与の年月日
⑤ 購入者等の氏名及び住所

＜視覚等の障害者に関する遵守事項＞

10　製造販売業者又は製造業者は、①自ら視覚・聴覚・音声機能・言語機能に障害を有する薬剤師であるとき、②その事業所又は製造所において薬事に関する実務に従事する薬剤師が視覚・聴覚・音声機能・言語機能に障害を有するときは、保健衛生上支障を生ずるおそれがないように、必要な設備の設置その他の措置を講じなければならない。〈則第15条の10の準用〉

＜許可証の掲示に関する遵守事項＞

11　製造販売業者は、製造販売業の許可証を事業所の見やすい場所に掲示しておかなければならない。〈則第3条の準用〉

12　製造業者は、製造業の許可証を製造所の見やすい場所に掲示しておかなければならない。〈則第3条の準用〉

# 第七章　医薬品、医療機器及び再生医療等製品の販売業等

（平六法五〇・平一四法九六・改称、平二五法八四・旧第五章繰下・改称）

## 第一節　医薬品の販売業

（平一四法九六・節名追加）

### 第二十四条（医薬品の販売業の許可）

（昭五四法五六・平九法一〇五・平一四法九六・一部改正）

■第24条第1項■

> 薬局開設者又は医薬品の販売業の許可を受けた者でなければ、業として、医薬品を販売し、授与し、又は販売若しくは授与の目的で貯蔵し、若しくは陳列（配置することを含む。以下同じ。）してはならない。ただし、医薬品の製造販売業者がその製造等をし、又は輸入した医薬品を薬局開設者又は医薬品の製造販売業者、製造業者若しくは販売業者に、医薬品の製造業者がその製造した医薬品を医薬品の製造販売業者又は製造業者に、それぞれ販売し、授与し、又はその販売若しくは授与の目的で貯蔵し、若しくは陳列するときは、この限りでない。

【趣旨】

本規定は、薬局開設の許可又は医薬品の販売業の許可がない限り、業として医薬品を販売することは禁止される旨を定めたものである。ただし、医薬品の製造販売業者又は製造業者が取引先に納品するときは、これらの許可がなくても自社製品たる医薬品を取引先に販売することができるとしている。

【解説】

1　医薬品の販売の行為を国民の自由に委ねることは保健衛生上不適当であると考えられることから、その販売業を営もうとするときは許可を要することとしている。なお、医薬部外品又は化粧品については、許可を受けなくても、販売し、授与し、販売・授与の目的で貯蔵し、陳列することが認められている。

2　いわゆる院内薬局については、病院又は診療所内の調剤業務を行う場所として、単に「薬局」の名称の使用を特例的に認められている（法第6条但書、則第10条）にすぎず、薬局開設の許可（法第4条第1項）を受けているわけではないため、当該病院又は診療所で用いる薬剤を取り扱うことはできても、医薬品を販売することはできない。

それゆえ、院内薬局で来院患者に一般用医薬品を販売しようとする場合には、薬局開設の許可又は店舗販売業の許可を受ける必要がある。

なお、薬剤とは、特定の患者のためにその症状に合わせて調剤されたもので、通常、複数の医薬品から構成され、医薬品とは区別して扱われる。

3　「販売」とは、ある物について所有権を有する者が対価を得て、その物の所有権を他人に移転することをいう。

4　「授与」とは、ある物について所有権を有する者が対価を得ないで、その物の所有権

を他人に移転することをいう。このように、「販売」が所有権の有償譲渡であるのに対し、「授与」は所有権の無償譲渡といえる。

5 「配置することを含む」とあるように、配置販売業において需要者の居宅に医薬品を預けおく行為は、医薬品が使用されて代金の請求権が発生しない限り、「販売」ではなく、「陳列」に該当する。

6 売買行為を円滑にするため第三者が売手と買手の間に入る斡旋行為は、「販売」に該当する場合とそうでない場合がある。例えば、地方公共団体の職員共済組合が、その構成員の間に医薬品の購入の希望があることを見込み、あらかじめ医薬品を販売業者から購入し、これを当該組合の構成員に配布する行為については、たとえ1回限りのものであっても相当多数の者を対象としていれば、不特定多数人に対して反復継続の意思をもって販売等を行うものとして、医薬品の販売業を行っているとみなされる。

これに対し、当該組合が医薬品の申し込み用紙を配布するなどして、その構成員の注文をとりまとめ、これに基づいて医薬品の販売業者から医薬品の送付を受け、これを各注文者に配布する場合は、単に代金のとりまとめ及び現品の配布を行うに過ぎず、該当品に係る権利義務が当該組合に帰属することなく直ちに個人の注文者に帰属するため、医薬品の販売業を行っているものとはみなされない。〈S44/12/11 薬事第 352 号〉

7 本規定に違反した者は、3年以下の懲役もしくは 300 万円以下の罰金に処し、又はこれを併科する。〈法第 84 条第 9 号〉

また、いわゆる両罰規定の対象となっており、この行為者を使用する法人又は人には 300 万円以下の罰金刑が科される。〈法第 90 条第 2 号〉

<但書>

8 「医薬品の製造販売業者がその製造等をし、又は輸入した医薬品」とは、当該製造販売業者が製造業の許可を受けて自ら製造し、もしくは委託製造し、又は輸入したもの、つまり自社製品たる医薬品をいう。

9 「医薬品の製造業者がその製造した医薬品」とは、当該製造業者が自ら製造したもの、つまり自社製品たる医薬品をいう。

10 「その製造等をし、又は輸入した医薬品」「その製造した医薬品」とあるように、他社が製造販売している医薬品を仕入れて販売する場合、本但書は適用されない。

■第24条第2項■

前項の許可は、六年ごとにその更新を受けなければ、その期間の経過によつて、その効力を失う。

**趣旨**

本規定は、医薬品の販売業の許可を6年ごとの更新制としたものである。【法第4条第4項参照】

## 第二十五条（医薬品の販売業の許可の種類）

（平一八法六九・平二五法一〇三・平二五法八四(平二五法一〇三)・令元法六三・一部改正）

> 医薬品の販売業の許可は、次の各号に掲げる区分に応じ、当該各号に定める業務について行う。
> 一　店舗販売業の許可　要指導医薬品(第四条第五項第三号に規定する要指導医薬品をいう。以下同じ。)又は一般用医薬品を、店舗において販売し、又は授与する業務
> 二　配置販売業の許可　一般用医薬品を、配置により販売し、又は授与する業務
> 三　卸売販売業の許可　医薬品を、薬局開設者、医薬品の製造販売業者、製造業者若しくは販売業者又は病院、診療所若しくは飼育動物診療施設の開設者その他厚生労働省令で定める者(第三十四条第五項において「薬局開設者等」という。)に対し、販売し、又は授与する業務

**趣旨**

　本規定は、医薬品の販売業の許可の種類を、①店舗販売業の許可、②配置販売業の許可、③卸売販売業の許可に区分し、各々の業務を明示したものである。

**解説**

＜第1号＞

1　本号は、店舗において要指導医薬品又は一般用医薬品を販売する業態を「店舗販売業」としている。

＜第2号＞

2　本号は、配置により一般用医薬品を販売する業態を「配置販売業」としている。

＜第3号＞

3　本号は、医薬品の取扱い業者に対して医薬品を販売する業態を「卸売販売業」としている。

4　卸売販売業では医薬品の販売先に制限が付されている。その販売先は薬局開設者等に限定され、一般の生活者に対して医薬品を販売することはできない。

5　「医薬品」とあるが、これには、医療用医薬品(処方箋医薬品を含む)、要指導医薬品及び一般用医薬品が該当し、薬局製造販売医薬品は含まれない。

6　「病院」とは、医師又は歯科医師が、公衆又は特定多数人のため医業又は歯科医業を行う場所であって、20人以上の患者を入院させるための施設を有するものをいう。〈医療法第1条の5第1項〉

7　「診療所」とは、医師又は歯科医師が、公衆又は特定多数人のため医業又は歯科医業を行う場所であって、患者を入院させるための施設を有しないもの又は19人以下の患者を入院させるための施設を有するものをいう。〈医療法第1条の5第2項〉

8　「厚生労働省令で定める者」は、次に掲げる者である。〈則第138条〉

　①　国、都道府県知事又は市町村長(特別区の区長を含む)

　②　助産所の開設者であって、助産所で滅菌消毒用医薬品その他の医薬品を使用するもの

③ 救急用自動車等により業務を行う事業者であって、救急用自動車等に医薬品を備え付けるもの
④ 臓器の移植に関する法律の許可を受けた者であって、業として行う臓器の斡旋に使用する滅菌消毒用医薬品その他の医薬品を使用するもの
⑤ あん摩マツサージ指圧師、はり師、きゆう師等に関する法律の届出に係る施術所又は柔道整復師法に規定する施術所の開設者であって、施術所で滅菌消毒用医薬品その他の医薬品を使用するもの
⑥ 歯科技工所の開設者であって、歯科技工所で滅菌消毒用医薬品その他の医薬品を使用するもの
⑦ 滅菌消毒の業務を行う事業者であって、滅菌消毒の業務に滅菌消毒用医薬品その他の医薬品を使用するもの
⑧ ねずみ、はえ、蚊、のみその他これらに類する生物の防除の業務を行う事業者であって、防除の業務に防除用医薬品その他の医薬品を使用するもの
⑨ 浄化槽等の衛生管理を行う事業者であって、浄化槽等で滅菌消毒用医薬品その他の医薬品を使用するもの
　　※「浄化槽等」とは、浄化槽、貯水槽、水泳プールその他これらに類する設備のこと
⑩ 登録試験検査機関その他検査施設の長であって、検査を行うにあたり必要な体外診断用医薬品その他の医薬品を使用するもの
⑪ 研究施設の長又は教育機関の長であって、研究又は教育を行うに当たり必要な医薬品を使用するもの
⑫ 医薬部外品、化粧品、医療機器又は再生医療等製品の製造業者であって、製造を行うにあたり必要な医薬品を使用するもの
⑬ 航空運送事業を行う事業者であって、救急の用に供する医薬品を使用するもの
⑭ 船員法の適用を受ける船舶所有者であって、船舶に備え付ける医薬品を使用するもの
⑮ ①から⑭までに掲げるものに準ずるものであって、販売等の相手方として厚生労働大臣が適当と認めるもの

<通信販売業の許可がない理由>
9　平成25年の法改正により、一般用医薬品の特定販売が全面的に認められたが、同改正においては、いわゆる通信販売業の許可についても検討がなされた。しかしながら、次のような理由から、通信販売業の許可を新設することはせず、店舗販売業の許可(又は薬局開設の許可)の一態様として特定販売を扱うこととなった。
① 平成25年の法改正の前においては、いわゆる通信販売が認められてきた医薬品はリスクの小さい第三類医薬品に限られており、リスクの高い第一類医薬品及び第二類医薬品の通信販売に関する事例が蓄積されておらず、これらの安全性確保のあり方は検討されている段階にあるといえた。このような状況下において、通信販売の専門業者が医薬品の販売業に新たに参入した場合、適切な情報提供が行われないおそれが懸念されたこと
② 一般の生活者による衆人監視がない場所(例：ビルの一室)で医薬品の販売活動が行わ

れることにより、違反行為の横行、偽造医薬品の流通増加のおそれが懸念されたこと
③ 店舗以外の場所に倉庫を認めることとした場合、薬事監視を行うべき場所が店舗以外に存在してしまうことになり、適切な薬事監視の実施が困難になること
④ 通信販売業者が、複数の都道府県にまたがって販売活動を行い、複数の都道府県にまたがって設置された倉庫から医薬品を発送するとした場合、現行の都道府県等単位の監視指導体制では対応できず、新たな監視指導体制の構築が必要になること
⇒ 特定販売においては、店舗以外の場所(例：倉庫)にある医薬品を直接発送することは認められていないが、これは上記③及び④の理由により、有効な薬事監視が期し難いことによるものである。

<旧薬種商販売業>

10　昭和36年公布の薬事法(現：医薬品医療機器等法)の施行の際に、薬種商販売業の許可を受けたとみなされた者で、その後継続して医薬品の販売業を営んでいるものを旧薬種商販売業者という。旧薬種商販売業者は、医薬品の販売業の許可(法第25条)を受けていないにもかかわらず、医薬品の店舗による販売の業務を行うことが認められている。

<既存配置販売業>

11　平成18年改正法の施行日(平成21年6月1日)前において、配置販売業の許可を受けていた者で、その後継続して医薬品の販売業を営んでいるものを既存配置販売業者という。既存配置販売業者は、医薬品の販売業の許可(法第25条)を受けていないにもかかわらず、医薬品の配置による販売の業務を行うことができる。
　　その取扱い品目は、平成21年6月1日前の配置販売品目に限られるが、薬剤師又は登録販売者以外の者による配置販売が認められている。

<特例販売業>

12　平成18年改正法の施行日(平成21年6月1日)前において、特例販売業の許可(卸売業を除く)を受けていた者で、その後継続して医薬品の販売業を営んでいるものを特例販売業者という。特例販売業者は、医薬品の販売業の許可(法第25条)を受けていないにもかかわらず、医薬品の販売の業務を行うことが認められている。

## 第二十六条（店舗販売業の許可）

（昭三八法一三五・昭五〇法三七・昭五四法五六・平四法四六・平六法八四・平一四法九六・平一八法六九・平二三法一〇五・平二五法一〇三・平二五法八四(平二五法一〇三)・令元法六三・一部改正）

■第２６条第１項■

> 店舗販売業の許可は、店舗ごとに、その店舗の所在地の都道府県知事（その店舗の所在地が保健所を設置する市又は特別区の区域にある場合においては、市長又は区長。次項及び第二十八条第四項において同じ。）が与える。

**趣旨**

本規定は、店舗販売業の許可権者を都道府県知事等とし、店舗ごとに許可が与えられる旨を定めたものである。

**解説**

1　「店舗」とは、医薬品を販売し、授与し、又は販売・授与の目的で貯蔵し、陳列するための設備等の総合体をいうものと解される。

2　「店舗ごと」とあるが、これについて次のように整理することができる。
① 店舗販売業は店舗により医薬品を販売等する業態であり、その店舗において医薬品を貯蔵又は陳列等するものであるから、これらが保健衛生上支障なく適切に行われるためには、それを取り扱う店舗の設備が基準に適合していることが求められる。
② この基準に適合するかどうかは店舗ごとに判断すべきことであるため、店舗販売業の許可は店舗ごとに与えることとしている。

3　全く開店せず、特定販売を専門としようとする場所については、「店舗」とみなし難いため、店舗販売業の許可を受けることはできない。〈H26/3/31 事務連絡〉

4　次に掲げる条件を満たし、単に一般用医薬品の取次の業務のみを行うのであれば、店舗販売業の許可を受ける必要はない。ただし、その店で販売の可否を判断しないこと及び購入者と許可店舗との間で、必要な情報提供等を直接行えることが前提となる。
〈H26/3/31 事務連絡〉
① 購入者にとって、どの許可店舗から医薬品を購入しているのかが明らかであること
② 必要な表示等も含めて、特定販売に関するすべてのルールが遵守されていること
③ 許可店舗に現に勤務している薬剤師又は登録販売者が、購入者の情報を収集した上で販売の可否を判断し、必要な情報提供していること

5　「その店舗の所在地が保健所を設置する市又は特別区の区域にある場合においては、市長又は区長」とあるが、この括弧書は、「地域保健対策強化のための関係法律の整備に関する法律(平成６年法律第84号)」によって新たに追加されたもので、店舗の所在地が保健所設置市又は特別区の区域にある場合は、その市長又は区長に許可権限が移譲されることになった。これは、店舗販売業は地域性が高く、保健所設置市の市長又は特別区の区長が監督することが妥当とされたことによる。

例えば、店舗の所在地が保健所設置市にある場合の許可権者は、保健所設置市の市長

であり、都道府県知事ではない。当然ながら、保健所設置市の保健所の所長も許可権者ではない。

**6** 都道府県知事等は台帳を備え、次に掲げる事項を記載する。〈令第48条、則第7条の準用〉
① 許可番号及び許可年月日
② 店舗販売業者の氏名及び住所
③ 店舗の名称及び所在地
④ 通常の営業日及び営業時間
⑤ 相談時及び緊急時の電話番号その他連絡先
⑥ 店舗管理者の氏名、住所及び週あたり勤務時間数
⑦ 店舗管理者以外に当該薬局において薬事に関する実務に従事する薬剤師又は登録販売者があるときは、その者の氏名、住所及び週あたり勤務時間数
⑧ 当該店舗において店舗販売業以外の医薬品の販売業その他の業務を併せ行うときは、その業務の種類
⑨ 当該店舗において販売等する医薬品の以下の区分
　㈠ 要指導医薬品
　㈡ 第一類医薬品
　㈢ 指定第二類医薬品
　㈣ 第二類医薬品(指定第二類医薬品を除く)
　㈤ 第三類医薬品
⑩ 当該店舗において特定販売を行うときは、則第139条第4項各号の事項(主たるホームページの構成の概要を除く)【法第26条第3項の解説4参照】


■第２６条第２項■

> 　前項の許可を受けようとする者は、厚生労働省令で定めるところにより、次に掲げる事項を記載した申請書をその店舗の所在地の都道府県知事に提出しなければならない。
> 一　氏名又は名称及び住所並びに法人にあつては、その代表者の氏名
> 二　その店舗の名称及び所在地
> 三　その店舗の構造設備の概要
> 四　その店舗において医薬品の販売又は授与の業務を行う体制の概要
> 五　法人にあつては、薬事に関する業務に責任を有する役員の氏名
> 六　第五項において準用する第五条第三号イからトまでに該当しない旨その他厚生労働省令で定める事項

**趣旨**

　本規定は、店舗販売業の許可の申請書の記載事項を明示したものである。【法第4条第2項参照】

## 第7章第1節　医薬品の販売業(第24条—第38条)

**解説**

1　店舗販売業、配置販売業、卸売販売業、高度管理医療機器等の販売業・貸与業、管理医療機器の販売業・貸与業及び再生医療等製品の販売業における法令遵守体制の強化について、次のように整理することができる。

①　店舗販売業等におけるガバナンスが適正に機能している場合、法令遵守上の問題の発生が適切な者に迅速に報告され、必要であればその解決のための措置が講じられる。

②　店舗管理者等の責任者には店舗販売業者等への意見申述義務(法第29条第2項等)、店舗販売業等にはその意見の尊重義務(法第29条の2第2項等)が従前より課せられているが、責任者の意見申述を受けて何らかの措置が講じられたか否かを記録する義務までは求められていなかったため、ガバナンスが適正に機能しているのか不明瞭であったともいえる。また、昨今、薬局の管理者及び勤務薬剤師による法令違反行為を薬局開設者が把握していない事例が発生していることにかんがみ、店舗販売業者等においても、薬局開設者と同様に、責任者の選任及び法令遵守体制についてこれまで以上に注意を払う必要がある。

③　そこで、以下のような観点から、店舗販売業者等が適切な業務運営を行うための体制の強化が図られた。

㈠　薬事に関する業務に責任を有する役員の明確化(法第26条第2項第5号等)
㈡　薬事に関する業務に責任を有する役員の資質の明確化(法第5条第3号トの準用)
㈢　店舗管理者等の責任者の資質の明確化(法第28条第3項等)
　　※　管理医療機器の販売業及び貸与業では、責任者の選任規定は設けられていない。
㈣　書面による意見申述義務(法第29条第2項等)
　　※　管理医療機器の販売業及び貸与業では、責任者の意見申述規定は設けられていない。
㈤　申述された意見の尊重義務及び講じた措置内容の記録義務(法第29条の2第2項等)
　　※　管理医療機器の販売業及び貸与業では、責任者の意見申述規定は設けられていない。
㈥　法令遵守体制の構築義務(法第29条の3等)
㈦　法令遵守を確認するための立入検査の権限(法第69条第2項)
㈧　法令遵守体制の改善命令(法第72条の2の2)
㈨　関係行政機関の連携協力(法第76条の3の3)

2　旧薬種商販売業については、以下の法令遵守規制が適用される。〈R1/12/4法律第63号附則第31条〉

①　店舗管理者の資質の明確化(法第28条第3項)
②　書面による意見申述義務(法第29条第2項)
③　申述された意見の尊重義務及び講じた措置内容の記録義務(法第29条の2第2項)
④　法令遵守体制の構築義務(法第29条の3)
⑤　法令遵守を確認するための立入検査の権限(法第69条第2項)
⑥　法令遵守体制の改善命令(法第72条の2の2)

3　既存配置販売業については、以下の法令遵守規制が適用される。〈R1/12/4法律第63号附則第31条〉

① 区域管理者の資質の明確化(法第31条の2第3項)

② 区域管理者の書面による意見申述義務(法第31条の3第2項)

③ 意見申述により講じた措置の内容の記録義務(法第31条の4第2項)

④ 法令遵守体制の構築義務(法第31条の5)

⑤ 法令遵守を確認するための立入検査の権限(法第69条第2項)

⑥ 法令遵守体制の改善命令(法第72条の2の2)

4 「都道府県知事」とあるが、店舗の所在地が保健所設置市又は特別区の区域にある場合においては、市長又は区長となる。〈法第26条第1項〉

<第6号>

5 「厚生労働省令で定める事項」は、次のとおりである。〈則第139条第2項〉

① 通常の営業日及び営業時間

② 相談時及び緊急時の電話番号その他連絡先

③ 特定販売の実施の有無

■第26条第3項■

前項の申請書には、次に掲げる書類を添付しなければならない。

一 その店舗の平面図

二 第二十八条第一項の規定によりその店舗をその指定する者に実地に管理させる場合にあつては、その指定する者の氏名及び住所を記載した書類

三 第一項の許可を受けようとする者及び前号の者以外にその店舗において薬事に関する実務に従事する薬剤師又は登録販売者(第四条第五項第一号に規定する登録販売者をいう。以下同じ。)を置く場合にあつては、その薬剤師又は登録販売者の氏名及び住所を記載した書類

四 その店舗において販売し、又は授与する医薬品の要指導医薬品及び一般用医薬品に係る厚生労働省令で定める区分を記載した書類

五 その店舗においてその店舗以外の場所にいる者に対して一般用医薬品を販売し、又は授与する場合にあつては、その者との間の通信手段その他の厚生労働省令で定める事項を記載した書類

六 その他厚生労働省令で定める書類

**趣旨**

本規定は、店舗販売業の許可の申請書の添付書類を明示したものである。【法第4条第3項参照】

**解説**

<第4号>

1 「要指導医薬品及び一般用医薬品」とあるが、これは店舗販売業者が販売等すること

のできる医薬品の種別をさしている。
2 「厚生労働省令で定める区分」は、次のとおりである。〈則第139条第3項〉
① 要指導医薬品
② 第一類医薬品
③ 指定第二類医薬品
④ 第二類医薬品(指定第二類医薬品を除く)
⑤ 第三類医薬品

<第5号>
3 「一般用医薬品」とあるが、これは、店舗販売業者が扱うことのできる医薬品のうち特定販売が認められるのは、一般用医薬品に限られることに対応したものである。要指導医薬品については、特定販売を行うことができない。
4 「厚生労働省令で定める事項」は、次のとおりである。〈則第139条第4項〉
① 特定販売を行う際に使用する通信手段
② 次に掲げる特定販売を行う医薬品の区分
　㈠ 第一類医薬品
　㈡ 指定第二類医薬品
　㈢ 第二類医薬品(指定第二類医薬品を除く)
　㈣ 第三類医薬品
③ 特定販売を行う時間及び営業時間のうち特定販売のみを行う時間がある場合はその時間
④ 特定販売を行うことについての広告に、許可申請書に記載する店舗の名称と異なる名称を表示するときは、その名称
⑤ 特定販売を行うことについてインターネットを利用して広告をするときは、主たるホームページアドレス及び主たるホームページの構成の概要
⑥ 都道府県知事等又は厚生労働大臣が特定販売の実施方法に関する適切な監督を行うために必要な設備の概要(その店舗の営業時間のうち特定販売のみを行う時間がある場合に限る)

<第6号>
5 「厚生労働省令で定める書類」は、次のとおりである。〈則第139条第5項〉
① 法人にあっては、登記事項証明書
② 店舗管理者(その店舗を実地に管理する店舗販売業者を含む。③を除き、以下同じ)の週当たり勤務時間数並びに薬剤師名簿の登録番号及び登録年月日又は販売従事登録の登録番号及び登録年月日を記載した書類
③ 店舗管理者を指定してその店舗を実地に管理させる場合にあっては、その店舗管理者の雇用契約書の写しその他申請者のその店舗管理者に対する使用関係を証する書類
④ 店舗管理者以外にその店舗において薬事に関する実務に従事する薬剤師又は登録販売者を置く場合にあっては、その薬剤師又は登録販売者の別、週当たり勤務時間数並びに薬剤師名簿の登録番号及び登録年月日又は販売従事登録の登録番号及び登録年月

日を記載した書類
⑤ 店舗管理者以外にその店舗において薬事に関する実務に従事する薬剤師又は登録販売者を置く場合にあっては、その薬剤師又は登録販売者の雇用契約書の写しその他申請者のその薬剤師又は登録販売者に対する使用関係を証する書類
⑥ その店舗において店舗販売業以外の医薬品の販売業その他の業務を併せ行う場合にあっては、その業務の種類を記載した書類
⑦ 申請者(申請者が法人であるときは、薬事に関する業務に責任を有する役員)が精神の機能の障害により業務を適正に行うにあたって必要な認知、判断及び意思疎通を適切に行うことができないおそれがある者である場合は、当該申請者に係る精神の機能の障害に関する医師の診断書

■第２６条第４項■

次の各号のいずれかに該当するときは、第一項の許可を与えないことができる。
一　その店舗の構造設備が、厚生労働省令で定める基準に適合しないとき。
二　薬剤師又は登録販売者を置くことその他その店舗において医薬品の販売又は授与の業務を行う体制が適切に医薬品を販売し、又は授与するために必要な基準として厚生労働省令で定めるものに適合しないとき。

【趣旨】
本規定は、店舗販売業の不許可の基準を明示したものである。【法第５条参照】

【解説】
＜第１号＞
1　「厚生労働省令で定める基準」として、次のとおり定められている。〈構造設備基準第２条〉
① 医薬品を購入等しようとする者が容易に出入りできる構造であり、店舗であることがその外観から明らかであること
② 換気が十分であり、かつ、清潔であること
③ 当該店舗販売業以外の店舗販売業の店舗又は薬局の場所、常時居住する場所及び不潔な場所から明確に区別されていること
④ 面積は、概ね13.2平米以上とし、店舗販売業の業務を適切に行なうことができるものであること
⑤ 医薬品を通常陳列し、又は交付する場所は60ルックス以上の明るさを有すること
⑥ 開店時間のうち、要指導医薬品又は一般用医薬品を販売等しない時間がある場合には、要指導医薬品又は一般用医薬品を通常陳列し、又は交付する場所を閉鎖することができる構造のものであること
⑦ 冷暗貯蔵のための設備を有すること。ただし、冷暗貯蔵が必要な医薬品を取り扱わない場合は、この限りでない。

⑧ 鍵のかかる貯蔵設備を有すること。ただし、毒薬を取り扱わない場合は、この限りでない。
⑨ 貯蔵設備を設ける区域が、他の区域から明確に区別されていること
⑩ 要指導医薬品を販売等する店舗にあっては、次に定めるところに適合するものであること
　㈠ 要指導医薬品を陳列するために必要な陳列設備を有すること
　㈡ 要指導医薬品陳列区画に医薬品を購入等しようとする者又は医薬品を購入等した者もしくはこれらの者によって購入等された医薬品を使用する者が進入することができないよう必要な措置が採られていること。ただし、要指導医薬品を陳列しない場合又は鍵をかけた陳列設備その他医薬品を購入等しようとする者もしくは医薬品を購入等した者もしくはこれらの者によって購入等された医薬品を使用する者が直接手の触れられない陳列設備に陳列する場合は、この限りでない。
　㈢ 開店時間のうち、要指導医薬品を販売等しない時間がある場合には、要指導医薬品陳列区画を閉鎖することができる構造のものであること
⑪ 第一類医薬品を販売等する店舗にあっては、次に定めるところに適合するものであること
　㈠ 第一類医薬品を陳列するために必要な陳列設備を有すること
　㈡ 第一類医薬品陳列区画に一般用医薬品を購入等しようとする者又は一般用医薬品を購入等した者もしくはこれらの者によって購入等された一般用医薬品を使用する者が進入することができないよう必要な措置が採られていること。ただし、第一類医薬品を陳列しない場合又は鍵をかけた陳列設備その他一般用医薬品を購入等しようとする者もしくは一般用医薬品を購入等した者もしくはこれらの者によって購入等された一般用医薬品を使用する者が直接手の触れられない陳列設備に陳列する場合は、この限りでない。
　㈢ 開店時間のうち、第一類医薬品を販売等しない時間がある場合には、第一類医薬品陳列区画を閉鎖することができる構造のものであること
⑫ 次に定めるところに適合する情報提供等を行うための設備を有すること。ただし、複数の設備を有する場合は、いずれかの設備が適合していれば足りるものとする。
　㈠ 要指導医薬品を陳列する場合には、要指導医薬品陳列区画の内部又は近接する場所にあること
　㈡ 第一類医薬品を陳列する場合には、第一類医薬品陳列区画の内部又は近接する場所にあること
　㈢ 指定第二類医薬品を陳列する場合には、指定第二類医薬品を陳列する陳列設備から7メートル以内の範囲にあること。ただし、鍵をかけた陳列設備に陳列する場合又は指定第二類医薬品を陳列する陳列設備から1.2メートル以内の範囲に一般用医薬品を購入等しようとする者もしくは一般用医薬品を購入等した者もしくはこれらの者によって購入等された一般用医薬品を使用する者が進入することができないよう必要な措置が採られている場合は、この限りでない。
　㈣ 二つ以上の階に要指導医薬品又は一般用医薬品を通常陳列し、又は交付する場所

がある場合には、各階の要指導医薬品又は一般用医薬品を通常陳列し、又は交付する場所の内部にあること
　⑬ 営業時間のうち、特定販売のみを行う時間がある場合には、都道府県知事等又は厚生労働大臣が特定販売の実施方法に関する適切な監督を行うために必要な設備を備えていること

<第2号>
2　「厚生労働省令で定めるもの」として、次のとおり定められている。〈業務体制基準第2条第1項〉
　① 要指導医薬品又は第一類医薬品を販売等する店舗にあっては、要指導医薬品又は第一類医薬品を販売等する営業時間内は、常時、当該店舗において薬剤師が勤務していること
　② 第二類医薬品又は第三類医薬品を販売等する営業時間内は、常時、当該店舗において薬剤師又は登録販売者が勤務していること
　③ 営業時間又は営業時間外で相談を受ける時間内は、医薬品を購入しようとする者等から相談があった場合に、必要な情報の提供又は指導を行うための体制を備えていること
　④ 当該店舗において、要指導医薬品又は一般用医薬品の販売又は授与に従事する薬剤師及び登録販売者の週当たり勤務時間数の総和を当該店舗内の要指導医薬品の情報の提供及び指導を行う場所並びに一般用医薬品の情報の提供を行う場所の数で除して得た数が、要指導医薬品又は一般用医薬品を販売等する開店時間の1週間の総和以上であること
　⑤ 要指導医薬品又は第一類医薬品を販売等する店舗にあっては、当該店舗において要指導医薬品又は第一類医薬品の販売又は授与に従事する薬剤師の週当たり勤務時間数の総和を当該店舗内の要指導医薬品の情報の提供及び指導を行う場所並びに第一類医薬品の情報の提供を行う場所の数で除して得た数が、要指導医薬品又は第一類医薬品を販売等する開店時間の1週間の総和以上であること
　⑥ 必要な情報の提供及び指導その他の要指導医薬品等の適正販売等を確保するため、指針の策定、従事者に対する研修(特定販売を行う店舗にあっては、特定販売に関する研修を含む)の実施その他必要な措置が講じられていること
　　※「要指導医薬品等の適正販売等」とは、要指導医薬品及び一般用医薬品の販売又は授与の業務(要指導医薬品及び一般用医薬品の貯蔵並びに要指導医薬品又は一般用医薬品を販売等する開店時間以外の時間における対応に関する業務を含む)に係る適正な管理のこと
⇒　上記⑥に掲げる店舗販売業者が講じなければならない措置には、次に掲げる事項を含むものとする。〈業務体制基準第2条第2項〉
　① 従事者から店舗販売業者への事故報告の体制の整備
　② 医薬品の貯蔵設備を設ける区域に立ち入ることができる者の特定
　③ 要指導医薬品等の適正販売等のための業務に関する手順書の作成及び当該手順書に基づく業務の実施

第 7 章第 1 節　医薬品の販売業（第 24 条—第 38 条）

④　要指導医薬品等の適正販売等のために必要となる情報の収集その他要指導医薬品等の適正販売等の確保を目的とした改善のための方策の実施

■第２６条第５項■

第五条(第三号に係る部分に限る。)の規定は、第一項の許可について準用する。

**趣 旨**
　本規定は、店舗販売業の許可の申請者の欠格事由を明示したものである。【法第 5 条、第 12 条の 2 第 2 項参照】

**解 説**
1　本規定は、令和元年の法改正により、改正前の法第 26 条第 4 項第 3 号の内容を引き継いで新設したものである。
2　本規定において準用する法第 5 条第 3 号への「厚生労働省令で定める者」は、精神の機能の障害により店舗販売業者の業務を適正に行うにあたって必要な認知、判断及び意思疎通を適切に行うことができない者である。〈則第 139 条第 7 項〉


# 第二十七条（店舗販売品目）

（平一八法六九・全改、平二五法一〇三・平二五法八四（平二五法一〇三）・令元法六三・一部改正）

　店舗販売業者(店舗販売業の許可を受けた者をいう。以下同じ。)は、薬局医薬品(第四条第五項第二号に規定する薬局医薬品をいう。以下同じ。)を販売し、授与し、又は販売若しくは授与の目的で貯蔵し、若しくは陳列してはならない。

**趣 旨**
　本規定は、店舗販売業者に対し、薬局医薬品を販売してはならない旨を定めたものである。

**解 説**
1　「薬局医薬品」とは、要指導医薬品及び一般用医薬品以外の医薬品(動物専用のものを除く)をいう。〈法第 4 条第 5 項第 2 号〉
2　店舗販売業の許可では、①要指導医薬品、②一般用医薬品、③すべての動物用医薬品を販売することができる。
3　店舗販売業の許可で販売できる医薬品は、店舗販売品目と呼ばれる。
4　本規定に違反した者は、3 年以下の懲役もしくは 300 万円以下の罰金に処し、又はこれを併科する。〈法第 84 条第 10 号〉
　また、いわゆる両罰規定の対象となっており、この行為者を使用する法人又は人には 300 万円以下の罰金刑が科される。〈法第 90 条第 2 号〉

## 第二十八条(店舗の管理)

(平一八法六九・全改、令元法六三・一部改正)

■第28条第1項■

店舗販売業者は、その店舗を、自ら実地に管理し、又はその指定する者に実地に管理させなければならない。

**趣旨**

本規定は、店舗販売業者に対し、自ら店舗を管理すること、そうでなければ管理者を指定して店舗を管理させることを義務づけたものである。【法第7条第1項参照】

**解説**

1　本規定に違反した者は、1年以下の懲役もしくは100万円以下の罰金に処し、又はこれを併科する。〈法第86条第1項第1号〉

　また、いわゆる両罰規定の対象となっており、この行為者を使用する法人又は人には100万円以下の罰金刑が科される。〈法第90条第2号〉

■第28条第2項■

前項の規定により店舗を実地に管理する者(以下「店舗管理者」という。)は、厚生労働省令で定めるところにより、薬剤師又は登録販売者でなければならない。

**趣旨**

本規定は、店舗管理者は、薬剤師又は登録販売者でなければならない旨を定めたものである。

**解説**

1　「薬剤師」とあるが、厚生労働大臣の再教育研修命令を受けた薬剤師にあっては、その研修を終了した旨が薬剤師名簿に登録された者に限られる。〈法第7条第1項〉

2　店舗管理者の指定について、次のとおり定められている。〈則第140条〉

(1) 店舗管理者は、次に掲げる区分に応じ、それぞれに定める者であって、その店舗において医薬品の販売又は授与に関する業務に従事するものでなければならない。

　① 要指導医薬品又は第一類医薬品を販売等する店舗にあっては、薬剤師

　② 第二類医薬品又は第三類医薬品を販売等する店舗にあっては、薬剤師又は次のいずれかに該当する登録販売者

　　㈠ 過去5年間のうち、従事期間が通算して2年以上の者

　　　※「従事期間」とは、薬局、店舗販売業又は配置販売業において一般従事者として薬剤師又は登録販売者の管理及び指導の下に実務に従事した期間及び登録販売者として業務(店舗管理者又は区域管理者としての業務を含む)に従事した期間をいう。

※「一般従事者」とは、その薬局、店舗又は区域において実務に従事する薬剤師又は登録販売者以外の者をいう。

㈡ 過去5年間のうち、従事期間が通算して1年以上であって、継続的研修及び追加的研修を修了した者(則第15条の11の3、第147条の11の3、第149条の16)

㈢ 従事期間が通算して1年以上であって、店舗管理者又は区域管理者としての業務の経験がある者

(2) (1)①にかかわらず、第一類医薬品を販売等する店舗において薬剤師を店舗管理者とすることができない場合には、過去5年間のうち次に掲げる期間が通算して3年以上である登録販売者であって、その店舗において医薬品の販売又は授与に関する業務に従事するものを店舗管理者とすることができる。

① 以下において、登録販売者として業務に従事した期間

㈠ 要指導医薬品又は第一類医薬品を販売等する薬局

㈡ 薬剤師が店舗管理者である要指導医薬品又は第一類医薬品を販売等する店舗販売業

㈢ 薬剤師が区域管理者である第一類医薬品を配置販売する配置販売業

② 第一類医薬品を販売等する店舗の店舗管理者又は第一類医薬品を配置販売する区域の区域管理者であった期間

⇒ 上記(1)①にかかわらず、要指導医薬品を販売等する店舗において薬剤師を店舗管理者とすることができない場合には、当分の間、過去5年間のうち次に掲げる期間が通算して3年以上である登録販売者であって、その店舗において医薬品の販売又は授与に関する業務に従事するものを店舗管理者とすることができる。〈H26/2/10 厚生労働省令第8号附則第6条第2項〉

① 以下において、登録販売者として業務に従事した期間

㈠ 要指導医薬品を販売等する薬局

㈡ 薬剤師が店舗管理者である要指導医薬品を販売等する店舗販売業において、登録販売者として業務に従事した期間

② 要指導医薬品を販売等する店舗の店舗管理者であった期間

⇒ 上記(2)①について、薬剤師が店舗管理者である要指導医薬品又は第一類医薬品を販売等する旧薬種商販売業の店舗において、登録販売者として業務に従事した期間についても通算できる。〈H26/7/31 厚生労働省令第92号附則第2条第5項〉

**3** 第二類医薬品又は第三類医薬品を販売等する店舗において、登録販売者が店舗管理者となる場合の「従事期間」の算定について、次のように示されている。〈R5/3/31 薬生発0331第16号〉

① 従事期間は、月単位で計算すること

② 「過去5年間のうち、従事期間が通算して2年以上の者」という管理者要件においては、1か月に80時間以上従事した場合に月数に算定できる。

③ ②の条件を満たさない場合であっても、過去5年間のうち、月当たりの時間数にかかわらず月単位で従事した期間が通算して2年以上あり、かつ、過去5年間において、

663

合計1,920時間以上従事した場合は、「従事期間が通算して2年以上の者」とみなして差し支えない。
	④ 「過去5年間のうち、従事期間が通算して1年以上であって、継続的研修及び追加的研修を修了した者」という管理者要件においては、1か月に160時間以上従事した場合に月数に算定できる。
	⑤ ④の条件を満たさない場合であっても、過去5年間のうち、月当たりの時間数にかかわらず月単位で従事した期間が通算して1年以上あり、かつ、過去5年間において、合計1,920時間以上従事した場合は、「従事期間が通算して1年以上の者」とみなして差し支えない。

4　第一類医薬品を販売等する店舗において、登録販売者が店舗管理者となる場合の「従事した期間」の算定について、次のように示されている。〈R5/3/31 薬生発0331第16号〉
	① 当該期間は、月単位で計算すること
	② 当該期間においては、1か月に80時間以上業務に従事した場合に月数に算定できる。
	③ ②の条件を満たさない場合であっても、過去5年間のうち、月当たりの時間数にかかわらず月単位で従事した期間が通算して3年以上あり、かつ、過去5年間において、合計2,880時間以上業務に従事した場合は、「従事した期間が通算して3年以上の者」とみなして差し支えない。

5　要指導医薬品を販売等する店舗において、平成26年厚生労働省令第8号附則に基づき、登録販売者が店舗管理者となる場合の「従事した期間」の算定について、次のように示されている。〈R5/3/31 薬生発0331第16号〉
	① 当該期間は、月単位で計算すること
	② 当該期間においては、1か月に80時間以上業務に従事した場合に月数に算定できる。
	③ ②の条件を満たさない場合であっても、過去5年間のうち、月当たりの時間数にかかわらず月単位で従事した期間が通算して3年以上あり、かつ、過去5年間において、合計2,880時間以上業務に従事した場合は、「従事した期間が通算して3年以上の者」とみなして差し支えない。

6　第一類医薬品を販売等する店舗において、登録販売者が店舗管理者となる場合の「当該店舗管理者を補佐する者」について、次のとおり定められている。〈則第141条〉
	① 第一類医薬品を販売等する店舗の店舗販売業者は、当該店舗の店舗管理者が薬剤師でない場合には、店舗管理者を補佐する者として薬剤師を置かなければならない。
	② 店舗管理者を補佐する者は、保健衛生上支障を生ずるおそれがないように、店舗販売業者及び店舗管理者に対し必要な意見を書面により述べなければならない。
	③ 店舗販売業者及び店舗管理者は、①により店舗管理者を補佐する者を置いたときは、②により述べられた店舗管理者を補佐する者の意見を尊重するとともに、法令遵守のために措置を講ずる必要があるときは、当該措置を講じ、かつ、講じた措置の内容（措置を講じない場合にあっては、その旨及びその理由）を記録し、これを適切に保存しなければならない。

7　要指導医薬品を販売等する店舗において、登録販売者が店舗管理者となる場合の「当

該店舗管理者を補佐する者」について、次のとおり定められている。〈H26/7/31 厚生労働省令第92号附則第6条第3項から第5項まで〉

① 要指導医薬品を販売等する店舗の店舗販売業者は、当該店舗の店舗管理者が薬剤師でない場合には、店舗管理者を補佐する者として薬剤師を置かなければならない。

② 店舗管理者を補佐する者は、保健衛生上支障を生ずるおそれがないように、店舗販売業者及び店舗管理者に対し必要な意見を書面により述べなければならない。

③ 店舗販売業者及び店舗管理者は、①により店舗管理者を補佐する者を置いたときは、②により述べられた店舗管理者を補佐する者の意見を尊重するとともに、法令遵守のために措置を講ずる必要があるときは、当該措置を講じ、かつ、講じた措置の内容(措置を講じない場合にあっては、その旨及びその理由)を記録し、これを適切に保存しなければならない。

**8** 本規定に違反した者は、1年以下の懲役もしくは100万円以下の罰金に処し、又はこれを併科する。〈法第86条第1項第1号〉

また、いわゆる両罰規定の対象となっており、この行為者を使用する法人又は人には100万円以下の罰金刑が科される。〈法第90条第2号〉

## ■第28条第3項■

> 店舗管理者は、次条第一項及び第二項に規定する義務並びに同条第三項に規定する厚生労働省令で定める業務を遂行し、並びに同項に規定する厚生労働省令で定める事項を遵守するために必要な能力及び経験を有する者でなければならない。

### 趣 旨

本規定は、店舗管理者は、その義務、業務及び遵守事項を遂行するための能力及び経験を有する者でなければならない旨を定めたものである。【法第7条第3項参照】

### 解 説

1 本規定は、令和元年の法改正により新設されたものである。

■第28条第4項■

　店舗管理者は、その店舗以外の場所で業として店舗の管理その他薬事に関する実務に従事する者であつてはならない。ただし、その店舗の所在地の都道府県知事の許可を受けたときは、この限りでない。

**趣旨**

　本規定は、店舗管理者は兼務してはならない旨を定めたものである。ただし、都道府県知事等の許可を受けたときは、その店舗以外の場所で薬事に関する実務に従事することができるとしている。【法第7条第4項参照】

**解説**

1　開店中は、常時、店舗管理者の直接管理の状態にあることを原則とし、いわゆる名義貸しの者が店舗管理者になることを防止するため、本規定が設けられている。

＜但書＞

2　「都道府県知事」とあるが、店舗の所在地が保健所設置市又は特別区の区域にある場合においては、市長又は区長となる。〈法第26条第1項〉


## 第二十九条（店舗管理者の義務）

（平一八法六九・全改、令元法六三・一部改正）

■第29条第1項■

　店舗管理者は、保健衛生上支障を生ずるおそれがないように、その店舗に勤務する薬剤師、登録販売者その他の従業者を監督し、その店舗の構造設備及び医薬品その他の物品を管理し、その他その店舗の業務につき、必要な注意をしなければならない。

**趣旨**

　本規定は、店舗管理者に対し、①店舗の従業者を監督すること、②店舗の構造設備及び医薬品等を管理すること、③店舗の業務につき必要な注意をすることを義務づけたものである。【法第8条第1項参照】

**解説**

1　「店舗の業務」とは、次のようなもの及びこれに付随するものをいう。
　①　医薬品の適正使用に必要な情報の提供及び薬学的知見に基づく指導の業務
　②　医薬品の販売の業務

2　本規定に違反しても罰則の適用はないが、店舗管理者の変更命令(法第73条)の発動事由となり得る。

第7章第1節　医薬品の販売業(第24条—第38条)

■第29条第2項■

　店舗管理者は、保健衛生上支障を生ずるおそれがないように、その店舗の業務につき、店舗販売業者に対し、必要な意見を書面により述べなければならない。

**趣旨**

　本規定は、店舗管理者に対し、店舗販売業者に必要な意見を書面で述べることを義務づけたものである。【法第8条第2項参照】

**解説**

1　店舗管理者は、従前より、店舗販売業者に対して必要な意見を述べることとされていたが、令和元年の法改正により、意見申述は書面で行うことが明示された。

2　店舗管理者が従業者である場合、雇用者たる店舗販売業者に対して弱い立場にあることは否めない。そこで、店舗管理者の権能をより強力なものとするため、店舗販売業者に対し、店舗管理者の意見を尊重することが義務づけられている。〈法第29条の2第2項〉

3　本規定に違反しても罰則の適用はないが、店舗管理者の変更命令(法第73条)の発動事由となり得る。


■第29条第3項■

　店舗管理者が行う店舗の管理に関する業務及び店舗管理者が遵守すべき事項については、厚生労働省令で定める。

**趣旨**

　本規定は、店舗管理者の業務及び遵守事項については、省令で定める旨を明示したものである。

**解説**

1　店舗販売業の法令遵守体制の強化の観点から、令和元年の法改正により本規定が新設された。

2　店舗管理者の業務及び遵守事項について、次のとおり定められている。〈則第142条の2〉

①　店舗管理者が行う店舗の管理に関する業務は、次のとおりとする。
　㈠　店舗管理者が有する権限(法第29条の3第1項第1号)に係る業務
　㈡　医薬品の試験検査及び試験検査の結果の確認(則第144条)
　㈢　店舗の管理に関する事項に係る帳簿の記載(則第145条第2項)

②　店舗管理者が遵守すべき事項は、以下のとおりとする。
　㈠　保健衛生上支障を生ずるおそれがないように、その店舗に勤務する薬剤師、登録販売者その他の従業者を監督し、その店舗の構造設備及び医薬品その他の物品を管理

し、その他その店舗の業務につき、必要な注意をすること
　㈡　店舗販売業者に対して述べる意見を記載した書面(法第29条第2項)の写しを3年間保存すること


## 第二十九条の二（店舗販売業者の遵守事項）

（平一八法六九・追加、平二五法一〇三・令元法六三・一部改正）

■第29条の2第1項■

> 厚生労働大臣は、厚生労働省令で、次に掲げる事項$^{1〜16}$その他店舗の業務に関し店舗販売業者が遵守すべき事項を定めることができる。
> 一　店舗における医薬品の管理の実施方法に関する事項
> 二　店舗における医薬品の販売又は授与の実施方法(その店舗においてその店舗以外の場所にいる者に対して一般用医薬品を販売し、又は授与する場合におけるその者との間の通信手段に応じた当該実施方法を含む。)に関する事項

**趣旨**

　本規定は、店舗の業務に関し、店舗販売業者が遵守すべき事項を省令で定めることができる旨を明示したものである。【法第9条第1項参照】

**解説**

＜試験検査に関する遵守事項＞

1　試験検査の実施方法について、次のとおり定められている。〈則第144条〉
　① 店舗販売業者は、店舗管理者が医薬品の適切な管理のために必要と認める医薬品の試験検査を、店舗管理者に行わせなければならない。ただし、当該店舗の設備及び器具を用いて試験検査を行うことが困難であると店舗管理者が認めた場合には、店舗販売業者は、当該店舗販売業者の他の試験検査設備又は登録試験検査機関を利用して試験検査を行うことができる。
　② 店舗販売業者は、①の但書により試験検査を行った場合は、店舗管理者に試験検査の結果を確認させなければならない。

＜帳簿・記録に関する遵守事項＞

2　店舗の管理に関する帳簿について、次のとおり定められている。〈則第145条〉
　① 店舗販売業者は、店舗に当該店舗の管理に関する事項を記録するための帳簿を備えなければならない。
　② 店舗管理者は、試験検査、不良品の処理その他当該店舗の管理に関する事項を、①の帳簿に記載しなければならない。
　③ 店舗販売業者は、①の帳簿を、最終の記載の日から3年間保存しなければならない。

3　医薬品の購入等に関する記録について、次のとおり定められている。〈則第146条〉
　① 店舗販売業者は、医薬品を購入等したとき及び薬局開設者、医薬品の製造販売業者、

製造業者もしくは販売業者又は病院、診療所もしくは飼育動物診療施設の開設者に販売等したときは、次に掲げる事項を書面に記載しなければならない。
  ㈠ 品名
  ㈡ 数量
  ㈢ 購入もしくは譲受け又は販売もしくは授与の年月日
  ㈣ 購入者等の氏名又は名称、住所又は所在地及び電話番号その他の連絡先(②の但書により確認を行わないこととされた場合にあっては、氏名又は名称以外の事項は、その記載を省略することができる)
  ㈤ ㈣に掲げる事項の内容を確認するために提示を受けた資料(②の但書により確認を行わないこととされた場合を除く)
  ㈥ 購入者等が自然人であり、かつ、購入者等以外の者が医薬品の取引の任に当たる場合及び購入者等が法人である場合にあっては、医薬品の取引の任に当たる自然人が、購入者等と雇用関係にあること又は購入者等から医薬品の取引に係る指示を受けたことを示す資料
② 店舗販売業者は、①に基づき書面に記載するに際し、購入者等から、許可証等の写しその他の資料の提示を受けることで、購入者等の住所又は所在地、電話番号その他の連絡先を確認しなければならない。ただし、購入者等が当該店舗販売業者と常時取引関係にある場合は、この限りではない。
③ 店舗販売業者は、要指導医薬品等を一般の生活者に販売等したときは、次に掲げる事項を書面に記載しなければならない。
  ※「要指導医薬品等」とは、要指導医薬品又は第一類医薬品のこと
  ㈠ 品名
  ㈡ 数量
  ㈢ 販売又は授与の日時
  ㈣ 販売等した薬剤師の氏名並びに情報の提供及び指導を行った薬剤師の氏名
  ㈤ 要指導医薬品等を購入等しようとする者が、情報の提供等の内容を理解したことの確認の結果
④ 店舗販売業者は、①の書面を記載の日から3年間、③の書面を記載の日から2年間保存しなければならない。
⑤ 店舗販売業者は、第二類医薬品又は第三類医薬品を一般の生活者に販売等したときは、次に掲げる事項を書面に記載し、これを保存するよう努めなければならない。
  ㈠ 品名
  ㈡ 数量
  ㈢ 販売又は授与の日時
  ㈣ 販売等した薬剤師又は登録販売者の氏名及び情報の提供を行った薬剤師又は登録販売者の氏名
  ㈤ 第二類医薬品を購入等しようとする者が、情報の提供の内容を理解したことの確認の結果

⑥ 店舗販売業者は、要指導医薬品又は一般用医薬品を一般の生活者に販売等したときは、当該要指導医薬品又は一般用医薬品を購入等した者の連絡先を書面に記載し、これを保存するよう努めなければならない。

4 同一事業者の事業所間で医薬品を移転させる場合の記録については、法第9条第1項の解説11参照

＜陳列に関する遵守事項＞

5 医薬品を陳列する場所等の閉鎖について、次のとおり定められている。〈則第147条〉
① 店舗販売業者は、開店時間のうち、要指導医薬品又は一般用医薬品を販売等しない時間は、要指導医薬品又は一般用医薬品を通常陳列し、又は交付する場所を閉鎖しなければならない。
② 店舗販売業者は、開店時間のうち、要指導医薬品又は第一類医薬品を販売等しない時間は、要指導医薬品陳列区画又は第一類医薬品陳列区画を閉鎖しなければならない。ただし、鍵をかけた陳列設備に要指導医薬品又は第一類医薬品を陳列している場合は、この限りでない。

＜従事者の区別に関する遵守事項＞

6 店舗における従事者の区別等について、次のとおり定められている。〈則第147条の2〉
① 店舗販売業者は、薬剤師、登録販売者又は一般従事者であることが容易に判別できるようその店舗に勤務する従事者に名札を付けさせることその他必要な措置を講じなければならない。

　※「一般従事者」とは、その店舗において実務に従事する薬剤師又は登録販売者以外の者をいう。

② 店舗販売業者は、研修中の登録販売者が付ける①の名札については、その旨が容易に判別できるよう必要な表記をしなければならない。
③ 店舗販売業者は、研修中の登録販売者については、薬剤師又は登録販売者（研修中の登録販売者を除く）の管理及び指導の下に実務に従事させなければならない。

＜濫用等のおそれのある医薬品に関する遵守事項＞

7 店舗販売業者は、濫用等のおそれのある医薬品（一般用医薬品に限る）を販売等するときは、次に掲げる方法により行わなければならない。〈則第147条の3〉
① 当該店舗において医薬品の販売又は授与に従事する薬剤師又は登録販売者に、次に掲げる事項を確認させること
　㈠ 当該医薬品を購入等しようとする者が若年者である場合にあっては、当該者の氏名及び年齢
　㈡ 当該医薬品を購入しようとする者等の他の薬局開設者、店舗販売業者又は配置販売業者からの当該医薬品及び当該医薬品以外の濫用等のおそれのある医薬品の購入等の状況
　㈢ 当該医薬品を購入等しようとする者が、適正な使用のために必要と認められる数量を超えて当該医薬品を購入等しようとする場合は、その理由
　㈣ その他当該医薬品の適正な使用を目的とする購入等であることを確認するために必要な事項

② 当該店舗において医薬品の販売又は授与に従事する薬剤師又は登録販売者に、①により確認した事項を勘案し、適正な使用のために必要と認められる数量に限り、販売等させること

<使用期限超過医薬品に関する遵守事項>

8 店舗販売業者は、その直接の容器等に表示された使用の期限を超過した医薬品を、正当な理由なく、販売し、授与し、販売・授与の目的で貯蔵し、陳列し、又は広告してはならない。〈則第147条の4〉

<競売に関する遵守事項>

9 店舗販売業者は、医薬品を競売に付してはならない。〈則第147条の5〉

<広告に関する遵守事項>

10 店舗における医薬品の広告について、次のとおり定められている。〈則第147条の6〉
① 店舗販売業者は、その店舗において販売等しようとする医薬品について広告をするときは、当該医薬品を購入等した者又はこれらの者によって購入等された医薬品を使用した者による当該医薬品に関する意見その他医薬品の使用が不適正なものとなるおそれのある事項を表示してはならない。
② 店舗販売業者は、医薬品の購入等の履歴、ホームページの利用の履歴その他の情報に基づき、自動的に特定の医薬品の購入等を勧誘する方法その他医薬品の使用が不適正なものとなるおそれのある方法により、医薬品に関して広告をしてはならない。

<特定販売に関する遵守事項>

11 店舗販売業者は、特定販売を行う場合は、次に掲げるところにより行わなければならない。〈則第147条の7〉
① 当該店舗に貯蔵し、又は陳列している一般用医薬品を販売等すること
② 特定販売を行うことについて広告をするときは、インターネットを利用する場合はホームページに、その他の広告方法を用いる場合は当該広告に、以下の情報を見やすく表示すること
　㈠ 店舗の管理及び運営に関する事項(則別表第1の2「第一」)
　㈡ 要指導医薬品及び一般用医薬品の販売に関する制度に関する事項(則別表第1の2「第二」)
　㈢ 以下の事項(則別表第1の3)
　　・店舗の主要な外観の写真
　　・一般用医薬品の陳列の状況を示す写真
　　・現在勤務している薬剤師又は研修中の登録販売者以外の登録販売者もしくは研修中の登録販売者の別及びその氏名
　　・開店時間と特定販売を行う時間が異なる場合にあっては、その開店時間及び特定販売を行う時間
　　・特定販売を行う一般用医薬品の使用期限
③ 特定販売を行うことについて広告をするときは、第一類医薬品、指定第二類医薬品、第二類医薬品(指定第二類医薬品を除く)及び第三類医薬品の区分ごとに表示すること

④ 特定販売を行うことについてインターネットを利用して広告をするときは、都道府県知事及び厚生労働大臣が容易に閲覧することができるホームページで行うこと
　※「都道府県知事」とあるが、その店舗の所在地が保健所を設置する市又は特別区の区域にある場合においては、市長又は区長となる。

<指定第二類医薬品に関する遵守事項>

12　店舗販売業者は、指定第二類医薬品を販売等する場合は、当該指定第二類医薬品を購入等しようとする者が「当該指定第二類医薬品の禁忌を確認すること及び当該指定第二類医薬品の使用について薬剤師又は登録販売者に相談することを勧める旨」を確実に認識できるようにするために必要な措置を講じなければならない。〈則第147条の8〉

<実務・業務の証明に関する遵守事項>

13　店舗販売業者は、その店舗において一般従事者として薬剤師又は登録販売者の管理及び指導の下に実務に従事した者から、過去5年間においてその実務に従事したことの証明を求められたときは、速やかにその証明を行わなければならない。〈則第147条の9第1項〉

14　店舗販売業者は、その店舗において登録販売者として業務（店舗管理者としての業務を含む）に従事した者から、過去5年間においてその業務に従事したことの証明を求められたときは、速やかにその証明を行わなければならない。〈則第147条の10第1項〉

<視覚等の障害者に関する遵守事項>

15　店舗販売業者は、①自ら視覚・聴覚・音声機能・言語機能に障害を有する薬剤師又は登録販売者であるとき、②その店舗において薬事に関する実務に従事する薬剤師又は登録販売者が視覚・聴覚・音声機能・言語機能に障害を有するときは、保健衛生上支障を生ずるおそれがないように、必要な設備の設置その他の措置を講じなければならない。〈則第147条の11〉

<登録販売者の研修に関する遵守事項>

16　店舗における登録販売者の継続的研修について、次のとおり定められている。〈則第147条の11の3〉

① 店舗販売業者は、その店舗において業務に従事する登録販売者に、研修を毎年度受講させなければならない。

② ①の研修を実施しようとする者は、次に掲げる事項をあらかじめ厚生労働大臣に届け出なければならない。
　㈠ 氏名又は名称及び住所並びに法人にあっては、その代表者の氏名
　㈡ 研修の実施場所

③ ②の届出を行った者が行う研修の実施の基準は、次のとおりとする。
　※「②の届出を行った者」を、研修実施機関という。
　㈠ 研修は次に掲げる事項について講義により行うものとし、総時間数が12時間以上であること
　　・医薬品に共通する特性と基本的な知識
　　・人体の働きと医薬品
　　・主な医薬品とその作用

- 薬事に関する法規と制度
- 医薬品の適正使用と安全対策
- リスク区分等の変更があつた医薬品
- 店舗の管理に関する事項
- その他登録販売者として求められる理念、倫理、関連法規等

　㈡ ㈠に掲げる事項を教授するのに適当な講師を有すること
　㈢ 正当な理由なく受講を制限するものでないこと
④ 研修実施機関は、研修の修了者に修了証を交付する。
⑤ 研修実施機関は、研修の実施に必要な経費に充てるため、受講者から負担金を徴収することができる。この場合、負担金は実費に相当する額でなければならない。
⑥ 研修実施機関は、②㈠又は㈡に掲げる事項に変更が生じたときは、その変更が生じた日から30日以内に厚生労働大臣に届け出なければならない。
⑦ 研修実施機関は、研修の実施に関する業務の全部又は一部を廃止し、休止し、又は休止した業務を再開しようとするときは、あらかじめ厚生労働大臣に届け出なければならない。

**17** 追加的研修の取扱いについて、次のように示されている。〈R5/3/31 薬生発0331第14号〉

(1) 追加的研修の受講対象者

　過去5年間のうち通算して1年以上2年未満の従事期間で店舗管理者等となることを希望する登録販売者を主な対象とする。ただし、それ以外の登録販売者が受講することを妨げない。なお、過去5年間のうち従事期間が通算して2年以上の登録販売者については、店舗管理者等となるために追加的研修の修了は必要としないものの、店舗管理者等の資質向上の観点から受講させることが望ましい。

(2) 追加的研修の内容等

　① 店舗等の管理及び法令遵守に関する追加的研修は、次に掲げる事項について講義・演習により行うこと
　　㈠ ガバナンス、法規、コンプライアンス等の基本的知識に関する講義
　　㈡ 販売現場、店舗等の管理に即したコミュニケーションに関する演習
　　㈢ ㈠及び㈡を踏まえた、店舗管理者等に求められる対応についてのケーススタディ
　② 追加的研修の時間については、①、②及び③で合計6時間以上行うこと。なお、実施方法については対面、オンラインのいずれの方法でも差し支えないが、オンラインで実施する場合は、映像及び音声の送受信により相手の状態を相互に認識しながら通話をすることが可能な方法により行うこと。また、研修の内容等については、別添「店舗販売業等の管理者となる登録販売者の要件の見直しに関する提言(略)」も参考にすること

(3) 追加的研修の修了の確認等

　追加的研修の研修実施機関は、研修参加者の追加的研修の修了にあたり、試験、レポートその他の方法により、研修参加者の追加的研修内容の習得を確認し、修了証等を研修参加者に対し交付することで、修了認定を適切に行うこと。また、店舗販売業

者等は、受講対象者が追加的研修を受講したことを修了証等で確認し、その旨を適切に記録・保存すること
(4) 追加的研修の研修実施機関

　　追加的研修の研修実施機関は、追加的研修の実施にあたり、継続的研修に準じて厚生労働大臣にあらかじめ届出を行う必要があること


■第２９条の２第２項■

　店舗販売業者は、第二十八条第一項の規定により店舗管理者を指定したときは、前条第二項の規定により述べられた店舗管理者の意見を尊重するとともに、法令遵守のために措置を講ずる必要があるときは、当該措置を講じ、かつ、講じた措置の内容(措置を講じない場合にあつては、その旨及びその理由)を記録し、これを適切に保存しなければならない。

**趣旨**

　本規定は、店舗販売業者に対し、店舗管理者の意見を尊重するとともに、必要があるときは法令遵守のための措置を講じ、その措置の内容を記録し保存することを義務づけたものである。【法第９条第２項参照】

**解説**

1　店舗販売業者の遵守事項として、従前より、店舗管理者の意見を尊重することとされていたが、令和元年の法改正により、法令遵守のための措置を講じ、その措置の内容を記録し保存することが追加された。

## 第二十九条の三(店舗販売業者の法令遵守体制)

〈令元法六三・追加〉

■第29条の3第1項■

　店舗販売業者は、店舗の管理に関する業務その他の店舗販売業者の業務を適正に遂行することにより、薬事に関する法令の規定の遵守を確保するために、厚生労働省令で定めるところにより、次の各号に掲げる措置を講じなければならない。
一　店舗の管理に関する業務について、店舗管理者が有する権限を明らかにすること。
二　店舗の管理に関する業務その他の店舗販売業者の業務の遂行が法令に適合することを確保するための体制、当該店舗販売業者の薬事に関する業務に責任を有する役員及び従業者の業務の監督に係る体制その他の店舗販売業者の業務の適正を確保するために必要なものとして厚生労働省令で定める体制を整備すること。
三　前二号に掲げるもののほか、店舗販売業者の従業者に対して法令遵守のための指針を示すことその他の店舗販売業者の業務の適正な遂行に必要なものとして厚生労働省令で定める措置

**趣旨**

　本規定は、店舗販売業者に対し、その業務を適正に遂行するための法令遵守体制の整備を義務づけたものである。【法第9条の2第1項参照】

**解説**

1　店舗販売業者の薬事に関する法令の遵守を確保するため、令和元年の法改正により本条が新設された。

2　店舗販売業者は、次に掲げるところにより、薬事に関する法令の規定の遵守を確保するための措置(法第29条の3第1項各号)を講じなければならない。〈則第147条の11の2〉
① 次に掲げる店舗管理者の権限を明らかにすること
　㈠　店舗に勤務する薬剤師、登録販売者その他の従業者に対する業務の指示及び監督に関する権限
　㈡　㈠に掲げるもののほか、店舗の管理に関する権限
② 次に掲げる体制(法第29条の3第1項第2号)を整備すること
　㈠　店舗の管理に関する業務その他の店舗販売業者の業務の遂行が法令に適合することを確保するために必要な規程の作成、店舗販売業者の薬事に関する業務に責任を有する役員及び従業者に対する教育訓練の実施及び評価並びに業務の遂行に係る記録の作成、管理及び保存を行う体制
　㈡　店舗販売業者が薬事に関する業務に責任を有する役員及び従業者の業務を監督するために必要な情報を収集し、その業務の適正を確保するために必要な措置を講ずる体制
　㈢　㈠及び㈡に掲げるもののほか、店舗販売業者の業務の適正を確保するために必要な人員の確保及び配置その他の店舗販売業者の業務の適正を確保するための体制

③ 次に掲げる措置(法第29条の3第1項第3号)を講ずること
　㈠ 店舗販売業者の従業者に対して法令遵守のための指針を示すこと
　㈡ 薬事に関する業務に責任を有する役員の権限及び分掌する業務を明らかにすること
　㈢ 店舗販売業者が二つ以上の許可を受けている場合にあっては、当該許可を受けている全ての店舗において法令遵守体制(法第29条の3)が確保されていることを確認するために必要な措置
　㈣ ㈢の場合であって、二つ以上の店舗の法令遵守体制を確保するために店舗販売業者を補佐する者を置くときは、次に掲げる措置
　　※「店舗販売業者」とあるが、店舗販売業者が法人であるときは、薬事に関する業務に責任を有する役員をいう。
　　・店舗販売業者を補佐する者が行う業務を明らかにすること
　　・店舗販売業者を補佐する者が二つ以上の店舗の法令遵守体制を確保するために店舗管理者から必要な情報を収集し、当該情報を店舗販売業者に速やかに報告するとともに、当該店舗販売業者からの指示を受けて、店舗管理者に対して当該指示を伝達するための措置
　　・店舗販売業者が二つ以上の店舗の法令遵守体制を確保するために店舗販売業者を補佐する者から必要な情報を収集し、店舗販売業者を補佐する者に対して必要な指示を行うための措置
　㈤ 医薬品の保管、販売その他医薬品の管理に関する業務が適切に行われ、かつ、医薬品の購入等に関する記録の義務(則146条)が履行されるために必要な措置
　㈥ ㈠から㈤までに掲げるもののほか、②の体制を実効的に機能させるために必要な措置

■第29条の3第2項■

　店舗販売業者は、前項各号に掲げる措置の内容を記録し、これを適切に保存しなければならない。

**趣旨**

　本規定は、店舗販売業者に対し、法令遵守のための措置の内容を記録し保存することを義務づけたものである。

## 第二十九条の四（店舗における掲示）

<small>（平一八法六九・追加、令元法六三・旧第二十九条の三繰下）</small>

> 店舗販売業者は、厚生労働省令で定めるところにより、当該店舗を利用するために必要な情報であつて厚生労働省令で定める事項を、当該店舗の見やすい場所に掲示しなければならない。

### 趣旨

本規定は、店舗販売業者に対し、店舗の利用に資する事項の掲示を義務づけたものである。
【法第9条の5参照】

### 解説

1　店舗における掲示は、別表第1の2に定める事項を表示した掲示板により行う。〈則第147条の12〉
2　店舗利用するために必要な情報の掲示のうち、要指導医薬品又は一般用医薬品を販売等する開店時間は、当該店舗内の見やすい場所及び当該店舗の外側の見やすい場所に掲示する。〈則第147条の13〉


## 第三十条（配置販売業の許可）

<small>（昭三八法一三五・昭五〇法三七・平一一法一六〇・平一三法八七・平一四法九六・平一八法六九・平二五法八四（平二五法一〇三）・令元法六三・一部改正）</small>

■第30条第1項■

> 配置販売業の許可は、配置しようとする区域をその区域に含む都道府県ごとに、その都道府県知事が与える。

### 趣旨

本規定は、配置販売業の許可権者を都道府県知事とし、配置しようとする区域をその区域に含む都道府県ごとに許可が与えられる旨を定めたものである。

### 解説

1　「配置販売」とは、いわゆる行商の一種であるが、先用後利による販売方法であって、現金行商は含まれないものである。〈S36/2/8 薬発第44号〉
⇒　上記の「先用後利」とは、あらかじめ消費者に医薬品を預けておき、消費者がこれを使用した後でなければ、代金請求権を生じないという販売業態をいう。
2　先用後利によらず現金売りを行った場合は、「配置販売業者は配置以外の方法により医薬品を販売等してはならない（法第37条第1項）」とする規定に違反するものとして取締りの対象となる。
3　「その区域に含む都道府県ごと」とあるように、配置しようとする区域が複数の都道府県

にまたがる場合は、それぞれの都道府県において許可を受けなければならない。

4　「都道府県知事」とあるように、配置販売業の許可権者を都道府県知事のみとしている。これは、配置販売業の活動範囲は広く、一つの市内や区に限定されない場合が多いことを踏まえると、保健所を設置する市の市長又は特別区の区長に許可権限を移譲することは適当でないと考えられるためである。したがって、配置しようとする区域が保健所を設置する市又は特別区の区域に限定される場合であっても、その市長又は区長ではなく、都道府県知事が許可権限を行使することになる。

5　その責任の所在を明らかにし、かつ、配置員に対する指導監督を十分ならしめるため、事実上いわゆる帳主の集合体に過ぎない組合を単位として配置販売業の許可を与えることは適当でない。〈S36/2/8 薬発第44号〉

⇒　上記の「帳主」とは、配置販売業者の顧客名簿たる「懸場帳（かけばちょう）」の所有者をいう。

6　都道府県知事は台帳を備え、次に掲げる事項を記載する。〈令第48条、則第7条の準用〉

① 許可番号及び許可年月日
② 配置販売業者の氏名及び住所
③ 通常の営業日及び営業時間
④ 相談時及び緊急時の電話番号その他連絡先
⑤ 区域管理者の氏名、住所及び週当たり勤務時間数
⑥ 区域管理者以外に当該配置販売業において薬事に関する実務に従事する薬剤師又は登録販売者があるときは、その者の氏名、住所及び週当たり勤務時間数
⑦ 当該配置販売業において配置販売業以外の医薬品の販売業その他の業務を併せ行うときは、その業務の種類
⑧ 当該配置販売業において販売等する医薬品の次に掲げる区分
　㈠ 第一類医薬品
　㈡ 指定第二類医薬品
　㈢ 第二類医薬品(指定第二類医薬品を除く)
　㈣ 第三類医薬品

■第30条第2項■

　前項の許可を受けようとする者は、厚生労働省令で定めるところにより、次の各号に掲げる事項を記載した申請書を配置しようとする区域をその区域に含む都道府県知事に提出しなければならない。
一　氏名又は名称及び住所並びに法人にあつては、その代表者の氏名
二　薬剤師又は登録販売者が配置することその他当該都道府県の区域において医薬品の配置販売を行う体制の概要
三　法人にあつては、薬事に関する業務に責任を有する役員の氏名
四　第三十一条の二第二項に規定する区域管理者の氏名
五　第四項において準用する第五条第三号イからトまでに該当しない旨その他厚生労働省令で定める事項

**趣　旨**

　本規定は、配置販売業の許可の申請書の記載事項を明示したものである。【法第4条第2項、第26条第2項参照】

**解　説**

1　本規定は、令和元年の法改正により全面改正されたものである。
2　許可の申請書には、次に掲げる書類を添えなければならない。〈則第148条第3項本文〉
①　法人にあっては、登記事項証明書
②　区域管理者を指定してその業務に係る都道府県の区域を管理させる場合にあっては、その区域管理者の氏名及び住所を記載した書類
③　区域管理者(その区域を管理する配置販売業者を含む。④を除き、以下同じ)の週当たり勤務時間数並びに薬剤師名簿の登録番号及び登録年月日又は販売従事登録の登録番号及び登録年月日を記載した書類
④　区域管理者を指定してその区域を管理させる場合にあっては、その区域管理者の雇用契約書の写しその他申請者のその区域管理者に対する使用関係を証する書類
⑤　区域管理者以外にその区域において薬事に関する実務に従事する薬剤師又は登録販売者を置く場合にあっては、その薬剤師又は登録販売者の氏名及び住所を記載した書類
⑥　区域管理者以外にその区域において薬事に関する実務に従事する薬剤師又は登録販売者を置く場合にあっては、その薬剤師又は登録販売者の別、週当たり勤務時間数並びに薬剤師名簿の登録番号及び登録年月日又は販売従事登録の登録番号及び登録年月日を記載した書類
⑦　区域管理者以外にその区域において薬事に関する実務に従事する薬剤師又は登録販売者を置く場合にあっては、その薬剤師又は登録販売者の雇用契約書の写しその他申請者のその薬剤師又は登録販売者に対する使用関係を証する書類
⑧　その区域において配置販売によって販売等する医薬品の次に掲げる区分を記載した書類

㈠　第一類医薬品
　㈡　指定第二類医薬品
　㈢　第二類医薬品(指定第二類医薬品を除く)
　㈣　第三類医薬品
⑨　その区域において配置販売業以外の医薬品の販売業その他の業務を併せ行う場合にあっては、その業務の種類を記載した書類
⑩　申請者(申請者が法人であるときは、薬事に関する業務に責任を有する役員)が精神の機能の障害により業務を適正に行うにあたって必要な認知、判断及び意思疎通を適切に行うことができないおそれがある者である場合は、当該申請者に係る精神の機能の障害に関する医師の診断書

＜第5号＞
**3**　「厚生労働省令で定める事項」は、次のとおりである。〈則第148条第2項〉
①　営業の区域
②　通常の営業日及び営業時間
③　相談時及び緊急時の連絡先

■第３０条第３項■

> 薬剤師又は登録販売者が配置することその他当該都道府県の区域において医薬品の配置販売を行う体制が適切に医薬品を配置販売するために必要な基準として厚生労働省令で定めるものに適合しないときは、第一項の許可を与えないことができる。

**趣旨**
本規定は、配置販売業の不許可の基準を明示したものである。【法第5条参照】

**解説**
**1**　本規定は、令和元年の法改正により、改正前の法第30条第2項第1号の内容を引き継いで新設したものである。
**2**　「厚生労働省令で定めるもの」として、次のとおり定められている。〈業務体制基準第3条第1項〉
①　第一類医薬品を配置販売する配置販売業にあっては、第一類医薬品を配置販売する時間内は、常時、当該区域において薬剤師が勤務していること
②　第二類医薬品又は第三類医薬品を配置販売する時間内は、常時、当該区域において薬剤師又は登録販売者が勤務していること
③　当該区域において、薬剤師及び登録販売者が一般用医薬品を配置する勤務時間数の1週間の総和が、当該区域における薬剤師及び登録販売者の週当たり勤務時間数の総和の2分の1以上であること
④　第一類医薬品を配置販売する配置販売業にあっては、当該区域において第一類医薬

品の配置販売に従事する薬剤師の週当たり勤務時間数の総和が、当該区域において一般用医薬品の配置販売に従事する薬剤師及び登録販売者の週当たり勤務時間数の総和の2分の1以上であること

⑤ 必要な情報の提供その他の一般用医薬品の適正配置を確保するため、指針の策定、従事者に対する研修の実施その他必要な措置が講じられていること。

※「一般用医薬品の適正配置」とは、一般用医薬品の配置販売の業務に係る適正な管理のこと

⇒ 上記⑤に掲げる配置販売業者が講じなければならない措置には、次に掲げる事項を含むものとする。〈業務体制基準第3条第2項〉

① 従事者から配置販売業者への事故報告の体制の整備
② 一般用医薬品の適正配置のための業務に関する手順書の作成及び当該手順書に基づく業務の実施
③ 一般用医薬品の適正配置のために必要となる情報の収集その他一般用医薬品の適正配置の確保を目的とした改善のための方策の実施

■第30条第4項■

第五条(第三号に係る部分に限る。)の規定は、第一項の許可について準用する。

### 趣 旨

本規定は、配置販売業の許可の申請者の欠格事由を明示したものである。【法第5条、第12条の2第2項参照】

### 解 説

1　本規定は、令和元年の法改正により、改正前の法第30条第2項第2号の内容を引き継いで新設したものである。

2　本規定において準用する法第5条第3号への「厚生労働省令で定める者」は、精神の機能の障害により配置販売業者の業務を適正に行うにあたって必要な認知、判断及び意思疎通を適切に行うことができない者である。〈則第148条第5項〉

## 第三十一条（配置販売品目）

(平一八法六九・一部改正)

> 配置販売業の許可を受けた者(以下「配置販売業者」という。)は、一般用医薬品のうち経年変化が起こりにくいことその他の厚生労働大臣の定める基準に適合するもの以外の医薬品を販売し、授与し、又は販売若しくは授与の目的で貯蔵し、若しくは陳列してはならない。

**趣旨**

本規定は、配置販売業者に対し、一般用医薬品のうち配置販売品目基準に適合するもの以外の医薬品を販売してはならない旨を定めたものである。

**解説**

1　配置販売業者が配置販売できる医薬品は、その販売方法の特殊性を考慮して、一般用医薬品のうち経年変化が起こりにくいこと等の基準に適合するものに限られる。したがって、配置販売業者は当該基準に適合する一般用医薬品以外の医薬品を販売することができない。もちろん、薬局医薬品及び要指導医薬品を販売することもできない。

2　「一般用医薬品のうち経年変化が起こりにくいことその他の厚生労働大臣の定める基準に適合するもの」は、配置販売品目と呼ばれる。

3　「厚生労働大臣の定める基準」は、以下のいずれにも該当するものであることとする。
〈H21/2/6 厚生労働省告示第 26 号〉
① 経年変化が起こりにくいこと
② 剤形、用法、用量等からみて、その使用方法が簡易であること
③ 容器又は被包が、壊れやすく、又は破れやすいものでないこと
⇒　上記の基準は、配置販売品目基準と呼ばれる。

4　配置販売品目について、次のように整理することができる。
① 配置販売業者が取り扱うことのできる医薬品は、その販売方法の特殊性を考慮して、配置販売品目基準に適合するものに限られる。したがって、配置販売業者は、配置販売品目基準に適合する一般用医薬品以外の医薬品を販売することができない。
② とはいえ、現在のところ、配置販売品目基準に適合していない一般用医薬品は市場流通していない。そのため、配置販売業者は、すべての一般用医薬品を販売できるかにみえる。
③ とはいえ、配置販売業者が取り扱う医薬品の直接の容器等には、「使用期限」ではなく、「配置期限」を表示することが求められているため(昭和51年2月13日薬発第117号)、店舗用の一般用医薬品が配置用として流通することはなく、また、配置用の一般用医薬品が店舗用として流通することはないものとされている。

5　「陳列」とあるが、これは配置することをいう。〈法第24条第1項〉
⇒　配置販売業者は、通常、一般家庭に常備薬として用いられる製品をひと揃い収めた配置箱を預けおくが、これが「陳列」に該当する。

6　配置先に置く袋、箱等には、医薬品を保健衛生上危険なものにするおそれがある物等

第7章第1節　医薬品の販売業(第24条—第38条)

を入れてはならない。〈S36/2/8 薬発第44号〉

7　本規定に違反した者は、3年以下の懲役もしくは300万円以下の罰金に処し、又はこれを併科する。〈法第84条第11号〉

また、いわゆる両罰規定の対象となっており、この行為者を使用する法人又は人には300万円以下の罰金刑が科される。〈法第90条第2号〉

## 第三十一条の二（都道府県ごとの区域の管理）

（平一八法六九・追加、令元法六三・一部改正）

■第31条の2第1項■

　配置販売業者は、その業務に係る都道府県の区域を、自ら管理し、又は当該都道府県の区域内において配置販売に従事する配置員のうちから指定したものに管理させなければならない。

### 趣旨
本規定は、配置販売業者に対し、自ら区域を管理すること、そうでなければ管理者を指定して区域を管理させることを義務づけたものである。【法第7条第1項参照】

### 解説
1　本規定に違反した者は、1年以下の懲役もしくは100万円以下の罰金に処し、又はこれを併科する。〈法第86条第1項第1号〉

　また、いわゆる両罰規定の対象となっており、この行為者を使用する法人又は人には100万円以下の罰金刑が科される。〈法第90条第2号〉

■第31条の2第2項■

　前項の規定により都道府県の区域を管理する者（以下「区域管理者」という。）は、厚生労働省令で定めるところにより、薬剤師又は登録販売者でなければならない。

### 趣旨
本規定は、区域管理者は、薬剤師又は登録販売者でなければならない旨を定めたものである。【法第28条第2項参照】

### 解説
1　「薬剤師」とあるが、厚生労働大臣の再教育研修命令を受けた薬剤師にあっては、その研修を終了した旨が薬剤師名簿に登録された者に限られる。〈法第7条第1項〉

2　区域管理者の指定について、次のとおり定められている。〈則第149条の2〉

(1) 区域管理者は、次に掲げる区分に応じ、それぞれに定める者であって、その区域において医薬品の販売又は授与に関する業務に従事するものでなければならない。
　① 第一類医薬品を販売等する区域にあっては、薬剤師
　② 第二類医薬品又は第三類医薬品を販売等する区域にあっては、薬剤師又は次のいずれかに該当する登録販売者
　　㈠ 過去5年間のうち、従事期間が通算して2年以上の者
　　㈡ 過去5年間のうち、従事期間が通算して1年以上であって、継続的研修及び追加的研修を修了した者(則第15条の11の3、第147条の11の3、第149条の16)
　　㈢ 従事期間が通算して1年以上であって、店舗管理者又は区域管理者としての業務の経験がある者

(2) (1)①にかかわらず、第一類医薬品を販売等する区域において薬剤師を区域管理者とすることができない場合には、過去5年間のうち次に掲げる期間が通算して3年以上である登録販売者であって、その区域において医薬品の販売又は授与に関する業務に従事するものを区域管理者とすることができる。
　① 以下において、登録販売者として業務に従事した期間
　　㈠ 要指導医薬品又は第一類医薬品を販売等する薬局
　　㈡ 薬剤師が店舗管理者である要指導医薬品又は第一類医薬品を販売等する店舗販売業
　　㈢ 薬剤師が区域管理者である第一類医薬品を配置販売する配置販売業
　② 第一類薬品を販売等する店舗の店舗管理者又は第一類医薬品を配置販売する区域の区域管理者であつた期間
　③ 第一類医薬品を販売等する区域の配置販売業者は、当該区域の区域管理者が薬剤師でない場合には、区域管理者を補佐する者として薬剤師を置かなければならない。
　④ 区域管理者を補佐する者は、保健衛生上支障を生ずるおそれがないように、配置販売業者及び区域管理者に対し必要な意見を書面により述べなければならない。
　⑤ 配置販売業者及び区域管理者は、①により区域管理者を補佐する者を置いたときは、②により述べられた区域管理者を補佐する者の意見を尊重するとともに、法令遵守のために措置を講ずる必要があるときは、当該措置を講じ、かつ、講じた措置の内容(措置を講じない場合にあっては、その旨及びその理由)を記録し、これを適切に保存しなければならない。

**3** 本規定に違反した者は、1年以下の懲役もしくは100万円以下の罰金に処し、又はこれを併科する。〈法第86条第1項第1号〉
また、いわゆる両罰規定の対象となっており、この行為者を使用する法人又は人には100万円以下の罰金刑が科される。〈法第90条第2号〉

■第31条の2第3項■

　区域管理者は、次条第一項及び第二項に規定する義務並びに同条第三項に規定する厚生労働省令で定める業務を遂行し、並びに同項に規定する厚生労働省令で定める事項を遵守するために必要な能力及び経験を有する者でなければならない。

**趣旨**

　本規定は、区域管理者は、その義務、業務及び遵守事項を遂行するための能力及び経験を有する者でなければならない旨を定めたものである。【法第7条第3項参照】

**解説**

1　本規定は、令和元年の法改正により新設されたものである。


## 第三十一条の三（区域管理者の義務）

（平一八法六九・追加、令元法六三・一部改正）

■第31条の3第1項■

　区域管理者は、保健衛生上支障を生ずるおそれがないように、その業務に関し配置員を監督し、医薬品その他の物品を管理し、その他その区域の業務につき、必要な注意をしなければならない。

**趣旨**

　本規定は、区域管理者に対し、①配置員を監督すること、②医薬品等を管理すること、③区域の業務につき必要な注意をすることを義務づけたものである。【法第8条第1項参照】

**解説**

1　「区域の業務」とは、次のようなもの及びこれに付随するものをいう。
　① 医薬品の適正使用に必要な情報の提供の業務
　② 医薬品の配置販売の業務
2　本規定に違反しても罰則の適用はないが、区域管理者の変更命令(法第73条)の発動事由となり得る。

■第31条の3第2項■

> 区域管理者は、保健衛生上支障を生ずるおそれがないように、その区域の業務につき、配置販売業者に対し、必要な意見を書面により述べなければならない。

**趣旨**

本規定は、区域管理者に対し、配置販売業者に必要な意見を書面で述べることを義務づけたものである。【法第8条第2項参照】

**解説**

1　区域管理者は、従前より、配置販売業者に対して必要な意見を述べることとされていたが、令和元年の法改正により、意見申述は書面で行うことが明示された。
2　区域管理者が従業者である場合、雇用者たる配置販売業者に対して弱い立場にあることは否めない。そこで、区域管理者の権能をより強力なものとするため、配置販売業者に対し、区域管理者の意見を尊重することが義務づけられている。〈法第31条の4第2項〉
3　本規定に違反しても罰則の適用はないが、区域管理者の変更命令(法第73条)の発動事由となり得る。


■第31条の3第3項■

> 区域管理者が行う区域の管理に関する業務及び区域管理者が遵守すべき事項については、厚生労働省令で定める。

**趣旨**

本規定は、区域管理者の業務及び遵守事項については、省令で定める旨を明示したものである。

**解説**

1　配置販売業の法令遵守体制の強化の観点から、令和元年の法改正により本規定が新設された。
2　区域管理者の業務及び遵守事項について、次のとおり定められている。〈則第149条の2の2〉
　① 区域管理者が行う区域の管理に関する業務は、次のとおりとする。
　　㈠ 区域管理者が有する権限(法第31条の5第1項第1号)に係る業務
　　㈡ 区域の管理に関する事項に係る帳簿の記載(則第149条の4第2項)
　② 区域管理者が遵守すべき事項は、次のとおりとする。
　　㈠ 保健衛生上支障を生ずるおそれがないように、その業務に関し配置員その他の従業者を監督し、医薬品その他の物品を管理し、その他その区域の業務につき、必要

第7章第1節　医薬品の販売業(第24条—第38条)

な注意をすること
(二) 配置販売業者に対して述べる意見を記載した書面(法第31条の3第2項)の写しを3年間保存すること

## 第三十一条の四(配置販売業者の遵守事項)

(平一八法六九・追加、令元法六三・一部改正)

■第31条の4第1項■

> 厚生労働大臣は、厚生労働省令で、配置販売の業務に関する記録方法その他配置販売の業務に関し配置販売業者が遵守すべき事項を定めることができる。

**趣旨**

本規定は、配置販売の業務に関し、配置販売業者が遵守すべき事項を省令で定めることができる旨を明示したものである。【法第9条第1項参照】

**解説**

＜帳簿・記録に関する遵守事項＞

1　区域の管理に関する帳簿について、次のとおり定められている。〈則第149条の4〉
① 配置販売業者は、当該区域の管理に関する事項を記録するための帳簿を備えなければならない。
② 区域管理者は、不良品の処理その他当該区域の管理に関する事項を、①の帳簿に記載しなければならない。
③ 配置販売業者は、①の帳簿を、最終の記載の日から3年間保存しなければならない。

2　医薬品の購入等に関する記録について、次のとおり定められている。〈則第149条の5〉
① 配置販売業者は、医薬品を購入等したときは、次に掲げる事項を書面に記載しなければならない。
　※ 配置販売業者は、薬局開設者や店舗販売業者とは異なり、他の許可業者に医薬品を販売することができない。
(一) 品名
(二) 数量
(三) 購入又は譲受けの年月日
(四) 当該配置販売業者に対して医薬品を販売等した者の氏名又は名称、住所又は所在地及び電話番号その他の連絡先(②の但書により確認を行わないこととされた場合にあっては、氏名又は名称以外の事項は、その記載を省略することができる)
(五) (四)に掲げる事項の内容を確認するために提示を受けた資料(②の但書により確認を行わないこととされた場合を除く)
(六) 当該配置販売業者に対して医薬品を販売等した者が自然人であり、かつ、当該者以外の者が医薬品の取引の任に当たる場合及び当該者が法人である場合にあっては、

　　　　医薬品の取引の任に当たる自然人が、購入者等と雇用関係にあること又は当該者から医薬品の取引に係る指示を受けたことを示す資料
　② 配置販売業者は、①に基づき書面に記載するに際し、当該配置販売業者に対して医薬品を販売等した者から、許可証等の写しその他の資料の提示を受けることで、当該者の住所又は所在地、電話番号その他の連絡先を確認しなければならない。ただし、当該者が当該配置販売業者と常時取引関係にある場合は、この限りではない。
　③ 配置販売業者は、第一類医薬品を配置したときは、次に掲げる事項を書面に記載しなければならない。
　　㈠ 品名
　　㈡ 数量
　　㈢ 配置した日時
　　㈣ 配置した薬剤師の氏名及び情報の提供を行った薬剤師の氏名
　　㈤ 第一類医薬品を配置販売によって購入等しようとする者が、情報の提供の内容を理解したことの確認の結果
　④ 配置販売業者は、①の書面を記載の日から3年間、③の書面を記載の日から2年間保存しなければならない。
　⑤ 配置販売業者は、第二類医薬品又は第三類医薬品を配置したときは、次に掲げる事項を書面に記載し、これを保存するよう努めなければならない。
　　㈠ 品名
　　㈡ 数量
　　㈢ 配置した日時
　　㈣ 配置した薬剤師又は登録販売者の氏名及び情報の提供を行った薬剤師又は登録販売者の氏名
　　㈤ 第二類医薬品を配置販売によって購入等しようとする者が、情報の提供の内容を理解したことの確認の結果
　⑥ 配置販売業者は、一般用医薬品を配置したときは、当該一般用医薬品を配置販売によって購入等しようとする者の連絡先を書面に記載し、これを保存するよう努めなければならない。

**＜従事者の区別に関する遵守事項＞**

**3** 区域における従事者の区別等について、次のとおり定められている。〈則第149条の6〉
　① 配置販売業者は、薬剤師、登録販売者又は一般従事者であることが容易に判別できるようその区域に勤務する従事者に名札を付けさせることその他必要な措置を講じなければならない。
　　※「一般従事者」とは、その区域において実務に従事する薬剤師又は登録販売者以外の者をいう。
　② 配置販売業者は、研修中の登録販売者が付ける①の名札については、その旨が容易に判別できるよう必要な表記をしなければならない。
　③ 配置販売業者は、研修中の登録販売者については、薬剤師又は登録販売者(研修中の登録販売者を除く)の管理及び指導の下に実務に従事させなければならない。

<濫用等のおそれのある医薬品に関する遵守事項>

4 　配置販売業者は、濫用等のおそれのある医薬品(一般用医薬品に限る)を配置するときは、次に掲げる方法により行わなければならない。〈則第149条の7〉

① 当該区域において医薬品の配置販売に従事する薬剤師又は登録販売者に、次に掲げる事項を確認させること

　㈠ 当該医薬品を配置販売によって購入等しようとする者が若年者である場合にあっては、当該者の氏名及び年齢

　㈡ 当該医薬品を配置販売によって購入しようとする者等の他の薬局開設者、店舗販売業者又は配置販売業者からの当該医薬品及び当該医薬品以外の濫用等のおそれのある医薬品の購入等の状況

　㈢ 当該医薬品を配置販売によって購入等しようとする者が、適正な使用のために必要と認められる数量を超えて当該医薬品の配置を求める場合は、その理由

　㈣ その他当該医薬品の適正な使用を目的とする配置販売による購入等であることを確認するために必要な事項

② 当該区域において医薬品の配置販売に従事する薬剤師又は登録販売者に、①により確認した事項を勘案し、適正な使用のために必要と認められる数量に限り、配置させること

<使用期限超過医薬品に関する遵守事項>

5 　配置販売業者は、その直接の容器又は直接の被包に表示された使用の期限を超過した医薬品を、正当な理由なく、販売し、授与し、販売・授与の目的で貯蔵し、陳列し、又は広告してはならない。〈則第149条の8〉

<広告に関する遵守事項>

6 　配置販売業における医薬品の広告について、次のとおり定められている。〈則第149条の9〉

① 配置販売業者は、その区域において販売等しようとする医薬品について広告をするときは、当該医薬品を配置販売によって購入等した者又は配置した医薬品を使用した者による当該医薬品に関する意見その他医薬品の使用が不適正なものとなるおそれのある事項を表示してはならない。

② 配置販売業者は、医薬品の配置販売による購入等の履歴その他の情報に基づき、自動的に特定の医薬品の配置販売による購入等を勧誘する方法その他医薬品の使用が不適正なものとなるおそれのある方法により、医薬品に関して広告をしてはならない。

<配置箱に添える文書に関する遵守事項>

7 　配置販売業者は、一般用医薬品を配置するときは、次に掲げる事項を記載した書面を添えて配置しなければならない。〈則第149条の10、別表第1の4〉

① 区域の管理及び運営に関する事項

　㈠ 許可の区分の別

　㈡ 配置販売業者の氏名又は名称その他の配置販売業の許可証の記載事項

　㈢ 区域管理者の氏名

㈣　当該区域に勤務する薬剤師又は研修中の登録販売者以外の登録販売者もしくは研修中の登録販売者の別、その氏名及び担当業務

　　㈤　取り扱う一般用医薬品の区分

　　㈥　当該区域に勤務する者の名札等による区別に関する説明

　　㈦　営業時間、営業時間外で相談できる時間及び営業時間外で医薬品の配置販売による購入等の申込みを受理する時間

　　㈧　相談時及び緊急時の電話番号その他連絡先

　② 一般用医薬品の販売に関する制度に関する事項

　　㈠　第一類医薬品、第二類医薬品及び第三類医薬品の定義並びにこれらに関する解説

　　㈡　第一類医薬品、第二類医薬品及び第三類医薬品の表示に関する解説

　　㈢　第一類医薬品、第二類医薬品及び第三類医薬品の情報の提供に関する解説

　　㈣　指定第二類医薬品の定義等に関する解説

　　㈤　指定第二類医薬品を配置販売により購入等しようとする場合は、当該指定第二類医薬品の禁忌を確認すること及び当該指定第二類医薬品の使用について薬剤師又は登録販売者に相談することを勧める旨

　　㈥　一般用医薬品の陳列に関する解説

　　㈦　医薬品による健康被害の救済に関する制度に関する解説

　　㈧　個人情報の適正な取扱いを確保するための措置

　　㈨　その他必要な事項

＜指定第二類医薬品に関する遵守事項＞

**8**　配置販売業者は、指定第二類医薬品を配置する場合は、当該指定第二類医薬品を配置販売によって購入等しようとする者が「当該指定第二類医薬品の禁忌を確認すること及び当該指定第二類医薬品の使用について薬剤師又は登録販売者に相談することを勧める旨」を確実に認識できるようにするために必要な措置を講じなければならない。〈則第149条の11〉

＜実務・業務の証明に関する遵守事項＞

**9**　配置販売業者は、その区域において一般従事者として薬剤師又は登録販売者の管理及び指導の下に実務に従事した者から、過去5年間においてその実務に従事したことの証明を求められたときは、速やかにその証明を行わなければならない。〈則第149条の12第1項〉

**10**　配置販売業者は、その区域において登録販売者として業務(区域管理者としての業務を含む)に従事した者から、過去5年間においてその業務に従事したことの証明を求められたときは、速やかにその証明を行わなければならない。〈則第149条の13第1項〉

＜視覚等の障害者に関する遵守事項＞

**11**　配置販売業者は、①自ら視覚・聴覚・音声機能・言語機能に障害を有する薬剤師又は登録販売者であるとき、②その区域において薬事に関する実務に従事する薬剤師又は登録販売者が視覚・聴覚・音声機能・言語機能に障害を有するときは、保健衛生上支障を生ずるおそれがないように、必要な設備の設置その他の措置を講じなければならない。〈則第149条の14〉

<登録販売者の研修に関する遵守事項>
**12** 区域における登録販売者の継続的研修について、次のとおり定められている。〈則第149条の16〉

① 配置販売業者は、その区域において実務に従事する登録販売者に、研修を毎年度受講させなければならない。

② ①の研修を実施しようとする者は、次に掲げる事項をあらかじめ厚生労働大臣に届け出なければならない。
　㈠ 氏名又は名称及び住所並びに法人にあっては、その代表者の氏名
　㈡ 研修の実施場所

③ ②の届出を行った者が行う研修の実施の基準は、次のとおりとする。
　　※「②の届出を行った者」を、研修実施機関という。
　㈠ 研修は次に掲げる事項について講義により行うものとし、総時間数が12時間以上であること
　　・医薬品に共通する特性と基本的な知識
　　・人体の働きと医薬品
　　・主な医薬品とその作用
　　・薬事に関する法規と制度
　　・医薬品の適正使用と安全対策
　　・リスク区分等の変更があった医薬品
　　・区域の管理に関する事項
　　・その他登録販売者として求められる理念、倫理、関連法規等
　㈡ ㈠に掲げる事項を教授するのに適当な講師を有すること
　㈢ 正当な理由なく受講を制限するものでないこと

④ 研修実施機関は、研修の修了者に修了証を交付する。

⑤ 研修実施機関は、研修の実施に必要な経費に充てるため、受講者から負担金を徴収することができる。この場合、負担金は実費に相当する額でなければならない。

⑥ 研修実施機関は、②㈠又は㈡に掲げる事項に変更が生じたときは、その変更が生じた日から30日以内に厚生労働大臣に届け出なければならない。

⑦ 研修実施機関は、研修の実施に関する業務の全部又は一部を廃止し、休止し、又は休止した業務を再開しようとするときは、あらかじめ厚生労働大臣に届け出なければならない。

■第31条の4第2項■

　配置販売業者は、第三十一条の二第一項の規定により区域管理者を指定したときは、前条第二項の規定により述べられた区域管理者の意見を尊重するとともに、法令遵守のために措置を講ずる必要があるときは、当該措置を講じ、かつ、講じた措置の内容(措置を講じない場合にあつては、その旨及びその理由)を記録し、これを適切に保存しなければならない。

**趣旨**

　本規定は、配置販売業者に対し、区域管理者の意見を尊重するとともに、必要があるときは法令遵守のための措置を講じ、その措置の内容を記録し保存することを義務づけたものである。【法第9条第2項参照】

**解説**

1　配置販売業者の遵守事項として、従前より、区域管理者の意見を尊重することとされていたが、令和元年の法改正により、法令遵守のための措置を講じ、その措置の内容を記録し保存することが追加された。


## 第三十一条の五（配置販売業者の法令遵守体制）

（令元法六三・追加）

■第31条の5第1項■

　配置販売業者は、区域の管理に関する業務その他の配置販売業者の業務を適正に遂行することにより、薬事に関する法令の規定の遵守を確保するために、厚生労働省令で定めるところにより、次の各号に掲げる措置を講じなければならない。
一　区域の管理に関する業務について、区域管理者が有する権限を明らかにすること。
二　区域の管理に関する業務その他の配置販売業者の業務の遂行が法令に適合することを確保するための体制、当該配置販売業者の薬事に関する業務に責任を有する役員及び従業者の業務の監督に係る体制その他の配置販売業者の業務の適正を確保するために必要なものとして厚生労働省令で定める体制を整備すること。
三　前二号に掲げるもののほか、配置販売業者の従業者に対して法令遵守のための指針を示すことその他の配置販売業者の業務の適正な遂行に必要なものとして厚生労働省令で定める措置

**趣旨**

　本規定は、配置販売業者に対し、その業務を適正に遂行するための法令遵守体制の整備を義務づけたものである。【法第9条の2第1項参照】

### 解　説

1　配置販売業者の薬事に関する法令の遵守を確保するため、令和元年の法改正により本条が新設された。
2　配置販売業者は、次に掲げるところにより、法第三一条の五第一項各号に掲げる措置を講じなければならない。〈則第149条の15〉
　①　次に掲げる区域管理者の権限を明らかにすること
　　㈠　区域内において配置販売に従事する配置員その他の従業者に対する業務の指示及び監督に関する権限
　　㈡　㈠に掲げるもののほか、区域の管理に関する権限
　②　次に掲げる体制(法第31条の5第1項第2号)を整備すること
　　㈠　区域の管理に関する業務その他の配置販売業者の業務の遂行が法令に適合することを確保するために必要な規程の作成、配置販売業者の薬事に関する業務に責任を有する役員及び従業者に対する教育訓練の実施及び評価並びに業務の遂行に係る記録の作成、管理及び保存を行う体制
　　㈡　配置販売業者の薬事に関する業務に責任を有する役員及び従業者の業務を監督するために必要な情報を収集し、その業務の適正を確保するために必要な措置を講ずる体制
　　㈢　㈠及び㈡に掲げるもののほか、配置販売業者の業務の適正を確保するために必要な人員の確保及び配置その他の配置販売業者の業務の適正を確保するための体制
　③　次に掲げる措置(法第31条の5第1項第3号)を講ずること
　　㈠　配置販売業者の従業者に対して法令遵守のための指針を示すこと
　　㈡　薬事に関する業務に責任を有する役員の権限及び分掌する業務を明らかにすること
　　㈢　配置販売業者が二つ以上の許可を受けている場合にあっては、当該許可を受けている全ての区域において法令遵守体制(法第31条の5)が確保されていることを確認するために必要な措置
　　㈣　㈢の場合であって、二つ以上の区域の法令遵守体制を確保するために配置販売業者を補佐する者を置くときは、次に掲げる措置
　　　　※「配置販売業者」とあるが、配置販売業者が法人であるときは、薬事に関する業務に責任を有する役員をいう。
　　　・配置販売業者を補佐する者が行う業務を明らかにすること
　　　・配置販売業者を補佐する者が二つ以上の区域の法令遵守体制を確保するために区域管理者から必要な情報を収集し、当該情報を配置販売業者に速やかに報告するとともに、当該配置販売業者からの指示を受けて、区域管理者に対して当該指示を伝達するための措置
　　　・配置販売業者が二つ以上の区域の法令遵守体制を確保するために配置販売業者を補佐する者から必要な情報を収集し、配置販売業者を補佐する者に対して必要な指示を行うための措置
　　㈤　医薬品の保管、販売その他医薬品の管理に関する業務が適切に行われ、かつ、医薬

品の購入等に関する記録の義務(則149条の5)が履行されるために必要な措置
　(六)　(一)から(五)までに掲げるもののほか、②の体制を実効的に機能させるために必要な措置

■第31条の5第2項■

　配置販売業者は、前項各号に掲げる措置の内容を記録し、これを適切に保存しなければならない。

**趣旨**

　本規定は、配置販売業者に対し、法令遵守のための措置の内容を記録し保存することを義務づけたものである。


## 第三十二条（配置従事の届出）

（平一一法一六〇・一部改正）

　配置販売業者又はその配置員は、医薬品の配置販売に従事しようとするときは、その氏名、配置販売に従事しようとする区域その他厚生労働省令で定める事項を、あらかじめ、配置販売に従事しようとする区域の都道府県知事に届け出なければならない。

**趣旨**

　本規定は、配置販売業者又はその配置員に対し、医薬品の配置販売に従事しようとするときは、あらかじめ、都道府県知事に届出することを義務づけたものである。

**解説**

1　配置販売業は、一般の生活者の居宅等を訪問する業態であること考慮し、行政庁による薬事監視が行われやすくすることを目的として本規定が設けられている。
2　「配置販売業者又はその配置員」とあるように、配置従事の届出義務者は、配置販売に従事する者自身である。したがって、配置員が配置販売に従事しようとするときは、その配置員が届出の義務を負うことになる。
3　「配置員」とは、配置販売業者の下で医薬品の配置販売に従事する者をいう。
4　「厚生労働省令で定める事項」は、次のとおりである。〈則第150条〉
　①　配置販売業者の氏名及び住所
　②　配置販売に従事する者の氏名及び住所
　③　配置販売に従事する区域及びその期間
5　「配置販売に従事しようとする区域」とあるように、配置従事の届出先は、配置販売業者又はその配置員の住所地の都道府県知事ではなく、配置販売を行うことになる区域

の都道府県知事である。
6 　配置従事の届出は、配置業務を行う都度行うべきものであるが、同一暦年内における配置従事の計画は、通常当該年初において定められ、かつ、年内において変更されることがほとんどないという事情を踏まえ、同一暦年内に最初に配置従事する際、当該暦年内の計画に則って届け出た場合は、2回目以降はその都度届け出る必要はないものとし、届出義務者の負担軽減と行政事務の簡素化が考慮されている。〈S40/2/11薬事第29号〉
　　　※「暦年」とは、1月から12月までの1年間のこと
7 　本規定に違反した者は、30万円以下の罰金に処する。〈法第88条第4号〉
　　また、いわゆる両罰規定の対象となっており、この行為者を使用する法人又は人には30万円以下の罰金刑が科される。〈法第90条第2号〉

## 第三十三条（配置従事者の身分証明書）

（平一一法一六〇・一部改正）

■第33条第1項■

　配置販売業者又はその配置員は、その住所地の都道府県知事が発行する身分証明書の交付を受け、かつ、これを携帯しなければ、医薬品の配置販売に従事してはならない。

### 趣旨
　本規定は、配置販売業者又はその配置員は、身分証明書を携帯しなければ、医薬品の配置販売に従事してはならない旨を定めたものである。

### 解説
1 　一般の生活者の居宅等に訪問するという配置販売の性格上、その訪問者の身分を明らかにするため身分証明書の携帯義務を課すことにより、一般の生活者が正規の配置販売業者又はその配置員であることを容易に識別し得る手段を確保し、かつ、行政庁による薬事監視が行われやすくすることを目的として本規定が設けられている。
2 　「その住所地」とあるが、配置販売業者が配置販売に従事しようとする場合は、配置販売業の許可を受けた者の住所地をいう。一方、配置販売業者が配置員に配置販売をさせようとする場合は、その配置員の住所地をいう。
3 　「住所地」とあるが、配置販売業の許可を受けた者が法人の場合にあっては、主たる事務所の所在地をいう。〈法第21条第1項〉
4 　身分証明書の交付の申請書には、次に掲げる書類を添えなければならない。〈則第151条第2項本文〉
　① 申請前6月以内に撮影した無帽、正面、上三分身、無背景の縦の長さ3センチメートル、横の長さ2.4センチメートルの写真
　② 申請者が配置員であるときは、雇用契約書の写しその他配置販売業者のその配置員に対する使用関係を証する書類

5 　配置販売業者又はその配置員の住所地の都道府県知事は、当該配置販売業の許可を与えた都道府県知事の同意があるときは、身分証明書の裏面に当該都道府県名を記載した上で交付しても差し支えない。〈S36/4/14 薬発第154号〉

6 　本規定に違反した者は、50万円以下の罰金に処する。〈法第87条第11号〉
　また、いわゆる両罰規定の対象となっており、この行為者を使用する法人又は人には50万円以下の罰金刑が科される。〈法第90条第2号〉

■第33条第2項■

前項の身分証明書に関し必要な事項は、厚生労働省令で定める。

**趣旨**

　本規定は、配置従事者の身分証明書に関し必要な事項については、省令で定める旨を明示したものである。

**解説**

1 　身分証明書の有効期間は、発行の日から発行の日の属する年の翌年の12月31日までとなる。〈則第152条第2項〉

## 第三十四条（卸売販売業の許可）

（平一八法六九・全改、平二五法八四(平二五法一〇三)・令元法六三・一部改正）

■第34条第1項■

卸売販売業の許可は、営業所ごとに、その営業所の所在地の都道府県知事が与える。

**趣旨**

　本規定は、卸売販売業の許可権者を都道府県知事とし、営業所ごとに許可が与えられる旨を定めたものである。

**解説**

1 　「都道府県知事」とあるように、卸売販売業の許可権者を都道府県知事のみとしている。これは、卸売販売業の活動範囲は広く、一つの市内や区に限定されない場合がほとんどであることを踏まえると、保健所を設置する市の市長又は特別区の区長に許可権限を移譲することは適当でないと考えられるためである。したがって、営業所の所在地が保健所設置市又は特別区の区域にある場合であっても、その市長又は区長ではなく、都道府県知事が許可権限を行使することになる。

2 　分置された倉庫等の取扱いについて、次のように示されている。〈H21/6/1 薬食発第0601001号〉

① 分置された倉庫

　営業の実態において、ある営業所の医薬品の保管設備として機能している倉庫であって、当該営業所から分置されているものを、分置された倉庫という。

② 発送センター

　医薬品の搬入、保管及び搬出が行われ、実体的に医薬品の販売等がそこで行われるものであることから、卸売販売業の許可の対象となる。なお、発送センターと単に事務的処理のみを行う場所が営業所として機能的一体性を損なわず、かつ、営業所管理者による医薬品の保管管理が適切に行われることが可能である場合、単に事務的処理のみを行う場所については、卸売販売業の許可を受ける必要はない。

③ 単なる倉庫

　発送センター以外の分置された倉庫については、単なる倉庫としてとらえ、主たる営業所の一部として取り扱われる。したがって、分置された倉庫の面積は、当該営業所の医薬品の保管設備の面積に加えられるものであるが、この場合の主たる営業所の面積は、概ね13.2平方メートル以上とする。この場合の分置の認められる範囲については、営業所としての機能的一体性を損わず、かつ、営業所管理者による医薬品の保管管理が適切に行われることが可能である場合に限られる。なお、分置された倉庫の主たる営業所からの距離については、両者が同一敷地内又は近接地にあることを原則とし、他の都道府県への倉庫の分置については、監視上問題があると考えられることから認められない。

④ 貸倉庫等

　医薬品の管理そのものを倉庫業者に委ねることとなる場合は、適切な保管管理が期し得ないので認められない。

**3** 複数の卸売販売業者が共同で設置する発送センターの営業所における各卸売販売業者の営業所の場所の区別に関し、共同発送センターにおいて、次の全ての項目を満たし、卸売販売業者が所有する医薬品と他の卸売販売業者が所有する医薬品を、コンピュータ化システムを用いて電子的に区別することが可能である場合には、その貯蔵場所が物理的に連続していない又は貯蔵場所の区別が一時的な場合であっても、卸売販売業者の営業所は、他の卸売販売業者の営業所の場所から明確に区別されていることとして取り扱って差し支えない。〈R4/10/6 薬生総発1006第1号〉

① 適切な管理

　㈠ 適切にバリデートされたコンピュータ化システムにより、当該卸売販売業者に係る全ての流通業務において、同一設備内の各卸売販売業者の所有する医薬品を確実に区別できること

　㈡ 製造販売業者、製造ロット等が同一の医薬品であっても、各卸売販売業者の所有する医薬品を確実に区別できる必要があること

　㈢ コンピュータ化システムのバリデーションにあたっては、正確性、一貫性及び再現性をもって各卸売販売業者の所有する医薬品を確実に区別できることを示すこと

　㈣ 全ての流通業務には返品・回収・廃棄(処分)業務も含み、返品・回収・廃棄(処分)

された医薬品であっても各卸売販売業者の区別ができること
② リスクマネジメント
(一) 卸売販売業者は、他の卸売販売業者と連携して、コンピュータ化システムによる管理を行うことを踏まえたリスク評価を行い、運用を開始する前にリスク管理の手順(例：システム障害発生時の対応)を定めること
(二) 事故、事件等の発生時に各卸売販売業者間で連絡が取れる体制を構築すること
③ 責任の所在の明確化
(一) 予期しうる事故、事件等に対して、同一の貯蔵設備を用いる全ての卸売販売業者が医薬品の管理における責任を負うこと(ただし、特定の卸売販売業者による責任が明らかであるものを除く)。また、責任の所在については同一の貯蔵設備を用いる全ての卸売販売業者の合意を得た上で文書化すること
(二) この際、各卸売販売業者は、責任の所在が不明となる可能性の高い事故等(例えば、鍵の閉め忘れによる盗難)に対する対応についても整理し、文書で明確化すること
④ 許可権者への資料の提示
卸売販売業者は、他の卸売販売業者の保管する医薬品と電子的に区別した上で同一の貯蔵設備を共用しようとする場合の営業所の許可(更新を含む)申請時及び構造設備を変更した際に提出する変更届時、調査・監視時に、許可権者の求めに応じて、以下の資料を提示すること
(一) ①において実施したコンピュータ化システムのバリデーションについて、営業所の方針がわかる簡潔な資料(例：「コンピュータ化システム管理規定」の要約、その内容がわかる資料であって、準拠しているガイドラインが分かり、手順書が整備されていることが分かる資料)及びバリデーション実施結果報告書
(二) ②において策定したリスク管理手順に関する資料
(三) ③において明確化した医薬品の管理における責任の所在に関する資料
⑤ その他
(一) コンピュータ化システムは、許可権者により一部の卸売販売業者に対して業務停止命令等が発せられた場合に、他の卸売販売業者の医薬品の管理も含めて、当該命令等に対応可能な仕様とすること
(二) 特に、温度管理に注意を要するなど品質管理が困難な医薬品の保管について、他の卸売販売業者と同一の冷暗貯蔵のための設備を共用する場合には、他の卸売販売業者の医薬品の品質に影響を与えないよう、共用する全ての卸売販売業者とあらかじめ協議の上、当該設備の管理手順を定めること。品質に懸念がある事象が発生した場合、他の医薬品への影響範囲を特定し、影響する卸売販売業者に報告すること

**4** 卸売販売業者等から、医薬品販売業者、薬局又は医療機関に対して、ドローンによる医薬品配送を行う場合の留意事項として、次のように示されている。〈R5/3/16 薬生総発0316 第1号等〉

(1) 事業計画及び業務手順書の作成

ドローンを用いた医薬品配送事業の実施にあたって、配送を行う者は、サービス提供

地域、配送元、配送先及び以下の①から③までの内容を明確にした事業計画及び当該事業計画において定めた配送方法を確実に実施するための業務手順書を作成すること
① 配送の対象とする医薬品

　　配送を行う者は、配送の対象とする医薬品について、医薬品の品質保持及び配送先への確実な授与の観点から適切に配送可能なものを選定すること。また、劇薬を配送の対象とする場合には、関連法令を遵守する他、安全性の確保等においてより慎重な取扱いが必要であることに留意すること。

　　加えて、流通上厳格な管理が必要な麻薬・向精神薬、覚醒剤・覚醒剤原料、放射性医薬品及び毒薬については、当面の間、ドローンを用いた配送は避けること。ただし、災害時において、緊急に配送する必要があると認められる場合にはこの限りでない。

② 配送する医薬品の品質や安全性の確保

　　ドローンを用いた医薬品の配送に際しては、「医薬品の梱包」→「梱包された医薬品のドローンへの搭載」→「ドローンによる対象地点への配送」→「対象地点に到着したドローンからの医薬品の取り出し及び受取」等の過程が想定される。

　　医薬品販売業者及び薬局は、上記の配送に係る全ての過程において、医薬品の品質や安全性が確保され、配送先に安全にかつ確実に受領される方法を考慮・検討してドローンを用いた医薬品の配送を実施すること。

　　ドローンを用いた医薬品の配送であっても、配送を行う者は、その他の方法による医薬品の配送と同様に、医薬品販売業者又は薬局の責任の下、当該医薬品の品質の保持(温度管理、振動等への対処を含む)が担保される方法で梱包及び配送を行うこと。具体的には、㈠温度管理について、適切な温度が保たれることを担保するとともに、配送時の振動・衝撃を受けても製品の品質が保たれることを試験等で担保する又は配送時の振動・衝撃が既存の配送方法と同程度以下であることを担保すること、㈡ドローンに複数の貨物を混載する場合においては、配送を行う者は、食品や生活用品等の医薬品以外のものと医薬品が明確に区別されるようにするなど、梱包方法に留意すること

③ 配送先への確実な配送の方法

　　医薬品販売業者又は薬局が、ドローンを用いて配送先の医薬品販売業者、薬局又は医療機関へ医薬品を配送する場合には、配送元の医薬品販売業者及び薬局は、医薬品の配送の確実性が適切に担保されるよう、紛失防止等に必要な措置も含めて、配送先へ確実に配送される方法を考慮・検討し、決定すること。

　　その際、ドローンが大雨、強風等により運航ができないことを想定し、医薬品の配送をドローンのみに依拠するような医薬品配送事業とせず、既存の配送方法は引き続き実施できるようにしておく等、緊急時における代替手段は常に確保しておくこと。また、ドローンが墜落・不時着した場合に備え、次の措置を講ずること

　㈠ 配送していた医薬品を確実に回収できるよう、配送を行う者は、リアルタイムでドローンの飛行状況・位置情報等を管理するとともに、墜落・不時着時には速や

かに配送していた医薬品の捜索・回収を行うこと
　㈡　配送先に迅速に医薬品を届けるため、配送元は、墜落・不時着時に速やかに代替手段を講ずることができるよう、あらかじめ代替手段を検討した上で、対応できるように準備しておくこと
　㈢　医薬品の梱包に鍵をつけるなどの方法により、落下物の拾得者が開封できないような措置を講ずるとともに、「関係者以外は開封厳禁」の旨及び拾得時の連絡先を医薬品の梱包に分かりやすく記載すること。

(2) 事業の実施
　① 事業の実施にあたっては、事業計画において決定した方法が確実に実施できるよう、(1)を踏まえて作成した業務手順書に従って業務を実施すること
　② 配送元の医薬品販売業者及び薬局は、配送を行う者との契約書において、事業計画において決定した方法が確実に実施されるよう、講じる措置及び責任の所在について事業計画に明記するとともに、医薬品の配送中においては、配送を行う者の事業の実施状況を確認すること
　③ 配送を行う者は、医薬品の配送の実施に際し、別紙(略)のチェックシートの確認事項に従って配送が各要件を満たしているか確認し、結果を自社のホームページ等で公表すること。なお、要件を満たさない項目がある場合には、配送事業者は事業計画を作成する際に事業提供地域の医療提供関係者と協議するとともに、該当する項目と併せて、対応が不要な合理的な理由をチェックシートに記載すること

5　都道府県知事は台帳を備え、次に掲げる事項を記載する。〈令第48条、則第7条の準用〉
　① 許可番号及び許可年月日
　② 卸売販売業者の氏名及び住所
　③ 営業所の名称及び所在地
　④ 相談時及び緊急時の電話番号その他連絡先
　⑤ 営業所管理者の氏名及び住所
　⑥ 放射性医薬品を取り扱うときは、その放射性医薬品の種類
　⑦ 当該営業所において卸売販売業以外の医薬品の販売業その他の業務を併せ行うときは、その業務の種類

第 7 章第 1 節　医薬品の販売業（第 24 条—第 38 条）

■第34条第2項■

　前項の許可を受けようとする者は、厚生労働省令で定めるところにより、次の各号に掲げる事項を記載した申請書をその営業所の所在地の都道府県知事に提出しなければならない。
一　氏名又は名称及び住所並びに法人にあつては、その代表者の氏名
二　その営業所の構造設備の概要
三　法人にあつては、薬事に関する業務に責任を有する役員の氏名
四　次条第二項に規定する医薬品営業所管理者の氏名
五　第四項において準用する第五条第三号イからトまでに該当しない旨その他厚生労働省令で定める事項

**趣　旨**

　本規定は、卸売販売業の許可の申請書の記載事項を明示したものである。【法第 4 条第 2 項、第 26 条第 2 項参照】

**解　説**

1　本規定は、令和元年の法改正により全面改正されたものである。
2　許可の申請書には、次に掲げる書類を添えなければならない。〈則第 153 条第 3 項本文〉
　① 営業所の平面図
　② 法人にあっては、登記事項証明書
　③ 申請者以外の者がその営業所管理者である場合にあっては、その営業所管理者の雇用契約書の写しその他申請者のその営業所管理者に対する使用関係を証する書類
　④ 放射性医薬品を取り扱おうとするとき（厚生労働大臣が定める数量又は濃度以下の放射性医薬品を取り扱おうとするときを除く）は、放射性医薬品の種類及び放射性医薬品を取り扱うために必要な設備の概要を記載した書類
　⑤ 申請者（申請者が法人であるときは、薬事に関する業務に責任を有する役員）が精神の機能の障害により業務を適正に行うにあたって必要な認知、判断及び意思疎通を適切に行うことができないおそれがある者である場合は、当該申請者に係る精神の機能の障害に関する医師の診断書
⇒　上記①について、分置された倉庫を有する場合は、申請書の「営業所の構造設備の概要」欄に当該分置された倉庫を有する旨及びその所在地を記載するとともに、その平面図を当該申請書に添付する。〈H21/6/1 薬食発第 0601001 号〉
3　小規模卸、特定品目卸、サンプル卸又は体外診断用医薬品卸の区別については、許可申請書の備考欄に記載する。なお、許可台帳には当該事項が記載される。〈H21/6/1 薬食発第 0601001 号〉
⇒　上記の卸の区別について、次のように示されている。〈H21/6/1 薬食発第 0601001 号〉
　① 小規模卸とは、取扱量が小規模の卸をいう。
　② 特定品目卸とは、以下の品目のみを取り扱う卸をいう。
　　㈠ 製造専用医薬品

㈡　化学製品等の製造原料である重曹、ブドウ糖、乳糖等の医薬品
　　㈢　ワクチン、血液製剤等の生物学的製剤
　　㈣　指定卸売医療用ガス類その他これに類する医薬品
　　㈤　指定卸売歯科用医薬品
　　㈥　その他業態からみて品目が特定される医薬品(検査用試薬等の診断用薬、防疫用薬剤等の公衆衛生用薬等)
　③　サンプル卸とは、製造業者の出張所等で、サンプルのみを取り扱う卸をいう。
　④　体外診断用医薬品卸とは、体外診断用医薬品のみを取り扱う卸をいう。

<第5号>
4　「厚生労働省令で定める事項」は、次のとおりである。〈則第153条第2項〉
　①　営業所の名称及び所在地
　②　医薬品の保管設備の面積
　③　医薬品の取扱品目
　④　営業所管理者の住所及び資格
　⑤　兼営事業の種類
　⑥　相談時及び緊急時の連絡先

■第34条第3項■

> 営業所の構造設備が、厚生労働省令で定める基準に適合しないときは、第一項の許可を与えないことができる。

### 趣 旨
本規定は、卸売販売業の不許可の基準を明示したものである。【法第5条参照】

### 解 説
1　本規定は、令和元年の法改正により、改正前の法第34条第2項第1号の内容を引き継いで全面改正したものである。
2　「厚生労働省令で定める基準」として、次のとおり定められている。〈構造設備基準第3条第1項〉
　①　換気が十分であり、かつ、清潔であること
　②　当該卸売販売業以外の卸売販売業の営業所の場所、常時居住する場所及び不潔な場所から明確に区別されていること
　③　面積は、概ね100平米以上とし、卸売販売業の業務を適切に行うことができるものであること。ただし、医薬品を衛生的に、かつ、安全に保管するのに支障がなく、かつ、やむを得ないと認められるときは、この限りでない。
　④　医薬品を通常交付する場所は、60ルックス以上の明るさを有すること
　⑤　冷暗貯蔵のための設備を有すること。ただし、冷暗貯蔵が必要な医薬品を取り扱わな

い場合は、この限りでない。
⑥ 鍵のかかる貯蔵設備を有すること。ただし、毒薬を取り扱わない場合は、この限りでない。
⑦ 貯蔵設備を設ける区域が、他の区域から明確に区別されていること
⇒ 上記③の但書が適用される場合として、小規模卸、特定品目卸、サンプル卸の3つが考えられる。小規模卸、特定品目卸及びサンプル卸を含め、新たに卸売販売業の許可を与え、又は許可の更新を行おうとする場合には、当該卸の販売高、在庫額、販売品目数等を把握し、保管設備を含む営業所の面積について、医薬品の取扱量に応じた適正な広さを有するよう指導する。〈H21/6/1 薬食発第0601001号〉

■第34条第4項■

第五条(第三号に係る部分に限る。)の規定は、第一項の許可について準用する。

### 趣 旨

本規定は、卸売販売業の許可の申請者の欠格事由を明示したものである。【法第5条、第12条の2第2項参照】

### 解 説

1 本規定は、令和元年の法改正により、改正前の法第34条第2項第2号の内容を引き継いで新設したものである。
2 本規定において準用する法第5条第3号への「厚生労働省令で定める者」は、精神の機能の障害により卸売販売業者の業務を適正に行うにあたって必要な認知、判断及び意思疎通を適切に行うことができない者である。〈則第153条第5項〉

■第34条第5項■

卸売販売業の許可を受けた者(以下「卸売販売業者」という。)は、当該許可に係る営業所については、業として、医薬品を、薬局開設者等以外の者に対し、販売し、又は授与してはならない。

### 趣 旨

本規定は、卸売販売業者は、一般の生活者に医薬品を販売してはならない旨を定めたものである。

### 解 説

1 卸売販売業については、「医薬品を、薬局開設者等に対し、販売し、又は授与する業務

（法第25条第3号）」と規定されているが、これをあらためて取り上げ、薬局開設者等以外に販売することは禁止される旨を明確にするため、本規定が設けられている。

## 第三十五条（営業所の管理）

<small>（平一八法六九・全改、平二五法八四・令元法六三・一部改正）</small>

■第35条第1項■

> 卸売販売業者は、営業所ごとに、薬剤師[1]を置き、その営業所を管理させなければならない[2]。ただし、卸売販売業者が薬剤師の場合であつて、自らその営業所を管理するときは、この限りでない。

### 趣旨

本規定は、卸売販売業者に対し、薬剤師に営業所を管理させることを義務づけたものである。ただし、自らが薬剤師であるときは、自ら営業所を管理することもできるとしている。【法第7条第1項参照】

### 解説

1 「薬剤師」とあるが、厚生労働大臣の再教育研修命令を受けた薬剤師にあっては、その研修を終了した旨が薬剤師名簿に登録された者に限られる。〈法第7条第1項〉

2 本規定に違反した者は、1年以下の懲役もしくは100万円以下の罰金に処し、又はこれを併科する。〈法第86条第1項第1号〉

  また、いわゆる両罰規定の対象となっており、この行為者を使用する法人又は人には100万円以下の罰金刑が科される。〈法第90条第2号〉

■第35条第2項■

> 卸売販売業者が、薬剤師による管理を必要としない医薬品として厚生労働省令で定めるもの[1]のみを販売又は授与する場合には、前項の規定にかかわらず、その営業所を管理する者（以下「医薬品営業所管理者」という。）は、薬剤師又は薬剤師以外の者であつて当該医薬品の品目に応じて厚生労働省令で定めるもの[1]でなければならない[2]。

### 趣旨

本規定は、卸売販売業者が薬剤師による管理を必要としない医薬品のみを取り扱う場合には、特例として、薬剤師以外の者を営業所管理者とすることができる旨を定めたものである。

### 解説

1 「厚生労働省令で定めるもの」は、薬剤師以外の者であって、次に掲げるその取り扱う医薬品の区分に応じ、それぞれに定めるものである。〈則第154条〉

① 指定卸売医療用ガス類については、次のいずれかに該当する者
　㈠ 旧制中学もしくは高校又はこれと同等以上の学校で、薬学又は化学に関する専門の課程を修了した者
　㈡ 旧制中学もしくは高校又はこれと同等以上の学校で、薬学又は化学に関する科目を修得した後、指定卸売医療用ガス類の販売等に関する業務に3年以上従事した者
　㈢ 指定卸売医療用ガス類の販売等に関する業務に5年以上従事した者
　㈣ 都道府県知事が㈠から㈢までの者と同等以上の知識経験を有すると認めた者
② 指定卸売歯科用医薬品については、次のいずれかに該当する者
　㈠ 旧制中学もしくは高校又はこれと同等以上の学校で、薬学、歯学又は化学に関する専門の課程を修了した者
　㈡ 旧制中学もしくは高校又はこれと同等以上の学校で、薬学、歯学又は化学に関する科目を修得した後、指定卸売歯科用医薬品の販売等に関する業務に3年以上従事した者
　㈢ 指定卸売歯科用医薬品の販売等に関する業務に5年以上従事した者
　㈣ 都道府県知事が㈠から㈢までの者と同等以上の知識経験を有すると認めた者
③ 指定卸売医療用ガス類及び指定卸売歯科用医薬品については、①及び②のいずれにも該当する者

⇒ 上記の「指定卸売医療用ガス類」は、次に掲げるものである。〈H21/3/27 厚生労働省告示第119号(最近改正：H26/11/21 告示第439号)〉
① 亜酸化窒素
② 亜酸化窒素及び酸素の混合剤
③ イソフルラン
④ エチレンオキサイド
⑤ エチレンオキサイド及び二酸化炭素の混合剤
⑥ エチレンオキサイド及びフロンの混合剤
⑦ 酸素
⑧ 窒素
⑨ 二酸化炭素
⑩ 二酸化炭素吸収剤
⑪ ハロタン
⑫ 麻酔用エーテル

⇒ 上記の「指定卸売歯科用医薬品」は、次に掲げるもの(内用剤を除く)である。〈H21/3/27 厚生労働省告示第119号(最近改正：H26/11/21 告示第439号)〉
① 齲蝕予防剤
② 口腔粘膜治療剤
③ 根管充填剤
④ 根管清掃及び消毒鎮痛剤
⑤ 歯科用器具消毒剤
⑥ 歯科用局所麻酔剤

⑦ 歯科用抗生物質剤
⑧ 歯科用止血剤
⑨ 歯科用診断用剤
⑩ 歯科用包帯剤
⑪ 歯髄仮封、覆罩及び裏装剤
⑫ 歯髄失活剤

2 本規定に違反した者は、1年以下の懲役もしくは100万円以下の罰金に処し、又はこれを併科する。〈法第86条第1項第1号〉

また、いわゆる両罰規定の対象となっており、この行為者を使用する法人又は人には100万円以下の罰金刑が科される。〈法第90条第2号〉

■第35条第3項■

医薬品営業所管理者は、次条第一項及び第二項に規定する義務並びに同条第三項に規定する厚生労働省令で定める業務を遂行し、並びに同項に規定する厚生労働省令で定める事項を遵守するために必要な能力及び経験を有する者でなければならない。

趣旨
本規定は、営業所管理者は、その義務、業務及び遵守事項を遂行するための能力及び経験を有する者でなければならない旨を定めたものである。【法第7条第3項参照】

解説
1 本規定は、令和元年の法改正により新設されたものである。

■第35条第4項■

医薬品営業所管理者は、その営業所以外の場所で業として営業所の管理その他薬事に関する実務に従事する者であつてはならない。ただし、その営業所の所在地の都道府県知事の許可を受けたときは、この限りでない。

趣旨
本規定は、営業所管理者は兼務してはならない旨を定めたものである。ただし、都道府県知事の許可を受けたときは、その営業所以外の場所で薬事に関する実務に従事することができるとしている。

解説
1 営業中は、営業所管理者の管理の状態にあることを原則とし、いわゆる名義貸しの者が営業所管理者になることを防止するため、本規定が設けられている。

## 第三十六条（医薬品営業所管理者の義務）

<small>（平一八法六九・全改、平二五法八四・令元法六三・一部改正）</small>

■第３６条第１項■

　医薬品営業所管理者は、保健衛生上支障を生ずるおそれがないように、その営業所に勤務する薬剤師その他の従業者を監督し、その営業所の構造設備及び医薬品その他の物品を管理し、その他その営業所の業務につき、必要な注意をしなければならない。

### 趣旨

　本規定は、営業所管理者に対し、①営業所の従業者を監督すること、②営業所の構造設備及び医薬品等を管理すること、③営業所の業務につき必要な注意をすることを義務づけたものである。【法第８条第１項参照】

### 解説

1　「営業所の業務」とは、医薬品の販売の業務及びこれに付随するものをいう。
2　本規定に違反しても罰則の適用はないが、営業所管理者の変更命令(法第73条)の発動事由となり得る。


■第３６条第２項■

　医薬品営業所管理者は、保健衛生上支障を生ずるおそれがないように、その営業所の業務につき、卸売販売業者に対し、必要な意見を書面により述べなければならない。

### 趣旨

　本規定は、営業所管理者に対し、卸売販売業者に必要な意見を書面で述べることを義務づけたものである。【法第８条第２項参照】

### 解説

1　営業所管理者は、従前より、卸売販売業者に対して必要な意見を述べることとされていたが、令和元年の法改正により、意見申述は書面で行うことが明示された。
2　営業所管理者が従業者である場合、雇用者たる卸売販売業者に対して弱い立場にあることは否めない。そこで、営業所管理者の権能をより強力なものとするため、卸売販売業者に対し、営業所管理者の意見を尊重することが義務づけられている。〈法第36条の２第２項〉
3　本規定に違反しても罰則の適用はないが、営業所管理者の変更命令(法第73条)の発動事由となり得る。

■第36条第3項■

> 医薬品営業所管理者が行う営業所の管理に関する業務及び医薬品営業所管理者が遵守すべき事項については、厚生労働省令で定める。

**趣旨**

本規定は、営業所管理者の業務及び遵守事項については、省令で定める旨を明示したものである。

**解説**

1　卸売販売業の法令遵守体制の強化の観点から、令和元年の法改正により本規定が新設された。

2　営業所管理者の業務及び遵守事項について、次のとおり定められている。〈則第155条の2〉

① 営業所管理者が行う営業所の管理に関する業務は、次のとおりとする。
　㈠ 営業所管理者が有する権限（法第36条の2の2第1項第1号）に係る業務
　㈡ 医薬品の試験検査及び試験検査の結果の確認（則第157条第1項）
　㈢ 営業所の管理に関する事項に係る帳簿の記載（則第158条の3第2項）

② 営業所管理者が遵守すべき事項は、次のとおりとする。
　㈠ 保健衛生上支障を生ずるおそれがないように、その営業所に勤務する薬剤師その他の従業者を監督し、その営業所の構造設備及び医薬品その他の物品を管理し、その他その営業所の業務につき、必要な注意をすること
　㈡ 卸売販売業者に対して述べる意見を記載した書面（法第36条第2項）の写しを3年間保存すること


## 第三十六条の二（卸売販売業者の遵守事項）

（平一八法六九・追加、平二五法八四・令元法六三・一部改正）

■第36条の2第1項■

> 厚生労働大臣は、厚生労働省令で、営業所における医薬品の試験検査の実施方法その他営業所の業務に関し卸売販売業者が遵守すべき事項を定めることができる。

**趣旨**

本規定は、営業所の業務に関し、卸売販売業者が遵守すべき事項を省令で定めることができる旨を明示したものである。【法第9条第1項参照】

**解説**

＜試験検査に関する遵守事項＞

1　試験検査の実施方法について、次のとおり定められている。〈則第157条〉

① 卸売販売業者は、営業所管理者が医薬品の適切な管理のために必要と認める医薬品の試験検査を、営業所管理者に行わせなければならない。ただし、当該営業所の設備及び器具を用いて試験検査を行うことが困難であると営業所管理者が認めた場合には、卸売販売業者は、当該卸売販売業者の他の試験検査設備又は登録試験検査機関を利用して試験検査を行うことができる。

② 卸売販売業者は、①の但書により試験検査を行った場合は、営業所管理者に試験検査の結果を確認させなければならない。

＜医薬品の適正管理に関する遵守事項＞

**2** 医薬品の適正管理の確保について、次のとおり定められている。〈則第158条〉

① 卸売販売業者は、医薬品の適正管理を確保するため、指針の策定、従事者に対する研修の実施その他必要な措置を講じなければならない。

※「医薬品の適正管理」とは、医薬品の販売又は授与の業務(医薬品の貯蔵に関する業務を含む)に係る適正な管理のこと

② ①に掲げる卸売販売業者が講じなければならない措置には、次に掲げる事項を含むものとする。

(一) 従事者から卸売販売業者への事故報告の体制の整備
(二) 医薬品の貯蔵設備を設ける区域に立ち入ることができる者の特定
(三) 医薬品の適正管理のための業務に関する手順書の作成及び当該手順書に基づく業務の実施
(四) 医薬品の適正管理のために必要となる情報の収集その他医薬品の適正管理の確保を目的とした改善のための方策の実施

＜医薬品の販売制限に関する遵守事項＞

**3** 卸売販売業者は、店舗販売業者に対し、要指導医薬品又は一般用医薬品以外の医薬品を、配置販売業者に対し、一般用医薬品以外の医薬品を販売等してはならない。〈則第158条の2〉

＜帳簿・記録に関する遵守事項＞

**4** 営業所の管理に関する帳簿について、次のとおり定められている。〈則第158条の3〉

① 卸売販売業者は、営業所に当該営業所の管理に関する事項を記録するための帳簿を備えなければならない。
② 営業所管理者は、試験検査、不良品の処理その他当該営業所の管理に関する事項を、①の帳簿に記載しなければならない。
③ 卸売販売業者は、①の帳簿を、最終の記載の日から3年間保存しなければならない。

**5** 医薬品の購入等に関する記録について、次のとおり定められている。〈則第158条の4〉

① 卸売販売業者は、医薬品を購入等したとき及び販売等したときは、次に掲げる事項((二)及び(三)に掲げる事項にあっては、当該医薬品が医療用医薬品(体外診断用医薬品を除く)である場合に限る)を書面に記載しなければならない。

(一) 品名
(二) ロット番号(ロットを構成しない医薬品については製造番号)

㈢　使用の期限

　㈣　数量

　㈤　購入もしくは譲受け又は販売もしくは授与の年月日

　㈥　購入者等の氏名又は名称、住所又は所在地及び電話番号その他の連絡先（②の但書により確認を行わないこととされた場合にあっては、氏名又は名称以外の事項は、その記載を省略することができる）

　㈦　㈥に掲げる事項の内容を確認するために提示を受けた資料（②の但書により確認を行わないこととされた場合を除く）

　㈧　購入者等が自然人であり、かつ、購入者等以外の者が医薬品の取引の任に当たる場合及び購入者等が法人である場合にあっては、医薬品の取引の任に当たる自然人が、購入者等と雇用関係にあること又は購入者等から医薬品の取引に係る指示を受けたことを示す資料

②　卸売販売業者は、①に基づき書面に記載するに際し、購入者等から、許可証等の写しその他の資料の提示を受けることで、購入者等の住所又は所在地、電話番号その他の連絡先を確認しなければならない。ただし、購入者等が当該卸売販売業者と常時取引関係にある場合は、この限りではない。

③　卸売販売業者は、①の書面を記載の日から3年間保存しなければならない。

**6**　同一事業者の事業所間で医薬品を移転させる場合の記録については、法第9条第1項の解説11参照

＜業務の証明に関する遵守事項＞

**7**　卸売販売業者は、その営業所において次に掲げる業務に従事した者から、その業務に従事したことの証明を求められたときは、速やかにその証明を行わなければならない。

　〈則第158条の5第1項〉

①　旧制中学もしくは高校又はこれと同等以上の学校で、薬学又は化学に関する科目を修得した後、指定卸売医療用ガス類の販売又は授与に関する業務に3年以上従事した者

②　指定卸売医療用ガス類の販売又は授与に関する業務に5年以上従事した者

③　旧制中学もしくは高校又はこれと同等以上の学校で、薬学、歯学又は化学に関する科目を修得した後、指定卸売歯科用医薬品の販売又は授与に関する業務に3年以上従事した者

④　指定卸売歯科用医薬品の販売又は授与に関する業務に5年以上従事した者

＜視覚等の障害者に関する遵守事項＞

**8**　卸売販売業者は、①自ら視覚・聴覚・音声・言語機能に障害を有する薬剤師であるとき、②その営業所において薬事に関する実務に従事する薬剤師が視覚・聴覚・音声・言語機能に障害を有するときは、保健衛生上支障を生ずるおそれがないように、必要な設備の設置その他の措置を講じなければならない。〈則第158条の6〉

＜許可証の掲示に関する遵守事項＞

**9**　卸売販売業者は、許可証を営業所の見やすい場所に掲示しておかなければならない。

　〈則第3条の準用〉

<医薬品の適正流通ガイドライン>
10 高水準の品質保証の維持と医薬品の流通過程での完全性を保証するため、卸売販売業者等の業務の画一性を推進し、医薬品取引における障害をさらに除くための参考となる手法として定められたものに、「医薬品の適正流通(GDP)ガイドライン」がある。

※「GDP」とは、Good Distribution Practice の略

■第３６条の２第２項■

　卸売販売業者は、第三十五条第一項又は第二項の規定により医薬品営業所管理者を置いたときは、前条第二項の規定により述べられた医薬品営業所管理者の意見を尊重するとともに、法令遵守のために措置を講ずる必要があるときは、当該措置を講じ、かつ、講じた措置の内容(措置を講じない場合にあつては、その旨及びその理由)を記録し、これを適切に保存しなければならない。

【趣旨】
　本規定は、卸売販売業者に対し、営業所管理者の意見を尊重するとともに、必要があるときは法令遵守のための措置を講じ、その措置の内容を記録し保存することを義務づけたものである。【法第９条第２項参照】

【解説】
1　卸売販売業者の遵守事項として、従前より、営業所管理者の意見を尊重することとされていたが、令和元年の法改正により、法令遵守のための措置を講じ、その措置の内容を記録し保存することが追加された。

## 第三十六条の二の二(卸売販売業者の法令遵守体制)

（令元法六三・追加）

■第36条の2の2第1項■

> 卸売販売業者は、営業所の管理に関する業務その他の卸売販売業者の業務を適正に遂行することにより、薬事に関する法令の規定の遵守を確保するために、厚生労働省令で定めるところにより、次の各号に掲げる措置を講じなければならない。
> 一 営業所の管理に関する業務について、医薬品営業所管理者が有する権限を明らかにすること。
> 二 営業所の管理に関する業務その他の卸売販売業者の業務の遂行が法令に適合することを確保するための体制、当該卸売販売業者の薬事に関する業務に責任を有する役員及び従業者の業務の監督に係る体制その他の卸売販売業者の業務の適正を確保するために必要なものとして厚生労働省令で定める体制を整備すること。
> 三 前二号に掲げるもののほか、卸売販売業者の従業者に対して法令遵守のための指針を示すことその他の卸売販売業者の業務の適正な遂行に必要なものとして厚生労働省令で定める措置

**趣旨**

本規定は、卸売販売業者に対し、その業務を適正に遂行するための法令遵守体制の整備を義務づけたものである。【法第9条の2第1項参照】

**解説**

1 卸売販売業者の薬事に関する法令の遵守を確保するため、令和元年の法改正により本条が新設された。

2 卸売販売業者は、次に掲げるところにより、薬事に関する法令の規定の遵守を確保するための措置(法第36条の2の2第1項各号)を講じなければならない。〈則第156条の2〉

① 次に掲げる営業所管理者の権限を明らかにすること
㈠ 営業所に勤務する薬剤師その他の従業者に対する業務の指示及び監督に関する権限
㈡ ㈠に掲げるもののほか、営業所の管理に関する権限

② 次に掲げる体制(法第36条の2の2第1項第2号)を整備すること
㈠ 営業所の管理に関する業務その他の卸売販売業者の業務の遂行が法令に適合することを確保するために必要な規程の作成、卸売販売業者の薬事に関する業務に責任を有する役員及び従業者に対する教育訓練の実施及び評価並びに業務の遂行に係る記録の作成、管理及び保存を行う体制
㈡ 卸売販売業者が薬事に関する業務に責任を有する役員及び従業者の業務を監督するために必要な情報を収集し、その業務の適正を確保するために必要な措置を講ずる体制
㈢ ㈠及び㈡に掲げるもののほか、卸売販売業者の業務の適正を確保するために必要な人員の確保及び配置その他の卸売販売業者の業務の適正を確保するための体制

③ 次に掲げる措置(法第36条の2の2第1項第3号)を講ずること
　㈠ 卸売販売業者の従業者に対して法令遵守のための指針を示すこと
　㈡ 薬事に関する業務に責任を有する役員の権限及び分掌する業務を明らかにすること
　㈢ 卸売販売業者が二つ以上の許可を受けている場合にあっては、当該許可を受けている全ての営業所において法令遵守体制(法第36条の2の2)が確保されていることを確認するために必要な措置
　㈣ ㈢の場合であって、二つ以上の営業所の法令遵守体制を確保するために卸売販売業者を補佐する者を置くときは、次に掲げる措置
　　※「卸売販売業者」とあるが、卸売販売業者が法人であるときは、薬事に関する業務に責任を有する役員をいう。
　　・卸売販売業者を補佐する者が行う業務を明らかにすること
　　・卸売販売業者を補佐する者が二つ以上の営業所の法令遵守体制を確保するために営業所管理者から必要な情報を収集し、当該情報を卸売販売業者に速やかに報告するとともに、当該卸売販売業者からの指示を受けて、営業所管理者に対して当該指示を伝達するための措置
　　・卸売販売業者が二つ以上の営業所の法令遵守体制を確保するために卸売販売業者を補佐する者から必要な情報を収集し、卸売販売業者を補佐する者に対して必要な指示を行うための措置
　㈤ 医薬品の保管、販売その他医薬品の管理に関する業務が適切に行われ、かつ、医薬品の購入等に関する記録の義務(則158条の4)が履行されるために必要な措置
　㈥ ㈠から㈤までに掲げるもののほか、②の体制を実効的に機能させるために必要な措置


■第３６条の２の２第２項■

　卸売販売業者は、前項各号に掲げる措置の内容を記録し、これを適切に保存しなければならない。

**趣旨**

　本規定は、卸売販売業者に対し、法令遵守のための措置の内容を記録し保存することを義務づけたものである。

## 第三十六条の三(薬局医薬品の販売に従事する者等)

(平二五法一〇三・追加)

■第36条の3第1項■

> 薬局開設者は、厚生労働省令で定めるところにより、薬局医薬品につき、薬剤師に販売させ、又は授与させなければならない。

**趣旨**

本規定は、薬局開設者に対し、薬局医薬品は薬剤師に販売させることを義務づけたものである。

**解説**

1　「薬局開設者」とあるように、「薬局開設者又は医薬品の販売業者」とはしていない。これは、医薬品の販売業者は、そもそも薬局医薬品を販売等することができないことから、本規定の対象とする必要がないためである。

2　薬局開設者は、薬局医薬品につき、次に掲げる方法により、その薬局において医薬品の販売又は授与に従事する薬剤師に販売等させなければならない。〈則第158条の7〉

① 当該薬局医薬品を購入等しようとする者が、当該薬局医薬品を使用しようとする者であることを確認させること。この場合において、当該薬局医薬品を購入等しようとする者が、当該薬局医薬品を使用しようとする者でない場合は、当該者が薬剤師等である場合を除き、正当な理由の有無を確認させること

② 当該薬局医薬品を購入しようとする者等の他の薬局開設者からの当該薬局医薬品の購入等の状況を確認させること

③ ②により確認した事項を勘案し、適正な使用のために必要と認められる数量に限り、販売等させること

④ 情報の提供及び指導を受けた者が当該情報の提供及び指導の内容を理解したこと並びに質問がないことを確認した後に、販売等させること

⑤ 当該薬局医薬品を購入等しようとする者から相談があった場合には、情報の提供又は指導を行った後に、当該薬局医薬品を販売等させること

⑥ 情報の提供又は指導のため必要があると認めるときは、当該薬局医薬品を購入等しようとする者の連絡先を確認した後に、当該薬局医薬品を販売等させること

⑦ 当該薬局医薬品を販売等した薬剤師の氏名、当該薬局の名称及び当該薬局の電話番号その他連絡先を、当該薬局医薬品を購入等しようとする者に伝えさせること

⇒ 上記にかかわらず、薬局開設者は、薬局医薬品のうち薬局製造販売医薬品については、次に掲げる方法により、その薬局において医薬品の販売又は授与に従事する薬剤師に販売させ、又は授与させなければならない。〈則第158条の10第1項、第2項〉

① 情報の提供を受けた者が当該情報の提供の内容を理解したこと及び質問がないことを確認した後に、販売等させること

② 当該薬局製造販売医薬品を購入等しようとする者から相談があった場合には、情報

第7章第1節　医薬品の販売業(第24条—第38条)

の提供を行った後に、当該薬局製造販売医薬品を販売等させること
③ 当該薬局製造販売医薬品を販売等した薬剤師の氏名、当該薬局の名称及び当該薬局の電話番号その他連絡先を、当該薬局製造販売医薬品を購入等しようとする者に伝えさせること

■第36条の3第2項■

　薬局開設者は、薬局医薬品を使用しようとする者以外の者に対して、正当な理由なく、薬局医薬品を販売し、又は授与してはならない。ただし、薬剤師、薬局開設者、医薬品の製造販売業者、製造業者若しくは販売業者、医師、歯科医師若しくは獣医師又は病院、診療所若しくは飼育動物診療施設の開設者(以下「薬剤師等」という。)に販売し、又は授与するときは、この限りでない。

### 趣旨

　本規定は、薬局開設者は、薬局医薬品を使用する者以外の者にこれを販売してはならない旨を定めたものである。ただし、薬局医薬品を使用する者以外の者が薬剤師等であるときは、当該医薬品を販売することができるとしている。

### 解説

1　保健衛生上のリスクの高い薬局医薬品が不用意に一般の生活者の手に渡り、これが不適正に使用されることのないよう、本規定が設けられている。
2　「薬局医薬品」とあるが、これについて次のように整理することができる。
　① 薬局医薬品のうち処方箋医薬品については、法第36条の3第2項に拠るまでもなく、処方箋の交付を受けた者以外の者に販売することができない(法第49条)。
　② 薬局医薬品のうち薬局製造販売医薬品(毒薬・劇薬及び動物専用のものを除く)については、法第36条の3第2項が適用されない(令第74条の4第2項)。
　③ それゆえ、薬局医薬品のうち、以下のものが法第36条の3第2項の対象となる。
　　㈠ 処方箋医薬品以外の医療用医薬品
　　㈡ 薬局製造販売医薬品のうち毒薬又は劇薬に該当するもの
3　「正当な理由」として、次のように示されている。〈H26/3/18 薬食発第0318第4号〉
　① 大規模災害時等において、本人が薬局又は店舗を訪れることができない場合であって、医師等の受診が困難又は医師等からの処方箋の交付が困難な場合に、現に患者の看護に当たっている者に対し、必要な薬局医薬品を販売する場合
　② 地方自治体の実施する医薬品の備蓄のために、地方自治体に対し、備蓄に係る薬局医薬品を販売する場合
　③ 市町村が実施する予防接種のために、市町村に対し、予防接種に係る薬局医薬品を販売する場合
　④ 助産師が行う臨時応急の手当等のために、助産所の開設者に対し、臨時応急の手当等

に必要な薬局医薬品を販売する場合
⑤ 救急救命士が行う救急救命処置のために、救命救急士が配置されている消防署等の設置者に対し、救急救命処置に必要な薬局医薬品を販売する場合
⑥ 船員法施行規則に基づき、船舶に医薬品を備え付けるために、船長の発給する証明書をもって、薬局医薬品を船舶所有者に販売する場合
⑦ 医学、歯学、薬学、看護学等の教育・研究のために、教育・研究機関に対し、当該機関の行う教育・研究に必要な薬局医薬品を販売する場合
⑧ 在外公館の職員等の治療のために、在外公館の医師等の診断に基づき、現に職員等の看護に当たっている者に対し、必要な薬局医薬品を販売する場合
⑨ 臓器の移植に関する法律の許可を受けた者に対し、業として行う臓器の斡旋に必要な薬局医薬品を販売する場合
⑩ 薬機法その他の法令に基づく試験検査のために、試験検査機関に対し、当該試験検査に必要な薬局医薬品を販売する場合
⑪ 医薬品、医薬部外品、化粧品又は医療機器の原材料とするために、これらの製造業者に対し、必要な薬局医薬品を販売する場合
⑫ 動物に使用するために、獣医療を受ける動物の飼育者に対し、獣医師が交付した指示書に基づき薬局医薬品(動物専用のものを除く)を販売する場合
⑬ その他①から⑫に準じる場合

⇒ 上記について、①の場合にあっては、可能な限り医師等による薬局等への販売指示に基づき、④、⑤及び⑧の場合にあっては、医師等による書面での薬局等への販売指示をあらかじめ受けておくなどする必要がある。このうち、④及び⑤については、販売ごとの指示は必要ではなく、包括的な指示で差し支えない。

また、⑥に規定する船長の発給する証明書については、「船員法施行規則の一部改正及びこれに伴う船舶備付け要指示医薬品の取扱いについて(昭和41年5月13日薬発第296号)」の別紙様式に準じて取り扱われる。〈H26/3/18 薬食発第 0318 第 4 号〉

4 処方箋医薬品以外の医療用医薬品は、薬剤師等によって使用されることを目的として供給されるものであるため、薬局においては、処方箋に基づく薬剤師による薬剤の交付が原則となるが、処方箋に基づく交付の例外として、次のように示されている。〈R4/8/5 薬生発 0805 第 23 号〉

※「薬剤師等」とは、薬剤師、薬局開設者、医薬品の製造販売業者、製造業者若しくは販売業者、医師、歯科医師若しくは獣医師又は病院、診療所若しくは飼育動物診療施設の開設者のこと

① 考え方

薬局における処方箋医薬品以外の医療用医薬品の販売等は、一般用医薬品等の販売等による対応を考慮したにもかかわらず、やむを得ず販売等を行わざるを得ない場合に限られること。したがって、同様の効能効果を有する一般用医薬品等がある場合は、まずは当該一般用医薬品等を販売等することとし、その在庫がない場合は他の薬局や店舗販売業を紹介等するなど、一般用医薬品等の販売等による対応を優先すること

※「一般用医薬品等」とは、要指導医薬品又は一般用医薬品のこと

② 遵守事項
　㈠ 受診勧奨
　　　必要な受診勧奨を行った上で、販売等しなければならないこと
　㈡ 必要最小限の数量
　　　処方箋医薬品以外の医療用医薬品を購入しようとする者等に対し、他の薬局開設者からの当該医薬品の購入等の状況を確認し、医療機関を受診できるまでの期間及び医薬品の特性等を考慮した上で、販売等を行わざるを得ない必要最小限の数量に限って販売等しなければならない。
　　　また、反復継続的に医薬品を漫然と販売等するようなこと(いわゆるサブスクリプションなどを含む)は、医薬品を不必要に使用するおそれがあり、不適切であること。加えて、薬事承認された効能・効果、用法・用量の範囲を超えた、適応外使用を目的とする者への販売等は不適切であること
③ 販売記録の作成
　　処方箋医薬品以外の医療用医薬品の品名、数量、販売等の日時等を書面に記載し、当該書面を2年間保存しなければならないこと。また、当該医薬品を購入等した者の連絡先を書面に記載し、これを保存するよう努めなければならないこと(則第14条第3項、第4項、第6項)
④ 保管場所
　　調剤室又は貯蔵設備を設ける区域において保管しなければならないこと
⑤ 分割方法
　　調剤室において、薬剤師自らが必要最小限の数量を分割した上で、販売等しなければならない。なお、医薬品の販売等にあたり、あらかじめ決まった数量に分包等しておくことは、小分け製造に該当するため、医薬品の製造業の許可等が必要であること
⑥ 対面による販売等及び服薬指導の実施
　　薬局開設者は、その薬局において医薬品の販売又は授与に従事する薬剤師に、当該薬局内の情報の提供及び指導を行う場所において、対面により、書面等を用いて必要な情報(用法、用量、使用上の注意、当該医薬品との併用を避けるべき医薬品その他の当該医薬品の適正な使用のために必要な情報)を提供させ、処方箋医薬品以外の医療用医薬品が一般用医薬品とは異なり医療において用いられることを前提としていることを十分に考慮し、必要な薬学的知見に基づく服薬指導を行わなければならない。
　　また、薬剤師は、あらかじめ、当該医薬品を使用しようとする者の年齢、他の薬剤又は医薬品の使用の状況、性別、症状等を確認しなければならない。
　　さらに、当該医薬品を使用しようとする者に対して提供した当該情報及び服薬指導の内容を理解したこと並びに質問の有無について確認しなければならないこと(法第36条の4、則第158条の8)
⑦ 直接の容器又は被包への記載
　　分割販売する処方箋医薬品以外の医療用医薬品には、直接の容器等の表示事項(法第50条)及び容器等への符号等の記載(法第52条)又はその写しの添付を行うなどしなけ

ればならないこと
⑧ 使用者本人への販売等
　　薬剤師等が業務の用に供する目的で薬局医薬品を購入等しようとする場合に販売等する場合を除き、使用しようとする者以外の者に対して、正当な理由なく、販売等を行ってはならないこと（法第36条の3第2項）
⑨ 薬剤服用歴の管理
　　販売等された処方箋医薬品以外の医療用医薬品と医療機関において処方された薬剤等との相互作用・重複投薬を防止するため、当該医薬品を使用しようとする者の薬剤服用歴の管理を実施するよう努めなければならない。
　　また、医薬品の適正使用の観点から、当該医薬品を使用しようとする者の状況や、販売等した数量を適正と判断した理由を記載すること
⑩ お薬手帳
　　処方箋医薬品以外の医療用医薬品を使用しようとする者が手帳を所持していない場合はその所持を勧奨し、当該者が手帳を所持している場合は、必要に応じ、当該手帳を活用した情報の提供及び服薬指導を行わなければならないこと
⑪ 薬剤使用期間中のフォローアップ
　　処方箋医薬品以外の医療用医薬品を購入等した者における当該医薬品の使用状況を継続的かつ的確に把握し、必要な情報を提供し、又は必要な薬学的知見に基づく服薬指導を行わなければならないこと（法第36条の4第5項、則第158条の9の2）
⑫ 手順書の作成及び手順書に基づく業務の実施
　　処方箋医薬品以外の医療用医薬品を販売等する場合は、手順書に、その販売等に必要な手順等を明記する必要がある。
　　また、当該手順書に基づき、適正に業務を実施しなければならないこと
⑬ 広告
　　医薬品を使用しようとする者のみの判断に基づく選択がないよう、引き続き、処方箋医薬品以外の医療用医薬品を含めた全ての医療用医薬品について、一般人を対象とする広告は行ってはならないこと

**5** 薬局における処方箋医薬品以外の医療用医薬品の販売等は、やむを得ず販売等を行わざるを得ない場合に限られており、次のような表現を用いて、処方箋医薬品以外の医療用医薬品の購入を消費者等に促すことは不適切である。また、やむを得ず販売等を行わざるを得ない場合以外において、処方箋医薬品以外の医療用医薬品を購入できるなどと誤認させる表現についても不適切である。〈R4/8/5 薬生発0805第23号〉
① 処方箋がなくても買える
② 病院や診療所に行かなくても買える
③ 忙しくて時間がないため病院に行けない人へ
④ 時間の節約になる
⑤ 医療用医薬品をいつでも購入できる
⑥ 病院にかかるより値段が安くて済む

## 第三十六条の四（薬局医薬品に関する情報提供及び指導等）

<small>(平二五法一〇三・追加、令元法六三・一部改正)</small>

■第36条の4第1項■

> 薬局開設者は、薬局医薬品の適正な使用のため、薬局医薬品を販売し、又は授与する場合には、厚生労働省令で定めるところにより、その薬局において医薬品の販売又は授与に従事する薬剤師に、対面により、厚生労働省令で定める事項を記載した書面（当該事項が電磁的記録に記録されているときは、当該電磁的記録に記録された事項を厚生労働省令で定める方法により表示したものを含む。）を用いて必要な情報を提供させ、及び必要な薬学的知見に基づく指導を行わせなければならない。ただし、薬剤師等に販売し、又は授与するときは、この限りでない。

**趣 旨**

　本規定は、薬局開設者に対し、薬局医薬品を販売する場合には、①薬剤師に、②対面により、③書面を用いて、④情報提供及び指導を行わせることを義務づけたものである。ただし、薬剤師等に対して薬局医薬品を販売するときは、薬剤師に対面により書面を用いて情報提供及び指導を行わせなくてもよいこととしている。【法第9条の4第1項参照】

**解 説**

1　「厚生労働省令で定める事項」は、次のとおりである。〈則第158条の8第2項〉

① 当該薬局医薬品の名称

② 当該薬局医薬品の有効成分の名称及びその分量

③ 当該薬局医薬品の用法及び用量

④ 当該薬局医薬品の効能又は効果

⑤ 当該薬局医薬品に係る使用上の注意のうち、保健衛生上の危害の発生を防止するために必要な事項

⑥ その他当該薬局医薬品を販売等する薬剤師がその適正な使用のために必要と判断する事項

2　「厚生労働省令で定める方法」は、電磁的記録に記録された事項を紙面又は出力装置の映像面に表示する方法である。〈則第158条の8第3項〉

3　薬局開設者は、情報の提供及び指導を、次に掲げる方法により、当該薬剤師に行わせなければならない。〈則第158条の8第1項〉

　　※「当該薬剤師」とは、その薬局において医薬品の販売又は授与に従事する薬剤師のこと

① 当該薬局内の情報の提供及び指導を行う場所（構造設備基準第1条第1項第13号）において行わせること

② 当該薬局医薬品の用法、用量、使用上の注意、当該薬局医薬品との併用を避けるべき医薬品その他の当該薬局医薬品の適正な使用のために必要な情報を、当該薬局医薬品を購入しようとする者等の状況に応じて個別に提供させ、及び必要な指導を行わせること

③ 当該薬局医薬品を使用しようとする者が手帳を所持しない場合はその所持を勧奨し、当該者が手帳を所持する場合は、必要に応じ、当該手帳を活用した情報の提供及び指導を行わせること

④ 当該薬局医薬品の副作用その他の事由によるものと疑われる症状が発生した場合の対応について説明させること

⑤ 情報の提供及び指導を受けた者が当該情報の提供及び指導の内容を理解したこと並びに質問の有無について確認させること

⑥ 必要に応じて、当該薬局医薬品に代えて他の医薬品の使用を勧めさせること

⑦ 必要に応じて、医師又は歯科医師の診断を受けることを勧めさせること

⑧ 当該情報の提供及び指導を行った薬剤師の氏名を伝えさせること

⇒ 上記にかかわらず、薬局開設者は、薬局医薬品のうち薬局製造販売医薬品については、情報の提供を、次に掲げる方法により、当該薬剤師に行わせなければならない。〈則第158条の10第1項、第2項〉

① 当該薬局内の情報の提供を行う場所において行わせること

② 当該薬局製造販売医薬品の用法、用量、使用上の注意、当該薬局製造販売医薬品との併用を避けるべき医薬品その他の当該薬局製造販売医薬品の適正な使用のために必要な情報を、当該薬局製造販売医薬品を購入しようとする者等の状況に応じて個別に提供させること

③ 当該薬局製造販売医薬品を使用しようとする者が手帳を所持する場合は、必要に応じ、当該手帳を活用した情報の提供を行わせること

④ 当該薬局製造販売医薬品の副作用その他の事由によるものと疑われる症状が発生した場合の対応について説明させること

⑤ 情報の提供を受けた者が当該情報の提供の内容を理解したこと及び質問の有無について確認させること

⑥ 必要に応じて、医師又は歯科医師の診断を受けることを勧めさせること

⑦ 当該情報の提供を行った薬剤師の氏名を伝えさせること

## ■第36条の4第2項■

薬局開設者は、前項の規定による情報の提供及び指導を行わせるに当たつては、当該薬剤師に、あらかじめ、薬局医薬品を使用しようとする者の年齢、他の薬剤又は医薬品の使用の状況その他の厚生労働省令で定める事項を確認させなければならない。

### 趣 旨

本規定は、薬局開設者に対し、薬局医薬品に関する情報提供及び指導の前には、薬剤師に、あらかじめ、当該医薬品を使用する者の年齢、他の薬剤等の使用状況について確認させることを義務づけたものである。【法第9条の4第2項参照】

### 解 説

1 「厚生労働省令で定める事項」は、次のとおりである。〈則第158条の8第4項〉
① 年齢
② 他の薬剤又は医薬品の使用の状況
③ 性別
④ 症状
⑤ ④の症状に関して医師又は歯科医師の診断を受けたか否かの別及び診断を受けたことがある場合にはその診断の内容
⑥ 現にかかっている他の疾病がある場合は、その病名
⑦ 妊娠しているか否かの別及び妊娠中である場合は妊娠週数
⑧ 授乳しているか否かの別
⑨ 当該薬局医薬品に係る購入、譲受け又は使用の経験の有無
⑩ 調剤された薬剤又は医薬品の副作用その他の事由によると疑われる疾病にかかったことがあるか否かの別並びにかかったことがある場合はその症状、その時期、当該薬剤又は医薬品の名称、有効成分、服用した量及び服用の状況
⑪ その他情報の提供及び指導を行うために確認が必要な事項

⇒ 上記にかかわらず、薬局医薬品のうち薬局製造販売医薬品については、「厚生労働省令で定める事項」は、次のとおりとする。〈則第158条の10第1項、第2項〉
① 年齢
② 他の薬剤又は医薬品の使用の状況
③ 性別
④ 症状
⑤ ④の症状に関して医師又は歯科医師の診断を受けたか否かの別及び診断を受けたことがある場合にはその診断の内容
⑥ 現にかかっている他の疾病がある場合は、その病名
⑦ 妊娠しているか否かの別及び妊娠中である場合は妊娠週数
⑧ 授乳しているか否かの別
⑨ 当該薬局製造販売医薬品に係る購入、譲受け又は使用の経験の有無

⑩ 調剤された薬剤又は医薬品の副作用その他の事由によると疑われる疾病にかかったことがあるか否かの別並びにかかったことがある場合はその症状、その時期、当該薬剤又は医薬品の名称、有効成分、服用した量及び服用の状況
⑪ その他情報の提供を行うために確認が必要な事項

■第36条の4第3項■

> 薬局開設者は、第一項本文に規定する場合において、同項の規定による情報の提供又は指導ができないとき、その他薬局医薬品の適正な使用を確保することができないと認められるときは、薬局医薬品を販売し、又は授与してはならない。

**趣 旨**

本規定は、薬局開設者に対し、①薬局医薬品に関する情報提供又は指導ができないとき、②薬局医薬品の適正な使用を確保できないときは、薬局医薬品を販売してはならない旨を定めたものである。

**解 説**

1 薬局医薬品に関する情報提供及び指導の義務(法第36条の4第1項)に実効性をもたせるため、本規定が設けられている。
2 薬局医薬品のうち薬局製造販売医薬品(毒薬・劇薬及び動物専用のものを除く)については、特例として、本規定は適用されない。〈令第74条の4第2項〉

■第36条の4第4項■

> 薬局開設者は、薬局医薬品の適正な使用のため、その薬局において薬局医薬品を購入し、若しくは譲り受けようとする者又はその薬局において薬局医薬品を購入し、若しくは譲り受けた者若しくはこれらの者によつて購入され、若しくは譲り受けられた薬局医薬品を使用する者から相談があつた場合には、厚生労働省令で定めるところにより、その薬局において医薬品の販売又は授与に従事する薬剤師に、必要な情報を提供させ、又は必要な薬学的知見に基づく指導を行わせなければならない。

**趣 旨**

本規定は、薬局開設者に対し、薬局医薬品に関する相談があった場合には、薬剤師に、情報提供又は指導を行わせることを義務づけたものである。【法第9条の4第4項参照】

**解 説**

1 「購入され、若しくは譲り受けられた薬局医薬品を使用する者」とは、例えば、薬局医薬品を実際に使用する購入者の家族をさす。

**2** 薬局開設者は、薬局医薬品に関する相談があった場合の情報の提供又は指導を、次に掲げる方法により、当該薬剤師に行わせなければならない。〈則第158条の9〉

① 当該薬局医薬品の使用に当たり保健衛生上の危害の発生を防止するために必要な事項について説明を行わせること

② 当該薬局医薬品の用法、用量、使用上の注意、当該薬局医薬品との併用を避けるべき医薬品その他の当該薬局医薬品の適正な使用のために必要な情報を、その薬局において当該薬局医薬品を購入しようとする者等の状況に応じて個別に提供させ、又は必要な指導を行わせること

③ 当該薬局医薬品を使用しようとする者が手帳を所持する場合は、必要に応じ、当該手帳を活用した情報の提供又は指導を行わせること

④ 必要に応じて、当該薬局医薬品に代えて他の医薬品の使用を勧めさせること

⑤ 必要に応じて、医師又は歯科医師の診断を受けることを勧めさせること

⑥ 当該情報の提供又は指導を行った薬剤師の氏名を伝えさせること

⇒ 上記にかかわらず、薬局開設者は、薬局医薬品のうち薬局製造販売医薬品については、相談があった場合の情報の提供を、次に掲げる方法により、当該薬剤師に行わせなければならない。〈則第158条の10第1項、第2項〉

① 当該薬局製造販売医薬品の使用に当たり保健衛生上の危害の発生を防止するために必要な事項について説明を行わせること

② 当該薬局製造販売医薬品の用法、用量、使用上の注意、当該薬局製造販売医薬品との併用を避けるべき医薬品その他の当該薬局製造販売医薬品の適正な使用のために必要な情報を、その薬局において当該薬局製造販売医薬品を購入しようとする者等の状況に応じて個別に提供させること

③ 当該薬局製造販売医薬品を使用しようとする者が手帳を所持する場合は、必要に応じ、当該手帳を活用した情報の提供を行わせること

④ 必要に応じて、医師又は歯科医師の診断を受けることを勧めさせること

⑤ 当該情報の提供を行った薬剤師の氏名を伝えさせること

**3** 薬局開設者は、薬局製造販売医薬品の特定販売を行う場合においては、当該薬局製造販売医薬品を購入しようとする者等が情報の提供を対面又は電話により行うことを希望する場合は、当該薬剤師に、対面又は電話により、当該情報の提供を行わせなければならない。〈則第158条の10第3項〉

■第36条の4第5項■

> 第一項又は前項に定める場合のほか、薬局開設者は、薬局医薬品の適正な使用のため必要がある場合として厚生労働省令で定める場合には、厚生労働省令で定めるところにより、その薬局において医薬品の販売又は授与に従事する薬剤師に、その販売し、又は授与した薬局医薬品を購入し、又は譲り受けた者の当該薬局医薬品の使用の状況を継続的かつ的確に把握させるとともに、その薬局医薬品を購入し、又は譲り受けた者に対して必要な情報を提供させ、又は必要な薬学的知見に基づく指導を行わせなければならない。

**趣旨**

本規定は、薬局開設者に対し、薬剤師に、薬局医薬品の使用状況を継続的に把握させるとともに、情報提供又は指導を行わせることを義務づけたものである。

**解説**

1 薬局医薬品の使用状況を継続的に管理し、その使用状況を踏まえて適切な情報提供又は指導の実施を図るため、令和元年の法改正により本規定が新設された。

2 継続的な服薬管理の対象となる医薬品について、次のように整理することができる。

① 「調剤された薬剤」と「医薬品」に分けて考えた場合、調剤された薬剤は、特定の人の特定の疾患に対して用いられるものであり、その使用にはその人の特性にあった特別の注意が必要になるため、継続的な服薬管理の対象となる(法第9条の4第5項)。

　医薬品は、その特徴から、一般用医薬品、要指導医薬品、薬局医薬品に分類される。また、薬局医薬品については、医療用医薬品と薬局製造販売医薬品に更に分類される。

② 一般用医薬品については、薬学的知見に基づく指導が必要とされていないため、継続的な服薬管理は求められない。

③ 要指導医薬品については、薬学的知見に基づく指導が必要とされているが、需要者の選択により使用されることを目的としており、医師等の指示の下で使用されるものではないことを踏まえ、継続的な服薬管理は求められない。

⑤ 薬局医薬品のうち医療用医薬品については、医師等の指示の下で使用されることを目的としており、また、人体に対する作用が著しいものも含まれていることを考慮すると、その使用には要指導医薬品以上に丁寧な注意を払う必要があるため、継続的な服薬管理の対象としている

⑥ 薬局医薬品のうち薬局製造販売医薬品については、人体に対する作用が第二類医薬品相当のものが大半を占めるという実態を踏まえ、継続的な服薬管理は求められない。

3 薬局医薬品のうち薬局製造販売医薬品(毒薬・劇薬及び動物専用のものを除く)については、特例として、本規定は適用されない。〈令第74条の4第2項〉

4 「厚生労働省令で定める場合」は、当該薬局医薬品の適正な使用のため、情報の提供又は指導を行う必要があると当該薬剤師が認める場合である。〈則第158条の9の2第1項〉

⇒ 上記に該当する場合、薬局開設者は、次に掲げる事項のうち、当該薬剤師が必要と認めるものについて、当該薬剤師に把握させなければならない。〈則第158条の9の2第2項〉

① 年齢
② 他の薬剤又は医薬品の使用の状況
③ 性別
④ 症状
⑤ ④の症状に関して医師又は歯科医師の診断を受けたか否かの別及び診断を受けたことがある場合にはその診断の内容
⑥ 現にかかっている他の疾病がある場合は、その病名
⑦ 妊娠しているか否かの別及び妊娠中である場合は妊娠週数
⑧ 授乳しているか否かの別
⑨ 当該薬局医薬品に係る購入、譲受け又は使用の経験の有無
⑩ 調剤された薬剤又は医薬品の副作用その他の事由によると疑われる疾病にかかったことがあるか否かの別並びにかかったことがある場合はその症状、その時期、当該薬剤又は医薬品の名称、有効成分、服用した量及び服用の状況
⑪ 当該薬局医薬品の服薬状況
⑫ 当該薬局医薬品を使用する者の服薬中の体調の変化
⑬ その他情報の提供又は指導を行うために把握が必要な事項

⇒ 上記にかかわらず、薬局医薬品のうち薬局製造販売医薬品については適用しない。〈則第158条の10第2項〉

5 「薬局医薬品を購入し、又は譲り受けた者」とあるように、使用している者については規定されていない。これは、購入等した者と別の者が薬局医薬品を使用するケースにまで継続的な服薬管理を求めない趣旨である。

6 薬局開設者は、情報の提供又は指導を、次に掲げる方法により、当該薬剤師に行わせなければならない。〈則第158条の9の2第3項〉

① 当該薬局医薬品の使用に当たり保健衛生上の危害の発生を防止するために必要な事項について説明を行わせること
② 当該薬局医薬品の用法、用量、使用上の注意、当該薬局医薬品との併用を避けるべき医薬品その他の当該薬局医薬品の適正な使用のために必要な情報を、その薬局において当該薬局医薬品を購入等した者の状況に応じて個別に提供させ、又は必要な指導を行わせること
③ 当該薬局医薬品を使用しようとする者が手帳を所持する場合は、必要に応じ、当該手帳を活用した情報の提供又は指導を行わせること
④ 必要に応じて、当該薬局医薬品に代えて他の医薬品の使用を勧めさせること
⑤ 必要に応じて、医師又は歯科医師の診断を受けることを勧めさせること
⑥ 当該情報の提供又は指導を行った薬剤師の氏名を伝えさせること

⇒ 上記にかかわらず、薬局医薬品のうち薬局製造販売医薬品については適用しない。〈則第158条の10第2項〉

## 第三十六条の五(要指導医薬品の販売に従事する者等)

(平二五法一〇三・追加)

■第36条の5第1項■

薬局開設者又は店舗販売業者は、厚生労働省令で定めるところにより、要指導医薬品につき、薬剤師に販売させ、又は授与させなければならない。

**趣旨**

本規定は、薬局開設者又は店舗販売業者に対し、要指導医薬品は薬剤師に販売させることを義務づけたものである。

**解説**

1 「薬局開設者又は店舗販売業者」とあるように、「薬局開設者又は医薬品の販売業者」とはしていない。これは、卸売販売業者は、一般の生活者に対して医薬品を販売等することができないことから、要指導医薬品の適正使用を確保する趣旨で設けられた本規定の対象とする必要がなく、また、配置販売業者は、そもそも要指導医薬品を販売等することができないことから、本規定の対象とする必要がないためである。

2 薬局開設者又は店舗販売業者は、要指導医薬品につき、次に掲げる方法により、その薬局又は店舗において医薬品の販売又は授与に従事する薬剤師に販等させなければならない。〈則第158条の11〉

① 当該要指導医薬品を購入等しようとする者が、当該要指導医薬品を使用しようとする者であることを確認させること。この場合において、当該要指導医薬品を購入等しようとする者が、当該要指導医薬品を使用しようとする者でない場合は、当該者が薬剤師等である場合を除き、正当な理由の有無を確認させること

② 当該要指導医薬品を購入しようとする者等の他の薬局開設者又は店舗販売業者からの当該要指導医薬品の購入等の状況を確認させること

③ ②により確認した事項を勘案し、適正な使用のために必要と認められる数量に限り、販売等させること

④ 情報の提供及び指導を受けた者が当該情報の提供及び指導の内容を理解したこと並びに質問がないことを確認した後に、販売等させること

⑤ 当該要指導医薬品を購入等しようとする者から相談があった場合には、情報の提供又は指導を行った後に、当該要指導医薬品を販売等させること

⑥ 当該要指導医薬品を販売等した薬剤師の氏名、当該薬局又は店舗の名称及び当該薬局又は店舗の電話番号その他連絡先を、当該要指導医薬品を購入等しようとする者に伝えさせること

■第36条の5第2項■

　薬局開設者又は店舗販売業者は、要指導医薬品を使用しようとする者以外の者に対して、正当な理由なく、要指導医薬品を販売し、又は授与してはならない。ただし、薬剤師等に販売し、又は授与するときは、この限りでない。

### 趣旨

　本規定は、薬局開設者又は店舗販売業者は、要指導医薬品を使用する者以外の者にこれを販売してはならない旨を定めたものである。ただし、要指導医薬品を使用する者以外の者が薬剤師等であるときは、当該医薬品を販売することができるとしている。

### 解説

1　保健衛生上のリスクがよくわかっていない要指導医薬品が不用意に一般の生活者の手に渡り、これが不適正に使用されることのないよう、本規定が設けられている。

2　「正当な理由」として、次のように示されている。〈H26/3/18 薬食発 0318 第 6 号〉

① 大規模災害時等において、本人が薬局又は店舗を訪れることができない場合であって、医師等の受診が困難、かつ、代替する医薬品が供給されない場合

② 医学、歯学、薬学、看護学等の教育・研究のために、教育・研究機関に対し、当該機関の行う教育・研究に必要な要指導医薬品を販売する場合

③ 薬機法その他の法令に基づく試験検査のために、試験検査機関に対し、当該試験検査に必要な要指導医薬品を販売する場合

④ 医薬品、医薬部外品、化粧品又は医療機器の原材料とするために、これらの製造業者に対し、必要な要指導医薬品を販売する場合

⑤ 動物に使用するために、獣医療を受ける動物の飼育者に対し、獣医師が交付した指示書に基づき要指導医薬品を販売する場合

⑥ その他①から⑤までに準じる場合

3　要指導医薬品を使用しようとする者以外の者に販売等する場合には、その適正な使用のため、当該要指導医薬品を購入しようとする者等の他の薬局開設者からの購入等の状況を確認した上で、適正な使用のために必要と認められる数量(原則として 1 包装単位(1 箱、1 瓶等))に限って販売しなければならない。〈H26/3/18 薬食発 0318 第 6 号〉

＜但書＞

4　「薬剤師等」とは、薬剤師、薬局開設者、医薬品の製造販売業者、製造業者もしくは販売業者、医師、歯科医師もしくは獣医師又は病院、診療所もしくは飼育動物診療施設の開設者をいう。〈法第 36 条の 3 第 2 項〉

## 第三十六条の六（要指導医薬品に関する情報提供及び指導等）

（平二五法一〇三・追加）

■第３６条の６第１項■

> 薬局開設者又は店舗販売業者は、要指導医薬品の適正な使用のため、要指導医薬品を販売し、又は授与する場合には、厚生労働省令で定めるところにより、その薬局又は店舗において医薬品の販売又は授与に従事する薬剤師に、対面により、厚生労働省令で定める事項を記載した書面(当該事項が電磁的記録に記録されているときは、当該電磁的記録に記録された事項を厚生労働省令で定める方法により表示したものを含む。)を用いて必要な情報を提供させ、及び必要な薬学的知見に基づく指導を行わせなければならない。ただし、薬剤師等に販売し、又は授与するときは、この限りでない。

**趣旨**

　本規定は、薬局開設者又は店舗販売業者に対し、要指導医薬品を販売する場合には、①薬剤師に、②対面により、③書面を用いて、④情報提供及び指導を行わせることを義務づけたものである。ただし、薬剤師等に対して要指導医薬品を販売するときは、薬剤師に対面により書面を用いて情報提供及び指導を行わせなくてもよいこととしている。【法第９条の４第１項参照】

**解説**

1　「厚生労働省令で定める事項」は、次のとおりである。〈則第158条の12第2項〉
　① 当該要指導医薬品の名称
　② 当該要指導医薬品の有効成分の名称及びその分量
　③ 当該要指導医薬品の用法及び用量
　④ 当該要指導医薬品の効能又は効果
　⑤ 当該要指導医薬品に係る使用上の注意のうち、保健衛生上の危害の発生を防止するために必要な事項
　⑥ その他当該要指導医薬品を販売等する薬剤師がその適正な使用のために必要と判断する事項

2　「厚生労働省令で定める方法」は、電磁的記録に記録された事項を紙面又は出力装置の映像面に表示する方法である。〈則第158条の12第3項〉

3　薬局開設者又は店舗販売業者は、情報の提供及び指導を、次に掲げる方法により、当該薬剤師に行わせなければならない。〈則第158条の12第1項〉
　※「当該薬剤師」とは、その薬局又は店舗において医薬品の販売又は授与に従事する薬剤師のこと
　① 当該薬局又は店舗内の情報の提供及び指導を行う場所(構造設備基準第１条第１項第13号等)において行わせること
　② 当該要指導医薬品の特性、用法、用量、使用上の注意、当該要指導医薬品との併用を避けるべき医薬品その他の当該要指導医薬品の適正な使用のために必要な情報を、当該要指導医薬品を購入しようとする者等の状況に応じて個別に提供させ、及び必要な

指導を行わせること
③ 当該要指導医薬品を使用しようとする者が手帳を所持しない場合はその所持を勧奨し、当該者が手帳を所持する場合は、必要に応じ、当該手帳を活用した情報の提供及び指導を行わせること
④ 当該要指導医薬品の副作用その他の事由によるものと疑われる症状が発生した場合の対応について説明させること
⑤ 情報の提供及び指導を受けた者が当該情報の提供及び指導の内容を理解したこと並びに質問の有無について確認させること
⑥ 必要に応じて、当該要指導医薬品に代えて他の医薬品の使用を勧めさせること
⑦ 必要に応じて、医師又は歯科医師の診断を受けることを勧めさせること
⑧ 当該情報の提供及び指導を行った薬剤師の氏名を伝えさせること。

■第36条の6第2項■

薬局開設者又は店舗販売業者は、前項の規定による情報の提供及び指導を行わせるに当つては、当該薬剤師に、あらかじめ、要指導医薬品を使用しようとする者の年齢、他の薬剤又は医薬品の使用の状況その他の厚生労働省令で定める事項を確認させなければならない。

**趣 旨**

本規定は、薬局開設者又は店舗販売業者に対し、要指導医薬品に関する情報提供及び指導の前には、薬剤師に、あらかじめ、当該医薬品を使用する者の年齢、他の薬剤等の使用状況について確認させることを義務づけたものである。【法第9条の4第2項参照】

**解 説**

1 「厚生労働省令で定める事項」は、次のとおりである。〈則第158条の12第4項〉
① 年齢
② 他の薬剤又は医薬品の使用の状況
③ 性別
④ 症状
⑤ ④の症状に関して医師又は歯科医師の診断を受けたか否かの別及び診断を受けたことがある場合にはその診断の内容
⑥ 現にかかっている他の疾病がある場合は、その病名
⑦ 妊娠しているか否かの別及び妊娠中である場合は妊娠週数
⑧ 授乳しているか否かの別
⑨ 当該要指導医薬品に係る購入、譲受け又は使用の経験の有無
⑩ 調剤された薬剤又は医薬品の副作用その他の事由によると疑われる疾病にかかったことがあるか否かの別並びにかかったことがある場合はその症状、その時期、当該薬剤又は医薬品の名称、有効成分、服用した量及び服用の状況

⑪ その他情報の提供及び指導を行うために確認が必要な事項

■第３６条の６第３項■

> 薬局開設者又は店舗販売業者は、第一項本文に規定する場合において、同項の規定による情報の提供又は指導ができないとき、その他要指導医薬品の適正な使用を確保することができないと認められるときは、要指導医薬品を販売し、又は授与してはならない。

**趣旨**

本規定は、薬局開設者又は店舗販売業者に対し、①要指導医薬品に関する情報提供又は指導ができないとき、②要指導医薬品の適正な使用を確保できないときは、要指導医薬品を販売してはならない旨を定めたものである。

**解説**

1　要指導医薬品に関する情報提供及び指導の義務(法第36条の6第1項)に実効性をもたせるため、本規定が設けられている。


■第３６条の６第４項■

> 薬局開設者又は店舗販売業者は、要指導医薬品の適正な使用のため、その薬局若しくは店舗において要指導医薬品を購入し、若しくは譲り受けようとする者又はその薬局若しくは店舗において要指導医薬品を購入し、若しくは譲り受けた者若しくはこれらの者によつて購入され、若しくは譲り受けられた要指導医薬品を使用する者から相談があつた場合には、厚生労働省令で定めるところにより、その薬局又は店舗において医薬品の販売又は授与に従事する薬剤師に、必要な情報を提供させ、又は必要な薬学的知見に基づく指導を行わせなければならない。

**趣旨**

本規定は、薬局開設者又は店舗販売業者に対し、要指導医薬品に関する相談があった場合には、薬剤師に、情報提供又は指導を行わせることを義務づけたものである。【法第9条の4第4項、第36条の4第4項参照】

**解説**

1　薬局開設者又は店舗販売業者は、要指導医薬品に関する相談があった場合の情報の提供又は指導を、次に掲げる方法により、当該薬剤師に行わせなければならない。〈則第159条〉
① 当該要指導医薬品の使用に当たり保健衛生上の危害の発生を防止するために必要な事項について説明を行わせること

② 当該要指導医薬品の特性、用法、用量、使用上の注意、当該要指導医薬品との併用を避けるべき医薬品その他の当該要指導医薬品の適正な使用のために必要な情報を、その薬局又は店舗において当該要指導医薬品を購入しようとする者等の状況に応じて個別に提供させ、又は必要な指導を行わせること
③ 当該要指導医薬品を使用しようとする者が手帳を所持する場合は、必要に応じ、当該手帳を活用した情報の提供又は指導を行わせること
④ 必要に応じて、当該要指導医薬品に代えて他の医薬品の使用を勧めさせること
⑤ 必要に応じて、医師又は歯科医師の診断を受けることを勧めさせること
⑥ 当該情報の提供又は指導を行った薬剤師の氏名を伝えさせること

## 第三十六条の七（一般用医薬品の区分）

(平一八法六九・追加、平二五法一〇三・旧第三十六条の三繰下、平二五法八四(平二五法一〇三)・令元法六三・令五法三六・一部改正)

■第36条の7第1項■

　一般用医薬品(専ら動物のために使用されることが目的とされているものを除く。)は、次のように区分する。
一　第一類医薬品　その副作用等により日常生活に支障を来す程度の健康被害が生ずるおそれがある医薬品のうちその使用に関し特に注意が必要なものとして厚生労働大臣が指定するもの及びその製造販売の承認の申請に際して第十四条第十一項に該当するとされた医薬品であつて当該申請に係る承認を受けてから厚生労働省令で定める期間を経過しないもの
二　第二類医薬品　その副作用等により日常生活に支障を来す程度の健康被害が生ずるおそれがある医薬品(第一類医薬品を除く。)であつて厚生労働大臣が指定するもの
三　第三類医薬品　第一類医薬品及び第二類医薬品以外の一般用医薬品

### 趣　旨

　本規定は、一般用医薬品は、そのリスクの程度によって、第一類医薬品、第二類医薬品及び第三類医薬品に区分される旨を定めたものである。

### 解　説

1　一般用医薬品は、一般の生活者の選択により使用されるものであることを考慮し、一般の生活者がおおよそのリスクの程度を容易に把握できるよう、第一類医薬品、第二類医薬品及び第三類医薬品に区分されている。
⇒　一般用医薬品の直接の容器等には、第一類医薬品、第二類医薬品及び第三類医薬品の区分が必ず表示されている。
2　「専ら動物のために使用されることが目的とされているものを除く」とあるように、第一類医薬品、第二類医薬品又は第三類医薬品は、人に生じる健康被害の程度を基準に設けられた区分であり、動物専用のものは含まれない。なお、一般用医薬品の意義(法第

4条第5項第4号)にあてはまる医薬品であって、動物専用のものは、「一般用医薬品」とはいわず、単に「医薬品」という(法第83条第1項)。

<第1号>

3 本号は、①リスクの程度が特に高い一般用医薬品、②リスク評価の確定していない新一般用医薬品が、第一類医薬品に区分するものとしている。

4 「厚生労働大臣が指定するもの」として、次に掲げるものが定められている。〈H19/3/30 厚生労働省告示第69号〉

① 再審査指示を受けた追っかけ新医薬品であって、これと有効成分、分量、用法、用量、効能、効果等が同一性を有すると認められた新医薬品に係る再審査のための調査期間に1年を加えた期間を経過していないもの

② 承認条件として安全性調査の義務が課せられた追っかけ新医薬品であって、これと有効成分、分量、用法、用量、効能、効果等が同一性を有すると認められた新医薬品に係る安全性調査のための調査期間に1年を加えた期間を経過していないもの

③ 専らねずみ、はえ、蚊、のみその他これらに類する生物の防除のために使用されることが目的とされる医薬品のうち、人の身体に直接使用されることのないもの(毒薬又は劇薬に限る)

④ 別表第1に掲げるもの(例:アシクロビル、アミノフィリン)、その水和物及びそれらの塩類を有効成分として含有する製剤

⑤ 別表第1の2に掲げる体外診断用医薬品(例:一般用黄体形成ホルモンキット、一般用SARSコロナウイルス抗原キット)

⇒ 上記①のものは、追っかけダイレクトOTCと呼ばれる。

⇒ 上記②のものは、追っかけスイッチOTCと呼ばれる。

⇒ 上記③について、「その効能及び効果において人体に対する作用が著しくないものであって、薬剤師その他の医薬関係者から提供された情報に基づく需要者の選択により使用されることが目的とされている医薬品」のうち毒薬又は劇薬であるものは、実際には要指導医薬品の指定を受けることになるため、毒薬又は劇薬である一般用医薬品は存在しない。

5 「第十四条第十一項に該当するとされた医薬品」とは、既存の医薬品と、有効成分、分量、用法、用量、効能、効果等が明らかに異なる医薬品をいう。

6 「厚生労働省令で定める期間」は、次に掲げる医薬品の区分に応じ、それぞれに定める期間である。〈則第159条の2〉

① 再審査指示を受けた新医薬品については、再審査のための調査期間(延長が行われたときは、延長後の期間)に1年を加えた期間

② 承認の条件(法第79条第1項)として当該承認を受けた者に対し製造販売後の安全性に関する調査(市販直後調査を除く)を実施する義務が課せられている医薬品については、承認の条件として付された調査期間に1年を加えた期間

③ ①及び②に掲げる医薬品以外の医薬品については、零

⇒ 上記①の期間を経過していないものは、ダイレクトOTCと呼ばれる。

⇒ 上記②の期間を経過していないものは、スイッチOTCと呼ばれる。
⇒ 上記②に「承認の条件として付された調査期間に1年を加えた期間」とあるが、承認にあたって要指導医薬品の指定を受けたものについては、要指導医薬品から第一類医薬品に移行してから原則1年間となる。〈H26/5/20事務連絡〉

<第2号>
7 本号は、リスクの程度が高い一般用医薬品が、第二類医薬品に区分するものとしている。
8 「厚生労働大臣が指定するもの」として、次に掲げるものが定められている。〈H19/3/30厚生労働省告示第69号〉
① 専らねずみ、はえ、蚊、のみその他これらに類する生物の防除のために使用されることが目的とされる医薬品のうち、人の身体に直接使用されることのないもの(第一類医薬品及び毒薬又は劇薬を除く)
② 専ら滅菌又は消毒に使用されることが目的とされている医薬品のうち、人の身体に直接使用されることのないもの
③ 別表第2に掲げる漢方処方に基づく医薬品(例：安中散、温経湯)及びこれを有効成分として含有する製剤(第一類医薬品を除く)
④ 別表第3に掲げるもの(例：アスピリン、アセトアミノフェン)、その水和物及びそれらの塩類を有効成分として含有する製剤(第一類医薬品を除く)
⑤ 別表第4に掲げる体外診断用医薬品(例：一般用グルコースキット、一般用ヒト絨毛性性腺刺激ホルモンキット)

9 第二類医薬品とリスクの程度は同じであるが、適正使用がなされなかった場合に健康被害のリスクが跳ね上がるものを「指定第二類医薬品」といい、情報提供の機会がより確保できる方法により陳列し、販売することが望ましいとされている。
指定第二類医薬品には、次に掲げる成分を含む第二類医薬品が指定される。
① 相互作用又は患者背景において特に注意すべき禁忌があり、その要件に該当する者が服用した場合に、健康被害に至るリスクが高まる成分
② 使用方法に特に注意すべきものとして、小児や妊婦が禁忌とされている成分、相互作用や過量投与により心停止のおそれのある成分、習慣性・依存性がある成分

<第3号>
10 本号は、リスクの程度が低い一般用医薬品が、第三類医薬品に区分するものとしている。
11 第三類医薬品であっても、日常生活に支障を来す程度ではないものの、その副作用等により身体の変調又不調が起こるおそれはある。

■第36条の7第2項■

> 厚生労働大臣は、前項第一号及び第二号の規定による指定に資するよう医薬品に関する情報の収集に努めるとともに、必要に応じてこれらの指定を変更しなければならない。

**趣旨**

本規定は、厚生労働大臣に対し、一般用医薬品のリスク区分の指定に資する情報の収集に努めるとともに、必要に応じて区分指定を変更することを義務づけたものである。

**解説**

1　一般用医薬品のリスク区分の指定については、安全性に関する新たな知見や副作用の発生状況等を踏まえ、適宜見直しが図られる。

　例えば、新一般用医薬品の場合、まずは第一類医薬品に分類されるが、その間の副作用の発生や適正使用の状況等に関する情報を評価した結果に基づいて、第二類医薬品又は第三類医薬品に変更されることがある。

　また、第三類医薬品であっても、日常生活に支障を来す程度の副作用を生じるおそれのあることが明らかとなった場合には、第一類医薬品又は第二類医薬品に変更される。

2　「医薬品」とあるように、情報収集の対象は一般用医薬品に限定されない。これは、一般用医薬品の有効成分のほとんどは医療用医薬品に含まれている等、一般用医薬品以外の医薬品から得られた知見に基づき、一般用医薬品のリスクの程度を推定できる場合があるためである。


■第36条の7第3項■

> 厚生労働大臣は、第一項第一号又は第二号の規定による指定をし、又は変更しようとするときは、薬事審議会の意見を聴かなければならない。

**趣旨**

本規定は、厚生労働大臣に対し、一般用医薬品のリスク区分の指定をし、その指定を変更しようとするときは、薬事審議会の意見を聴くことを義務づけたものである。

## 第三十六条の八（資質の確認）

<small>（平一八法六九・追加、平二五法一〇三・旧第三十六条の四繰下、平二五法八四（平二五法一〇三）・令元法六三・一部改正）</small>

■**第３６条の８第１項**■

> 都道府県知事は、一般用医薬品の販売又は授与に従事しようとする者がそれに必要な資質を有することを確認するために、厚生労働省令で定めるところにより試験を行う。

**趣　旨**

本規定は、都道府県知事は、一般用医薬品の販売従事者の資質を確認するため、登録販売者試験を行う旨を定めたものである。

**解　説**

1　平成18年の法改正において、「一般用医薬品とは、医薬品のうち、その効能及び効果において人体に対する作用が著しくないものであって、薬剤師その他の医薬関係者から提供された情報に基づく需要者の選択により使用されることが目的とされているもの」と規定されたことに伴い、薬剤師その他の医薬関係者による一定の関与がなければ、一般の生活者に対して一般用医薬品を販売できないことになった。

そこで、同年の法改正により、「薬剤師以外の医薬関係者」として登録販売者の資格に関する規定の整備が行われた。

2　一般用医薬品の販売又は授与に従事しようとする者がそれに必要な資質を有することを確認するための「試験」は、登録販売者試験と呼ばれる。

3　登録販売者試験は、筆記試験とし、次の事項について行われる。〈則第159条の3〉
　① 医薬品に共通する特性と基本的な知識
　② 人体の働きと医薬品
　③ 主な医薬品とその作用
　④ 薬事に関する法規と制度
　⑤ 医薬品の適正使用と安全対策

4　登録販売者試験は、毎年少なくとも1回、都道府県知事が行う。また、試験を施行する期日及び場所並びに受験願書の提出期間は、あらかじめ、都道府県知事が公示する。〈則第159条の4〉

5　登録販売者試験を受けようとする者は、本籍地都道府県名（日本国籍を有していない者については、その国籍）、住所、連絡先、氏名、生年月日及び性別を記載した申請書に写真その他都道府県知事が必要と認める書類を添えて、登録販売者試験を受けようとする場所の都道府県知事に提出しなければならない。〈則第159条の5〉

6　都道府県知事は、登録販売者試験に合格した者に、当該試験に合格したことを通知するとともに、合格した者の受験番号を公示する。〈則第159条の6〉

7　登録販売者試験について、次のように示されている。〈R5/3/31 薬生発0331第16号〉
　① 登録販売者試験の公示
　　㈠ 登録販売者試験を施行する期日及び場所並びに受験願書の提出期間は、登録販売

者試験を受けようとする者の受験機会を確保できるよう、あらかじめ都道府県知事が公示する。

(二) 公示については、登録販売者試験を受けようとする者に広く周知できる方法で行う。具体的な方法としては、都道府県公報等のほか、都道府県の公示板への掲示やホームページへの掲載等でも差し支えない。

② 受験の申請

(一) 登録販売者試験を受けようとする者は、本籍地都道府県名(日本国籍を有していない者については、その国籍)、住所、連絡先、氏名、生年月日及び性別を記載した申請書に写真その他都道府県知事が必要と認める書類を添えて、登録販売者試験を受けようとする場所の都道府県知事に提出しなければならない。なお、学歴や実務経験に関する書類の提出は必要ない。

(二) (一)の「写真」については、あらかじめ受験申請書に貼付する形式でも差し支えない。

(三) 受験申請書の様式及び受験手数料は、都道府県の条例等により規定する。

③ 合格の通知及び公示

(一) 試験合格者には合格通知書を交付するとともに、合格者の受験番号を公示する。

(二) 公示の方法については、都道府県公報等のほか、都道府県の公示板への掲示やホームページへの掲載等でも差し支えない。

(三) 試験終了後に、試験問題及びその正答並びに合格基準を公表することが望ましい。

**8** 試験合格者名簿等について、次のように示されている。〈R5/3/31 薬生発0331第16号〉

① 試験合格者名簿の設置と保管

試験合格者の名簿を都道府県に備え付けた上で、永年保管する。販売従事登録された場合又は登録が消除された場合は、その旨を理由とともに合格者名簿にも追記する。試験合格者の死亡等の事実が判明した場合は名簿から削除してもよい。

② 合格通知書の様式及び交付の方法

合格通知書の様式については、必要に応じて都道府県の規則等により規定する。また、合格通知書の交付の方法(直接授与、郵送等)も規定する。

③ 合格通知書の再発行等

合格通知書を紛失等した場合の合格通知書の再発行又は合格証明書の発行の手続については都道府県において規定する。その際、不正に複数の合格通知書等を入手しないよう、試験合格者名簿で販売従事登録の有無を確認の上、再発行等を行う。

第 7 章第 1 節　医薬品の販売業（第 24 条—第 38 条）

■第３６条の８第２項■

　前項の試験に合格した者又は第二類医薬品及び第三類医薬品の販売若しくは授与に従事するために必要な資質を有する者として政令で定める基準に該当する者であつて、医薬品の販売又は授与に従事しようとするものは、都道府県知事の登録を受けなければならない。

**趣旨**

　本規定は、登録販売者試験の合格者であって一般用医薬品の販売に従事しようとするものに対し、都道府県知事の販売従事登録を受けることを義務づけたものである。

**解説**

1　「試験に合格した者」とあるが、これには、登録販売者試験の合格者のほか、薬種商販売業試験の合格者も含まれる。

　既存薬種商販売業者については、平成 24 年 5 月 31 日までは継続して薬種商販売業の営業が認められ、同年 6 月 1 日以降は店舗販売業者に移行している。〈H18/6/14 法律第 69 号附則第 7 条〉

⇒　上記の「既存薬種商販売業者」とは、薬種商販売業試験に合格した者であって、平成 18 年の改正法施行日（平成 21 年 6 月 1 日）に、現に薬種商販売業の許可を受けている者をいう。〈H18/6/14 法律第 69 号附則第 5 条〉

2　「必要な資質を有する者」として、旧薬種商販売業者が該当する。

⇒　上記の「旧薬種商販売業者」とは、昭和 36 年公布の薬事法（現在の医薬品医療機器等法）の施行の際に、薬種商販売業の許可を受けたとみなされた者で、その後継続して医薬品の販売業を営んでいるものをいう。薬種商販売業試験に合格しているわけではなく、登録販売者試験に合格しているわけでもない。旧薬種商販売業者の地位を承継することは認められておらず、一代限りのものとされている。〈法附則第 6 条第 1 項〉

3　「政令で定める基準」として、現在のところ定められたものはない。

4　「都道府県知事の登録」は、販売従事登録と呼ばれる。

5　販売従事登録を受けようとする者は、医薬品の販売又は授与に従事する薬局又は医薬品の販売業の店舗の所在地の都道府県知事（配置販売業にあっては、配置しようとする区域をその区域に含む都道府県の知事）に申請書を提出しなければならない。〈則第 159 条の 7 第 1 項〉

6　販売従事登録の申請書には、次に掲げる書類を添えなければならない。〈則第 159 条の 7 第 2 項本文〉

① 申請者が登録販売者試験に合格したことを証する書類

② 申請者の戸籍謄本、戸籍抄本、戸籍記載事項証明書又は本籍の記載のある住民票の写しもしくは住民票記載事項証明書

　※ 登録販売者試験の申請時から氏名又は本籍に変更があった者については、戸籍謄本、戸籍抄本又は戸籍記載事項証明書とする。

　※ 日本国籍を有していない者については、住民票の写し（国籍等を記載したものに限る）又は

　　　　住民票記載事項証明書(氏名、出生の年月日、男女の別及び国籍等を記載したものに限る)とする。
　　③ 申請者が精神の機能の障害により業務を適正に行うにあたって必要な認知、判断及び意思疎通を適切に行うことができないおそれがある者である場合は、当該申請者に係る精神の機能の障害に関する医師の診断書
　　④ 申請者が薬局開設者又は医薬品の販売業者でないときは、雇用契約書の写しその他薬局開設者又は医薬品の販売業者の申請者に対する使用関係を証する書類
**7** 二つ以上の都道府県において販売従事登録を受けようと申請した者は、当該申請を行った都道府県知事のうちいずれか一つの都道府県知事の登録のみを受けることができる。
　　〈則第159条の7第3項〉
**8** 販売従事登録の手続について、次のように示されている。〈R3/7/30 薬生発0730第12号〉
　　① 販売従事登録の申請書に添付すべき書類
　　　（一）添付書類は原本のみとする。
　　　（二）「登録販売者試験に合格したことを証明する書類」とは合格通知書を指すが、いったん登録を消除した者が再度登録を行う場合には、都道府県が交付する「当該登録販売者の登録を消除した旨の証明書」や消除申請により失効済みの処理を行った販売従事登録証等をもって、合格したことを証明する書類として差し支えない。
　　② 試験合格者名簿との照合
　　　（一）販売従事登録にあたっては、試験合格者名簿と照合の上で合格の事実を確認する。
　　　（二）他の都道府県で試験に合格した者は、その都道府県に問い合わせて確認する。
　　③ 複数登録の禁止
　　　（一）二つ以上の都道府県において販売従事登録を受けようと申請した者は、当該申請を行った都道府県知事のうち、いずれか一つの都道府県知事の登録のみしか受けることができない。
　　　（二）販売従事登録を行った都道府県以外の都道府県においても、一般用医薬品の販売等に従事しても差し支えない。
　　④ 販売従事登録の手数料については、都道府県の条例等により規定する。
**9** 販売従事登録を行うため、都道府県に登録販売者名簿を備え、次に掲げる事項を登録する。〈則第159条の8第1項〉
　　① 登録番号及び登録年月日
　　② 本籍地都道府県名(日本国籍を有していない者については、その国籍)、氏名、生年月日及び性別
　　③ 登録販売者試験合格の年月及び試験施行地都道府県名
　　④ ①から③までのほか、適正に医薬品を販売するに足るものであることを確認するために都道府県知事が必要と認める事項
⇒　上記①の「登録番号」は、都道府県番号(2桁)－西暦年(2桁)－登録順(5桁)のとおり付番する。例えば、北海道で2008年に登録申請し、登録順1番である場合、「01－08－00001」となる。〈R3/7/30 薬生発0730第12号〉

⇒ 上記④の「都道府県知事が必要と認める事項」として、過去に薬事関係の処分を受けた者についてはその理由、処分期間等を記載する。〈R3/7/30 薬生発 0730 第 12 号〉
10　都道府県知事は、販売従事登録を行ったときは、当該販売従事登録を受けた者に対して、販売従事登録証を交付しなければならない。〈則第 159 条の 8 第 2 項〉

■第３６条の８第３項■

第五条(第三号に係る部分に限る。)の規定は、前項の登録について準用する。この場合において、同条中「許可を与えないことができる」とあるのは、「登録を受けることができない」と読み替えるものとする。

趣旨
本規定は、販売従事登録の申請者の欠格事由を明示したものである。【法第 5 条、第 12 条の 2 第 2 項参照】

解説
1　本規定は、令和元年の法改正により、改正前の同項の内容を引き継いで全面改正したものである。
2　本規定において準用する法第 5 条第 3 号への「厚生労働省令で定める者」は、精神の機能の障害により登録販売者の業務を適正に行うにあたって必要な認知、判断及び意思疎通を適切に行うことができない者である。〈則 159 条の 7 第 4 項〉

■第３６条の８第４項■

第二項の登録又はその消除その他必要な事項は、厚生労働省令で定める。

趣旨
本規定は、販売従事登録に関し必要な事項については、省令で定める旨を明示したものである。

解説
＜登録の変更＞
1　登録販売者は、登録事項に変更を生じたときは、30 日以内に、その原因たる事実を証する書類を添え、登録を受けた都道府県知事に届け出なければならない。〈則第 159 条の 9〉
＜登録の消除＞
2　販売従事登録の消除について、次のとおり定められている。〈則第 159 条の 10〉
①　登録販売者は、一般用医薬品の販売又は授与に従事しようとしなくなったときは、30

日以内に、登録販売者名簿の登録の消除を申請しなければならない。
② 登録販売者が死亡し、又は失踪の宣告を受けたときは、戸籍法による死亡又は失踪の届出義務者は、30日以内に、登録販売者名簿の登録の消除を申請しなければならない。
③ ①又は②の申請をするには、登録を受けた都道府県知事に申請書を提出しなければならない。
④ 登録販売者又はその法定代理人もしくは同居の親族は、当該登録販売者が精神の機能の障害を有する状態となり登録販売者の業務の継続が著しく困難になったときは、遅滞なく、登録を受けた都道府県知事にその旨を届け出るものとする。
⑤ 都道府県知事は、登録販売者が次のいずれかに該当する場合には、その登録を消除しなければならない。
　㈠ ①又は②による申請がされ、又は、登録販売者が死亡し、もしくは失踪の宣告を受けたことが確認されたとき
　㈡ 登録販売者の欠格事由(法第5条第3号イからへまで)のいずれかに該当するに至ったとき
　㈢ 偽りその他不正の手段により販売従事登録を受けたことが判明したとき
⇒ 上記①において、都道府県は、登録販売者試験の合格通知書を消除対象者に返却する。合格通知書の代わりに、試験合格に関する内容(登録販売者試験合格の年月、試験施行地都道府県名)及び当該登録販売者の登録を消除した旨の証明書を交付し、又は、返納された販売従事登録証に試験合格に関する内容及び登録を消除した旨を記載して失効済みの処理を行った上で返却しても差し支えない。〈R5/3/31 薬生発0331第16号〉

<登録証の返納>
**3** 販売従事登録証の返納について、次のとおり定められている。〈則第159条の13〉
① 登録販売者は、販売従事登録の消除を申請するときは、販売従事登録証を、登録を受けた都道府県知事に返納しなければならない。戸籍法による死亡又は失踪の届出義務者による消除の申請(則第159条の10第2項)についても同様とする。
② 登録販売者は、登録を消除されたときは、①の場合を除き、5日以内に、販売従事登録証を、登録を消除された都道府県知事に返納しなければならない。

## 第三十六条の九（一般用医薬品の販売に従事する者）

<small>（平一八法六九・追加、平二五法一〇三・旧第三十六条の五繰下）</small>

> 薬局開設者、店舗販売業者又は配置販売業者は、厚生労働省令で定めるところにより、一般用医薬品につき、次の各号に掲げる区分に応じ、当該各号に定める者に販売させ、又は授与させなければならない。
> 一　第一類医薬品　薬剤師
> 二　第二類医薬品及び第三類医薬品　薬剤師又は登録販売者

### 趣旨

本規定は、薬局開設者、店舗販売業者又は配置販売業者に対し、①第一類医薬品は薬剤師に販売させること、②第二類医薬品及び第三類医薬品は薬剤師又は登録販売者に販売させることを義務づけたものである。

### 解説

**1**　「薬局開設者、店舗販売業者又は配置販売業者」とあるように、「薬局開設者又は医薬品の販売業者」とはしていない。これは、卸売販売業者は、一般の生活者に対して医薬品を販売等することができないことから、一般用医薬品の適正使用を確保する趣旨で設けられた本規定の対象とする必要がないためである。

**2**　薬局開設者、店舗販売業者又は配置販売業者は、第一類医薬品につき、次に掲げる方法により、その薬局、店舗又は区域において医薬品の販売等又は配置販売に従事する薬剤師に販売等させなければならない。〈則第159条の14第1項〉

①　情報提供を受けた者が当該情報提供の内容を理解したこと及び質問がないことを確認した後に、販売等させること

②　当該第一類医薬品を購入等しようとする者から相談があった場合には、情報提供を行った後に、当該第一類医薬品を販売等させること

③　当該第一類医薬品を販売等した薬剤師の氏名、当該薬局又は店舗の名称及び当該薬局、店舗又は配置販売業者の電話番号その他連絡先を、当該第一類医薬品を購入等しようとする者に伝えさせること

**3**　薬局開設者、店舗販売業者又は配置販売業者は、第二類医薬品又は第三類医薬品につき、次に掲げる方法により、その薬局、店舗又は区域において医薬品の販売等又は配置販売に従事する薬剤師又は登録販売者に販売等させなければならない。〈則第159条の14第2項〉

①　当該第二類医薬品又は第三類医薬品を購入等しようとする者から相談があった場合には、情報提供を行った後に、当該第二類医薬品又は第三類医薬品を販売等させること

②　当該第二類医薬品又は第三類医薬品を販売等した薬剤師又は登録販売者の氏名、当該薬局又は店舗の名称及び当該薬局、店舗又は配置販売業者の電話番号その他連絡先を、当該第二類医薬品又は第三類医薬品を購入等しようとする者に伝えさせること

## 第三十六条の十(一般用医薬品に関する情報提供等)

(平一八法六九・追加、平二五法一〇三・旧第三十六条の六繰下・一部改正)

■第36条の10第1項■

> 薬局開設者又は店舗販売業者は、第一類医薬品の適正な使用のため、第一類医薬品を販売し、又は授与する場合には、厚生労働省令で定めるところにより、その薬局又は店舗において医薬品の販売又は授与に従事する薬剤師に、厚生労働省令で定める事項を記載した書面(当該事項が電磁的記録に記録されているときは、当該電磁的記録に記録された事項を厚生労働省令で定める方法により表示したものを含む。)を用いて必要な情報を提供させなければならない。ただし、薬剤師等に販売し、又は授与するときは、この限りでない。

**趣 旨**

本規定は、薬局開設者又は店舗販売業者に対し、第一類医薬品を販売する場合には、①薬剤師に、②書面を用いて、③情報提供を行わせることを義務づけたものである。ただし、薬剤師等に対して第一類医薬品を販売するときは、薬剤師に書面を用いて情報提供を行わせなくてもよいこととしている。【法第9条の4第1項参照】

**解 説**

1 「薬局開設者又は店舗販売業者」とあるが、配置販売業者に対しても、第一類医薬品を配置販売する場合には、①薬剤師に、②書面を用いて、③情報提供を行わせることが義務づけられている。〈法第36条の10第7項〉

2 調剤された薬剤、薬局医薬品又は要指導医薬品の場合とは異なり、第一類医薬品については特定販売にあたって障害となる「対面」による販売は義務づけられていない。

3 「厚生労働省令で定める事項」は、次のとおりである。〈則第159条の15第2項〉
① 当該第一類医薬品の名称
② 当該第一類医薬品の有効成分の名称及びその分量
③ 当該第一類医薬品の用法及び用量
④ 当該第一類医薬品の効能又は効果
⑤ 当該第一類医薬品に係る使用上の注意のうち、保健衛生上の危害の発生を防止するために必要な事項
⑥ その他当該第一類医薬品を販売等する薬剤師がその適正な使用のために必要と判断する事項

4 「厚生労働省令で定める方法」は、電磁的記録に記録された事項を紙面又は出力装置の映像面に表示する方法である。〈則第159条の15第3項〉

5 薬局開設者又は店舗販売業者は、情報の提供を、次に掲げる方法により、当該薬剤師に行わせなければならない。〈則第159条の15第1項〉
① 当該薬局又は店舗内の情報の提供を行う場所(構造設備基準第1条第1項第13号等)において行わせること
② 当該第一類医薬品の用法、用量、使用上の注意、当該第一類医薬品との併用を避ける

べき医薬品その他の当該第一類医薬品の適正な使用のために必要な情報を、当該第一類医薬品を購入しようとする者等の状況に応じて個別に提供させること
③ 当該一般用医薬品を使用しようとする者が手帳を所持する場合は、必要に応じ、当該手帳を活用した情報の提供を行わせること
④ 当該第一類医薬品の副作用その他の事由によるものと疑われる症状が発生した場合の対応について説明させること
⑤ 情報の提供を受けた者が当該情報の提供の内容を理解したこと及び質問の有無について確認させること
⑥ 必要に応じて、医師又は歯科医師の診断を受けることを勧めさせること
⑦ 当該情報の提供を行った薬剤師の氏名を伝えさせること。

⇒ 上記の規定は、配置販売業者についても準用して適用される。〈則第159条の18〉

6 一般用検査薬に関する情報提供について、次のように示されている。〈H26/12/25 薬食総発1225第1号等〉
① 一般用検査薬の販売業者は、販売者が一般用検査薬の販売にあたって、使用者に対する適切な情報を提供するため、次の事項について適切な指導・相談を行うよう、販売者に対して指導・管理を行うこと
(一) 専門的診断に置き換わるものでないことについてわかり易く説明すること
(二) 検査薬の使い方や保管上の注意についてわかり易く説明すること
(三) 検体の採取時間とその意義をわかり易く説明すること
(四) 妨害物質及び検査結果に与える影響をわかり易く説明すること
(五) 検査薬の性能についてわかり易く説明すること
(六) 検査結果の判定についてわかり易く説明すること
(七) 適切な受診勧奨を行うこと。特に、医療機関を受診中の場合は、通院治療を続けるよう説明すること
(八) その他使用者からの検査薬に関する相談には積極的に応じること
② ①の情報提供は、製品や添付文書等を用い、購入後も使用者が確認できるようにわかり易く行うこと。また、検査項目によっては、使用者のプライバシーに配慮した形で製品の説明を行うことが望ましいこと
③ 一般用検査薬の販売業者は、①の情報提供が適切に行われるよう、販売者に対する研修の実施等を行うよう努めること

<但書>
7 購入者が薬剤師等であるか否かの確認は、身分証等をもって判断することが望ましい。それが困難な場合にあっては個別に薬剤師が判断しても差し支えないが、相手を専門家と判断した根拠を説明できることが必要である。〈H26/3/31 事務連絡〉

<一般用医薬品のインターネット販売をめぐる行政訴訟>
8 平成18年の改正法に対応した薬事法施行規則においては、一般用医薬品のうち、原則として第三類医薬品のみ、インターネット販売を行うことができるとしていた。しかし、インターネット販売規制の無効を求めた行政訴訟が提起され、これに対する最高裁

判所の司法判断は、「原告が第一類医薬品及び第二類医薬品のインターネット販売の権利を有することを確認する」とした二審判決を支持し、国側の上告を棄却するものであった。この司法判断を踏まえた平成25年の法改正により、医薬品の安全性の確保を図る観点から要指導医薬品という区分が新設され、この区分に該当する医薬品についてはインターネット販売ができないものの、第一類医薬品を含め、すべての一般用医薬品のインターネット販売が認められることとなった。

⇒ 上記の「インターネット販売規制の無効を求めた行政訴訟」の概要は、次のとおりである。

① 平成21年5月25日

原告「ケンコーコム株式会社」等が第一類医薬品及び第二類医薬品のインターネット販売を行う権利の確認等を求め、国を相手に提訴

② 平成22年3月30日

東京地方裁判所の判決により国が勝訴

③ 平成24年4月26日

東京高等裁判所の判決により国が敗訴

④ 平成25年1月11日

最高裁判所の判決により国の敗訴が確定

9 平成25年の法改正により、一般用医薬品のインターネット販売が全面的に解禁された。とはいえ、元々一般用医薬品であったものの一部は要指導医薬品という区分に移行しているので、厳密にいえば全面的な解禁とはいえないかもしれない。しかし、一般用医薬品から要指導医薬品に移行した品目は全体の0.2%にすぎず、また、要指導医薬品(毒薬・劇薬指定品目を除く)に該当する医薬品であっても、安全性評価が概ね終了する3年後には、要指導医薬品から一般用医薬品に区分が変更されることから、実質的な全面解禁といえよう。

■第36条の10第2項■

薬局開設者又は店舗販売業者は、前項の規定による情報の提供を行わせるに当たつては、当該薬剤師に、あらかじめ、第一類医薬品を使用しようとする者の年齢、他の薬剤又は医薬品の使用の状況その他の厚生労働省令で定める事項を確認させなければならない。

**趣旨**

本規定は、薬局開設者又は店舗販売業者に対し、第一類医薬品に関する情報提供の前には、薬剤師に、あらかじめ、当該医薬品を使用する者の年齢、他の薬剤等の使用状況について確認させることを義務づけたものである。【法第9条の4第2項参照】

**解説**

1 「薬局開設者又は店舗販売業者」とあるが、配置販売業者に対しても、第一類医薬品

に関する情報提供の前には、薬剤師に、あらかじめ、当該医薬品を使用する者の年齢、他の薬剤等の使用状況について確認させることが義務づけられている。〈法第36条の10第7項〉

2 「厚生労働省令で定める事項」は、次のとおりである。〈則第159条の15第4項〉
① 年齢
② 他の薬剤又は医薬品の使用の状況
③ 性別
④ 症状
⑤ ④の症状に関して医師又は歯科医師の診断を受けたか否かの別及び診断を受けたことがある場合にはその診断の内容
⑥ 現にかかっている他の疾病がある場合は、その病名
⑦ 妊娠しているか否かの別及び妊娠中である場合は妊娠週数
⑧ 授乳しているか否かの別
⑨ 当該第一類医薬品に係る購入、譲受け又は使用の経験の有無
⑩ 調剤された薬剤又は医薬品の副作用その他の事由によると疑われる疾病にかかったことがあるか否かの別並びにかかったことがある場合はその症状、その時期、当該薬剤又は医薬品の名称、有効成分、服用した量及び服用の状況
⑪ その他情報の提供を行うために確認が必要な事項


■第36条の10第3項■

薬局開設者又は店舗販売業者は、第二類医薬品の適正な使用のため、第二類医薬品を販売し、又は授与する場合には、厚生労働省令で定めるところにより、その薬局又は店舗において医薬品の販売又は授与に従事する薬剤師又は登録販売者に、必要な情報を提供させるよう努めなければならない。ただし、薬剤師等に販売し、又は授与するときは、この限りでない。

**趣旨**

本規定は、薬局開設者又は店舗販売業者に対し、第二類医薬品を販売する場合には、①薬剤師又は登録販売者に、②情報提供を行わせるよう努めることを義務づけたものである。ただし、薬剤師等に対して第二類医薬品を販売するときは、薬剤師又は登録販売者に情報提供を行わせるよう努めなくてもよいこととしている。

**解説**

1 「薬局開設者又は店舗販売業者」とあるが、配置販売業者に対しても、第二類類医薬品を配置販売する場合には、①薬剤師又は登録販売者に、②情報提供を行わせるよう努めることが義務づけられている。〈法第36条の10第7項〉

2 「努めなければならない」とあるように、第二類医薬品に関する情報提供は、「義務」ではなく、「努力義務」となっている。

**3** 薬局開設者又は店舗販売業者は、第二類医薬品に関する情報の提供を、次に掲げる方法により、当該薬剤師又は登録販売者に行わせるよう努めなければならない。〈則第159条の16第1項〉

① 当該薬局又は店舗内の情報の提供を行う場所(構造設備基準第1条第1項第13号等)において行わせること

② 次に掲げる事項について説明を行わせること

 ㈠ 当該第二類医薬品の名称

 ㈡ 当該第二類医薬品の有効成分の名称及びその分量

 ㈢ 当該第二類医薬品の用法及び用量

 ㈣ 当該第二類医薬品の効能又は効果

 ㈤ 当該第二類医薬品に係る使用上の注意のうち、保健衛生上の危害の発生を防止するために必要な事項

 ㈥ その他当該第二類医薬品を販売等する薬剤師又は登録販売者がその適正な使用のために必要と判断する事項

③ 当該第二類医薬品の用法、用量、使用上の注意、当該第二類医薬品との併用を避けるべき医薬品その他の当該第二類医薬品の適正な使用のために必要な情報を、当該第二類医薬品を購入しようとする者等の状況に応じて個別に提供させること

④ 当該一般用医薬品を使用しようとする者が手帳を所持する場合は、必要に応じ、当該手帳を活用した情報の提供を行わせること

⑤ 当該第二類医薬品の副作用その他の事由によるものと疑われる症状が発生した場合の対応について説明させること

⑥ 情報の提供を受けた者が当該情報の提供の内容を理解したこと及び質問の有無について確認させること

⑦ 必要に応じて、医師又は歯科医師の診断を受けることを勧めさせること

⑧ 当該情報の提供を行った薬剤師又は登録販売者の氏名を伝えさせること

⇒ 上記の規定は、配置販売業者についても準用して適用される。〈則第159条の18〉

**＜第三類医薬品に関する情報提供＞**

**4** 第三類医薬品を販売する場合には、薬剤師又は登録販売者をして、その適正な使用のために必要な情報提供をさせることは望ましいものの、特に法律上の規定は設けられていない。

■第３６条の１０第４項■

> 薬局開設者又は店舗販売業者は、前項の規定による情報の提供を行わせるに当たつては、当該薬剤師又は登録販売者に、あらかじめ、第二類医薬品を使用しようとする者の年齢、他の薬剤又は医薬品の使用の状況その他の厚生労働省令で定める事項を確認させるよう努めなければならない。

**趣旨**

本規定は、薬局開設者又は店舗販売業者に対し、第二類医薬品に関する情報提供の前には、薬剤師又は登録販売者に、あらかじめ、当該医薬品を使用する者の年齢、他の薬剤等の使用状況について確認させるよう努めることを義務づけたものである。

**解説**

1　「薬局開設者又は店舗販売業者」とあるが、配置販売業者に対しても、第二類医薬品に関する情報提供の前には、薬剤師又は登録販売者に、あらかじめ、当該医薬品を使用する者の年齢、他の薬剤等の使用状況について確認させるよう努めることが義務づけられている。〈法第36条の10第7項〉

2　「厚生労働省令で定める事項」は、次のとおりとする。〈則第159条の16第2項〉
　① 年齢
　② 他の薬剤又は医薬品の使用の状況
　③ 性別
　④ 症状
　⑤ ④の症状に関して医師又は歯科医師の診断を受けたか否かの別及び診断を受けたことがある場合にはその診断の内容
　⑥ 現にかかっている他の疾病がある場合は、その病名
　⑦ 妊娠しているか否かの別及び妊娠中である場合は妊娠週数
　⑧ 授乳しているか否かの別
　⑨ 当該第二類医薬品に係る購入、譲受け又は使用の経験の有無
　⑩ 調剤された薬剤又は医薬品の副作用その他の事由によると疑われる疾病にかかったことがあるか否かの別並びにかかったことがある場合はその症状、その時期、当該薬剤又は医薬品の名称、有効成分、服用した量及び服用の状況
　⑪ その他情報の提供を行うために確認が必要な事項

■第36条の10第5項■

　薬局開設者又は店舗販売業者は、一般用医薬品の適正な使用のため、その薬局若しくは店舗において一般用医薬品を購入し、若しくは譲り受けようとする者又はその薬局若しくは店舗において一般用医薬品を購入し、若しくは譲り受けた者若しくはこれらの者によつて購入され、若しくは譲り受けられた一般用医薬品を使用する者から相談があつた場合には、厚生労働省令で定めるところにより、その薬局又は店舗において医薬品の販売又は授与に従事する薬剤師又は登録販売者に、必要な情報を提供させなければならない。

**趣旨**

　本規定は、薬局開設者又は店舗販売業者に対し、一般用医薬品に関する相談があった場合には、薬剤師又は登録販売者に、情報提供を行わせることを義務づけたものである。【法第9条の4第4項、第36条の4第4項参照】

**解説**

1　「薬局開設者又は店舗販売業者」とあるが、配置販売業者に対しても、一般用医薬品に関する相談があった場合には、薬剤師又は登録販売者に、情報提供を行わせることが義務づけられている。〈法第36条の10第7項〉

2　「一般用医薬品」とあるように、第一類医薬品及び第二類医薬品に限らず、第三類医薬品についても本規定の対象になっている。

3　薬局開設者又は店舗販売業者は、一般用医薬品に関する相談があった場合の情報の提供を、次に掲げる方法により、当該薬剤師又は登録販売者に行わせなければならない。
　〈則第159条の17第1項〉

　① 第一類医薬品の情報の提供については、当該薬剤師に行わせること

　② 第二類医薬品又は第三類医薬品の情報の提供については、当該薬剤師又は登録販売者に行わせること

　③ 当該一般用医薬品の使用に当たり保健衛生上の危害の発生を防止するために必要な事項について説明を行わせること

　④ 当該一般用医薬品の用法、用量、使用上の注意、当該一般用医薬品との併用を避けるべき医薬品その他の当該一般用医薬品の適正な使用のために必要な情報を、その薬局又は店舗において当該一般用医薬品を購入しようとする者等の状況に応じて個別に提供させること

　⑤ 当該一般用医薬品を使用しようとする者が手帳を所持する場合は、必要に応じ、当該手帳を活用した情報の提供を行わせること

　⑥ 必要に応じて、医師又は歯科医師の診断を受けることを勧めさせること

　⑦ 当該情報の提供を行った薬剤師又は登録販売者の氏名を伝えさせること

　⇒　上記の規定は、配置販売業者についても準用して適用される。〈則第159条の18〉

4　薬局開設者又は店舗販売業者は、一般用医薬品の特定販売を行う場合においては、当該一般用医薬品を購入しようとする者等が情報の提供を対面又は電話により行うことを

希望する場合は、当該薬剤師又は登録販売者に、対面又は電話により、当該情報の提供を行わせなければならない。〈則第159条の17第2項〉

■第36条の10第6項■

　第一項の規定は、第一類医薬品を購入し、又は譲り受ける者から説明を要しない旨の意思の表明があつた場合(第一類医薬品が適正に使用されると認められる場合に限る。)には、適用しない。

**趣旨**

　本規定は、購入者から説明を要しない旨の意思の表明があった場合には、薬剤師に書面を用いて情報提供を行わせずに、第一類医薬品を販売してもよいこととしたものである。

**解説**

1　第一類医薬品を購入しようとする者から、「当該第一類医薬品の継続使用であるから説明は不要」との意志の表明があり、応対する薬剤師が「情報を提供しなくても適正使用が可能」と認めた場合を想定して、本規定が設けられている。

2　第一類医薬品を購入しようとする者から説明を要しない旨の意思の表明があった場合においても、薬剤師が必要と判断した場合には、積極的な情報提供が求められる。〈H21/5/8 薬食発第0508003号〉

3　インターネットサイトで特定販売を行う場合において、第一類医薬品を購入等しようとする者からの連絡に対して、電子メール等を自動で返信したり、一律に一斉送信したりすることのみをもって行うことは、薬剤師による当該第一類医薬品を購入しようとする者等の状況に応じた個別の情報提供とは認められない。また、電子メール等で情報提供を行う場合においても、購入者が薬剤師から情報提供を受けていることがわかるよう、情報提供を行った薬剤師の氏名を確実に伝えさせる必要がある。〈H29/8/4 事務連絡〉

4　配置販売業者についても、購入者から説明を要しない旨の意思の表明があった場合には、薬剤師に書面を用いて情報提供を行わせずに、第一類医薬品を配置販売してもよいこととしている。〈法第36条の10第7項〉

<医薬品の販売方法に関する規制>

| | 要指導医薬品 | 一般用医薬品 | | |
|---|---|---|---|---|
| | | 第一類医薬品 | 第二類医薬品 | 第三類医薬品 |
| 販売従事者 | 薬剤師 | | 薬剤師又は登販販売者 | |
| 使用者以外への販売禁止 | 義務 | ― | | |
| 販売方法 | 義務 | | | |
| 医薬品情報の記録 | 義務 | | 努力義務 | |
| 購入者情報の記録 | 努力義務 | | | |

<医薬品の情報提供の方法に関する規制>

| | 要指導医薬品 | 一般用医薬品 | | |
|---|---|---|---|---|
| | | 第一類医薬品 | 第二類医薬品 | 第三類医薬品 |
| 情報提供者 | 薬剤師 | | 薬剤師又は登販販売者 | |
| 情報提供 | 義務 | | 努力義務 | ― |
| 薬学的指導 | 義務 | ― | | |
| 対面による情報提供 | 義務 | ― | | |
| 書面による情報提供 | 義務 | ― | | |
| 情報提供の前の確認 | 義務 | | 努力義務 | ― |
| 相談応需 | 義務 | | | |

■第36条の10第7項■

> 配置販売業者については、前各項(第一項ただし書及び第三項ただし書を除く。)の規定を準用する。この場合において、第一項本文及び第三項本文中「販売し、又は授与する場合」とあるのは「配置する場合」と、「薬局又は店舗」とあるのは「業務に係る都道府県の区域」と、「医薬品の販売又は授与」とあるのは「医薬品の配置販売」と、第五項中「その薬局若しくは店舗において一般用医薬品を購入し、若しくは譲り受けようとする者又はその薬局若しくは店舗において一般用医薬品を購入し、若しくは譲り受けた者若しくはこれらの者によつて購入され、若しくは譲り受けられた一般用医薬品を使用する者」とあるのは「配置販売によつて一般用医薬品を購入し、若しくは譲り受けようとする者又は配置した一般用医薬品を使用する者」と、「薬局又は店舗」とあるのは「業務に係る都道府県の区域」と、「医薬品の販売又は授与」とあるのは「医薬品の配置販売」と読み替えるものとする。

趣旨

本規定は、配置販売業者については、薬局開設者及び店舗販売業者に対する一般用医薬品の情報提供に係る規定を準用して適用する旨を定めたものである。

## 第三十七条（販売方法等の制限）

<small>（平一八法六九・一部改正）</small>

■第37条第1項■

> 薬局開設者又は店舗販売業者は店舗による販売又は授与以外の方法により、配置販売業者は配置以外の方法により、それぞれ医薬品を販売し、授与し、又はその販売若しくは授与の目的で医薬品を貯蔵し、若しくは陳列してはならない。

**趣旨**

本規定は、薬局開設者又は店舗販売業者による医薬品の販売は、店舗による方法に限られる旨を定めたものである。また、配置販売業者による医薬品の販売は、配置による方法に限られるとしている。

**解説**

1　薬局開設の許可又は店舗販売業の許可では、医薬品を配置販売することはできない。そのため、薬局開設者又は店舗販売業者が、配置の方法により医薬品を販売等しようとするときは、別途、配置販売業の許可を受けなければならない。

2　「店舗による販売」とは、①契約締結、②貯蔵又は陳列、③情報提供、④接客、⑤場所固定の5つの要素が損なわれない態様による販売をいう。特定販売は、これら5つの要素が損なわれないことから、店舗による販売の態様の一つとして認められている。

3　「店舗による販売又は授与以外の方法」として、配置販売のほか、例えば、次に掲げる行為が該当する。

①　バスを改造してこれにより各地を巡回して医薬品を販売する行為(昭和24年7月4日薬収第508号)

②　自動販売機を百貨店内の休憩室又は駅構内のプラットフォームへ設置してこれにより医薬品を販売する行為(昭和32年10月9日薬事第810号)

⇒　上記②に関し、令和3年4月23日、新技術等実証制度(規制のサンドボックス制度)として、実証計画「駅改札内におけるOTC販売機を用いた一般用医薬品販売の実証」が生産性向上特別措置法に基づく認定を受けた。

これは、第二類医薬品及び第三類医薬品の販売について、薬剤師又は登録販売者による店舗と同等の管理体制の下、IoT化されたOTC販売機を介して販売し、一般用医薬品の適切な管理及び販売を実現すること、生活者の時間的・距離的な制約を解消して一般用医薬品へのアクセス性を改善し、セルフメディケーション意識を向上させ、医療費削減の一助となることを目的としたものである。

※「規制のサンドボックス制度」とは、IoT、ブロックチェーン、ロボット等の新たな技術の実用化や、プラットフォーマー型ビジネス、シェアリングエコノミーなどの新たなビジネスモデルの実施が、現行規制との関係で困難である場合に、新しい技術やビジネスモデルの社会実装に向け、事業者の申請に基づき、規制官庁の認定を受けた実証を行い、実証により得られた情報やデータを用いて規制の見直しに繋げていく制度のこと

※「IoT」とは、Internet of Thingsの略

4　配置販売業の許可では、営業所等の拠点を設け、その拠点で医薬品を販売することはできない。そのため、配置販売業者が、店舗による方法により医薬品を販売等しようとするときは、別途、薬局の開設の許可又は店舗販売業の許可を受けなければならない。

5　「配置以外の方法」として、店舗による販売のほか、例えば、現金行商や訪問販売が該当する。

6　本規定に違反した者は、2年以下の懲役もしくは200万円以下の罰金に処し、又はこれを併科する。〈法第85条第1号〉

　また、いわゆる両罰規定の対象となっており、この行為者を使用する法人又は人には200万円以下の罰金刑が科される。〈法第90条第2号〉

■第37条第2項■

> 配置販売業者は、医薬品の直接の容器又は直接の被包(内袋を含まない。第五十四条及び第五十七条第一項を除き、以下同じ。)を開き、その医薬品を分割販売してはならない。

**趣旨**

本規定は、配置販売業者は、医薬品を分割販売してはならない旨を定めたものである。

**解説**

1　配置販売業の許可基準には販売拠点の構造設備に関するものがなく、医薬品の直接の容器等を開封した場合に品質保持ができないことを踏まえ、本規定が設けられている。

2　「直接の容器」とは、医薬品が直に収められている、かん、びん、箱のような固形の容れ物をいう。

3　「直接の被包」とは、医薬品が直に収められている、紙、布、ビニールのような容れ物をいう。

4　「内袋を含まない」とあるが、これについて次のように整理することができる。
　① 内袋とは、医薬品の直接の容器又は直接の被包の内に収められている防湿用の袋や、散剤を一回分ずつ収めた包紙をいう。
　② これら内袋は、直接の容器又は直接の被包を開かなければ取り出すことができないため、内袋を開いて医薬品を分割販売することも当然ながら認められていない。

5　「分割販売」とは、直接の容器又は直接の被包に収められている医薬品の一部を取り出して販売することをいう。

6　「分割販売」と「小分け製造」の違いについては、特定の人の求めに応じるものであるかどうかによって判別される。特定の人の求めに応じて医薬品の一部を分包して販売することが分割販売である。一方、一般の生活者の求めに応じ得るようにするため、医薬品の一部をあらかじめ分包しておくことは、小分け製造に該当する。〈S44/11/6 薬事第326号〉

7　「分割販売」と「調剤」の違いについては、特定の人又は動物の特定の疾病に対するものであるかどうかによって判別される。特定の人の求めに応じるものではあるが、そ

の特定の人の特定の疾病に対して特定の用法に適合させることを目的とせずに、医薬品の一部を分包して販売することが分割販売である。一方、特定の人の求めに応じて、その特定の人の特定の疾病に対して特定の用法に適合させるため一定の処方に従って薬剤を調製することが調剤に該当する。

**8** 配置販売業では、一般用医薬品を開封して分割販売すること(いわゆる「量り売り」)は禁止されているが、薬局と店舗販売業においては、特定の購入者の求めに応じて医薬品を分割販売することができる。ただし、分割販売する場合にあっては、薬局開設者又は店舗販売業者の責任において、その医薬品の直接の容器等及び添付文書等に法定記載がなされていなければならない。

また、卸売販売業者においても、取引先となる薬局開設者等の求めに応じて、医薬品を分割販売することができるが、その場合も、卸売販売業者の責任において、その医薬品の直接の容器等及び添付文書等に法定記載がなされていなければならない。


## 第三十八条(準用)

(平六法八四・平一八法六九・平二五法一〇三・一部改正)

■第38条第1項■

店舗販売業については、第十条及び第十一条の規定を準用する。

**趣旨**

本規定は、店舗販売業については、休廃止等の届出に係る規定を準用して適用する旨を定めたものである。また、店舗販売業に関し必要な事項については、政令で定めるものとしている。

■第38条第2項■

配置販売業及び卸売販売業については、第十条第一項及び第十一条の規定を準用する。

**趣旨**

本規定は、配置販売業及び卸売販売業については、休廃止等の届出に係る規定を準用して適用する旨を定めたものである。また、配置販売業及び卸売販売業に関し必要な事項については、政令で定めるものとしている。

## 第二節　医療機器の販売業、貸与業及び修理業

(平一四法九六・節名追加、平二五法八四・改称)

## 第三十九条（高度管理医療機器等の販売業及び貸与業の許可）

(平一四法九六・全改、平二五法四四・平二五法八四・平二七法五〇・令元法六三・一部改正)

■第３９条第１項■

> 高度管理医療機器又は特定保守管理医療機器(以下「高度管理医療機器等」という。)の販売業又は貸与業の許可を受けた者でなければ、それぞれ、業として、高度管理医療機器等を販売し、授与し、若しくは貸与し、若しくは販売、授与若しくは貸与の目的で陳列し、又は高度管理医療機器プログラム(高度管理医療機器のうちプログラムであるものをいう。以下この項において同じ。)を電気通信回線を通じて提供してはならない。ただし、高度管理医療機器等の製造販売業者がその製造等をし、又は輸入をした高度管理医療機器等を高度管理医療機器等の製造販売業者、製造業者、販売業者又は貸与業者に、高度管理医療機器等の製造業者がその製造した高度管理医療機器等を高度管理医療機器等の製造販売業者又は製造業者に、それぞれ販売し、授与し、若しくは貸与し、若しくは販売、授与若しくは貸与の目的で陳列し、又は高度管理医療機器プログラムを電気通信回線を通じて提供するときは、この限りでない。

**趣旨**

　本規定は、高度管理医療機器等の販売業又は貸与業の許可がない限り、業として、①高度管理医療機器等を販売又は貸与すること、②高度管理医療機器プログラムを提供することは禁止される旨を定めたものである。ただし、高度管理医療機器等の製造販売業者又は製造業者が取引先に納品するときは、この許可がなくても、①自社製品たる高度管理医療機器等を取引先に販売又は貸与すること、②自社製品たる高度管理医療機器プログラムを取引先に提供することができるとしている。【法第24条第１項参照】

**解説**

1. 「貸与」とは、ある物について所有権を有する者が、決められた期日に返すことを条件として物の使用を許すことをいう。販売又は授与と異なり、所有権は移転しない。
2. 従前、賃貸業の許可を受けない限り、業として、高度管理医療機器等を賃貸することが禁止されていた。とはいえ、賃貸とは、対価を得てその物を使用収益させることであるため、対価を得ずに高度管理医療機器等を貸与する行為については、賃貸業の許可制度で規制することが難しい状態にあった。
   　そこで、平成25年の法改正において、「賃貸」という文言が「貸与」に改められ、対価を得ずに貸与する行為についても規制対象となることが明確にされた。
3. 「提供」について、次のように整理することができる。
   ① プログラムを流通させる行為は、当該プログラムの所有権の移転を伴わないことから、「販売」や「授与」にあたらない。

② プログラムを流通させる行為は、当該プログラムを貸し出す行為である「貸与」に限られるものではなく、使用権を認める「使用許諾」も該当する。
③ そこで、プログラムを流通させる行為を「提供」とし、販売規制の対象としている。

4 医療機器プログラムの販売業及び貸与業の取扱いについて、次のように示されている。
〈H26/11/21 薬食機参発 1121 第 33 号等〉
① 医療機器プログラム等を販売し、授与し、貸与、もしくは販売・授与・貸与の目的で陳列し、又は電気通信回線を通じて提供する場合、高度管理医療機器たる医療機器プログラム等にあっては販売業又は貸与業の許可が必要となり、管理医療機器たる医療機器プログラム等にあっては、販売業又は貸与業の届出が必要となる。
※「医療機器プログラム等」の「等」とは、医療機器プログラムを記録した記録媒体のこと
② 電気通信回線を通じて医療機器プログラムを提供する場合は、販売業の対象となり、貸与業の対象とならない。
③ インターネットモール事業者は、販売業の対象とならない。

5 医療機器の分割販売について、次のように示されている。〈H26/4/11 薬食監麻発 0411 第 3 号〉
① 分割販売は、特定の需要者の求めに応じて行う場合に限って認められる。ただし、広く一般に対し、販売等を行うために、あらかじめ分割する行為は、製造行為（小分け製造）に該当し、分割販売と認められない。
② 分割販売できる製品は、内袋があるなど、その直接の容器等を開いても保健衛生上の危害が生じる可能性が低い医療機器に限られる。
③ 分割販売された医療機器についても直接の容器等の記載事項（法第 63 条）及び容器等への符号等の記載（法第 63 条の 2）等の規定が適用されるため、外箱や添付文書の写しを添付する必要がある。
④ 医療機器の分割は、厳正な管理下で適正に行い、不良医療機器（法第 65 条）に該当するものを販売してはならない。

6 営業所における医療機器の保管場所について、次のように示されている。〈H27/4/10 薬食機参発 0410 第 1 号〉
① 取り扱おうとする医療機器が大型である等によって、医療機器を保管する場所をその営業所内に確保できない場合においては、保管場所を別に定め、その旨を許可申請書の「営業所の構造設備の概要」に記載すれば、その営業所における医療機器の保管設備が、取り扱おうとする医療機器の全てを保管するのに適切な面積等を有しない場合であっても差し支えない。
② ①の場合であっても、医療機器である消耗品等の保管が必要になる場合等があるので、医療機器（高度管理医療機器プログラムを除く）の保管場所は必要である。
③ また、①において、保管場所を別に定め、その旨を許可申請書に記載した場所であっても、営業所管理者が実地に管理できない場合は、販売業等の許可が必要になる場合がある。

7 都道府県知事等は台帳を備え、次に掲げる事項を記載する。〈令第 48 条、則第 161 条〉

① 許可番号及び許可年月日
② 許可の別
③ 高度管理医療機器等の販売業者等の氏名及び住所
④ 営業所の名称及び所在地
⑤ 営業所管理者の氏名及び住所

8 本規定に違反した者は、3年以下の懲役もしくは300万円以下の罰金に処し、又はこれを併科する。〈法第84条第12号〉

また、いわゆる両罰規定の対象となっており、この行為者を使用する法人又は人には300万円以下の罰金刑が科される。〈法第90条第2号〉

<但書>

9 「貸与」「貸与の目的」とあるように、高度管理医療機器等の製造販売業者又は製造業者が自社製品を取引先に貸与することは、製造販売業者及び製造業者としての分限を明らかに超える行為といえるが、高度管理医療機器等には高額な製品が多く、買い取りが難しい場合があることを考慮し、製造販売業又は製造業の許可の範囲に含めている。

■第39条第2項■

前項の許可は、営業所ごとに、その営業所の所在地の都道府県知事(その営業所の所在地が保健所を設置する市又は特別区の区域にある場合においては、市長又は区長。次項、次条第二項及び第三十九条の三第一項において同じ。)が与える。

趣 旨

本規定は、高度管理医療機器等の販売業又は貸与業の許可権者を都道府県知事等とし、営業所ごとに許可が与えられる旨を定めたものである。

解 説

1 「その営業所の所在地が保健所を設置する市又は特別区の区域にある場合においては、市長又は区長」とあるが、この括弧書は、「地域の自主性及び自立性を高めるための改革の推進を図るための関係法律の整備に関する法律(平成25年法律第44号)」によって新たに追加されたもので、営業所の所在地が保健所を設置する市又は特別区の区域にある場合は、その市長又は区長に許可権限が移譲されることになった。

例えば、営業所の所在地が保健所設置市にある場合の許可権者は、保健所設置市の市長であり、都道府県知事ではない。当然ながら、保健所設置市の保健所の所長も許可権者ではない。

第7章第2節　医療機器の販売業、貸与業及び修理業（第39条—第40条の4）

■第39条第3項■

　第一項の許可を受けようとする者は、厚生労働省令で定めるところにより、次の各号に掲げる事項を記載した申請書をその営業所の所在地の都道府県知事に提出しなければならない。
一　氏名又は名称及び住所並びに法人にあつては、その代表者の氏名
二　その営業所の構造設備の概要
三　法人にあつては、薬事に関する業務に責任を有する役員の氏名
四　次条第一項に規定する高度管理医療機器等営業所管理者の氏名
五　第五項において準用する第五条第三号イからトまでに該当しない旨その他厚生労働省令で定める事項

### 趣旨

　本規定は、高度管理医療機器等の販売業又は貸与業の許可の申請書の記載事項を明示したものである。【法第4条第2項、第26条第2項参照】

### 解説

1　本規定は、令和元年の法改正により新設されたものである。

2　「都道府県知事」とあるが、営業所の所在地が保健所設置市又は特別区の区域にある場合においては、市長又は区長となる。〈法第39条第2項〉

3　許可の申請書には、次に掲げる書類を添えなければならない。〈則第160条第3項本文〉
　① 営業所（高度管理医療機器プログラムのみを取り扱う営業所を除く）の構造設備に関する書類
　② 申請者が法人であるときは、登記事項証明書
　③ 申請者（申請者が法人であるときは、薬事に関する業務に責任を有する役員）が精神の機能の障害により業務を適正に行うにあたって必要な認知、判断及び意思疎通を適切に行うことができないおそれがある者である場合は、当該申請者に係る精神の機能の障害に関する医師の診断書
　④ 営業所管理者が有資格者（則第162条）であることを証する書類
　　※ 法第39条の2第1項の解説1参照
　⑤ 申請者以外の者がその営業所の営業所管理者であるときは、雇用契約書の写しその他申請者のその営業所の営業所管理者に対する使用関係を証する書類

⇒　上記④について、登録講習機関が行う基礎講習を受講したことを証する書面については、申請の際に原本との確認を行う等の方法により当該基礎講習の受講を証明できる場合は、当該登録講習機関が行う講習修了者に対して登録講習機関が発行する修了証の写しでよいものとし、その登録講習機関への原本証明を要しない。〈H27/4/10 薬食機参発0410第1号〉

＜第5号＞

4　「厚生労働省令で定める事項」は、次のとおりである。〈則第160条第2項〉

① 営業所の名称及び所在地
② 営業所管理者の住所
③ 兼営事業の種類

■第３９条第４項■

> その営業所の構造設備が、厚生労働省令で定める基準に適合しないときは、第一項の許可を与えないことができる。

### 趣旨

本規定は、高度管理医療機器等の販売業又は貸与業の不許可の基準を明示したものである。【法第５条参照】

### 解説

1　本規定は、令和元年の法改正により、改正前の法第39条第3項第1号の内容を引き継いで全面改正したものである。
2　「厚生労働省令で定める基準」として、次のとおり定められている。ただし、医療機器プログラムの電気通信回線を通じた提供のみを行う営業所については、適用されない。

〈構造設備基準第4条〉
① 採光、照明及び換気が適切であり、かつ、清潔であること
② 常時居住する場所及び不潔な場所から明確に区別されていること
③ 取扱品目を衛生的に、かつ、安全に貯蔵するために必要な設備を有すること

3　複数の医療機器の販売業者又は貸与業者が共同で利用する倉庫業者の営業所における他の医療機器の販売業者又は貸与業者の営業所の場所からの区別について、次のように示されている。〈R5/6/30薬生機審発0630第5号〉

(1) 各販売業者等の営業所の場所の区別

　　共同利用する倉庫において、以下の全ての項目を満たし、販売業者等が所有する医療機器と他の販売業者等が所有する医療機器を、コンピュータ化システムを用いて電子的に区別することが可能である場合には、その貯蔵場所が物理的に連続していない又は貯蔵場所の区別が一時的な場合であっても、販売業者等の営業所は、他の販売業者等の営業所の場所から明確に区別されていることとして取り扱って差し支えない。

① 適切な管理
　㈠ 適切にバリデートされたコンピュータ化システムにより、当該販売業者等に係る全ての流通業務において、同一設備内の各販売業者等の所有する医療機器を確実に区別できること
　㈡ 製造販売業者、製造ロット等が同一の医療機器であっても、各販売業者等の所有する医療機器を確実に区別できる必要があること
　㈢ コンピュータ化システムのバリデーションにあたっては、正確性、一貫性及び再

第7章第2節　医療機器の販売業、貸与業及び修理業(第39条—第40条の4)

　　　　現性をもって販売業者等の所有する医療機器を確実に区別できることを示すこと
　　㈣　全ての流通業務には返品(貸与品の返却を含む)・回収・廃棄業務のほか、それらに関する衛生管理を含み、返品・回収・廃棄された医療機器であっても各販売業者等の区別ができること
　②　リスクマネジメント
　　㈠　販売業者等は、他の販売業者等と連携して、コンピュータ化システムによる管理を行うことを踏まえたリスク評価を行い、運用を開始する前にリスク管理の手順(例えば、システム障害発生時の対応)を定めること
　　㈡　事故、事件等の発生時に販売業者等の間で連絡が取れる体制を構築すること
　③　責任の所在の明確化
　　㈠　予期しうる事故、事件等に対して、同一の貯蔵設備を用いる全ての販売業者等が医療機器の管理における責任を負うこと(ただし、特定の販売業者等による責任が明らかであるものを除く)。また、責任の所在については同一の貯蔵設備を用いる全ての販売業者等の合意を得た上で文書化すること
　　㈡　この際、各販売業者等は、責任の所在が不明となる可能性の高い事故等(例：鍵の閉め忘れによる盗難)に対する対応についても整理し、文書で明確化すること
　④　許可権者への資料の提示
　　　販売業者等は、他の販売業者等の保管する医療機器と電子的に区別した上で同一の貯蔵設備を共用しようとする場合の営業所の許可申請等時、調査・監視時に、許可権者の求めに応じて(2)に示す資料を提示すること。
　　※「許可申請等時」とは、許可(更新を含む)申請時及び構造設備を変更した際に提出する変更届時のこと
　⑤　その他
　　㈠　コンピュータ化システムは、許可権者により一部の販売業者等に対して業務停止命令等が発せられた場合に、他の販売業者等の医療機器の管理も含めて、当該命令等に対応可能な仕様とすること
　　㈡　特に、温度管理に注意を要するなど品質管理が困難な医療機器の保管について、他の販売業者等と同一の設備を共用する場合には、他の販売業者等の医療機器の品質に影響を与えないよう、共用する全ての販売業者等とあらかじめ協議の上、当該設備の管理手順を定めること。品質に懸念がある事象が発生した場合、他の医療機器への影響範囲を特定し、影響する販売業者等に報告すること
(2)　許可権者への提示資料
　①　(1)①において実施したコンピュータ化システムのバリデーションについて、営業所の方針がわかる簡潔な資料(例：「コンピュータ化システム管理規定」の要約、その内容がわかる資料であって、準拠しているガイドラインが分かり、手順書が整備されていることが分かる資料)及びバリデーション実施結果報告書
　②　(1)②において策定したリスク管理手順に関する資料
　③　(1)③において明確化した医療機器の管理における責任の所在に関する資料

(3) その他留意事項等
① (1)①〜③は、医療機器の販売、貸与又は授与の業務(医療機器の貯蔵に関する業務を含む)に係る適正な管理を確保するために必要な事項であるが、(1)①〜③以外の方法で各事項の内容を達成することは妨げない。
② 許可申請等時に提出する営業所の平面図(立体倉庫を使用する場合、立体倉庫の概要が分かる展開図等も含む)は、使用している又は使用し得る場所を示すこと。この際、他の販売業者等の使用している又は使用し得る場所と重複することは差し支えないが、当該重複部分についてその旨及びその面積について併せて記載する。
③ 各営業所の面積は、各販売業者等の間の取決め等を踏まえて定められた重複部分の面積(特段の定めがない場合には、重複部分の面積を、共同で使用する販売業者等の数で割ったものとする)も含めて、薬局等構造設備規則等に基づいて販売業等の業務を適切に行うことができる必要がある。
④ 当該重複部分を含む貯蔵設備の面積に変更があった場合には、30日以内に構造設備に関する変更届を許可権者に提出する。
⑤ 保管時に品質不良が発生した場合、速やかに他の医療機器への影響範囲を特定し、影響する販売業者等に報告する。

■第39条第5項■

第五条(第三号に係る部分に限る。)の規定は、第一項の許可について準用する。

**趣旨**

本規定は、高度管理医療機器等の販売業又は貸与業の許可の申請者の欠格事由を明示したものである。【法第5条、第12条の2第2項参照】

**解説**

1 本規定は、令和元年の法改正により、改正前の法第39条第3項第2号の内容を引き継いで新設したものである。

2 本規定において準用する法第5条第3号への「厚生労働省令で定める者」は、精神の機能の障害により高度管理医療機器等の販売業者又は貸与業者の業務を適正に行うにあたって必要な認知、判断及び意思疎通を適切に行うことができない者である。〈則第160条第5項〉

第7章第2節　医療機器の販売業、貸与業及び修理業（第39条—第40条の4）

■第３９条第６項■

> 第一項の許可は、六年ごとにその更新を受けなければ、その期間の経過によつて、その効力を失う。

**趣旨**

本規定は、高度管理医療機器等の販売業又は貸与業の許可を６年ごとの更新制としたものである。【法第４条第４項参照】

## 第三十九条の二（管理者の設置）

（平一四法九六・全改、平二五法八四・一部改正）

■第３９条の２第１項■

> 前条第一項の許可を受けた者は、厚生労働省令で定めるところにより、高度管理医療機器等の販売又は貸与を実地に管理させるために、営業所ごとに、厚生労働省令で定める基準に該当する者¹（次項において「高度管理医療機器等営業所管理者」という。）を置かなければならない²。

**趣旨**

本規定は、高度管理医療機器等の販売業者又は貸与業者に対し、営業所管理者に営業所を管理させることを義務づけたものである。【法第７条第１項参照】

**解説**

1　「厚生労働省令で定める基準に該当する者」として、次のように定められている。〈則第162条〉

① 以下のいずれかに該当する者であること

　㈠ 高度管理医療機器等（指定視力補正用レンズ等及びプログラム高度管理医療機器を除く）の販売等に関する業務に３年以上従事した後、別に厚生労働省令で定めるところにより厚生労働大臣の登録を受けた者が行う基礎講習（平成16年厚生労働省令第62号別表）を修了した者

　㈡ 厚生労働大臣が、㈠に掲げる者と同等以上の知識及び経験を有すると認めた者

② 指定視力補正用レンズ等のみを販売等する営業所においては、①のいずれか又は以下のいずれかに該当する者であること

　㈠ 高度管理医療機器等（プログラム高度管理医療機器を除く）の販売等に関する業務に１年以上従事した後、別に厚生労働省令で定めるところにより厚生労働大臣の登録を受けた者が行う基礎講習（平成16年厚生労働省令第62号別表）を修了した者

　㈡ 厚生労働大臣が、㈠に掲げる者と同等以上の知識及び経験を有すると認めた者

③ プログラム高度管理医療機器のみを販売提供等する営業所においては、①のいずれ

か又は以下のいずれかに該当する者であること
  ㈠ 別に厚生労働省令で定めるところにより厚生労働大臣の登録を受けた者が行う基礎講習(平成16年厚生労働省令第62号別表)を修了した者
  ㈡ 厚生労働大臣が㈠に掲げる者と同等以上の知識及び経験を有すると認めた者
 ④ 指定視力補正用レンズ等及びプログラム高度管理医療機器のみを販売提供等する営業所においては、「①のいずれか」又は「②のいずれか及び③のいずれか」に該当する者であること

⇒ 上記①㈠の「指定視力補正用レンズ等」として、以下の医療機器が指定されている。
〈H18/2/28厚生労働省告示第69号(最近改正:H26/11/21告示第439号)〉
① 再使用可能な視力補正用色付コンタクトレンズ
② 再使用可能な視力補正用コンタクトレンズ
③ 単回使用視力補正用コンタクトレンズ
④ 単回使用視力補正用色付コンタクトレンズ
⑤ 再使用可能な非視力補正用色付コンタクトレンズ
⑥ 単回使用非視力補正用色付コンタクトレンズ

⇒ 上記①㈡、②㈡、③㈡の「同等以上の知識及び経験を有すると認めた者」は、当面の間、次に該当する者とし、それぞれに掲げる書面等により確認を行う。〈H27/4/10薬食機参発0410第1号〉
① 医師、歯科医師又は薬剤師の資格を有する者については、医師免許証、歯科医師免許証又は薬剤師免許証
② 高度管理医療機器又は管理医療機器の製造販売業の総括責任者の要件を満たす者(プログラム医療機器特別講習を修了した者を除く)については、高度管理医療機器又は管理医療機器の製造販売業の総括責任者の要件を満たすことを証明する書類
③ 医療機器の製造業の責任技術者の要件を満たす者(製造工程のうち設計のみを行う製造所における責任技術者及びプログラム医療機器特別講習を修了した者を除く)については、卒業証書、卒業証明書、製造実務経験年数証明書等の責任技術者の要件を満たすことを証明する書類
④ 医療機器の修理業の責任技術者の要件を満たす者については、厚生労働大臣の登録を受けたものが行う医療機器修理責任技術者基礎講習修了証書及び特定保守管理医療機器を扱う場合にあっては、医療機器修理責任技術者専門講習修了証書
⑤ みなし合格登録販売者(薬種商販売業の許可を受けていたことから登録販売者試験に合格したとみなされた者のうち、販売従事登録を受けた者)については、販売従事登録証
⑥ (公財)医療機器センター及び日本医科器械商工団体連合会が共催で実施した医療機器販売適正事業所認定制度「販売管理責任者講習」を修了した者については、医療機器開発課長通知(平成8年2月19日薬機第162号)に添付した、日本医科器械商工団体連合会会長からの照会文の別紙5の修了証書

**2** 本規定に違反した者は、1年以下の懲役もしくは100万円以下の罰金に処し、又はこれを併科する。〈法第86条第1項第10号〉

また、いわゆる両罰規定の対象となっており、この行為者を使用する法人又は人には100万円以下の罰金刑が科される。〈法第90条第2号〉

### ■第39条の2第2項■

> 高度管理医療機器等営業所管理者は、その営業所以外の場所で業として営業所の管理その他薬事に関する実務に従事する者であつてはならない。ただし、その営業所の所在地の都道府県知事の許可を受けたときは、この限りでない。

#### 趣旨

本規定は、営業所管理者は兼務してはならない旨を定めたものである。ただし、都道府県知事等の許可を受けたときは、その営業所以外の場所で薬事に関する実務に従事することができるとしている。

#### 解説

1　営業中は、常時、営業所管理者の直接管理の状態にあることを原則とし、いわゆる名義貸しの者が営業所管理者になることを防止するため、本規定が設けられている。

<但書>

2　「都道府県知事」とあるが、営業所の所在地が保健所設置市又は特別区の区域にある場合においては、市長又は区長となる。〈法第39条第2項〉

3　従前、営業所管理者の兼務の許可権者は都道府県知事のみであったが、「地域の自主性及び自立性を高めるための改革の推進を図るための関係法律の整備に関する法律（平成27年法律第50号）」によって、営業所の所在地が保健所設置市又は特別区の区域にある場合にあっては、その市長又は区長に許可権限が移譲されることになった。

　　これは、高度管理医療機器等の販売業及び貸与業の許可権限は、営業所の所在地が保健所設置市又は特別区の区域にある場合、市長又は区長に移譲されていることを踏まえ、営業所管理者の兼務の許可権限についても同様に移譲することにより、事業者の負担を軽減するとともに、事業者に対する一体的な指導監督を行うためである。

4　営業所管理者（特定管理医療機器営業所管理者等を含む）の兼務の許可を受けることができる場合として、次のように示されている。〈H27/4/10薬食機参発0410第1号〉

① 医療機器の特性等から、その営業所において医療機器を取り扱うことが品質管理上好ましくないケース、あるいは医療機器が大型である等によりその営業所で医療機器を取り扱うことが困難なケース等において、その営業所専用の倉庫である別の営業所を同一事業者が設置している場合であって、営業所を実地に管理できるとき

② 医療機器のサンプルのみを掲示（サンプルによる試用を行う場合は除く）し、その営業所において販売、貸与及び授与を行わない場合であって、営業所を実地に管理できるとき

③ 非常勤の学校薬剤師又は薬剤師会が開設した薬局等における夜間・休日等の調剤を

行う薬剤師を兼ねる場合
　5　兼営事業を行う場合であって兼営事業の管理の責任を有する者(薬局又は医薬品販売業における管理薬剤師(当該管理薬剤師が非常勤の学校薬剤師、薬剤師会が開設した薬局等における夜間・休日等の調剤を行う薬剤師を兼ねる場合を含む)等)との兼務については、医療機器販売又は貸与に係る営業所の管理を実地に行うことに支障のない範囲内において認めることとする。
　　　また、医療機器の販売業者等の営業所と隣り合う診療所の医師が、営業所管理者(特定管理医療機器営業所管理者等を含む)になること(例：隣接する眼科診療所の医師が、コンタクトレンズ販売店の営業所の管理者になること)を妨げるものではない。〈H27/4/10薬食機参発 0410 第 1 号〉


## 第三十九条の三（管理医療機器の販売業及び貸与業の届出）

（平一四法九六・追加、平二五法八四・令元法六三・一部改正）

■第３９条の３第１項■

> 　管理医療機器(特定保守管理医療機器を除く。以下この節において同じ。)を業として販売し、授与し、若しくは貸与し、若しくは販売、授与若しくは貸与の目的で陳列し、又は管理医療機器プログラム(管理医療機器のうちプログラムであるものをいう。以下この項において同じ。)を電気通信回線を通じて提供しようとする者(第三十九条第一項の許可を受けた者を除く。)は、厚生労働省令で定めるところにより、あらかじめ、営業所ごとに、その営業所の所在地の都道府県知事に次の各号に掲げる事項を届け出なければならない。ただし、管理医療機器の製造販売業者がその製造等をし、又は輸入をした管理医療機器を管理医療機器の製造販売業者、製造業者、販売業者又は貸与業者に、管理医療機器の製造業者がその製造した管理医療機器を管理医療機器の製造販売業者又は製造業者に、それぞれ販売し、授与し、若しくは貸与し、若しくは販売、授与若しくは貸与の目的で陳列し、又は管理医療機器プログラムを電気通信回線を通じて提供しようとするときは、この限りでない。
> 一　氏名又は名称及び住所並びに法人にあつては、その代表者の氏名
> 二　法人にあつては、薬事に関する業務に責任を有する役員の氏名
> 三　その他厚生労働省令で定める事項

### 趣 旨

　本規定は、業として、①管理医療機器を販売又は貸与しようとする者、②管理医療機器プログラムを提供しようとする者に対し、あらかじめ、営業所ごとに、都道府県知事等に届出することを義務づけたものである。ただし、管理医療機器の製造販売業者又は製造業者が取引先に納品するときは、この届出がなくても、①自社製品たる管理医療機器を取引先に販売又は貸与すること、②自社製品たる管理医療機器プログラムを取引先に提供することができるとしている。【法第 4 条第 2 項、第 26 条第 2 項参照】

## 解説

1 本規定各号は、令和元年の法改正により新設されたものである。

2 「特定保守管理医療機器を除く」とあるように、管理医療機器のうち特定保守管理医療機器に該当するものを販売又は貸与しようとするときは、本規定の届出制度ではなく、許可制度(法第39条第1項)の対象となる。

3 「第三十九条第一項の許可を受けた者を除く」とあるように、高度管理医療機器等の販売業又は貸与業の許可を受けた者については、本規定の届出を行わなくても、管理医療機器を販売又は貸与し、管理医療機器プログラムを提供することができる。

4 「都道府県知事」とあるが、営業所の所在地が保健所設置市又は特別区の区域にある場合においては、市長又は区長となる。〈法第39条第2項〉

5 販売業及び貸与業の届書には、当該営業所の平面図を添えなければならない。〈則第163条第3項本文〉

6 本規定に違反した者は、50万円以下の罰金に処する。〈法第87条第12号〉

また、いわゆる両罰規定の対象となっており、この行為者を使用する法人又は人には50万円以下の罰金刑が科される。〈法第90条第2号〉

〈第3号〉

7 「厚生労働省令で定める事項」は、次のとおりである。〈則第163条第2項〉

① 営業所の名称及び所在地

② 当該営業所において特定管理医療機器を販売提供等する場合にあっては、特定管理医療機器営業所管理者等(則第175条第2項)の氏名及び住所

※「特定管理医療機器」については、法第40条第2項の解説参照

※「特定管理医療機器営業所管理者等」とは、特定管理医療機器営業所管理者、補聴器営業所管理者、家庭用電気治療器営業所管理者及びプログラム特定管理医療機器営業所管理者のこと

③ 営業所(管理医療機器プログラムのみを取り扱う営業所を除く)の構造設備の概要

④ 兼営事業の種類

〈届出の特例〉

8 薬局、医薬品の販売業の店舗・営業所、高度管理医療機器等の販売業等の営業所又は再生医療等製品の販売業の営業所において、管理医療機器の販売業等を併せ行う薬局開設者、医薬品の販売業者、高度管理医療機器等の販売業者等又は再生医療等製品の販売業者が、次に掲げる申請又は届出を行ったときは、それぞれの届出を行ったものとみなす。〈令第49条第1項本文〉

※「管理医療機器」とあるが、特定保守管理医療機器を除く。

① 「薬局開設、医薬品の販売業、高度管理医療機器等の販売業又は再生医療等製品の販売業の許可申請」については、「管理医療機器の販売業等の届出」

② 「薬局、医薬品の販売業、高度管理医療機器等の販売業等又は再生医療等製品の販売業の業務の休廃止等の届出」については、「管理医療機器の販売業等の業務の休廃止等の届出」

③ 「薬局開設、医薬品の販売業、高度管理医療機器等の販売業等又は再生医療等製品の販売業に係る変更の届出」については、「管理医療機器の販売業等に係る変更の届出」

⇒ 上記において、医薬品(動物専用のものを除く)の販売業(店舗販売業を除く)又は再生医療等製品(動物専用のものを除く)の販売業に係る申請又は届出が都道府県知事に対してなされたときは、当該都道府県知事は、速やかに、その旨をそれぞれの所在地の保健所を設置する市の市長又は特別区の区長に通知しなければならない。〈令第49条第2項〉

9 薬局、医薬品の販売業の店舗・営業所又は再生医療等製品の販売業の営業所において管理医療機器の販売業等を併せて行う薬局開設者、医薬品の販売業者又は再生医療等製品の販売業者が、管理医療機器販売業者等の届出を行ったものとみなされた場合であっても、特定管理医療機器を販売提供等する場合には、その営業所の管理者は特定管理医療機器の営業所管理者の要件(則第175条第1項各号)を満たさなければならない。
〈H27/4/10 薬食機参発0410第1号〉

■第39条の3第2項■

厚生労働大臣は、厚生労働省令で、管理医療機器の販売業者又は貸与業者に係る営業所の構造設備の基準を定めることができる。

### 趣 旨

本規定は、管理医療機器の販売業又は貸与業の営業所の構造設備の基準については、省令で定める旨を明示したものである。

### 解 説

1 管理医療機器(特定保守管理医療機器を除く)の販売業及び貸与業の営業所の構造設備の基準として、次のとおり定められている。ただし、医療機器プログラムの電気通信回線を通じた提供のみを行う営業所については、適用されない。〈構造設備基準第4条〉
① 採光、照明及び換気が適切であり、かつ、清潔であること
② 常時居住する場所及び不潔な場所から明確に区別されていること
③ 取扱品目を衛生的に、かつ、安全に貯蔵するために必要な設備を有すること

## 第四十条（準用）

（平六法五〇・平八法一〇四・平一四法九六・平一八法八四・平一八法六九・平二五法一〇三・平二五法八四（平二五法一〇三）・令元法六三・一部改正）

■第40条第1項■

> 第三十九条第一項の高度管理医療機器等の販売業又は貸与業については、第七条第三項、第八条、第九条（第一項各号を除く。）、第九条の二、第十条第一項及び第十一条の規定を準用する。この場合において、第七条第三項中「次条第一項」とあるのは「第四十条第一項において準用する次条第一項」と、「同条第三項」とあり、及び「同項」とあるのは「第四十条第一項において準用する次条第三項」と、第九条第一項中「次に掲げる事項」とあるのは「高度管理医療機器又は特定保守管理医療機器の販売業又は貸与業の営業所における高度管理医療機器又は特定保守管理医療機器の品質確保の実施方法」と読み替えるものとする。

### 趣旨

本規定は、高度管理医療機器等の販売業又は貸与業については、①管理者の義務、②薬局開設者の遵守事項、③休廃止等の届出に係る規定を準用して適用する旨を定めたものである。また、高度管理医療機器等の販売業又は貸与業に関し必要な事項については、政令で定めるものとしている。

### 解説

＜帳簿・記録に関する遵守事項＞

1 営業所の管理に関する帳簿について、次のとおり定められている。〈則第164条〉

　　※ 管理医療機器又は一般医療機器の販売業者等にも準用（則第178条第2項、第3項）して適用

　① 高度管理医療機器等の販売業者又は貸与業者は、営業所に当該営業所の管理に関する事項を記録するための帳簿を備えなければならない。

　② 営業所管理者は、次に掲げる事項を、①の帳簿に記載しなければならない。

　　㈠ 営業所管理者の研修（則第168条）の受講状況
　　㈡ 営業所における品質確保の実施の状況
　　㈢ 苦情処理、回収処理その他不良品の処理の状況
　　㈣ 営業所の従業者の教育訓練の実施の状況
　　㈤ その他営業所の管理に関する事項

　③ 高度管理医療機器等の販売業者又は貸与業者は、①の帳簿を、最終の記載の日から6年間保存しなければならない。

　⇒ 上記の帳簿については、磁気ディスク又はシー・ディー・ロム等に記録され、必要に応じ電子計算機その他の機器を用いて明確に紙面に表示されるときは、当該記録をもって帳簿に代えることができる。

　　また、複数の営業所における当該帳簿をオンライン化等により一元的に管理することを妨げるものではないが、その場合、営業所ごとの帳簿として管理されており、かつ、各営業所において必要に応じ随時その記録の出入力、閲覧等できることが必要である。

〈H27/4/10 薬食機参発 0410 第 1 号〉

⇒ 上記②㈤の「その他営業所の管理に関する事項」として、例えば、中古医療機器の販売提供等における製造販売業者への通知及び製造販売業者からの指示に関する記録や、当該営業所において取り扱う医療機器の一般的名称の一覧(その一般的名称の医療機器を取り扱った期間を含む)が該当する。〈H27/4/10 薬食機参発 0410 第 1 号〉

**2** 高度管理医療機器等の購入等に関する記録として、次のとおり定められている。〈則第 173 条〉

① 高度管理医療機器等の販売業者又は貸与業者は、高度管理医療機器等を購入等したとき及び高度管理医療機器等の製造販売業者・製造業者・販売業者・貸与業者・修理業者又は病院・診療所・飼育動物診療施設の開設者に販売提供等したときは、次に掲げる事項を書面に記載しなければならない。

㈠ 品名
㈡ 数量
㈢ 製造番号又は製造記号
㈣ 購入、譲受け、販売、授与、貸与又は電気通信回線を通じた提供の年月日
㈤ 購入者等もしくは貸与された者又は電気通信回線を通じて提供を受けた者の氏名及び住所

② 高度管理医療機器等の販売業者又は貸与業者は、一般の生活者に販売提供等したときは、次に掲げる事項を書面に記載しなければならない。

① 品名
② 数量
③ 販売、授与、貸与又は電気通信回線を通じた提供の年月日
④ 販売、授与、貸与又は電気通信回線を通じた提供を受けた者の氏名及び住所

③ 高度管理医療機器等の販売業者又は貸与業者は、書面(則第 173 条第 1 項、第 2 項)を、記載の日から 3 年間(特定保守管理医療機器に係る書面にあっては、記載の日から 15 年間)、保存しなければならない。ただし、貸与した特定保守管理医療機器について、譲受人から返却されてから 3 年を経過した場合にあっては、この限りではない。

④ 高度管理医療機器等の販売業者又は貸与業者は、管理医療機器又は一般医療機器(特定保守管理医療機器を除く)を取り扱う場合にあっては、管理医療機器又は一般医療機器の購入、譲受け、販売、授与、貸与又は電気通信回線を通じた提供に関する記録を作成し、保存するよう努めなければならない。

⇒ 上記①及び②の「書面」について、磁気ディスク又はシー・ディー・ロム等に記録され、必要に応じ電子計算機その他の機器を用いて明確に紙面に表示されるときは当該記録をもって当該書面に代えることができる。

また、複数の営業所における当該書面をオンライン化等により一元的に管理することを妨げるものではないが、その場合、営業所ごとの記録として管理されており、かつ、各営業所において必要に応じ随時その記録の出入力、閲覧等できることが必要である。

〈H27/4/10 薬食機参発 0410 第 1 号〉

## 第 7 章第 2 節　医療機器の販売業、貸与業及び修理業（第 39 条—第 40 条の 4）

⇒　上記②について、「製造番号又は製造記号」を書面に記載することは要さないが、高度管理医療機器等において不具合等が発生し、回収など必要な措置を講じなければならないときは、当該販売業者等が自主的に製造番号又は製造記号の記録を行っている場合を除き、当該販売業者等が製造販売業者等から譲り受けた際の製造番号又は製造記号の記録に応じて、必要な措置を講ずることが求められる。〈H27/4/10 薬食機参発 0410 第 1 号〉

＜品質確保に関する遵守事項＞

**3**　高度管理医療機器等の販売業者又は貸与業者は、適正な方法により、当該医療機器に被包の損傷その他の瑕疵がないことの確認その他の医療機器の品質の確保をしなければならない。〈則第 165 条〉

　　※ 管理医療機器又は一般医療機器の販売業者等にも準用（則第 178 条第 2 項、第 3 項）して適用

＜広告に関する遵守事項＞

**4**　高度管理医療機器等の販売業者又は貸与業者は、医療機器プログラムを電気通信回線を通じて提供することについて広告をするときは、次に掲げる事項を表示しなければならない。〈則第 165 条の 2〉

　　※ 管理医療機器又は一般医療機器の販売業者等にも準用（則第 178 条第 2 項、第 3 項）して適用

① 高度管理医療機器等の販売業者等の氏名又は名称及び住所
② 電話番号その他連絡先
③ その他必要な事項

⇒　医家向け医療機器プログラムの場合には、医薬関係者以外の一般人を対象とする広告とならないよう留意する。また、販売業者がインターネットモール等のホームページを通じて医療機器プログラムを提供する場合であっても、インターネットモール等の事業者ではなく、販売業者が医療機器プログラムを電気通信回線を通じて提供することについて広告しているものと解釈される。〈H26/8/6 薬食発 0806 第 3 号〉

⇒　上記③の「その他必要な事項」として、以下の事項が該当する〈H26/11/21 薬食機参発 1121 第 33 号等〉

① 営業所の所在地（少なくとも 1 か所を記載）
② 許可番号又は届出番号

＜苦情処理に関する遵守事項＞

**5**　高度管理医療機器等の販売業者又は貸与業者は、自ら販売提供等した医療機器の品質等に関して苦情があったときは、その苦情に係る事項が自らに起因するものでないことが明らかな場合を除き、当該営業所の営業所管理者に、苦情に係る事項の原因を究明させ、当該営業所の品質確保の方法に関し改善が必要な場合には、所要の措置を講じさせなければならない。〈則第 166 条〉

　　※ 管理医療機器又は一般医療機器の販売業者等にも準用（則第 178 条第 2 項、第 3 項）して適用

＜回収に関する遵守事項＞

**6**　高度管理医療機器等の販売業者又は貸与業者は、自ら販売提供等した医療機器の品質等に関する理由により回収を行うときは、その回収に至った理由が自らの陳列、貯蔵等に起因することが明らかな場合に限り、当該営業所の営業所管理者に、次に掲げる業務

を行わせなければならない。〈則第 167 条〉

　　　※ 管理医療機器又は一般医療機器の販売業者等にも準用(則第 178 条第 2 項、第 3 項)して適用
① 回収に至った原因を究明し、当該営業所の品質確保の方法に関し改善が必要な場合には、所要の措置を講ずること
② 回収した医療機器(医療機器プログラムを除く)を区分して一定期間保管した後、適切に処理すること

＜研修・訓練に関する遵守事項＞

**7**　高度管理医療機器等の販売業者又は貸与業者は、営業所管理者に、別に厚生労働省令で定めるところにより厚生労働大臣に届出を行った者が行う研修(平成 16 年厚生労働省令第 62 号)を毎年度受講させなければならない。〈則第 168 条〉

⇒　上記の「毎年度」とは、前回受講してから 1 年以内に次回の研修を受講することではなく、年度ごとに 1 回の受講を意味する。〈H27/4/10 薬食機参発 0410 第 1 号〉

**8**　高度管理医療機器等の販売業者又は貸与業者は、営業所の従業者に対して、その取り扱う医療機器の販売提供等に係る情報提供及び品質の確保に関する教育訓練を実施しなければならない。〈則第 169 条〉

　　　※ 管理医療機器又は一般医療機器の販売業者等にも準用(則第 178 条第 2 項、第 3 項)して適用

＜中古品に関する遵守事項＞

**9**　高度管理医療機器等の販売業者又は貸与業者は、使用された医療機器を他に販売提供等しようとするときは、あらかじめ、当該医療機器の製造販売業者に通知しなければならない。ただし、当該使用された医療機器が他の医療機器の販売業者等から販売提供等された場合であって、当該使用された医療機器を他の医療機器の販売業者等に販売提供等しようとするときは、この限りでない。〈則第 170 条第 1 項〉

　　　※ 管理医療機器又は一般医療機器の販売業者等にも準用(則第 178 条第 2 項、第 3 項)して適用

⇒　上記の但書にあるように、中間業者間で中古医療機器を流通させる場合は、当該製品の製造販売業者への事前通知義務は課せられていない。

**10**　高度管理医療機器等の販売業者又は貸与業者は、使用された医療機器の品質の確保その他当該医療機器の販売等に係る注意事項について、当該医療機器の製造販売業者から指示を受けた場合は、それを遵守しなければならない。〈則第 170 条第 2 項〉

　　　※ 管理医療機器又は一般医療機器の販売業者等にも準用(則第 178 条第 2 項、第 3 項)して適用

⇒　高度管理医療機器等の販売業者又は貸与業者は、中古品を販売提供等しようとする前に、製造販売業者からの指示を受け、その指示事項を履行した後、又は指示がない旨の通知を受けた後に中古医療機器を販売提供等することができる。ただし、当該中古医療機器が他の販売業者等から販売提供等された場合であって、当該中古品を他の販売業者等に販売提供等しようとするときは、この限りでない。特定管理医療機器、中古の家庭用管理医療機器又は一般医療機器の販売業者等においても同様である。〈H27/4/10 薬食機参発 0410 第 1 号〉

**11**　中古医療機器のネットオークションについて、次のように示されている。〈H30/3/30 事務連絡〉

① 中古医療機器をネットオークション等に出品して販売することを業として行う場合には、当該医療機器の区分に応じ、販売業の許可又は届出が必要となる。なお、個人の研究用等と偽って中古医療機器をネットオークション等において出品する行為は、医療機器の販売等に該当するため、これを業として行う場合は、当該医療機器の区分に応じた販売業の許可等が必要である。

② 医療機器の販売業者がネットオークション等において中古医療機器の販売等を行う場合は、あらかじめ、当該医療機器の製造販売業者に通知しなければならない。なお、医療機器の販売業者は、中古医療機器の品質の確保その他当該医療機器の販売、授与又は貸与に係る注意事項について、当該医療機器の製造販売業者から指示を受けた場合は、それを遵守しなければならない。

＜不具合の報告に関する遵守事項＞

12 高度管理医療機器等の販売業者又は貸与業者は、その販売提供等した医療機器について、当該医療機器の不具合その他の事由によるものと疑われる疾病、障害もしくは死亡の発生又は当該医療機器の使用によるものと疑われる感染症の発生に関する事項を知った場合において、保健衛生上の危害の発生・拡大を防止するため必要があると認めるときは、当該医療機器の製造販売業者又は外国特例承認取得者にその旨を通知しなければならない。〈則第171条〉

※ 管理医療機器又は一般医療機器の販売業者等にも準用(則第178条第2項、第3項)して適用

＜許可証の掲示に関する遵守事項＞

13 高度管理医療機器等の販売業者又は貸与業者は、許可証を営業所の見やすい場所に掲示しておかなければならない。〈則第3条の準用〉

＜業務の証明に関する遵守事項＞

14 高度管理医療機器等の販売業者又は貸与業者は、その営業所において業務に従事した者から、過去5年間においてその業務に従事したことの証明を求められたときは、速やかにその証明を行わなければならない。〈則第15条の9第1項の準用〉

※ 特定管理医療機器の販売業者等にも準用(則第178条第2項)して適用

⇒ 上記は、高度管理医療機器等の販売業等の業務経験を、営業所管理者の資格要件としていることに伴い設けられている。

＜設置管理医療機器に関する遵守事項＞

15 設置管理医療機器の販売業者又は貸与業者は、自ら当該設置管理医療機器の設置を行うときは、交付を受けた設置管理基準書に基づき、適正な方法により設置に係る管理を行わなければならない。〈則第179条第1項〉

⇒ 医療機器の販売業者又は貸与業者が自ら行う際は、インターロック等安全制御機構及び安全制御回路の設置について、特に留意するとともに、作業中における混同、手違い等の人為的な誤りを防止するための方法を確立しておく必要がある。また、設置管理基準書については、設置管理医療機器の設置の管理の記録と併せて保管することが望ましい。〈H27/4/10 薬食機参発0410第1号〉

16 設置管理医療機器の販売業者又は貸与業者は、設置管理医療機器の設置を委託すると

きは、設置に係る管理に関する報告についての条項を含む委託契約を行うとともに、当該設置管理医療機器に係る設置管理基準書を受託者に交付しなければならない。〈則第179条第2項〉

⇒ 設置管理医療機器の販売業者又は貸与業者は、当該医療機器の製造販売業者が設置管理基準書において指定する条件を満たす事業者に委託しなければならない。なお、医療機器の販売業者又は貸与業者から設置に係る行為のみを委託を受けて行う者については、別途、医療機器の製造業の登録を受け、又は販売業等の許可を受ける必要はない。〈H27/4/10 薬食機参発0410第1号〉

17　設置管理医療機器の販売業者又は貸与業者は、設置に係る管理の業務を行うために必要な専門的知識及び経験を有する者に、当該設置管理医療機器に係る設置管理基準書に基づき、適正な方法により設置に係る管理の業務を行わせなければならない。〈則第179条第3項〉

18　設置管理医療機器の販売業者又は貸与業者は、設置管理医療機器の設置を行う者に対し、必要に応じ、設置管理医療機器の品目に応じた設置に係る管理に関する教育訓練を実施しなければならない。〈則第179条第4項〉

19　設置管理医療機器の販売業者又は貸与業者は、設置管理医療機器を医療機器の販売業者等に販売等するときは、設置管理基準書を当該医療機器の販売業者等に交付しなければならない。〈則第114条の55第2項の準用〉

20　設置管理医療機器の販売業者又は貸与業者は、設置管理基準書の交付に代えて、受託者等の承諾を得て、当該設置管理基準書に記載すべき事項を電磁的方法により提供することができる。この場合において、設置管理医療機器の販売業者又は貸与業者は、当該設置管理基準書の交付を行ったものとみなす。〈則第114条の55第4項の準用〉

21　設置管理医療機器の販売業者又は貸与業者は、電磁的方法により設置管理基準書に記載すべき事項を提供しようとするときは、あらかじめ、受託者等に対して、その用いる次の電磁的方法の種類及び内容を示し、文書又は電磁的方法による承諾を得なければならない。〈則第114条の55第7項の準用〉
　① 情報通信の技術を利用する方法のうち設置管理医療機器の販売業者等が使用するもの
　② ファイルへの記録の方法

22　設置管理医療機器の販売業者又は貸与業者は、設置に係る管理を行い、設置管理基準書を交付し、又は教育訓練を実施したときは、その記録を作成し、その作成の日から15年間保存しなければならない。〈則第114条の55第9項の準用〉

<法令遵守体制>

23　高度管理医療機器等の販売業者又は貸与業者は、次に掲げるところにより、その業務を適正に遂行するための措置を講じなければならない。〈則第173条の2〉
　① 次に掲げる営業所管理者の権限を明らかにすること
　　㈠ 営業所に関する業務に従事する者に対する業務の指示及び監督に関する権限
　　㈡ ㈠に掲げるもののほか、営業所の管理に関する権限
　② 次に掲げる体制(法第40条第1項により準用する第9条の2第1項第2号)を整備すること

㈠ 営業所の管理に関する業務その他の高度管理医療機器等の販売業者等の業務の遂行が法令に適合することを確保するために必要な規程の作成、高度管理医療機器等の販売業者等の薬事に関する業務に責任を有する役員及び従業者に対する教育訓練の実施及び評価並びに業務の遂行に係る記録の作成、管理及び保存を行う体制

㈡ 高度管理医療機器等の販売業者等が薬事に関する業務に責任を有する役員及び従業者の業務を監督するために必要な情報を収集し、その業務の適正を確保するために必要な措置を講ずる体制

㈢ ㈠及び㈡に掲げるもののほか、高度管理医療機器等の販売業者等の業務の適正を確保するために必要な人員の確保及び配置その他の高度管理医療機器等の販売業者等の業務の適正を確保するための体制

③ 次に掲げる措置(法第40条第1項により準用する第9条の2第1項第3号)を講ずること

㈠ 高度管理医療機器等の販売業者等の従業者に対して法令遵守のための指針を示すこと

㈡ 薬事に関する業務に責任を有する役員の権限及び分掌する業務を明らかにすること

㈢ ㈠及び㈡に掲げるもののほか、②に規定する体制を実効的に機能させるために必要な措置

＜営業所管理者の業務及び遵守事項＞

**24** 高度管理医療機器等営業所管理者が行う営業所の管理に関する業務は、次のとおりである。〈則第172条第1項〉

① 営業所管理者が有する権限(法第40条第1項により準用する第9条の2第1項第1号)に係る業務

② 従業者の監督、その営業所の構造設備及び高度管理医療機器等その他の物品の管理その他その営業所の業務に対し必要な注意を払う業務(法第40条第1項により準用する第8条第1項)

③ 高度管理医療機器等の販売業者又は貸与業者に対する書面による意見申述(法第40条第1項により準用する第8条第2項)

**25** 高度管理医療機器等営業所管理者が遵守すべき事項は、次のとおりである。〈則第172条第2項〉

① 営業所の管理に係る業務に関する法令及び実務に精通し、公正かつ適正に当該業務を行うこと

② 高度管理医療機器等の販売業者等に対して述べる意見を記載した書面(法第40条第1項により準用する第8条第2項)の写しを3年間保存すること

■第40条第2項■

> 前条第一項の管理医療機器の販売業又は貸与業については、第九条第一項（各号を除く。）、第九条の二及び第十条第一項の規定を準用する。この場合において、第九条第一項中「次に掲げる事項」とあるのは、「管理医療機器（特定保守管理医療機器を除く。以下この項において同じ。）の販売業又は貸与業の営業所における管理医療機器の品質確保の実施方法」と読み替えるものとする。

**趣旨**

本規定は、管理医療機器の販売業又は貸与業については、①薬局開設者の遵守事項、②休廃止等の届出に係る規定を準用して適用する旨を定めたものである。

**解説**

＜特定管理医療機器に関する遵守事項＞

1 「特定管理医療機器」とは、専ら家庭において使用される管理医療機器であって、厚生労働大臣の指定するもの以外の管理医療機器（特定保守管理医療機器を除く）をいう。
　〈則第175条第1項本文〉

⇒ 上記の「厚生労働大臣の指定するもの」として、30の管理医療機器（例：義歯床安定用糊材、避妊用ミクロコンドーム）が指定されている。〈H18/2/28 厚生労働省告示第68号〉

2 特定管理医療機器の販売業者又は貸与業者の遵守事項について、次のとおり定められている。〈則第175条〉

① 特定管理医療機器の販売業者又は貸与業者は、特定管理医療機器の販売提供等を実地に管理させるために、特定管理医療機器を販売提供等する営業所ごとに、特定管理医療機器営業所管理者を置かなければならない。ただし、次に掲げる営業所にあっては、特定管理医療機器営業所管理者に代え、それぞれに掲げる者を置けば足りる。

㈠ 補聴器のみを販売等する営業所については、聴器営業所管理者
　※「補聴器営業所管理者」とは、特定管理医療機器（家庭用電気治療器及びプログラム特定管理医療機器を除く）の販売等に関する業務に1年以上従事した後、別に厚生労働省令で定めるところにより厚生労働大臣の登録を受けた者が行う基礎講習（平成16年厚生労働省令第62号別表）を修了した者又は当該者と同等以上の知識及び経験を有すると厚生労働大臣が認めた者をいう。

㈡ 家庭用電気治療器のみを販売等する営業所については、家庭用電気治療器営業所管理者
　※「家庭用電気治療器営業所管理者」とは、特定管理医療機器（補聴器及びプログラム特定管理医療機器を除く）の販売等に関する業務に1年以上従事した後、別に厚生労働省令で定めるところにより厚生労働大臣の登録を受けた者が行う基礎講習（平成16年厚生労働省令第62号別表）を修了した者又は当該者と同等以上の知識及び経験を有すると厚生労働大臣が認めた者をいう。

㈢ プログラム特定管理医療機器のみを販売提供等する営業所については、プログラム特定管理医療機器営業所管理者
　※「プログラム特定管理医療機器営業所管理者」とは、別に厚生労働省令で定めるところに

## 第7章第2節　医療機器の販売業、貸与業及び修理業（第39条—第40条の4）

より厚生労働大臣の登録を受けた者が行う基礎講習（平成16年厚生労働省令第62号別表）を修了した者又は当該者と同等以上の知識及び経験を有すると厚生労働大臣が認めた者をいう。

㈣ 補聴器及び家庭用電気治療器のみを販売等する営業所については、補聴器営業所管理者及び家庭用電気治療器営業所管理者

㈤ 補聴器及びプログラム特定管理医療機器のみを販売提供等する営業所については、補聴器営業所管理者及びプログラム特定管理医療機器営業所管理者

㈥ 家庭用電気治療器及びプログラム特定管理医療機器のみを販売提供等する営業所については、家庭用電気治療器営業所管理者及びプログラム特定管理医療機器営業所管理者

㈦ 補聴器、家庭用電気治療器及びプログラム特定管理医療機器のみを販売提供等する営業所については、補聴器営業所管理者、家庭用電気治療器営業所管理者及びプログラム特定管理医療機器営業所管理者

② 特定管理医療機器の販売業者等は、特定管理医療機器営業所管理者等に、厚生労働省令で定めるところにより厚生労働大臣に届出を行った者が行う研修（平成16年厚生労働省令第62号）を毎年度受講させるよう努めなければならない。

※「特定管理医療機器営業所管理者等」とは、特定管理医療機器営業所管理者、補聴器営業所管理者、家庭用電気治療器営業所管理者及びプログラム特定管理医療機器営業所管理者のこと

③ 特定管理医療機器の販売業者等は、医療機器の譲受け及び譲渡に関する記録を作成し、保存するよう努めなければならない。

※ 特定管理医療機器以外の管理医療機器又は一般医療機器の販売業者等にも準用（則第178条第3項）して適用

④ 特定管理医療機器営業所管理者等は、保健衛生上支障を生ずるおそれがないように、従業者の監督、その営業所の構造設備及び特定管理医療機器等その他の物品の管理その他その営業所の業務に対し必要な注意を払わなければならない。

⑤ 特定管理医療機器営業所管理者等は、保健衛生上支障を生ずるおそれがないように、その営業所の業務につき、特定管理医療機器の販売業者等に対し必要な意見を書面により述べなければならない。

⑥ 特定管理医療機器営業所管理者等は、営業所の管理に係る業務に関する法令及び実務に精通し、公正かつ適正に当該業務を行わなければならない。

⑦ 特定管理医療機器営業所管理者等は、⑤により特定管理医療機器の販売業者等に対して述べる意見を記載した書面の写しを3年間保存しなければならない。

⑧ 特定管理医療機器の販売業者等は、⑤により述べられた特定管理医療機器営業所管理者等の意見を尊重するとともに、法令遵守のために措置を講ずる必要があるときは、当該措置を講じ、かつ、講じた措置の内容（措置を講じない場合にあっては、その旨及びその理由）を記録し、これを適切に保存しなければならない。

⇒ 上記の「特定管理医療機器営業所管理者」とは、高度管理医療機器等（指定視力補正用レンズ等及びプログラム高度管理医療機器を除く）の販売等に関する業務に1年以上も

しくは特定管理医療機器(補聴器、家庭用電気治療器及びプログラム特定管理医療機器を除く)の販売等に関する業務に3年以上従事した後、別に厚生労働省令で定めるところにより厚生労働大臣の登録を受けた者が行う基礎講習(平成16年厚生労働省令第62号別表)を修了した者又は当該者と同等以上の知識及び経験を有すると厚生労働大臣が認めた者をいう。〈則第175条第1項本文〉

 ※「補聴器」とは、令別表第1「機械器具」の項第73号に掲げる補聴器のこと
 ※「家庭用電気治療器」とは、令別表第1「機械器具」の項第78号に掲げる家庭用電気治療器のこと
 ※「プログラム特定管理医療機器」とは、特定管理医療機器のうちプログラムであるもの及びこれを記録した記録媒体たる医療機器のこと

<法令遵守体制>

**3** 管理医療機器の販売業者又は貸与業者は、次に掲げるところにより、その業務を適正に遂行するための措置を講じなければならない。〈則第175条の2〉

① 次に掲げる営業所管理者の権限を明らかにすること
　㈠ 営業所に関する業務に従事する者に対する業務の指示及び監督に関する権限
　㈡ ㈠に掲げるもののほか、営業所の管理に関する権限

② 次に掲げる体制(法第40条第2項により準用する第9条の2第1項第2号)を整備すること
　㈠ 営業所の管理に関する業務その他の管理医療機器の販売業者等の業務の遂行が法令に適合することを確保するために必要な規程の作成、管理医療機器の販売業者等の薬事に関する業務に責任を有する役員及び従業者に対する教育訓練の実施及び評価並びに業務の遂行に係る記録の作成、管理及び保存を行う体制
　㈡ 管理医療機器の販売業者等が薬事に関する業務に責任を有する役員及び従業者の業務を監督するために必要な情報を収集し、その業務の適正を確保するために必要な措置を講ずる体制
　㈢ ㈠及び㈡に掲げるもののほか、管理医療機器の販売業者等の業務の適正を確保するために必要な人員の確保及び配置その他の管理医療機器の販売業者等の業務の適正を確保するための体制

③ 次に掲げる措置(法第40条第2項により準用する第9条の2第1項第3号)を講ずること
　㈠ 管理医療機器の販売業者等の従業者に対して法令遵守のための指針を示すこと
　㈡ 薬事に関する業務に責任を有する役員の権限及び分掌する業務を明らかにすること
　㈢ ㈠及び㈡に掲げるもののほか、②に規定する体制を実効的に機能させるために必要な措置

## ■第40条第3項■

　一般医療機器(特定保守管理医療機器を除く。以下この項において同じ。)を業として販売し、授与し、若しくは貸与し、若しくは販売、授与若しくは貸与の目的で陳列し、又は一般医療機器のうちプログラムであるものを電気通信回線を通じて提供しようとする者(第三十九条第一項の許可を受けた者及び前条第一項の規定による届出を行つた者を除く。)については、第九条第一項(各号を除く。)の規定を準用する。この場合において、同項中「次に掲げる事項」とあるのは、「一般医療機器(特定保守管理医療機器を除く。以下この項において同じ。)の販売業又は貸与業の営業所における一般医療機器の品質確保の実施方法」と読み替えるものとする。

### 趣旨

　本規定は、一般医療機器の販売業又は貸与業については、薬局開設者の遵守事項に係る規定を準用して適用する旨を定めたものである。

## ■第40条第4項■

　前三項に規定するもののほか、必要な技術的読替えは、政令で定める。

### 趣旨

　本規定は、高度管理医療機器等、管理医療機器及び一般医療機器の販売業又は貸与業に関する準用規定の必要な読替えについては、政令で定める旨を明示したものである。

## 第四十条の二（医療機器の修理業の許可）

（平一四法九六・追加、平二五法八四・令元法六三・一部改正）

■第４０条の２第１項■

> 医療機器の修理業の許可を受けた者でなければ、業として、医療機器の修理をしてはならない。

**趣旨**

本規定は、医療機器の修理業の許可がない限り、業として医療機器を修理することは禁止される旨を定めたものである。

**解説**

1 　医療機器の製造業者が、自ら製造（医療機器の製造工程のうち設計又は最終製品の保管のみを行うものを除く）をする医療機器を修理する場合において、本条は適用されない。〈令第56条、則第196条〉

2 　長期にわたって使用される医療機器の場合、その不具合や故障等は保健衛生上の危害の原因となることを踏まえ、医療機器の修理業を許可制度の対象としている。

3 　「修理」とは、医療機器の故障、破損、劣化等の箇所を本来の状態・機能に復帰させること（当該箇所の交換を含む）をいう。故障等の有無にかかわらず、解体の上点検し、必要に応じて劣化部品の交換等を行うオーバーホールを含むものであるが、医療機器の仕様の変更のような改造は修理の範囲を超えるものとして許されない。〈H17/3/31 薬食機発第0331004号〉

4 　医療機器の修理にあっては、医師等の指示の有無は問われない。〈H17/3/31 薬食機発第0331004号〉

5 　医療機器プログラムのバージョンアップ等の行為は、プログラムの内容を変更するものであり、修理の定義（故障、破損、劣化等の箇所を本来の状態・機能に復帰させる）に該当しないため、「修理業」にあたらない。〈H26/11/21 薬食機参発1121第33号等〉

6 　医療機器の清掃、校正（キャリブレーション）、消耗部品の交換等の保守点検については修理に含まれないため、医療機器の修理業の「許可」を必要としない。〈H17/3/31 薬食機発第0331004号〉

7 　当該医療機器について自ら修理を行う旨の告知をして中古医療機器をネットオークション等に出品する場合であっても、医療機器の修理業の許可を受けた者でなければ、業として医療機器を修理することはできない。〈H30/3/30 事務連絡〉

8 　厚生労働大臣は台帳を備え、次に掲げる事項を記載する。〈令第55条、則第187条〉

① 許可番号及び許可年月日
② 修理区分
③ 修理業者の氏名及び住所
④ 事業所の名称及び所在地
⑤ 当該事業所の修理責任技術者の氏名及び住所

9 本規定に違反した者は、3年以下の懲役もしくは300万円以下の罰金に処し、又はこれを併科する。〈法第84条第13号〉

また、いわゆる両罰規定の対象となっており、この行為者を使用する法人又は人も罰せられる。法人については1億円以下、人については300万円以下の罰金刑が科される。〈法第90条第1号〉

■第40条の2第2項■

前項の許可は、修理する物及びその修理の方法に応じ厚生労働省令で定める区分(以下「修理区分」という。)に従い、厚生労働大臣が修理をしようとする事業所ごとに与える。

**趣 旨**

本規定は、修理業の許可は、修理区分に従い、厚生労大臣が修理をしようとする事業所ごとに与える旨を定めたものである。

**解 説**

1 従前、医療機器の修理は製造の一類型とみなされ、その品目ごとに承認を受けることとされていた。しかし、製造業者以外の者であっても、一定の条件内であれば適正な修理を行うことができる状況になりつつあること等を踏まえ、平成6年の法改正により、品目ごとの承認を不要にするとともに、修理する物及びその修理の方法に応じた区分ごとに許可を与えることに改められた。

2 「厚生労働省令で定める区分」は、特定保守管理医療機器及び特定保守管理医療機器以外の医療機器について、次に掲げるとおりである。〈則第181条、別表第2〉

① 画像診断システム関連(例：医療用エックス線写真観察装置)
② 生体現象計測・監視システム関連(例：聴力検査用器具)
③ 治療用・施設用機器関連(例：医療用消毒器)
④ 人工臓器関連として、内臓機能代用器(心臓ペースメーカを除く)
⑤ 光学機器関連(例：検眼用器具)
⑥ 理学療法用機器関連(例：理学診療用器具のうち低周波治療器)
⑦ 歯科用機器関連(例：歯科用切削器)
⑧ 身体検査用機器関連(例：尿検査又は糞便検査用器具)
⑨ 鋼製器具・家庭用医療機器関連(例：医療用はさみ、家庭用磁気治療器)

3 医療機器プログラムの修理内容として、バグ取り(プログラムの欠陥の修正)が想定されるが、通常、バージョンアップされたプログラムの再インストールで足りるため、医療機器の修理区分において、特段の手当は行われていない。

4 「厚生労働大臣」とあるように、医療機器の修理業の許可権者は、都道府県知事ではない。これは、医療機器の修理業の性質上、全国的に統一された基準によって許可事務の処理がなされることが強く要請されるためである。

■第40条の2第3項■

　第一項の許可を受けようとする者は、厚生労働省令で定めるところにより、次の各号に掲げる事項を記載した申請書を厚生労働大臣に提出しなければならない。
一　氏名又は名称及び住所並びに法人にあつては、その代表者の氏名
二　その事業所の構造設備の概要
三　法人にあつては、薬事に関する業務に責任を有する役員の氏名
四　第六項において準用する第五条第三号イからトまでに該当しない旨その他厚生労働省令で定める事項

**趣旨**

　本規定は、修理業の許可の申請書の記載事項を明示したものである。【法第4条第2項参照】

**解説**

1　本規定は、令和元年の法改正により新設されたものである。
2　許可の申請書には、次に掲げる書類を添えなければならない。〈則第180条第3項本文〉
　① 事業所の構造設備に関する書類
　② 申請者が法人であるときは、登記事項証明書
　③ 事業所の医療機器修理責任技術者が有資格者(則第188条第1号、第2号)であることを証する書類
　④ 申請者以外の者がその事業所の修理責任技術者であるときは、雇用契約書の写しその他申請者のその修理責任技術者に対する使用関係を証する書類

＜第4号＞

3　「厚生労働省令で定める事項」は、次のとおりである。〈則第180条第2項〉
　① 事業所の名称及び所在地
　② 特定保守管理医療機器に係る区分
　③ 特定保守管理医療機器以外の医療機器に係る修理区分
　④ 責任技術者の氏名、住所及び資格

■第40条の2第4項■

　第一項の許可は、三年を下らない政令で定める期間ごとにその更新を受けなければ、その期間の経過によつて、その効力を失う。

**趣旨**

　本規定は、修理業の許可を更新制としたものである。【法第4条第4項参照】

**解説**

1　「政令で定める期間」は、5年である。〈令第54条〉

2 更新の申請書には、申請に係る許可の許可証を添えなければならない。〈則第185条第2項〉

■第40条の2第5項■

その事業所の構造設備が、厚生労働省令で定める基準に適合しないときは、第一項の許可を与えないことができる。

### 趣旨
本規定は、修理業の不許可の基準を明示したものである。【法第5条、第12条の2第1項参照】

### 解説
1 本規定は、令和元年の法改正により、改正前の法第40条の2第4項第1号の内容を引き継いで改正したものである。
2 「厚生労働省令で定める基準」として、次のとおり定められている。〈構造設備基準第5条〉
① 構成部品等及び修理を行った医療機器を衛生的かつ安全に保管するために必要な設備を有すること
② 修理を行う医療機器の種類に応じ、構成部品等及び修理を行った医療機器の試験検査に必要な設備及び器具を備えていること。ただし、当該修理業者の他の試験検査設備又は他の試験検査機関を利用して自己の責任において当該試験検査を行う場合であって、支障がないと認められるときは、この限りでない。
③ 修理を行うのに必要な設備及び器具を備えていること
④ 修理を行う場所は、次に定めるところに適合するものであること
　㈠ 採光、照明及び換気が適切であり、かつ、清潔であること
　㈡ 常時居住する場所及び不潔な場所から明確に区別されていること
　㈢ 作業を行うのに支障のない面積を有すること
　㈣ 防じん、防湿、防虫及び防そのための設備を有すること。ただし、修理を行う医療機器により支障がないと認められる場合は、この限りでない。
　㈤ 床は、板張り、コンクリート又はこれらに準ずるものであること。ただし、修理を行う医療機器により作業の性質上やむを得ないと認められる場合は、この限りでない。
　㈥ 廃水及び廃棄物の処理に要する設備又は器具を備えていること
⑤ 作業室内に備える作業台は、作業を円滑かつ適切に行うのに支障のないものであること

■第40条の2第6項■

> 第五条(第三号に係る部分に限る。)の規定は、第一項の許可について準用する。

### 趣旨

本規定は、修理業の許可の申請者の欠格事由を明示したものである。【法第5条、第12条の2第2項参照】

### 解説

1　本規定は、令和元年の法改正により、改正前の法第40条の2第4項第2号の内容を引き継いで全面改正したものである。
2　本規定において準用する法第5条第3号への「厚生労働省令で定める者」は、精神の機能の障害により修理業者の業務を適正に行うにあたって必要な認知、判断及び意思疎通を行うことができない者である。〈則第180条第5項〉


■第40条の2第7項■

> 第一項の許可を受けた者は、当該事業所に係る修理区分を変更し、又は追加しようとするときは、厚生労働大臣の許可を受けなければならない。

### 趣旨

本規定は、修理業の許可を受けた者に対し、修理区分の変更又は追加をしようとするときは、厚生労働大臣の許可を受けることを義務づけたものである。

### 解説

1　修理区分の変更等の申請書には、次に掲げる書類を添えなければならない。〈則第186条第2項本文〉
　① 許可証
　② 変更し、又は追加しようとする修理区分に係る事業所の構造設備に関する書類
2　本規定に違反した者は、3年以下の懲役もしくは300万円以下の罰金に処し、又はこれを併科する。〈法第84条第13号〉

　また、いわゆる両罰規定の対象となっており、この行為者を使用する法人又は人も罰せられる。法人については1億円以下、人については300万円以下の罰金刑が科される。〈法第90条第1号〉

第 7 章第 2 節　医療機器の販売業、貸与業及び修理業（第 39 条—第 40 条の 4）

■第40条の2第8項■

前項の許可については、第一項から第六項までの規定を準用する。

### 趣旨

本規定は、修理業の許可区分の変更又は追加の許可については、修理業の許可に係る規定を準用して適用する旨を定めたものである。

## 第四十条の三（準用）

（平一四法九六・追加、平二五法八四・令元法六三・一部改正）

医療機器の修理業については、第二十三条の二の十四第五項から第九項まで、第二十三条の二の十五第三項及び第四項、第二十三条の二の十五の二第三項及び第四項、第二十三条の二の十六第二項並びに第二十三条の二の二十二の規定を準用する。この場合において、第二十三条の二の十四第六項から第九項までの規定中「医療機器責任技術者」とあり、第二十三条の二の十五第三項及び第四項並びに第二十三条の二の十五の二第三項中「医療機器責任技術者又は体外診断用医薬品製造管理者」とあり、及び第二十三条の二の十六第二項中「医療機器責任技術者、体外診断用医薬品製造管理者」とあるのは、「医療機器修理責任技術者」と読み替えるものとする。

### 趣旨

本規定は、医療機器の修理業については、①責任技術者の設置、②製造業者の遵守事項、③休廃止等の届出に係る規定を準用して適用する旨を定めたものである。また、医療機器の修理業に関し必要な事項については、政令で定めるものとしている。

### 解説

＜研修に関する遵守事項＞

1　医療機器の修理業者は、医療機器修理責任技術者に、別に厚生労働省令で定めるところにより厚生労働大臣に届出を行った者が行う研修（平成 16 年厚生労働省令第 62 号）を毎年度受講させなければならない。〈則第 194 条〉

＜許可証の掲示に関する遵守事項＞

2　医療機器の修理業者は、修理業の許可証を事業所の見やすい場所に掲示しておかなければならない。〈則第 3 条の準用〉

＜業務の証明に関する遵守事項＞

3　医療機器の修理業者は、その事業所において医療機器の修理に関する業務に従事した者から、過去 5 年間においてその業務に従事したことの証明を求められたときは、速やかにその証明を行わなければならない。〈則第 15 条の 9 第 1 項の準用〉

＜特定保守管理医療機器に関する遵守事項＞

**4** 特定保守管理医療機器の修理業者の作業管理及び品質管理について、次のとおり定められている。〈則第191条〉

① 特定保守管理医療機器の修理業者は、事業所ごとに、次に掲げる文書を作成しなければならない。
　㈠ 業務の内容に関する文書
　㈡ 修理手順その他修理の作業について記載した文書

② 特定保守管理医療機器の修理業者は、①㈡に掲げる文書に基づき、適正な方法により医療機器の修理を行わなければならない。

③ 特定保守管理医療機器の修理業者は、自ら修理した医療機器の品質等に関して苦情があったときは、その苦情に係る事項が当該修理に係る事業所に起因するものでないことが明らかな場合を除き、当該事業所の修理責任技術者に、次に掲げる業務を行わせなければならない。
　※ ㈠については、**特定保守管理医療機器以外の医療機器の修理業者にも準用（則第192条）して適用**
　㈠ 苦情に係る事項の原因を究明し、修理に係る作業管理又は品質管理に関し改善が必要な場合には、所要の措置を講ずること
　㈡ 当該医療機器に係る苦情の内容、原因究明の結果及び改善措置を記載した苦情処理記録を作成し、その作成の日から3年間保存すること

④ 特定保守管理医療機器の修理業者は、自ら修理した医療機器の品質等に関する理由により回収を行うときは、その回収に至った理由が当該修理に係る事業所に起因するものでないことが明らかな場合を除き、当該事業所の修理責任技術者に、次に掲げる業務を行わせなければならない。
　※ ㈠及び㈡については、**特定保守管理医療機器以外の医療機器の修理業者にも準用（則第192条）して適用**
　㈠ 回収に至った原因を究明し、修理に係る作業管理又は品質管理に関し改善が必要な場合には、所要の措置を講ずること
　㈡ 回収した医療機器を区分して一定期間保管した後、適切に処理すること
　㈢ 当該医療機器に係る回収の内容、原因究明の結果及び改善措置を記載した回収処理記録を作成し、その作成の日から3年間保存すること

⑤ 特定保守管理医療機器の修理業者は、修理責任技術者に、次に掲げる業務を行わせなければならない。
　㈠ 作業員に対して、医療機器の修理に係る作業管理及び品質管理に関する教育訓練を実施すること
　㈡ 教育訓練の実施の記録を作成し、その作成の日から3年間保存すること

⑥ 特定保守管理医療機器の修理業者は、医療機器の修理（軽微なものを除く）をしようとするときは、あらかじめ、当該医療機器の製造販売業者に通知しなければならない。ただし、当該医療機器を使用する者の生命又は身体を保護するため緊急やむを得ない場合その他の正当な理由がある場合であって、修理後速やかに製造販売業者に通知す

## 第7章第2節　医療機器の販売業、貸与業及び修理業（第39条―第40条の4）

るときは、この限りでない。

　　※ 特定保守管理医療機器以外の医療機器の修理業者にも準用（則第192条）して適用
⑦ 特定保守管理医療機器の修理業者は、医療機器の修理（軽微なものを除く）に係る注意事項について、当該医療機器の製造販売業者から指示を受けた場合は、それを遵守しなければならない。

　　※ 特定保守管理医療機器以外の医療機器の修理業者にも準用（則第192条）して適用
⑧ 特定保守管理医療機器の修理業者は、医療機器の修理をしたときは、自らの氏名及び住所を当該医療機器又はその直接の容器もしくは被包に記載しなければならない。

　　※ 特定保守管理医療機器以外の医療機器の修理業者にも準用（則第192条）して適用
⑨ 特定保守管理医療機器の修理業者は、医療機器の修理を依頼した者に対し、修理の内容を文書により通知しなければならない。

⑩ 特定保守管理医療機器の修理業者は、⑨による文書の交付に代えて、修理を依頼した者の承諾を得て、当該修理の内容を電磁的方法により提供することができる。この場合において、特定保守管理医療機器の修理業者は、当該文書の交付を行ったものとみなす。

⑪ ⑩に掲げる方法は、修理を依頼した者がファイルへの記録を出力することによる文書を作成することができるものでなければならない。

⑫ 特定保守管理医療機器の修理業者は、⑩により、⑨の修理の内容を提供しようとするときは、あらかじめ、修理を依頼した者に対して、その用いる電磁的方法の種類及び内容を示し、文書又は電磁的方法による承諾を得なければならない。

⑬ ⑫による承諾を得た特定保守管理医療機器の修理業者は、当該修理を依頼した者から文書又は電磁的方法により電磁的方法による提供を受けない旨の申出があったときは、当該修理を依頼した者に対し、⑨の修理の内容の提供を電磁的方法によってしてはならない。ただし、当該修理を依頼した者が再び⑫による承諾をした場合は、この限りでない。

⑭ 特定保守管理医療機器の修理業者は、その修理した医療機器について、当該医療機器の不具合その他の事由によるものと疑われる疾病、障害もしくは死亡の発生又は当該医療機器の使用によるものと疑われる感染症の発生に関する事項を知った場合において、保健衛生上の危害の発生又は拡大を防止するため必要があると認めるときは、製造販売業者又は外国特例承認取得者にその旨を通知しなければならない。

　　※ 特定保守管理医療機器以外の医療機器の修理業者にも準用（則第192条）して適用

＜設置管理医療機器に関する遵守事項＞
**5** 設置管理医療機器の設置に係る管理に関する文書について、次のとおり定められている。〈則第114条の55、第179条の準用〉
① 設置管理医療機器の製造販売業者は、設置管理基準書を当該医療機器の修理業者に交付しなければならない。
② 設置管理医療機器の製造販売業者又は修理業者は、①又は⑦による設置管理基準書の交付に代えて、当該設置管理基準書の交付を受けるべき者の承諾を得て、当該設置

管理基準書に記載すべき事項を電磁的方法により提供することができる。この場合において、設置管理医療機器の製造販売業者又は修理業者は、当該設置管理基準書の交付を行ったものとみなす。

③ ②に掲げる方法は、受託者等がファイルへの記録を出力することによる文書を作成することができるものでなければならない。

④ 設置管理医療機器の製造販売業者又は修理業者は、②により設置管理基準書に記載すべき事項を提供しようとするときは、あらかじめ、受託者等に対して、その用いる電磁的方法の種類及び内容を示し、文書又は電磁的方法による承諾を得なければならない。

⑤ ④による承諾を得た設置管理医療機器の製造販売業者又は修理業者は、当該受託者等から文書又は電磁的方法により電磁的方法による提供を受けない旨の申出があったときは、当該受託者等に対し、設置管理基準書に記載すべき事項の提供を電磁的方法によってしてはならない。ただし、当該受託者等が再び④による承諾をした場合は、この限りでない。

⑥ 設置管理医療機器の修理業者は、自ら当該設置管理医療機器の設置を行うときは、製造販売業者から交付を受けた設置管理基準書に基づき、適正な方法により設置に係る管理を行わなければならない。

⑦ 設置管理医療機器の修理業者は、設置管理医療機器の設置を委託するときは、設置に係る管理に関する報告についての条項を含む委託契約を行うとともに、当該設置管理医療機器に係る設置管理基準書を受託者に交付しなければならない。

⑧ 設置管理医療機器の修理業者は、設置に係る管理の業務を行うために必要な専門的知識及び経験を有する者に、当該設置管理医療機器に係る設置管理基準書に基づき、適正な方法により設置に係る管理の業務を行わせなければならない。

⑨ 設置管理医療機器の修理業者は、設置管理医療機器の設置を行う者に対し、必要に応じ、設置管理医療機器の品目に応じた設置に係る管理に関する教育訓練を実施しなければならない。

⑩ 設置管理医療機器の製造販売業者又は修理業者は、①から⑨までにより設置管理基準書を交付し、設置に係る管理を行い、又は教育訓練を実施したときは、その記録を作成し、その作成の日から15年間保存しなければならない。

<法令遵守体制>

**6** 医療機器の修理業者は、次に掲げるところにより、その業務を適正に遂行するための措置を講じなければならない。〈則第190条の2〉

① 次に掲げる修理責任技術者の権限を明らかにすること

㈠ 医療機器の修理に関する業務に従事する者に対する業務の指示及び監督に関する権限

㈡ ㈠に掲げるもののほか、医療機器の修理の管理に関する権限

② 次に掲げる体制(法第40条の3により準用する第23条の2の15の2第3項第2号)を整備すること

第7章第2節　医療機器の販売業、貸与業及び修理業（第39条—第40条の4）

　　㈠　医療機器の修理の管理に関する業務その他の修理業者の業務の遂行が法令に適合することを確保するために必要な規程の作成、修理業者の薬事に関する業務に責任を有する役員及び従業者に対する教育訓練の実施及び評価並びに業務の遂行に係る記録の作成、管理及び保存を行う体制
　　㈡　修理業者が薬事に関する業務に責任を有する役員及び従業者の業務を監督するために必要な情報を収集し、その業務の適正を確保するために必要な措置を講ずる体制
　　㈢　㈠及び㈡に掲げるもののほか、修理業者の業務の適正を確保するために必要な人員の確保及び配置その他の修理業者の業務の適正を確保するための体制
　③　次に掲げる措置（法第40の3により準用する第23条の2の15の2第3項第3号）を講ずること
　　㈠　医療機器の修理業者の従業者に対して法令遵守のための指針を示すこと
　　㈡　薬事に関する業務に責任を有する役員の権限及び分掌する業務を明らかにすること
　　㈢　㈠及び㈡に掲げるもののほか、②に規定する体制を実効的に機能させるために必要な措置

＜修理責任技術者の資格並びに業務及び遵守事項＞
7　修理責任技術者は、次に掲げる区分に応じ、それぞれに定める者でなければならない。〈則第188条〉
　①　特定保守管理医療機器の修理を行う修理業者については、次のいずれかに該当する者
　　㈠　医療機器の修理に関する業務に3年以上従事した後、別に厚生労働省令で定めるところにより厚生労働大臣の登録を受けた者が行う基礎講習及び専門講習（平成16年厚生労働省令第62号別表）を修了した者
　　㈡　厚生労働大臣が㈠に掲げる者と同等以上の知識経験を有すると認めた者
　②　特定保守管理医療機器以外の医療機器の修理を行う修理業者については、次のいずれかに該当する者
　　㈠　医療機器の修理に関する業務に3年以上従事した後、基礎講習（平成16年厚生労働省令第62号別表）を修了した者
　　㈡　厚生労働大臣が㈠に掲げる者と同等以上の知識経験を有すると認めた者
8　修理責任技術者が行う医療機器の修理の管理のために必要な業務は、次のとおりである。〈則第189条第1項〉
　①　修理責任技術者が有する権限（法第40条の3により準用する第23条の2の15の2第3項第1号）に係る業務
　②　従業者の監督、その事業所の構造設備及び医療機器その他の物品の管理その他事業所の業務に対し必要な注意を払う業務（法第40条の3により準用する第23条の2の14第8項により準用する第8条第1項）
　③　修理業者に対する書面による意見申述（法第40条の3により準用する第23条の2の14第7項）
9　修理責任技術者が遵守すべき事項は、次のとおりである。〈則第189条第2項〉
　①　修理の管理に係る業務に関する法令及び実務に精通し、公正かつ適正に当該業務を

行うこと
② 修理業者に対して述べる意見を記載した書面(法第40条の3により準用する第23条の2の14第7項)の写しを3年間保存すること
10 修理責任技術者は、修理及び試験に関する記録その他当該事業所の管理に関する記録を作成し、かつ、これを3年間(当該記録に係る医療機器に関して有効期間の記載が義務付けられている場合には、その有効期間に1年を加算した期間)保管しなければならない。
〈則第190条〉

## 第四十条の四（情報提供）

（平一八法六九・追加、平二五法八四・一部改正）

> 医療機器の販売業者、貸与業者又は修理業者は、医療機器を一般に購入し、譲り受け、借り受け、若しくは使用し、又は医療機器プログラムの電気通信回線を通じた提供を受ける者に対し、医療機器の適正な使用のために必要な情報を提供するよう努めなければならない。

### 趣 旨

本規定は、医療機器の販売業者、貸与業者又は修理業者に対し、①医療機器を一般に購入し、借り受けし、使用する者、②医療機器プログラムの提供を受ける者に情報提供を行うよう努めることを義務づけたものである。

### 解 説

1 平成18年の法改正において、一般用医薬品を販売等する際の情報提供に関する規定が整備されたが、これと同様の考えに基づき、同年の法改正により本規定が新設された。
2 平成25年の法改正において、プログラムが医療機器の範囲に加えられたことに伴い、同年の法改正により、医療機器プログラムを電気通信回線を通じて入手する者が本規定の対象に追加された。
3 「医療機器を一般に」とあるように、本規定の対象となる医療機器は、一般の生活者の判断により購入等され、一般家庭で使用されるものである。
4 「医療機器プログラムの電気通信回線を通じた提供を受ける者」とあるが、これについて次のように整理することができる。
  ① 医療機器プログラムは電子情報からなり、インターネット等の電気通信回線を通じたやり取りのみで提供できるという特性を有することから、その適正な使用のために必要な情報を、その提供を受ける者が実際にどの程度理解できているかは不透明になりがちである。
  ② そこで、「電気通信回線を通じた提供」とあるように、対面によらずして医療機器プログラムを提供するような場合においては、医療機器の取扱い業者に対し、医療機器の適正な使用のために必要な情報提供の努力義務を課すこととしている。

第7章第3節　再生医療等製品の販売業（第40条の5—第40条の7）

## 第三節　再生医療等製品の販売業

（平二五法八四・追加）

## 第四十条の五（再生医療等製品の販売業の許可）

（平二五法八四・追加、令元法六三・一部改正）

■第40条の5第1項■

　　再生医療等製品の販売業の許可を受けた者でなければ、業として、再生医療等製品を販売し、授与し、又は販売若しくは授与の目的で貯蔵し、若しくは陳列してはならない。ただし、再生医療等製品の製造販売業者がその製造等をし、又は輸入した再生医療等製品を再生医療等製品の製造販売業者、製造業者又は販売業者に、厚生労働大臣が指定する再生医療等製品の製造販売業者がその製造等をし、又は輸入した当該再生医療等製品を医師、歯科医師若しくは獣医師又は病院、診療所若しくは飼育動物診療施設の開設者に、再生医療等製品の製造業者がその製造した再生医療等製品を再生医療等製品の製造販売業者又は製造業者に、それぞれ販売し、授与し、又はその販売若しくは授与の目的で貯蔵し、若しくは陳列するときは、この限りでない。

### 趣　旨

　　本規定は、再生医療等製品の販売業の許可がない限り、業として再生医療等製品を販売することは禁止される旨を定めたものである。ただし、再生医療等製品の製造販売業者又は製造業者が取引先に納品するときは、これらの許可がなくても自社製品たる再生医療等製品を取引先に販売することができるとしている。【法第24条第1項参照】

### 解　説

1　本規定に違反した者は、3年以下の懲役もしくは300万円以下の罰金に処し、又はこれを併科する。〈法第84条第14号〉
　　また、いわゆる両罰規定の対象となっており、この行為者を使用する法人又は人には300万円以下の罰金刑が科される。〈法第90条第2号〉

＜但書＞

2　「再生医療等製品の製造販売業者、製造業者又は販売業者に」とあるように、製造販売業者が、自社製品たる再生医療等製品を許可業者に販売することは、その製造販売に付随する行為とみなされるため、別途、販売業の許可を必要としない。

3　「厚生労働大臣が指定する再生医療等製品」として、再生医療等製品の全部が指定されている。〈H26/8/6厚生労働省告示第319号〉

4　「医師、歯科医師若しくは獣医師又は病院、診療所若しくは飼育動物診療施設の開設者に」とあるが、これについて次のように整理することができる。

① 再生医療等製品の製造販売業者が、自社製品たる再生医療等製品を医療機関に販売することは、当該許可の分限を明らかに超えており、その製造販売に付随する行為とみなされるものではない。

② しかしながら、自家由来の細胞を原料とする再生医療等製品は、医療機関の注文に応じて製造するものであり、不特定多数の者を対象として販売されるものではない。こうした特性を踏まえると、自家由来の細胞を原料とするもの等の再生医療等製品の製造販売業者が、直接、当該再生医療等製品を医療機関に販売したとしても特段の問題は生じないと考えられる。

③ なお、本但書では、すべての再生医療等製品を対象としているが、本来は、自家由来の細胞を原料とする再生医療等製品を対象として想定したものである。

5 「再生医療等製品の製造販売業者又は製造業者に」とあるように、製造業者が、自社製品たる再生医療等製品を許可業者に販売することは、その製造に付随する行為とみなされるため、別途、販売業の許可を必要としない。

■第40条の5第2項■

前項の許可は、営業所ごとに、その営業所の所在地の都道府県知事が与える。

**趣旨**

本規定は、再生医療等製品の販売業の許可権者を都道府県知事とし、営業所ごとに許可が与えられる旨を定めたものである。

**解説**

1 都道府県知事は台帳を備え、次に掲げる事項を記載する。〈令第48条、則第7条の準用〉
① 許可番号及び許可年月日
② 再生医療等製品の販売業者の氏名及び住所
③ 営業所の名称及び所在地
④ 営業所管理者の氏名及び住所

第7章第3節　再生医療等製品の販売業（第40条の5—第40条の7）

■**第40条の5第3項**■

　第一項の許可を受けようとする者は、厚生労働省令で定めるところにより、次の各号に掲げる事項を記載した申請書をその営業所の所在地の都道府県知事に提出しなければならない。
一　氏名又は名称及び住所並びに法人にあつては、その代表者の氏名
二　その営業所の構造設備の概要
三　法人にあつては、薬事に関する業務に責任を有する役員の氏名
四　次条第一項に規定する再生医療等製品営業所管理者の氏名
五　第五項において準用する第五条第三号イからトまでに該当しない旨その他厚生労働省令で定める事項

**趣旨**
　本規定は、再生医療等製品の販売業の許可の申請書の記載事項を明示したものである。
【法第4条第2項、第26条第2項参照】

**解説**
1　本規定は、令和元年の法改正により新設されたものである。
2　許可の申請書には、次に掲げる書類を添えなければならない。〈則第196条の2第3項本文〉
① 営業所の平面図
② 法人にあっては、登記事項証明書
③ 申請者以外の者がその営業所管理者である場合にあっては、当該営業所管理者の雇用契約書の写しその他申請者の当該営業所管理者に対する使用関係を証する書類
④ 申請者(申請者が法人であるときは、薬事に関する業務に責任を有する役員)が精神の機能の障害により業務を適正に行うにあたって必要な認知、判断及び意思疎通を適切に行うことができないおそれがある者である場合は、当該申請者に係る精神の機能の障害に関する医師の診断書

＜第5号＞
3　「厚生労働省令で定める事項」は、次のとおりである。〈則第196条の2第2項〉
① 営業所の名称及び所在地
② 営業所管理者の住所及び資格
③ 兼営事業の種類

■第40条の5第4項■

> その営業所の構造設備が、厚生労働省令で定める基準に適合しないときは、第一項の許可を与えないことができる。

**趣旨**

本規定は、再生医療等製品の販売業の不許可の基準を明示したものである。【法第5条参照】

**解説**

1　本規定は、令和元年の法改正により、改正前の法第40条の5第3項第1号の内容を引き継いで全面改正したものである。

2　「厚生労働省令で定める基準」として、次のとおり定められている。〈構造設備基準第5条の2〉

① 採光、照明及び換気が適切であり、かつ、清潔であること
② 常時居住する場所及び不潔な場所から明確に区別されていること
③ 冷暗貯蔵のための設備を有すること。ただし、冷暗貯蔵が必要な再生医療等製品を取り扱わない場合は、この限りでない。
④ 取扱品目を衛生的に、かつ、安全に貯蔵するために必要な設備を有すること


■第40条の5第5項■

> 第五条(第三号に係る部分に限る。)の規定は、第一項の許可について準用する。

**趣旨**

本規定は、再生医療等製品の販売業の許可の申請者の欠格事由を明示したものである。【法第5条、第12条の2第2項参照】

**解説**

1　本規定は、令和元年の法改正により、改正前の法第40条の5第3項第2号の内容を引き継いで全面改正したものである。

2　本規定において準用する法第5条第3号への「厚生労働省令で定める者」は、精神の機能の障害により販売業者の業務を適正に行うにあたって必要な認知、判断及び意思疎通を適切に行うことができない者である。〈則第196条の2第5項〉

第7章第3節　再生医療等製品の販売業(第40条の5—第40条の7)

■**第４０条の５第６項**■

> 第一項の許可は、六年ごとにその更新を受けなければ、その期間の経過によつて、その効力を失う。

**趣　旨**

　本規定は、再生医療等製品の販売業の許可を６年ごとの更新制としたものである。【法第４条第４項参照】


■**第４０条の５第７項**■

> 第一項の許可を受けた者は、当該許可に係る営業所については、業として、再生医療等製品を、再生医療等製品の製造販売業者、製造業者若しくは販売業者又は病院、診療所若しくは飼育動物診療施設の開設者その他厚生労働省令で定める者以外の者に対し、販売し、又は授与してはならない。

**趣　旨**

　本規定は、再生医療等製品の販売業者は、その許可業者又は医療機関以外の者に再生医療等製品を販売してはならない旨を定めたものである。

**解　説**

1　保健衛生上のリスクの高い再生医療等製品が不用意に一般の生活者の手に渡り、これが不適正に使用されることのないよう、本規定が設けられている。
2　「厚生労働省令で定める者」は、次に掲げるものである。〈則第196条の3〉
　① 国、都道府県知事又は市町村長(特別区の区長を含む)
　② 研究施設の長又は教育機関の長であって研究又は教育を行うに当たり必要な再生医療等製品を使用するもの
　③ 医薬品、医薬部外品、化粧品又は医療機器の製造業者であって製造を行うにあたり必要な再生医療等製品を使用するもの
　④ ①から③までに掲げるものに準ずるものであって販売等の相手方として厚生労働大臣が適当と認めるもの

## 第四十条の六（管理者の設置）

(平二五法八四・追加)

■第40条の6第1項■

前条第一項の許可を受けた者は、厚生労働省令で定めるところにより、再生医療等製品の販売を実地に管理させるために、営業所ごとに、厚生労働省令で定める基準に該当する者(以下「再生医療等製品営業所管理者」という。)を置かなければならない。

**趣旨**

本規定は、再生医療等製品の販売業者に対し、営業所管理者に営業所を管理させることを義務づけたものである。【法第7条第1項参照】

**解説**

1 「厚生労働省令で定める基準」は、次のいずれかに該当する者である。〈則第196条の4〉
① 旧制中学もしくは高校又はこれと同等以上の学校で、薬学、化学又は生物学に関する専門の課程を修了した者
② 旧制中学もしくは高校又はこれと同等以上の学校で、薬学、化学又は生物学に関する科目を修得した後、再生医療等製品の販売又は授与に関する業務に3年以上従事した者
③ 再生医療等製品の販売又は授与に関する業務に5年以上従事した者
④ 都道府県知事が①から③までに掲げる者と同等以上の知識経験を有すると認めた者

⇒ 上記②及び③の「再生医療等製品の販売等に関する業務」には、生物由来製品の販売又は授与に関する業務が含まれる。〈H26/11/21 薬食機参発1121第1号〉

⇒ 上記④の「同等以上の知識経験を有すると認めた者」には、次に掲げる者が望ましいと考えられる。なお、これらの者が設置されていることを確認する場合には、それぞれ掲げる書面等により行うことが望ましい。〈H26/11/21 薬食機参発1121第1号〉
① 医師、歯科医師、薬剤師の資格を有する者については、医師免許証、歯科医師免許証、薬剤師免許証
② 再生医療等製品の総括責任者の要件を満たす者については、当該総括責任者の要件を満たすことを証明する書類
③ 再生医療等製品の製造管理者の要件を満たす者については、当該製造管理者の要件を満たすことを証明する書類

2 本規定に違反した者は、1年以下の懲役もしくは100万円以下の罰金に処し、又はこれを併科する。〈法第86条第1項第11号〉
また、いわゆる両罰規定の対象となっており、この行為者を使用する法人又は人には100万円以下の罰金刑が科される。〈法第90条第2号〉

■第40条の6第2項■

再生医療等製品営業所管理者は、その営業所以外の場所で業として営業所の管理その他薬事に関する実務に従事する者であつてはならない。ただし、その営業所の所在地の都道府県知事の許可を受けたときは、この限りでない。

**趣旨**

本規定は、営業所管理者は兼務してはならない旨を定めたものである。ただし、都道府県知事の許可を受けたときは、その営業所以外の場所で薬事に関する実務に従事することができるとしている。

**解説**

1　営業中は、常時、営業所管理者の直接管理の状態にあることを原則とし、いわゆる名義貸しの者が営業所管理者になることを防止するため、本規定が設けられている。


## 第四十条の七（準用）

（平二五法八四（平二五法一〇三）・追加、令元法六三・一部改正）

■第40条の7第1項■

再生医療等製品の販売業については、第七条第三項、第八条、第九条（第一項各号を除く。）、第九条の二、第十条第一項及び第十一条の規定を準用する。この場合において、第七条第三項中「次条第一項」とあるのは「第四十条の七第一項において準用する次条第一項」と、「同条第三項」とあり、及び「同項」とあるのは「第四十条の七第一項において準用する次条第三項」と、第九条第一項中「次に掲げる事項」とあるのは「再生医療等製品の販売業の営業所における再生医療等製品の品質確保の実施方法」と読み替えるものとする。

**趣旨**

本規定は、再生医療等製品の販売業については、①管理者の義務、②薬局開設者の遵守事項、③休廃止等の届出に係る規定を準用して適用する旨を定めたものである。また、再生医療等製品の販売業に関し必要な事項については、政令で定めるものとしている。

**解説**

＜試験検査に関する遵守事項＞

1　試験検査の実施方法について、次のとおり定められている。〈則第196条の7〉

①　再生医療等製品の販売業者は、営業所管理者が再生医療等製品の適切な管理のために必要と認める再生医療等製品の試験検査を、営業所管理者に行わせなければならない。ただし、当該再生医療等製品の営業所の設備及び器具を用いて試験検査を行うことが困難であると営業所管理者が認めた場合には、再生医療等製品の販売業者は、当

該販売業者の他の試験検査設備又は登録試験検査機関を利用して試験検査を行うことができる。

② 再生医療等製品の販売業者は、①の但書により試験検査を行った場合は、営業所管理者に試験検査の結果を確認させなければならない。

⇒ 上記①について、再生医療等製品の販売業者が利用することができる「登録試験検査機関」は、厚生労働大臣の登録を受けた試験検査機関(則第12条第1項)とする。〈H26/11/21薬食機参発1121第1号〉

<適正管理の確保に関する遵守事項>

**2** 再生医療等製品の適正管理の確保について、次のとおり定められている。〈則第196条の8〉

① 再生医療等製品の販売業者は、再生医療等製品の適正管理を確保するため、指針の策定、従事者に対する研修の実施その他必要な措置を講じなければならない。

※「再生医療等製品の適正管理」とは、再生医療等製品の販売又は授与の業務に係る適正な管理のこと

② ①に掲げる再生医療等製品の販売業者が講じなければならない措置には、次に掲げる事項を含むものとする。

㈠ 従事者から再生医療等製品の販売業者への事故報告の体制の整備

㈡ 再生医療等製品の適正管理のための業務に関する手順書の作成及び当該手順書に基づく業務の実施

㈢ 再生医療等製品の適正管理のために必要となる情報の収集その他再生医療等製品の適正管理の確保を目的とした改善のための方策の実施

<帳簿・記録に関する遵守事項>

**3** 営業所の管理に関する帳簿について、次のとおり定められている。〈則第196条の9〉

① 再生医療等製品の販売業者は、営業所に当該営業所の管理に関する事項を記録するための帳簿を備えなければならない。

② 営業所管理者は、試験検査、不良品の処理その他営業所の管理に関する事項を、①の帳簿に記載しなければならない。

③ 再生医療等製品の販売業者は、①の帳簿を、最終の記載の日から3年間保存しなければならない。

**4** 再生医療等製品の購入等に関する記録について、次のとおり定められている。〈則第196条の10〉

① 再生医療等製品の販売業者は、再生医療等製品を購入等したとき及び販売等したときは、次に掲げる事項を書面に記載しなければならない。

㈠ 品名

㈡ 数量

㈢ 購入もしくは譲受け又は販売もしくは授与の年月日

㈣ 購入者等の氏名

② 再生医療等製品の販売業者は、①の書面を、記載の日から3年間保存しなければな

## 第7章第3節　再生医療等製品の販売業(第40条の5—第40条の7)

らない。

<許可証の掲示に関する遵守事項>

5　再生医療等製品の販売業者は、許可証を営業所の見やすい場所に掲示しておかなければならない。〈則第3条の準用〉

<業務の証明に関する遵守事項>

6　再生医療等製品の販売業者は、その営業所において、再生医療等製品の販売又は授与に関する業務に従事した者(則第196条の4第2号、第3号)から、その業務に従事したことの証明を求められたときは、速やかにその証明を行わなければならない。〈則第196条の11第1項〉

<法令遵守体制>

7　再生医療等製品の販売業者は、次に掲げるところにより、その業務を適正に遂行するための措置を講じなければならない。〈則第196条の11の3〉

① 次に掲げる営業所管理者の権限を明らかにすること
　㈠ 営業所に関する業務に従事する者に対する業務の指示及び監督に関する権限
　㈡ ㈠に掲げるもののほか、営業所の管理に関する権限

② 次に掲げる体制(法第40条の7第1項により準用する第9条の2第1項第2号)を整備すること
　㈠ 営業所の管理に関する業務その他の再生医療等製品の販売業者の業務の遂行が法令に適合することを確保するために必要な規程の作成、再生医療等製品の販売業者の薬事に関する業務に責任を有する役員及び従業者に対する教育訓練の実施及び評価並びに業務の遂行に係る記録の作成、管理及び保存を行う体制
　㈡ 再生医療等製品の販売業者が薬事に関する業務に責任を有する役員及び従業者の業務を監督するために必要な情報を収集し、その業務の適正を確保するために必要な措置を講ずる体制
　㈢ ㈠及び㈡に掲げるもののほか、再生医療等製品の販売業者の業務の適正を確保するために必要な人員の確保及び配置その他の再生医療等製品の販売業者の業務の適正を確保するための体制

③ 次に掲げる措置(法第40条の7第1項により準用する第9条の2第1項第3号)を講ずること
　㈠ 再生医療等製品の販売業者の従業者に対して法令遵守のための指針を示すこと
　㈡ 薬事に関する業務に責任を有する役員の権限及び分掌する業務を明らかにすること
　㈢ ㈠及び㈡に掲げるもののほか、②に規定する体制を実効的に機能させるために必要な措置

<営業所管理者の業務及び遵守事項>

8　営業所管理者が行う営業所の管理に関する業務は、次のとおりである。〈則第196条の11の2第1項〉

① 営業所管理者が有する権限(法第40条の7第1項により準用する第9条の2第1項第1号)に係る業務
② 従業者の監督、その営業所の構造設備及び再生医療等製品その他の物品の管理その他その営業所の業務に対し必要な注意を払う業務(法第40条の7第1項により準用する第8

条第1項)
　③　販売業者に対する書面による意見申述(法第40条の7第1項により準用する第8条第2項)
**9**　営業所管理者が遵守すべき事項は、次のとおりである。〈則第196条の11の2第2項〉
　①　営業所の管理に係る業務に関する法令及び実務に精通し、公正かつ適正に当該業務を行うこと
　②　販売業者に対して述べる意見を記載した書面(法第40条の7第1項により準用する第8条第2項)の写しを3年間保存すること

■第４０条の７第２項■

前項に規定するもののほか、必要な技術的読替えは、政令で定める。

**趣旨**

　本規定は、再生医療等製品の販売業に関する準用規定の必要な読替えについては、政令で定める旨を明示したものである。

# 第八章　医薬品等の基準及び検定

〔平二五法八四・旧第六章繰下〕

## 第四十一条（日本薬局方等）

〔平一一法一六〇・平一四法九六・平二五法八四・令五法三六・一部改正〕

■第41条第1項■

　厚生労働大臣は、医薬品の性状及び品質の適正を図るため、薬事審議会の意見を聴いて、日本薬局方を定め、これを公示する。

**趣旨**

　本規定は、日本薬局方について定めたものである。

**解説**

1　日本薬局方は、我が国で繁用されている医薬品の規格基準書で、通則、生薬総則、製剤総則、一般試験法及び医薬品各条から構成されている。

2　「日本薬局方に収められている物は、医薬品である（法第2条第1項第1号）」と定義されているとおり、日本薬局方に収載されている物は、すべて医薬品である。

3　次のような弊害を除く観点から、明治13年に日本薬局方の制定に向けた作業が開始された。
　① 処方製剤に一定の標準がなく、イギリス局方の用量に従ってドイツ局方の製剤を与えるような危険な間違いが生じやすかったこと
　② 製薬会社が各々異なる国の局方に基づいて薬品を製造するため、異なる性状等でありながら名称が同じであるもの、又は異なる名称でありながら性状等が同じであるものが市場に出回り、混乱を招いたこと
　③ 輸入薬品の検査に際し、各々の輸出国の局方に基づいて良否を判定するため、煩雑な作業を強いられていたこと
　④ 製薬会社が利益確保のため、各国の局方中、もっとも廉価な薬品を選定する風潮がみられたこと

4　日本薬局方は、明治19年6月25日に内務省令により発布され、翌年7月1日に施行された。制定時の収載数は468品目である。現在では、第十八改正日本薬局方第一追補（令和4年厚生労働省告示第355号）において2,042品目が収載されている。

5　「公示」は、官報への掲載及び公衆の縦覧に供することにより行う。〈則第196条の14〉

6　日本薬局方に収められている医薬品であって、その性状又は品質が日本薬局方で定める基準に適合しないものは、販売し、授与し、又は販売・授与の目的で製造し、輸入し、貯蔵し、陳列してはならない。〈法第56条第1号〉

■**第41条第2項**■

> 厚生労働大臣は、少なくとも十年ごとに日本薬局方の全面にわたつて薬事審議会の検討が行われるように、その改定について薬事審議会に諮問しなければならない。

**趣旨**

本規定は、日本薬局方の改定について定めたものである。

**解説**

1 日本薬局方の改定の経緯は、次のとおりである。
① 改正日本薬局方(明治24年内務省令第5号)
② 第三改正日本薬局方(明治39年内務省令第21号)
③ 第四改正日本薬局方(大正9年内務省令第44号)
④ 第五改正日本薬局方(昭和7年内務省令第21号)
⑤ 第六改正日本薬局方(昭和26年厚生省告示第31号)
⑥ 第七改正日本薬局方(昭和36年厚生省告示第76号)
⑦ 第八改正日本薬局方(昭和46年厚生省告示第73号)
⑧ 第九改正日本薬局方(昭和51年厚生省告示第44号)
⑨ 第十改正日本薬局方(昭和56年厚生省告示第49号)
⑩ 第十一改正日本薬局方(昭和61年厚生省告示第58号)
　◀追補(昭和63年厚生省告示第250号)
⑪ 第十二改正日本薬局方(平成3年厚生省告示第51号)
　◀第一追補(平成5年厚生省告示第215号)
　◀第二追補(平成6年厚生省告示第384号)
⑫ 第十三改正日本薬局方(平成8年厚生省告示第73号)
　◀第一追補(平成9年厚生省告示第254号)
　◀第二追補(平成11年厚生省告示第248号)
⑬ 第十四改正日本薬局方(平成13年厚生労働省告示第111号)
　◀第一追補(平成14年厚生労働省告示第395号)
　◀第二追補(平成16年厚生労働省告示第461号)
⑭ 第十五改正日本薬局方(平成18年厚生労働省告示第285号)
　◀第一追補(平成19年厚生労働省告示第316号)
　◀第二追補(平成21年厚生労働省告示第425号)
⑮ 第十六改正日本薬局方(平成23年厚生労働省告示第65号)
　◀第一追補(平成24年厚生労働省告示第519号)
　◀第二追補(平成26年厚生労働省告示第47号)
⑯ 第十七改正日本薬局方(平成28年厚生労働省告示第64号)
　◀第一追補(平成29年厚生労働省告示第348号)
　◀第二追補(令和元年厚生労働省告示第49号)

⑰ 第十八改正日本薬局方(令和3年厚生労働省告示第220号)

・第一追補(令和4年厚生労働省告示第355号)

■第41条第3項■

> 厚生労働大臣は、医療機器、再生医療等製品又は体外診断用医薬品の性状、品質及び性能の適正を図るため、薬事審議会の意見を聴いて、必要な基準を設けることができる。

**趣　旨**

本規定は、医療機器、再生医療等製品又は体外診断用医薬品の基本要件基準について定めたものである。

**解　説**

1　本規定は、平成14年の法改正により新設されたものである。
2　平成25年の法改正において、薬機法の規制対象物に再生医療等製品が新たに加えられたことに伴い、同年の法改正により、本規定の対象に再生医療等製品が追加された。
3　医療機器、再生医療等製品又は体外診断用医薬品の性状、品質及び性能の適正を図るための「必要な基準」は、基本要件基準と呼ばれ、以下のものが定められている。

① 医療機器の基準(平成17年3月29日厚生労働省告示第122号)

② 体外診断用医薬品の基準(平成17年3月30日厚生労働省告示第126号)

⇒ 再生医療等製品の基本要件基準については、現在のところ定められていない。

4　基本要件基準が定められた医療機器であって、その性状、品質又は性能がその基準に適合しないものは、販売し、貸与し、授与し、もしくは販売・貸与・授与の目的で製造し、輸入し、貯蔵し、陳列し、又は医療機器プログラムにあっては電気通信回線を通じて提供してはならない。〈法第65条第1号〉

5　基本要件基準が定められた再生医療等製品であって、その性状、品質又は性能がその基準に適合しないものは、販売し、授与し、又は販売・授与の目的で製造し、輸入し、貯蔵し、陳列してはならない。〈法第65条の5第1号〉

6　基本要件基準が定められた体外診断用医薬品であって、その性状、品質又は性能がその基準に適合しないものは、販売し、授与し、又は販売・授与の目的で製造し、輸入し、貯蔵し、陳列してはならない。〈法第56条第2号〉

## 第四十二条（医薬品等の基準）

(昭五四法五六・平一一法一六〇・平一四法九六・平二五法八四・令五法三六・一部改正)

■第42条第1項■

> 厚生労働大臣は、保健衛生上特別の注意を要する医薬品又は再生医療等製品につき、薬事審議会の意見を聴いて、その製法、性状、品質、貯法等に関し、必要な基準$^{1〜3}$を設けることができる。

**趣旨**

本規定は、医薬品又は再生医療等製品の法定の基準について定めたものである。

**解説**

1　保健衛生上特別の注意を要する医薬品又は再生医療等製品の製法、性状、品質、貯法等に関する「必要な基準」は、法定の基準と呼ばれ、以下のものが定められている。
① 放射性医薬品基準(平成25年厚生労働省告示第83号)
② 生物学的製剤基準(平成16年厚生労働省告示第155号)
③ 血液型判定用抗体基準(平成6年厚生労働省告示第204号)

2　法定の基準が定められた医薬品であって、その基準に適合しないものは、販売し、授与し、又は販売・授与の目的で製造し、輸入し、貯蔵し、陳列してはならない。〈法第56条第5号〉

3　法定の基準が定められた再生医療等製品であって、その基準に適合しないものは、販売し、授与し、又は販売・授与の目的で製造し、輸入し、貯蔵し、陳列してはならない。〈法第65条の5第3号〉

■第42条第2項■

> 厚生労働大臣は、保健衛生上の危害を防止するために必要があるときは、医薬部外品、化粧品又は医療機器について、薬事審議会の意見を聴いて、その性状、品質、性能等に関し、必要な基準$^{1〜4}$を設けることができる。

**趣旨**

本規定は、医薬部外品、化粧品又は医療機器の法定の基準について定めたものである。

**解説**

1　保健衛生上の危害を防止するための医薬部外品、化粧品又は医療機器の性状、品質、性能等に関する「必要な基準」は、法定の基準と呼ばれ、以下のものが定められている。
① 化粧品基準(平成12年厚生省告示第331号)
② 人工血管基準(昭和45年厚生省告示第298号)
③ 医療用接着剤基準(昭和45年厚生省告示第299号)

④ 医療用エックス線装置基準(平成13年厚生労働省告示第75号)
⑤ 人工呼吸器警報基準(平成13年厚生労働省告示第264号)
⑥ 視力補正用コンタクトレンズ基準(平成13年厚生労働省告示第349号)
⑦ 非視力補正用コンタクトレンズ基準(平成21年厚生労働省告示第283号)
⑧ 再製造単回使用医療機器基準(平成29年厚生労働省告示第261号)

**2** 法定の基準が定められた医薬部外品であって、その基準に適合しないものは、販売し、授与し、又は販売・授与の目的で製造し、輸入し、貯蔵し、陳列してはならない。〈法第60条〉

**3** 法定の基準が定められた化粧品であって、その基準に適合しないものは、販売し、授与し、又は販売・授与の目的で製造し、輸入し、貯蔵し、陳列してはならない。〈法第62条〉

**4** 法定の基準が定められた医療機器であって、その基準に適合しないものは、販売し、貸与し、授与し、もしくは販売・貸与・授与の目的で製造し、輸入し、貯蔵し、陳列し、又は医療機器プログラムにあっては電気通信回線を通じて提供してはならない。〈法第65条第3号〉

## 第四十三条(検定)

(昭三七法一六一・平五法二七・平六法五〇・平一一法一六〇・平一四法九六・平二五法八四・平二六法六九・一部改正)

■第43条第1項■

> 厚生労働大臣の指定する医薬品又は再生医療等製品は、厚生労働大臣の指定する者の検定を受け、かつ、これに合格したものでなければ、販売し、授与し、又は販売若しくは授与の目的で貯蔵し、若しくは陳列してはならない。ただし、厚生労働省令で別段の定めをしたときは、この限りでない。

**趣 旨**

本規定は、医薬品又は再生医療等製品の国家検定品目は、検定に合格したものでなければ販売してはならない旨を定めたものである。ただし、①国家検定品目の製造業者が取引先に納品するとき、②健康被害の拡大を防止するため緊急に使用される必要があるときは、検定に合格していなくても国家検定品目を販売することができるとしている。

**解 説**

**1** ①高度な製造技術や試験技術を必要とするもの、②製造過程において品質に影響を受けやすく、不良な製品が市場に出回った場合には保健衛生上の危害を生じるおそれの大きいものについては、その製造販売業者のみに品質の確認を委ねることとせず、第三者たる公的機関の確認を要することとするため、本規定が設けられている。

**2** 「厚生労働大臣の指定する医薬品」は、国家検定医薬品と呼ばれ、生物学的製剤(例:インフルエンザワクチン、ジフテリアトキソイド)が指定されている。〈S38/6/24 厚生省告示第279号(最近改正:R5/12/20 告示第337号)〉

3 「厚生労働大臣の指定する再生医療等製品」は、国家検定再生医療等製品と呼ばれるが、現在のところ指定されたものはない。

4 「厚生労働大臣の指定する者」は、検定機関と呼ばれる。

5 「検定」とは、対象となる物を一定の基準に従って検査し、それが所定の基準に合致しているかどうか確定させることをいう。

6 本規定に違反した者は、3年以下の懲役もしくは300万円以下の罰金に処し、又はこれを併科する。〈法第84条第15号〉

また、いわゆる両罰規定の対象となっており、この行為者を使用する法人又は人も罰せられる。法人については1億円以下、人については300万円以下の罰金刑が科される。〈法第90条第1号〉

＜但書＞

7 検定の特例として、医薬品又は再生医療等製品の製造業者は、検定を受けなくも、その製造・輸入した医薬品又は再生医療等製品を、医薬品又は再生医療等製品の製造販売業者又は製造業者に販売し、授与し、又は販売・授与の目的で貯蔵し、陳列することができる。〈則第203条第1項〉

8 検定の特例として、国民の生命及び健康に重大な影響を与えるおそれがある感染性の疾病のまん延その他の健康被害の拡大を防止するため使用される医薬品又は再生医療等製品であって厚生労働大臣が指定するものについては、緊急に使用される必要があるため、検定を受けるいとまがない場合として厚生労働大臣が定める場合に限り、販売し、授与し、又は販売・授与の目的で貯蔵し、陳列することができる。〈則第203条第3項〉

＜国家検定医薬品の検定の申請手続＞

9 検定の申請について、次のとおり定められている。〈令第58条、則第197条〉

① 厚生労働大臣の指定した医薬品について、出願者は、厚生労働大臣の定める額の手数料を添えて、都道府県知事を経由して検定機関に申請書を提出しなければならない。

※「出願者」とは、検定機関の検定を受けようとする者をいう。

② 検定の申請は、同一の製造番号又は製造記号の医薬品ごとに、検定申請書を、当該医薬品を保有する施設の所在地の都道府県知事に提出することによって行う。ただし、一つの製造期間内に一連の製造工程により均質性を有するように製造された同一の一般的名称の医薬品であって、容量のみが異なるものについて同時に検定の申請を行う場合は、一つの検定申請書において行うことができる。

③ ②の申請書には、次に掲げる検定の申請の区分に応じ、それぞれに定める書類を添えなければならない。

㈠ 指定製剤の検定の申請(当該指定製剤の検定が二つ以上の製造段階について行われるべき場合にあっては、最終段階の検定の申請に限る)については、以下の書類

※「指定製剤」は、生物学的製剤とする。〈H23/7/4 厚生労働省告示第225号(最近改正：R3/6/30 告示第265号)〉

・申請に係る同一の製造番号又は製造記号の医薬品について作成した製造・試験記録等要約書

※「製造・試験記録等要約書」とは、製品の製造及び試験の記録等を要約した書類のこと
・申請品目に係る承認書の写し
※「承認書」とは、製造販売の承認の際に交付される書類(当該品目について製造販売の届出を行っている場合には、当該届書(当該交付される書類に記載されていない内容に係るものに限る)の写しを含む)のこと
(二) (一)に掲げる検定の申請以外の検定の申請については、自家試験の記録を記載した書類
④ ③にかかわらず、③(一)の承認書については、前回の検定の際に既に都道府県知事に提出されている当該承認書の内容に変更がないときは、その添付を省略することができる。
⑤ 検定機関は、生物学的製剤又は抗菌性物質製剤である医薬品については国立感染症研究所、その他の医薬品については国立医薬品食品衛生研究所とする。
⑥ 出願者は、医薬品については、当該品目に係る承認を取得している製造販売業者又は外国特例承認を取得している外国特例承認取得者に係る選任製造販売業者とする。
⑦ ②の申請書には、厚生労働大臣の定める手数料の額に相当する収入印紙を貼らなければならない。

⇒ 上記②の但書に「一つの製造期間内に」とあるように、最終バルクまで同一工程で製造された場合であっても、一つの製造期間とみなせない間隔で、複数回にわたって分注した小分け製品の一群は、一つの検定申請書において検定の申請は行うことはできない。
〈H27/1/16 薬食監麻発0116第1号〉

⇒ 上記③(一)の「製造・試験記録等要約書」には、次に掲げる事項が記載されていなければならない。〈則第197条の2〉
① 製品の名称
② 承認番号
③ 製造所の名称及び所在地
④ 製造販売業者又は選任製造販売業者の名称及び所在地
⑤ 製造年月日及び製造量
⑥ 製造番号又は製造記号
⑦ 原材料(シード及びセルバンクを含む)に関する情報
⑧ 使用した中間体及び原液等の名称及び構成
⑨ 製造工程及び品質管理試験の記録
⑩ その他厚生労働大臣が定める事項

⇒ 上記③(二)に「自家試験の記録」とあるように、出願者が先に試験検査を実施し、その後に国家検定を実施するというダブルチェックの体制となっている。ただし、医療の現場への供給を迅速に行う観点から、ワクチンでは並行検定も認められている。
※「並行検定」とは、自家試験と並行して行われる国家検定のこと

<製造・試験記録等要約書の様式の作成の申請手続>
10 製造・試験記録等要約書の様式は、製造販売業者の申請に基づき、品目ごとに、国立感染症研究所が作成し、又は変更する。〈則第197条の3〉

⇒ 上記にかかわらず、国立感染症研究所は、作成した製造・試験記録等要約書の様式の変更が必要となったと認める場合は、当該様式に係る製造販売業者と協議の上、当該様式を変更することができる。〈則第197条の9〉

11 製造・試験記録等要約書の様式の作成の申請について、次のとおり定められている。
〈則第197条の4〉
① 製造販売業者は、指定製剤に該当する品目について製造販売の承認を受けたときは、遅滞なく、国立感染症研究所に対し、製造・試験記録等要約書の様式の作成を申請しなければならない。指定製剤に該当する品目について製造販売の承認を受けた後、製造・試験記録等要約書の様式が作成される前に、当該品目について一変承認を受けた場合においても、同様とする。
② ①の申請は、申請書に次に掲げる資料を添えて提出することによって行わなければならない。
㈠ 当該品目に係る承認書の写し
㈡ 当該品目に係る製造・試験記録等要約書の様式の案
㈢ その他製造・試験記録等要約書の様式の作成に必要な資料
③ 指定製剤に該当する品目について製造販売の承認の申請を行った製造販売業者は、承認を受けた後速やかに製造販売を行う必要があることその他特別の事情がある場合には、①にかかわらず、承認を受ける前においても、国立感染症研究所に対し、製造・試験記録等要約書の様式の作成を申請することができる。
④ ③の申請は、申請書に次に掲げる資料を添えて提出することによって行わなければならない。
㈠ 当該品目の製造販売の承認に係る申請書の写し
㈡ 当該品目に係る製造・試験記録等要約書の様式の案
㈢ その他製造・試験記録等要約書の様式の作成に必要な資料
⑤ ③による申請を行った製造販売業者は、当該品目について製造販売の承認を受けたときは、速やかに、当該品目に係る承認書の写しを国立感染症研究所に提出しなければならない。
⑥ ③による申請を行った製造販売業者が当該品目について製造販売の承認を受けられなかったときは、当該申請は取り下げられたものとみなす。

12 製造・試験記録等要約書の様式の変更等の申請について、次のとおり定められている。
〈則第197条の5〉
① 製造販売業者は、製造・試験記録等要約書の様式が作成された場合において、次に掲げる場合に該当したときは、遅滞なく、国立感染症研究所に対し、当該製造・試験記録等要約書の様式の変更又は変更の確認の申請をしなければならない。
㈠ 当該品目について一変の承認を受けた場合
㈡ 当該品目について軽微な変更が行われることにより製造・試験記録等要約書の様式の変更が必要となる場合
㈢ その他製造・試験記録等要約書の様式の変更が必要となる場合

② ①の申請は、申請書に次に掲げる資料を添えて提出することによって行わなければならない。ただし、①㈢に掲げる場合に係る申請においては、㈠に掲げる資料は、当該承認書の内容が既に提出した承認書のうち直近のものから変更がないときは、提出することを要しない。
㈠ 当該品目に係る承認書の写し
㈡ 当該品目に係る製造・試験記録等要約書の変更後の様式の案(変更の必要がないときは、その旨)
㈢ その他製造・試験記録等要約書の様式の変更のために必要な資料

③ 指定製剤に該当する品目について一変の承認の申請を行った製造販売業者は、一変の承認を受けた後速やかに製造販売を行う必要があることその他特別の事情がある場合には、①にかかわらず、一変の承認を受ける前においても、国立感染症研究所に対し、製造・試験記録等要約書の様式の変更又は変更の確認の申請をすることができる。

④ ③の申請は、申請書に次に掲げる資料を添えて提出することによって行わなければならない。ただし、㈠に掲げる資料は、当該承認書の内容が既に提出した承認書のうち直近のものから変更がないときは、提出することを要しない。
㈠ 当該品目の承認書及び一変の承認に係る申請書の写し
㈡ 当該品目に係る製造・試験記録等要約書の変更後の様式の案(変更の必要がないときは、その旨)
㈢ その他製造・試験記録等要約書の様式の変更のために必要な資料

⑤ ③による申請を行った製造販売業者は、当該品目について一変の承認を受けたときは、速やかに、当該品目に係る承認書の写しを国立感染症研究所に提出しなければならない。

⑥ ③による申請を行った製造販売業者が当該品目について一変の承認を受けられなかったときは、当該申請は取り下げられたものとみなす。

13 国立感染症研究所は、製造・試験記録等要約書の様式の作成の申請を行った製造販売業者又は原薬等登録原簿への登録を受けた原薬等を製造する者に対して、製造・試験記録等要約書の様式の作成又は変更のために必要な資料の提出を求めることができる。〈則第197条の7〉

14 国立感染症研究所は、製造・試験記録等要約書の様式の作成又は変更にあたっては、必要に応じ、製造・試験記録等要約書の様式の作成の申請を行った製造販売業者と協議する。〈則第197条の8〉

15 国立感染症研究所は、製造・試験記録等要約書の様式を作成又は変更したときは、当該作成又は変更の申請を行った製造販売業者(国立感染症研究所が必要と認めて行う変更の場合(則第197条の9)にあっては、当該様式に係る申請を行った製造販売業者)に通知する。〈則第197条の10〉

<国家検定再生医療等製品の検定の申請手続>

16 国家検定再生医療等製品の検定の申請について、次のとおり定められている。〈令第58条、則第197条の11〉

① 厚生労働大臣の指定した再生医療等製品について、出願者は、厚生労働大臣の定める額の手数料を添えて、都道府県知事を経由して検定機関に申請書を提出しなければならない。

② 検定の申請は、同一の製造番号又は製造記号の再生医療等製品ごとに、検定申請書を、当該再生医療等製品を保有する施設の所在地の都道府県知事に提出することによって行う。

③ ②の申請書には、自家試験の記録を記載した書類を添えなければならない。

④ 検定機関は、再生医療等製品については、国立医薬品食品衛生研究所とする。

⑤ 出願者は、再生医療等製品については、当該品目に係る承認を取得している製造販売業者又は外国特例承認を取得している外国特例承認取得者に係る選任製造販売業者とする。

⑥ ②の申請書には、厚生労働大臣の定める手数料の額に相当する収入印紙を貼らなければならない。

<並行検定>

17 ①の対象製剤については、自家試験と国家検定が並行する場合にも検定申請を受け付けることとし、その取扱いは②及び③のとおりとする。〈R2/6/30 薬生薬審発0630第1号等〉

① 対象製剤

　㈠ インフルエンザHAワクチン

　㈡ 乾燥組織培養不活化A型肝炎ワクチン

　㈢ 乾燥組織培養不活化狂犬病ワクチン

　㈣ 乾燥細胞培養日本脳炎ワクチン

　㈤ 組換え沈降B型肝炎ワクチン(酵母由来)

　㈥ 沈降精製百日せきジフテリア破傷風不活化ポリオ(セービン株)混合ワクチン

　㈦ 沈降精製百日せきジフテリア破傷風不活化ポリオ(ソークワクチン)混合ワクチン

　㈧ 以下の原液に係る中間段階のもの

　　・乾燥弱毒生おたふくかぜワクチン

　　・ジフテリアトキソイド

　　・破傷風トキソイド

　　・乾燥弱毒生風しんワクチン

　　・乾燥弱毒生麻しんワクチン

② SLP(最終段階の検定申請の場合に限る)及び自家試験成績書(中間段階の検定申請の場合に限る)の記載項目のうち、自家試験未完了の試験に係る記載項目については「試験実施中」と記載すること。また、実施中の自家試験については、以下の情報を任意の書式に別途記載して提出する。

　　※「SLP」とは、Summary Lot Protocol の略。製造・試験記録等要約書のこと

　㈠ 試験開始日

　㈡ 試験終了予定日

　㈢ 試験成績書等の提出予定日

※「試験成績書等」とは、修正された SLP 及び自家試験成績書のこと

③ 製造販売業者は、試験成績書等の提出予定日までに、試験結果その他の必要事項を記載した試験成績書等を国立感染症研究所宛て提出すること。なお、提出予定日までに試験成績書等を提出することが困難な場合は、国立感染症研究所に電子メールにて連絡すること

**18** 並行検定について、次のように示されている。〈R2/6/30 事務連絡〉

① 並行検定は、製造から出荷までの期間を短縮することで、市場流通や使用可能期間の確保に資するものであり、ワクチンの安定供給を促進するために試行的に導入を行ったものである。こうした趣旨を踏まえ、検定試験に動物を対象とする試験を含む製剤を中心に、製造から出荷に至るまでの期間が比較的長期間となる製剤を並行検定の対象製剤としている。

② 必ずしも並行検定申請を行う必要はなく、当該製品の安定供給を行う必要がある場合に申請するなど、事業者の判断に応じて並行検定制度を活用することとして差し支えない。

③ 自家試験で不適合が多い製品の並行検定申請は、国立感染症研究所の業務量等に影響を与えるおそれがあることから、安定供給に支障のない範囲において、通常通り自家試験を終えてから申請することが望ましい。なお、並行検定の申請中に自家試験の結果が不適合となった場合には、速やかに検定申請を取り下げること。この場合、検定申請手数料は返還されない。

④ 原則として、並行検定申請時には、全ての自家試験を開始していることが望ましい。申請時に結果未了の自家試験が多い場合については、申請後の煩雑な書類の差し替え等を避けるため、比較的短期間で終えられる試験(物理化学的な試験等)を終了させてから並行検定申請を行うこと。なお、出検時に自家試験を開始することが困難な場合については、個別に国立感染症研究所と相談すること

⑤ 試験成績書等の提出予定日については、原則として標準的事務処理期間の最終日から 20 日間(試験成績書等差し替え後の国立感染症研究所での処理期間を勘案した期間)を差し引いた日より前の日付を記載すること

⑥ 試験成績書等の提出は、原則としてまとめて行うこと。なお、まとめて提出することが困難な場合には、個別に国立感染症研究所と調整すること

⑦ 供給不安等の理由から、対象製剤以外の製剤について並行検定申請をすることも可能である。

■第43条第2項■

> 厚生労働大臣の指定する医療機器は、厚生労働大臣の指定する者の検定を受け、かつ、これに合格したものでなければ、販売し、貸与し、授与し、若しくは販売、貸与若しくは授与の目的で貯蔵し、若しくは陳列し、又は医療機器プログラムにあつては、電気通信回線を通じて提供してはならない。ただし、厚生労働省令で別段の定めをしたときは、この限りでない。

### 趣旨

本規定は、医療機器の国家検定品目は、検定に合格したものでなければ販売提供してはならない旨を定めたものである。ただし、①国家検定品目の製造業者が取引先に納品するとき、②健康被害の拡大を防止するため緊急に使用される必要があるときは、検定に合格していなくても国家検定品目を販売提供することができるとしている。

### 解説

1　「厚生労働大臣の指定する医療機器」は、国家検定医療機器と呼ばれるが、現在のところ指定されたものはない。

2　本規定に違反した者は、3年以下の懲役もしくは300万円以下の罰金に処し、又はこれを併科する。〈法第84条第15号〉
　また、いわゆる両罰規定の対象となっており、この行為者を使用する法人又は人も罰せられる。法人については1億円以下、人については300万円以下の罰金刑が科される。〈法第90条第1号〉

<但書>

3　検定の特例として、医療機器の製造業者は、検定を受けなくも、その製造・輸入した医療機器を、医療機器の製造販売業者又は製造業者に販売し、貸与し、授与し、もしくは販売・貸与・授与の目的で貯蔵し、陳列し、又は電気通信回線を通じて提供することができる。〈則第203条第2項〉

4　検定の特例として、特例として、国民の生命及び健康に重大な影響を与えるおそれがある感染性の疾病のまん延その他の健康被害の拡大を防止するため使用される医療機器であって厚生労働大臣が指定するものについては、緊急に使用される必要があるため、検定を受けるいとまがない場合として厚生労働大臣が定める場合に限り、販売し、貸与し、授与し、もしくは販売・貸与・授与の目的で貯蔵し、陳列し、又は電気通信回線を通じて提供することができる。〈則第203条第3項〉

<国家検定医療機器の検定の申請手続>

5　国家検定医療機器の検定の申請について、次のとおり定められている。〈令第58条、則第197条の12〉

　①　厚生労働大臣の指定した医療機器について、出願者は、厚生労働大臣の定める額の手数料を添えて、都道府県知事を経由して検定機関に申請書を提出しなければならない。

　②　検定の申請は、同一の製造番号又は製造記号の医療機器ごとに、検定申請書を、当該

第8章　医薬品等の基準及び検定（第41条—第43条）

医療機器を保有する施設の所在地の都道府県知事に提出することによって行う。
③ ②の申請書には、自家試験の記録を記載した書類を添えなければならない。
④ 検定機関は、医療機器については、国立医薬品食品衛生研究所とする。
⑤ 出願者は、医療機器については、当該品目に係る承認もしくは基準適合性認証を取得している製造販売業者又は外国特例承認を取得している外国特例承認取得者に係る選任製造販売業者もしくは基準適合性認証を取得している外国特例認証取得者に係る選任製造販売業者とする。
⑥ ②の申請書には、厚生労働大臣の定める手数料の額に相当する収入印紙を貼らなければならない。

■第43条第3項■

前二項の検定に関し必要な事項は、政令で定める。

### 趣旨

本規定は、国家検定医薬品、国家検定医療機器又は国家検定再生医療等製品の検定に関し必要な事項については、政令で定める旨を明示したものである。

### 解説

＜検定の試験品＞

1　都道府県知事は、検定の申請書を受理したときは、薬事監視員に試験品を採取させ、申請書とともに、これを検定機関に送付しなければならない。〈令第59条〉

2　試験品の収納及び表示について、次のとおり定められている。〈則第198条〉
① 出願者は、検定を受けようとするときは、医薬品、医療機器又は再生医療等製品を販売等の用に供する容器又は被包に入れ、これを保管するのに適当な箱その他の容器に収め、その容器に次に掲げる事項を記載しておかなければならない。
㈠ 医薬品、医療機器又は再生医療等製品の名称
㈡ 製造番号又は製造記号
㈢ 製造年月日
㈣ 数量
② 出願者は、生物学的製剤である医薬品について検定を受けようとするときは、試験品を採取する薬事監視員の立会いのもとで、当該医薬品について、①の措置を講じなければならない。
③ 医薬品、医療機器又は再生医療等製品の検定が二つ以上の製造段階について行われるべき場合における最終段階の検定以外の検定に関しては、①及び②の規定は適用しない。

3　試験品の採取等について、次のとおり定められている。〈則第199条〉
① 薬事監視員は、試験品を採取するときは、厚生労働大臣の定める数量の試験品を採取

して適当な容器に収め、封印し、これに次に掲げる事項を記載しなければならない。
　㈠ 出願者の氏名
　㈡ 医薬品、医療機器又は再生医療等製品の名称
　㈢ 製造番号又は製造記号
　㈣ 製造年月日
　㈤ 採取量
② 出願者は、試験品の容器(則第198条第1項)に収められた医薬品、医療機器又は再生医療等製品を適切に保管するとともに、出納を行う場合はその記録を作成し、その作成の日から5年間保存しなければならない。
③ 都道府県知事は、検定合格証明書を交付したときは、薬事監視員に、②の保管が適切に行われていたかどうかについて確認させなければならない。

⇒ 上記②について、次のように示されている。〈R2/6/30 薬生薬審発0630第1号等〉
① 出願者が行う製品の保管管理は、次のとおりとする。
　㈠ 製品の保管管理については、施設及び保管容器のセキュリティ管理を厳重に行い、外部からの侵入防止、鍵の管理等を適切に行うとともに、管理者の指名、管理記録の改ざん防止措置を講ずるなど、適切に管理すること
　㈡ 保管容器に納められた医薬品等について包装・表示作業等を行う場合、出納を行う理由、作業責任者名、作業日、作業内容等の記録を作成し、当該記録をその作成の日から5年間保管すること
② ①の保管管理に加え、検定合格証明書の交付を受けたとき又は検定に不合格の通知を受けるまでの間の製品の保管管理については、製造業者がGMPに基づき管理する等、適切に行うこと

⇒ 上記③について、次のように示されている。〈R2/6/30 薬生薬審発0630第1号等〉
① 試験品の保管が適切に行われていたかどうかについての確認にあたっては、遅滞なく、以下の記録等を確認すること
　㈠ 保管容器等による製品の保管状況の記録(保管開始時、終了時、場所、製品名、ロット、数量、保管実施者、保管方法(セキュリティ管理状況等を含む))
　㈡ 保管中に包装・表示等がされた場合は、出納を行う理由、作業責任者名、作業日、作業内容等の記録及び当該記録を補完する関連記録(保管場所からの取り出し、移動、包装・表示の実施に関する記録、包装表示後の保管場所への移動、セキュリティ管理状況等)
② ①の記録は、製造業者においてGMPに基づき適切に管理された記録(写しを含む)を活用しても差し支えない。
③ ①において確認した場合は、記録を作成し、以下のうちより長期の期間、都道府県において保管すること
　㈠ 5年
　㈡ 当該品目に係る次回の検定の申請がなされ、かつ当該次回検定に係る医薬品等について①の確認が完了するまでの期間

## 第8章 医薬品等の基準及び検定（第41条—第43条）

### ＜検定合格証明書＞

**4** 検定合格証明書について、次のとおり定められている。〈令第60条〉

① 検定機関は、都道府県知事から送付された試験品について、厚生労働大臣の定める基準によって検定を行い、その結果を都道府県知事に通知し、かつ、当該医薬品、医療機器又は再生医療等製品が検定に合格したときは、出願者の氏名及び住所その他の厚生労働省令で定める事項を記載した検定合格証明書を都道府県知事に送付しなければならない。

② 都道府県知事は、①により検定の結果の通知を受けたときは、これを出願者に通知し、かつ、検定合格証明書の送付を受けたときは、これを出願者に交付しなければならない。

**5** 従前、「検定に合格した旨及び検定の合格年月日」の表示が義務づけられていたが、製品の安定供給等を促進する観点から、令和2年の規則改正により、「検定に合格した旨」のみの表示に改められた。これに伴い、検定機関には、検定を行った医薬品等が検定に合格したときは、当該医薬品等に係る以下の事項について、医療関係者等が確認することができるよう電気通信回線を通じて公表することが求められている。ただし、当該検定が二つ以上の製造段階について行われた場合であり、最終段階以外の検定である場合は、この限りでない。〈R2/6/30 薬生薬審発0630 第1号等〉

① 一般的名称
② 出願者の名称
③ 検定の合格年月日
④ 製造番号又は製造記号

### ＜検定合格の表示＞

**6** 検定合格品の表示について、次のとおり定められている。〈令第61条、則第201条〉

① 出願者は、検定に合格した医薬品、医療機器又は再生医療等製品を収めた容器又は被包の見やすい場所に、検定に合格した旨の表示を付さなければならない。

② 都道府県知事は、薬事監視員に検定に合格した旨の表示が付されていることを確認させなければならない。

③ ②による確認は、検定に合格した旨の表示が付されている医薬品、医療機器又は再生医療等製品の数量及び当該数量が適正であることを示すために必要な資料を確認することにより行う。

⇒ 上記③の「必要な資料」について、次のように示されている。〈R2/6/30 薬生薬審発0630 第1号等〉

① 当該数量が適正であることを示すために必要な資料は、以下のとおりである。
　㈠ 検定記録表
　　　※ 出願者は、検定を受けた医薬品、医療機器又は再生医療等製品について検定記録表を作成しておかなければならない。〈則第202条〉
　㈡ 当該医薬品等に使用する添付文書、個装箱、ラベル等の出納に係る記録

② ①において確認した資料は、以下のうちより長期の期間、都道府県において写しを保管する。なお、これらの資料については、当該品目について行われるGMP調査等に

おいて必要がある場合に、当該調査等を行う者が都道府県に照会する場合がある。
　㈠　5年
　㈡　当該品目に係る次回の検定の申請がなされ、かつ当該次回検定に係る医薬品等について①の確認が完了するまでの期間

**7**　検定合格品の表示について、次のように示されている。〈R2/6/30 薬生薬審発 0630 第1号等〉

①　検定に合格した医薬品等を収めた容器又は被包に付される表示は、見やすい場所に付すこと。なお、原則としてその形式は問わない。

②　検定に合格した旨の表示は、例えば、　検定合格品　とする。

<出荷後の確認>

**8**　出願者が、検定に合格した医薬品等を市場へ出荷した場合にあっては、都道府県知事は、以下の資料を遅滞なく確認する。出荷後の確認は、必ずしも出荷の都度行う必要はなく、例えば、一定期間分(1ヶ月分等)まとめて確認するなどで差し支えない。また、郵送された資料の写しを確認するなど、必ずしも実地に確認を行う必要はない。〈R2/6/30 薬生薬審発 0630 第1号等〉

①　検定記録表
②　出荷に係る伝票(写しを含む)


■第43条第4項■

第一項及び第二項の検定の結果については、審査請求をすることができない。

**趣旨**

本規定は、検定の結果については、審査請求をすることができない旨を定めたものである。

**解説**

**1**　従前、不服申立てのうち、処分をした行政庁又は不作為に係る行政庁以外の行政庁に対して行うものを「審査請求」といい、処分をした行政庁又は不作為に係る行政庁に対して行うものを「意義申立て」としていたが、「行政不服審査法の施行に伴う関係法律の整備等に関する法律(平成26年法律第69号)」において、「異議申立て」をなくして「審査請求」という文言に一元化が図られた。

これに伴い、本規定において、従前、「不服申立てをすることができない」としていた表現が、「審査請求をすることができない」に改められた。

**2**　本規定では、検定の結果については審査請求の適用を排除している。これは、検定は純粋に科学的な手法によってなされるものであるという性格から、不服申立てになじまないと考えられるためである。

**3**　本規定の対象は、あくまで「検定の結果」であり、検査機関の不作為に関するものではない。

# 第九章　医薬品等の取扱い

（平二五法八四・旧第七章繰下）

## 第一節　毒薬及び劇薬の取扱い

### 第四十四条（表示）

（平一一法一六〇・令五法三六・一部改正）

■第４４条第１項■

> 毒性が強いものとして厚生労働大臣が薬事審議会の意見を聴いて指定する医薬品（以下「毒薬」という。）は、その直接の容器又は直接の被包に、黒地に白枠、白字をもつて、その品名及び「毒」の文字が記載されていなければならない。

**趣旨**

本規定は、毒薬の直接の容器等には、黒地に白で、品名及び「毒」の文字が記載されていなければならない旨を定めたものである。

**解説**

1　毒薬による保健衛生上の危害の発生を防止するためには、その容器・被包の記載事項及び記載方法を明確に定めておくことが重要であるため、本規定が設けられている。

2　「毒性」とは、①極量が致死量に近い、②蓄積作用が強い、③薬理作用が激しい等の性質をいう。

　　※「極量」とは、通常の場合に成人に対して用い得る最大量のこと

3　「指定する医薬品」とあるように、毒薬とはそもそも医薬品である。したがって、毒薬の直接の容器等には、黒地に白枠、白字による品名及び「毒」の文字に加え、法第50条に規定する事項についても記載されていなければならない。

4　「毒薬」として、次に掲げる医薬品が指定されている。〈則第204条、則別表第3〉

　① 生薬、動植物成分及びそれらの製剤（例：アコニチン、その塩類及びそれらの製剤）
　② 生物学的製剤及び抗菌性物質製剤（例：イダルビシン、その塩類及びそれらの製剤）
　③ 無機薬品及びその製剤（例：黄リン及びその製剤）
　④ 有機薬品及びその製剤（例：ゲムツズマブオゾガマイシン及びその製剤）

5　「毒薬」とよく似た用語に「毒物」があるが、これらは全くの別物である。毒物とは、毒劇法別表第1に掲げる物（例：四アルキル鉛、弗化水素、モノフルオール酢酸）であって、医薬品及び医薬部外品以外のものをいう。〈毒劇法第2条第1項〉

6　「被包」とあるが、これには内袋は含まれない。〈法第37条第2項〉

7　「品名」とは、当該医薬品の名称（法第50条第2号）をいう。

8　毒薬の直接の容器等が小売のために包装されている場合において、その直接の容器等に記載された本規定の表示事項が外部の容器等を透かして容易に見ることができないときは、その外部の容器等にも当該表示事項が記載されていなければならない。〈法第51条〉

■第44条第2項■

　劇性が強い¹ものとして厚生労働大臣が薬事審議会の意見を聴いて指定⁵する医薬品(以下「劇²薬³」という。)は、その直接の容器又は直接の被包に、白地に赤枠、赤字をもつて、その品名及び「劇」⁴の文字が記載されていなければならない。

### 趣旨

　本規定は、劇薬の直接の容器等には、白地に赤で、品名及び「劇」の文字が記載されていなければならない旨を定めたものである。

### 解説

1　「劇性が強い」とあるが、毒性と劇性の違いを絶対的な基準で表現することはできないため、毒薬と劇薬は相対的な危険性の程度によって区分されている。

2　「劇薬」として、次に掲げる医薬品が指定されている。〈則第204条、則別表第3〉
　① 生薬、動植物成分及びそれらの製剤(例：アポモルヒネ又はその塩類を含有する製剤)
　② 生物学的製剤及び抗菌性物質製剤(例：ワクチン類)
　③ 無機薬品及びその製剤(例：亜硝酸塩類)
　④ 有機薬品及びその製剤(例：過酢酸を含有する製剤)

3　「劇薬」とよく似た用語に「劇物」があるが、これらは全くの別物である。劇物とは、毒劇法別表第2に掲げる物(例：塩化水素、水酸化ナトリウム、硫酸タリウム)であって、医薬品及び医薬部外品以外のものをいう。〈毒劇法第2条第2項〉

4　劇薬の直接の容器等が小売のために包装されている場合において、その直接の容器等に記載された本規定の表示事項が外部の容器等を透かして容易に見ることができないときは、その外部の容器等にも当該表示事項が記載されていなければならない。〈法第51条〉

5　毒薬、劇薬の指定の基準について、次のように示されている。〈S46/6/1 薬発第476号〉
　① 急性毒性(概略の致死量：mg/kg)が、次のいずれかに該当するもの
　　㈠ 経口投与の場合、毒薬が30mg/kg、劇薬が300mg/kg以下の値を示すもの
　　㈡ 皮下投与の場合、毒薬が20mg/kg、劇薬が200mg/kg以下の値を示すもの
　　㈢ 静脈内(腹腔内)投与の場合、毒薬が10mg/kg、劇薬が100mg/kg以下の値を示すもの
　② 次のいずれかに該当するもの。毒薬又は劇薬のいずれに指定するかは、その程度により判断する。
　　㈠ 原則として、動物に薬用量の10倍以下の長期連続投与で、機能又は組織に障害を認めるもの
　　㈡ 通例、同一投与法による致死量と有効量の比又は毒性勾配から、安全域が狭いと認められるもの
　　㈢ 臨床上中毒量と薬用量が極めて接近しているもの
　　㈣ 臨床上薬用量において副作用の発現率が高いもの又はその程度が重篤なもの
　　㈤ 臨床上蓄積作用が強いもの
　　㈥ 臨床上薬用量において薬理作用が激しいもの

■第44条第3項■

前二項の規定に触れる毒薬又は劇薬は、販売し、授与し、又は販売若しくは授与の目的で貯蔵し、若しくは陳列してはならない。

**趣旨**

本規定は、その直接の容器等に、①黒地に白で、品名及び「毒」の文字が記載されていない毒薬、②白地に赤で、品名及び「劇」の文字が記載されていない劇薬は、販売してはならない旨を定めたものである。

**解説**

1　本規定は、①毒薬の直接の容器等に、黒地に白枠、白字による品名及び「毒」の文字の記載がなされていない場合、②劇薬の直接の容器等に、白地に赤枠、赤字による品名及び「劇」の文字の記載がなされていない場合を対象としている。医薬品の直接の容器等の法定表示事項(法第50条)の記載がなされていない毒薬又は劇薬については、本規定ではなく、法第55条第1項により、その販売等が禁止されている。

2　本規定は、毒薬又は劇薬の製造販売業者に限らず、すべての者に適用される。

　医薬品の製造販売業者が適正な表示のなされていない毒薬又は劇薬を出荷してはならないことは当然として、販売業者が仕入れた段階では適正な表示がなされた毒薬又は劇薬であっても、貯蔵又は陳列されている間に容器等が劣化し、法定表示を容易に識別できなくなった場合においても販売等が禁止されることになる。

3　本規定は、「不正表示医薬品は、販売し、授与し、又は販売・授与の目的で貯蔵し、陳列してはならない(法第55条第1項)」と同趣旨であるが、その違反については、法第55条第1項に違反した場合(2年以下の懲役又は200万円以下の罰金)と比べ、刑罰がより重く設定されている。

4　本規定に違反した者は、3年以下の懲役もしくは300万円以下の罰金に処し、又はこれを併科する。〈法第84条第16号〉

　また、いわゆる両罰規定の対象となっており、この行為者を使用する法人又は人には300万円以下の罰金刑が科される。〈法第90条第2号〉

## 第四十五条（開封販売等の制限）

(平一八法六九・平二五法八四・一部改正)

> 店舗管理者が薬剤師である店舗販売業者及び医薬品営業所管理者が薬剤師である卸売販売業者以外の医薬品の販売業者は、第五十八条の規定によつて施された封を開いて、毒薬又は劇薬を販売し、授与し、又は販売若しくは授与の目的で貯蔵し、若しくは陳列してはならない。

### 趣 旨

本規定は、薬剤師以外の者を管理者としている医薬品の販売業者に対し、毒薬又は劇薬を開封して販売してはならない旨を定めたものである。

### 解 説

1 　保健衛生上の危害の発生を防止するためには、毒薬又は劇薬の開封販売は、薬剤師の管理の下で行われる必要があると考えられることから、本規定が設けられている。

2 　「薬剤師」とあるが、厚生労働大臣の再教育研修命令を受けた薬剤師にあっては、その研修を終了した旨が薬剤師名簿に登録された者に限られる。〈法第 7 条第 1 項〉

3 　「店舗管理者が薬剤師である店舗販売業者」とあるように、店舗管理者が登録販売者である店舗販売業者は、毒薬又は劇薬を開封して販売等することができない。

4 　「医薬品営業所管理者が薬剤師である卸売販売業者」とあるように、営業所管理者が「薬剤師以外の者であって当該医薬品の品目に応じて厚生労働省令で定めるもの(法第 35 条第 2 項)」である卸売販売業者は、毒薬又は劇薬を開封して販売等することができない。

5 　「(略)店舗販売業者及び(略)卸売販売業者以外の医薬品の販売業者」とあるように、配置販売業者については触れられていない。これは、「配置販売業者は、医薬品の直接の容器又は直接の被包を開き、その医薬品を分割販売してはならない(法第 37 条第 2 項)」と規定されているとおり、配置販売業者の場合、本規定に拠るまでもなく、そもそも医薬品(毒薬、劇薬を含む)開封して販売することが禁じられているためである。

6 　「医薬品の販売業者」とあるように、薬局開設者については触れられていない。これは、薬局の管理者は薬剤師に限られており(法第 7 条第 1 項、第 2 項)、本規定による規制の対象に含める必要がないためである。つまり、薬局には必ず薬剤師の管理者が置かれているため、すべての薬局は、毒薬又は劇薬を開封して販売等することができる。

7 　「施された封」とあるが、これについて次のように整理することができる。
① 封は、容器又は被包の記載事項と、当該容器等に収められている医薬品の同一性を確保するために施されるものである。
② その容器等が二つ以上ある毒薬又は劇薬において、そのいずれにも封が施されている場合、「施された封」とは、もっとも内側の容器等に施された封をいう。この場合、もっとも内側の容器等に施された封を開かなければ、外部の容器等に施されている封を開いて販売することは禁止されていないと解される。
③ なお、法第 45 条に抵触することなく「封」を開封し、毒薬又は劇薬の一部をとりだ

して販売する場合であっても、その直接の容器等には、法第44条及び第50条に基づく法定表示がなされていなければならない。
8 本規定に違反した者は、1年以下の懲役もしくは100万円以下の罰金に処し、又はこれを併科する。〈法第86条第1項第12号〉

また、いわゆる両罰規定の対象となっており、この行為者を使用する法人又は人には100万円以下の罰金刑が科される。〈法第90条第2号〉

## 第四十六条（譲渡手続）

〈平四法四六・平一二法一二六・平一四法九六（平一五法一〇二）・平二五法一〇三・一部改正〉

■第46条第1項■

薬局開設者又は医薬品の製造販売業者、製造業者若しくは販売業者（第三項及び第四項において「薬局開設者等」という。）は、毒薬又は劇薬については、譲受人から、その品名、数量、使用の目的、譲渡の年月日並びに譲受人の氏名、住所及び職業が記載され、厚生労働省令で定めるところにより作成された文書の交付を受けなければ、これを販売し、又は授与してはならない。

### 趣旨

本規定は、薬局開設者等に対し、譲受人（ゆずりうけにん）から、①品名、数量、使用の目的、譲渡の年月日、②譲受人の氏名、住所及び職業が記載された文書の交付を受けなければ、毒薬又は劇薬を販売してはならない旨を定めたものである。

### 解説

1 毒薬又は劇薬の譲受人に対しては、使用しようとする意向に慎重さを求めるとともに、譲渡人たる薬局開設者等に対して、譲受人の使用目的、品目の選定、数量の決定等に誤りがないか思慮する機会を与えるため、本条が設けられている。
2 「譲受人」とは、毒薬又は劇薬を購入等することにより、その所有権を移転させようとする者のことである。したがって、「譲受人の氏名」とは、毒薬又は劇薬の所有権の移転先となる者の氏名であって、当該者の代理として店を訪れる者の氏名ではない。
3 「品名」について、次のように整理することができる。
① 品名とは、毒薬又は劇薬である医薬品の名称（法第50条第2号）をいう。
② 日本薬局方において定められた名称又は一般的名称のある医薬品の場合は、その名称に加え、販売名を併記することが望ましい。
③ 医薬品の有効成分の分量、力価等が大きいときは毒薬になり、小さいときは劇薬になる医薬品の場合は、そのいずれかに該当するかを判別できるように記載する。
4 「数量」は、単に「△箱」とするのではなく、「△錠入△箱」というように、その毒薬又は劇薬の数量が正確に判別できるように記載する。
5 「使用の目的」は、毒薬又は劇薬に関する知識経験が十分でない者に注意を喚起し、

その使用の適正を期すために記載が義務づけられたものであることから、それが適確に把握できるように記載する必要がある。譲受人の毒薬又は劇薬に関する知識経験が十分であると認められる場合には、本規定の譲渡手続が適用されない(法第46条第2項)ことからも察せられよう。

6 「譲渡」とは、ある物の所有権を有する者の意思をもって、その所有権を他の者に移転させることをいう。これには対価を受け取るか否かは考慮されない。

7 「譲受人の氏名、住所及び職業」とあるように、当該文書に記載される氏名、住所及び職業は、毒薬又は劇薬の所有権の移転を受けようとする者の氏名等であって、当該者の代理として来店して毒薬又は劇薬を受け取ろうとする者のそれではない。

8 「厚生労働省令で定めるところにより作成された文書」とは、譲受人の署名又は記名押印のある文書である。〈則第205条〉

 ※「署名」とは、自らの氏名を自著すること
 ※「記名押印」とは、自著以外の方法(例:ゴム印、印刷)で自らの氏名を記載し、印鑑を押すことをいう。記名に押印を加えることで、署名とほぼ同等の証拠能力が生じるとされる。

9 「譲受人から、(略)作成された文書の交付を受けなければ」とあるように、毒薬又は劇薬の譲渡手続は、譲渡人である薬局開設者等が、譲受人から文書を受け取ることにより遂行される。とはいえ、実際のところは、薬局開設者等の店員が所定の用紙を来店者に手渡して法定事項を記入してもらい、その用紙を店員が回収することにより、譲渡手続が完了することになる。

10 本規定の譲渡手続を踏めば、必ず、毒薬又は劇薬を譲り受けることができるというものではない。譲渡人である薬局開設者等が、適正な使用が確保されないと判断した場合には、毒薬又は劇薬の譲渡を拒否できると解される。

11 本規定に違反した者は、1年以下の懲役もしくは100万円以下の罰金に処し、又はこれを併科する。〈法第86条第1項第13号〉

 また、いわゆる両罰規定の対象となっており、この行為者を使用する法人又は人には100万円以下の罰金刑が科される。〈法第90条第2号〉

■第46条第2項■

薬剤師等に対して、その身分に関する公務所の証明書の提示を受けて毒薬又は劇薬を販売し、又は授与するときは、前項の規定を適用しない。薬剤師等であつて常時取引関係を有するものに販売し、又は授与するときも、同様とする。

**趣 旨**

本規定は、薬局開設者等は、公務所の証明書の提示を受けて譲受人が薬剤師等であると確認できたときは、その譲受人から文書の交付を受けなくても毒薬又は劇薬を販売することができる旨を定めたものである。また、譲受人が常時取引関係を有する薬剤師等であるときは、公務所の証明書の提示を受けなくても毒薬又は劇薬を販売することができるとしている。

第9章第1節　毒薬及び劇薬の取扱い（第44条—第48条）

### 解説

1　毒薬又は劇薬の譲受人から文書の交付を受けることをもって譲渡手続とする規定（法第46条第1項）は、そもそも保健衛生上の危害の発生を防止するために設けられたものであり、毒薬又は劇薬に関する知識経験が十分な者に譲渡する場合には、そのような懸念が少ないことを考慮して本規定が設けられている。

2　「薬剤師等」とは、①薬剤師、②薬局開設者、③医薬品の製造販売業者、製造業者又は販売業者、④医師、歯科医師又は獣医師、⑤病院、診療所又は飼育動物診療施設の開設者をいう。〈法第36条の3第2項〉

3　「公務所」とは、公務員がその構成員として職務を行う場所をいう。本規定の場合は、被証明者である薬剤師等の身分を確認することができる、厚生労働省、都道府県、保健所設置市及び特別区等が該当する。

4　「証明書の提示を受けて」とあるように、たとえ毒薬又は劇薬の譲受人が薬剤師等であることを了知している場合であっても、公務所の証明書の提示がない場合には、文書の交付を受けることをもってする譲渡手続（法第46条第1項）を踏まなければならない。

＜後段＞

5　譲受人である薬剤師等が常時取引関係を有する者である場合は、証明書の提示を受けなくても、毒薬又は劇薬の譲渡手続（法第46条第1項）は適用されない。


■第46条第3項■

第一項の薬局開設者等は、同項の規定による文書の交付に代えて、政令で定めるところにより、当該譲受人の承諾を得て、当該文書に記載すべき事項について電子情報処理組織を使用する方法その他の情報通信の技術を利用する方法であつて厚生労働省令で定めるものにより提供を受けることができる。この場合において、当該薬局開設者等は、当該文書の交付を受けたものとみなす。

### 趣旨

本規定は、薬局開設者等は、毒薬又は劇薬の譲受人の承諾を得て、譲渡手続に係る文書の交付を受ける代わりに、電子情報処理組織を使用する方法により当該文書の記載事項の提供を受けることができる旨を定めたものである。そして、電子情報処理組織を使用する方法により当該文書の記載事項の提供を受けた場合には、文書の交付を受けたものとみなすとしている。

### 解説

1　文書の交付の義務が、民々間の電子商取引等を阻害する最大の要因と考えられたことから、「書面の交付等に関する情報通信の技術の利用のための関係法律の整備に関する法律（平成12年法律第126号）」（いわゆるIT一喝法）が制定され、これに伴って本規定が新設された。

**2** 「厚生労働省令で定めるもの」は、次に掲げる方法である。〈則第206条第1項〉
① 電子情報処理組織を使用する方法のうち㈠又は㈡に掲げるもの
　※「電子情報処理組織」とは、薬局開設者等の使用に係る電子計算機と、譲受人の使用に係る電子計算機とを電気通信回線で接続した電子情報処理組織をいう。
　㈠ 薬局開設者等の使用に係る電子計算機と譲受人の使用に係る電子計算機とを接続する電気通信回線を通じて送信し、受信者の使用に係る電子計算機に備えられたファイルに記録する方法
　㈡ 譲受人の使用に係る電子計算機に備えられたファイルに記録された文書に記載すべき事項を電気通信回線を通じて薬局開設者等の閲覧に供し、当該薬局開設者等の使用に係る電子計算機に備えられたファイルに当該事項を記録する方法（電磁的方法による提供を行う旨の承諾又は行わない旨の申出をする場合にあっては、薬局開設者等の使用に係る電子計算機に備えられたファイルにその旨を記録する方法）
② 電磁的記録媒体をもって調製するファイルに書面に記載すべき事項を記録したものを交付する方法

⇒ 上記の方法は、次に掲げる技術的基準に適合するものでなければならない。〈則第206条第2項〉
① 薬局開設者等がファイルへの記録を出力することによる文書を作成することができるものであること
② ファイルに記録された文書に記載すべき事項について、改変が行われていないかどうかを確認することができる措置を講じていること。

**3** 電磁的方法による譲渡手続に関し譲受人の承諾を得る方法として、次のとおり定められている。〈令第63条〉
① 薬局開設者等は、電磁的方法により、当該文書に記載すべき事項の提供を受けようとするときは、あらかじめ、当該譲受人に対し、その用いる電磁的方法の種類及び内容を示し、書面又は電磁的方法による承諾を得なければならない。
　※「当該文書」とは、毒薬又は劇薬の譲渡手続に係る文書のこと
　※「電磁的方法の種類及び内容」とは、㈠則第206条第1項イ又はロの方法のうち薬局開設者等が使用するもの、㈡ファイルへの記録の方式をいう。〈則第208条〉
② ①の承諾を得た薬局開設者等は、当該譲受人から書面又は電磁的方法により電磁的方法による提供を行わない旨の申出があったときは、当該譲受人から、当該文書に記載すべき事項の提供を電磁的方法によって受けてはならない。ただし、当該譲受人が再び①の承諾をした場合は、この限りでない。

■第46条第4項■

> 第一項の文書及び前項前段に規定する方法が行われる場合に当該方法において作られる電磁的記録(電子的方式、磁気的方式その他人の知覚によつては認識することができない方式で作られる記録であつて電子計算機による情報処理の用に供されるものとして厚生労働省令で定めるものをいう。)は、当該交付又は提供を受けた薬局開設者等において、当該毒薬又は劇薬の譲渡の日から二年間、保存しなければならない。

**趣旨**

　本規定は、薬局開設者等に対し、譲渡手続に係る文書を2年間保存することを義務づけたものである。なお、電子情報処理組織を使用する方法により当該文書の記載事項の提供を受けた場合には、その電磁的記録を2年間保存することを義務づけている。

**解説**

1　「厚生労働省令で定めるもの」は、電子情報処理組織を使用する方法(則第206条第1項第1号)又は電磁的記録媒体により記録されたもの(同項第2号)である。〈則第207条〉
2　本規定に違反した者は、1年以下の懲役もしくは100万円以下の罰金に処し、又はこれを併科する。〈法第86条第1項第13号〉
　また、いわゆる両罰規定の対象となっており、この行為者を使用する法人又は人には100万円以下の罰金刑が科される。〈法第90条第2号〉

## 第四十七条(交付の制限)

> 毒薬又は劇薬は、十四歳未満の者その他安全な取扱いをすることについて不安があると認められる者には、交付してはならない。

**趣旨**

　本規定は、毒薬又は劇薬は、①14歳未満の者、②安全な取扱いに不安がある者に交付してはならない旨を定めたものである。

**解説**

1　「十四歳未満の者」としていることから、毒薬又は劇薬の交付を受けようとする者が容貌及び体格等からみて14歳未満と疑われる場合には、その者の年齢を確認する必要がある。
2　「安全な取扱いをすることについて不安があると認められる者」とは、毒薬又は劇薬を適正な使用又は保管がなされることに疑念を感じる者をいう。麻薬中毒者は当然これに該当するが、社会通念上要求される注意を払いつつ、毒薬又は劇薬の交付を受けようとする者の購入量、購入頻度、言動、身体的所見等から判断することになる。

3 「交付してはならない」とあるように、「譲渡してはならない」とはしていない。このように、毒薬又は劇薬の所有権の移転を受けようとする者が 14 歳未満等であるかどうかではなく、店頭で受け取ろうとする者が 14 歳未満等であるかどうかを問題にしている。例えば、毒薬又は劇薬の譲受人が薬剤師である場合であっても、小学生の子供が受け取りに現れた場合は、毒薬又は劇薬を交付することができない。

4 本規定に違反した者は、2年以下の懲役もしくは200万円以下の罰金に処し、又はこれを併科する。〈法第85条第2号〉

また、いわゆる両罰規定の対象となっており、この行為者を使用する法人又は人には200万円以下の罰金刑が科される。〈法第90条第2号〉

## 第四十八条（貯蔵及び陳列）

■第48条第1項■

業務上毒薬又は劇薬を取り扱う者は、これを他の物と区別して、貯蔵し、又は陳列しなければならない。

### 趣旨

本規定は、業務上毒薬又は劇薬を取り扱う者に対し、他の物と区別して貯蔵し、陳列することを義務づけたものである。

### 解説

1 「業務上」としていることから、同種の行為の反覆的継続的遂行が、社会通念上事業の遂行とみることができる程度の者が本規定の対象となる。したがって、毒薬又は劇薬を購入した一般の生活者が、その居宅内で貯蔵し、陳列する行為について規制するものではない。

2 「業務上毒薬又は劇薬を取り扱う者」として、次のような者が該当する。
  ① 薬局開設者
  ② 医薬品の製造販売業者、製造業者又は販売業者
  ③ 病院、診療所又は飼育動物診療施設の開設者
  ④ ①から③までの施設に勤務する薬剤師、医師、歯科医師又は獣医師

3 「他の物」として、次のような物が該当する。
  ① 毒薬及び劇薬以外の医薬品
  ② 医薬部外品、化粧品、医療機器又は再生医療等製品
  ③ 毒物又は劇物
  ④ 食品その他雑品

4 「これを他の物と区別して」とあるように、毒薬は毒薬だけ、劇薬は劇薬だけで貯蔵し、陳列する必要がある。

第9章第1節　毒薬及び劇薬の取扱い(第44条—第48条)

5　本規定に違反した者は、1年以下の懲役もしくは100万円以下の罰金に処し、又はこれを併科する。〈法第86条第1項第14号〉

　また、いわゆる両罰規定の対象となっており、この行為者を使用する法人又は人には100万円以下の罰金刑が科される。〈法第90条第2号〉

■第48条第2項■

前項の場合において、毒薬を¹貯蔵し、又は陳列する場所には、かぎを施さなければならな²い³。

**趣旨**

本規定は、業務上毒薬を取り扱う者に対し、毒薬を貯蔵し、陳列する場所には施錠することを義務づけたものである。

**解説**

1　「毒薬を」とあるように、劇薬は対象としていない。とはいえ、劇薬についても施錠して貯蔵し、陳列することが望ましい。

2　「かぎを施さなければならない」とあるが、これは、毒薬の盗難を抑止し、盗難物による保健衛生上の危害の発生を防止することを意図したものである。

3　本規定に違反した者は、1年以下の懲役もしくは100万円以下の罰金に処し、又はこれを併科する。〈法第86条第1項第14号〉

　また、いわゆる両罰規定の対象となっており、この行為者を使用する法人又は人には100万円以下の罰金刑が科される。〈法第90条第2号〉

## 第二節　医薬品の取扱い

### 第四十九条（処方箋医薬品の販売）

（平四法四六・平一一法一六〇・平一四法九六・平二五法一〇三・一部改正）

■第49条第1項■

> 　薬局開設者又は医薬品の販売業者は、医師、歯科医師又は獣医師から処方箋の交付を受けた者以外の者に対して、正当な理由なく、厚生労働大臣の指定する医薬品を販売し、又は授与してはならない。ただし、薬剤師等に販売し、又は授与するときは、この限りでない。

**趣旨**

　本規定は、薬局開設者又は医薬品の販売業者に対し、処方箋の交付を受けた者以外の者に処方箋医薬品を販売してはならない旨を定めたものである。ただし、処方箋の交付を受けた者以外の者が薬剤師等であるときは、処方箋医薬品を販売することができるとしている。

**解説**

1　保健衛生上のリスクの高い処方箋医薬品が不用意に一般の生活者の手に渡り、これが不適正に使用されることのないよう、本規定が設けられている。

2　「処方箋の交付を受けた者」とは、次に掲げる者をいう。
　① 医師又は歯科医師から処方箋の交付を受けた患者
　② 獣医師から処方箋の交付を受けた動物所有者をいう。
⇒　上記①について、現に当該患者の看護にあたっている者も、「処方箋の交付を受けた者」に含まれると解される。〈医師法第22条本文〉

3　「正当な理由」として、次のような場合が該当する。〈H26/3/18 薬食発第0318第4号〉
　① 大規模災害時等において、医師等の受診が困難な場合、又は医師等からの処方箋の交付が困難な場合に、患者（現に患者の看護に当たっている者を含む）に対し、必要な処方箋医薬品を販売する場合
　② 地方自治体の実施する医薬品の備蓄のために、地方自治体に対し、備蓄に係る処方箋医薬品を販売する場合
　③ 市町村が実施する予防接種のために、市町村に対し、予防接種に係る処方箋医薬品を販売する場合
　④ 助産師が行う臨時応急の手当等のために、助産所の開設者に対し、臨時応急の手当等に必要な処方箋医薬品を販売する場合
　⑤ 救急救命士が行う救急救命処置のために、救命救急士が配置されている消防署等の設置者に対し、救急救命処置に必要な処方箋医薬品を販売する場合
　⑥ 船員法施行規則第53条第1項の規定に基づき、船舶に医薬品を備え付けるために、船長の発給する証明書をもって、同項に規定する処方箋医薬品を船舶所有者に販売する場合
　⑦ 医学、歯学、薬学、看護学等の教育・研究のために、教育・研究機関に対し、当該機

関の行う教育・研究に必要な処方箋医薬品を販売する場合

⑧ 在外公館の職員等の治療のために、在外公館の医師等の診断に基づき、当該職員等（現に職員等の看護に当たっている者を含む）に対し、必要な処方箋医薬品を販売する場合

⑨ 臓器の移植に関する法律第12条第1項に規定する業として行う臓器のあっせんのために、同項の許可を受けた者に対し、業として行う臓器のあっせんに必要な処方箋医薬品を販売する場合

⑩ 薬機法等に基づく試験検査のために、試験検査機関に対し、当該試験検査に必要な処方箋医薬品を販売する場合

⑪ 医薬品等の原材料とするために、これらの製造業者に対し、必要な処方箋医薬品を販売する場合

⑫ 動物に使用するために、獣医療を受ける動物の飼育者に対し、獣医師が交付した指示書に基づき処方箋医薬品(動物専用のものを除く)を販売する場合

⑬ その他①から⑫までに準じる場合

⇒ ①の場合は、可能な限り医師等による薬局等への販売指示に基づき、④、⑤及び⑧の場合にあっては、医師等による書面での薬局等への販売指示をあらかじめ受けておく等する必要がある。このうち、④及び⑤については、販売ごとの指示は必要ではなく、包括的な指示で差し支えない。〈H26/3/18 薬食発0318第4号〉

**4** 処方箋医薬品以外の医療用医薬品は、処方箋医薬品と同様に、医師、薬剤師等によって使用されることを目的として供給されるものであり、効能・効果、用法・用量、使用上の注意等が医師、薬剤師などの専門家が判断・理解できる記載となっているなど医療において用いられることを前提としている。そのため、薬局においては、正当な理由がある場合を除き、処方箋に基づく薬剤の交付が原則となる。

　正当な理由がない場合であって、一般用医薬品の販売による対応を考慮したにもかかわらず、やむを得ず販売を行わざるを得ない場合等においては、必要な受診勧奨を行った上で、次に掲げる事項を遵守するほか、当該医薬品と医療機関において処方された薬剤等との相互作用・重複投薬を防止するため、患者の薬歴管理を実施するよう努めなければならない。〈H26/3/18 薬食発0318第4号〉

① 販売数量の限定

　当該医療用医薬品を購入等しようとする者及び当該医療用医薬品を使用しようとする者の他の薬局開設者からの当該医療用医薬品の購入等の状況を確認した上で、販売を行わざるを得ない必要最小限の数量に限って販売すること

② 販売記録の作成

　品名、数量、販売の日時等を書面に記載し、2年間保存すること。また、当該薬局医薬品を購入等した者の連絡先を書面に記載し、これを保存するよう努めること

③ 調剤室での保管・分割

　医療用医薬品は、薬局においては、通常、処方箋に基づく調剤に用いられるものとして、調剤室又は備蓄倉庫において保管すること。また、処方箋の交付を受けている

者以外の者への販売に当たっては、薬剤師自らにより、調剤室において必要最小限の数量を分割した上で販売すること

④ 広告の禁止

患者のみの判断に基づく選択がないよう、すべての医療用医薬品について、一般の生活者を対象とする広告は行わないこと

⑤ 服薬指導の実施

処方箋医薬品以外の医療用医薬品は、消費者が与えられた情報に基づき最終的にその使用を判断する一般用医薬品とは異なり、処方箋医薬品と同様に医療において用いられることを前提としたものであるので、販売に当たっては、これを十分に考慮した服薬指導を行うこと

⑥ 添付文書の添付等

医療用医薬品を処方箋に基づかずに分割販売する場合は、法定表示事項(法第50条)が記載された外箱の写し及び第52条に基づく記載がなされた文書を添付すること

**5** 「厚生労働大臣の指定する医薬品」について、次のように整理することができる。

① 人又は動物に用いられる医薬品の場合、「厚生労働大臣の指定する医薬品」は、処方箋医薬品と呼ばれる。

② 動物のみに用いられる医薬品の場合、「厚生労働大臣の指定する医薬品」は、法第83条第1項により「農林水産大臣の指定する医薬品」と読み替えられ、要指示医薬品と呼ばれる。

**6** 「厚生労働大臣の指定する医薬品」は、次に掲げる医薬品(専ら疾病の診断に使用されることが目的とされている医薬品であって、人の身体に直接使用されることのないものを除く)である。〈H17/2/10 厚生労働省告示第24号〉

① 放射性医薬品

② 麻薬

③ 向精神薬

④ 覚醒剤

⑤ 覚醒剤原料

⑥ 特定生物由来製品

⑦ 注射剤(①から⑥までを除く)

⑧ 以下に掲げるもの、その誘導体、それらの水和物及びそれらの塩類を有効成分として含有する製剤(①から⑦まで及び殺そ剤を除く)。ただし、二つ以上の有効成分を含有する製剤にあっては、以下に掲げるものに限る。

・アカラブルチニブ
・アカルボース
・アカンプロサート(以下、略)

⑨ 以下に掲げるもの及びその製剤であって、動物に使用することを目的とするもの

・オキシトシン
・血清性性腺刺激ホルモン

◀胎盤性性腺刺激ホルモン

7　本規定に違反した者は、3年以下の懲役もしくは300万円以下の罰金に処し、又はこれを併科する。〈法第84条第17号〉

　また、いわゆる両罰規定の対象となっており、この行為者を使用する法人又は人には300万円以下の罰金刑が科される。〈法第90条第2号〉

■第49条第2項■

> 薬局開設者又は医薬品の販売業者は、その薬局又は店舗に帳簿を備え、医師、歯科医師又は獣医師から処方箋の交付を受けた者に対して前項に規定する医薬品を販売し、又は授与したときは、厚生労働省令の定めるところにより、その医薬品の販売又は授与に関する事項を記載しなければならない。

### 趣旨

　本規定は、薬局開設者又は医薬品の販売業者に対し、処方箋の交付を受けた者に処方箋医薬品を販売したときは、帳簿にその医薬品の販売に関する事項を記載することを義務づけたものである。

### 解説

1　処方箋医薬品の販売又は授与に関して帳簿に記載しなければならない事項は、次のとおりである。〈則第209条〉
　① 品名
　② 数量
　③ 販売等の年月日
　④ 処方箋を交付した医師、歯科医師又は獣医師の氏名及びその者の住所又はその者の勤務する病院・診療所・家畜診療施設の名称及び所在地
　⑤ 購入者又は譲受人の氏名及び住所

2　本規定に違反して、規定する事項を記載せず、もしくは虚偽の記載をした者は、1年以下の懲役もしくは100万円以下の罰金に処し、又はこれを併科する。〈法第86条第1項第15号〉

　また、いわゆる両罰規定の対象となっており、この行為者を使用する法人又は人には100万円以下の罰金刑が科される。〈法第90条第2号〉

■第49条第3項■

　薬局開設者又は医薬品の販売業者は、前項の帳簿を、最終の記載の日から二年間、保存しなければならない。

**趣旨**

　本規定は、薬局開設者又は医薬品の販売業者に対し、処方箋医薬品の販売に関する事項を記載した帳簿を2年間保存することを義務づけたものである。

**解説**

1　本規定に違反した者は、1年以下の懲役もしくは100万円以下の罰金に処し、又はこれを併科する。〈法第86条第1項第15号〉

　また、いわゆる両罰規定の対象となっており、この行為者を使用する法人又は人には100万円以下の罰金刑が科される。〈法第90条第2号〉

## 第五十条（直接の容器等の記載事項）

（昭五四法五六・平一一法一六〇・平一四法九六・平一八法六九・平二五法一〇三・平二五法八四（平二五法一〇三）・一部改正）

医薬品は、その直接の容器又は直接の被包に、次に掲げる事項が記載されていなければならない。ただし、厚生労働省令で別段の定めをしたときは、この限りでない。

一　製造販売業者の氏名又は名称及び住所
二　名称（日本薬局方に収められている医薬品にあつては日本薬局方において定められた名称、その他の医薬品で一般的名称があるものにあつてはその一般的名称）
三　製造番号又は製造記号
四　重量、容量又は個数等の内容量
五　日本薬局方に収められている医薬品にあつては、「日本薬局方」の文字及び日本薬局方において直接の容器又は直接の被包に記載するように定められた事項
六　要指導医薬品にあつては、厚生労働省令で定める事項
七　一般用医薬品にあつては、第三十六条の七第一項に規定する区分ごとに、厚生労働省令で定める事項
八　第四十一条第三項の規定によりその基準が定められた体外診断用医薬品にあつては、その基準において直接の容器又は直接の被包に記載するように定められた事項
九　第四十二条第一項の規定によりその基準が定められた医薬品にあつては、貯法、有効期間その他その基準において直接の容器又は直接の被包に記載するように定められた事項
十　日本薬局方に収められていない医薬品にあつては、その有効成分の名称（一般的名称があるものにあつては、その一般的名称）及びその分量（有効成分が不明のものにあつては、その本質及び製造方法の要旨）
十一　習慣性があるものとして厚生労働大臣の指定する医薬品にあつては、「注意―習慣性あり」の文字
十二　前条第一項の規定により厚生労働大臣の指定する医薬品にあつては、「注意―医師等の処方箋により使用すること」の文字
十三　厚生労働大臣が指定する医薬品にあつては、「注意―人体に使用しないこと」の文字
十四　厚生労働大臣の指定する医薬品にあつては、その使用の期限
十五　前各号に掲げるもののほか、厚生労働省令で定める事項

### 趣旨

本規定は、医薬品の直接の容器等の法定表示事項を明示したものである。

### 解説

1　「医薬品」とあるように、本規定の規制対象は「薬剤」ではない。処方箋に基づき調剤された薬は「医薬品」ではなく、「薬剤」の扱いとなることから、本規定の適用はない。

2　「直接の被包」とあるが、これに内袋は含まれない。〈法第37条第2項〉

3　本規定に違反する医薬品は、販売し、授与し、又は販売・授与の目的で貯蔵し、陳列してはならない。〈法第55条第1項〉

<第1号>

4 「製造販売業者」とあるが、「製造業者」の氏名等については、製造専用医薬品の場合を除き、法定表示事項とされていない。また、「発売元」の氏名等についても法定表示事項とされていない。とはいえ、製造販売業者の氏名等とともに、製造業者や発売元の氏名等を併記することは差し支えない。

5 「名称」は、製造販売業者の名称であって、製造販売業者の事業所の名称ではない。〈S29/7/22 薬事第183号〉

6 「住所」は、製造販売業者が法人であるときは、主たる事務所の所在地をいう。〈法第21条第1項の準用〉

<第2号>

7 「日本薬局方において定められた名称」とあるが、日本薬局方において別名が定められている場合は、その別名を記載しても差し支えない。

8 「一般的名称」とは、医薬品の本質を示す名称であって、普遍性を有するものをいう。具体的には、以下に掲げるものが該当する。なお、一般的名称が二つ以上あるときは、そのいずれを記載しても差し支えない。

① 化学名(例：ヘプタデカフルオロオクタン-1-スルホン酸)

② 国際的名称(例：ペルフルオロオクタンスルホン酸)

③ 慣用名、略名(例：PFOS)

9 医薬品の一般的名称の取扱いについて、次のように示されている。〈H18/3/31 薬食発第0331001号〉

(1) JANの命名申請手続(ただし、INNに収載された品目を除く)

※「JAN」とは、我が国における医薬品一般的名称をいう。
※「INN」とは、国際一般名をいう。

① 申請書の様式については、別紙様式1(略)によること

② 添付資料については、申請に際して以下の資料を添付すること

㈠ 命名設定の根拠とその資料(WHOクロニクルの写し等)

㈡ 申請一般名に係る類似登録商標の調査結果

㈢ 類似構造(起原)を有する医薬品及び同種薬理作用を有する医薬品に関する一覧表(一般名、化学名、化学構造式等を記載すること)

㈣ 起原及び開発の経緯等に関する資料

㈤ 理化学的研究に関する資料(旋光度測定データ等)

㈥ 効力及び毒性に関する基礎実験資料

㈦ 参考となる臨床試験成績

㈧ その他関連資料

③ 提出先、提出部数については、正本1通及び副本1通を機構に提出すること

④ ②㈠の資料として、必要に応じて諸外国における名称に関する資料(USP, EP等)を添付することができる。

(2) INNに収載された品目のJANの収載手続

① 届出書の様式については、別紙様式2(略)によること
② 添付資料については、届出に際して以下の資料を添付すること
　㈠ 命名設定の根拠とその資料(WHOクロニクルの写し等)
　㈡ 届出一般名に係る類似登録商標の調査結果
　㈢ 類似構造(起原)を有する医薬品及び同種薬理作用を有する医薬品に関する一覧表(一般名、化学名、化学構造式等を記載すること)
　㈣ 起原及び開発の経緯等に関する資料
　㈤ 理化学的研究に関する資料(旋光度測定データ等)
　㈥ 効力及び毒性に関する基礎実験資料
③ 提出先、提出部数 ― 正本1通及び副本1通を機構に提出すること
④ 留意点
　㈠ 本届出の取扱いについては、r-INNに収載された品目(本体)のJAN収載に加え、本体の酸塩、金属塩、本体をエステル化したプロドラッグ、包接化合物、水和物等を収載する際にも準用すること
　㈡ 届出書作成の際の化学構造式及び化学名は、原則としてINN収載内容を記載することとしているが、JAN収載のルールに従いこれを変更することもあるので、届出書の作成にあたっては、随時発出される通知「医薬品の一般的名称について」における化学構造式の標記方法及び最新のIUPACのルールに留意すること。最新のルールに従って届出を行う場合には、届出内容の設定根拠を示すこと
　㈢ ②㈠については、当該INN収載品目の化学名及び化学構造式が記載されたWHOの公式の資料(p-INN及びr-INN)を示すこと
(3) その他留意点
　① 「INNに収載された品目」とは、「r-INN」に収載された品目であること
　② JANの申請等は、当該医薬品について、十分な基礎試験が行われ、かつ、臨床上の使用可能性について、十分立証されるものであれば、その医薬品の製造販売承認申請及び原薬等登録原簿の登録に先立ち行うことができる。
　③ JANの申請書又は届出書及びその添付資料の記載内容に関する相談は、機構にすること

10　日本薬局方に収載されていない医薬品で一般的名称がないものについては、承認を受けた販売名を記載する。〈S36/2/8 薬発第44号〉

<第3号>

11　「製造番号」「製造記号」は、ロットの別を明らかにすることができる番号又は記号を記載するものとし、これに拠り難いときは、製造年月日その他ロットの別に相当する別を明らかにすることができる番号又は記号を記載する。〈S36/2/8 薬発第44号〉

<第4号>

12　「内容量」の記載は、次に掲げる要領に拠るものとする。〈S36/2/8 薬発第44号〉
　① 容器その他包装材料を内容量に含めてはならないこと
　② 剤形の違いに応じ、以下のように内容量を記載する。

(一) 錠剤、丸剤又はカプセル剤たる医薬品については、個数により記載すること
　(二) 散剤たる医薬品（分包されたもの）については、1包の重量と個数との組合せにより記載すること
　(三) 注射剤たる医薬品については、1本の重量又は容量と個数との組合せにより記載すること
　(四) その他の剤形の医薬品については、重量、容量、個数等により記載すること
③ 最少量又は平均量で記載するものとし、最少量で記載している旨の明記がないときは、平均量を示しているものとみなす。ただし、アンプルに収められている医薬品の内容量については、最少量で記載しなければならない。
④ 最少量で表示した場合には、その内容量が表示に比して不当に大であってはならず、また、表示以下であってはならない。ただし、その内容量を重量又は容量で表示している場合において、その内容量が通常取引きの行なわれる間に、やむを得ず減少したときは、この限りでない。

<第5号>

**13**　「日本薬局方において直接の容器又は直接の被包に記載するように定められた事項」とは、日本薬局方の医薬品各条において表示量、表示単位又は有効期限の規定があるものについての含量、含有単位又は最終有効年月、貯法等の表示事項をいう。

<第6号>

**14**　「厚生労働省令で定める事項」は、「要指導医薬品」の文字である。〈則第209条の2第1項〉

⇒　上記の文字は、黒枠の中に黒字で記載しなければならない。ただし、その直接の容器等の色と比較して明瞭に判読できない場合は、白枠の中に白字で記載することができる。〈則第209条の2第2項〉

⇒　上記の文字は、日本産業規格Z八三〇五に規定する8ポイント以上の大きさの文字を用いなければならない。ただし、その直接の容器等の面積が狭いため当該文字を明瞭に記載することができない場合は、この限りではない。〈則第209条の2第3項〉

**15**　「要指導医薬品」の文字の表示について、次のように示されている。〈H26/3/10薬食発0310第1号〉

① 販売名等の表記に用いる文字等の大きさが8ポイント未満である場合、「要指導医薬品」の文字の大きさは、販売名等の表記に用いる文字等の大きさと同じであれば、8ポイント未満でも差し支えない。

② 「要指導医薬品」の文字は、基本的に、直接の容器等又は外部の容器等のいずれにおいても、当該要指導医薬品の販売名が記載されている面と同じ面に記載する。販売名が複数の面に記載されている場合は、販売名が記載されている各面に「要指導医薬品」の文字を記載すること

<第7号>

**16**　「厚生労働省令で定める事項」は、次に掲げる区分に応じ、それぞれに定める字句である。〈則第209条の3第1項〉

① 第一類医薬品 － 第1類医薬品
② 第二類医薬品 － 第2類医薬品
③ 第三類医薬品 － 第3類医薬品

⇒ 上記の字句は、黒枠の中に黒字で記載しなければならない。ただし、その直接の容器等の色と比較して明瞭に判読できない場合は、白枠の中に白字で記載することができる。〈則第209条の2第2項の準用〉

⇒ 上記に掲げる字句は、日本産業規格Ｚ八三〇五に規定する8ポイント以上の大きさの文字及び数字を用いなければならない。ただし、その直接の容器等の面積が狭いため当該及び数字を明瞭に記載することができない場合は、この限りではない。〈則第209条の2第3項の準用〉

<第8号>

17　本号に基づく事項として、現在のところ定められたものはない。

<第9号>

18　本号に基づく事項として、例えば、生物学的製剤基準に係る各条医薬品の直接の容器等の記載事項については、以下のものがある。ただし、10 mL以下のアンプル又はこれと同等の大きさの直接の容器に収められたものにあっては、外部の容器等に記載することによって省略することができる。〈H16/3/30 厚生労働省告示第155号〉

① 貯法
② 最終有効年月日（有効期間が時間で規定された場合は、最終有効年月日時）
③ 医薬品に溶剤が添付してあるときは、その直接の容器に溶剤が添付されている旨及び溶剤の用法、また、その溶剤の直接の容器に溶剤の名称及び容量又は成分及び分量
④ 医薬品各条において「表示事項」として規定した事項

<第10号>

19　本号は、日本薬局方に収載されていない医薬品については、その取扱いの適正と品質の確保を図るため、有効成分の名称のみならず、その分量についても記載するものとしている。

20　「有効成分」とは、医薬品の効能又は効果を薬理的に生ずる成分をいう。有効成分を医薬品として製するに際して、その安定性、安全性又は均質性を保持し、あるいは製剤の特徴に応じて、有効成分の溶解促進、放出制御等の目的で添加される物質（添加物）は、有効成分に含まれない。

21　「有効成分の名称」とあるが、その有効成分が日本薬局方に収載されていれば、日本薬局方において定められた名称を記載し、日本薬局方に収載されていなければ、承認を受けた販売名を記載する。

22　「本質」とは、医薬品の最小の単位成分というべきもので、その原料又は材料と解することができる。

<第11号>

23　「習慣性」とは、反復使用の結果として生ずる一つの状態であって、以下の特徴を有するものと解される。〈WHO 耽溺性薬物に関する専門委員会〉

① 薬がもたらす快適感のために、その薬物を続けて摂取しようとする欲求があるが、耽溺(たんでき)性とは異なり、自制できないほどに衝動的ではないこと
② 耽溺性とは異なり、量を漸次(ぜんじ)増加する傾向はなく、あっても軽度であること
③ 薬効に対する精神的依存がある程度あるが、耽溺性とは異なり、身体的依存はなく、禁断現象は起こらないこと
④ 有害作用は個人的なものであって、耽溺性とは異なり、社会的ではないこと

24 「厚生労働大臣の指定する医薬品」として、42のもの(例:メチルペンチノール及びその製剤)が指定されている。〈S36/2/1 厚生省告示第18号(最近改正:H28/3/28 告示第104号)〉
⇒ 上記の「その製剤」とは、「それを含有する製剤」よりも狭い概念であり、単に添加物として配合されている場合は含まれない。有効成分として配合されている場合に限られると解すべきである。

25 「注意—習慣性あり」という記載は、これと全く同一の文字で行わなければならない。同様の内容を意味する文字(例:「習慣性に注意すること」)であっても、これに代えることはできない。

<第12号>

26 人又は動物に用いられる医薬品では、「注意—医師等の処方箋により使用すること」という記載がなされるが、動物のみに用いられる医薬品の場合は、「注意—獣医師等の処方箋・指示により使用すること」という記載に読み替えられる。〈法第83条第1項〉

<第13号>

27 「厚生労働大臣が指定する医薬品」は、ねずみ、はえ、蚊、のみその他これらに類する生物の防除の目的のために使用される医薬品のうち、人の身体に直接使用されることのないものである。〈H21/2/6 厚生労働省告示第27号〉

<第14号>

28 「厚生労働大臣の指定する医薬品」として、49のもの(例:亜硝酸アミル及びその製剤)が指定されている。ただし、①製造又は輸入後適切な保存条件の下で3年を超えて性状及び品質が安定な医薬品、②法第50条第5号、第8号又は第9号により有効期間又は有効期限が記載されている医薬品は除かれる。〈S55/9/26 厚生省告示第166号(最近改正:H26/11/21 告示第439号)〉

29 使用期限については、安定性試験の結果等に基づき、合理的な設定を行う必要がある。これは、最終包装製品の形態で、通常の流通下における保存条件において保存された場合に、含有する特定成分だけでなくその性状及び品質を保証し得る期限を表示するという趣旨である。したがって、使用期限は、原則として最終包装製品について室温(特定の保存条件がある場合には、その保存条件)において保存した場合の安定性試験データ等に基づいて設定する。〈S55/10/9 薬発第1330号〉

30 使用期限の表示は、その期限の経過により直ちに不良品となるような趣旨のものではないので、安定性試験データ等を検討の上、なるべく余裕のある使用期限の設定を行う必要がある。〈S55/10/9 薬発第1330号〉

31 使用期限の表示は月単位まで記載する。昭和56年10月を56,10のように簡略化して

記載することは差し支えないが、この場合、当該年月の意味を明確にするために「使用期限」等の文字を併せて記載する必要がある。〈S55/10/9 薬発第1330号〉

**32**　医療用医薬品である体外診断用医薬品にあっては、①人の身体に直接使用されることがないこと、②複数かつ小容器の試薬から構成されるキットの形態のものが多いこと、③医師等の専門家により直接使用されること等、他の医薬品とは異なる特性を有するものであることにかんがみ、その有効期間(使用期限を含む)の月を示す表示においては、「1月」等であれば「JAN」等の文字(例：JAN.1989／Jan.89)を使用することができる。〈S63/11/1 薬監第78号〉

<第15号>

**33**　「厚生労働省令で定める事項」は、次のとおりである。〈則第210条〉

①　製造専用医薬品にあっては、「製造専用」の文字
　　※「製造専用医薬品」とは、専ら他の医薬品の製造の用に供されることを目的として医薬品の製造販売業者又は製造業者に販売等される医薬品をいう。
②　外国特例承認を受けた医薬品にあっては、外国特例承認取得者の氏名及びその住所地の国名並びに選任製造販売業者の氏名及び住所
③　外国特例承認を受けた体外診断用医薬品にあっては、外国特例承認取得者の氏名及びその住所地の国名並びに選任製造販売業者の氏名及び住所
④　基準適合性認証を受けた指定高度管理医療機器等(体外診断用医薬品に限る)であって本邦に輸出されるものにあっては、外国特例認証取得者の氏名及びその住所地の国名並びに選任製造販売業者の氏名及び住所
⑤　配置販売品目基準に適合するもの以外の一般用医薬品にあっては、「店舗専用」の文字
⑥　指定第二類医薬品にあっては、枠の中に「2」の数字
⑦　分割販売される医薬品にあっては、分割販売を行う者の氏名又は名称並びに分割販売を行う薬局、店舗又は営業所の名称及び所在地

⇒　上記⑦の「分割販売を行う者」とは、分割販売の業務を行う従業者のことではなく、薬局開設の許可を受けた者、店舗販売業の許可を受けた者又は卸売販売業の許可を受けた者をいう。

<但書>

**34**　直接の容器等の面積が狭い医薬品に関する表示の特例について、次のとおり定められている。〈則第211条第1項、第2項〉

(1)　次の[壱]又は[弐]の医薬品で、その直接の容器等の面積が狭いため法第50条各号の事項を明瞭に記載することができないものについては、次の①から⑬までに掲げる事項の記載は、当該事項が外部の容器等に記載されている場合には、それぞれに掲げる事項の記載をもってこれに代え、又は当該事項の記載を省略することができる。

　　[壱]　2ミリリットル以下のアンプル又はこれと同等の大きさの直接の容器等に収められた医薬品
　　[弐]　2ミリリットルを超え10ミリリットル以下のアンプルもしくはこれと同等の大きさのガラスその他これに類する材質からなる直接の容器で、その記載事

項がその容器に直接印刷されているものに収められた医薬品

① 製造販売業者の氏名又は名称及び住所(法第50条第1号)については、次のいずれかの記載をもって代えることができる。
　㈠ 製造販売業者の略名
　㈡ 商標法によって登録された製造販売業者の商標
② 製造番号又は製造記号(法第50条第3号)については、省略することができる。
③ 重量、容量又は個数等の内容量(法第50条第4号)については、省略することができる。
④ 「日本薬局方」の文字(法第50条第5号)については、「日局」又は「J・P」の文字の記載をもって代えることができる。
⑤ 有効成分の名称(一般的名称があるものにあっては、その一般的名称)及びその分量(有効成分が不明のものにあっては、その本質及び製造方法の要旨)(法第50条第10号)については、省略することができる。
⑥ 「注意—習慣性あり」の文字(法第50条第11号)については、「習慣性」の文字の記載をもって代えることができる。
⑦ 「注意—医師等の処方箋により使用すること」の文字(法第50条第12号)については、「要処方」の文字の記載をもって代えることができる。
⑧ 「注意—人体に使用しないこと」の文字(法第50条第13号)については、省略することができる。
⑨ 使用の期限(法第50条第14号)については、省略することができる。
⑩ 医薬品(体外診断用医薬品を除く)の外国特例承認取得者の氏名及びその住所地の国名並びに選任製造販売業者の氏名及び住所(法第50条第15号)については、次のいずれかの記載をもって代えることができる。
　㈠ 外国特例承認取得者の略名
　㈡ 商標法によって登録された外国特例承認取得者の商標
⑪ 体外診断用医薬品の外国特例承認取得者の氏名及びその住所地の国名並びに選任製造販売業者の氏名及び住所(法第50条第15号)については、次のいずれかの記載をもって代えることができる。
　㈠ 外国特例承認取得者の略名
　㈡ 商標法によって登録された外国特例承認取得者の商標
⑫ 指定高度管理医療機器等に該当する体外診断用医薬品の外国特例認証取得者の氏名及びその住所地の国名並びに選任製造販売業者の氏名及び住所(法第50条第15号)については、次のいずれかの記載をもって代えることができる。
　㈠ 外国特例認証取得者の略名
　㈡ 商標法によって登録された外国特例認証取得者の商標
⑬ 「店舗専用」の文字(法第50条第15号)については、省略することができる。

(2) その記載場所の面積が著しく狭いため(1)による表示の特例によって記載すべき事項も明瞭に記載することができない直接の容器等に収められた医薬品であって、厚生労働大臣の許可を受けたものについては、その外部の容器等に法第50条各号に掲げる

事項が記載されている場合には、これらの事項が当該医薬品の直接の容器等に記載されていることを要しない。

35 内容量を個数で表示することのできる医薬品であって、その内容量が6個以下であり、かつ、包装を開かないで容易にこれを知ることができるものは、その直接の容器等に内容量(法第50条第4号)が記載されていることを要しない。〈則第212条〉

36 都道府県知事が製造販売業の許可の権限に属する事務を行うこととされている場合(令第80条)における、製造販売業者の住所(法第50条第1号)については、総括責任者がその業務を行う事務所の所在地とする。〈則第213条第1項〉

※「都道府県知事」とあるが、薬局製造販売医薬品の製造販売をする薬局にあっては、その所在地が保健所を設置する市又は特別区の区域にある場合においては、市長又は区長となる。

37 製造専用医薬品に関する表示の特例について、次のとおり定められている。〈則第214条第1項、第2項〉

① 製造専用医薬品について、製造販売業者の氏名又は名称及び住所(法第50条第1号)の記載は、製造業者の氏名又は名称及び住所とする。

② 製造専用医薬品については、法第50条第10号から第12号までの規定は適用しない。

38 体外診断用医薬品に関する表示の特例について、次のとおり定められている。〈則第215条〉

(1) 体外診断用医薬品については、次に掲げる事項の記載は、それぞれに掲げる事項の記載をもってこれに代え、又は当該事項の記載を省略することができる。

① 製造販売業者の住所(法第50条第1号)については、製造販売業者の住所地の都道府県名及び市町村名又は特別区名の記載をもって代えることができる。

② 有効成分の分量(法第50条第10号)については、省略することができる。

(2) 体外診断用医薬品であって、その外部の容器等に「体外診断用医薬品」の文字の記載のあるものについては、次に掲げる事項の記載((1)により、①に掲げる事項の記載をもってこれに代え、又は当該事項の記載を省略したものを含む)は、当該事項が当該医薬品の外部の容器等に記載されている場合には、それぞれに掲げる事項の記載をもってこれに代え、又は当該事項の記載を省略することができる。

① 製造販売業者の氏名又は名称及び住所(法第50条第1号)については、次のいずれかの記載をもって代えることができる。

㈠ 製造販売業者の略名

㈡ 商標法によって登録された製造販売業者の商標

㈢ 製造販売業者の略号(当該医薬品の外部の容器等の記載と照合することにより「製造販売業者の氏名又は名称及び住所」を容易に確認できるものに限る)

㈣ 輸入先製造業者の略名、商標法によって登録された商標又は略号(当該医薬品の外部の容器等の記載と照合することにより「製造販売業者の氏名又は名称及び住所」を容易に確認できるものに限る)

② 名称(日本薬局方に収められている医薬品にあっては、日本薬局方において定められた名称、その他の医薬品で一般的名称のあるものにあっては、その一般的名称)(法

第50条第2号)については、当該医薬品の外部の容器等の記載と照合することにより「名称」を容易に確認できる場合にあっては、その略名又は略号の記載をもって代えることができる。

③ 重量、容量又は個数等の内容量(法第50条第4号)については、省略することができる。

④ 「日本薬局方」の文字(法第50条第5号)については、「日局」又は「J・P」の文字の記載をもって代えることができる。

⑤ 日本薬局方において直接の容器等に記載するように定められた事項(有効期間を除く)(法第50条第5号)については、省略することができる。

⑥ 基本要件基準(法第41条第3項)において直接の容器等に記載するように定められた事項(有効期間を除く)(法第50条第8号)については、省略することができる。

⑦ 法定の基準(法第42条第1項)において直接の容器等に記載するように定められた事項(有効期間を除く)(法第50条第9号)については、省略することができる。

⑧ 有効成分の名称(一般的名称があるものにあっては、その一般的名称)及びその分量(有効成分が不明のものにあっては、その本質及び製造方法の要旨)(法第50条第10号)については、省略することができる。

⑨ 外国特例承認取得者の氏名及びその住所地の国名並びに選任製造販売業者の氏名及び住所(法第50条第15号)については、次のいずれかの記載をもって代えることができる。

　㈠ 外国特例承認取得者の略名

　㈡ 商標法によって登録された外国特例承認取得者の商標

　㈢ 外国特例承認取得者の略号(当該医薬品の外部の容器等の記載と照合することにより「外国特例承認取得者の氏名及びその住所地の国名並びに選任製造販売業者の氏名及び住所」を容易に確認できるものに限る)

⑩ 外国特例認証取得者の氏名及びその住所地の国名並びに選任製造販売業者の氏名及び住所(法第50条第15号)については、次のいずれかの記載をもって代えることができる。

　㈠ 外国特例認証取得者の略名

　㈡ 商標法によって登録された外国特例認証取得者の商標

　㈢ 外国特例認証取得者の略号(当該医薬品の外部の容器又は外部の被包の記載と照合することにより「外国特例認証取得者の氏名及びその住所地の国名並びに選任製造販売業者の氏名及び住所」を容易に確認できるものに限る)

**39** 薬局において調剤の用に供するため当該薬局の開設者に、薬局開設者又は卸売販売業者が、その直接の容器等を開き、分割販売する医薬品であって、当該分割販売される医薬品の直接の容器等に次の[壱]又は[弐]に掲げる事項の記載のあるものについては、当該医薬品の販売時において当該医薬品の分割販売の相手方たる薬局開設者が当該医薬品に関する次に掲げる事項が記載された文書又は容器等を所持している場合に限り、当該事項の記載は、それぞれに掲げる事項の記載をもってこれに代え、又は当該事項の記載を省略することができる。〈則第216条第1項〉

［壱］「調剤専用」の文字
　　［弐］分割販売を行う者の氏名又は名称並びに分割販売を行う薬局又は営業所の名称及び所在地
① 製造販売業者の氏名又は名称及び住所(法第50条第1号)については、製造販売業者の略名の記載をもって代えることができる。
② 「日本薬局方」の文字(法第50条第5号)については、「日局」又は「J・P」の文字の記載をもって代えることができる。
③ 日本薬局方において直接の容器等に記載するように定められた事項(有効期間を除く)(法第50条第5号)については、省略することができる。
④ 法定の基準(法第42条第1項)において直接の容器等に記載するように定められた事項(有効期間を除く)(法第50条第9号)については、省略することができる。
⑤ 有効成分の名称(一般的名称があるものにあっては、その一般的名称)及びその分量(有効成分が不明のものにあっては、その本質及び製造方法の要旨)(法第50条第10号)については、省略することができる。
⑥ 「注意－習慣性あり」の文字(法第50条第11号)については、「習慣性」の文字の記載をもって代えることができる。
⑦ 「注意－医師等の処方箋により使用すること」の文字(法第50条第12号)については、「要処方」の文字の記載をもって代えることができる。
⑧ 「注意－人体に使用しないこと」の文字(法第50条第13号)については、省略することができる。
⑨ 外国特例承認取得者の氏名及びその住所地の国名並びに選任製造販売業者の氏名及び住所(法第50条第15号)については、外国特例承認取得者の略名の記載をもって代えることができる。

**40** 区分等表示変更医薬品に関する表示について、次のとおり定められている。〈則第216条の2〉
① 区分等表示変更医薬品については、厚生労働大臣が指定する期間内は、当該変更後の区分等表示が記載されていることを要しない。
　　※「区分等表示変更医薬品」とは、区分等表示について、その区分等表示を変更する必要があるものとして厚生労働大臣が指定する医薬品(平成26年厚生労働省告示第367号)であって、変更前に製造販売されたものをいう。
　　※「区分等表示」とは、法第50条に規定する直接の容器等に記載されていなければならない事項(要指導医薬品の表示、一般用医薬品のリスク区分の表示、指定第二類医薬品の表示に限る)をいう。
② 区分等表示変更医薬品については、その外部の容器等に区分等表示が記載されている場合には、当該区分等表示変更医薬品の直接の容器等に区分等表示が記載されていることを要しない。

⇒ 医薬品の区分等表示の変更に係る留意事項について、次のように示されている。
〈H31/1/10薬生監麻発0110第1号〉
① 旧表示医薬品については、経過措置告示(平成31年厚生労働省告示第5号)により、それ

れの適用日から 1 年間は、変更後の区分等表示が記載されていることを要しない。
※「旧表示医薬品」とは、区分等表示の変更前に製造販売された医薬品のこと

② 旧表示医薬品については、シール等を貼付することにより変更後の区分等表示をすることも認められる。なお、シール等の貼付については、製造販売業者の責任の下、店舗等で行われることについても認められる。

③ 区分等表示が変更となった医薬品については、それぞれの適用日以降は、直接の容器等及び外部の容器等の区分等表示にかかわらず、変更後の区分に従った陳列、販売及び情報提供等を行うこと

## 第五十一条

> 医薬品の直接の容器又は直接の被包が小売のために包装されている場合において、その直接の容器又は直接の被包に記載された第四十四条第一項若しくは第二項又は前条各号に規定する事項が外部の容器又は外部の被包を透かして容易に見ることができないときは、その外部の容器又は外部の被包にも、同様の事項が記載されていなければならない。

### 趣旨

本規定は、医薬品の直接の容器等が小売のために包装されている場合において、その法定表示事項が外部の容器等を透かして容易に見ることができないときは、その外部の容器等にも、法定表示事項が記載されていなければならない旨を定めたものである。

### 解説

1 「小売のため」とあるが、これは一般の生活者に販売等するためという意味であり、医薬品の許可業者に販売等する場合は含まれない。なお、病院、診療所又は飼育動物診療施設に販売等する場合は、「小売のため」に含まれるものと解すべきであろう。

2 「小売のために包装」とあるが、これには輸送のための梱包(例:ダンボール箱)は含まれない。

3 「包装されている場合」として、①一つの直接の容器等ごとに包装されている場合、②注射用のアンプルのように多数の直接の容器が一つの被包によって包装されている場合のいずれもが該当する。

4 「外部の容器又は外部の被包」とあるが、これが二つ以上ある場合は、一番外側の容器等をいう。ただし、一番外側の容器等が透明である場合においては、一つ手前の容器等がこれに該当する。

5 「透かして容易に見る」とは、直接の容器等が透明なセロファンによって包装されている場合などに限定して解釈すべきであろう。

6 「同様の事項」とあるが、外部の容器等において、「製造番号又は製造記号」(例:A125)に「流通のための番号又は記号」(例:N5)が付加されているような場合(例:A125N5)

は、これに該当するものとは認め難い。そのため、「流通のための番号又は記号」を記載する場合は、「製造番号又は製造記号」と明確に区別する必要がある。また、直接の容器等に記載された「製造番号又は製造記号」（例：製造単位に基づく番号又は記号）と、外部の容器等に記載された「製造番号又は製造記号」（例：製造年月に基づく番号又は記号）が全く異なる場合についても、これに該当するものとは認め難い。〈S39/3/18 薬監第71号〉

7　直接の容器等及び外部の容器等からなる製品において、その外部の容器等を取り除いて、販売し、授与し、又は販売・授与の目的で陳列し、貯蔵する行為は、直ちに薬機法違反とは言い難いが、医薬品の本質からみて望ましくない。〈S41/7/28 薬監第118号〉

8　本規定に違反する医薬品は、販売し、授与し、又は販売・授与の目的で貯蔵し、陳列してはならない。〈法第55条第1項〉


## 第五十二条（容器等への符号等の記載）

（令元法六三・全改）

■第52条第1項■

> 医薬品（次項に規定する医薬品を除く。）は、その容器又は被包に、電子情報処理組織を使用する方法その他の情報通信の技術を利用する方法であつて厚生労働省令で定めるものにより、第六十八条の二第一項の規定により公表された同条第二項に規定する注意事項等情報を入手するために必要な番号、記号その他の符号が記載されていなければならない。ただし、厚生労働省令で別段の定めをしたときは、この限りでない。

**趣旨**

本規定は、医療関係者向けの医薬品については、機構のホームページ上に公表されている注意事項等情報にアクセスするための符号を、その容器又は被包の法定表示事項としたものである。

**解説**

1　添付文書の電子化を図るため、令和元年の法改正により本規定が新設された。これについて次のように整理することができる。

① 従前、医薬品等の適正な使用や安全性に関する情報を伝達するため、その添付文書等には、添付文書等記載事項の記載が求められていた。

　※「添付文書等」とは、製品に添付する文書又はその容器もしくは被包のこと
　※「添付文書等記載事項」とは、用法、用量その他使用及び取扱い上の必要な注意等の事項のこと

② そして、①の例外として、体外診断用医薬品及び医療機器を医薬関係者に販売する場合には、これらの製品の適正な使用を確保する上で、使用の都度、紙媒体を用いて適正使用や安全性に関する情報を確認できる状況にしておく必要性が低いことから、①にかかわらず、添付文書等記載事項が機構のホームページを通じて公表されている

とともに、その製品を購入等しようとする医薬関係者の承諾があれば、添付文書等への記載を省略できるとしていた。

③ さて、添付文書等記載事項は、科学的知見に基づいた最新の情報であることが求められるが、これを添付文書等の紙媒体で提供する場合、以下のような不都合が生じる。

㈠ 在庫製品に同梱されている添付文書の場合、改訂前のままの内容とならざるを得ず、最新の情報を伝達することが困難であること

㈡ 医薬分業のため院内薬局を持たない医療機関の医療関係者は、製品に同梱された添付文書を入手できないこと

㈢ 複数の製品が納品されている場合であっても、添付文書が一つ入手できれば十分であり、製品すべてに添付文書が同梱されている必要はなく、むしろ資源の浪費につながること

④ その一方で、適切な管理を必要とする以下の製品については、使用及び取扱い上の必要な注意等の事項を厚生労働大臣への届出の対象とすることを通じて、その内容が最新の知見に基づいて適切に作成されていることを担保するとともに、その製品の添付文書等記載事項を機構のホームページ上に公表することとされており、最新の情報が医療関係者に迅速に提供できる状況にあった。

㈠ 薬局医薬品(体外診断用医薬品、承認不要の医薬品及び薬局製造販売医薬品を除く)

㈡ 要指導医薬品

㈢ 特定高度管理医療機器

㈣ すべての再生医療等製品

⑤ とはいえ、まがりなりにも最新の情報を常に入手できるよう法的措置がとられているものは、②や④の製品に限られていた。そこで、医療関係者向け製品のすべてを対象として、医療関係者が、最新の添付文書等記載事項を常に入手できるようにするため、以下の仕組みが新たに導入された。

㈠ 医療関係者向け製品については、製造販売業者が最新の注意事項等情報(従前の添付文書等記載事項に相当するもの)を機構のホームページを通じて公表すること(法第68条の2)

㈡ 医療関係者向け製品については、医薬関係者が注意事項等情報の内容を確実に確認することができるよう、以下の措置を講じること

・製品の容器又は被包にQRコードを記載し、機構のホームページ上に公表されている注意事項等情報へのアクセスを容易にすること(法第52条第1項、第63条の2第1項、第65条の3)

※「QR」とは、Quick Responseの略
※「QRコード」は、二次元コードの一つで、スキャナー、スマートフォン等で読み取ることにより、詳細情報への高速アクセスが可能であるため、注意事項等情報の取得に適している。

・QRコードに対応できない医療関係者のために、紙媒体の注意事項等情報を提供する体制の整備を製造販売業者に求めること(法第68条の2の2)

第 9 章第 2 節　医薬品の取扱い(第 49 条—第 58 条)

　　㊂　一般消費者向け製品(例：要指導医薬品、一般用医薬品、医薬部外品、化粧品、コンタクトレンズ等の一般消費者向けの医療機器)
2　本条の全面改正に伴い、令和元年の法改正により、改正前の法第 52 条の 2 及び第 52 条の 3 が削除された。
3　「医薬品(次項に規定する医薬品を除く)」は、公表対象医薬品と呼ばれる。
4　「その容器又は被包」とあるが、これについて次のように示されている。〈R4/9/13 薬生安発 0913 第 5 号〉
　① 注意事項等情報を入手するために必要な符号を記載しなければならない容器等は、販売包装単位とする。
　② ①の販売包装単位とは、通常、卸売販売業者等から医療機関等に販売される最小の包装単位(最小販売単位)をいう。
5　「被包」とあるが、これには内袋は含まれない。〈法第 37 条第 2 項〉
6　「厚生労働省令で定めるもの」とは、医薬品の容器又は被包に記載されたバーコード又は二次元コードを用いて注意事項等情報(法第 68 条の 2 第 2 項第 1 号)が掲載されている機構のホームページを閲覧する方法である。〈則第 210 条の 2〉
⇒　上記の「バーコード又は二次元コード」について、次のように示されている。〈R4/9/13 薬生安発 0913 第 5 号〉
　① バーコード又は二次元コードについて、医療用医薬品にあっては GS1 データバー限定型、二層型もしくはそれらの合成シンボル(CC—A)又は GS1—128 シンボルとし、医療機器及び体外診断用医薬品にあっては GS1—128 シンボル又は GS1 データマトリックスとする。
　　　ただし、医療機器及び体外診断用医薬品であっても、この通知の発出の際現に GS1 データバー限定型、二層型又はそれらの合成シンボル(CC—A)を使用している製品については、当面の間、GS1 データバー限定型、二層型又はそれらの合成シンボル(CC—A)の使用を可能とする。
　　　なお、再生医療等製品にあっては、個々の製品の性質等に応じて、上記のうち適切なバーコード又は二次元コードを利用する。
　② 商品コードは、国際整合性が図られている規格を用いるものとし、わが国において普及し利用されている GS1 の商品コード(GTIN：Global Trade Item Number(より具体的には、GTIN—13(わが国では、JAN コードと一般的に呼称されているもの)、GTIN—14 又は GTIN—12))を利用することとする。
　　　また、海外から輸入した製品など、複数のバーコード又は二次元コードが記載されている場合には、医薬関係者が混乱することがないよう、注意事項等情報を入手するために必要なバーコード又は二次元コードが分かるように記載を工夫する。バーコード又は二次元コードについて、不明な点等がある場合は、GS1 Japan(一般財団法人流通システム開発センター)のホームページ等を参照すること
　③ 公表対象医薬品等の製造販売業者は、公表対象医薬品等の容器等に記載された符号から、情報通信の技術を利用する方法により注意事項等情報を入手することができる

よう、商品コードと添付文書番号(機構のホームページ掲載作業時に電子化された添付文書に振られる固有の番号)の紐付け情報を機構の製造販売業者向けサイトにある安全性情報掲載システムに登録しなければならない。登録方法については、機構の製造販売業者向けサイトを参照すること

**7** 注意事項等情報は、医薬品等の容器等に記載された符号(GS1 バーコード)をアプリで読み取ることにより、簡便に閲覧できるが、その利用可能なアプリの一つとして、「添文ナビ」が無償で提供されている。〈R3/5/10 事務連絡〉

※「アプリ」とは、スマートフォン等のアプリケーションのこと

① (一財)流通システム開発センター(GS1 Japan)、日本製薬団体連合会及び(一社)日本医療機器産業連合会が共同で開発したアプリの名称は、「添文ナビ」である。

② 添文ナビは、Apple 及び Google の各公式ストアよりダウンロードすることができる。

**8** 医療用医薬品の電子化された添付文書の記載要領について、次のように示されている。

〈R3/6/11 薬生発 0611 第 1 号〉

(1) 電子化された添付文書の記載の原則

① 医療用医薬品の電子添文は、注意事項等情報(法第 68 条の 2 第 2 項第 1 号)の規定に基づき、医薬品の適用を受ける患者の安全を確保し適正使用を図るために、医師、歯科医師、薬剤師等の医薬関係者に対して必要な情報を提供する目的で当該医薬品の製造販売業者が作成するものであること。

※「電子添文」とは、電子化された添付文書のこと

② 電子添文に記載すべき内容は、原則として当該医薬品が承認された範囲で用いられる場合に必要とされる事項とすること。ただし、それらの事項以外であっても重要で特に必要と認められる事項については記載すること

③ 記載順序は、(2)に従い、項目番号とともに記載すること。記載すべき内容がない項目については、記載項目を省略して差し支えないが、項目番号は繰り上げないこと。ただし、(2)[ア]及び[オ]〜[キ]の項目番号及び項目名、並びに(2)[イ]〜[エ]の項目番号の記載は不要であること

④ 「使用上の注意」は、(2)のうち、[3]、[4]及び[6]を除く[1]から[15]までの項目とする。

⑤ 同一成分を含有する医薬品であっても、使用者の誤解を招かないよう、投与経路の異なる医薬品は電子添文を分けて作成すること

⑥ 効能又は効果や用法及び用量によって注意事項や副作用が著しく異なる場合は分けて記載すること

⑦ 後発医薬品及びバイオ後続品の「使用上の注意」及び「取扱い上の注意」の記載は、原則として、それぞれの先発医薬品及び先行バイオ医薬品と同一とすること。ただし、製剤の違いによって異なる記載とする必要がある場合はこの限りではない。

⑧ 既に記載している事項の削除又は変更は、十分な根拠に基づいて行うこと

⑨ 複数の項目にわたる重複記載は避けること

⑩ 関連する項目がある場合には、相互に参照先を記載すること

⑪ 「使用上の注意」の記載にあたって、データがないか、あるいは不十分な場合には、その記載が数量的でなく包括的な記載(例:慎重に、定期的に、頻回に、適宜)であっても差し支えないこと

(2) 記載項目及び記載順序

　[ア] 作成又は改訂年月
　[イ] 日本標準商品分類番号
　[ウ] 承認番号、販売開始年月
　[エ] 貯法、有効期間
　[オ] 薬効分類名
　[カ] 規制区分
　[キ] 名称
　[1] 警告
　[2] 禁忌(次の患者には投与しないこと)
　[3] 組成・性状
　　[3.1] 組成
　　[3.2] 製剤の性状
　[4] 効能又は効果
　[5] 効能又は効果に関連する注意
　[6] 用法及び用量
　[7] 用法及び用量に関連する注意
　[8] 重要な基本的注意
　[9] 特定の背景を有する患者に関する注意
　　[9.1] 合併症・既往歴等のある患者
　　[9.2] 腎機能障害患者
　　[9.3] 肝機能障害患者
　　[9.4] 生殖能を有する者
　　[9.5] 妊婦
　　[9.6] 授乳婦
　　[9.7] 小児等
　　[9.8] 高齢者
　[10] 相互作用
　　[10.1] 併用禁忌(併用しないこと)
　　[10.2] 併用注意(併用に注意すること)
　[11] 副作用
　　[11.1] 重大な副作用
　　[11.2] その他の副作用
　[12] 臨床検査結果に及ぼす影響
　[13] 過量投与

[14] 適用上の注意
[15] その他の注意
   [15.1] 臨床使用に基づく情報
   [15.2] 非臨床試験に基づく情報
[16] 薬物動態
   [16.1] 血中濃度
   [16.2] 吸収
   [16.3] 分布
   [16.4] 代謝
   [16.5] 排泄
   [16.6] 特定の背景を有する患者
   [16.7] 薬物相互作用
   [16.8] その他
[17] 臨床成績
   [17.1] 有効性及び安全性に関する試験
   [17.2] 製造販売後調査等
   [17.3] その他
[18] 薬効薬理
   [18.1] 作用機序
[19] 有効成分に関する理化学的知見
[20] 取扱い上の注意
[21] 承認条件
[22] 包装
[23] 主要文献
[24] 文献請求先及び問い合わせ先
[25] 保険給付上の注意
[26] 製造販売業者等

(3) 記載要領
  [ア] 作成又は改訂年月
    ㈠ 作成又は改訂の年月及び版数を記載すること
    ㈡ 再審査結果又は再評価結果の公表、効能又は効果の変更又は用法及び用量の変更に伴う改訂の場合は、その旨を併記すること
  [イ] 「日本標準商品分類番号」については、日本標準商品分類により中分類以下詳細分類まで記載すること
  [ウ] 承認番号、販売開始年月
    ㈠ 承認番号を記載すること。承認を要しない医薬品にあっては、承認番号に代えて許可番号を記載すること
    ㈡ 販売開始年月を記載すること

［エ］貯法、有効期間
  ㈠ 貯法及び有効期間は、製剤が包装された状態での貯法及び有効期間を製造販売承認書に則り記載すること
  ㈡ 日本薬局方又は法定の基準(法第42条第1項)の中で有効期間が定められたものは、その有効期間を記載すること。
［オ］「薬効分類名」については、当該医薬品の薬効又は性質を正しく表すことのできる分類名を記載すること。使用者に誤解を招くおそれのある表現は避けること
［カ］「規制区分」については、毒薬、劇薬、麻薬、向精神薬、覚醒剤、覚醒剤原料、習慣性医薬品、緊急承認医薬品、特例承認医薬品、処方箋医薬品及び条件付き承認医薬品の区分を記載すること
［キ］名称
  ㈠ 日本薬局方外医薬品にあっては、承認を受けた販売名を記載すること。販売名の英字表記がある場合は、併記すること
  ㈡ 法定の基準が定められている医薬品にあっては、基準名を併せて記載すること。それ以外の医薬品であって、一般的名称がある場合には、その一般的名称を併記すること
  ㈢ 日本薬局方に収められている医薬品にあっては、日本薬局方で定められた名称を記載し、販売名がある場合は併記すること
[1]「警告」については、致死的又は極めて重篤かつ非可逆的な副作用が発現する場合、又は副作用が発現する結果極めて重大な事故につながる可能性があって、特に注意を喚起する必要がある場合に記載すること
[2] 禁忌(次の患者には投与しないこと)
  ㈠ 患者の症状、原疾患、合併症、既往歴、家族歴、体質、併用薬剤等からみて投与すべきでない患者を記載すること。なお、投与してはならない理由が異なる場合は、項を分けて記載すること
  ㈡ 原則として過敏症以外は設定理由を［　］内に簡潔に記載すること。
[3] 組成・性状
  [3.1] 組成
    ㈠ 有効成分の名称(一般的名称があるものにあっては、その一般的名称)及びその分量(有効成分が不明なものにあっては、その本質及び製造方法の要旨)を、原則として製造販売承認書の「成分及び分量又は本質」欄に則り記載すること
    ㈡ 医薬品添加剤については、原則として製造販売承認書の「成分及び分量又は本質」欄における有効成分以外の成分について、注射剤(体液用剤、人工灌流用剤、粉末注射剤を含む)にあっては名称及び分量、その他の製剤にあっては名称をそれぞれ記載すること
    ㈢ 細胞培養技術又は組換えDNA技術を応用して製造されるペプチド又はタンパク質を有効成分とする医薬品にあっては、産生細胞の名称を記載すること
  [3.2] 製剤の性状

㈠ 識別上必要な色、形状(散剤、顆粒剤等の別)、識別コードなどを記載すること
　㈡ 放出速度を調節した製剤にあっては、その機能を製造販売承認書の「剤形分類」に則り記載すること
　㈢ 水性注射液にあっては、pH及び浸透圧比を、無菌製剤(注射剤を除く)にあっては、その旨を記載すること

[4] 効能又は効果
　㈠ 承認を受けた効能又は効果を正確に記載すること
　㈡ 承認を要しない医薬品にあっては、医学薬学上認められた範囲の効能又は効果であって、届出された効能又は効果を正確に記載すること
　㈢ 再審査・再評価の終了した医薬品にあっては、再審査・再評価判定結果に基づいて記載すること

[5] 「効能又は効果に関連する注意」については、承認を受けた効能又は効果の範囲における患者選択や治療選択に関する注意事項を記載すること。なお、原則として、「[2] 禁忌」に該当するものは記載不要であること

[6] 用法及び用量
　㈠ 承認を受けた用法及び用量を正確に記載すること
　㈡ 承認を要しない医薬品にあっては、医学薬学上認められた範囲の用法及び用量であって、届出された用法及び用量を正確に記載すること
　㈢ 再審査・再評価の終了した医薬品にあっては、再審査・再評価判定結果に基づいて記載すること

[7] 「用法及び用量に関連する注意」については、承認を受けた用法及び用量の範囲であって、特定の条件下での用法及び用量並びに用法及び用量を調節する上で特に必要な注意事項を記載すること

[8] 「重要な基本的注意」については、重大な副作用又は事故を防止する上で、投与に際して必要な検査の実施、投与期間等に関する重要な注意事項を簡潔に記載すること

[9] 特定の背景を有する患者に関する注意
　㈠ 特定の背景を有する患者に関する注意について、効能又は効果等から臨床使用が想定される場合であって、投与に際して他の患者と比べて特に注意が必要である場合や、適正使用に関する情報がある場合に記載すること
　㈡ 投与してはならない場合は「[2] 禁忌」にも記載すること
　㈢ 特定の背景を有する患者に関する注意事項を記載した上で、使用者がリスクを判断できるよう、臨床試験、非臨床試験、製造販売後調査、疫学的調査等で得られている客観的な情報を記載すること
　[9.1] 「合併症・既往歴等のある患者」については、合併症、既往歴、家族歴、遺伝的素因等からみて、他の患者と比べて特に注意が必要な患者であって、[9.2] 腎機能障害患者から[9.8] 高齢者までに該当しない場合に記載すること
　[9.2] 腎機能障害患者

㈠　薬物動態、副作用発現状況から用法及び用量の調節が必要である場合や、特に注意が必要な場合にその旨を、腎機能障害の程度を考慮して記載すること
　㈡　透析患者及び透析除去に関する情報がある場合には、その内容を簡潔に記載すること。
[9.3]　「肝機能障害患者」については、薬物動態、副作用発現状況から用法及び用量の調節が必要である場合や、特に注意が必要な場合にその旨を、肝機能障害の程度を考慮して記載すること
[9.4]　生殖能を有する者
　㈠　患者及びそのパートナーにおいて避妊が必要な場合に、その旨を避妊が必要な期間とともに記載すること
　㈡　投与前又は投与中定期的に妊娠検査が必要な場合に、その旨を記載すること
　㈢　性腺、受精能、受胎能等への影響について注意が必要な場合に、その旨を記載すること
[9.5]　妊婦
　㈠　胎盤通過性及び催奇形性のみならず、胎児曝露量、妊娠中の曝露期間、臨床使用経験、代替薬の有無等を考慮し、必要な事項を記載すること
　㈡　注意事項は、「投与しないこと」、「投与しないことが望ましい」又は「治療上の有益性が危険性を上回ると判断される場合にのみ投与すること」を基本として記載すること
[9.6]　授乳婦
　㈠　乳汁移行性のみならず、薬物動態及び薬理作用から推察される哺乳中の児への影響、臨床使用経験等を考慮し、必要な事項を記載すること
　㈡　母乳分泌への影響に関する事項は、哺乳中の児への影響と分けて記載すること
　㈢　注意事項は、「授乳を避けさせること」、「授乳しないことが望ましい」又は「治療上の有益性及び母乳栄養の有益性を考慮し、授乳の継続又は中止を検討すること」を基本として記載すること
[9.7]　「小児等」については、小児等に用いられる可能性のある医薬品であって、小児等に特殊な有害性を有すると考えられる場合や薬物動態から特に注意が必要と考えられる場合にその旨を、年齢区分を考慮して記載すること
　　※「小児等」とは、低出生体重児、新生児、乳児、幼児又は小児のこと
[9.8]　「高齢者」については、薬物動態、副作用発現状況から用法及び用量の調節が必要である場合や特に注意が必要な場合に、その内容を簡潔に記載すること
[10]　相互作用
　㈠　他の医薬品を併用することにより、当該医薬品又は併用薬の薬理作用の増強又は減弱、副作用の増強、新しい副作用の出現又は原疾患の増悪等が生じる場合で、臨床上注意を要する組合せを記載すること。これには物理療法、飲食物等との相互作用についても重要なものを含むものであること
　㈡　血中濃度の変動により相互作用を生じる場合であって、その発現機序となる

代謝酵素等に関する情報がある場合は、前段にその情報を記載すること

[10.1] 併用禁忌

㈠ 「[2] 禁忌」にも記載すること。併用禁忌にあっては、相互作用を生じる医薬品が互いに禁忌になるよう整合性を図ること

㈡ 記載にあたっては、まず相互作用を生じる薬剤名又は薬効群名を挙げ、次いで相互作用の内容として、臨床症状・措置方法、機序・危険因子等を簡潔に記載すること。また、相互作用の種類(機序等)が異なる場合には項を分けて記載すること

㈢ 記載にあたっては、薬剤名として一般的名称及び代表的な販売名を記載すること

[10.2] 「併用注意」の記載にあたっては、薬剤名として一般的名称又は薬効群名を記載すること。薬効群名を記載する場合は、原則として、代表的な一般的名称を併記すること

[11] 副作用

㈠ 医薬品の使用に伴って生じる副作用を記載すること

㈡ 副作用の発現頻度を、精密かつ客観的に行われた臨床試験等の結果に基づいて記載すること

[11.1] 「重大な副作用」の記載にあたっては、次の点に注意すること

㈠ 副作用の転帰や重篤性を考慮し、特に注意を要するものを記載すること

㈡ 副作用の事象名を項目名とし、初期症状(臨床検査値の異常を含む)、発現機序、発生までの期間、リスク要因、防止策、特別な処置方法等が判明している場合には、必要に応じて記載すること

㈢ 海外のみで知られている重大な副作用についても必要に応じて記載すること

㈣ 類薬で知られている重大な副作用については、同様の注意が必要と考えられる場合に限り記載すること

[11.2] その他の副作用の記載にあたっては、次の点に注意すること

㈠ 発現部位別、投与方法別、薬理学的作用機序、発現機序別等に分類し、発現頻度の区分とともに記載すること

㈡ 海外のみで知られているその他の副作用についても、必要に応じて記載すること

[12] 「臨床検査結果に及ぼす影響」については、当該医薬品を使用することによって、臨床検査値が見かけ上変動し、かつ明らかに器質障害又は機能障害と結びつかない場合に記載すること

[13] 「過量投与」については、過量投与時(自殺企図、誤用、小児等の偶発的曝露を含む)に出現する中毒症状を記載すること。観察すべき項目や処置方法(特異的な拮抗薬、透析の有用性を含む)がある場合には、併せて記載すること

[14] 適用上の注意

㈠ 投与経路、剤形、注射速度、投与部位、調製方法、患者への指導事項など、適用

に際して必要な注意事項を記載すること
　　㈡　記載にあたっては、「薬剤調製時の注意」、「薬剤投与時の注意」、「薬剤交付時の注意」又はその他の適切な項目をつけて具体的に記載すること
[15] その他の注意意
　[15.1]「臨床使用に基づく情報」については、評価の確立していない報告であっても、安全性の懸念や有効性の欠如など特に重要な情報がある場合はこれを正確に要約して記載すること
　[15.2]「非臨床試験に基づく情報」については、ヒトへの外挿性は明らかではないが、動物で認められた毒性所見であって、特に重要な情報を簡潔に記載すること
[16] 薬物動態
　㈠　原則として、ヒトでのデータを記載すること。ヒトでのデータが得られないものについては、これを補足するために非臨床試験の結果を記載すること
　㈡　非臨床試験の結果を記載する場合には動物種を、また、*in vitro* 試験の結果を記載する場合にはその旨をそれぞれ記載すること
　[16.1] 血中濃度
　　㈠　健康人又は患者における血中薬物濃度及び主要な薬物動態パラメータを記載すること（ただし、「[16.6] 特定の背景を有する患者」に該当するものを除く）
　　㈡　単回投与・反復投与の区別、投与量、投与経路、症例数等を明示すること
　[16.2]「吸収」については、ヒトでのバイオアベイラビリティ、食事の影響等の吸収に関する情報を記載すること
　[16.3]「分布」については、組織移行、蛋白結合率等の分布に関する情報を記載すること
　[16.4]「代謝」については、代謝酵素、その寄与等の薬物代謝に関する情報を記載し、主要な消失経路が代謝による場合は、その旨がわかるように記載すること
　[16.5]「排泄」については、未変化体及び代謝物の尿中又は糞便中の排泄率等の排泄に関する情報を記載し、主要な消失経路が排泄による場合は、その旨がわかるように記載すること
　[16.6] 特定の背景を有する患者
　　㈠　特定の背景を有する患者における血中薬物濃度、主要な薬物動態パラメータ等を記載すること
　　㈡　腎機能障害・肝機能障害・小児等・高齢者等の区分を記載すること
　[16.7] 薬物相互作用
　　㈠　原則として、「[10] 相互作用」に注意喚起のある薬物相互作用について、臨床薬物相互作用試験の結果を記載すること。必要に応じて、相互作用の機序・危険因子について、ヒト生体試料を用いた *in vitro* 試験等のデータを補足すること
　　㈡　臨床薬物相互作用試験の結果を記載する場合には、相互作用の程度が定量的に判断できるよう、血中濃度や主要な薬物動態パラメータの増減等の程度を数量的に記載すること

㈢ 「[10] 相互作用」に注意喚起のない薬物相互作用については、併用される可能性の高い医薬品など特に重要な場合に限り、その概要を記載すること

[16.8] 「その他」については、「[16.1] 血中濃度」から「[16.7] 薬物相互作用」までの項目に該当しないが、TDM(therapeutic drug monitoring)が必要とされる医薬品の有効血中濃度及び中毒濃度域、薬物動態(PK)と薬力学(PD)の関係等の薬物動態に関連する情報を記載すること

[17] 臨床成績

　[17.1] 有効性及び安全性に関する試験

　　㈠ 精密かつ客観的に行われ、信頼性が確保され、有効性及び安全性を検討することを目的とした、承認を受けた効能又は効果の根拠及び用法及び用量の根拠となる主要な臨床試験の結果について、記載すること

　　㈡ 試験デザイン(投与量、投与期間、症例数を含む)、有効性及び安全性に関する主要な結果を、承認を受けた用法及び用量に従って簡潔に記載すること

　　㈢ 副次的評価項目については、特に重要な結果に限り簡潔に記載することができる。

　[17.2] 製造販売後調査等

　　㈠ 特定の背景を有する患者での医療情報データベースを利用した調査について、臨床現場に有益な結果を記載すること

　　㈡ 希少疾病医薬品等の承認時までの臨床試験データが極めて限定的であって、「[17.1] 有効性及び安全性に関する試験」を補完する上で特に重要な結果に限り、記載すること

　　㈢ 原則として、GPSPに準拠して実施された結果を記載すること

　[17.3] その他

　　㈠ 「[17.1] 有効性及び安全性に関する試験」及び「[17.2] 製造販売後調査等」の項目に該当しないが、精密かつ客観的に行われた、有効性評価指標以外の中枢神経系、心血管系、呼吸器系等の評価指標を用いた特に重要な臨床薬理試験(QT／QTc評価試験等)等の結果について、記載すること

　　㈡ 投与量、症例数、対象の区別(健康人・患者、性別、成人・小児等)を記載すること

[18] 薬効薬理

　㈠ 承認を受けた効能又は効果の範囲であって、効能又は効果を裏付ける薬理作用及び作用機序を記載すること

　㈡ 「[18.1] 作用機序」として、作用機序の概要を簡潔に記載すること。作用機序が明確でない場合は、その旨を記載して差し支えない。

　㈢ 「18.2」以降として、効能又は効果を裏付ける薬理作用を適切な項目をつけて記載すること

　㈣ ヒトによる薬効薬理試験等の結果を記載する場合には、対象の区別(健康人・患者、性別、成人・小児等)を記載すること

㈤　非臨床試験の結果を記載する場合には動物種を記載すること。また、*in vitro*試験の結果を記載する場合にはその旨を記載すること
　㈥　配合剤における相乗作用を表現する場合には、十分な客観性のあるデータがある場合に限り記載すること
[19]　「有効成分に関する理化学的知見」については、一般的名称、化学名、分子式、化学構造式、核物理学的特性(放射性物質に限る)等を記載すること。ただし、輸液等の多数の有効成分を配合する医薬品にあっては、主たる有効成分を除き、記載を省略して差し支えない。
[20]　取扱い上の注意
　㈠　開封後の保存条件及び使用期限、使用前に品質を確認するための注意事項など、「[エ] 貯法、有効期間」以外の管理、保存又は取扱い上の注意事項を記載すること
　㈡　日本薬局方に収められている医薬品又は法定の基準が定められている医薬品であって、取扱い上の注意事項が定められているものは、その注意事項を記載すること
[21]　「承認条件」については、承認条件を製造販売承認書に則り記載すること。ただし、市販直後調査については、この限りではない。
[22]　「包装」については、包装形態及び包装単位を販売名ごとに記載すること。製品を構成する機械器具、溶解液等がある場合は、その名称を記載すること
[23]　「主要文献」については、各項目の記載の裏付けとなるデータの中で主要なものについては主要文献として本項目に記載すること
[24]　「文献請求先及び問い合わせ先」については、文献請求先及び問い合わせ先の氏名又は名称、住所及び連絡先(電話番号、ファクシミリ番号等)を記載すること
[25]　保険給付上の注意
　㈠　保険給付の対象とならない医薬品や効能又は効果の一部のみが保険給付の対象となる場合は、その旨を記載すること
　㈡　薬価基準収載の医薬品であって、投与期間制限の対象になる医薬品に関する情報のほか、保険給付上の注意がある場合に記載すること
[26]　「製造販売業者等」については、製造販売業者等の氏名又は名称及び住所を記載すること

**9**　災害時など機構のホームページにアクセスできない場合であっても、電子化された添付文書の閲覧を維持できるよう、医療用医薬品の「添付文書一括ダウンロード機能」が構築されている。〈R3/5/10 事務連絡〉
① ダウンロード可能な添付文書
　㈠　機構ホームページに公開されている添付文書
　㈡　マイ医薬品集作成サービスに登録されている添付文書
　㈢　㈠及び㈡について、それぞれ指定した期間に更新された添付文書
② ダウンロード可能なファイルの種類は、「PDFのみ」、「XML／SGMLのみ」又は「PDFとXML／SGML」から選択可能である。

③ 当該機能は、PMDA メディナビのオプションサービスであるマイ医薬品集作成サービスの機能となるため、その利用には PMDA メディナビとマイ医薬品集作成サービスへの登録が必要である。

10 本規定に違反する医薬品は、販売し、授与し、又は販売・授与の目的で貯蔵し、陳列してはならない。〈法第55条第1項〉

<但書>

11 次に掲げる医薬品であって、その容器等の記載場所の面積が狭いためバーコード又は二次元コード(則第210条の2)を記載することができないものについては、当該医薬品に添付する文書に当該符号(バーコード又は二次元コード)が記載されている場合には、当該符号が当該医薬品の容器等に記載されていることを要しない。〈則第211条第3項〉

① 2ミリリットル以下のアンプル又はこれと同等の大きさの直接の容器等に収められた医薬品

② 2ミリリットルを超え10ミリリットル以下のアンプルもしくはこれと同等の大きさのガラスその他これに類する材質からなる直接の容器で、その記載事項がその容器に直接印刷されているものに収められた医薬品

⇒ 上記の「添付する文書」とは、符号を付した用紙を指す。なお、符号は、医薬関係者が適切に読み取ることができる大きさ、明瞭さで用紙に付すこと。また、製造販売業者が提供する注意事項等情報を電子的に入手するためのものであることを説明することが望ましい。〈R4/9/13 事務連絡〉

12 医療の用に供するガス類その他これに類する医薬品であって、その容器等に、バーコード又は二次元コード(則第210条の2)を記載することが、その使用状況からみて適当でないものについては、当該医薬品に添付する文書に当該符号(バーコード又は二次元コード)が記載されている場合には、当該符号が当該医薬品の容器等に記載されていることを要しない。〈則第212条の2〉

⇒ 上記の「その使用状況からみて適当でないもの」として、近づくことが困難な場所に設置されている医療用ガス(例:定置式超低温貯槽に納入された液体酸素及び液体窒素)が想定される。〈R4/9/13 事務連絡〉

13 製造専用医薬品については、これに添付する文書又はその容器等に、次に掲げる事項(法第68条の2第2項第1号ロからホまで)が記載されている場合には、バーコード又は二次元コード(則第210条の2)が当該製造専用医薬品の容器等に記載されていることを要しない。〈則第214条第3項〉

① 日本薬局方に収められている医薬品にあっては、日本薬局方において当該医薬品の品質、有効性及び安全性に関連する事項として公表するように定められた事項

② 基本要件基準(法第41条第3項)が定められた体外診断用医薬品にあっては、その基準において当該体外診断用医薬品の品質、有効性及び安全性に関連する事項として公表するように定められた事項

③ 法定の基準(法第42条第1項)が定められた医薬品にあっては、その基準において当該医薬品の品質、有効性及び安全性に関連する事項として公表するように定められた事項

第9章第2節 医薬品の取扱い(第49条—第58条)

④ ①から③までに掲げるもののほか、厚生労働省令で定める事項
14 調剤専用医薬品について、法第50条各号に規定する直接の容器等の表示事項を簡略記載に代え、又は省略することができる場合(則第216条第1項)において、薬局開設者が所持している文書又は容器等に当該医薬品に関するバーコード又は二次元コード(則第210条の2)又は注意事項等情報(法第68条の2第2項)が記載されているときは、当該医薬品については法第52条第1項の規定は適用しない。〈則第216条第2項〉

■第52条第2項■

要指導医薬品、一般用医薬品その他の厚生労働省令で定める医薬品は、これに添付する文書又はその容器若しくは被包に、当該医薬品に関する最新の論文その他により得られた知見に基づき、次に掲げる事項が記載されていなければならない。ただし、厚生労働省令で別段の定めをしたときは、この限りでない。
一 用法、用量その他使用及び取扱い上の必要な注意
二 日本薬局方に収められている医薬品にあつては、日本薬局方において当該医薬品の品質、有効性及び安全性に関連する事項として記載するように定められた事項
三 第四十一条第三項の規定によりその基準が定められた体外診断用医薬品にあつては、その基準において当該体外診断用医薬品の品質、有効性及び安全性に関連する事項として記載するように定められた事項
四 第四十二条第一項の規定によりその基準が定められた医薬品にあつては、その基準において当該医薬品の品質、有効性及び安全性に関連する事項として記載するように定められた事項
五 前各号に掲げるもののほか、厚生労働省令で定める事項

### 趣旨

本規定は、一般消費者向けの医薬品については、二項注意事項等情報をその添付文書等の法定記載事項としたものである。
※「二項注意事項等情報」とは、注意事項等情報に相当する事項(法第52条第2項各号)のこと

### 解説

1 本規定は、令和元年の法改正により、改正前の法第52条第1項の内容を引き継いで全面改正したものである。
2 「厚生労働省令で定める医薬品」は、次に掲げるものである。〈則第210条の3〉
① 要指導医薬品
② 一般用医薬品
③ 薬局製造販売医薬品
3 「被包」とあるが、これには内袋は含まれない。〈法第37条第2項〉
4 「最新の論文その他により得られた知見」とあるが、これは、添付文書等は医療の現

場等への情報の伝達手段として重要なものであり、医薬品の市販後に新たな副作用リスクが判明する場合があることを勘案すると、常に最新の情報が反映されている必要があるためである。

5　「次に掲げる事項」とあるが、これについて次のように整理することができる。
① 注意事項等情報とは、医療関係者向けの医薬品、医療機器又は再生医療等製品の用法、用量、使用方法その他使用及び取扱い上の必要な注意等(法第68条の2第2項各号)の事項をいう。
② 法第52条第2項各号及び第63条の2第2項各号に掲げる事項は、一般消費者向けの医薬品又は医療機器の用法、用量、使用方法その他使用及び取扱い上の必要な注意等のことで、二項注意事項等情報となっている。
③ 「次に掲げる事項」とは、二項注意事項等情報のことで、令和元年の法改正前の「添付文書等記載事項」と同様である。
④ なお、「次に掲げる事項」は、医薬品の販売従事者、一般の生活者及び薬事監視にあたる行政の立場からみて必要な記載事項であるが、直接の容器等に記載する必要性が低いと判断されたものといえる。

6　一般用医薬品の添付文書の記載項目及び記載順序について、次のように示されている。
〈H23/10/14 薬食発1014第6号〉
① 改訂年月
② 添付文書の必読及び保管に関する事項
③ 販売名、薬効名及びリスク区分
④ 製品の特徴
⑤ 使用上の注意
⑥ 効能又は効果
⑦ 用法及び用量
⑧ 成分及び分量
⑨ 保管及び取扱い上の注意
⑩ 消費者相談窓口
⑪ 製造販売業者等の氏名又は名称及び住所

7　一般用医薬品の添付文書等の記載要領については、以下の通知により示されている。
① 一般用医薬品の添付文書記載要領について(平成23年10月14日薬食発1014第6号)
② 一般用医薬品の添付文書記載要領の留意事項について(平成23年10月14日薬食安発1014第1号)
③ 一般用医薬品の使用上の注意記載要領について(平成23年10月14日薬食発1014第3号)

8　本規定に違反する医薬品は、販売し、授与し、又は販売・授与の目的で貯蔵し、陳列してはならない。〈法第55条第1項〉

<第2号>
9　例えば、日本薬局方の製剤各条中の注射剤は、以下の事項を記載する。
① 本剤で溶剤の規定のない場合は、本剤を製する溶剤に注射用水もしくは0.9%以下の

塩化ナトリウム液、又はpHを調節するための酸もしくはアルカリを用いたときを除き、本剤を製するに用いる溶剤の名称
② 本剤で溶解液等を添付するときは、溶解液等の名称、内容量、成分及び分量又は割合。また、その外部容器又は外部被包に溶解液等を添付していること
③ 本剤に安定剤、保存剤又は賦形剤を加えたときは、その名称及びその分量。ただし、容器内の空気を二酸化炭素又は窒素で置換したときは、その限りではない。

＜第3号＞

10　例えば、体外診断用医薬品の基準(平成17年厚生労働省告示第126号)では、放射線を放出する体外診断用医薬品の取扱説明書には、放出する放射線の性質、患者及び使用者に対する防護手段、誤使用の防止法並びに据付中の固有の危険性の排除方法について詳細な情報が記載するものとしている。

＜第4号＞

11　例えば、生物学的製剤基準(平成16年厚生労働省告示第155号)に係る各条医薬品は、以下の事項を記載する。
① 医薬品に禁忌のある場合は、その禁忌
② 医薬品に保存剤及び安定剤を使用した場合は、その名称及び分量
③ 医薬品各条において添付文書等に記載すべきと規定した事項

＜第5号＞

12　「厚生労働省令で定める事項」は、緊急承認に係る医薬品については「注意―緊急承認医薬品」の文字、特例承認に係る医薬品については「注意―特例承認医薬品」の文字である。〈則第266条第1項〉

＜但書＞

13　製造専用医薬品については、法第52条第2項第1号の規定は、適用しない。〈則第214条第2項〉

## 第五十三条（記載方法）

（平一一法一六〇・平二五法八四(平二五法一〇三)・令元法六三・一部改正）

> 第四十四条第一項若しくは第二項又は第五十条から前条までに規定する事項の記載は、他の文字、記事、図画又は図案に比較して見やすい場所にされていなければならず、かつ、これらの事項については、厚生労働省令の定めるところにより、当該医薬品を一般に購入し、又は使用する者が読みやすく、理解しやすいような用語による正確な記載がなければならない。

**趣旨**

本規定は、①毒薬又は劇薬の直接の容器等の法定表示事項、②医薬品の直接の容器等の法定表示事項、③医療関係向け医薬品の容器等への符号、④一般消費者向け医薬品の二項注意事項等情報の記載方法を定めたものである。

**解説**

1 「見やすい場所」とは、容器の上面又は側面を意味し、少なくとも底面は該当しない。なお、容器の上面又は側面であればどこでもよいというものではなく、「他の文字、記事、図画又は図案」を考慮した上で場所を定めることになる。

2 「一般に購入し、又は使用する者」とは、医療用医薬品については医療提供施設の医師、歯科医師、獣医師及び薬剤師その他の医薬関係者を、要指導医薬品及び一般用医薬品については一般の生活者を意味する。

3 医薬品の添付文書等に記載されていなければならない事項は、特に明瞭に記載されていなければならない。〈則第217条第1項〉

⇒ 上記の「特に明瞭」とは、文字の大きさ、文字の色、地色等を十分考慮し、いささかの抵抗も感ずることなく容易に判読できることをいう。

4 日本薬局方に収められている医薬品であって、添付文書等に日本薬局方で定められた名称と異なる名称が記載されているものについては、日本薬局方で定められた名称は、少なくとも他の名称と同等程度に明瞭に記載されていなければならない。〈則第217条第2項〉

5 医薬品の法定事項の記載は、邦文でされていなければならない。〈則第218条〉

⇒ 上記に「邦文」とあるが、これについて次のように整理することができる。

① 法定事項の記載の邦文による記載は、医薬品を購入し、又は使用する者が理解しやすいように記載することを求めたもので、邦文による記載がある場合、これに加えて英文等による記載を排除したものではない。

② 医薬品の名称には、乾燥BCGワクチンのように英文を用いたものもあるが、これらは、厚生労働省告示によって公定され、あるいは広く一般化したものであるから、条理上「邦文」と解して差し支えない。

③ 体外診断用医薬品であって、外部の容器等に「体外診断用医薬品」及び「日本薬局方」の文字の記載があるものについては、その直接の容器等に「日本薬局方」の文字の代わりに「J・P」と記載することができる。(則第215条第2項第4号)

第9章第2節 医薬品の取扱い(第49条—第58条)

④ 医療用医薬品の有効期間の月を示す表示において、「1月」であれば「JAN」(例：JAN. 一九八九、Jan.八九)と記載することができる。(昭和63年11月1日薬監第78号)
⑤ 医薬品の内容量を表示する場合、g、mg、cc、γ等の文字は「邦文」と解して差し支えない。一方、錠剤の場合、「○○錠」と記載する代わりに「○○T」と記載することは適当でない。

**6** 本規定に違反する医薬品は、販売し、授与し、又は販売・授与の目的で貯蔵し、陳列してはならない。〈法第55条第1項〉

## 第五十四条(記載禁止事項)

(平五法二七・全改、平一一法一六〇・平一四法九六(平一四法一九二)・平二五法八四・一部改正)

> 医薬品は、これに添付する文書、その医薬品又はその容器若しくは被包(内袋を含む。)に、次に掲げる事項が記載されていてはならない。
> 一 当該医薬品に関し虚偽又は誤解を招くおそれのある事項
> 二 第十四条、第十九条の二、第二十三条の二の五又は第二十三条の二の十七の承認を受けていない効能、効果又は性能(第十四条第一項、第二十三条の二の五第一項又は第二十三条の二の二十三第一項の規定により厚生労働大臣がその基準を定めて指定した医薬品にあつては、その基準において定められた効能、効果又は性能を除く。)
> 三 保健衛生上危険がある用法、用量又は使用期間

### 趣 旨

本規定は、①医薬品に添付する文書、②医薬品そのもの、③医薬品の容器等の記載禁止事項を明示したものである。

### 解 説

**1** 「添付する文書」には、医薬品の製造販売業者において作成され、医薬品に添付されている文書に限られるものではなく、薬局開設者又は医薬品の販売業者が販売に際して添付する文書も含まれる。

**2** 「その医薬品」とあるように、医薬品そのものにも記載禁止事項が記載(例：錠剤への打刻、印字)されていてはならない。

**3** 「その容器若しくは被包」とあるように、医薬品の直接の容器又は直接の被包に限られるものではなく、すべての容器又は被包に医薬品の記載禁止事項が記載されていてはならない。

**4** 「内袋」は、医薬品の直接の被包に該当しないため、法定表示事項(法第44条、第50条)を記載する必要はないが、医薬品の記載禁止事項については内袋であっても記載されていてはならない。

⇒ 「内袋」とは、例えば、単に防湿を目的として容器の内に用いられるビニールの袋や、散剤を1回分の服用量ずつ収めた包紙をいう。

5 本規定に違反する医薬品は、販売し、授与し、又は販売・授与の目的で貯蔵し、陳列してはならない。〈法第55条第1項〉

<第1号>

6 「虚偽又は誤解を招くおそれのある事項」は、すべての事項が対象となる。それが法定事項(法第50条等)であったとしても、虚偽又は誤解を招くおそれのある表現で記載されていてはならない。

7 医薬品の開発経緯に関する記述については、誤解を招くおそれが高いため、医学薬学上認められた範囲の記載とし、科学的表現により行うべきである。

<第2号>

8 「承認を受けていない効能、効果又は性能」とあるが、承認を要しない日本薬局方収載医薬品において効能又は効果を記載することは差し支えない。ただし、その効能又は効果の範囲は、薬学上一般的に認められているものに限られる。〈S38/2/8 薬事第14号〉

9 「その基準において定められた効能又は効果を除く」とあるように、厚生労働大臣が基準(平成6年厚生省告示第104号等)を定めて指定した医薬品については、承認を受けていない効能効果であっても、当該基準において定められたものであれば差し支えない。

<第3号>

10 「保健衛生上危険がある」とあるが、これは、個々の医薬品ごとに判断されるべきもので、一般的な判断基準はない。承認を受けた範囲内又は基準で定められた範囲内の「用法、用量又は使用期間」であれば当然ながら差し支えない。

## 第五十五条（販売、授与等の禁止）

（平一四法九六（平一四法一九二）・平二五法八四・令元法六三・一部改正）

■第55条第1項■

> 第五十条から前条まで、第六十八条の二第一項、第六十八条の二の三、第六十八条の二の四第二項又は第六十八条の二の五の規定に違反する医薬品は、販売し、授与し、又は販売若しくは授与の目的で貯蔵し、若しくは陳列してはならない。ただし、厚生労働省令で別段の定めをしたときは、この限りでない。

**趣旨**

本規定は、不正表示医薬品は販売してはならない旨を定めたものである。

**解説**

1　本規定の適用について、次のように整理することができる。
① 医薬品の販売業者等にも適用されるため、不正表示医薬品を仕入れてしまった場合には、これを仕入れ先に返品するか、不正表示医薬品に該当しないような措置等を講じる必要がある。
② 医薬品を仕入れた際には適法な医薬品であっても、薬機法の改正によって不正表示医薬品に該当することもあり、特段の経過措置がない限り、①の措置を講じる必要がある。
③ 医薬品の並行輸入業者など薬機法上の許可を受けていない者にも適用される。

2　「第五十条から前条まで」とあるように、毒薬又は劇薬の直接の容器等の法定表示事項(法第44条第1項、第2項)が記載されていない医薬品は、本規定の適用対象とならない。これは、別の規定(法第44条第3項)においてその販売等が禁止されているためである。

3　「第五十条から前条まで(略)第六十八条の二の五の規定に違反する医薬品」は、不正表示医薬品と呼ばれ、次に掲げる医薬品が該当する。
① その直接の容器等に法定表示事項が適切に記載されていない医薬品(法第50条、第51条、第53条違反)
② その容器等に注意事項等情報へのアクセス符号が適切に記載されていない医療関係者向け医薬品(法第52条第1項、第53条違反)
③ その添付文書等に二項注意事項等情報が適切に記載されていない一般消費者向け医薬品(法第52条第2項、第53条違反)
④ 記載禁止事項の記載がなされている医薬品(法第54条違反)
⑤ 注意事項等情報の公表がなされていない医療関係者向け医薬品(法第68条の2第1項違反)
⑥ 使用及び取扱い上の必要な注意等の届出がなされていない要注意医薬品(法第68条の2の3第1項、第68条の2の4第2項違反)
⑦ 注意事項等情報等の公表がなされていない要注意医薬品(法第68条の2の3第2項違反)
⑧ その製品の特定に資する情報を円滑に提供するための符号の表示がなされていない

医薬品(法第68条の2の5違反)

**4** 本規定に違反した者は、2年以下の懲役もしくは200万円以下の罰金に処し、又はこれを併科する。〈法第85条第3号〉

また、いわゆる両罰規定の対象となっており、この行為者を使用する法人又は人には200万円以下の罰金刑が科される。〈法第90条第2号〉

<但書>

**5** 二項注意事項等情報は、最新の知見に基づくものでなければならないため、適宜改訂が行われるが、変更前の添付文書等を全て変更後のものに差し替えなければならないこととすると、製造販売業者に過度な負担を強いることになりかねない。また、変更後の当該事項については直ちにウェブサイト上で公表されることを考慮し、本規定には但書が設けられている。

**6** 販売、授与等の禁止の特例として、次のとおり定められている。〈則第218条の2〉

① 製造販売業者が、その製造販売する医薬品(一般消費者向け医薬品に限る)の二項注意事項等情報を変更した場合には、当該変更の際現に変更前の当該事項が記載された添付文書等が使用されている医薬品であって、当該変更前に既に製造販売されているものについては、変更後の当該事項が添付文書等に記載されていることを要しない。

② 製造販売業者が、その製造販売する医薬品(一般消費者向け医薬品に限る)の二項注意事項等情報を変更した場合には、当該変更の際現に変更前の当該事項が記載された添付文書等が使用されている医薬品(①を除く)については、次に掲げる要件のいずれにも該当する場合に限り、変更後の当該事項が添付文書等に記載されていることを要しない。

㈠ 当該医薬品が、当該変更の日から起算して6月(国家検定医薬品又は多数の医薬品の二項注意事項等情報が変更された場合であって、変更後の当該事項が記載された添付文書等が使用された製品を速やかに製造販売することができない場合にあっては、1年)以内に製造販売されるものであること

㈡ 機構のホームページに変更後の二項注意事項等情報が掲載されていること

㈢ 当該医薬品の製造販売業者が、当該医薬品を取り扱う薬局開設者、病院、診療所もしくは飼育動物診療施設の開設者、医薬品の製造販売業者、製造業者もしくは販売業者又は医師、歯科医師、薬剤師、獣医師その他の医薬関係者に対して、二項注意事項等情報を変更した旨を速やかに情報提供すること

③ ②の場合であっても、当該医薬品の製造販売業者は、変更後の二項注意事項等情報が記載された添付文書等が使用された医薬品を、できるだけ速やかに製造販売しなければならない。

⇒ 上記②㈠の「当該変更の日」とは、製造販売業者が変更後の二項注意事項等情報の情報提供を開始する日又は変更後の当該事項を添付文書等に記載した製品の製造販売を開始する日のいずれか早い日をいう。〈R26/9/1事務連絡〉

⇒ 上記②㈢に「変更した旨を速やかに情報提供」とあるが、GVP等に基づく安全確保措置として既に情報提供を行っている場合は、別途、当該情報の提供を行う必要はない。また、医薬品の販売業者等を通じた情報提供でも差し支えない。〈R26/9/1事務連絡〉

第9章第2節　医薬品の取扱い(第49条—第58条)

■第55条第2項■

　　第十三条の三第一項の認定若しくは第十三条の三の二第一項若しくは第二十三条の二の四第一項の登録を受けていない製造所(外国にある製造所に限る。)において製造された医薬品、第十三条第一項若しくは第八項若しくは第二十三条の二の三第一項の規定に違反して製造された医薬品又は第十四条第一項若しくは第十五項(第十九条の二第五項において準用する場合を含む。)、第十九条の二第四項、第二十三条の二の五第一項若しくは第十五項(第二十三条の二の十七第五項において準用する場合を含む。)、第二十三条の二の十七第四項若しくは第二十三条の二の二十三第一項若しくは第七項の規定に違反して製造販売をされた医薬品についても、前項と同様とする。

**趣旨**

本規定は、無承認無許可医薬品は販売してはならない旨を定めたものである。

**解説**

1　本規定の適用について、次のように整理することができる。
① 医薬品の販売業者等にも適用されるため、無承認無許可医薬品を仕入れてしまった場合には、これを仕入れ先に返品するか、廃棄する等を講じる必要がある。
② 医薬品の並行輸入業者など薬機法上の許可を受けていない者にも適用される。

2　「第十三条の三第一項の認定(略)第七項の規定に違反して製造販売をされた医薬品」は、無承認無許可医薬品と呼ばれ、次に掲げる医薬品が該当する。
① 外国製造業者の認定を受けていない製造所において製造された医薬品(法第13条の3第1項違反)
② 保管のみを行う外国製造所の登録を受けていない製造所において製造された医薬品(法第13条の3の2第1項違反)
③ 外国製造業者の登録を受けていない製造所において製造された体外診断用医薬品(法第23条の2の4第1項違反)
④ 製造業の許可を受けずに製造された医薬品(法第13条第1項、第8項違反)
⑤ 製造業の登録を受けずに製造された体外診断用医薬品(法第23条の2の3第1項違反)
⑥ 承認を受けずに製造販売された医薬品(法第14条第1項、第15項違反)
⑦ 外国特例承認を受けずに製造販売された医薬品(法第19条の2第5項違反)
⑧ 選任製造販売業者によらずに製造販売された外国特例承認に係る医薬品(法第19条の2第4項違反)
⑨ 承認を受けずに製造販売された体外診断用医薬品(法第23条の2の5第1項、第15項違反)
⑩ 外国特例承認を受けずに製造販売された体外診断用医薬品(法第23条の2の17第5項違反)
⑪ 選任製造販売業者によらずに製造販売された外国特例承認に係る体外診断用医薬品(法第23条の2の17第4項違反)
⑫ 認証を受けずに製造販売された体外診断用医薬品(法第23条の2の23第1項、第7項違反)

3　本規定に違反した者は、3年以下の懲役もしくは300万円以下の罰金に処し、又はこ

れを併科する。〈法第84条第18号〉

また、いわゆる両罰規定の対象となっており、この行為者を使用する法人又は人も罰せられる。法人については1億円以下、人については300万円以下の罰金刑が科される。〈法第90条第1号〉

## 第五十五条の二（模造に係る医薬品の販売、製造等の禁止）

（令元法六三・追加）

> 模造に係る医薬品は、販売し、授与し、又は販売若しくは授与の目的で製造し、輸入し、貯蔵し、若しくは陳列してはならない。

### 趣 旨

本規定は、模造に係る医薬品は、販売し、製造し、輸入してはならない旨を定めたものである。

### 解 説

1　本規定は、海外からの偽薬の流入及び国内流通を防ぐため、医薬品の並行輸入業者のほか、薬物犯罪組織の取締りを想定したものである。
2　模造に係る医薬品の輸入の規制の見直しを図るため、令和元年の法改正により本規定が新設された。これについて、次のように整理することができる。
  ① 近年、国内での販売目的ではない輸入を装って模造に係る医薬品を国内に持ち込んだ者が、その医薬品を国内に流通させる事案が生じている。
  ② しかし、従前、薬機法においては、国内での販売目的で模造に係る医薬品を輸入する行為が明確に禁止とされていなかった。
  　製造販売の概念には、輸入をした医薬品を販売し、又は授与することも含まれることを踏まえ（法第2条第13項）、製造販売の承認を受けずに輸入する行為とみなして、模造に係る医薬品の輸入を取り締まる運用がなされてきた。
  　とはいえ、本来こうした措置は法制化しておくべきことといえる。
  ③ そこで、国内での販売目的で模造に係る医薬品を輸入する行為は禁止であることが明確化された。具体的には、「販売し、授与し、又は販売・授与の目的で貯蔵し、陳列してはならない」とする従前の規定（法第55第2項）から模造に係る医薬品を除外するとともに、本規定を新設し、従前より禁止とされていた「販売」「授与」「貯蔵」「陳列」のみならず、「製造」「輸入」についても禁止の行為となることを明確にしている。
3　「模造に係る医薬品」とは、名称、表示、包装、添付される文書、組成、起源に関して故意に偽った医薬品をいう。具体的には、以下のような製品が該当する。
  ① 表示された成分が含まれていない医薬品
  ② 表示成分以外の有効成分が含まれている医薬品
  ③ 表示とは異なる起源の有効成分が含まれている医薬品

第9章第2節　医薬品の取扱い(第49条—第58条)

　　④　表示量と異なっている医薬品(不純物の混入を含む)
 4　治験等で用いるプラセボは、医師の指示の下で特定の人のために用いられ、一般に流通しないものであるため、模造に係る医薬品に該当せず、本規定の対象とならない。
 5　本規定に違反した者は、3年以下の懲役もしくは300万円以下の罰金に処し、又はこれを併科する。〈法第84条第19号〉
　　また、いわゆる両罰規定の対象となっており、この行為者を使用する法人又は人も罰せられる。法人については1億円以下、人については300万円以下の罰金刑が科される。
〈法第90条第1号〉


## 第五十六条(販売、製造等の禁止)
(昭五八法五七・平五法二七・平一一法一六〇・平一四法九六(平一四法一九二)・平一七法六九・平二法一〇三・平二五法八四(平二五法一〇三)・令元法六三・一部改正)

　次の各号のいずれかに該当する医薬品は、販売し、授与し、又は販売若しくは授与の目的で製造し、輸入し、貯蔵し、若しくは陳列してはならない。
一　日本薬局方に収められている医薬品であつて、その性状又は品質が日本薬局方で定める基準に適合しないもの
二　第四十一条第三項の規定によりその基準が定められた体外診断用医薬品であつて、その性状、品質又は性能がその基準に適合しないもの
三　第十四条、第十九条の二、第二十三条の二の五若しくは第二十三条の二の十七の承認を受けた医薬品又は第二十三条の二の二十三の認証を受けた体外診断用医薬品であつて、その成分若しくは分量(成分が不明のものにあつては、その本質又は製造方法)又は性状、品質若しくは性能がその承認又は認証の内容と異なるもの(第十四条第十六項(第十九条の二第五項において準用する場合を含む。)、第二十三条の二の五第十六項(第二十三条の二の十七第五項において準用する場合を含む。)又は第二十三条の二の二十三第八項の規定に違反していないものを除く。)
四　第十四条第一項又は第二十三条の二の五第一項の規定により厚生労働大臣が基準を定めて指定した医薬品であつて、その成分若しくは分量(成分が不明のものにあつては、その本質又は製造方法)又は性状、品質若しくは性能がその基準に適合しないもの
五　第四十二条第一項の規定によりその基準が定められた医薬品であつて、その基準に適合しないもの
六　その全部又は一部が不潔な物質又は変質若しくは変敗した物質から成つている医薬品
七　異物が混入し、又は付着している医薬品
八　病原微生物その他疾病の原因となるものにより汚染され、又は汚染されているおそれがある医薬品
九　着色のみを目的として、厚生労働省令で定めるタール色素以外のタール色素が使用されている医薬品

**趣旨**

本規定は、不良医薬品は販売し、製造し、輸入してはならない旨を定めたものである。

**解説**

1　「次の各号のいずれかに該当する医薬品」は、不良医薬品と呼ばれる。

2　本規定の適用について、次のように整理することができる。

　① 医薬品の販売業者等にも適用されるため、不良医薬品を仕入れてしまった場合には、これを仕入れ先に返品するか、廃棄する等の措置を講じる必要がある。

　② 医薬品を仕入れた際には適法な医薬品であっても、不適切な状態で貯蔵、陳列していると不良医薬品になってしまうこともあり、この場合、①の措置を講じる必要がある。

　③ 医薬品の並行輸入業者など薬機法上の許可を受けていない者にも適用される。

3　本規定に違反した者は、3年以下の懲役もしくは300万円以下の罰金に処し、又はこれを併科する。〈法第84条第20号〉

　また、いわゆる両罰規定の対象となっており、この行為者を使用する法人又は人も罰せられる。法人については1億円以下、人については300万円以下の罰金刑が科される。
　〈法第90条第1号〉

＜第1号＞

4　「性状」は、日本薬局方の通則、生薬総則、製剤総則及び一般試験法中医薬品の性状に関する基準並びに医薬品各条の性状の項に規定されている基準によって判定されるものである。ただし、医薬品各条の性状の項は単に参考に供したもので医薬品の適否の判定基準ではない。〈日本薬局方通則第5項〉

5　「品質」は、日本薬局方の医薬品各条の純度試験、定量法、乾燥減量、特殊性能試験、発熱性物質試験等によって判定されるものである。

＜第2号＞

6　本号の基準として、「体外診断用医薬品の基準(平成17年厚生労働省告示第126号)」が定められている。

＜第3号＞

7　令和元年の法改正により、認証の内容を逸脱する体外診断用医薬品が、本号の対象に追加された。【法第65条の解説4参照】

8　「第十四条第十六項(略)、第二十三条の二の五第十六項(略)又は第二十三条の二の二十三第八項の規定に違反していないものを除く」とあるが、これについて次のように整理することができる。

　① 承認事項又は認証事項の軽微な変更については、一変承認又は一変認証を受けることを要せず、単に、軽微な変更届出すればよい。

　② そこで、承認事項又は認証事項とのあいだに、①の届出に係る差異があったとしても、不良医薬品とみなされることはないことを確認的に明示している。

＜第4号＞

9　令和元年の法改正において、認証の内容を逸脱する体外診断用医薬品の販売、製造、

輸入等を禁止したことに伴い(法第 56 条第 3 号)、同年の法改正により、認証に係る体外診断用医薬品が本号の対象から削除された。これは、認証内容の逸脱をもって販売、製造、輸入等の禁止の対象としたことにより、認証基準を逸脱する体外診断用医薬品を本号の対象とする意味がなくなったためである。

10　本号の基準として、以下のものが定められている。
① 製造販売の承認を要しないものとして厚生労働大臣の指定する医薬品等(平成 6 年厚生省告示第 104 号)
② 厚生労働大臣が基準を定めて指定する体外診断用医薬品(平成 17 年厚生労働省告示第 120 号)

<第5号>

11　本号の基準として、以下のものが定められている。
① 放射性医薬品基準(平成25年厚生労働省告示第 83 号)
② 生物学的製剤基準(平成16年厚生労働省告示第 155 号)
③ 血液型判定用抗体基準(平成 6 年厚生労働省告示第 204 号)

<第6号>

12　「不潔な物質」とは、実際には有害なものでないかもしれないが、感覚的な観点から非衛生的と感じる物質をいう。

13　「変質」とは、通常、蛋白質成分の色合い、透明度等の性質が変わり、又は有害なものとなることをいう。

14　「変敗」とは、通常、炭水化物成分や油脂成分が変質し、又は有害なものとなることをいう。

<第7号>

15　「異物」とは、医薬品の成分以外のすべての物質(例:毛、ガラス片、ダニ、虫、虫卵)をいう。

16　「混入」とは、錠剤等の内部や、粉剤、液剤等における異物の存在を意味している。

17　「付着」とは、錠剤等の表面における異物の存在をいう。

<第8号>

18　「病原微生物」とは、人又は動物の疾病の原因となり得る細菌、真菌又はウイルス等をいう。

19　「その他疾病の原因となるもの」として、例えば、クロイツフェルト・ヤコブ病や狂牛病の原因となるプリオン(タンパク質の一種)が該当する。

20　「汚染され」とは、医薬品から病原微生物等が検出された場合をいう。

21　「汚染されているおそれ」とは、医薬品から病原微生物等が検出されたわけではないが伝染病の感染者が直接取り扱ったものである場合、あるいは同一ロットの他の医薬品から病原微生物が検出された場合をいう。

<第9号>

22　「着色のみを目的」とあるように、タール色素が着色以外の目的(例:殺菌の目的)を兼ねている場合、本号の適用はない。

23 「厚生労働省令で定めるタール色素」は、医薬品用タール色素と呼ばれ、次に掲げる区分に従い、それぞれのタール色素(別表の規格に適合するものに限る)である。ただし、人体に直接使用されることがない医薬品については、すべてのタール色素とする。〈S41/8/31 厚生省令第30号〉
① 外用医薬品以外の医薬品については、別表第1部(略)に規定するタール色素
② 外用医薬品(③を除く)については、別表第1部及び第2部(略)に規定するタール色素
③ 粘膜に使用されることがない外用医薬品ついては、別表第1部、第2部及び第3部(略)に規定するタール色素
　※「別表第1部」に規定するタール色素として、12のもの(例:赤色2号(別名アマランス))が指定されている。
　※「別表第2部」に規定するタール色素として、50のもの(例:赤色201号(別名リソールルビンB))が指定されている。
　※「別表第3部」に規定するタール色素として、27のもの(例:赤色401号(別名ビオラミンR))が指定されている。

## 第五十六条の二(輸入の確認)

(令元法六三・追加)

■第５６条の２第１項■

> 第十四条、第十九条の二、第二十三条の二の五若しくは第二十三条の二の十七の承認若しくは第二十三条の二の二十三の認証を受けないで、又は第十四条の九若しくは第二十三条の二の十二の届出をしないで、医薬品を輸入しようとする者(以下この条において「申請者」という。)は、厚生労働省令で定める事項を記載した申請書に厚生労働省令で定める書類を添付して、これを厚生労働大臣に提出し、その輸入についての厚生労働大臣の確認を受けなければならない。

**趣旨**

　本規定は、製造販売の承認又は認証を受けることなく、また、製造販売の届出をすることなく、医薬品を個人輸入しようとする者に対し、申請書を提出して厚生労働大臣の確認を受けることを義務づけたものである。

**解説**

1　承認等を受けないで行われる医薬品の輸入に関する規制の見直しを図るため、令和元年の法改正により本条が新設された。これについて次のように整理することができる。
① 製造販売の概念には、輸入をした医薬品を販売し、又は授与することも含まれることから(法第2条第13項)、国内での販売目的で海外から医薬品を輸入しようとする場合は、品目ごとに製造販売の承認等を受けなければならない(法第14条等)。
② 一方、従前の薬機法においては、輸入に係る海外医薬品が「国内での販売目的」であるか否かの確認を含め、輸入手続への行政庁の関与が明文化されていなかった。

③ 近年、インターネットやクレジットカードの普及、グローバル化の進展等により海外医薬品の輸入が容易になることに伴って、製造販売の承認等を受けないで国内に持ち込まれる海外医薬品が急増している状況にあり、また、国内での販売目的ではないと偽って輸入した者が、その海外医薬品を国内に流通させたことによる健康被害も発生している。

④ 従前、国内に持ち込もうとする医薬品が「国内での販売目的」であるか否かを行政庁が確認するという薬監証明による運用がなされており、輸入者が提出する輸入報告書によって「国内での販売目的」であることが推測される場合には薬監証明が発行されず、海外医薬品が税関に留め置く措置が講じられていた。

　とはいえ、本来こうした措置は法制化しておくべきことといえる。

⑤ また、薬監証明による運用では強制力を持った対応が難しいという側面もあった。具体的にいえば、薬監証明を不正に取得した事実のみでは薬機法上の取締りが困難であり、「国内での販売目的」でないとして国内に持ち込まれた海外医薬品が国内流通し、未承認医薬品の販売禁止(法第55条第2項)に違反していることを立証する必要があったため、迅速な対応が困難な事案を生じていた。

⑥ そこで、「国内での販売目的」であるか否かの確認を法制化することにより、これに違反した場合には薬機法に基づく指導・取締りを迅速かつ効果的に行うことができるようにするとともに、承認制度の実効性の強化を図るため、本条が設けられた。

⇒　上記④の「薬監証明による運用」とは、関税法上の輸入手続として、業としての輸入であるか否か等を記載した輸入報告書の税関長への提出を求めた上で、「医薬品等及び毒劇物輸入監視要綱(平成27年11月30日薬生発1130第3号)」に基づき、必要な書類を地方厚生局に提出させ、国内流通させる目的を有しないこと等の証明を受けさせることをいう。なお、輸入報告書に地方厚生局が「厚生労働省確認済」の印を押印したものが、薬監証明と呼ばれる。

**2**　「厚生労働省令で定める事項」は、次に掲げるとおりである。〈則第218条の2の2第1項〉

① 当該医薬品の品目名
② 当該医薬品の数量
③ 外国において当該医薬品を製造する者の氏名
④ 輸入の目的
⑤ 輸入年月日
⑥ 申請者の受けている製造販売業又は製造業の許可の種類
⑦ 申請者の住所と当該医薬品の送付先が異なる場合にあっては、送付先の名称、住所及び連絡先
⑧ 申請者に代わって輸入の確認の申請に関する手続を行う者がいる場合にあっては、当該手続を行う者の氏名、住所及び連絡先
⑨ 当該医薬品の輸入に係る船荷証券もしくは航空運送状又はこれらに準ずる書類の番号
⑩ 輸入港又は蔵置場所
⑪ その他輸入の確認を行うために必要な事項

**3** 「厚生労働省令で定める書類」は、次に掲げるとおりである。〈則第218条の2の2第3項〉

① 当該医薬品の仕入書の写し
② 当該医薬品の輸入に係る船荷証券もしくは航空運送状の写し又はこれらに準ずる書類
③ 申請者が個人的使用に供する目的で医薬品を輸入する場合にあっては、次に掲げる書類
　㈠ 医師(外国において医師に相当する資格を有する者を含む)又は歯科医師(外国において歯科医師に相当する資格を有する者を含む)の処方箋もしくは指示書又はこれらに準ずる書類
　㈡ 商品説明書その他の当該医薬品の詳細を明らかにする書類
④ 医師、歯科医師その他の医療従事者が、疾病の診断、治療又は予防等の目的で使用するために医薬品を輸入する場合にあっては、次に掲げる書類
　㈠ 医師免許証、歯科医師免許証の写しその他の医療従事者であることを明らかにする書類
　㈡ 当該医薬品を使用しようとする者の疾病の種類及び状況、輸入しようとする医薬品及びこれに代替する医薬品の本邦における生産又は流通等を勘案して、疾病の診断、治療又は予防等の目的で当該医薬品の使用を必要とする理由を記載した書類
　㈢ 商品説明書その他の当該医薬品の詳細を明らかにする書類
⑤ 臨床試験その他の試験研究の用に供する目的で医薬品を輸入する場合にあっては、計画書その他の試験研究の内容を明らかにする書類
⑥ 医薬品の販売その他の営業についての広告又は宣伝を目的とせず、医薬品の研究開発及び普及並びに学術研究の発展に資することを目的とした展示会、見本市その他の催しにおいて展示する目的で医薬品を輸入する場合にあっては、次に掲げる書類
　㈠ 当該展示会、見本市その他の催しの内容を明らかにする書類
　㈡ 商品説明書その他の当該医薬品の詳細を明らかにする書類
⑦ 外国に輸出した医薬品(令第七四条第一項の輸出の届出を行った医薬品を除く)を輸入する場合にあっては、当該医薬品を輸出したときに税関長に提出した書類の写しその他の当該医薬品を輸出した事実を明らかにする書類
⑧ その他輸入の確認を行うために必要な書類

**4** 「厚生労働大臣に提出」「厚生労働大臣の確認」とあるが、これらの権限は、地方厚生局長に委任される。〈則第281条第1項第7号〉

**5** 本規定に違反して医薬品を輸入しようとする者又は輸入した者に対して、厚生労働大臣は、その医薬品の廃棄その他公衆衛生上の危険の発生を防止するに足りる措置をとるべきことを命ずることができる。〈法第70条第2項〉

**6** 本規定に違反した者は、3年以下の懲役もしくは300万円以下の罰金に処し、又はこれを併科する。〈法第84条第21号〉

　また、いわゆる両罰規定の対象となっており、この行為者を使用する法人又は人も罰せられる。法人については1億円以下、人については300万円以下の罰金刑が科される。〈法第90条第1号〉

第9章第2節　医薬品の取扱い(第49条―第58条)

■第56条の2第2項■

　厚生労働大臣は、次の各号のいずれかに該当する場合には、前項の確認をしない。
一　個人的使用に供せられ、かつ、売買の対象とならないと認められる程度の数量を超える数量の医薬品の輸入をする場合その他の申請者が販売又は授与の目的で輸入するおそれがある場合として厚生労働省令で定める場合
二　申請者又は申請者に代わって前項の確認の申請に関する手続をする者がこの法律、麻薬及び向精神薬取締法、毒物及び劇物取締法その他第五条第三号ニに規定する薬事に関する法令で政令で定めるもの又はこれに基づく処分に違反し、その違反行為があつた日から二年を経過していない場合その他の輸入が不適当と認められる場合として厚生労働省令で定める場合

### 趣　旨
　本規定は、個人輸入の確認拒否の基準を明示したものである。

### 解　説

1　「確認をしない」とあるが、この権限は、地方厚生局長に委任される。〈則第281条第1項第7号〉

〈第1号〉

2　本号は、医薬品が一定数量以上であるなど、申請者が販売目的で輸入するおそれがある場合においては、輸入確認をしないものとしている。

3　「申請者」とは、製造販売の承認・認証を受けないで、又は製造販売の届出をしないで、医薬品を輸入しようとする者をいう。〈法第56条の2第1項〉

4　「厚生労働省令で定める場合」は、次のいずれかに該当する場合である。〈則第218条の2の3第1項〉

① 個人的使用に供せられ、かつ、売買の対象とならないと認められる程度の数量を超える数量の医薬品の輸入をする場合

② 当該医薬品を使用しようとする者の疾病の種類及び状況、輸入しようとする医薬品及びこれに代替する医薬品の本邦における生産又は流通等を勘案して、医師、歯科医師その他の医療従事者が、疾病の診断、治療又は予防等の目的で使用するために当該医薬品を輸入する必要があると認められない場合

③ 臨床試験その他の試験研究の用に供する目的で当該医薬品を輸入する必要があると認められない場合

④ 医薬品の販売その他の営業についての広告又は宣伝を目的とせず、医薬品の研究開発及び普及並びに学術研究の発展に資することを目的とした展示会、見本市その他の催しにおいて展示する目的で医薬品を輸入する必要があると認められない場合

⑤ 外国に輸出した医薬品(輸出の届出(令第74条第1項)を行った医薬品を除く)を輸入する必要があると認められない場合

⑥ ①から⑤までに掲げる場合に準ずる場合

<第2号>

5 本号は、確認の申請者又は確認申請手続の代行者が薬事に関する法令に違反してから2年を経過していない場合等においては、輸入確認をしないものとしている。

6 「厚生労働省令で定める場合」は、申請者又は申請者に代わって個人輸入の確認の申請に関する手続をする者が薬機法、麻向法、毒劇法その他薬事に関する法令(令第1条の3)又はこれに基づく処分に違反し、その違反行為があった日から2年を経過していない場合である。〈則第218条の2の3第2項〉

■第56条の2第3項■

第一項の規定にかかわらず、次の各号のいずれかに該当する場合には、同項の規定による厚生労働大臣の確認を受けることを要しない。
一 覚醒剤取締法第三十条の六第一項ただし書又は麻薬及び向精神薬取締法第十三条第一項ただし書に規定する場合
二 第十四条の三第一項第二号に規定する医薬品その他の厚生労働大臣が定める医薬品で、厚生労働省令で定める数量以下のものを自ら使用する目的で輸入する場合その他のこれらの場合に準ずる場合として厚生労働省令で定める場合

### 趣旨
本規定は、個人輸入の確認不要の基準を明示したものである。

### 解説
<第1号>

1 自己使用の目的で携帯している医薬品である覚醒剤原料、麻薬の輸入の取扱いについては、別の法律の規定に基づく許可を受けている場合は、薬機法に基づく輸入確認を不要としている。

⇒ 本邦に入国する者が、厚生労働大臣の許可を受けて、自己の疾病の治療の目的で携帯して医薬品である覚醒剤原料を輸入する場合は、輸入禁止の対象に含まれない。〈覚取法第30条の6第1項但書〉

⇒ 本邦に入国する者が、厚生労働大臣の許可を受けて、自己の疾病の治療の目的で携帯して麻薬を輸入する場合は、輸入禁止の対象に含まれない。〈麻向法第13条第1項但書〉

<第2号>

2 従前の薬監証明による運用においては、自己使用の目的で輸入しようとする医薬品が一定数量以下であれば、地方厚生局に輸入報告書を提出することなく、輸入することが可能となっていた。このような運用は今後も維持することが適当と考えられるため、一定数量以下の医薬品を自ら使用する目的で輸入する場合は、輸入確認を不要としている。

3 「第十四条の三第一項第二号に規定する医薬品」とは、我が国と同等水準の薬事承認制度を有している外国(アメリカ合衆国、英国、カナダ、ドイツ、フランス)において、

販売等することが認められている医薬品をいう。

4 「厚生労働省令で定める数量」は、次に掲げる医薬品(これらに準ずるものを含む)に応じ、それぞれに定める使用数量である。〈則第218条の2の4第1項〉
① 外用剤(毒薬、劇薬、処方箋医薬品、トローチ剤、舌下錠、付着錠、ガム剤、坐剤、腟錠、腟用坐剤及びバッカル錠を除く)については、24個
② 毒薬、劇薬及び処方箋医薬品については、用法及び用量からみて1月間の使用数量
③ ①及び②以外の医薬品については、用法及び用量からみて2月間の使用数量

5 「厚生労働省令で定める場合」は、次に掲げる場合である。〈則第218条の2の4第2項〉
① 申請者が自ら使用する目的で輸入する場合であって、解説4に掲げる医薬品(数量にかかわらず医薬品を自ら使用する目的で輸入する場合に該当するか否かについて確認する必要があるものを除く)で、それぞれに定める使用数量以下のものを携帯して輸入し、又は申請者がその住所地で当該医薬品を受け取る場合その他これに準ずる場合
② 製造販売の承認又は認証の申請をした者が、当該承認又は認証の申請に係る医薬品を輸入する場合
③ その他当該医薬品の輸入が、法令に違反して販売又は授与を行うおそれがないものであることが明らかな場合

### ＜令和元年の覚醒剤取締法改正＞

6 令和元年の覚醒剤取締法の改正により、覚醒剤原料の流通について見直しが図られた。その内容について次のように整理することができる。
① 従前の覚醒剤取締法では、覚醒剤原料輸入業者が、厚生労働大臣の許可を受けて覚醒剤原料を輸入する場合のほかは、何人も、覚醒剤原料を輸入することができなかった。そのため、覚醒剤原料に該当する医薬品(例：セレギリン塩酸塩)を自己使用の目的で携帯して輸入することも禁じられていた。とはいえ、我が国への入国者の中には、覚醒剤原料に該当する医薬品を必要としている患者もおり、こうした持病に用いる医薬品の持ち込みでさえ、一律に禁止することに問題を生じていた。
② そこで、令和元年の覚醒剤取締法の改正において、覚醒剤原料の携帯輸出入許可制度が新設されるとともに、覚醒剤原料に該当する医薬品が適切に取り扱われるよう諸規定の整備が行われた。この覚醒剤原料の携帯輸出入許可制度は、薬機法の輸入確認制度(法第56条の2)の特例的な位置づけとみることができる。
③ なお、麻薬に該当する医薬品については、従前より、麻向法においては携帯輸出入許可制度が設けられている。

7 令和元年の覚醒剤取締法の改正内容は、次に掲げるとおりである。
① 覚醒剤原料の輸出入禁止の一部解除(覚取法第30条の6)
　厚生労働大臣の許可を受けた場合は、自己の疾患の治療を目的に覚醒剤原料を携帯して輸出入できることとする(覚取法第30条の6第1項但書、第3項但書)。なお、当該許可を受けている場合、薬機法に基づく輸入確認は不要となる。
② 患者が所持する覚醒剤原料の譲渡禁止の一部解除
　従前の覚醒剤取締法においては、患者から薬局・病院等への覚醒剤原料の譲渡が禁

止されていたことから、患者の所持する覚醒剤原料が不要となった場合、あるいは覚醒剤原料を所持する患者が死亡した場合であっても、薬局・病院等に返却し、適切に廃棄してもらうことができなかった。そこで、以下のような内容に改められた。

　㈠　患者がその所持する覚醒剤原料を施用する必要がなくなった場合は、当該覚醒剤原料の薬局・病院等への返却を可能とすること(覚取法第30条の9第1項第6号イ)

　㈡　覚醒剤原料を所持する患者が死亡した場合は、その相続人等による当該覚醒剤原料の所持を可能とすること(覚取法第30条の7第13号)

　㈢　覚醒剤原料を所持する患者が死亡した場合は、その相続人等による当該覚醒剤原料の薬局・病院等への返却を可能とすること(覚取法第30条の9第1項第6号ロ)

③　薬局・病院等による覚醒剤原料の廃棄

　　患者からの返却された覚醒剤原料の廃棄について、以下のような取扱いとしている。

　㈠　患者から覚醒剤原料の返却を受けた薬局・病院等の開設者は、速やかに当該覚醒剤原料の品名、数量等を都道府県知事に届出すること(覚取法第30条の14第3項)

　㈡　覚醒剤原料の譲受の届出後、都道府県知事の職員の立会いを求めることなく、速やかに当該覚醒剤原料を廃棄すること(覚取法第30条の9第2項、第30条の13但書)

　㈢　当該覚醒剤原料を廃棄したときは、30日以内に、その品名、数量等を都道府県知事に届出すること(覚取法第30条の14第2項)

④　病院等における帳簿作成の義務化

　　覚醒剤原料が適切に管理されるよう、病院等に帳簿を備え、以下の事項を記入することを求めている(覚取法第30条の17第3項)。なお、薬局においては、従前より、帳簿作成が義務づけられている。

　㈠　譲り渡し、譲り受け、施用し、施用のため交付し、又は廃棄した医薬品である覚醒剤原料の品名及び数量並びにその年月日

　㈡　届出(覚取法第30条の14)をした覚醒剤原料の品名及び数量

⑤　都道府県知事から厚生労働大臣への報告

　　事故によって喪失した覚醒剤原料の不正な流通を防止する観点から、厚生労働省主導で広範的、迅速かつ適切な対応を行うために、事故の届出(覚取法第30条の14第1項)を受けた都道府県知事に厚生労働大臣への速やかな報告を求めている(覚取法第30条の14第4項)。

⑥　薬局・病院等から製造業者等への覚醒剤原料の譲渡禁止の解除

　　従前の覚醒剤取締法においては、薬局・病院等から製造業者等への覚醒剤原料の譲渡を禁止していたが、以下のような場合を想定し、当該覚醒剤原料の製造業者等への返却を可能とすることに改められた(覚取法第30条の9第1項第6号ハ)。

　㈠　薬局・病院等で不良な覚醒剤原料が発見された場合

　㈡　数量を誤って多くの覚醒剤原料を譲り受けた場合

　㈢　治験において予定された数量の覚醒剤原料が用いられなかった場合

## 第五十七条

■第５７条第１項■

　医薬品は、その全部若しくは一部が有毒若しくは有害な物質からなつているためにその医薬品を保健衛生上危険なものにするおそれがある物とともに、又はこれと同様のおそれがある容器若しくは被包(内袋を含む。)に収められていてはならず、また、医薬品の容器又は被包は、その医薬品の使用方法を誤らせやすいものであつてはならない。

### 趣旨

　本規定は、①医薬品は、その医薬品を保健衛生上危険なものにするおそれがある有毒又は有害な物質とともに収められていてはならない、②医薬品は、その医薬品を保健衛生上危険なものにするおそれがある有毒又は有害な容器等に収められていてはならない、③医薬品の容器等は、その医薬品の使用方法を誤らせやすいものであってはならない旨を定めたものである。

### 解説

1　法第56条は、医薬品そのものが不良であるとする基準を明示し、これに抵触する医薬品の販売、製造、輸入等を禁止している。これに対し、本規定は、医薬品そのものは良品であるが、その同封物又は容器等が不良である場合に起因する保健衛生上の危害を防止するために設けられている。

2　「その医薬品を保健衛生上危険なものにするおそれがある物」として、例えば、防湿又は防虫の目的で同封される、ある種の有毒な薬物が該当する。

3　「これと同様のおそれがある容器若しくは被包」として、例えば、ある種の有毒な材料をつかって成形した容器が該当する。

4　「容器若しくは被包(内袋を含む)」とあるように、直接の容器等のみならず、外部の容器等、防湿を目的として容器の内に用いられるビニールの袋、散剤を１回分の服用量ずつ収めた包紙についても本規定の対象となる。

5　「使用方法を誤らせやすいもの」として、例えば、点眼薬の容器に類似した内用液剤の容器、注射剤用アンプルに類似した内用液剤の容器が該当する。

⇒　点眼剤に類似した容器に収められた外用液剤では、取り違えにより点眼される事故防止のため、その容器本体に赤枠・赤字で「目に入れない」旨の文字、また、「水虫薬」の文字など点眼薬と区別可能な表示が目立つように記載されている。

■第57条第2項■

前項の規定に触れる医薬品は、販売し、授与し、又は販売若しくは授与の目的で製造し、輸入し、貯蔵し、若しくは陳列してはならない。

### 趣旨

本規定は、同封物又は容器等の不良に起因して保健衛生上危険なものになるおそれのある医薬品は、販売し、製造し、輸入してはならない旨を定めたものである。

### 解説

1　本規定に違反した者は、3年以下の懲役もしくは300万円以下の罰金に処し、又はこれを併科する。〈法第84条第22号〉

　また、いわゆる両罰規定の対象となっており、この行為者を使用する法人又は人には300万円以下の罰金刑が科される。〈法第90条第2号〉

## 第五十七条の二（陳列等）

（平一八法六九・追加、平二五法一〇三・一部改正）

■第57条の2第1項■

薬局開設者又は医薬品の販売業者は、医薬品を他の物と区別して貯蔵し、又は陳列しなければならない。

### 趣旨

本規定は、薬局開設者又は医薬品の販売業者に対し、医薬品を他の物と区別して貯蔵し、陳列することを義務づけたものである。

### 解説

1　医薬品の品質の適正を維持するためには、貯蔵場所での入出庫の管理を適切に行い、使用期限切れの製品や、製造販売業者による回収の対象となった製品を確実に選定できるようにしておかなければならない。また、医薬品の流通過程において偽薬の混入を防ぐためには、その貯蔵場所への立ち入りできる者を制限するとともに、そこに立ち入った者の記録を残しておくことが重要となる。

　そのためには、医薬品と他の物を混在させて貯蔵することは適切ではないことから、これらを区別して貯蔵しておくことが重要と考えられる。

　他方、薬局開設者又は医薬品の販売業者は、医薬品のみを取り扱っているわけではなく、化粧品や食品等を取り扱うことも少なくない。

　そのため、一般の生活者であっても、これから購入しようとする物が医薬品であり、副作用という保健衛生上のリスクを伴う製品であることを認識し、適正な使用を心がけることができるよう、医薬品と他の物を区別して陳列することが重要と考えられる。

2　「薬局開設者又は医薬品の販売業者」とあるが、とりわけ薬局開設者、店舗販売業者及び配置販売業者にあっては、一般の生活者が医薬品でない物を医薬品と誤認しないよう、又は医薬品を医薬品でない物と誤認して化粧品的な方法で使用されることがないよう、医薬品の陳列方法等に注意する必要がある。

3　「他の物」とは、医薬品以外のすべての物をいう。例えば、医薬部外品、化粧品、食品(特別用途食品、特定保健用食品、機能性表示食品、栄養機能食品、いわゆる健康食品を含む)、毒物、劇物が該当する。

■第５７条の２第２項■

> 薬局開設者又は店舗販売業者は、要指導医薬品及び一般用医薬品(専ら動物のために使用されることが目的とされているものを除く。)を陳列する場合には、厚生労働省令で定めるところにより、これらを区別して陳列しなければならない。

### 趣旨
本規定は、薬局開設者又は店舗販売業者に対し、要指導医薬品及び一般用医薬品を陳列する場合には、これらを区別して陳列することを義務づけたものである。

### 解説
1　需要者の選択により使用されることが目的とされている医薬品のうち、①リスクの程度に不明な部分が多く、薬剤師による情報提供及び指導が必要とされるものが要指導医薬品で、②リスクの程度が概ね判明しており、薬剤師又は登録販売者による情報提供が必要とされるものが一般用医薬品である。

このようなリスクの違いを一般の生活者が容易に認識できるよう、要指導医薬品と一般用医薬品は区別して陳列することが求められている。

2　「薬局開設者又は店舗販売業者」とあるように、配置販売業者は本規定の対象となっていない。これは、配置販売業の許可では、要指導医薬品を販売等することができないためである。また、卸売販売業者についても本規定の対象とはなっていない。これは、卸売販売業の許可では、そもそも一般の生活者に対して医薬品を販売等することができないためである。

3　「専ら動物のために使用されることが目的とされているものを除く」とあるように、動物用医薬品に該当する一般用医薬品は、本規定の対象とならない。なお、要指導医薬品の指定の範疇に動物用医薬品は含まれないため、すべての要指導医薬品が本規定の対象となる。

4　薬局開設者又は店舗販売業者は、薬局製造販売医薬品、要指導医薬品及び一般用医薬品を次に掲げる方法により陳列しなければならない。〈則第218条の3〉

※「薬局製造販売医薬品」とあるが、毒薬及び劇薬であるものを除く。〈則第1条第2項第2号〉

① 薬局製造販売医薬品を陳列する場合には、薬局製造販売医薬品陳列区画の内部の陳

列設備に陳列すること。ただし、鍵をかけた陳列設備その他医薬品を購入しようとする者等が直接手の触れられない陳列設備に陳列する場合は、この限りでない。
② 要指導医薬品を陳列する場合には、要指導医薬品陳列区画の内部の陳列設備に陳列すること。ただし、鍵をかけた陳列設備その他医薬品を購入しようとする者等が直接手の触れられない陳列設備に陳列する場合は、この限りでない。
③ 薬局製造販売医薬品、要指導医薬品及び一般用医薬品を混在させないように陳列すること

■第５７条の２第３項■

薬局開設者、店舗販売業者又は配置販売業者は、一般用医薬品を陳列する場合には、厚生労働省令で定めるところにより、第一類医薬品、第二類医薬品又は第三類医薬品の区分ごとに、陳列しなければならない。

### 趣旨

本規定は、薬局開設者、店舗販売業者又は配置販売業者に対し、一般用医薬品を陳列する場合には、第一類医薬品、第二類医薬品又は第三類医薬品の区分ごとに陳列することを義務づけたものである。

### 解説

1 一般用医薬品は、人に対するリスクの程度を勘案し、そのリスクが高い順から第一類医薬品、第二類医薬品、第三類医薬品に分類されており、医薬品に関する専門知識をもたない者であっても、これから購入しようとする一般用医薬品のリスク区分を認識するだけで、おおよそのリスクの程度を知ることができる。そこで、一般用医薬品のリスク区分を直接の容器等の法定表示事項（法第50条第7号）としているが、これに加えてリスクの程度の識別に資する陳列方法についても定めるため、本規定が設けられている。

2 「第一類医薬品、第二類医薬品又は第三類医薬品の区分」について、次のように整理することができる。〈法第36条の7〉
① 人用の一般用医薬品（人・動物兼用のものも含む）は、そのおおよそのリスクの程度に応じて、第一類医薬品、第二類医薬品又は第三類医薬品の3つに区分される。
② 第一類医薬品は、一般用医薬品のうち、㈠リスクの程度が特に高いもの、㈡リスクの程度が十分に明らかになっていないものが該当する。
③ 第二類医薬品は、一般用医薬品のうち、リスクの程度が高いものが該当する。
④ 第三類医薬品は、一般用医薬品のうち、リスクの程度が低いものが該当する。
⑤ 動物専用の一般用医薬品は、第一類医薬品、第二類医薬品又は第三類医薬品のいずれにも区分されない。

3 薬局開設者又は店舗販売業者は、一般用医薬品を次に掲げる方法により陳列しなければならない。〈則第218条の4第1項〉

① 第一類医薬品を陳列する場合には、第一類医薬品陳列区画の内部の陳列設備に陳列すること。ただし、鍵をかけた陳列設備その他医薬品を購入等しようとする者等が直接手の触れられない陳列設備に陳列する場合は、この限りでない。
② 指定第二類医薬品を陳列する場合には、情報を提供するための設備から7メートル以内の範囲に陳列すること。ただし、鍵をかけた陳列設備に陳列する場合又は指定第二類医薬品を陳列する陳列設備から1.2メートル以内の範囲に医薬品を購入しようとする者等が進入することができないよう必要な措置が採られている場合は、この限りでない。
③ 第一類医薬品、第二類医薬品及び第三類医薬品を混在させないように陳列すること
4 配置販売業者は、(配置箱の中で、)第一類医薬品、第二類医薬品及び第三類医薬品を混在させないように配置しなければならない。〈則第218条の4第2項〉

## 第五十八条(封)

(平一一法一六〇・平一四法九六・一部改正)

> 医薬品の製造販売業者は、医薬品の製造販売をするときは、厚生労働省令で定めるところにより、医薬品を収めた容器又は被包に封を施さなければならない。ただし、医薬品の製造販売業者又は製造業者に販売し、又は授与するときは、この限りでない。

**趣旨**

本規定は、医薬品の製造販売業者に対し、医薬品の製造販売をするときは、医薬品を収めた容器又は被包に封を施すことを義務づけたものである。

**解説**

1 医薬品とその容器等に記載されている物とが同一物であることを確保するため、本規定が設けられている。
　なお、日本薬局方又は法定の基準(法第42条第1項)において、医薬品の貯法として密閉容器、気密容器、密封容器等を用いるべきことが定められている場合もあるが、これは、異物の混入や、医薬品の損失、風解、蒸発等を防ぎ、医薬品を適正に保存するためのものであって、本規定の封とは別物である。
2 「製造販売業者」とあるが、これは、市場に流通している医薬品の品質管理が製造業者ではなく、製造販売業者の責務となっていることを踏まえ、製造販売業者を施封義務者としたものである。
3 「医薬品を収めた容器又は被包」とあるように、封の対象は、直接の容器等でなくてもよく、外部の容器等であっても差し支えない。
4 「被包」とあるが、これには内袋は含まれない。〈法第37条第2項〉
⇒ 内袋に"封"をすることは可能であるが、本規定の「封」とはみなされない。
5 封は、封を開かなければ医薬品を取り出すことができず、かつ、その封を開いた後に

は、容易に原状に復することができないように施さなければならない。〈則第 219 条〉

6 「封」とは、以下のようなものをいう。〈S36/2/8 薬発第 44 号〉
- エキスプレッソ
- エコパック
- 王冠シール
- かん詰め
- ジプテープ
- セロハンテープ
- 鉛玉
- 箱ノリ展着
- ハンダ付け
- ビスコイド
- ヒートシール
- ビニールチューブ
- 鋲止め
- 封かん紙の貼付
- 閉鎖チューブ
- 巻き締め封
- ミシンがけ
- 熔接
- ロウ付け
- アンプル

7 毒薬又は劇薬に関し本規定に違反した者は、1 年以下の懲役もしくは 100 万円以下の罰金に処し、又はこれを併科する。〈法第 86 条第 1 項第 16 号〉

また、いわゆる両罰規定の対象となっており、この行為者を使用する法人又は人には 100 万円以下の罰金刑が科される。〈法第 90 条第 2 号〉

<但書>

8 本規定の施封の義務は、一般消費者の保護を施封の目的としているため、医薬品を他の製造販売業者又は医薬品の製造業者に納品するときは、封を施さなくてもよいこととしている。

## 第三節　医薬部外品の取扱い

### 第五十九条（直接の容器等の記載事項）

<small>（昭五四法五六・平一一法一六〇・平一四法九六・平一八法六九・一部改正）</small>

> 医薬部外品は、その直接の容器又は直接の被包に、次に掲げる事項が記載されていなければならない。ただし、厚生労働省令で別段の定めをしたときは、この限りでない。
> 一　製造販売業者の氏名又は名称及び住所
> 二　「医薬部外品」の文字
> 三　第二条第二項第二号又は第三号に規定する医薬部外品にあつては、それぞれ厚生労働省令で定める文字
> 四　名称（一般的名称があるものにあつては、その一般的名称）
> 五　製造番号又は製造記号
> 六　重量、容量又は個数等の内容量
> 七　厚生労働大臣の指定する医薬部外品にあつては、有効成分の名称（一般的名称があるものにあつては、その一般的名称）及びその分量
> 八　厚生労働大臣の指定する成分を含有する医薬部外品にあつては、その成分の名称
> 九　第二条第二項第二号に規定する医薬部外品のうち厚生労働大臣が指定するものにあつては、「注意―人体に使用しないこと」の文字
> 十　厚生労働大臣の指定する医薬部外品にあつては、その使用の期限
> 十一　第四十二条第二項の規定によりその基準が定められた医薬部外品にあつては、その基準において直接の容器又は直接の被包に記載するように定められた事項
> 十二　前各号に掲げるもののほか、厚生労働省令で定める事項

**【趣　旨】**

本規定は、医薬部外品の直接の容器等の法定表示事項を明示したものである。【法第50条参照】

**【解　説】**

1　本規定に違反する医薬部外品は、販売し、授与し、又は販売・授与の目的で貯蔵し、陳列してはならない。〈法第55条第１項の準用〉

＜第２号＞

2　本号では、「医薬部外品」の文字を法定表示事項としているが、これについて次のように整理することがでる。
　①　「医薬部外品」の文字について
　　医薬部外品の販売は許可制度の対象ではないため、薬局開設者や医薬品の販売業者に限らず、一般の小売店でも取り扱うことができる。それゆえ、一般の生活者が医薬部外品を購入しようとする際には、必要な情報支援を販売側から期待することができない。そこで、医薬品に準ずる薬であることを喚起するとともに、医薬品ではない

ことを明確にするため、「医薬部外品」の文字の記載が法定表示事項となっている。
② 「医薬品」の文字について
　　医薬品は一般の小売店で販売されるものではないため、「医薬品」の文字そのものは法定表示事項となっていない。ただし、一般の生活者が自身の判断で購入し、使用する医薬品については、その製品が医薬品であることを示して注意を喚起するとともに、その医薬品の性格やリスクの程度を確認させるため、「要指導医薬品」の文字、「第1類医薬品」「第2類医薬品」「第3類医薬品」の字句が法定表示事項となっている。
③ 「化粧品」の文字について
　　化粧品は、たとえ不用意に使用された場合であっても健康被害を引き起こすおそれが少ない。そのため、「化粧品」の文字は法定表示事項となっていない。なお、「化粧品」の文字が記載されている製品は多いが、いずれも任意の記載である。

<第3号>

**3**　「厚生労働省令で定める文字」は、次に掲げる区分に応じ、それぞれに定める字句である。〈則第219条の2第1項〉
① ねずみ、はえ、蚊、のみ等の防除のために使用される医薬部外品(法第2条第2項第2号)については、「防除用医薬部外品」の文字
② 厚生労働大臣が指定する医薬部外品(法第2条第2項第3号)のうち、指定医薬部外品(平成21年厚生労働省告示第28号)については、「指定医薬部外品」の文字
③ 厚生労働大臣が指定する医薬部外品(法第2条第2項第3号)のうち、②の医薬部外品以外のものについては、「医薬部外品」の文字

⇒ 上記の文字が記載されている場合には、法第59条第2号に規定する「医薬部外品」の文字が記載されているものとする。〈則第219条の2第2項〉

<第7号>

**4**　「厚生労働大臣の指定する医薬部外品」は、次に掲げるものである。〈H21/2/6 厚生労働省告示第28号〉
(1) 人又は動物の保健のためにするねずみ、はえ、蚊、のみその他これらに類する生物の防除の目的のために使用される物
(2) 次に掲げる物
　① 胃の不快感を改善することが目的とされている物
　② いびき防止薬
　③ カルシウムを主たる有効成分とする保健薬(⑯を除く)
　④ 含嗽薬
　⑤ 健胃薬(①及び㉑を除く)
　⑥ 口腔咽喉薬(⑰を除く)
　⑦ コンタクトレンズ装着薬
　⑧ 殺菌消毒薬(⑭を除く)
　⑨ しもやけ・あかぎれ用薬(⑳を除く)
　⑩ 瀉下薬

⑪ 消化薬(㉑を除く)

⑫ 滋養強壮、虚弱体質の改善及び栄養補給が目的とされている物

⑬ 生薬を主たる有効成分とする保健薬

⑭ すり傷、切り傷、さし傷、かき傷、靴ずれ、創傷面等の消毒又は保護に使用されることが目的とされている物

⑮ 整腸薬(㉑を除く)

⑯ 肉体疲労時、中高年期等のビタミン又はカルシウムの補給が目的とされている物

⑰ のどの不快感を改善することが目的とされている物

⑱ 鼻づまり改善薬(外用剤に限る)

⑲ ビタミンを含有する保健薬(⑫及び⑯を除く)

⑳ ひび、あかぎれ、あせも、ただれ、うおのめ、たこ、手足のあれ、かさつき等を改善することが目的とされている物

㉑ ⑤、⑪又は⑮に掲げる物のうち、いずれか二つ以上に該当するもの

⇒ 上記(1)については、人体に直接使用されるものではない殺虫剤、殺そ剤等を誤用又は誤飲した際に適切な応急処置がとれるよう、その殺虫成分等の名称及びその分量を法定表示事項としている。〈S55/10/9 薬発第1330号〉

<第8号>

5 消費者が医師からの情報をもとに、人体に直接使用される医薬部外品のうちアレルギー等の皮膚障害を起こすおそれのある製品を避けることができるよう、アレルゲンとなることが知られている成分を法定表示事項としている。〈S55/10/9 薬発第1330号〉

6 「厚生労働大臣の指定する成分」として、人体に直接使用される医薬部外品に配合される140の成分(例：イソプロピルメチルフェノール、レゾルシン)が指定されている。〈H12/9/29 厚生省告示第332号〉

<第9号>

7 「厚生労働大臣が指定するもの」は、ねずみ、はえ、蚊、のみその他これらに類する生物の防除の目的のために使用される医薬部外品のうち、人の身体に直接使用されることのないものである。ただし、はえ又は蚊の防除の目的のために使用される医薬部外品であって、長時間にわたって連続的に有効成分を放出し又は揮散するものは除かれる。〈H21/2/6 厚生労働省告示第27号〉

<第10号>

8 「厚生労働大臣の指定する医薬部外品」として、16のもの(例：トコフェロールの製剤、ピレスロイド系殺虫成分の粉剤)が指定されている。ただし、製造後適切な保存条件のもとで3年を超えて性状・品質が安定な医薬部外品は除かれる。〈S55/9/26 厚生省告示第166号〉

<第11号>

9 本号に基づく事項として、現在のところ定められたものはない。

<第12号>

10 「厚生労働省令で定める事項」は、外国特例承認を受けた医薬部外品にあっては、外

国特例承認取得者の氏名及びその住所地の国名並びに選任製造販売業者の氏名及び住所である。〈則第220条〉

11 香料含有の医薬部外品(人体に直接使用されるものに限る)では、香料を含有する旨を表示する。〈S55/10/9 薬発第1330号〉

<但書>

12 アレルゲンとなることが知られている成分の名称(法第59条第8号)が、次のいずれかのものに記載されている医薬部外品(人体に直接使用されないものを除く)については、直接の容器等への当該事項の記載を省略することができる。〈則第220条の2〉

① 外部の容器又は外部の被包
② 直接の容器又は直接の被包に固着したタッグ又はディスプレイカード
③ ①又は②のいずれをも有しない小容器の見本品にあっては、これに添付する文書

13 医薬部外品については、医薬品の表示の特例規定(以下)を準用して適用する。〈則第220条の3第1項〉

① 直接の容器等の面積が狭い場合の特例(則第211条第1項、第2項)
② 内容量を個数で表示できる場合の特例(則第212条)
③ 都道府県知事が製造販売業の許可の権限に属する事務を行うこととされている場合の特例(則第213条第1項)
④ 製造専用品の場合の特例(則第214条第1項、第2項)

## 第六十条（準用）

（昭五四法五六・平一四法九六(平一四法一九二)・平一八法六九・平二五法一〇三・平二五法八四(平二五法一〇三)・令元法六三・一部改正）

　　医薬部外品については、第五十一条、第五十二条第二項及び第五十三条から第五十七条までの規定を準用する。この場合において、第五十一条中「第四十四条第一項若しくは第二項又は前条各号」とあるのは「第五十九条各号」と、第五十二条第二項第四号中「第四十二条第一項」とあるのは「第四十二条第二項」と、第五十三条中「第四十四条第一項若しくは第二項又は第五十条から前条まで」とあるのは「第五十九条又は第六十条において準用する第五十一条若しくは前条第二項」と、第五十四条第二号中「、第十九条の二、第二十三条の二の五又は第二十三条の二の十七」とあるのは「又は第十九条の二」と、「、効果又は性能」とあるのは「又は効果」と、「第十四条第一項、第二十三条の二の五第一項又は第二十三条の二の二十三第一項」とあるのは「第十四条第一項」と、第五十五条第一項中「第五十条から前条まで、第六十八条の二第一項、第六十八条の二の三、第六十八条の二の四第二項又は第六十八条の二の五」とあるのは「第五十九条又は第六十条において準用する第五十一条、第五十二条第二項、第五十三条及び前条」と、同条第二項中「認定若しくは第十三条の三の二第一項若しくは第二十三条の二の四第一項の登録」とあるのは「認定若しくは第十三条の三の二第一項の登録」と、「第八項若しくは第二十三条の二の三第一項」とあるのは「第八項」と、「、第十九条の二第四項、第二十三条の二の五第一項若しくは第十五項（第二十三条の二の十七第五項において準用する場合を含む。）、第二十三条の二の十七第四項若しくは第二十三条の二の二十三第一項若しくは第七項」とあるのは「若しくは第十九条の二第四項」と、第五十六条第三号中「、第十九条の二、第二十三条の二の五若しくは第二十三条の二の十七の承認を受けた医薬品又は第二十三条の二の二十三の認証を受けた体外診断用医薬品」とあるのは「又は第十九条の二の承認を受けた医薬部外品」と、「、品質若しくは性能がその承認又は認証」とあるのは「若しくは品質がその承認」と、「含む。）、第二十三条の二の五第十六項（第二十三条の二の十七第五項において準用する場合を含む。）又は第二十三条の二の二十三第八項」とあるのは「含む。）」と、同条第四号中「第十四条第一項又は第二十三条の二の五第一項」とあるのは「第十四条第一項」と、「、品質若しくは性能」とあるのは「若しくは品質」と、同条第五号中「第四十二条第一項」とあるのは「第四十二条第二項」と、第五十六条の二第一項中「第十四条、第十九条の二、第二十三条の二の五若しくは第二十三条の二の十七の承認若しくは第二十三条の二の二十三の認証」とあるのは「第十四条若しくは第十九条の二の承認」と、「第十四条の九若しくは第二十三条の二の十二」とあるのは「第十四条の九」と、同条第三項第二号中「第十四条の三第一項第二号に規定する医薬品その他の厚生労働大臣」とあるのは「厚生労働大臣」と読み替えるものとする。

### 趣　旨

　本規定は、医薬部外品の取扱いについては、①外部の容器等の記載事項、②二項注意事項等情報、③法定事項の記載方法、④記載禁止事項、⑤不正表示品及び無承認無許可品の販売の禁止、⑥模造に係る物の販売等の禁止、⑦不良品の販売等の禁止、⑧輸入の確認、⑨同封物等に係る規定を準用して適用する旨を定めたものである。

## 第四節　化粧品の取扱い

### 第六十一条（直接の容器等の記載事項）

（昭五四法五六・平一一法一六〇・平一四法九六・一部改正）

> 化粧品は、その直接の容器又は直接の被包に、次に掲げる事項が記載されていなければならない。ただし、厚生労働省令で別段の定めをしたときは、この限りでない。
> 一　製造販売業者の氏名又は名称及び住所
> 二　名称
> 三　製造番号又は製造記号
> 四　厚生労働大臣の指定する成分を含有する化粧品にあつては、その成分の名称
> 五　厚生労働大臣の指定する化粧品にあつては、その使用の期限
> 六　第四十二条第二項の規定によりその基準が定められた化粧品にあつては、その基準において直接の容器又は直接の被包に記載するように定められた事項
> 七　前各号に掲げるもののほか、厚生労働省令で定める事項

**趣旨**

本規定は、化粧品の直接の容器等の法定表示事項を明示したものである。【法第50条参照】

**解説**

1　本規定に違反する化粧品は、販売し、授与し、又は販売・授与の目的で貯蔵し、陳列してはならない。〈法第55条第1項の準用〉

＜第4号＞

2　「厚生労働大臣の指定する成分」は、開示成分と呼ばれ、化粧品に配合されている成分（製造販売の承認に係る化粧品にあっては、非開示成分を除く）をいう。〈H12/9/29厚生省告示第332号〉

※「非開示成分」とは、法第14条第1項に規定する「厚生労働大臣の指定する成分」のこと

3　「厚生労働大臣の指定する成分」について、次のように整理することができる。
① 製造販売の届出（法第14条の9）の対象となる化粧品では、すべての成分が、本号の「厚生労働大臣の指定する成分」となる。
② 製造販売の承認（法第14条）の対象となる化粧品では、すべての成分のうち非開示成分を除いたものが、本号の「厚生労働大臣の指定する成分」となる。
③ このように化粧品では、化粧品基準（平成12年厚生省告示第331）に違反しない成分のみを配合し、かつ、すべての成分の名称を直接の容器等に表示していれば、製造販売の承認を受ける必要はなく、届出をすればよい。これを全成分表示制度という。
⇒　上記②の「非開示成分」については、当該成分の名称に代えて、「その他の成分一」、「その他の成分二」等と直接の容器等に記載することが、承認の条件として付される。〈H12/9/29医薬発第990号〉

＜第5号＞

4 「厚生労働大臣の指定する化粧品」として、次に掲げるものが指定されている。ただし、製造後適切な保存条件のもとで3年を超えて性状・品質が安定な化粧品は除かれる。〈S55/9/26 厚生省告示第166号〉
① アスコルビン酸、そのエステルもしくはそれらの塩類又は酵素を含有する化粧品
② ①のほか、製造又は輸入後適切な保存条件の下で3年以内に性状及び品質が変化するおそれのある化粧品

5 化粧品の使用期限の設定について、その性状及び品質が安定かどうかの判断は、単に含有する特定成分の変化に着目するだけではなく、化粧品全体の性状及び品質が損われるかどうかを目安とすべきである。その判断は、以下の例示を参考として行うものとする。〈S55/10/9 薬発第1330号〉
① かび等が発生しているもの
② 乳化されている化粧品であって成分が著しく分離しているもの
③ 異臭を発しているもの
④ 変色の著しいもの
⑤ アルコール又は水等に溶解している化粧品であって、沈殿物が著しく生成しているもの
⑥ 成分が分解して有害物質が生成されているもの
⑦ 安定剤として使用される場合を除き、分解、揮散等により、アスコルビン酸、酵素等の配合成分の含有量、力価が著しく低下したもの

<第6号>
6 本号に基づく事項として、現在のところ定められたものはない。

<第7号>
7 「厚生労働省令で定める事項」は、外国特例承認を受けた化粧品にあっては、外国特例承認取得者の氏名及びその住所地の国名並びに選任製造販売業者の氏名及び住所である。〈則第221条〉
8 香料含有の化粧品(香水を除く)では、香料を含有する旨を表示する。〈S55/10/9 薬発第1330号〉

<但書>
9 開示成分の名称が、次のいずれかのものに記載されている化粧品については、直接の容器等への当該事項の記載を省略することができる。〈則第221条の2〉
① 外部の容器又は外部の被包
② 直接の容器又は直接の被包に固着したタッグ又はディスプレイカード
③ 内容量が50グラム又は50ミリリットル以下の直接の容器又は直接の被包に収められた化粧品並びに①及び②のいずれをも有しない小容器の見本品にあっては、これに添付する文書
④ 外部の容器又は外部の被包を有する化粧品のうち内容量が10グラム又は10ミリリットル以下の直接の容器等に収められた化粧品にあっては、外部の容器等に添付する文書又は直接の容器等に添付する文書及びディスプレイカード

**10** 化粧品については、医薬品の表示の特例規定(以下)を準用して適用する。〈則第221条の3第1項〉

① 直接の容器等の面積が狭い場合の特例(則第211条第1項、第2項)

② 都道府県知事が製造販売業の許可の権限に属する事務を行うこととされている場合の特例(則第213条第1項)

③ 製造専用品の場合の特例(則第214条第1項、第2項)

## 第六十二条(準用)

(昭五四法五六・平一四法九六(平一四法一九二)・平一八法六九・平二五法一〇三・平二五法八四(平二五法一〇三)・令元法六三・一部改正)

化粧品については、第五十一条、第五十二条第二項及び第五十三条から第五十七条までの規定を準用する。この場合において、第五十一条中「第四十四条第一項若しくは第二項又は前条各号」とあるのは「第六十一条各号」と、第五十二条第二項第四号中「第四十二条第一項」とあるのは「第四十二条第二項」と、第五十三条中「第四十四条第一項若しくは第二項又は第五十条から前条まで」とあるのは「第六十一条又は第六十二条において準用する第五十一条若しくは前条第二項」と、第五十四条第二号中「、第十九条の二、第二十三条の二の五又は第二十三条の二の十七」とあるのは「又は第十九条の二」と、「、効果又は性能」とあるのは「又は効果」と、「第十四条第一項、第二十三条の二の五第一項又は第二十三条の二の二十三第一項」とあるのは「第十四条第一項」と、第五十五条第一項中「第五十条から前条まで、第六十八条の二第一項、第六十八条の二の三、第六十八条の二の四第二項又は第六十八条の二の五」とあるのは「第六十一条又は第六十二条において準用する第五十一条、第五十二条第二項、第五十三条及び前条」と、同条第二項中「認定若しくは第十三条の三の二第一項若しくは第二十三条の二の四第一項の登録」とあるのは「認定若しくは第十三条の三の二第一項の登録」と、「第八項若しくは第二十三条の二の三第一項」とあるのは「第八項」と、「、第十九条の二第四項、第二十三条の二の五第一項若しくは第十五項(第二十三条の二の十七第五項において準用する場合を含む。)、第二十三条の二の十七第四項若しくは第二十三条の二の二十三第一項若しくは第七項」とあるのは「若しくは第十九条の二第四項」と、第五十六条第三号中「、第十九条の二、第二十三条の二の五若しくは第二十三条の二の十七の承認を受けた医薬品又は第二十三条の二の二十三の認証を受けた体外診断用医薬品」とあるのは「又は第十九条の二の承認を受けた化粧品」と、「、品質若しくは性能がその承認又は認証」とあるのは「若しくは品質がその承認」と、「含む。)、第二十三条の二の五第十六項(第二十三条の二の十七第五項において準用する場合を含む。)又は第二十三条の二の二十三第八項」とあるのは「含む。)」と、同条第四号中「第十四条第一項又は第二十三条の二の五第一項」とあるのは「第十四条第一項」と、「、品質若しくは性能」とあるのは「若しくは品質」と、同条第五号中「第四十二条第一項」とあるのは「第四十二条第二項」と、第五十六条の二第一項中「第十四条、第十九条の二、第二十三条の二の五若しくは第二十三条の二の十七の承認若しくは第二十三条の二の二十三の認証」とあるのは「第十四条若しくは第十九条の二の承認」と、「第十四条の九若しくは第二十三条の二の十二」とあるのは「第十四条の九」と、同条第三項第二号中「第十四条の三第一項第二号に規定する医薬品その他の厚生労働大臣」とあるのは「厚生労働大臣」と読み替えるものとする。

### 趣旨

本規定は、化粧品の取扱いについては、①外部の容器等の記載事項、②二項注意事項等情報、③法定事項の記載方法、④記載禁止事項、⑤不正表示品及び無承認無許可品の販売の禁止、⑥模造に係る物の販売等の禁止、⑦不良品の販売等の禁止、⑧輸入の確認、⑨同封物等に係る規定を準用して適用する旨を定めたものである。

## 第五節　医療機器の取扱い

（平一四法九六・改称）

### 第六十三条（直接の容器等の記載事項）

（昭五四法五六・平一一法一六〇・平一四法九六・一部改正）

■第６３条第１項■

医療機器は、その医療機器又はその直接の容器若しくは直接の被包に、次に掲げる事項が記載されていなければならない。ただし、厚生労働省令で別段の定めをしたときは、この限りでない。
一　製造販売業者の氏名又は名称及び住所
二　名称
三　製造番号又は製造記号
四　厚生労働大臣の指定する医療機器にあつては、重量、容量又は個数等の内容量
五　第四十一条第三項の規定によりその基準が定められた医療機器にあつては、その基準においてその医療機器又はその直接の容器若しくは直接の被包に記載するように定められた事項
六　第四十二条第二項の規定によりその基準が定められた医療機器にあつては、その基準においてその医療機器又はその直接の容器若しくは直接の被包に記載するように定められた事項
七　厚生労働大臣の指定する医療機器にあつては、その使用の期限
八　前各号に掲げるもののほか、厚生労働省令で定める事項

【趣旨】

本規定は、医療機器の直接の容器等の法定表示事項を明示したものである。【法第50条参照】

【解説】

1　「その医療機器」とは、医療機器そのものをいう。サイズの大きな医療機器では、その表面に相当な広さの記載スペースを確保することが可能であるため、法定表示事項を医療機器そのものに記載してもよいこととしている。

2　医療機器本体に記載する場合、電気器械にあつてはネームプレートの取付け、その他の物にあつてはネームプレートの取付け、刻印又は印刷物の貼付による。〈S36/7/8 薬発第281号〉

3　医療機器の表示について、次のように示されている。〈S36/7/8 薬発第281号〉

① 腸線縫合糸のように製品がアンプル内に封入されたものについては、アンプル内に記載事項を記載したものを外から見やすいように封入しても差し支えない。

② 陶歯、レジン歯については、直接の容器等に所要の表示を行うほか、台板にも製造販売業者の略名又は商標形番号及び色調をつける。

③ 輸入医療医療機器で直接の容器等のないものについては、記載事項を記載したもの

を確実に取り付けることによって表示しても差し支えない。
④ 電気器械については、法定表示事項のほか、定格電圧、周波数、回転する器械にあっては回転数、エックス線装置にあってはアンペア数等電気的必要事項をネームプレートに記載する。

**4** 再製造単回使用医療機器の表示について、次のように示されている。〈H29/7/31 薬生機審発0731第8号等〉

① 医療機器への表示事項
  ㈠ 再製造単回使用医療機器は、再生部品、検査、製造、作業環境の条件及び流通に係る記録の追跡可能性を確保するために、医療機器本体にシリアル番号等が表示されていなければならない。シリアル番号等は、医療機関から再生部品を引き取る段階から、製造工程における検査、製造、作業環境の条件及び流通段階までに係る記録の追跡可能性を確保することを目的として付すものであり、GS1標準バーコードを参考にバーコード等を付すこと
    ※「再生部品」とは、構成部品等のうち、医療機関において使用された単回使用の医療機器の全部又は一部であって、再製造の用に供されるものをいう。
  ㈡ 再製造単回使用医療機器は、原型医療機器との混同を防ぐため、「再製造」の文字を本体に記載する等の適切な方法により、再製造されたものであることを識別できるものでなくてはならない。表示の方法としては、例えば、医療機器本体に「再製造」の文字を付すことが考えられる。また、材質や大きさの関係から本体に表示することが困難な場合は、再製造であることを示すタグをつけることでも差し支えないが、使用中にタグが外れないように留意すること
② 直接の容器等に、「再製造」の文字を記載しなければならない。
③ 再生部品について、再製造単回使用医療機器の製造販売業者等は次に掲げる事項を記録し、保存しなければならない。
  ㈠ 再製造の用に供される単回使用の医療機器が使用された医療機関の名称及び所在地
  ㈡ 再生部品を医療機関から引き取った年月日
  ㈢ 再生部品が既に再製造をされたものである場合、そのシリアル番号等
  ㈣ 再生部品が再製造をされた回数
  ㈤ 再製造単回使用医療機器基準第4の1に掲げる事項への適合性を確認した結果
  ㈥ ㈠から㈤までに掲げるもののほか、再生部品の品質、性能及び安全性の確保に関し必要な事項

⇒ 上記③㈤の「再製造単回使用医療機器基準第4の1に掲げる事項」とは、次の掲げるものをいう。〈H29/7/31 厚生労働省告示第261号〉
① 再生部品は、国内の医療機関において使用されたものでなければならない。
② 再生部品は、脳、脊髄、硬膜、脳神経節、脊髄神経節、網膜又は視神経に接触したものであってはならない。
③ 再生部品は、人の体内に植え込まれたものであってはならない。
④ 再生部品は、一類感染症、二類感染症、三類感染症、四類感染症、新型インフルエン

ザ等感染症、指定感染症もしくは新感染症の患者又は疑似症患者及び無症状病原体保有者の治療、検査等に用いられたものであってはならない。

※「一類感染症、二類感染症、三類感染症、四類感染症、新型インフルエンザ等感染症、指定感染症もしくは新感染症」とは、感染症法第6条に定める感染症のこと
※「疑似症患者及び無症状病原体保有者」とは、感染症法第8条第1項から第3項までに定める者のこと
※「感染症法」とは、感染症の予防及び感染症の患者に対する医療に関する法律(平成10年法律第114号)のこと

⑤ 再生部品は、再製造単回使用医療機器の承認書に記載された方法に従い、再製造単回使用医療機器の製造販売業者により、医療機関から引き取られたものでなければならない。

※「承認書」とは、製造販売の承認の際に交付される承認書のこと

⑥ 再生部品は、医療機関において破損し、劣化し、又は製造工程において不活化もしくは除去できない病原微生物その他疾病の原因となるものに汚染されないよう、区分して保管されたものでなければならない。

⑦ 再生部品は、⑤及び⑥に掲げる事項が適切に行われていることを再製造単回使用医療機器の製造販売業者等により、確認されたものでなければならない。

※「製造販売業者等」とは、製造販売業者又は外国特例承認取得者のこと

⑧ 再生部品は、感染症に関する最新の知見に照らして適切な検査が行われ、製造工程において不活化又は除去できない病原微生物その他疾病の原因となるものに汚染されたものではないことが確認されたものでなければならない。

⑨ 再生部品は、当該部品を用いて製造された再製造単回使用医療機器の承認書に記載された回数以上、再製造の用に供されたものであってはならない。

⑩ 再生部品は、破損し、劣化し、又は製造工程において不活化もしくは除去できない病原微生物その他疾病の原因となるものに汚染されないよう設計された専用の密閉性の容器に密閉された状態で、再製造単回使用医療機器の製造販売業者により、医療機関から引き取られ、運搬されたものでなければならない。

⑪ 再生部品及び交換部品は、承認書に記載された品質、性能及び安全性を有するものでなければならない。

⑫ ①から⑪までに掲げる事項のほか、承認書に記載された再生部品及び交換部品の品質、性能及び安全性の確保に関し必要な事項を満たすものでなければならない。

**5** 医療機器プログラムの表示について、次のように示されている。〈H26/11/21 薬食機参発1121第33号等〉

(1) 記録媒体を通じて提供する場合は、次の2点を満たさなければならない。

① 当該記録媒体又は当該記録媒体の直接の容器等に法定表示を記載すること

② 当該医療機器プログラムを使用する者が容易に閲覧できる方法により、法定表示を記録した電磁的記録を記録し、又は当該記録媒体とともに当該電磁的記録を提供しなければならないこと。具体的には、次の方法が考えられる。

㈠ ヘルプ画面やプロパティ情報から表示させること

㊁ 法定表示を記載したPDFファイルのショートカットキーを取扱い説明書などとともに使用者がわかりやすい場所に配置しておくこと。また、法定表示の表示機能の付し方については、あらかじめ当該医療機器プログラム内に法定表示の表示機能を組み込んでおくことでも、インストールする際に、当該医療機器プログラムが入った記録媒体とは別の記録媒体を用いて法定表示の表示機能を組み込むことでも差し支えない。

(2) 電気通信回線を通じて提供する場合は、法定表示を物理的に記載することが不可能であるため、次の2点を満たすことによって、法定表示の記載に代えることができる。

① 当該医療機器プログラムの販売業者が、当該医療機器プログラムを使用する者が電気通信回線を通じて当該医療機器プログラムの提供を受ける前に、当該事項の情報を提供すること

② 当該医療機器プログラムの製造販売業者が、当該医療機器プログラムを使用する者が容易に閲覧できる方法により、当該事項を記録した電磁的記録を当該医療機器プログラムとともに提供すること。具体的には、次の方法が考えられる。

㊀ ヘルプ画面やプロパティ情報から表示させること

㊁ 法定表示を記載したPDFファイルのショートカットキーを取扱い説明書などとともに使用者がわかりやすい場所に配置しておくこと

6 本規定に触れる医療機器は、販売し、貸与し、授与し、もしくは販売・貸与・授与の目的で貯蔵し、陳列し、又は医療機器プログラムにあっては電気通信回線を通じて提供してはならない。〈法第64条〉

<第4号>

7 「厚生労働大臣の指定する医療機器」として、次に掲げるものが指定されている。
〈S36/2/1 厚生省告示第21号〉

① エックス線フィルム
② 縫合糸
③ 義歯床材料
④ 歯科用印象材料
⑤ 歯科用金属
⑥ 歯科用石膏及び石膏製品
⑦ 歯科用接着充填材料
⑧ 歯科用ワックス
⑨ 歯冠材料
⑩ コンドーム

<第5号>

8 本号に基づく事項として、例えば、同一又は類似製品が、滅菌及び非滅菌の両方の状態で販売される場合、両者は、包装及びラベルによってそれぞれが区別できるようにしなければならない。〈H17/3/29 厚生労働省告示第122号〉

<第6号>

9 本号に基づく事項として、現在のところ定められたものはない。

<第7号>

10 「厚生労働大臣の指定する医療機器」として、次のものが指定されている。〈S55/9/26 厚生省告示第166号〉

① エックス線フィルム
② ①のほか、承認事項として有効期間が定められている医療機器

<第8号>

11 「厚生労働省令で定める事項」は、次のとおりである。〈則第222条〉

① 高度管理医療機器、管理医療機器又は一般医療機器の別
② 外国特例承認を受けた医療機器にあっては、外国特例承認取得者の氏名及びその住所地の国名並びに選任製造販売業者の氏名及び住所
③ 基準適合性認証を受けた指定高度管理医療機器等(体外診断用医薬品を除く)であって本邦に輸出されるものにあっては、外国特例認証取得者の氏名及びその住所地の国名並びに選任製造販売業者の氏名及び住所
④ 特定保守管理医療機器にあっては、その旨
⑤ 単回使用の医療機器にあっては、その旨

12 歯科用金属の表示について、次のとおり定められている。〈則第223条〉

① 歯科用金属又はその直接の容器等に記載されていなければならない事項は、解説11の①から⑤までのほか、当該歯科用金属を組成する成分の名称(一般的名称があるものにあっては、その一般的名称)及びその分量とする。

　　ただし、金、銀、白金、ルテニウム、ロジウム、パラジウム、オスミウム、イリジウム及びイリドスミン以外の成分にあっては、その重量百分率による数値が5以下であるときに限り、その記載を要しない。

② ①による分量の記載は、重量百分率によるものとし、その数値は、地金及び水銀にあっては小数点以下第一位の数値、合金にあっては整数をもって足りるものとする。

<但書>

13 別表第4に掲げる医療機器については、次に掲げる事項の記載は、それぞれに掲げる事項の記載をもってこれに代えることができる。〈則第224条第1項〉

① 製造販売業者の氏名又は名称及び住所(法第63条第1項第1号)については、以下のいずれかの記載をもって代えることができる。
　(一) 製造販売業者の略名及びその住所地の都道府県名又は市名
　(二) 商標法によって登録された製造販売業者の商標
② 外国特例承認取得者の氏名及びその住所地の国名(法第63条第1項第8号)については、以下のいずれかの記載をもって代えることができる。
　(一) 外国特例承認取得者の略名及びその住所地の国名
　(二) 商標法によって登録された外国特例承認取得者の商標
③ 選任製造販売業者の氏名及び住所(法第63条第1項第8号)については、選任製造販売業者の略名及びその住所地の都道府県名又は市名の記載をもって代えることができる。

④ 外国特例認証取得者の氏名及びその住所地の国名(法第63条第1項第8号)については、以下のいずれかの記載をもって代えることができる。
   ㈠ 外国特例認証取得者の略名及びその住所地の国名
   ㈡ 商標法によって登録された外国特例認証取得者の商標
⑤ 選指定高度管理医療機器等に係る任製造販売業者の氏名及び住所(法第63条第1項第8号)については、選任製造販売業者の略名及びその住所地の都道府県名又は市名の記載をもって代えることができる。

⇒ 上記の「別表第4の医療機器」は、次に掲げるものである。
① 機械器具

| | | |
|---|---|---|
| ・打診器 | ・舌圧子 | ・医療用鏡のうち歯鏡 |
| ・結紮器及び縫合器 | ・医療用刀 | ・医療用はさみ |
| ・医療用ピンセット | ・医療用匙 | ・医療用鈎 |
| ・医療用鉗子 | ・医療用のこぎり | ・医療用のみ |
| ・医療用剥離子 | ・医療用つち | ・医療用やすり |
| ・医療用てこ | ・医療用絞断器 | ・医療用穿刺器 |
| ・穿削器及び穿孔器 | ・開創又は開孔用器具 | ・医療用拡張器 |
| ・医療用消息子 | ・医療用捲綿子 | ・歯科用切削器 |
| ・歯科用ブローチ | ・歯科用探針 | ・歯科用充填器 |
| ・歯科用練成器 | ・歯科用防湿器 | ・印象採得又は咬合採得用器具 |
| ・視力補正用眼鏡 | ・視力補正用レンズ | |
| ・コンタクトレンズ(視力補正用のものを除く) | | |

② 医療用品

| | |
|---|---|
| ・整形用品 | ・副木 |

**14** その直接の容器等の面積が著しく狭いため、次に掲げる事項を明瞭に記載することができない医療機器については、当該事項が当該医療機器の外部の容器等に記載されている場合には、それぞれに掲げる事項の記載をもってこれに代えることができる。〈則第224条第2項〉
   ① 高度管理医療機器、管理医療機器、一般医療機器の別(則第222条第1号)については、高度管理医療機器にあっては「高度」、管理医療機器にあっては「管理」、一般医療機器にあっては「一般」の文字の記載をもって代えることができる。
   ② 特定保守管理医療機器にあっては、その旨(則第222条第4号)については、「特管」の文字の記載をもって代えることができる。

**15** 医療機器プログラムを記録した記録媒体については、直接の容器等の法定表示事項(法第63条第1項各号)を当該記録媒体又は当該記録媒体の直接の容器等に記載するほか、当該医療機器プログラムを使用する者が容易に閲覧できる方法により、当該事項を記録した電磁的記録を記録し、又は当該記録媒体とともに当該電磁的記録を提供しなければならない。〈則第224条第5項〉

**16** 電気通信回線を通じて提供される医療機器プログラムについては、直接の容器等の法

定表示事項(法第63条第1項各号)の記載は、次に掲げるところにより当該事項の情報が当該医療機器プログラムを使用する者に対して提供されることをもってこれに代えることができる。〈則第224条第6項〉

① 当該医療機器プログラムの販売業者が、当該医療機器プログラムを使用する者が電気通信回線を通じて当該医療機器プログラムの提供を受ける前に、当該事項の情報を提供すること

② 当該医療機器プログラムの製造販売業者が、当該医療機器プログラムを使用する者が容易に閲覧できる方法により、当該事項を記録した電磁的記録を当該医療機器プログラムとともに提供すること

17 医療機器については、医薬品の表示の特例規定(以下)を準用して適用する。〈則第228条第1項〉

① 都道府県知事が製造販売業の許可の権限に属する事務を行うこととされている場合の特例(則第213条第1項)

② 製造専用品の場合の特例(則第214条第1項、第2項)


■第63条第2項■

前項の医療機器が特定保守管理医療機器である場合においては、その医療機器に、同項第一号から第三号まで及び第八号に掲げる事項が記載されていなければならない。ただし、厚生労働省令で別段の定めをしたときは、この限りでない。

趣旨

本規定は、特定保守管理医療機器の本体の法定表示事項を明示したものである。

解説

1 本規定に触れる特定保守管理医療機器は、販売し、貸与し、授与し、もしくは販売・貸与・授与の目的で貯蔵し、陳列し、又は医療機器プログラムにあっては電気通信回線を通じて提供してはならない。〈法第64条〉

<但書>

2 本規定の事項を記載することが、その構造及び性状により著しく困難である特定保守管理医療機器については、当該事項の記載は、当該特定保守管理医療機器が使用される間その使用者その他の関係者が当該事項を適切に把握できる方法をとることをもってこれに代えることができる。〈則第224条第3項〉

## 第六十三条の二(容器等への符号等の記載)

〈令元法六三・全改〉

■第63条の2第1項■

> 医療機器(次項に規定する医療機器を除く。)は、その容器又は被包に、電子情報処理組織を使用する方法その他の情報通信の技術を利用する方法であつて厚生労働省令で定めるものにより、第六十八条の二第一項の規定により公表された同条第二項に規定する注意事項等情報を入手するために必要な番号、記号その他の符号が記載されていなければならない。ただし、厚生労働省令で別段の定めをしたときは、この限りでない。

### 趣 旨

本規定は、医療関係者向けの医療機器については、機構のホームページ上に公表されている注意事項等情報にアクセスするための符号を、その容器又は被包の法定表示事項としたものである。【法第52条第1項参照】

### 解 説

1 添付文書の電子化を図るため、令和元年の法改正により本規定が新設された。
2 本条の全面改正に伴い、令和元年の法改正により、改正前の法第63条の3が削除された。
3 「被包」とあるが、これには内袋は含まれない。〈法第37条第2項〉
4 「厚生労働省令で定めるもの」とは、医療機器の容器又は被包に記載されたバーコード又は二次元コードを用いて注意事項等情報(法第68条の2第2項第2号)が掲載されている機構のホームページを閲覧する方法である。〈則第210条の2の準用〉
5 医療機器の電子化された添付文書の記載要領について、次のように示されている。
〈R3/6/11 薬生発0611第9号〉
(1) 電子化された添付文書の記載の原則
① 医療機器の電子添文は、注意事項等情報(法第68条の2第2項第2号)の規定に基づき医療機器の適用を受ける患者の安全を確保し適正使用を図るために、医師、歯科医師及び薬剤師等の医療従事者に代表される使用者に対して必要な情報を提供する目的で医療機器の製造販売業者又は外国特例承認取得者(選任製造販売業者を含む)が作成するものであること
② 電子添文については、(3)の記載要領に従って記載すること
③ 電子添文は最新の論文その他により得られた知見に基づき作成されるものであり、かつ医療の現場に即した内容とし、随時改訂等の見直しを行うものであること
④ 電子添文に記載すべき内容は、原則として当該医療機器が製造販売の承認、認証又は届出がなされた範囲で用いられる場合に必要とされる事項とすること。ただし、その場合以外であっても重要で特に必要と認められる情報については評価して記載すること
⑤ 記載順序は、原則として(2)に掲げるものに従うこと

⑥ (2)①から④までの記載項目を電子添文の上部(複数頁で構成される場合は、1枚目のみ)に記載し、(2)⑤以降の記載内容を本文とすること
⑦ 電子添文は①の目的により作成されるものであり、個別の医療機器によらず医療従事者として医療を実施するにあたり既に注意されていると考えられる事項の記載は行わないこと

(2) 記載項目及び記載順序
① 作成又は改訂年月
② 承認番号等
③ 類別及び一般的名称等
④ 販売名
⑤ 警告
⑥ 禁忌・禁止
⑦ 形状・構造及び原理等
⑧ 使用目的又は効果
⑨ 使用方法等
⑩ 使用上の注意
⑪ 臨床成績
⑫ 保管方法及び有効期間等
⑬ 取扱い上の注意
⑭ 保守・点検に係る事項
⑮ 承認条件
⑯ 主要文献及び文献請求先
⑰ 製造販売業者及び製造業者の氏名又は名称等

(3) 記載要領
① 「作成又は改訂年月」については、当該電子添文の作成又は改訂の年月及び版数を記載すること。改訂にあたっては、その履歴が分かるようにすることでその継続性を担保すること
② 「承認番号等」については、承認番号、認証番号又は届出番号のいずれかを記載するほか、単回使用の医療機器は「再使用禁止」と記載すること
③ 「類別及び一般的名称等」については、クラス分類告示(平成16年厚生労働省告示第298号)により示される医療機器の一般的名称、JMDNコード、高度管理医療機器・管理医療機器・一般医療機器の別、特定保守管理医療機器・設置管理医療機器の別及び条件付き承認、緊急承認又は特例承認された医療機器の場合にはその旨を記載すること。なお、一つの承認、認証又は届出に係る医療機器に該当する一般的名称が複数になる場合、承認書、認証書又は届出書の一般的名称欄に記載した一般的名称等を記載するとともに、括弧書きで、承認書等の備考に記載されている一般的名称を記載すること
④ 「販売名」については、販売名を記載すること。製品を特定する際に、使用者を混

乱させるおそれがある名称(例：略称・愛称)は記載しないこと
⑤ 「警告」については、当該医療機器の使用範囲内において、特に危険を伴う注意すべき事項を記載すること。「適用対象(患者)」、「併用医療機器」及び「使用方法」における警告事項も小項目を作成し記載すること
⑥ 「禁忌・禁止」については、当該医療機器の設計限界又は不適正使用等、責任範囲を超える対象及び使用方法を記載すること。「適用対象(患者)」、「併用医療機器」、及び「使用方法」における禁忌・禁止事項も小項目を作成し記載すること
⑦ 「形状・構造及び原理等」については、当該医療機器の全体的構造が容易に理解できるように、原則、イラスト図や写真、又はブロック図、原材料、構成品等を示すとともに、当該医療機器が機能を発揮する原理・メカニズムを簡略に記載すること
⑧ 「使用目的又は効果」については、承認又は認証を受けた使用目的又は効果を記載すること。また、届出をした医療機器は、当該機器に係るクラス分類告示の一般的名称の定義の範囲内で記載すること
⑨ 「使用方法等」については、設置方法、組立方法及び使用方法等を記載すること。なお、組み合わせて使用する医療機器がある場合は、その医療機器に対する要求事項又は組み合わせて使用可能な医療機器を記載すること
⑩ 「使用上の注意」については、当該医療機器の使用にあたっての一般的な注意事項を記載すること。「適用対象(患者)」、「併用医療機器」及び「使用方法」等における注意事項も小項目を作成し記載すること
⑪ 「臨床成績」については、承認、再審査又は使用成績評価申請時に用いられた臨床成績等を記載すること
⑫ 「保管方法及び有効期間等」については、承認又は認証を受けた保管方法及び有効期間を記載すること。また、耐用期間又は使用期間を定めた医療機器においては、その根拠とともに記載すること。また、貯蔵・保管の条件や貯蔵・保管上の注意事項を記載すること
⑬ 「取扱い上の注意」については、承認もしくは認証基準又は承認書、認証書もしくは届出書の中で取扱い上の注意事項が特に定められているものは、その注意を記載すること
⑭ 「保守・点検に係る事項」については、特定保守管理医療機器及び複数回使用する医療機器は、使用のために必要な保守・点検の項目やその点検頻度等を記載すること。複数回使用することが想定される医療機器は、洗浄、消毒、滅菌等の方法や手順を記載すること
⑮ 「承認条件」については、承認条件が付された場合にその内容を記載すること
⑯ 「主要文献及び文献請求先」については、文献請求先の氏名又は名称及び電話番号等を記載すること
⑰ 「製造販売業者及び製造業者の氏名又は名称等」については、製造販売業者(選任製造販売業者を含む)の氏名又は名称を記載すること。また、製造販売業者以外の製造業者が主たる設計を行う場合にあっては、当該製造業者の氏名又は名称を記載し、

外国製造業者である場合はその国名、製造業者の英名を記載すること

**6** 体外診断用医薬品の電子化された添付文書の記載要領について、次のように示されている。〈R3/6/11 薬生発 0611 第 5 号〉

(1) 記載項目及び記載順序
　① 作成・改訂年月
　② 薬効分類名
　③ 製造販売承認(認証)番号(又は届出番号)
　④ 一般的注意事項
　⑤ 一般的名称
　⑥ 名称
　⑦ 警告
　⑧ 重要な基本的注意
　⑨ 全般的な注意
　⑩ 形状・構造等(キットの構成)
　⑪ 使用目的
　⑫ 測定原理
　⑬ 操作上の注意
　⑭ 用法・用量(操作方法)
　⑮ 測定結果の判定法
　⑯ 臨床的意義
　⑰ 性能
　⑱ 使用上又は取扱い上の注意
　⑲ 貯蔵方法、有効期間
　⑳ 包装単位
　㉑ 主要文献
　㉒ 問い合わせ先
　㉓ 製造販売業者の氏名又は名称及び住所

(2) 記載要領
　① 作成・改訂年月
　　㈠ 初版作成・改訂の作成年月及び版数を右(左)上隅等冒頭に記載すること
　　㈡ 改訂年月の記載は、次の方法により記載すること
　　　・改訂を行った字句、項目等のうち該当する箇所の右肩に「＊」印を付し、改訂箇所を明確にする。
　　　・電子添文の右(左)上隅等冒頭に「＊」と改訂年月を記載する。
　　　・作成年月又は改訂年月の記載は、次々回の改訂が行われるまで継続表示することとし、新たな改訂年月の記載にあたっては、前々回の改訂年月を削除し、前回改訂年月に新たな改訂年月を併記する。
　　㈢ 今回と前回のそれぞれ改訂箇所を明確にすること

## 第9章第5節　医療機器の取扱い(第63条—第65条)

② 「薬効分類名」については、電子添文の左上隅に、「体外診断用医薬品」と記載すること。なお、放射性医薬品の場合は「体外診断用医薬品(放射性)」又は「体外診断用放射性医薬品」と記載すること

③ 「製造販売承認(認証)番号(又は届出番号)」については、電子添文の右(左)上隅等冒頭に製造販売承認(認証)番号又は届出番号を記載すること

④ 「一般的注意事項」については、「使用の前に本電子化された添付文書をよく読むこと」の旨を記載すること

⑤ 「一般的名称等」については、体外診断用医薬品の一般的名称を記載すること。シリーズ品は、シリーズの一般的名称及び各構成製品の一般的名称を併せて記載すること。また、条件付き承認、緊急承認又は特例承認された体外診断用医薬品の場合にはその旨を記載すること

⑥ 「名称」については、承認(認証)を受けた又は届出した販売名を記載すること。シリーズ製品の場合には、シリーズ名のほかに構成製品名も記載すること。なお、販売名と誤認されない形で識別記号等を併記してもよい。

⑦ 「警告」については、適用患者等に関して警告事項があればその内容を具体的に記載する。赤枠で囲い、赤字で記載すること

⑧ 「重要な基本的注意」については、使用目的、適用期間、適用すべき患者の選択等に関する重要な基本的注意事項があればその内容を具体的に記載すること。赤枠で囲い、黒字で記載すること

⑨ 「全般的な注意」については、本剤を取扱うにあたって必要と考えられる注意事項を記載すること

⑩ 「形状・構造等(キットの構成)」については、キットを構成する試薬、反応系に関与する成分及び規制区分等を記載すること

　㈠ 各構成試薬の名称を記載すること

　㈡ 反応系に関与する成分についてはその名称(一般的名称があるものにあっては、その一般的名称)を記載すること。抗体(抗血清)については、その由来(動物種)を記載し、抗体にあってはモノクローナル抗体かポリクローナル抗体かの別を記載すること

　㈢ キットの構成試薬が毒薬、劇薬等に該当するものについては、毒又は劇等の文字及びその該当成分の名称及び分量を記載すること

　㈣ 反応系に関与しない成分も、可能な場合にはその成分の名称を記載すること

⑪ 「使用目的」については、検体の種類、検査項目及び測定又は検出の別等を承認(認証)書又は製造販売届出書の使用目的欄の記載に従って正確に記載すること

⑫ 「測定原理」については、測定原理及び特徴を記載すること。なお、特に診断リスクの高い感染症検査などでは抗体、抗原、プローブなどの特性やその特性に基づく測定限度等を詳細に説明すること

⑬ 「操作上の注意」については、測定値に影響を与える諸因子とそれらに対する操作上の注意事項を、本剤の国内外発表文献又は社内資料に基づき、次の事項を記載す

　　　　ること
　　　　㈠ 測定試料の性質、採取法
　　　　㈡ 妨害物質・妨害薬剤
　　　　㈢ その他
　　⑭「用法・用量(操作方法)」については、詳細な操作方法を記載すること
　　　　㈠ 試薬の調製方法(使用者が予め準備する必要のある試薬の調製方法も含む)については、試薬の調製方法と調製後の貯法・有効期間を記載すること。乾燥製剤であって溶解液が添付されている場合には、その溶解方法、溶解後の貯法、有効期間を記載すること
　　　　㈡ 必要な器具・器材・試料等については、特に使用者があらかじめ用意しなければならない器具・器材があれば記載すること。検量線を作成するための試料等を別途入手する必要がある場合には、その旨を記載すること
　　　　㈢ 測定(操作)法については、測定(操作)法は標準的な手順を記載すること。なお、機器を使用する場合は、試薬側から見て、その使用機器の必要な操作法を記載すること
　　⑮「測定結果の判定法」については、測定結果の判定法及び判定にかかる注意事項を記載すること。また、参考正常値(基準範囲)等を記載する場合には、その出典を明らかにすること
　　⑯「臨床的意義」については、新規品目等について記載すること
　　⑰「性能」については、性能(感度、正確性、同時再現性、測定範囲)、相関性試験成績及び較正用の基準物質に関する情報を記載すること。なお、感度、正確性、同時再現性以外の項目を設定した場合は、その項目を記載すること
　　⑱ 使用上又は取扱い上の注意
　　　　㈠ 取扱い上(危険防止)の注意については、試料及び試薬を取り扱う上で危険防止等注意すべき事項を記載すること
　　　　㈡ 使用上の注意については、試薬を使用するにあたって注意すべき事項を記載すること
　　　　㈢ 廃棄上の注意については、廃棄にあたって注意すべき事項を記載すること
　　⑲「問い合わせ先」については、情報伝達の主部門の名称及び住所等の連絡先を記載すること
7　本規定に違反する医療機器は、販売し、貸与し、授与し、もしくは販売・貸与・授与の目的で貯蔵し、陳列し、又は医療機器プログラムにあっては電気通信回線を通じて提供してはならない。〈法第55条第1項の準用〉

<但書>
8　次に掲げる医療機器については、当該医療機器に添付する文書にバーコード又は二次元コードが記載されている場合には、当該符号(にバーコード又は二次元コード)が当該医療機器の容器等に記載されていることを要しない。〈則第224条第4項〉
　① 医療機器の容器等の記載場所の面積が狭いため符号(法第63条の2第1項)を記載する

ことができない医療機器
② その構造及び性状により容器等に収められない医療機器(電気通信回線を通じて提供される医療機器プログラムを除く)

⇒ 上記②の「その構造及び性状により容器等に収められない医療機器」として、設置管理医療機器等の大型医療機器が想定される。〈R4/9/13事務連絡〉

9 電気通信回線を通じて提供される医療機器プログラムについては、バーコード又は二次元コード(則第224条第4項)の記載は、次に掲げるところにより、符号(符号を記録した電磁的記録を含む)又は注意事項等情報(法第68条の2第2項)を当該医療機器プログラムを使用する者に対して提供することをもってこれに代えることができる。〈則第224条第7項〉

① 当該医療機器プログラムの販売業者が、当該医療機器プログラムを使用する者が電気通信回線を通じて当該医療機器プログラムの提供を受ける前に、当該医療機器プログラムを使用する者に対し符号(符号を記録した電磁的記録を含む)又は注意事項等情報を提供すること

② 当該医療機器プログラムの製造販売業者が、当該医療機器プログラムを使用する者が容易に閲覧できる方法により、当該医療機器プログラムを使用する者に対し符号を記録した電磁的記録又は注意事項等情報を記録した電磁的記録を当該医療機器プログラムとともに提供すること

10 製造専用医療機器については、これに添付する文書又はその容器等に、次に掲げる事項(法第68条の2第2項第2号ロからホまで)が記載されている場合には、符号(法第63条の2第1項)が当該製造専用医療機器の容器等に記載されていることを要しない。〈則第214条第3項の準用〉

① 厚生労働大臣の指定する医療機器にあっては、その保守点検に関する事項
② 基本要件基準(法第41条第3項)が定められた医療機器にあっては、その基準において当該医療機器の品質、有効性及び安全性に関連する事項として公表するように定められた事項
③ 法定の基準(法第42条第2項)が定められた医療機器にあっては、その基準において当該医療機器の品質、有効性及び安全性に関連する事項として公表するように定められた事項
④ ①から③までに掲げるもののほか、厚生労働省令で定める事項

■第63条の2第2項■

　主として一般消費者の生活の用に供されることが目的とされている医療機器その他の厚生労働省令で定める医療機器は、これに添付する文書又はその容器若しくは被包に、当該医療機器に関する最新の論文その他により得られた知見に基づき、次に掲げる事項が記載されていなければならない。ただし、厚生労働省令で別段の定めをしたときは、この限りでない。
一　使用方法その他使用及び取扱い上の必要な注意
二　厚生労働大臣の指定する医療機器にあつては、その保守点検に関する事項
三　第四十一条第三項の規定によりその基準が定められた医療機器にあつては、その基準において当該医療機器の品質、有効性及び安全性に関連する事項として記載するように定められた事項
四　第四十二条第二項の規定によりその基準が定められた医療機器にあつては、その基準において当該医療機器の品質、有効性及び安全性に関連する事項として記載するように定められた事項
五　前各号に掲げるもののほか、厚生労働省令で定める事項

【趣旨】

　本規定は、一般消費者向けの医療機器については、二項注意事項等情報をその添付文書等の法定記載事項としたものである。【法第52条第2項参照】

　※「二項注意事項等情報」とは、注意事項等情報に相当する事項（法第63条の2第2項各号）のこと

【解　説】

　1　本規定は、令和元年の法改正により、改正前の法第63条の2第1項の内容を引き継いで全面改正したものである。

　2　「厚生労働省令で定める医療機器」は、主として一般消費者の生活の用に供されることが目的とされている医療機器であって、次に掲げるものである。〈則第223条の2、別表第4の2〉
　① 医療用洗浄器のうち、家庭用腟洗浄器
　② 医療用吸入器のうち、家庭用吸入器
　③ 家庭用電気治療器
　④ 指圧代用器のうち、家庭用指圧代用器
　⑤ 磁気治療器のうち、家庭用磁気治療器
　⑥ 次に掲げる医療機器のうち、専ら家庭において使用される医療機器であって厚生労働大臣が指定するもの
　　㈠ 補聴器
　　㈡ バイブレーター
　　㈢ はり又はきゆう用器具
　　㈣ 医療用物質生成器
　　㈤ 整形用品

㈥ 歯科用接着充填材料

㈦ 月経処理用タンポン

㈧ コンドーム

㈨ 疾病診断用プログラム

⑦ ①から⑥までに準ずるものとして厚生労働大臣が指定する医療機器

⇒ 上記⑥の「厚生労働大臣が指定するもの」として、47の医療機器(例：ポケット型補聴器、家庭用心拍数モニタプログラム)が指定されている。〈R3/2/15厚生労働省告示第44号〉

⇒ 上記⑦の「厚生労働大臣が指定する医療機器」として、12のもの(例：再使用可能な視力補正用色付コンタクトレンズ、家庭用腱膜瘤防護具)が指定されている。〈R3/2/15厚生労働省告示第44号〉

3 主として一般消費者の生活の用に供されることが目的とされている医療機器以外の医療機器であっても、消費者が医療機関を介さず直接購入することが想定される場合には、原則として、符号の記載に加えて、二項注意事項等情報を当該医療機器の添付文書等に記載する。〈R4/9/13薬生安発0913第5号〉

4 「被包」とあるが、これには内袋は含まれない。〈法第37条第2項〉

5 再製造単回使用医療機器の添付文書について、次のとおり示されている。〈H29/7/31薬生機審発0731第8号等〉

① 添付文書の作成、記載にあたっては、原型医療機器と可能な限り記載内容の統一を図ること

② 添付文書の承認番号等の項に、再製造単回使用医療機器の承認番号を記載するほか、「再使用禁止、(原型医療機器の名称)の再製造品」と記載すること

③ 添付文書の製造販売業者及び製造業者の氏名又は名称等の項に、製造販売業者(選任製造販売業者を含む)の氏名又は名称を記載する。その他、原型医療機器について次の事項を記載すること。この際、当該再製造単回使用医療機器と原型医療機器が混同されないような記載となるよう留意すること

㈠ 原型医療機器の名称

㈡ 原型医療機器の承認番号及び承認年月日、原型医療機器の認証番号及び認証年月日又は原型医療機器の届出番号及び届出年月日

㈢ 原型医療機器の製造販売業者の氏名もしくは名称、外国特例承認取得者もしくは外国特例認証取得者及び選任製造販売業者の氏名もしくは名称

6 医療機器プログラムについて、その二項注意事項等情報の添付文書への記載は、当該医療機器プログラム等を使用する者が容易に閲覧できる方法により当該事項を記録した電磁的記録を当該医療機器プログラム等とともに提供する場合は、当該事項を記載した文書等を当該製品に添付する必要はない。具体的には、添付文書のファイルを当該医療機器プログラム等の販売時に同時にダウンロード、または記録媒体中に格納した上で提供する等の方法が考えられる。〈H26/11/21薬食機参発1121第33号等〉

7 本規定に違反する医療機器は、販売し、貸与し、授与し、もしくは販売・貸与・授与の目的で貯蔵し、陳列し、又は医療機器プログラムにあっては電気通信回線を通じて提

供してはならない。〈法第55条第1項の準用〉

<第2号>

8 本号は、医療機器のうち機械器具等であるものの適正な使用を確保するためには、適正な保守点検を行う必要があることを踏まえて設けられている。

9 特定保守管理医療機器(則第223条の2に規定する医療機器に限る)については、その添付文書等に、保守点検に関する事項が記載されていなければならない。〈則第226条〉

<第3号>

10 本号に基づく事項として、例えば、放射線を照射する医療機器の取扱説明書には、照射する放射線の性質、患者及び使用者に対する防護手段、誤使用の防止法並びに据付中の固有の危険性の排除方法について、詳細な情報が記載されていなければならない。
〈H17/3/29 厚生労働省告示第122号〉

<第4号>

11 本号に基づく事項として、現在のところ定められたものはない。

<第5号>

12 「厚生労働省令で定める事項」は、緊急承認に係る医療機器については「注意―緊急承認医療機器」の文字、特例承認に係る医療機器については「注意―特例承認医療機器」の文字である。〈則第266条第2項〉

<但書>

13 プログラム医療機器であって、二項注意事項等情報が当該プログラム医療機器を使用する者が容易に閲覧できる電磁的記録をもって添付されているものについては、当該事項がその添付文書等に記載されていることを要しない。〈則第225条〉

※「プログラム医療機器」とは、医療機器プログラム又はこれを記録した記録媒体たる医療機器のこと

⇒ 上記について、例えば、二項注意事項等情報のファイルを当該医療機器プログラム等の販売時に同時にダウンロード、または記録媒体中に格納した上で提供する等の方法が考えられる。〈H26/11/21 薬食機参発1121第33号等〉

## 第六十四条（準用）

<small>（昭五四法五六・平六法五〇・平一四法九六・平二五法八四・令元法六三・一部改正）</small>

> 　医療機器については、第五十三条から第五十五条の二まで及び第五十六条の二の規定を準用する。この場合において、第五十三条中「第四十四条第一項若しくは第二項又は第五十条から前条まで」とあるのは「第六十三条又は第六十三条の二」と、第五十四条第二号中「第十四条、第十九条の二、第二十三条の二の五」とあるのは「第二十三条の二の五」と、「効能、効果」とあるのは「効果」と、「第十四条第一項、第二十三条の二の五第一項又は第二十三条の二の二十三第一項」とあるのは「第二十三条の二の二十三第一項」と、第五十五条第一項中「第五十条から前条まで」とあるのは「第六十三条、第六十三条の二、第六十四条において準用する第五十三条若しくは前条」と、「販売し、授与し、又は販売若しくは授与の目的で貯蔵し、若しくは陳列してはならない」とあるのは「販売し、貸与し、授与し、若しくは販売、貸与若しくは授与の目的で貯蔵し、若しくは陳列し、又は医療機器プログラムにあつては電気通信回線を通じて提供してはならない」と、同条第二項中「第十三条の三第一項の認定若しくは第十三条の三の二第一項若しくは第二十三条の二の四第一項の登録」とあるのは「第二十三条の二の四第一項の登録」と、「第十三条第一項若しくは第八項若しくは第二十三条の二の三第一項」とあるのは「第二十三条の二の三第一項」と、「第十四条第一項若しくは第十五項（第十九条の二第五項において準用する場合を含む。）、第十九条の二第四項、第二十三条の二の五第一項」とあるのは「第二十三条の二の五第一項」と、第五十六条の二第一項中「第十四条、第十九条の二、第二十三条の二の五若しくは第二十三条の二の十七」とあるのは「第二十三条の二の五若しくは第二十三条の二の十七」と、「第十四条の九若しくは第二十三条の二の十二」とあるのは「第二十三条の二の十二」と、同条第三項第二号中「第十四条の三第一項第二号」とあるのは「第二十三条の二の八第一項第二号」と読み替えるものとする。

**趣　旨**

　本規定は、医療機器の取扱いについては、①法定事項の記載方法、②記載禁止事項、③不正表示品及び無承認無許可品の販売の禁止、④模造に係る物の販売等の禁止、⑤輸入の確認に係る規定を準用して適用する旨を定めたものである。

## 第六十五条（販売、製造等の禁止）

<small>（昭五八法五七・平六法五〇・平一一法一六〇・平一四法九六（平一四法一九二）・平二五法八四・令元法六三・一部改正）</small>

次の各号のいずれかに該当する医療機器は、販売し、貸与し、授与し、若しくは販売、貸与若しくは授与の目的で製造し、輸入し、貯蔵し、若しくは陳列し、又は医療機器プログラムにあつては電気通信回線を通じて提供してはならない。

一　第四十一条第三項の規定によりその基準が定められた医療機器であつて、その性状、品質又は性能がその基準に適合しないもの

二　第二十三条の二の五若しくは第二十三条の二の十七の厚生労働大臣の承認を受けた医療機器又は第二十三条の二の二十三の認証を受けた医療機器であつて、その性状、品質又は性能がその承認又は認証の内容と異なるもの（第二十三条の二の五第十六項（第二十三条の二の十七第五項において準用する場合を含む。）又は第二十三条の二の二十三第八項の規定に違反していないものを除く。）

三　第四十二条第二項の規定によりその基準が定められた医療機器であつて、その基準に適合しないもの

四　その全部又は一部が不潔な物質又は変質若しくは変敗した物質から成つている医療機器

五　異物が混入し、又は付着している医療機器

六　病原微生物その他疾病の原因となるものにより汚染され、又は汚染されているおそれがある医療機器

七　その使用によつて保健衛生上の危険を生ずるおそれがある医療機器

### 趣旨

本規定は、不良医療機器は販売し、貸与し、製造し、輸入してはならない旨を定めたものである。【法第56条参照】

### 解説

1　「次の各号のいずれかに該当する医療機器」は、不良医療機器と呼ばれる。

2　本規定に違反した者は、3年以下の懲役もしくは300万円以下の罰金に処し、又はこれを併科する。〈法第84条第23号〉

また、いわゆる両罰規定の対象となっており、この行為者を使用する法人又は人も罰せられる。法人については1億円以下、人については300万円以下の罰金刑が科される。〈法第90条第1号〉

<第1号>

3　本号の基準として、「医療機器の基準（平成17年厚生労働省告示第122号）」が定められている。

<第2号>

4　令和元年の法改正により、認証の内容を逸脱する医療機器が、本号の対象に追加された。これについて次のように整理することができる。

① 医療機器及び体外診断用医薬品については、リスクが低いものを除き、次に掲げる方法により、その品質、有効性及び安全性が担保されている。
　㈠ 厚生労働大臣が基準を定めて指定したもの　―　登録認証機関の認証
　㈡ ㈠以外のもの　―　厚生労働大臣の承認
② 登録認証機関の認証は、当初、リスクが中程度の管理医療機器及び体外診断用医薬品であってその形状、構造、原理及び使用方法等が既存の品目と実質的に同等であるものを対象としていた。しかし、平成25年の法改正により、リスクが高い高度管理医療機器及び体外診断用医薬品も認証の対象となったため、保健衛生上の危害発生の防止の観点からは、承認の対象となる品目と同等の措置が求められることもあり得る。
③ さて、承認制度に関し、厚生労働大臣の承認を受けていない医療機器等の販売等は禁止されるとともに(法第55条第2項、第64条)、性状、品質又は性能が承認の内容と異なる医療機器等の販売、製造等も禁止されている(法第56条第3号、第65条第2号)。
　これらの規定に違反した場合、厚生労働大臣又は都道府県知事は、保健衛生上の危害発生の防止のために当該製品の廃棄、回収等の措置を命ずることができる。
④ 一方、認証制度に関しては、従前より、登録認証機関の認証を得ていない医療機器等の販売等が禁止されるとともに(法第55条第2項、第64条)、認証基準に適合しない医療機器等の販売、製造等が禁止されている(改正前法第56条第4号、第65条第3号)。しかしながら、認証の内容と異なる医療機器及び体外診断用医薬品の販売、製造等は禁止されていなかった。
　　※「認証基準」においては、使用目的又は効能効果の範囲に加えて、その使用目的又は効能効果を達成するために求められる性状、品質、性能等の基準が規定されている。
⑤ このため、例えば、認証基準で定められた誤差範囲よりも厳しい基準で注射針の認証を受けている場合において、製造販売業者が自身の判断で、認証に係る誤差基準を緩めて当該注射針の製造を行ったときは、従前、改正前法第65条第3号違反に該当せず、当該製品の廃棄、回収等の措置を命ずることができなかった。
⑥ なお、認証基準に適合するかどうかは、登録認証機関の審査により判定されるものであり、製造販売業者が自身で判断するものではない。そして、認証の内容と異なる医療機器等の販売、製造等を禁止しないことは、認証制度を設けた趣旨に反することにもなる。
⑦ そこで、認証の内容を逸脱する医療機器等の販売、製造等を明確に禁止し、承認の内容を逸脱する医療機器等と同じ扱いとすることに改められた。
⑧ ⑦に伴い、認証基準を逸脱する医療機器等を販売、製造等の禁止の対象とした規定(改正前法第56条第4号、第65条第3号)が削除された。これは、認証の内容を逸脱する医療機器等を販売、製造等の禁止の対象としたことにより、認証基準を逸脱する医療機器等を掲げ続ける意味がなくなったためである。

&lt;第3号&gt;
**5** 本号の基準として、以下のものが定められている。
　① 人工血管基準(昭和45年厚生省告示第298号)

② 医療用接着剤基準(昭和45年厚生省告示第299号)
③ 医療用エックス線装置基準(平成13年厚生労働省告示第75号)
④ 人工呼吸器警報基準(平成13年厚生労働省告示第264号)
⑤ 視力補正用コンタクトレンズ基準(平成13年厚生労働省告示第349号)
⑥ 非視力補正用コンタクトレンズ基準(平成21年厚生労働省告示第283号)
⑦ 再製造単回使用医療機器基準(平成29年厚生労働省告示第261号)

<第4号>

**6** 本号の医療機器には、以下のようなものがある。〈S36/7/8 薬発第281号〉
① 十分な清浄工程を経ていないため不潔物又は脂肪等を含んでいる腸線縫合糸
② 老化したゴム製品
③ 変色したレジン歯
④ 変質によって重合不能となった義歯床用材料
⑤ さびた金属
⑥ ろう付け又ははんだ付けの取れたもの
⑦ 絶縁不良になった電気器械

<第5号>

**7** 本号の医療機器には、以下のようなものが該当する。〈S36/7/8 薬発第281号〉
① アンプルに異物がある腸線縫合糸
② 異物が混入している歯科材料

**8** 異物が附着している医療用刀、医療用はさみ、医療用ピンセット等は、本号の医療機器に該当しない。〈S36/7/8 薬発第281号〉

<第6号>

**9** 腸線縫合糸等に適用されるものであって、消毒して使用する器具等は、概ね本号の対象外になると考えられる。〈S36/7/8 薬発第281号〉

<第7号>

**10** 本号の医療機器には、以下のようなものが該当すると考えられる。
① 承認又は認証を要しない一般医療機器であって、品質が不良なもの
② いわゆる性具類の多く
　※「性具」とは、主として性欲もしくは性的快楽の刺激、増進もしくは満足又は自涜に用いることが目的とされている器具類のこと

## 第六節　再生医療等製品の取扱い

（平二五法八四・追加）

### 第六十五条の二（直接の容器等の記載事項）

（平二五法八四・追加）

> 再生医療等製品は、その直接の容器又は直接の被包に、次に掲げる事項が記載されていなければならない。ただし、厚生労働省令で別段の定めをしたときは、この限りでない。
> 一　製造販売業者の氏名又は名称及び住所
> 二　名称
> 三　製造番号又は製造記号
> 四　再生医療等製品であることを示す厚生労働省令で定める表示
> 五　第二十三条の二十六第一項（第二十三条の三十七第五項において準用する場合を含む。）の規定により条件及び期限を付した第二十三条の二十五又は第二十三条の三十七の承認を与えられている再生医療等製品にあつては、当該再生医療等製品であることを示す厚生労働省令で定める表示
> 六　厚生労働大臣の指定する再生医療等製品にあつては、重量、容量又は個数等の内容量
> 七　第四十一条第三項の規定によりその基準が定められた再生医療等製品にあつては、その基準においてその直接の容器又は直接の被包に記載するように定められた事項
> 八　第四十二条第一項の規定によりその基準が定められた再生医療等製品にあつては、その基準においてその直接の容器又は直接の被包に記載するように定められた事項
> 九　使用の期限
> 十　前各号に掲げるもののほか、厚生労働省令で定める事項

**趣旨**

本規定は、再生医療等製品の直接の容器等の法定表示事項を明示したものである。【法第50条参照】

**解説**

1　本規定に違反する再生医療等製品は、販売し、授与し、又は販売・授与の目的で貯蔵し、陳列してはならない。〈法第65条の5〉

＜第4号＞

2　「厚生労働省令で定める表示」は、次のとおりである。〈則第228条の2〉
　①　再生医療等製品（指定再生医療等製品を除く）にあつては、白地に黒枠、黒字をもって記載する「再生等」の文字
　②　指定再生医療等製品にあつては、白地に黒枠、黒字をもって記載する「指定再生等」の文字

＜第5号＞

3　「厚生労働省令で定める表示」は、白地に黒枠、黒字をもって記載する「条件・期限

付」の文字である。〈則第228条の3〉

**＜第6号＞**

4 本号の再生医療等製品として、現在のところ指定されたものはない。

**＜第7号＞**

5 本号に基づく事項として、現在のところ定められたものはない。

**＜第8号＞**

6 本号に基づく事項として、現在のところ定められたものはない。

**＜第10号＞**

7 「厚生労働省令で定める事項」は、次のとおりである。〈則第228条の4〉
　① 外国特例承認を受けた再生医療等製品にあっては、外国特例承認取得者の氏名及びその住所地の国名並びに選任製造販売業者の氏名及び住所
　② 人の血液又はこれから得られた物を有効成分とする再生医療等製品及びこれ以外の人の血液を原材料として製造される指定再生医療等製品にあっては、原材料である血液が採取された国の国名及び献血又は非献血の別（原材料である血液の由来が再生医療等製品を使用される者のみである場合を除く）
　③ 再生医療等製品の原料となる細胞を提供した者の氏名その他の適切な識別表示（当該再生医療等製品がその原料となる細胞を提供した者に使用される場合に限る）

**＜但書＞**

8 直接の容器等の面積が狭い再生医療等製品に関する表示の特例について、次のとおり定められている。〈則第228条の5第1項、第2項〉

(1) 次の[壱]又は[弐]に掲げる再生医療等製品で、その直接の容器等の面積が狭いため法第65条の2各号に掲げる事項を明瞭に記載することができないものについては、次の①から④までに掲げる事項の記載は、当該事項が外部の容器等に記載されている場合には、それぞれに掲げる事項の記載をもってこれに代え、又は当該事項の記載を省略することができる。

　　[壱] 2ミリリットル以下のアンプル又はこれと同等の大きさの直接の容器等に収められた再生医療等製品
　　[弐] 2ミリリットルを超え10ミリリットル以下のアンプルもしくはこれと同等の大きさのガラスその他これに類する材質からなる直接の容器で、その記載事項がその容器に直接印刷されているものに収められた再生医療等製品

① 製造販売業者の氏名又は名称及び住所（法第65条の2第1号）については、次のいずれかの記載をもって代えることができる。
　　㈠ 製造販売業者の略名
　　㈡ 商標法によって登録された製造販売業者の商標
② 重量、容量又は個数等の内容量（法第65条の2第6号）については、省略することができる。
③ 使用の期限（法第65条の2第9号）については、省略することができる。
④ 外国特例承認取得者の氏名及びその住所地の国名並びに選任製造販売業者の氏名及び住所（法第65条の2第10号）については、次のいずれかの記載をもって代えること

第9章第6節　再生医療等製品の取扱い(第65条の2―第65条の5)

　　　　ができる。
　　　　㈠　外国特例承認取得者の略名
　　　　㈡　商標法によって登録された外国特例承認取得者の商標
　　⑵　その記載場所の面積が著しく狭いため⑴による表示の特例によって記載すべき事項も明瞭に記載することができない直接の容器等に収められた再生医療等製品であって、厚生労働大臣の許可を受けたものについては、その外部の容器等に法第65条の2各号に掲げる事項が記載されている場合には、これらの事項が当該再生医療等製品の直接の容器等に記載されていることを要しない。
9　再生医療等製品については、医薬品の表示の特例規定(以下)を準用して適用する。〈則第228条の9第1項〉
　　①　都道府県知事が製造販売業の許可の権限に属する事務を行うこととされている場合の特例(則第213条第1項)
　　②　製造専用品の場合の特例(則第214条第1項)

## 第六十五条の三（容器等への符号等の記載）

〔令元法六三・全改〕

> 　再生医療等製品は、その容器又は被包に、電子情報処理組織を使用する方法その他の情報通信の技術を利用する方法であつて厚生労働省令で定めるものにより、第六十八条の二第一項の規定により公表された同条第二項に規定する注意事項等情報を入手するために必要な番号、記号その他の符号が記載されていなければならない。ただし、厚生労働省令で別段の定めをしたときは、この限りでない。

### 趣　旨

　本規定は、再生医療等製品については、機構のホームページ上に公表されている注意事項等情報にアクセスするための符号を、その容器又は被包の法定表示事項としたものである。【法第52条第1項参照】

### 解　説

1　添付文書の電子化を図るため、令和元年の法改正により本規定が新設された。
2　本条の全面改正に伴い、令和元年の法改正により、改正前の法第65条の4が削除された。
3　「被包」とあるが、これには内袋は含まれない。〈法第37条第2項〉
4　「厚生労働省令で定めるもの」とは、再生医療等製品の容器又は被包に記載されたバーコード又は二次元コードを用いて注意事項等情報(法第68条の2第2項第3号)が掲載されている機構のホームページを閲覧する方法である。〈則第210条の2の準用〉
5　再生医療等製品の電子化された添付文書の記載要領について、次のように示されている。〈R5/5/22薬生発0522第1号〉

(1) 電子化された添付文書の記載の原則
　① 再生医療等製品の電子添文は、注意事項等情報(法第68条の2第2項第3号)の規定に基づき再生医療等製品の適用を受ける患者の安全を確保し適正使用を図るために、医師、歯科医師及び薬剤師等の医療従事者に対して必要な情報を提供する目的で再生医療等製品の製造販売業者又は外国特例承認取得者(選任製造販売業者を含む)が作成するものであること
　② 電子添文は最新の論文その他により得られた知見に基づき作成されるものであり、かつ医療の現場に即した内容とし、随時改訂等の見直しを行うものであること
　③ 電子添文に記載すべき内容は、原則として当該再生医療等製品が製造販売の承認がなされた範囲で用いられる場合に必要とされる事項とすること。ただし、その場合以外であっても重要で特に必要と認められる情報については評価して記載すること
　④ 記載順序は、原則として(2)に掲げるものに従うこと
　⑤ 既に記載している事項の削除又は変更は、十分な根拠に基づいて行うこと
　⑥ (2)①から④までの記載項目を電子添文の1ページ目の上部に記載し、(2)⑤以降の記載内容を本文とすること
　⑦ 再生医療等製品の特性として次の事項を含む注意事項等を記載すること
　　㈠ 指定再生医療等製品にあっては「指定再生医療等製品」、その他の再生医療等製品にあっては「再生医療等製品」の文字
　　㈡ 指定再生医療等製品にあっては、原材料に由来する感染症伝播のリスクを完全に排除することはできない旨、感染症の伝播を防止するために実施している安全対策の概要
　　㈢ 再生医療等製品を取り扱う医師等の医療関係者は、当該製品の有効性及び安全性その他適正な使用のために必要な事項に関して、当該製品の使用の対象者に説明し、同意を得る必要性がある旨
　　㈣ その他当該再生医療等製品を適正に使用するために必要な事項
(2) 記載項目及び記載順序
　① 作成又は改訂年月
　② 承認番号等
　③ 類別及び一般的名称等
　④ 販売名
　⑤ 警告
　⑥ 禁忌・禁止
　⑦ 形状、構造、成分、分量又は本質
　⑧ 効能、効果又は性能
　⑨ 用法及び用量又は使用方法
　⑩ 使用上の注意
　⑪ 臨床成績
　⑫ 原理・メカニズム

⑬ 体内動態
⑭ 貯蔵方法及び有効期間等
⑮ 取扱い上の注意
⑯ 承認条件及び期限
⑰ 主要文献及び文献請求先
⑱ 製造販売業者の氏名又は名称及び住所等

(3) 記載要領
① 「作成又は改訂年月」については、当該電子添文の作成又は改訂の年月及び版数を記載すること。改訂にあたっては、その履歴が分かるようにすることでその継続性を担保すること
② 「承認番号等」については、承認番号を記載するほか、原則として、「再使用禁止」と記載すること
③ 「類別及び一般的名称等」については、承認時に付与された再生医療等製品の類別、一般的名称及び条件及び期限付承認、緊急承認又は特例承認された場合にはその旨を記載すること。なお、一つの承認に係る再生医療等製品がコンビネーション製品であって、該当する一般的名称が複数になる場合においては、承認書の一般的名称欄に記載した主構成体の一般的名称を記載するとともに、括弧書きで、承認書等の備考に記載されている副構成体の一般的名称等を記載すること
④ 「販売名」については、承認を受けた販売名を記載すること
⑤ 「警告」については、当該再生医療等製品の使用範囲内における、重篤な健康被害の発生に係る注意事項を記載すること。なお、その際、「適用対象（患者）」をはじめ、「併用療法」、「使用方法」等、該当するものがある場合は、小項目を作成し記載すること
⑥ 「禁忌・禁止」については、当該再生医療等製品の使用範囲内における重篤な健康被害に係る禁忌を記載すること。なお、その際、「適用対象（患者）」をはじめ、「併用療法」、「使用方法」等、該当するものがある場合は、小項目を作成し記載すること
⑦ 「形状、構造、成分、分量又は本質」については、当該再生医療等製品の全体的構造が容易に理解できるように、原則、イラストや写真等を構成体ごとに示すこと（単一の構成体であって、単に容器に充填されたものは省略して差し支えない）。各構成体については主成分及び体内に常在し得ない副成分の内容について記載すること。さらに、ヒト又は動物に由来する原料等に関して、以下の事項を記載すること
　　※「原料等」とは、原料もしくは材料又はそれらの原材料（製造に使用する原料又は材料の由来となるもの）をいう。
　㈠ 当該再生医療等製品の原料又は材料（製造工程において使用されるものを含む）のうち、ヒト又は動物に由来する成分の名称
　㈡ 当該再生医療等製品の原材料であるヒト又は動物の名称及び部位等の名称
　㈢ ヒトの血液又はこれから得られた物を副成分とする場合及びこれ以外のヒトの

血液を原料等として製造される場合にあっては、原料等である血液が採取された国の国名及び採血方法(献血又は非献血の別)

㈣ 同種由来のヒト細胞・組織原料等を原材料として製造される場合(ただし、指定再生医療等製品に限る)にあっては、当該同種由来の原料等である細胞及び組織が採取された国の国名

⑧ 効能、効果又は性能については、承認を受けた効能、効果又は性能を記載すること

⑨ 用法及び用量又は使用方法については、承認を受けた用法及び用量又は使用方法を記載すること。製品の製造の都度、患者から細胞・組織を採取する場合にあっては、その採取方法についても小項目を作成し記載すること

⑩ 使用上の注意については、当該再生医療等製品の使用にあたっての下記の一般的な注意事項(該当する場合)を記載すること。「適用対象(患者)」、「併用療法」及び「使用方法」における注意事項についても小項目を作成し記載すること。また、法第68条の4の規定に基づき、再生医療等製品を取り扱う医師等の医療関係者は、当該製品の有効性及び安全性その他適正な使用のために必要な事項に関して、当該製品の使用の対象者に説明を行い、同意を得て使用する必要性がある旨を記載すること

㈠ 使用注意(次の患者には慎重に適用すること)

㈡ 重要な基本的注意

㈢ 相互作用(他の医薬品・医療機器等との併用に関すること)

・併用禁忌(併用しないこと)

・併用注意(併用に注意すること)

㈣ 不具合・副作用

・重大な不具合・副作用

・その他の不具合・副作用

㈤ 高齢者への適用

㈥ 妊婦、産婦、授乳婦及び小児等への適用

㈦ 臨床検査結果に及ぼす影響

㈧ 過剰使用

㈨ その他の注意

⑪ 臨床成績については、承認申請時に用いられた臨床成績又は製造販売後臨床試験の結果等を記載すること

⑫ 原理・メカニズムについては、当該再生医療等製品が効力又は性能を発揮すると考えられる原理・メカニズムを簡潔に記載すること

⑬ 体内動態については、当該再生医療等製品の生体内分布、生着期間又は効果持続期間等の知見を集積した場合は記載すること

⑭ 貯蔵方法及び有効期間等については、貯蔵方法及び有効期間の小項目を設けて記載すること

⑮ 取扱い上の注意

㈠ 基準又は承認書の中で取扱い上の注意事項が特に定められているものについて

は、その注意を記載すること
㈡ 指定再生医療等製品については、法第68条の7第3項及び第4項の規定に基づき、指定再生医療等製品を取り扱う医師等の医療関係者は、当該製品の使用の対象者の氏名、住所等を記録し、医療機関等においてその記録を保存する必要性がある旨を記載すること

⑯ 承認条件及び期限については、法第23条の26第1項の規定又は法第79条に基づき、承認条件が付された場合にその条件及び期限を記載すること。法第23条の26第1項の規定に基づく「条件・期限付承認」の場合はその旨を記載すること
⑰ 主要文献及び文献請求先については、文献請求先の氏名又は名称、住所及び電話番号を記載すること
⑱ 製造販売業者の氏名又は名称及び住所等については、製造販売業者(選任製造販売業者を含む)の氏名又は名称、住所及び電話番号を記載すること

**6** 本規定に違反する再生医療等製品は、販売し、授与し、又は販売・授与の目的で貯蔵し、陳列してはならない。〈法第65条の4〉

&lt;但書&gt;

**7** 再生医療等製品の容器等の記載場所の面積が狭いためバーコード又は二次元コードを記載することができないものについては、当該再生医療等製品に添付する文書に当該符号(バーコード又は二次元コード)が記載されている場合には、当該符号が当該再生医療等製品の容器等に記載されていることを要しない。〈則第228条の5第3項〉

**8** 製造専用再生医療等製品については、これに添付する文書又はその容器等に、次に掲げる事項(法第68条の2第2項第3号ロからホまで)が記載されている場合には、符号(法第63条の3)が当該製造専用再生医療等製品の容器等に記載されていることを要しない。〈則第214条第3項の準用〉

① 再生医療等製品の特性に関して注意を促すための厚生労働省令で定める事項
② 基本要件基準(法第41条第3項)が定められた再生医療等製品にあっては、その基準において当該再生医療等製品の品質、有効性及び安全性に関連する事項として公表するように定められた事項
③ 法定の基準(法第42条第1項)が定められた再生医療等製品にあっては、その基準において当該再生医療等製品の品質、有効性及び安全性に関連する事項として公表するように定められた事項
④ ①から③までに掲げるもののほか、厚生労働省令で定める事項

## 第六十五条の四（準用）

<small>（平二五法八四・追加、令元法六三・旧第六十五条の五繰上・一部改正）</small>

　再生医療等製品については、第五十一条、第五十三条から第五十五条の二まで、第五十六条の二、第五十七条、第五十七条の二第一項及び第五十八条の規定を準用する。この場合において、第五十一条中「第四十四条第一項若しくは第二項又は前条各号」とあるのは「第六十五条の二各号」と、第五十三条中「第四十四条第一項若しくは第二項又は第五十条から前条まで」とあるのは「第六十五条の二、第六十五条の三又は第六十五条の四において準用する第五十一条」と、第五十四条第二号中「第十四条、第十九条の二、第二十三条の二の五又は第二十三条の二の十七」とあるのは「第二十三条の二十五又は第二十三条の三十七」と、「性能（第十四条第一項、第二十三条の二の五第一項又は第二十三条の二の二十三第一項の規定により厚生労働大臣がその基準を定めて指定した医薬品にあつては、その基準において定められた効能、効果又は性能を除く。）」とあるのは「性能」と、第五十五条第一項中「第五十条から前条まで」とあるのは「第六十五条の二、第六十五条の三、第六十五条の四において準用する第五十一条、第五十三条若しくは前条」と、同条第二項中「第十三条の三第一項の認定若しくは第十三条の三の二第一項若しくは第二十三条の二の四第一項の登録」とあるのは「第二十三条の二十四第一項の認定」と、「第十三条第一項若しくは第八項若しくは第二十三条の二の三第一項」とあるのは「第二十三条の二十二第一項若しくは第八項」と、「第十四条第一項若しくは第十五項（第十九条の二第五項において準用する場合を含む。）、第十九条の二第四項、第二十三条の二の五第一項若しくは第十五項（第二十三条の二の十七第五項において準用する場合を含む。）、第二十三条の二の十七第四項若しくは第二十三条の二の二十三第一項若しくは第七項」とあるのは「第二十三条の二十五第一項若しくは第十一項（第二十三条の三十七第五項において準用する場合を含む。）若しくは第二十三条の三十七第四項」と、第五十六条の二第一項中「第十四条、第十九条の二、第二十三条の二の五若しくは第二十三条の二の十七の承認若しくは第二十三条の二の二十三の認証を受けないで、又は第十四条の九若しくは第二十三条の二の十二の届出をしないで」とあるのは「第二十三条の二十五又は第二十三条の三十七の承認を受けないで」と、同条第三項第二号中「第十四条の三第一項第二号」とあるのは「第二十三条の二十八第一項第二号」と読み替えるものとする。

### 趣　旨

　本規定は、再生医療等製品の取扱いについては、①外部の容器等の記載事項、②法定事項の記載方法、③記載禁止事項、④不正表示品及び無承認無許可品の販売の禁止、⑤模造に係る物の販売等の禁止、⑥輸入の確認、⑦同封物等、⑧陳列等、⑨封に係る規定を準用して適用する旨を定めたものである。

## 第六十五条の五(販売、製造等の禁止)

(平二五法八四・追加、令元法六三・旧第六十五条の六繰上・一部改正、令四法四七・一部改正)

> 次の各号のいずれかに該当する再生医療等製品¹は、販売し、授与し、又は販売若しくは授与の目的で製造し、輸入し、貯蔵し、若しくは陳列してはならない。²
> 一 第四十一条第三項の規定によりその基準が定められた再生医療等製品であつて、その性状、品質又は性能がその基準に適合しないもの³
> 二 第二十三条の二十五又は第二十三条の三十七の厚生労働大臣の承認を受けた再生医療等製品であつて、その性状、品質又は性能がその承認の内容と異なるもの(第二十三条の二十五第十二項(第二十三条の三十七第五項において準用する場合を含む。)の規定に違反していないものを除く。)
> 三 第四十二条第一項の規定によりその基準が定められた再生医療等製品であつて、その基準に適合しないもの⁴
> 四 その全部又は一部が不潔な物質又は変質若しくは変敗した物質から成つている再生医療等製品
> 五 異物が混入し、又は付着している再生医療等製品
> 六 病原微生物その他疾病の原因となるものにより汚染され、又は汚染されているおそれがある再生医療等製品

### 趣旨

本規定は、不良再生医療等製品は販売し、製造し、輸入してはならない旨を定めたものである。【法第56条参照】

### 解説

1 「次の各号のいずれかに該当する再生医療等製品」は、不良再生医療等製品と呼ばれる。

2 本規定に違反した者は、3年以下の懲役もしくは300万円以下の罰金に処し、又はこれを併科する。〈法第84条第24号〉

また、いわゆる両罰規定の対象となっており、この行為者を使用する法人又は人も罰せられる。法人については1億円以下、人については300万円以下の罰金刑が科される。〈法第90条第1号〉

<第1号>

3 本号の基準として、現在のところ定められたものはない。

<第3号>

4 本号の基準として、現在のところ定められたものはない。

# 第十章　医薬品等の広告

（平二五法八四・旧第八章繰下）

## 第六十六条（誇大広告等）

（平一四法九六・平二五法八四・一部改正）

■**第66条第1項**■

> 何人も、医薬品、医薬部外品、化粧品、医療機器又は再生医療等製品の名称、製造方法、効能、効果又は性能に関して、明示的であると暗示的であるとを問わず、虚偽又は誇大な記事を広告し、記述し、又は流布してはならない。

**趣旨**

本規定は、すべての者に対し、医薬品、医薬部外品、化粧品、医療機器又は再生医療等製品の名称、製造方法、効能、効果又は性能に関して、虚偽又は誇大な記事を広告することを禁止したものである。

**解説**

1　「何人も」とあるように、すべての者が本規定の対象となる。したがって、医薬品等の製造販売業者、製造業者又は販売業者から単に依頼を受けて、テレビ、新聞、雑誌、インターネット等の媒体を通じて虚偽・誇大広告を行った場合であっても、そのテレビ局、新聞社、雑誌社、サイト運営者等は本規定に違反したことになる。

2　「名称」とあるが、①日本薬局方収載品目にあっては日本薬局方で定められた名称、②一般的名称、③承認を受けた名称であれば、当然ながら虚偽・誇大広告に該当しない。

　ただし、これらの名称であっても、「万病に効く」「よく効く」「副作用がない」等の字句を冠して名称を記載した場合は、虚偽・誇大広告に該当するものとみなされる。

3　「製造方法」とあるが、例えば、「当社独自の最新鋭製造設備により有効成分の効能を倍増させることに成功した」「新研究の配合方法により世界最高水準の漢方薬を製造した」等の表現は、虚偽・誇大広告に該当するものとみなされる。また、架空の製造所又は製造設備の写真を用いた場合についても虚偽・誇大広告に該当する。

4　「効能、効果又は性能」とあるが、①日本薬局方収載品目にあっては医学薬学上一般に認められている効能等、②承認を受けた効能等であれば、当然ながら虚偽・誇大広告に該当しない。

　一方、一般用医薬品の総合感冒薬の効能等について「原因ウイルスの不活性化」、高コレステロール改善薬について「痩身効果」等の表現は、虚偽・誇大広告に該当するものとみなされる。これは、㈠総合感冒薬は、ウイルスの増殖を抑えたり体内から取り除くものではなく、咳で眠れなかったり発熱で体力を消耗しそうなときなどに、それら諸症状の緩和を図るものであること、㈡高コレステロール改善薬は、結果的に生活習慣病の予防につながるものであるが、腹囲を減少させるなどの痩身効果を目的とするものではないことを考え合わせれば自明であろう。

# 第10章　医薬品等の広告（第66条—第68条）

5 「明示的」とは、虚偽の効能等を広告に明記した場合をいう。

6 「暗示的」とは、写真、図画等による影響に関連したものをいうが、文面、表現の抑揚等によるものも含まれる。以下の例は、無承認無許可医薬品の取締りの判断基準として示されたものであるが、「暗示的」の参考となろう。〈S62/9/22 薬監第88号〉

① 名称、キャッチフレーズよりみて暗示するもの（例：漢方秘法）

② 含有成分の表示及び説明よりみて暗示するもの（例：体質改善、健胃整腸で知られる△△を原料とし、これに有用成分を添加、相乗効果をもつ）

③ 製法の説明よりみて暗示するもの（例：本邦の深山高原に自生する植物△△を主剤に、△△等の薬草を独特の製造法（製法特許出願）によって調整したものである）

④ 起源、由来等の説明よりみて暗示するもの。古書（例：神農本草経、本草）の薬効に関する記載の引用等により古来より薬効が認められていることを示す表現（例：△△という古い自然科学書をみると胃を開き、鬱を散じ、消化を助け、虫を殺し、痰なども無くなるとある。こうした経験が昔から伝えられたが故に食膳に必ず備えられたものである）

⑤ 新聞、雑誌等の記事、医師、学者等の談話、学説、経験談などを引用又は掲載することにより暗示するもの（例：昔から赤飯に△△をかけて食べると癌にかからぬといわれている。癌細胞の脂質代謝異常ひいては糖質、蛋白代謝異常と△△が結びつきはしないかと考えられる（医学博士△△の談））

⑥ 不快症状を好転反応、瞑眩反応と称して効果の証とするもの（例：摂取すると、一時的に下痢、吹出物などの反応が現れるが、体内浄化、体質改善等の効果の初期症状であり、そのまま摂取を続けることが必要である）

7 「虚偽」とは、事実と異なる事柄をいう。

8 「誇大」とは、いわゆる最大級の表現を用いた場合（例：決定的な効能、最高の性能）をいう。

9 以下のすべての要件を満たす場合、「広告」に該当する。〈H10/9/29 医薬監第148号〉

① 顧客を誘引する（顧客の購入意欲を昂進させる）意図が明確であること

② 特定医薬品等の商品名が明らかにされていること

③ 一般人が認知できる状態であること

10 「記述」とは、虚偽又は誇大な記事が新聞、雑誌等に掲載される場合を想定したものである。

11 「流布」とは、虚偽又は誇大な記事がパンフレット、チラシ等の配布物に掲載される場合を想定したものである。

12 「広告し、記述し、又は流布してはならない」とあるが、広告、記述又は流布に限らず、一般の人に広く知らせる方法のすべてが禁止の対象になると解すべきであろう。

13 一般医療機器に相当するプログラムについては、医療機器ではないが、①有体物として一般医療機器が存在する医療機器と同等のプログラムは、当該有体物と同等の性能等を、②有体物の一般医療機器が存在しないプログラムは、個別の判断により、一般医療機器相当の性能等を、医療機器であるという誤解の生じない範囲でのみ標榜することが

でき、その標榜に併せて医療機器でないことを明記する必要がある。なお、当然ながら管理医療機器又は高度管理医療機器に相当する使用目的又は効果、性能等を標榜することはできない。〈H26/11/25事務連絡〉

**14** 医薬品等の広告は、保健衛生上の観点から「薬機法」による規制の対象であるが、このほか、不当な表示による顧客の誘引防止を図るため「不当景品類及び不当表示防止法(昭和37年法律第134号)」や「特定商取引に関する法律(昭和51年法律第57号)」による規制の対象ともなっている。

**15** 本規定による規制対象は、医薬品、医薬部外品、化粧品、医療機器又は再生医療等製品の広告である。したがって、食品(いわゆる健康食品を含む)の広告は対象とならない。いわゆる健康食品の"誇大広告等"については、法第66条第1項ではなく、法第68条に基づく承認前広告の禁止に違反しているものとみなされる。

**16** 本規定に違反した者は、2年以下の懲役もしくは200万円以下の罰金に処し、又はこれを併科する。〈法第85条第4号〉

また、いわゆる両罰規定の対象となっており、この行為者を使用する法人又は人には200万円以下の罰金刑が科される。〈法第90条第2号〉

■第66条第2項■

> 医薬品、医薬部外品、化粧品、医療機器又は再生医療等製品の効能、効果又は性能について、医師その他の者がこれを保証したものと誤解されるおそれがある記事を広告し、記述し、又は流布することは、前項に該当するものとする。

**趣旨**

本規定は、すべての者に対し、医薬品、医薬部外品、化粧品、医療機器又は再生医療等製品の効能、効果又は性能に関して、医師等が保証したものと誤解されるおそれがある記事は、虚偽又は誇大な記事に該当するものとして、広告することを禁止したものである。

**解説**

**1** 虚偽又は誇大な記事(法第66条第1項)の解釈をより明確にするため、本規定が設けられている。

**2** 「その他の者」とは、歯科医師や薬剤師をはじめ、医薬品等の効能、効果又は性能に関し、人々の認識に相当の影響を与える者をいう。化粧品に関しては、理容師と美容師も含まれる。

**3** 「保証したものと誤解されるおそれがある記事」とあるが、医師等が公認し、推薦し、又は選用している旨の記事についても、世人の認識に与える影響が大きいことを考慮し、仮に事実であったとしても原則として不適当とされている。

**4** 「前項に該当する」とあるように、医薬品等の効能、効果又は性能を保証するような表現がなされた記事は、明示的であると暗示的であるとを問わず、虚偽又は誇大な記事

に該当する。使用前・使用後を示した図画・写真等を掲げることも、こうした効能効果等の保証表現とみなされる。

**5** 医薬品等適正広告基準について、次のように示されている。〈S55/10/9 薬発第1339号〉

① 名称関係
　㈠ 承認を要する医薬品の名称の表現の範囲については、承認を受けた販売名、日本薬局方に定められた名称又は一般的名称以外の名称を使用しない。
　㈡ 承認を要しない医薬品の名称の表現の範囲については、日本薬局方に定められた名称、一般的名称又は販売名以外の名称を使用しない。なお、販売名はその医薬品の製造方法、効能効果及び安全性について事実に反する認識を得させるおそれのあるものであってはならない。
　㈢ 医薬部外品、化粧品、医療機器及び再生医療等製品の名称の表現の範囲については、承認等を受けた販売名又は一般的名称以外の名称を使用しない。

② 製造方法関係
　　実際の製造方法と異なる表現又はその優秀性について事実に反する認識を得させるおそれのある表現をしない。

③ 効能効果、性能及び安全性関係
　㈠ 承認を要する医薬品等の効能効果等の表現の範囲については、承認を受けた効能効果等の範囲をこえない。また、承認を受けた効能効果等の一部のみを特に強調し、特定疾病に専門に用いられる医薬品等以外の医薬品等について、特定疾病に専門に用いられるものであるかの如き誤認を与える表現はしない。
　㈡ 承認を要しない医薬品等の効能効果等の表現の範囲については、医学薬学上認められている範囲をこえない。
　㈢ 承認を要しない化粧品の効能効果の表現の範囲については、平成23年7月21日薬食発0721第1号に示す範囲(例：肌荒れを防ぐ、日やけを防ぐ、口唇を滑らかにする)をこえない。
　㈣ 医薬品等の成分及びその分量又は本質並びに医療機器の原材料、形状、構造及び寸法の表現の範囲については、虚偽の表現、不正確な表現等を用い効能効果等又は安全性について事実に反する認識を得させるおそれのある広告をしない。
　㈤ 用法用量の表現の範囲ついては、承認を要する医薬品等にあっては承認を受けた範囲をこえた表現、承認を要しない医薬品等にあっては医学薬学上認められている範囲をこえた表現はしない。また、不正確な表現等を用いて効能効果等又は安全性について事実に反する認識を得させるおそれのある広告はしない。
　㈥ 医薬品等の効能効果等又は安全性について、具体的効能効果等又は安全性を摘示して、それが確実である保証をするような表現はしない。
　㈦ 医薬品等の効能効果等又は安全性について、最大級の表現又はこれに類する表現はしない。
　㈧ 医薬品等の速効性、持続性等の表現については、医学薬学上認められている範囲をこえない。

(九) 医薬品等の効能効果等について、本来の効能効果等とは認められない効能効果等を表現することにより、その効能効果等を誤認させるおそれのある広告は行わない。

④ 医薬品等について過量消費又は乱用助長を促すおそれのある広告は行わない。

⑤ 医療用医薬品等の広告の制限

(一) 医師もしくは歯科医師が自ら使用し、又はこれらの者の処方箋もしくは指示によって使用することを目的として供給される医薬品については、医薬関係者以外の一般人を対象とする広告は行わない。

(二) 医師、歯科医師、はり師等医療関係者が自ら使用することを目的として供給される医療機器で、一般人が使用するおそれのないものを除き、一般人が使用した場合に保健衛生上の危害が発生するおそれのあるものについても(一)と同様とする。

⑥ 医師又は歯科医師の診断もしくは治療によらなければ一般的に治癒が期待できない疾患について、医師又は歯科医師の診断もしくは治療によることなく治癒ができるかの表現は、医薬関係者以外の一般人を対象とする広告に使用しない。

⑦ 習慣性医薬品(法第50条第11号)について広告する場合には、習慣性がある旨を付記し、又は付言する。

⑧ 使用及び取扱い上の注意を特に喚起する必要のある医薬品等について広告する場合は、それらの事項を、又は使用及び取扱い上の注意に留意すべき旨を、付記し又は付言する。ただし、ネオンサイン、看板等の工作物による広告で、製造方法、効能効果等について全くふれない場合はこの限りではない。

⑨ 医薬品等の品質、効能効果等、安全性その他について、他社の製品を誹謗するような広告は行わない。

⑩ 医薬関係者、理容師、美容師、病院、診療所その他医薬品等の効能効果等に関し、世人の認識に相当の影響を与える公務所、学校又は団体が指定し、公認し、推せんし、指導し、又は選用している等の広告は行わない。ただし、公衆衛生の維持増進のため公務所又はこれに準ずるものが指定等をしている事実を広告することが必要な場合等特別の場合はこの限りでない。

⑪ 懸賞、賞品等による広告の制限

(一) 射幸心をそそる方法(例:ゆきすぎた懸賞、賞品)による医薬品等又は企業の広告は行わない。

(二) 懸賞、賞品として医薬品を授与する旨の広告は原則として行わない。

(三) 医薬品等の容器、被包等と引換えに医薬品を授与する旨の広告は行わない。

⑫ 不快又は不安恐怖の感じを与えるおそれのある表現を用いた医薬品等の広告は行わない。

⑬ 医薬品等の広告を受けた者に、不快や迷惑等の感じを与えるような広告は行わない。特に、電子メールによる広告を行う際は、次の方法による。

(一) 医薬品販売業者等の電子メールアドレス等の連絡先を表示すること

(二) 消費者の請求又は承諾を得ずに一方的に電子メールにより医薬品等の広告を送る場合、メールの件名欄に広告である旨を表示すること

㈢ 消費者が、今後電子メールによる医薬品等の広告の受け取りを希望しない場合、その旨の意思を表示するための方法を表示するとともに、意思表示を示した者に対しては、電子メールによる広告の提供を行ってはならないこと

⑭ テレビ、ラジオの提供番組等における広告の取扱い
㈠ テレビ、ラジオの提供番組又は映画演劇等において出演者が特定の医薬品等の品質、効能効果等、安全性その他について言及し、又は暗示する行為をしない。
㈡ テレビ、ラジオの子供向け提供番組における広告については、医薬品等について誤った認識を与えないよう特に注意する。

⑮ 医薬品について化粧品的もしくは食品的用法を強調することによって消費者の安易な使用を助長するような広告は行わない。医療機器について美容器具的もしくは健康器具的用法を強調することによって消費者の安易な使用を助長するような広告は行わない。

⑯ ①から⑮までに定めるもののほか、医薬品等の本質にかんがみ、著しく品位を損ない、又は信用を傷つけるおそれのある広告は行わない。

⇒ 上記①について、広告の前後の関係等から総合的にみて医薬品等の同一性を誤認させるおそれがない場合において、販売名に、さらに略称又は愛称を使用することは差し支えない。また、形状、構造又は寸法の異なるものについて一品目として承認を受けた医療機器にあっては、承認書又は日本工業規格に記載された個々の型式名又は種類名を名称として使用することも差し支えない。〈S55/10/9 薬監第121号〉

⇒ 上記③㈣については、「天然成分を使用しているので副作用がない」「誤操作の心配のない安全設計」のような表現を認めない趣旨である。〈S55/10/9 薬監第121号〉

⇒ 上記③㈤については、「いくらのんでも副作用がない」「使用法を問わず安全である」のような表現を認めない趣旨である。〈S55/10/9 薬監第121号〉

⇒ 上記③㈥については、「安全性は確認済」「副作用の心配がない」のような表現を認めない趣旨である。〈S55/10/9 薬監第121号〉

⇒ 上記③㈦については、「比類なき安全性」「絶対安全」のような表現を認めない趣旨である。〈S55/10/9 薬監第121号〉

⇒ 上記④について、価格の表示及び特定の商品の名称又は価格等を特記表示すること自体は、直ちに問題となるものではない。〈H10/3/31 医薬監第60号〉
ただし、商品名を連呼する音声広告や、生活者の不安を煽って購入を促す広告等であって、不必要な人にまでその使用を促したり、安易な使用を促したりするおそれがある場合は、保健衛生上の観点から必要な監視指導が行われる。

⇒ 上記⑤㈠の「医薬関係者」を対象とする広告は、次に掲げるものである。〈S55/10/9 薬監第121号〉
① 医事又は薬事に関する記事を掲載する医薬関係者向けの新聞、雑誌を媒体とした広告
② その他主として医薬関係者を対象として行う場合の広告
　※「医薬関係者を対象として行う場合」とは、MRによる説明、ダイレクトメールもしくは文献及び説明書等の印刷物による場合、又は主として医薬関係者が参集する学会、講演会、説明

会等による場合をいう。
　　※「文献及び説明書等の印刷物」とあるが、カレンダー、ポスター等医薬関係者以外の者の目につくおそれの多いものを除く。

⇒　上記⑤(二)の医療機器として、原理及び構造が家庭用電気治療器に類似する理学診療用器具等が該当する。〈S55/10/9 薬監第 121 号〉

⇒　上記⑥の疾患として、胃潰瘍、十二指腸潰瘍、糖尿病、高血圧、低血圧、心臓病、肝炎、白内障、性病など、一般大衆が自己の判断で使用した場合、保健衛生上重大な結果を招くおそれのあるものが該当する。〈S55/10/9 薬監第 121 号〉

⇒　上記⑩に「美容師」とあるが、店頭販売において美容師による化粧法の実演を禁ずる趣旨ではない。〈S55/10/9 薬監第 121 号〉

⇒　上記⑩但書の「特別の場合」とは、市町村がそ族昆虫駆除事業を行うに際し、特定の殺虫剤等の使用を住民に推せんする場合をいう。〈S55/10/9 薬監第 121 号〉
　　※「そ族昆虫」とは、ネズミ及びハエ、蚊、ノミ等の衛生害虫類をいう。

⇒　上記⑪について、キャラクターグッズ等の景品類を提供して販売することに関しては、不当景品類及び不当表示防止法の限度内であれば認められているが、医薬品を懸賞や景品として授与することは、サンプル品を提供するような場合を除き、原則として認められない。

⇒　上記⑮の「健康器具的用法」とは、バイブレーター又は家庭用電気治療器を運動不足の解消のために用いる用法等をいう。〈S55/10/9 薬監第 121 号〉

6　医薬品と医薬品以外の物を同一紙で掲載すること自体は、直ちに問題となるものではない。ただし、医薬品など薬機法で規制されるものと、いわゆる雑貨など薬機法で規制されないものを同一紙に掲載する場合であって、雑貨等があたかも医薬品等的な効能効果があるがごとく一般消費者に認識させる場合には、法第 68 条の規定に違反したものとみなされる。〈H10/3/31 医薬監第 60 号〉

7　医薬品を医薬品販売業者の店舗内で広告する際に、商品名及び値段を記載したつり下げビラを使用すること自体は、直ちに問題となるものではない。また、医薬品を医薬品販売業者等の店舗内で広告する際のプライスカードの大きさについて、その大きさにより一律に行政指導の対象とすることも適切でない。〈H10/3/31 医薬監第 60 号〉

8　薬局における処方箋医薬品以外の医療用医薬品の販売等は、やむを得ず販売等を行わざるを得ない場合に限られており、次のような表現を用いて、処方箋医薬品以外の医療用医薬品の購入を消費者等に促すことは不適切である。〈R4/8/5 薬生発 0805 第 23 号〉

①　処方箋がなくても買える
②　病院や診療所に行かなくても買える
③　忙しくて時間がないため病院に行けない人へ
④　時間の節約になる
⑤　医療用医薬品をいつでも購入できる
⑥　病院にかかるより値段が安くて済む

第10章　医薬品等の広告（第66条—第68条）

■第66条第3項■

> 何人も、医薬品、医薬部外品、化粧品、医療機器又は再生医療等製品に関して堕胎を暗示し、又はわいせつにわたる文書又は図画を用いてはならない。

**趣　旨**

本規定は、すべての者に対し、医薬品、医薬部外品、化粧品、医療機器又は再生医療等製品に関して堕胎を暗示し、わいせつにわたる文書又は図画を用いることを禁止したものである。

**解　説**

1　「堕胎」とは、人為的に妊娠を中絶させることをいう。
2　「わいせつ」とは、いたずらに性欲を刺激し、かつ、人の正常な性的羞恥心を害して、善良な性的道義観念に反することをいう。
3　本規定に違反した者は、2年以下の懲役もしくは200万円以下の罰金に処し、又はこれを併科する。〈法第85条第4号〉
　また、いわゆる両罰規定の対象となっており、この行為者を使用する法人又は人には200万円以下の罰金刑が科される。〈法第90条第2号〉


## 第六十七条（特定疾病用の医薬品及び再生医療等製品の広告の制限）

（平一一法一六〇・平二五法八四・令五法三六・一部改正）

■第67条第1項■

> 政令で定めるがんその他の特殊疾病に使用されることが目的とされている医薬品又は再生医療等製品であつて、医師又は歯科医師の指導の下に使用されるのでなければ危害を生ずるおそれが特に大きいものについては、厚生労働省令で、医薬品又は再生医療等製品を指定し、その医薬品又は再生医療等製品に関する広告につき、医薬関係者以外の一般人を対象とする広告方法を制限する等、当該医薬品又は再生医療等製品の適正な使用の確保のために必要な措置を定めることができる。

**趣　旨**

本規定は、特殊疾病用の医薬品又は再生医療等製品であって、医師等の指導の下に使用されなければ危害を生ずるおそれが特に大きいものの広告については、厚生労働省令で、適正な使用の確保のために必要な措置を定めることができる旨を定めたものである。

**解　説**

1　現代の医学水準では治癒が困難な疾病に用いられる医薬品は、著効を示すものがない一方で、副作用の強いものが多い。また、扱い方が難しく、その使用にあたっては専門的知識が必要となる。このような医薬品に関して一般の生活者向けの広告が行われた場

合、その内容を十分に理解できず、誤った使用方法がなされてしまうおそれがある。さらには、いたずらに不安を煽り、誤った治療方法に大衆を駆り立て、適切な治療を受ける機会を失わせることも考えられる。こうした事情を踏まえ、薬機法の制定当初より本規定が設けられている。また、平成 25 年の法改正により再生医療等製品が薬機法の規制対象となったことに伴い、これについても本規定による規制対象に加えている。

**2** 本規定の対象となる特殊疾病については、その適正を期すため、「政令」で定めることとしている。

**3** 「政令で定めるがんその他の特殊疾病」は、がん、肉腫及び白血病である。〈令第 64 条〉

**4** 「厚生労働省令で、医薬品又は再生医療等製品を指定」とあるが、従前、この指定は「政令」で行うものとされていた。しかし、①指定薬物や生物由来製品等について上乗せ規制を行うにあたっては、その物の指定を省令又は告示で行っていること、②製造販売の承認に合わせて 3 ヶ月に 1 度の頻度で追加指定の政令改正を行っていることを踏まえ、平成 25 年の法改正により、「厚生労働省令」で行うことに改められた。

**5** 厚生労働省令で指定する医薬品又は再生医療等製品として、227 の医薬品(例：リツキシマブ及びその製剤)が指定されている。〈則第 228 条の 10 第 1 項、別表第 5〉

⇒ 上記の医薬品の特殊疾病に関する広告は、医事又は薬事に関する記事を掲載する医薬関係者向けの新聞又は雑誌による場合その他主として医薬関係者を対象として行う場合のほか、行ってはならない。〈則第 228 条の 10 第 2 項〉

**6** 本規定に基づく厚生労働省令の定める制限その他の措置に違反した者は、1 年以下の懲役もしくは 100 万円以下の罰金に処し、又はこれを併科する。〈法第 86 条第 1 項第 17 号〉

また、いわゆる両罰規定の対象となっており、この行為者を使用する法人又は人には 100 万円以下の罰金刑が科される。〈法第 90 条第 2 号〉

■第６７条第２項■

厚生労働大臣は、前項に規定する特殊疾病を定める政令について、その制定又は改廃に関する閣議を求めるには、あらかじめ、薬事審議会の意見を聴かなければならない。ただし、薬事審議会が軽微な事項と認めるものについては、この限りでない。

**趣旨**

本規定は、厚生労働大臣に対し、特殊疾病を定める政令の制定又は改廃にあたっては、あらかじめ、薬事審議会の意見を聴くことを義務づけたものである。ただし、軽微な事項の改正にあたっては、薬事審議会の意見を聴かなくてもよいこととしている。

**解説**

**1** 本規定の対象は、あくまで「特殊疾病を定める政令」であって「医薬品又は再生医療等製品を指定する厚生労働省令」ではない。

**2** 「閣議」とは、内閣の意思決定のために行われる全大臣による合議をいう。内閣総理

## 第10章 医薬品等の広告（第66条―第68条）

大臣は、閣議を主宰し、内閣の重要政策に関する基本的な方針その他の案件を発議することができる。〈内閣法第4条第1項、第2項〉

閣議は内閣総理大臣及びその他の国務大臣により構成されるが、案件説明を行ったり、閣議運営上の庶務に従事したりする等のために、内閣官房副長官（政務担当、事務担当）及び内閣法制局長官が陪席する。

3　「閣議を求める」とあるように、各大臣は、内閣総理大臣に対して閣議を求めることができる。〈内閣法第4条第3項〉

<但書>

4　「軽微な事項」として、薬事審議会が定めるもののほか、他の法令の制定又は改正に伴う技術的な変更（例：ふりがなの変更）が該当する。


## 第六十八条（承認前の医薬品、医療機器及び再生医療等製品の広告の禁止）

（昭五四法五六・昭五八法五七・平一四法九六（平一四法一九二）・平二五法八四（平二五法一〇三）・一部改正）

何人も、第十四条第一項、第二十三条の二の五第一項若しくは第二十三条の二の二十三第一項に規定する医薬品若しくは医療機器又は再生医療等製品であって、まだ第十四条第一項、第十九条の二第一項、第二十三条の二の五第一項、第二十三条の二の十七第一項、第二十三条の二十五第一項若しくは第二十三条の三十七第一項の承認又は第二十三条の二の二十三第一項の認証を受けていないものについて、その名称、製造方法、効能、効果又は性能に関する広告をしてはならない。

**趣旨**

本規定は、すべての者に対し、①承認前の医薬品、医療機器又は再生医療等製品、②認証前の医療機器又は体外診断用医薬品の名称、製造方法、効能、効果又は性能に関して広告することを禁止したものである。

**解説**

1　承認申請の内容がそのまま承認されるかどうかは不明であり、実際の承認内容によっては、承認前に行った広告が虚偽又は誇大なものとなり得ることを踏まえ、本規定が設けられている。

2　「医薬品若しくは医療機器又は再生医療等製品」とあるように、医薬部外品及び化粧品については本規定の対象とはなっていない。これは、保健衛生上のリスクの程度が比較的低いと考えられるためであるが、医薬部外品及び化粧品の承認前広告が許容されるという意味ではなく、慎むべきと解釈すべきであろう。

3　「承認又は(略)認証を受けていないもの」として、以下のような物が該当する。
①　承認前の医薬品、医療機器又は再生医療等製品
②　認証前の指定高度管理医療機器等
③　いわゆる健康食品

④ いわゆる危険ドラッグ

**4** 未承認医療機器の出展について、次表のように示されている。〈H1/2/13 薬発第127号〉

| 展示会の種類 | 関係分野の専門家を対象とし、学術研究の向上、発展を目的とするもの | 一般人を対象とし、科学技術又は産業の振興を目的とするもの | 一般人を対象とし、医療機器のデザイン等(名称、製造方法、効能効果及び性能を除く)に関する情報提供を目的とするもの |
|---|---|---|---|
| 主催者・後援者等 | 関係分野の科学者により構成され、学術研究の向上、発展を図ることを目的とする公的学会等が主催するものであること。ただし、特定企業が深く関係するとみられる私的な研究会等はこれに含まれない。(例：日本学術会議における登録学術研究団体) | 公的機関の主催又は後援するものであること(例：国、地方公共団体、外国政府、州政府、大使館、特殊法人) | 次のいずれかであること<br>・公的機関の主催又は後援するもの(例：国、地方公共団体、外国政府、州政府、大使館、特殊法人)<br>・公益団体が主催するもの(例：財団法人、社団法人) |
| 展示責任者 | 研究発表者又は学会であること | 展示会主催者であること | |
| 展示場所 | 学会研究発表会場又は学会が指定した展示会場内であること | 主催者が指定した展示会場内であること | |
| 展示方法 | ① 未承認であり、販売、授与できない旨を明示すること<br>② 製造方法、効能効果、性能に関する標榜は、精密かつ客観的に行われた実験のデータ等事実に基づいたもの以外は行わないこと<br>③ 関連資料等の配布は原則として行わないこと。ただし、医師等の求めに応じて、研究発表論文別刷等、既に評価を受けた学術論文を提供することは、この限りでない。 | ① 左記①に同じ<br>② 予定される販売名は標榜しないこと。ただし、輸入品について製造時に医療機器本体に輸入先国の言語で記載されている場合は、この限りでない。<br>③ 左記②に同じ<br>④ 関連資料等の配布は原則として行わないこと。ただし、主催者が、特定企業、特定商品に限定せずに作成した科学技術の一般的な解説書等については、この限りでない。 | ① 予定される販売名、製造方法、効能効果及び性能に関する標榜を行わないこと。ただし、販売名の標榜に関し輸入品について製造時に医療機器本体に輸入先国の言語で記載されている場合は、この限りでない。<br>② 関連資料等の配布は原則として行わないこと。ただし、主催者が、特定企業、特定商品に限定せずに作成した一般的な解説書等については、この限りでない。 |
| 展示後の措置 | 販売、授与せず、廃棄、返送等の適切な措置をとること。ただし、一定の手続きを行った上での治験での使用等承認申請目的への転用、承認取得を近々予定されている場合の倉庫での保管等は、この限りでない。 | | |

第10章　医薬品等の広告（第66条—第68条）

5　未承認医薬品に係るインターネット上の違法情報の送信防止措置については、当該情報の流通の場を提供する電子掲示版の管理者等（プロバイダ等）に対して、監視指導・麻薬対策課（当課）から依頼するため、各自治体は必要に応じて当課に対応を要請すること。なお、その対応の要請にあたっては、次に掲げる事項を参考とする。〈H22/3/1 薬食監麻発0301第1号〉

①　インターネット上の情報について、当該情報が未承認医薬品の広告に該当するか否かの判断を行うこと

②　違法情報を発見した場合は、管内の業者等については、広告の中止等の措置を行うよう指導取締りを行うこと。また、違反業者等の所在地が所管外の場合は、所管都道府県（所在地が不明又は海外の場合は当課）に情報提供するなど適切に対応すること。なお、悪質な場合は、必要に応じて警察等との連携を検討すること

③　②の再三の指導等においても、インターネット上の違法情報について改善（違法情報の削除等）が見られない場合には、当課あてに当該情報の送信防止措置の対応要請を行うこと。なお、事案に応じては直ちに対応要請を行うこと

6　本規定に違反した者は、2年以下の懲役もしくは200万円以下の罰金に処し、又はこれを併科する。〈法第85条第5号〉

　　また、いわゆる両罰規定の対象となっており、この行為者を使用する法人又は人には200万円以下の罰金刑が科される。〈法第90条第2号〉

# 第十一章　医薬品等の安全対策

〈平二五法八四・追加〉

## 第六十八条の二（注意事項等情報の公表）

〈令元法六三・追加〉

■第68条の2第1項■

> 医薬品(第五十二条第二項に規定する厚生労働省令で定める医薬品を除く。以下この条及び次条において同じ。)、医療機器(第六十三条の二第二項に規定する厚生労働省令で定める医療機器を除く。以下この条及び次条において同じ。)又は再生医療等製品の製造販売業者は、医薬品、医療機器又は再生医療等製品の製造販売をするときは、厚生労働省令で定めるところにより、当該医薬品、医療機器又は再生医療等製品に関する最新の論文その他により得られた知見に基づき、注意事項等情報について、電子情報処理組織を使用する方法その他の情報通信の技術を利用する方法により公表しなければならない。ただし、厚生労働省令で別段の定めをしたときは、この限りでない。

【趣旨】

　本規定は、製造販売業者に対し、①医療関係者向けの医薬品又は医療機器、②再生医療等製品の製造販売をするときは、その注意事項等情報を機構のホームページ上に公表することを義務づけたものである。

　※「注意事項等情報」とは、法第68条の2第2項各号に掲げる事項のこと

【解説】

1　本条は、注意事項等情報の公表が、医薬品等の安全対策のための行為であることを明確にする観点から、法第9章の「医薬品等の取扱い」ではなく、第11章の「医薬品等の安全対策」に置かれている。

2　「医薬品(第五十二条第二項に規定する厚生労働省令で定める医薬品を除く。(略))」は、公表対象医薬品と呼ばれ、要指導医薬品、一般用医薬品及び薬局製造販売医薬品以外の医薬品が該当する。

3　「医療機器(第六十三条の二第二項に規定する厚生労働省令で定める医療機器を除く。(略))」は、公表対象医療機器と呼ばれ、主として一般消費者の生活の用に供されることが目的とされている医療機器以外の医療機器が該当する。

4　「再生医療等製品」とあるように、再生医療等製品のすべてが本規定の対象となる。

5　「厚生労働省令で定める医薬品」は、次に掲げるものである。〈則第210条の3〉

　① 要指導医薬品

　② 一般用医薬品

　③ 薬局製造販売医薬品

6　「厚生労働省令で定める医療機器」は、主として一般消費者の生活の用に供されることが目的とされている医療機器であって、次に掲げるものである。〈則第223条の2、別表

第11章 医薬品等の安全対策（第68条の2—第68条の15）

第4の2〉
① 医療用洗浄器のうち、家庭用膣洗浄器
② 医療用吸入器のうち、家庭用吸入器
③ 家庭用電気治療器
④ 指圧代用器のうち、家庭用指圧代用器
⑤ 磁気治療器のうち、家庭用磁気治療器
⑥ 次に掲げる医療機器のうち、専ら家庭において使用される医療機器であって厚生労働大臣が指定するもの
　㈠ 補聴器
　㈡ バイブレーター
　㈢ はり又はきゆう用器具
　㈣ 医療用物質生成器
　㈤ 整形用品
　㈥ 歯科用接着充填材料
　㈦ 月経処理用タンポン
　㈧ コンドーム
　㈨ 疾病診断用プログラム
⑦ ①から⑥までに準ずるものとして厚生労働大臣が指定する医療機器

⇒　上記⑥の「厚生労働大臣が指定するもの」は、以下の医療機器（動物専用のものを除く）である。〈R3/2/15 厚生労働省告示第44号〉

- ポケット型補聴器
- 耳かけ型補聴器
- フェイスプレート式補聴器
- 耳あな型補聴器
- モジュラ式耳あな型補聴器
- オーダーメイド式耳あな型補聴器
- カナル型補聴器
- 完全耳内式耳あな型補聴器
- メガネ型補聴器
- プログラム式補聴器
- 耳鳴マスカ
- 骨導式補聴器
- デジタル式補聴器
- ヘッドバンド型補聴器
- 家庭用電気マッサージ器
- 家庭用エアマッサージ器
- 家庭用吸引マッサージ器
- 針付バイブレータ
- 家庭用超音波気泡浴装置
- 家庭用気泡浴装置
- 家庭用過流浴装置
- 家庭用水中マッサージ療法向け浴槽
- 温灸器
- 家庭向け鍼用器具
- 家庭用貼付型接触粒
- 非侵襲式家庭向け鍼用器具
- 貯槽式電解水生成器
- 連続式電解水生成器
- 家庭用創傷パッド
- 家庭用鼻腔粘膜保護材
- 家庭用眼瞼用温熱パック
- 家庭用温熱パック
- 救急絆創膏
- 液体包帯
- 家庭用膣洗浄スポンジ
- 家庭用遠赤外線血行促進用衣

- 義歯床安定用糊材
- 粘着型義歯床安定用糊材
- 密着型義歯床安定用糊材
- 生理用タンポン
- 避妊用ミクロコンドーム
- 女性向け避妊用コンドーム
- 男性向け避妊用コンドーム
- 家庭用マッサージ器用プログラム
- 針付バイブレータ用プログラム
- 家庭用心電計プログラム
- 家庭用心拍数モニタプログラム

⇒ 上記⑦の「厚生労働大臣が指定する医療機器」は、以下のもの(動物専用のものを除く)である。〈R3/2/15 厚生労働省告示第44号〉

- 再使用可能な視力補正用色付コンタクトレンズ
- 再使用可能な視力補正用コンタクトレンズ
- 単回使用視力補正用コンタクトレンズ
- 単回使用視力補正用色付コンタクトレンズ
- 再使用可能な非視力補正用色付コンタクトレンズ
- 単回使用非視力補正用色付コンタクトレンズ
- 眼鏡
- 眼鏡レンズ
- 骨盤底筋訓練器具
- 家庭用鼻腔洗浄器
- 家庭用頸管粘液測定器
- 家庭用腱膜瘤防護具

7 注意事項等情報の公表の方法等について、次のとおり定められている。〈則第228条の10の2〉

① 注意事項等情報の公表は、機構のホームページを使用する方法により行う。

② 日本薬局方に収められている医薬品であって、注意事項等情報に日本薬局方で定められた名称と異なる名称が表示されているものについては、日本薬局方で定められた名称は、少なくとも他の名称と同等程度に見やすく表示されていなければならない。

③ 注意事項等情報の表示は、邦文でされていなければならない。

8 注意事項等情報の公表について、次のように示されている。〈R4/9/13 薬生安発0913第5号〉

① 注意事項等情報を変更した場合であっても、変更前の注意事項等情報を参照する必要のある製品が市場に存在する場合にあっては、変更前の注意事項等情報は引き続き公表すること

② 注意事項等情報の届出(法第68条の2の3)が必要な医薬品等は、厚生労働大臣が指定する医薬品もしくは医療機器又は再生医療等製品であり、その他の医薬品及び医療機器については、届出は不要であること

③ 製造販売業者は、医薬品等の製造販売を終了した後直ちに、注意事項等情報の公表を終了するのではなく、医薬品等の有効期限、耐用年数、流通の状況、病院等における使用の状況等を勘案し、注意事項等情報の公表を終了すること

9 本規定に違反する医薬品は、販売し、授与し、又は販売・授与の目的で貯蔵し、陳列してはならない。〈法第55条第1項〉

10 本規定に違反する医療機器は、販売し、貸与し、授与し、もしくは販売・貸与・授与

の目的で貯蔵し、陳列し、又は医療機器プログラムにあっては電気通信回線を通じて提供してはならない。〈法第64条〉

11 本規定に違反する再生医療等製品は、販売し、授与し、又は販売・授与の目的で貯蔵し、陳列してはならない。〈法第65条の4〉

＜但書＞

12 製造専用医薬品、製造専用医療機器又は製造専用再生医療等製品について、これに添付する文書又はその容器等に注意事項等情報が記載されている場合は、法第68条の2第1項の規定は適用しない。〈則第228条の10の3第2項〉

■第６８条の２第２項■

前項の注意事項等情報とは、次の各号に掲げる区分に応じ、それぞれ当該各号に定める事項をいう。
一 医薬品 次のイからホまでに掲げる事項
 イ 用法、用量その他使用及び取扱い上の必要な注意
 ロ 日本薬局方に収められている医薬品にあつては、日本薬局方において当該医薬品の品質、有効性及び安全性に関連する事項として公表するように定められた事項
 ハ 第四十一条第三項の規定によりその基準が定められた体外診断用医薬品にあつては、その基準において当該体外診断用医薬品の品質、有効性及び安全性に関連する事項として公表するように定められた事項
 ニ 第四十二条第一項の規定によりその基準が定められた医薬品にあつては、その基準において当該医薬品の品質、有効性及び安全性に関連する事項として公表するように定められた事項
 ホ イからニまでに掲げるもののほか、厚生労働省令で定める事項
二 医療機器 次のイからホまでに掲げる事項
 イ 使用方法その他使用及び取扱い上の必要な注意
 ロ 厚生労働大臣の指定する医療機器にあつては、その保守点検に関する事項
 ハ 第四十一条第三項の規定によりその基準が定められた医療機器にあつては、その基準において当該医療機器の品質、有効性及び安全性に関連する事項として公表するように定められた事項
 ニ 第四十二条第二項の規定によりその基準が定められた医療機器にあつては、その基準において当該医療機器の品質、有効性及び安全性に関連する事項として公表するように定められた事項
 ホ イからニまでに掲げるもののほか、厚生労働省令で定める事項
三 再生医療等製品 次のイからホまでに掲げる事項
 イ 用法、用量、使用方法その他使用及び取扱い上の必要な注意
 ロ 再生医療等製品の特性に関して注意を促すための厚生労働省令で定める事項

ハ　第四十一条第三項の規定によりその基準が定められた再生医療等製品にあつては、その基準において当該再生医療等製品の品質、有効性及び安全性に関連する事項として公表するように定められた事項
　ニ　第四十二条第一項の規定によりその基準が定められた再生医療等製品にあつては、その基準において当該再生医療等製品の品質、有効性及び安全性に関連する事項として公表するように定められた事項
　ホ　イからニまでに掲げるもののほか、厚生労働省令で定める事項

### 趣旨

　本規定は、医療関係者向けの医薬品又は医療機器、②再生医療等製品の注意事項等情報に該当する事項を明示したものである。【法第52条第2項、第63条の2第2項参照】

### 解説

&lt;第1号&gt;

1　本号イは、製造専用医薬品にあっては、注意事項等情報に含まれない。〈則第228条の10の3第1項〉

&lt;第2号&gt;

2　本号イは、製造専用医療機器にあっては、注意事項等情報に含まれない。〈則第228条の10の3第1項〉

3　本号ホの「厚生労働省令で定める事項」は、特定保守管理医療機器(本号ロの医療機器を除く)にあっては、保守点検に関する事項である。〈則第228条の10の4〉

&lt;第3号&gt;

4　本号イは、製造専用再生医療等製品にあっては、注意事項等情報に含まれない。〈則第228条の10の3第1項〉

5　本号ホの「厚生労働省令で定める事項」は、次のとおりである。〈則第228条の10の5第1項〉

　① 遺伝子組換え技術を応用して製造される場合にあっては、その旨
　② 当該再生医療等製品の原料又は材料のうち、人その他の生物(植物を除く)に由来する成分の名称
　③ 当該再生医療等製品の原材料である人その他の生物(植物を除く)の部位等の名称(当該人その他の生物の名称を含む)
　④ その他当該再生医療等製品を適正に使用するために必要な事項

⇒　指定再生医療等製品にあっては、上記①から④までに掲げる事項のほか、原材料に由来する感染症を完全に排除することはできない旨が公表されていなければならない。〈則第228条の10の5第2項〉

第11章　医薬品等の安全対策（第68条の2―第68条の15）

## 第六十八条の二の二（注意事項等情報の提供を行うために必要な体制の整備）

〈令元法六三・追加〉

> 医薬品、医療機器又は再生医療等製品の製造販売業者は、厚生労働省令で定めるところにより、当該医薬品、医療機器若しくは再生医療等製品を購入し、借り受け、若しくは譲り受け、又は医療機器プログラムを電気通信回線を通じて提供を受けようとする者に対し、前条第二項に規定する注意事項等情報の提供を行うために必要な体制を整備しなければならない。

### 趣　旨

　本規定は、製造販売業者に対し、①医療関係者向けの医薬品又は医療機器、②再生医療等製品を購入しようとする者に、注意事項等情報を紙媒体で提供する体制を整備しておくことを義務づけたものである。

### 解　説

**1**　注意事項等情報が、医師、歯科医師、薬剤師、獣医師その他の医薬関係者に伝達すべき重要な情報であることを踏まえ、医薬品等の製造販売業者は、注意事項等情報を機構のホームページに掲載して公表するとともに、医薬関係者が必要とする時点で適切に注意事項等情報を入手できるよう、必要な情報提供の体制を整備しなければならない。特に、情報通信の技術を利用する環境が十分でない等の医薬関係者に対しては、医薬品等の製造販売業者は、注意事項等情報を記載した文書を提供する方法により、適切に注意事項等情報を提供することができるよう留意する。〈R4/9/13薬生安発0913第5号〉

**2**　「医薬品」とあるが、これは公表対象医薬品を指す。〈法第68条の2第1項〉

**3**　「医療機器」とあるが、これは公表対象医療機器を指す。〈法第68条の2第1項〉

**4**　製造販売業者が整備しなければならない注意事項等情報の提供を行うために必要な体制は、次に掲げる体制である。〈則第228条の10の6〉

　①　当該医薬品、医療機器もしくは再生医療等製品を初めて購入等し、又は初めて電気回線を通じて医療機器プログラムの提供を受けようとする薬局開設者、病院、診療所もしくは飼育動物診療施設の開設者又は医師、歯科医師、薬剤師、獣医師その他の医薬関係者に対して、注意事項等情報を提供するために必要な体制

　②　注意事項等情報を変更した場合に、当該医薬品、医療機器もしくは再生医療等製品を取り扱う薬局開設者、病院、診療所もしくは飼育動物診療施設の開設者又は医師、歯科医師、薬剤師、獣医師その他の医薬関係者に対して、速やかに注意事項等情報を変更した旨を情報提供するために必要な体制

⇒　医薬品等の製造販売業者は、上記の体制に限らず、医薬関係者から求めのあった場合には、医薬関係者の希望する提供方法で適切に注意事項等情報を提供する。〈R4/9/13薬生安発0913第5号〉

**5**　注意事項等情報の提供方法について、次のように示されている。〈R4/9/13薬生安発0913第5号〉

① 初めて購入等する者に対する注意事項等情報の提供については、注意事項等情報を記載した文書を提供する方法を基本とする。ただし、医薬関係者と共通認識が存在する場合は、電子データを送付する方法その他の医薬関係者が注意事項等情報を確認しやすい方法によることは差し支えない。

② 医薬品等の注意事項等情報を変更した旨の情報提供については、当該医薬品等を取り扱う医薬関係者が速やかに提供を受けることができるよう、注意事項等情報を記載した文書を提供する方法、電子データを送付する方法その他の医薬関係者が注意事項等情報の変更を確認しやすい方法とする。

⇒ 上記①の「注意事項等情報を記載した文書」とは、電子化された添付文書を印刷した文書を指す。ただし、注意事項等情報の他、医薬品等の適正使用を図るために必要な事項があれば、記載要領に基づき、当該文書に追記すること。なお、注意事項等情報を記載した文書の他に、注意事項等情報が記載された取扱説明書等の情報提供資材を、別途作成し、交付することは差し支えない。〈R4/9/13 事務連絡〉

※「電子化された添付文書」とは、機構のホームページに公表が義務付けられている注意事項等情報等を記載した文書のこと

6　製造販売業者の注意事項等情報の提供を行うために必要な体制は、次に掲げる基準に適合しなければならない。〈R4/9/13 薬生安発 0913 第5号〉

① 医薬品等の製造販売業者は、注意事項等情報の提供に関する業務を適正かつ円滑に遂行しうる能力を有する人員を十分に有しなければならない。

② 医薬品等の製造販売業者は、注意事項等情報の提供に関する業務を適正かつ円滑に行うため、次に掲げる手順を記載した注意事項等情報提供業務手順書を作成しなければならない。

　㈠ 注意事項等情報の提供に関する手順
　㈡ 提携する販売元及び卸売販売業者と連携して注意事項等情報を提供する場合にあっては、相互の連携に関する手順
　㈢ その他注意事項等情報の提供に関する業務を適正かつ円滑に行うために必要な手順

③ 医薬品等の製造販売業者は、注意事項等情報提供業務手順書を作成し、又は改訂したときは、当該手順書にその日付を記録し、これを保存しなければならない。

④ 医薬品等の製造販売業者は、注意事項等情報提供業務手順書に基づき、注意事項等情報の提供に関する業務に従事する者に当該業務を行わせなければならない。

⇒ 上記②㈢の「適正かつ円滑に行うために必要な手順」として、以下のようなものが考えられる。〈R4/9/13 事務連絡〉

① 注意事項等情報の提供に関する手順
② 販売業者と連携して注意事項等情報を提供する場合にあっては、販売業者との相互の連携に関する手順
③ その他製造販売業者として業務を適切かつ円滑に行うために必要な手順(例：注意事項等情報の記載に不備があった場合の処理手順、医薬関係者からの苦情処理に関する手順)

## 第六十八条の二の三（注意事項等情報の届出等）

〈令元法六三・追加〉

■第68条の2の3第1項■

> 医薬品、医療機器又は再生医療等製品の製造販売業者は、厚生労働大臣が指定する医薬品若しくは医療機器又は再生医療等製品の製造販売をするときは、あらかじめ、厚生労働省令で定めるところにより、当該医薬品の第五十二条第二項各号に掲げる事項若しくは第六十八条の二第二項第一号に定める事項、当該医療機器の第六十三条の二第二項各号に掲げる事項若しくは第六十八条の二第二項第二号に定める事項又は当該再生医療等製品の同項第三号に定める事項のうち、使用及び取扱い上の必要な注意その他の厚生労働省令で定めるものを厚生労働大臣に届け出なければならない。これを変更しようとするときも、同様とする。

### 趣 旨

　本規定は、製造販売業者に対し、要注意製品の製造販売をするときは、あらかじめ、その注意事項等情報等のうち使用及び取扱い上の必要な注意等を厚生労働大臣に届出することを義務づけたものである。

　※「要注意製品」とは、二項注意事項等情報又は注意事項等情報が最新の知見に基づいて作成されていなければ適切な管理に問題を生じる医薬品、医療機器又は再生医療等製品のこと

### 解 説

1　「厚生労働大臣が指定する医薬品若しくは医療機器」は、それぞれ次に掲げるものである。〈H26/8/6 厚生労働省告示第320号（最近改正：R/3/7/30 告示第292号）〉

　① 薬局医薬品(次に掲げるものを除く)

　　㈠ 体外診断用医薬品

　　㈡ 製造販売の承認を要しないものとして厚生労働大臣の指定する医薬品(法第14条第1項)

　　㈢ 薬局製造販売医薬品

　② 要指導医薬品

　③ 特定高度管理医療機器(クラスⅣの医療機器)

　　※ 手数料令第12条第1項第1号イ(1)に規定する特定高度管理医療機器のこと

2　「再生医療等製品」とあるように、再生医療等製品のすべてが本規定の対象となる。

3　「第五十二条第二項各号に掲げる事項」「第六十三条の二第二項各号に掲げる事項」は、一般消費者向けの医薬品又は医療機器の用法、用量、使用方法その他使用及び取扱い上の必要な注意等のことで、二項注意事項等情報と呼ばれる。

4　「第六十八条の二第二項第一号に定める事項」「第六十八条の二第二項第二号」「同項第三号に定める事項」は、医療関係者向けの医薬品もしくは医療機器又は再生医療等製品の用法、用量、使用方法その他使用及び取扱い上の必要な注意等のことで、注意事項等情報と呼ばれる。

5　要注意製品の製造販売業者は、当該医薬品の二項注意事項等情報もしくは注意事項等

情報、当該医療機器の二項注意事項等情報もしくは注意事項等情報又は当該再生医療等製品の注意事項等情報のうち、次に掲げるものを、書面又は電磁的方法により、厚生労働大臣に届け出るものとする。〈則第228条の10の7第1項〉

① 当該医薬品、医療機器又は再生医療等製品の名称
② 当該医薬品、医療機器又は再生医療等製品に係る使用及び取扱い上の必要な注意

⇒ 上記①の「名称」は、販売名である。〈R3/2/19 薬生安発0219第2号〉
⇒ 上記②の「使用及び取扱い上の必要な注意」は、次に掲げるとおりである。〈R3/2/19 薬生安発0219第2号〉

(1) 薬局医薬品
　[1] 警告
　[2] 禁忌(次の患者には投与しないこと)
　[5] 効能又は効果に関連する注意
　[7] 用法及び用量に関連する注意
　[8] 重要な基本的注意
　[9] 特定の背景を有する患者に関する注意
　[10] 相互作用
　[11] 副作用
　[12] 臨床検査結果に及ぼす影響
　[13] 過量投与
　[14] 適用上の注意
　[15] その他の注意
　[20] 取扱い上の注意

(2) ワクチン類及びトキソイド類
　[1] 警告
　[2] 接種不適当者(予防接種を受けることが適当でない者)
　[5] 効能又は効果に関連する注意
　[7] 用法及び用量に関連する注意
　[8] 重要な基本的注意
　[9] 特定の背景を有する者に関する注意
　[10] 相互作用
　[11] 副反応
　[12] 臨床検査結果に及ぼす影響
　[13] 過量接種
　[14] 適用上の注意
　[15] その他の注意
　[20] 取扱い上の注意

(3) 要指導医薬品
　① してはいけないこと

② 相談すること

③ その他の注意

④ 保管及び取扱い上の注意

(4) 医療機器

 ① 警告

 ② 禁忌・禁止

 ③ 使用上の注意

  ㈠ 使用目的又は効果に関連する使用上の注意

  ㈡ 使用方法等に関連する使用上の注意

  ㈢ 使用注意

  ㈣ 重要な基本的注意

  ㈤ 相互作用(他の医薬品・医療機器等との併用に関すること)

  ㈥ 不具合・有害事象

  ㈦ 高齢者への適用

  ㈧ 妊婦、産婦、授乳婦及び小児等への適用

  ㈨ 臨床検査結果に及ぼす影響

  ㈩ 過剰使用

  (十一) その他の注意

 ④ 取扱い上の注意

 ⑤ 保守・点検に係る事項

(5) 再生医療等製品

 ① 警告

 ② 禁忌・禁止

 ③ 使用上の注意

  ㈠ 効能、効果又は性能に関連する使用上の注意

  ㈡ 用法及び用量又は使用方法に関連する使用上の注意

  ㈢ 使用注意

  ㈣ 重要な基本的注意

  ㈤ 相互作用(他の医薬品・医療機器等との併用に関すること)

  ㈥ 不具合・副作用

  ㈦ 高齢者への適用

  ㈧ 妊婦、産婦、授乳婦及び小児等への適用

  ㈨ 臨床検査結果に及ぼす影響

  ㈩ 過剰使用

  (十一) その他の注意

 ④ 取扱い上の注意

**6** 注意事項等情報の届出の方法について、次のように示されている。〈R3/2/19 薬生安発0219第2号〉

① 医薬品(要指導医薬品を除く)、医療機器及び再生医療等製品

　機構ウェブサイトの専用ページにおいて、注意事項等情報の届出を行う医薬品等に関する必要事項を入力するとともに、注意事項等情報を記録したファイルのアップロードにより届出を行うこと

② 要指導医薬品

　別紙様式(略)に必要事項を記入し、注意事項等情報の写しを添付して提出し、届出を行うこと。また、別紙様式及び注意事項等情報の写しとともに、注意事項等情報を記録したCD－R又はDVD－Rを1枚、併せて提出すること

7　注意事項等情報の届出の時期について、次のように示されている。〈R3/2/19 薬生安発0219第2号〉

① 承認を取得する等により、新たに製造販売を開始する品目については、製造販売開始までに、注意事項等情報の届出を行うこと。ただし、製造販売開始前に医療機関等に対する注意事項等情報の情報提供を開始する場合は、その前に注意事項等情報の届出を行うことが望ましい。

② 届出に係る注意事項等情報の変更を行おうとする場合は、製造販売業者が変更後の注意事項等情報の情報提供を開始する日又は変更後の注意事項等情報を添付文書等に記載した製品の製造販売を開始する日のいずれか早い日までに、変更後の注意事項等情報の届出を行うこと

③ 注意事項等情報の届出後、機構による確認により注意事項等情報の修正が必要となる場合があることに留意すること

8　本規定は、製造専用医薬品、製造専用医療機器及び製造専用再生医療等製品については適用しない。〈則第228条の10の3第3項〉

9　本規定に違反する医薬品は、販売し、授与し、又は販売・授与の目的で貯蔵し、陳列してはならない。〈法第55条第1項〉

10　本規定に違反する医療機器は、販売し、貸与し、授与し、もしくは販売・貸与・授与の目的で貯蔵し、陳列し、又は医療機器プログラムにあっては電気通信回線を通じて提供してはならない。〈法第64条〉

11　本規定に違反する再生医療等製品は、販売し、授与し、又は販売・授与の目的で貯蔵し、陳列してはならない。〈法第65条の4〉

第11章　医薬品等の安全対策(第68条の2—第68条の15)

■第68条の2の3第2項■

　医薬品、医療機器又は再生医療等製品の製造販売業者は、前項の規定による届出をしたときは、厚生労働省令で定めるところにより、直ちに、当該医薬品の第五十二条第二項各号に掲げる事項若しくは第六十八条の二第二項第一号に定める事項、当該医療機器の第六十三条の二第二項各号に掲げる事項若しくは第六十八条の二第二項第二号に定める事項又は当該再生医療等製品の同項第三号に定める事項について、電子情報処理組織を使用する方法その他の情報通信の技術を利用する方法により公表しなければならない。

**趣旨**

　本規定は、製造販売業者に対し、要注意製品の使用及び取扱い上の必要な注意等の事項の届出をしたときは、直ちに、機構のホームページを通じて、その注意事項等情報等を公表することを義務づけたものである。

**解説**

1　注意事項等情報の公表は、機構のホームページを使用する方法により行う。〈則第228条の10の8〉
2　注意事項等情報の届出後、直ちに機構ウェブサイトへの掲載を行うこと。ただし、届出日と注意事項等情報の変更予定日が離れている場合には、変更予定日に合わせて公表を行うことで差し支えない。〈R3/2/19薬生安発0219第2号〉
3　本規定は、製造専用医薬品、製造専用医療機器及び製造専用再生医療等製品については適用しない。〈則第228条の10の3第3項〉
4　本規定に違反する医薬品は、販売し、授与し、又は販売・授与の目的で貯蔵し、陳列してはならない。〈法第55条第1項〉
5　本規定に違反する医療機器は、販売し、貸与し、授与し、もしくは販売・貸与・授与の目的で貯蔵し、陳列し、又は医療機器プログラムにあっては電気通信回線を通じて提供してはならない。〈法第64条〉
6　本規定に違反する再生医療等製品は、販売し、授与し、又は販売・授与の目的で貯蔵し、陳列してはならない。〈法第65条の4〉

# 第六十八条の二の四（機構による注意事項等情報の届出の受理）

（令元法六三・追加）

■第６８条の２の４第１項■

厚生労働大臣は、機構に、医薬品(専ら動物のために使用されることが目的とされているものを除く。次項において同じ。)若しくは医療機器(専ら動物のために使用されることが目的とされているものを除く。同項において同じ。)であつて前条第一項の厚生労働大臣が指定するもの又は再生医療等製品(専ら動物のために使用されることが目的とされているものを除く。次項において同じ。)についての前条第一項の規定による届出の受理に係る事務を行わせることができる。

**趣旨**

本規定は、厚生労働大臣は、要注意製品の使用及び取扱い上の必要な注意等の事項の届出の受理事務を機構に行わせることができる旨を定めたものである。

■第６８条の２の４第２項■

厚生労働大臣が前項の規定により機構に届出の受理に係る事務を行わせることとしたときは、医薬品若しくは医療機器であつて前条第一項の厚生労働大臣が指定するもの又は再生医療等製品についての同項の規定による届出は、同項の規定にかかわらず、厚生労働省令で定めるところにより、機構に行わなければならない。[1〜3]

**趣旨**

本規定は、厚生労働大臣が機構に届出の受理事務を行わせることとしたときは、当該届出は機構に行わなければならない旨を定めたものである。

**解説**

1 本規定に違反する医薬品は、販売し、授与し、又は販売・授与の目的で貯蔵し、陳列してはならない。〈法第55条第1項〉
2 本規定に違反する医療機器は、販売し、貸与し、授与し、もしくは販売・貸与・授与の目的で貯蔵し、陳列し、又は医療機器プログラムにあっては電気通信回線を通じて提供してはならない。〈法第64条〉
3 本規定に違反する再生医療等製品は、販売し、授与し、又は販売・授与の目的で貯蔵し、陳列してはならない。〈法第65条の4〉

第11章　医薬品等の安全対策（第68条の2—第68条の15）

■第68条の2の4第3項■

機構は、前項の規定による届出を受理したときは、厚生労働省令で定めるところにより、厚生労働大臣にその旨を通知しなければならない。

趣旨

本規定は、機構は、届出を受理したときは、その旨を厚生労働大臣に通知しなければならない旨を定めたものである。

## 第六十八条の二の五（医薬品、医療機器又は再生医療等製品を特定するための符号の容器への表示等）

（令元法六三・追加）

医薬品、医療機器又は再生医療等製品の製造販売業者は、厚生労働省令で定める区分に応じ、医薬品、医療機器又は再生医療等製品の特定に資する情報を円滑に提供するため、医薬品、医療機器又は再生医療等製品を特定するための符号のこれらの容器への表示その他の厚生労働省令で定める措置を講じなければならない。

趣旨

本規定は、製造販売業者に対し、製品の特定に資する情報を円滑に提供するため、医薬品、医療機器又は再生医療等製品の容器に符号を表示することを義務づけたものである。

解説

1　バーコードの活用による安全対策の向上を図るため、令和元年の法改正により本規定が新設された。これについて次のように整理することができる。

① バーコードは、スキャナー、スマートフォン等で読み取ることにより、簡易情報に高速アクセスをすることができるため、通常、在庫管理の目的で利用される。

② バーコード表示は、製造、流通、医療の現場に至る一連の流れにおいて、情報管理（例：回収ロットの特定）、使用記録の追跡、取り違えの防止等を可能にし、医療の安全を確保する観点から重要といえる。また、医療の現場におけるバーコードの活用は、医療の安全向上のみならず、在庫管理の効率化や省力化に資するものと考えられる。

③ このような観点から、製品コード、製造ロット記号、使用期限といった情報を容易に閲覧でき、記録できる環境を整備することが重要になる。

④ 医療用医薬品については平成18年から、医療機器については平成20年から、行政通知によりバーコード表示が求められており、バーコード表示が一定程度普及している状況にあるが、法令上の手当をし、さらなる普及を促すため、本条が新設された。

⑤ なお、電子版お薬手帳については、継続的な服薬管理による国民の安全の確保の観点から、一般用医薬品等の服用履歴の入力機能も備えるよう周知されているが、現在の

ところ、手入力が一般的である。バーコード表示は、製品情報の簡便な入力に資するものであり、一般用医薬品等の販売・購入履歴の電子的記録のほか、電子版お薬手帳との連携にも活用できると考えられる。

**2**　「厚生労働省令で定める区分」及び「厚生労働省令で定める措置」について、次のとおり定められている。〈則第228条の10の10〉

(1) 次に掲げる区分に応じ、それぞれに定める措置とする。

①　容器等の面積が狭く特定用符号の記載が困難な医薬品、医療機器又は再生医療等製品(③及び⑤を除く)については、当該製品に特定用符号を記載した文書の添付

②　表示の特例(則第216条第1項)が適用される調剤専用医薬品(③を除く)については、当該医薬品の分割販売の相手方たる薬局開設者が当該製品の特定に資する情報を適切に把握することができる方法による当該情報の提供

③　①及び②のいずれにも該当する医薬品については、①に定める措置及び②に定める措置

④　その構造及び性状により容器等に収められない医療機器(⑤を除く)については、当該医療機器が使用される間その使用者その他の関係者が当該製品の特定に資する情報を適切に把握することができる方法による当該情報の提供

⑤　電気通信回線を通じて提供される医療機器プログラムについては、次の㈠又は㈡に掲げる措置

㈠　当該医療機器プログラムを提供する前に行う当該医療機器プログラムの販売業者から当該医療機器プログラムを使用する者に対する当該製品の特定に資する情報の提供

㈡　当該医療機器プログラムの製造販売業者から当該医療機器プログラムを使用する者に対する当該医療機器プログラムの提供と併せて行う当該者が容易に閲覧できる方法による当該製品の特定に資する情報を記録した電磁的記録の提供

⑥　①から⑤に掲げるもの以外の医薬品、医療機器又は再生医療等製品であって被包に収められたものについては、当該製品を特定するための符号のこれらの被包への表示

⑦　①から⑥に掲げるもの以外の医薬品、医療機器又は再生医療等製品については、当該製品を特定するための符号のこれらの容器への表示

(2) 緊急承認又は特例承認を受けて製造販売がされた医薬品、医療機器もしくは体外診断用医薬品又は再生医療等製品については、特定用符号を記載することにより流通の確保に支障が及ぶおそれがある場合その他のやむを得ない理由がある場合は、(1)の措置を講ずることを要しない。

(3) (1)及び(2)にかかわらず、次に掲げる医薬品、医療機器及び再生医療等製品については、(1)の措置を講ずることを要しない。

①　要指導医薬品、一般用医薬品、薬局製造販売医薬品

②　医療の用に供するガス類(高圧ガス保安法第60条の帳簿により管理される容器に充填されたものに限る)

## 第11章　医薬品等の安全対策(第68条の2—第68条の15)

③ 主として一般消費者の生活の用に供されることが目的とされている医療機器
④ 製造専用医薬品、製造専用医療機器又は製造専用再生医療等製品

⇒ 上記(3)②について、高圧ガスの容器には既にトレーサビリティを確保する仕組み(充填容器の授受先、授受年月日等の情報を帳簿に記録し管理する仕組み)が高圧ガス保安法により存在するため、特定用符号の容器等への表示を不要としている。〈R4/9/13 医政産情企発0913第1号等〉

**3** 輸出用医薬品、輸出用医療機器又は輸出用再生医療等製品については、容器等への特定用符号の記載を不要とする。〈令第74条第2項、第74条の2第2項、第74条の3第2項〉

**4** 医療用医薬品(体外診断用医薬品は除く)を特定するための符号の容器への表示等について、次のように示されている。〈R4/9/13 医政産情企発0913第1号等〉

(1) 表示対象及び表示するデータ

包装単位及び医療用医薬品の種類に応じ、次表のとおり、商品コード、有効期限、製造番号又は製造記号及び数量を表示する。

※「有効期限」とあるが、製造販売の承認書又は届書で有効期限が定められていない医療用医薬品については、有効期限の表示を要しない。
※「数量」とあるが、元梱包装単位に含まれる販売包装単位の数量とする。

① 調剤包装単位

※「調剤包装単位」とは、製造販売業者が製造販売する医薬品を包装する最小の包装単位のこと

| 医療用医薬品の種類 | 商品コード | 有効期限 | 製造番号又は製造記号 |
|---|---|---|---|
| 特定生物由来製品 | ◎ | ◎ | ◎ |
| 生物由来製品(特定生物由来製品を除く) | ◎ | ○ | ○ |
| 内用薬(生物由来製品を除く) | ◎ | ○ | ○ |
| 注射薬(生物由来製品を除く) | ◎ | ○ | ○ |
| 外用薬(生物由来製品を除く) | ◎ | ○ | ○ |

◎　本通知に基づき必ず表示するもの
○　任意表示

② 販売包装単位

※「販売包装単位」とは、通常、卸売販売業者等から医療機関等に販売される最小の包装単位のこと

| 医療用医薬品の種類 | 商品コード | 有効期限 | 製造番号又は製造記号 |
|---|---|---|---|
| 特定生物由来製品 | ● | ● | ● |
| 生物由来製品(特定生物由来製品を除く) | ● | ● | ● |
| 内用薬(生物由来製品を除く) | ● | ● | ● |
| 注射薬(生物由来製品を除く) | ● | ● | ● |
| 外用薬(生物由来製品を除く) | ● | ● | ● |

● 法第68条の2の5に基づき必ず表示するもの

③ 元梱包装単位

※「元梱包装単位」とは、通常、製造販売業者で販売包装単位を複数梱包した包装単位のこと

| 医療用医薬品の種類 | 商品コード | 有効期限 | 製造番号又は製造記号 | 数量 |
|---|---|---|---|---|
| 特定生物由来製品 | ◎ | ◎ | ◎ | ◎ |
| 生物由来製品(特定生物由来製品を除く) | ◎ | ◎ | ◎ | ◎ |
| 内用薬(生物由来製品を除く) | ◎ | ◎ | ◎ | ◎ |
| 注射薬(生物由来製品を除く) | ◎ | ◎ | ◎ | ◎ |
| 外用薬(生物由来製品を除く) | ◎ | ◎ | ◎ | ◎ |

(2) 商品コード

① 商品コードは、GS1の商品コード(GTIN:Global Trade Item Number)を使用する。より具体的には、調剤包装単位にはGTIN—13、販売包装単位と元梱包装単位にはGTIN—14を用いる。バーコード表示する際は、調剤包装単位には先頭に「0」を付けた14桁のコードとして使用する。GTIN—14のインジケータ(先頭の数字)は、販売包装単位においては「1」、元梱包装単位においては「2」を使用する。

② GTINは、次のとおり付番する。

(一) GTINは個々の医薬品の包装単位の種類ごとに付す。ただし、元梱包装にあっては、販売包装と同一の商品アイテムコードとする。また、調剤包装にあっては、販売包装と別の商品アイテムコードである。

※「包装単位の種類」とあるが、調剤包装では、10錠のPTPシートと21錠のPTPシートは別の種類として取り扱う。

※「商品アイテムコード」とは、GTINのコード体系に含まれる商品の違いを示す数字のこと

(二) GTINは販売を行う会社ごとに付番する。ただし、医療用ガスについては、製造販売を行う会社ごとに付番する。

(三) 過去に使用したGTINは、当該GTINが付番された医薬品が販売中止された場合であっても、別の医薬品に再使用してはならない。

(3) GTINの変更

| | 調剤包装のGTIN | 販売包装のGTIN |
|---|---|---|
| ① 代替新規申請により、ブランド名は変更せず、剤形及び有効成分の含量(又は濃度等)に関する情報を付した販売名に変更した場合 | × | ○ |
| ② 代替新規申請により、ブランド名を変更した場合 | ○ | ○ |
| ③ 有効成分以外の成分又はその分量を変更した場合 | × | × |
| ④ 製剤の色、形状又は大きさを変更した場合(原則、電子化された添付文書が改訂される場合であり、医薬品製造販売承認事項一部変更承認の場合) | ○ | × |

第11章　医薬品等の安全対策(第68条の2—第68条の15)

| | | |
|---|---|---|
| ⑤ 調剤包装単位又は販売包装単位の表示内容、デザインを変更した場合 | × | × |
| ⑥ 薬価基準において、銘柄別収載から統一名収載に移行した場合又は統一名収載から銘柄別収載へ移行した場合 | × | × |
| ⑦ 販売を行う会社が社名を変更した場合 | × | × |
| ⑧ 販売を行う会社を変更した場合(合併・吸収の場合を除く) | ○ | ○ |

　　○　GTIN を変更する必要がある。
　　×　GTIN を変更してはならない。

(4) バーコードシンボル体系

　　包装単位及び表示するデータに応じ、次のバーコード又は二次元コードを用いる。

① 調剤包装

　　商品コードに加え製造番号又は製造記号及び有効期限を表示する場合は、GS1 データバー限定型合成シンボル CC—A を用いる。表示面積が小さい場合は、GS1 データバー二層型合成シンボル CC—A を用いることができる。商品コードのみ表示する場合は、GS1 データバー限定型を用いる。表示面積が小さい場合は、GS1 データバー二層型を用いることができる。

② 販売包装

　　GS1 データバー限定型合成シンボル CC—A を用いる。表示面積が小さい場合は、GS1 データバー二層型合成シンボル CC—A を用いることができる。

③ 元梱包装

　　GS1—128 シンボルを用いる。

(5) データ要素の表記順及び GS1 アプリケーション識別子

　　データ要素の表記順及び GS1 アプリケーション識別子は、日本産業規格 X0531(情報技術―自動認識及びデータ取得技術―GS1 アプリケーション識別子及び ASC MH10 データ識別子並びにその管理)を踏まえ、次のとおりとする。

| データ要素 | 表記順 | GS1 アプリケーション識別子 |
|---|---|---|
| 商品コード | 1 | 01 |
| 有効期限 | 2 | 17 又は 7003 |
| 数量 | 3 | 30 |
| 製造番号又は製造記号 | 4 | 10 又は 21 |

**5**　医療機器等を特定するための符号の容器への表示等について、次のように示されている。〈R4/9/13 医政産情企発0913第2号等〉

(1) 本通知の対象となる医療機器等

　　※「医療機器等」とは、医療機器、体外診断用医薬品及び専ら医療機関で医療用に繰り返し使われる消耗材料のこと

① 医療機器。ただし、以下を除く。

㈠　主として一般消費者の生活の用に供されることが目的とされている医療機器
　㈡　製造専用医療機器
　　　ただし、コンタクトレンズについては、法第68条の2の5の適用対象外であるが、本通知の対象とする。
　　　※「コンタクトレンズ」とは、再使用可能な視力補正用色付コンタクトレンズ、再使用可能な視力補正用コンタクトレンズ、単回使用視力補正用コンタクトレンズ、単回使用視力補正用色付コンタクトレンズ、再使用可能な非視力補正用色付コンタクトレンズ、単回使用非視力補正用色付コンタクトレンズのこと
② 体外診断用医薬品(一般用医薬品である体外診断用医薬品を除く)
③ ①、②以外の専ら医療機関で医療用に繰り返し使われる消耗材料

(2) 表示対象及び表示するデータ
　　次表のとおり、医療機器等の種類に応じ、包装単位ごとに商品コード及び製造識別子を含めて特定用符号を表示する。
　　※「商品コード」とは、医療機器等の個々の包装単位及び製品本体を一意に識別する固定的情報をいう。GS1の識別コードであるGTIN、より具体的にはGTIN—13、GTIN—14又はGTIN—12のこと
　　※「製造識別子」子とは、有効・使用期限及びロット番号又はシリアル番号(医療機器プログラムにおいては、バージョン番号)等の製造固有の可変情報のこと
　　※　個装が最小販売単位の場合、個装は販売包装の表示による。
　　※　その構造及び性状により容器等に収められない医療機器は、個装は販売包装の表示による。
　　※　個装と販売包装との間に包装形態がある場合、その包装形態は個装の表示による。

① 特定保険医療材料に該当する医療機器

| 区分 | 個装 | | 販売包装 | | 元梱包装 | |
|---|---|---|---|---|---|---|
| | 商品コード | 製造識別子 | 商品コード | 製造識別子 | 商品コード | 製造識別子 |
| ㈠ 植込み型医療機器 | ◎ | ◎ | ● | ● | ◎ | ◎ |
| ㈡ ㈠以外の単回使用医療機器 | ◎ | ◎ | ● | ● | ◎ | ◎ |
| ㈢ ㈠以外の再使用可能医療機器 | ◎ | ◎ | ● | ● | ◎ | ◎ |

　　● 法第68条の2の5に基づき必ず表示するもの
　　◎ 本通知に基づき必ず表示するもの
　※「個装」とは、包装されている荷姿の中で、一番小さい荷姿の単位で、内容物を直接包装している容器又は被包のこと
　※「販売包装」とは、通常、卸売販売業者等から医療機関等に販売される最小の包装単位(最小販売単位)をいう。個装が最小販売単位の場合も販売包装に含まれる。
　※「元梱包装」とは、通常、製造販売業者で販売包装を複数梱包した包装をいう。なお、元梱包装とは、原則として開封されていない状態で出荷されるもので、販売包装が規定数量に満たないもの及び2種類以上の販売包装を詰め合わせたものを除く。

第11章 医薬品等の安全対策(第68条の2—第68条の15)

② ①以外の高度管理医療機器又は特定保守管理医療機器に該当する医療機器

| 区分 | 個装 | | 販売包装 | | 元梱包装 | |
|---|---|---|---|---|---|---|
| | 商品コード | 製造識別子 | 商品コード | 製造識別子 | 商品コード | 製造識別子 |
| ㈠ 植込み型医療機器 | ○ | ○ | ● | ● | ◎ | ◎ |
| ㈡ ㈠以外の単回使用医療機器 | ○ | ○ | ● | ● | ◎ | ◎ |
| ㈢ ㈠以外の再使用可能医療機器 | ○ | ○ | ● | ● | ◎ | ◎ |

○ 任意表示

※ ㈡及び㈢について、コンタクトレンズに係る商品コード及び製造識別子の表示は、販売包装への表示を「◎」、個装及び元梱包装への表示を「○」とする。

③ ①及び②以外の医療機器

| 区分 | 個装 | | 販売包装 | | 元梱包装 | |
|---|---|---|---|---|---|---|
| | 商品コード | 製造識別子 | 商品コード | 製造識別子 | 商品コード | 製造識別子 |
| ㈠ 植込み型医療機器 | ○ | ○ | ● | ● | ◎ | ◎ |
| ㈡ ㈠以外の単回使用医療機器 | ○ | ○ | ● | ● | ◎ | ◎ |
| ㈢ ㈠以外の再使用可能医療機器 | ○ | ○ | ● | ● | ◎ | ◎ |

※ ㈠から㈢までの個装が最小販売単位の場合、販売包装の製造識別子は「○」とする。

④ 体外診断用医薬品

| 個装 | | 販売包装 | | 元梱包装 | |
|---|---|---|---|---|---|
| 商品コード | 製造識別子 | 商品コード | 製造識別子 | 商品コード | 製造識別子 |
| ○ | ○ | ● | ● | ◎ | ◎ |

⑤ ①〜④以外で、専ら医療機関で医療用に繰り返し使われる消耗材料

| 個装 | | 販売包装 | | 元梱包装 | |
|---|---|---|---|---|---|
| 商品コード | 製造識別子 | 商品コード | 製造識別子 | 商品コード | 製造識別子 |
| ○ | ○ | ◎ | ○ | ◎ | ○ |

(3) 製造識別子の期限表示

　　有効・使用期限には、当該医療機器等の使用に係る最終期限を表示する。YYMMDD形式—ISO—8601形式で記載し、年は西暦下2桁、月日は各2桁、日の設定がない場合は、日を00とするか当該月の末日とする。

　　滅菌有効期限や経時変化などに起因する使用期限が存在するものに適用される。ただし、耐久性のある医療機器の「耐用期間」には、表示の適用はない。

(4) バーコードシンボル体系

　　コード等については、GS1—128シンボル又はGS1データマトリックスとする。ただし、この通知の発出の際現にGS1データバー限定型、二層型又はそれらの合成シン

ボル(CC—A)を使用している製品については、当面の間、GS1 データバー限定型、二層型又はそれらの合成シンボル(CC—A)の使用を可能とする。

　　※「コード等」とは、バーコード又は二次元コードのこと

**6** 再生医療等製品を特定するための符号の容器への表示等について、次のように示されている。〈R4/9/13 医政産情企発 0913 第 3 号等〉

(1) 表示対象及び表示するデータ

表示対象は再生医療等製品(製造専用再生医療等製品を除く)とし、包装単位の種類に応じ、次表のとおり、商品コード、有効期限、及び製造番号又は製造記号を表示する。

① 個別包装単位

※「個別包装単位」とは、製造販売業者が製造販売する再生医療等製品を包装する最小の包装単位のこと

| 再生医療等製品の種類 | 商品コード | 有効期限 | 製造番号又は製造記号 |
|---|---|---|---|
| ㈠ 指定再生医療等製品 | ◎ | ◎ | ◎ |
| ㈡ 再生医療等製品(指定再生医療等製品を除く) | ◎ | ○ | ○ |

※ ㈠及び㈡について、細胞や組織を採取するために用いる副構成体は、特定用符号表示を「○」とする。

② 販売包装単位

※「販売包装単位」とは、通常、卸売販売業者等から医療機関等に販売される最小の包装単位のこと

| 再生医療等製品の種類 | 商品コード | 有効期限 | 製造番号又は製造記号 |
|---|---|---|---|
| ㈠ 指定再生医療等製品 | ● | ● | ● |
| ㈡ 再生医療等製品(指定再生医療等製品を除く) | ● | ● | ● |

③ 元梱包装単位

※「元梱包装単位」とは、通常、製造販売業者で販売包装単位を複数梱包した包装単位のこと

| 再生医療等製品の種類 | 商品コード | 有効期限 | 製造番号又は製造記号 |
|---|---|---|---|
| ㈠ 指定再生医療等製品 | ◎ | ◎ | ◎ |
| ㈡ 再生医療等製品(指定再生医療等製品を除く) | ◎ | ◎ | ◎ |

※ ㈠及び㈡について、細胞や組織を採取するために用いる副構成体は、特定用符号表示を「○」とする。

(2) 商品コード

① 商品コードは、GS1 の商品コード(GTIN)を使用する。より具体的には、GTIN—13、GTIN—14 又は GTIN—12 を用いる。

② 過去に使用した GTIN は、当該 GTIN が付番された再生医療等製品が販売中止された場合でも、別の再生医療等製品に再使用してはならない。

(3) GTIN の変更

### 第11章 医薬品等の安全対策(第68条の2―第68条の15)

| | 個別包装のGTIN | 販売包装のGTIN |
|---|---|---|
| ① 販売名変更申請により、販売名を変更した場合 | ○ | ○ |
| ② 副成分又はその分量を変更した場合(ただし、新構造再生医療等製品に該当する場合を除く) | × | × |
| ③ 形状又は大きさを変更した場合(原則、電子化された添付文書が改訂される場合であり、再生医療等製品製造販売承認事項一部変更承認の場合) | ○ | × |
| ④ 個別包装単位又は販売包装単位の表示内容、デザインを変更した場合 | × | × |
| ⑤ 販売を行う会社が社名を変更した場合 | × | × |
| ⑥ 販売を行う会社を変更した場合(合併・吸収の場合を除く) | ○ | ○ |

　○ GTINを変更する必要がある。
　× GTINを変更してはならない。

(4) バーコードシンボル体系

バーコード又は二次元コードについては、GS1データバー限定型、二層型もしくはそれらの合成シンボル(CC―A)、GS1―128シンボル又はGS1データマトリックスのうち適切なバーコードを用いる。

(5) データ要素の表記順及びGS1アプリケーション識別子

データ要素の表記順及びGS1アプリケーション識別子は、日本産業規格X0531(情報技術―自動認識及びデータ取得技術―GS1 アプリケーション識別子及び ASC MH10データ識別子並びにその管理)を踏まえ、次のとおり推奨する。

| データ要素 | 表記順 | GS1アプリケーション識別子 |
|---|---|---|
| 商品コード | 1 | 01 |
| 有効期限 | 2 | 17又は7003 |
| 製造番号又は製造記号 | 3 | 10又は21 |

**7** 本規定に違反する医薬品は、販売し、授与し、又は販売・授与の目的で貯蔵し、陳列してはならない。〈法第55条第1項〉

**8** 本規定に違反する医療機器は、販売し、貸与し、授与し、もしくは販売・貸与・授与の目的で貯蔵し、陳列し、又は医療機器プログラムにあっては電気通信回線を通じて提供してはならない。〈法第64条〉

**9** 本規定に違反する再生医療等製品は、販売し、授与し、又は販売・授与の目的で貯蔵し、陳列してはならない。〈法第65条の4〉

## 第六十八条の二の六（情報の提供等）

（平二五法八四(平二五法一〇三)・追加、令元法六三・旧第六十八条の二繰下・旧第六十八条の二の五繰下・一部改正）

■第68条の2の6第1項■

医薬品、医療機器若しくは再生医療等製品の製造販売業者、卸売販売業者、医療機器卸売販売業者等（医療機器の販売業者又は貸与業者のうち、薬局開設者、医療機器の製造販売業者、販売業者若しくは貸与業者若しくは病院、診療所若しくは飼育動物診療施設の開設者に対し、業として、医療機器を販売し、若しくは授与するもの又は薬局開設者若しくは病院、診療所若しくは飼育動物診療施設の開設者に対し、業として、医療機器を貸与するものをいう。次項において同じ。）、再生医療等製品卸売販売業者（再生医療等製品の販売業者のうち、再生医療等製品の製造販売業者若しくは販売業者又は病院、診療所若しくは飼育動物診療施設の開設者に対し、業として、再生医療等製品を販売し、又は授与するものをいう。同項において同じ。）又は外国製造医薬品等特例承認取得者、外国製造医療機器等特例承認取得者若しくは外国製造再生医療等製品特例承認取得者（以下「外国特例承認取得者」と総称する。）は、医薬品、医療機器又は再生医療等製品の有効性及び安全性に関する事項その他医薬品、医療機器又は再生医療等製品の適正な使用のために必要な情報（第六十八条の二第二項第二号ロの規定による指定がされた医療機器の保守点検に関する情報を含む。次項において同じ。）を収集し、及び検討するとともに、薬局開設者、病院、診療所若しくは飼育動物診療施設の開設者、医薬品の販売業者、医療機器の販売業者、貸与業者若しくは修理業者、再生医療等製品の販売業者又は医師、歯科医師、薬剤師、獣医師その他の医薬関係者に対し、これを提供するよう努めなければならない。

**趣旨**

本規定は、製造販売業者、卸売販売業者又は外国特例承認取得者に対し、医薬品、医療機器又は再生医療等製品の適正な使用のために必要な情報を収集し、検討するとともに、①薬局開設者、②病院、診療所又は飼育動物診療施設の開設者、③医薬品の販売業者、④医療機器の販売業者、貸与業者又は修理業者、④再生医療等製品の販売業者、⑤医師、歯科医師、薬剤師、獣医師その他の医薬関係者に、これら必要な情報を提供するよう努めることを義務づけたものである。

**解説**

1　平成25年の法改正において、「医薬品、医薬部外品、化粧品、医療機器及び再生医療等製品の使用による保健衛生上の危害の発生及び拡大の防止のために必要な規制を行うこと」が薬機法の目的に加えられたことに伴い、「医薬品等の安全対策」の章が新設された。従前、安全対策に関する諸規定は、「雑則」の章に収められていたが、「医薬品等の安全対策」の章に移された。

　　本条は、同年の法改正により、改正前の第77条の3の内容を引き継いで設けられたものである。

2　「製造販売業者」とあるが、これは、その製造販売する品目の製造販売後安全管理の

第１１章　医薬品等の安全対策（第68条の2―第68条の15）

責任を負う者であるとともに、当該品目の承認取得者であることを踏まえ、本規定による努力義務の対象としたものである。

3　「卸売販売業者」「医療機器卸売販売業者等」「再生医療等製品卸売販売業者」とあるように、卸売を行う業者についても、本規定による努力義務が課せられている。これは、卸売という業態からみて、医薬関係者と接する機会が多く、医薬品、医療機器又は再生医療等製品の適正な使用のために必要な情報を提供しやすい立場にあるとともに、副作用事例等の情報に接する機会に恵まれていることを考慮したものである。

4　「外国特例承認取得者」とあるが、これは、外国特例承認品目については製造販売を行う者と承認を受けた者とが別の者になることを考慮し、本規定の対象に加えたものである。

5　「医薬品、医療機器又は再生医療等製品」とあるように、医薬部外品及び化粧品については本規定の対象とはなっていない。これは、保健衛生上のリスクの程度が比較的低いものであるとともに、一般の小売店で医薬関係者の関与を経ずに販売等されることから、仮に努力義務の対象としても実効性を期し難いことが挙げられる。

　とはいえ、医薬部外品や化粧品であっても、皮膚障害等の健康被害は起こり得るものであることから、その適正な使用のために必要な情報を収集し、検討するととも、これを提供するよう努めることが求められる。

6　「適正な使用のために必要な情報」として、次のような情報が該当する。
　① 最近確認された重要な副作用であって、添付文書等に記載されていないもの
　② 既知の副作用であるが、発生数の増加が最近確認されたもの
　③ 注意事項等情報等の補足事項又はその情報の裏付け資料

7　「医療機器の保守点検に関する情報を含む」とあるが、これは、複雑なメカニズムを有する医療機器の適正な使用にあたっては、その保守点検に関する情報が極めて重要であることを踏まえ、そのような医療機器の適正使用のために必要な情報には保守点検に関する情報が含まれることを明らかにしたものである。

8　「その他の医薬関係者」として、登録販売者、歯科衛生士、歯科技工士、診療放射線技師、診療エックス線技師、臨床検査技師、衛生検査技師、看護婦等が該当する。

■第68条の2の6第2項■

> 薬局開設者、病院、診療所若しくは飼育動物診療施設の開設者、医薬品の販売業者、医療機器の販売業者、貸与業者若しくは修理業者、再生医療等製品の販売業者、医師、歯科医師、薬剤師、獣医師その他の医薬関係者又は医学医術に関する学術団体、大学、研究機関その他の厚生労働省令で定める者$^{2〜4}$は、医薬品、医療機器若しくは再生医療等製品の製造販売業者、卸売販売業者、医療機器卸売販売業者等、再生医療等製品卸売販売業者又は外国特例承認取得者が行う医薬品、医療機器又は再生医療等製品の適正な使用のために必要な情報の収集に協力するよう努めなければならない。

**趣旨**

本規定は、①薬局開設者、②病院、診療所又は飼育動物診療施設の開設者、③医薬品の販売業者、④医療機器の販売業者、貸与業者又は修理業者、⑤再生医療等製品の販売業者、⑥医師、歯科医師、薬剤師、獣医師その他の医薬関係者、⑦医学医術に関する学術団体、大学、研究機関に対し、製造販売業者、卸売販売業者又は外国特例承認取得者が行う医薬品、医療機器又は再生医療等製品の適正な使用のために必要な情報の収集に協力するよう努めることを義務づけたものである。

**解説**

1　医薬品等の適正な使用のために必要な情報は、医薬関係者等の日常業務の中から得られるものであり、いかに製造販売業者等がそれらの情報収集に高い意識を持って取り組んだとしても、彼らの協力なくしてはその達成は困難である。そこで、情報の収集の規定(法第68条の2第1項)に実効性を持たせるため、本規定が設けられている。

2　「医学医術に関する学術団体、大学、研究機関その他の厚生労働省令で定める者」という文言は、令和元年の法改正により、本規定の対象に加えられたものである。これについて次のように整理することができる。

①　患者の情報(例：氏名、年齢、性別、副作用等による疾患)は、個人情報保護法上の要配慮個人情報に位置づけられ、その提供にあたっては本人同意が必要になる等の厳格な取扱いの対象となっている。しかし、法令(薬機法を含む)に基づく場合は、本人の同意を得ずに患者の情報を提供することが許容されているため、従前より、以下の者については、製造販売業者等による必要な情報の収集に協力することができた。

㈠　薬局開設者
㈡　病院、診療所又は飼育動物診療施設の開設者
㈢　医薬品の販売業者
㈣　医療機器の販売業者、貸与業者又は修理業者
㈤　再生医療等製品の販売業者
㈥　医師、歯科医師、薬剤師、獣医師その他の医薬関係者

②　さて、保健衛生上の危害の発生・拡大の防止のための措置を的確に実施する観点からは、全使用例に占める副作用の発生率、類薬との副作用発生状況の差異等を分析する

ことが重要となるが、個々の医師等からの情報収集については、以下のような問題が存在する。

　㈠　全使用例についての情報提供が行われるわけではないため、対象製品を実際に使用した母集団が推計し難いこと
　㈡　類薬が他の製造販売業者の製品である場合、その類薬による副作用に関する情報が得難いこと
③　一方、多くの学術団体等においては、様々な疾患登録システム(患者レジストリ)を独自に構築しており、そこには医薬品等の使用に関する臨床データも含まれている。

　そこで、学術団体等が集積した患者レジストリデータを医薬品等の安全対策に活用することを容易にするため、本規定の対象者に「医学医術に関する学術団体、大学、研究機関等」を加え、個人情報保護法上の本人同意なしに、学術団体等が患者レジストリデータを提供することを可能としている。

**3**　「医学医術に関する学術団体、大学、研究機関その他の厚生労働省令で定める者」を情報収集協力の努力義務の対象者にすることと、憲法上の学問の自由との関係について、次のように整理することができる。
①　憲法第23条では、「学問の自由は、これを保障する」と規定し、学問に国家的な圧力や統制が及ばないよう、学問の自由を保障している。
②　一方、薬機法第68条の2第2項においては、医学医術に関する学術団体、大学、研究機関に対し、製造販売業者等による医薬品等の適正な使用のために必要な情報収集に協力するよう努めることが義務づけている。

　これは、学術団体等が保有するデータを医薬品等の安全対策に活用することを目的としており、その研究内容に国家が干渉することを認めたものではない。また、たとえ情報収集に協力しなかったとしても罰則が科せられることはなく、学術団体等に何らかの不利益が生じることもない。
③　これらの点を踏まえると、学術団体等からの患者レジストリデータの提供を努力義務とした場合であっても、学問の自由に抵触しないと考えられる。

**4**　「厚生労働省令で定める者」は、次に掲げる者とする。〈則第228条の10の11〉
①　医学医術に関する学術団体
②　診療又は調剤に関する学識経験者の団体その他の医薬関係者の団体
③　学校法人(私立学校法第3条)
④　国立大学法人(国立大学法人法第2条第1項)
⑤　公立大学法人(地方独立行政法人法第68条第1項)
⑥　独立行政法人(独立行政法人通則法第2条第1項)(医療分野の研究開発に資する業務を行うものに限る)

■第68条の2の6第3項■

> 薬局開設者、病院若しくは診療所の開設者又は医師、歯科医師、薬剤師その他の医薬関係者は、医薬品、医療機器及び再生医療等製品の適正な使用を確保するため、相互の密接な連携の下に第一項の規定により提供される情報の活用(第六十八条の二第二項第二号ロの規定による指定がされた医療機器の保守点検の適切な実施を含む。)その他必要な情報の収集、検討及び利用を行うことに努めなければならない。

### 趣旨

本規定は、①薬局開設者、②病院又は診療所の開設者、③医師、歯科医師、薬剤師その他の医薬関係者に対し、相互の密接な連携の下に、製造販売業者等から提供される情報を活用するとともに、必要な情報を収集し、検討し、利用するよう努めることを義務づけたものである。

### 解説

1 「薬局開設者、病院若しくは診療所の開設者又は医師、歯科医師、薬剤師その他の医薬関係者」とあるように、飼育動物診療施設の開設者及び獣医師については本規定の対象とはなっていない。これは、「相互の密接な連携」と条文中に明記してまで確保しようとする安全対策が人を対象としたものであるためである。

2 「その他必要な情報の収集」とあるが、例えば、次のようなものが情報源となる。
① 医薬品・医療機器等安全性情報

厚生労働省において重要な副作用、不具合等に関する情報をとりまとめたもので、安全性に関する解説記事や、使用上の注意の改訂内容、主な対象品目、参考文献等が掲載されている。

② 医薬品医療機器情報提供ホームページ

機構により運営されており、添付文書情報、医薬品・医療機器等安全性情報のほか、緊急安全性情報、使用上の注意の改訂情報、副作用等が疑われる症例情報、承認情報、製品回収に関する情報等が掲載されている。

③ 医薬品安全性対策情報(DSU)

使用上の注意の改訂は、厚生労働省の指示によるもの、自主的な判断によるものを合わせると毎月相当数あるため、日本製薬団体連合会が使用上の注意の改訂情報を月報として全医療機関、薬局に配布している。

※「DSU」とは、Drug Safety Update の略

④ 厚生労働省緊急安全性情報

重要な緊急情報を、機構が運用している安全性情報等の無料メール配信サービス「PMDA メディナビ」によりメール配信している。

第11章　医薬品等の安全対策(第 68 条の 2―第 68 条の 15)

## 第六十八条の三（医薬品、医療機器及び再生医療等製品の適正な使用に関する普及啓発）

（平二五法八四・追加）

> 国、都道府県、保健所を設置する市及び特別区は、関係機関及び関係団体の協力の下に、医薬品、医療機器及び再生医療等製品の適正な使用に関する啓発及び知識の普及に努めるものとする。

**趣旨**

本規定は、国、都道府県、保健所設置市及び特別区は、医薬品、医療機器及び再生医療等製品の適正な使用に関する啓発及び知識の普及に努める旨を定めたものである。

**解説**

1　本規定は、平成 25 年の法改正により、改正前の第 77 条の 3 の 2 の内容を引き継いで設けられたものである。

2　例えば、医薬品の持つ特質やその取扱い等についての正しい知識を広く一般の生活者に浸透させることにより、保健衛生の維持向上に貢献することを目的として、毎年 10 月 17 日から 23 日までの 1 週間を「薬と健康の週間」とし、国、自治体又は関係団体等による広報活動やイベント等が実施されている。


## 第六十八条の四（再生医療等製品取扱医療関係者による再生医療等製品に係る説明等）

（平二五法八四・追加）

> 再生医療等製品取扱医療関係者は、再生医療等製品の有効性及び安全性その他再生医療等製品の適正な使用のために必要な事項について、当該再生医療等製品の使用の対象者に対し適切な説明を行い、その同意を得て当該再生医療等製品を使用するよう努めなければならない。

**趣旨**

本規定は、取扱医療関係者に対し、再生医療等製品の使用の対象者にその適正な使用のために必要な事項について適切な説明を行い、その同意を得てから使用するよう努めることを義務づけたものである。

**解説**

1　再生医療等製品は、①医師等の手技に治療成績が依存するといわれており製品のみから有効性が保証できないこと、②生きた細胞や組織を原材料としており一般にがん化や感染症のリスクを否定できないことを踏まえ、患者の同意を得た上で使用すべきものとするため、本規定が設けられている。

2 「再生医療等製品取扱医療関係者」とは、再生医療等製品を取り扱う医師その他の医療関係者をいう。〈法第23条の26第7項〉

3 「使用の対象者」とあるが、再生医療等製品の動物への使用にあっては、その所有者又は管理者をいう。〈法第1条の5第1項〉

4 「その同意を得て」とあるが、特定生物由来製品に係る説明(法第68条の21)では、このような文言は用いられていない。これは、再生医療等製品は特定生物由来製品と比べ、その使用にあたってより慎重な対応を図るべきことを示唆するものといえよう。

## 第六十八条の五(特定医療機器に関する記録及び保存)

(平二五法八四・追加)

■第68条の5第1項■

人の体内に植え込む方法で用いられる医療機器その他の医療を提供する施設以外において用いられることが想定されている医療機器であつて保健衛生上の危害の発生又は拡大を防止するためにその所在が把握されている必要があるものとして厚生労働大臣が指定する医療機器(以下この条及び次条において「特定医療機器」という。)については、第二十三条の二の五の承認を受けた者又は選任外国製造医療機器等製造販売業者(以下この条及び次条において「特定医療機器承認取得者等」という。)は、特定医療機器の植込みその他の使用の対象者(次項において「特定医療機器利用者」という。)の氏名、住所その他の厚生労働省令で定める事項を記録し、かつ、これを適切に保存しなければならない。

【趣旨】

本規定は、特定医療機器の承認取得者又は選任製造販売業者に対し、その利用者情報を記録し、保存することを義務づけたものである。

【解説】

1 植込み型心臓ペースメーカのような医療機器は、医療機関の内外を問わず利用されるとともに、その作動不良が生命の危険に直結することから、予期せぬ不具合が見つかった場合には緊急に対応することが求められる。そこで、市販後の安全対策に係る特別の措置が設けられている。本条は、平成25年の法改正により、改正前の第77条の5の内容を引き継いで設けられたものである。

2 「厚生労働大臣が指定する医療機器」は、次に掲げるものである。〈H26/11/25厚生労働省告示第448号〉

① 植込み型心臓ペースメーカ

(一) 植込み型心臓ペースメーカ

(二) 植込み型両心室同期ペースメーカ

(三) 除細動機能なし植込み型両心室ペーシングパルスジェネレータ

(四) 除細動機能付植込み型両心室ペーシングパルスジェネレータ

㈤　植込み型リードレス心臓ペースメーカ
　②　植込み型心臓ペースメーカの導線
　　㈠　心外膜植込み型ペースメーカリード
　　㈡　心内膜植込み型ペースメーカリード
　　㈢　植込み型ペースメーカアダプタ
　③　植込み型補助人工心臓
　　㈠　植込み型補助人工心臓システム
　　㈡　植込み型補助人工心臓ポンプ
　　㈢　植込み型補助人工心臓用電源供給ユニット
　④　除細動器（人の体内に植え込む方法で使用されるものに限る）
　　㈠　自動植込み型除細動器
　　㈡　デュアルチャンバ自動植込み型除細動器
　⑤　除細動器の導線（人の体内に植え込む方法で使用されるものに限る）として、植込み型除細動器・ペースメーカリード
　⑥　人工血管（冠状動脈、胸部大動脈、腹部大動脈及び肺動脈に使用されるものに限る）
　　㈠　中心循環系人工血管
　　㈡　ゼラチン使用人工血管
　　㈢　コラーゲン使用人工血管
　　㈣　アルブミン使用人工血管
　　㈤　ヘパリン使用人工血管
　　㈥　ウシ由来弁付人工血管
　　㈦　大動脈用ステントグラフト
　　㈧　冠動脈用ステントグラフト
　　㈨　肺動脈用シャント
　　㈩　ヘパリン使用中心循環系ステントグラフト
　⑦　人工心臓弁
　　㈠　機械式人工心臓弁
　　㈡　人工血管付機械式人工心臓弁
　　㈢　ウシ心のう膜弁
　　㈣　ブタ心臓弁
　　㈤　人工血管付ブタ心臓弁
　　㈥　経カテーテルウシ心のう膜弁
　　㈦　ウマ心のう膜弁
　　㈧　経カテーテルブタ心のう膜弁
　⑧　人工弁輪として、弁形成リング
　⑨　心臓弁接合不全修復器具として、経皮的僧帽弁接合不全修復システム
**3**　「選任外国製造医療機器等製造販売業者」とあるが、これは、外国特例承認品目については承認を受けた者と製造販売を行う者とが別の者になることを考慮し、本規定の対

象に加えたものである。
 4 「厚生労働省令で定める事項」は、次のとおりである。〈則第228条の11〉
  ① 特定医療機器利用者の氏名、住所、生年月日及び性別
  ② 特定医療機器の名称及び製造番号もしくは製造記号又はこれに代わるもの
  ③ 特定医療機器の植込みを行った年月日
  ④ 植込みを行った医療機関の名称及び所在地
  ⑤ その他特定医療機器に係る保健衛生上の危害の発生を防止するために必要な事項

■第68条の5第2項■

> 特定医療機器を取り扱う医師その他の医療関係者は、その担当した特定医療機器利用者に係る前項に規定する厚生労働省令で定める事項に関する情報を、直接又は特定医療機器の販売業者若しくは貸与業者を介する等の方法により特定医療機器承認取得者等に提供するものとする。ただし、特定医療機器利用者がこれを希望しないときは、この限りでない。

【趣旨】
　本規定は、取扱医療関係者は、その担当した特定医療機器の利用者情報を承認取得者に提供する旨を定めたものである。ただし、利用者が希望しないときは、承認取得者等に情報提供をしなくてもよいこととしている。

【解説】
 1 「特定医療機器」とは、人の体内に植え込む方法で用いられる医療機器その他の医療を提供する施設以外において用いられることが想定されている医療機器であって、保健衛生上の危害の発生又は拡大を防止するためにその所在が把握されている必要があるものとして厚生労働大臣が指定する医療機器をいう。〈法第68条の5第1項〉
 2 「特定医療機器利用者」とは、特定医療機器の植込みその他の使用の対象者をいう。〈法第68条の5第1項〉
 3 「特定医療機器承認取得者等」とは、特定医療機器の承認取得者又は外国特例承認に係る選任製造販売業者をいう。〈法第68条の5第1項〉

第11章 医薬品等の安全対策(第68条の2―第68条の15)

■**第68条の5第3項**■

> 特定医療機器の販売業者又は貸与業者は、第一項の規定による記録及び保存の事務(以下この条及び次条において「記録等の事務」という。)が円滑に行われるよう、特定医療機器を取り扱う医師その他の医療関係者に対する説明その他の必要な協力を行わなければならない。

**趣旨**

本規定は、特定医療機器の販売業者又は貸与業者に対し、その利用者情報の記録等の事務が円滑に行われるよう、取扱医療関係者に協力することを義務づけたものである。

**解説**

1 特定医療機器の利用者情報の記録等の事務が円滑に行われるようにするため、本規定が設けられている。


■**第68条の5第4項**■

> 特定医療機器承認取得者等は、その承認を受けた特定医療機器の一の品目の全てを取り扱う販売業者その他の厚生労働省令で定める基準に適合する者に対して、記録等の事務の全部又は一部を委託することができる。この場合において、特定医療機器承認取得者等は、あらかじめ、当該委託を受けようとする者の氏名、住所その他の厚生労働省令で定める事項を厚生労働大臣に届け出なければならない。

**趣旨**

本規定は、特定医療機器の承認取得者又は選任製造販売業者は、一つの品目のすべてを取り扱う販売業者等に、利用者情報の記録等の事務を委託することができる旨を定めたものである。なお、記録等の事務を委託する場合は、承認取得者又は選任製造販売業者に対し、あらかじめ、厚生労働大臣に届出することが義務づけられている。

**解説**

1 「厚生労働省令で定める基準」は、本邦内において特定医療機器の一の品目のすべてを取り扱う販売業者もしくは貸与業者又は製造販売業者(当該品目について製造販売の承認を受けた者を除く)である。〈則第228条の12第1項〉
2 「記録等の事務」とは、特定医療機器の利用者情報の記録及び保存の事務をいう。〈法第68条の5第3項〉
3 「厚生労働省令で定める事項」は、次のとおりである。〈則第228条の12第2項〉
　① 特定医療機器承認取得者等及び受託者の氏名及び住所並びに法人にあっては、その代表者の氏名
　　※「受託者」とは、記録等の事務を受託する者をいう。

② 当該特定医療機器の名称、承認番号及び承認年月日
4　届書には、次に掲げる書類を添付しなければならない。〈則第 228 条の 12 第 4 項本文〉
　① 受託者の住民票の写し(受託者が法人であるときは、登記事項証明書)
　② 受託者が基準(則第 228 条の 12 第 1 項)に適合することを証する書類
　③ 委託契約書の写し

■第 6 8 条の 5 第 5 項■

　　特定医療機器承認取得者等、特定医療機器の販売業者若しくは貸与業者若しくは前項の委託を受けた者又はこれらの役員若しくは職員は、正当な理由なく、記録等の事務に関しその職務上知り得た人の秘密を漏らしてはならない。これらの者であつた者についても、同様とする。

### 趣　旨

　本規定は、①特定医療機器の承認取得者又は選任製造販売業者、②特定医療機器の販売業者又は貸与業者、③記録等の事務の委託を受けた者に対し、その利用者情報の秘密保持義務を課したものである。【法第 14 条第 14 項参照】

### 解　説

1　本規定に違反した者は、6 月以下の懲役又は 30 万円以下の罰金に処する。〈法第 86 条の 3 第 1 項第 8 号〉
　　また、いわゆる両罰規定の対象となっており、この行為者を使用する法人又は人には 30 万円以下の罰金刑が科される。〈法第 90 条第 2 号〉
　　なお、この罪は、告訴がなければ公訴を提起することができない。〈法第 86 条の 3 第 2 項〉

■第 6 8 条の 5 第 6 項■

　　前各項に定めるもののほか、記録等の事務に関し必要な事項は、厚生労働省令で定める。

### 趣　旨

　本規定は、特定医療機器の利用者情報の記録等の事務に関し必要な事項については、省令で定める旨を明示したものである。

### 解　説

1　特定医療機器承認取得者等は、「特定医療機器承認取得者等及び受託者の氏名及び住所並びに法人にあっては、その代表者の氏名(則第 228 条の 12 第 2 項第 1 号)」に変更があったときは、30 日以内に、厚生労働大臣にその旨を届け出なければならない。〈則第 228 条の 13 第 1 項〉

⇒　上記の届書には、変更に係る事項を証する書類を添付しなければならない。〈則第228条の13第3項〉
2　特定医療機器に関する記録は、次のいずれかに該当するに至るまでの間、これを保存しなければならない。〈則第228条の14〉
① 特定医療機器利用者が死亡したとき
② 当該特定医療機器が利用に供されなくなったとき
③ ①及び②のほか、当該記録を保存する理由が消滅したとき

## 第六十八条の六（特定医療機器に関する指導及び助言）

（平二五法八四・追加）

　厚生労働大臣又は都道府県知事は、特定医療機器承認取得者等、前条第四項の委託を受けた者、特定医療機器の販売業者若しくは貸与業者又は特定医療機器を取り扱う医師その他の医療関係者に対し、記録等の事務について必要な指導及び助言を行うことができる。

### 趣旨

　本規定は、厚生労働大臣又は都道府県知事は、①特定医療機器の承認取得者又は選任製造販売業者、②記録等の事務の委託を受けた者、③特定医療機器の販売業者又は貸与業者、④取扱医療関係者に対し、記録等の事務について指導及び助言を行うことができる旨を定めたものである。

### 解説

1　円滑な法令遵守のため、監督権者たる行政が事業者又は医療関係者に対して必要な指導及び助言を与えることは当然といえるが、これを明確にするため、平成6年の法改正により、本規定の内容が設けられた。本規定は、平成25年の法改正により、改正前の第77条の6の内容を引き継いで設けられたものである。
2　「前条第四項の委託を受けた者」とは、承認取得者等から、特定医療機器の利用者情報の記録等の事務の委託を受けた者をいう。〈法第68条の5第4項〉
3　「指導」とは、相手方に将来においてすべきこと又はすべきでないことを指し示し、相手方を一方の方向に導くことをいう。
4　「助言」は、相手方を一方の方向に導く目的で、相手方に必要な事項を進言することをいう。
5　「指導及び助言」は、一定の方向への誘導に力点が置かれるものである。仮にこれを「勧告」とした場合は、内容の具体性がより明確で、要請の強度がより強いものとなる。

## 第六十八条の七（再生医療等製品に関する記録及び保存）

（平二五法八四・追加）

■第６８条の７第１項■

> 再生医療等製品につき第二十三条の二十五の承認を受けた者又は選任外国製造再生医療等製品製造販売業者(以下この条及び次条において「再生医療等製品承認取得者等」という。)は、再生医療等製品を譲り受けた再生医療等製品の製造販売業者若しくは販売業者又は病院、診療所若しくは飼育動物診療施設の開設者の氏名、住所その他の厚生労働省令で定める事項を記録し、かつ、これを適切に保存しなければならない。

■趣 旨■

本規定は、再生医療等製品の承認取得者又は選任製造販売業者に対し、その流通先情報を記録し、保存することを義務づけたものである。

■解 説■

1　再生医療等製品による重篤な健康被害の発生するおそれが新たに判明し、保健衛生上の危害の発生・拡大を防止するための措置を講ずる必要があるときは、その承認取得者又は選任製造販売業者が迅速かつ確実に対応できるよう、本規定が設けられている。

2　「譲り受けた」とあるように、再生医療等製品の所有権が移動した先が本規定の対象となる。したがって、再生医療等製品の譲渡先に配送する者の氏名、住所の記録等を求めるものではない。

3　「厚生労働省令で定める事項」は、次のとおりである。〈則第228条の15〉
①　再生医療等製品を譲り受けた者の氏名又は名称及び住所
②　再生医療等製品の名称及び製造番号又は製造記号
③　再生医療等製品の数量
④　再生医療等製品を譲り渡した年月日
⑤　再生医療等製品の使用の期限
⑥　①から⑤までのほか、再生医療等製品に係る保健衛生上の危害の発生・拡大を防止するために必要な事項

第１１章　医薬品等の安全対策(第68条の2―第68条の15)

■第６８条の７第２項■

　再生医療等製品の販売業者は、再生医療等製品の製造販売業者若しくは販売業者又は病院、診療所若しくは飼育動物診療施設の開設者に対し、再生医療等製品を販売し、又は授与したときは、その譲り受けた者に係る前項の厚生労働省令で定める事項に関する情報を当該再生医療等製品承認取得者等に提供しなければならない。

### 趣 旨

　本規定は、再生医療等製品の販売業者に対し、その流通先情報を承認取得者又は選任製造販売業者に提供することを義務づけたものである。

### 解 説

1　再生医療等製品の承認取得者又は選任製造販売業者には、納品先の情報を記録等していくことが求められているが(法第68条の7第1項)、他の事業者を介して販売している場合、最終納品先の情報を把握することができない。そこで、承認取得者又は選任製造販売業者が再生医療等製品の流通先を着実に把握することができるようにするため、本規定が設けられている。

2　「再生医療等製品承認取得者等」とは、再生医療等製品の承認取得者又は選任製造販売業者をいう。〈法第68条の7第1項〉


■第６８条の７第３項■

　再生医療等製品取扱医療関係者は、その担当した厚生労働大臣の指定する再生医療等製品(以下この条において「指定再生医療等製品」という。)の使用の対象者の氏名、住所その他の厚生労働省令で定める事項を記録するものとする。

### 趣 旨

　本規定は、取扱医療関係者は、その担当した指定再生医療等製品の使用者情報を記録する旨を定めたものである。

### 解 説

1　指定再生医療等製品は、ともすれば患者の生命に深刻な影響をあたえかねないことから、重大な健康被害を与えるおそれがある知見が新たに見つかった場合には緊急に対応することが求められる。そこで、市販後の安全対策に係る特別の措置として、本規定が設けられている。

2　次に掲げるものが、指定再生医療等製品の指定の対象となる。〈H26/11/5 薬食審査発1105第1号等〉

①　同種もしくは異種に由来する細胞又はヒト血液を原料等として用いる再生医療等製

品(培地成分、添加物等としてのみ使用され、又は極めて高度な処理を受けていることにより、十分なクリアランスが確保され、感染症の発症リスクが極めて低いものを除く)
② ヒト又は動物に由来する原料等を用いる再生医療等製品であって、病原体に対する不活化若しくは除去処理を行うことが困難であるもの又は一定の病原体の不活化もしくは除去等が行われているが、感染性因子を内在するリスクがあるもの

3 「指定再生医療等製品」は、再生医療等製品のうち、次に掲げるものである。〈H26/8/6 厚生労働省告示第318号(最近改正：R5/3/17 告示第74号)〉
① ヒト(自己)表皮由来細胞シート
② ヒト(同種)骨髄由来間葉系幹細胞
③ ヒト(自己)角膜輪部由来角膜上皮細胞シート
④ ヒト(自己)口腔粘膜由来上皮細胞シート
⑤ ダルバドストロセル
⑥ ヒト羊膜基質使用ヒト(自己)口腔粘膜由来上皮細胞シート
⑦ ネルテペンドセル
⑧ メラノサイト含有ヒト(自己)表皮由来細胞シート

4 「使用の対象者」とあるが、指定再生医療等製品の動物への使用にあっては、その所有者又は管理者をいう。〈法第1条の5第1項〉

5 「厚生労働省令で定める事項」は、次のとおりとする。〈則第228条の16〉
① 指定再生医療等製品の使用の対象者の氏名及び住所
② 指定再生医療等製品の名称及び製造番号又は製造記号
③ 指定再生医療等製品の使用の対象者に使用した年月日
④ ①から③までのほか、指定再生医療等製品に係る保健衛生上の危害の発生・拡大を防止するために必要な事項

# 第11章　医薬品等の安全対策（第68条の2—第68条の15）

■第68条の7第4項■

　病院、診療所又は飼育動物診療施設の管理者は、前項の規定による記録を適切に保存するとともに、指定再生医療等製品につき第二十三条の二十五の承認を受けた者、選任外国製造再生医療等製品製造販売業者又は第六項の委託を受けた者（以下この条において「指定再生医療等製品承認取得者等」という。）からの要請に基づいて、当該指定再生医療等製品の使用による保健衛生上の危害の発生又は拡大を防止するための措置を講ずるために必要と認められる場合であつて、当該指定再生医療等製品の使用の対象者の利益になるときに限り、前項の規定による記録を当該指定再生医療等製品承認取得者等に提供するものとする。

**趣旨**

　本規定は、病院、診療所又は飼育動物診療施設の管理者は、指定再生医療等製品の使用者情報の記録を適切に保存するとともに、保健衛生上の危害発生・拡大を防止するための措置を講ずるために必要な場合であって、その使用者の利益になるときに限り、使用者情報の記録を承認取得者等に提供する旨を定めたものである。


■第68条の7第5項■

　指定再生医療等製品の販売業者は、前二項の規定による記録及び保存の事務が円滑に行われるよう、当該指定再生医療等製品を取り扱う医師その他の医療関係者又は病院、診療所若しくは飼育動物診療施設の管理者に対する説明その他の必要な協力を行わなければならない。

**趣旨**

　本規定は、指定再生医療等製品の販売業者に対し、その使用者情報の記録及び保存の事務が円滑に行われるよう、①取扱医療関係者、②病院、診療所又は飼育動物診療施設の管理者に協力することを義務づけたものである。

**解説**

1　指定再生医療等製品の使用者情報の記録及び保存の事務が円滑に行われるようにするため、本規定が設けられている。

■**第68条の7第6項**■

> 再生医療等製品承認取得者等は、その承認を受けた再生医療等製品の一の品目の全てを取り扱う販売業者その他の厚生労働省令で定める基準に適合する者に対して、第一項の規定による記録又は保存の事務の全部又は一部を委託することができる。この場合において、再生医療等製品承認取得者等は、あらかじめ、当該委託を受けようとする者の氏名、住所その他の厚生労働省令で定める事項を厚生労働大臣に届け出なければならない。

**趣旨**

　本規定は、再生医療等製品の承認取得者又は選任製造販売業者は、一つの品目のすべてを取り扱う販売業者等に、流通先情報の記録又は保存の事務を委託することができる旨を定めたものである。なお、記録又は保存の事務を委託する場合は、承認取得者又は選任製造販売業者に対し、あらかじめ、厚生労働大臣に届出することが義務づけられている。

**解説**

1　「厚生労働省令で定める基準」は、次のとおりである。〈則第228条の17第1項〉
　① 再生医療等製品承認取得者等から、その再生医療等製品を譲り受ける製造販売業者又は販売業者であること
　② 記録受託責任者を選任していること
　　※「記録受託責任者」とは、記録又は保存の事務を実地に管理する者のこと
2　「厚生労働省令で定める事項」は、次のとおりである。〈則第228条の17第2項〉
　① 再生医療等製品承認取得者等及び受託者の氏名及び住所
　② 記録受託責任者の氏名及び住所
　③ 当該再生医療等製品の名称、承認番号及び承認年月日
3　届書には、次に掲げる書類を添付しなければならない。〈則第228条の17第4項本文〉
　① 受託者の住民票の写し(受託者が法人であるときは、登記事項証明書)
　② 受託者が基準(則第228条の17第1項)に適合することを証する書類
　③ 委託契約書の写し

第11章　医薬品等の安全対策(第68条の2—第68条の15)

■第68条の7第7項■

　指定再生医療等製品承認取得者等又はこれらの役員若しくは職員は、正当な理由なく、第四項の保健衛生上の危害の発生又は拡大を防止するために講ずる措置の実施に関し、その職務上知り得た人の秘密を漏らしてはならない。これらの者であつた者についても、同様とする。

**趣旨**

　本規定は、指定再生医療等製品の承認取得者又は選任製造販売業者に対し、その使用者情報の秘密保持義務を課したものである。【法第14条第14項参照】

**解説**

1　「指定再生医療等製品承認取得者等」とは、指定再生医療等製品につき、①承認取得者又は選任製造販売業者、②流通先情報の記録又は保存の事務の委託を受けた者をいう。〈法第68条の7第4項〉

2　本規定に違反した者は、6月以下の懲役又は30万円以下の罰金に処する。〈法第86条の3第1項第9号〉

　また、いわゆる両罰規定の対象となっており、この行為者を使用する法人又は人には30万円以下の罰金刑が科される。〈法第90条第2号〉

　なお、この罪は、告訴がなければ公訴を提起することができない。〈法第86条の3第2項〉


■第68条の7第8項■

　前各項に定めるもののほか、第一項、第三項及び第四項の規定による記録及び保存の事務(次条において「記録等の事務」という。)に関し必要な事項は、厚生労働省令で定める。

**趣旨**

　本規定は、①再生医療等製品の流通先情報、②指定再生医療等製品の使用者情報の記録及び保存の事務に関し必要な事項については、省令で定める旨を明示したものである。

**解説**

1　再生医療等製品承認取得者等は、「再生医療等製品承認取得者等及び受託者の氏名及び住所(則第228条の17第2項第1号)」又は「記録受託責任者の氏名及び住所(同項第2号)」に変更があったときは、30日以内に、厚生労働大臣にその旨を届け出なければならない。〈則第228条の18第1項〉

⇒　上記の届書には、変更に係る事項を証する書類を添付しなければならない。〈則第228条の18第3項〉

2　記録の保存について、次のとおり定められている。〈則第228条の19〉

①　再生医療等製品承認取得者等は、再生医療等製品の流通先情報の記録を、次に掲げる

期間、保存しなければならない。
(一) 指定再生医療等製品又は人の血液を原材料として製造される再生医療等製品にあっては、その出荷日から起算して少なくとも30年間
(二) 再生医療等製品((一)を除く)にあっては、その出荷日から起算して少なくとも10年間
② 病院、診療所又は動物診療施設の管理者は、指定再生医療等製品の使用者情報の記録を、その使用した日から起算して少なくとも20年間、これを保存しなければならない。
③ ①及び②にかかわらず、再生医療等製品承認取得者等又は病院、診療所もしくは動物診療施設の管理者は、厚生労働大臣が指定する再生医療等製品にあっては、その流通先情報又は使用者情報の記録を、厚生労働大臣が指定する期間、保存しなければならない。

## 第六十八条の八（再生医療等製品に関する指導及び助言）

（平二五法八四・追加）

厚生労働大臣又は都道府県知事は、再生医療等製品承認取得者等、前条第六項の委託を受けた者、再生医療等製品の販売業者、再生医療等製品取扱医療関係者又は病院、診療所若しくは飼育動物診療施設の管理者に対し、記録等の事務について必要な指導及び助言を行うことができる。

### 趣旨

本規定は、厚生労働大臣又は都道府県知事は、①再生医療等製品の承認取得者又は選任製造販売業者、②流通先情報の記録又は保存の事務の委託を受けた者、③再生医療等製品の販売業者、④取扱医療関係者、⑤病院、診療所又は飼育動物診療施設の管理者に対し、記録等の事務について必要な指導及び助言を行うことができる旨を定めたものである。【法第68条の6参照】

### 解説

1 「前条第六項の委託を受けた者」とは、承認取得者等から、再生医療等製品の流通先情報の記録等の事務の委託を受けた者をいう。〈法第68条の7第6項〉
2 「記録等の事務」とは、次に掲げるものをいう。〈法第68条の7第8項〉
① 再生医療等製品の流通先情報を記録し、保存する事務
② 指定再生医療等製品の使用者情報を記録する事務
③ 指定再生医療等製品の使用者情報の記録を保存する事務

## 第六十八条の九（危害の防止）

<small>（平二五法八四・追加）</small>

■第68条の9第1項■

> 医薬品、医薬部外品、化粧品、医療機器若しくは再生医療等製品の製造販売業者又は外国特例承認取得者は、その製造販売をし、又は第十九条の二、第二十三条の二の十七若しくは第二十三条の三十七の承認を受けた医薬品、医薬部外品、化粧品、医療機器又は再生医療等製品の使用によつて保健衛生上の危害が発生し、又は拡大するおそれがあることを知つたときは、これを防止するために廃棄、回収、販売の停止、情報の提供その他必要な措置を講じなければならない。

**趣旨**

　本規定は、製造販売業者又は外国特例承認取得者に対し、その医薬品、医薬部外品、化粧品、医療機器又は再生医療等製品の使用によって保健衛生上の危害が発生・拡大するおそれがあることを知ったときは、これを防止するために必要な措置を講じることを義務づけたものである。

**解説**

1　製造販売業者又は外国特例承認取得者には、たとえ行政からの命令や指示がない場合であっても、自主的に、保健衛生上の危害が発生・拡大を防止するために適切と考えられる措置を講じていく責務があることを明確にするため、本規定が設けられている。

　本条は、平成25年の法改正により、改正前の第77条の4の内容を引き継いで設けられたものである。

2　「外国特例承認取得者」とあるが、これは、外国特例承認品目については製造販売を行う者と承認を受けた者とが別の者になることを考慮し、本規定の対象に加えたものである。

3　「廃棄」とは、当該製品の用途に使用できないように捨てることをいう。

4　「販売の停止」は、応急の措置と位置づけられる。検証の結果、保険衛生上の危害が無いものと評価されれば販売の停止の措置が解除され、危害が有ると評価されれば廃棄又は回収といった措置に移行する。

5　「情報の提供」として、使用上の注意の改訂や、緊急安全性情報又は安全性速報の配布といった措置が該当する。

6　緊急安全性情報等の作成基準について、次のように示されている。〈H26/10/31 薬食安発1031第1号（最近改正：R5/8/10 薬生安発0810第2号）〉

(1) 緊急安全性情報（イエローレター）

　① 医薬品等について、[壱]に掲げるいずれかの状況からみて、国民（患者）、医薬関係者に対して緊急かつ重大な注意喚起や使用制限に係る対策が必要な状況にある場合に、[弐]に掲げる措置を実施するにあたって、厚生労働省からの命令、指示、製造販売業者の自主的な決定その他により作成する。

[壱]の状況
　㈠ 副作用・不具合等の報告(法第68条の10)における死亡、障害もしくはこれらにつながるおそれのある症例又は治療の困難な症例の発生状況
　㈡ 未知重篤な副作用・不具合等の発現など安全性上の問題が有効性に比して顕著である等の新たな知見
　㈢ 外国における緊急かつ重大な安全性に関する行政措置の実施
　㈣ 緊急安全性情報又は安全性速報等による対策によってもなお効果が十分でないと評価された安全性上の問題

[弐]の措置
　㈠ 警告欄の新設又は警告事項の追加
　㈡ 禁忌事項若しくは禁忌・禁止事項の新設又は追加
　㈢ 新たな安全対策の実施(検査の実施等)を伴う使用上の注意の改訂
　㈣ 安全性上の理由による効能効果、使用目的、性能、用法用量、使用方法等の変更
　㈤ 安全性上の理由により、回収を伴った行政措置(販売中止、販売停止、承認取消し)
　㈥ その他、当該副作用・不具合等の発現防止、早期発見等のための具体的な対策

② 緊急安全性情報は、別紙1(医薬関係者向け)の様式(略)とし、製造販売業者の自主的な決定であっても、製造販売業者が厚生労働省及びPMDAと協議し作成する。また、医薬関係者向けのみならず、原則として国民(患者)向け情報も、別紙2(国民向け)の様式(略)を参考とし、あわせて作成する。

(2) 安全性速報(ブルーレター)
① 保健衛生上の危害発生・拡大の防止のため、緊急安全性情報に準じ、医薬関係者に対して一般的な使用上の注意の改訂情報よりも迅速な注意喚起や適正使用のための対応(注意の周知及び徹底、臨床検査の実施等の対応)の注意喚起が必要な状況にある場合に、(1)①[弐]の措置を実施するにあたって、厚生労働省からの命令、指示、製造販売業者の自主的な決定その他により作成する。
② 安全性速報は別紙3(医薬関係者向け)の様式(略)とし、製造販売業者の自主的な決定であっても、製造販売業者が厚生労働省及びPMDAと協議し作成する。また、使用形態を踏まえて必要に応じ、別紙2の様式を参考とし、国民(患者)向け情報も、あわせて作成する。

**7** 緊急安全性情報等の提供方法について、次のように示されている。〈H26/10/31 薬食安発1031第1号(最近改正：R5/8/10 薬生安発0810第2号)〉

(1) 緊急安全性情報(イエローレター)
① 医薬・生活衛生局医薬安全対策課は、緊急安全性情報の作成及び情報提供について、製造販売業者等に対し、命令、指示を行う場合は、その理由等を記した書面又は電磁的方法により通知する。
② 製造販売業者は、厚生労働省及びPMDAと協議し、緊急安全性情報を作成する。
③ 製造販売業者及び医薬・生活衛生局医薬安全対策課は、国民(患者)、医薬関係者へ

## 第11章　医薬品等の安全対策（第68条の2—第68条の15）

の周知のため、緊急安全性情報の情報提供開始後、速やかに報道発表を行う。また、製造販売業者は、回収等の国民（患者）が直接の対応を行う必要がある事案においては、新聞の社告等の媒体への情報の掲載を考慮する。なお、緊急安全性情報には、広告宣伝に関連する内容や緊急性を伴わない他の製品に関連する内容（代替となる製品に関するものを除く）を含んではならない。

④ 製造販売業者は、医薬関係者向けのみならず、国民（患者）向けの緊急安全性情報を報道発表にも活用する。

⑤ PMDAは、①の通知及び緊急安全性情報を、緊急安全性情報の情報提供開始後、速やかにPMDAのホームページに掲載し、PMDAメディナビにて速やかに配信する。また、製造販売業者においても同様の情報を速やかに自社等のホームページに掲載する。なお、注意事項等情報の届出（法第68条の2の3）の対象となる医薬品等には、製造販売業者は改訂電子添文をPMDAに届け出て、PMDAのホームページに公表する。

　　※「改訂電子添文」とは、改訂後の電子化された添付文書のこと

⑥ 製造販売業者は、⑦の情報提供計画に従い、医療機関、薬局等に対し、緊急安全性情報及び改訂後の注意事項等情報等について、迅速性又は網羅性を目的として、直接配布、ダイレクトメール、ファックス、電子メール等を使用した情報提供を行うこと。更に、詳細な情報提供等を目的として、直接面談、オンライン面談、電話等を実施する。これらの方法は、より効果的に実施するため、組み合わせて行うこととする。また、当該製品の納入が確認されている医療機関の適切な部署、薬局等に、①の通知日又は製造販売業者が自主的に情報提供を行うと決定した日から1か月以内に情報が到着していることを確認する。

　　※「医療機関の適切な部署」とは、医療安全管理者、医薬品安全管理責任者、医療機器安全管理責任者、又は医療機関の製品情報担当者等の所属する部署のこと

⑦ 製造販売業者は、PMDA安全部門と緊急安全性情報の情報提供計画について事前に協議し、別紙様式1（略）又は別紙様式2（略）の提供計画書をPMDA安全部門に提出する。医療機関、薬局等への情報提供は、当該情報提供計画に従い実施し、その結果を別紙様式3（略）又は別紙様式4（略）により、PMDA安全部門に提出する。

　　※「PMDA安全部門」とは、医薬品及び再生医療等製品は医薬品安全対策第一部又は医薬品安全対策第二部、医療機器は医療機器品質管理・安全対策部のこと

⑧ 製造販売業者は、医学、薬学等の関係団体に対して情報提供を行い、会員等への情報提供の協力及び関係団体のホームページ等への掲載等の効果的な広報手段での周知を依頼する。また、当該製品を使用する患者団体を把握している場合には、当該団体に対しても情報提供を行うことも考慮する。

⑨ 製造販売業者は、厚生労働省からの命令、指示、社内各部門での連絡等に関する文書、情報提供記録を、当該製品の安全性情報に関する記録を利用しなくなった日から5年間保存する。ただし、生物由来製品は10年、特定生物由来製品は30年、特定保守管理医療機器及び設置管理医療機器は15年、再生医療等製品は10年、指定

再生医療製品は30年とする。
(2) 安全性速報(ブルーレター)
　① 医薬・生活衛生局医薬安全対策課は、安全性速報の作成及び情報提供について、製造販売業者に対し、命令、指示を行う場合は、その理由等を記した書面又は電磁的方法により通知する。
　② 製造販売業者は、厚生労働省及びPMDAと協議し安全性速報を作成する。
　③ PMDAは、①の通知及び安全性速報を、安全性速報の情報提供開始後、速やかにPMDAのホームページに掲載し、PMDAメディナビにて速やかに配信する。また、製造販売業者においても同様の情報を速やかに自社等のホームページに掲載する。なお、注意事項等情報の届出(法第68条の2の3)の対象となる医薬品等は、製造販売業者は改訂電子添文をPMDAに届け出て、PMDAのホームページに公表する。
　④ 製造販売業者は、⑤の情報提供計画に従い、医療機関、薬局等に対し、安全性速報及び改訂後の注意事項等情報等について、迅速性又は網羅性を目的として、直接配布、ダイレクトメール、ファックス、電子メール等を使用した情報提供を行うこと。更に、詳細な情報提供等を目的として、直接面談、オンライン面談、電話等を実施する。これらの方法は、より効果的に実施するため、組み合わせて行うこととする。また、当該製品の納入が確認されている医療機関の適切な部署、薬局等に、①の通知日又は製造販売業者が自主的に情報提供を行うと決定した日から1か月以内に情報が到着していることを確認する。
　⑤ 製造販売業者は、PMDA安全部門と安全性速報の情報提供計画について事前に協議し、別紙様式5(略)又は別紙様式6(略)の提供計画書をPMDA安全部門に提出する。医療機関、薬局等への情報提供は、情報提供計画に従い実施し、その結果を別紙様式7(略)又は別紙様式8(略)により、PMDA安全部門に提出する。
　⑥ 製造販売業者は、必要に応じて、医学、薬学等の関係団体に対して情報提供を行い、会員等への情報提供の協力及び関係団体のホームページ等への掲載等の効果的な広報手段での周知を依頼する。また、必要に応じ、当該製品を使用する患者団体を把握している場合には、当該団体に対しても情報提供を行うことも考慮する。
　⑦ 製造販売業者は、厚生労働省からの命令、指示、社内各部門での連絡等に関する文書、情報提供記録を、当該製品の安全性情報に関する記録を利用しなくなった日から5年間保存する。ただし、生物由来製品は10年、特定生物由来製品は30年、特定保守管理医療機器及び設置管理医療機器は15年、再生医療等製品は10年、指定再生医療製品は30年とする。

**8** 医薬品等の注意事項等情報変更のうち、使用上の注意等の改訂に伴う情報対応について、次のように示されている。〈H26/10/31 薬食安発1031第1号(最近改正:R5/8/10 薬生安発0810第2号)〉
　① 医薬・生活衛生局医薬安全対策課は、PMDAでの検討結果に基づき、使用上の注意等の改訂の指示又は指導の内容を文書に記し、関係製造販売業者等に対して通知する。厚生労働省から通知する文書は医薬・生活衛生局医薬安全対策課長通知とする。

② PMDAは、①の通知をPMDAのホームページに掲載し、その情報についてPMDAメディナビを用いて配信する。

③ 注意事項等情報の届出(法第68条の2の3)の対象となる医薬品等は、製造販売業者は、改訂電子添文をPMDAに届け出て、PMDAのホームページに公表する。

④ 製造販売業者は①の通知により指示された改訂内容について、「改訂内容を明らかにした文書」を作成し、情報提供を実施する。なお、当該文書の内容については、改訂電子添文が掲載されたPMDAのホームページその他の情報提供のサイトの照会先を掲載することにより、注意事項等情報の改訂内容の情報提供を省略することができる。

⑤ ④の取扱いについては、PMDAメディナビをもって情報提供に代えることができる。

**9** PMDAが実施する情報提供について、次のように示されている。〈H26/10/31 薬食安発1031第1号(最近改正：R5/8/10 薬生安発0810第2号)〉

① PMDAは、リスク・コミュニケーション向上の観点から、緊急安全性情報等による情報提供や使用上の注意を補完し、適正使用の向上に資する医薬関係者向け又は国民(患者)向け資材として、以下のようなものを提供する。なお、㈠については、警告等の重大な使用上の注意等の改訂を行った以降も、副作用等の報告や不適正な使用による副作用が減少しない場合などに作成を検討する。必要に応じ製造販売業者における情報提供等の実施を検討する。

㈠ PMDAからの医薬品適正使用のお願い
㈡ PMDA医療安全情報
㈢ 重篤副作用疾患別対応マニュアル
㈣ 患者向医薬品ガイド

② 製造販売業者は、緊急安全性情報、安全性速報、注意事項等情報の改訂に合わせて、PMDAが提供している国民(患者)向け情報提供資料等の内容も変更する必要がある場合は、PMDA安全部門と協議する。

③ PMDAは、注意事項等情報の改訂内容を明らかにした文書として、電子版の医薬品・医療機器等安全性情報及び医薬品安全対策情報(DSU)をPMDAのホームページに定期的に掲載するとともにメディナビにて配信する。

■第68条の9第2項■

> 薬局開設者、病院、診療所若しくは飼育動物診療施設の開設者、医薬品、医薬部外品若しくは化粧品の販売業者、医療機器の販売業者、貸与業者若しくは修理業者、再生医療等製品の販売業者又は医師、歯科医師、薬剤師、獣医師その他の医薬関係者は、前項の規定により医薬品、医薬部外品、化粧品、医療機器若しくは再生医療等製品の製造販売業者又は外国特例承認取得者が行う必要な措置の実施に協力するよう努めなければならない。

### 趣 旨

　本規定は、①薬局開設者、②病院、診療所又は飼育動物診療施設の開設者、③医薬品、医薬部外品又は化粧品の販売業者、④医療機器の販売業者、貸与業者又は修理業者、⑤再生医療等製品の販売業者、⑥医師、歯科医師、薬剤師、獣医師その他の医薬関係者に対し、保健衛生上の危害の発生・拡大を防止するために製造販売業者又は外国特例承認取得者が行う措置の実施に協力するよう努めることを義務づけたものである。

### 解 説

1　保健衛生上の危害の発生・拡大を防止するための措置について、いかに製造販売業者又は外国特例承認取得者が高い意識を持って取り組んだとしても、当該措置の浸透を図るためには、その流通を担う業者や医療機関等の協力が不可欠である。そこで、危害の防止のための措置義務(法第68条の9第1項)に実効性を持たせるため、本規定が設けられている。

第11章 医薬品等の安全対策(第68条の2—第68条の15)

## 第六十八条の十（副作用等の報告）

（平二五法八四・追加）

■第68条の10第1項■

> 医薬品、医薬部外品、化粧品、医療機器若しくは再生医療等製品の製造販売業者又は外国特例承認取得者は、その製造販売をし、又は第十九条の二、第二十三条の二の十七若しくは第二十三条の三十七の承認を受けた医薬品、医薬部外品、化粧品、医療機器又は再生医療等製品について、当該品目の副作用その他の事由によるものと疑われる疾病、障害又は死亡の発生、当該品目の使用によるものと疑われる感染症の発生その他の医薬品、医薬部外品、化粧品、医療機器又は再生医療等製品の有効性及び安全性に関する事項で厚生労働省令で定めるものを知つたときは、その旨を厚生労働省令で定めるところにより厚生労働大臣に報告しなければならない。

**趣旨**

本規定は、製造販売業者又は外国特例承認取得者に対し、その医薬品、医薬部外品、化粧品、医療機器又は再生医療等製品によるものと疑われる疾病、障害、死亡、感染症の発生を知ったときは、厚生労働大臣に報告することを義務づけたものである。

**解説**

1　製造販売業者又は外国特例承認取得者には、その製品の市販後においても、常に、有効性及び安全性に注意を払い続ける責務があることを踏まえ、本規定が設けられている。

本条は、平成25年の法改正により、改正前の第77条の4の2の内容を引き継いで設けられたものである。

2　本規定に基づく報告制度は、副作用・感染症報告制度と呼ばれる。

3　「外国特例承認取得者」とあるが、これは、外国特例承認品目については製造販売を行う者と承認を受けた者とが別の者になることを考慮し、本規定の対象に加えたものである。

4　「報告」とは、任務を与えられた者又は指示を受けた者が、その任務又は指示に係る事柄を特定の者に告げ知らせることをいう。

5　医薬品等の副作用等の報告について、次のとおり定められている。〈則第228条の20〉

[1] 医薬品の製造販売業者又は外国特例承認取得者は、その製造販売し、又は承認を受けた医薬品について、次に掲げる事項を知ったときは、それぞれに定める期間内にその旨を厚生労働大臣に報告しなければならない。

(1) 次に掲げる事項については、15日

① 死亡の発生のうち、当該医薬品の副作用によるものと疑われるもの

② 死亡の発生のうち、外国医薬品の副作用によるものと疑われるものであって、かつ、当該医薬品の使用上の必要な注意等（法第52条第2項第1号、第68条の2第2項第1号イ）から予測することができないもの又は当該医薬品の使用上の必要な注意等から予測することができるものであって、次のいずれかに該当するもの

※「外国医薬品」とは、当該医薬品と成分が同一性を有すると認められる外国で使用されている医薬品のこと

(一) 当該死亡の発生傾向を当該医薬品の使用上の必要な注意等から予測することができないもの

※「発生傾向」とは、発生数、発生頻度、発生条件等の傾向のこと

(二) 当該死亡の発生傾向の変化が保健衛生上の危害の発生又は拡大のおそれを示すもの

③ 次に掲げる症例等の発生のうち、当該医薬品又は外国医薬品の副作用によるものと疑われるものであって、かつ、当該医薬品の使用上の必要な注意等から予測することができないもの又は当該医薬品の使用上の必要な注意等から予測することができるものであって、その発生傾向を予測することができないものもしくはその発生傾向の変化が保健衛生上の危害の発生又は拡大のおそれを示すもの(④及び⑤を除く)

(一) 障害

(二) 死亡又は障害につながるおそれのある症例

(三) 治療のために病院又は診療所への入院又は入院期間の延長が必要とされる症例((二)を除く)

(四) 死亡又は(一)から(三)までに掲げる症例に準じて重篤である症例

(五) 後世代における先天性の疾病又は異常

④ 既承認医薬品と有効成分が異なる医薬品として製造販売の承認を受けたものであって、承認のあった日後2年を経過していないものに係る③(一)から(五)までに掲げる症例等の発生のうち、当該医薬品の副作用によるものと疑われるもの

⑤ ③(一)から(五)までに掲げる症例等の発生のうち、当該医薬品の副作用によるものと疑われるものであって、当該症例等が市販直後調査により得られたもの(④を除く)

⑥ 当該医薬品の使用によるものと疑われる感染症による症例等の発生のうち、当該医薬品の使用上の必要な注意等から予測することができないもの

⑦ 当該医薬品又は外国医薬品の使用によるものと疑われる感染症による死亡又は③(一)から(五)までに掲げる症例等の発生(⑥を除く)

⑧ 外国医薬品に係る製造、輸入又は販売の中止、回収、廃棄その他保健衛生上の危害の発生又は拡大を防止するための措置の実施

(2) 次に掲げる事項については、30日

① (1)③(一)から(五)までに掲げる症例等の発生のうち、当該医薬品の副作用によるもの と疑われるもの((1)③、④及び⑤を除く)

② 当該医薬品もしくは外国医薬品の副作用もしくはそれらの使用による感染症によりがんその他の重大な疾病、障害もしくは死亡が発生するおそれがあること、当該医薬品もしくは外国医薬品の副作用による症例等もしくはそれらの使用による感染症の発生傾向が著しく変化したこと又は当該医薬品が承認を受けた効能もしくは効果を有しないことを示す研究報告

# 第11章 医薬品等の安全対策(第68条の2—第68条の15)

(3) 次に掲げる医薬品の副作用によるものと疑われる症例等の発生(死亡又は(1)③㈠から㈤までを除く)のうち、当該医薬品の使用上の必要な注意等から予測することができないものについては、次に掲げる医薬品の区分に応じて次に掲げる期間ごと

① 新医薬品及び追っかけ新医薬品については、当該医薬品の製造販売の承認の際に厚生労働大臣が指定した日から起算して、2年間は半年ごと、それ以降は1年(厚生労働大臣が指示する医薬品にあっては、厚生労働大臣が指示する期間)以内ごとに、その期間の満了後70日(得られた資料が邦文以外で記載されている場合においては、3月)以内

② ①に掲げる医薬品以外の医薬品については、当該医薬品の製造販売の承認を受けた日等から1年以内ごとにその期間の満了後2月以内

[2] 医療機器の製造販売業者又は外国特例承認取得者は、その製造販売し、又は承認を受けた医療機器について、次に掲げる事項を知ったときは、それぞれに定める期間内にその旨を厚生労働大臣に報告しなければならない。

(1) 次に掲げる事項については、15日

① 死亡の発生のうち、当該医療機器の不具合による影響であると疑われるもの

② 死亡の発生のうち、外国医療機器の不具合による影響であると疑われるものであって、かつ、当該医療機器の使用上の必要な注意等(法第63条の2第2項第1号、第68条の2第2項第2号イ)から予測することができないもの

　　※「外国医療機器」とは、当該医療機器と形状、構造、原材料、使用方法、効能、効果、性能等が同一性を有すると認められる外国で使用されている医療機器のこと

③ [1](1)③㈠から㈤までに掲げる症例等の発生のうち、当該医療機器又は外国医療機器の不具合による影響であると疑われるものであって、当該医療機器の使用上の必要な注意等から予測することができないもの

④ 不具合(死亡もしくは[1](1)③㈠から㈤までに掲げる症例等の発生又はそれらのおそれに係るものに限る)の発生率をあらかじめ把握することができるものとして厚生労働大臣が別に定める医療機器に係る不具合の発生率の変化のうち、製造販売業者又は外国特例承認取得者があらかじめ把握した当該医療機器に係る不具合の発生率を上回ったもの(①を除く)

⑤ [1](1)③㈠から㈤までに掲げる症例等の発生のうち、医療機器の不具合による影響であると疑われるものであって、当該医療機器の使用上の必要な注意等から予測することができるものであり、かつ、次のいずれかに該当するもの(④を除く)

　㈠ 発生傾向を当該医療機器の使用上の必要な注意等から予測することができないもの

　㈡ 発生傾向の変化が保健衛生上の危害の発生又は拡大のおそれを示すもの

⑥ 外国医療機器の不具合(死亡もしくは[1](1)③㈠から㈤までに掲げる症例等の発生又はそれらのおそれに係るものに限る)の発生率をあらかじめ把握することができる場合にあっては、当該外国医療機器の不具合の発生率の変化のうち、製造販売業者又は外国特例承認取得者があらかじめ把握した当該医療機器に係る不具

合の発生率を上回ったもの
　　⑦　当該医療機器の使用によるものと疑われる感染症による症例等の発生のうち、当該医療機器の使用上の必要な注意等から予測することができないもの
　　⑧　当該医療機器又は外国医療機器の使用によるものと疑われる感染症による死亡又は[1](1)③㈠から㈤までに掲げる症例等の発生(⑦を除く)
　　⑨　外国医療機器に係る製造、輸入又は販売の中止、回収、廃棄その他保健衛生上の危害の発生又は拡大を防止するための措置の実施
(2) 次に掲げる事項については、30日
　　①　死亡又は[1](1)③㈠から㈤までに掲げる症例等の発生のうち、当該医療機器又は外国医療機器の不具合による影響であると疑われるもの((1)①から⑤まで及び(3)①並びに(1)⑥に規定する外国医療機器の不具合の発生率をあらかじめ把握することができる場合を除く)
　　②　当該医療機器又は外国医療機器の不具合の発生であって、当該不具合によって死亡又は[1](1)③㈠から㈤までに掲げる症例等が発生するおそれがあるもの((1)④及び(3)①並びに(1)⑥に規定する外国医療機器の不具合の発生率をあらかじめ把握することができる場合を除く)
　　③　当該医療機器もしくは外国医療機器の不具合もしくはそれらの使用による感染症によりがんその他の重大な疾病、障害もしくは死亡が発生するおそれがあること、当該医療機器もしくは外国医療機器の不具合による症例等もしくはそれらの使用による感染症の発生傾向が著しく変化したこと又は当該医療機器が承認を受けた効能もしくは効果を有しないことを示す研究報告
(3) 次に掲げる事項については、当該医療機器が製造販売の承認を受けた日等から1年以内ごとに、その期間の満了後2月以内
　　①　(1)④に規定する医療機器の不具合の発生であって、当該不具合の発生によって、死亡もしくは[1](1)③㈠から㈤までに掲げる症例等の発生又はこれらの症例等が発生するおそれがあることが予想されるもの((1)①及び④を除く)
　　②　死亡及び(1)(1)③㈠から㈤までに掲げる症例等以外の症例等の発生のうち、当該医療機器の不具合による影響であると疑われるものであって、当該医療機器の使用上の必要な注意等から予測することができないもの
　　③　当該医療機器の不具合の発生のうち、当該不具合の発生によって死亡及び[1](1)③㈠から㈤までに掲げる症例等以外の症例等が発生するおそれがあるものであって、当該医療機器の使用上の必要な注意等から予測することができないもの
[3] 機械器具等と一体的に製造販売するものとして承認を受けた医薬品の製造販売業者又は外国特例承認取得者による当該医薬品の機械器具等に係る部分の不具合の報告については、[2]の規定を準用する。
[4] 再生医療等製品の製造販売業者又は外国特例承認取得者は、その製造販売し、又は承認を受けた再生医療等製品について、次に掲げる事項を知ったときは、それぞれに定める期間内にその旨を厚生労働大臣に報告しなければならない。

第11章 医薬品等の安全対策(第68条の2—第68条の15)

(1) 次に掲げる事項については、15日
　① 死亡の発生のうち、当該再生医療等製品の不具合による影響であると疑われるもの
　② 死亡の発生のうち、外国再生医療等製品の不具合による影響であると疑われるものであって、かつ、当該再生医療等製品の使用上の必要な注意等(法第68条の2第2項第3号イ)から予測することができないもの
　　※「外国再生医療等製品」とは、当該再生医療等製品と構成細胞、導入遺伝子、構造、製造方法、使用方法等が同一性を有すると認められる外国で使用されている再生医療等製品のこと
　③ [1](1)③㈠から㈤までに掲げる症例等の発生のうち、当該再生医療等製品又は外国再生医療等製品の不具合による影響であると疑われるものであって、当該再生医療等製品の使用上の必要な注意等から予測することができないもの
　④ [1](1)③㈠から㈤までに掲げる症例等の発生のうち、再生医療等製品の不具合による影響であると疑われるものであって、当該再生医療等製品の使用上の必要な注意等から予測することができるものであり、かつ、次のいずれかに該当するもの
　　㈠ 発生傾向を当該再生医療等製品の使用上の必要な注意等から予測することができないもの
　　㈡ 発生傾向の変化が保健衛生上の危害の発生又は拡大のおそれを示すもの
　⑤ 当該再生医療等製品の使用によるものと疑われる感染症による症例等の発生のうち、当該再生医療等製品の使用上の必要な注意等から予測することができないもの
　⑥ 当該再生医療等製品又は外国再生医療等製品の使用によるものと疑われる感染症による死亡又は[1](1)③㈠から㈤までに掲げる症例等の発生(⑤を除く)
　⑦ 外国再生医療等製品に係る製造、輸入又は販売の中止、回収、廃棄その他保健衛生上の危害の発生又は拡大を防止するための措置の実施

(2) 次に掲げる事項については、30日
　① 死亡又は[1](1)③㈠から㈤までに掲げる症例等の発生のうち、当該再生医療等製品又は外国再生医療等製品の不具合による影響であると疑われるもの((1)①から④までを除く)
　② 当該再生医療等製品又は外国再生医療等製品の不具合の発生であって、当該不具合によって死亡又は[1](1)③㈠から㈤までに掲げる症例等が発生するおそれがあるもの
　③ 当該再生医療等製品もしくは外国再生医療等製品の不具合もしくはそれらの使用による感染症によりがんその他の重大な疾病、障害もしくは死亡が発生するおそれがあること、当該再生医療等製品もしくは外国再生医療等製品の不具合による症例等もしくはそれらの使用による感染症の発生傾向が著しく変化したこと又は当該再生医療等製品が承認を受けた効能もしくは効果を有しないことを示す研究報告

(3) 次に掲げる事項については、当該再生医療等製品が製造販売の承認を受けた日等から1年以内ごとに、その期間の満了後2月以内
　① 死亡及び[1](1)③㈠から㈤までに掲げる症例等以外の症例等の発生のうち、当該再生医療等製品の不具合による影響であると疑われるものであって、当該再生医療等製品の使用上の必要な注意等から予測することができないもの
　② 当該再生医療等製品の不具合の発生のうち、当該不具合の発生によって死亡及び[1](1)③㈠から㈤までに掲げる症例等以外の症例等が発生するおそれがあるものであって、当該再生医療等製品の使用上の必要な注意等から予測することができないもの

[5] 医薬部外品又は化粧品の製造販売業者又は外国特例承認取得者は、その製造販売し、又は承認を受けた医薬部外品又は化粧品について、次に掲げる事項を知ったときは、それぞれに定める期間内にその旨を厚生労働大臣に報告しなければならない。
　(1) 次に掲げる事項については、15日
　　① 死亡の発生のうち、当該医薬部外品又は化粧品の副作用によるものと疑われるもの
　　② 次に掲げる症例等の発生のうち、当該医薬部外品又は化粧品の副作用によるものと疑われるものであって、かつ、当該医薬部外品もしくは化粧品の使用上の必要な注意等(法第52条第2項第1号の準用)から予測することができないもの又は当該医薬部外品もしくは化粧品の使用上の必要な注意等から予測することができるものであって、その発生傾向を予測することができないもの又はその発生傾向の変化が保健衛生上の危害の発生もしくは拡大のおそれを示すもの
　　　㈠ 障害
　　　㈡ 死亡又は障害につながるおそれのある症例
　　　㈢ 治療のために病院又は診療所への入院又は入院期間の延長が必要とされる症例(㈡を除く)
　　　㈣ 死亡又は㈠から㈢までに掲げる症例に準じて重篤である症例
　　　㈤ 治療に要する期間が30日以上である症例(㈡、㈢及び㈣を除く)
　　　㈥ 後世代における先天性の疾病又は異常
　(2) 次に掲げる事項については、30日
　　① (1)②㈠から㈥までに掲げる症例等の発生のうち、当該医薬部外品又は化粧品の副作用によるものと疑われるもの((1)②を除く)
　　② 当該医薬部外品又は化粧品について、有害な作用が発生するおそれがあることを示す研究報告

⇒ 上記[1](1)について、次のように示されている。〈R3/7/30 薬生発0730第8号〉
　① 「死亡の発生のうち、当該医薬品の副作用によるものと疑われるもの」とは、死亡した理由が、当該医薬品の副作用によるものと疑われる症例を指す。
　② 「副作用によるものと疑われるもの」とは、因果関係が否定できるもの以外のものを指し、因果関係が不明なものも含まれる。

# 第11章　医薬品等の安全対策（第68条の2—第68条の15）

③ 「外国医薬品」とは、外国で使用されている物（治験中の物を含む）であって、当該医薬品と成分が同一のものを指し、投与経路、用法、用量、効能、効果等が異なる場合も含まれる。少なくとも、その症例が発生した国においてその国の政府に緊急に報告する必要がある症例については報告すべきである。

④ 「使用上の必要な注意等から予測することができないもの」とは、注意事項等情報における「使用上の注意（例：警告、重要な基本的注意、相互作用、副作用）」に記載されていないもの、あるいは、記載されていてもその性質又は症状の程度、特異性等が記載内容と一致しないものである。

⑤ 「発生傾向を当該医薬品の使用上の必要な注意等から予測することができないもの」とは、当該医薬品の副作用の発生数、発生頻度、発生条件等の傾向が、使用上の必要な注意等から予測できないものを指す。例えば、「使用上の注意」に記載のない医薬品との新たな相互作用により重篤な副作用や新たな副作用が発生した場合等が該当する。また、「使用上の注意」に記載のある発生頻度に比べ、明らかに発生頻度が上昇している場合等も該当する。

⑥ 「発生傾向の変化が保健衛生上の危害の発生又は拡大のおそれを示すもの」とは、当該医薬品の副作用の発生数、発生頻度、発生条件等の傾向が使用上の必要な注意等から予測できるか否かにかかわらず、その発生傾向の変化が保健衛生上の危害の発生又は拡大のおそれを示すものを指す。例えば、これまで報告がなかった特定の患者群で副作用が発生した場合や、副作用の発生頻度がこれまで把握していた頻度から著しく変化した場合等が該当する。少なくとも、「使用上の注意」の改訂や医薬関係者への注意喚起等の何らかの安全確保措置の検討を開始した場合には、報告の対象となる。

⑦ 「障害」とは、日常生活に支障を来す程度の機能不全の発現を指す。

⑧ 「既承認医薬品と有効成分が異なる医薬品」とは、既承認医薬品と有効成分が異なる医薬品として承認された新有効成分含有医薬品（新有効成分含有医薬品の再審査期間中に、その成分と同一性を有する医薬品として承認申請し、承認を受けたものを含む）を指す。

⑨ 「市販直後調査により得られたもの」とは、市販直後調査により得られた、当該医薬品の副作用によるものと疑われる症例を指す。また、効能追加等により市販直後調査を実施中の医薬品にあっては、当該市販直後調査の対象となる効能、効果等に係る使用により発生した副作用症例が報告の対象となる。

⑩ 「当該医薬品の使用によるものと疑われる感染症」とは、生物由来製品において、生物由来の原料又は材料から、当該医薬品への病原体の混入が疑われる場合等を指す。例えば、血液製剤によるものと疑われるウイルス性肝炎、HIV感染等が該当する。また、HBV、HCV及びHIV等のウイルスマーカーの陽性化についても、感染症報告の対象となる。

⑪ 「外国医薬品に係る製造、輸入又は販売の中止、回収、廃棄その他保健衛生上の危害の発生又は拡大を防止するための措置の実施」とは、外国における、有効性又は安全性の観点からの製造等の中止のほか効能もしくは効果、用法もしくは用量又は製造方

法の変更、ドクターレターの配布やそれに準じる重要な「使用上の注意」の改訂等も含まれる。

⇒ 上記[1](2)について、次のように示されている。〈R3/7/30 薬生発 0730 第 8 号〉
① 「がんその他の重大な疾病、障害若しくは死亡が発生するおそれがあること」とは、疫学調査報告、動物等を用いた試験、物理的試験又は化学的試験の成績等により、当該医薬品の副作用又はその使用による感染症に起因する重大な疾病の発現又はその可能性を指す。例えば、がん、難聴、失明等が該当する。
② 「当該医薬品もしくは外国医薬品の副作用による症例等もしくはそれらの使用による感染症の発生傾向が著しく変化したこと」とは、当該医薬品及び外国医薬品について、副作用又は感染症の発生数、発生頻度、発生条件、症状又は程度等の明らかな変化を指す。例えば、全体としての発生数、発生頻度の変化は大きくないが、層別してみた場合に特定の年齢、合併症、用法、用量等で特に発生数、発生頻度の上昇が判明した場合等が、該当する。
③ 「承認を受けた効能もしくは効果を有しないこと」とは、当該医薬品又はその有効成分について、臨床試験、動物試験等により、承認された効能又は効果を有しないことを指す。
④ 「研究報告」とは、国内外の学術雑誌等に掲載された研究報告、自社又は関連企業において行われた研究報告等を指す。

⇒ 上記[1](3)①の「新医薬品及び追っかけ新医薬品」とは、承認の際に、再審査を受けることが義務付けられた医薬品を指す。〈R3/7/30 薬生発 0730 第 8 号〉

⇒ 上記[2](1)について、次のように示されている。〈R3/7/30 薬生発 0730 第 8 号〉
① 「不具合による影響」とは、破損、作動不良等広く具合の良くないことによる影響を指し、設計、製造販売、流通又は使用のいずれの段階によるものであるかを問わない。
② 「外国医療機器」とは、外国で使用されているもの（治験中のものを含む）であって、国内で承認もしくは認証を受けた又は届出をした医療機器と同一性を有するものを指す。
③ 「不具合（略）の発生率をあらかじめ把握することができるものとして厚生労働大臣が別に定める医療機器に係る不具合の発生率の変化のうち、製造販売業者又は外国製造医療機器等特例承認取得者があらかじめ把握した当該医療機器に係る不具合の発生率を上回ったもの」とは、厚生労働大臣が医療機器及び不具合を指定したもののうち、あらかじめ製造販売業者等が把握している当該発生率（適切な統計学的手法により算出したもの）を上回ったものを指す。
④ 「外国医療機器（略）の不具合の発生率をあらかじめ把握することができる場合にあっては、当該外国医療機器の不具合の発生率の変化のうち、製造販売業者又は外国製造医療機器等特例承認取得者があらかじめ把握した当該医療機器に係る不具合の発生率を上回ったもの」とは、当該不具合及び重篤症例について、当該医療機器の使用上の必要な注意等から予測することができるものであってその不具合等の発生機序が明確であり、当該不具合等に対する対処方法等が確立されたものであって、あらかじめ製造販売業者又は外国特例承認取得者が把握している当該発生率（適切な統計学的手法

# 第11章 医薬品等の安全対策(第68条の2—第68条の15)

⇒ 上記[2](2)②の「当該医療機器又は外国医療機器の不具合の発生であって、当該不具合によって死亡又は[1](1)③㈠から㈤までに掲げる症例等が発生するおそれがあるもの」とは、医療機器の不具合の発生であって、現実には死亡、障害等は発生していないが、死亡、障害等の発生し得ることが予想されるものを指す。〈R3/7/30 薬生発 0730 第 8 号〉

⇒ 上記[2](3)③の「当該医療機器の不具合の発生のうち、当該不具合の発生によって死亡及び[1](1)③㈠から㈤までに掲げる症例等以外の症例等が発生するおそれがあるもの」とは、当該医療機器の不具合の発生のうち、当該不具合により非重篤な症例等が発生するおそれのあるものを指す。〈R3/7/30 薬生発 0730 第 8 号〉

⇒ 上記[3]について、次のように示されている。〈R3/7/30 薬生発 0730 第 8 号〉

① 「機械器具等と一体的に製造販売するものとして承認を受けた医薬品」とは、コンビネーション医薬品をいう。

※「コンビネーション医薬品」とは、単独で流通した場合には医療機器に該当することが想定される機械器具等と組み合わせて製造販売するものとして承認を受けた医薬品のこと

② 「当該医薬品の機械器具等に係る部分の不具合」とは、コンビネーション医薬品の機械器具等において発生した不具合を指す。

⇒ 上記[4](1)の「不具合による影響」とは、再生医療等製品の機能の不全、細胞が人体に及ぼす副作用等広く具合の良くないことによる影響を指し、製造販売、流通又は使用のいずれの段階によるものであるかを問わない。〈R3/7/30 薬生発 0730 第 8 号〉

⇒ 上記[5](2)②の「当該医薬部外品又は化粧品について、有害な作用が発生するおそれがあること」とは、疫学調査報告、動物等を用いた試験成績、物理的試験又は化学的試験の成績であって、当該医薬部外品、化粧品又はそれらに含まれる成分により保健衛生上注意を要する有害な作用(例:がん、過敏症、皮膚障害)が起こること又はその可能性のあることを指す。この有害な作用には、医薬部外品又は化粧品の使用によるものと疑われる感染症が含まれる。〈R3/7/30 薬生発 0730 第 8 号〉

6 報告期限について、第一報入手日を起算日(0 日)として報告期限を設定する。なお、報告期限日が機構営業外日にあたる場合は、その翌営業日を報告期限日とする。〈H26/3/26 事務連絡〉

7 化粧品の注意書きに「お肌に異常を感じた場合には使用を中止して下さい」の記載がある場合、使用部位における以下の症状等が予測できるものに該当する。ただし、使用部位以外の発疹等は、予測できない症例として扱われる。〈H26/3/26 事務連絡〉

- 発赤、赤み、紅斑
- 刺激感(チクチク、ピリピリ)
- かぶれ、湿疹
- 発疹、ぶつぶつ
- 粉吹き、落屑(らくせつ)
- はれ、ほてり
- かゆみ
- 肌あれ
- 乾燥感、つっぱり、かさつき、ガサガサ

■第68条の10第2項■

　薬局開設者、病院、診療所若しくは飼育動物診療施設の開設者又は医師、歯科医師、薬剤師、登録販売者、獣医師その他の医薬関係者は、医薬品、医療機器又は再生医療等製品について、当該品目の副作用その他の事由によるものと疑われる疾病、障害若しくは死亡の発生又は当該品目の使用によるものと疑われる感染症の発生に関する事項を知つた場合において、保健衛生上の危害の発生又は拡大を防止するため必要があると認めるときは、その旨を厚生労働大臣に報告しなければならない。

### 趣旨

　本規定は、①薬局開設者、②病院、診療所又は飼育動物診療施設の開設者、③医師、歯科医師、薬剤師、登録販売者、獣医師その他の医薬関係者に対し、医薬品、医療機器又は再生医療等製品によるものと疑われる疾病、障害、死亡、感染症の発生を知った場合において必要があると認めるときは、厚生労働大臣に報告することを義務づけたものである。

### 解説

1　医療や小売りの現場では、副作用や不具合の症例に接する機会が多いことを踏まえ、それらの情報を広く収集することを目的として、本規定が設けられている。

2　本規定に基づく報告制度は、医薬品・医療機器等安全性情報報告制度と呼ばれる。

3　「医薬品、医療機器又は再生医療等製品」とあるように、医薬部外品及び化粧品については本規定の対象とはなっていない。これは、医薬部外品と化粧品は、そもそも医療機関で用いられるものではなく、また、一般の小売店で取り扱われることから本規定の対象に含めることとしても実効が期し難いためである。とはいえ、医薬部外品や化粧品であっても、皮膚障害その他保健衛生上の危害は起こり得ることから、これらの情報に接した医薬関係者は、厚生労働大臣に報告を行うべきである。

4　医薬品・医療機器等安全性情報報告制度について、次のように示されている。〈R4/3/18 薬生発0318第1号〉

　① 報告者は、薬局開設者、病院又は診療所の開設者、医師、歯科医師、薬剤師、登録販売者その他病院等において医療に携わる者のうち業務上医薬品、医療機器又は再生医療等製品を取り扱う者とする。

　② 報告対象となる情報

　　　医薬品、医療機器又は再生医療等製品の使用による副作用、感染症又は不具合(医療機器又は再生医療等製品の場合は、健康被害が発生するおそれのある不具合も含む)の発生について、保健衛生上の危害の発生又は拡大を防止する観点から報告の必要があると判断した情報(症例)であり、具体的には以下の事項(症例)を参考にする。なお、医薬品、医療機器又は再生医療等製品との因果関係が必ずしも明確でない場合であっても報告の対象となり得る。

　　(一) 死亡
　　(二) 障害

㈢ 死亡につながるおそれのある症例
㈣ 障害につながるおそれのある症例
㈤ 治療のために病院又は診療所への入院又は入院期間の延長が必要とされる症例(㈢及び㈣を除く)
㈥ ㈠から㈤までに掲げる症例に準じて重篤である症例
㈦ 後世代における先天性の疾病又は異常
㈧ 医薬品、医療機器又は再生医療等製品の使用によるものと疑われる感染症による症例等の発生
㈨ 医療機器又は再生医療等製品の不具合の発生のうち、㈠から㈦までに掲げる症例等の発生のおそれのあるもの
㈩ ㈠から㈧までに示す症例以外で、軽微ではなく、かつ、添付文書等から予測できない未知の症例等の発生
(十一) 医療機器又は再生医療等製品の不具合の発生のうち、㈩に掲げる症例の発生のおそれのあるもの

③ 報告先
　厚生労働大臣が機構に副作用、感染症及び不具合報告に係る情報の整理を行わせることとしているため、報告者は機構に対してこれらの報告を行うこと

④ 報告された情報の取扱い
　報告された情報については、機構は、情報の整理又は調査の結果を厚生労働大臣に通知するとともに、厚生労働省、国立感染症研究所(ワクチン類を含む報告に限る)、機構で共有する。また、原則として、機構から当該情報に係る医薬品、医療機器又は再生医療等製品を供給する製造販売業者等へ情報提供する。機構又は当該製造販売業者は、報告を行った医療機関等に対し詳細調査を実施する場合がある。

⑤ 報告された情報の公表
　報告された情報については、安全対策の一環として広く情報を公表することがあるが、その場合には、施設名及び患者のプライバシー等に関する部分は公表しない。

⑥ 報告用紙の入手方法等
　機構のウェブサイトから入手可能である。なお、医療関係団体が発行する定期刊行物等への綴じ込みも行う。

⑦ 報告方法
　別紙1様式①(略)、別紙2(略)又は別紙3(略)の報告様式を用い、以下のいずれかの方法により機構に対して報告を行う。なお、報告者に対しては、安全性情報受領確認書の交付を行う。
㈠ ファックスによる報告の場合は、機構安全性情報・企画管理部情報管理課(0120—395—390)宛にファックスする。
㈡ 郵送による報告の場合は、機構安全性情報・企画管理部情報管理課(〒100—0013 東京都千代田区霞が関3—3—2 霞が関ビル)宛に送付する。
㈢ 電子メールによる報告の場合は、機構安全性情報・企画管理部情報管理課

(anzensei-hokoku@pmda.go.jp)宛に電子メールを送信する。

　（四）電子報告システムの場合は、機構のウェブサイト上の報告受付サイト（https://www.pmda.go.jp/safety/reports/hcp/0002.html）にアクセスして入力し、電子的に提出する。なお、本システム利用に際しては、利用者登録を行う必要がある。

⑧　報告期限

　特に報告期限を設けないが、保健衛生上の危害の発生又は拡大防止の観点から、報告の必要性を認めた場合においては、適宜速やかに報告することが望まれる。

■第68条の10第3項■

> 機構は、独立行政法人医薬品医療機器総合機構法(平成十四年法律第百九十二号)第十五条第一項第一号イに規定する副作用救済給付又は同項第二号イに規定する感染救済給付の請求のあつた者に係る疾病、障害及び死亡に係る情報の整理又は当該疾病、障害及び死亡に関する調査を行い、厚生労働省令で定めるところにより、その結果を厚生労働大臣に報告しなければならない。

【趣旨】

　本規定は、機構に対し、副作用救済給付又は感染救済給付の請求に係る疾病、障害及び死亡に係る情報の整理又は調査を行い、その結果を厚生労働大臣に報告することを義務づけたものである。

【解説】

1　医薬品は、最新の医学薬学の水準においても予見しえない副作用が発生することがあり、副作用が起こり得ることが分かっていても、医療上の必要性から使用せざる得ない場合もある。また、副作用による健康被害については、民法ではその賠償責任を追及することが難しく、たとえ追及することができたとしても、多大な労力と時間を費やさなければならない。

　サリドマイド薬害やスモン訴訟を踏まえた、昭和54年の法改正により、医薬品の市販後の安全対策の強化を図るため、①再審査・再評価制度の創設、②副作用等報告制度の整備、③保健衛生上の危害の発生・拡大を防止するための緊急命令、廃棄・回収命令に関する整備が行われたが、これと併せて、医薬品副作用被害救済基金法に基づく「医薬品副作用被害救済制度」が創設された。これは、医薬品を適正に使用したにもかかわらず副作用による一定の健康被害が生じた場合に、救済給付を行い、これにより被害者の迅速な救済を図ることを目的としたものである。

　さらに、生物由来製品によるHIV(ヒト免疫不全ウイルス)の感染被害やCJD(クロイツフェルト・ヤコブ病)訴訟を踏まえた、平成14年の法改正により、安全確保対策の充実等が図られたが、これと併せて、機構法に基づく「生物由来製品感染等被害救済制度」が創設された。これは、生物由来製品を適正に使用したにもかかわらず、それを介して

## 第11章　医薬品等の安全対策（第68条の2—第68条の15）

生じた感染等による疾病、障害又は死亡について救済給付を行うことにより、生物由来製品を介した感染等による健康被害の迅速な救済を図ることを目的としたものである。

さらに、平成25年の機構法の改正により、これらの救済制度の対象に再生医療等製品による健康被害が加えられた。

※「医薬品副作用被害救済基金法」とは、昭和54年法律第55号のこと。昭和62年の同法改正により「医薬品副作用被害救済・研究振興基金法」に改題、さらに平成5年の同法改正により「医薬品副作用被害救済・研究振興調査機構法」に改題され、平成14年の同法改正により、平成16年4月1日をもって廃止された。医薬品副作用被害救済基金法は、現行の独立行政法人医薬品医療機器総合機構法の前身となる法律といえる。

※「機構法」とは、独立行政法人医薬品医療機器総合機構法（平成14年法律第192号）の略

2　「副作用救済給付」とは、許可医薬品等の副作用による疾病、障害又は死亡について行われる、医療費、医療手当、障害年金、障害児養育年金、遺族年金、遺族一時金及び葬祭料の給付をいう。

⇒　上記の「許可医薬品等の副作用」とは、許可医薬品又は許可再生医療等製品が適正な使用目的に従い適正に使用された場合においてもその許可医薬品又は副作用救済給付に係る許可再生医療等製品により人に発現する有害な反応をいう。〈機構法第4条第10項〉

3　「感染救済給付」とは、許可生物由来製品等を介した感染等による疾病、障害又は死亡について行われる、医療費、医療手当、障害年金、障害児養育年金、遺族年金、遺族一時金及び葬祭料の給付をいう。

## 第六十八条の十一（回収の報告）

<sub>（平二五法八四・追加）</sub>

> 医薬品、医薬部外品、化粧品、医療機器若しくは再生医療等製品の製造販売業者、外国特例承認取得者又は第八十条第一項から第三項までに規定する輸出用の医薬品、医薬部外品、化粧品、医療機器若しくは再生医療等製品の製造業者は、その製造販売をし、製造をし、又は第十九条の二、第二十三条の二の十七若しくは第二十三条の三十七の承認を受けた医薬品、医薬部外品、化粧品、医療機器又は再生医療等製品を回収するとき（第七十条第一項の規定による命令を受けて回収するときを除く。）は、厚生労働省令で定めるところにより、回収に着手した旨及び回収の状況を厚生労働大臣に報告しなければならない。

### 趣 旨

本規定は、①製造販売業者、②外国特例承認取得者、③輸出用製品の製造業者に対し、その医薬品、医薬部外品、化粧品、医療機器又は再生医療等製品を回収するときは、厚生労働大臣に報告することを義務づけたものである。

### 解 説

1　行政の命令又は指示によらず、自主的な製品回収が行われる場合には、その事実を報告させることにより、行政が製品回収に関する情報を把握し、保健衛生上の危害の発生・拡大の防止につなげるため、平成8年の法改正により本規定が新設された。

　本規定は、平成25年の法改正により、改正前の第77条の4の3の内容を引き継いで設けられたものである。

2　「外国特例承認取得者」とあるが、これは、外国特例承認品目については製造販売を行う者と承認を受けた者とが別の者になることを考慮し、本規定の対象に加えたものである。

3　「輸出用の医薬品、医薬部外品、化粧品、医療機器若しくは再生医療等製品の製造業者」とあるが、これは、輸出専用のため、国内に流通しない医薬品等については製造販売業者によって取り扱われないため、代わりにその製造業者を本規定の対象としたものである。

4　「命令を受けて回収するときを除く」とあるように、行政の措置命令を受けて回収する場合、本規定の適用はない。

5　報告事項は、従前、「回収に着手した旨」のみであったが、平成25年の法改正により報告範囲が拡大され、「回収の状況」が追加された。

6　「回収」とは、製造販売業者等がその製造販売をし、製造をし、又は承認を受けた医薬品、医薬部外品、化粧品、医療機器及び再生医療等製品を引き取ることをいう。改修及び患者モニタリングを含み、在庫処理及び現品交換を除く。また、製造販売業者等が新製品の発売にあたり、品質、有効性及び安全性に問題のない旧製品を引き上げる行為を除く。〈H26/11/21 薬食発1121第10号〉

⇒　上記の「改修」とは、医療機器の製造販売業者等がその製造販売をし、製造をし、又

第11章　医薬品等の安全対策(第68条の2―第68条の15)

は承認を受けた医療機器を物理的に他の場所に移動することなく、修理、改良、調整、廃棄又は監視を行うことを言う。医療機器プログラムの場合は、品質、有効性及び安全性に問題のない新しいプログラムに置き換えること又は修正することをいう。〈H26/11/21 薬食発1121第10号〉

⇒　上記の「患者モニタリング」とは、医療機器又は再生医療等製品の製造販売業者等がその製造販売をし、製造をし、又は承認を受けた医療機器又は再生医療等製品を患者から摘出することなく、当該医療機器又は再生医療等製品を使用している患者の経過を観察することをいう。〈H26/11/21 薬食発1121第10号〉

⇒　上記の「在庫処理」とは、製造販売業者等がその製造販売をし、製造をし、又は承認を受けた医薬品等であって未だに販売していないもの又は未だに製造販売業者等の直接の管理下にあるものについて、製造販売業者等がこれらを引き取ることをいう。医療機器にあっては、修理、改良、調整もしくは廃棄すること。ただし、貸与のように、製造販売業者等が所有権を有しながら製造販売業者等以外の者がその医療機器を現に使用しているもの又は使用する目的で製造販売業者等以外の場所で貯蔵しているものに対するこれらの行為を除く。〈H26/11/21 薬食発1121第10号〉

⇒　上記の「現品交換」とは、保健衛生上の問題が生じないことが明らかな場合であって、かつ、ロット又はある一定範囲の医薬品等以外の医薬品等に同様の瑕疵が生じないことが明らかなときに、製造販売業者等が当該医薬等を引き取り交換すること(医療機器にあっては、修理、改良、調整、廃棄又は監視を行うこと)をいう。〈H26/11/21 薬食発1121第10号、H26/11/21 薬食監麻発1121第5号〉

　以下のような場合は、現品交換に該当する。
① 外観上の軽微な不良があるが、当該品以外に同様の不良のおそれがない場合
　　※「不良」とは、不良又は不具合のこと
　㈠ 錠剤識別コード印刷用インクの飛散による斑点
　㈡ 錠剤の一部カケ・突起など品質に影響のない不良で、現品のみと考えられる場合
② スポット的に生じた容器不良(例：運搬中にスポット的に生じた容器・封緘等の破損、汚れ)であって、当該品以外に同様の不良のおそれがない場合

7　医療機器プログラムの「回収」の該当性について、次のように示されている。〈H26/11/21 薬食監麻発1121第5号〉

①端末に入った医療機器プログラムを改修することに加えて、当該医療機器プログラムが記録された記録媒体を引き取った場合は、「回収」に該当する。
② 以下の場合は、「改修」に該当する。
　㈠ 医療機器プログラムが入った端末から、当該医療機器プログラムを完全に消去する場合
　㈡ 医療機器プログラムが入った端末を引き取ることなく、当該医療機器プログラムを品質、有効性、及び安全性に問題のない新しいプログラムに修正する場合
　㈢ 医療機器プログラムが入った端末を引き取ることなく、当該医療機器プログラムを完全に消去して、品質、有効性及び安全性に問題のない新しいプログラムに置き換

える場合

**8** 「厚生労働大臣」とあるが、次に掲げる事業者の場合は、それぞれに掲げる者の事務となる。

① 薬局製造販売医薬品の製造販売業者については、都道府県知事(その薬局の所在地が保健所を設置する市又は特別区の区域にある場合においては、市長又は区長)(令第80条第1項第4号)

② 医薬品、医薬部外品又は化粧品の製造販売業者については、総括責任者がその業務を行う事務所の所在地の都道府県知事(令第80条第2項第2号)

③ 医薬品、医薬部外品又は化粧品の製造業者については、製造所の所在地の都道府県知事(令第80条第2項第4号)

④ 医療機器又は体外診断用医薬品の製造販売業者については、総括責任者がその業務を行う事務所の所在地の都道府県知事(令第80条第3項第2号)

⑤ 医療機器又は体外診断用医薬品の製造業者については、製造所の所在地の都道府県知事(令第80条第3項第5号)

⑥ 医療機器の修理業者については、事業所の所在地の都道府県知事(令第80条第3項第5号)

⑦ 再生医療等製品の製造販売業者については、総括責任者がその業務を行う事務所の所在地の都道府県知事(令第80条第4項第2号)

**9** 回収報告について、次のとおり定められている。〈則第228条の22〉

① 製造販売業者等が、報告を行う場合には、回収に着手した後速やかに、次の事項を厚生労働大臣に報告しなければならない。

※「製造販売業者等」とは、医薬品、医薬部外品、化粧品、医療機器もしくは再生医療等製品の製造販売業者もしくは外国特例承認取得者又は輸出用の医薬品、医薬部外品、化粧品、医療機器もしくは再生医療等製品の製造業者のこと

(一) 回収を行う者の氏名及び住所

(二) 回収の対象となる医薬品、医薬部外品、化粧品、医療機器又は再生医療等製品の名称、当該品目の製造販売又は製造に係る許可番号及び許可年月日又は登録番号及び登録年月日並びに当該品目の承認番号及び承認年月日、認証番号及び認証年月日又は届出年月日

(三) 回収の対象となる当該品目の数量、製造番号又は製造記号及び製造販売、製造又は輸入年月日

(四) 当該品目の製造所及び主たる機能を有する事務所の名称及び所在地

(五) 当該品目が輸出されたものである場合にあっては、当該輸出先の国名

(六) 回収に着手した年月日

(七) 回収の方法

(八) 回収終了予定日

(九) その他保健衛生上の被害の発生又は拡大の防止のために講じようとする措置の内容

② 回収に着手した製造販売業者等は、次に掲げる場合は速やかに厚生労働大臣にその旨及びその内容((三)の場合にあっては、回収の状況)を報告しなければならない。

第11章　医薬品等の安全対策(第68条の2—第68条の15)

　　㈠　①㈠から㈨までに掲げる報告事項に変更(軽微な変更を除く)が生じたとき
　　㈡　回収に着手した時点では想定していなかった健康被害の発生のおそれを知ったとき
　　㈢　その他厚生労働大臣が必要があると認めて回収の状況の報告を求めたとき
　③　製造販売業者等は、回収終了後速やかに、回収を終了した旨を厚生労働大臣に報告しなければならない。
⇒　上記の①㈠の「回収を行う者の氏名及び住所」は、法人にあっては以下のとおりである。〈H26/11/21 薬食発1121第10号〉
　①　法人の名称
　②　代表者の氏名
　③　総括責任者がその業務を行う事務所の所在地
　④　担当者の氏名及びその連絡先
⇒　上記の①㈡に規定する事項は、以下のとおりである。〈H26/11/21 薬食発1121第10号〉
　①　回収の対象となる医薬等の名称(一般的名称及び販売名を記載すること)
　②　当該品目の製造販売又は製造に係る許可番号及び許可年月日又は登録番号及び登録年月日
　　㈠　医薬品(体外診断用医薬品を除く)、医薬部外品、化粧品及び再生医療等製品の場合
　　　・当該品目の製造販売業者の許可番号及び許可年月日
　　　・回収の原因となった製造所の当該製造所の許可番号及び許可年月日
　　㈡　医療機器及び体外診断用医薬品の場合
　　　・当該品目の製造販売業者の許可番号及び許可年月日
　　　・登録製造所のうち、回収の原因となった工程に責任を有する登録製造所の登録番号及び登録年月日
　③　当該品目の承認番号及び承認年月日、認証番号及び認証年月日又は届出番号及び届出年月日
⇒　上記の①㈣に規定する事項は、以下のとおりである。〈H26/11/21 薬食発1121第10号〉
　①　回収の原因となった製造所の名称及び所在地(医療機器又は体外診断用医薬品の場合は、回収の原因となった工程に責任を有する登録製造所の名称及び所在地)
　②　製造販売業者の主たる機能を有する事務所の名称及び所在地
⇒　上記の①㈦に規定する事項は、以下のとおりである。〈H26/11/21 薬食発1121第10号〉
　①　当該品目の出荷時期
　②　回収対象医療機関・患者等の範囲
　③　回収情報の周知方法
　④　回収先において、回収の対象となる医薬品等を受領したことを文書により確認する旨
⇒　上記の①㈨に規定する事項は、以下のとおりである。〈H26/11/21 薬食発1121第10号〉
　①　回収の理由
　②　予想される健康被害の程度
　③　回収を決定した時点での、健康被害の発生状況
10　回収の要否及び回収対象の判断にあたっては、次に掲げる観点から総合的に判断する。

〈H26/11/21 薬食発 1121 第 10 号〉
(1) 有効性及び安全性への影響
　① 何らかの不良により医薬品等の安全性に問題がある場合は回収すること。安全性に問題がない場合であっても、有効性の問題等により期待される効能・効果が得られない場合又は期待される性能が発揮されない場合は、回収すること。製造販売業者等が不良医薬品等について有効性及び安全性に問題がないことを明確に説明できない場合には、当該不良医薬品等を回収すること
　② 薬機法又は承認事項に違反する医薬品等は回収すること
(2) 混入した異物の種類及び製品の性質
　① 異物が混入又は付着している医薬品等であって、保健衛生上問題が生じないことが明確に説明できない場合は、回収すること
　② 無菌製剤は、原則的に無菌性保証が確実か否かを重要な判断基準とすること
(3) 不良範囲の特定に関する判断
　① 製造販売業者等が不良医薬品等についてロット又は製品全体に及ぶものではないことを明確に説明できない場合には、当該不良医薬品等を回収すること。ロット又は製品全体に不良が及ばないことを説明するためには、原則として、以下の全ての条件を満たしている必要がある。
　　㈠ 不良発生の原因と工程が特定できること
　　㈡ 当該不良医薬品等と同ロットの参考品等により、品質に問題がないことが確認できること
　　㈢ GMP、QMS 又は GCTP に基づき、不良発生防止のための措置が適切に講じられていたことを説明できること
　　㈣ GQP 又は QMS に基づき、同様の品質に関わる苦情が他にも多数発生していないことが確認できること
　② 当初はロット又は製品全体に不良が及ばないと考えられた場合であっても、実際に複数施設において当該不良が生じた場合には、当該不良の発生率との関係を考慮した上で原則的に回収すること
　③ 大型医療機器、埋め込み型の医療機器又は再生医療等製品等、ロットを構成しない医療機器又は再生医療等製品の不良について、同種他製品に同様な不良がある場合、当該製品群をロットとみなし回収に準じた扱いを行うこと。同様の不良が同種他製品に及ばないと明確に説明できる場合は、「現品交換」に準じた扱いとすること

11　回収に係るクラス分類の定義及び判断基準について、次のように示されている。
〈H26/11/21 薬食発 1121 第 10 号〉
　① 回収に係るクラス分類の定義
　　回収にあたっては、不良医薬品等の使用によりもたらされる健康への危険性の程度により、以下のとおり、個別回収ごとにⅠ、Ⅱ又はⅢの数字を割りあてる。
　　㈠ クラスⅠとは、その製品の使用等が、重篤な健康被害又は死亡の原因となり得る状況をいう。

㈡ クラスⅡとは、その製品の使用等が、一時的なもしくは医学的に治癒可能な健康被害の原因となる可能性がある状況又はその製品の使用等による重篤な健康被害のおそれはまず考えられない状況をいう。

㈢ クラスⅢとは、その製品の使用等が、健康被害の原因となるとはまず考えられない状況をいう。

② クラス分類にあたっての基本的考え方

㈠ クラス分類を行う場合、当該不良医薬品等の使用に起因する直接的な安全性に係る状況(手術時間の延長を生じるおそれのある状況等を含む)だけでなく、その使用により期待される効果が得られない等、有効性に係る状況(正確な診断への影響を及ぼすおそれのある状況等を含む)についても勘案し、これらを総合的な「健康被害」としてクラス分類を行うこと

㈡ 回収にあたっては基本的にクラスⅡに該当するものと考え、健康被害発生の原因になるとはまず考えられないとする積極的な理由があればクラスⅢに、クラスⅡよりも更に重篤な健康被害発生のおそれがある場合にはクラスⅠと判断すること

㈢ クラスⅠもしくはクラスⅢと判断することが妥当と思われる場合、又はその後の状況により当初のクラス分類を変更することが妥当と思われる場合には、その理由を明確にした上で都道府県薬務主管課等より事前に厚生労働省医薬食品局監視指導・麻薬対策課へ相談すること

**12** 回収着手報告及び回収に着手した旨の情報提供について、次のように示されている。
〈H26/11/21 薬食発1121第10号〉

(1) 回収着手報告書

回収に着手した旨の報告は、原則として、文書で行うこと。ただし、保健衛生上の被害発生又は拡大の防止のために危急の事情がある場合には、その概要をファックス等により報告し、後日文書を提出することで差し支えない。

① 都道府県知事等から厚生労働省への連絡

製造販売業者等から回収着手報告があった場合、報告を受けた都道府県薬務主管課等は速やかに監視指導・麻薬対策課宛てにその旨連絡し、製造販売業者等から提出された回収着手報告の写しを送付すること。ただし、保健衛生上の被害発生又は拡大の防止のために危急の事情があり速やかに文書を送付することが困難な場合には、口頭報告の後、後日、回収着手報告書の写しを監視指導・麻薬対策課宛に送付することで差し支えない。また、当該回収の原因となった製造所が他の都道府県にある場合は、必要に応じて、当該製造所を所管する都道府県薬務主管課へも回収着手報告書の写しを送付すること

② 製造販売業者等への指示

回収を決定した時点で、必要に応じて、製造販売業者等に対して以下の事項を指示・確認すること

㈠ 納入先の医療機関等以外にも回収の対象となる医薬品等の存在が考えられる場合には、納入先以外に対しても、広く情報の周知及び回収を行うこと

㈡　特にクラスⅠの回収の場合は「医薬品安全管理責任者」、「医療機器安全管理責任者」又は「営業所管理者」等に情報の周知が行われていることを確認した上で、文書により回収品の有無の確認を行うこと
③　医薬品、医薬部外品、化粧品又は再生医療等製品の場合は、回収対象製品の製造所に対して連絡をし、同様の製造工程による不良が生じないよう対策をとること(GQP第11条、第18条第2項3号又は第21条)。体外診断用医薬品又は医療機器の場合は、品質不良等に対する必要な措置等を検討し、実施するとともに、工程を外部委託する登録製造所等に対しては、文書による連絡又は指示を行い、同様の製造工程による品質不良が生じないよう対策を講じること(QMS第60条、第63条及び第72条第2項第5号、第72条第2項第8号)
④　回収の進捗状況につき、定期的に報告を求めること
　㈠　特にクラスⅠ回収の場合は、回収率、健康被害の発生状況等について定期的な報告を求めること。回収着手当初は、おおむね1ヶ月ごとに報告するのが望ましい。ただし、回収着手と同時に回収が終了した場合はこの限りではない。
　㈡　クラスⅡ回収及びクラスⅢ回収の場合であっても、複数回にわたって医療機関等への情報提供が必要な場合や社会的関心が高い場合等、保健衛生上の危害の防止のためには都道府県薬務主管課等において定期的に回収の状況を把握しておく必要があると考えられる場合は、定期的な報告を求めること

(2) インターネットを活用した情報提供

　製造販売業者等は個別医療機関等に対する迅速な回収情報の提供を行うほか、迅速かつ広範な情報提供のために、すべての回収情報をインターネット(医薬品医療機器情報提供ホームページ)を活用して情報提供を行うこと。ただし、輸出用医薬品等であって、日本国内では流通しないものであるときは、この限りではない。

①　製造販売業者等によるインターネット掲載用資料の作成及び提出について

　医薬品等の製造販売業者等が、その製造販売をし、製造をし、又は承認を受けた医薬品等の回収に着手した場合回収着手報告にあわせて、速やかに資料を提出するよう求めること。

　　※「資料」とは、インターネット掲載用資料のこと

　㈠　提出すべき資料には以下の事項を記載することとし、簡潔かつわかりやすい内容となるよう十分な配慮を求めること
- 資料作成年月日
- 医薬品、医薬部外品、化粧品、医療機器又は再生医療等製品の別
- クラス分類の別
- 一般的名称及び販売名
- 対象ロット、数量及び出荷時期
- 製造販売業者等名称
- 回収理由
- 危惧される具体的な健康被害

第11章　医薬品等の安全対策(第68条の2―第68条の15)

- 回収開始年月日
- 効能・効果又は用途等
- その他
- 担当者及び連絡先

(二) その他
- 資料は原則1品目につき、1資料とすること
- 製造販売業者等に対し、資料は、機構のホームページに掲載されているテンプレートを使用してテキスト形式で作成するよう求めること
- 都道府県薬務主管課等への資料提出にあたっては、電子メール等、適切な手段によるよう求めること

② 都道府県薬務主管課等より厚生労働省への資料の転送について

　製造販売業者等より提出のあった資料については、速やかに監視指導・麻薬対策課へ転送すること。転送にあたっては電子メールによることが望ましい。

(3) 海外への回収情報の発信

① 対象国及び対象品目

(一) 対象国については、医薬品査察協定・医薬品査察協同スキーム(PIC／S)加盟国及び欧州連合

(二) 対象品目については、製造所の製造管理及び品質管理の方法をGMPに適合させなければならないとされている医薬品

② 対象品目について回収が発生した場合の対応

(一) クラスⅠについては、回収対象製品を輸出しているかどうかに関わらず緊急回収通報の発信が必要となるため、製造販売業者等に対して、緊急回収通報の原稿提出を求めること

(二) クラスⅡについては、回収対象製品を対象国のいずれかに対して輸出している場合は緊急回収通報の発信が必要となるため、その場合は製造販売業者等に対して、緊急回収通報の原稿提出を求めること。(回収対象製品を対象国に輸出していない場合は、緊急回収通報の発信は、原則として不要である)

　なお、回収対象ロットや輸出先が特定できていなくとも、対象国のいずれかに対して回収対象製品を輸出している可能性がある場合は、日本国内での回収を決定した時点で、製造販売業者等に対して緊急回収通報の原稿提出を求めること

(三) クラスⅢについては、緊急回収通報の発信は、原則として不要である。

③ 緊急回収通報の原稿作成から緊急回収通報発信までの手順

(一) 製造販売業者等は、別紙3(略)により緊急回収通報の原稿を英語で作成すること

(二) 都道府県薬務主管課は、製造販売業者等から緊急回収通報の原稿の提出を受けた後、速やかに監視指導・麻薬対策課まで電子メールにより緊急回収通報の原稿を提出すること。原則として、インターネット掲載用資料を監視指導・麻薬対策課に提出した日に緊急回収通報の原稿も提出すること

(三) 監視指導・麻薬対策課は、都道府県薬務主管課から緊急回収通報の原稿提出を受

けた後、速やかに電子メールにより対象国へ緊急回収通報を発信する。
　　④　フォローアップ情報
　　　　日本国内での回収を決定した時点では回収対象範囲が特定できていなかったが、その後、回収対象範囲(ロット、輸出先国等)が特定できた場合には、別紙4(略)によりフォローアップ情報を対象国へ発信する必要があるので、製造販売業者等に対してフォローアップ情報の提出を求めること。フォローアップ情報の原稿作成から発信までの手順は、上記③と同様である。
(4) 報道機関に対する協力の要請
　　①　報道機関向けの広報について
　　　　インターネットを利用して情報を入手している者以外の者に対しても保健衛生上の観点から回収情報を迅速かつ広範に提供する必要がある場合には、報道機関の協力を得るために製造販売業者等に対してプレスリリースを行うよう求めること。具体的には、以下の場合にプレスリリースが必要と考えられるが、必要に応じその他の場合においてプレスリリースを行うことは差し支えない。
　　　　※「プレスリリース」とは、報道機関向けの広報のこと
　　　㈠　クラスⅠに該当する回収(ただし、ロットを構成しない医薬品等であって同種他製品に不良が及ばず、かつ、当該医薬品等が使用されないことが確実な場合を除く)
　　　㈡　クラスⅡに該当する回収(ただし、製造販売業者等が既に対象となる医療機関等を全て把握している場合等、報道機関を利用した情報提供の必要性に乏しい場合を除く)
　　②　プレスリリース用資料について
　　　　製造販売業者等によるプレスリリース用資料の作成にあたっては、(2)①㈠に示す各事項について記載すること。その場合、専門用語を極力避け、図表を用いる等の配慮を求めること

**13** 回収の状況報告について、次のように示されている。〈H26/11/21 薬食発1121第10号〉
(1) 回収の状況報告について
　　回収を行っている製造販売業者等は、以下の場合は速やかに都道府県知事等に回収の状況を報告すること。文書による報告を求めるかどうかは、変更内容の軽重により、各都道府県薬務主管課等で判断すること
　　①　回収着手報告書において報告した事項に変更(軽微な変更を除く)が生じた場合。なお、軽微な変更に該当する場合として、以下の事項の変更が想定される。
　　　㈠　回収対象医療機関・患者等の範囲(ただし、対象が大幅に増え、改めて周知が必要な場合は、この限りではない)
　　　㈡　回収情報の周知方法
　　　㈢　回収先において、回収対象医薬品等を受領したことを確認する文書。
　　　㈣　回収終了予定日(ただし、回収終了予定日が大幅に遅れる事態が生じた場合は、この限りではない。おおむね1ヶ月以上遅れる場合を報告の目安とする)
　　②　回収に着手した時点では想定していなかった健康被害の発生のおそれを知ったとき

③ その他都道府県薬務主管課等が必要と認め、回収の状況の報告を求めたとき
　㈠ 回収の進捗状況につき、定期的に報告を求めている場合
　㈡ 回収が進まないなど状況把握が必要な場合は、都道府県薬務主管課等が個別事情を勘案して指示する。例えば、回収方法ごと(販売店受付、消費者から製造販売業者等の回収受付窓口への受付)の回収数量について報告を求めることで、回収が進まない理由を把握し、回収を進めるためにはどのような回収方法に注力すればよいかを指示するといった場合が考えられる。
(2) 都道府県知事等から厚生労働省への連絡
　　回収の状況報告については、逐一、監視指導・麻薬対策課宛の報告は不要であるが、インターネット掲載用資料の内容に訂正が発生した場合は、監視指導・麻薬対策課へ電子メールにより連絡すること
(3) その他留意事項
　　回収着手報告書において報告した事項に変更が生じた場合、回収の範囲、回収情報の周知方法等を見直す必要がないか、製造販売業者等に確認させること

**14** 回収終了報告について、次のように示されている。〈H26/11/21 薬食発1121第10号〉
　　回収を終了した旨の報告は、原則として、文書により行うこと
① 回収終了報告には、以下の事項を記載するよう製造販売業者等を指導すること
　㈠ 既に講じた又は今後講じる改善策の内容
　㈡ 回収した医薬品・医療機器等の処分方法
　㈢ 回収した医薬品・医療機器等の数量
② 回収終了に係る都道府県知事等から厚生労働省への連絡
　　製造販売業者等から回収終了報告があった場合、報告を受けた都道府県薬務主管課等は速やかに監視指導・麻薬対策課あてその旨連絡すること。その際、製造販売業者等より提出のあった回収終了報告書の写しを送付すること。また、当該回収の原因となった製造所が他の都道府県にある場合は、必要に応じて、当該製造所を所管する都道府県薬務主管課へも回収終了報告書の写しを送付すること
③ 回収終了の判断について
　　原則として、市場から回収対象製品が全て回収された時点をもって、回収終了と判断する。最終消費者への情報提供が必要な場合等、製品の特性、回収理由等を勘案して判断する。
　　埋め込み型の医療機器又は再生医療等製品の使用者に対して患者モニタリングを行う場合は、以下の3点を全て満たした時点で回収終了と判断して差し支えない。
　㈠ 医療機関への情報提供が終了していること
　㈡ 患者モニタリングの方法及び計画を策定していること
　㈢ 検診・点検が実施できないやむを得ない事情がある場合を除き、対象患者全員について、検診・点検を行っていること
　　ただし、回収終了とする場合でも、製造販売業者等は、別途、患者の状況について情報収集等することが必要であり、都道府県薬務主管課は、その実施状況等を適宜確

認する。

④ 回収した医薬品・医療機器等の廃棄について

㈠ 回収した製品は、それ以外の製品と区別して保管すること(GQP 第 12 条第 1 号、QMS 第 72 条第 2 項第 6 号)

医薬部外品(令第20条第2項の規定により製造管理又は品質管理に注意を要するものとして厚生労働大臣が指定する医薬部外品を除く)及び化粧品についても、この規定に準じて、回収した製品は、それ以外の製品と区別して保管すること

㈡ 回収が終了したことを確認するために、回収した製品は回収終了時まで保管し、回収が終了後に廃棄することを原則とするが、回収製品が膨大である場合は、都道府県薬務主管課等の確認を受けた上で適宜廃棄することで差し支えない。

**15** 再製造単回使用医療機器の回収について、次のように示されている。〈H29/7/31 薬生機審発0731 第 8 号等〉

① 原型医療機器の回収が行われた場合、その回収原因が対応する再製造単回使用医療機器の品質等に影響を与えないことが明らかである場合を除き、当該再製造単回使用医療機器についても回収すること

② 原型医療機器の回収原因により、対応する再製造単回使用医療機器に法令上の違反が生じることが明らかになった場合にも当該再製造単回使用医療機器を回収すること

**16** 輸出用医薬品等の品質に問題が生じたが、当該輸出用医薬品等と同等の製品が日本で流通しておらず、日本では回収が行われない場合は、回収の報告は不要である。

ただし、当該輸出用医薬品等の製造業者は、輸出先から情報収集を行い、製造所における品質管理等に問題がないかどうか確認する必要がある。当該製造所が回収の原因であった場合は、所管する都道府県に報告しなければならない。報告を受けた都道府県は、監視指導・麻薬対策課まで報告すること。また、報告を受けた都道府県は、必要に応じて、当該製造所の管理状況について調査を行うとともに、その結果を監視指導・麻薬対策課まで報告する。〈H26/11/21 薬食監麻発1121 第 5 号〉

## 第六十八条の十二(薬事審議会への報告等)

(平二五法八四・追加、令五法三六・一部改正)

■第68条の12第1項■

> 厚生労働大臣は、毎年度、前二条の規定によるそれぞれの報告の状況について薬事審議会に報告し、必要があると認めるときは、その意見を聴いて、医薬品、医薬部外品、化粧品、医療機器又は再生医療等製品の使用による保健衛生上の危害の発生又は拡大を防止するために必要な措置を講ずるものとする。

**趣旨**

　本規定は、厚生労働大臣は、毎年度、①副作用等の報告、②回収の報告の状況について、薬事審議会に報告し、その意見を聴いて必要な措置を講ずる旨を定めたものである。

**解説**

1　本条は、平成25年の法改正により、改正前の第77条の4の4の内容を引き継いで設けられたものである。
2　「必要な措置」として、使用上の注意の改訂の指示等を通じた注意喚起のための情報提供、効能・効果や用法用量の一部変更、調査の実施の指示、製造・販売の中止、製品の回収命令等が該当する。

■第68条の12第2項■

> 薬事審議会は、前項、第六十八条の十四第二項及び第六十八条の二十四第二項に規定するほか、医薬品、医薬部外品、化粧品、医療機器又は再生医療等製品の使用による保健衛生上の危害の発生又は拡大を防止するために必要な措置について、調査審議し、必要があると認めるときは、厚生労働大臣に意見を述べることができる。

**趣旨**

　本規定は、薬事審議会は、医薬品、医薬部外品、化粧品、医療機器又は再生医療等製品の使用による保健衛生上の危害の発生・拡大を防止するために必要な措置について、調査審議し、厚生労働大臣に意見を述べることができる旨を定めたものである。

■第68条の12第3項■

　厚生労働大臣は、第一項の報告又は措置を行うに当たつては、第六十八条の十第一項若しくは第二項若しくは前条の規定による報告に係る情報の整理又は当該報告に関する調査を行うものとする。

**趣旨**

　本規定は、厚生労働大臣は、①薬事審議会への状況報告、②保健衛生上の危害の発生・拡大を防止するために必要な措置を行うにあたっては、情報の整理又は調査を行う旨を定めたものである。


## 第六十八条の十三（機構による副作用等の報告に係る情報の整理及び調査の実施）

（平二五法八四・追加）

■第68条の13第1項■

　厚生労働大臣は、機構に、医薬品（専ら動物のために使用されることが目的とされているものを除く。以下この条において同じ。）、医薬部外品（専ら動物のために使用されることが目的とされているものを除く。以下この条において同じ。）、化粧品、医療機器（専ら動物のために使用されることが目的とされているものを除く。以下この条において同じ。）又は再生医療等製品（専ら動物のために使用されることが目的とされているものを除く。以下この条において同じ。）のうち政令で定めるものについての前条第三項に規定する情報の整理を行わせることができる。

**趣旨**

　本規定は、厚生労働大臣は、副作用等の報告（法第68条の10第1項、第2項）又は回収の報告（法第68条の11）に係る情報の整理を機構に行わせることができる旨を定めたものである。

**解説**

1　本条は、平成25年の法改正により、改正前の第77条の4の5の内容を引き継いで設けられたものである。
2　「政令で定めるもの」は、医薬品（動物専用のものを除く）、医薬部外品（動物専用のものを除く）、化粧品、医療機器（動物専用のものを除く）又は再生医療等製品（動物専用のものを除く）のうち、次に掲げるものである。〈令第64条の2〉
① 製造販売業者等による副作用等の報告（法第68条の10第1項）に係る医薬品、医薬部外品、化粧品、医療機器又は再生医療等製品
② 医薬関係者による副作用等の報告（法第68条の10第2項）に係る医薬品、医療機器又は再生医療等製品
③ 回収の報告（法第68条の11）に係るものであって、次の医薬品、医薬部外品、化粧品、

第11章　医薬品等の安全対策(第68条の2―第68条の15)

医療機器又は再生医療等製品以外のもの
(一) 薬局製造販売医薬品
(二) 令第80条第2項(第2号又は第4号に係る部分に限る)の規定により都道府県知事が回収の報告の受理を行うこととされている同項第2号又は第4号に規定する医薬品、医薬部外品又は化粧品
(三) 令第80条第3項(第2号又は第5号に係る部分に限る)の規定により都道府県知事が回収の報告の受理を行うこととされている同項第2号又は第5号に規定する医療機器又は体外診断用医薬品
(四) 令第80条第4項第2号に規定する再生医療等製品

■第68条の13第2項■

　厚生労働大臣は、前条第一項の報告又は措置を行うため必要があると認めるときは、機構に、医薬品、医薬部外品、化粧品、医療機器又は再生医療等製品についての同条第三項の規定による調査を行わせることができる。

### 趣旨

　本規定は、厚生労働大臣は、①薬事審議会への状況報告、②保健衛生上の危害の発生・拡大を防止するための措置を行うため必要があるときは、副作用等の報告又は回収の報告に関する調査を機構に行わせることができる旨を定めたものである。

■第68条の13第3項■

　厚生労働大臣が第一項の規定により機構に情報の整理を行わせることとしたときは、同項の政令で定める医薬品、医薬部外品、化粧品、医療機器又は再生医療等製品に係る第六十八条の十第一項若しくは第二項又は第六十八条の十一の規定による報告をしようとする者は、これらの規定にかかわらず、厚生労働省令で定めるところにより、機構に報告しなければならない。

### 趣旨

　本規定は、副作用等の報告又は回収の報告をしようとする者に対し、厚生労働大臣が機構に情報の整理を行わせるときは、機構に報告することを義務づけたものである。

### 解説

1　従前、副作用等の報告のうち、医薬関係者等によるもの(法第68条の10第2項)については機構への報告の対象となっていなかったが、平成25年の法改正により、これも対象に含まれることになり、副作用等の報告先の一元化が図られた。

■第68条の13第4項■

　機構は、第一項の規定による情報の整理又は第二項の規定による調査を行つたときは、遅滞なく、当該情報の整理又は調査の結果を厚生労働省令で定めるところにより、厚生労働大臣に通知しなければならない。

**趣旨**

　本規定は、機構に対し、情報の整理又は調査を行ったときは、遅滞なく、その結果を厚生労働大臣に通知することを義務づけたものである。

## 第六十八条の十四（再生医療等製品に関する感染症定期報告）

（平二五法八四・追加、令元法六三・令五法三六・一部改正）

■第68条の14第1項■

　再生医療等製品の製造販売業者又は外国製造再生医療等製品特例承認取得者は、厚生労働省令で定めるところにより、その製造販売をし、又は第二十三条の三十七の承認を受けた再生医療等製品又は当該再生医療等製品の原料若しくは材料による感染症に関する最新の論文その他により得られた知見に基づき当該再生医療等製品を評価し、その成果を厚生労働大臣に定期的に報告しなければならない。

**趣旨**

　本規定は、再生医療等製品の製造販売業者又は外国特例承認取得者に対し、その再生医療等製品又は原料もしくは材料による感染症に関する最新の論文に基づき当該再生医療等製品を評価し、その成果を厚生労働大臣に定期的に報告することを義務づけたものである。

**解説**

1　再生医療等製品の製造販売業者又は外国特例承認取得者に対しては、「その再生医療等製品の使用によるものと疑われる感染症の発生その他の有効性及び安全性に関する事項を知ったときは、その旨を厚生労働大臣に報告しなければならない(法第68条の10第1項)」と定められているところである。

　再生医療等製品は、人又は動物の細胞、組織等を原料・材料としているため、たとえ厳しい基準を満たして承認を受け、適正な製造管理及び品質管理の下に製造等されたものであっても、それでも有害なウイルス等の潜在を否定することはできず、常に保健衛生上の危害を生じる原因となり得るものであると認識すべきであろう。このような認識を前提とすれば、「安全性に関する事項を知ったとき」を対象とする感染症報告(法第68条の10第1項)では、いささか不十分であるといえるかもしれない。

　そこで、再生医療等製品の安全性評価を「定期的」に報告させることにより、製造販売業者等にその取り扱う製品が本質的に危険なものであることを再認識させ、一層の監

視能力の向上を求めるため、本規定が設けられている。
2 本規定に基づく報告は、感染症定期報告と呼ばれる。
3 「外国製造再生医療等製品特例承認取得者」とあるが、これは、外国特例承認品目については製造販売を行う者と承認を受けた者とが別の者になることを考慮し、本規定の対象に加えたものである。
4 「当該再生医療等製品の原料若しくは材料」とあるように、再生医療等製品のみならず、その原料及び材料についても本規定の対象となっている。
5 再生医療等製品の感染症定期報告について、次のとおり定められている。〈則第228条の25〉
　① 再生医療等製品の製造販売業者又は外国特例承認取得者もしくは選任製造販売業者は、その製造販売をし、又は承認を受けた再生医療等製品について、次に掲げる事項を厚生労働大臣に報告しなければならない。
　　㈠ 当該再生医療等製品の名称
　　㈡ 承認番号及び承認年月日
　　㈢ 調査期間
　　㈣ 当該再生医療等製品の出荷数量
　　㈤ 当該再生医療等製品の原材料もしくは原料もしくは材料に係る人その他の生物と同じ人その他の生物又は当該再生医療等製品について報告された、人その他の生物から人に感染すると認められる疾病についての研究報告
　　㈥ 当該再生医療等製品等によるものと疑われる感染症の種類別発生状況及び発生症例一覧
　　　※「当該再生医療等製品等」とは、当該再生医療等製品又は外国で使用されている物であって当該再生医療等製品の成分(当該再生医療等製品に含有され、又は製造工程において使用されている人その他の生物に由来するものに限る)と同一性を有すると認められる人その他の生物に由来する成分を含有し、もしくは製造工程において使用している製品のこと
　　㈦ 当該再生医療等製品等による保健衛生上の危害の発生・拡大の防止又は当該再生医療等製品の適正な使用のために行われた措置
　　㈧ 当該再生医療等製品の安全性に関する当該報告を行う者の見解
　　㈨ 当該再生医療等製品の注意事項等情報
　　㈩ 当該再生医療等製品等の品質、有効性及び安全性に関する事項その他当該再生医療等製品の適正な使用のために必要な情報
　② ①の報告は、当該再生医療等製品の製造販売の承認を受けた日等から6月(厚生労働大臣が指定する再生医療等製品にあっては、厚生労働大臣が指定する期間)以内ごとに、その期間の満了後1月以内に行わなければならない。ただし、邦文以外で記載されている当該報告に係る資料の翻訳を行う必要がある場合においては、その期間の満了後2月以内に行わなければならない。
6 感染症定期報告のための調査内容について、次のように示されている。〈H29/4/28 薬生安発0428第1号〉

(1) 解説5①㈤の「研究報告」とは、に掲げる事項を対象としたものである。
    ① 当該再生医療等製品(又は当該生物由来製品)の由来となる人その他の生物から人に感染すると認められる疾病
        ※「その他の生物」とあるが、植物を除く。
    ② 当該再生医療等製品(又は当該生物由来製品)の原材料から人に感染すると認められる疾病
        ※「原材料」とは、医薬品等の製造に使用する原料又は材料の由来となるものであって、人その他の生物を由来とするものに限る。
    ③ 生物由来成分から人に感染すると認められる疾病
        ※「生物由来成分」とは、当該再生医療等製品(又は当該生物由来製品)に含有し、又は製造工程において使用している原料又は材料(人その他の生物に由来するものに限る)のこと
    ④ 当該再生医療等製品(又は当該生物由来製品)の原材料から生物由来成分に至る間の物から人に感染すると認められる疾病
    ⑤ 当該再生医療等製品(又は当該生物由来製品)から人に感染すると認められる疾病
(2) (1)のの研究報告に係る調査を行う際しては、対象となる研究報告のうち、各再生医療等製品(又は各生物由来製品)の承認取得者等の責務に基づく適正な判断の下、次に掲げるものなど当該製品を評価するにあたって、より重要と考えられるものから、必要な調査を実施すること
    ① 新たに判明した感染症に関するもの
    ② 感染症の発生頻度の増加に関するもの
    ③ 新たに判明した感染経路に関するもの
    ④ 重大な感染症に関するもの
(3) 解説5①㈥の「感染症の種類別発生状況及び発生症例一覧」とは、次に掲げる事項を対象としたものである。
    ① 当該再生医療等製品(又は当該生物由来製品)
    ② 外国で使用されている物であって、当該再生医療等製品(又は当該生物由来製品)と同一の原材料からなる生物由来成分を含有し、又は製造工程に使用している再生医療等製品(又は当該生物由来製品)(製品名が不明であるものを含む)
(4) 論文、学会報告等により発表された個別の症例については、当該論文等を端緒として企業が把握した当該再生医療等製品(又は当該生物由来製品)によるものと疑われる個別の症例であることから、当該製品等によるものと疑われる感染症として報告を行うこと
(5) 解説5①㈦の「措置」については、次の観点から必要な調査を実施すること
    ① 当該再生医療等製品(又は当該生物由来製品)について、保健衛生上の危害の発生・拡大を防止するための措置が国内において講じられた場合のうち、感染症に係るもの
    ② 当該再生医療等製品(又は当該生物由来製品)の適正使用を確保するための措置が国内において講じられた場合のうち、感染症に係るもの
(6) 解説5①㈧の「報告を行う者の見解」については、当該報告に係る調査結果の概要及

第11章　医薬品等の安全対策(第68条の2—第68条の15)

びその調査結果に基づき検討した結果を踏まえた今後の安全対策について、製造販売業者の見解をまとめること

(7) 解説5①(ト)の「品質、有効性及び安全性に関する事項その他当該再生医療等製品の適正な使用のために必要な情報」については、次の観点から必要な調査を実施し、①と②は分けて報告すること

　① 外国における措置として、外国における以下の㈠又は㈡に係る製造、輸入又は販売の中止、回収、廃棄その他保健衛生上の危害の発生又は拡大を防止するための措置のうち、感染症に係るもの

　　㈠ 当該再生医療等製品又(は当該生物由来製品)

　　㈡ 外国で使用されている物であって、当該再生医療等製品(又は当該生物由来製品)と同一の原材料からなる生物由来成分を含有し、又は製造工程に使用している再生医療等製品(又は当該生物由来製品)(製品名が不明であるものを含む)

　② その他の適正使用情報として、(1)から(5)まで及び(7)①に掲げるもののほか、当該再生医療等製品(又は当該生物由来製品)について、品質、有効性及び安全性に関する事項その他当該再生医療等製品(又は当該生物由来製品)の適正な使用のために必要な情報のうち、感染症に係るもの

(8) 生物由来原料基準の適用を受けない原料又は材料に基づく調査は、本報告の対象外である。

(9) 感染症定期報告に係る調査は、別添に掲げる学会誌(例：AIDS、American Journal of Infection Control)、学会(例：日本医真菌学会、International Congress on Infectious Diseases)及びホームページ(例：PubMed、ProMED)等を目安として行うこと

**7** 感染症定期報告制度について、次のように示されている。〈R3/7/30 薬生発0730第5号〉

① 調査対象期間及び報告時期について

　　当該報告は、報告起算日から調査単位期間以内ごとに、その期間の満了後1月以内に行うこと。ただし、当該報告に係る研究報告等の全部又は一部が、邦文以外で記載されており、翻訳を行う必要がある場合においては、調査単位期間の満了後2月以内に報告することで差し支えない。

　※「調査単位期間」とは、6月(厚生労働大臣が指定する再生医療等製品又は生物由来製品にあっては、厚生労働大臣が指定する期間)のこと

② ①の「報告起算日」については、以下のとおり設定すること

　㈠ 再生医療等製品(及び承認日が平成15年7月30日以降の生物由来製品)の報告起算日については、国際誕生日又は国際誕生日の属する月の末日から起算して調査単位期間の整数倍を経過した日のうち当該再生医療等製品(又は当該生物由来製品)が承認された日の直前の日又は当該承認日とする。ただし、国際誕生日又は国際誕生日の属する月の末日から起算して調査単位期間の整数倍を経過した日が当該承認日と同じ場合にあっては当該承認日とする。なお、報告起算日から当該承認日の前日までの期間については、調査の対象期間となるものではない。

　※「国際誕生日」とは、我が国又は外国で初めて当該再生医療等製品(又は当該生物由来製

品)の承認された日のこと
- (二) 承認日が平成15年7月29日以前の生物由来製品の報告起算日については、国際誕生日、国際誕生日の属する月の末日又は当該承認日から起算して調査単位期間の整数倍を経過した日のうち、平成15年7月30日の直前の日とする。ただし、国際誕生日、国際誕生日の属する月の末日又は当該承認日から起算して調査単位期間の整数倍を経過した日が平成15年7月30日の場合は平成15年7月30日とする。)
- (三) 国際誕生日が明らかな場合は、原則として、国際誕生日もしくは国際誕生日に属する月の末日から算定した起算日を用いる。また、国際誕生日が不明の場合は、当該再生医療等製品(又は当該生物由来製品)の承認日を報告起算日とする。

③ 報告様式及び提出物について

　報告にあたっては、本通知別紙様式(略)及び別添1から7(略)を用いること。また、必要事項を記載した別紙様式及び別添1から7を電子的に記録したCD－R(ROM)等を提出するとともに、別紙様式については紙媒体も提出すること

④ 報告上の留意点について
- (一) 一括報告

　　同一承認取得者が承認を受けた再生医療等製品(又は生物由来製品)については、生物由来成分ごとにとりまとめて、一括して報告することができる。この場合、一括して報告するもののうち次回調査単位満了日の最も早い日までの一括した調査を行い、その後、当該調査単位満了日から、一括して報告するもののうち最も短い調査単位期間ごとに調査し、①に従い期間内に報告すること
- (二) 一つの再生医療等製品(又は生物由来製品)について、複数の生物由来成分を含有し、又は製造工程において使用している場合、それぞれの生物由来成分ごとに、別紙様式を作成し、報告すること。なお、この場合においても、当該生物由来成分ごとに、④(一)に従い、一括して報告して差し支えない。

■第68条の14第2項■

　厚生労働大臣は、毎年度、前項の規定による報告の状況について薬事審議会に報告し、必要があると認めるときは、その意見を聴いて、再生医療等製品の使用による保健衛生上の危害の発生又は拡大を防止するために必要な措置を講ずるものとする。

趣旨

　本規定は、厚生労働大臣は、毎年度、再生医療等製品に関する感染症定期報告の状況について薬事審議会に報告し、その意見を聴いて必要な措置を講ずる旨を定めたものである。

第11章 医薬品等の安全対策(第68条の2—第68条の15)

■第68条の14第3項■

　厚生労働大臣は、前項の報告又は措置を行うに当たつては、第一項の規定による報告に係る情報の整理又は当該報告に関する調査を行うものとする。

**趣旨**

　本規定は、厚生労働大臣は、①薬事審議会への状況報告、②保健衛生上の危害の発生・拡大を防止するために必要な措置を行うにあたっては、情報の整理又は調査を行う旨を定めたものである。

## 第六十八条の十五(機構による感染症定期報告に係る情報の整理及び調査の実施)

(平二五法八四・追加)

■第68条の15第1項■

　厚生労働大臣は、機構に、再生医療等製品(専ら動物のために使用されることが目的とされているものを除く。以下この条において同じ。)又は当該再生医療等製品の原料若しくは材料のうち政令で定めるものについての前条第三項に規定する情報の整理を行わせることができる。

**趣旨**

　本規定は、厚生労働大臣は、再生医療等製品に関する感染症定期報告(法第68条の14第1項)に係る情報の整理を機構に行わせることができる旨を定めたものである。

**解説**

1　「政令で定めるもの」は、再生医療等製品(動物専用のものを除く)又は当該再生医療等製品の原料もしくは材料の全部である。〈令第64条の3〉

■第68条の15第2項■

　厚生労働大臣は、前条第二項の報告又は措置を行うため必要があると認めるときは、機構に、再生医療等製品又は当該再生医療等製品の原料若しくは材料についての同条第三項の規定による調査を行わせることができる。

**趣旨**

　本規定は、厚生労働大臣は、①薬事審議会への状況報告、②保健衛生上の危害の発生・拡大を防止するための措置を行うため必要があるときは、感染症定期報告に関する調査を機構に行わせることができる旨を定めたものである。

■第68条の15第3項■

　厚生労働大臣が第一項の規定により機構に情報の整理を行わせることとしたときは、同項の政令で定める再生医療等製品又は当該再生医療等製品の原料若しくは材料に係る前条第一項の規定による報告をしようとする者は、同項の規定にかかわらず、厚生労働省令で定めるところにより、機構に報告しなければならない。

### 趣旨

　本規定は、再生医療等製品に関する感染症定期報告をしようとする者に対し、厚生労働大臣が機構に情報の整理を行わせるときは、機構に報告することを義務づけたものである。


■第68条の15第4項■

　機構は、第一項の規定による情報の整理又は第二項の規定による調査を行つたときは、遅滞なく、当該情報の整理又は調査の結果を厚生労働省令で定めるところにより、厚生労働大臣に通知しなければならない。

### 趣旨

　本規定は、機構に対し、情報の整理又は調査を行ったときは、遅滞なく、その結果を厚生労働大臣に通知することを義務づけたものである。

# 第十二章　生物由来製品の特例

（平一四法九六・追加、平二五法八四・旧第八章の二繰下）

## 第六十八条の十六（生物由来製品の製造管理者）

（平一四法九六・追加・一部改正、平二五法八四・旧第六十八条の二繰下・一部改正、令元法六三・一部改正）

■第６８条の１６第１項■

　第十七条第五項及び第十項並びに第二十三条の二の十四第五項及び第十項の規定にかかわらず、生物由来製品の製造業者は、当該生物由来製品の製造については、厚生労働大臣の承認を受けて自らその製造を実地に管理する場合のほか、その製造を実地に管理させるために、製造所(医療機器又は体外診断用医薬品たる生物由来製品にあつては、その製造工程のうち第二十三条の二の三第一項に規定する設計、組立て、滅菌その他の厚生労働省令で定めるものをするものに限る。)ごとに、厚生労働大臣の承認を受けて、医師、細菌学的知識を有する者その他の技術者を置かなければならない。

### 趣　旨

　本規定は、生物由来製品の製造業者に対し、その製造を実地に管理させるため、製造所ごとに、厚生労働大臣の承認を受けて、生物由来製品の製造管理者を置くことを義務づけたものである。

### 解　説

1　生物由来製品は、人又は生物の組織等を原料・材料としているため、たとえ厳しい審査基準を満たして承認を受け、適正な製造管理及び品質管理の下に製造等されたものであっても、それでも有害なウイルス等の潜在を否定することはできず、常に保健衛生上の危害を生じる原因となり得るものである。

　　そこで、生物由来製品の指定を受けた医薬品、医薬部外品、化粧品又は医療機器については、安全性を十分に確保するため、本章の上乗せ規定が適用することとしている。

2　生物由来製品の製造管理者の承認の申請書には、当該申請に係る製造所の管理者になろうとする者の履歴書を添えなければならない。〈則第229条第2項〉

3　生物由来製品の製造管理者の承認の申請は、製造所の所在地の都道府県知事を経由して行わなければならない。〈法第21条第2項、第23条の2の21第2項〉

4　「医師」とあるように、医学薬学系の免許取得者のうち、唯一、医師が例示されている。これは、従前の薬機法において、生物学的製剤の製造管理者として医師が挙げられていたことを踏まえると、ワクチン類を含む生物由来製品の製造管理者になるべき者の例示として適当であると考えられたためである。とはいえ、医師でありさえすれば、無条件に承認が与えられるわけではない。あくまで、個々の事例ごとにその適否の判断が行われることになる。

5　生物由来製品の製造管理者について、次のとおり示されている。〈H15/5/15 医薬発第0515017号〉

① 承認の対象は、概ね次に掲げる者とする。
　㈠ 医師、医学の学位を持つ者
　㈡ 歯科医師であって、細菌学を専攻した者
　㈢ 細菌学を専攻し、修士課程を修めた者
　㈣ 大学等で微生物学の講義及び実習を受講し、修得した後、3年以上の生物由来製品又はそれと同等の保健衛生上の注意を要する医薬品、医療機器等の製造等(治療薬として製造する場合を含む)に関する経験を有する者
② 同一施設において生物由来製品以外の製品を取り扱う者であって、製造管理者又は責任技術者が①の要件を満たし、承認される場合にあっては、当該製造管理者又は責任技術者と、生物由来製品の製造管理者の兼務を認めることとする。

**6** 本規定に違反した者は、1年以下の懲役もしくは100万円以下の罰金に処し、又はこれを併科する。〈法第86条第1項第18号〉

　また、いわゆる両罰規定の対象となっており、この行為者を使用する法人又は人には100万円以下の罰金刑が科される。〈法第90条第2号〉

■第68条の16第2項■

前項に規定する生物由来製品の製造を管理する者については、第七条第四項及び第八条第一項の規定を準用する。この場合において、第七条第四項中「その薬局の所在地の都道府県知事」とあるのは、「厚生労働大臣」と読み替えるものとする。

**趣旨**

本規定は、生物由来製品の製造管理者は、①厚生労働大臣の許可がない限り、その製造所以外の場所で薬事に関する実務に従事してはならない(法第7条第4項の準用)、②その製造所の従業者を監督し、構造設備及び生物由来製品等を管理し、その他必要な注意をしなければならない(法第8条第1項の準用)旨を定めたものである。

第12章　生物由来製品の特例（第68条の16—第68条の25）

## 第六十八条の十七（直接の容器等の記載事項）

(平一四法九六・追加・一部改正、平二五法八四・旧第六十八条の三繰下・一部改正)

> 　生物由来製品は、第五十条各号、第五十九条各号、第六十一条各号又は第六十三条第一項各号に掲げる事項のほか、その直接の容器又は直接の被包に、次に掲げる事項が記載されていなければならない。ただし、厚生労働省令で別段の定めをしたときは、この限りでない。
> 一　生物由来製品（特定生物由来製品を除く。）にあつては、生物由来製品であることを示す厚生労働省令で定める表示
> 二　特定生物由来製品にあつては、特定生物由来製品であることを示す厚生労働省令で定める表示
> 三　第六十八条の十九において準用する第四十二条第一項の規定によりその基準が定められた生物由来製品にあつては、その基準において直接の容器又は直接の被包に記載するように定められた事項
> 四　前三号に掲げるもののほか、厚生労働省令で定める事項

### 趣旨
　本規定は、生物由来製品の直接の容器等の法定表示事項を明示したものである。

### 解説
**1**　本規定に違反する生物由来製品は、販売し、貸与し、授与し、又は販売・貸与・授与の目的で貯蔵し、陳列してはならない。〈法第68条の19〉

＜第1号＞
**2**　「厚生労働省令で定める表示」は、白地に黒枠、黒字をもって記載する「生物」の文字である。〈則第230条〉

＜第2号＞
**3**　「厚生労働省令で定める表示」は、白地に黒枠、黒字をもって記載する「特生物」の文字である。〈則第231条〉

＜第3号＞
**4**　本号に基づく事項として、現在のところ定められたものはない。

＜第4号＞
**5**　「厚生労働省令で定める事項」は、人の血液又はこれから得られた物を有効成分とする生物由来製品及びこれ以外の人の血液を原材料として製造される特定生物由来製品にあつては、原材料である血液が採取された国の国名及び献血又は非献血の別である。〈則第233条〉

＜但書＞
**6**　生物由来製品については、則第211条（第220条の3及び第221条の3により準用する場合を含む）にかかわらず、製造番号又は製造記号の記載を省略することができない。〈則第232条〉

**7**　生物由来製品である製造専用医薬品等に関する表示の特例について、次のように定め

られている。〈則第233条の2〉

① 生物由来製品である製造専用医薬品
   (一) 法第50条第10号から第12号まで、第52条第2項第1号、法第68条の17及び法第68条の18の規定は、適用しない。
   (二) これに添付する文書又はその容器等に、法第68条の2第2項第1号ロからホまで及び法第68条の20の2各号に掲げる事項が記載されている場合には、符号(法第52条第1項)が当該医薬品の容器等に記載されていることを要しない。
② 生物由来製品である製造専用医薬部外品については、法第59条第7号及び第8号、第60条により準用する第52条第2項第1号、第68条の17並びに第68条の18の規定は、適用しない。
③ 生物由来製品である製造専用化粧品については、法第61条第4号、第62条により準用する第52条第2項第1号、第68条の17及び第68条の18の規定は、適用しない。
④ 生物由来製品である製造専用医療機器
   (一) 法第63条の2第2項第1号、第68条の17及び第68条の18の規定は、適用しない。
   (二) これに添付する文書又はその容器等に、法第68条の2第2項第2号ロからホまで及び第68条の20の2各号に掲げる事項が記載されている場合には、符号(法第63条の2第1項)が当該製造専用医療機器の容器等に記載されていることを要しない。


## 第六十八条の十八（添付文書等の記載事項）

（平一四法九六・追加、平二五法八四・旧第六十八条の四繰下・一部改正、令元法六三・一部改正）

> 　厚生労働大臣が指定する生物由来製品は、第五十二条第二項各号(第六十条又は第六十二条において準用する場合を含む。)又は第六十三条の二第二項各号に掲げる事項のほか、これに添付する文書又はその容器若しくは被包に、次に掲げる事項が記載されていなければならない。ただし、厚生労働省令で別段の定めをしたときは、この限りでない。
> 一　生物由来製品の特性に関して注意を促すための厚生労働省令で定める事項
> 二　次条において準用する第四十二条第一項の規定によりその基準が定められた生物由来製品にあつては、その基準において当該生物由来製品の品質、有効性及び安全性に関連する事項として記載するように定められた事項
> 三　前二号に掲げるもののほか、厚生労働省令で定める事項

**趣旨**

　本規定は、一般消費者向けの生物由来製品の添付文書等の法定記載事項を明示したものである。

**解説**

1　従前、すべての生物由来製品が本規定の対象とされていたが、令和元年の法改正により、「厚生労働大臣が指定する生物由来製品」のみに改められた。

第12章　生物由来製品の特例(第68条の16—第68条の25)

 **2** 「厚生労働大臣が指定する生物由来製品」として、一般消費者向けの生物由来製品が該当するが、現在のところ指定されたものはない。

 ⇒ 医療関係者向けの生物由来製品については、添付文書等ではなく、ホームページ上に掲載される。〈法第68条の20の2〉

 **3** 生物由来製品の添付文書の記載要領については、以下の通知により示されている。

  ① 生物由来製品の添付文書に記載すべき事項について(平成15年5月15日医薬発第0515005号)

  ② 生物由来製品の添付文書の記載要領について(平成15年5月20日医薬安発第0520004号)

 **4** 本規定に違反する生物由来製品は、販売し、貸与し、授与し、又は販売・貸与・授与の目的で貯蔵し、陳列してはならない。〈法第68条の19〉

<第1号・第3号>

 **5** 本号に基づく事項は、次のとおりである。〈則第234条第1項〉

  ① 遺伝子組換え技術を応用して製造される場合にあっては、その旨

  ② 当該生物由来製品の原料又は材料のうち、人その他の生物に由来する成分の名称

  ③ 当該生物由来製品の原材料である人その他の生物の部位等の名称(当該人その他の生物の名称を含む)

  ④ その他当該生物由来製品を適正に使用するために必要な事項

 ⇒ 特定生物由来製品にあっては、その添付文書等に、上記①から④までに掲げる事項のほか、原材料に由来する感染症を完全に排除することはできない旨が記載されていなければならない。〈則第234条第2項〉

<第2号>

 **6** 本号に基づく事項として、現在のところ定められたものはない。

## 第六十八条の十九（準用）

（平一四法九六・追加・一部改正、平二五法八四・旧第六十八条の五繰下・一部改正、令元法六三・一部改正）

> 生物由来製品については、第四十二条第一項、第五十一条、第五十三条及び第五十五条第一項の規定を準用する。この場合において、第四十二条第一項中「保健衛生上特別の注意を要する医薬品又は再生医療等製品」とあるのは「生物由来製品」と、第五十一条中「第四十四条第一項若しくは第二項又は前条各号」とあるのは「第六十八条の十七各号」と、第五十三条中「第四十四条第一項若しくは第二項又は第五十条から前条まで」とあるのは「第六十八条の十七、第六十八条の十八又は第六十八条の十九において準用する第五十一条」と、第五十五条第一項中「第五十条から前条まで、第六十八条の二第一項、第六十八条の二の三」とあるのは「第六十八条の二の三」と、「又は第六十八条の二の五」とあるのは「、第六十八条の二の五、第六十八条の十七、第六十八条の十八、第六十八条の十九において準用する第五十一条若しくは第五十三条又は第六十八条の二十の二」と、「販売し、授与し、又は販売」とあるのは「販売し、貸与し、授与し、又は販売、貸与」と読み替えるものとする。

### 趣 旨

本規定は、生物由来製品の取扱いについては、①法定の基準、②外部の容器等の記載事項、③法定事項の記載方法、④不正表示品の販売の禁止に係る規定を準用して適用する旨を定めたものである。

### 解 説

1 生物由来製品の法定表示等の方法について、次のとおり定められている。〈則第217条第1項の準用、第218条の準用〉
 ① 薬機法の規定により生物由来製品の添付文書等に記載されていなければならない事項は、特に明瞭に記載されていなければならない。
 ② 生物由来製品の法定事項の記載は、邦文でされていなければならない。


## 第六十八条の二十（販売、製造等の禁止）

（平一四法九六・追加、平二五法八四・旧第六十八条の六繰下・一部改正）

> 前条において準用する第四十二条第一項の規定により必要な基準が定められた生物由来製品であつて、その基準に適合しないものは、販売し、貸与し、授与し、又は販売、貸与若しくは授与の目的で製造し、輸入し、貯蔵し、若しくは陳列してはならない。

### 趣 旨

本規定は、不良生物由来製品は販売し、製造し、輸入してはならない旨を定めたものである。

第12章　生物由来製品の特例（第68条の16—第68条の25）

### 解説

1　「その基準に適合しないもの」は、不良生物由来製品と呼ばれる。
2　本規定に違反した者は、3年以下の懲役もしくは300万円以下の罰金に処し、又はこれを併科する。〈法第84条第25号〉
　また、いわゆる両罰規定の対象となっており、この行為者を使用する法人又は人も罰せられる。法人については1億円以下、人については300万円以下の罰金刑が科される。〈法第90条第1号〉

## 第六十八条の二十の二（注意事項等情報の公表）

（令元法六三・追加）

　生物由来製品（厚生労働大臣が指定する生物由来製品を除く。以下この条において同じ。）の製造販売業者は、生物由来製品の製造販売をするときは、厚生労働省令で定めるところにより、第六十八条の二第二項各号に定める事項のほか、次に掲げる事項について、電子情報処理組織を使用する方法その他の情報通信の技術を利用する方法により公表しなければならない。ただし、厚生労働省令で別段の定めをしたときは、この限りでない。
一　生物由来製品の特性に関して注意を促すための厚生労働省令で定める事項
二　第六十八条の十九において準用する第四十二条第一項の規定によりその基準が定められた生物由来製品にあつては、その基準において当該生物由来製品の品質、有効性及び安全性に関連する事項として公表するように定められた事項
三　前二号に掲げるもののほか、厚生労働省令で定める事項

### 趣旨

　本規定は、製造販売業者に対し、医療関係者向けの生物由来製品の製造販売をするときは、注意事項等情報を機構のホームページ上に公表することを義務づけるとともに、その注意事項等情報に該当する事項を明示したものである。【法第68条の2第1項参照】

### 解説

1　生物由来製品の注意事項等情報の公表について、次のとおり定められている。〈則第235条の2〉
　① 注意事項等情報の公表は、機構のホームページを使用する方法により行う。
　② 注意事項等情報の表示は、邦文でされていなければならない。
2　本規定に違反する生物由来製品は、販売し、貸与し、授与し、又は販売・貸与・授与の目的で貯蔵し、陳列してはならない。〈法第55条第1項の準用〉

＜第1号・第3号＞

3　本号に基づく事項は、次のとおりである。〈則第235条の3第1項〉
　① 遺伝子組換え技術を応用して製造される場合にあっては、その旨
　② 当該生物由来製品の原料又は材料のうち、人その他の生物に由来する成分の名称

③ 当該生物由来製品の原材料である人その他の生物の部位等の名称(当該人その他の生物の名称を含む)

④ その他当該生物由来製品を適正に使用するために必要な事項

⇒ 特定生物由来製品にあっては、上記①から④までに掲げる事項のほか、原材料に由来する感染症を完全に排除することはできない旨が公表されていなければならない。〈則第235条の3第2項〉

＜第2号＞

4 本号に基づく事項として、現在のところ定められたものはない。

＜但書＞

5 生物由来製品である製造専用医薬品又は製造専用医療機器について、これに添付する文書又はその容器等に、注意事項等情報(法第68条の2第2項第1号ロからホまで又は第68条の2第2項第2号ロからホまで及び第68条の20の2各号)が記載されている場合には適用しない。〈則第235条の4〉

## 第六十八条の二十一（特定生物由来製品取扱医療関係者による特定生物由来製品に係る説明）

(平一四法九六・追加、平二五法八四・旧第六十八条の七繰下・一部改正)

> 特定生物由来製品を取り扱う医師その他の医療関係者(以下「特定生物由来製品取扱医療関係者」という。)は、特定生物由来製品の有効性及び安全性その他特定生物由来製品の適正な使用のために必要な事項について、当該特定生物由来製品の使用の対象者に対し適切な説明を行い、その理解を得るよう努めなければならない。

**趣旨**

本規定は、取扱医療関係者に対し、特定生物由来製品の使用の対象者にその適正な使用のために必要な事項について適切な説明を行い、その理解を得るよう努めることを義務づけたものである。

**解説**

1 特定生物由来製品は、感染症の発生リスクが理論的、経験的に高いものであることから、患者の理解を得た上で使用すべきものとするため、本規定が設けられている。

2 「使用の対象者」とあるが、特定生物由来製品の動物への使用にあっては、その所有者又は管理者をいう。〈法第1条の5第1項〉

3 特定生物由来製品の使用の対象者が理解の能力に欠くこと等により理解を得ることが困難であるときは、使用の対象者の親権を行う者、配偶者、後見人等に対し、適切な説明を行い、その理解を得るよう努めることで差し支えない。その説明にあたっては、当該特定生物由来製品の添付文書等を参考として、以下の事項等について、書面その他の適切な手段により適切な説明を行う。〈H15/5/15 医薬発第0515012号〉

① 疾病の治療又は予防のため、当該特定生物由来製品の使用が必要であること
② 当該特定生物由来製品が人その他の生物に由来するものを原料又は材料としており、そのことに由来する感染症に対する安全対策が講じられてはいるものの、そのリスクを完全に排除することはできないこと
③ 当該特定生物由来製品の使用に際し、薬局又は病院もしくは診療所において、使用の対象者の氏名及び住所を記録し、保存する。当該記録は、当該特定生物由来製品の使用による保健衛生上の危害の発生又は拡大を防止するための措置を講ずるために必要と認められる場合であって、当該特定生物由来製品の使用の対象者の利益になるときに限り、当該特定生物由来製品の製造承認取得者等へ提供することがあること

## 第六十八条の二十二（生物由来製品に関する記録及び保存）

（平一四法九六・追加・一部改正、平二五法八四・旧第六十八条の九繰下・一部改正）

■第68条の22第1項■

> 生物由来製品につき第十四条若しくは第二十三条の二の五の承認を受けた者、選任外国製造医薬品等製造販売業者又は選任外国製造医療機器等製造販売業者（以下この条及び次条において「生物由来製品承認取得者等」という。）は、生物由来製品を譲り受け、又は借り受けた薬局開設者、生物由来製品の製造販売業者、販売業者若しくは貸与業者又は病院、診療所若しくは飼育動物診療施設の開設者の氏名、住所その他の厚生労働省令で定める事項を記録し、かつ、これを適切に保存しなければならない。

**趣旨**

本規定は、生物由来製品の承認取得者又は選任製造販売業者に対し、その流通先情報を記録し、保存することを義務づけたものである。【法第68条の7第1項参照】

**解説**

1　「厚生労働省令で定める事項」は、次のとおりである。〈則第236条〉
① 生物由来製品を譲り受け、又は貸借した者の氏名又は名称及び住所
② 生物由来製品の名称及び製造番号又は製造記号
③ 生物由来製品の数量
④ 生物由来製品を譲り渡し、又は貸与した年月日
⑤ 生物由来製品の使用の期限
⑥ ①から⑤までのほか、生物由来製品に係る保健衛生上の危害の発生・拡大を防止するために必要な事項

■**第68条の22第2項**■

> 生物由来製品の販売業者又は貸与業者は、薬局開設者、生物由来製品の製造販売業者、販売業者若しくは貸与業者又は病院、診療所若しくは飼育動物診療施設の開設者に対し、生物由来製品を販売し、貸与し、又は授与したときは、その譲り受け、又は借り受けた者に係る前項の厚生労働省令で定める事項に関する情報を当該生物由来製品承認取得者等に提供しなければならない。

**趣旨**

本規定は、生物由来製品の販売業者又は貸与業者に対し、その流通先情報を承認取得者又は選任製造販売業者に提供することを義務づけたものである。【法第68条の7第2項参照】

**解説**

1 「生物由来製品承認取得者等」とは、生物由来製品の承認取得者又は選任製造販売業者をいう。〈法第68条の22第1項〉


■**第68条の22第3項**■

> 特定生物由来製品取扱医療関係者は、その担当した特定生物由来製品の使用の対象者の氏名、住所その他の厚生労働省令で定める事項を記録するものとする。

**趣旨**

本規定は、取扱医療関係者は、その担当した特定生物由来製品の使用者情報を記録する旨を定めたものである。【法第68条の7第3項参照】

**解説**

1 「特定生物由来製品取扱医療関係者」とは、特定生物由来製品を取り扱う医師その他の医療関係者をいう。〈法第68条の21〉

2 「使用の対象者」とあるが、特定生物由来製品の動物への使用にあっては、その所有者又は管理者をいう。〈法第1条の5第1項〉

3 「厚生労働省令で定める事項」は、次のとおりである。〈則第237条〉

① 特定生物由来製品の使用の対象者の氏名及び住所

② 特定生物由来製品の名称及び製造番号又は製造記号

③ 特定生物由来製品の使用の対象者に使用した年月日

④ ①から③までのほか、特定生物由来製品に係る保健衛生上の危害の発生・拡大を防止するために必要な事項

第12章 生物由来製品の特例(第68条の16—第68条の25)

■第68条の22第4項■

薬局の管理者又は病院、診療所若しくは飼育動物診療施設の管理者は、前項の規定による記録を適切に保存するとともに、特定生物由来製品につき第十四条若しくは第二十三条の二の五の承認を受けた者、選任外国製造医薬品等製造販売業者、選任外国製造医療機器等製造販売業者又は第六項の委託を受けた者(以下この条において「特定生物由来製品承認取得者等」という。)からの要請に基づいて、当該特定生物由来製品の使用による保健衛生上の危害の発生又は拡大を防止するための措置を講ずるために必要と認められる場合であって、当該特定生物由来製品の使用の対象者の利益になるときに限り、前項の規定による記録を当該特定生物由来製品承認取得者等に提供するものとする。

**趣旨**

本規定は、①薬局の管理者、②病院、診療所又は飼育動物診療施設の管理者は、特定生物由来製品の使用者情報の記録を適切に保存するとともに、保健衛生上の危害の発生・拡大を防止するために必要な場合であって、その使用者の利益になるときに限り、使用者情報の記録を承認取得者等に提供する旨を定めたものである。

■第68条の22第5項■

特定生物由来製品の販売業者又は貸与業者は、前二項の規定による記録及び保存の事務が円滑に行われるよう、当該特定生物由来製品取扱医療関係者又は薬局の管理者若しくは病院、診療所若しくは飼育動物診療施設の管理者に対する説明その他の必要な協力を行わなければならない。

**趣旨**

本規定は、特定生物由来製品の販売業者又は貸与業者に対し、その使用者情報の記録及び保存の事務が円滑に行われるよう、①取扱医療関係者、②薬局の管理者、③病院、診療所又は飼育動物診療施設の管理者に協力することを義務づけたものである。【法第68条の7第5項参照】

■**第68条の22第6項**■

> 生物由来製品承認取得者等は、その承認を受けた生物由来製品の一の品目の全てを取り扱う販売業者その他の厚生労働省令で定める基準に適合する者に対して、第一項の規定による記録又は保存の事務の全部又は一部を委託することができる。この場合において、生物由来製品承認取得者等は、あらかじめ、厚生労働省令で定める事項を厚生労働大臣に届け出なければならない。

**趣旨**

本規定は、生物由来製品の承認取得者又は選任製造販売業者は、一つの品目のすべてを取り扱う販売業者等に、流通先情報の記録又は保存の事務を委託することができる旨を定めたものである。なお、記録又は保存の事務を委託する場合は、承認取得者又は選任製造販売業者に対し、あらかじめ、厚生労働大臣に届出することが義務づけられている。【法第68条の7第6項参照】

**解説**

1　「厚生労働省令で定める基準」は、次のとおりである。〈則第238条第1項〉
　① 生物由来製品承認取得者等から、その生物由来製品を譲り受け、又は貸借する製造販売業者又は販売業者もしくは貸与業者であること
　② 記録受託責任者を選任していること
2　「厚生労働省令で定める事項」は、次のとおりである。〈則第238条第2項〉
　① 生物由来製品承認取得者等及び受託者の氏名及び住所
　② 記録受託責任者の氏名及び住所
　③ 当該生物由来製品の名称、承認番号及び承認年月日
3　届書には、次に掲げる書類を添付しなければならない。〈則第238条第4項本文〉
　① 受託者の住民票の写し(受託者が法人であるときは、登記事項証明書)
　② 受託者が基準(則第238条第1項)に適合することを証する書類
　③ 委託契約書の写し

■**第68条の22第7項**■

> 特定生物由来製品承認取得者等又はこれらの役員若しくは職員は、正当な理由なく、第四項の保健衛生上の危害の発生又は拡大を防止するために講ずる措置の実施に関し、その職務上知り得た人の秘密を漏らしてはならない。これらの者であつた者についても、同様とする。

**趣旨**

本規定は、特定生物由来製品の承認取得者又は選任製造販売業者に対し、その使用者情報の秘密保持義務を課したものである。【法第14条第14項参照】

### 解説

1. 「特定生物由来製品承認取得者等」とは、特定生物由来製品につき、①承認取得者又は選任外国製造医薬品等製造販売業者、②流通先情報の記録又は保存の事務の委託を受けた者をいう。〈法第68条の22第4項〉
2. 本規定に違反した者は、6月以下の懲役又は30万円以下の罰金に処する。〈法第86条の3第1項第10号〉

   また、いわゆる両罰規定の対象となっており、この行為者を使用する法人又は人には30万円以下の罰金刑が科される。〈法第90条第2号〉

   なお、この罪は、告訴がなければ公訴を提起することができない。〈法第86条の3第2項〉

■第68条の22第8項■

> 前各項に定めるもののほか、第一項、第三項及び第四項の規定による記録及び保存の事務（次条において「記録等の事務」という。）に関し必要な事項は、厚生労働省令で定める。

### 趣旨

本規定は、①生物由来製品の流通先情報、②特定生物由来製品の使用者情報の記録及び保存の事務に関し必要な事項については、省令で定める旨を明示したものである。

### 解説

1. 生物由来製品承認取得者等は、「生物由来製品承認取得者等及び受託者の氏名及び住所（則第238条第2項第1号）」又は「記録受託責任者の氏名及び住所（同項第2号）」に変更があったときは、30日以内に、厚生労働大臣にその旨を届け出なければならない。〈則第239条第1項〉

⇒ 上記の届書には、変更に係る事項を証する書類を添付しなければならない。〈則第239条第3項〉

2. 記録の保存について、次のとおり定められている。〈則第240条〉
   ① 生物由来製品承認取得者等は、生物由来製品の流通先情報の記録を、次に掲げる期間、保存しなければならない。
      ㈠ 特定生物由来製品又は人の血液を原材料として製造される生物由来製品にあっては、その出荷日から起算して少なくとも30年間
      ㈡ 生物由来製品（㈠を除く）にあっては、その出荷日から起算して少なくとも10年間
   ② 薬局の管理者又は病院、診療所もしくは動物診療施設の管理者は、特定生物由来製品の使用者情報の記録を、その使用した日から起算して少なくとも20年間、これを保存しなければならない。
   ③ ①及び②にかかわらず、生物由来製品の承認取得者等又は薬局の管理者もしくは病院・診療所・動物診療施設の管理者は、厚生労働大臣が指定する生物由来製品にあっては、その流通先情報又は使用者情報の記録を、厚生労働大臣が指定する期間、保存しなければならない。

## 第六十八条の二十三（生物由来製品に関する指導及び助言）

（平一四法九六・追加・一部改正、平二五法八四・旧第六十八条の十繰下・一部改正）

> 厚生労働大臣又は都道府県知事は、生物由来製品承認取得者等、前条第六項の委託を受けた者、生物由来製品の販売業者若しくは貸与業者、特定生物由来製品取扱医療関係者若しくは薬局の管理者又は病院、診療所若しくは飼育動物診療施設の管理者に対し、記録等の事務について必要な指導及び助言を行うことができる。

### 趣旨

本規定は、厚生労働大臣又は都道府県知事は、①生物由来製品の承認取得者又は選任製造販売業者、②流通先情報の記録又は保存の事務の委託を受けた者、③生物由来製品の販売業者又は貸与業者、④取扱医療関係者、⑤薬局の管理者、⑥病院、診療所又は飼育動物診療施設の管理者に対し、記録等の事務について必要な指導及び助言を行うことができる旨を定めたものである。【法第68条の6参照】

### 解説

1　「前条第六項の委託を受けた者」とは、承認取得者等から、生物由来製品の流通先情報の記録等の事務の委託を受けた者をいう。〈法第68条の22第6項〉

2　「記録等の事務」とは、次に掲げるものをいう。〈法第68条の22第8項〉
① 生物由来製品の流通先情報を記録し、保存する事務
② 特定生物由来製品の使用者情報を記録する事務
③ 特定生物由来製品の使用者情報の記録を保存する事務


## 第六十八条の二十四（生物由来製品に関する感染症定期報告）

（平二五法八四・追加、令元法六三・令五法三六・一部改正）

■第68条の24第1項■

> 生物由来製品の製造販売業者、外国製造医薬品等特例承認取得者又は外国製造医療機器等特例承認取得者は、厚生労働省令で定めるところにより、その製造販売をし、又は第十九条の二若しくは第二十三条の二の十七の承認を受けた生物由来製品又は当該生物由来製品の原料若しくは材料による感染症に関する最新の論文その他により得られた知見に基づき当該生物由来製品を評価し、その成果を厚生労働大臣に定期的に報告しなければならない。

### 趣旨

本規定は、生物由来製品の製造販売業者又は外国特例承認取得者に対し、その生物由来製品又は原料もしくは材料による感染症に関する最新の論文に基づき当該生物由来製品を評価し、その成果を厚生労働大臣に定期的に報告することを義務づけたものである。【法第68条の14参照第1項】

第12章　生物由来製品の特例(第68条の16—第68条の25)

**解説**

1　本規定に基づく報告は、感染症定期報告と呼ばれる。
2　生物由来製品の感染症定期報告について、次のとおり定められている。〈則第241条〉
　① 生物由来製品の製造販売業者又は外国特例承認取得者もしくは選任製造販売業者は、その製造販売をし、又は承認を受けた生物由来製品について、次に掲げる事項を厚生労働大臣に報告しなければならない。
　　㈠ 当該生物由来製品の名称
　　㈡ 承認番号及び承認年月日
　　㈢ 調査期間
　　㈣ 当該生物由来製品の出荷数量
　　㈤ 当該生物由来製品の原材料もしくは原料もしくは材料に係る人その他の生物と同じ人その他の生物又は当該生物由来製品について報告された、人その他の生物から人に感染すると認められる疾病についての研究報告
　　㈥ 当該生物由来製品等によるものと疑われる感染症の種類別発生状況及び発生症例一覧
　　　※「当該生物由来製品等」とは、当該生物由来製品又は外国で使用されている物であって当該生物由来製品の成分(当該生物由来製品に含有され、又は製造工程において使用されている人その他の生物に由来するものに限る)と同一性を有すると認められる人その他の生物に由来する成分を含有し、もしくは製造工程において使用している製品のこと
　　㈦ 当該生物由来製品等による保健衛生上の危害の発生・拡大の防止又は当該生物由来製品の適正な使用のために行われた措置
　　㈧ 当該生物由来製品の安全性に関する当該報告を行う者の見解
　　㈨ 当該生物由来製品の添付文書又は注意事項等情報
　　㈩ 当該生物由来製品等の品質、有効性及び安全性に関する事項その他当該生物由来製品の適正な使用のために必要な情報
　② ①の報告は、当該生物由来製品の製造販売の承認を受けた日等から6月(厚生労働大臣が指定する生物由来製品にあっては、厚生労働大臣が指定する期間)以内ごとに、その期間の満了後1月以内に行わなければならない。ただし、邦文以外で記載されている当該報告に係る資料の翻訳を行う必要がある場合においては、その期間の満了後2月以内に行わなければならない。

■第68条の24第2項■

　厚生労働大臣は、毎年度、前項の規定による報告の状況について薬事審議会に報告し、必要があると認めるときは、その意見を聴いて、生物由来製品の使用による保健衛生上の危害の発生又は拡大を防止するために必要な措置を講ずるものとする。

**趣旨**

　本規定は、厚生労働大臣は、毎年度、生物由来製品に関する感染症定期報告の状況について薬事審議会に報告し、その意見を聴いて必要な措置を講ずる旨を定めたものである。


■第68条の24第3項■

　厚生労働大臣は、前項の報告又は措置を行うに当たつては、第一項の規定による報告に係る情報の整理又は当該報告に関する調査を行うものとする。

**趣旨**

　本規定は、厚生労働大臣は、①薬事審議会への状況報告、②保健衛生上の危害の発生・拡大を防止するために必要な措置を行うにあたっては、情報の整理又は調査を行う旨を定めたものである。


## 第六十八条の二十五（機構による感染症定期報告に係る情報の整理及び調査の実施）

(平一四法一九二・追加、平二五法八四・旧第六十八条の十一繰下・一部改正)

■第68条の25第1項■

　厚生労働大臣は、機構に、生物由来製品（専ら動物のために使用されることが目的とされているものを除く。以下この条において同じ。）又は当該生物由来製品の原料若しくは材料のうち政令で定めるもの[1]についての前条第三項に規定する情報の整理を行わせることができる。

**趣旨**

　本規定は、厚生労働大臣は、生物由来製品に関する感染症定期報告（法第68条の24第1項）に係る情報の整理を機構に行わせることができる旨を定めたものである。

**解説**

1　「政令で定めるもの」は、生物由来製品(動物専用のものを除く)又は当該生物由来製品の原料もしくは材料の全部である。〈令第65条〉

第12章　生物由来製品の特例(第68条の16―第68条の25)

■第68条の25第2項■

　厚生労働大臣は、前条第二項の報告又は措置を行うため必要があると認めるときは、機構に、生物由来製品又は当該生物由来製品の原料若しくは材料についての同条第三項の規定による調査を行わせることができる。

**趣旨**

　本規定は、厚生労働大臣は、①薬事審議会への状況報告、②保健衛生上の危害の発生・拡大を防止するための措置を行うため必要があるときは、感染症定期報告に関する調査を機構に行わせることができる旨を定めたものである。


■第68条の25第3項■

　厚生労働大臣が第一項の規定により機構に情報の整理を行わせることとしたときは、同項の政令で定める生物由来製品又は当該生物由来製品の原料若しくは材料に係る前条第一項の規定による報告をしようとする者は、同項の規定にかかわらず、厚生労働省令で定めるところにより、機構に報告しなければならない。

**趣旨**

　本規定は、生物由来製品に関する感染症定期報告をしようとする者に対し、厚生労働大臣が機構に情報の整理を行わせるときは、機構に報告することを義務づけたものである。


■第68条の25第4項■

　機構は、第一項の規定による情報の整理又は第二項の規定による調査を行つたときは、遅滞なく、当該情報の整理又は調査の結果を厚生労働省令で定めるところにより、厚生労働大臣に通知しなければならない。

**趣旨**

　本規定は、機構に対し、情報の整理又は調査を行ったときは、遅滞なく、その結果を厚生労働大臣に通知することを義務づけたものである。

# 第十三章　監督

（平二五法八四・旧第九章繰下）

## 第六十九条（立入検査等）

（昭五四法五六・昭五八法五七・平四法四六・平六法五〇・平六法八四・平一一法八七・平一一法一六〇・平一二法一二六・平一四法一九二・平一四法九六（平一四法一九二・平一五法一〇二）・平一八法八四・平一八法六九・平二三法一〇五・平二五法四四（平二五法八四（平二五法一〇三））・平二五法一〇三・平二五法八四（平二五法一〇三）・平二六法一二二・令元法六三・令四法四七・一部改正）

■第６９条第１項■

厚生労働大臣又は都道府県知事は、医薬品、医薬部外品、化粧品、医療機器若しくは再生医療等製品の製造販売業者若しくは製造業者、医療機器の修理業者、第十八条第五項、第二十三条の二の十五第五項、第二十三条の三十五第五項、第六十八条の五第四項、第六十八条の七第六項若しくは第六十八条の二十二第六項の委託を受けた者又は第八十条の六第一項の登録を受けた者(以下この項において「製造販売業者等」という。)が、第十二条の二、第十三条第五項若しくは第六項(これらの規定を同条第九項において準用する場合を含む。)、第十三条の二の二第五項、第十四条第二項、第十五項若しくは第十六項、第十四条の三第三項、第十四条の九、第十七条、第十八条第一項から第四項まで、第十八条の二、第十九条、第二十三条、第二十三条の二の二、第二十三条の二の三第四項、第二十三条の二の五第二項、第十五項若しくは第十六項、第二十三条の二の八第三項、第二十三条の二の十二、第二十三条の二の十四(第四十条の三において準用する場合を含む。)、第二十三条の二の十五第一項から第四項まで(これらの規定を第四十条の三において準用する場合を含む。)、第二十三条の二の十五の二(第四十条の三において準用する場合を含む。)、第二十三条の二の十六(第四十条の三において準用する場合を含む。)、第二十三条の二の二十二(第四十条の三において準用する場合を含む。)、第二十三条の二十一、第二十三条の二十二第五項若しくは第六項(これらの規定を同条第九項において準用する場合を含む。)、第二十三条の二十五第二項、第十一項若しくは第十二項、第二十三条の二十八第三項、第二十三条の三十四、第二十三条の三十五第一項から第四項まで、第二十三条の三十五の二、第二十三条の三十六、第二十三条の四十二、第四十条の二第五項若しくは第六項(これらの規定を同条第八項において準用する場合を含む。)、第四十条の四、第四十六条第一項若しくは第四項、第五十八条、第六十八条の二の五、第六十八条の二の六第一項若しくは第二項、第六十八条の五第一項若しくは第四項から第六項まで、第六十八条の七第一項若しくは第六項から第八項まで、第六十八条の九、第六十八条の十第一項、第六十八条の十一、第六十八条の十四第一項、第六十八条の十六、第六十八条の二十二第一項若しくは第六項から第八項まで、第六十八条の二十四第一項、第八十条第一項から第三項まで若しくは第七項、第八十条の八若しくは第八十条の九第一項の規定又は第七十一条、第七十二条第一項から第三項まで、第七十二条の二の二、第七十二条の四、第七十三条、第七十五条第一項若しくは第七十五条の二第一項に基づく命令を遵守しているかどうかを確かめるために必要があると認めるときは、当該製造販売業者等に対して、厚生労働省令で定めるところにより必要な報告をさせ、又は当該職員に、工場、事務所その他当該製造販売業者等が医薬品、医薬部外品、化粧品、医療機器若しくは再生医療等製品を業務上

第13章　監督（第69条—第76条の3の3）

> 取り扱う場所に立ち入り、その構造設備若しくは帳簿書類その他の物件を検査させ、若しくは従業員その他の関係者に質問させることができる。

### 趣旨

本規定は、厚生労働大臣又は都道府県知事等は、製造販売業者等が薬機法を遵守しているかどうかを確かめるため、必要な報告をさせ、当該職員に立入検査等をさせることができる旨を定めたものである。

### 解説

1 本規定の立入検査等は、製造販売業者等の業許可に付随する業務の遵守状況を確認するためのものである。

2 令和元年の法改正において、①総括責任者等の責任者として必要な能力及び経験を有する者の選任、②責任者の書面による意見申述、③申述された意見の尊重及び申述された意見により講じた措置内容の記録、④製造販売業者等の法令遵守体制の構築等が掲げられたことに伴い、これらの遵守状況を確認するための立入検査等の権限を監督権者に付与するため、同年の法改正により本規定が改められた。

3 「都道府県知事」とあるが、薬局開設者が当該薬局における設備及び器具をもって医薬品を製造し、その医薬品を当該薬局において販売する場合であって、当該薬局の所在地が保健所設置市又は特別区の区域にある場合においては、市長又は区長となる。〈法第21条第1項〉

4 「厚生労働大臣又は都道府県知事」とあるが、これは、厚生労働大臣と都道府県知事に対して重畳的な権限の行使を認めたものである。

立入検査等の権限は、本来、各々の事業者の許可権者が行使すべきものといえるが、保健衛生上の危害の発生・拡大を防ぐためには迅速な対処が必要であることから、例えば、厚生労働大臣に原処分権がある場合であっても、監督事務の実働部隊である都道府県が自らの判断で立入検査等を行うことができる仕組みとしている。

5 「必要があると認めるとき」とあるように、報告徴収及び立入検査等の権限は、むやみに行使されるべきではなく、あくまで保健衛生上の見地から必要な場合に限定される。

6 「当該職員」は、厚生労働省、都道府県、保健所設置市又は特別区の職員をさす。なお、当該職員には司法警察権が与えられていないため、司法処分を必要と認めるときは、検察当局へ告発する必要がある。

7 「立ち入り」とあるが、立入先の同意は必要としない。

8 「関係者」として、例えば、製造販売業者等の使用人、仕入先及び納品先が該当する。

9 監督権者は、必要な報告を求めるときは、その理由を通知する。〈則第244条〉

10 本規定は、国内事業者のみを対象とし、外国に対する主権侵害を回避するため外国事業者を除外している。外国事業者である外国特例承認取得者、認定外国製造業者及び登録外国製造業者については、本規定ではなく、別の規定（法第75条の2の2第1項第2号・第3号、第75条の4第1項第1号・第2号、第75条の5第1項第1号・第2号）に基づき、厚

生労働大臣が必要な報告を求め、その職員に立入検査等を行わせることになる。これは、国内事業者が報告拒否や検査妨害を行ったときには罰則(法第87条第13号)が適用されるが、外国事業者に対しては罰則を科すことができないためである。

11 本規定による報告をせず、もしくは虚偽の報告をし、本規定による立入検査を拒み、妨げ、もしくは忌避し、又は本規定による質問に対して、正当な理由なしに答弁せず、もしくは虚偽の答弁をした者は、50万円以下の罰金に処する。〈法第87条第13号〉

また、いわゆる両罰規定の対象となっており、この行為者を使用する法人又は人には50万円以下の罰金刑が科される。〈法第90条第2号〉

■第69条第2項■

都道府県知事(薬局、店舗販売業又は高度管理医療機器等若しくは管理医療機器(特定保守管理医療機器を除く。)の販売業若しくは貸与業にあつては、その薬局、店舗又は営業所の所在地が保健所を設置する市又は特別区の区域にある場合においては、市長又は区長。第七十条第一項、第七十二条第四項、第七十二条の二第一項、第七十二条の二の二、第七十二条の四、第七十二条の五、第七十三条、第七十五条第一項、第七十六条、第七十六条の三の二及び第八十一条の二において同じ。)は、薬局開設者、医薬品の販売業者、第三十九条第一項若しくは第三十九条の三第一項の医療機器の販売業者若しくは貸与業者又は再生医療等製品の販売業者(以下この項において「販売業者等」という。)が、第五条、第七条第一項、第二項、第三項(第四十条第一項及び第四十条の七第一項において準用する場合を含む。)若しくは第四項、第八条(第四十条第一項及び第四十条の七第一項において準用する場合を含む。)、第九条第一項(第四十条第一項、第二項及び第三項並びに第四十条の七第一項において準用する場合を含む。)若しくは第二項(第四十条第一項及び第四十条の七第一項において準用する場合を含む。)、第九条の二(第四十条第一項及び第二項並びに第四十条の七第一項において準用する場合を含む。)、第九条の三から第九条の五まで、第十条第一項(第三十八条、第四十条第一項及び第二項並びに第四十条の七第一項において準用する場合を含む。)若しくは第二項(第三十八条第一項において準用する場合を含む。)、第十一条(第三十八条、第四十条第一項及び第四十条の七第一項において準用する場合を含む。)、第二十六条第四項若しくは第五項、第二十七条から第二十九条の四まで、第三十条第三項若しくは第四項、第三十一条から第三十三条まで、第三十四条第三項から第五項まで、第三十五条から第三十六条の六まで、第三十六条の九から第三十七条まで、第三十九条第四項若しくは第五項、第三十九条の二、第三十九条の三第二項、第四十条の四、第四十条の五第四項、第五項若しくは第七項、第四十条の六、第四十五条、第四十六条第一項若しくは第四項、第四十九条、第五十七条の二(第六十五条の四において準用する場合を含む。)、第六十八条の二の六、第六十八条の五第三項、第五項若しくは第六項、第六十八条の七第二項、第五項若しくは第八項、第六十八条の九第二項、第六十八条の十第二項、第六十八条の二十二第二項、第五項若しくは第八項若しくは第八十条第七項の規定又は第七十二条第四項、第七十二条の二第一項若しくは第二項、第七十

第13章　監督(第69条―第76条の3の3)

> 二条の二の二、第七十二条の四、第七十三条、第七十四条若しくは第七十五条第一項に基づく命令を遵守しているかどうかを確かめるために必要があると認めるときは、当該販売業者等に対して、厚生労働省令で定めるところにより必要な報告をさせ、又は当該職員に、薬局、店舗、事務所その他当該販売業者等が医薬品、医療機器若しくは再生医療等製品を業務上取り扱う場所に立ち入り、その構造設備若しくは帳簿書類その他の物件を検査させ、若しくは従業員その他の関係者に質問させることができる。

### 趣旨

本規定は、都道府県知事等は、販売業者等が薬機法を遵守しているかどうかを確かめるため、必要な報告をさせ、当該職員に立入検査等をさせることができる旨を定めたものである。

### 解説

1　本規定の立入検査等は、販売業者等の業許可に付随する業務の遵守状況を確認するためのものである。

2　令和元年の法改正において、①薬局の管理者等の責任者として必要な能力及び経験を有する者の選任、②責任者の書面による意見申述、③申述された意見により講じた措置の内容の記録、④薬局開設者等の法令遵守体制の構築等が掲げられたことに伴い、これらの遵守状況を確認するための立入検査等の権限を監督権者に付与するため、同年の法改正により本規定が改められた。

3　本規定により都道府県知事の権限に属するものとされている事務は、保健衛生上の危害の発生・拡大を防止するため緊急の必要があると厚生労働大臣が認める場合にあっては、厚生労働大臣又は都道府県知事が行うものとする。〈法第81条の2第1項〉

4　監督権者は、必要な報告を求めるときは、その理由を通知する。〈則第244条〉

5　本規定による報告をせず、もしくは虚偽の報告をし、本規定による立入検査を拒み、妨げ、もしくは忌避し、又は本規定による質問に対して、正当な理由なしに答弁せず、もしくは虚偽の答弁をした者は、50万円以下の罰金に処する。〈法第87条第13号〉

また、いわゆる両罰規定の対象となっており、この行為者を使用する法人又は人には50万円以下の罰金刑が科される。〈法第90条第2号〉

■第69条第3項■

　都道府県知事は、薬局開設者が、第八条の二第一項若しくは第二項の規定若しくは第七十二条の三に基づく命令を遵守しているかどうかを確かめるために必要があると認めるとき、又は地域連携薬局若しくは専門医療機関連携薬局(以下この章において「地域連携薬局等」という。)の開設者が第六条の二第三項若しくは第六条の三第三項若しくは第四項の規定若しくは第七十二条第五項若しくは第七十二条の二第三項に基づく命令を遵守しているかどうかを確かめるために必要があると認めるときは、当該薬局開設者若しくは当該地域連携薬局等の開設者に対して、厚生労働省令で定めるところにより必要な報告をさせ、又は当該職員に、薬局若しくは地域連携薬局等に立ち入り、その構造設備若しくは帳簿書類その他の物件を検査させ、若しくは従業員その他の関係者に質問させることができる。

### 趣旨

　本規定は、都道府県知事は、薬局開設者が薬局情報の提供等に係る規定又は薬局情報の報告命令を遵守しているかどうかを確かめるため、必要な報告をさせ、当該職員に立入検査等をさせることができる旨を定めたものである。

### 解説

1　令和元年の法改正において、①認定薬局の名称の独占、②専門医療機関連携薬局の区分の明示等が掲げられたことに伴い、これらの遵守状況を確認するための立入検査等の権限を監督権者に付与するため、同年の法改正により本規定が改められた。

2　「都道府県知事」とあるが、その薬局の所在地が保健所設置市又は特別区の区域にある場合であっても、都道府県知事となる。これは、薬局情報の報告徴収権者が都道府県知事に限られているためである。

3　都道府県知事は、必要な報告を求めるときは、その理由を通知する。〈則第244条〉

4　本規定による報告をせず、もしくは虚偽の報告をし、本規定による立入検査を拒み、妨げ、もしくは忌避し、又は本規定による質問に対して、正当な理由なしに答弁せず、もしくは虚偽の答弁をした者は、50万円以下の罰金に処する。〈法第87条第13号〉

　また、いわゆる両罰規定の対象となっており、この行為者を使用する法人又は人には50万円以下の罰金刑が科される。〈法第90条第2号〉

## 第13章 監督(第69条—第76条の3の3)

■第69条第4項■

厚生労働大臣、都道府県知事、保健所を設置する市の市長又は特別区の区長は、医薬品、医薬部外品、化粧品、医療機器又は再生医療等製品を輸入しようとする者若しくは輸入した者又は第五十六条の二第一項に規定する確認の手続に係る関係者が、同条(第六十条、第六十二条、第六十四条及び第六十五条の四において準用する場合を含む。)の規定又は第七十条第二項に基づく命令を遵守しているかどうかを確かめるために必要があると認めるときは、当該者に対して、厚生労働省令で定めるところにより必要な報告をさせ、又は当該職員に、当該者の試験研究機関、医療機関、事務所その他必要な場所に立ち入り、帳簿書類その他の物件を検査させ、従業員その他の関係者に質問させ、若しくは同条第一項に規定する物に該当する疑いのある物を、試験のため必要な最少分量に限り、収去させることができる。

### 趣旨

本規定は、厚生労働大臣、都道府県知事、保健所設置市の市長又は特別区の区長は、医薬品等を輸入しようとする者、輸入した者又は輸入確認の手続に係る関係者が、その輸入に係る規定又は廃棄命令を遵守しているかどうかを確かめるため、必要な報告をさせ、当該職員に立入検査等又は収去させることができる旨を定めたものである。

### 解説

1 令和元年の法改正において個人輸入の確認制度が整備されたことに伴い、この遵守状況を確認するための立入検査等の権限を監督権者に付与するため、同年の法改正により本規定が新設された。

2 「厚生労働大臣、都道府県知事、保健所を設置する市の市長又は特別区の区長」とあるように、大臣と知事と市長(又は区長)の三者に対して重畳的な権限の行使が認められている。【法第69条第1項の解説4参照】

3 「確認の手続に係る関係者」として、輸入手続を代行する者等が該当する。

4 「当該職員」とあるが、厚生労働大臣又は都道府県知事は、模造に係る医薬品に該当する疑いのある物の立入検査等・収去について、当該職員の職権を麻薬取締官又は麻薬取締員に行わせることができる。〈法第76条の3の2〉

5 「収去」とは、行政処分の一つで、ある物をある場所から強制的に取り去ることをいう。このように、収去は所有権の剥奪を意味し、憲法の「財産権の不可侵性(憲法第29条第1項)」に抵触することも考えられるが、「試験のため必要な最少分量に限り」と明記されているとおり、その分量については極度の制限が設けられているため、「財産権は公共の福祉により制限されうる(憲法第29条第2項)」とする憲法条文に沿うものとみなされる。なお、収去に伴い補償を行う必要はないものと解されている。

6 監督権者は、必要な報告を求めるときは、その理由を通知する。〈則第244条〉

7 収去しようとするときは、その相手方に収去証を交付しなければならない。〈則第245条〉

8 本規定による報告をせず、もしくは虚偽の報告をし、本規定による立入検査もしくは収去を拒み、妨げ、もしくは忌避し、又は本規定による質問に対して、正当な理由なし

に答弁せず、もしくは虚偽の答弁をした者は、50万円以下の罰金に処する。〈法第87条第13号〉

また、いわゆる両罰規定の対象となっており、この行為者を使用する法人又は人には50万円以下の罰金刑が科される。〈法第90条第2号〉

■第６９条第５項■

> 厚生労働大臣は、第七十五条の五の二第一項の規定による命令を行うため必要があると認めるときは、同項に規定する課徴金対象行為者又は同項に規定する課徴金対象行為に関して関係のある者に対し、その業務若しくは財産に関して報告をさせ、若しくは帳簿書類その他の物件の提出を命じ、又は当該職員に、当該課徴金対象行為者若しくは当該課徴金対象行為に関して関係のある者の事務所、事業所その他当該課徴金対象行為に関係のある場所に立ち入り、帳簿書類その他の物件を検査させ、若しくは当該課徴金対象行為者その他の関係者に質問させることができる。

【趣旨】

本規定は、厚生労働大臣は、課徴金納付命令を行うため必要があるときは、課徴金対象行為者に必要な報告をさせ、帳簿書類の提出を命じ、当該職員に立入検査等をさせることができる旨を定めたものである。

【解説】

1 令和元年の法改正において課徴金制度が整備されたことに伴い、同年の法改正により本規定が新設された。
2 「課徴金対象行為者」とは、虚偽・誇大な広告の禁止(法第66条第1項)に違反する行為をした者をいう。〈法第75条の5の2第1項〉
3 「課徴金対象行為」とは、虚偽又は誇大な広告の禁止(法第66条第1項)に違反する行為をいう。〈法第75条の5の2第1項〉
4 厚生労働大臣は、必要な報告を求めるときは、その理由を通知する。〈則第244条〉
5 本規定による報告をせず、もしくは虚偽の報告をし、本規定による立入検査を拒み、妨げ、もしくは忌避し、又は本規定による質問に対して、正当な理由なしに答弁せず、もしくは虚偽の答弁をした者は、50万円以下の罰金に処する。〈法第87条第13号〉

また、いわゆる両罰規定の対象となっており、この行為者を使用する法人又は人には50万円以下の罰金刑が科される。〈法第90条第2号〉

第13章　監督(第69条—第76条の3の3)

■**第69条第6項**■

　厚生労働大臣、都道府県知事、保健所を設置する市の市長又は特別区の区長は、前各項に定めるもののほか必要があると認めるときは、薬局開設者、病院、診療所若しくは飼育動物診療施設の開設者、医薬品、医薬部外品、化粧品、医療機器若しくは再生医療等製品の製造販売業者、製造業者若しくは販売業者、医療機器の貸与業者若しくは修理業者、第八十条の六第一項の登録を受けた者その他医薬品、医薬部外品、化粧品、医療機器若しくは再生医療等製品を業務上取り扱う者又は第十八条第五項、第二十三条の二の十五第五項、第二十三条の三十五第五項、第六十八条の五第四項、第六十八条の七第六項若しくは第六十八条の二十二第六項の委託を受けた者に対して、厚生労働省令で定めるところにより必要な報告をさせ、又は当該職員に、薬局、病院、診療所、飼育動物診療施設、工場、店舗、事務所その他医薬品、医薬部外品、化粧品、医療機器若しくは再生医療等製品を業務上取り扱う場所に立ち入り、その構造設備若しくは帳簿書類その他の物件を検査させ、従業員その他の関係者に質問させ、若しくは第七十条第一項に規定する物に該当する疑いのある物を、試験のため必要な最少分量に限り、収去させることができる。

**趣旨**

　本規定は、厚生労働大臣、都道府県知事、保健所を設置する市の市長又は特別区の区長は、①薬局開設者、②病院、診療所又は飼育動物診療施設の開設者、③製造販売業者、製造業者又は販売業者、④医療機器の貸与業者又は修理業者、⑤原薬等登録原簿に原薬等の登録を受けた者、⑥医薬品、医薬部外品、化粧品、医療機器又は再生医療等製品を業務上取り扱う者、⑦製造販売後安全管理に係る業務の委託を受けた者、⑧特定医療機器の利用者情報の記録等の事務の委託を受けた者、⑨再生医療等製品の流通先情報、指定再生医療等製品の使用者情報の記録等の事務の委託を受けた者、⑩生物由来製品の流通先情報、特定生物由来製品の使用者情報の記録等の事務の委託を受けた者に、必要な報告をさせ、当該職員に立入検査等又は収去させることができる旨を定めたものである。

**解説**

**1**　本規定の立入検査等は、不良な医薬品等の流通によって引き起こされる危害の発生又は拡大を防止するためのものである。

**2**　「厚生労働大臣、都道府県知事、保健所を設置する市の市長又は特別区の区長」とあるように、大臣と知事と市長(又は区長)の三者に対して重畳的な権限の行使が認められている。【法第69条第1項の解説4参照】

**3**　「業務上取り扱う者」として、助産所、理容所又は美容所の開設者、はり師、きゆう師等が該当する。

**4**　「当該職員」とあるが、厚生労働大臣又は都道府県知事は、模造に係る医薬品に該当する疑いのある物の立入検査等・収去について、当該職員の職権を麻薬取締官又は麻薬取締員に行わせることができる。〈法第76条の3の2〉

**5**　監督権者は、必要な報告を求めるときは、その理由を通知する。〈則第244条〉

6 　収去しようとするときは、その相手方に収去証を交付しなければならない。〈則第245条〉

7 　収去証を交付するときは、必ずその控えを取り、保管しておく必要がある。〈S36/2/8 薬発第44号〉

8 　本規定による報告をせず、もしくは虚偽の報告をし、本規定による立入検査もしくは収去を拒み、妨げ、もしくは忌避し、又は本規定による質問に対して、正当な理由なしに答弁せず、もしくは虚偽の答弁をした者は、50万円以下の罰金に処する。〈法第87条第13号〉

　　また、いわゆる両罰規定の対象となっており、この行為者を使用する法人又は人には50万円以下の罰金刑が科される。〈法第90条第2号〉

### ■第69条第7項■

> 厚生労働大臣又は都道府県知事は、必要があると認めるときは、登録認証機関に対して、基準適合性認証の業務又は経理の状況に関し、報告をさせ、又は当該職員に、登録認証機関の事務所に立ち入り、帳簿書類その他の物件を検査させ、若しくは関係者に質問させることができる。

【趣旨】

　本規定は、厚生労働大臣又は都道府県知事は、登録認証機関に認証業務又は経理状況を報告させ、当該職員に立入検査等をさせることができる旨を定めたものである。

【解説】

1 　「厚生労働大臣」は、登録認証機関の登録の原処分権者であることから、登録認証機関に対する報告徴収及び立入検査等の権限が認められている。

2 　「都道府県知事」は、登録認証機関の登録の原処分権者ではないことから、従前、登録認証機関に対する報告徴収及び立入検査等の権限が認められていなかった。そのため、認証品目の製造販売業者がどのような製造管理及び品質管理を行っているか等の状況を的確に把握することができず、当該製造販売業者に対する監督事務を適切に行使することが難しい状況にあったことから、平成25年の法改正により、本規定の権限が都道府県知事にも認められた。

3 　「厚生労働大臣又は都道府県知事」とあるように、これら二者に対して重畳的な権限の行使が認められている。【法第69条第1項の解説4参照】

4 　「登録認証機関」とあるが、本邦にある登録認証機関の事業所において基準適合性認証の業務を行う場合における当該登録認証機関に限られる。〈法第23条の10第3項〉

5 　本規定による報告をせず、もしくは虚偽の報告をし、本規定による立入検査を拒み、妨げ、もしくは忌避し、又は本規定による質問に対して、正当な理由なしに答弁せず、もしくは虚偽の答弁をした場合、その違反行為をした登録認証機関の役員又は職員は、30万円以下の罰金に処する。〈法第89条第4号〉

第13章　監督(第69条—第76条の3の3)

■**第69条第8項**■

　当該職員は、前各項の規定による立入検査、質問又は収去をする場合には、その身分を示す証明書を携帯し、関係人の請求があつたときは、これを提示しなければならない。

### 趣旨

　本規定は、当該職員に対し、立入検査等又は収去をする場合には、身分証明書を携帯し、関係人の請求があったときは提示することを義務づけたものである。

### 解説

1　当該職員の事務は、事務所への立ち入り及び収去という強制手段を用いるものであることから、その手続の適正を確保するため、本規定が設けられている。


■**第69条第9項**■

　第一項から第七項までの権限は、犯罪捜査のために認められたものと解釈してはならない。

### 趣旨

　本規定は、当該職員に立入検査等及び収去をさせることができるとした厚生労働大臣、都道府県知事、保健所設置市の市長又は特別区の区長の権限は、薬機法による規制の実効性を確保するためのものであって、犯罪捜査のために認められたものではないことを確認的に明らかにしたものである。

### 解説

1　憲法において、「何人も、その住居、書類及び所持品について、侵入、捜索及び押収を受けることのない権利は、現行犯として逮捕される場合を除いては、正当な理由に基づいて発せられ、且つ捜索する場所及び押収する物を明示する令状がなければ、侵されない(憲法第35条第1項)」とし、また、「捜索又は押収は、権限を有する司法官憲が発する各別の令状により、これを行ふ(憲法第35条第2項)」としている。
　これらの憲法条文は、住居侵入を伴う捜査は裁判所の令状に基づくものでなければならないという刑事手続に関する規定であり、行政手続に直接適用されるものではないと解釈されている。
2　「第一項から第七項までの権限」とは、立入先の同意もなく、裁判所の令状もなく、当該職員等に事業所に立ち入らせ、又は物品を収去させる権限である。
3　「解釈してはならない」とは、本条の立入検査等は、薬機法の法令遵守又は保健衛生上の見地からに行われるものであって、犯罪捜査のためのものではないことを入念に確認したものである。

## 第六十九条の二（機構による立入検査等の実施）

（平一四法一九二・追加、平二三法一〇五・平二五法八四・令元法六三・一部改正）

■第６９条の２第１項■

> 厚生労働大臣は、機構に、前条第一項若しくは第七項の規定による立入検査若しくは質問又は同条第六項の規定による立入検査、質問若しくは収去のうち政令で定めるものを行わせることができる。

### 趣旨

本規定は、厚生労働大臣は、立入検査等又は収去の事務を機構に行わせることができる旨を定めたものである。

### 解説

1. 従前、機構による立入検査等の対象に登録認証機関は含まれていなかったが、機構は、医療機器等の承認審査や QMS 調査を実施しており、高度な専門知識を有していることを踏まえ、平成 25 年の法改正により、登録認証機関に対しても立入検査等を行うことができるようになった。
2. 機構に委任にされる事務は、立入検査等及び収去に限られる。報告徴収の事務については、それほどの実務を伴うものではないため、機構に委任されず、厚生労働大臣が自ら行うことになる。
3. 「政令で定めるもの」は、立入検査もしくは質問(法第69条第1項、第7項)又は立入検査、質問もしくは収去(法第69条第6項)(動物専用のものに係る立入検査、質問又は収去を除く)である。〈令第66条第1項〉
4. 収去しようとするときは、その相手方に収去証を交付しなければならない。〈則第245条〉

■第６９条の２第２項■

> 都道府県知事は、機構に、前条第一項の規定による立入検査若しくは質問又は同条第六項の規定による立入検査、質問若しくは収去のうち政令で定めるものを行わせることができる。

### 趣旨

本規定は、都道府県知事は、立入検査等又は収去の事務を機構に行わせることができる旨を定めたものである。

### 解説

1. 平成 25 年の法改正において、登録認証機関への立入検査等の権限が都道府県知事にも認められたが、その登録認証機関に係る指定高度管理医療機器等に関する立入検査等

の事務を機構に行わせることができるようにするため、同年の法改正により本規定が改められた。

2 「政令で定めるもの」は、次に掲げるものである。〈令第66条第2項〉
① 医療機器(動物専用のものを除く)又は体外診断用医薬品(動物専用のものを除く)に係る法第69条第1項の規定による立入検査又は質問(基準等を遵守しているかどうかを確かめるために行うものに限る)
② 医療機器(動物専用のものを除く)又は体外診断用医薬品(動物専用のものを除く)に係る法第69条第6項の規定による立入検査、質問又は収去(基準等を遵守しているかどうかを確かめるために行うものに限る)
　　※「基準等」とは、QMS基準又は製造管理もしくは品質管理の方法の改善命令もしくはその改善を行うまでの間の業務停止命令のうちQMS基準に関するものをいう。

3 収去しようとするときは、その相手方に収去証を交付しなければならない。〈則第245条〉

■第69条の2第3項■

> 機構は、第一項の規定により同項の政令で定める立入検査、質問又は収去をしたときは、厚生労働省令で定めるところにより、当該立入検査、質問又は収去の結果を厚生労働大臣に、前項の規定により同項の政令で定める立入検査、質問又は収去をしたときは、厚生労働省令で定めるところにより、当該立入検査、質問又は収去の結果を都道府県知事に通知しなければならない。

**趣旨**

本規定は、機構に対し、①厚生労働大臣から委託を受けた立入検査等又は収去をしたときはその結果を厚生労働大臣に、②都道府県知事から委託を受けた立入検査等又は収去をしたときはその結果を都道府県知事に通知することを義務づけたものである。

■**第69条の2第4項**■

> 第一項又は第二項の政令で定める立入検査、質問又は収去の業務に従事する機構の職員は、政令で定める資格を有する者でなければならない。

**趣旨**

本規定は、立入検査等又は収去の業務に従事する機構の職員は、有資格者であることを求めたものである。

**解説**

1　「政令で定める資格」は、次のいずれかに該当する者である。〈令第66条第3項〉
　① 薬剤師、医師、歯科医師又は獣医師
　② 次に掲げる大学等において、薬学、医学、歯学、獣医学、理学又は工学に関する専門の課程を修了した者であって、薬事監視について十分の知識経験を有するもの
　　㈠ 旧大学令(大正7年勅令第388号)に基づく大学
　　㈡ 旧専門学校令(明治36年勅令第61号)に基づく専門学校
　　㈢ 学校教育法に基づく大学又は高等専門学校
　③ 1年以上薬事に関する行政事務に従事した者であって、薬事監視について十分の知識経験を有するもの


■**第69条の2第5項**■

> 前項に規定する機構の職員は、第一項又は第二項の政令で定める立入検査、質問又は収去をする場合には、その身分を示す証明書を携帯し、関係人の請求があつたときは、これを提示しなければならない。

**趣旨**

本規定は、機構の職員に対し、立入検査等又は収去をする場合には、身分証明書を携帯し、関係人の請求があったときは提示することを義務づけたものである。

## 第六十九条の三（緊急命令）

<small>（昭五四法五六・追加、昭五八法五七・平六法五〇・平一一法一六〇・一部改正、平一四法一九二・旧第六十九条の二繰下、平一四法九六（平一四法一九二）・平二五法八四・令元法六三・一部改正）</small>

> 厚生労働大臣は、医薬品、医薬部外品、化粧品、医療機器又は再生医療等製品による保健衛生上の危害の発生又は拡大を防止するため必要があると認めるときは、医薬品、医薬部外品、化粧品、医療機器若しくは再生医療等製品の製造販売業者、製造業者若しくは販売業者、医療機器の貸与業者若しくは修理業者、第十八条第五項、第二十三条の二の十五第五項、第二十三条の三十五第五項、第六十八条の五第四項、第六十八条の七第六項若しくは第六十八条の二十二第六項の委託を受けた者、第八十条の六第一項の登録を受けた者又は薬局開設者に対して、医薬品、医薬部外品、化粧品、医療機器若しくは再生医療等製品の販売若しくは授与、医療機器の貸与若しくは修理又は医療機器プログラムの電気通信回線を通じた提供を一時停止することその他保健衛生上の危害の発生又は拡大を防止するための応急の措置をとるべきことを命ずることができる。

### 趣旨

　本規定は、厚生労働大臣は、保健衛生上の危害の発生又は拡大を防止するため必要があると認めるときは、①製造販売業者、製造業者又は販売業者、②医療機器の貸与業者又は修理業者、③製造販売後安全管理に係る業務の委託を受けた者、④特定医療機器の利用者情報の記録等の事務の委託を受けた者、⑤再生医療等製品の流通先情報、指定再生医療等製品の使用者情報の記録等の事務の委託を受けた者、⑥生物由来製品の流通先情報、特定生物由来製品の使用者情報の記録等の事務の委託を受けた者、⑦原薬等登録原簿に原薬等の登録を受けた者、⑧薬局開設者に対して、緊急命令を行うことができる旨を定めたものである。

### 解説

1　一般的に行政が監視指導を行う場合、まずは基準が設けられ、その基準に違反した者を対象として相応の処分が下されることになる。とはいえ、医薬品等の安全性に関する重大な情報に接した場合、その情報を客観的に分析し、最終的な評価の確定を待って処分をしていたのでは、いたずらに保健衛生上の危害の発生・拡大を許してしまうことにもなりかねない。そこで、一般的な監視指導の方法では有効な対処ができないと認められる場合には、危害の発生・拡大を防ぐ観点から、直ちに販売の一時停止等の応急の措置をとることができるよう、本規定が設けられている。

2　「厚生労働大臣」とあるように、緊急命令の発動権は、厚生労働大臣に限って認められている。これは、緊急性を要するほどの保健衛生上の危害は一つの都道府県にとどまらないこと、緊急命令に関する判断には高度な専門知識や外国政府の措置に関する情報が要求されることを考慮したものである。

3　「応急の措置」とは、最終的な評価が確定するまでの間の措置をいう。確定した評価の結果、保健衛生上の危害の発生・拡大のおそれがないと判明すれば、販売の一時停止

等の応急の措置が解除される。一方、危害の発生・拡大のおそれがあると判明すれば、製品の回収、廃棄、承認の取消し等の措置に移行することになる。

**4** 「その他保健衛生上の危害の発生又は拡大を防止するための応急の措置」として、緊急安全性情報の作成の指示、広報機関を利用した情報提供の指示等が該当する。
〈S55/4/10 薬発第 483 号〉

**5** 緊急命令の発動にあたって、薬事審議会への諮問は要件となっていないが、実際には薬事審議会の意見を聴いて行われることになろう。

**6** 緊急命令により被る事業者の損失について、次のように整理することができる。

① 憲法において、「財産権は、これを侵してはならない(憲法第29条第1項)」と定められている。

② とはいえ、保健衛生上の規制は医学薬学の学問的基礎に立脚して行われており、学問の進歩に伴い従来の知見が修正されることは当然に予測され、また、事態を放置した場合には、いたずらに国民を危険にさらし続けることになりかねない。それゆえ、医薬品等に本来内在している社会的な制約であるといえ、このような制約によって生ずる経済的損失については、補償の必要はないと考えられる。

③ 実例として、1969年、人工甘味料のチクロに発癌性や催奇形性の"疑い"が指摘され、食品衛生法に基づく食品添加物リストからチクロが削除された際にも、この措置により生じた経済的損害は事業者が受忍するものとして取り扱われた。

**7** 本規定による命令に違反した者は、3年以下の懲役もしくは300万円以下の罰金に処し、又はこれを併科する。〈法第84条第26号〉

また、いわゆる両罰規定の対象となっており、この行為者を使用する法人又は人も罰せられる。法人については1億円以下、人については300万円以下の罰金刑が科される。
〈法第90条第1号〉

## 第七十条（廃棄等）

（昭五四法五六・昭五八法五七・平六法五〇・平六法八四・平一一法八七・平一一法一六〇・平一四法一九二・平一四法九六(平一四法一九二)・平二三法一〇五・平二五法八四・平二八法一〇八・令元法六三・令四法四七・一部改正）

■第70条第1項■

> 厚生労働大臣又は都道府県知事は、医薬品、医薬部外品、化粧品、医療機器又は再生医療等製品を業務上取り扱う者に対して、第四十三条第一項の規定に違反して貯蔵され、若しくは陳列されている医薬品若しくは再生医療等製品、同項の規定に違反して販売され、若しくは授与された医薬品若しくは再生医療等製品、同条第二項の規定に違反して貯蔵され、若しくは陳列されている医療機器、同項の規定に違反して販売され、貸与され、若しくは授与された医療機器、同項の規定に違反して電気通信回線を通じて提供された医療機器プログラム、第四十四条第三項、第五十五条(第六十条、第六十二条、第六十四条、第六十五条の四及び第六十八条の十九において準用する場合を含む。)、第五十五条の二(第六十条、第六十二条、第六十四条及び第六十五条の四において準用する場合を含む。)、第五十六条(第六十条及び第六十二条において準用する場合を含む。)、第五十七条第二項(第六十条、第六十二条及び第六十五条の四において準用する場合を含む。)、第六十五条、第六十五条の五若しくは第六十八条の二十に規定する医薬品、医薬部外品、化粧品、医療機器若しくは再生医療等製品、第二十三条の四の規定により基準適合性認証を取り消された医療機器若しくは体外診断用医薬品、第七十四条の二第一項若しくは第三項第三号若しくは第五号から第七号まで(これらの規定(同項第五号を除く。)を第七十五条の二の二第二項において準用する場合を含む。)の規定により第十四条若しくは第十九条の二の承認を取り消された医薬品、医薬部外品若しくは化粧品、第二十三条の二の五若しくは第二十三条の二の十七の承認を取り消された医療機器若しくは体外診断用医薬品、第二十三条の二十五若しくは第二十三条の三十七の承認を取り消された再生医療等製品、第七十五条の三の規定により第十四条の三第一項(第二十条第一項において準用する場合を含む。)の規定による第十四条若しくは第十九条の二の承認を取り消された医薬品、第七十五条の三の規定により第二十三条の二の八第一項(第二十三条の二の二十第一項において準用する場合を含む。)の規定による第二十三条の二の五若しくは第二十三条の二の十七の承認を取り消された医療機器若しくは体外診断用医薬品、第七十五条の三の規定により第二十三条の二十八第一項(第二十三条の四十第一項において準用する場合を含む。)の規定による第二十三条の二十五若しくは第二十三条の三十七の承認を取り消された再生医療等製品又は不良な原料若しくは材料について、廃棄、回収その他公衆衛生上の危険の発生を防止するに足りる措置をとるべきことを命ずることができる。

### 趣　旨

本規定は、厚生労働大臣又は都道府県知事等は、医薬品等を業務上取り扱う者に対して、①検定に合格していない医薬品等、②法定表示のない毒薬又は劇薬、③不正表示医薬品等、④無承認無許可医薬品等、⑤模造に係る医薬品等、⑥不良医薬品等、⑦同封物又は容器等が不良な医薬品等、⑧認証を取り消された医療機器等、⑨承認を取り消された医薬品等、⑩特例承認を取り消された医薬品等、⑪不良な原料又は材料について、その廃棄回収命令

を行うことができる旨を定めたものである。

> **解説**

1. 不良な医薬品等が市場に流通していた場合には、これをすみやかに排除する必要があるため、本規定が設けられている。
2. 「厚生労働大臣又は都道府県知事」とあるように、これら二者に対して重畳的な権限の行使が認められている。【法第69条第1項の解説4参照】
3. 「都道府県知事」とあるが、薬局、店舗販売業又は高度管理医療機器等・管理医療機器の営業所にあっては、その薬局、店舗又は営業所の所在地が保健所を設置する市又は特別区の区域にある場合においては、市長又は区長となる。〈法第69条第2項〉
4. 本規定に基づく行政処分は、保健衛生上の危害の発生・拡大の防止のために行う必要な措置であって、処罰ではない。
5. 本規定による命令に違反した者は、3年以下の懲役もしくは300万円以下の罰金に処し、又はこれを併科する。〈法第84条第27号〉
   また、いわゆる両罰規定の対象となっており、この行為者を使用する法人又は人も罰せられる。法人については1億円以下、人については300万円以下の罰金刑が科される。〈法第90条第1号〉

■第70条第2項■

> 厚生労働大臣は、第五十六条の二(第六十条、第六十二条、第六十四条及び第六十五条の四において準用する場合を含む。)の規定に違反して医薬品、医薬部外品、化粧品、医療機器又は再生医療等製品を輸入しようとする者又は輸入した者に対して、その医薬品、医薬部外品、化粧品、医療機器又は再生医療等製品の廃棄その他公衆衛生上の危険の発生を防止するに足りる措置をとるべきことを命ずることができる。

> **趣旨**

本規定は、厚生労働大臣は、輸入規定に違反して医薬品等を輸入しようとする者又は輸入した者に対して、その医薬品等の廃棄命令を行うことができる旨を定めたものである。

> **解説**

1. 令和元年の法改正において個人輸入の確認制度が整備されたことに伴い、同年の法改正により本規定が新設された。
2. 本規定による命令に違反した者は、3年以下の懲役もしくは300万円以下の罰金に処し、又はこれを併科する。〈法第84条第27号〉
   また、いわゆる両罰規定の対象となっており、この行為者を使用する法人又は人も罰せられる。法人については1億円以下、人については300万円以下の罰金刑が科される。〈法第90条第1号〉

第13章　監督(第69条—第76条の3の3)

■第70条第3項■

　厚生労働大臣、都道府県知事、保健所を設置する市の市長又は特別区の区長は、前二項の規定による命令を受けた者がその命令に従わないとき、又は緊急の必要があるときは、当該職員に、前二項に規定する物を廃棄させ、若しくは回収させ、又はその他の必要な処分をさせることができる。

**趣旨**

　本規定は、厚生労働大臣、都道府県知事、保健所設置市の市長又は特別区の区長は、廃棄回収命令を受けた者が従わないとき又は緊急の必要があるときは、当該職員に、廃棄させ、回収させることができる旨を定めたものである。

**解説**

1　「厚生労働大臣、都道府県知事、保健所を設置する市の市長又は特別区の区長」とあるように、大臣と知事と市長(又は区長)の三者に対して重畳的な権限の行使が認められている。【法第69条第1項の解説4参照】

2　「当該職員」とあるが、厚生労働大臣又は都道府県知事は、廃棄回収命令に係る医薬品等のうち、①模造に係る医薬品に該当する疑いのある物の廃棄、回収、②輸入確認に係る医薬品等の廃棄について、当該職員の職権を麻薬取締官又は麻薬取締員に行わせることができる。〈法第76条の3の2〉

3　本規定による廃棄その他の処分を拒み、妨げ、もしくは忌避した者は、3年以下の懲役もしくは300万円以下の罰金に処し、又はこれを併科する。〈法第84条第27号〉

　また、いわゆる両罰規定の対象となっており、この行為者を使用する法人又は人には300万円以下の罰金刑が科される。〈法第90条第2号〉

■第70条第4項■

　当該職員が前項の規定による処分をする場合には、第六十九条第八項の規定を準用する。

**趣旨**

　本規定は、当該職員に対し、廃棄回収命令に係る製品の廃棄、回収の処分をする場合には、身分証明書を携帯し、関係人の請求があったときは提示することを義務づけたものである。

## 第七十一条（検査命令）

(平一一法一六〇・平一四法九六・平二五法八四・一部改正)

> 厚生労働大臣又は都道府県知事は、必要があると認めるときは、医薬品、医薬部外品、化粧品、医療機器若しくは再生医療等製品の製造販売業者又は医療機器の修理業者に対して、その製造販売又は修理をする医薬品、医薬部外品、化粧品、医療機器又は再生医療等製品について、厚生労働大臣又は都道府県知事の指定する者の検査を受けるべきことを命ずることができる。

### 趣旨

本規定は、厚生労働大臣又は都道府県知事等は、①製造販売業者、②修理業者に対して、製品の検査命令を行うことができる旨を定めたものである。

### 解説

1 「厚生労働大臣又は都道府県知事」とあるように、これら二者に対して重畳的な権限の行使が認められている。【法第69条第1項の解説4参照】

2 「都道府県知事」とあるが、薬局開設者が当該薬局における設備及び器具をもって医薬品を製造し、その医薬品を当該薬局において販売する場合であって、当該薬局の所在地が保健所を設置する市又は特別区の区域にある場合においては、市長又は区長となる。
〈法第21条第1項〉

3 「厚生労働大臣又は都道府県知事の指定する者」として、国立感染症研究所、国立医薬品食品衛生研究所等が該当する。これらの検査機関は、検査命令に基づいて行われる試験検査について、当該検査機関の定めるところにより手数料を徴収することができる。
〈S44/11/17 薬発第912号〉

4 従前、国家検定品目(法第43条)から削除されたもの(例：抗生物質医薬品、血液型判定用血清)が、本規定の対象となっていたが、これまでの検査結果及び昨今の製造及び品質管理技術の向上を踏まえ、順次、対象から外されていった。平成12年9月、ヒトインスリン製剤及びインターフェロン製剤が対象からも削除されたことをもって、現在のところ検査命令の対象となっているものはない。

5 本規定による命令に違反した者は、50万円以下の罰金に処する。〈法第87条第14号〉
また、いわゆる両罰規定の対象となっており、この行為者を使用する法人又は人には50万円以下の罰金刑が科される。〈法第90条第2号〉

# 第七十二条（改善命令等）

（昭三八法一三五・昭五〇法三七・昭五四法五六・平六法五〇・平一一法八七・平一一法一六〇・平一四法九六・平一八法六九・平二五法八四・平二五法一〇三・令元法六三・一部改正）

■第72条第1項■

　厚生労働大臣は、医薬品、医薬部外品、化粧品、医療機器又は再生医療等製品の製造販売業者に対して、その品質管理又は製造販売後安全管理の方法（医療機器及び体外診断用医薬品の製造販売業者にあつては、その製造管理若しくは品質管理に係る業務を行う体制又はその製造販売後安全管理の方法。以下この項において同じ。）が第十二条の二第一項第一号若しくは第二号、第二十三条の二の二第一項第一号若しくは第二号又は第二十三条の二十一第一項第一号若しくは第二号に規定する厚生労働省令で定める基準に適合しない場合においては、その品質管理若しくは製造販売後安全管理の方法の改善を命じ、又はその改善を行うまでの間その業務の全部若しくは一部の停止を命ずることができる。

### 趣　旨

　本規定は、厚生労働大臣は、製造販売業者に対して、医薬品等の品質管理又は製造販売後安全管理の方法が基準に適合しない場合においては、その方法の改善又は業務の停止命令を行うことができる旨を定めたものである。

### 解　説

1　製造販売業の許可後においても、その品質管理及び製造販売後安全管理の方法の基準適合性を担保するため、本規定が設けられている。

2　「厚生労働大臣」とあるように、改善又は業務停止の命令の権限は、それぞれの事業者の許可権者が行使すべきものである。それゆえ、厚生労働大臣の許可等の権限に属する事務の一部を都道府県知事が行うこととしている場合（令第80条第2項、第3項、第4項本文）においては、厚生労働大臣ではなく、当該都道府県知事が本規定の権限を行使することになる。とはいえ、厚生労働大臣が本規定の権限を自ら行使することを妨げてはいない（同項但書）。

　これは、不良な医薬品等が流通し、保健衛生上の広範な被害を防止する観点から、厚生労働大臣の権限を留保しているもので、厚生労働大臣及び都道府県知事によって重畳的に行使されるべき性質の権限ではない。

3　本規定による業務の停止命令に違反した者は、1年以下の懲役もしくは100万円以下の罰金に処し、又はこれを併科する。〈法第86条第1項第19号〉

　また、いわゆる両罰規定の対象となっており、この行為者を使用する法人又は人には100万円以下の罰金刑が科される。〈法第90条第2号〉

■第72条第2項■

　厚生労働大臣は、医薬品、医薬部外品、化粧品、医療機器若しくは再生医療等製品の製造販売業者(選任外国製造医薬品等製造販売業者、選任外国製造医療機器等製造販売業者又は選任外国製造再生医療等製品製造販売業者(以下「選任製造販売業者」と総称する。)を除く。以下この項において同じ。)又は第八十条第一項から第三項までに規定する輸出用の医薬品、医薬部外品、化粧品、医療機器若しくは再生医療等製品の製造業者に対して、その物の製造所における製造管理若しくは品質管理の方法(医療機器及び体外診断用医薬品の製造販売業者にあつては、その物の製造管理又は品質管理の方法。以下この項において同じ。)が第十四条第二項第四号、第二十三条の二の五第二項第四号、第二十三条の二十五第二項第四号若しくは第八十条第二項に規定する厚生労働省令で定める基準に適合せず、又はその製造管理若しくは品質管理の方法によつて医薬品、医薬部外品、化粧品、医療機器若しくは再生医療等製品が第五十六条(第六十条及び第六十二条において準用する場合を含む。)、第六十五条若しくは第六十五条の五に規定する医薬品、医薬部外品、化粧品、医療機器若しくは再生医療等製品若しくは第六十八条の二十に規定する生物由来製品に該当するようになるおそれがある場合においては、その製造管理若しくは品質管理の方法の改善を命じ、又はその改善を行うまでの間その業務の全部若しくは一部の停止を命ずることができる。

### 趣旨

　本規定は、厚生労働大臣は、①製造販売業者、②輸出用医薬品等の製造業者に対して、その製造管理もしくは品質管理の方法が基準に適合せず、又はその製造管理もしくは品質管理の方法によって不良な医薬品等になるおそれがある場合においては、その方法の改善又は業務の停止命令を行うことができる旨を定めたものである。

### 解説

1　製造販売の承認後においても、その製造管理及び品質管理の方法の基準適合性を担保するため、本規定が設けられている。

2　「厚生労働大臣」とあるが、厚生労働大臣の許可等の権限に属する事務の一部を都道府県知事が行うこととしている場合(令第80条第2項、第3項、第4項本文)は、当該都道府県知事が本規定の権限を行使することになる。とはいえ、厚生労働大臣が本規定の権限を自ら行使することを妨げてはいない(同項但書)。【法第72条第1項の解説2参照】

3　「輸出用の(略)の製造業者」とあるが、これは、当該製品は国内流通しないものであり、国内で製造販売をする者が存在しないことを踏まえ、輸出先の外国で保健衛生上の危害の発生を防止する観点から、輸出用医薬品等については、その製造業者を本規定の対象に加えたものである。

4　本規定の命令に従わなかったときは、製造販売の承認の取消事由に該当する。〈法第74条の2第3項第5号〉

5　本規定による業務の停止命令に違反した者は、1年以下の懲役もしくは100万円以下の罰金に処し、又はこれを併科する。〈法第86条第1項第19号〉

第13章　監督（第69条—第76条の3の3）

また、いわゆる両罰規定の対象となっており、この行為者を使用する法人又は人には100万円以下の罰金刑が科される。〈法第90条第2号〉

■第72条第3項■

厚生労働大臣又は都道府県知事は、医薬品(体外診断用医薬品を除く。)、医薬部外品、化粧品若しくは再生医療等製品の製造業者又は医療機器の修理業者に対して、その構造設備が、第十三条第五項、第二十三条の二十二第五項若しくは第四十条の二第五項の規定に基づく厚生労働省令で定める基準に適合せず、又はその構造設備によって医薬品、医薬部外品、化粧品、医療機器若しくは再生医療等製品が第五十六条(第六十条及び第六十二条において準用する場合を含む。)、第六十五条若しくは第六十五条の五に規定する医薬品、医薬部外品、化粧品、医療機器若しくは再生医療等製品若しくは第六十八条の二十に規定する生物由来製品に該当するようになるおそれがある場合においては、その構造設備の改善を命じ、又はその改善を行うまでの間当該施設の全部若しくは一部を使用することを禁止することができる。

趣旨

　本規定は、厚生労働大臣又は都道府県知事等は、①製造業者、②修理業者に対して、その構造設備が基準に適合せず、又はその構造設備によって不良な医薬品等になるおそれがある場合においては、構造設備の改善を命じ、又は当該施設の使用を禁止できる旨を定めたものである。

解説

1　製造業又は修理業の許可後においても、その構造設備の基準の適合性を担保するため、本規定が設けられている。

2　「厚生労働大臣又は都道府県知事」とあるように、これら二者に対して重畳的な権限の行使が認められている。【法第69条第1項の解説4参照】

3　「都道府県知事」とあるが、薬局開設者が当該薬局における設備及び器具をもって医薬品を製造し、その医薬品を当該薬局において販売する場合であって、当該薬局の所在地が保健所を設置する市又は特別区の区域にある場合においては、市長又は区長となる。〈法第21条第1項〉

4　「医薬品(体外診断用医薬品を除く。)、医薬部外品、化粧品若しくは再生医療等製品の製造業者」とあるように、体外診断用医薬品及び医療機器の製造業者は、本規定の対象となっていない。これは、当該製品の製造業者については登録制となっており、構造設備の基準適合性という登録要件がそもそも存在しないためである。

5　本規定は、国内事業者のみを対象とし、外国事業者を除外している。外国事業者である認定外国製造業者については、別の規定(法第75条の4第2項)の対象となる。【法第69条第1項の解説10参照】

6　本規定に基づく施設の使用禁止の処分に違反した者は、1年以下の懲役もしくは100

1053

万円以下の罰金に処し、又はこれを併科する。〈法第86条第1項第20号〉

　また、いわゆる両罰規定の対象となっており、この行為者を使用する法人又は人には100万円以下の罰金刑が科される。〈法第90条第2号〉

■第72条第4項■

　都道府県知事は、薬局開設者、医薬品の販売業者、第三十九条第一項若しくは第三十九条の三第一項の医療機器の販売業者若しくは貸与業者又は再生医療等製品の販売業者に対して、その構造設備が、第五条第一号、第二十六条第四項第一号、第三十四条第三項、第三十九条第四項、第三十九条の三第二項若しくは第四十条の五第四項の規定に基づく厚生労働省令で定める基準に適合せず、又はその構造設備によって医薬品、医療機器若しくは再生医療等製品が第五十六条、第六十五条若しくは第六十五条の五に規定する医薬品、医療機器若しくは再生医療等製品若しくは第六十八条の二十に規定する生物由来製品に該当するようになるおそれがある場合においては、その構造設備の改善を命じ、又はその改善を行うまでの間当該施設の全部若しくは一部を使用することを禁止することができる。

【趣旨】

　本規定は、都道府県知事等は、①薬局開設者、②医薬品の販売業者、③医療機器の販売業者又は貸与業者、④再生医療等製品の販売業者に対して、その構造設備が基準に適合せず、又はその構造設備によって不良な医薬品等になるおそれがある場合においては、構造設備の改善を命じ、又は当該施設の使用を禁止できる旨を定めたものである。

【解説】

1　販売業又は貸与業の許可後においても、その構造設備の基準適合性を担保するため、本規定が設けられている。

2　「都道府県知事」とあるが、薬局、店舗販売業又は高度管理医療機器等・管理医療機器の営業所にあっては、その薬局、店舗又は営業所の所在地が保健所を設置する市又は特別区の区域にある場合においては、市長又は区長となる。〈法第69条第2項〉

3　本規定により都道府県知事の権限に属するものとされている事務は、保健衛生上の危害の発生・拡大を防止するため緊急の必要があると厚生労働大臣が認める場合にあっては、厚生労働大臣又は都道府県知事が行うものとする。〈法第81条の2第1項〉

4　本規定に基づく施設の使用禁止の処分に違反した者は、1年以下の懲役もしくは100万円以下の罰金に処し、又はこれを併科する。〈法第86条第1項第20号〉

　また、いわゆる両罰規定の対象となっており、この行為者を使用する法人又は人には100万円以下の罰金刑が科される。〈法第90条第2号〉

■第72条第5項■

> 都道府県知事は、地域連携薬局等の開設者に対して、その構造設備が第六条の二第一項第一号又は第六条の三第一項第一号の規定に基づく厚生労働省令で定める基準に適合しない場合においては、その構造設備の改善を命じ、又はその改善を行うまでの間当該施設の全部若しくは一部を使用することを禁止することができる。

### 趣旨

本規定は、都道府県知事は、①地域連携薬局、②専門医療機関連携薬局の開設者に対して、その構造設備が基準に適合しない場合においては、構造設備の改善を命じ、又は当該施設の使用を禁止できる旨を定めたものである。

### 解説

1　令和元年の法改正において、地域連携薬局又は専門医療機関連携薬局の認定制度が整備され、その認定後においても構造設備の基準の適合性を担保するため、同年の法改正により本規定が新設された。

2　「地域連携薬局等」とは、地域連携薬局又は専門医療機関連携薬局をいう。〈法第69条第3項〉

3　本規定の改善命令に違反した場合、都道府県知事は地域連携薬局の認定を取り消すことができる。〈法第75条第4項第3号〉

4　本規定の改善命令に違反した場合、都道府県知事は専門医療機関連携薬局の認定を取り消すことができる。〈法第75条第5項第3号〉

5　本規定に基づく施設の使用禁止の処分に違反した者は、1年以下の懲役もしくは100万円以下の罰金に処し、又はこれを併科する。〈法第86条第1項第20号〉

　また、いわゆる両罰規定の対象となっており、この行為者を使用する法人又は人には100万円以下の罰金刑が科される。〈法第90条第2号〉

## 第七十二条の二

(昭三八法一三五・追加、昭五〇法三七・平一一法一六〇・平一四法九六・平一八法六九・平二五法一〇三・令元法六三・一部改正)

■第72条の2第1項■

　都道府県知事は、薬局開設者又は店舗販売業者に対して、その薬局又は店舗が第五条第二号又は第二十六条第四項第二号の規定に基づく厚生労働省令で定める基準に適合しなくなつた場合においては、当該基準に適合するようにその業務の体制を整備することを命ずることができる。

**趣旨**

　本規定は、都道府県知事等は、薬局開設者又は店舗販売業者に対して、その業務体制が基準に適合しなくなった場合においては、業務体制の整備命令を行うことができる旨を定めたものである。

**解説**

1　①薬局開設の許可の基準として、取扱処方箋数に応じた員数の薬剤師を置くこと、②薬局開設の許可又は店舗販売業の許可の基準として、取扱医薬品の種類に応じて薬剤師又は登録販売者を置くこと等が求められているが、許可後においても、その業務体制の基準適合性を担保するため、本規定が設けられている。

2　「都道府県知事」とあるが、その薬局又は店舗の所在地が保健所を設置する市又は特別区の区域にある場合においては、市長又は区長となる。〈法第69条第2項〉

3　本規定に基づく命令に違反した場合、罰則については特に設けられていないが、許可の取消し又は業務の停止命令(法第75条第1項)の発動事由となり得る。

■第72条の2第2項■

　都道府県知事は、配置販売業者に対して、その都道府県の区域における業務を行う体制が、第三十条第三項の規定に基づく厚生労働省令で定める基準に適合しなくなつた場合においては、当該基準に適合するようにその業務を行う体制を整備することを命ずることができる。

**趣旨**

　本規定は、都道府県知事は、配置販売業者に対して、その業務体制が基準に適合しなくなった場合においては、業務体制の整備命令を行うことができる旨を定めたものである。

**解説**

1　配置販売業の許可の基準として、一般用医薬品のリスク区分に応じて薬剤師又は登録販売者を置くことが求められているが、許可後においても、その業務体制の基準適合性

を担保するため、本規定が設けられている。
2　本規定に基づく命令に違反した場合、罰則については特に設けられていないが、許可の取消し又は業務の停止命令(法第75条第1項)の発動事由となり得る。

■第72条の2第3項■

> 都道府県知事は、地域連携薬局等の開設者に対して、その地域連携薬局等が第六条の二第一項各号(第一号を除く。)又は第六条の三第一項各号(第一号を除く。)に掲げる要件を欠くに至つたときは、当該要件に適合するようにその業務を行う体制を整備することを命ずることができる。

### 趣 旨

本規定は、都道府県知事は、地域連携薬局又は専門医療機関連携薬局の開設者に対して、その認定要件を欠くに至ったときは、業務体制の整備命令を行うことができる旨を定めたものである。

### 解 説

1　令和元年の法改正において、地域連携薬局又は専門医療機関連携薬局の認定制度が整備され、その認定後においても認定要件の適合性を担保するため、同年の法改正により本規定が新設された。
2　「地域連携薬局等」とは、地域連携薬局又は専門医療機関連携薬局をいう。〈法第69条第3項〉
3　本規定の命令に違反した場合、都道府県知事は地域連携薬局の認定を取り消すことができる。〈法第75条第4項第3号〉
4　本規定の命令に違反した場合、都道府県知事は専門医療機関連携薬局の認定を取り消すことができる。〈法第75条第5項第3号〉

# 第七十二条の二の二

(令元法六三・追加)

> 厚生労働大臣は、医薬品、医薬部外品、化粧品、医療機器若しくは再生医療等製品の製造販売業者若しくは製造業者又は医療機器の修理業者に対して、都道府県知事は、薬局開設者、医薬品の販売業者、第三十九条第一項若しくは第三十九条の三第一項の医療機器の販売業者若しくは貸与業者又は再生医療等製品の販売業者に対して、その者の第九条の二(第四十条第一項及び第二項並びに第四十条の七第一項において準用する場合を含む。)、第十八条の二、第二十三条の二の十五の二(第四十条の三において準用する場合を含む。)、第二十三条の三十五の二、第二十九条の三、第三十一条の五又は第三十六条の二の二の規定による措置が不十分であると認める場合においては、その改善に必要な措置を講ずべきことを命ずることができる。

**趣旨**

　本規定は、①厚生労働大臣は、㈠製造販売業者又は製造業者、㈡修理業者に対して、②都道府県知事等は、㈠薬局開設者、㈡医薬品の販売業者、㈢医療機器の販売業者又は貸与業者、㈣再生医療等製品の販売業者に対して、その者の法令遵守体制に係る措置が不十分である場合においては、改善のための措置命令を行うことができる旨を定めたものである。

**解説**

1　令和元年の法改正において、事業者の法令遵守体制の強化が図られたことに伴い、その実効性を確保するため、同年の法改正により本規定が新設された。

2　「厚生労働大臣」とあるが、厚生労働大臣の許可等の権限に属する事務の一部を都道府県知事が行うこととしている場合(令第80条第2項、第3項、第4項本文)は、当該都道府県知事が本規定の権限を行使することになる。とはいえ、厚生労働大臣が本規定の権限を自ら行使することを妨げてはいない(同項但書)。【法第72条第1項の解説2参照】

3　「都道府県知事」とあるが、薬局、店舗販売業又は高度管理医療機器等若しくは管理医療機器(特定保守管理医療機器を除く)の販売業もしくは貸与業にあっては、その薬局、店舗又は営業所の所在地が保健所を設置する市又は特別区の区域にある場合においては、市長又は区長となる。〈法第69条第2項〉

第13章　監督(第69条—第76条の3の3)

## 第七十二条の三
(平一八法八四・追加)

> 都道府県知事は、薬局開設者が第八条の二第一項若しくは第二項の規定による報告をせず、又は虚偽の報告をしたときは、期間を定めて、当該薬局開設者に対し、その報告を行い、又はその報告の内容を是正すべきことを命ずることができる。

### 趣旨

本規定は、都道府県知事は、薬局開設者が薬局情報の報告をせず、又は虚偽の報告をしたときは、報告命令、報告内容の是正命令を行うことができる旨を定めたものである。

### 解説

1　薬局情報の報告義務の適正な履行を担保するため、本規定が設けられている。
2　「都道府県知事」とあるが、その薬局の所在地が保健所設置市又は特別区の区域にある場合であっても、都道府県知事となる。これは、薬局情報の報告徴収権者が都道府県知事に限られているためである。
3　本規定に基づく命令に違反した場合、罰則については特に設けられていないが、許可の取消し又は業務の停止命令(法第75条第1項)の発動事由となり得る。


## 第七十二条の四
(平一四法九六・全改、平一八法八四・旧第七十二条の三繰下・一部改正、平二五法八四・令元法六三・令四法四七・一部改正)

■第72条の4第1項■

> 第七十二条から前条までに規定するもののほか、厚生労働大臣は、医薬品、医薬部外品、化粧品、医療機器若しくは再生医療等製品の製造販売業者若しくは製造業者又は医療機器の修理業者について、都道府県知事は、薬局開設者、医薬品の販売業者、第三十九条第一項若しくは第三十九条の三第一項の医療機器の販売業者若しくは貸与業者又は再生医療等製品の販売業者について、その者にこの法律又はこれに基づく命令の規定に違反する行為があつた場合において、保健衛生上の危害の発生又は拡大を防止するために必要があると認めるときは、その製造販売業者、製造業者、修理業者、薬局開設者、販売業者又は貸与業者に対して、その業務の運営の改善に必要な措置をとるべきことを命ずることができる。

### 趣旨

本規定は、①厚生労働大臣は、製造販売業者、製造業者又は修理業者に対して、②都道府県知事は、薬局開設者、販売業者又は貸与業者に対して、その者に薬機法に違反する行為があった場合は、業務運営の改善に必要な措置命令を行うことができる旨を定めたものである。

### 解 説

1 　許可等を行った後においても、事業者に対して実効性を伴う権限を確保するため、本規定が設けられている。

2 　「厚生労働大臣」とあるが、厚生労働大臣の許可等の権限に属する事務の一部を都道府県知事が行うこととしている場合(令第80条第2項、第3項、第4項本文)は、当該都道府県知事が本規定の権限を行使することになる。とはいえ、厚生労働大臣が本規定の権限を自ら行使することを妨げてはいない(同項但書)。【法第72条第1項の解説2参照】

3 　「都道府県知事」とあるが、薬局、店舗販売業又は高度管理医療機器等・管理医療機器の営業所にあっては、その薬局、店舗又は営業所の所在地が保健所を設置する市又は特別区の区域にある場合においては、市長又は区長となる。〈法第69条第2項〉

4 　本規定は、国内事業者のみを対象とし、外国事業者を除外している。外国事業者である認定外国製造業者及び登録外国製造業者については、別の規定(法第75条の4第1項第4号、第75条の5第2項)の対象となる。【法第69条第1項の解説10参照】

5 　本規定による命令に違反した者は、1年以下の懲役もしくは100万円以下の罰金に処し、又はこれを併科する。〈法第86条第1項第21号〉

　　また、いわゆる両罰規定の対象となっており、この行為者を使用する法人又は人には100万円以下の罰金刑が科される。〈法第90条第2号〉

■第72条の4第2項■

> 　厚生労働大臣は、医薬品、医薬部外品、化粧品、医療機器若しくは再生医療等製品の製造販売業者若しくは製造業者又は医療機器の修理業者について、都道府県知事は、薬局開設者、医薬品の販売業者、第三十九条第一項若しくは第三十九条の三第一項の医療機器の販売業者若しくは貸与業者又は再生医療等製品の販売業者について、その者に第十四条第十二項、第十四条の二の二第一項、第二十三条の二の五第十二項、第二十三条の二の六の二第一項、第二十三条の二十六第一項、第二十三条の二十六の二第一項又は第七十九条第一項の規定により付された条件に違反する行為があつたときは、その製造販売業者、製造業者、修理業者、薬局開設者、販売業者又は貸与業者に対して、その条件に対する違反を是正するために必要な措置をとるべきことを命ずることができる。

### 趣 旨

　本規定は、①厚生労働大臣は、製造販売業者、製造業者又は修理業者に対して、②都道府県知事は、薬局開設者、販売業者又は貸与業者に対して、その者に許可又は承認に付された条件に違反する行為があったときは、その条件違反の是正命令を行うことができる旨を定めたものである。

### 解 説

1 　条件を付して許可等が行った場合においても、その条件の履行を担保するため、本規

定が設けられている。
2　「厚生労働大臣」とあるが、厚生労働大臣の許可等の権限に属する事務の一部を都道府県知事が行うこととしている場合(令第80条第2項、第3項、第4項本文)は、当該都道府県知事が本規定の権限を行使することになる。とはいえ、厚生労働大臣が本規定の権限を自ら行使することを妨げてはいない(同項但書)。【法第72条第1項の解説2参照】
3　「都道府県知事」とあるが、薬局、店舗販売業又は高度管理医療機器等・管理医療機器の営業所にあっては、その薬局、店舗又は営業所の所在地が保健所を設置する市又は特別区の区域にある場合においては、市長又は区長となる。〈法第69条第2項〉
4　本規定による命令に違反した者は、1年以下の懲役もしくは100万円以下の罰金に処し、又はこれを併科する。〈法第86条第1項第21号〉
　　また、いわゆる両罰規定の対象となっており、この行為者を使用する法人又は人には100万円以下の罰金刑が科される。〈法第90条第2号〉

## 第七十二条の五(違反広告に係る措置命令等)

(平二六法一二二・追加、令元法六三・一部改正)

■第72条の5第1項■

> 　厚生労働大臣又は都道府県知事は、第六十六条第一項又は第六十八条の規定に違反した者に対して、その行為の中止、その行為が再び行われることを防止するために必要な事項又はこれらの実施に関連する公示その他公衆衛生上の危険の発生を防止するに足りる措置をとるべきことを命ずることができる。その命令は、当該違反行為が既になくなつている場合においても、次に掲げる者に対し、することができる。
> 一　当該違反行為をした者
> 二　当該違反行為をした者が法人である場合において、当該法人が合併により消滅したときにおける合併後存続し、又は合併により設立された法人
> 三　当該違反行為をした者が法人である場合において、当該法人から分割により当該違反行為に係る事業の全部又は一部を承継した法人
> 四　当該違反行為をした者から当該違反行為に係る事業の全部又は一部を譲り受けた者

**趣旨**

　本規定は、厚生労働大臣又は都道府県知事等は、虚偽・誇大広告又は承認前広告の禁止に違反した者に対して、①違法広告の中止、②違法広告の再発防止、③違法広告の中止又は再発防止の実施に関連する公示を命ずることができる旨を定めたものである。なお、その措置命令は、当該違反行為が解消されている場合でも行うことができるとしている。

**解説**

1　令和元年の法改正により、本規定の違反の対象に「虚偽・誇大広告の禁止」を加えるとともに、行政が採り得る手段に「公示等の措置命令」が追加された。これについて次

のように整理することができる。

① 近年における危険ドラッグの濫用の状況にかんがみ、無承認医薬品等に関する規制を強化することを意図して、平成26の法改正により法第72条の5が新設された。

② さて、法第72条の5第1項は、従前より承認前広告の禁止違反に対処するためのものであるが、他方、虚偽・誇大広告のおそれのある行為が後を絶たない状況にあった。そこで、承認前広告の禁止(法第68条)の違反行為のほか、虚偽・誇大広告の禁止(法第66条第1項)の違反行為が加えられた。さらに、違反広告の中止命令のほか、公示等の措置を命ずることができるように改められた。

③ また、法第72条の5第2項は、従前より承認前広告がインターネット等により行われている場合に、特定電気通信役務提供者(いわゆるプロバイダ)に対して、当該違反広告の送信防止措置を要請できることとしていたが、虚偽・誇大広告に係る措置命令の導入に併せて、虚偽・誇大広告がインターネット等により行われている場合が含まれるように改められた。

④ さらに、厚生労働大臣又は都道府県知事の要請に特定電気通信役務提供者が応じた場合に、違反者に対して損害賠償責任を負わないようにするため、損害賠償責任の制限(法第72条の6)において所要の改正が行われた。

⑤ このほか、虚偽・誇大広告を通じて得た経済利益を徴収することによって違反行為の抑止を図り、広告規制の実効性を確保するため、課徴金制度(法第75条の5の2から第75条の5の19まで)が新設された。

**2** 「厚生労働大臣又は都道府県知事」とあるように、これら二者に対して重畳的な権限の行使が認められている。【法第69条第1項の解説4参照】

**3** 「都道府県知事」とあるが、薬局、店舗販売業又は高度管理医療機器等・管理医療機器の営業所にあっては、その薬局、店舗又は営業所の所在地が保健所を設置する市又は特別区の区域にある場合においては、市長又は区長となる。〈法第69条第2項〉

**4** 本規定による命令に違反した者は、2年以下の懲役もしくは200万円以下の罰金に処し、又はこれを併科する。〈法第85条第6号〉

また、いわゆる両罰規定の対象となっており、この行為者を使用する法人又は人には200万円以下の罰金刑が科される。〈法第90条第2号〉

第13章 監督(第69条—第76条の3の3)

■**第72条の5第2項**■

　厚生労働大臣又は都道府県知事は、第六十六条第一項又は第六十八条の規定に違反する広告(次条において「特定違法広告」という。)である特定電気通信(特定電気通信役務提供者の損害賠償責任の制限及び発信者情報の開示に関する法律(平成十三年法律第百三十七号)第二条第一号に規定する特定電気通信をいう。以下同じ。)による情報の送信があるときは、特定電気通信役務提供者(同法第二条第三号に規定する特定電気通信役務提供者をいう。以下同じ。)に対して、当該送信を防止する措置を講ずることを要請することができる。

### 趣旨

　本規定は、厚生労働大臣又は都道府県知事は、特定違法広告があるときは、特定電気通信役務提供者に対して、特定違法広告に係る情報の送信防止措置を要請できる旨を定めたものである。

### 解説

1. 「厚生労働大臣又は都道府県知事」とあるように、これら二者に対して重畳的な権限の行使が認められている。【法第69条第1項の解説4参照】
2. 「都道府県知事」とあるが、薬局、店舗販売業又は高度管理医療機器等・管理医療機器の営業所にあっては、その薬局、店舗又は営業所の所在地が保健所を設置する市又は特別区の区域にある場合においては、市長又は区長となる。〈法第69条第2項〉
3. 「特定電気通信」とは、不特定の者によって受信されることを目的とする電気通信の送信(公衆によって直接受信されることを目的とする電気通信の送信を除く)をいう。
〈H13/11/30 法律第137号・第2条第1号〉
⇒　上記の「電気通信」とは、有線、無線その他の電磁的方式により、符号、音響又は影像を送り、伝え、又は受けることをいう。〈電気通信事業法第2条第1号〉
4. 「特定電気通信役務提供者」とは、特定電気通信設備を用いて他人の通信を媒介し、その他特定電気通信設備を他人の通信の用に供する者(いわゆるプロバイダ)をいう。
〈H13/11/30 法律第137号・第2条第3号〉
⇒　上記の「特定電気通信設備」とは、特定電気通信の用に供される電気通信設備をいう。
〈H13/11/30 法律第137号・第2条第2号〉
⇒　上記の「電気通信設備」とは、電気通信を行うための機械、器具、線路その他の電気的設備をいう。〈電気通信事業法第2条第2号〉

## 第七十二条の六（損害賠償責任の制限）

（平二六法一二二・追加、令元法六三・一部改正）

> 特定電気通信役務提供者は、前条第二項の規定による要請を受けて特定違法広告である特定電気通信による情報の送信を防止する措置を講じた場合その他の特定違法広告である特定電気通信による情報の送信を防止する措置を講じた場合において、当該措置により送信を防止された情報の発信者(特定電気通信役務提供者の損害賠償責任の制限及び発信者情報の開示に関する法律第二条第四号に規定する発信者をいう。以下同じ。)に生じた損害については、当該措置が当該情報の不特定の者に対する送信を防止するために必要な限度において行われたものであるときは、賠償の責めに任じない。

**趣旨**

本規定は、特定電気通信役務提供者は、厚生労働大臣又は都道府県知事の要請を受けて特定違法広告に係る情報の送信防止措置を講じた場合は、当該情報の発信者に生じた損害の賠償責任を負わない旨を定めたものである。

**解説**

1 承認前広告違反に係る情報の送信防止措置をプロバイダに要請した場合であっても、そのプロバイダが賠償責任を負わないようにするため、平成26年の法改正により本規定が新設された。

2 令和元年の法改正において、送信防止措置の要請対象に「虚偽・誇大広告の送信防止」が追加されたことに伴い、従前、「承認前の医薬品等に係る違法広告」としていたものが、同年の法改正により、「特定違法広告」という文言に改められた。

3 「特定違法広告」とは、虚偽・誇大広告の禁止(法第66条第1項)又は承認前広告の禁止(法第68条)に違反する広告をいう。〈法第72条の5第2項〉

# 第七十三条（医薬品等総括製造販売責任者等の変更命令）

(平一一法一六〇・平一四法九六・平一八法六九・平二五法八四・一部改正)

> 厚生労働大臣は、医薬品等総括製造販売責任者、医療機器等総括製造販売責任者若しくは再生医療等製品総括製造販売責任者、医薬品製造管理者、医薬部外品等責任技術者、医療機器責任技術者、体外診断用医薬品製造管理者若しくは再生医療等製品製造管理者又は医療機器修理責任技術者について、都道府県知事は、薬局の管理者又は店舗管理者、区域管理者若しくは医薬品営業所管理者、医療機器の販売業若しくは貸与業の管理者若しくは再生医療等製品営業所管理者について、その者にこの法律その他薬事に関する法令で政令で定めるもの若しくはこれに基づく処分に違反する行為があつたとき、又はその者が管理者若しくは責任技術者として不適当であると認めるときは、その製造販売業者、製造業者、修理業者、薬局開設者、販売業者又は貸与業者に対して、その変更を命ずることができる。

### 趣旨

本規定は、①厚生労働大臣は、総括責任者、製造管理者、責任技術者又は修理責任技術者について、②都道府県知事等は、薬局の管理者、店舗管理者、区域管理者、医薬品営業所管理者、医療機器の販売業・貸与業の管理者又は再生医療等製品営業所管理者について、その者に薬事に関する法令に違反する行為があったとき、又はその者が不適当であると認めるときは、事業者に対して、その者の変更命令を行うことができる旨を定めたものである。

### 解説

1　薬機法上の責任者の責務の実効性を確保するため、本規定が設けられている。

2　「厚生労働大臣」とあるが、厚生労働大臣の許可等の権限に属する事務の一部を都道府県知事が行うこととしている場合（令80条第2項、第3項、第4項本文）は、当該都道府県知事が本規定の権限を行使することになる。とはいえ、厚生労働大臣が本規定の権限を自ら行使することを妨げてはいない（同項但書）。【法第72条第1項の解説2参照】

3　「都道府県知事」とあるが、薬局、店舗販売業又は高度管理医療機器等・管理医療機器の営業所にあっては、その薬局、店舗又は営業所の所在地が保健所を設置する市又は特別区の区域にある場合においては、市長又は区長となる。〈法第69条第2項〉

4　「政令で定めるもの」は、次に掲げる法令である。〈令第66条の2〉
  ① 毒物及び劇物取締法
  ② 麻薬及び向精神薬取締法
  ③ 令第2条各号の法令【法第5条の解説22参照】

5　「不適当であると認めるとき」として、①薬事に関する法令以外の法令違反の内容が悪質であって、特に遵法精神に欠けるところが著しいと認められる場合、②麻薬中毒者になった場合、③実地の管理を怠った場合等が該当する。

6　本規定による命令に違反した者は、1年以下の懲役もしくは100万円以下の罰金に処し、又はこれを併科する。〈法第86条第1項第22号〉

　また、いわゆる両罰規定の対象となっており、この行為者を使用する法人又は人には100万円以下の罰金刑が科される。〈法第90条第2号〉

## 第七十四条（配置販売業の監督）

> 都道府県知事は、配置販売業の配置員が、その業務に関し、この法律若しくはこれに基づく命令又はこれらに基づく処分に違反する行為をしたときは、当該配置販売業者に対して、期間を定めてその配置員による配置販売の業務の停止を命ずることができる。この場合において、必要があるときは、その配置員に対しても、期間を定めてその業務の停止を命ずることができる。

### 趣 旨

本規定は、都道府県知事は、配置員が薬機法に違反する行為をしたときは、配置販売業者に対して、その配置員による配置販売の業務停止命令を行うことができる旨を定めたものである。また、必要があるときは、その配置員に対しても業務停止命令を行うことができるとしている。

### 解 説

1　配置販売という業態の特殊性を考慮し、配置販売業を適正に監督するため、本規定が設けられている。

2　「配置員が」とあるように、本規定は配置員の違反行為のみを対象としている。配置販売業者の違反行為については、別の規定（法第75条第1項）の対象となる。

3　「その業務に関し」とあるように、本規定の対象となる違反行為は、あくまで配置販売の業務に関するものに限られる。

4　「期間を定めて」とあるが、その期間は当該許可の有効期間の範囲内であれば差し支えないと解される。

5　「その配置員による配置販売の業務」とあるように、本規定は違反行為をした配置員の業務のみを対象としており、その配置販売業者の業務全般を対象とするものではない。

6　「必要があるとき」として、都道府県知事が配置販売業者に対して特定の配置員の業務停止を命令し、その配置販売業者が当該配置員に業務の停止を命じるという通常の手順を踏んでいたのでは間に合わない場合が該当する。そのような場合に、都道府県知事が当該配置員に対して、直接、業務の停止を命じることになる。

7　「その配置員に対しても」とあるように、違反行為をした配置員のみに業務停止命令が行われることはない。このように、本規定の命令は配置販売業者に対して行うことを原則としつつ、緊急の場合において配置販売業者と当該配置員の二者に対して行われるものと解することができる。

8　本規定による命令に違反した者は、1年以下の懲役もしくは100万円以下の罰金に処し、又はこれを併科する。〈法第86条第1項第23号〉

また、いわゆる両罰規定の対象となっており、この行為者を使用する法人又は人には100万円以下の罰金刑が科される。〈法第90条第2号〉

## 第七十四条の二（承認の取消し等）

<small>（昭五四法五六・追加、昭五八法五七・平五法二七・平六法五〇・平八法一〇四・平一一法一六〇・平一四法九六(平一四法一九二)・平二五法八四・令元法六三・令四法四七・令五法三六・一部改正）</small>

■第74条の2第1項■

　厚生労働大臣は、第十四条の承認（第十四条の二の二第一項の規定により条件及び期限を付したものを除く。）、第二十三条の二の五の承認（第二十三条の二の六の二第一項の規定により条件及び期限を付したものを除く。）又は第二十三条の二十五の承認（第二十三条の二十六第一項又は第二十三条の二十六の二第一項の規定により条件及び期限を付したものを除く。）を与えた医薬品、医薬部外品、化粧品、医療機器又は再生医療等製品が第十四条第二項第三号イからハまで（同条第十五項において準用する場合を含む。）、第二十三条の二の五第二項第三号イからハまで（同条第十五項において準用する場合を含む。）若しくは第二十三条の二十五第二項第三号イからハまで（同条第十一項において準用する場合を含む。）のいずれかに該当するに至つたと認めるとき、第十四条の二の二第一項の規定により条件及び期限を付した第十四条の承認を与えた医薬品が第十四条の二の二第一項第二号若しくは第三号のいずれかに該当しなくなつたと認めるとき、若しくは第十四条第二項第三号ハ（同条第十五項において準用する場合を含む。）に該当するに至つたと認めるとき、第二十三条の二の六の二第一項の規定により条件及び期限を付した第二十三条の二の五の承認を与えた医療機器若しくは体外診断用医薬品が第二十三条の二の六の二第一項第二号若しくは第三号のいずれかに該当しなくなつたと認めるとき、若しくは第二十三条の二の五第二項第三号ハ（同条第十五項において準用する場合を含む。）に該当するに至つたと認めるとき、第二十三条の二十六第一項の規定により条件及び期限を付した第二十三条の二十五の承認を与えた再生医療等製品が第二十三条の二十六第一項第二号若しくは第三号のいずれかに該当しなくなつたと認めるとき、若しくは第二十三条の二十五第二項第三号ハ（同条第十一項において準用する場合を含む。）若しくは第二十三条の二十六第四項の規定により読み替えて適用される第二十三条の二十五第十一項において準用する同条第二項第三号イ若しくはロのいずれかに該当するに至つたと認めるとき、又は第二十三条の二十六の二第一項の規定により条件及び期限を付した第二十三条の二十五の承認を与えた再生医療等製品が第二十三条の二十六の二第一項第二号若しくは第三号のいずれかに該当しなくなつたと認めるとき、若しくは第二十三条の二十五第二項第三号ハ（同条第十一項において準用する場合を含む。）に該当するに至つたと認めるときは、薬事審議会の意見を聴いて、その承認を取り消さなければならない。

**趣旨**

　本規定は、厚生労働大臣に対し、①製造販売の承認を受けた医薬品等が承認拒否事由に該当するに至ったとき、②条件及び期限を付した緊急承認を受けた医薬品等がその要件に該当しなくなったとき、又は当該承認の拒否事由に該当するに至ったとき、③条件及び期限付き承認を受けた再生医療等製品がその要件に該当しなくなったとき、又は当該承認の拒否事由に該当するに至ったときは、その承認を取り消すことを義務づけたものである。

**解説**

1 従前より、承認の取消しという行政行為の撤回がなされてきたが、そうした行為に疑義の余地を無くすとともに、承認の取消し根拠を明確にするため、昭和54年の法改正により本条が新設された。
2 本規定は、承認対象物の「本質」に着目し、その承認の取消しの絶対的な基準を明らかにしたものである。
3 本規定は、通常の承認のみを対象としている。外国特例承認については、別の規定(法第75条の2の2第2項)の対象となる。

■第74条の2第2項■

> 厚生労働大臣は、医薬品、医薬部外品、化粧品、医療機器又は再生医療等製品の第十四条、第二十三条の二の五又は第二十三条の二十五の承認を与えた事項の一部について、保健衛生上の必要があると認めるに至つたときは、その変更を命ずることができる。

**趣旨**

本規定は、厚生労働大臣は、保健衛生上の必要があるときは、承認事項の一部の変更命令を行うことができる旨を定めたものである。

**解説**

1 本規定は、承認事項の一部の変更命令を行う基準を明らかにしたものである。
2 「必要があると認めるに至つたとき」には、次のような場合が該当し、それぞれに掲げる命令が行われる。
　① 効能、効果又は性能の一部について、有効性が認められないことが判明した場合にあっては、当該効能、効果又は性能の削除
　② 効能、効果又は性能の一部について、その副作用又は不具合と比較したときに有用性が認められないことが判明した場合にあっては、当該効能、効果又は性能の削除
　③ 一定の投薬量を超えた場合において、許容できない程度に副作用が多発することが判明した場合にあっては、用法又は用量の変更
　④ ある添加物に発がん性のあることが判明した場合にあっては、当該添加物の代替
3 本規定は、通常の承認のみを対象としている。外国特例承認については、別の規定(法第75条の2の2第2項)の対象となる。
4 本規定による命令に違反した者は、1年以下の懲役もしくは100万円以下の罰金に処し、又はこれを併科する。〈法第86条第1項第24号〉
　また、いわゆる両罰規定の対象となっており、この行為者を使用する法人又は人には100万円以下の罰金刑が科される。〈法第90条第2号〉

第13章　監督（第69条—第76条の3の3）

■第74条の2第3項■

　厚生労働大臣は、前二項に定める場合のほか、医薬品、医薬部外品、化粧品、医療機器又は再生医療等製品の第十四条、第二十三条の二の五又は第二十三条の二十五の承認を受けた者が次の各号のいずれかに該当する場合には、その承認を取り消し、又はその承認を与えた事項の一部についてその変更を命ずることができる。

一　第十二条第一項の許可（承認を受けた品目の種類に応じた許可に限る。）、第二十三条の二第一項の許可（承認を受けた品目の種類に応じた許可に限る。）又は第二十三条の二十第一項の許可について、第十二条第四項、第二十三条の二第四項若しくは第二十三条の二十第四項の規定によりその効力が失われたとき、又は次条第一項の規定により取り消されたとき。

二　第十四条第三項、第二十三条の二の五第三項又は第二十三条の二十五第三項に規定する申請書又は添付資料のうちに虚偽の記載があり、又は重要な事実の記載が欠けていることが判明したとき。

三　第十四条第七項若しくは第九項、第十四条の二の二第二項、第二十三条の二の五第七項若しくは第九項、第二十三条の二の六の二第二項、第二十三条の二十五第六項若しくは第八項又は第二十三条の二十六の二第二項の規定に違反したとき。

四　第十四条の四第一項、第十四条の六第一項、第二十三条の二十九第一項若しくは第二十三条の三十一第一項の規定により再審査若しくは再評価を受けなければならない場合又は第二十三条の二の九第一項の規定により使用成績に関する評価を受けなければならない場合において、定められた期限までに必要な資料の全部若しくは一部を提出せず、又は虚偽の記載をした資料若しくは第十四条の四第五項後段、第十四条の六第四項、第二十三条の二の九第四項後段、第二十三条の二十九第四項後段若しくは第二十三条の三十一第四項の規定に適合しない資料を提出したとき。

五　第七十二条第二項の規定による命令に従わなかつたとき。

六　第十四条第十二項、第十四条の二の二第一項、第二十三条の二の五第十二項、第二十三条の二の六の二第一項、第二十三条の二十六第一項、第二十三条の二十六の二第一項又は第七十九条第一項の規定により第十四条、第二十三条の二の五又は第二十三条の二十五の承認に付された条件に違反したとき。

七　第十四条の二の二第一項第一号、第二十三条の二の六の二第一項第一号又は第二十三条の二十六の二第一項第一号に該当しなくなつたと認めるとき。

八　第十四条、第二十三条の二の五又は第二十三条の二十五の承認を受けた医薬品、医薬部外品、化粧品、医療機器又は再生医療等製品について正当な理由がなく引き続く三年間製造販売をしていないとき。

### 趣　旨

　本規定は、厚生労働大臣は、①承認を受けた者の製造販売業の許可の効力が失われたとき、又は許可が取り消されたとき、②承認の申請書又は添付資料に虚偽の記載があること、

1069

又は重要な事実の記載が欠けていることが判明したとき、③GMP 調査、QMS 調査又は GCTP 調査を受けなかったとき、④再審査、再評価又は使用成績評価に係る資料を提出せず、虚偽の記載をした資料を提出し、又は信頼性の基準に適合しない資料を提出したとき、⑤製造管理又は品質管理の方法の改善命令、業務停止命令に従わなかったとき、⑥承認の条件に違反したとき、⑦承認を受けた医薬品等を3年間製造販売していないときは、その承認を取り消し、又は承認事項の一部の変更命令を行うことができる旨を定めたものである。

**解 説**

1 本規定は、承認対象物の「形式的な要件」に着目し、その承認の取消し及び承認事項の一部の変更命令の相対的な基準を明らかにしたものである。

2 本規定は、通常の承認のみを対象としている。外国特例承認については、別の規定(法第75条の2の2第2項)の対象となる。

3 本規定による命令に違反した者は、1年以下の懲役もしくは100万円以下の罰金に処し、又はこれを併科する。〈法第86条第1項第24号〉

また、いわゆる両罰規定の対象となっており、この行為者を使用する法人又は人には100万円以下の罰金刑が科される。〈法第90条第2号〉

<第1号>

4 本号は、承認の申請者が製造販売業の許可を受けていることを、その承認を受けることのできる要件としていることに対応して設けられている。

<第2号>

5 本号は、令和元年の法改正により新設されたものである。これについて次のように整理することができる。

(1) 従前、医薬品等の製造販売の承認の取消し等は、以下の場合に行うこととされていた。
　① 申請に係る効果等を有しない、又は効果等に比して著しく有害な作用を有することにより使用価値がないと認めるに至った場合
　② 保健衛生上の必要があると認めるに至った場合
　③ 次のいずれかに該当する場合
　　㈠ 製造販売業の許可が失効したとき又は取り消されたとき
　　㈡ 製造管理又は品質管理の方法の基準適合性調査を受けなかったとき
　　㈢ 再審査、再評価、使用成績評価を受ける必要があるにもかかわらず、適切に対応しなかったとき
　　㈣ 製造管理又は品質管理の方法の改善命令等に従わなかったとき
　　㈤ 承認に付された条件に違反したとき
　　㈥ 承認を受けた医薬品等を正当な理由なく3年間製造販売していないとき

(2) しかしながら、以下のような事情が判明した場合であっても、(1)に掲げる事由に該当するものではないため、直ちに承認の取消し等を行うことができず、いったん品質、有効性及び安全性に関する情報を収集し、これに基づき科学的な判断を行う必要があった。

① 申請書の添付資料に記載されていた製造方法や試験方法に関する情報が虚偽の内容であった
② ウイルスの不活性化の方法が正確に記載されていなかった

(3) 革新的な技術を用いた医薬品等の早期実用化を推進する一方で、未知の副作用や不具合が生じる可能性のあるなか、保健衛生上の危害の発生・拡大の防止を図る観点からは、申請書又は添付資料のうちに虚偽の記載があり、あるいは重要な事実の記載が欠けていることが判明したときは、速やかに承認の取消し等の措置を行うことが重要となる。また、従前より、再審査、再評価又は使用成績評価において虚偽の記載をした資料を提出した場合は、承認取消し等の事由に該当するものとしていることを踏まえ、本号が新設された。

＜第3号＞

6 本号は、医薬品等の製造管理又は品質管理の方法が、GMP、QMS又はGCTPに適合していることを、製造販売の承認に係る要件としていることに対応して設けられている。

＜第4号＞

7 本号は、再審査、再評価又は使用成績評価の実効性を確保するため設けられている。

＜第5号＞

8 本号は、医薬品等の製造管理又は品質管理の方法の改善命令等の実効性を確保するため設けられている。

＜第6号＞

9 本号は、製造販売の承認の際に付す条件の実効性を確保するため設けられている。

＜第7号＞

10 本号は、令和四年の法改正により新設されたものである。健康被害の拡大を防止するため緊急に使用されることが必要な医薬品等であり、かつ、当該医薬品等の使用以外に適当な方法がないことを、緊急承認に係る要件のとしていることに対応して設けられている。

＜第8号＞

11 本号は、名目だけの承認を受けている場合において、自主的な承認の整理に関する行政指導に法的裏付けを与えるため設けられている。

12 製造販売を行う意思がないにもかかわらず名目だけの承認を受けている場合、行政監督上、実態の把握が困難となり必要な措置の実施に支障が生じるおそれがあるため、自主的に承認の整理を行う必要がある。〈S46/6/29 薬発第588号〉

13 「正当な理由」として、原材料の入手が困難であるなど、製造販売を継続する意思が確認できる場合が該当する。

## 第七十五条（許可の取消し等）

（昭三八法一三五・昭五〇法三七・平五法二七・平六法五〇・平一一法一六〇・平一四法九六(平一四法一九二)・平一八法六九・平二五法八四・平二五法一〇三・令元法六三・一部改正）

■第75条第1項■

　厚生労働大臣は、医薬品、医薬部外品、化粧品、医療機器若しくは再生医療等製品の製造販売業者、医薬品(体外診断用医薬品を除く。)、医薬部外品、化粧品若しくは再生医療等製品の製造業者又は医療機器の修理業者について、都道府県知事は、薬局開設者、医薬品の販売業者、第三十九条第一項若しくは第三十九条の三第一項の医療機器の販売業者若しくは貸与業者又は再生医療等製品の販売業者について、この法律その他薬事に関する法令で政令で定めるもの若しくはこれに基づく処分に違反する行為があつたとき、又はこれらの者(これらの者が法人であるときは、その薬事に関する業務に責任を有する役員を含む。)が第五条第三号若しくは第十二条の二第二項、第十三条第六項(同条第九項において準用する場合を含む。)、第二十三条の二の二第二項、第二十三条の二十一第二項、第二十三条の二十二第六項(同条第九項において準用する場合を含む。)、第二十六条第五項、第三十条第四項、第三十四条第四項、第三十九条第五項、第四十条の二第六項(同条第八項において準用する場合を含む。)若しくは第四十条の五第五項において準用する第五条(第三号に係る部分に限る。)の規定に該当するに至つたときは、その許可を取り消し、又は期間を定めてその業務の全部若しくは一部の停止を命ずることができる。

### 趣旨

　本規定は、①厚生労働大臣は、製造販売業者、製造業者又は修理業者について、②都道府県知事等は、薬局開設者、医薬品の販売業者、医療機器の販売業者・貸与業者又は再生医療等製品の販売業者について、これらの者に薬事に関する法令に違反する行為があったとき、又はこれらの者が許可申請者の欠格事由に抵触するに至ったときは、その許可を取り消し、又は業務の停止命令を行うことができる旨を定めたものである。

### 解説

1　許可又は届出後においても、医薬品等の事業者の適格性を担保するため、本規定が設けられている。

2　「厚生労働大臣」とあるが、厚生労働大臣の許可等の権限に属する事務の一部を都道府県知事が行うこととしている場合(令第80条第2項、第3項、第4項本文)は、当該都道府県知事が本規定の権限を行使することになる。とはいえ、厚生労働大臣が本規定の権限を自ら行使することを妨げてはいない(同項但書)。【法第72条第1項の解説2参照】

3　「都道府県知事」とあるが、薬局、店舗販売業又は高度管理医療機器等・管理医療機器の営業所にあっては、その薬局、店舗又は営業所の所在地が保健所を設置する市又は特別区の区域にある場合においては、市長又は区長となる。〈法第69条第2項〉

4　「政令で定めるもの」は、次に掲げる法令である。〈令第66条の2〉

　① 毒物及び劇物取締法

② 麻薬及び向精神薬取締法

③ 令第2条各号の法令【法第5条の解説22参照】

5 「その許可を取り消し、又は期間を定めてその業務の全部若しくは一部の停止を命ずる」とあるが、管理医療機器（特定保守管理医療機器を除く）の販売業及び貸与業は届出制となっているため、許可の取消しの対象とならない。業務の停止命令のみが対象となる。

6 薬機法に規定する各業態は、人の生命、身体に直接関連を持つ物を取り扱うという点で共通していることから、事業者の適格性においても共通に取り扱うことができる。したがって、同一の者が二つの業許可を受けている場合において、一方の業許可に関する違反行為があった場合に、もう一方の業許可に対しても本規定を適用することができる。

7 本規定は、国内事業者のみを対象とし、外国事業者を除外している。外国事業者である認定外国製造業者については、他の規定（法第75条の4第1項第4号）の対象となる。【法第69条第1項の解説10参照】

8 本規定による業務の停止命令に違反した者は、2年以下の懲役もしくは200万円以下の罰金に処し、又はこれを併科する。〈法第85条第7号〉

また、いわゆる両罰規定の対象となっており、この行為者を使用する法人又は人には200万円以下の罰金刑が科される。〈法第90条第2号〉

■第75条第2項■

> 都道府県知事は、医薬品、医薬部外品、化粧品、医療機器若しくは再生医療等製品の製造販売業者、医薬品（体外診断用医薬品を除く。）、医薬部外品、化粧品若しくは再生医療等製品の製造業者又は医療機器の修理業者について前項の処分が行われる必要があると認めるときは、その旨を厚生労働大臣に通知しなければならない。

### 趣旨

本規定は、都道府県知事に対し、製造販売業者、製造業者又は修理業者について、許可の取消し又は業務停止の処分が必要と認めるときは、厚生労働大臣に通知することを義務づけたものである。

### 解説

1 「都道府県知事」とあるが、薬局開設者が当該薬局における設備及び器具をもって医薬品を製造し、その医薬品を当該薬局において販売する場合であって、当該薬局の所在地が保健所を設置する市又は特別区の区域にある場合においては、市長又は区長となる。〈法第21条第1項〉

2 厚生労働大臣が本規定の通知を受けた場合であっても、当該許可業者に対して必ず許可の取消し又は業務停止の処分をしなければならない、というわけではない。

■第75条第3項■

　第一項に規定するもののほか、厚生労働大臣は、医薬品、医療機器又は再生医療等製品の製造販売業者又は製造業者が、次の各号のいずれかに該当するときは、期間を定めてその業務の全部又は一部の停止を命ずることができる。
一　当該製造販売業者又は製造業者(血液製剤(安全な血液製剤の安定供給の確保等に関する法律(昭和三十一年法律第百六十号)第二条第一項に規定する血液製剤をいう。以下この項において同じ。)の製造販売業者又は血液製剤若しくは原料血漿(同法第七条に規定する原料血漿をいう。第三号において同じ。)の製造業者に限る。)が、同法第二十七条第三項の勧告に従わなかつたとき。
二　採血事業者(安全な血液製剤の安定供給の確保等に関する法律第二条第三項に規定する採血事業者をいう。次号において同じ。)以外の者が国内で採取した血液又は国内で有料で採取され、若しくは提供のあつせんをされた血液を原料として血液製剤を製造したとき。
三　当該製造販売業者又は製造業者以外の者(血液製剤の製造販売業者又は血液製剤若しくは原料血漿の製造業者を除く。)が国内で採取した血液(採血事業者又は病院若しくは診療所の開設者が安全な血液製剤の安定供給の確保等に関する法律第十二条第一項第二号に掲げる物の原料とする目的で採取した血液を除く。)又は国内で有料で採取され、若しくは提供のあつせんをされた血液を原料として医薬品(血液製剤を除く。)、医療機器又は再生医療等製品を製造したとき。

### 趣　旨

　本規定は、厚生労働大臣は、①血液製剤の製造販売業者又は血液製剤もしくは原料血漿の製造業者が、需給計画を尊重して製造し輸入すべきとの厚生労働大臣の勧告に従わなかったとき、②製造販売業者又は製造業者が、㈠採血事業者以外の者が国内で採取した血液、㈡国内で有料で採取された血液、㈢国内で有料で提供の斡旋をされた血液を原料として血液製剤を製造したとき、③製造販売業者又は製造業者が、㈠他の製造販売業者又は製造業者が国内で採取した血液、㈡国内で有料で採取された血液、㈢国内で有料で提供の斡旋をされた血液を原料として医薬品、医療機器又は再生医療等製品を製造したときは、業務の停止命令を行うことができる旨を定めたものである。

### 解　説

**1**　本規定による業務の停止命令に違反した者は、2年以下の懲役もしくは200万円以下の罰金に処し、又はこれを併科する。〈法第85条第7号〉
　また、いわゆる両罰規定の対象となっており、この行為者を使用する法人又は人には200万円以下の罰金刑が科される。〈法第90条第2号〉

<第1号>

**2**　本号は、血液製剤の安定供給のための勧告に従わなかった血液製剤の製造販売業者又は血液製剤もしくは原料血漿の製造業者を、業務停止命令の対象としている。これは、血液製剤は人体から採取された血液を原料とする有限で貴重なものであり、厚生労働大

臣が定める需給計画を尊重して製造し、供給することが求められていること(血液法第25条)を踏まえたものである。

3 「血液製剤」とは、人体から採取された血液を原料として製造される医薬品であって、厚生労働省令で定めるものをいう。〈血液法第2条第1項〉

⇒ 上記の「厚生労働省令で定めるもの」は、人の血液又はこれから得られた物を有効成分とする医薬品であって、以下のものをいう。〈血液法施行規則第1条〉

① 輸血に用いるもの(例：人全血液)

② 血漿分画製剤(例：加熱人血漿たん白)

③ 血球に由来するもの(ヘミン)

4 「勧告」とは、①血液製剤の製造又は輸入の実績、②原料血漿の供給の実績が需給計画に照らし著しく適正を欠くときに、需給計画を尊重して原料血漿を供給し、又は血液製剤を製造し、輸入すべきとの厚生労働大臣の勧告をいう。〈血液法第27条第3項〉

<第2号>

5 本号は、以下のいずれかに違反して採血された血液を原料として血液製剤を製造した事業者を、業務停止命令の対象としたものである。

① 血液製剤の原料とする目的で、業として、人体から採血しようとする者は、厚生労働大臣の許可を受けなければならないこと(血液法第13条)

② 何人も、有料で、人体から採血し、又は人の血液の提供の斡旋をしてはならないこと(血液法第16条)

⇒ 上記②に「有料」とあるが、採血によってもたらされる身体的負担に対する社会通念上の謝礼であれば該当しないとされている。

6 「採血事業者」とは、人体から採血することについて厚生労働大臣の許可を受けた者をいう。〈血液法第2条第3項〉

<第3号>

7 本号は、当該製造販売業者又は製造業者以外の者(血液製剤の製造販売業者又は血液製剤もしくは原料血漿の製造業者を除く)が、以下のいずれかの血液を原料として医薬品(血液製剤を除く)、医療機器又は再生医療等製品を製造したときを、業務停止命令の対象としたものである。

① 国内で採取した血液(採血事業者又は病院もしくは診療所の開設者が医薬品(血液製剤を除く)、医療機器又は再生医療等製品の原料とする目的で採取した血液を除く)

② 国内で有料で採取され、もしくは提供の斡旋をされた血液

<血液法の改正>

8 令和元年の血液法の改正により、献血を推進し、血液製剤の安定供給の確保を図るため、献血推進計画及び献血受入計画の見直しが行われた。これについて次のように整理することができる。

① 厚生労働大臣の献血推進計画においては、「当該年度に献血により確保すべき血液の目標量」等が定められている(血液法第10条第2項)。この血液の目標量を定めるためには、血液製剤の医療需要、人口動態等のほか、以下のような事項を勘案する必要があ

るが、従前の血液法では、厚生労働大臣がこれらの事項を把握するための措置が規定されていなかった。
(一) 採血事業者が採血可能な血液の量
(二) 血液製剤の製造販売業者が供給すると見込まれる血液製剤の量

② 他方、従前の血液法では、献血受入計画に盛り込むべき事項が定められていなかった(血液法第11条)。採血事業者である日本赤十字社の献血受入計画においては、献血の目標数値を血液の量で設定しているが、これに対し、都道府県の献血推進計画においては、血液の量で記載するところもあれば、献血者の目標人数で記載しているところもある。

献血の推進を図る観点からは、献血推進計画と献血受入計画における目標数値が一致することが望ましい。また、献血キャンペーンの実施、献血会場の確保等において、都道府県と採血事業者が連携して行う必要があるため、血液の目標量を確保するために必要な措置についても明確にしておくことが望ましい。

③ 複数の採血事業者による血液供給体制の必要性が指摘される中、複数の採血事業者が存在する状態になる場合に備え、①及び②の課題に対処しておくことが重要となるため、次に掲げる内容について血液法の改正が行われた。
(一) 血液推進計画の作成に資するため、採血事業者に対し、毎年度、翌年度において献血により受け入れることが可能であると見込まれる血液の量を厚生労働大臣に届出することを義務づけること
(二) 献血の推進の円滑な実施を図るため、献血により受け入れる血液の目標量、その目標量を確保するために必要な措置等を献血受入計画に定めること

④ なお、都道府県の血液推進計画についても、献血により確保すべき血液の目標量、その目標量を確保するために必要な措置等を明確にしておくことが望ましいが、地方自治体が自らの責任において行政を実施する仕組みを構築する観点から、法律ではなく、通知により、血液推進計画の記載事項の明確化が図られることになる。

9 令和元年の血液法の改正により、科学技術の進展を踏まえた採血等の制限の見直しが行われた。これについて次のように整理することができる。
① 血液は、人の生命を維持していくために不可欠のものであり、これをむやみに採取することは許されるべきことではないが、人命の救助に関するものとして、医療上又は学術研究上必要な血液の採取はやむ得ないことから、従前より、以下の場合には、人体からの採血とともに、その血液を原料として、血液製剤等を製造することが認められていた(血液法第12条)。
※「血液製剤等」とは、血液製剤のほか、医薬品、医療機器又は再生医療等製品のこと
(一) 血液製剤等を製造する者が、その原料とする目的で採血する場合
(二) 採血自体が治療行為である場合
(三) 輸血、医学的検査又は学術研究(例：血清組成の比較研究)のために採血する場合

② また、厚生労働大臣の特定認定を受けた場合には、疾病の原因に関する研究、疾病の予防、診断・治療に関する方法の研究開発又は医薬品等の研究開発において試験等の

用途に用いる血液由来特定研究用具(例：医薬品候補物質の有効性・毒性の評価に用いる iPS 細胞)の製造とともに、その血液由来特定研究用具の原料とすることを目的とした採血が認められていた(国家戦略特別区域法第 20 条の3)。

③ 近年の再生医療技術のめざましい発達を踏まえると、血液由来特定研究用具に限らず、医療の質又は保健衛生の向上に資する物があれば、その時々の医薬品等の研究開発状況を勘案して、血液を原料として製造し、その原料とする目的で採血することができるように法整備を行う必要性は高い。また、以下の観点からみて、血液法の理念に照らして許容されるものと考えられる。

㈠ 医療の質又は保健衛生の向上に資することから、高次の目的に寄与するものであること

㈡ 医療以外の目的で採血が行われる場合であっても、医業に該当し(血液法第 30 条)、医師又は医師の指示を受けた看護師等によって行われることから、採血行為の安全性が担保されていること

④ ③の「医療の質又は保健衛生の向上に資する物」として、血液検査の精度管理の基準となる標準品等が該当する。従前、標準品の原料とする目的での採血が認められていなかったことから、海外から購入した血液を用いて標準品を製造せざるを得ず、血液検査用医療機器の研究開発の支障となっていた。また、従前の血液法においては、医薬品の範囲に体外診断医薬品は含まれないものとしていたことから、体外診断用医薬品を製造する目的の採血が認められていないという不都合があったため、次に掲げる内容について血液法の改正が行われた。

㈠ 採血が認められる範囲に研究用具等を加えること

※「研究用具等」とは、医薬品、医療機器又は再生医療等製品の研究開発において試験に用いる物その他の医療の質又は保健衛生の向上に資する物として厚生労働省令で定める物のこと

㈡ 採血された血液を原料として製造することができる物の範囲に研究用具等を加えること

㈢ 血液法上の医薬品の範囲から体外診断用医薬品を除外しないこと

㈣ 研究用具等を得る目的での採血においては、適正な採血を確保するため、国家戦略特別区域法の規定を参考にして、献血者等への説明及び同意の取得等の措置を求めるとともに、国家戦略特別区域法第 20 の3を削除すること

10 令和元年の血液法の改正により、採血事業の許可の見直しが行われた。これについて次のように整理することができる。

① 血液は、人の生命を維持していくために不可欠のものであり、これをむやみに採取することは許されるべきことではないことから、血液製剤の原料とする目的で、業として、人体から採血しようとする者は、厚生労働大臣の許可を受けなければならなかった(血液法第 13 条第 1 項)。

② 採血事業の許可は採血所ごとに受ける必要があるが、許可を受けている者は日本赤十字社のみで、日本全域において約 150 か所の採血所を開設していた。また、血液製

剤の安定供給、血液供給体制の効率性の確保の観点から、複数の採血事業者による血液供給体制の必要性も指摘されていた。

③ このような状況の下、採血事業者の適格性を適切に判断するためには、採血所ごとに開設の可否を審査するのではなく、事業者自体について、適切な業務体制が整備され、採血所を適切に管理できるかどうかを審査する必要があると考えられたため、次に掲げる内容について血液法の改正が行われた。

㈠ 採血所ごとではなく、事業者単位で採血事業の許可を与えること

㈡ 血液製剤の安定供給及び献血者保護の観点から、以下の許可要件を設けること
- 適切な業務の管理体制を有すること
- 適切な構造設備を有する採血所において採血すること
- 健康診断基準に基づく検討診断を行うこと
- 採血基準に基づく採血を行うこと

㈢ 献血者の意思を尊重し、どの採血事業者に対して自身の血液を提供しているのかを認識できるようにするため、他の採血事業者と誤認されるおそれのある商号又は名称を用いていないものとすること

④ また、採血事業の許可が事業者単位となることに伴い、各採血所における採血業務の管理体制を強化するため、採血責任者及び採血統括者を法律上の位置づけを以下のようにしている。

㈠ 採血所ごとに、採血の業務を管理する採血責任者を置くこと

※「採血所」とは、採血を行う場所をいい、採血の用に供する車両を含む。

㈡ 二つ以上の採血所を開設したときは、採血責任者の設置、採血責任者に対する採血の指図その他採血の業務を統括管理させるために採血統括者を置くこと

11 令和元年の血液法の改正により、原料血漿の製造業者の位置づけが明確化された。これについて次のように整理することができる。

① 原料血漿の製造は、採血事業者の付帯業務の一つとして位置づけられているように、採血事業者以外の者が原料血漿の製造を行うことが想定されておらず、唯一の採血事業者である日本赤十字社によって原料血漿の製造が行われ、血液製剤の製造業者に供給されていた。

② しかし、日本赤十字社以外の者の採血事業への参入を契機に、新たな製造業者が原料血漿の製造・供給に介在することになれば、翌年度において供給すると見込まれる原料血漿の量の届出義務、需給計画の尊重義務を採血事業者に課すことは適切とはいえないため、次に掲げる内容について血液法の改正が行われた。

㈠ 原料血漿の製造を採血事業者の付帯業務から除外すること

※「原料血漿」とは、国内で献血により得られる人血漿であって血液製剤の原料となるものをいう。

㈡ 需給計画を適切に作成して血液製剤の安定供給を図るため、以下を原料血漿の製造業者の義務とすること

※「需給計画」とは、血液製剤の安定供給に関する計画のこと

・供給すると見込まれる原料血漿の量の届出
　　　・需給計画の尊重、を
　㈢　原料血漿の供給の実績の厚生労働大臣への報告を原料血漿の製造業者の義務とすること
　㈣　安全な血液製剤の安定的かつ適切な供給、その安全性の向上に寄与する技術の開発、情報の収集及び提供を原料血漿の製造業者の努力義務とすること
**12**　令和元年の血液法の改正により、保健衛生上の危害の発生・拡大の防止のための情報の提供義務者が追加された。これについて次のように整理することができる。
① 血液製剤に保健衛生上の危害の発生・拡大を防止するため、従前より、採血事業者に対して、血液製剤の製造販売業者に血液に関する必要な情報を提供することが義務づけられていた（血液法第28条）。
　※「血液に関する必要な情報」とは、いつ提供された、どの原料血液に、どのようなウイルスが混入しているおそれがあるか分かる情報（例：採血日、原料血漿の供給日、製造番号）のこと
② 具体的には、以下のような場合において、必要な情報を提供する必要がある。
　㈠　採血した血液にウイルスが混入していることを、採血事業者が自ら把握した場合
　㈡　医療現場でウイルスの混入が判明した場合に遡及して調査した結果、同一の原料血液から製造された別の血液製剤のあることが判明したとき
③ 日本赤十字社のみが採血事業を行い、当該事業者が自ら原料血漿を製造していたが、今後、複数の採血事業者が存在することとなった場合、新たな製造業者が原料血漿の供給に介在することにより、流通ルートが複雑になることも考えられ、採血事業者のみが情報の提供義務を負うとなると、保健衛生上の危害の発生・拡大を防止することができないおそれがあった。また、保健衛生上の危害の発生・拡大のおそれの原因となるウイルス感染者であるにもかかわらず、別の採血事業者が採血し、その血液を原料として別の血液製剤が製造されてしまうおそれもあった。
④ そこで、血液に関する必要な情報の提供義務者として、採血事業者のほかに、原料血漿の製造業者と血液製剤の製造業者を追加するとともに、採血事業者は、その採取した血液を原料とする血液製剤による保健衛生上の危害の発生・拡大のおそれがあるときは、血液に関する情報を他の採血事業者に提供することに改められた。

■第75条第4項■

都道府県知事は、地域連携薬局の開設者が、次の各号のいずれかに該当する場合においては、地域連携薬局の認定を取り消すことができる。
一 地域連携薬局が、第六条の二第一項各号に掲げる要件を欠くに至つたとき。
二 地域連携薬局の開設者が、第六条の四第一項の規定又は同条第二項において準用する第五条(第三号に係る部分に限る。)の規定に該当するに至つたとき。
三 地域連携薬局の開設者が、第七十二条第五項又は第七十二条の二第三項の規定に基づく命令に違反したとき。

### 趣旨

　本規定は、都道府県知事は、地域連携薬局の開設者が、①認定要件を欠くに至ったとき、②認定申請者の欠格事由に該当するに至ったとき、③構造設備の改善命令等又は業務体制の整備命令に違反したときは、その認定を取り消すことができる旨を定めたものである。

### 解説

1　令和元年の法改正において地域連携薬局の認定制度が設けられたことに伴い、認定後も基準該当性を担保するため、同年の法改正により本規定が新設された。

■第75条第5項■

都道府県知事は、専門医療機関連携薬局の開設者が、次の各号のいずれかに該当する場合においては、専門医療機関連携薬局の認定を取り消すことができる。
一 専門医療機関連携薬局が、第六条の三第一項各号に掲げる要件を欠くに至つたとき。
二 専門医療機関連携薬局の開設者が、第六条の三第三項の規定に違反したとき。
三 専門医療機関連携薬局の開設者が、第六条の四第一項の規定又は同条第二項において準用する第五条(第三号に係る部分に限る。)の規定に該当するに至つたとき。
四 専門医療機関連携薬局の開設者が、第七十二条第五項又は第七十二条の二第三項の規定に基づく命令に違反したとき。

### 趣旨

　本規定は、都道府県知事は、専門医療機関連携薬局の開設者が、①認定要件を欠くに至ったとき、②傷病区分の明示規定に違反したとき、③認定申請者の欠格事由に該当するに至ったとき、④構造設備の改善命令等又は業務体制の整備命令に違反したときは、その認定を取り消すことができる旨を定めたものである。

### 解説

1　令和元年の法改正において専門医療機関連携薬局の認定制度が設けられたことに伴い、認定後も基準該当性を担保するため、同年の法改正により本規定が新設された。

## 第七十五条の二（登録の取消し等）

（平二五法八四・追加、令元法六三・一部改正）

■第75条の2第1項■

> 厚生労働大臣は、医薬品、医薬部外品、化粧品又は医療機器の製造業者について、この法律その他薬事に関する法令で政令で定めるもの若しくはこれに基づく処分に違反する行為があつたとき、不正の手段により第十三条の二の二第一項若しくは第二十三条の二の三第一項の登録を受けたとき、又は当該者（当該者が法人であるときは、その薬事に関する業務に責任を有する役員を含む。）が第十三条の二の二第五項において準用する第五条（第三号に係る部分に限る。）若しくは第二十三条の二の三第四項において準用する第五条（第三号に係る部分に限る。）の規定に該当するに至つたときは、その登録を取り消し、又は期間を定めてその業務の全部若しくは一部の停止を命ずることができる。

### 趣旨

本規定は、厚生労働大臣は、①医薬品、医薬部外品又は化粧品の保管のみを行う製造所、②医療機器又は体外診断用医薬品の製造業者について、㈠薬機法その他薬事に関する法令に違反する行為があったとき、㈡不正の手段により登録を受けたとき、㈢登録申請者の欠格事由に抵触するに至ったときは、その登録を取り消し、又は業務の停止命令を行うことができる旨を定めたものである。

### 解説

1　平成25年の法改正において、医療機器又は体外診断用医薬品の製造業が許可制から登録制に移行したことに伴い、同年の法改正により、法第75条から分離して本条が新設された。

2　令和元年の法改正において、保管のみを行う製造所の登録制度が設けられたことに伴い、同年の法改正により、その登録についても本条の対象に加えられた。

3　登録後においても、登録製造所又は登録製造業者の適格性を担保するため、本規定が設けられている。

4　「厚生労働大臣」とあるが、厚生労働大臣の許可等の権限に属する事務の一部を都道府県知事が行うこととしている場合（令第80条第3項本文）は、当該都道府県知事が本規定の権限を行使することになる。とはいえ、厚生労働大臣が本規定の権限を自ら行使することを妨げてはいない（同項但書）。【法第72条第1項の解説2参照】

5　「政令で定めるもの」は、次に掲げる法令である。〈令第66条の2〉
① 毒物及び劇物取締法
② 麻薬及び向精神薬取締法
③ 令第2条各号の法令【法第5条の解説22参照】

6　本規定は、国内事業者のみを対象とし、外国事業者を除外している。外国事業者である登録外国製造業者については、他の規定（法第75条の5第1項第4号、第5号）の対象となる。【法第69条第1項の解説10参照】

7　本規定による業務の停止命令に違反した者は、2年以下の懲役もしくは200万円以下の罰金に処し、又はこれを併科する。〈法第85条第8号〉

また、いわゆる両罰規定の対象となっており、この行為者を使用する法人又は人には200万円以下の罰金刑が科される。〈法第90条第2号〉

■第75条の2第2項■

都道府県知事は、医薬品、医薬部外品、化粧品又は医療機器の製造業者について前項の処分が行われる必要があると認めるときは、その旨を厚生労働大臣に通知しなければならない。

趣旨

本規定は、都道府県知事に対し、医療機器又は体外診断用医薬品の製造業者について、登録の取消し又は業務停止の処分が必要と認めるときは、厚生労働大臣に通知することを義務づけたものである。【法第75条第2項参照】


## 第七十五条の二の二（外国製造医薬品等の製造販売の承認の取消し等）

（昭五八法五七・追加、平五法二七・平六法五〇・平八法一〇四・平一一法一六〇・平一四法一九二・平一四法九六（平一四法一九二）・一部改正、平二五法八四（平二五法一〇三）・旧第七十五条の二繰下・一部改正、平二八法一〇八・令元法六三・令四法四七・一部改正）

■第75条の2の2第1項■

厚生労働大臣は、外国特例承認取得者が次の各号のいずれかに該当する場合には、その者が受けた当該承認の全部又は一部を取り消すことができる。
一　選任製造販売業者が欠けた場合において新たに製造販売業者を選任しなかつたとき。
二　厚生労働大臣が、必要があると認めて、外国特例承認取得者に対し、厚生労働省令で定めるところにより必要な報告を求めた場合において、その報告がされず、又は虚偽の報告がされたとき。
三　厚生労働大臣が、必要があると認めて、その職員に、外国特例承認取得者の工場、事務所その他医薬品、医薬部外品、化粧品、医療機器又は再生医療等製品を業務上取り扱う場所においてその構造設備又は帳簿書類その他の物件についての検査をさせ、従業員その他の関係者に質問をさせようとした場合において、その検査が拒まれ、妨げられ、若しくは忌避され、又はその質問に対して、正当な理由なしに答弁がされず、若しくは虚偽の答弁がされたとき。
四　次項において準用する第七十二条第二項又は第七十四条の二第二項若しくは第三項（第一号及び第五号を除く。）の規定による請求に応じなかつたとき。
五　外国特例承認取得者又は選任製造販売業者についてこの法律その他薬事に関する法令で政令で定めるもの又はこれに基づく処分に違反する行為があつたとき。

第１３章　監督(第69条—第76条の3の3)

### 趣旨

本規定は、厚生労働大臣は、①選任製造販売業者が欠けた場合において新たに選任しなかったとき、②厚生労働大臣が報告を求めた場合において、その報告がなされず、又は虚偽の報告がなされたとき、③厚生労働大臣がその職員に立入検査等をさせようとした場合において、検査妨害等がなされたとき、④製造管理又は品質管理の方法の改善の請求、承認事項の一部の変更の請求に応じなかったとき、⑤外国特例承認取得者又は選任製造販売業者に薬事に関する法令に違反する行為があったときは、その外国特例承認事項の全部又は一部を取り消すことができる旨を定めたものである。

### 解説

**1** 外国特例承認取得者の責務については、厚生労働大臣が選任製造販売業者を指導又は監督するとともに、必要に応じて直接報告を求め、又は立入検査を行うことによってその適正な履行を確保している。とはいえ、外国特定承認取得者に違法行為があったとしても、彼の地での許可に相当するものを取り消すことはできないし、罰則を適用することもできないなど、厚生労働大臣の権限の行使は限られたものとなる。

そこで、外国特例承認取得者の違法行為に対しては、制裁的な意味合いを込めて、その外国特例承認を取り消すことができるようにするため、本規定が設けられている。

＜第１号＞

**2** そもそも外国特例承認とは、外国製造品目を選任製造販売業者に製造販売をさせることについての承認をいうものであるから、本号を外国特例承認の取消要件としたことは当然といえよう。

＜第２号＞

**3** 国内の承認取得者が報告拒否をしたときは相応の罰則が適用されることになるが、外国特例承認取得者に対してはそうした罰則を科すことができないため、本号は、報告拒否に対しては外国特例承認の取消しをもって罰則の代わりとしたものである。

⇒　監督権者は、必要な報告を求めるときは、その理由を通知する。〈則第244条〉

＜第３号＞

**4** 国内の承認取得者が検査妨害等をしたときは相応の罰則が適用されることになるが、外国特例承認取得者に対してはそうした罰則を科すことができないため、本号は、検査妨害等に対しては外国特例承認の取消しをもって罰則の代わりとしたものである。

＜第４号＞

**5** 国内の承認取得者が製造管理・品質管理の方法の改善等の命令又は承認事項の一部の変更の命令に従わなかったときは相応の罰則が適用されることになるが、外国特例承認取得者に対してはそうした罰則を科すことができないため、本号は、これらの請求の不遵守に対しては外国特例承認の取消しをもって罰則の代わりとしたものである。

⇒　外国において事業を行う者に対して日本法を適用する規定例において、報告徴収や立入検査については国内事業者と同様にできるが、命令については行うことができない。これは、外国の領域にある者に命令を行うことは外国の主権を侵害し得る行為であるた

めである。そこで、「命令」を「請求」に読み替えて適用している。

<第5号>

6 「外国特例承認取得者又は選任製造販売業者」とあるが、これについて次のように整理することができる。

① 国内の承認取得者がその責務を怠ったときは相応の罰則が適用されることになるが、外国特例承認取得者に対してはそうした罰則を科すことができないため、違反行為に対しては外国特例承認の取消しをもって罰則の代わりとしている。

② 選任製造販売業者は、国内において、外国特例承認取得者に本来課せられるべき責務を担う者であり、外国特例承認取得者のいわば代理関係にあることを踏まえ、選任製造販売業者が違反行為をした場合においても、外国特例承認取得者にすべての責任が及ぶこととしている。

7 「政令で定めるもの」は、次に掲げる法令である。〈令第66条の2〉
① 毒物及び劇物取締法
② 麻薬及び向精神薬取締法
③ 令第2条各号の法令【法第5条の解説22参照】

■第75条の2の2第2項■

第十九条の二、第二十三条の二の十七又は第二十三条の三十七の承認については、第七十二条第二項並びに第七十四条の二第一項、第二項及び第三項(第一号及び第五号を除く。)の規定を準用する。この場合において、第七十二条第二項中「第十四条第二項第四号、第二十三条の二の五第二項第四号、第二十三条の二十五第二項第四号若しくは第八十条第二項」とあるのは「第十九条の二第五項において準用する第十四条第二項第四号、第二十三条の二の十七第五項において準用する第二十三条の二の五第二項第四号若しくは第二十三条の三十七第五項において準用する第二十三条の二十五第二項第四号」と、「命じ、又はその改善を行うまでの間その業務の全部若しくは一部の停止を命ずる」とあるのは「請求する」と、第七十四条の二第一項中「第十四条の二の二第一項の」とあるのは「第十九条の二第五項において準用する第十四条の二の二第一項の」と、「第二十三条の二の六の二第一項の」とあるのは「第二十三条の二の十七第五項において準用する第二十三条の二の六の二第一項の」と、「第二十三条の二十六第一項又は」とあるのは「第二十三条の三十七第五項において準用する第二十三条の二十六第一項又は」と、「第十四条第二項第三号イからハまで(同条第十五項」とあるのは「第十九条の二第五項において準用する第十四条第二項第三号イからハまで(第十九条の二第五項において準用する第十四条第十五項」と、「第二十三条の二の五第二項第三号イからハまで(同条第十五項」とあるのは「第二十三条の二の十七第五項において準用する第二十三条の二の五第二項第三号イからハまで(第二十三条の二の十七第五項において準用する第二十三条の二の五第十五項」と、「第二十三条の二十五第二項第三号イからハまで(同条第十一項」とあるのは「第二十三条の三十七第五項において準用する第二十三条の二十

五第二項第三号イからハまで(第二十三条の三十七第五項において準用する第二十三条の二十五第十一項」と、「第十四条の二の二第一項第二号」とあるのは「第十九条の二第五項において準用する第十四条の二の二第一項第二号」と、「第十四条第二項第三号ハ(同条第十五項」とあるのは「第十九条の二第五項において準用する第十四条第二項第三号ハ(第十九条の二第五項において準用する第十四条第十五項」と、「第二十三条の二の六の二第一項第二号」とあるのは「第二十三条の二の十七第五項において準用する第二十三条の二の六の二第一項第二号」と、「第二十三条の二の五第二項第三号ハ(同条第十五項」とあるのは「第二十三条の二の十七第五項において準用する第二十三条の二の五第二項第三号ハ(第二十三条の二の十七第五項において準用する第二十三条の二の五第十五項」と、「第二十三条の二十六第一項の」とあるのは「第二十三条の三十七第五項において準用する第二十三条の二十六第一項の」と、「第二十三条の二十六第一項第二号」とあるのは「第二十三条の三十七第五項において準用する第二十三条の二十六第一項第二号」と、「第二十三条の二十五第二項第三号ハ(同条第十一項」とあるのは「第二十三条の三十七第五項において準用する第二十三条の二十五第二項第三号ハ(第二十三条の三十七第五項において準用する第二十三条の二十五第十一項」と、「第二十三条の二十六第四項」とあるのは「第二十三条の三十七第六項において準用する第二十三条の二十六第四項」と、「第二十三条の二十五第十一項」とあるのは「第二十三条の三十七第五項において準用する第二十三条の二十五第十一項」と、「同条第二項第三号イ」とあるのは「第二十三条の三十七第五項において準用する第二十三条の二十五第二項第三号イ」と、「、又は第二十三条の二十六の二第一項の」とあるのは「、又は第二十三条の三十七第五項において準用する第二十三条の二十六の二第一項の」と、「第二十三条の二十六の二第一項第二号」とあるのは「第二十三条の三十七第五項において準用する第二十三条の二十六の二第一項第二号」と、同条第二項中「命ずる」とあるのは「請求する」と、同条第三項中「前二項」とあるのは「第七十五条の二の二第二項において準用する第七十四条の二第一項及び第二項」と、「命ずる」とあるのは「請求する」と、「第十四条第三項、第二十三条の二の五第三項又は第二十三条の二十五第三項」とあるのは「第十九条の二第五項において準用する第十四条第三項、第二十三条の二の十七第五項において準用する第二十三条の二の五第三項又は第二十三条の三十七第五項において準用する第二十三条の二十五第三項」と、「第十四条第七項若しくは第九項、第十四条の二の二第二項、第二十三条の二の五第七項若しくは第九項、第二十三条の二の六の二第二項、第二十三条の二十五第六項若しくは第八項又は第二十三条の二十六の二第二項」とあるのは「第十九条の二第五項において準用する第十四条第七項若しくは第九項若しくは第十四条の二の二第二項、第二十三条の二の十七第五項において準用する第二十三条の二の五第七項若しくは第九項若しくは第二十三条の二の六の二第二項又は第二十三条の三十七第五項において準用する第二十三条の二十五第六項若しくは第八項若しくは第二十三条の二十六の二第二項」と、「第十四条の四第一項、第十四条の六第一項、第二十三条の二十九第一項若しくは第二十三条の三十一第一項」とあるのは「第十九条の四において準用する第十四条の四第一項若しくは第十四条の六第一項若しくは第二十三条の三十九において準用する第二十三条の二十九第一項若しくは第二十三条の三十一第一項」と、「第二十三条の二の九第一項」とあるのは「第二十三条の

> 二の十九において準用する第二十三条の二の九第一項」と、「第十四条の四第五項後段、第十四条の六第四項、第二十三条の二の九第四項後段、第二十三条の二十九第四項後段若しくは第二十三条の三十一第四項」とあるのは「第十九条の四において準用する第十四条の四第五項後段若しくは第十四条の六第四項、第二十三条の二の十九において準用する第二十三条の二の九第四項後段若しくは第二十三条の三十九において準用する第二十三条の二十九第四項後段若しくは第二十三条の三十一第四項」と、「第十四条第十二項、第十四条の二の二第一項、第二十三条の二の五第十二項、第二十三条の二の六の二第一項、第二十三条の二十六第一項、第二十三条の二十六の二第一項」とあるのは「第十九条の二第五項において準用する第十四条第十二項若しくは第十四条の二の二第一項、第二十三条の二の十七第五項において準用する第二十三条の二の五第十二項若しくは第二十三条の二の六の二第一項、第二十三条の三十七第五項において準用する第二十三条の二十六第一項若しくは第二十三条の二十六の二第一項」と、「第十四条の二の二第一項第一号、第二十三条の二の六の二第一項第一号又は第二十三条の二十六の二第一項第一号」とあるのは「第十九条の二第五項において準用する第十四条の二の二第一項第一号、第二十三条の二の十七第五項において準用する第二十三条の二の六の二第一項第一号又は第二十三条の三十七第五項において準用する第二十三条の二十六の二第一項第一号」と読み替えるものとする。

**趣旨**

本規定は、外国特例承認については、①製造管理又は品質管理の方法の改善命令、②承認の取消し、③承認事項の一変更命令に係る規定を準用して適用する旨を定めたものである。

### ■第75条の2の2第3項■

> 基準適合性認証を受けた外国指定高度管理医療機器製造等事業者については、第七十二条第二項の規定を準用する。この場合において、同項中「製造所における製造管理若しくは品質管理の方法(医療機器及び体外診断用医薬品の製造販売業者にあつては、その物の製造管理又は品質管理の方法。以下この項において同じ。)が第十四条第二項第四号、第二十三条の二の五第二項第四号、第二十三条の二十五第二項第四号若しくは第八十条第二項」とあるのは「製造管理若しくは品質管理の方法が第二十三条の二の五第二項第四号」と、「医薬品、医薬部外品、化粧品、医療機器若しくは再生医療等製品が」とあるのは「指定高度管理医療機器等が」と、「(第六十条及び第六十二条において準用する場合を含む。)、第六十五条若しくは第六十五条の五」とあるのは「若しくは第六十五条」と、「医薬品、医薬部外品、化粧品、医療機器若しくは再生医療等製品若しくは」とあるのは「医療機器若しくは体外診断用医薬品若しくは」と、「命じ、又はその改善を行うまでの間その業務の全部若しくは一部の停止を命ずる」とあるのは「請求する」と読み替えるものとする。

第13章 監督(第69条—第76条の3の3)

**趣 旨**

本規定は、外国特例認証取得者については、製造管理又は品質管理の方法の改善命令に係る規定を準用して適用する旨を定めたものである。

**解 説**

1 「外国指定高度管理医療機器製造等事業者」とは、外国において本邦に輸出される指定高度管理医療機器等の製造等をする者をいう。〈法第23条の2の23第1項〉

⇒ 指定高度管理医療機器等とは、厚生労働大臣が基準を定めて指定する高度管理医療機器(平成17年厚生労働省告示第112号)、管理医療機器(平成17年厚生労働省告示第112号)又は体外診断用医薬品(平成17年厚生労働省告示第121号)をいう。

2 「基準適合性認証を受けた外国指定高度管理医療機器製造等事業者」は、外国特例認証取得者と呼ばれる。

■第75条の2の2第4項■

> 厚生労働大臣は、機構に、第一項第三号の規定による検査又は質問のうち政令で定めるものを行わせることができる。この場合において、機構は、当該検査又は質問をしたときは、厚生労働省令で定めるところにより、当該検査又は質問の結果を厚生労働大臣に通知しなければならない。

**趣 旨**

本規定は、厚生労働大臣は、外国特例承認取得者の工場、事務所への立入検査等の事務を機構に行わせることができる旨を定めたものである。また、機構に対し、その立入検査等をしたときは、その結果を厚生労働大臣に通知することを義務づけている。

**解 説**

1 「政令で定めるもの」は、厚生労働大臣がその職員に外国特例承認取得者の工場等において行わせる構造設備もしくは帳簿書類その他の物件の検査、又は従業員その他の関係者への質問(動物専用のものに係る検査又は質問を除く)である。〈令第67条第1項〉

## 第七十五条の三（特例承認の取消し等）

(平一四法九六(平一四法一九二)・全改、平二五法八四・令四法四七・一部改正)

> 厚生労働大臣は、第十四条の三第一項(第二十条第一項において準用する場合を含む。以下この条において同じ。)、第二十三条の二の八第一項(第二十三条の二の二十第一項において準用する場合を含む。以下この条において同じ。)若しくは第二十三条の二十八第一項(第二十三条の四十第一項において準用する場合を含む。以下この条において同じ。)の規定による第十四条、第十九条の二、第二十三条の二の五、第二十三条の二の十七、第二十三条の二十五若しくは第二十三条の三十七の承認に係る品目が第十四条の三第一項各号、第二十三条の二の八第一項各号若しくは第二十三条の二十八第一項各号のいずれかに該当しなくなつたと認めるとき、医薬品、医療機器若しくは体外診断用医薬品若しくは再生医療等製品の第十四条の三第一項、第二十三条の二の八第一項若しくは第二十三条の二十八第一項の規定による第十四条、第十九条の二、第二十三条の二の五、第二十三条の二の十七、第二十三条の二十五若しくは第二十三条の三十七の承認を受けた者が第十四条の三第二項において準用する第十四条の二の二第二項、第二十三条の二の八第二項において準用する第二十三条の二の六の二第二項若しくは第二十三条の二十八第二項において準用する第二十三条の二十六の二第二項の規定に違反したとき、又は保健衛生上の危害の発生若しくは拡大を防止するため必要があると認めるときは、これらの承認を取り消すことができる。

### 趣 旨

本規定は、厚生労働大臣は、①特例承認に係る品目がその要件に該当しなくなったと認めるとき、②特例承認を受けた者が、厚生労働大臣が必要と認める GMP 調査等を受けなかったとき、③保健衛生上の危害の発生又は拡大を防止する必要があると認めるときは、その特例承認を取り消すことができる旨を定めたものである。

### 解 説

1　特例承認(外国特例の特例承認を含む)は、審査過程を簡素化して行う特例の製造販売の承認であり、通常の承認品目と比べて有効性及び安全性等の検証が十分ではないことから、通常の承認(外国特例承認を含む)の取消し等に係る規定(法第74条の2、第75条の2の2)に加え、本規定が適用される。

2　令和4年の法改正において、厚生労働大臣が必要と認めるときはGMP調査等ができる(法第14の3第2項等)とされたことに伴い、その実効性を確保する観点から、当該調査を受けなかったときが特例承認の取消しの基準に追加された。

## 第七十五条の四(医薬品等外国製造業者及び再生医療等製品外国製造業者の認定の取消し等)

(平一四法九六(平一四法一九二)・追加、平二五法八四・一部改正)

■第75条の4第1項■

厚生労働大臣は、第十三条の三第一項又は第二十三条の二十四第一項の認定を受けた者が次の各号のいずれかに該当する場合には、その者が受けた当該認定の全部又は一部を取り消すことができる。

一 厚生労働大臣が、必要があると認めて、第十三条の三第一項又は第二十三条の二十四第一項の認定を受けた者に対し、厚生労働省令で定めるところにより必要な報告を求めた場合において、その報告がされず、又は虚偽の報告がされたとき。

二 厚生労働大臣が、必要があると認めて、その職員に、第十三条の三第一項又は第二十三条の二十四第一項の認定を受けた者の工場、事務所その他医薬品(体外診断用医薬品を除く。)、医薬部外品、化粧品又は再生医療等製品を業務上取り扱う場所においてその構造設備又は帳簿書類その他の物件についての検査をさせ、従業員その他の関係者に質問させようとした場合において、その検査が拒まれ、妨げられ、若しくは忌避され、又はその質問に対して、正当な理由なしに答弁がされず、若しくは虚偽の答弁がされたとき。

三 次項において準用する第七十二条第三項の規定による請求に応じなかつたとき。

四 この法律その他薬事に関する法令で政令で定めるもの又はこれに基づく処分に違反する行為があつたとき。

### 趣旨

本規定は、厚生労働大臣は、認定外国製造業者について、①厚生労働大臣が報告を求めた場合において、その報告がなされず、又は虚偽の報告がなされたとき、②厚生労働大臣がその職員に立入検査等をさせようとした場合において、検査妨害等がなされたとき、③構造設備の改善の請求に応じなかったとき、④薬事に関する法令に違反する行為があったときは、その認定の全部又は一部を取り消すことができる旨を定めたものである。【法第75条の2の2第1項の解説1参照】

### 解説

<第4号>

1 「政令で定めるもの」は、次に掲げる法令である。〈令第67条の2〉

① 毒物及び劇物取締法

② 麻薬及び向精神薬取締法

③ 令第2条各号の法令【法第5条の解説22参照】

■第75条の4第2項■

　第十三条の三第一項又は第二十三条の二十四第一項の認定を受けた者については、第七十二条第三項の規定を準用する。この場合において、同項中「命じ、又はその改善を行うまでの間当該施設の全部若しくは一部を使用することを禁止する」とあるのは、「請求する」と読み替えるものとする。

**趣旨**

　本規定は、認定外国製造業者については、構造設備の改善命令に係る規定を準用して適用する旨を定めたものである。


■第75条の4第3項■

　第一項第二号の規定による検査又は質問については、第七十五条の二の二第四項の規定を準用する。

**趣旨**

　本規定は、認定外国製造業者については、外国特例承認取得者の立入検査等に係る規定を準用して適用する旨を定めたものである。

# 第七十五条の五（医薬品等外国製造業者及び医療機器等外国製造業者の登録の取消し等）

（平二五法八四・追加、令元法六三・一部改正）

■第75条の5第1項■

　厚生労働大臣は、第十三条の三の二第一項又は第二十三条の二の四第一項の登録を受けた者が次の各号のいずれかに該当する場合には、その者が受けた当該登録の全部又は一部を取り消すことができる。

一　厚生労働大臣が、必要があると認めて、第十三条の三の二第一項又は第二十三条の二の四第一項の登録を受けた者に対し、厚生労働省令で定めるところにより必要な報告を求めた場合において、その報告がされず、又は虚偽の報告がされたとき。

二　厚生労働大臣が、必要があると認めて、その職員に、第十三条の三の二第一項又は第二十三条の二の四第一項の登録を受けた者の工場、事務所その他医薬品、医薬部外品、化粧品又は医療機器を業務上取り扱う場所においてその構造設備又は帳簿書類その他の物件についての検査をさせ、従業員その他の関係者に質問させようとした場合において、その検査が拒まれ、妨げられ、若しくは忌避され、又はその質問に対して、正当な理由なしに答弁がされず、若しくは虚偽の答弁がされたとき。

三　次項において準用する第七十二条の四第一項の規定による請求に応じなかつたとき。

四　不正の手段により第十三条の三の二第一項又は第二十三条の二の四第一項の登録を受けたとき。

五　この法律その他薬事に関する法令で政令で定めるもの又はこれに基づく処分に違反する行為があつたとき。

### 趣旨

　本規定は、厚生労働大臣は、①医薬品、医薬部外品又は化粧品の保管のみを行う外国製造所、②医療機器又は体外診断用医薬品の外国製造業者について、㈠厚生労働大臣が報告を求めた場合において、その報告がなされず、又は虚偽の報告がなされたとき、㈡厚生労働大臣がその職員に立入検査等をさせようとした場合において、検査妨害等がなされたとき、㈢業務運営の改善の請求に応じなかったとき、㈣不正の手段により登録を受けたとき、㈤薬事に関する法令に違反する行為があったときは、その登録の全部又は一部を取り消すことができる旨を定めたものである。【法第75条の2の2第1項の解説1参照】

### 解説

1　平成25年の法改正において、医療機器又は体外診断用医薬品の外国製造業者が認定制から登録制に移行したことに伴い、同年の法改正により、法第75条の4から分離して本条が新設された。

2　令和元年の法改正において、保管のみを行う外国製造所の登録制度が設けられたことに伴い、同年の法改正により、その登録についても本条の対象に加えられた。

3　登録後においても、登録外国製造所又は登録外国製造業者の適格性を担保するため、

本規定が設けられている。

<第5号>

4 「政令で定めるもの」は、次に掲げる法令である。〈令第67条の2〉

① 毒物及び劇物取締法

② 麻薬及び向精神薬取締法

③ 令第2条各号の法令【法第5条の解説22参照】


■第75条の5第2項■

> 第十三条の三の二第一項又は第二十三条の二の四第一項の登録を受けた者については、第七十二条の四第一項の規定を準用する。この場合において、同項中「第七十二条から前条までに規定するもののほか、厚生労働大臣」とあるのは「厚生労働大臣」と、「医薬品、医薬部外品、化粧品、医療機器若しくは再生医療等製品の製造販売業者若しくは製造業者又は医療機器の修理業者について、都道府県知事は、薬局開設者、医薬品の販売業者、第三十九条第一項若しくは第三十九条の三第一項の医療機器の販売業者若しくは貸与業者又は再生医療等製品の販売業者」とあるのは「第十三条の三の二第一項又は第二十三条の二の四第一項の登録を受けた者」と、「その製造販売業者、製造業者、修理業者、薬局開設者、販売業者又は貸与業者」とあるのは「その者」と、「命ずる」とあるのは「請求する」と読み替えるものとする。

**趣　旨**

本規定は、登録外国製造所又は登録外国製造業者については、業務運営の改善命令に係る規定を準用して適用する旨を定めたものである。


■第75条の5第3項■

> 第一項第二号の規定による検査又は質問については、第七十五条の二の二第四項の規定を準用する。

**趣　旨**

本規定は、登録外国製造所又は登録外国製造業者については、外国特例承認取得者の立入検査等に係る規定を準用して適用する旨を定めたものである。

## 第七十五条の五の二（課徴金納付命令）

（令元法六三・追加）

■第75条の5の2第1項■

> 第六十六条第一項の規定に違反する行為(以下「課徴金対象行為」という。)をした者(以下「課徴金対象行為者」という。)があるときは、厚生労働大臣は、当該課徴金対象行為者に対し、課徴金対象期間に取引をした課徴金対象行為に係る医薬品等の対価の額の合計額(次条及び第七十五条の五の五第八項において「対価合計額」という。)に百分の四・五を乗じて得た額に相当する額の課徴金を国庫に納付することを命じなければならない。

**趣旨**

本規定は、厚生労働大臣に対し、課徴金対象行為者には課徴金納付命令を行うことを義務づけたものである。

**解説**

1　令和元年の法改正により課徴金制度が新設された。これについて次のように整理することができる。

① 薬機法では、医薬品等が適正に製造され適正に流通するよう、その製造から販売に至る各業者の許可制度及び品目ごとの承認制度に係る諸規制のほか、これらの規制に違反した場合の行政処分及び罰則を設けている。

② さて、医薬品等は適正に使用されなければ本来の効果等が期待できないばかりか、使用者の健康に悪影響を及ぼすおそれがあることから、医薬品等の適正な使用を確保する観点から、虚偽・誇大広告が禁止されている(法第66条第1項)が、違反が相次いでいた(例：ディオバン事案、ブロプレス事案)。

③ このような状況に至った理由として、まず、医薬品等の情報には非対称性が大きいことが挙げられる。医薬品等は科学技術・知見を結集して開発・製造されるものであり、専門知識がなければ、その効果、製造方法等を正確に理解することは難しい。

　また、その効果は統計学的(例：他の治療方法との有意差)に判定されることが多いが、その判定を検証するためには元データに基づいて行う必要があるため、医師、薬剤師ですら、当該データを入手できなければ医薬品等の効果の検証は難しいといえる。

④ 次に、医薬品等の場合、購入や使用の判断に広告が与える影響が大きいことが挙げられる。一般の生活者にとっては、どの製品が自身の症状に適しているかわからないため、広告の内容を鵜呑みにしてしまうことが多い。他方、医師等の専門家であっても、治療効果が現れるまでに時間がかかる症例の場合は使用継続の是非を判断することは容易ではなく、広告が与える影響が大きくなることは否めない。

⑤ 医薬品等はこのような特徴を有するものであることから、承認内容を逸脱した広告を行って購入者等の判断をゆがませ、売上を増やし、利益を不正に取得するという動機が形成されやすいといえるだろう。そこで、虚偽・誇大広告を通じた販売により獲得した経済的利益を徴収し、違反行為者が当該利益を保持し得ないようにすることによっ

て違反行為の抑止を図り、虚偽・誇大広告の禁止規定の実効性を確保するため、課徴金制度が新設された。

2 罰金制度と課徴金制度の違いについて、次のように整理することができる。
① 罰金制度では、違反事例の悪質性等を基にして法令で定められた上限額の範囲内で罰金の額が決定されるが、その罰金の上限額は、他の法令との均衡を図る必要があるため、違反行為によって得た収入を勘案することが難しい。
② さて、経済的利益が主たる目的である虚偽・誇大広告の場合、罰金の上限額が比較的寡少であるため、罰金による抑止効果が働きにくい状況にある。一方、課徴金は、違反行為によって得た売上をベースにして賦課できるため、虚偽・誇大広告に対する抑止効果が得やすいと考えられる。

3 課徴金納付命令の発動要件の違いについて、次のように整理することができる。
① 景品表示法の課徴金制度では、「不当表示に該当することを知らず、かつ、知らないことにつき相当の注意を怠っていないと認められるとき」を課徴金納付命令の対象外としているが、薬機法の課徴金制度では、このような文言は設けられていない。なぜなら、医薬品等の名称、製造方法、効能、効果又は性能は薬事承認の対象となっており、製造販売業者等の事業者であれば当然に知っている事柄であるためである。
② そのため、薬機法では、誇大広告等の禁止(法第66条第1項)に違反している事実をもって課徴金納付命令の発動要件としており、その広告が誇大広告等に該当していると認識していたかどうかは考慮していない。
③ ただし、卸売販売業者が、製造販売業者から広告資材の提供を受けた場合において、その広告資材が薬事承認と関係のない事項について臨床試験の元データを改竄して作成したものであるため、違法性を認識することが不可能であるときは、課徴金納付命令の対象にならないものと考えられる。なお、卸売販売業者であっても、虚偽・誇大の事実を認識した上で広告行為に加担した場合は、課徴金対象行為者に該当する。

4 「第六十六条第一項の規定に違反する行為」とあるように、誇大・誇大広告の禁止(法第66条第1項)に違反した場合のみが課徴金対象行為となり、承認前広告の禁止(法第68条)に違反した場合は該当しない。これは、承認前の医薬品等の販売自体が違法行為であるため、その売上額の一部を違法とみなして徴収する課徴金制度になじまないからである。それゆえ、いわゆる健康食品に関する違法広告は、法第66条第1項違反ではなく、法第68条違反とみなされ、徴金の対象とならないものと考えられる。

5 「厚生労働大臣」とあるように、課徴金納付命令の発動権は、厚生労働大臣のみが有しており、都道府県知事、保健所設置市の市長及び特別区の区長には認められていない。

6 「百分の四・五」とあるように、課徴金の額は、課徴金対象期間に販売した課徴金対象行為に係る医薬品等の対価の額の合計額に4.5%を乗じた額となる。なお、「4.5%」という算定率は、事業者が違反行為を通じて得た利益と擬制したもので、医薬品及び医療機器の製造販売業者の営業利益率を参考に設定したものである。

※「擬制」とは、性質の異なるものを同じとみなし、同一の法律的効果を与える取扱いのこと

7 「命じなければならない」とあるように、課徴金納付命令の発動にあたって厚生労働

第13章　監督(第69条—第76条の3の3)

大臣に裁量の余地は認められていない。ただし、法第75条の5の2第3項各号に定める場合を除く。

<ディオバン事案>

**8** ディオバン事案とは、次のようなものである。

① ディオバン(一般名：バルサルタン)は、A社の高血圧症治療薬である。平成14年以降、東京慈恵会医科大学、千葉大学、滋賀医科大学、京都府立医科大学及び名古屋大学において、ディオバンと既存高血圧症治療薬について、医師主導臨床研究が行われていたが、平成24年、これらの臨床研究の論文データに関し、外部の医師から疑義が指摘され、学会誌等が関係論文を撤回する事態となった。

　当該臨床研究においては、A社の元社員が大阪市立大学非常勤講師の肩書きでデータ解析に関与していたほか、各大学にはA社から最高で約3億8,000万円もの高額な奨学寄附金が提供されており、ディオバンの臨床試験データが既存高血圧症治療薬よりも有利になるように操作されたという疑いが生じた。

② この事態を受け、厚生労働省は、平成25年8月、「高血圧症治療薬の臨床研究事案に関する検討委員会」を設置し、当該事案の状況把握と必要な対応等の検討を開始した。そして、平成26年1月、虚偽・誇大広告の禁止(法第66条第1項)に違反するとしてA社を東京地方検察庁に刑事告発した。そして、平成26年6月、データ解析に関与していたA社の元社員が逮捕され、両罰規定(法第90条)により起訴されたA社とともに公判が行われた。

③ なお、平成29年3月、東京地裁は、データ改竄を認める一方で、薬機法が禁ずる誇大広告に当たらないとし、元社員及びA社を無罪とする判決を下した。また、平成30年11月、東京高裁は、一審と同様、無罪とする判決を下した。令和3年6月、最高裁は上告を棄却し、元社員及びA社の無罪が確定した。

<ブロプレス事案>

**9** ブロプレス事案とは、次のようなものである。

① ブロプレス(一般名：カンデサルタン)は、B社の高血圧症治療薬である。ブロプレスの医師主導臨床研究としてCASE-Jが行われていたが、平成26年2月、その試験データを使用したブロプレスの広告において、ブロプレス投与群と別の薬の投与群との間に統計学的な有意差がないにもかかわらず、長期間投与した場合にブロプレスの方が有用であるかのように見えるグラフを使用していたことが指摘された。

② この事態を受け、厚生労働省は、平成27年6月、B社に対し、虚偽・誇大広告の禁止(法第66条第1項)に違反するとして業務改善命令を行った。

■第７５条の５の２第２項■

　前項に規定する「課徴金対象期間」とは、課徴金対象行為をした期間(課徴金対象行為をやめた後そのやめた日から六月を経過する日(同日前に、課徴金対象行為者が、当該課徴金対象行為により当該医薬品等の名称、製造方法、効能、効果又は性能に関して誤解を生ずるおそれを解消するための措置として厚生労働省令で定める措置をとったときは、その日)までの間に課徴金対象行為者が当該課徴金対象行為に係る医薬品等の取引をしたときは、当該課徴金対象行為をやめてから最後に当該取引をした日までの期間を加えた期間とし、当該期間が三年を超えるときは、当該期間の末日から遡つて三年間とする。)をいう。

### 趣旨

本規定は、課徴金対象期間の算定方法を定めたものである。

### 解説

1　課徴金対象期間を単純に「課徴金対象行為をした期間」とすることは難しい。なぜなら、課徴金対象行為を止めた後であっても、その課徴金対象行為によって生じた誤認による取引は継続するためである。そこで、そのような取引が存在すると考えられる期間の算定方法の明確化、事業者の予見可能性及び法的安定性を確保する観点から、本規定が設けられている。

2　課徴金対象期間の算定方法について、次のように整理することができる。

① 課徴金対象行為をした期間を原則とすること

② 課徴金対象行為をやめた後の取引を勘案するため、以下のいずれか早い日までの間に課徴金対象行為者が当該課徴金対象行為に係る医薬品等の取引をした場合は、当該課徴金対象行為をやめてから最後に当該取引をした日までを加えた期間とすること

　㈠ 課徴金対象行為を止めてから６月を経過する日

　㈡ 課徴金対象行為により誤解を生ずるおそれを解消するための措置をとった日

③ 課徴金対象行為が長期に及ぶ場合として、課徴金対象行為をした期間が３年を超えるときは、当該期間の末日から遡って３年間とすること

3　「六月」とあるように、誤認による取引が継続すると推量される期間を６ヶ月と設定し、その画一的な取扱いを図っている。

4　「措置をとつたときは、その日」とあるように、誤解を生ずるおそれを解消するための措置(例：課徴金対象行為の相手方に、直接、当該広告が虚偽・誇大であったことを知らせる措置)をとったときは、もはや誤認に基づく取引はなされないとみなして、「その日」を誤認による取引が継続する期間の終期としている。

5　「厚生労働省令で定める措置」は、課徴金対象行為に係る記事が虚偽又は誇大な記事(法第66条第１項)に該当することを時事に関する事項を掲載する日刊新聞紙に掲載する方法その他の不当に顧客を誘引し、医薬関係者及び医薬関係者以外の一般人による医薬品等の適正かつ合理的な選択を阻害するおそれを解消するために相当であり、課徴金対象行為に係る医薬品等に応じて必要と認められる方法により、医薬関係者もしくは医薬関係者以外の一般人又はその双方に周知する措置である。〈則第249条の2〉

## 第13章 監督(第69条―第76条の3の3)

■第75条の5の2第3項■

第一項の規定にかかわらず、厚生労働大臣は、次に掲げる場合には、課徴金対象行為者に対して同項の課徴金を納付することを命じないことができる。
一 第七十二条の四第一項又は第七十二条の五第一項の命令をする場合(保健衛生上の危害の発生又は拡大に与える影響が軽微であると認められる場合に限る。)
二 第七十五条第一項又は第七十五条の二第一項の処分をする場合

**趣旨**

　本規定は、厚生労働大臣は、①業務運営の改善命令、違反広告に係る措置命令をする場合、②業の許可又は登録の取消しをする場合には、課徴金納付を命じないことができる旨を定めたものである。

**解説**

1　課徴金納付命令の発動にあたって厚生労働大臣に裁量の余地を残すため、本規定が設けられている。これは、以下のような理由によるものである。
　① 課徴金対象行為が速やかに中止され、その後適切な措置が講じられる場合には、徴収すべき経済的利益が対象行為者に生じないケースがあること
　② 課徴金対象行為によって、許可等の取消しが行われる場合には、課徴金と同等以上の経済的不利益が対象行為者に生じるケースがあること


■第75条の5の2第4項■

第一項の規定により計算した課徴金の額が二百二十五万円未満であるときは、課徴金の納付を命ずることができない。

**趣旨**

　本規定は、納付を命じることができない課徴金の額を定めたものである。

**解説**

1　すべての課徴金対象行為を課徴金納付命令の対象にすると、限られた行政リソースの下、必要性の高い事案に対する執行に影響を及ぼすおそれがあるため、課徴金の額が規模基準未満となる場合には、課徴金納付命令を行えないものとしている。
2　「二百二十五万円」とあるが、これは、対価合計額のラインを5000万円とし、薬機法上の算定率4.5%を掛け合わせて、規模基準を「225万円」に設定したものである。なお、景品表示法では、課徴金対象行為に係る売上額のラインを5000万円とし、景品表示法上の算定率3%を掛け合わせて、規模基準を「150万円」としている。

## 第七十五条の五の三（不当景品類及び不当表示防止法の課徴金納付命令がある場合等における課徴金の額の減額）

（令元法六三・追加）

> 前条第一項の場合において、厚生労働大臣は、当該課徴金対象行為について、当該課徴金対象行為者に対し、不当景品類及び不当表示防止法（昭和三十七年法律第百三十四号）第八条第一項の規定による命令があるとき、又は同法第十一条の規定により課徴金の納付を命じないものとされるときは、対価合計額に百分の三を乗じて得た額を当該課徴金の額から減額するものとする。

■趣旨

本規定は、景品表示法の課徴金納付命令が先になされている場合における、課徴金の減額の算定方法を定めたものである。

■解説

1　一般消費者に対して行われる課徴金対象行為（例：一般用医薬品の虚偽・誇大広告）においては、景品表示法の課徴金納付命令と薬機法のものとが重複して適用される可能性があることから、景品表示法の課徴金納付命令が先になされている場合に薬機法に基づく課徴金の額を減額するため、本規定が設けられている。

2　景品表示法の課徴金納付命令が先になされており、薬機法の課徴金納付命令を後から行う場合、薬機法上の課徴金は減額され、対価合計額×（4.5％－3％）となる。

3　「課徴金対象行為」とは、虚偽・誇大広告の禁止（法第66条第1項）に違反する行為をいう。〈法第75条の5の2第1項〉

4　「対価合計額」とは、課徴金対象期間に取引をした課徴金対象行為に係る医薬品等の対価の額の合計額をいう。〈法第75条の2第1項〉

5　「課徴金の納付を命じないものとされるとき」とあるように、景品表示法上の返金措置によって課徴金納付命令が行われなかったときについても、課徴金の減額の対象としている。これは、景品表示法による措置が無に帰さないようにするためである。

6　「対価合計額に百分の三を乗じて得た額」とあるが、これについて次のように整理することができる。

① 景品表示法による課徴金の額は「売上額×3％」、薬機法による課徴金の額は「対価合計額×4.5％」で算定される。

② ①を踏まえると、景品表示法の課徴金納付命令が先になされている場合における、課徴金の減額の算定方法は、「対価合計額×4.5％」から「売上額×3％」を控除すべきかもしれない。しかし、本規定では、「対価合計額×（4.5％－3％）」という算定方法を用いている。

③ これは、薬機法の課徴金対象行為は、名称、製造方法、効能、効果又は性能に関する広告内容に限られることから、一つの誇大広告の中に、景品表示法の課徴金対象行為に該当する内容であるにもかかわらず、薬機法の課徴金対象行為に該当しないケース

が存在するためである。例えば、「がんに効く」「売上 No.1」と標榜した誇大広告の場合、景品表示法の課徴金対象行為は「がんに効く」と「売上 No.1」の両方が該当するが、薬機法では「がんに効く」のみが該当する。
④ このように、景品表示法の課徴金対象行為と、薬機法の課徴金対象行為が混在して、それぞれの課徴金対象期間が異なる場合があるため、課徴金の算定のベースとなる「売上額」と「対価合計額」は必ずしも同じではない。そこで、薬機法の課徴金納付命令を後から行う場合における、課徴金の控除額については、「対価合計額」に片寄せして算定することにしている。

## 第七十五条の五の四（課徴金対象行為に該当する事実の報告による課徴金の額の減額）

（令元法六三・追加）

> 第七十五条の五の二第一項又は前条の場合において、厚生労働大臣は、課徴金対象行為者が課徴金対象行為に該当する事実を厚生労働省令で定めるところにより厚生労働大臣に報告したときは、同項又は同条の規定により計算した課徴金の額に百分の五十を乗じて得た額を当該課徴金の額から減額するものとする。ただし、その報告が、当該課徴金対象行為についての調査があつたことにより当該課徴金対象行為について同項の規定による命令（以下「課徴金納付命令」という。）があるべきことを予知してされたものであるときは、この限りでない。

### 趣旨
本規定は、課徴金対象行為者がその行為に該当する事実を厚生労働大臣に報告した場合における、課徴金の減額の算定方法を定めたものである。

### 解説
1 保健衛生上の危害の発生・拡大の防止の観点からは、虚偽・誇大広告の早期発見、早期防止及び法令遵守体制の構築が重要であることを考慮し、本規定が設けられている。
2 「百分の五十」とあるが、これは、課徴金対象行為に該当する事実の報告があったときの景品表示法上の減額率が「50％」であることを踏まえ、薬機法上の減額率について「50％」に設定したものである。
3 景品表示法では、返金措置の実施による課徴金の額の減額規定が置かれているが、薬機法には同様の規定が設けられていない。これは、以下の理由によるものである。
① 景品表示法が一般消費者の利益の保護を目的としているのに対し、薬機法は保健衛生の向上を図ることを目的としているため、返金措置との関連性が薄いこと
② 公的保険制度における医薬品等の費用の負担は、患者のみならず、各保険者からの給付によって行われており、負担者それぞれに過不足なく返金措置を実施することは困難であること

**4** 課徴金対象行為に該当する事実の報告の方法について、次のとおり定められている。
〈則第 249 条の 3〉

① 課徴金対象行為に該当する事実の報告をしようとする者は、次のいずれかの方法により、厚生労働大臣に報告書を提出しなければならない。

㈠ 直接持参する方法

㈡ 書留郵便、一般信書便事業者もしくは特定信書便事業者による信書便の役務であって当該一般信書便事業者もしくは当該特定信書便事業者において引受け及び配達の記録を行うもの又はこれらに準ずる方法により送付する方法

㈢ ファクシミリ装置を用いて送信する方法

② ①の報告書(㈢の方法により提出するものを除く)には、課徴金対象行為に該当する事実の内容を示す資料を添付する。

③ ①㈡の方法により報告書が提出された場合において、当該報告書を日本郵便株式会社の営業所(簡易郵便局を含み、郵便の業務を行うものに限る)に差し出した日時を郵便物の受領証により証明したときはその日時に、その郵便物又は信書便物の通信日付印により表示された日時が明瞭であるときはその日時に、その郵便物又は信書便物の通信日付印により表示された日時のうち日のみが明瞭であって時刻が明瞭でないときは表示された日の午後 12 時に、その表示がないとき又はその表示が明瞭でないときはその郵便物又は信書便物について通常要する送付日数を基準とした場合にその日に相当するものと認められる日の午後 12 時に、当該報告書が厚生労働大臣に提出されたものとみなす。

④ ①㈢の方法により報告書が提出された場合は、厚生労働大臣が受信した時に、当該報告書が厚生労働大臣に提出されたものとみなす。

⑤ ①㈢の方法により報告書の提出を行った者は、直ちに、当該報告書の原本及び②の資料を厚生労働大臣に提出しなければならない。

⇒ 上記①㈡の「一般信書便事業者」とは、一般信書便事業を営むことについて総務大臣の許可を受けた者をいう。〈信書便法第 2 条第 6 項〉

※「信書便法」とは、民間事業者による信書の送達に関する法律(平成 14 年法律第 99 号)のことなお、「一般信書便事業」とは、信書便の役務を他人の需要に応ずるために提供する事業であって、その提供する信書便の役務のうちに一般信書便役務を含むものをいう。〈信書便法第 2 条第 5 項〉

また、「一般信書便役務」とは、信書便の役務であって、次のいずれにも該当するものをいう。〈信書便法第 2 条第 4 項〉

① 長さ、幅及び厚さがそれぞれ 40 センチメートル、30 センチメートル及び 3 センチメートル以下であり、かつ、重量が 250 グラム以下の信書便物を送達するもの

② 国内において信書便物が差し出された日から 4 日以内に当該信書便物を送達するもの
※「4 日」とあるが、休日その他総務省令で定める日の日数は、算入しない。
※「4 日以内」とあるが、信書便物が、地理的条件、交通事情その他の条件を勘案して総務省令で定める地域から差し出され、又は当該地域に宛てて差し出される場合にあっては、4 日

を超え最も経済的な通常の方法により当該地域に係る信書便物を送達する場合に必要な日数として総務省令で定める日数以内をいう。

⇒ 上記①(二)の「特定信書便事業者」とは、特定信書便事業を営むことについて総務大臣の許可を受けた者をいう。〈信書便法第2条第9項〉

なお、「特定信書便事業」とは、信書便の役務を他人の需要に応ずるために提供する事業であって、その提供する信書便の役務が特定信書便役務業のみであるものをいう。〈信書便法第2条第8項〉

また、「特定信書便役務業」とは、信書便の役務であって、次のいずれかに該当するものをいう。〈信書便法第2条第7項〉

① 長さ、幅及び厚さの合計が73センチメートルを超え、又は重量が4キログラムを超える信書便物を送達するもの
② 信書便物が差し出された時から3時間以内に当該信書便物を送達するもの
③ その料金の額が800円を下回らない範囲内において総務省令で定める額を超えるもの

⇒ 上記①(二)の「信書便」とは、他人の信書を送達すること(郵便に該当するものを除く)をいう。〈信書便法第2条第2項〉

なお、「信書」とは、特定の受取人に対し、差出人の意思を表示し、又は事実を通知する文書をいう。〈信書便法第2条第1項〉

⇒ 上記③の「信書便物」とは、信書便の役務により送達される信書(その包装及びその包装に封入される信書以外の物を含む)をいう。〈信書便法第2条第3項〉

<但書>

5 「予知してされたものであるときは、この限りでない」とあるように、虚偽・誇大広告に関する聴き取り調査など、行政による監視指導が行われている最中に課徴金対象行為に該当する事実を報告したときは、課徴金の減額の対象とならない。


## 第七十五条の五の五(課徴金の納付義務等)

(令元法六三・追加)

■第75条の5の5第1項■

課徴金納付命令を受けた者は、第七十五条の五の二第一項、第七十五条の五の三又は前条の規定により計算した課徴金を納付しなければならない。

### 趣旨

本規定は、納付命令を受けた者に対し、課徴金を納付することを義務づけたものである。

■第７５条の５の５第２項■

第七十五条の五の二第一項、第七十五条の五の三又は前条の規定により計算した課徴金の額に一万円未満の端数があるときは、その端数は、切り捨てる。

**趣旨**

本規定は、課徴金の算定額の端数は切り捨てる旨を定めたものである。


■第７５条の５の５第３項■

課徴金対象行為者が法人である場合において、当該法人が合併により消滅したときは、当該法人がした課徴金対象行為は、合併後存続し、又は合併により設立された法人がした課徴金対象行為とみなして、第七十五条の五の二からこの条までの規定を適用する。

**趣旨**

本規定は、課徴金対象行為者である法人が合併により消滅したときは、その課徴金対象行為は、合併後存続した法人又は合併により設立された法人の課徴金対象行為とみなす旨を定めたものである。

**解説**

1　法人の合併における、消滅法人の公法上の権利義務が存在法人(又は新設法人)に承継されるか否かは個別に判断することとされており、薬機法上の課徴金対象行為の承継に関する取扱いを定めておく必要があることから、本条が設けられている。

2　「この条までの規定を適用する」とあるように、第３項のみなし規定は、第３項自体にも適用される。これは、課徴金対象行為者をした法人Ａが合併により消滅し、その合併後の法人Ｂが更なる合併により消滅して、法人Ｃが設立された場合、法人Ａの課徴金対象行為は、法人Ｃの行為とみなされることを明確にしたものである。

3　本規定の場合において、当該消滅した法人が行った課徴金対象行為後取引又は誇大広告等解消措置は、合併後存続し、又は合併により設立された法人がしたとみなされる課徴金対象行為について、当該合併後存続し、又は合併により設立された法人が行った課徴金対象行為後取引又は誇大広告等解消措置とみなして、法第75条の５の２第２項の規定を適用する。〈令第67条の３〉

　　※「課徴金対象行為後取引」とは、課徴金対象行為をやめた後そのやめた日から６月を経過する日までの間に課徴金対象行為者がした当該課徴金対象行為に係る医薬品等の取引(法第75条の５の２第２項)のこと

　　※「誇大広告等解消措置」とは、当該課徴金対象行為により当該医薬品等の名称、製造方法、効能、効果又は性能に関して誤解を生ずるおそれを解消するための措置(法第75条の５の２第２項)のこと

4　本規定の場合において、当該消滅した法人が景品表示法による課徴金納付命令(同法第

8条第1項)を受けたとき、又は景品表示法による課徴金納付免除(同法第11条)とされたときは、合併後存続し、又は合併により設立された法人がしたとみなされる課徴金対象行為に該当する事実について、当該合併後存続し、又は合併により設立された法人が景品表示法による課徴金納付命令を受け、又は景品表示法による課徴金納付免除とされたものとみなして、法第75条の5の3の規定を適用する。〈令第67条の4〉

5 本規定の場合において、当該消滅した法人が行った課徴金対象行為に該当する事実の報告(法第75条の5の4)は、合併後存続し、又は合併により設立された法人がしたとみなされる課徴金対象行為に該当する事実について、当該合併後存続し、又は合併により設立された法人が行った事実の報告とみなして、法第75条の5の4の規定を適用する。
〈令第67条の5〉

■**第75条の5の5第4項**■

課徴金対象行為者が法人である場合において、当該法人が当該課徴金対象行為に係る事案について報告徴収等(第六十九条第五項の規定による報告の徴収、帳簿書類その他の物件の提出の命令、立入検査又は質問をいう。以下この項において同じ。)が最初に行われた日(当該報告徴収等が行われなかつたときは、当該法人が当該課徴金対象行為について第七十五条の五の八第一項の規定による通知を受けた日。以下この項において「調査開始日」という。)以後においてその一若しくは二以上の子会社等(課徴金対象行為者の子会社若しくは親会社(会社を子会社とする他の会社をいう。以下この項において同じ。)又は当該課徴金対象行為者と親会社が同一である他の会社をいう。以下この項において同じ。)に対して当該課徴金対象行為に係る事業の全部を譲渡し、又は当該法人(会社に限る。)が当該課徴金対象行為に係る事案についての調査開始日以後においてその一若しくは二以上の子会社等に対して分割により当該課徴金対象行為に係る事業の全部を承継させ、かつ、合併以外の事由により消滅したときは、当該法人がした課徴金対象行為は、当該事業の全部若しくは一部を譲り受け、又は分割により当該事業の全部若しくは一部を承継した子会社等(以下この項において「特定事業承継子会社等」という。)がした課徴金対象行為とみなして、第七十五条の五の二からこの条までの規定を適用する。この場合において、当該特定事業承継子会社等が二以上あるときは、第七十五条の五の二第一項中「当該課徴金対象行為者に対し」とあるのは「特定事業承継子会社等(第七十五条の五の五第四項に規定する特定事業承継子会社等をいう。以下この項において同じ。)に対し、この項の規定による命令を受けた他の特定事業承継子会社等と連帯して」と、第七十五条の五の五第一項中「受けた者は、第七十五条の五の二第一項」とあるのは「受けた特定事業承継子会社等(第四項に規定する特定事業承継子会社等をいう。以下この項において同じ。)は、第七十五条の五の二第一項の規定による命令を受けた他の特定事業承継子会社等と連帯して、同項」とする。

**趣旨**

　本規定は、課徴金対象行為者である法人が、①子会社等に当該事業の全部を譲渡したとき、②子会社等に分割により当該事業の全部を承継させ、かつ、合併以外の事由により消滅したときは、その課徴金対象行為は、特定事業承継子会社等の課徴金対象行為とみなす旨を定めたものである。

**解説**

1　本規定の場合において、当該消滅した法人が行った課徴金対象行為後取引又は誇大広告等解消措置は、特定事業承継子会社等がしたとみなされる課徴金対象行為について、当該特定事業承継子会社等が行った課徴金対象行為後取引又は誇大広告等解消措置とみなして、法第75条の5の2第2項の規定を適用する。〈令第67条の6〉

2　本規定の場合において、当該消滅した法人が景品表示法による課徴金納付命令(同法第8条第1項)を受けたとき、又は景品表示法による課徴金納付免除(同法第11条)とされたときは、特定事業承継子会社等がしたとみなされる課徴金対象行為に該当する事実について、当該特定事業承継子会社等が景品表示法による課徴金納付命令を受け、又は景品表示法による課徴金納付免除とされたものとみなして、法第75条の5の3の規定を適用する。〈令第67条の7〉

3　本規定の場合において、当該消滅した法人が行った課徴金対象行為に該当する事実の報告(法第75条の5の4)は、特定事業承継子会社等がしたとみなされる課徴金対象行為に該当する事実について、当該特定事業承継子会社等が行った事実の報告とみなして、法第75条の5の4の規定を適用する。〈令第67条の8〉

■第７５条の５の５第５項■

　前項に規定する「子会社」とは、会社がその総株主(総社員を含む。以下この項において同じ。)の議決権(株主総会において決議をすることができる事項の全部につき議決権を行使することができない株式についての議決権を除き、会社法第八百七十九条第三項の規定により議決権を有するものとみなされる株式についての議決権を含む。以下この項において同じ。)の過半数を有する他の会社をいう。この場合において、会社及びその一若しくは二以上の子会社又は会社の一若しくは二以上の子会社がその総株主の議決権の過半数を有する他の会社は、当該会社の子会社とみなす。

**趣旨**

　本規定は、「子会社」の意義として、会社がその総株主の議決権の過半数を有する他の会社をいう旨を定めたものである。

第13章　監督(第69条—第76条の3の3)

■第７５条の５の５第６項■

　第三項及び第四項の場合において、第七十五条の五の二第二項及び第三項、第七十五条の五の三並びに前条の規定の適用に関し必要な事項は、政令で定める。

**趣旨**

　本規定は、法第75条の5の5第3項及び第4項のみなし規定において、①課徴金対象期間、②課徴金の納付を命じなくてもよい場合、③課徴金の減額の取扱いを政令で定めることとしたものである。

■第７５条の５の５第７項■

　課徴金対象行為をやめた日から五年を経過したときは、厚生労働大臣は、当該課徴金対象行為に係る課徴金の納付を命ずることができない。

**趣旨**

　本規定は、5年以上前の課徴金対象行為については、課徴金の納付を命ずることができない旨を定めたものである。

■第７５条の５の５第８項■

　厚生労働大臣は、課徴金納付命令を受けた者に対し、当該課徴金対象行為について、不当景品類及び不当表示防止法第八条第一項の規定による命令があつたとき、又は同法第十一条の規定により課徴金の納付を命じないものとされたときは、当該課徴金納付命令に係る課徴金の額を、対価合計額に百分の三を乗じて得た額を第七十五条の五の二第一項の規定により計算した課徴金の額から控除した額(以下この項において「控除後の額」という。)(当該課徴金納付命令に係る課徴金の額が第七十五条の五の四の規定により計算したものであるときは、控除後の額に百分の五十を乗じて得た額を控除後の額から控除した額)に変更しなければならない。この場合において、変更後の課徴金の額に一万円未満の端数があるときは、その端数は、切り捨てる。

**趣旨**

　本規定は、景品表示法の課徴金納付命令が後になされた場合における、課徴金の減額の算定方法を定めたものである。

**解説**

1　薬機法よりも後に、景品表示法の課徴金納付命令があつたとき又は課徴金の納付を命

じないものとされた場合に薬機法に基づく課徴金の額を変更するため、本規定が設けられている。

**2** 課徴金納付命令後の調整について、次のとおり定められている。〈則第249条の4〉
① 厚生労働大臣は、変更の処分(法第75条の5の5第8項)に係る文書には、変更後の課徴金の額、変更の理由及び変更後の課徴金の納付期限を記載しなければならない。
② 厚生労働大臣は、変更の処分(法第75条の5の5第8項)をした場合であって、当該変更の処分をした後の課徴金納付命令に係る課徴金の額を超える額の課徴金が既に納付されているときは、速やかに、当該超える額を当該課徴金を納付した者に還付する手続をとらなければならない。

**3** 薬機法による課徴金納付命令と、景品表示法による課徴金納付命令が重複する場合における、それぞれの課徴金の額は次のとおりとなる。
(1) 厚生労働大臣への事実報告(法第75条の5の4)、内閣総理大臣への事実報告(景品表示法第8条)が、いずれもなされていない場合
① 薬機法よりも先に、景品表示法の課徴金納付命令があるとき又は課徴金の納付を命じないものとされるときは、
㈠ 薬機法上の課徴金の額は、法第75条の5の3に基づき、「対価合計額×(4.5％－3％)」で算出され、「対価合計額×1.5％」となる。
㈡ 景品表示法上の課徴金の額は、「売上額×3％」となる。
㈢ 課徴金対象行為者が納付する課徴金の総額は、「対価合計額×1.5％」に「売上額×3％」を加えた額となる。
② 薬機法よりも後に、景品表示法の課徴金納付命令があったとき又は課徴金の納付を命じないものとされたときは、
㈠ 薬機法上の課徴金の額は、法第75条の5の5第8項に基づき、「対価合計額×(4.5％－3％)」で算出され、「対価合計額×1.5％」となる。
㈡ 景品表示法上の課徴金の額は、「売上額×3％」となる。
㈢ 課徴金対象行為者が納付する課徴金の総額は、「対価合計額×1.5％」に「売上額×3％」を加えた額となる。
(2) 厚生労働大臣への事実報告のみがなされ、内閣総理大臣への事実報告はなされていない場合
① 薬機法よりも先に、景品表示法の課徴金納付命令があるとき又は課徴金の納付を命じないものとされるときは、
㈠ 薬機法上の課徴金の額は、法第75条の5の3及び第75条の5の4に基づき、「対価合計額×((4.5％－3％)×0.5)」で算出され、「対価合計額×0.75％」となる。
㈡ 景品表示法上の課徴金の額は、「売上額×3％」となる。
㈢ 課徴金対象行為者が納付する課徴金の総額は、「対価合計額×0.75％」に「売上額×3％」を加えた額となる。
② 薬機法よりも後に、景品表示法の課徴金納付命令があったとき又は課徴金の納付を命じないものとされたときは、

第13章 監督(第69条―第76条の3の3)

　　㈠ 薬機法上の課徴金の額は、法第75条の5の5第8項括弧書に基づき、「対価合計額×((4.5％－3％)×0.5)」で算出され、「対価合計額×0.75％」となる。
　　㈡ 景品表示法上の課徴金の額は、「売上額×3％」となる。
　　㈢ 課徴金対象行為者が納付する課徴金の総額は、「対価合計額×0.75％」に「売上額×3％」を加えた額となる。
(3) 厚生労働大臣への事実報告はなされず、内閣総理大臣への事実報告のみがなされている場合
　① 薬機法よりも先に、景品表示法の課徴金納付命令があるとき又は課徴金の納付を命じないものとされるときは、
　　㈠ 薬機法上の課徴金の額は、法第75条の5の3に基づき、「対価合計額×(4.5％－3％)」で算出され、「対価合計額×1.5％」となる。
　　㈡ 景品表示法上の課徴金の額は、同法第9条に基づき、「売上額×3％×0.5」で算定され、「売上額×1.5％」となる。
　　㈢ 課徴金対象行為者が納付する課徴金の総額は、「対価合計額×1.5％」に「売上額×1.5％」を加えた額となる。
　② 薬機法よりも後に、景品表示法の課徴金納付命令があったとき又は課徴金の納付を命じないものとされたときは、
　　㈠ 薬機法上の課徴金の額は、法第75条の5の5第8項に基づき、「対価合計額×(4.5％－3％)」で算出され、「対価合計額の1.5％」となる。
　　㈡ 景品表示法上の課徴金の額は、同法第9条に基づき、「売上額×3％×0.5」で算定され、「売上額×1.5％」となる。
　　㈢ 課徴金対象行為者が納付する課徴金の総額は、「対価合計額×1.5％」に「売上額×1.5％」を加えた額となる。
(4) 厚生労働大臣への事実報告、内閣総理大臣への事実報告が、いずれもなされている場合
　① 薬機法よりも先に、景品表示法の課徴金納付命令があるとき又は課徴金の納付を命じないものとされるときは、
　　㈠ 薬機法上の課徴金の額は、法第75条の5の3及び第75条の5の4に基づき、「対価合計額×((4.5％－3％)×0.5)」で算出され、「対価合計額×0.75％」となる。
　　㈡ 景品表示法上の課徴金の額は、同法第9条に基づき、「売上額×3％×0.5」で算定され、「売上額×1.5％」となる。
　　㈢ 課徴金対象行為者が納付する課徴金の総額は、「対価合計額×0.75％」に「売上額×1.5％」を加えた額となる。
　② 薬機法よりも後に、景品表示法の課徴金納付命令があったとき又は課徴金の納付を命じないものとされたときは、
　　㈠ 薬機法上の課徴金の額は、法第75条の5の5第8項括弧に基づき、「対価合計額×((4.5％－3％)×0.5)」で算出され、「対価合計額×0.75％」となる。
　　㈡ 景品表示法上の課徴金の額は、同法第9条に基づき、「売上額×3％×0.5」で算定され、「売上額×1.5％」となる。

(三) 課徴金対象行為者が納付する課徴金の総額は、「対価合計額×0.75％」に「売上額×1.5％」を加えた額となる。
⇒　上記(1)の①(三)と②(三)、(2)の①(三)と②(三)、(3)の①(三)と②(三)、(4)の①(三)と②(三)のそれぞれの比較からも明らかなように、景品表示法の課徴金納付命令が先であろうと後であろうと、課徴金対象行為者が納付する課徴金の総額は同じである。


## 第七十五条の五の六（課徴金納付命令に対する弁明の機会の付与）

（令元法六三・追加）

> 厚生労働大臣は、課徴金納付命令をしようとするときは、当該課徴金納付命令の名宛人となるべき者に対し、弁明の機会を与えなければならない。

**趣旨**

本規定は、厚生労働大臣に対し、課徴金納付命令をしようとするときは名宛人となるべき者に弁明の機会を付与することを義務づけたものである。【法第76条参照】


## 第七十五条の五の七（弁明の機会の付与の方式）

（令元法六三・追加）

　■第７５条の５の７第１項■

> 弁明は、厚生労働大臣が口頭ですることを認めたときを除き、弁明を記載した書面（次条第一項において「弁明書」という。）を提出してするものとする。

**趣旨**

本規定は、弁明は、原則として弁明書を提出して行う旨を定めたものである。


　■第７５条の５の７第２項■

> 弁明をするときは、証拠書類又は証拠物を提出することができる。

**趣旨**

本規定は、弁明をするときは、証拠書類等を提出できる旨を定めたものである。

## 第七十五条の五の八(弁明の機会の付与の通知の方式)

(令元法六三・追加)

■第75条の5の8第1項■

　厚生労働大臣は、弁明書の提出期限(口頭による弁明の機会の付与を行う場合には、その日時)までに相当な期間をおいて、課徴金納付命令の名宛人となるべき者に対し、次に掲げる事項を書面により通知しなければならない。
一　納付を命じようとする課徴金の額
二　課徴金の計算の基礎及び当該課徴金に係る課徴金対象行為
三　弁明書の提出先及び提出期限(口頭による弁明の機会の付与を行う場合には、その旨並びに出頭すべき日時及び場所)

**趣旨**

　本規定は、厚生労働大臣に対し、課徴金納付命令の名宛人となるべき者への弁明の機会の付与の通知は、弁明書の提出期限までに相当な期間をおいて書面で行うことを義務づけるとともに、その書面の記載事項を定めたものである。

■第75条の5の8第2項■

　厚生労働大臣は、課徴金納付命令の名宛人となるべき者の所在が判明しない場合においては、前項の規定による通知を、その者の氏名(法人にあつては、その名称及び代表者の氏名)、同項第三号に掲げる事項及び厚生労働大臣が同項各号に掲げる事項を記載した書面をいつでもその者に交付する旨を厚生労働省の事務所の掲示場に掲示することによつて行うことができる。この場合においては、掲示を始めた日から二週間を経過したときに、当該通知がその者に到達したものとみなす。

**趣旨**

　本規定は、課徴金納付命令の名宛人となるべき者の所在が判明しない場合においては、通知ではなく、いつでもその者に書面を交付する旨を厚生労働省の事務所の掲示場に掲示することによって行うことができる旨を定めたものである。

# 第七十五条の五の九(代理人)

(令元法六三・追加)

■第75条の5の9第1項■

前条第一項の規定による通知を受けた者(同条第二項後段の規定により当該通知が到達したものとみなされる者を含む。次項及び第四項において「当事者」という。)は、代理人を選任することができる。

**趣 旨**

本規定は、代理人の選任について定めたものである。
※「代理人」とは、課徴金納付命令に係る弁明の機会の付与の通知を受けた者の代理人のこと

■第75条の5の9第2項■

代理人は、各自、当事者のために、弁明に関する一切の行為をすることができる。

**趣 旨**

本規定は、代理人の権限について定めたものである。

■第75条の5の9第3項■

代理人の資格は、書面で証明しなければならない。

**趣 旨**

本規定は、代理人の資格証明について定めたものである。

■第75条の5の9第4項■

代理人がその資格を失つたときは、当該代理人を選任した当事者は、書面でその旨を厚生労働大臣に届け出なければならない。

**趣 旨**

本規定は、代理人の資格喪失について定めたものである。

## 第七十五条の五の十（課徴金納付命令の方式等）

（令元法六三・追加）

■第75条の5の10第1項■

課徴金納付命令（第七十五条の五の五第八項の規定による変更後のものを含む。以下同じ。）は、文書によつて行い、課徴金納付命令書には、納付すべき課徴金の額、課徴金の計算の基礎及び当該課徴金に係る課徴金対象行為並びに納期限を記載しなければならない。

**趣旨**
本規定は、課徴金納付命令の方法について定めたものである。

■第75条の5の10第2項■

課徴金納付命令は、その名宛人に課徴金納付命令書の謄本を送達することによつて、その効力を生ずる。

**趣旨**
本規定は、課徴金納付命令の効力発生について定めたものである。

■第75条の5の10第3項■

第一項の課徴金の納期限は、課徴金納付命令書の謄本を発する日から七月を経過した日とする。

**趣旨**
本規定は、課徴金の納期限について定めたものである。

# 第七十五条の五の十一（納付の督促）

（令元法六三・追加）

■第75条の5の11第1項■

> 厚生労働大臣は、課徴金をその納期限までに納付しない者があるときは、督促状により期限を指定してその納付を督促しなければならない。

**趣旨**

本規定は、課徴金の納付の督促について定めたものである。

**解説**

1　督促状は、課徴金の納付の督促を受ける者に送達しなければならない。〈則第249条の5〉

■第75条の5の11第2項■

> 厚生労働大臣は、前項の規定による督促をしたときは、その督促に係る課徴金の額につき年十四・五パーセントの割合で、納期限の翌日からその納付の日までの日数により計算した延滞金を徴収することができる。ただし、延滞金の額が千円未満であるときは、この限りでない。

**趣旨**

本規定は、課徴金に係る延滞金の算定方法について定めたものである。

**解説**

1　延滞金を併せて徴収する場合において、事業者の納付した金額がその延滞金の額の計算の基礎となる課徴金の額に達するまでは、その納付した金額は、まずその計算の基礎となる課徴金に充てられたものとする。〈則第249条の6〉

■第75条の5の11第3項■

> 前項の規定により計算した延滞金の額に百円未満の端数があるときは、その端数は、切り捨てる。

**趣旨**

本規定は、課徴金に係る延滞金の算定額の端数は切り捨てる旨を定めたものである。

第13章　監督(第69条—第76条の3の3)

## 第七十五条の五の十二（課徴金納付命令の執行）

（令元法六三・追加）

■第75条の5の12第1項■

前条第一項の規定により督促を受けた者がその指定する期限までにその納付すべき金額を納付しないときは、厚生労働大臣の命令で、課徴金納付命令を執行する。この命令は、執行力のある債務名義と同一の効力を有する。

**趣旨**

本規定は、課徴金納付命令の執行について定めたものである。

**解説**

1　課徴金納付命令の執行の命令の方式等について、次のとおり定められている。〈則第249条の7〉
① 課徴金納付命令の執行の命令は、文書をもって行わなければならない。
② ①の命令書の謄本は、課徴金納付命令の執行を受ける者に送達しなければならない。


■第75条の5の12第2項■

課徴金納付命令の執行は、民事執行法(昭和五十四年法律第四号)その他強制執行の手続に関する法令の規定に従つてする。

**趣旨**

本規定は、課徴金納付命令の執行手続について定めたものである。


■第75条の5の12第3項■

厚生労働大臣は、課徴金納付命令の執行に関して必要があると認めるときは、公務所又は公私の団体に照会して必要な事項の報告を求めることができる。

**趣旨**

本規定は、課徴金納付命令の執行に関する事項の照会について定めたものである。

## 第七十五条の五の十三（課徴金等の請求権）

（令元法六三・追加）

> 破産法(平成十六年法律第七十五号)、民事再生法(平成十一年法律第二百二十五号)、会社更生法(平成十四年法律第百五十四号)及び金融機関等の更生手続の特例等に関する法律(平成八年法律第九十五号)の規定の適用については、課徴金納付命令に係る課徴金の請求権及び第七十五条の五の十一第二項の規定による延滞金の請求権は、過料の請求権とみなす。

**趣旨**

本規定は、破産法、民事再生法、会社更生法及び金融機関等の更生手続の特例等に関する法律の規定の適用について、課徴金納付命令に係る課徴金の請求権及びその延滞金の請求権は、過料の請求権とみなす旨を定めたものである。


## 第七十五条の五の十四（送達書類）

（令元法六三・追加）

> 送達すべき書類は、この法律に規定するもののほか、厚生労働省令で定める。

**趣旨**

本規定は、送達すべき書類は、省令でも定める旨を明示したものである。


## 第七十五条の五の十五（送達に関する民事訴訟法の準用）

（令元法六三・追加）

> 書類の送達については、民事訴訟法(平成八年法律第百九号)第九十九条、第百一条、第百三条、第百五条、第百六条、第百八条及び第百九条の規定を準用する。この場合において、同法第九十九条第一項中「執行官」とあるのは「厚生労働省の職員」と、同法第百八条中「裁判長」とあり、及び同法第百九条中「裁判所」とあるのは「厚生労働大臣」と読み替えるものとする。

**趣旨**

本規定は、書類の送達について、送達に関する民事訴訟法の規定を準用して適用する旨を定めたものである。

**解説**

1 送達実施機関について、次のとおり定められている。〈民事訴訟法第99条の準用〉
① 送達は、特別の定めがある場合を除き、郵便又は厚生労働省の職員によってする。

② 郵便による送達にあっては、郵便の業務に従事する者を送達をする者とする。
2 交付送達の原則として、送達は、特別の定めがある場合を除き、送達を受けるべき者に送達すべき書類を交付してする。〈民事訴訟法第101条の準用〉
3 送達場所について、次のとおり定められている。〈民事訴訟法第103条の準用〉
  ① 送達は、送達を受けるべき者の住所等においてする。ただし、法定代理人に対する送達は、本人の営業所又は事務所においてもすることができる。
    ※「住所等」とは、住所、居所、営業所又は事務所のこと
  ② ①に定める場所が知れないとき、又はその場所において送達をするのに支障があるときは、送達は、就業場所においてすることができる。送達を受けるべき者(以下の者を除く)が就業場所において送達を受ける旨の申述をしたときも、同様とする。
    ※「就業場所」とは、送達を受けるべき者が雇用、委任その他の法律上の行為に基づき就業する他人の住所等のこと
  ㈠ 送達場所の届出(民事訴訟法第104条第1項前段)をした当事者、法定代理人又は訴訟代理人
  ㈡ 当事者、法定代理人又は訴訟代理人が届出(民事訴訟法第104条第1項後段)をした送達受取人
4 出会送達について、次のとおり定められている。〈民事訴訟法第105条の準用〉
  ① 送達を受けるべき者で日本国内に住所等を有することが明らかでないもの(送達場所の届出(民事訴訟法第104条第1項前段)をした当事者、法定代理人及び訴訟代理人を除く)に対する送達は、その者に出会った場所においてすることができる。
  ② 日本国内に住所等を有することが明らかな者又は送達場所の届出(民事訴訟法第104条第1項前段)をした当事者、法定代理人もしくは訴訟代理人が送達を受けることを拒まないときも、①と同様とする。
5 補充送達及び差置送達ついて、次のとおり定められている。〈民事訴訟法第106条の準用〉
  ① 就業場所以外の送達をすべき場所において送達を受けるべき者に出会わないときは、使用人その他の従業者又は同居者であって、書類の受領について相当のわきまえのあるものに書類を交付することができる。郵便の業務に従事する者が日本郵便株式会社の営業所において書類を交付すべきときも、同様とする。
  ② 就業場所(届出(民事訴訟法第104条第1項前段)に係る場所が就業場所である場合を含む)において送達を受けるべき者に出会わない場合において、他人(民事訴訟法第103条第2項)又はその法定代理人もしくは使用人その他の従業者であって、書類の受領について相当のわきまえのあるものが書類の交付を受けることを拒まないときは、これらの者に書類を交付することができる。
  ③ 送達を受けるべき者又は①の前段により書類の交付を受けるべき者が正当な理由なくこれを受けることを拒んだときは、送達をすべき場所に書類を差し置くことができる。
6 外国においてすべき送達は、厚生労働大臣がその国の管轄官庁又はその国に駐在する日本の大使、公使もしくは領事に嘱託してする。〈民事訴訟法第108条の準用〉
7 送達報告書として、送達をした者は、書面を作成し、送達に関する事項を記載して、これを厚生労働大臣に提出しなければならない。〈民事訴訟法第109条の準用〉

# 第七十五条の五の十六（公示送達）

（令元法六三・追加）

■第75条の5の16第1項■

厚生労働大臣は、次に掲げる場合には、公示送達をすることができる。
一　送達を受けるべき者の住所、居所その他送達をすべき場所が知れない場合
二　外国においてすべき送達について、前条において準用する民事訴訟法第百八条の規定によることができず、又はこれによつても送達をすることができないと認めるべき場合
三　前条において準用する民事訴訟法第百八条の規定により外国の管轄官庁に嘱託を発した後六月を経過してもその送達を証する書面の送付がない場合

**趣旨**

本規定は、公示送達が行われる場合について定めたものである。

**解説**

1　「公示送達」とは、相手方が不明である、あるいは相手方の住所又は所在地が不明であることから意思表示を到達させることができない場合において、当該意思表示を公示することにより相手方に到達したものとみなす手続をいう。

<第1号>

2　「住所、居所その他送達をすべき場所が知れない場合」とは、通常必要と認められる調査（例：市町村役場、近隣者、登記簿の調査）をしても、送達を受けるべき者の住所等が不明の場合をいう。

<第2号>

3　「外国においてすべき送達について（略）できないと認めるべき場合」とは、厚生労働大臣がその国の管轄官庁又はその国に駐在する日本の大使、公使もしくは領事に嘱託する方法によって送達することができない場合をいう。

■第75条の5の16第2項■

公示送達は、送達すべき書類を送達を受けるべき者にいつでも交付すべき旨を厚生労働省の事務所の掲示場に掲示することにより行う。

**趣旨**

本規定は、公示送達の実施方法について定めたものである。

第13章　監督(第69条—第76条の3の3)

■第75条の5の16第3項■

公示送達は、前項の規定による掲示を始めた日から二週間を経過することによつて、その効力を生ずる。

**趣旨**

本規定は、公示送達の効力の発生について定めたものである。

■第75条の5の16第4項■

外国においてすべき送達についてした公示送達にあつては、前項の期間は、六週間とする。

**趣旨**

本規定は、外国における公示送達の効力の発生について定めたものである。

## 第七十五条の五の十七（電子情報処理組織の使用）

（令元法六三・追加）

厚生労働省の職員が、情報通信技術を活用した行政の推進等に関する法律（平成十四年法律第百五十一号）第三条第九号に規定する処分通知等であつて第七十五条の五の二から前条まで又は厚生労働省令の規定により書類の送達により行うこととしているものに関する事務を、同法第七条第一項の規定により同法第六条第一項に規定する電子情報処理組織を使用して行つたときは、第七十五条の五の十五において準用する民事訴訟法第百九条の規定による送達に関する事項を記載した書面の作成及び提出に代えて、当該事項を当該電子情報処理組織を使用して厚生労働省の使用に係る電子計算機（入出力装置を含む。）に備えられたファイルに記録しなければならない。

**趣旨**

本規定は、厚生労働省の職員に対し、書類の送達により行う処分通知等に関する事務を、電子情報処理組織を使用して行ったときは、送達報告書（民事訴訟法第109条の準用）の作成及び提出に代えて、当該事項を厚生労働省の電子ファイルに記録することを義務づけたものである。

## 第七十五条の五の十八（行政手続法の適用除外）

(令元法六三・追加)

> 厚生労働大臣が第七十五条の五の二から第七十五条の五の十六までの規定によつてする課徴金納付命令その他の処分については、行政手続法(平成五年法律第八十八号)第三章の規定は、適用しない。ただし、第七十五条の五の二の規定に係る同法第十二条の規定の適用については、この限りでない。

**趣 旨**

本規定は、課徴金納付命令に関して厚生労働大臣が行う行政処分は「不利益処分(行政手続法第3章)」を適用しないとしつつ、課徴金納付命令については「処分の基準(行政手続法第12条)」を適用する旨を定めたものである。

**解 説**

1 「同法第十二条の規定」では、処分の基準について、次のとおり定めている。
  ① 行政庁は、処分基準を定め、かつ、これを公にしておくよう努めなければならない。
  ② 行政庁は、処分基準を定めるにあたっては、不利益処分の性質に照らしてできる限り具体的なものとしなければならない。


## 第七十五条の五の十九（省令への委任）

(令元法六三・追加)

> 第七十五条の五の二から前条までに定めるもののほか、課徴金納付命令に関し必要な事項は、厚生労働省令で定める。

**趣 旨**

本規定は、課徴金納付命令に関し必要な事項については、省令で定める旨を明示したものである。

## 第七十六条（許可等の更新を拒否する場合の手続）

（平五法八九・全改、平一一法一六〇・平一四法九六(平一四法一九二・平一五法一〇二)・平二五法一〇三・平二五法八四(平二五法一〇三)・令元法六三・一部改正）

> 厚生労働大臣又は都道府県知事は、第四条第四項、第十二条第四項、第十三条第四項（同条第九項において準用する場合を含む。）、第二十三条の二第四項、第二十三条の二十第四項、第二十三条の二十二第四項（同条第九項において準用する場合を含む。）、第二十四条第二項、第三十九条第六項、第四十条の二第四項若しくは第四十条の五第六項の許可の更新、第六条の二第四項、第六条の三第五項、第十三条の三第三項において準用する第十三条第四項（第十三条の三第三項において準用する第十三条第九項において準用する場合を含む。）若しくは第二十三条の二十四第三項において準用する第二十三条の二十二第四項（第二十三条の二十四第三項において準用する第二十三条の二十二第九項において準用する場合を含む。）の認定の更新又は第十三条の二の二第四項（第十三条の三の二第二項において準用する場合を含む。）、第二十三条の二の三第三項（第二十三条の二の四第二項において準用する場合を含む。）若しくは第二十三条の六第三項の登録の更新を拒もうとするときは、当該処分の名宛人に対し、その処分の理由を通知し、弁明及び有利な証拠の提出の機会を与えなければならない。

### 趣 旨

本規定は、厚生労働大臣又は都道府県知事に対し、許可、認定又は登録の更新を拒もうとするときは、その処分の名宛人に理由を通知するとともに、弁明の機会を与えることを義務づけたものである。

### 解 説

1　行政庁が不利益処分をしようとする場合には、行政手続法により、処分の対象となるべき者に対して意見陳述の機会が与えられる。その不利益処分が重大ものである場合（例：許可の取消し、承認の取消し）に与えられる意見陳述の機会を「聴聞」といい、重大とはいえないものである場合（例：業務停止の処分）に与えられる意見陳述の機会を「弁明の機会の付与」という。

⇒　上記の「不利益処分」とは、行政庁が法令に基づき特定の者を名宛人として、直接に、これに義務を課し、又はその権利を制限する処分をいう。〈行政手続法第2条第4号本文〉

⇒　上記の「聴聞」において、処分の対象となるべき者は、意見陳述（又は陳述書の提出）や証拠の提出、あるいは当該不利益処分の原因となる事実を証する資料の閲覧を求めることができ、さらには行政庁の職員に対して質問することができる。

⇒　上記の「弁明の機会の付与」において、処分の対象となるべき者は、弁明書を提出することにより意見陳述の機会を得ることができるが、それ以上のことはできない。

2　許可、認定又は登録の更新の拒否は、不利益処分に該当しないため、一般法たる行政手続法の規定が適用されない。〈行政手続法第2条第4号但書ロ〉

とはいえ、薬機法の規定により与えられる許可等は、長期にわたる継続的な事業を前提としたものであるため、その許可等の更新が拒否された場合には、その処分の対象者

に重大な不利益をもたらすことになる。そこで、本規定により、許可等の更新拒否の処分の対象となるべき者に対して弁明の機会を付与し、一定の保護を与えている。
⇒　上記の「拒否」とは、申請に対し、行政庁が否の応答をする処分をいう。
3　「都道府県知事」とあるが、薬局、店舗販売業又は高度管理医療機器等・管理医療機器の営業所にあっては、その薬局、店舗又は営業所の所在地が保健所を設置する市又は特別区の区域にある場合においては、市長又は区長となる。〈法第69条第2項〉
4　「名宛人」とは、行政庁の不利益処分に対し、意見陳述の機会が与えられる者として指定されたものをいう。
5　「その処分の理由を通知し」とあるが、これは、不利益処分の対象となるべき者が効果的な弁明等を行えるよう配慮したものである。
6　「与えなければならない」とあるように、弁明及び有利な証拠の提出の機会の付与は、不利益処分の正当性を保障するための必須の手続きである。そのため、弁明及び有利な証拠の提出の機会を与えることなく許可等の更新拒否の処分を行った場合、当該処分は無効となる。


## 第七十六条の二（聴聞の方法の特例）

（平五法八九・追加、平一四法九六・平二五法八四・令元法六三・一部改正）

> 第七十五条の二の二第一項第五号(選任製造販売業者に係る部分に限る。)に該当することを理由として同項の規定による処分をしようとする場合における行政手続法第三章第二節の規定の適用については、当該処分の名宛人の選任製造販売業者は、同法第十五条第一項の通知を受けた者とみなす。

### 趣 旨

本規定は、選任製造販売業者に薬事に関する法令に違反する行為があったとして、外国特例承認を取り消そうとするときは、その選任製造販売業者を不利益処分の名宛人とみなす旨を定めたものである。【法第76条参照】

### 解 説

1　外国特例承認の取消しの処分が行われた場合に直接不利益を受ける者は、当然ながら外国特例承認取得者であることから、一般法たる行政手続法においては、外国特例承認取得者を不利益処分の名宛人とし、聴聞の手続きに関する通知が行われる。
　とはいえ、選任製造販売業者はその処分の理由となった当事者であり、かつ、外国特例承認が取り消されると実質的に不利益を受ける者でもある。そこで、選任製造販売業者を不利益処分に係る聴聞の対象に加えるため、本規定が設けられている。
2　「行政手続法(略)第三章第二節」には、聴聞に関する一連の規定が設けられている。
3　「同法第十五条第一項の通知」には、次に掲げる事項が記載されている。〈行政手続法第15条第1項〉

① 予定される不利益処分の内容及び根拠となる法令の条項
② 不利益処分の原因となる事実
③ 聴聞の期日及び場所
④ 聴聞に関する事務を所掌する組織の名称及び所在地

## 第七十六条の三（薬事監視員）

（平六法八四・平一一法八七・平一一法一六〇・一部改正、平一八法六九・旧第七十七条繰上・一部改正、平二三法一〇五・令元法六三・一部改正）

■第76条の3第1項■

第六十九条第一項から第六項まで、第七十条第三項、第七十六条の七第二項又は第七十六条の八第一項に規定する当該職員の職権を行わせるため、厚生労働大臣、都道府県知事、保健所を設置する市の市長又は特別区の区長は、国、都道府県、保健所を設置する市又は特別区の職員のうちから、薬事監視員を命ずるものとする。

**趣旨**

本規定は、厚生労働大臣、都道府県知事、保健所設置市の市長又は特別区の区長は、薬事監視の実働者として、その職員のうちから薬事監視員を任命する旨を定めたものである。

**解説**

1　厚生労働省、都道府県知事、保健所設置市の市長又は特別区の区長の職員のうちから任命されることから、国の薬事監視員と地方自治体の薬事監視員が存在することになる。

■第76条の3第2項■

前項に定めるもののほか、薬事監視員に関し必要な事項は、政令で定める。

**趣旨**

本規定は、薬事監視員に関し必要な事項については、政令で定める旨を明示したものである。

**解説**

1　次のいずれかに該当する者でなければ、薬事監視員となることができない。〈令第68条〉
① 薬剤師、医師、歯科医師又は獣医師
② 旧大学令（大正7年勅令第388号）に基づく大学、旧専門学校令（明治36年勅令第61号）に基づく専門学校又は大学もしくは高等専門学校において、薬学、医学、歯学、獣医学、理学又は工学に関する専門の課程を修了した者であって、薬事監視について十分の知識経験を有するもの

③ 1年以上薬事に関する行政事務に従事した者であって、薬事監視について十分の知識経験を有するもの

2 監視業務の運用にあたっては、個々の監視員の知識経験に応じて監視業務の範囲を定める等、その適正を期すべき必要がある。〈S36/2/8 薬発第44号〉


## 第七十六条の三の二（麻薬取締官及び麻薬取締員による職権の行使）

（令元法六三・追加・一部改正）

> 厚生労働大臣又は都道府県知事は、第六十九条第四項若しくは第六項に規定する当該職員の職権（同項に規定する職権は第五十五条の二に規定する模造に係る医薬品に該当する疑いのある物に係るものに限る。）又は第七十条第三項に規定する当該職員の職権（同項に規定する職権のうち同条第一項に係る部分については第五十五条の二に規定する模造に係る医薬品に係るものに限る。）を麻薬取締官又は麻薬取締員に行わせることができる。

### 趣旨

本規定は、厚生労働大臣又は都道府県知事は、①模造に係る医薬品に該当する疑いのある物に関する立入検査等又は収去、②廃棄回収命令の対象物のうち模造に係る医薬品に該当する疑いのある物の廃棄、回収、③廃棄回収命令の対象物のうち個人輸入された医薬品等の廃棄に係る薬事監視員の職権を麻薬取締官又は麻薬取締員に行わせることができる旨を定めたものである。

### 解説

1 麻薬取締官及び麻薬取締員による模造に係る医薬品対策等の実施を図るため、令和元年の法改正により本規定が新設された。これについて次のように整理することができる。

① 近年、国内での販売目的ではない輸入を装って、模造に係る医薬品が国内に持ち込まれ、国内流通していることが問題となっており、こうした事案には薬物犯罪組織が関与しているとの報告が国際刑事警察機構（ICPO）よりなされている。また、世界保健機関（WHO）、犯罪防止刑事司法委員会（CCPCJ）等においても、模造に係る医薬品の規制が適切に取り扱われるべきであるとともに、国内における模造に係る医薬品流通及びそれによる健康被害の発生防止の観点のみならず、犯罪組織対策の観点からも、模造に係る医薬品への対処能力を強化すべきである旨が示されている。

　※「ICPO」とは、International Criminal Police Organizationの略
　※「WHO」とは、World Health Organizationの略
　※「CCPCJ」とは、Commission on Crime Prevention and Criminal Justiceの略

② 我が国では、模造に係る医薬品の製造、輸入、販売等については、他の薬機法違反事案と同様に、司法警察職員ではない都道府県等の薬事監視員が中心となって対応しているが、犯罪組織対策の観点からの対処を的確に実施することは困難であるといえた。

③ 一方、麻薬取締官は、薬事規制当局として麻薬等の薬物犯罪に対する捜査権限を持ち、

国際的に連携してその取締りの任についている。また、麻薬取締員は都道府県の薬務主管課に所属し、従前より麻薬取締官と同じ権限を持ち、麻薬等の監視業務で端緒を得た事件において、麻薬取締官や警察と連携して捜査にあたっていた。
④ そこで、模造に係る医薬品の国内流通防止対策を強化するため、模造に係る医薬品を所持している疑いのある場所を立入検査等する当該職員の職権、さらには立入検査等の結果、模造に係る医薬品であることが判明した場合、あるいは輸入確認に係る医薬品等の流通が判明した場合には、それらの医薬品を強制処分する当該職員の職権を麻薬取締官又は麻薬取締員に付与できることに改められた。

2 「都道府県知事」とあるが、薬局、店舗販売業又は高度管理医療機器等・管理医療機器の営業所にあっては、その薬局、店舗又は営業所の所在地が保健所を設置する市又は特別区の区域にある場合においては、市長又は区長となる。〈法第69条第2項〉

3 麻薬取締官又は麻薬取締員は、模造に係る医薬品に該当する疑いのある物を収去しようとするときは、その相手方に収去証を交付しなければならない。〈則第245条〉

## 第七十六条の三の三(関係行政機関の連携協力)

(令元法六三・追加)

> 厚生労働大臣、都道府県知事、保健所を設置する市の市長又は特別区の区長は、この章の規定による権限の行使が円滑に行われるよう、情報交換を行い、相互に緊密な連携を図りながら協力しなければならない。

### 趣旨

本規定は、厚生労働大臣、都道府県知事、保健所設置市の市長又は特別区の区長に対し、その監督権限の円滑な行使のため、相互に緊密な連携を図りながら協力することを義務づけたものである。

### 解説

1 自治体A所管のチェーン薬局で発生した立入検査事案と同様のものが、自治体B所管の同系列のチェーン薬局において発生し、自治体Cに所在するチェーン薬局本部への対処が必要になるような場合を想定して、厚生労働大臣、都道府県知事、保健所設置の市長又は特別区の区長が緊密に連携し、それぞれの監督権限の行使が円滑に行われるようにするため、令和元年の法改正により本規定が新設された。

# 第十四章　医薬品等行政評価・監視委員会

（令元法六三・追加）

## 第七十六条の三の四（設置）

（令元法六三・追加）

> 厚生労働省に、医薬品等行政評価・監視委員会(以下「委員会」という。)を置く。

**趣旨**

本規定は、行政評価・監視委員会は、厚生労働省に設置する旨を定めたものである。

※「行政評価・監視委員会」とは、医薬品等行政評価・監視委員会のこと

**解説**

1　行政評価・監視委員会を設置するため、令和元年の法改正により本章(法第76条の3の4から第76条の3の12まで)が新設された。これについて次のように整理することができる。

① 医薬品等の副作用は、完全には避けることができないものであるが、これを最小化しつつ、必要な医薬品等を迅速に医療で使えるようにするためには、以下の事柄が可能となる制度を構築し、適切に運用することが重要と考えられた。

（一）医薬品等の承認審査において、その品質、有効性及び安全性を適切に評価すること

（二）市販後に想定されない健康リスクが新たに判明した場合には、迅速かつ的確に対策を講じ、その被害の発生・拡大を最小限にとどめること

② 我が国においては、これまでにサリドマイド、スモン、HIV、CJD、C型肝炎等の副作用被害が発生し、これらの事案を教訓として法改正を行い、承認審査や安全対策等について必要な見直しを行ってきた。

※「HIV」とは、Human Immunodeficiency Virus の略
※「CJD」とは、Creutzfeldt-Jakob disease の略

③ こうした中、厚生労働大臣と C 型肝炎訴訟原告団・弁護団との基本合意に基づき、平成 20 年、「薬害肝炎事件の検証及び再発防止のための医薬品行政のあり方検討委員会」が設置され、同委員会が取りまとめた最終提言「薬害再発防止のための医薬品行政等の見直しについて(平成 22 年 4 月 28 日)」において、C 型肝炎ウイルスの感染被害の発生・拡大の防止に関する行政対応に関し、以下の点が指摘された。

（一）添付文書の位置づけの見直し等を図ること

（二）中立・公正な立場で医薬品行政を評価・監視する第三者組織を設置すること

④ また、最終提言を受けて厚生科学審議会に設置された「医薬品等制度改正検討部会」においても、「薬事法等制度改正についてのとりまとめ(平成 24 年 1 月 24 日)」がなされ、薬害の再発を防止するとともに、医薬品行政に対する国民の信頼を回復するため、医薬品等行政を評価・監視する組織の設置が提言された。

⑤ そこで、医薬品等行政を評価・監視する組織を設置する方向で検討が進められたが、C 型肝炎訴訟原告団・弁護団との調整がまとまらず、平成 25 年の法改正には間に合

第14章　医薬品等行政評価・監視委員会（第76条の3の4—第76条の3の12）

わなかった。しかしながら、平成25年の法改正案の国会審議において、その設置に向けて以下の附帯決議が採択された。

(一) 衆議院厚生労働委員会の附帯決議(平成25年11月1日)

　厚生労働省に設置された薬害肝炎事件の検証及び再発防止のための医薬品行政のあり方を検討してきた委員会の最終提言において、薬害の発生及び拡大を未然に防止するため、医薬品行政に関わる行政機関とその活動に対して監視及び評価を行い、適切な措置を取るよう提言等を行う第三者組織を設置することが必要とされている。政府は、各薬害被害者団体の意見を重く受け止め、独立性が確保される第三者組織の設置について、速やかに検討を行うこと

(二) 参議院厚生労働委員会の附帯決議(平成25年11月19日)

　政府は、各薬害被害者団体の意見を重く受け止め、その権限において独立性、機動性が確保され、専門性を有し、国民の理解に基づく医薬品の安全な使用等に資する第三者組織の設置について、速やかに検討を行うこと

⑥　これらの経緯を踏まえ、医薬品等行政のあるべき姿及びその適切な運用を確保し、医薬品等による甚大な健康被害の発生・拡大を未然に防止するため、医薬品等行政を評価及び監視する第三者組織として、「医薬品等行政評価・監視委員会」が厚生労働省に設置された。

**2**　行政評価・監視委員会を新しい機関として設置した理由について、次のように整理することができる。

①　行政評価・監視委員会の権能を、厚生労働省に設定されている既存の審議会に担わせることも考えられた。その所掌事務を勘案すると、薬事・食品衛生審議会(現：薬事審議会)と厚生科学審議会がその候補として想定された。

②　薬事・食品衛生審議会は、医薬品等の承認審査にあたって厚生労働大臣に意見を述べるなど、個別法(例：薬機法、食品衛生法)の規定により、その権限に属するものとされた事項の処理を専ら行う機関である。一方、行政評価・監視委員会は、中立・公正な立場で、医薬品等の安全性の確保等に関する行政施策の実施状況の評価等を行う機関で、その評価等の対象は、医薬品等行政の全体にわたる。

　このように両者の性格は全く異なっている。そもそも、行政評価・監視委員会が行う評価等の対象には、薬事・食品衛生審議会が行う意見具申等の事務も含まれているため、行政評価・監視委員会の権能を薬事・食品衛生審議会に担わせることは適当ではないと考えられた。

③　厚生科学審議会は、科学技術及び公衆衛生に関する重要事項について、厚生労働大臣の諮問に応じて調査審議等を行う機関である。一方、行政評価・監視委員会では、医薬品等の安全性の確保等に関する施策の実施状況の評価等が機動的に行われる。

　このように大きく異なる権能を一つの機関に担わせることは、組織の設置目的を曖昧にし、効率的な行政運営の観点から適切ではないと考えられた。なお、行政評価・監視委員会の権能を厚生科学審議会に担わせるにあたっては、分科会等を新設することにより対応する方法も考えられるが、この場合、分科会等の議決を厚生科学審議会

の議決とすることが担保できないため、独立性及び機動性の観点から問題があるといえた。

**3** 総務省行政評価局と行政評価・監視委員会との関係について、次のように整理することができる。

① 総務省行政評価局は、合規性、適正性、効率性等の観点から、各行政機関の業務の実施状況の評価及び監視を行っている。一方、行政評価・監視委員会は、医薬品等の安全性の確保等に関する行政施策の実施状況について、当該施策が法律に違反していないかどうか、効率的に実施されているかどうかといった観点ではなく、その専門的・科学的知見に基づき、当該施策が医薬品等の安全性の確保等に資するかどうかの観点から、評価及び監視を行うものである。

　　※「合規性」とは、法令、諸規則に合致しているかどうかのこと

② このように、両者は異なる観点からの行政評価等を行うものといえる。

**4** 行政評価・監視委員会の法的性格について、次のように整理することができる。

① 国家行政組織法が定める合議制の機関として、三条委員会と八条委員会がある。

② 三条委員会とは、国家行政組織法第3条又は内閣府設置法第49条を根拠として設置される行政機関で、府省の外局として置かれる委員会(合議制の機関)のことである。

　国家行政組織法では、「行政組織のため置かれる国の行政機関は、省、委員会及び庁とし、その設置及び廃止は、別に法律の定めるところによる(同法第3条第2項)」とし、さらに、「省は、内閣の統轄の下に(略)行政事務をつかさどる機関として置かれるものとし、委員会及び庁は、省に、その外局として置かれるものとする(同法第3条第3項)」としている。

　このように、外局たる委員会は、一個の行政機関であり、その所掌事務の範囲において国家意思を決定し、それを外部に表示することができる。具体的には、紛争にかかる裁定や斡旋、民間団体に対する規制を行う権限等を付与されている。

　つまり、三条委員会は、合議制の委員会形式をとりつつも、独自に処分を下すことが可能な機関であり、それゆえ職権行使の独立性が特に重視されることとなる。

　なお、内閣府は国家行政組織法の適用外であり、内閣府設置法第49条第3項に基づき設置され内閣府に置かれる行政委員会についても、慣例的に「三条委員会」という表現が用いられている。

　(一) 国家行政組織法第3条に基づく三条委員会
- 公害等調整委員会(総務省)
- 公安審査委員会(法務省)
- 中央労働委員会(厚生労働省)
- 運輸安全委員会(国土交通省)
- 原子力規制委員会(環境省)

　(二) 内閣府設置法第49条に基づく三条委員会
- 公正取引委員会
- 国家公安委員会

第14章　医薬品等行政評価・監視委員会（第76条の3の4—第76条の3の12）

　　　◆個人情報保護委員会
　　　◆金融庁
　　　◆消費者庁
③　八条委員会とは、国家行政組織法第8条又は内閣府設置法第37条の規定に基づいて府省庁の内部に設置され、法律の定める所掌事務の範囲内で、重要事項に関する調査審議、不服審査等の事務を処理させるための合議制の機関である。
　㈠　国家行政組織法第8条に基づく八条委員会
　　　◆証券取引等監視委員会（金融庁）
　　　◆社会保障審議会（厚生労働省）
　　　◆厚生科学審議会（厚生労働省）
　　　◆薬事審議会（厚生労働省）
　㈡　内閣府設置法第37条に基づく八条委員会
　　　◆宇宙政策委員会
　　　◆消費者委員会
　　　◆食品安全委員会
④　そこで以下の観点から、行政評価・監視委員会は、三条委員会ではなく、八条委員会として設置されている。
　㈠　中立・公正な立場での評価及び監視を行うためには、その対象となる厚生労働省からの独立性を有することが必要であるが、その独立性は上下関係の指揮命令から切り離された有識者による合議体であれば担保できること
　㈡　評価等の結果に基づき、必要に応じて、厚生労働大臣に意見又は勧告を行うことになるが、一般私人にまで行政処分を課す権限を有するものではないこと
**5**　行政評価・監視委員会を薬機法の中に規定することについて、次のように整理することができる。
①　従前より、医薬品等の安全性の確保等については、以下の流れに沿って行われてきた。

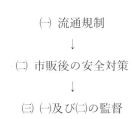

②　さて、行政評価・監視委員会は、医薬品等の安全性の確保等に関する行政施策の実施状況の評価及び監視を行い、その結果に基づき必要な意見又は勧告を行うことにより、当該施策及びその運用の適正化を図るものである。
③　すなわち、行政評価・監視委員会の任務は、

　　　　　　　　　　　　↓
　　　　　　　㈣　㈠から㈢までの評価及び監視

(四)として一連の流れに組み込まれるものであり、薬機法の目的「医薬品等の安全性の確保及びこれらの使用による保健衛生上の危害の発生・拡大の防止(法第1条)」に合致することから、同法の中に行政評価・監視委員会に関する規定が設けられている。

6 「厚生労働省」とあるように、行政評価・監視委員会は厚生労働省内に設置されているが、これについて次のように整理することができる。

① 行政評価・監視委員会は、医薬品等の安全性の確保等に関する行政施策の実施状況の評価等及び講ずべき施策の意見又は勧告を行う機関であるが、その評価等は医薬品等の安全性に関する情報を元に行わざるを得ない。このような医薬品等の安全性に関する情報については医薬品等の承認審査や市販後の安全対策を通じて厚生労働省に集約される体制が整えられていることから、行政評価・監視委員会が新たに一から医薬品等の安全性情報を収集するよりも、厚生労働省内に集約された情報を活用する方が、医薬品等行政の評価等を迅速かつ的確に行うことができる。

また、行政評価・監視委員会の活動を支えるためには、医薬品等の副作用報告や外国政府の措置情報等を収集し、分析できる専門性を持った職員が必要になる。

② 他方、行政評価・監視委員会による評価等には中立性・公正性が要求されるが、外部の有識者からなる合議体の形をとれば、厚生労働省の内部に設置される機関であっても、その意思決定において中立性・公正性が担保できる。

③ さらには行政の肥大化を避ける観点も考慮し、医薬品等行政からの独立性を維持しつつ、厚生労働省内に集約された情報を効率的かつ効果的に活用し、迅速かつ的確な評価等を可能とする機動性を確保するため、行政評価・監視委員会を厚生労働省内に設置している。

7 「医薬品等行政評価・監視委員会」という名称について、次のように整理することができる。

① 当該委員会は、医薬品等の安全性の確保等に関する行政施策の実施状況の評価及び監視を行い、その結果に基づき、厚生労働大臣に対して講ずべき施策について意見又は勧告することにより、医薬品等行政のあるべき姿及びその適切な運用を確保し、医薬品等による甚大な健康被害の発生・拡大を未然に防止することを所掌事務としている。

② また、当該委員会は、八条委員会として設置された合議制の機関である。このような機関には一般に「審議会」という名称が用いられるが、勧告権、資料提出の要求権が付与されるなど、特殊な性格を有する機関(例:食品安全委員会、国立大学法人評価委員会)には「委員会」という名称が付されることが多い。

③ そこで、以下の事柄を勘案し、当該委員会の名称が定められた。

(一) 主な任務は、「医薬品等行政」の「評価」と「監視」を行うことであること

(二) 厚生労働大臣に対する勧告権や資料提出の要求権が付与されているため、「委員会」とする先例が多いこと

第14章　医薬品等行政評価・監視委員会（第76条の3の4—第76条の3の12）

## 第七十六条の三の五（所掌事務）

<small>（令元法六三・追加、令五法三六・一部改正）</small>

■第76条の3の5第1項■

> 委員会は、次に掲げる事務(薬事審議会の所掌に属するものを除く。)をつかさどる。
> 一　医薬品(専ら動物のために使用されることが目的とされているものを除く。以下この章において同じ。)、医薬部外品(専ら動物のために使用されることが目的とされているものを除く。以下この章において同じ。)、化粧品、医療機器(専ら動物のために使用されることが目的とされているものを除く。以下この章において同じ。)及び再生医療等製品(専ら動物のために使用されることが目的とされているものを除く。以下この章において同じ。)の安全性の確保並びにこれらの使用による保健衛生上の危害の発生及び拡大の防止に関する施策の実施状況の評価及び監視を行うこと。
> 二　前号の評価又は監視の結果に基づき、必要があると認めるときは、医薬品、医薬部外品、化粧品、医療機器若しくは再生医療等製品の安全性の確保又はこれらの使用による保健衛生上の危害の発生若しくは拡大の防止のため講ずべき施策について厚生労働大臣に意見を述べ、又は勧告をすること。

**趣旨**

　本規定は、①医薬品等の安全性の確保並びにこれらの使用による保健衛生上の危害の発生・拡大の防止に関する施策の実施状況の評価及び監視を行うこと、②その評価又は監視の結果に基づき、必要な施策について厚生労働大臣に意見を述べ又は勧告をすることを、行政評価・監視委員会の所掌事務として定めたものである。

**解説**

＜第1号＞
1　「評価」とは、施策そのものが適切か否か、科学的知見等に照らして、当該施策の実施状況から判断して決めることをいう。

＜第2号＞
2　「厚生労働大臣」とあるように、行政評価・監視委員会が意見を述べ、又は勧告する相手は厚生労働大臣のみとしている。これは、医薬品等の安全性の確保等に関する施策は、厚生労働省が所管しているためである。

■第76条の3の5第2項■

> 委員会は、前項第二号の意見を述べ、又は同号の勧告をしたときは、遅滞なく、その意見又は勧告の内容を公表しなければならない。

**趣旨**

本規定は、行政評価・監視委員会に対し、厚生労働大臣に意見を述べ又は勧告をしたときは、遅滞なく、その内容を公表することを義務づけたものである。

**解説**

1　医薬品等による甚大な健康被害の発生・拡大を未然に防止するためには、行政評価・監視委員会が意見具申又は勧告した段階で、その内容を国民に知らしめ、適切な行動を促すことが重要であると考えられることから、本規定が設けられている。


■第76条の3の5第3項■

> 厚生労働大臣は、第一項第二号の意見又は勧告に基づき講じた施策について委員会に報告しなければならない。

**趣旨**

本規定は、厚生労働大臣に対し、行政評価・監視委員会の意見又は勧告に基づき講じた施策について、同委員会に報告することを義務づけたものである。

**解説**

1　一般に、「意見」「勧告」は強制力を伴うものではなく、これらを受けた行政機関がいかなる施策を講ずるかは、当該行政機関の責任において判断するべきものといえる。
　とはいえ、行政評価・監視委員会による意見や勧告は、専門性を有する有識者による合議体によって行われたもので、その内容は十分に尊重されるべきであろう。
　また、行政評価・監視委員会の意見や勧告に基づき講じた施策の状況をフィードバックすることにより、同委員会において、施策の効果の確認や新たな知見の確認等を経て、医薬品等の安全性の更なる確保等につなげていくことも可能になるため、本規定が設けられている。

第14章　医薬品等行政評価・監視委員会(第76条の3の4―第76条の3の12)

## 第七十六条の三の六(職権の行使)

(令元法六三・追加)

> 委員会の委員は、独立してその職権を行う。

### 趣旨
本規定は、行政評価・監視委員会の職権の独立性を明示的に定めたものである。

### 解説
1　行政評価・監視委員会は、外部の有識者からなる合議体の形をとることにより、医薬品等行政からの独立性が担保されている。とはいえ、中立・公正な立場で医薬品等行政の評価及び監視を行い、医薬品等による甚大な健康被害の発生・拡大を未然に防止するという目的を達成するためには、上下関係の指揮命令系統から切り離された各委員の独立した判断が重要であると考えられることから、確認的に本規定が設けられている。

## 第七十六条の三の七(資料の提出等の要求)

(令元法六三・追加)

> 委員会は、その所掌事務を遂行するため必要があると認めるときは、関係行政機関の長に対し、情報の収集、資料の提出、意見の表明、説明その他必要な協力を求めることができる。

### 趣旨
本規定は、行政評価・監視委員会は、関係行政機関の長に対して必要な協力を求めることができる旨を定めたものである。

### 解説
1　行政評価・監視委員会が、その所掌事務である医薬品等の安全性の確保等に関する行政施策の実施状況の評価及び監視を行うにあたっては、関係行政機関が保有する情報が必要となるため、本規定が設けられている。

2　「関係行政機関の長」とあるように、「厚生労働大臣」とはしていない。これは、家庭用医療機器の使用によって保健衛生上の危害が発生した事案が消費者事故と扱われ、厚生労働省ではなく、消費者庁に情報が寄せられることもあり得るためである。

3　「情報の収集」とあるが、これは、資料の提出等のほか、必要な情報の収集を要求できる権能を有することを明らかにしたものである。例えば、副作用の対応策の実施状況を評価するために関係資料の提出を求めたところ、厚生労働大臣から「資料は存在しない」という回答がなされた場合であっても、追加の要求として、当該資料の作成に必要な情報収集を依頼することができる。

# 第七十六条の三の八（組織）

（令元法六三・追加）

■第７６条の３の８第１項■

委員会は、委員十人以内で組織する。

### 趣旨

本規定は、行政評価・監視委員会の委員の構成数を定めたものである。

### 解説

1　行政評価・監視委員会の機動的な運営、迅速な意思決定を確保するためには、委員の数はなるべく少数とすることが望ましい。一方で、医薬品等の安全性の確保等に関する行政施策の実施状況の評価及び監視を適切に行うためには、医薬品等の副作用等により健康被害を受けた者、医薬品等を必要としている患者、医師・薬剤師等の医療従事者、法律の専門家など、医薬品等行政に関係する者をバランスよく配置する必要がある。こうした観点を考慮して、本規定が設けられている。

■第７６条の３の８第２項■

委員会に、特別の事項を調査審議させるため必要があるときは、臨時委員を置くことができる。

### 趣旨

本規定は、行政評価・監視委員会には、特別の事項を調査審議させるため臨時委員を置くことができる旨を定めたものである。

### 解説

1　臨時委員を置くケースとして、医薬品の使用によると疑われる感染症の感染経路を特定するため、疫学調査を含めて行政評価を行う必要がある場合等が想定される。

### ■第７６条の３の８第３項■

> 委員会に、専門の事項を調査させるため必要があるときは、専門委員を置くことができる。

**趣旨**

本規定は、行政評価・監視委員会には、専門の事項を調査させるため専門委員を置くことができる旨を定めたものである。

**解説**

1　専門委員を置くケースとして、個別の医薬品の安全性の確保に関する施策の行政評価を行う前段階として当該医薬品の性質について調査を行う場合等が想定される。


## 第七十六条の三の九（委員等の任命）

（令元法六三・追加）

### ■第７６条の３の９第１項■

> 委員及び臨時委員は、医薬品、医薬部外品、化粧品、医療機器及び再生医療等製品の安全性の確保並びにこれらの使用による保健衛生上の危害の発生及び拡大の防止に関して優れた識見を有する者のうちから、厚生労働大臣が任命する。

**趣旨**

本規定は、行政評価・監視委員会の委員及び臨時委員に求められる資質とともに、その任命権者を定めたものである。

**解説**

1　行政評価・監視委員会が行政施策の評価等をするために必要な専門性を確保する観点から、委員及び臨時委員に求められる資質等を定めるため、本規定が設けられている。

2　委員及び臨時委員には、「医薬品等の安全性の確保並びにこれらの使用による保健衛生上の危害の発生及び拡大の防止に関して優れた識見を有する者」であることが求められているが、これは、次に掲げる者に共通する資質といえよう。

① 医薬品等の副作用等により健康被害を受けた者
② 医薬品等を必要としている患者
③ 医師、薬剤師等の医療従事者
④ 法律の専門家

■第７６条の３の９第２項■

専門委員は、当該専門の事項に関して優れた識見を有する者のうちから、厚生労働大臣が任命する。

**趣旨**

本規定は、行政評価・監視委員会の専門委員に求められる資質とともに、その任命権者を定めたものである。

## 第七十六条の三の十（委員の任期等）

（令元法六三・追加）

■第７６条の３の１０第１項■

委員の任期は、二年とする。ただし、補欠の委員の任期は、前任者の残任期間とする。

**趣旨**

本規定は、行政評価・監視委員会の委員の任期を定めたものである。

**解説**

1 本規定は、「審議会等の整理合理化に関する基本的計画（平成11年4月27日閣議決定）」において示されている以下の内容を踏まえて定められている。
① 委員等の任期
　㈠ 委員の任期は、原則として2年以内とする。再任は妨げないが、10年を超える期間継続して任命しないこと
　㈡ 臨時委員は、当該特別の事項の調査審議が終了したときは解任されるものとし、その旨を明定すること
　　※「明定」とは、明らかに定めること
　㈢ 専門委員は、当該専門の事項の調査審議が終了したときは解任されるものとし、その旨を明定すること
② 委員等の勤務形態
　㈠ 委員は原則として非常勤とすること
　㈡ ただし、その性格、機能、所掌事務の経常性、事務量等からみて、ほぼ常時活動を要請されるものであり、かつ、委員としての勤務態様上特段の必要がある場合には、常勤とすることができること

第14章 医薬品等行政評価・監視委員会(第76条の3の4—第76条の3の12)

■第76条の3の10第2項■

委員は、再任されることができる。

**趣旨**

本規定は、行政評価・監視委員会の委員は再任できる旨を定めたものである。

■第76条の3の10第3項■

臨時委員は、その者の任命に係る当該特別の事項に関する調査審議が終了したときは、解任されるものとする。

**趣旨**

本規定は、臨時委員は、その任命に係る調査審議の終了時をもって解任される旨を定めたものである。

■第76条の3の10第4項■

専門委員は、その者の任命に係る当該専門の事項に関する調査が終了したときは、解任されるものとする。

**趣旨**

本規定は、専門委員は、その任命に係る調査の終了時をもって解任される旨を定めたものである。

■第76条の3の10第5項■

委員、臨時委員及び専門委員は、非常勤とする。

**趣旨**

本規定は、委員、臨時委員及び専門委員は非常勤とする旨を定めたものである。

# 第七十六条の三の十一（委員長）

（令元法六三・追加）

■第７６条の３の１１第１項■

委員会に、委員長を置き、委員の互選により選任する。

**趣旨**

本規定は、行政評価・監視委員会の委員長は、委員の互選により選任する旨を定めたものである。

**解説**

1　本規定は、「審議会等の整理合理化に関する基本的計画（平成11年4月27日閣議決定）」において、「会長等は合議体の自立性を重視し、委員の互選により定めることを原則とする」と示されていることを踏まえて定められている。

■第７６条の３の１１第２項■

委員長は、会務を総理し、委員会を代表する。

**趣旨**

本規定は、行政評価・監視委員会の委員長の権限を定めたものである。

**解説**

1　「会務」とは、行政評価・監視委員会の所掌事務全般をいう。
2　「総理」とは、一定の事務をつかさどり、総合し、治めることをいう。
3　「代表する」とあるが、これは、行政評価・監視委員会の議決に従って外部に対し同委員会を代表するという意味であり、委員長が同委員会の権限を代表して行うことを認める趣旨ではない。

■第７６条の３の１１第３項■

委員長に事故があるときは、あらかじめその指名する委員が、その職務を代理する。

**趣旨**

本規定は、行政評価・監視委員会の委員長に事故がある場合に備えて、委員長を代理してその権限を行使する委員を事前に定めておく旨を定めたものである。

第14章　医薬品等行政評価・監視委員会（第76条の3の4—第76条の3の12）

**解説**
1　「事故」とは、事物の正常な運行を妨げるような事柄をいい、心身の故障に限定されるものではない。
2　「あらかじめ」とあるように、委員長を代理する委員は、事前に指名されている必要があり、委員長に事故が生じたときに指名するわけではない。

## 第七十六条の三の十二（政令への委任）

（令元法六三・追加）

> この章に定めるもののほか、委員会に関し必要な事項は、政令で定める。$^{1〜4}$

**趣旨**
　本規定は、行政評価・監視委員会に関し必要な事項については、政令で定める旨を明示したものである。

**解説**
1　部会について、次のとおり定められている。〈委員会令第1条〉
　※「委員会令」とは、医薬品等行政評価・監視委員会令（令和2年政令第56号）のこと
　① 行政評価・監視委員会は、その定めるところにより、部会を置くことができる。
　② 部会に属すべき委員、臨時委員及び専門委員は、委員長が指名する。
　③ 部会に部会長を置き、当該部会に属する委員の互選により選任する。
　④ 部会長は、当該部会の事務を掌理する。
　⑤ 部会長に事故があるときは、あらかじめその指名する委員が、その職務を代理する。
　⑥ 委員会は、その定めるところにより、部会の議決をもって委員会の議決とすることができる。
2　議事について、次のとおり定められている。〈委員会令第2条〉
　① 委員会の会議は、委員長が招集する。
　② 委員会は、委員及び議事に関係のある臨時委員の過半数が出席しなければ、会議を開き、議決することができない。
　③ 委員会の議事は、委員及び議事に関係のある臨時委員で会議に出席したものの過半数で決し、可否同数のときは、委員長の決するところによる。
　④ ①から③までの規定は、部会の議事について準用する。
3　委員会の庶務は、厚生労働省大臣官房厚生科学課において処理する。〈委員会令第3条〉
4　委員会の運営に関し必要な事項は、委員長が委員会に諮って定める。〈委員会令第4条〉

# 第十五章　指定薬物の取扱い

(平一八法六九・追加、平二五法八四・旧第九章の二繰下、令元法六三・旧第十四章繰下)

## 第七十六条の四（製造等の禁止）

(平一八法六九・追加、平二五法一〇三・一部改正)

> 指定薬物は、疾病の診断、治療又は予防の用途及び人の身体に対する危害の発生を伴うおそれがない用途として厚生労働省令で定めるもの（以下この条及び次条において「医療等の用途」という。）以外の用途に供するために製造し、輸入し、販売し、授与し、所持し、購入し、若しくは譲り受け、又は医療等の用途以外の用途に使用してはならない。

### 趣旨

　本規定は、指定薬物は、医療等の用途以外の用途に供するために製造し、輸入し、販売し、所持し、購入し、又は医療等の用途以外の用途に使用してはならない旨を定めたものである。

### 解説

1　覚醒剤や大麻に化学構造を似せて合成された物質等を添加した薬物が、芳香剤、防臭剤、ビデオクリーナー、合法ハーブ、お香等と称して公然と販売され、このような脱法ドラッグの濫用により、①濫用者の死亡、救急搬送、②濫用者によるひき逃げ、追突等の交通事故（死亡事故を含む）、③裸の男が小学校に侵入し児童を追い回すといった、濫用者の不審行動、④麻薬等の濫用につながるゲートウェイドラッグ（入門薬）となる、といったこと社会問題が生じていた。

　そこで、こうした脱法ドラッグ対策として、平成18年の法改正により、薬機法の中に本章(指定薬物の取扱い)が新設された。

2　指定薬物規制の変遷について、次のように整理することができる。

①　平成18年の法改正により、幻覚等の作用を有し使用した場合に健康被害が発生するおそれのある物質を指定薬物として指定することで、当該薬物の迅速な取締りが可能となったが、それでも脱法ドラッグの蔓延を十分に食い止めるには至らず、脱法ドラッグを取り巻く環境は、次のような状況にあると判断された。

㈠　ヘッドショップや露天等による直接販売に加え、インターネットによる販売が行われるなど、脱法ドラッグの販売が広域化の傾向にあること

　　※「ヘッドショップ」とは、違法薬物を使用する道具等を取り扱う店のこと

㈡　脱法ドラッグの販売が組織犯罪グループによって行われることがあり、こうしたケースでは薬事監視員による対処が困難であること

㈢　新たな脱法ドラッグが海外から次々に流入し、規制と規制逃れのイタチごっこの状態になっていること

㈣　インターネットやメディア等を通じて、「合法である」、「使っても罰せられない」といった情報が流布されていること

## 第15章 指定薬物の取扱い(第76条の4—第77条)

　　　㈤ 脱法ドラッグの濫用による健康被害が十分に周知されていないこと
② そこで、指定薬物規制の実効性を高めるため、次のような対策が図られた。
　㈠ 合成カンナビノイド系の物質群を指定薬物に包括指定(平成25年厚生労働省令第19号)すること
　　　※「合成カンナビノイド系」とは、大麻草(カンナビス)の含有成分に類似した一群の化学物質のこと。具体的には、ナフトイルインドールを基本骨格とする物質群をいう。
　㈡ カチノン系化合物を指定薬物に包括指定(平成25年厚生労働省令第128号)すること
　　　※「カチノン系化合物」とは、Catha edulis という植物(カート)の含有成分に類似した一群の化学物質のこと。具体的には、カチノンを基本骨格とする物質群をいう。
　㈢ 個人輸入・指定薬物等適正化対策事業により、脱法ドラッグに係る情報提供及び啓発活動を推進すること
　㈣ 警察と連携した監視指導業務を行うこと
　㈤ 薬事・食品衛生審議会(現:薬事審議会)の指定薬物部会の開催頻度を増やすとともに、海外で流通実態のある物質を国内流通前に指定するなど、指定薬物の指定を迅速化すること
③ ②㈠及び㈡の「包括指定」とは、人体に有害な薬物のうち化学構造が似たものをまとめて指定薬物に指定することをいう。
　　従前は、脱法ドラッグとして販売されている製品に含まれている薬物を一つずつ同定した上で指定薬物に指定していたが、この方法では置換基が少々異なるだけの類似薬物が現れた場合、まずは指定の手続きを踏まなければならず、迅速な取締りが困難になっていた。そこで、包括指定という、幻覚作用等をもつ薬物の基本骨格そのものを指定対象とする方法が導入された。これは、新たに合成し得るほとんど全ての薬物を指定下に置くことができるため、迅速かつ有効な薬物対策に資するものと考えられる。
④ さらに、平成25年の法改正により、以下の規制が追加された。
　㈠ 指定薬物の取締りに関する職権の行使を権限麻薬取締官及び麻薬取締員に認めること(法第76条の9)
　㈡ 指定薬物又はその疑いがある物品を収去できるようにすること(法第76条の8第1項)
　㈢ 厚生労働大臣又は都道府県知事が必要があると認めるときに権限を行使できるよう、立入検査等の要件を見直すこと(法第76条の8第1項)
　㈣ 医療等の用途以外の用途に供するために指定薬物を所持し、購入し、譲り受けることを禁止すること(法第76条の4)
　㈤ 医療等の用途以外の用途に指定薬物を使用することを禁止すること(法第76条の4)
⑤ また、平成26年7月22日、警察庁及び厚生労働省等により「脱法ドラッグ」という呼称が「危険ドラッグ」に改められた。これは、次のような理由によるものである。
　㈠ 「脱法ドラッグ」という呼称では、法律上規制されておらず使用してもかまわないという意識を助長するおそれがあること
　㈡ 「危険ドラッグ」という呼称にすると、規制の有無にかかわらず使用すると危ない物質であることが明確にできること

⇒ 上記④㈣について、従前、指定薬物の「製造」「輸入」「販売」「授与」「販売・授与目的の貯蔵、陳列」の行為が禁止されていたが、平成25年の法改正により、「購入」「譲り受け」「使用」についても禁止の対象に加えられた。また、「販売・授与目的の貯蔵、陳列」に代わり、より広範な行為を意味する「所持」の行為が禁止となった。

3　「医療等の用途」は、次に掲げる用途である。〈H19/2/28 厚生労働省令第14号〉
　① 次に掲げる者における学術研究又は試験検査の用途
　　㈠ 国の機関
　　㈡ 地方公共団体及びその機関
　　㈢ 大学及び高等専門学校並びに大学共同利用機関
　　㈣ 独立行政法人及び地方独立行政法人
　② 無承認無許可医薬品の疑いがある物品の試験の用途（法第69条第4項、第6項）
　③ 指定薬物等の疑いがある物品の成分検査の用途（法第76条の6第1項）
　④ 指定薬物等の疑いがある物品の試験の用途（法第76条の8第1項）
　⑤ 犯罪鑑識の用途
　⑥ ①から⑤までの用途のほか、次の表の左欄の物にあっては、それぞれ同表の右欄に掲げる用途

| 左欄（例） | 右欄（例） |
| --- | --- |
| 亜硝酸イソブチル及びこれを含有する物 | 元素又は化合物に化学反応を起こさせる用途 |

　⑦ ①から⑥までの用途のほか、厚生労働大臣が人の身体に対する危害の発生を伴うおそれがないと認めた用途

⇒ 上記①の「学術研究又は試験検査」の内容・目的には、特段の制限を設けないものとする。〈H28/2/18 薬生発0218第1号〉

⇒ 上記⑤の「犯罪鑑識の用途」とは、警察、税関その他犯罪鑑識を実施する機関が犯罪鑑識を行う用途をいう。〈H28/2/18 薬生発0218第1号〉

⇒ 上記⑥の表右欄の「元素又は化合物に化学反応を起こさせる用途」とは、化学反応を起こさせる主体を問わず、酸化反応、燃焼等の目的をもって、指定薬物を用いて他の元素又は化合物に何らかの化学反応を起こさせる用途をいう。〈H28/2/18 薬生発0218第1号〉

4　「輸入」とは、外国から本邦に到着した貨物又は輸出の許可を受けた貨物を本邦に（保税地域を経由するものについては、保税地域を経て本邦に）引き取ることをいう。〈関税法第2条第1項第1号〉
　※「保税」とは、関税の徴収が留保されている状態であること
　※「保税地域」とは、外国から本邦に到着した貨物であって、税関の輸入の許可が未済のものについて、関税を留保したまま置いておくことのできる場所のこと

5　監視対象となる指定薬物につき、医療等の用途に供するためのものであるかの確認は、輸入前に輸入者に監視指導・麻薬対策課に対して以下の書類を提出させ、審査すること。また、輸入前に審査及び確認を受けることができなかった特段の事情がある場合は、その理由書をこれらの書類とともに提出させ、審査すること。なお、審査にあたり特に必

要があると認められる場合においては、これらの書類以外の書類を追加で提出させることを妨げるものではない。〈H19/2/28薬食発第0228009号〉
① 学術研究又は試験検査の用途に供されるための輸入であった場合
  ㈠ 輸入指定薬物用途誓約書(別紙様式(略))(正副2部)
  ㈡ 輸入者が、国の機関、地方公共団体、地方公共団体の機関、大学、高等専門学校、大学共同利用機関、独立行政法人、地方独立行政法人であることを確認できる資料
② 試験の用途、成分検査の用途、犯罪鑑識の用途に供されるための輸入であった場合については、輸入指定薬物用途誓約書(正副2部)
③ 元素又は化合物に化学反応を起こさせる用途に供されるための輸入であった場合
  ㈠ 輸入指定薬物用途誓約書(正副2部)
  ㈡ 当該指定薬物を用いる者の氏名及び住所を明らかにする書類
  ㈢ 起こさせる化学反応とそれにより製造される化合物を明らかにする書類、又は化学反応を起こさせる研究の目論見書
  ㈣ 国内で保管する設備の仕様及び防犯状況を明らかにする書類
④ 疾病の治療の用途(承認又は外国特例承認を受けて製造販売をされた医薬品を使用する場合に限る)に供されるための輸入であった場合については、輸入指定薬物用途誓約書(正副2部)
⑤ 上記①から④までのほか、厚生労働大臣が人の身体に対する危害の発生を伴うおそれがないと認めた用途に供されるための輸入であった場合
  ㈠ 輸入指定薬物用途誓約書(正副2部)
  ㈡ 厚生労働大臣作成の用途確認書の写し

6 「所持」とは、物を事実上支配していると認められる状態をいい、指定薬物を販売・授与の目的で貯蔵し、陳列する行為も含まれる。

⇒ 上記に「事実上支配」とあるように、金庫、倉庫等の鍵を持つ者は、これらの場所に収められている物を所持する者とみなされる。

7 「購入」とは、対価を払って、その物の所有権の移転を受けることをいう。

8 「譲り受け」とは、ある物の所有権を有する者の意思をもって、その所有権の移転を受けることをいう。これには対価を支払うか否かは考慮されない。

9 本規定に違反して、業として、指定薬物を製造し、輸入し、販売し、もしくは授与した者又は指定薬物を所持した者(販売又は授与の目的で貯蔵し、又は陳列した者に限る)は、5年以下の懲役もしくは500万円以下の罰金に処し、又はこれを併科する。〈法第83条の9〉
  また、いわゆる両罰規定の対象となっており、この行為者を使用する法人又は人も罰せられる。法人については1億円以下、人については500万円以下の罰金刑が科される。
〈法第90条第1号〉

10 本規定に違反した者(業として違反行為をした者を除く)は、3年以下の懲役もしくは300万円以下の罰金に処し、又はこれを併科する。〈法第84条第28号〉
  また、いわゆる両罰規定の対象となっており、この行為者を使用する法人又は人には

300万円以下の罰金刑が科される。〈法第90条第2項〉

**11** 法第83条の9及び第84条第28号の罪について、麻薬取締官は厚生労働大臣の指揮監督を受け、麻薬取締員は都道府県知事の指揮監督を受けて、司法警察員として職務を行う。〈麻向法第54条第5項〉

<薬物規制に関する法律>

| 麻薬及び向精神薬取締法 | 麻薬 | あへんアルカロイド | モルヒネ、ジアセチルモルヒネ |
| --- | --- | --- | --- |
| | | コカインアルカロイド | コカイン |
| | | 合成麻薬 | ペチジン、メサドン、MDMA、LSD、PCP、2-CB |
| | 麻薬原料植物 | | コカ、マジックマシュルーム |
| | 向精神薬 | 睡眠薬 | トリアゾラム、ニメタゼパム |
| | | 精神安定剤 | メプロバメート |
| | | 食欲抑制剤 | フェンテルミン、マジンドール |
| | | 鎮痛剤 | ペンタゾシン、ブプレノルフィン |
| | | 中枢神経興奮剤 | メチルフェニデート |
| | 麻薬向精神薬原料 | | サフロール、無水酢酸、エルゴタミン、リゼルギン酸 |
| あへん法 | けし、あへん、けしがら ||||
| 大麻取締法【法第5条の解説38参照】 | 大麻草及びその製品(大麻樹脂を含む) ただし、大麻草の成熟した茎・その製品、大麻草の種子・その製品を除く ||||
| 覚せい剤取締法 | 覚醒剤 || アンフェタミン、メタンフェタミン ||
| | 覚醒剤原料 || エフェドリン、フェニル酢酸 ||
| 薬機法 | 指定薬物 || 亜硝酸イソブチル、JWH-030 ||
| 毒物及び劇物取締法 | 興奮、幻覚又は麻酔の作用を有する毒物・劇物 || トルエン、シンナー ||

<法第76条の4違反の罰則>

| | 製造 | 輸入 | 販売 | 授与 | 所持 | | 購入 | 譲受 | 使用 |
| --- | --- | --- | --- | --- | --- | --- | --- | --- | --- |
| | | | | | 貯蔵・陳列 | 単純所持 | | | |
| 業とする場合(法第83条の9) | 5年以下の懲役もしくは500万円以下の罰金に処し、又はこれを併科する ||||| ― ||||
| 業としない場合(法第84条第28号) | 3年以下の懲役もしくは300万円以下の罰金に処し、又はこれを併科する |||||||||

## 第七十六条の五(広告の制限)

(平一八法六九・追加)

> 指定薬物については、医事若しくは薬事又は自然科学に関する記事を掲載する医薬関係者等(医薬関係者又は自然科学に関する研究に従事する者をいう。)向けの新聞又は雑誌により行う場合その他主として指定薬物を医療等の用途に使用する者を対象として行う場合を除き、何人も、その広告を行つてはならない。

### 趣 旨

本規定は、すべての者に対し、指定薬物を医療等の用途に使用する者を対象として行う場合を除いて、指定薬物の広告をすることを禁止したものである。

### 解 説

1　①及び②の要件をいずれをも満たす場合には、指定薬物の広告に該当する情報と判断することができる。〈H22/3/1 薬食監麻発 0301 第 1 号〉

① 指定薬物該当性の要件
　㈠ 指定薬物名が記載されている場合
　㈡ 指定薬物の検出例のある商品名(例:RUSH、SEX SLAVE、ヘブンスパートナー)が記載されており、かつ、対象情報が掲載されている電子掲示板、ウェブサイト等に掲載されている他の情報(例:画像による対象物の形状、使用方法、効用、品質、値段等対象物に関する説明)から指定薬物であることが明らかであると判断できる場合

② 広告該当性の要件
　㈠ 指定薬物の販売等の営業活動に伴い顧客を引き寄せるために商品名、サービス、値段及び取引方法等について不特定又は多数の者に知られるようにしていること
　㈡ 医薬関係者等や指定薬物を医療等の用途に使用する者を対象として行っているものではないこと

2　指定薬物に係るインターネット上の違法情報の送信防止措置については、当該情報の流通の場を提供する電子掲示板の管理者等(例:プロバイダ)に対して、監視指導・麻薬対策課(当課)から依頼するため、各自治体は当課に対応を要請すること。なお、その対応の要請にあたっては、次に掲げる事項を参考とする。〈H22/3/1 薬食監麻発 0301 第 1 号〉

① インターネット上の情報について、当該情報が指定薬物の広告に該当するか否かの判断を行うこと

② 違法情報を発見した場合は、管内の業者等については、広告の中止等の措置を行うよう指導取締りを行うこと。また、違反業者等の所在地が所管外の場合は、所管都道府県(所在地が不明又は海外の場合は当課)に情報提供するなど適切に対応すること。なお、悪質な場合は、必要に応じて警察等との連携を検討すること。このほか、所在地が判明するものの当該業者等に接触できない場合等においては、当該情報を提供する者に対し、かかる情報が違法情報である旨、当該サイトの問合わせアドレス等に警告メールを送信又は返信する等により当該情報の掲載中止等を指導すること

③ ②の指導等においても、インターネット上の違法情報について改善(例:違法情報の削除)が見られない場合には、別紙様式2(略)を用いて当課あて当該情報の送信防止措置の対応要請を行うこと。なお、事案に応じては、直ちに対応要請を行うこと

**3** 本規定に違反した者は、2年以下の懲役もしくは200万円以下の罰金に処し、又はこれを併科する。〈法第85条第9号〉

また、いわゆる両罰規定の対象となっており、この行為者を使用する法人又は人には200万円以下の罰金刑が科される。〈法第90条第2号〉

## 第七十六条の六（指定薬物等である疑いがある物品の検査及び製造等の制限）

（平一八法六九・追加、平二六法一二二・一部改正）

■第76条の6第1項■

> 厚生労働大臣又は都道府県知事は、指定薬物又は指定薬物と同等以上に精神毒性を有する蓋然性が高い物である疑いがある物品を発見した場合において、保健衛生上の危害の発生を防止するため必要があると認めるときは、厚生労働省令で定めるところにより、当該物品を貯蔵し、若しくは陳列している者又は製造し、輸入し、販売し、若しくは授与した者に対して、当該物品が指定薬物であるかどうか及び当該物品が指定薬物でないことが判明した場合にあつては、当該物品が指定薬物と同等以上に精神毒性を有する蓋然性が高い物であるかどうかについて、厚生労働大臣若しくは都道府県知事又は厚生労働大臣若しくは都道府県知事の指定する者の検査を受けるべきことを命ずることができる。

**趣旨**

本規定は、厚生労働大臣又は都道府県知事は、指定薬物等である疑いがある物品を発見した場合において、当該物品を貯蔵・陳列している者又は製造・輸入・販売した者に対して、①当該物品が指定薬物であるかどうか、②当該物品が指定薬物でないことが明らかであるときは指定薬物と同等以上に精神毒性を有する蓋然性が高い物であるかどうかについて、成分検査命令を行うことができる旨を定めたものである。

**解説**

**1** 精神毒性を有する蓋然性が高いと思われる物品が販売されているが、これが指定薬物に相当する物かどうか判らない場合を想定し、当該物品の性質を明らかにするため本規定が設けられている。

**2** 平成26年の法改正により成分検査命令の対象物品が拡大され、「指定薬物と同等以上に精神毒性を有する蓋然性が高い物である疑いがある物品」が加えられた。

**3** 「精神毒性」とは、中枢神経系の興奮もしくは抑制又は幻覚の作用(当該作用の維持又は強化の作用を含む)をいう。〈法第2条第15項〉

**4** 「厚生労働大臣若しくは都道府県知事の指定する者」として、国立医薬品食品衛生研究所が該当する。また、検査能力の増強のため、民間検査機関もこれに加えることとさ

第15章 指定薬物の取扱い(第76条の4―第77条)

れている。
5 指定薬物等である疑いがある物品の成分検査について、次のとおり定められている。
〈則第249条の8〉
① 検査命令は、次に掲げる事項を記載した検査命令書により行うものとする。
(一) 検査を受けるべき者の氏名及び住所(法人にあっては、その名称、主たる事務所の所在地及び代表者の氏名)
(二) 検査を受けるべき物品の名称及び形状
(三) 検査を受けるべきことを命ずる理由
(四) ②の検査の申請書の提出先
(五) ②の検査の申請書の提出期限
② 検査を受けようとする者は、厚生労働大臣もしくは都道府県知事又は厚生労働大臣もしくは都道府県知事の指定する者に申請書を提出しなければならない。
③ 厚生労働大臣もしくは都道府県知事又は厚生労働大臣もしくは都道府県知事の指定する者は、②の申請書を受理したときは、検査命令書に記載されたところに従い、試験品を採取し、検査を行うものとする。
6 成分検査の申請について、次のとおり定められている。〈則第249条の9〉
① 検査の申請は、次に掲げる事項を記載した申請書を提出することによって行う。
(一) 申請者の氏名及び住所(法人にあっては、その名称、主たる事務所の所在地及び代表者の氏名)
(二) 物品の名称及び形状
② ①の申請書には、検査命令書の写しを添えなければならない。
7 本規定による命令に違反した者は、50万円以下の罰金に処する。〈法第87条第15号〉
また、いわゆる両罰規定の対象となっており、この行為者を使用する法人又は人には50万円以下の罰金刑が科される。〈法第90条第2号〉

■第76条の6第2項■

前項の場合において、厚生労働大臣又は都道府県知事は、厚生労働省令で定めるところにより、同項の検査を受けるべきことを命ぜられた者に対し、同項の検査を受け、第四項前段、第六項(第一号に係る部分に限る。)又は第七項の規定による通知を受けるまでの間は、当該物品及びこれと同一の物品を製造し、輸入し、販売し、授与し、販売若しくは授与の目的で陳列し、又は広告してはならない旨を併せて命ずることができる。

**趣旨**

本規定は、厚生労働大臣又は都道府県知事は、成分検査命令を受けた者に対して、その検査結果の通知を受けるまでの間、当該物品及びこれと同一の物品を製造し、輸入し、販売し、授与し、販売・授与の目的で陳列し、広告することの禁止命令を併せて行うことが

できる旨を定めたものである。

※「当該物品」とは、指定薬物又は指定薬物と同等以上に精神毒性を有する蓋然性が高い物である疑いがあるとして、成分検査命令の対象となった物品のこと

### 解説

1 成分検査の結果の判明にはそれなりの時間を要するものであるが、その間の当該物品の製造、輸入又は販売等の行為が放置された場合には、保健衛生上の危害が発生・拡大してしまうおそれがあるため、本規定により製造等禁止命令が設けられている。

2 平成26年の法改正により製造等禁止命令の対象物が拡大され、指定薬物である疑いがある物品のみならず、「指定薬物と同等以上に精神毒性を有する蓋然性が高い物である疑いがある物品」が加えられた。また、禁止命令の対象行為も拡大され、「広告」についても加えられた。

3 「通知を受けるまでの間は」とあるように、本規定の製造等禁止命令は、成分検査の結果が判明するまでの一時的なものであり、検査結果の通知を受けたときにその効力が失われる。なお、当該物品が指定薬物であることが判明したときは、引き続き、廃棄回収命令(法第76条の7)など所要の措置が行われる。

4 本規定の製造等禁止命令は、法第76条の4の規定に違反している「疑い」があるという段階で発動されるものであるため、大変厳しい規定といえよう。このような性格の命令であることから、その発動は控えられてきたが、危険ドラッグが関連するとみられる交通事故が相次いだことを踏まえ、平成26年7月18日、厚生労働省は積極的に本規定を適用することに方針を転換し、同年8月27日、初の適用が行われた。

5 「併せて命ずる」とあるように、本規定の製造等禁止命令は、成分検査命令(法第76条の6第1項)と併せて発動されるもので、単独で適用することはできない。

6 検査中の製造等禁止命令は、次に掲げる事項を記載した禁止命令書により行う。〈則第249条の10〉

① 製造等を禁止される者の氏名及び住所(法人にあっては、その名称、主たる事務所の所在地及び代表者の氏名)

※「製造等」とは、製造し、輸入し、販売し、授与し、販売・授与の目的で陳列し、又は広告すること

② 製造等を禁止する物品の名称及び形状
③ 製造等を禁止する理由

7 本規定による命令に違反した者は、1年以下の懲役もしくは100万円以下の罰金に処し、又はこれを併科する。〈法第86条第1項第25号〉

また、いわゆる両罰規定の対象となっており、この行為者を使用する法人又は人には100万円以下の罰金刑が科される。〈法第90条第2号〉

## 第15章 指定薬物の取扱い(第76条の4―第77条)

■第76条の6第3項■

> 都道府県知事は、前項の規定による命令をしたときは、当該命令の日、当該命令に係る物品の名称、形状及び包装その他厚生労働省令で定める事項を厚生労働大臣に報告しなければならない。

**趣旨**

本規定は、都道府県知事に対し、検査中の製造等禁止命令を行ったときは、その命令の日に厚生労働大臣に報告することを義務づけたものである。

**解説**

1 検査中の製造等禁止命令に係る手続を明確化するため、平成26年の法改正により本規定が新設された。

2 「厚生労働省令で定める事項」は、製造等を禁止される者の氏名及び住所(法人にあっては、その名称、主たる事務所の所在地及び代表者の氏名)である。〈則第249条の11〉


■第76条の6第4項■

> 厚生労働大臣又は都道府県知事は、第一項の検査により当該検査に係る物品が指定薬物であることが判明したときは、遅滞なく、当該検査を受けるべきことを命ぜられた者に対して、当該検査の結果を通知しなければならない。この場合において、当該物品が次条第一項の規定による禁止に係る物品であるときは、当該都道府県知事は、併せて、厚生労働大臣に対して、当該検査の結果を報告しなければならない。

**趣旨**

本規定は、厚生労働大臣又は都道府県知事に対し、成分検査により当該物品が指定薬物であることが判明したときは、遅滞なく、検査結果を成分検査命令の対象者に通知することを義務づけたものである。また、その都道府県知事に対し、当該物品が広域規制製品であるときは、検査結果を厚生労働大臣に報告することを義務づけている。

　※「広域規制製品」とは、告示禁止物品と実質的に同一のものと認められる物品のこと【法第76条の6の2第1項の解説3参照】

**解説**

1 成分検査命令に係る手続を明確化するとともに、都道府県知事の成分検査命令の対象物品が広域規制製品であったときは、全国的な対応を図る必要があるため、平成26年の法改正により本規定が新設された。

■第76条の6第5項■

> 都道府県知事は、第一項の検査により当該検査に係る物品が指定薬物でないこと及び当該物品の精神毒性を有する蓋然性が判明したときは、遅滞なく、厚生労働大臣に対して、当該検査の結果を報告しなければならない。

**趣旨**

本規定は、都道府県知事に対し、成分検査により当該物品が指定薬物でないものの、精神毒性を有する蓋然性が判明したときは、遅滞なく、検査結果を厚生労働大臣に報告することを義務づけたものである。

**解説**

1　都道府県知事の成分検査命令によって、指定薬物でないものの精神毒性を有する蓋然性が判明したときは、厚生労働大臣が指定薬物に指定するかしないかを判断する必要があるため、平成26年の法改正により本規定が新設された。

■第76条の6第6項■

> 厚生労働大臣は、第一項の検査により当該検査に係る物品が指定薬物でないこと及び当該物品の精神毒性を有する蓋然性が判明したとき又は前項の規定による報告を受けたときは、遅滞なく、当該物品について第二条第十五項の指定をし、又は同項の指定をしない旨を決定し、かつ、次の各号に掲げる場合の区分に応じ、それぞれ当該各号に定める者に対して、その旨(第一号に掲げる場合にあつては、当該検査の結果及びその旨)を通知しなければならない。
> 一　厚生労働大臣又は厚生労働大臣の指定する者が当該検査を行つた場合　当該検査を受けるべきことを命ぜられた者
> 二　都道府県知事又は都道府県知事の指定する者が当該検査を行つた場合　都道府県知事

**趣旨**

本規定は、厚生労働大臣に対し、①成分検査により当該物品が指定薬物でないものの、精神毒性を有する蓋然性が判明したとき、②都道府県知事から当該物品が指定薬物でないものの、精神毒性を有する蓋然性が判明したとの報告を受けたときは、遅滞なく、当該物品について指定薬物の指定をし、又は指定薬物の指定をしない旨を決定するとともに、その旨を通知することを義務づけたものである。

**解説**

1　成分検査命令によって精神毒性を有する蓋然性が判明した場合、指定薬物に指定するかしないかを判断は、次の段階の処分(例：廃棄回収命令の発動の可否)に大きな影響を

与えることを踏まえ、平成26年の法改正により本規定が新設された。

<第1号>

2　本号は、厚生労働大臣又は厚生労働大臣の指定する者が成分検査を行った場合は、検査結果及び指定薬物に指定した・指定しない旨を、成分検査命令の対象者に対して厚生労働大臣が通知することとしている。

<第2号>

3　本号は、都道府県知事又は都道府県知事の指定する者が成分検査を行った場合は、指定薬物に指定した・指定しない旨を、その都道府県知事に対して厚生労働大臣が通知することとしている。

■第76条の6第7項■

　都道府県知事は、厚生労働大臣から前項(第二号に係る部分に限る。)の規定による通知を受けたときは、遅滞なく、当該通知に係る検査を受けるべきことを命ぜられた者に対して、当該検査の結果及び当該通知の内容を通知しなければならない。

**趣旨**

　本規定は、都道府県知事に対し、厚生労働大臣から、当該物品について指定薬物の指定をした旨、又は指定薬物の指定をしない旨の通知を受けたときは、検査結果及びその旨を成分検査命令の対象者に通知することを義務づけたものである。

**解説**

1　成分検査命令に係る手続を明確化するため、平成26年の法改正により本規定が新設された。

## 第七十六条の六の二（指定薬物等である疑いがある物品の製造等の広域的な禁止）

（平二六法一二二・追加）

■第７６条の６の２第１項■

> 厚生労働大臣は、前条第二項の規定による命令をしたとき又は同条第三項の規定による報告を受けたときにおいて、当該命令又は当該報告に係る命令に係る物品のうちその生産及び流通を広域的に規制する必要があると認める物品について、これと名称、形状、包装その他厚生労働省令で定める事項からみて同一のものと認められる物品を製造し、輸入し、販売し、授与し、販売若しくは授与の目的で陳列し、又は広告することを禁止することができる。

### 趣 旨

　本規定は、厚生労働大臣は、①検査中の製造等禁止命令を行ったとき、②都道府県知事より検査中の製造等禁止命令を行った旨の報告を受けたときは、広域規制製品を製造し、輸入し、販売し、販売・授与の目的で陳列し、広告することを禁止することができる旨を定めたものである。

### 解 説

**1**　成分検査命令に係る物品のみならず、広域規制製品についても検査中の製造等禁止命令の対象とするため、平成26年の法改正により本規定が新設された。

**2**　「その生産及び流通を広域的に規制する必要があると認める物品」は、告示禁止物品と呼ばれ、以下のものが定められている。〈R6/2/19 厚生労働省告示第33号〉

| 番号 | 名称 | 形状 |
|---|---|---|
| 1 | ADD CBD HHC－P リキッド（BLUE　DREAM） | 液体状 |
| （中略） | | |
| 44 | Medusa 225μg（販売名が 1D-Medusa 225μg であるものを含む） | 紙状 |

**3**　「同一のものと認められる物品」とは、告示禁止物品と、名称、形状、包装等からみて同一のものと認められる物品のことで、広域規制製品と呼ばれる。

第15章　指定薬物の取扱い(第76条の4—第77条)

■**第７６条の６の２第２項**■

　厚生労働大臣は、前項の規定による禁止をした場合において、前条第一項の検査により当該禁止に係る物品が指定薬物であることが判明したとき(同条第四項後段の規定による報告を受けた場合を含む。)又は同条第六項の規定により第二条第十五項の指定をし、若しくは同項の指定をしない旨を決定したときは、当該禁止を解除するものとする。

**趣　旨**

　本規定は、厚生労働大臣は、広域規制製品の製造等を禁止した場合において、①成分検査により指定薬物であることが判明したとき、②成分検査により指定薬物でないものの精神毒性を有する蓋然性が判明したため、当該物品について指定薬物の指定をし、又は指定薬物の指定をしない旨を決定したときは、その製造等の禁止を解除する旨を定めたものである。


■**第７６条の６の２第３項**■

　第一項の規定による禁止又は前項の規定による禁止の解除は、厚生労働省令で定めるところにより、官報に告示して行う。

**趣　旨**

　本規定は、①広域規制製品の製造等の禁止、②その禁止の解除は、官報告示により行う旨を定めたものである。

**解　説**

1　「告示」は、広域規制製品の製造等の禁止又はその禁止の解除に係る物品の名称、形状、包装について行う。〈則第249条の12〉
2　禁止又は禁止の解除に係る物品の包装については、官報掲載を省略し、厚生労働省のホームページで公表するとともに、監視指導・麻薬対策課において縦覧に供する。
　〈H26/12/10 薬食発1210第１号等〉

## 第七十六条の七（廃棄等）

（平一八法六九・追加、平二三法一〇五・令元法六三・一部改正）

■第76条の7第1項■

> 厚生労働大臣又は都道府県知事は、第七十六条の四の規定に違反して貯蔵され、若しくは陳列されている指定薬物又は同条の規定に違反して製造され、輸入され、販売され、若しくは授与された指定薬物について、当該指定薬物を取り扱う者に対して、廃棄、回収その他公衆衛生上の危険の発生を防止するに足りる措置をとるべきことを命ずることができる。

**趣旨**

本規定は、厚生労働大臣又は都道府県知事は、医療等の用途以外の用途に供するために、①貯蔵又は陳列されている指定薬物、②製造、輸入、販売又は授与された指定薬物について、その指定薬物を取り扱う者に対して、廃棄回収命令を行うことができる旨を定めたものである。

**解説**

1　医療等の用途以外の用途に供するために指定薬物が市場に流通していた場合、すみやかにこれを排除する必要があるため、本条が設けられている。

2　「当該指定薬物を取り扱う者に対して」とあるように、事業者であるかどうかにかかわらず、本規定の対象としている。

3　「公衆衛生」とは、①環境衛生の改善、②伝染病の予防、③個人衛生の原理に基づく衛生教育、④疾病の早期診断・治療のための医療及び看護業務の組織化、⑤住民の健康保持に必要な生活水準を保障する社会機構の整備を目的とした地域社会の努力を通じて、組織的に、疾病を予防し、生命を延長し、身体的・精神的健康を増進し、人間の能力向上を図ろうとする科学であり技術である。一例を引くならば、臨床が個々の疾病を治療する行為であるのに対して、組織が地域の生活環境を改善し、伝染病発生の防止等に資する行為が公衆衛生といえる。

4　本規定による命令に違反した者は、3年以下の懲役もしくは300万円以下の罰金に処し、又はこれを併科する。〈法第84条第27号〉

また、いわゆる両罰規定の対象となっており、この行為者を使用する法人又は人も罰せられる。法人については1億円以下、人については300万円以下の罰金刑が科される。
〈法第90条第1号〉

第15章　指定薬物の取扱い(第76条の4—第77条)

■第７６条の７第２項■

　厚生労働大臣又は都道府県知事は、前項の規定による命令を受けた者がその命令に従わない場合であつて、公衆衛生上の危険の発生を防止するため必要があると認めるときは、当該職員に、同項に規定する物を廃棄させ、若しくは回収させ、又はその他の必要な処分をさせることができる。

### 趣　旨

　本規定は、厚生労働大臣又は都道府県知事は、指定薬物の廃棄回収命令を受けた者が従わないときは、当該職員に、廃棄させ、回収させることができる旨を定めたものである。

### 解　説

1　「当該職員」の職権を、厚生労働大臣又は都道府県知事は、麻薬取締官又は麻薬取締員に行わせることができる。〈法第76条の9〉
2　本規定による廃棄その他の処分を拒み、妨げ、若しくは忌避した者は、3年以下の懲役もしくは300万円以下の罰金に処し、又はこれを併科する。〈法第84条第27号〉
　　また、いわゆる両罰規定の対象となっており、この行為者を使用する法人又は人には300万円以下の罰金刑が科される。〈法第90条第2号〉


■第７６条の７第３項■

　当該職員が前項の規定による処分をする場合には、第六十九条第八項の規定を準用する。

### 趣　旨

　本規定は、当該職員に対し、廃棄回収命令に係る指定薬物の廃棄、回収の処分をする場合には、身分証明書を携帯し、関係人の請求があったときは提示することを義務づけたものである。

## 第七十六条の七の二（中止命令等）

（平二六法一二二・追加）

■第７６条の７の２第１項■

> 厚生労働大臣又は都道府県知事は、第七十六条の五の規定に違反した者に対して、その行為の中止その他公衆衛生上の危険の発生を防止するに足りる措置を採るべきことを命ずることができる。

**趣旨**

本規定は、厚生労働大臣又は都道府県知事は、指定薬物の違法広告をした者に対して、その広告の中止命令を行うことができる旨を定めたものである。

**解説**

1 近年の危険ドラッグの濫用の状況にかんがみ、指定薬物の取締りの強化を図るため、平成26年の法改正により本条が新設された。
2 本規定による命令に違反した者は、2年以下の懲役もしくは200万円以下の罰金に処し、又はこれを併科する。〈法第85条第10号〉
　また、いわゆる両罰規定の対象となっており、この行為者を使用する法人又は人には200万円以下の罰金刑が科される。〈法第90条第2号〉


■第７６条の７の２第２項■

> 厚生労働大臣又は都道府県知事は、第七十六条の六の二第一項の規定による禁止に違反した者に対して、同条第二項の規定により当該禁止が解除されるまでの間、その行為の中止その他公衆衛生上の危険の発生を防止するに足りる措置を採るべきことを命ずることができる。

**趣旨**

本規定は、厚生労働大臣又は都道府県知事は、広域規制製品の製造等の禁止に違反した者に対して、その禁止が解除されるまでの間、その行為の中止命令を行うことができる旨を定めたものである。

**解説**

1 本規定による命令に違反した者は、1年以下の懲役もしくは100万円以下の罰金に処し、又はこれを併科する。〈法第86条第1項第26号〉
　また、いわゆる両罰規定の対象となっており、この行為者を使用する法人又は人には100万円以下の罰金刑が科される。〈法第90条第2号〉

第15章　指定薬物の取扱い(第76条の4—第77条)

■第７６条の７の２第３項■

　厚生労働大臣又は都道府県知事は、第七十六条の五の規定又は第七十六条の六第二項の規定による命令若しくは第七十六条の六の二第一項の規定による禁止に違反する広告(次条において「指定薬物等に係る違法広告」という。)である特定電気通信による情報の送信があるときは、特定電気通信役務提供者に対して、当該送信を防止する措置を講ずることを要請することができる。

**趣旨**

　本規定は、厚生労働大臣又は都道府県知事は、特定電気通信による指定薬物等に係る違法広告の情報送信があるときは、特定電気通信役務提供者に対して、送信防止措置を講ずることを要請することができる旨を定めたものである。【法第72条の5第2項参照】


## 第七十六条の七の三(損害賠償責任の制限)

(平二六法一二二・追加)

　特定電気通信役務提供者は、前条第三項の規定による要請を受けて指定薬物等に係る違法広告である特定電気通信による情報の送信を防止する措置を講じた場合その他の指定薬物等に係る違法広告である特定電気通信による情報の送信を防止する措置を講じた場合において、当該措置により送信を防止された情報の発信者に生じた損害については、当該措置が当該情報の不特定の者に対する送信を防止するために必要な限度において行われたものであるときは、賠償の責めに任じない。

**趣旨**

　本規定は、特定電気通信役務提供者は、厚生労働大臣又は都道府県知事の削除要請を受けて指定薬物等に係る違法広告の送信防止措置を講じた場合は、当該広告情報の発信者に生じた損害の賠償責任を負わない旨を定めたものである。

**解説**

**1**　指定薬物等に係る違法広告の削除要請(法第76条の7の2第3項)に係る規定を補完するため、平成26年の法改正により本規定が新設された。

**2**　「指定薬物等に係る違法広告」とは、指定薬物の広告制限(法第76条の5)、検査中の広告禁止命令(法第76条の6第2項)又は広域規制製品の広告禁止(法第76条の6の2第1項)に違反する広告をいう。〈法第76条の7の2第3項〉

## 第七十六条の八（立入検査等）

（平一八法六九・追加、平二三法一〇五・平二五法一七・平二六法一二二・令元法六三・一部改正）

■第76条の8第1項■

> 厚生労働大臣又は都道府県知事は、この章の規定を施行するため必要があると認めるときは、厚生労働省令で定めるところにより、指定薬物若しくはその疑いがある物品若しくは指定薬物と同等以上に精神毒性を有する蓋然性が高い物である疑いがある物品を貯蔵し、陳列し、若しくは広告している者又は指定薬物若しくはこれらの物品を製造し、輸入し、販売し、授与し、貯蔵し、陳列し、若しくは広告した者に対して、必要な報告をさせ、又は当該職員に、これらの者の店舗その他必要な場所に立ち入り、帳簿書類その他の物件を検査させ、関係者に質問させ、若しくは指定薬物若しくはこれらの物品を、試験のため必要な最少分量に限り、収去させることができる。

**趣 旨**

　本規定は、厚生労働大臣又は都道府県知事は、①指定薬物等を貯蔵し、陳列し、広告している者、②指定薬物等を製造し、輸入し、販売し、授与し、貯蔵し、陳列し、広告した者に対して、必要な報告をさせ、当該職員に立入検査等又は収去させることができる旨を定めたものである。

**解 説**

1　本規定の改正の経緯について、次のように整理することができる。
　① 平成18年の法改正において脱法ドラッグ対策として指定薬物規制が整備されたことに伴い、同年の法改正により本規定が新設された。
　② 平成25年の法改正により当該職員の職権の範囲が拡大され、立入検査等のみならず、「収去」の事務が追加された。
　③ 平成26年の法改正により当該職員の職権の範囲がさらに拡大され、指定薬物又はその疑いがある物品のみならず、「指定薬物と同等以上に精神毒性を有する蓋然性が高い物である疑いがある物品」に係る事務が追加された。
　④ また、平成26年の法改正により、立入検査等の対象となる者の範囲が拡大され、「広告をしている者」及び「広告をした者」が追加された。

2　「当該職員」の職権を、厚生労働大臣又は都道府県知事は、麻薬取締官又は麻薬取締員に行わせることができる。〈法第76条の9〉

3　厚生労働大臣又は都道府県知事は、必要な報告を求めるときは、その理由を通知する。〈則第249条の13〉

4　薬事監視員又は麻薬取締官もしくは麻薬取締員は、収去しようとするときは、その相手方に収去証を交付しなければならない。〈則第249条の14〉

5　本規定による報告をせず、もしくは虚偽の報告をし、本規定による立入検査もしくは収去を拒み、妨げ、もしくは忌避し、又は本規定による質問に対して、正当な理由なしに答弁せず、もしくは虚偽の答弁をした者は、50万円以下の罰金に処する。〈法第87条

第15章 指定薬物の取扱い(第76条の4—第77条)

第13号〉
　また、いわゆる両罰規定の対象となっており、この行為者を使用する法人又は人には50万円以下の罰金刑が科される。〈法第90条第2号〉
⇒　上記の罪について、麻薬取締官は厚生労働大臣の指揮監督を受け、麻薬取締員は都道府県知事の指揮監督を受けて、司法警察員として職務を行う。〈麻向法第54条第5項〉

■第76条の8第2項■

　前項の規定による立入検査、質問及び収去については第六十九条第八項の規定を、前項の規定による権限については同条第九項の規定を、それぞれ準用する。

**趣旨**

　本規定は、指定薬物等に関し、①当該職員は、立入検査等又は収去をする場合には、その身分を示す証明書を携帯し、関係人の請求があったときは、これを提示しなければならない(法第69条第8項の準用)、②必要な報告をさせ、当該職員に立入検査等又は収去させることのできる厚生労働大臣又は都道府県知事の権限は、犯罪捜査のために認められたものと解釈してはならない(法第69条第9項の準用)旨を定めたものである。

## 第七十六条の九(麻薬取締官及び麻薬取締員による職権の行使)

(平二五法一七・追加)

　厚生労働大臣又は都道府県知事は、第七十六条の七第二項又は前条第一項に規定する当該職員の職権を麻薬取締官又は麻薬取締員に行わせることができる。

**趣旨**

　本規定は、厚生労働大臣又は都道府県知事は、①指定薬物の廃棄、回収、②指定薬物等に係る立入検査等又は収去に関する当該職員の職権を麻薬取締官又は麻薬取締員に行使させることができる旨を定めたものである。

**解説**

1　従前より、指定薬物の監視指導事務には薬事監視員があたっていたが、指定薬物等に関する違法行為が組織犯罪グループによって行われている場合には、その対応に自ずと限界があることを踏まえ、麻薬取締官又は麻薬取締員をその任に投入できるようにするため、平成25年の法改正により本規定が新設された。

2　「麻薬取締官」は、麻薬取締や薬物犯罪の捜査等の任にあたる厚生労働省の職員で、厚生労働大臣の指揮監督を受け、①麻向法、大麻取締法、あへん法、覚醒剤取締法又は「国際的な協力の下に規制薬物に係る不正行為を助長する行為等の防止を図るための

麻薬及び向精神薬取締法等の特例等に関する法律(平成3年法律第94号)」に違反する罪、②薬機法に違反する罪、③刑法第2編第14章に定める罪、④麻薬、あへん又は覚醒剤の中毒により犯された罪について、刑事訴訟法の規定による司法警察員として職務を行う。〈麻向法第54条第5項〉

3　「麻薬取締員」は、麻薬取締や薬物犯罪の捜査等の任にあたる都道府県の職員で、都道府県知事の指揮監督を受け、麻薬取締官と同様の職務を行う。〈麻向法第54条第5項〉

## 第七十六条の十（指定手続の特例）

（平一八法六九・追加、平二五法八四・一部改正、平二六法一二二・旧第七十七条繰上、令五法三六・一部改正）

■第76条の10第1項■

> 厚生労働大臣は、第二条第十五項の指定をする場合であつて、緊急を要し、あらかじめ薬事審議会の意見を聴くいとまがないときは、当該手続を経ないで同項の指定をすることができる。

**趣旨**

本規定は、厚生労働大臣は、緊急を要するときは、指定手続の特例として、薬事審議会の意見を聴かずに指定薬物の指定をすることができる旨を定めたものである。

**解説**

1　通常の指定薬物の指定手続を踏まえていたのでは、早急に行うべき措置が間に合わないという事態を想定して本規定が設けられている。

2　「緊急を要し」とあるが、例えば、指定薬物の指定を受けていない薬物による乱用が急速に拡大している場合が該当する。

3　平成26年6月24日、東京・池袋近くの歩道に車が突っ込んだことにより、8人が死傷した事件が発生したが、この車から未規制の危険ドラッグが見つかった。そこで、さらなる危険ドラッグの使用による被害を防止するため、平成26年7月15日、本規定の指定手続の特例が初めて適用され、AB-CHMINACA及び5-Fluoro-AMB(いずれも通称名)が指定薬物に指定された。〈H26/7/15厚生労働省令第79号〉

■第７６条の１０第２項■

　前項の場合において、厚生労働大臣は、速やかに、その指定に係る事項を薬事審議会に報告しなければならない。

### 趣旨

　本規定は、厚生労働大臣に対し、指定手続の特例により指定薬物の指定をした場合は、速やかに、薬事審議会に報告することを義務づけたものである。

### 解説

1　本規定の事後報告について、次のように整理することができる。
　① 指定薬物とは、厚生労働大臣が薬事審議会の意見を聴いて指定するものと定義されている(法第2条第15項)。
　② このように、指定薬物の指定は法令により薬事審議会に付議すべき案件となっている。
　③ そこで、緊急を要するため、薬事審議会の意見を聴かずに指定薬物の指定を行った場合には、指定後に薬事審議会の意見を聴く必要があるため、法第76条の10第2項が設けられている。


## 第七十六条の十一（教育及び啓発）

（平二六法一二二・追加）

　国及び地方公共団体は、指定薬物等の薬物の濫用の防止に関する国民の理解を深めるための教育及び啓発に努めるものとする。

### 趣旨

　本規定は、国及び地方公共団体は、指定薬物等の薬物の濫用防止に関する教育啓発活動に努める旨を定めたものである。

### 解説

1　国及び地方公共団体は、近年における指定薬物等の薬物の濫用の状況にかんがみ、その依存症からの患者の回復に資するため、相談体制並びに専門的な治療及び社会復帰支援に関する体制の充実その他の必要な措置を講ずるものとされおり(平成26年法律第122号附則第3条)、薬物の濫用防止に資するよう国民の教育及び啓発を国及び地方公共団体の責務とするため、平成26年の法改正により本規定が新設された。

2　「地方公共団体」とは、普通地方公共団体及び特別地方公共団体をいう。〈地方自治法第1条の3第1項〉

　なお、地方公共団体が出資その他の形でその設立及び運営に関与していても、当該地方公共団体とは独立した法人格を与えられている団体(例：地方公共団体が設立する財団法人)は地方公共団体に該当しない。

⇒ 上記の「普通地方公共団体」とは、都道府県及び市町村をいう。〈地方自治法第1条の3第2項〉

⇒ 上記の「特別地方公共団体」とは、特別区、地方公共団体の組合及び財産区をいう。〈地方自治法第1条の3第3項〉

## 第七十六条の十二（調査研究の推進）
（平二六法一二二・追加）

> 国は、指定薬物等の薬物の濫用の防止及び取締りに資する調査研究の推進に努めるものとする。

**趣旨**

本規定は、国は、指定薬物等の薬物の濫用防止及び取締りのための調査研究の推進に努める旨を定めたものである。

**解説**

1　薬物の濫用の防止及び取締りに資する調査研究推進を国の責務とするため、平成26年の法改正により本規定が新設された。

## 第七十七条（関係行政機関の連携協力）
（平二六法一二二・追加）

> 厚生労働大臣及び関係行政機関の長は、指定薬物等の薬物の濫用の防止及び取締りに関し、必要な情報交換を行う等相互に連携を図りながら協力しなければならない。

**趣旨**

本規定は、厚生労働大臣及び関係行政機関の長に対し、指定薬物等の薬物の濫用防止及び取締りのため、相互に連携を図りながら協力することを義務づけたものである。

**解説**

1　薬物の濫用の防止及び取締りに資する連携協力を関係行政機関の責務とするため、平成26年の法改正により本規定が新設された。

# 第十六章　希少疾病用医薬品、希少疾病用医療機器及び希少疾病用再生医療等製品等の指定等

(平五法二七・追加、平一四法九六・改称、平一八法六九・旧第九章の二繰下、平二五法八四・旧第九章の三繰下・改称、令元法六三・旧第十五章繰下・改称)

## 第七十七条の二（指定等）

(平五法二七・追加、平一一法一六〇・平一四法九六・平二五法八四・令元法六三・令五法三六・一部改正)

■第77条の2第1項■

　厚生労働大臣は、次の各号のいずれにも該当する医薬品、医療機器又は再生医療等製品につき、製造販売をしようとする者(本邦に輸出されるものにつき、外国において製造等をする者を含む。次項及び第三項において同じ。)から申請があつたときは、薬事審議会の意見を聴いて、当該申請に係る医薬品、医療機器又は再生医療等製品を希少疾病用医薬品、希少疾病用医療機器又は希少疾病用再生医療等製品として指定することができる。
一　その用途に係る対象者の数が本邦において厚生労働省令で定める人数に達しないこと。
二　申請に係る医薬品、医療機器又は再生医療等製品につき、製造販売の承認が与えられるとしたならば、その用途に関し、特に優れた使用価値を有することとなる物であること。

### 趣旨

　本規定は、厚生労働大臣は、①本邦における対象者数が5万人未満であること、②特に優れた使用価値を有するものとなること、のいずれにも該当する医薬品、医療機器又は再生医療等製品を製造販売しようとする者から申請があったときは、希少疾病用品目として指定することができる旨を定めたものである。

### 解説

**1**　新医薬品、新医療機器及び新再生医療等製品の開発には膨大な資金と長い期間が必要となるが、これは、国ではなく、民間の事業者によって担われている。それゆえ、患者数が少ないこと等の理由により採算性が合わない物については、開発に着手されないまま放置されることもあり得るため、希少疾病用品目として指定を受けた場合には、これを待ち望む患者への速やかな供給を促すため、国が支援策を講じることとしている。
　　国が講じる支援策として、以下のものが該当する。
① 承認審査における優先的な取扱い(法第14条第8項等)
② 試験研究を促進するための資金の確保(法第77条の3)
③ 試験研究を促進するための租税特別措置(法第77条の4)
④ 審査手数料の減額

**2**　「製造販売をしようとする者」とは、当該医薬品、医療機器又は再生医療等製品の承認を受けることができたならば、その製造販売をする者をいう。

**3**　「本邦に輸出されるものにつき、外国において製造等をする者を含む」とあるように、外国特例承認を受けようとする者であっても、希少疾病用の指定を受けることができる。

**4** 希少疾病用医薬品の指定は、新有効成分に係る新医薬品の開発に限定されるものではない。効能追加に係る開発であっても指定を受けることができる。

**5** 希少疾病用品目の指定は、指定の申請に係る医薬品等につき、次の(1)から(3)までのいずれの要件にも該当するものについて行うものである。〈R6/1/16 医薬薬審発 0116 第 1 号等〉

(1) 対象者数

① 対象者数の基準

医薬品等の用途に係る対象者の数が、本邦において 5 万人未満であること。ただし、その用途が指定難病の場合は、対象者の数が難病法第 5 条第 1 項に規定する人数(人口のおおむね 1000 分の 1 程度)未満であること

※「指定難病」とは、難病法第 5 条第 1 項に規定する指定難病のこと

※「難病法」とは、難病の患者に対する医療等に関する法律(平成 26 年法律第 50 号)のこと

② 対象者数の推定方法

厚生労働科学研究事業や関連学会の信頼できる調査結果等を利用して対象者数を推定する必要がある。しかし、患者数にかかる調査が十分ではなく、確実な人数を示すことができない疾病の場合は、複数の統計データ等に基づき、かつ、複数の手法により推計することが望ましい。ただし、医薬品等の用途が指定難病である場合は、対象者数については要件を満たしているものとみなすので、別途対象者数を推定する必要はない。

③ 指定対象となる疾患の範囲

特定の疾患の患者数に関して、医学薬学上の明確な理由なしに、「重篤な」等の接頭語、ただし書き等を追加することによって、患者数を 5 万人未満として計算するいわゆる「輪切り」申請については、原則として認めない。一方、例えば、年齢層(小児を含む)、治療体系、治療ライン、リスク分類、投薬の必要性等を含め、医学薬学上の適切な根拠に基づき、高いアンメットニーズがありつつも開発が進んでいない範囲に限定した対象疾患に対して製造販売をしようとするのであれば、当該疾患については「輪切り」には該当しない。ただし、疾患全体の患者数が 5 万人を大幅に超える場合は、患者数は複数の根拠に基づき慎重に確認する。

④ 感染症の疾病の予防の用途について

感染性の疾病の予防の用途に用いる医薬品又は再生医療等製品にあっては、対象者数は、当該申請時において当該医薬品又は再生医療等製品につき、製造販売の承認が与えられたならば、1 年間に、その用途に使用すると見込まれる者の人数とする。「感染性の疾病の予防の用途に用いる医薬品」とは、次のいずれかの要件に該当する医薬品を含むが、これらに限らない。

㈠ 国内での発生が稀で、特定の集団に限定して流行している感染症の予防に用いるワクチン

㈡ 海外でのみ発生している感染症で、その流行地域への訪問者(渡航者)等が用いる渡航者用ワクチン

㈢ 国民の生命、健康に重大な影響を与えるおそれのある新興・再興感染症に対する

## 第16章 希少疾病用医薬品等の指定等（第77条の2—第77条の7）

ワクチンであって、当該感染症の流行に対応して使用するために流行前に開発され、承認を与えられたとしても直ちに使用されないもの

(2) 医療上の必要性

当該医薬品等の製造販売承認が与えられたならば、その用途に関し特に優れた使用価値を有すると見込まれること

(3) 開発の可能性

国内での開発を行うことのできる体制及び計画を有していること。具体的には、承認申請に至るまでに実施する予定の臨床試験の概観が明らかとなっていること。また、少なくとも初めて人に投与する臨床試験を実施するために必要な非臨床試験については概ね完了していること。

**6** 希少疾病用品目の指定の申請書には、当該申請に係る医薬品等に関し、その用途に係る本邦における対象者の数に関する資料、その毒性、薬理作用等に関する試験成績の概要その他必要な資料を添付しなければならない。ただし、医療機器及び体外診断用医薬品に係る申請の場合はその毒性、薬理作用等に関する試験成績の概要を添付することを要しない。〈則第250条第2項〉

⇒ 上記の申請書に添付すべき資料の具体的な内容は、次のとおりである。〈R6/1/16 医薬薬審発0116第1号等〉

① 対象者数に関する資料

当該医薬品等の用途に係る対象者数に関する客観的な統計資料

② 医療上の必要性に関する資料

　㈠ 病因、症状等対象疾病に関する資料

　㈡ 類似の医薬品等の有無、治療方法の有無など医療の現状に関する資料

③ 当該医薬品等を使用する理論的根拠となる資料

　㈠ 医薬品の場合は、承認申請書に添付すべき資料(則第40条第1項第1号)のうち申請時において入手可能な資料の概要

　㈡ 医療機器・体外診断用医薬品の場合は、承認申請書に添付すべき資料(則第114条の19第1項第1号又は第2号)のうち申請時において入手可能な資料の概要

　㈢ 再生医療等製品の場合は、承認申請書に添付すべき資料(則第137条の23)のうち申請時において入手可能な資料の概要

④ 開発計画

予定している試験項目、試験期間など開発計画の概要を説明する資料

⑤ 希少疾病用医薬品等の概要

部会説明用資料及び公表用資料として、別紙様式1～3(略)に従って作成した概要(名称、予定される効能・効果、予定される使用目的又は効果、予定される効能、効果又は性能及び申請者名については英名又は英語表記を併記すること)

<第1号>

**7** 本号の対象者は、申請に係る医薬品等が感染性の疾病の予防の用途に用いるものである場合においては、当該申請時において、製造販売の承認が与えられるとしたならば

当該医薬品又は再生医療等製品を当該用途に使用すると見込まれる者とする。〈則第250条の2〉

8 「本邦において」とあるように、国外の対象者の数は考慮されない。これは、次のような理由によるものである。

① 希少疾病用品目の指定制度は、我が国の患者への提供を主な目的としていること。なお、米国のオーファンドラッグ・アクト(法)においても、米国内おける対象者の数(20万人未満)を要件としている。

② 国外の患者数を集計することは実務的に困難であること

9 「厚生労働省令で定める人数」は、5万人である。ただし、当該医薬品等の用途が指定難病である場合は、難病法第5条第1項に規定する人数とする。〈則第251条〉

<第2号>

10 「特に優れた使用価値を有する」とは、原則として、次の(1)及び(2)に該当するなど、特に医療上の必要性の高いことをいう。〈R6/1/16 医薬薬審発0116第1号等〉

(1) 対象疾患の重篤性等

指定対象の疾患としては、原則として、重篤な疾病又は国民の生命、健康に重大な影響を与えるおそれのある感染症を対象とする。重篤な疾病とは、致死的であることのほか、著しく生活の質を落とす状態が長期的に継続する場合などが該当する。

(2) 対象疾患に対する有用性

次の①から③までのいずれかに該当し、対象疾患に対する有用性を有する医薬品等を対象とする。

① 既承認薬等がないこと。

※「既承認薬等」とあるが、標準的に用いられている治療法・予防法を含み、未承認・適応外で使用されている医薬品等を除く。

② 既承認薬等がある場合であって、いずれの既承認薬による治療を行った場合でも予後不良など、当該既承認薬等のみでは治療法・予防法として十分ではなく複数の選択肢が臨床的に必要とされていること(医療環境・投与環境から既承認薬の投与が困難である患者が一定数存在すると考えられる場合を含む)。例えば、新規作用機序であって非臨床試験の結果等から効果が期待できること、医療環境・投与環境から既承認薬の投与が困難である患者に対する投与が可能となることが考えられることなど、医薬品等としての有用性が一定程度期待されること

③ 既承認薬等がある場合であって、臨床試験の結果等に基づき当該既承認薬等と比較して高い有効性又は安全性が期待されること。なお、高い有効性又は安全性が期待される場合としては、次のような場合が該当しうると考えられるが、これらに限らず、薬剤、疾患の特性等に応じ個別に判断すること

㈠ 適切に設計された比較臨床試験において既承認薬と直接比較した結果により有効性又は安全性における優越性が示されていること

㈡ 既承認薬と直接比較した臨床試験以外の臨床試験の結果等から、既承認薬と比較して著しく高い有効性又は安全性が十分に期待されること

第16章　希少疾病用医薬品等の指定等(第77条の2—第77条の7)

(三)　国内又は国際的に認められている主要なガイドラインにおいて、有効性又は安全性の観点から一定の科学的根拠に基づき既承認薬と比較して高い優先度に位置づけられていること
(四)　添付文書上の注意喚起の程度が明らかに異なる(例えば、既承認の適応での警告欄における記載が異なる)場合など、安全性プロファイルが明らかに異なり既承認薬の投与が困難である一定数の患者が治療可能になることから、安全性において優れている蓋然性が高いこと

■第77条の2第2項■

> 厚生労働大臣は、次の各号のいずれにも該当する医薬品、医療機器又は再生医療等製品につき、製造販売をしようとする者から申請があつたときは、薬事審議会の意見を聴いて、当該申請に係る医薬品、医療機器又は再生医療等製品を先駆的医薬品、先駆的医療機器又は先駆的再生医療等製品として指定することができる。
> 一　次のいずれかに該当する医薬品、医療機器又は再生医療等製品であること。
> 　イ　医薬品(体外診断用医薬品を除く。以下この号において同じ。)及び再生医療等製品にあつては、その用途に関し、本邦において既に製造販売の承認を与えられている医薬品若しくは再生医療等製品又は外国において販売し、授与し、若しくは販売若しくは授与の目的で貯蔵し、若しくは陳列することが認められている医薬品若しくは再生医療等製品と作用機序が明らかに異なる物であること。
> 　ロ　医療機器及び体外診断用医薬品にあつては、その用途に関し、本邦において既に製造販売の承認を与えられている医療機器若しくは体外診断用医薬品又は外国において販売し、授与し、若しくは販売若しくは授与の目的で貯蔵し、若しくは陳列することが認められている医療機器若しくは体外診断用医薬品と原理が明らかに異なる物であること。
> 二　申請に係る医薬品、医療機器又は再生医療等製品につき、製造販売の承認が与えられるとしたならば、その用途に関し、特に優れた使用価値を有することとなる物であること。

【趣旨】

本規定は、厚生労働大臣は、①既に国内承認を与えられているもの又は外国において販売等が認められているものと作用機序又は原理が明らかに異なるものであること、②特に優れた使用価値を有するものとなること、のいずれにも該当する医薬品、医療機器又は再生医療等製品を製造販売しようとする者から申請があったときは、先駆的品目として指定することができる旨を定めたものである。

【解説】

1　本規定は、令和元年の法改正により新設されたものである。
2　「製造販売をしようとする者」とあるが、これには本邦に輸出されるものにつき、外

国において製造等をする者も含まれる。〈法第77条の2第1項〉

**3** 「先駆的」という用語について、次のように整理することができる。
① その指定の要件として、既存薬の作用機序又は原理が明らかに異なることを求めていることから、「革新的」という用語が適切かもしれないが、国家戦略特別区域法(平成25年法律第107号)に「革新的な医薬品」、「革新的な医療機器」という表現があるため、これらと混同を招くおそれがある。
② 他方、「先駆的」は、同類の中で先になることを意味する用語である。同類の作用機序又は原理を有するものの中で真っ先に医薬品等の承認を得ることができるかどうかを指定の要件としているとともに、仮に同類の作用機序又は原理を有する別のものが先に承認された場合には指定が取り消されることになる。
③ ①及び②を勘案して、本規定の指定を受けた品目には、「先駆的」という用語を付すこととされた。

**4** 先駆的品目の指定を受ける医薬品は、①から④までのすべての要件を満たす必要がある。なお、すべての要件を満たす場合であっても、過去に先駆け審査指定制度の対象品目もしくは先駆的医薬品として指定された医薬品に対する当該医薬品と同一の作用機序による効能もしくは効果の追加、又は当該医薬品と同一の作用機序を有する医薬品に対する当該作用機序による効能もしくは効果の指定は、原則として行わない。〈R5/12/22 医薬薬審発1222第6号〉
① 治療薬の画期性
原則として、既承認薬と異なる新作用機序であること、既承認薬と同じ作用機序であっても開発対象とする疾患への適応は初めてであること、又は革新的な薬物送達システムを用いていること。なお、既承認薬としては、外国においてのみ承認を受けている医薬品を含む。
② 対象疾患の重篤性
以下のいずれかの疾患に該当するものであること
㈠ 生命に重大な影響がある重篤な疾患
㈡ 根治療法がなく症状(社会生活が困難な状態)が継続している疾患
③ 対象疾患に係る極めて高い有効性
既承認薬が存在しない、又は既存の治療薬／治療法に比べて有効性の大幅な改善が見込まれる、もしくは著しい安全性の向上が見込まれること。ただし、有効性の大幅な改善が見込まれるものについては、少なくとも国内外を問わず探索的臨床試験等において、ヒトに対する有効性が示唆されていること
④ 世界に先駆けて日本で早期開発・申請する意思・体制
日本における早期開発を重視し、世界(我が国と同等の水準の承認制度を有している国)に先駆けて又は同時に日本で承認申請される(最初の国の申請日を起算日とし、同日から3か月以内の申請は同時申請とみなす)予定のものであり、先駆け相談を活用し承認申請できる体制及び迅速な承認審査に対応できる体制を有していること。なお、国内での開発が着実に進んでいることが確認できる以下の両方に該当する治療薬であ

# 第16章　希少疾病用医薬品等の指定等（第77条の2─第77条の7）

ることが望ましい。

※「先駆け相談」とは、PMDAで実施されている先駆け総合評価相談のこと

(一) First In Human(FIH)試験が日本で行われたもの

(二) Proof Of Concept(POC)試験が日本で行われたもの

また、使用にあたってコンパニオン診断薬等が必要となる医薬品を申請する場合は、当該診断薬等も並行して承認申請できる体制（他社との連携体制を含む）を有していること

5　先駆的品目の指定を受ける医療機器、体外診断用医薬品又は再生医療等製品は、①から④までのすべての要件を満たす必要がある。なお、すべての要件を満たす場合であっても、[壱]から[参]までのいずれかに該当する場合は原則として指定しない。〈R2/8/31 薬生機審発0831第6号〉

[壱] 過去に先駆け審査指定制度の対象品目もしくは先駆的医療機器として指定された医療機器と同等の原理に基づく使用目的もしくは効果を追加しようとするとき又は当該医療機器と同等の原理に基づく使用目的もしくは効果を有する他の医療機器が既に承認されているとき

[弐] 過去に先駆け審査指定制度の対象品目もしくは先駆的体外診断用医薬品として指定された体外診断用医薬品と同等の原理もしくは測定項目を用いた使用目的を追加しようとするとき又は当該体外診断用医薬品と同一の原理もしくは測定項目を用いた使用目的を有する他の体外診断用医薬品が既に承認されているとき

[参] 過去に先駆け審査指定制度の対象品目もしくは先駆的再生医療等製品として指定された再生医療等製品と同等の作用機序に基づく使用目的もしくは効果を追加しようとするとき又は当該再生医療等製品と同等の作用機序に基づく効能、効能もしくは性能を有する他の再生医療等製品が既に承認されているとき

① 治療法又は診断法の画期性

原則として、医療機器にあっては新規原理、体外診断用医薬品にあっては新規原理又は新規測定項目、再生医療等製品にあっては新規作用機序を有すること

② 対象疾患の重篤性

以下のいずれかの疾患に該当するものであること

(一) 生命に重大な影響がある重篤な疾患

(二) 根治療法がなく症状（社会生活が困難な状態）が継続している疾患

③ 対象疾患に係る極めて高い有効性又は安全性

既存の治療法もしくは診断法がない、既存の治療法もしくは診断法に比べて有効性の大幅な改善が見込まれる、又は、著しい安全性の向上が見込まれること。ただし、有効性又は安全性の大幅な改善が見込まれるものとして、少なくとも国内外を問わず探索的臨床試験等において、ヒトに対する有効性及び安全性が示唆されていること

④ 世界に先駆けて日本で早期開発及び承認申請する意思並びに体制

日本における早期開発を重視し、世界（我が国と同等の水準の承認制度を有している国）に先駆けて又は同時に日本で承認申請される（最初の国の承認申請を起算日とし、同日から30日以内の申請は同時申請とみなす。ただし、申請日と申請受理日が存在す

る国においては、申請受理日を起算日とする)予定のものであり、先駆け相談を活用し承認申請できる体制及び迅速な承認審査に対応できる体制を有していること。なお、非臨床試験の結果等により、有効性等が一定程度期待できる医療機器等であって、日本を含めた形で治験を実施するものが望ましい。また、使用にあたってコンパニオン診断薬等が必要となる医療機器等を承認申請する場合は、当該診断薬等も並行して承認申請できる体制(他社との連携体制を含む)を有していること

6 先駆的品目の指定の申請書には、当該申請に係る医薬品等に関し、その作用機序又は原理に関する資料、その本邦及び外国における開発計画の概要、その毒性、薬理作用等に関する試験成績の概要その他必要な資料を添付しなければならない。ただし、医療機器及び体外診断用医薬品に係る申請の場合は、その毒性、薬理作用等に関する試験成績の概要を添付することを要しない。〈則第251条の2第2項〉

⇒ 先駆的医薬品について、上記の申請書に添付すべき資料の具体的な内容は次のとおりである。〈R5/12/22 医薬薬審発1222第6号〉

① 作用機序又は原理に関する資料
② 医療上の必要性に関する資料
　㈠ 病因、症状等対象疾病に関する資料
　㈡ 類似の医薬品の有無、治療方法の有無など医療の現状に関する資料
③ 毒性、薬理作用等に関する試験成績の概要
④ 臨床試験の試験成績の概要
⑤ 本邦及び外国における開発計画の概要
⑥ 指定申請する医薬品の概要については、部会説明用資料及び公表用資料として、別紙様式(略)に従って作成した概要

⇒ 先駆的医療機器、先駆的体外診断用医薬品又は先駆的再生医療等製品について、上記の申請書に添付すべき資料の具体的な内容は次のとおりである。〈R2/8/31薬生機審発0831第6号〉

① 作用機序又は原理に関する資料
② 医療上の必要性に関する資料
　㈠ 病因、症状等対象疾病に関する資料
　㈡ 類似の医療機器等の有無、治療方法の有無など医療の現状に関する資料
③ 毒性、薬理作用等に関する試験成績の概要
④ 臨床試験の試験成績の概要
⑤ 本邦及び外国における開発計画の概要
⑥ 先駆的医療機器等の指定要件該当性に関する概要については、部会説明用資料及び公表用資料として、別紙様式1～3(略)のいずれかに従って作成した概要

<第1号>

7 「作用機序」とは、医薬品又は再生医療等製品が人体に影響を及ぼす仕組みをいう。
8 「原理」とは、医療機器が人体に影響を及ぼす仕組み、体外診断用医薬品が対象物を測定する仕組みをいう。

第16章　希少疾病用医薬品等の指定等（第77条の2―第77条の7）

■第77条の2第3項■

厚生労働大臣は、次の各号のいずれにも該当する医薬品、医療機器又は再生医療等製品につき、製造販売をしようとする者から申請があつたときは、薬事審議会の意見を聴いて、当該申請に係る医薬品、医療機器又は再生医療等製品を特定用途医薬品、特定用途医療機器又は特定用途再生医療等製品として指定することができる。

一　その用途が厚生労働大臣が疾病の特性その他を勘案して定める区分に属する疾病の診断、治療又は予防であつて、当該用途に係る医薬品、医療機器又は再生医療等製品に対する需要が著しく充足されていないと認められる物であること。

二　申請に係る医薬品、医療機器又は再生医療等製品につき、製造販売の承認が与えられるとしたならば、その用途に関し、特に優れた使用価値を有することとなる物であること。

### 趣旨

本規定は、厚生労働大臣は、①疾病の特性その他を勘案して定める区分に属する疾病の診断、治療又は予防の用途に係る需要が著しく充足されていないものであること、②特に優れた使用価値を有するものとなること、のいずれにも該当する医薬品、医療機器又は再生医療等製品を製造販売しようとする者から申請があったときは、特定用途品目として指定することができる旨を定めたものである。

### 解説

1　本規定は、令和元年の法改正により新設されたものである。

2　「製造販売をしようとする者」とあるが、これには本邦に輸出されるものにつき、外国において製造等をする者も含まれる。〈法第77条の2第1項〉

3　特定用途医薬品の指定は、以下の(1)又は(2)のいずれかに該当するものである。
〈R2/8/31薬生薬審発0831第5号〉

(1) 小児の疾病の診断、治療又は予防を用途とするものであって、以下の①から③の要件をすべて満たすもの

　① 対象とする用途に関して以下のいずれかの開発を行うものであること

　　(一) 用法又は用量の変更

　　(二) 剤形の追加

　② 対象とする用途の需要が著しく充足していないこと

　　　以下のいずれかに該当するものであること

　　(一) 既存の治療法等がないもの（医薬品を用いるもの以外に標準的な治療法等がない場合であって、小児に対する用法及び用量が設定された医薬品がない場合を含む）

　　　　※「治療法等」とは、治療法、予防法又は診断法のこと

　　(二) 小児にとっての有効性、安全性又は肉体的・精神的な患者若しくは介護者負担の観点から、既存の治療法等より医療上の有用性の高い治療法、予防法又は診断法が必要とされているもの

　③ 対象とする用途に対して特に優れた使用価値を有すること

以下の㈠及び㈡の両方を満たすものであること
㈠ 適応疾患が重篤である、又は重篤な疾患に対して支持的に用いるもの
㈡ 国際的なガイドライン等で標準的な治療法として確立しているもの、又はランダム化比較試験の結果等で高いエビデンスが得られているもの
(2) 薬剤耐性を有する病原体による疾病の診断、治療又は予防を用途とするものであって、①又は②の場合に、それぞれ㈠から㈢の要件をすべて満たすもの
　① 薬剤耐性を有する病原体を対象とする薬剤の場合
　　㈠ 以下のいずれかの開発を行うものであること
　　　・効能又は効果の変更
　　　・用法又は用量の変更
　　㈡ 対象とする用途の需要が著しく充足していないこと
　　　以下の両方を満たすものであること
　　　・現在主として用いられている薬剤に耐性を有する(又は有することとなる可能性がある)病原体を対象とするものであること
　　　・当該主として用いられている薬剤以外に対象とする病原体による疾患に対して承認された医薬品がないこと
　　㈢ 対象とする用途に対して特に優れた使用価値を有すること
　　　以下の両方を満たすものであること
　　　・対象とする薬剤耐性を有する病原体の感染力、当該病原体による疾患の重篤性等の総合的な観点から、医薬品の必要性が高いこと
　　　・国際的なガイドライン等で標準的な治療法として確立しているもの、又はランダム化比較試験の結果等で高いエビデンスが得られているもの
　② 薬剤耐性を有する病原体の発生を抑制するための薬剤の場合
　　㈠ 以下のいずれかの開発を行うものであること
　　　・用法及び用量の変更
　　　・効能又は効果の変更
　　㈡ 対象とする用途の需要が著しく充足していないこと
　　　以下のいずれかに該当するものであること
　　　・既承認の用法及び用量で使用すると、対象となる疾患の原因となる病原体に対して薬剤耐性を生じさせることとなるおそれがあること
　　　・国際的なガイドライン等で標準的な治療法として確立しているにもかかわらず、対象とする疾患に対する効能又は効果を有していないこと
　　㈢ 対象とする用途に対して特に優れた使用価値を有すること
　　　以下の両方を満たすものであること
　　　・薬剤耐性を有する病原体が発生した場合に想定される当該病原体の感染力、当該病原体による疾患の重篤性等の総合的な観点から、医薬品の必要性が高いこと
　　　・国際的なガイドライン等で標準的な治療法として確立しているもの、又はラ

### 第16章 希少疾病用医薬品等の指定等（第77条の2—第77条の7）

ンダム化比較試験の結果等で高いエビデンスが得られているもの

**4** 特定用途医療機器の指定は、以下の要件のすべてを満たす必要がある。〈R2/8/31薬生機審発0831第5号〉

① 対象疾患

以下のいずれかに該当するもの

(一) 小児の疾病の診断、治療又は予防の用途に用いることとなるものとして、製造販売の承認を受けようとするもの

(二) 既に製造販売の承を受けているものであって、形状、構造及び原理又は使用方法を変更することにより、小児の疾病の診断、治療又は予防の用途に用いることとなるもの

② 対象とする用途への需要の充足性

対象とする用途の需要が著しく充足されていないものであって、以下のいずれかに該当するものであること

(一) 既存の治療法、予防法又は診断法がないもの

(二) 有効性、安全性又は肉体的もしくは精神的な患者負担の観点から、既存の治療法等より有用性の高い治療法、予防法又は診断法が必要とされているもの

③ 対象とする用途に対する特に優れた使用価値

以下の両方を満たすものであること

(一) 適応疾患の重篤性が高い、又は重篤性の高い疾患に対して支持的に用いるもの

(二) 国際的なガイドライン等で標準的な治療法として確立しているもの、又はランダム化比較試験の結果等で高いエビデンスが得られているもの

**5** 特定用途体外診断用医薬品の指定について、次のように示されている。〈R2/8/31薬生機審発0831第5号〉

(1) 小児の疾病の診断を用途とする体外診断用医薬品については、以下の指定要件をすべて満たすもの

① 対象疾患

製造販売の承認を受けているものであって、その使用目的又は使用方法を変更して、小児の疾病の診断の用途に用いることとなるものであること

② 対象とする用途への需要の充足性

対象とする用途の需要が著しく充足されていないものであって、以下のいずれかに該当するものであること

(一) 対象とする疾病に対して診断を行うための方法が確立されていないもの

(二) 有用性、安全性又は肉体的若しくは精神的な患者負担の観点から、既存の診断法等よりも有効性の高い診断法が必要とされているもの

③ 対象とする用途に対する特に優れた使用価値

以下の2つの両方を満たすものであること

(一) 適応疾患の重篤性が高い、又は重篤性の高い疾患に対して支持的に用いるもの

(二) 国際的なガイドライン等で標準的な検査法として確立しているもの

(2) 薬剤耐性を有する病原体による疾病の診断を用途とする体外診断用医薬品については、①又は②の場合に、それぞれすべての指定の要件を満たすもの
　① 薬剤耐性を有する病原体を対象とする体外診断用医薬品の場合
　　㈠ その使用目的又は使用方法の変更に係る開発を行い、薬剤耐性を有する病原体による疾病の診断の用途に用いることとなるものであること
　　㈡ 対象とする用途への需要の充足性
　　　　対象とする用途の需要が著しく充足されていないものであって、以下の両方を満たすものであること
　　　　・薬剤に耐性を有する病原体又は有することとなる可能性がある病原体を対象とするものであること
　　　　・当該薬剤以外に必要な性能を有す体外診断用医薬品が我が国において製造販売されていないこと
　　㈢ 対象とする用途に対する特に優れた使用価値
　　　　以下の両方を満たすものであること
　　　　・対象とする薬剤耐性を有する病原体の感染力、当該病原体による疾病の重篤性等の観点から、必要性が高いこと
　　　　・国際的なガイドライン等で標準的な検査法として確立しているもの
　② 薬剤耐性を有する病原体の発生を抑制するための体外診断用医薬品の場合
　　㈠ その使用目的又は使用方法の変更に係る開発を行い、薬剤耐性を有する病原体の発生を防ぐために行う診断の用途に用いることとなるものであること
　　㈡ 対象とする用途への需要の充足性
　　　　対象とする用途の需要が著しく充足されていないものであって、診断を行おうとする疾病の治療に主に用いられる薬剤が以下のいずれかに該当するものであること
　　　　・既承認の用法及び用量で使用すると、対象となる疾患の原因となる病原体に対して薬剤耐性を生じさせるおそれがあること
　　　　・国際的なガイドライン等で標準的な治療法として確立しているにもかかわらず、対象とする疾患に対する効能又は効果を有していないこと
　　㈢ 対象とする用途に対する特に優れた使用価値
　　　　診断を行おうとする疾病の治療に主に用いられる薬剤が以下の両方を満たすものであること
　　　　・薬剤耐性を有する病原体が発生した場合に想定される当該病原体の感染力、当該病原体による疾病の重篤性等の総合的な観点から、必要性が高いこと
　　　　・国際的なガイドライン等で標準的な検査法として確立しているもの
**6**　特定用途再生医療等製品の指定について、次のように示されている。〈R2/8/31薬生機審発0831第5号〉
(1) 小児の疾病の治療又は予防を用途とする再生医療等製品については、以下の指定要件をすべて満たすもの
　① 対象疾患

## 第16章　希少疾病用医薬品等の指定等(第77条の2—第77条の7)

　　　以下のいずれかに該当するもの
　　(一) 小児の疾病の治療又は予防を用途に用いることとなるものとして、製造販売の承認を受けようとするもの
　　(二) 既に製造販売の承認を受けているものであって、その用法、用量又は使用方法を変更することにより、小児の疾病の治療又は予防の用途に用いることとなるもの
　② 対象とする用途への需要の充足性
　　対象とする用途の需要が著しく充足されていないものであって、以下のいずれかに該当するものであること
　　(一) 既存の治療法又は予防法がないもの
　　(二) 有効性、安全性又は肉体的若しくは精神的な患者負担の観点から、既存の治療法等よりも有用性の高い治療法又は予防法が必要とされているもの
　③ 対象とする用途に対する特に優れた使用価値
　　以下の両方を満たすものであること
　　(一) 適応疾患の重篤性が高い、又は重篤性の高い疾患に対して支持的に用いるもの
　　(二) 国際的なガイドライン等で標準的な治療法として確立しているもの、又はランダム化比較試験の結果等で高いエビデンスが得られているもの
(2) 薬剤耐性を有する病原体による疾病の治療又は予防を用途とする再生医療等製品であって、①又は②の場合に、それぞれすべての指定の要件を満たすもの
　① 薬剤耐性を有する病原体を対象とする再生医療等製品の場合
　　(一) 対象疾患
　　　　以下のいずれかの開発を行うものであること
　　　　・薬剤耐性を有する病原体による疾病の治療の用途に用いることとなるものとして、製造販売の承認を受けようとするもの
　　　　・既に製造販売の承認を受けているものであって、その効能、効果、性能、用法、用量又は使用方法を変更することにより、薬剤耐性を有する病原体による疾病の治療又は予防の用途に用いることとなるものであること
　　(二) 対象とする用途の需要が著しく充足されていないこと
　　　　以下の両方を満たすものであること
　　　　・現在主として用いられている薬剤に耐性を有する病原体又は薬剤に耐性を有することとなる可能性がある病原体を対象とするものであること
　　　　・当該主として用いられている薬剤以外に有効性を持つ医薬品又は再生医療等製品が我が国において製造販売されていないこと
　　(三) 対象とする用途に対する特に優れた使用価値
　　　　以下の両方を満たすものであること
　　　　・対象とする薬剤耐性を有する病原体の感染力、当該病原体による疾病の重篤性等の観点から、必要性が高いこと
　　　　・国際的なガイドライン等で標準的な治療法として確立しているもの、又はランダム化比較試験の結果等で高いエビデンスが得られているもの

② 薬剤耐性を有する病原体の発生を抑制するための再生医療等製品の場合
　㈠ 以下のいずれかの開発を行うものであること
　　・薬剤耐性を有する病原体の発生の抑制の用途に用いることとなるものとして、製造販売の承認を受けようとするもの
　　・既に製造販売の承認を受けているものであって、効能、効果、性能、用法、用量又は使用方法を変更することにより薬剤耐性を有する病原体の発生の抑制の用途に用いることとなるもの
　㈡ 対象とする用途への需要の充足性
　　対象とする用途の需要が著しく充足されていないものであって、以下のいずれかに該当するものであること
　　・既承認の用法及び用量又は使用方法で使用すると、対象となる疾患の原因となる病原体に対して薬剤耐性を生じさせることとなるおそれがあること
　　・国際的なガイドライン等で標準的な治療法として確立しているにもかかわらず、対象とする疾患に対する効能又は効果を有していないこと
　㈢ 対象とする用途に対する特に優れた使用価値
　　以下の両方を満たすものであること
　　・薬剤耐性を有する病原体が発生した場合に想定される当該病原体の感染力、当該病原体による疾病の重篤性等の総合的な観点から、必要性が高いこと
　　・国際的なガイドライン等で標準的な治療法として確立しているもの、又はランダム化比較試験の結果等で高いエビデンスが得られているもの

7　特定用途品目の指定の申請書には、当該申請に係る医薬品等に関し、その用途に係る医薬品等に対する需要の充足状況に関する資料、その毒性、薬理作用等に関する試験成績の概要その他必要な資料を添付しなければならない。ただし、医療機器及び体外診断用医薬品に係る申請の場合は、その毒性、薬理作用等に関する試験成績の概要を添付することを要しない。〈則第251条の3第2項〉

⇒　特定用途医薬品について、上記の申請書に添付すべき資料の具体的な内容は次のとおりである。〈R2/8/31薬生薬審発0831第5号〉
　① 対象とする用途に対する需要の充足状況に関する資料
　　開発要望及び該当性評価の概要
　② 当該医薬品を使用する理論的根拠となる資料
　　承認申請書に添付すべき資料(則第40条第1項第1号)のうち申請時において入手可能な資料の概要
　③ 開発計画
　　予定している試験項目、試験期間など開発計画の概要を説明する資料
　④ 特定用途医薬品の概要
　　部会説明用資料及び公表用資料として、別紙様式1又は2(略)に従って作成した概要(申請者名、名称及び対象となる効能・効果(又は予定される効能・効果)については英名又は英語表記を併記すること)

## 第16章　希少疾病用医薬品等の指定等（第77条の2―第77条の7）

⇒　特定用途医療機器、特定用途体外診断用医薬品又は特定用途再生医療等製品について、上記の申請書に添付すべき資料の具体的な内容は、次のとおりである。〈R2/8/31 薬生機審発0831第5号〉

① 対象とする用途に対する需要の充足状況に関する資料
　　開発要望及び該当性評価の概要
② 当該医療機器等を使用する理論的根拠となる資料
　　承認申請書に添付すべき資料のうち指定申請時において入手可能な資料の概要
③ 開発計画
　　予定している試験項目、試験期間など開発計画の概要を説明する資料
③ 特定用途医療機器等の指定要件該当性に関する概要
　　部会説明用資料及び公表用資料として、別紙様式（略）に従って作成した概要

<第1号>
**8**　「疾病の特性その他を勘案」とあるように、「疾病の特性を勘案」とはしていない。これについて次のように整理することができる。
① 医療上の必要性が高いものの、そのニーズを充足する医薬品等が開発されない原因は、疾病の特性によるものばかりではない。
② 例えば、小児疾患に関しては、我が子を治験に参加させることに対する親の忌避感といった、疾病の特性とは関係のない事情が医薬品等の開発を阻害していることもある。また、薬剤耐性菌に関しては、突発的に発生するため治験参加者を確保しがたいといった事情も医薬品等の開発を阻害する要因になっている。
③ こうした事情を考慮し、「疾病の特性その他を勘案して定める区分に属する疾病」の該当性を特定用途の指定の要件としている。

**9**　「疾病の特性その他を勘案して定める区分」は、次に掲げる申請の対象品目に応じてそれぞれに定めるものである。〈則第251条の4〉
① 医薬品又は再生医療等製品については、次のいずれかに該当するもの
　㈠ 小児の疾病の診断、治療又は予防
　㈡ 薬剤耐性を有する病原体による疾病の診断、治療又は予防
② 医療機器については、小児の疾病の診断、治療又は予防

⇒　上記①㈠又は㈡の用途に該当するものとして特定用途品目の申請を行う場合にあっては、次に掲げる申請の種類に応じ、それぞれに定める要件に該当するものでなければならない。〈則第251条の3第3項〉

(1) 医薬品（体外診断用医薬品を除く）に係る申請
　　次のいずれかに該当すること
　① 既承認の医薬品のうち、次のいずれかに該当すること
　　※「既承認の医薬品」とは、既に製造販売の承認を受けている医薬品のこと
　　㈠ その用法又は用量を変更して「小児の疾病の診断、治療又は予防」の用途に用いることとなるものであること
　　㈡ その効能、効果、用法又は用量を変更して「薬剤耐性を有する病原体による疾病

の診断、治療又は予防」の用途に用いることとなるものであること
② 既承認の医薬品と有効成分、分量、用法、用量、効能、効果等が同一性を有すると認められる医薬品のうち、その剤形を当該既承認の医薬品と異ならせることにより、「小児の疾病の診断、治療又は予防」の用途に用いることとなるものであること

(2) 体外診断用医薬品に係る申請
既に製造販売の承認を受けており、次のいずれかに該当すること
① その使用目的又は使用方法を変更して「小児の疾病の診断、治療又は予防」の用途に用いることとなるものであること
② その使用目的又は使用方法を変更して「薬剤耐性を有する病原体による疾病の診断、治療又は予防」の用途に用いることとなるものであること

(3) 再生医療等製品に係る申請
次のいずれかに該当すること
① 製造販売の承認を受けようとするものであって「小児の疾病の診断、治療又は予防」又は「薬剤耐性を有する病原体による疾病の診断、治療又は予防」の用途に用いることとなるものであること
② 既に製造販売の承認を受けており、次のいずれかに該当すること
　㈠ その用法、用量又は使用方法を変更して「小児の疾病の診断、治療又は予防」の用途に用いることとなるものであること
　㈡ その効能、効果、性能、用法、用量又は使用方法を変更して「薬剤耐性を有する病原体による疾病の診断、治療又は予防」の用途に用いることとなるものであること

⇒ 上記②の用途に該当するものとして特定用途医療機器の申請を行う場合にあっては、製造販売の承認を受けようとするものであって小児の疾病の診断、治療又は予防の用途に用いることとなるもの、又は既に製造販売の承認を受けているものであって、その形状、構造及び原理又は使用方法を変更して小児の疾病の診断、治療又は予防の用途に用いることとなるものでなければならない。〈則第251条の3第4項〉

■第77条の2第4項■

> 厚生労働大臣は、前三項の規定による指定をしたときは、その旨を公示するものとする。

### 趣旨

本規定は、厚生労働大臣は、①希少疾病用品目、②先駆的品目、③特定用途品目の指定をしたときは、公示する旨を定めたものである。

### 解説

1　希少疾病用品目、先駆的品目又は特定用途品目の指定を受けた場合は、公的な助成の対象となるため、指定の透明性を確保すること等の観点から本規定が設けられている。
2　「公示」は、厚生労働省のホームページに掲載する方法により行う。〈則第253条〉

## 第七十七条の三（資金の確保）

<small>(平五法二七・追加、平一四法九六・一部改正、平二五法八四・旧第七十七条の二の二繰下・一部改正、令元法六三・一部改正)</small>

> 国は、希少疾病用医薬品、希少疾病用医療機器及び希少疾病用再生医療等製品並びにその用途に係る対象者の数が本邦において厚生労働省令で定める人数に達しない特定用途医薬品、特定用途医療機器及び特定用途再生医療等製品の試験研究を促進するのに必要な資金の確保に努めるものとする。

**趣旨**

　本規定は、国は、①希少疾病用品目、②本邦における対象者数が5万人未満である特定用途品目の試験研究を促進するため必要な資金の確保に努める旨を定めたものである。

**解説**

1　国が講じる支援策として、医療上の必要性が高い医薬品等を開発する事業者の負担を少なくするため、本規定が設けられている。
2　先駆的医薬品等は本規定の対象となっていない。また、特定用途医薬品等のすべてを本規定の対象としているわけでもない。これは、開発資金の助成を行うのであれば、患者数が少なく市場性が低いことを求めたためである。
3　「厚生労働省令で定める人数」は、5万人である。〈則第251条の5〉
4　研究所（国立研究開発法人医薬基盤・健康・栄養研究所）は、希少疾病用医薬品等及びその用途に係る対象者の数が厚生労働省令で定める人数に達しない特定用途医薬品等に関する試験研究に関し、必要な資金に充てるための助成金を交付し、並びに指導及び助言を行う。〈研究所法第15条第1項第2号〉
　　※「研究所法」とは、国立研究開発法人医薬基盤・健康・栄養研究所法（平成16年法律第135号）のこと
5　研究所は、試験研究実施者等から当該希少疾病用医薬品等又は特定用途医薬品等の利用により試験研究実施者等が得た収入又は利益の一部を助成業務及びこれに附帯する業務に充てるための納付金として徴収することができる。〈研究所法第17条〉
　　※「試験研究実施者等」とは、助成金の交付を受けた者であって、当該助成金に係る希少疾病用医薬品等又は特定用途医薬品等に関する試験研究を行った者又はその承継人のこと

## 第七十七条の四（税制上の措置）

<small>(平五法二七・追加、平一四法九六・一部改正、平二五法八四・旧第七十七条の二の三繰下・一部改正、令元法六三・一部改正)</small>

> 国は、租税特別措置法（昭和三十二年法律第二十六号）で定めるところにより、希少疾病用医薬品、希少疾病用医療機器及び希少疾病用再生医療等製品並びにその用途に係る対象者の数が本邦において厚生労働省令で定める人数に達しない特定用途医薬品、特定用途医療機器及び特定用途再生医療等製品の試験研究を促進するため必要な措置を講ずるものとする。

## 趣旨

本規定は、国は、①希少疾病用品目、②本邦における対象者数が5万人未満である特定用途品目の試験研究を促進するため必要な税制上の措置を講ずる旨を定めたものである。

## 解説

1　国が講じる支援策として、医療上の必要性が高い医薬品等を開発する事業者の負担を少なくするため、本規定が設けられている。
2　先駆的医薬品等は本規定の対象となっていない。また、特定用途医薬品等のすべてを本規定の対象としているわけでもない。これは、既に租税特別措置法において一般的な研究開発の税制優遇措置が行われている中で、さらに上乗せの税制措置を講じるのであれば、患者数が少なく市場性が低いことを求めることが適当と判断されたためである。
3　「厚生労働省令で定める人数」は、5万人である。〈則第251条の6〉
4　租税特別措置法において、その用途に係る対象者が少数である医薬品に関する試験研究その他の政令で定める試験研究への税制優遇措置が定められている。〈租税特別措置法第10条第8項第7号等〉
⇒　上記の「政令で定める試験研究」とは、希少疾病用医薬品等又は特定用途医薬品等に関する試験研究で、国立研究開発法人医薬基盤・健康・栄養研究所から助成金の交付を受けてその対象となった期間に行われるものをいう。〈租税特別措置法施行令第5条の3第10項第14号等〉


## 第七十七条の五（試験研究等の中止の届出）

(平五法二七・追加、平一一法一六〇・平一四法九六・一部改正、平二五法八四・旧第七十七条の二の四繰下・一部改正、令元法六三・一部改正)

> 第七十七条の二第一項から第三項までの規定による指定を受けた者は、当該指定に係る希少疾病用医薬品、希少疾病用医療機器若しくは希少疾病用再生医療等製品、先駆的医薬品、先駆的医療機器若しくは先駆的再生医療等製品又は特定用途医薬品、特定用途医療機器若しくは特定用途再生医療等製品の試験研究又は製造若しくは輸入を中止しようとするときは、あらかじめ、その旨を厚生労働大臣に届け出なければならない。

## 趣旨

本規定は、希少疾病用品目、先駆的品目又は特定用途品目の指定を受けた者に対し、当該指定に係る医薬品等の試験研究又は製造もしくは輸入を中止しようとするときは、あらかじめ、厚生労働大臣に届出することを義務づけたものである。

## 解説

1　①希少疾病用医薬品等又は本邦における対象者数が5万人未満である特定用途医薬品の試験研究等は公的な助成の対象となっていること、②希少疾病医薬品等、先駆的医薬品等又は特定用途医薬品等の試験研究等が中止された場合には、当該疾病等の患者をか

第16章 希少疾病用医薬品等の指定等(第77条の2—第77条の7)

かげる医療の現場で生じ得る混乱を回避しつつ、善後策を講じる必要があることを踏まえ、本規定が設けられている。

## 第七十七条の六(指定の取消し等)

(平五法二七・追加、平五法八九・平一一法一六〇・平一四法九六・一部改正、平二五法八四・旧第七十七条の二の五繰下・一部改正、令元法六三・一部改正)

■第77条の6第1項■

厚生労働大臣は、前条の規定による届出があつたときは、第七十七条の二第一項から第三項までの規定による指定(以下この条において「指定」という。)を取り消さなければならない。

**趣旨**

本規定は、厚生労働大臣に対し、希少疾病用品目、先駆的品目又は特定用途品目の指定に係る医薬品等の試験研究等の中止の届出があったときは、その指定を取り消すことを義務づけたものである。

■第77条の6第2項■

厚生労働大臣は、次の各号のいずれかに該当するときは、指定を取り消すことができる。
一 希少疾病用医薬品、希少疾病用医療機器若しくは希少疾病用再生医療等製品、先駆的医薬品、先駆的医療機器若しくは先駆的再生医療等製品又は特定用途医薬品、特定用途医療機器若しくは特定用途再生医療等製品が第七十七条の二第一項各号、第二項各号又は第三項各号のいずれかに該当しなくなつたとき。
二 指定に関し不正の行為があつたとき。
三 正当な理由なく希少疾病用医薬品、希少疾病用医療機器若しくは希少疾病用再生医療等製品、先駆的医薬品、先駆的医療機器若しくは先駆的再生医療等製品又は特定用途医薬品、特定用途医療機器若しくは特定用途再生医療等製品の試験研究又は製造販売が行われないとき。
四 指定を受けた者についてこの法律その他薬事に関する法令で政令で定めるもの又はこれに基づく処分に違反する行為があつたとき。

**趣旨**

本規定は、厚生労働大臣は、①指定の要件に該当しなくなったとき、②指定に関し不正の行為があったとき、③正当な理由なく試験研究又は製造販売が行われないとき、④指定を受けた者に薬事に関する法令に違反する行為があったときは、希少疾病用品目、先駆的品目又は特定用途品目の指定を取り消すことができる旨を定めたものである。

### 解 説

1 　希少疾病用医薬品等の場合、次のいずれかに該当するときは、その指定を取り消すことがある。〈R6/1/16 医薬薬審発 0116 第1号等〉

① 「対象者数」、「医療上の必要性」、「開発の可能性」の要件のいずれかを欠くと認められるとき

② 指定申請書の虚偽記載等不正があったと認められるとき

③ 正当な理由なく希少疾病用医薬品等の試験研究又は製造販売が行われないとき

④ 指定を受けた者について薬機法その他薬事に関する法令で定めるもの又はこれに基づく処分に違反する行為があったとき

2 　先駆的医薬品の場合、次のいずれかに該当するときは、その指定を取り消すことがある。〈R5/12/22 医薬薬審発 1222 第6号〉

① 指定された医薬品よりも先に他の医薬品等が国内で承認されたことなどにより、「治療薬の画期性」、「対象疾患の重篤性」の要件のいずれかを欠くと認められるとき

② 検証的臨床試験における結果等から、極めて高い有効性が見込まれなくなり、「対象疾患に係る極めて高い有効性」の要件を欠くと認められるとき

③ 指定された医薬品について、以下のいずれかの場合により「世界に先駆けて日本で早期開発・申請する意思・体制」の要件を満たせなくなったとき

　㈠ 世界に先駆けて又は同時に日本で承認申請を行わなかった場合

　㈡ 十分な事前評価を受けずに申請された又は申請資料に相当の瑕疵があると判明した結果、我が国での早期の開発が達成できなくなった場合

④ 同一の医薬品が海外で先に承認されたとき

⑤ 指定申請書の虚偽記載等不正があったと認められるとき

⑥ 正当な理由なく先駆的医薬品の試験研究又は製造販売が行われないとき

⑦ 指定者について薬機法その他薬事に関する法令で定めるもの又はこれに基づく処分に違反する行為があったとき

3 　先駆的医療機器、先駆的体外診断用医薬品又は先駆的再生医療等製品の場合、次のいずれかに該当するときは、その指定を取り消すことがある。〈R2/8/31 薬生機審発 0831 第6号〉

① 指定された医療機器等よりも先に他の医療機器等が国内で承認されたことなどにより、「治療法又は診断法の画期性」、「対象疾患の重篤性」の要件のいずれかを欠くと認められるとき

② 検証的臨床試験における結果等から、極めて高い有効性又は著しい安全性の向上が見込まれなくなり、「対象疾患に係る極めて高い有効性又は安全性」の要件を欠くと認められるとき

③ 指定された医療機器等について、以下のいずれかの場合により「世界に先駆けて日本で早期開発及び承認申請する意思並びに体制」の要件を満たさなくなったとき

　㈠ 世界に先駆けて又は同時に日本で承認申請を行わなかった場合

　㈡ 十分な事前評価を受けずに承認申請された又は承認申請資料に相当の瑕疵があると判明した結果、我が国での早期の開発が達成できなくなった場合

④ 同一の医療機器等が海外で先に承認されたとき
⑤ 指定申請書の虚偽記載等不正があったと認められるとき
⑥ 正当な理由なく先駆的医療機器等の試験研究又は製造販売が行われないとき
⑦ 指定者について薬機法その他薬事に関する法令で定めるもの又はこれに基づく処分に違反する行為があったとき

4 特定用途医薬品の場合、次のいずれかに該当するときは、その指定を取り消すことがある。〈R2/8/31 薬生薬審発0831第5号〉
① 他の医薬品等が承認されたことなどにより、「対象とする用途の需要が著しく充足していないこと」、「対象とする用途に対して特に優れた使用価値を有すること」の要件のいずれかを欠くと認められるとき
② 指定申請書の虚偽記載等不正があったと認められるとき
③ 正当な理由なく特定用途医薬品の試験研究又は製造販売が行われないとき
④ 指定者について薬機法その他薬事に関する法令で定めるもの又はこれに基づく処分に違反する行為があったとき

5 特定用途医療機器、特定用途体外診断用医薬品又は特定用途再生医療等製品の場合、次のいずれかに該当するときは、その指定を取り消すことがある。〈R2/8/31 薬生機審発0831第5号〉
① 他の医療機器等が承認されたことなどにより、「対象とする用途への需要の充足性」、「対象とする用途に対する特に優れた使用価値」の要件のいずれかを欠くと認められるとき
② 指定申請書の虚偽記載等不正があったと認められるとき
③ 正当な理由なく特定用途医療機器等の試験研究又は製造販売が行われないとき
④ 指定者について薬機法その他薬事に関する法令で定めるもの又はこれに基づく処分に違反する行為があったとき

＜第4号＞
6 「政令で定めるもの」は、次に掲げる法令である。〈令第70条〉
① 毒物及び劇物取締法
② 麻薬及び向精神薬取締法
③ 令第2条各号の法令【法第5条の解説22参照】

■第77条の6第3項■

> 厚生労働大臣は、前二項の規定により指定を取り消したときは、その旨を公示するものとする。

**趣旨**

本規定は、厚生労働大臣は、希少疾病用品目、先駆的品目又は特定用途品目の指定を取り消したときは、公示する旨を定めたものである。

**解説**

1 「公示」は、厚生労働省のホームページに掲載する方法により行う。〈則第253条〉


## 第七十七条の七（省令への委任）

（平五法二七・追加、平一一法一六〇・平一四法九六・一部改正、平二五法八四・旧第七十七条の二の六繰下・一部改正、令元法六三・一部改正）

> この章に定めるもののほか、希少疾病用医薬品、希少疾病用医療機器若しくは希少疾病用再生医療等製品、先駆的医薬品、先駆的医療機器若しくは先駆的再生医療等製品又は特定用途医薬品、特定用途医療機器若しくは特定用途再生医療等製品に関し必要な事項は、厚生労働省令で定める。

**趣旨**

本規定は、希少疾病用品目、先駆的品目又は特定用途品目に関し必要な事項については、省令で定める旨を明示したものである。

**解説**

＜承継の取扱い＞

1 希少疾病用医薬品等、先駆的医薬品等、特定用途医薬品等について、指定者から、承継者に本邦での開発権を譲渡する場合、指定者は試験研究等の中止の届出を行い、承継者は「指定申請書」及び「指定申請書の添付資料のうち指定要件該当性に関する概要」を提出すること。

ただし、指定者が当該指定を受けた時点から変更が生じている場合には、変更部分について、承継時点でも指定要件を充足することを示す資料も併せて提出すること。

なお、承継は別途発出する指定書を以て認めるものとする。

〈R6/1/16 医薬薬審発0116第1号等、R5/12/22 医薬薬審発1222第6号、R2/8/31 薬生機審発0831第6号、R2/8/31 薬生薬審発0831第5号、R2/8/31 薬生機審発0831第5号〉

# 第十七章　雑則

(平二五法八四・旧第十章繰下、令元法六三・旧第十六章繰下)

## 第七十八条（手数料）

(昭五四法五六・全改、昭五八法五七・平五法二七・平六法五〇・平八法一〇四・平一一法八七・平一一法一六〇・平一四法一九二・平一四法九六(平一四法一九二・平一五法一〇二)・平一八法一〇・平二五法八四(平二五法一〇三)・平二八法一〇八・令元法六三・令四法四七・一部改正)

■第78条第1項■

　次の各号に掲げる者（厚生労働大臣に対して申請する者に限る。）は、それぞれ当該各号の申請に対する審査に要する実費の額を考慮して政令で定める額の手数料を納めなければならない。
一　第十二条第四項の許可の更新を申請する者
二　第十三条第四項の許可の更新を申請する者
三　第十三条第八項の許可の区分の変更の許可を申請する者
三の二　第十三条の二の二第四項の登録の更新を申請する者
四　第十三条の三第一項の認定を申請する者
五　第十三条の三第三項において準用する第十三条第四項の認定の更新を申請する者
六　第十三条の三第三項において準用する第十三条第八項の認定の区分の変更又は追加の認定を申請する者
六の二　第十三条の三の二第二項において準用する第十三条の二の二第四項の登録の更新を申請する者
七　第十四条又は第十九条の二の承認を申請する者
八　第十四条第七項（同条第十五項（第十九条の二第五項において準用する場合を含む。）及び第十九条の二第五項において準用する場合を含む。）、第九項（第十九条の二第五項において準用する場合を含む。）若しくは第十三項（第十四条第十五項（第十九条の二第五項において準用する場合を含む。）及び第十九条の二第五項において準用する場合を含む。）又は第十四条の二の二第二項（第十四条の三第二項（第二十条第一項において準用する場合を含む。）及び第十九条の二第五項において準用する場合を含む。）の調査を申請する者
八の二　第十四条の二第一項（第二十三条の二十五の二において準用する場合を含む。）の確認を受けようとする者
九　第十四条の四（第十九条の四において準用する場合を含む。）の再審査を申請する者
九の二　第十四条の七の二第一項又は第三項（これらの規定を第十九条の四において準用する場合を含む。）の確認を受けようとする者
十　第二十三条の二第四項の許可の更新を申請する者
十一　第二十三条の二の三第三項（第二十三条の二の四第二項において準用する場合を含む。）の登録の更新を申請する者
十二　第二十三条の二の四第一項の登録を申請する者
十三　第二十三条の二の五又は第二十三条の二の十七の承認を申請する者

十四　第二十三条の二の五第七項、第九項若しくは第十三項(これらの規定を同条第十五項(第二十三条の二の十七第五項において準用する場合を含む。)及び第二十三条の二の十七第五項において準用する場合を含む。)又は第二十三条の二の六の二第二項(第二十三条の二の八第二項(第二十三条の二の二十第一項において準用する場合を含む。)及び第二十三条の二の十七第五項において準用する場合を含む。)の調査を申請する者

十五　第二十三条の二の九(第二十三条の二の十九において準用する場合を含む。)の使用成績に関する評価を申請する者

十五の二　第二十三条の二の十の二第一項又は第三項(これらの規定を第二十三条の二の十九において準用する場合を含む。)の確認を受けようとする者

十六　第二十三条の十八第一項の基準適合性認証を申請する者

十七　第二十三条の二十第四項の許可の更新を申請する者

十八　第二十三条の二十二第四項の許可の更新を申請する者

十九　第二十三条の二十二第八項の許可の区分の変更の許可を申請する者

二十　第二十三条の二十四第一項の認定を申請する者

二十一　第二十三条の二十四第三項において準用する第二十三条の二十二第四項の認定の更新を申請する者

二十二　第二十三条の二十四第三項において準用する第二十三条の二十二第八項の認定の区分の変更又は追加の認定を申請する者

二十三　第二十三条の二十五又は第二十三条の三十七の承認を申請する者

二十四　第二十三条の二十五第六項(同条第十一項(第二十三条の三十七第五項において準用する場合を含む。)及び第二十三条の三十七第五項において準用する場合を含む。)若しくは第八項(第二十三条の三十七第五項において準用する場合を含む。)又は第二十三条の二十六の二第二項(第二十三条の二十八第二項(第二十三条の四十第一項において準用する場合を含む。)及び第二十三条の三十七第五項において準用する場合を含む。)の調査を申請する者

二十五　第二十三条の二十九(第二十三条の三十九において準用する場合を含む。)の再審査を申請する者

二十五の二　第二十三条の三十二の二第一項又は第三項(これらの規定を第二十三条の三十九において準用する場合を含む。)の確認を受けようとする者

二十六　第四十条の二第一項の許可を申請する者

二十七　第四十条の二第四項の許可の更新を申請する者

二十八　第四十条の二第七項の修理区分の変更又は追加の許可を申請する者

二十九　第八十条第一項から第三項までの調査を申請する者

**趣旨**

　本規定は、厚生労働大臣に申請を行う者に対し、国に手数料を納付することを義務づけたものである。

第17章　雑則(第78条—第83条の5)

> **解説**

1　「厚生労働大臣に対して申請する者に限る」とあるように、都道府県知事等に対して行う場合は含まれない。都道府県知事等に対して申請する場合、各々の地方自治体の定めるところにより、手数料を納めることになる。

⇒　普通地方公共団体は、当該普通地方公共団体の事務で特定の者のためにするものにつき、手数料を徴収することができる。〈地方自治法第227条〉

⇒　手数料に関する事項については、条例でこれを定めなければならない。〈地方自治法第228条第1項前段〉

2　「実費の額を考慮して」とあるように、手数料の額は、厚生労働省の都合で決められるものではなく、その審査に必要となる人件費及び経費等の要素を考慮して定められる。

3　「政令で定める額」とあるように、手数料の額は、人件費、物件費の動向により比較的弾力的に改訂する必要があるとともに、申請者に経済的負担を課すものであるため、政令で定めることとしている。

4　手数料は、申請書にその申請に係る手数料の額に相当する額の収入印紙を貼って納付しなければならない。〈手数料規則第1条第1項〉

5　納付された手数料は、当該申請が許可もしくは承認されなかった場合又は当該申請の取下げがあった場合においても返還されない。〈手数料規則第1条第3項〉

6　本規定各号から確認できるとおり、許可等については更新の手数料のみが規定されている。これは、「所得税法等の一部を改正する等の法律(平成18年法律第10号)」により、初回の許可等については登録免許税法に基づき登録免許税として徴収されることに対応したものである。

■第78条第2項■

> 機構が行う第十三条の二第一項(第十三条の三第三項及び第八十条第四項において準用する場合を含む。)の調査、第十四条の二の三第一項(第十四条の五第一項(第十九条の四において準用する場合を含む。)並びに第十九条の二第五項及び第六項において準用する場合を含む。)の医薬品等審査等、第十四条の七の二第八項(第十九条の四において準用する場合を含む。)の確認、第二十三条の二の七第一項(第二十三条の二の十第一項(第二十三条の二の十九において準用する場合を含む。)並びに第二十三条の二の十七第五項及び第六項において準用する場合を含む。)の医療機器等審査等、第二十三条の六第二項(同条第四項において準用する場合を含む。)の調査、第二十三条の二の十の二第九項(第二十三条の二の十九において準用する場合を含む。)の確認、第二十三条の十八第二項の基準適合性認証、第二十三条の二十三第一項(第二十三条の二十四第三項及び第八十条第五項において準用する場合を含む。)の調査、第二十三条の二十七第一項(第二十三条の三十第一項(第二十三条の三十九において準用する場合を含む。)並びに第二十三条の三十七第五項及び第六項において準用する場合を含む。)の再生医療等製品審査等又は第二十三条の三十二の二第八項(第二十三条の三十九において準用する場合を含む。)の確認を受けようとする者は、当該調査、医薬品等審査等、確認、医療機器等審査等、基準適合性認証又は再生医療等製品審査等に要する実費の額を考慮して政令で定める額の手数料を機構に納めなければならない。

【趣旨】

本規定は、機構に申請を行う者に対し、機構に手数料を納付することを義務づけたものである。

【解説】

1　手数料は、金融機関に設けられた機構の口座に払い込むことによって納付しなければならない。〈手数料規則第1条第2項〉

2　納付された手数料は、当該申請が許可もしくは承認されなかった場合又は当該申請の取下げがあった場合においても返還されない。〈手数料規則第1条第3項〉


■第78条第3項■

> 前項の規定により機構に納められた手数料は、機構の収入とする。

【趣旨】

本規定は、機構に納められた手数料は、機構の収入とする旨を定めたものである。

【解説】

1　本規定に明示されていないが、法第78条第1項の規定により納められた手数料は、国庫の収入となる。

## 第七十九条（許可等の条件）

（平六法五〇・平一四法一九二・平一四法九六（平一四法一九二・平一五法一〇二）・一部改正）

■第79条第1項■

この法律に規定する許可、認定又は承認には、条件又は期限を付し、及びこれを変更することができる。

### 趣旨

本規定は、許可、認定又は承認には、条件等を付し、一度付した条件等を変更することができる旨を定めたものである。

### 解説

1　許可、認定又は承認の内容となる事項は、それぞれに異なるものであることを考慮し、許可、認定又は承認を行うにあたって、条件等を付すことにより個々に適切な措置を講じることができるようにするため、本規定が設けられている。

2　「条件」とは、行政行為の付款、すなわち行政行為の効果を制限するために意思表示の主たる内容に付加される従たる意思表示をいう。

3　「期限」とは、将来発生することが確実な事実を行政行為の効果にかからせるもので、行政行為の付款の一種と解される。その効力を発生させる事実を始期といい、効力を消滅させる事実を終期という。

4　①厚生労働大臣は、医薬品等の製造販売業者もしくは製造業者又は医療機器の修理業者について、②都道府県知事は、薬局開設者、医薬品の販売業者、医療機器の販売業者もしくは貸与業者又は再生医療等製品の販売業者について、その者に条件に違反する行為があったときは、その製造販売業者、製造業者、修理業者、薬局開設者、販売業者又は貸与業者に対して、その条件に対する違反を是正するために必要な措置をとるべきことを命ずることができる。〈法第72条の4第2項〉

5　承認に付された条件に違反したときは、その承認を取り消し、又はその承認を与えた事項の一部についてその変更を命ずることができる。〈法第74条の2第3項第6号〉

6　許可、認定又は承認を受けている者は、法第79条の規定により付された条件又は期限の変更を申し出ることができる。〈則第262条第1項〉

7　新一般用医薬品については、原則、承認後3年を経過するまでの間、使用時の安全性に関する調査が承認の条件となっている。〈S61/12/27薬発第1101号〉

■第79条第2項■

前項の条件又は期限は、保健衛生上の危害の発生を防止するため必要な最小限度のものに限り、かつ、許可、認定又は承認を受ける者に対し不当な義務を課することとなるものであつてはならない。

### 趣旨

本規定は、許可、認定又は承認に付される条件等は、必要最小限度のものであって、不当な義務を課すものであってはならない旨を定めたものである。

### 解説

1 「保健衛生上の危害の発生を防止するため」とあるように、例えば、製品の需給調整のため、設備の稼働制限に関する条件を付すことはできない。
2 「不当な義務」として、以下のようなものが該当する。
 ① その許可等を受けることにより得られる利益に比して過大な費用を要するもの
 ② 常識的にみて実現不可能と思われるもの


## 第八十条（適用除外等）

（平一四法九六（平一四法一九二）・全改、平一八法六九・平二五法一〇三・平二五法八四（平二五法一〇三）・令元法六三・令四法四七・一部改正）

■第80条第1項■

輸出用の医薬品（体外診断用医薬品を除く。以下この項において同じ。）、医薬部外品又は化粧品の製造業者は、その製造する医薬品、医薬部外品又は化粧品が政令で定めるものであるときは、その物の製造所における製造管理又は品質管理の方法が第十四条第二項第四号に規定する厚生労働省令で定める基準に適合しているかどうかについて、製造をしようとするとき、及びその開始後三年を下らない政令で定める期間を経過するごとに、厚生労働大臣の書面による調査又は実地の調査を受けなければならない。

### 趣旨

本規定は、輸出用の医薬品、医薬部外品又は化粧品の製造業者に対し、GMP調査を受けることを義務づけたものである。また、製造の開始後の定期的なGMP調査を受けることも義務づけている。

### 解説

1 国内に流通しない製品だからといって、不適正に製造された医薬品等を輸出してはならないのは当然であろう。そこで、輸出用の医薬品等の品質の適正を確保するため、本規定が設けられている。
2 「輸出用」とは、専ら輸出の用に供されるものである。輸出向けと国内向けの兼用の製品は該当しない。

3 「体外診断用医薬品を除く」とあるが、輸出用の体外診断用医薬品については、別の規定(法第80条第2項)の対象となる。

4 医薬品に係る「政令で定めるもの」は、令第20条第1項に規定する医薬品であって、外国政府又は国際機関から当該医薬品の製造所における製造管理又は品質管理の方法がGMPに適合していることの証明を求められたものである。〈令第70条の2第1項〉

※「令第20条第1項に規定する医薬品」については、法第14条第2項の解説14参照

5 医薬部外品に係る「政令で定めるもの」は、令第20条第2項に規定する医薬部外品であって、外国政府又は国際機関から当該医薬部外品の製造所における製造管理又は品質管理の方法がGMPに適合していることの証明を求められたものである。〈令第70条の2第2項〉

※「令第20条第2項に規定する医薬部外品」については、法第14条第2項の解説15参照

6 「政令で定める期間」は、5年である。〈令第71条〉

7 都道府県知事は、令第80条第2項(第7号に係る部分に限る)の規定によりGMP調査を行ったときは、遅滞なく、その結果を機構を経由して厚生労働大臣に通知しなければならない。〈令第73条〉

■第80条第2項■

> 輸出用の医療機器又は体外診断用医薬品の製造業者は、その製造する医療機器又は体外診断用医薬品が政令で定めるものであるときは、その物の製造所における製造管理又は品質管理の方法が厚生労働省令で定める基準に適合しているかどうかについて、製造をしようとするとき、及びその開始後三年を下らない政令で定める期間を経過するごとに、厚生労働大臣の書面による調査又は実地の調査を受けなければならない。

**趣旨**

本規定は、輸出用の医療機器又は体外診断用医薬品の製造業者に対し、QMS調査を受けることを義務づけたものである。また、製造の開始後の定期的なQMS調査を受けることも義務づけている。

**解説**

1 医療機器等は、多くの部品から構成され、多くの製造工程を経て製造されることを踏まえ、製造販売業者が複数の製造所における製造管理又は品質管理の方法を統括的に管理しており、その方法について基準適合性の確認が行われている。このように、製造管理又は品質管理の方法の基準適合性を製造所ごとに確認することとはしていない。

しかしながら、輸出用の医療機器等の場合は、そうした製造販売業者が存在せず、また、国内で組み立てた医療機器等を輸出先国において滅菌するなど、通常、その製造工程が国内で完結しない。このような事情を踏まえ、輸出用の医療機器等については、製造所ごとにQMS調査を実施し、その製造管理又は品質管理の方法の基準適合性を確認

することとしている。
2 「政令で定めるもの」は、製造販売の承認を要する医療機器又は体外診断用医薬品(令第 37 条の 20)であって、外国政府又は国際機関から当該医療機器又は体外診断用医薬品の製造所における製造管理又は品質管理の方法が QMS に適合していることの証明を求められたものである。〈令第 73 条の 2〉
3 「政令で定める期間」は、5 年である。〈令第 73 条の 3〉

■第８０条第３項■

輸出用の再生医療等製品の製造業者は、その製造する再生医療等製品の製造所における製造管理又は品質管理の方法が第二十三条の二十五第二項第四号に規定する厚生労働省令で定める基準に適合しているかどうかについて、製造をしようとするとき、及びその開始後三年を下らない政令で定める期間を経過するごとに、厚生労働大臣の書面による調査又は実地の調査を受けなければならない。

趣 旨

本規定は、輸出用の再生医療等製品の製造業者に対し、GCTP 調査を受けることを義務づけたものである。また、製造の開始後の定期的な GCTP 調査を受けることも義務づけている。

解 説

1 「政令で定める期間」は、5 年である。〈令第 73 条の 5〉
2 輸出用の再生医療等製品に係る GCTP 調査について、次のように示されている。
〈H26/10/9 薬食監麻発 1009 第 1 号〉
① GCTP 調査により適合とされなければ、製造所からの出荷を行うことはできない。
② 製造しようとする際及び製造開始後 5 年ごとに GCTP 調査調査を受けなければならない対象施設は、輸出用の再生医療等製品の製造届に係る全ての製造所である。

# 第17章 雑則(第78条—第83条の5)

■第80条第4項■

　第一項又は第二項の調査については、第十三条の二の規定を準用する。この場合において、同条第一項中「又は化粧品」とあるのは「、化粧品、医療機器(専ら動物のために使用されることが目的とされているものを除く。以下この条において同じ。)又は体外診断用医薬品(専ら動物のために使用されることが目的とされているものを除く。以下この条において同じ。)」と、「前条第一項若しくは第八項の許可又は同条第四項(同条第九項において準用する場合を含む。以下この条において同じ。)の許可の更新についての同条第七項(同条第九項において準用する場合を含む。)」とあるのは「第八十条第一項又は第二項」と、同条第二項中「行わないものとする。この場合において、厚生労働大臣は、前条第一項若しくは第八項の許可又は同条第四項の許可の更新をするときは、機構が第四項の規定により通知する調査の結果を考慮しなければならない」とあるのは「行わないものとする」と、同条第三項中「又は化粧品」とあるのは「、化粧品、医療機器又は体外診断用医薬品」と、「前条第一項若しくは第八項の許可又は同条第四項の許可の更新」とあるのは「第八十条第一項又は第二項の調査」と読み替えるものとする。

**趣旨**

　本規定は、輸出用の医薬品等のGMP調査又は輸出用の医療機器等のQMS調査については、機構による調査の実施に係る規定を準用して適用する旨を定めたものである。


■第80条第5項■

　第三項の調査については、第二十三条の二十三の規定を準用する。この場合において、同条第一項中「前条第一項若しくは第八項の許可又は同条第四項(同条第九項において準用する場合を含む。以下この条において同じ。)の許可の更新についての同条第七項(同条第九項において準用する場合を含む。)」とあるのは「第八十条第三項」と、同条第二項中「行わないものとする。この場合において、厚生労働大臣は、前条第一項若しくは第八項の許可又は同条第四項の許可の更新をするときは、機構が第四項の規定により通知する調査の結果を考慮しなければならない」とあるのは「行わないものとする」と、同条第三項中「前条第一項若しくは第八項の許可又は同条第四項の許可の更新」とあるのは「第八十条第三項の調査」と読み替えるものとする。

**趣旨**

　本規定は、輸出用の再生医療等製品のGCTP調査については、機構による調査の実施に係る規定を準用して適用する旨を定めたものである。

■**第80条第6項**■

> 第一項から第三項までに規定するほか、輸出用の医薬品、医薬部外品、化粧品、医療機器又は再生医療等製品については、政令で、この法律の一部の適用を除外し、その他必要な特例を定めることができる。

**趣旨**

本規定は、輸出用の医薬品等に関する適用除外規定又は特例規定については、政令で定めることができる旨を明示したものである。

**解説**

1　輸出用の医薬品等については、輸出先の国の制度に適合させて表示等を行う必要があり、国内向けのものと同一の基準を適用できないため、本規定が設けられている。

2　輸出用医薬品等に関する特例について、次のとおり定められている。〈令第74条〉

① 医薬品等輸出業者は、あらかじめ機構(動物専用の医薬品又は医薬部外品にあっては、医薬品等輸出業者の住所地(法人の場合にあっては、主たる事務所の所在地)の都道府県知事)を経由して当該医薬品等の品目その他厚生労働省令で定める事項を厚生労働大臣に届け出なければならない。

※「医薬品等輸出業者」とは、医薬品(体外診断用医薬品を除く)、医薬部外品又は化粧品を輸出するためにその製造等をし、又は輸入をしようとする者のこと

② 医薬品等の輸出のための製造、輸入、販売、授与、貯蔵又は陳列については、次に掲げる規定は適用しない。ただし、輸出のため業として行う医薬品等の製造もしくは輸入又は業として製造され、もしくは輸入された医薬品等の輸出のための販売、授与、貯蔵もしくは陳列については、①による届出の内容に従って医薬品等を製造し、もしくは輸入し、又は①による届出の内容に従って製造され、もしくは輸入された医薬品等を販売し、授与し、貯蔵し、もしくは陳列する場合に限る。

　(一) 国家検定(法第43条)
　(二) 医薬品等の取扱い(法第9章(法第47条、第48条、第55条第2項、第55条の2、第56条、第57条及び第57条の2を除く))
　(三) 注意事項等情報の公表(法第68条の2)
　(四) 注意事項等情報の提供を行うために必要な体制の整備(法第68条の2の2)
　(五) 注意事項等情報の届出等(法第68条の2の3)
　(六) 機構による注意事項等情報の届出の受理(法第68条の2の4)
　(七) 生物由来製品の直接の容器等の記載事項(法第68条の17)
　(八) 生物由来製品の添付文書等の記載事項(法第68条の18)
　(九) 生物由来製品の法定表示(法第68条の19(法第42条第1項を準用する部分を除く))
　(十) 不良生物由来製品の販売、製造等の禁止(法第68条の20)
　(十一) 生物由来製品に係る注意事項等情報の公表(法第68条の20の2)

⇒ 上記①の「厚生労働省令で定める事項」は、次のとおりである。〈則第265条第1項〉

① 届出者の氏名及び住所
② 輸出業者が製造販売業者である場合(③を除く)にあっては、主たる機能を有する事務所の名称及び所在地
③ 輸出業者が製造業者である場合にあっては、製造所の名称及び所在地
④ ②の場合にあっては、製造販売業の許可の種類、許可番号及び許可年月日
⑤ ③の場合にあっては、製造業の許可又は登録の区分、許可番号又は登録番号及び許可年月日又は登録年月日
⑥ 輸出するために製造等をし、又は輸入をしようとする医薬品等の品目及びその輸出先その他の当該医薬品等に係る情報

**3** 輸出用医療機器等に関する特例について、次のとおり定められている。〈令第74条の2〉
① 医療機器等輸出業者は、あらかじめ機構(動物専用の医療機器又は体外診断用医薬品にあっては、医療機器等輸出業者の住所地(法人の場合にあっては、主たる事務所の所在地)の都道府県知事)を経由して当該医療機器等の品目その他厚生労働省令で定める事項を厚生労働大臣に届け出なければならない。
　　※「医療機器等輸出業者」とは、医療機器又は体外診断用医薬品を輸出するためにその製造等をし、又は輸入をしようとする者のこと
② 医療機器等の輸出のための製造、輸入、販売、授与、貯蔵又は陳列については、次に掲げる規定は適用しない。ただし、輸出のため業として行う医療機器等の製造もしくは輸入又は業として製造され、もしくは輸入された医療機器等の輸出のための販売、授与、貯蔵もしくは陳列については、①による届出の内容に従って医療機器等を製造し、もしくは輸入し、又は①による届出の内容に従って製造され、もしくは輸入された医療機器等を販売し、授与し、貯蔵し、もしくは陳列する場合に限る。
　㈠ 国家検定(法第43条)
　㈡ 医療機器等の取扱い(法第9章(法第55条第2項、第55条の2、第56条及び第65条を除く)
　㈢ 注意事項等情報の公表(法第68条の2)
　㈣ 注意事項情報の提供を行うために必要な体制の整備(法第68条の2の2)
　㈤ 注意事項等情報の届出等(法第68条の2の3)
　㈥ 機構による注意事項等情報の届出の受理(法第68条の2の4)
　㈦ 生物由来製品の直接の容器等の記載事項(法第68条の17)
　㈧ 生物由来製品の添付文書等の記載事項(法第68条の18)
　㈨ 生物由来製品の法定表示(法第68条の19(法第42条第1項を準用する部分を除く))
　㈩ 不良生物由来製品の販売、製造等の禁止(法第68条の20)
　(十一) 生物由来製品に係る注意事項等情報の公表(法第68条の20の2)

⇒ 上記①の「厚生労働省令で定める事項」は、次のとおりである。〈則第265条の2第1項〉
① 届出者の氏名及び住所
② 輸出業者が製造販売業者である場合(③を除く)にあっては、主たる機能を有する事務所の名称及び所在地
③ 輸出業者が製造業者である場合にあっては、製造所の名称及び所在地

④ ②の場合にあっては、製造販売業の許可の種類、許可番号及び許可年月日

⑤ ③の場合にあっては、製造業の登録番号及び登録年月日

⑥ 輸出するために製造等をし、又は輸入をしようとする医療機器等の品目及びその輸出先その他の当該医療機器等に係る情報

4 輸出用再生医療等製品に関する特例について、次のとおり定められている。〈令第74条の3〉

① 再生医療等製品輸出業者は、あらかじめ機構(動物専用の再生医療等製品にあっては、再生医療等製品輸出業者の住所地(法人の場合にあっては、主たる事務所の所在地)の都道府県知事)を経由して当該再生医療等製品の品目その他厚生労働省令で定める事項を厚生労働大臣に届け出なければならない。

※「再生医療等製品輸出業者」とは、再生医療等製品を輸出するためにその製造等をし、又は輸入をしようとする者のこと

② 再生医療等製品の輸出のための製造、輸入、販売、授与、貯蔵又は陳列については、次に掲げる規定は適用しない。ただし、輸出のため業として行う再生医療等製品の製造もしくは輸入又は業として製造され、もしくは輸入された再生医療等製品の輸出のための販売、授与、貯蔵もしくは陳列については、①による届出の内容に従って再生医療等製品を製造し、もしくは輸入し、又は①による届出の内容に従って製造され、もしくは輸入された再生医療等製品を販売し、授与し、貯蔵し、もしくは陳列する場合に限る。

㈠ 国家検定(法第43条)

㈡ 再生医療等製品の取扱い(法第9章(法第65条の4により準用する第55条第2項、第55条の2、第57条及び第57条の2第1項並びに第65条の5を除く))

㈢ 注意事項等情報の公表(法第68条の2)

㈣ 注意事項等情報の提供を行うために必要な体制の整備(法第68条の2の2)

㈤ 注意事項等情報の届出等(法第68条の2の3)

㈥ 機構による注意事項等情報の届出の受理(法第68条の2の4)

⇒ 上記①の「厚生労働省令で定める事項」は、次のとおりである。〈則第265条の3第1項〉

① 届出者の氏名及び住所

② 輸出業者が製造販売業者である場合(③を除く)にあっては、主たる機能を有する事務所の名称及び所在地

③ 輸出業者が製造業者である場合にあっては、製造所の名称及び所在地

④ ②の場合にあっては、製造販売業の許可の種類、許可番号及び許可年月日

⑤ ③の場合にあっては、製造業の許可の区分、許可番号及び許可年月日

⑥ 輸出するために製造等をし、又は輸入をしようとする再生医療等製品の品目及びその輸出先その他の当該再生医療等製品に係る情報

5 輸出用医薬品等の届出の取扱いについて、次のように示されている。

① 輸出届は、医薬品等を輸出するために製造し、又は輸入しようとする者が行う。ただし、製造販売の承認又は製造販売の届出がなされた医薬品等を国内で流通しうる形態のまま輸出する場合は届出不要であること(平成20年11月11日薬食審査発第1111001号)

② 製造専用の原薬は、製造販売の承認の対象ではないため、国内で流通する形態であっても、輸出するために原薬を製造し、又は輸入しようとする者が輸出届をすること(平成20年11月11日薬食審査発第1111001号)
③ 輸出届は、輸出用医薬品等の製造又は輸入を開始する3ヶ月前までに行うこと(平成14年12月24日薬発第1262号)
④ 輸出用医薬品等が複数の製造所を経て製造されている場合、届出品目の情報を把握できるのであれば、保管のみを行う製造業者も含め、どの製造業者が届出を行っても差し支えないこと(平成20年11月11日事務連絡)
⑤ 国内流通品であっても、その表示を外国語に置き換えた品目や、包装形態のみが異なる品目を輸出する場合は、輸出届が必要になること(平成20年11月11日事務連絡)
⑥ 製造販売業者が輸出元となる場合であっても、輸出用医薬品等を製造又は輸入しようとする者が輸出届を行うが、その輸出届の製造方法欄の最後に輸出元となる製造販売業者の情報を記載する。なお、輸出用医薬品等の証明書の発給申請については、製造方法欄に記載した輸出元により行うことができること(平成20年11月11日事務連絡)

**6** 輸出先国等の要求に応じ、輸出される医薬品等が薬機法の規定に基づき製造されたものである旨等の証明書の発給については、令和3年8月2日薬生発0802第4号を参照のこと

## ■第80条第7項■

> 薬局開設者が当該薬局における設備及び器具をもつて医薬品を製造し、その医薬品を当該薬局において販売し、又は授与する場合については、政令で、第三章、第四章、第七章及び第十一章の規定の一部の適用を除外し、その他必要な特例を定めることができる。

### 趣旨
本規定は、薬局製造販売医薬品に関する適用除外規定又は特例規定については、政令で定めることができる旨を明示したものである。

### 解説
**1** 薬局製造販売医薬品は、これを製造した薬局以外の薬局で取り扱うことができないため、広範に製造販売されるという性質のものではない。また、保健衛生上のリスクの高い成分を含有しないという性質のものでもあり、他の医薬品と同一の基準で規制する必要性が薄いため、本規定が設けられている。
**2** 薬局製造販売医薬品とは、薬局開設者が当該薬局における設備及び器具をもって製造し、当該薬局において直接消費者に販売し、又は授与する医薬品(体外診断用医薬品を除く)であって、厚生労働大臣の指定する有効成分以外の有効成分を含有しないものをいう。〈令第3条〉
**3** 薬局製造販売医薬品のうち、承認不要医薬品を除くものを、薬局製剤という。
⇒ 上記の「厚生労働大臣の指定する有効成分」として、次に掲げるものが指定されてい

る。〈S55/9/27 厚生省告示第169号(最近改正：R4/12/27 告示第375号)〉
① 催眠鎮静薬では、タンニン酸ジフエンヒドラミン、ブロムワレリル尿素
② 解熱鎮痛薬(風邪薬を含む)では、17の成分(例：アスピリン、ケイヒ)
③ 鎮暈薬では、9の成分(例：ジプロフイリン、炭酸水素ナトリウム)
④ 眼科用薬では、硫酸亜鉛水和物
⑤ 耳鼻科用薬では、9の成分(例：カンゾウ、ナファゾリン塩酸塩)
⑥ 抗ヒスタミン薬では、8の成分(例：ニコチン酸アミド、リボフラビン)
⑦ 鎮咳去痰薬では、23の成分(例：グアイフエネシン、ノスカピン)
⑧ 吸入剤では、3の成分(例：塩化ナトリウム、炭酸水素ナトリウム)
⑨ 歯科口腔用薬では、10の成分(例：ホモスルフアミン、ヨウ素)
⑩ 胃腸薬では、57の成分(例：アクリノール水和物、アルジオキサ)
⑪ 痔疾用薬では、5の成分(例：クロタミトン、タンニン酸)
⑫ 外皮用薬では、49の成分(例：インドメタシン、ウンデシレン酸)
⑬ 駆虫薬では、カイニン酸(1包中0.02g以下を含有する場合に限る)、サントニン(1包中0.1g以下を含有する場合に限る)
⑭ その他、160の成分(例：アセンヤク、ウコン)

**4** 薬局における製造販売の特例について、次のとおり定められている。〈令第74条の4〉
① 薬局開設者がその薬局において薬局製造販売医薬品(毒薬及び劇薬であるもの並びに動物専用のものを除く)を販売等する場合には、以下のように規定を適用する。
　㈠ 法第4条第3項第4号ロについては、「その薬局においてその薬局以外の場所にいる者に対して一般用医薬品又は薬局製造販売医薬品(毒薬及び劇薬であるもの並びに動物専用のものを除く)を販売し、又は授与する場合にあっては、(略)」
　㈡ 法第9条第1項第2号については、「薬局における調剤並びに調剤された薬剤及び医薬品の販売又は授与の実施方法(その薬局においてその薬局以外の場所にいる者に対して一般用医薬品(略)又は薬局製造販売医薬品(毒薬及び劇薬であるもの並びに動物専用のものを除く)を販売し、又は授与する場合における(略)」
　㈢ 法第36の4第1項本文については、「(略)従事する薬剤師に、厚生労働省令で定める事項を記載した書面(略)を用いて必要な情報を提供させなければならない」
　㈣ 法第36の4第2項については、「薬局開設者は、前項の規定による情報の提供を行わせるに当たっては、当該薬剤師に、あらかじめ、(略)」
　㈤ 法第36の4第4項については、「(略)、その薬局において医薬品の販売又は授与に従事する薬剤師に、必要な情報を提供させなければならない」
　㈥ 法第57条の2第2項については、「薬局開設者又は店舗販売業者は、薬局製造販売医薬品(毒薬及び劇薬であるもの並びに動物専用のものを除く)、要指導医薬品及び一般用医薬品(専ら動物のために使用されることが目的とされているものを除く)を陳列(略)」
② ①の場合、法第36条の3第2項並びに第36条の4第3項及び第5項は、適用しない。
③ 薬局製造販売医薬品の製造販売に係る製造販売業の許可は、厚生労働大臣が薬局ごとに与える。

第17章　雑則(第78条—第83条の5)

④ ③の場合、当該品目の製造販売に係る承認は、厚生労働大臣が薬局ごとに与える。
⑤ 薬局製造販売医薬品の製造販売業の許可については、GQP適合性、GVP適合性及び申請者の欠格事由は、適用しない。
⑥ 令第80条第1項(第1号に係る部分に限る)の規定により都道府県知事が薬局製造販売医薬品の製造販売業の許可又は製造販売の承認を行うこととされている場合における、③又は④の適用については、これらの規定中「厚生労働大臣」とあるのは、「当該薬局の所在地の都道府県知事」とする。
　※「都道府県知事」とあるが、薬局の所在地が保健所を設置する市又は特別区の区域にある場合においては、市長又は区長となる。

■第80条第8項■

　第十四条の二の二第一項(第十九条の二第五項において準用する場合を含む。)若しくは第十四条の三第一項(第二十条第一項において準用する場合を含む。)の規定による第十四条若しくは第十九条の二の承認を受けて製造販売がされた医薬品、第二十三条の二の六の二第一項(第二十三条の二の十七第五項において準用する場合を含む。)若しくは第二十三条の二の八第一項(第二十三条の二の二十第一項において準用する場合を含む。)の規定による第二十三条の二の五若しくは第二十三条の二の十七の承認を受けて製造販売がされた医療機器若しくは体外診断用医薬品又は第二十三条の二十六の二第一項(第二十三条の三十七第五項において準用する場合を含む。)若しくは第二十三条の二十八第一項(第二十三条の四十第一項において準用する場合を含む。)の規定による第二十三条の二十五若しくは第二十三条の三十七の承認を受けて製造販売がされた再生医療等製品については、政令で、第四十三条、第四十四条、第五十条、第五十一条(第六十五条の四及び第六十八条の十九において準用する場合を含む。)、第五十二条、第五十四条(第六十四条及び第六十五条の四において準用する場合を含む。)、第五十五条第一項(第六十四条、第六十五条の四及び第六十八条の十九において準用する場合を含む。)、第五十六条、第六十三条、第六十三条の二、第六十五条から第六十五条の三まで、第六十五条の五、第六十八条の二から第六十八条の二の三まで、第六十八条の二の六、第六十八条の十七、第六十八条の十八、第六十八条の二十及び第六十八条の二十の二の規定の一部の適用を除外し、その他必要な特例を定めることができる。

**趣旨**

　本規定は、緊急承認又は特例承認を受けた医薬品等に関する適用除外規定又は特例規定については、政令で定めることができる旨を明示したものである。

**解説**

1　緊急承認及び特例承認は、国民の生命及び健康に重大な影響を与えるおそれがある疾病のまん延等を防止するため緊急に使用される医薬品等に与えられるものであり、通常の製造販売の承認と同一の基準で規制した場合には不都合を生じることがあるため、本

規定が設けられている。

**2** 緊急承認及び特例承認に係る医薬品等に関する特例について、次のとおり定められている。〈令第75条〉

(1) 緊急承認又は特例承認に係る医薬品又は体外診断用医薬品のうち毒薬又は劇薬であるもの(緊急に使用される必要があるため、その直接の容器等に法第44条第1項又は第2項の規定による記載をするいとまがないと認められるものとして厚生労働大臣の指定するものに限る)について法第44条の規定を適用する場合においては、法第44条第1項及び第2項中「その直接の容器等」とあるのは、「これに添付する文書又はその容器等」とする(令第74条の4第2項)。

(2) 緊急承認又は特例承認に係る医薬品、医療機器又は体外診断用医薬品(緊急に使用される必要があるため、その直接の容器等に法第50条又は第68条の17の規定による記載をするいとまがないと認められるものとして厚生労働大臣の指定するものに限る)について法第50条及び第68条の17の規定を適用する場合においては、法第50条及び第68条の17中「その直接の容器等」とあるのは、「これに添付する文書又はその容器等」とする(同条第3項)。

(3) (1)及び(2)に規定する厚生労働大臣の指定する医薬品、医療機器又は体外診断用医薬品については、法第51条(法第68条の19により準用する場合を含む)の規定は、適用しない(同条第4項)。

(4) 緊急承認又は特例承認に係る医薬品、医療機器、体外診断用医薬品又は再生医療等製品について法第52条、第63条の2又は第65条の3の規定を適用する場合においては、次に掲げるとおりとする(同条第5項)。

　① 法第52条第1項

　　㈠ 「その容器等」とあるのは、「添付文書又はその容器等」

　　㈡ 「を入手するために必要な番号、記号その他の符号が」とあるのは、「及び緊急承認又は特例承認を受けている旨の情報を入手するために必要な番号、記号その他の符号が記載され、又は当該注意事項等情報が記載され、かつ、添付文書又はその容器等に、当該承認を受けている旨が厚生労働省令で定めるところにより」

　② 法第52条第2項について、「記載されていなければ」とあるのは、「記載され、かつ、緊急承認又は特例承認を受けている旨が厚生労働省令で定めるところにより記載されていなければ」

　③ 法第63条の2第1項

　　㈠ 「その容器等」とあるのは、「添付文書又はその容器等」

　　㈡ 「を入手するために必要な番号、記号その他の符号が」とあるのは、「及び緊急承認又は特例承認を受けている旨の情報を入手するために必要な番号、記号その他の符号が記載され、又は当該注意事項等情報が記載され、かつ、添付文書又はその容器等に、当該承認を受けている旨が厚生労働省令で定めるところにより」

　④ 法第63条の2第2項について、「記載されていなければ」とあるのは、「記載され、かつ、緊急承認又は特例承認を受けている旨が厚生労働省令で定めるところにより

記載されていなければ」

 ⑤ 法第65条の3

  ㈠ 「その容器等」とあるのは、「添付文書又はその容器等」

  ㈡ 「を入手するために必要な番号、記号その他の符号が」とあるのは、「及び緊急承認又は特例承認を受けている旨の情報を入手するために必要な番号、記号その他の符号が記載され、又は当該注意事項等情報が記載され、かつ、添付文書又はその容器等に、当該承認を受けている旨が厚生労働省令で定めるところにより」

(5) 緊急承認又は特例承認に係る医薬品、医療機器、体外診断用医薬品又は再生医療等製品について法第54条(法第64条及び第65条の4により準用する場合を含む)の規定を適用する場合においては、同条中「内袋を含む」とあるのは「内袋を含む。以下この条において同じ」と、「次に掲げる事項が記載されていてはならない」とあるのは「第1号及び第3号に掲げる事項並びに緊急承認又は特例承認に係る当該医薬品、医療機器、体外診断用医薬品又は再生医療等製品の用途以外の用途が記載されていてはならない。ただし、(1)もしくは(2)に規定する厚生労働大臣の指定する医薬品等又はこれらの容器等(直接の容器等が包装されている場合における外部の容器等を除く)になされた外国語の記載については、この限りでない」とする(同条第6項)。

(6) (1)及び(2)に規定する厚生労働大臣の指定する医薬品、医療機器、体外診断用医薬品又は再生医療等製品について法第55条第1項(法第64条、第65条の4又は第68条の19により準用する場合を含む)の不正表示医薬品等の販売、授与等の禁止に関する規定を適用する場合においては、同項中「第50条から前条まで」とあるのは「第50条、第52条又は前二条」と、法第64条により準用する同項中「第63条、」とあるのは「第63条第1項、」と、法第65条の4により準用する同項中「第51条、第53条」とあるのは「第53条」と、法第68条の19により準用する同項中「第51条もしくは第53条」とあるのは「第53条」とする(同条第7項)。

(7) 緊急承認又は特例承認に係る医薬品、医療機器、体外診断用医薬品又は再生医療等製品について法第56条、第65条又は第65条の5の不良医薬品等の販売、製造等の禁止に関する規定を適用する場合においては、法第56条中「次の各号」とあるのは「第3号又は第6号から第8号まで」と、法第65条中「次の各号」とあるのは「第2号又は第4号から第7号まで」と、法第65条の5中「次の各号」とあるのは「第2号又は第4号から第6号まで」とする(同条第8項)。

(8) 緊急承認又は特例承認に係る医薬品、医療機器、体外診断用医薬品又は再生医療等製品((4)により読み替えて適用する法第52条第1項、第63条の2第1項又は第65条の3の規定により、当該医薬品等に添付する文書又はその容器等に、これらの規定に規定する番号、記号その他の符号が記載されているものに限る)について法第68条の2第1項及び第68条の2の2の規定を適用する場合においては、これらの規定中「注意事項等情報」とあるのは、「注意事項等情報及び緊急承認又は特例承認を受けている旨の情報」とする(同条第13項)。

(9) 緊急承認又は特例承認に係る医薬品、医療機器、体外診断用医薬品又は再生医療等製

品((4)により読み替えて適用する法第52条第1項、第63条の2第1項又は第65条の三の規定により、当該医薬品等に添付する文書又はその容器等に、注意事項等情報(法第68条の2第2項)が記載されているものに限る)については、注意事項等情報の公表(法第68条の2第1項)、注意事項等情報の提供を行うために必要な体制の整備(法第68条の2の2)及び生物由来製品に係る注意事項等情報の公表(法第68条の20の2)に関する規定は、適用しない(同条第14項)。

(10) 緊急承認又は特例承認に係る医薬品、医療機器、体外診断用医薬品又は再生医療等製品については、注意事項等情報の届出等(法第68条の2の3)に関する規定は、適用しない(同条第15項)。

(11) 緊急承認又は特例承認に係る医薬品又は医療機器については、生物由来製品の販売、製造等の禁止(法第68条の20)に関する規定は、適用しない(同条第16項)。

⇒ 上記(1)の「厚生労働大臣の指定するもの」は、次に掲げる医薬品である。〈R2/5/8 厚生労働省告示第204号(最近改正：R4/11/22 告示第339号)〉

① エンシトレルビル　フマル酸及びその製剤
② コロナウイルス修飾ウリジンRNAワクチン(SARS—CoV—2)
③ コロナウイルス(SARS—CoV—2)ワクチン(遺伝子組換えサルアデノウイルスベクター)
④ ニルマトレルビル・リトナビル及びその製剤
⑤ モルヌピラビル及びその製剤
⑥ レムデシビル及びその製剤

⇒ 上記(2)の「厚生労働大臣の指定するもの」は、次に掲げる医薬品である。〈R2/5/8 厚生労働省告示第204号(最近改正：R4/11/22 告示第339号)〉

① イムデビマブ(遺伝子組換え)及びその製剤
② エンシトレルビル　フマル酸及びその製剤
③ カシリビマブ(遺伝子組換え)及びその製剤
④ コロナウイルス修飾ウリジンRNAワクチン(SARS—CoV—2)
⑤ コロナウイルス(SARS—CoV—2)ワクチン(遺伝子組換えサルアデノウイルスベクター)
⑥ シルガビマブ(遺伝子組換え)及びその製剤
⑦ ソトロビマブ(遺伝子組換え)及びその製剤
⑧ チキサゲビマブ(遺伝子組換え)及びその製剤
⑨ ニルマトレルビル・リトナビル及びその製剤
⑩ モルヌピラビル及びその製剤
⑪ レムデシビル及びその製剤

⇒ 上記(4)の「緊急承認又は特例承認を受けている旨」の記載は、次に定める文字である。〈則第266条〉

① 緊急承認に係る医薬品は、「注意―緊急承認医薬品」の文字
② 特例承認に係る医薬品は、「注意―特例承認医薬品」の文字
③ 緊急承認に係る医療機器は、「注意―緊急承認医療機器」の文字
④ 特例承認に係る医療機器は、「注意―特例承認医療機器」の文字

⑤ 緊急承認に係る再生医療等製品は、「注意―緊急承認再生医療等製品」の文字
⑥ 特例承認に係る再生医療等製品は、「注意―特例承認再生医療等製品」の文字

■**第80条第9項**■

> 第十四条第一項に規定する化粧品以外の化粧品については、政令で、この法律の一部の適用を除外し、医薬部外品等責任技術者の義務の遂行のための配慮事項その他必要な特例を定めることができる。

**趣旨**

本規定は、非開示成分を含有しない化粧品に関する適用除外規定又は特例規定については、政令で定めることができる旨を明示したものである。

**解説**

1 非開示成分を含有しない化粧品は、保健衛生上のリスクのある成分を含有しないものであり、他の化粧品と同一の基準で規制すると過剰規制になるため、本規定が設けられている。

2 「第十四条第一項に規定する化粧品」とは、厚生労働大臣の指定する成分を含有するとして、その製造販売にあたって承認を受けなければならない化粧品をいう。

⇒ 上記の「厚生労働大臣の指定する成分」は、非開示成分と呼ばれる。

3 「第十四条第一項に規定する化粧品以外の化粧品」とは、非開示成分を含有しない化粧品を意味している。

4 「医薬部外品等責任技術者」とは、本規定において、化粧品の製造所の責任技術者を意味している。

5 化粧品の特例について、次のとおり定められている。〈令第76条〉

① 非開示成分を含有しない化粧品であって本邦に輸出されるものについては、外国製造業者の認定(法第13条の3)及び無承認無許可化粧品(法第62条により準用する法第55条第2項)(外国製造業者の認定を受けていない製造所(外国にある製造所に限る)において製造された化粧品に係る部分に限る)の規定は、適用しない。

② ①に規定する化粧品を製造販売しようとする者は、当該化粧品の製造業者の氏名その他の厚生労働省令で定める事項を厚生労働大臣に届け出なければならない。

⇒ 上記②の「厚生労働省令で定める事項」は、次のとおりである。〈則第267条第1項〉

㈠ 非開示成分を含有しない化粧品であって本邦に輸出されるものを外国において製造販売し、又は製造する者の氏名及び住所

㈡ ㈠に掲げる者の事務所又は製造所の名称及び所在地

㈢ 当該品目を本邦内において製造販売しようとする者の氏名及び住所

⇒ 上記②の届書には、製造販売しようとする非開示成分を含有しない化粧品の品目の一覧表を添えなければならない。〈則第267条第3項〉

## 第八十条の二（治験の取扱い）

（平八法一〇四・全改、平一一法八七・平一一法一六〇・平一四法一九二・平一四法九六(平一四法一九二)・平二三法一〇五・平二五法八四・令元法六三・一部改正）

■第80条の2第1項■

> 治験の依頼をしようとする者は、治験を依頼するに当たつては、厚生労働省令で定める基準に従つてこれを行わなければならない。

**趣旨**

本規定は、治験の依頼をしようとする者に対し、治験の準備に関する基準に従って、治験を依頼することを義務づけたものである。【法第2条第17項参照】

**解説**

1　医薬品等の開発は民間の事業者が担っている。その開発した物が医薬品等としての価値を有するものかどうかを国が審査するが、この承認審査は、申請書の添付資料に基づき純粋に科学的見地から行われるものである。

　薬物等の作用は、動物種によって異なるなど基礎的研究にはおのずと限界があるため、人に用いる医薬品等の有用性の実証には、臨床試験の実施が不可欠といえるが、もし都合のよい臨床試験の結果のみを抽出していたり、そのデータを改竄して添付資料が作成されていたりした場合には、本来ならば医薬品等としての価値のない物が誤って承認されてしまうことにもなりかねない。そこで、承認申請の添付資料を作成する目的で実施される臨床試験の適正を期すため、昭和54年の法改正により、臨床試験の依頼に関する遵守基準等が定められた。

　その後、ソリブジンによる副作用問題等により治験の在り方について広範な問題提起がなされたこと等を背景として、被験者の安全及び治験データの信頼性の確保を図るため、平成8年の法改正により、医薬品等の開発会社が果たすべき役割を強化するとともに、公的関与の強化による治験指導や相談体制の充実が図られた。

　また、平成14年の法改正により、医薬品等の開発会社が治験を依頼する場合のみならず、医師等が自ら治験を実施する場合に関する規定が新しく設けられた。

　さらに、平成25年の法改正において、薬機法の規制対象物に再生医療等製品が加えられたことに伴い、同年の法改正により、再生医療等製品の治験についても本条に追加された。

2　「治験」とは、医薬品等の製造販売の承認申請のために提出すべき資料のうち臨床試験の試験成績に関する資料の収集を目的とする試験の実施をいう。〈法第2条第17項〉

3　「厚生労働省令で定める基準」は、臨床試験の信頼性を確保し、倫理性を担保するための基準で、以下の省令(GCP)により定められている。

※「GCP」は、Good Clinical Practiceの略

① 「医薬品の臨床試験の実施の基準に関する省令(平成9年厚生省令第28号)」(医薬品GCP)の第4条から第15条の9まで

② 「医療機器の臨床試験の実施の基準に関する省令(平成17年厚生労働省令第36号)」(医療機器GCP)の第4条から第23条まで
③ 「再生医療等製品の臨床試験の実施の基準に関する省令(平成26年厚生労働省令89号)」(再生医療等製品GCP)の第4条から第23条まで

**4** 医薬品等の承認申請書の添付資料は、GCP、GLP等の基準に従って作成することが求められている。

※「GLP」は、Good Laboratory Practiceの略

⇒ 上記の「GLP」は、非臨床試験の信頼性を確保するための基準で、以下の省令(GLP)により定められている。GLPが適用される非臨床試験は、生物学的安全性に関する試験(動物、植物、微生物又はその構成部分を用いる安全性試験)に限られ、電気的安全性試験などはGLPの対象とならない。

※「非臨床試験」とは、臨床試験以外の試験で、実験室(ラボラトリー)で行われる試験のこと

① 「医薬品の安全性に関する非臨床試験の実施の基準に関する省令(平成9年厚生省令第21号)」(医薬品GLP)
② 「医療機器の安全性に関する非臨床試験の実施の基準に関する省令(平成17年厚生労働省令第37号)」(医療機器GLP)
③ 「再生医療等製品の安全性に関する非臨床試験の実施の基準に関する省令(平成26年厚生労働省令第88号)」(再生医療等製品GLP)

**5** たとえ非臨床試験で優れたデータが得られたとしても、実際に期待されるような効能、効果又は性能が得られるかどうかは、臨床試験(人に対する試験)をしてみなければわからない。また、人に用いた場合には、動物実験では見い出されなかった副作用や不具合が生じることもあるように、臨床試験によって得られたデータは、承認申請に必要な資料の中で最も重要なものと位置づけられている。

とはいえ、医薬品等となり得る物を人に対して初めて用いることになるため、その安全性は可能な限り確保されている必要があり、また、臨床試験は倫理的に管理されたものであることも求められる。例えば、安全性を確認していない段階であるにもかかわらず、試しに人に使用してみたり、患者が知らないままに投与実験が行われたりといったことが起こらないようにしなければならない。そこで、臨床試験が科学的に適正に計画・実施されるよう、ヘルシンキ宣言の考え方を踏まえてGCPが定められている。

なお、ヘルシンキ宣言には、次のような事柄が記されている。

① 人を対象とする医学研究においては、被験者の福利に対する配慮が科学的及び社会的利益よりも優先されること
② 人を対象とする医学研究の第一の目的として、予防、診断及び治療方法の改善並びに疾病原因及び病理の理解の向上であっても、その有効性、効率性、利用しやすさ及び質に関する研究を通じて、絶えず再検証されること
③ 医学研究は、すべての人間に対する尊敬を深め、その健康及び権利を擁護する倫理基準に従うこと
④ 弱い立場にあり特別な保護を必要とする研究対象集団があること、経済的及び医学

的に不利な立場の人々が有する特別のニーズを認識すること。また、自ら同意することができない、又は拒否することが出来ない人々、強制下で同意をもとめられるおそれのある人々、研究からは個人的に利益を得られない人々及びその研究が自分のケアと結びついている人々に対しても特別な注意が必要であること

6 小児用医薬品の臨床試験が適切に実施されることを意図して、①小児用製剤の開発、②小児用医薬品の臨床試験開始時期、③小児の年齢区分、④臨床試験にあたっての留意事項等について倫理面も含めて概説したものとして「小児集団における医薬品の臨床試験に関するガイダンスについて(平成12年12月15日医薬審第1334号)」が示されている。

7 本規定に違反した者は、50万円以下の罰金に処する。〈法第87条第16号〉
   また、いわゆる両罰規定の対象となっており、この行為者を使用する法人又は人には50万円以下の罰金刑が科される。〈法第90条第2号〉

〈拡大治験〉

8 医薬品における人道的見地から実施される治験の制度について、次のように示されている。〈R4/8/31薬生薬審発0831第3号〉

(1) 制度の対象範囲

① 未承認薬等は開発の途中であるため最終的に承認されるとは限らない。特に適応疾患の範囲や用法・用量が定まっていない開発の早期の段階では、たとえ、他に有効な治療薬がない状況にあったとしても、患者が得られるベネフィットを確保する観点から、未承認薬等へのアクセスを制度として認めることは慎重であるべきと考えられる。このため、本制度においては、主たる治験の実施後あるいは実施中(組入れ終了後のものに限る)の被験薬を対象とする。

※「主たる治験」とは、未承認薬等の投与により、患者が期待されるベネフィットを享受できる蓋然性が比較的高いと考えられる国内開発の最終段階である治験(通常、効能・効果及び用法・用量が一連の開発を通じて設定された後に実施される有効性及び安全性の検証を目的とした治験)のこと

② 拡大治験の実施については、主たる治験の円滑な実施に好ましくない影響を及ぼすことにより、当該医薬品の開発を大幅に遅延させるおそれがあることから、あくまでも主たる治験に影響を及ぼさないことを前提とする。

※「拡大治験」とは、人道的見地から実施される治験のこと

③ 未承認薬等を使用するリスクと期待される有効性のベネフィットにおける、ベネフィット・リスクバランスの観点から、原則として、当該医薬品の承認申請、承認及び保険適用の期間を待つことが出来ない、生命に重大な影響がある疾患であって、既存の治療法に有効なものが存在しない疾患の被験薬を対象とする。

(2) 臨床試験の位置づけ

① 国内で承認されていない未承認薬等の投与における安全性確保の観点から、GCPが適用される治験の枠組みの中で実施する(承認取得後は、製造販売後臨床試験として継続する場合も含む)。

② 拡大治験については、治験計画届書を事前に提出する必要がある。関連の通知を参

照し、治験計画届書における「当該届出に関するその他の情報」の「臨床試験の位置付け」の「該当の有無等」の項に「拡大治験」を記載等すること。また、「当該届出に関するその他の情報」の「その他」の項に「拡大治験、主たる治験の受付番号○○○○－○○○○」と記載等すること。なお、本制度の運用に伴い、主たる治験の治験計画届書についても、「当該届出に関するその他の情報」の「臨床試験の位置付け」の「該当の有無等」の項に「主たる治験」を記載等すること

　　※「記載等」とは、記載又は入力のこと

(3) 拡大治験の実施に係る検討要請と実施の可否の決定

① 拡大治験は、人道的見地から実施される治験であることから、治験実施者が自発的に実施することを妨げない。

② 拡大治験の実施は法的義務ではなく、その実施の可否は、当該被験薬を提供する者が決定する。ただし、いわゆる医師主導治験として拡大治験を実施する場合には、当該拡大治験を自ら実施する者が被験薬の入手可能性を踏まえた上で決定する。

③ 安全性確保の観点から、拡大治験の実施の検討には患者の病状等を熟知する主治医の経験・見識が必要であることから、主治医が治験実施者に拡大治験の実施の要望を行うこと

④ 人道的見地から、可能な限り主治医及び患者からの要望に応えることが期待されるものの、以下の理由等により、拡大治験が実施できない場合も想定され得る。このような場合には、治験実施者は、主治医に対し、別紙様式1(略)を用いて、実施できない理由をわかりやすく回答すること

　㈠ 既存の治療法に有効なものが存在する、あるいは生命に重大な影響がある重篤な疾患ではない(制度該当性事由)

　㈡ 被験薬の供給に余裕がないこと等(絶対事由)

　㈢ 主たる治験の組入れ期間中である等の理由で主たる治験の実施に悪影響を与えるおそれがあること(時期的事由)

　㈣ 患者の病状に鑑みて、明らかにリスクが高いことから、安全性の観点から拡大治験への参加が勧められないこと等(個別事由)

⑤ 主たる治験に参加できない場合であって、「制度該当性事由」により拡大治験の実施ができないと治験実施者から回答を受けた主治医及び患者が、治験実施者が回答した「制度該当性」に納得できない場合、主治医は、主たる治験に参加できない理由及び拡大治験の必要性等を述べた別紙様式2(略)による検討依頼書を、治験実施者から受けた回答を添えて厚生労働省医薬品審査管理課に提出することができる。

(4) 治験実施計画書

① 拡大治験の治験実施計画書は、主たる治験の治験実施計画書を基に作成されることを前提とし、主たる治験の治験実施計画のうち、安全性の確認に主眼を置いて変更を加えたものを基調とする。なお、有効性検証のための指標に係る検査項目等は患者の安全性確保に支障が無い範囲で簡略化あるいは省略することは差し支えない。

② 拡大治験の治験実施計画書の作成にあたっては、必要に応じてPMDAの治験相談

等を利用することができる。
③ 原則として、拡大治験の要望を受けてから実施を検討するものであるが、特例として、拡大治験実施の社会的要請度が高いと想定される医薬品の主たる治験を実施する際には、治験実施計画書の作成段階から、拡大治験の実施の可否及び実施する場合の拡大治験の治験実施計画書の作成を検討することが望ましい。拡大治験実施の社会的要請度が高いと想定される医薬品は、当分の間、以下のものが該当する。
　㈠ 米国において実施されている EAP(Expanded Access Program)のうち、Intermediate size IND(protocol)又は Treatment IND(protocol)が実施されている医薬品(実施予定を含む)
　㈡ 先駆的医薬品指定制度に応募した医薬品(応募効能又は用法に限る)
　㈢ 希少疾病用医薬品の指定を受けた医薬品(指定効能又は用法に限る)
　㈣ 未承認薬等検討会議において、医療上の必要性が高いとして開発要請された医薬品(要請効能又は用法に限る)

(5) 対象患者
① 拡大治験の対象は、参加を希望する患者にとっては治療機会の有無を決定する重要なものである一方、主たる治験における組入れ基準を満たさない患者を拡大治験の対象患者に含められるかどうかについては、安全性確保の観点から、合併症、疾患の病期又は重篤性等の項目について慎重に検討する。このため、実施済みあるいは実施中の主たる治験の実施計画書の組入れ基準の各項目に関して、組入れ基準を緩めても医学・薬学的に許容可能であると判断される範囲の患者とすべきである。
② 拡大治験の実施要望を受ける前に拡大治験の実施計画書を作成した場合であって、作成した拡大治験の実施計画では当該患者が参加できないと判断される場合には、当該実施計画書を作成した際に検討した根拠に基づき理由を主治医に回答する。なお、実施計画書の見直しが可能な場合には、その時点で実施計画書の見直しを行う。

(6) 実施施設及び実施者
　拡大治験の対象となる医薬品は、未承認薬等であるため、被験者の安全性確保の観点から、原則として当該医薬品を投与した実績があり、当該医薬品による副作用等に対する十分な知識と経験を有している者によって実施されるべきである。そのため、主たる治験を実施したあるいは実施中の医療機関において、主たる治験の治験責任医師又は治験分担医師により実施されることを原則とする。

(7) 治験にかかる費用負担
① 原則として治験に係る費用は治験実施者が負担するものであるが、拡大治験においては、被験薬の製造、運搬、管理及び保存並びに同種同効薬(ただし、医療保険が適用されない場合)にかかる費用について、拡大治験に参加する患者に応分の負担を求めることも認められる。なお、通常の治験と異なり、人道的見地から実施されるものであることに鑑み、通常の治験で支払われる負担軽減費については支給する必要は必ずしも無いこと
② 患者に負担を求める場合には以下の要件を満たすこと

㈠ 患者説明文書に、想定される患者負担額及びその積算に係る考え方等を事前に患者が理解しやすいように記載するとともに、十分な説明を行った上で、同意を取得すること

㈡ 被験薬及び同種同効薬に関する負担については、「使用薬剤の薬価（薬価基準）」に収載されている医薬品にあっては薬価を超えない額であること

㈢ 被験薬及び同種同効薬に関する負担がある場合、負担額とその積算に係る考え方について、医薬品審査管理課に報告すること

(8) 実施期間

① 本制度は治験の枠内で実施されるものであることから、原則として、当該医薬品が承認された場合、不承認とされた場合、有効性が認められない等として申請が取下げられた場合又は開発が中止された場合には、その時点で終了すること

② ただし、承認後から製造販売を開始するまでの間、継続して被験薬を投与する必要がある場合には、治験の実施主体に応じて、以下の対応を取ること

㈠ 企業治験の場合については、承認取得後自動的に製造販売後臨床試験に切り替えられるよう、治験計画届書及び治験実施計画書にその旨を記載する等の対応をしておくこと

㈡ 医師主導治験の場合については、承認後自動的に臨床試験に切り替えられるよう、治験計画届書及び治験実施計画書にその旨を記載する等の対応をしておくこと。なお、やむを得ず、治験を継続しなければならない場合には、事前に医薬品審査管理課に相談すること

(9) 補償について

拡大治験は、治験の範囲で実施されるものであることから、GCP省令第14条又は第15条の9に基づき適切な補償措置を講ずること

**9** 医療機器又は再生医療等製品医薬品の拡大治験については、「医療機器及び再生医療等製品における人道的見地から実施される治験の実施について（令和4年8月9日薬生機審発0809第1号）」を参照のこと

<特定臨床研究で得られた試験成績の取扱い>

**10** 臨床研究法の制定時における附帯決議の一つとして、「医薬品、医療機器等の開発を推進するため、治験と臨床研究の制度区分と活用方法を明確化して、臨床研究を促進するとともに、臨床研究で得られた情報を、医薬品、医療機器等の承認申請に係る資料として利活用できる仕組みについて速やかに検討すること」とされている。試験計画の立案の段階で、得られる結果を薬事申請に利活用することを前提とする場合は治験として行うことが原則であるものの、改めて治験を実施することが困難な場合には、治験と同程度の信頼性が確保された臨床研究の結果を薬事申請に利活用することもできる。

**11** 特定臨床研究で得られた試験成績を医薬品の承認申請に利用する場合の留意点・考え方の例について、次のように示されている。〈R5/3/31事務連絡〉

※「特定臨床研究」とは、臨床研究法第2条第2項において定義される臨床研究のこと

① 特定臨床研究の承認申請に係る資料としての利活用の可否は、②に示された信頼性

の担保に関する留意点・考え方の例に加え、特定臨床研究で得られた試験成績の論文化の状況や関連ガイドラインの記載状況等も考慮の上、総合的に判断される。

② 特定臨床研究で得られた試験成績を承認申請に利用する場合には、承認申請における当該臨床研究の位置付け等を総合的に考慮した上で求められる信頼性の水準が判断される。特定臨床研究の研究責任医師は、根拠資料の保管を含め、当該臨床研究の適切な実施を担保するとともに、当該研究の信頼性担保の状況について説明できる必要がある。なお、承認申請に利用される特定臨床研究の試験成績について求められる信頼性の水準を満たしているかは、「適応外使用に係る医療用医薬品の取り扱いについて(平成11年2月1日)」に基づく承認申請である場合を除き、承認申請後に適合性書面調査により確認されることになる。また、特定臨床研究を実施した医療機関における根拠資料の確認の必要性は、求められる信頼性の水準や申請者又は特定臨床研究の研究責任医師に対する適合性書面調査の結果に基づき判断される。そのため、申請者は研究責任医師との間で適合性調査に関する協力体制を構築していることが望ましい。

具体的に個別の申請事例をもとに、求められる信頼性の水準を満たすための留意点・考え方の一例としては以下のとおりである。

㈠ 症例報告書からデータセットの作成、解析及び総括報告書の作成までの過程の適切性並びにデータの信頼性を研究責任医師が適切に説明でき、また、申請者が承認申請に利用するにあたり当該手順の適切性並びにデータの信頼性を確認できること

㈡ 特定臨床研究に用いられる医薬品の保管等が適正に行われていることを研究責任医師が適切に説明できること

㈢ モニタリングの方法は、リスクや実施可能性に応じて、オンサイトモニタリング、オンサイトモニタリングと中央モニタリングの組合せ、又は中央モニタリングを選択することができるが、いずれの場合であっても、その方法を選択した妥当性を研究責任医師が適切に説明できること

㈣ 監査の実施の必要性及び方法は、リスク及び実施可能性に応じて選択することができるが、いずれの場合であっても、その方法を選択した妥当性を研究責任医師が適切に説明できること

㈤ モニタリングや監査において実施される原資料の直接閲覧は必ずしも全症例を対象とする必要はないものの、リスクや実施可能性に応じて、症例や項目等を抽出する場合の妥当性について研究責任医師が適切に説明できること

㈥ 監査を実施する場合は、研究責任医師とは独立した第三者による実施であることを研究責任医師が適切に説明できること(例:当該特定臨床研究から独立していることが確認できる臨床研究中核病院の研究支援部門等が実施)

㈦ 対象者保護の観点から副作用情報の収集状況及びその妥当性を、研究責任医師が適切に説明できること

③ 特定臨床研究で得られたデータを利用して承認申請を行う場合には、当該特定臨床研究の研究責任医師が、申請者による試験データの利用が可能となるような適切な患者同意を得ていること

第17章 雑則(第78条—第83条の5)

■第80条の2第2項■

治験(薬物、機械器具等又は人若しくは動物の細胞に培養その他の加工を施したもの若しくは人若しくは動物の細胞に導入され、これらの体内で発現する遺伝子を含有するもの(以下この条から第八十条の四まで及び第八十三条第一項において「薬物等」という。)であつて、厚生労働省令で定めるものを対象とするものに限る。以下この項において同じ。)の依頼をしようとする者又は自ら治験を実施しようとする者は、あらかじめ、厚生労働省令で定めるところにより、厚生労働大臣に治験の計画を届け出なければならない。ただし、当該治験の対象とされる薬物等を使用することが緊急やむを得ない場合として厚生労働省令で定める場合には、当該治験を開始した日から三十日以内に、厚生労働省令で定めるところにより、厚生労働大臣に治験の計画を届け出たときは、この限りでない。

**趣旨**

本規定は、治験の依頼をしようとする者又は自ら治験を実施しようとする者に対し、あらかじめ、厚生労働大臣に治験の計画を届出することを義務づけたものである。ただし、緊急やむを得ない場合には、治験を開始した日から30日以内の届出でよいこととしている。

**解説**

1　「人若しくは動物の細胞に培養その他の加工を施したもの若しくは人若しくは動物の細胞に導入され、これらの体内で発現する遺伝子を含有するもの」は、加工細胞等と呼ばれる。

2　「治験(略)の依頼をしようとする者」には、治験を医療機関に依頼しようとする製薬会社等が該当する。

3　「自ら治験を実施しようとする者」には、治験を自ら実施しようとする医療機関の医師等が該当する。

4　「厚生労働省令で定めるもの」について、次のとおり定められている。〈則第268条、第274条、第275条の2〉

(1) 薬物に係るものは、次に掲げるものとする。ただし、②から⑥までに掲げる薬物にあっては、生物学的な同等性を確認する試験を行うものを除く。

　① 日本薬局方に収められている医薬品及び既に製造販売の承認を与えられている医薬品と有効成分が異なる薬物

　② 日本薬局方に収められている医薬品及び既に製造販売の承認を与えられている医薬品と有効成分が同一の薬物であって投与経路が異なるもの

　③ 日本薬局方に収められている医薬品及び既に製造販売の承認を与えられている医薬品と有効成分が同一の薬物であってその有効成分の配合割合又はその効能、効果、用法もしくは用量が異なるもの(①及び②に掲げるもの並びに医師もしくは歯科医師によって使用され又はこれらの者の処方箋によって使用されることを目的としないものを除く)

　④ 日本薬局方に収められている医薬品及び既に製造販売の承認を与えられている医

薬品と有効成分が異なる医薬品として製造販売の承認を与えられた医薬品であってその製造販売の承認のあった日後再審査のための調査期間(延長が行われたときは、その延長後の期間)を経過していないものと有効成分が同一の薬物
　　⑤ 生物由来製品となることが見込まれる薬物(①から④までを除く)
　　⑥ 遺伝子組換え技術を応用して製造される薬物(①から⑤までを除く)
　(2) 機械器具等に係るものは、次に掲げるものとする。
　　① 既に製造販売の承認又は認証を与えられている医療機器と構造、使用方法、効能、効果、性能等が異なる機械器具等(既に製造販売の承認又は認証を与えられている医療機器と構造、使用方法、効能、効果、性能等が同一性を有すると認められるもの、人の身体に直接使用されることがないもの、製造販売の届出を要する医療機器並びに基準適合性認証の対象となる高度管理医療機器及び管理医療機器その他これらに準ずるものを除く)
　　② 既に製造販売の承認又は認証を与えられている医療機器と構造、使用方法、効能、効果、性能等が明らかに異なる医療機器として製造販売の承認を与えられた医療機器であってその製造販売の承認のあった日後使用成績評価のための調査期間(延長が行われたときは、その延長後の期間)を経過していないものと構造、使用方法、効能、効果、性能等が同一性を有すると認められる機械器具等
　　③ 生物由来製品となることが見込まれる機械器具等(①及び②を除く)
　　④ 遺伝子組換え技術を応用して製造される機械器具等(①から③までを除く)
　(3) 加工細胞等に係るものは、再生医療等製品となることが見込まれる加工細胞等とする。

**5** 治験の計画の届出について、次のとおり定められている。〈則第269条、第275条、第275条の4〉
　(1) 薬物に係る治験の計画の届出
　　① 治験の依頼をしようとする者又は自ら治験を実施しようとする者は、あらかじめ、治験の計画に関し、次の事項を厚生労働大臣に届け出なければならない。
　　　㈠ 治験使用薬の成分及び分量
　　　　　※「治験使用薬」とは、被験薬並びに被験薬の有効性及び安全性の評価のために使用する薬物のこと
　　　　　※「被験薬」とは、治験の対象とされる薬物のこと
　　　㈡ 被験薬の製造方法
　　　㈢ 被験薬の予定される効能又は効果
　　　㈣ 被験薬の予定される用法及び用量
　　　㈤ 治験の目的、内容及び期間
　　　㈥ 治験を行う医療機関の名称及び所在地
　　　㈦ 医療機関において治験を行うことの適否その他の治験に関する調査審議を行う委員会の設置者の名称及び所在地
　　　㈧ 治験責任医師の氏名
　　　　　※「治験責任医師」とは、治験を行う医療機関ごとの治験に係る業務を統括する医師又は歯科医師のこと

(九) 治験責任医師の指導の下に治験に係る業務を分担する医師又は歯科医師がある場合にあっては、その氏名
(十) 治験を行う医療機関ごとの予定している治験使用薬を交付し、又は入手した数量
(十一) 治験を行う医療機関ごとの予定している被験者数
(十二) 治験使用薬を有償で譲渡する場合はその理由
(十三) 治験の依頼をしようとする者が本邦内に住所を有しない場合にあっては、治験国内管理人の氏名及び住所
(十四) 治験実施計画書の解釈その他の治験の細目について調整する業務を医師又は歯科医師に委嘱する場合にあっては、その氏名
(十五) 治験実施計画書の解釈その他の治験の細目について調整する業務を複数の医師又は歯科医師で構成される委員会に委嘱する場合にあっては、これを構成する医師又は歯科医師の氏名
(十六) 治験の依頼をしようとする者が治験の依頼及び管理に係る業務の全部もしくは一部を委託する場合又は自ら治験を実施しようとする者が治験の準備及び管理に係る業務の全部もしくは一部を委託する場合にあっては、当該業務を受託する者の氏名、住所及び当該委託する業務の範囲
(十七) 実施医療機関又は自ら治験を実施しようとする者が治験の実施に係る業務の一部を委託する場合にあっては、当該業務を受託する者の氏名、住所及び当該委託する業務の範囲
(十八) 自ら治験を実施しようとする者にあっては、治験の費用に関する事項
(十九) 自ら治験を実施しようとする者にあっては、治験使用薬を提供する者の氏名又は名称及び住所

② ①の届出には、被験薬の毒性、薬理作用等に関する試験成績の概要その他必要な資料を添付しなければならない。
③ ①の届出をする者が当該治験において機械器具等又は加工細胞等を被験薬の有効性及び安全性の評価のために被験者に用いる場合は、当該機械器具等又は加工細胞等について厚生労働大臣に届け出なくてはならない。

(2) 機械器具等に係る治験の計画の届出
① 治験の依頼をしようとする者又は自ら治験を実施しようとする者は、あらかじめ、治験の計画に関し、次の事項を厚生労働大臣に届け出なければならない。
(一) 治験使用機器の構造及び原理
　※「治験使用機器」とは、被験機器並びに被験機器の有効性及び安全性の評価のために使用する機械器具等のこと
　※「被験機器」とは、治験の対象とされる機械器具等のこと
(二) 被験機器の製造方法
(三) 被験機器の予定される効果又は性能
(四) 被験機器の予定される操作方法又は使用方法
(五) 治験の目的、内容及び期間

㈥　治験を行う医療機関の名称及び所在地
　　　㈦　医療機関において治験を行うことの適否その他の治験に関する調査審議を行う委員会の設置者の名称及び所在地
　　　㈧　治験責任医師の氏名
　　　㈨　治験責任医師の指導の下に治験に係る業務を分担する医師又は歯科医師がある場合にあっては、その氏名
　　　㈩　治験を行う医療機関ごとの予定している治験使用機器を交付し、又は入手した数量
　　　(十一)　治験を行う医療機関ごとの予定している被験者数
　　　(十二)　治験使用機器を有償で譲渡する場合はその理由
　　　(十三)　治験の依頼をしようとする者が本邦内に住所を有しない場合にあっては、治験国内管理人の氏名及び住所
　　　(十四)　治験実施計画書の解釈その他の治験の細目について調整する業務を医師又は歯科医師に委嘱する場合にあっては、その氏名
　　　(十五)　治験実施計画書の解釈その他の治験の細目について調整する業務を複数の医師又は歯科医師で構成される委員会に委嘱する場合にあっては、これを構成する医師又は歯科医師の氏名
　　　(十六)　治験の依頼をしようとする者が治験の依頼及び管理に係る業務の全部もしくは一部を委託する場合又は自ら治験を実施しようとする者が治験の準備及び管理に係る業務の全部もしくは一部を委託する場合にあっては、当該業務を受託する者の氏名、住所及び当該委託する業務の範囲
　　　(十七)　実施医療機関又は自ら治験を実施しようとする者が治験の実施に係る業務の一部を委託する場合にあっては、当該業務を受託する者の氏名、住所及び当該委託する業務の範囲
　　　(十八)　自ら治験を実施しようとする者にあっては、治験の費用に関する事項
　　　(十九)　自ら治験を実施しようとする者にあっては、治験使用機器を提供する者の氏名又は名称及び住所
　　②　①の届出には、被験機器の安全性、性能等に関する試験成績の概要その他必要な資料を添付しなければならない。
　　③　①の届出をする者が当該治験において薬物又は加工細胞等を被験機器の有効性及び安全性の評価のために被験者に用いる場合は、当該薬物又は加工細胞等について厚生労働大臣に届け出なくてはならない。
　(3)　加工細胞等に係る治験の計画の届出
　　①　治験の依頼をしようとする者又は自ら治験を実施しようとする者は、あらかじめ、治験の計画に関し、次の事項を厚生労働大臣に届け出なければならない。
　　　㈠　治験使用製品の構成細胞又は導入遺伝子
　　　　　※「治験使用製品」とは、被験製品並びに被験製品の有効性及び安全性の評価のために使用する加工細胞等のこと

※「被験製品」とは、治験の対象とされる加工細胞等のこと
(二) 被験製品の製造方法
(三) 被験製品の予定される効能又は効果
(四) 被験製品の予定される用法及び用量又は使用方法
(五) 治験の目的、内容及び期間
(六) 治験を行う医療機関の名称及び所在地
(七) 医療機関において治験を行うことの適否その他の治験に関する調査審議を行う委員会の設置者の名称及び所在地
(八) 治験責任医師の氏名
(九) 治験責任医師の指導の下に治験に係る業務を分担する医師又は歯科医師がある場合にあっては、その氏名
(十) 治験を行う医療機関ごとの予定している治験使用製品を交付し、又は入手した数量
(十一) 治験を行う医療機関ごとの予定している被験者数
(十二) 治験使用製品を有償で譲渡する場合はその理由
(十三) 治験の依頼をしようとする者が本邦内に住所を有しない場合にあっては、治験国内管理人の氏名及び住所
(十四) 治験実施計画書の解釈その他の治験の細目について調整する業務を医師又は歯科医師に委嘱する場合にあっては、その氏名
(十五) 治験実施計画書の解釈その他の治験の細目について調整する業務を複数の医師又は歯科医師で構成される委員会に委嘱する場合にあっては、これを構成する医師又は歯科医師の氏名
(十六) 治験の依頼をしようとする者が治験の依頼及び管理に係る業務の全部もしくは一部を委託する場合又は自ら治験を実施しようとする者が治験の準備及び管理に係る業務の全部もしくは一部を委託する場合にあっては、当該業務を受託する者の氏名、住所及び当該委託する業務の範囲
(十七) 実施医療機関又は自ら治験を実施しようとする者が治験の実施に係る業務の一部を委託する場合にあっては、当該業務を受託する者の氏名、住所及び当該委託する業務の範囲
(十八) 自ら治験を実施しようとする者にあっては、治験の費用に関する事項
(十九) 自ら治験を実施しようとする者にあっては、治験使用製品を提供する者の氏名又は名称及び住所

② ①の届出には、被験製品の安全性、効能又は性能等に関する試験成績の概要その他必要な資料を添付しなければならない。

③ ①の届出をする者が当該治験において薬物又は機械器具等を被験製品の有効性及び安全性の評価のために被験者に用いる場合は、当該薬物又は機械器具等について厚生労働大臣に届け出なくてはならない。

6 治験計画の届出をした者は、当該届出に係る事項もしくは治験国内管理人を変更した

とき又は当該届出に係る治験を中止し、もしくは終了したときは、その内容及び理由等を厚生労働大臣に届け出なければならない。〈則第270条、第275条、第275条の4〉

⇒ 上記の「治験国内管理人」とは、治験使用薬、治験使用機器又は治験使用製品による保健衛生上の危害の発生・拡大の防止に必要な措置を採らせるため、治験の依頼をしようとする者に代わって治験の依頼を行うことができる者であって本邦内に住所を有する者(外国法人で本邦内に事務所を有するものの当該事務所の代表者を含む)のうちから選任した者をいう。〈則第269条第1項第13号〉

7　治験の依頼をしようとする者又は治験の依頼をした者が本邦内に住所を有しない場合にあっては、治験計画の届出(変更の届出を含む)に係る手続きは、治験国内管理人が行う。〈則第271条、第275条、第275条の4〉

8　本規定に違反した者は、50万円以下の罰金に処する。〈法第87条第16号〉

　また、いわゆる両罰規定の対象となっており、この行為者を使用する法人又は人には50万円以下の罰金刑が科される。〈法第90条第2号〉

<但書>

9　「厚生労働省令で定める場合」は、被験薬、被験機器又は被験製品が次のいずれにも該当する場合である。〈則第272条、第275条、第275条の4〉

① 被験者の生命及び健康に重大な影響を与えるおそれがある疾病その他の健康被害の防止のため緊急に使用されることが必要な薬物等であり、かつ、当該薬物等の使用以外に適当な方法がないものであること

　　※「薬物等」とは、薬物、機械器具等又は加工細胞等のこと

② その用途に関し、医薬品の品質、有効性及び安全性を確保する上で我が国と同等の水準にあると認められる医薬品の製造販売の承認の制度もしくはこれに相当する制度を有している国において、販売し、授与し、並びに販売もしくは授与の目的で貯蔵し、及び陳列することが認められている、又は厚生労働大臣が保健衛生上の危害の発生を防止するため必要な調査を行い、治験を中止させる必要がないと判断した薬物等であること

③ 治験が実施されている薬物等であること

■第80条の2第3項■

> 前項本文の規定による届出をした者(当該届出に係る治験の対象とされる薬物等につき初めて同項の規定による届出をした者に限る。)は、当該届出をした日から起算して三十日を経過した後でなければ、治験を依頼し、又は自ら治験を実施してはならない。この場合において、厚生労働大臣は、当該届出に係る治験の計画に関し保健衛生上の危害の発生を防止するため必要な調査を行うものとする。

**趣旨**

本規定は、本規定は、治験の依頼又は実施の届出をした者に対し、その届出の日から30日間は、治験を依頼し、又は自ら実施してはならない旨を定めたものである。厚生労働大臣は、この期間に当該届出に係る治験の計画に関して必要な調査を行うものとしている。

**解説**

1 本規定前段に違反した者は、50万円以下の罰金に処する。〈法第87条第16号〉
　また、いわゆる両罰規定の対象となっており、この行為者を使用する法人又は人には50万円以下の罰金刑が科される。〈法第90条第2号〉


■第80条の2第4項■

> 治験の依頼を受けた者又は自ら治験を実施しようとする者は、厚生労働省令で定める基準に従つて、治験をしなければならない。

**趣旨**

本規定は、治験の依頼を受けた者又は自ら治験を実施しようとする者に対し、治験を行う基準に従って、治験をすることを義務づけたものである。

**解説**

1 「厚生労働省令で定める基準」は、以下の省令により定められている。
　① 「医薬品の臨床試験の実施の基準に関する省令(平成9年厚生省令第28号)」(医薬品GCP)の第27条から第55条まで
　② 「医療機器の臨床試験の実施の基準に関する省令(平成17年厚生労働省令第36号)」(医療機器GCP)の第46条から第75条まで
　③ 「再生医療等製品の臨床試験の実施の基準に関する省令(平成26年厚生労働省令89号)」(再生医療等製品GCP)の第46条から第75条まで
2 治験情報の公開について、次のとおり定められている。〈則第272条の2、第275条、第275条の4〉
　① 治験の依頼をしようとする者又は自ら治験を実施しようとする者は、治験を実施するにあたり世界保健機関が公表を求める事項その他治験実施の透明性の確保及び国民

の治験への参加の選択に資する事項をあらかじめ公表しなければならない。これを変更したときも、同様とする。

② 治験を依頼した者又は自ら治験を実施した者は、治験を中止し、又は終了したときは、原則として治験を中止した日又は終了した日のいずれか早い日から1年以内にその結果の概要を作成し、公表しなければならない。

3　治験の実施状況等を第三者に明らかにし、治験の透明性を確保し、もって被験者の保護、医療関係者及び国民の治験情報へのアクセスの確保、治験の活性化に資するため、治験計画届書を届け出た場合には、国内の臨床試験情報登録センター(jRCT)に当該治験に係る情報を登録することとされている。〈R2/8/31 薬生薬審発0831第9号〉

※「jRCT」とは、Japan Registry of Clinical Trialsの略

■第80条の2第5項■

治験の依頼をした者は、厚生労働省令で定める基準に従つて、治験を管理しなければならない。

**趣旨**

本規定は、治験の依頼をした者に対し、治験の管理に関する基準に従って、治験を管理することを義務づけたものである。

**解説**

1　「厚生労働省令で定める基準」は、以下の省令により定められている。
① 「医薬品の臨床試験の実施の基準に関する省令(平成9年厚生省令第28号)」(医薬品GCP)の第16条から第26条の12まで
② 「医療機器の臨床試験の実施の基準に関する省令(平成17年厚生労働省令第36号)」(医療機器GCP)の第24条から第45条まで
③ 「再生医療等製品の臨床試験の実施の基準に関する省令(平成26年厚生労働省令89号)」(再生医療等製品GCP)の第24条から第45条まで

2　本規定に違反した者は、50万円以下の罰金に処する。〈法第87条第16号〉

また、いわゆる両罰規定の対象となっており、この行為者を使用する法人又は人には50万円以下の罰金刑が科される。〈法第90条第2号〉

第17章　雑則(第78条—第83条の5)

■第80条の2第6項■

　治験の依頼をした者又は自ら治験を実施した者は、当該治験の対象とされる薬物等その他の当該治験において用いる薬物等(以下「治験使用薬物等」という。)について、当該治験使用薬物等の副作用によるものと疑われる疾病、障害又は死亡の発生、当該治験使用薬物等の使用によるものと疑われる感染症の発生その他の治験使用薬物等の有効性及び安全性に関する事項で厚生労働省令で定めるものを知つたときは、その旨を厚生労働省令で定めるところにより厚生労働大臣に報告しなければならない。この場合において、厚生労働大臣は、当該報告に係る情報の整理又は当該報告に関する調査を行うものとする。

### 趣旨

　本規定は、治験の依頼をした者又は自ら治験を実施した者に対し、その治験使用薬物等によるものと疑われる疾病、障害、死亡、感染症の発生を知ったときは、厚生労働大臣に報告することを義務づけたものである。この場合において、厚生労働大臣は、情報の整理又は調査を行うものとしている。

### 解説

1　「治験の対象とされる薬物等その他の当該治験において用いる薬物等」とあるが、これについて次のように整理することができる。

① 治験においては、その治験の対象となる薬物等のほか、標準的に用いられる既存の医薬品等が対照薬、併用薬等として用いられる。

　※「対照薬」とは、治験又は製造販売後臨床試験において被験薬と比較する目的で用いられる薬物をいう。

② さて、近年、規制の国際調和の進展等を背景に、医薬品等を早期に各国の患者に届けること等を目的として、複数の国で同時に共同して一つの治験を実施する国際共同治験が増加しているが、国際共同治験においては、我が国では未承認の外国医薬品等が対照薬、併用薬等となるケースがある。そのようなケースにおいては、日本人が使用した場合にこれまで知られていない副作用等が生じる可能性があり、保健衛生上の危害の発生・拡大を防ぐためには、十分な情報に基づき必要な措置を講じることが求められる。

③ 他方、既に国内承認を受けている医薬品等が対照薬、併用薬等となるケースであっても、以下の場合には、これまでに知られていない副作用等が生じる可能性がある。

　㈠ 治験の対象となる薬物等と組み合わせて用いる場合
　㈡ 特定の疾病に用いる場合
　㈢ 承認内容と異なる用法・用量で用いる場合

④ また、法第68条の10第1項に基づく副作用等報告は、その品目の製造販売業者等に課せられていることから、既に国内承認を受けている医薬品等が対照薬、併用薬等となるケースにおいて、当該製造販売業者等以外の者が治験の実施者となるときは、副作用等報告が行われない事態も考えられる。

⑤ このような事情を考慮し、国内承認と未承認の別にかかわらず、治験で使用することになる薬物等を、副作用等報告の対象とするため、法第80条の2第6項では、従前、「治験の対象とされる薬物等」としていたものが、令和元年の法改正により、「治験の対象とされる薬物等その他の当該治験において用いる薬物等」に改められた。

2 「その他の当該治験において用いる薬物等」について、次のように整理することができる。

① 治験では、被験薬等以外に、以下のようなものが用いられる。
  ㈠ 対照薬等として、被験薬との有効性の比較に用いられる医薬品
  ㈡ 併用薬として、多剤併用での被験薬の有効性を確認する際に併用される医薬品
  ㈢ レスキュー用として、治験で用いる薬物等による副作用等の症状の緩和のために用いることがあらかじめ決められている医薬品
  ㈣ 治験で用いる薬物を合成するために用いる医療機器(例：放射性薬物を遠隔操作により製造する医療機器)

② これらのうち、被験薬等の有効性又は安全性の確認に重要な影響を与えるもの、国内未承認のもの、国内で承認されていない用法・用量で用いるもの等が、「その他の当該治験において用いる薬物等」に該当する。

③ それゆえ、以下のようなものは、「その他の当該治験において用いる薬物等」に該当しないと考えられる。
  ㈠ 注射の際に用いる消毒薬
  ㈡ 国内承認の範囲で用いる医薬品等

3 他社の治験使用薬等の使用に起因すると合理的に考えられ、治験の中断又は中止の理由とされるような未知で重篤な副作用等・不具合等の極めて重大な安全性情報を得た場合には、被験者保護及び公衆衛生上の安全性の向上の観点から、当該治験使用薬等の製造販売業者等に適切に情報提供することが望ましい。〈R2/8/31 薬生発 0831 第 8 号等〉

  ※「他社の治験使用薬」とは、治験の依頼をした者が、自ら又は治験の委託を行った者が製造販売する医薬品(製造販売する予定の被験薬を含む)と有効成分が異なる治験使用薬をいう。
  ※「他社の治験使用薬等」とは、他社の治験使用薬、他社の治験使用機器又は他社の治験使用製品をいう。

4 薬物に係る治験に関する副作用等の報告について、次のとおり定められている。〈則第273条〉

[1] 治験の依頼をした者又は自ら治験を実施した者は、治験使用薬について次に掲げる事項を知ったときは、それぞれに定める期間内にその旨を厚生労働大臣に報告しなければならない。ただし、治験又は外国で実施された臨床試験において、当該治験の被験薬と成分が同一性を有すると認められるものを使用していない場合については、この限りではない。

  (1) 治験又は外国で実施された臨床試験における次に掲げる症例等の発生のうち、当該治験使用薬等の副作用によるものと疑われるもの又はそれらの使用によるものと疑われる感染症によるものであり、かつ、そのような症例等の発生又は発生数、発

生頻度、発生条件等の発生傾向が当該被験薬の治験薬概要書又は科学的知見から予測できないものについては、7日
　　※「当該治験使用薬等」とは、当該治験使用薬又は当該治験使用薬と成分が同一性を有すると認められるものをいう。
　　※「治験薬概要書」とは、当該被験薬の品質、有効性及び安全性に関する情報等を記載した文書のこと
　　※「科学的知見」とは、当該被験薬以外の当該治験使用薬等についての既存の科学的知見のこと
　① 死亡
　② 死亡につながるおそれのある症例
(2) 治験又は外国で実施された臨床試験における次に掲げる事項((1)を除く)については、15日
　① 次に掲げる症例等の発生のうち、当該治験使用薬等の副作用によるものと疑われるもの又はそれらの使用によるものと疑われる感染症によるものであり、かつ、そのような症例等の発生又は発生数、発生頻度、発生条件等の発生傾向が当該被験薬の治験薬概要書又は科学的知見から予測できないもの
　　㈠ 治療のために病院又は診療所への入院又は入院期間の延長が必要とされる症例
　　㈡ 障害
　　㈢ 障害につながるおそれのある症例
　　㈣ ㈠から㈢まで並びに(1)①及び②に掲げる症例に準じて重篤である症例
　　㈤ 後世代における先天性の疾病又は異常
　② (1)①又は②に掲げる症例等の発生のうち、当該治験使用薬等の副作用によるものと疑われるもの又はそれらの使用によるものと疑われる感染症によるもの

[2] 治験の依頼をした者又は自ら治験を実施した者は、治験使用薬について次に掲げる事項を知ったときは、それぞれに定める期間内にその旨を厚生労働大臣に報告しなければならない。ただし、(1)並びに(2)①及び②については、当該治験における被験者保護に関する安全性の判断に影響を与えるおそれがないと認められるときは、この限りでない。
(1) 当該被験薬等の外国における使用(臨床試験における使用を除く)で生じた次に掲げる症例等の発生のうち、当該被験薬等の副作用によるものと疑われるもの又はそれらの使用によるものと疑われる感染症によるものであり、かつ、そのような症例等の発生又は発生数、発生頻度、発生条件等の発生傾向が当該被験薬の治験薬概要書から予測できないものについては、7日
　　※「当該被験薬等」とは、当該被験薬又は当該被験薬と成分が同一性を有すると認められるものをいう。
　① 死亡
　② 死亡につながるおそれのある症例
(2) 次に掲げる事項((1)を除く)については、15日
　① 当該被験薬等の外国における使用(臨床試験における使用を除く)で生じた次に

掲げる症例等の発生のうち、当該被験薬等の副作用によるものと疑われるもの又はそれらの使用によるものと疑われる感染症によるものであり、かつ、そのような症例等の発生又は発生数、発生頻度、発生条件等の発生傾向が当該被験薬の治験薬概要書から予測できないもの

(一) 治療のために病院又は診療所への入院又は入院期間の延長が必要とされる症例
(二) 障害
(三) 障害につながるおそれのある症例
(四) (一)から(三)まで並びに(1)①及び②に掲げる症例に準じて重篤である症例
(五) 後世代における先天性の疾病又は異常

② 当該被験薬等の外国における使用(臨床試験における使用を除く)で生じた(1)①又は②に掲げる症例等の発生のうち、当該被験薬等の副作用によるものと疑われるもの又はそれらの使用によるものと疑われる感染症によるもの

③ 外国で使用されている物であって当該治験使用薬と成分が同一性を有すると認められるものに係る製造、輸入又は販売の中止、回収、廃棄その他保健衛生上の危害の発生又は拡大を防止するための措置の実施(ただし、被験薬以外の治験使用薬については、被験薬と併用した際の保健衛生上の危害の発生又は拡大を防止するための措置の実施に限る)

④ 当該被験薬等の副作用もしくはそれらの使用による感染症によりがんその他の重大な疾病、障害もしくは死亡が発生するおそれがあること、当該被験薬等の副作用によるものと疑われる疾病等もしくはそれらの使用によるものと疑われる感染症の発生数、発生頻度、発生条件等の発生傾向が著しく変化したこと又は当該被験薬等が治験の対象となる疾患に対して効能もしくは効果を有しないことを示す研究報告(当該被験薬等の治験の対象となる疾患に対する有効性及び安全性の評価に影響を与えないと認められる研究報告を除く)

[3] [1]又は[2]にかかわらず、治験の依頼をした者又は自ら治験を実施した者は、当該治験が既に製造販売の承認を与えられている医薬品について承認事項の一部の変更(当該変更が「製品の品質、有効性及び安全性に影響を与えるおそれのあるもの(則第47条第4号)」に該当するものに限る)の申請に係る申請書に添付しなければならない資料の収集を目的とするものである場合においては、[1]並びに[2](1)及び(2)①及び②に掲げる事項のうち、外国で使用されている物であって当該治験に係る治験使用薬等の副作用によるものと疑われるもの又はその使用によるものと疑われる感染症によるものについては、報告することを要しない。

[4] 治験の依頼をした者又は自ら治験を実施した者は、[1]に掲げる事項、[1](2)①(一)から(五)までに掲げる症例等の発生であって当該治験使用薬等の副作用によるものと疑われるもの又はそれらの使用によるものと疑われる感染症によるもの((2)を除く)、[2](1)並びに(2)①及び②に掲げる事項並びに(2)①(一)から(五)までに掲げる症例等の発生であって当該治験使用薬等の副作用によるものと疑われるもの又はそれらの使用によるものと疑われる感染症によるもの((2)を除く)について、その発現症例一覧等(被験薬以外の

治験使用薬については、外国における症例を除く)を当該被験薬ごとに、当該被験薬について初めて治験の計画を届け出た日等から起算して1年ごとに、その期間の満了後2月以内に厚生労働大臣に報告しなければならない。ただし、自ら治験を実施した者が既に製造販売の承認を与えられている医薬品に係る治験を行った場合又は既に当該被験薬について治験の依頼をした者が治験を行っている場合については、この限りでない。

[5] 機械器具等又は加工細胞等と一体的に製造された被験薬について治験の依頼をした者又は自ら治験を実施した者による当該被験薬の機械器具等又は加工細胞等に係る部分に係る治験に関する不具合情報等の報告については、機械器具等に係る治験に関する不具合情報等の報告(則第274条の2)又は加工細胞等に係る治験に関する不具合情報等の報告(則第275条の3)の規定を準用する。

[6] 治験において用いる機械器具等又は加工細胞等に関する不具合情報等の報告については、機械器具等に係る治験に関する不具合情報等の報告(則第274条の2)又は加工細胞等に係る治験に関する不具合情報等の報告(則第275条の3)の規定を準用する。

**5** 機械器具等に係る治験に関する不具合情報等の報告について、次のとおり定められている。〈則第274条の2〉

[1] 治験の依頼をした者又は自ら治験を実施した者は、治験使用機器について次に掲げる事項を知ったときは、それぞれに定める期間内にその旨を厚生労働大臣に報告しなければならない。ただし、治験又は外国で実施された臨床試験において当該治験の被験機器と構造及び原理が同一性を有すると認められるものを使用していない場合については、この限りでない。

(1) 治験又は外国で実施された臨床試験における次に掲げる症例等の発生のうち、当該治験使用機器等の使用による影響であると疑われるもの又はそれらの使用によるものと疑われる感染症によるものであり、かつ、そのような症例等の発生又は発生数、発生頻度、発生条件等の発生傾向が当該被験機器の治験機器概要書又は科学的知見から予測できないものについては、7日

※「当該治験使用機器等」とは、当該治験使用機器又は当該治験使用機器と構造及び原理が同一性を有すると認められるものをいう。

※「治験機器概要書」とは、当該被験機器の品質、有効性及び安全性に関する情報等を記載した文書のこと

※「科学的知見」とは、被験機器以外の当該治験使用機器等についての既存の科学的知見のこと

① 死亡

② 死亡につながるおそれのある症例

(2) 治験又は外国で実施された臨床試験における次に掲げる事項((1)を除く)については、15日

① 次に掲げる症例等の発生のうち、当該治験使用機器等の使用による影響であると疑われるもの又はそれらの使用によるものと疑われる感染症によるもので、かつ、そのような症例等の発生又は発生数、発生頻度、発生条件等の発生傾向が当

該被験機器の治験機器概要書又は科学的知見から予測できないもの
- (一) 治療のために病院又は診療所への入院又は入院期間の延長が必要とされる症例
- (二) 障害
- (三) 障害につながるおそれのある症例
- (四) (一)から(三)まで並びに(1)①及び②に掲げる症例に準じて重篤である症例
- (五) 後世代における先天性の疾病又は異常

② (1)①又は②に掲げる症例等の発生のうち、当該治験使用機器等の使用による影響であると疑われるもの又はそれらの使用によるものと疑われる感染症によるもの

(3) 治験又は外国で実施された臨床試験における当該治験使用機器等の不具合の発生であって、当該不具合によって(1)①もしくは②又は(2)①(一)から(五)までに掲げる症例等が発生するおそれがあるもの((1)及び(2)を除く)については、30日

[2] 治験の依頼をした者又は自ら治験を実施した者は、治験使用機器について次に掲げる事項を知ったときは、それぞれに定める期間内にその旨を厚生労働大臣に報告しなければならない。ただし、(1)、(2)①及び②並びに(3)については、当該治験における被験者保護に関する安全性の判断に影響を与えるおそれがないと認められるときは、この限りでない。

(1) 当該被験機器等の外国における使用(臨床試験における使用を除く)で生じた次に掲げる症例等の発生のうち、当該被験機器等の使用による影響であると疑われるもの又はそれらの使用によるものと疑われる感染症によるものであり、かつ、そのような症例等の発生又は発生数、発生頻度、発生条件等の発生傾向が当該被験機器の治験機器概要書から予測できないものについては、7日

※「当該被験機器等」とは、当該被験機器又は当該被験機器と構造及び原理が同一性を有すると認められるものをいう。

① 死亡
② 死亡につながるおそれのある症例

(2) 次に掲げる事項((1)を除く)については、15日

① 当該被験機器等の外国における使用(臨床試験における使用を除く)で生じた次に掲げる症例等の発生のうち、当該被験機器等の使用による影響であると疑われるもの又はそれらの使用によるものと疑われる感染症によるものであり、かつ、そのような症例等の発生又は発生数、発生頻度、発生条件等の発生傾向が当該被験機器の治験機器概要書から予測できないもの
- (一) 治療のために病院又は診療所への入院又は入院期間の延長が必要とされる症例
- (二) 障害
- (三) 障害につながるおそれのある症例
- (四) (一)から(三)まで並びに(1)①及び②に掲げる症例に準じて重篤である症例
- (五) 後世代における先天性の疾病又は異常

② 当該被験機器等の外国における使用(臨床試験における使用を除く)で生じた(1)①又は②に掲げる症例等の発生のうち、当該被験機器等の使用による影響である

と疑われるもの又はそれらの使用によるものと疑われる感染症によるもの

③ 外国で使用されている物であって当該治験使用機器と構造及び原理が同一性を有すると認められるものに係る製造、輸入又は販売の中止、回収、廃棄その他保健衛生上の危害の発生又は拡大を防止するための措置の実施(ただし、被験機器以外の治験使用機器については、被験機器と併用した際の保健衛生上の危害の発生又は拡大を防止するための措置の実施に限る)

④ 当該被験機器等の使用による影響もしくはそれらの使用による感染症によりがんその他の重大な疾病、障害もしくは死亡が発生するおそれがあること、当該被験機器等の使用による影響であると疑われる疾病等もしくはそれらの使用によるものと疑われる感染症の発生数、発生頻度、発生条件等の発生傾向が著しく変化したこと又は当該被験機器等が治験の対象となる疾患に対して効能、効果もしくは性能を有しないことを示す研究報告(当該被験機器等の治験の対象となる疾患に対する有効性及び安全性の評価に影響を与えないと認められる研究報告を除く)

(3) 外国における使用(臨床試験における使用を除く)の際に生じた当該被験機器等の不具合の発生であって、当該不具合によって(1)①もしくは②又は(2)①㈠から㈤までに掲げる症例等が発生するおそれがあるもの((1)及び(2)を除く)については、30日

[3] [1]又は[2]にかかわらず、治験の依頼をした者又は自ら治験を実施した者は、当該治験が既に製造販売の承認を与えられている医療機器について承認事項の一部の変更(当該変更が「使用目的又は効果の追加、変更又は削除(則第114条の25第1項第1号)」に該当するものに限る)の申請に係る申請書に添付しなければならない資料の収集を目的とするものである場合においては、[1]並びに[2](1)及び(2)①及び②並びに(3)に掲げる事項のうち、外国で使用されている物であって当該治験に係る治験使用機器等の使用による影響によるものと疑われるもの又はその使用によるものと疑われる感染症によるものについては、報告することを要しない。

[4] 治験の依頼をした者又は自ら治験を実施した者は、[1]に掲げる事項、[1](2)①㈠から㈤までに掲げる症例等の発生であって当該治験使用機器等の使用による影響であると疑われるもの又はそれらの使用によるものと疑われる感染症によるもの((2)を除く)、[2](1)並びに(2)①及び②に掲げる事項、(2)①㈠から㈤までに掲げる症例等の発生であって当該被験機器等の使用による影響であると疑われるもの又はそれらの使用によるものと疑われる感染症によるもの((2)を除く)並びに[2](3)に掲げる事項について、その発現症例一覧等(被験機器以外の治験使用機器については、外国における症例を除く)を当該被験機器ごとに、当該被験機器について初めて治験の計画を届け出た日等から起算して1年ごとに、その期間の満了後2月以内に厚生労働大臣に報告しなければならない。ただし、自ら治験を実施した者が既に製造販売の承認を与えられている医療機器に係る治験を行った場合又は既に当該被験機器について治験の依頼をした者が治験を行っている場合については、この限りでない。

[5] 薬物又は加工細胞等と一体的に製造された被験機器について治験の依頼をした者又は自ら治験を実施した者による当該被験機器の薬物又は加工細胞等に係る部分に係る

治験に関する副作用等又は不具合情報等の報告については、薬物に係る治験に関する副作用等の報告(則第273条)又は加工細胞等に係る治験に関する不具合情報等の報告(則第275条の3)の規定を準用する。

[6] 治験において用いる薬物又は加工細胞等に関する副作用等又は不具合情報等の報告については、薬物に係る治験に関する副作用等の報告(則第273条)又は加工細胞等に係る治験に関する不具合情報等の報告(則第275条の3)の規定を準用する。

**6** 加工細胞等に係る治験に関する不具合情報等の報告について、次のとおり定められている。〈則第275条の3〉

[1] 治験の依頼をした者又は自ら治験を実施した者は、治験使用製品について次に掲げる事項を知ったときは、それぞれに定める期間内にその旨を厚生労働大臣に報告しなければならない。ただし、治験又は外国で実施された臨床試験において当該治験の被験製品と構成細胞又は導入遺伝子が同一性を有すると認められるものを使用していない場合については、この限りでない。

(1) 治験又は外国で実施された臨床試験における次に掲げる症例等の発生のうち、《当該治験使用製品等》の使用による影響であると疑われるもの又はそれらの使用によるものと疑われる感染症によるものであり、かつ、そのような症例等の発生又は発生数、発生頻度、発生条件等の発生傾向が当該被験製品の治験製品概要書又は科学的知見から予測できないものについては、7日

※「当該治験使用製品等」とは、当該治験使用製品又は当該治験使用製品と構成細胞又は導入遺伝子が同一性を有すると認められるものをいう。
※「治験製品概要書」とは、当該被験製品の品質、有効性及び安全性に関する情報等を記載した文書のこと
※「科学的知見」とは、被験製品以外の当該治験使用製品等についての既存の科学的知見のこと

① 死亡
② 死亡につながるおそれのある症例

(2) 治験又は外国で実施された臨床試験における次に掲げる事項((1)を除く)については、15日

① 次に掲げる症例等の発生のうち、当該治験使用製品等の使用による影響であると疑われるもの又はそれらの使用によるものと疑われる感染症によるものであり、かつ、そのような症例等の発生又は発生数、発生頻度、発生条件等の発生傾向が当該被験製品の治験製品概要書又は科学的知見から予測できないもの

㈠ 治療のために病院又は診療所への入院又は入院期間の延長が必要とされる症例
㈡ 障害
㈢ 障害につながるおそれのある症例
㈣ ㈠から㈢まで並びに(1)①及び②に掲げる症例に準じて重篤である症例
㈤ 後世代における先天性の疾病又は異常

② (1)①又は②に掲げる症例等の発生のうち、当該治験使用製品等の使用による影響であると疑われるもの又はそれらの使用によるものと疑われる感染症によるもの

(3) 治験又は外国で実施された臨床試験における当該治験使用製品等の不具合の発生であって、当該不具合によって(1)①もしくは②又は(2)①㈠から㈤までに掲げる症例等が発生するおそれがあるもの((1)及び(2)を除く)については、30日

[2] 治験の依頼をした者又は自ら治験を実施した者は、治験使用製品について次に掲げる事項を知ったときは、それぞれに定める期間内にその旨を厚生労働大臣に報告しなければならない。ただし、(1)、(2)①及び②並びに(3)については、当該治験における被験者保護に関する安全性の判断に影響を与えるおそれがないと認められるときは、この限りでない。

(1) 当該被験製品等の外国における使用(臨床試験における使用を除く)で生じた次に掲げる症例等の発生のうち、当該被験製品等の使用による影響であると疑われるもの又はそれらの使用によるものと疑われる感染症によるものであり、かつ、そのような症例等の発生又は発生数、発生頻度、発生条件等の発生傾向が当該被験製品の治験製品概要書から予測できないものについては、7日

※「当該被験製品等」とは、当該被験製品又は当該被験製品と構成細胞又は導入遺伝子が同一性を有すると認められるものをいう。

① 死亡

② 死亡につながるおそれのある症例

(2) 次に掲げる事項((1)を除く)については、15日

① 当該被験製品等の外国における使用(臨床試験における使用を除く)で生じた次に掲げる症例等の発生のうち、当該被験製品等の使用による影響であると疑われるもの又はそれらの使用によるものと疑われる感染症によるものであり、かつ、そのような症例等の発生又は発生数、発生頻度、発生条件等の発生傾向が当該被験製品の治験製品概要書から予測できないもの

㈠ 治療のために病院又は診療所への入院又は入院期間の延長が必要とされる症例

㈡ 障害

㈢ 障害につながるおそれのある症例

㈣ ㈠から㈢まで並びに(1)①及び②に掲げる症例に準じて重篤である症例

㈤ 後世代における先天性の疾病又は異常

② 当該被験製品等の外国における使用(臨床試験における使用を除く)で生じた(1)①又は②に掲げる症例等の発生のうち、当該被験製品等の使用による影響であると疑われるもの又はそれらの使用によるものと疑われる感染症によるもの

③ 外国で使用されている物であって当該治験使用製品と構成細胞又は導入遺伝子が同一性を有すると認められるものに係る製造、輸入又は販売の中止、回収、廃棄その他保健衛生上の危害の発生又は拡大を防止するための措置の実施(ただし、被験製品以外の治験使用製品については、被験製品と併用した際の保健衛生上の危害の発生又は拡大を防止するための措置の実施に限る)

④ 当該被験製品等の使用による影響もしくはそれらの使用による感染症によりがんその他の重大な疾病、障害もしくは死亡が発生するおそれがあること、当該被

験製品等の使用による影響であると疑われる疾病等もしくはそれらの使用によるものと疑われる感染症の発生数、発生頻度、発生条件等の発生傾向が著しく変化したこと又は当該被験製品等が治験の対象となる疾患に対して効能、効果もしくは性能を有しないことを示す研究報告(当該被験製品等の治験の対象となる疾患に対する有効性及び安全性の評価に影響を与えないと認められる研究報告を除く)

(3) 外国における使用(臨床試験における使用を除く)の際に生じた当該被験製品等の不具合の発生であって、当該不具合によって(1)①もしくは②又は(2)①㈠から㈤までに掲げる症例等が発生するおそれがあるもの((1)及び(2)を除く)については、30日

[3] [1]又は[2]にかかわらず、治験の依頼をした者又は自ら治験を実施した者は、当該治験が既に製造販売の承認を与えられている再生医療等製品について承認事項の一部の変更(当該変更が「用法、用量もしくは使用方法又は効能、効果もしくは性能に関する追加、変更又は削除(則第137条の28第4号)」に該当するものに限る)の申請に係る申請書に添付しなければならない資料の収集を目的とするものである場合においては、[1]並びに[2](1)及び(2)①及び②並びに(3)に掲げる事項のうち、外国で使用されている物であって当該治験に係る治験使用製品等の使用による影響であると疑われるもの又はそれらの使用によるものと疑われる感染症によるものについては、報告することを要しない。

[4] 治験の依頼をした者又は自ら治験を実施した者は、[1]に掲げる事項、[1](2)①㈠から㈤までに掲げる症例等の発生であって当該被験製品等の使用による影響であると疑われるもの又はそれらの使用によるものと疑われる感染症によるもの((2)を除く)、[2](1)並びに(2)①及び②に掲げる事項、(2)①㈠から㈤までに掲げる症例等の発生であって当該治験使用製品等の使用による影響であると疑われるもの又はそれらの使用によるものと疑われる感染症によるもの((2)を除く)並びに[2](3)に掲げる事項について、その発現症例一覧等(被験製品以外の治験使用製品については、外国における症例を除く)を当該被験製品ごとに、当該被験製品について初めて治験の計画を届け出た日等から起算して1年ごとに、その期間の満了後2月以内に厚生労働大臣に報告しなければならない。ただし、自ら治験を実施した者が既に製造販売の承認を与えられている再生医療等製品に係る治験を行った場合又は既に当該被験製品について治験の依頼をした者が治験を行っている場合については、この限りでない。

[5] 薬物又は機械器具等と一体的に製造された被験製品について治験の依頼をした者又は自ら治験を実施した者による当該被験製品の薬物又は機械器具等に係る部分に係る治験に関する副作用等又は不具合情報等の報告については、薬物に係る治験に関する副作用等の報告(則第273条)又は機械器具等に係る治験に関する不具合情報等の報告(則第274条の2)の規定を準用する。

[6] 治験において用いる薬物又は機械器具等に関する副作用等又は不具合情報等の報告については、薬物に係る治験に関する副作用等の報告(則第273条)又は機械器具等に係る治験に関する不具合情報等の報告(則第274条の2)の規定を準用する。

# 第17章 雑則(第78条—第83条の5)

■第80条の2第7項■

　厚生労働大臣は、治験が第四項又は第五項の基準に適合するかどうかを調査するため必要があると認めるときは、治験の依頼をし、自ら治験を実施し、若しくは依頼を受けた者その他治験使用薬物等を業務上取り扱う者に対して、必要な報告をさせ、又は当該職員に、病院、診療所、飼育動物診療施設、工場、事務所その他治験使用薬物等を業務上取り扱う場所に立ち入り、その構造設備若しくは帳簿書類その他の物件を検査させ、若しくは従業員その他の関係者に質問させることができる。

### 趣旨

　本規定は、厚生労働大臣は、治験が「治験を行う基準」又は「治験の管理に関する基準」に適合するかどうかを調査する必要があるときは、治験使用薬物等を業務上取り扱う者に必要な報告をさせ、当該職員に立入検査等をさせることができる旨を定めたものである。

■第80条の2第8項■

　前項の規定による立入検査及び質問については、第六十九条第八項の規定を、前項の規定による権限については、同条第九項の規定を、それぞれ準用する。

### 趣旨

　本規定は、治験に関する立入検査等については、①身分を示す証明書の携帯及び提示、②犯罪捜査のための権限ではないことの確認に係る規定を準用して適用する旨を定めたものである。

■第80条の2第9項■

　厚生労働大臣は、治験使用薬物等の使用による保健衛生上の危害の発生又は拡大を防止するため必要があると認めるときは、治験の依頼をしようとし、若しくは依頼をした者、自ら治験を実施しようとし、若しくは実施した者又は治験の依頼を受けた者に対し、治験の依頼の取消し又はその変更、治験の中止又はその変更その他必要な指示を行うことができる。

### 趣旨

　本規定は、厚生労働大臣は、①治験の依頼をしようとした者又は依頼をした者、②自ら治験を実施しようとした者又は実施した者、③治験の依頼を受けた者に、必要な指示を行うことができる旨を定めたものである。

■第80条の2第10項■

> 治験の依頼をした者若しくは自ら治験を実施した者又はその役員若しくは職員は、正当な理由なく、治験に関しその職務上知り得た人の秘密を漏らしてはならない。これらの者であつた者についても、同様とする。

### 趣旨

本規定は、①治験の依頼をした者、②自ら治験を実施した者に対し、秘密保持義務を課したものである。【法第14条第14項参照】

### 解説

1 本規定に違反した者は、6月以下の懲役又は30万円以下の罰金に処する。〈法第86条の3第1項第11号〉

また、いわゆる両罰規定の対象となっており、この行為者を使用する法人又は人には30万円以下の罰金刑が科される。〈法第90条第2号〉

なお、この罪は、告訴がなければ公訴を提起することができない。〈法第86条の3第2項〉

## 第八十条の三（機構による治験の計画に係る調査等の実施）

（平八法一〇四・追加、平一一法一六〇・平一四法一九二・一部改正、平一四法九六（平一四法一九二）・旧第八十条の四繰上・一部改正、平二五法八四・一部改正）

■第80条の3第1項■

> 厚生労働大臣は、機構に、治験の対象とされる薬物等（専ら動物のために使用されることが目的とされているものを除く。以下この条及び次条において同じ。）のうち政令で定めるものに係る治験の計画についての前条第三項後段の規定による調査を行わせることができる。

### 趣旨

本規定は、厚生労働大臣は、治験の計画に関する必要な調査を機構に行わせることができる旨を定めたものである。

### 解説

1 「薬物等」とは、薬物、機械器具等又は人・動物の細胞に培養その他の加工を施したものもしくは人・動物の細胞に導入され、これらの体内で発現する遺伝子を含有するものをいう。〈法第80条の2第2項〉

2 「政令で定めるもの」は、治験の対象とされる薬物等（動物専用のものを除く）の全部である。〈令第77条〉

第17章　雑則(第78条—第83条の5)

■第80条の3第2項■

　厚生労働大臣は、前項の規定により機構に調査を行わせるときは、当該調査を行わないものとする。

**趣　旨**

　本規定は、厚生労働大臣は、機構に調査を行わせるときは、重複して当該調査を行わないものとする旨を定めたものである。

■第80条の3第3項■

　機構は、厚生労働大臣が第一項の規定により機構に調査を行わせることとした場合において、当該調査を行つたときは、遅滞なく、当該調査の結果を厚生労働省令で定めるところにより厚生労働大臣に通知しなければならない。

**趣　旨**

　本規定は、機構に対し、調査を行ったときは、遅滞なく、当該調査の結果を厚生労働大臣に通知することを義務づけたものである。

■第80条の3第4項■

　厚生労働大臣が第一項の規定により機構に調査を行わせることとしたときは、同項の政令で定める薬物等に係る治験の計画についての前条第二項の規定による届出をしようとする者は、同項の規定にかかわらず、厚生労働省令で定めるところにより、機構に届け出なければならない。

**趣　旨**

　本規定は、治験の計画の届出をしようとする者に対し、厚生労働大臣が機構に調査を行わせるときは、機構に届出することを義務づけたものである。

■第８０条の３第５項■

　　機構は、前項の規定による届出を受理したときは、厚生労働省令で定めるところにより、厚生労働大臣にその旨を通知しなければならない。

**趣旨**

　本規定は、機構に対し、治験の計画の届出を受理したときは、厚生労働大臣に通知することを義務づけたものである。

## 第八十条の四

（平一四法一九二・追加、平一四法九六（平一四法一九二）・旧第八十条の五繰上・一部改正、平二五法八四・一部改正）

■第８０条の４第１項■

　　厚生労働大臣は、機構に、政令で定める薬物等についての第八十条の二第六項に規定する情報の整理を行わせることができる。

**趣旨**

　本規定は、厚生労働大臣は、治験使用薬物等の副作用等の報告に係る情報の整理を機構に行わせることができる旨を定めたものである。

**解説**

1　「政令で定める薬物等」は、治験使用薬物等の全部である。〈令第78条〉

⇒　上記の「治験使用薬物等」とは、当該治験の対象とされる薬物等その他の当該治験において用いる薬物等をいう。〈法第80条の2第6項〉

■第８０条の４第２項■

　　厚生労働大臣は、第八十条の二第九項の指示を行うため必要があると認めるときは、機構に、薬物等についての同条第六項の規定による調査を行わせることができる。

**趣旨**

　本規定は、厚生労働大臣は、治験使用薬物等の副作用等の報告に関する調査を機構に行わせることができる旨を定めたものである。

■第80条の4第3項■

　厚生労働大臣が、第一項の規定により機構に情報の整理を行わせることとしたときは、同項の政令で定める薬物等に係る第八十条の二第六項の規定による報告をしようとする者は、同項の規定にかかわらず、厚生労働省令で定めるところにより、機構に報告しなければならない。

**趣旨**

　本規定は、治験使用薬物等の副作用等の報告をしようとする者に対し、厚生労働大臣が機構に情報の整理を行わせるときは、機構に報告することを義務づけたものである。

■第80条の4第4項■

　機構は、第一項の規定による情報の整理又は第二項の規定による調査を行つたときは、遅滞なく、当該情報の整理又は調査の結果を厚生労働省令で定めるところにより、厚生労働大臣に通知しなければならない。

**趣旨**

　本規定は、機構に対し、治験使用薬物等の副作用等の報告に係る情報の整理又は調査を行ったときは、遅滞なく、当該情報の整理又は調査の結果を厚生労働大臣に通知することを義務づけたものである。

## 第八十条の五

（平一四法一九二・追加、平一四法九六(平一四法一九二)・旧第八十条の六繰上、平二五法八四・一部改正）

■第80条の5第1項■

　厚生労働大臣は、機構に、第八十条の二第七項の規定による立入検査又は質問のうち政令で定めるものを行わせることができる。

**趣旨**

　本規定は、厚生労働大臣は、治験に関する立入検査等を機構に行わせることができる旨を定めたものである。

**解説**

1　「政令で定めるもの」は、厚生労働大臣が当該職員に治験使用薬物等を取り扱う病院等において行わせる構造設備もしくは帳簿書類その他の物件の検査、又は従業員その他の関係者への質問の全部である。〈令第79条〉

■第80条の5第2項■

前項の立入検査又は質問については、第六十九条の二第三項から第五項までの規定を準用する。

**趣旨**

本規定は、治験に関する立入検査等については、機構による立入検査等の実施に係る規定を準用して適用する旨を定めたものである。

## 第八十条の六（原薬等登録原簿）

（平二五法八四・追加）

■第80条の6第1項■

原薬等を製造する者（外国において製造する者を含む。）は、その原薬等の名称、成分（成分が不明のものにあつては、その本質）、製法、性状、品質、貯法その他厚生労働省令で定める事項について、原薬等登録原簿に登録を受けることができる。

**趣旨**

本規定は、原薬等を製造する者は、その原薬等について、原薬等登録原簿に登録を受けることができる旨を定めたものである。

**解説**

1　医薬品等には、原薬のほか、pH調整剤、増粘剤など様々な成分が配合されており、その承認審査の際には、当該原薬等に関する詳細な資料の提出が求められるが、そうした成分は原薬メーカーから購入したものである場合が少なくない。

　　この場合、原薬メーカーの立場からすれば、当該成分の製法等のデータは企業秘密にあたるため、顧客にあたる承認申請者（例：製薬会社）においそれと開示できるものではない。一方、製薬会社の立場からすれば、審査側が開示を求めているから当該成分のデータを入手しようとしているのにすぎない。さらに、審査側の立場からすれば、当該成分のデータは承認審査のために必須のものであるが、承認申請者から直接入手しなければならないというものではない。

　　このような事情を踏まえてマスターファイル制度が設けられている。原薬メーカーにとっては当該成分のデータを承認申請者に提供する必要がないというメリット、承認申請者にとっては承認申請に必要な資料から当該成分のデータを省略することができるというメリットが得られることになる。

2　「原薬」とは、医薬品の生産に使用し、疾患の診断・治療・緩和・手当・予防において直接の効果もしくは薬理活性を示すこと、あるいは身体の構造及び機能に影響を与えることを目的とする物質又は物質の混合物で、医薬品の製造に使用されたときに有効成

分となるものをいう。〈H13/11/2 医薬発第 1200 号〉
3 「原薬等」とは、原薬たる医薬品その他厚生労働省令で定める物をいう。〈法第 14 条第 4 項〉
⇒ 原薬等は、次に掲げるものである。〈則第 280 条の 2〉
① 専ら他の医薬品(動物専用のものを除く)の製造の用に供されることが目的とされている医薬品(動物専用のものを除く)
② これまで医薬品の製造に使用されたことのない添加剤又はこれまでの成分の配合割合と異なる添加剤
③ 専ら医療機器(動物専用のものを除く)の製造の用に供されることが目的とされている原材料
④ 専ら再生医療等製品(動物専用のものを除く)の製造の用に供されることが目的とされている原材料
⑤ ①から④までに掲げるもののほか、容器その他の厚生労働大臣が指定するもの
4 「外国において製造する者を含む」とあるように、外国の原薬メーカーであっても原薬等登録原簿に登録を受けることができる。
⇒ 外国において原薬等を製造する者であって登録の申請をしようとするものは、原薬等国内管理人を、本邦内に住所を有する者(外国法人で本邦内に事務所を有する者の当該事務所の代表者を含む)のうちから、当該登録の申請の際選任しなければならない。〈則第 280 条の 3 第 2 項〉
※「原薬等国内管理人」とは、外国において原薬等を製造する者であって原薬等登録原簿への登録の申請をしようとするものの原薬等について、本邦内において当該登録等に係る事務を行う者をいう。
5 「原薬等登録原簿」は、マスターファイル、MFと呼ばれる。
※「MF」とは、Master File の略
6 「厚生労働省令で定める事項」は、次に掲げるものである。〈則第 280 条の 3 第 3 項〉
① 当該品目を製造する製造所の名称及び所在地
② 当該品目の安全性に関する情報
③ 当該登録を受けようとする者の氏名及び住所
④ 当該登録を受けようとする者が当該品目に係る製造業の許可もしくは登録又は外国製造業者の認定もしくは登録を受けているときは、当該の許可の区分及び許可番号、登録番号又は認定の区分及び認定番号
⑤ 外国において原薬等を製造する者にあっては、原薬等国内管理人の氏名及び住所
⇒ 登録の申請書には、上記①から⑤までの事項に関する書類を添えなければならない。〈則第 280 条の 3 第 4 項〉
7 厚生労働大臣は、原薬等登録原簿の登録台帳を備え、次に掲げる事項を記載する。〈則第 280 条の 7 第 1 項〉
① 登録番号及び登録年月日
② 原薬等登録業者の氏名及び住所
③ 当該品目の名称
④ 当該品目の製造所の名称及び所在地

⑤ 原薬等登録業者が製造業の許可もしくは登録又は外国製造業者の認定もしくは登録を受けているときは、当該の許可の区分及び許可番号、登録番号又は認定の区分及び認定番号
⑥ 外国において原薬等を製造する者にあっては、原薬等国内管理人の氏名及び住所
⑦ 当該品目の登録内容の概要

**8** 厚生労働大臣は、原薬等の登録をしたときは、その登録を申請した者に登録証を交付しなければならない。〈則第280条の4第1項〉

<登録の承継>

**9** 原薬等登録業者について相続、合併又は分割（登録に係る書類を承継させるものに限る）があったときは、相続人（相続人が2人以上ある場合において、その全員の同意により当該原薬等登録業者の地位を承継すべき相続人を選定したときは、その者）、合併後存続する法人もしくは合併により設立した法人又は分割により当該登録に係る書類を承継した法人は、当該原薬等登録業者の地位を承継する。〈則第280条の14第1項〉

**10** 原薬等登録業者がその地位を承継させる目的で当該登録に係る書類の譲渡しをしたときは、譲受人は、当該原薬等登録業者の地位を承継する。〈則第280条の14第2項〉

※「登録に係る書類」とは、登録申請書の添付書類（則第280条の3第4項）のこと

**11** 原薬等登録業者の地位を承継した者は、相続の場合にあっては相続後遅滞なく、相続以外の場合にあっては承継前に、届書を厚生労働大臣に届け出なければならない。〈則第280条の14第3項〉

⇒ 上記の届書には、原薬等登録業者の地位を承継する者であることを証する書類を添えなければならない。〈則第280条の14第4項〉


■**第80条の6第2項**■

厚生労働大臣は、前項の登録の申請があつたときは、次条第一項の規定により申請を却下する場合を除き、前項の厚生労働省令で定める事項を原薬等登録原簿に登録するものとする。

**趣旨**
本規定は、厚生労働大臣は、原薬等の登録の申請があったときは、登録拒否事由に抵触するとして申請を却下する場合を除き、原薬等登録原簿に登録する旨を定めたものである。

**解説**
**1** 登録の対象について、次のように示されている。〈H26/11/17 薬食審査発1117第3号等〉
① 次に掲げる医薬品、医療機器及び再生医療等製品の製造（輸出用に製造されるものを含む）の用に供される原材料等について登録対象とすることができる。
（一）医薬品原薬、中間体及び製剤原料（例：バルクのうち特殊な剤形）
（二）新添加剤及びこれまでと配合割合が異なるプレミックス添加剤

㈢　医療機器原材料
　㈣　再生医療等製品原材料(例：細胞、培地、培地添加物、細胞加工用資材)
　㈤　容器・包装材
② 要指導・一般用医薬品に用いる原薬、中間体及び製剤原料(例：バルクのうち特殊な剤形)については、品質及び安全性が従来の規格及び試験方法においても確立されているものと考えられており、当面、マスターファイルを利用することは差し控えられたい。
　　※「要指導・一般用医薬品」とは、要指導医薬品及び一般用医薬品(新有効成分含有医薬品(再審査期間中に申請されるものを含む)を除く)をいう。
③ 登録することができる事項は、製造所の名称等の登録証記載情報の他、製造方法、製造工程管理、品質管理試験、規格及び試験方法、安定性試験、非臨床試験(主として新添加剤)であること
④ BSE対策において実施している「TSE資料番号(平成15年8月1日薬食審査発第0801001号等)」に基づく、新たなTSE資料についてもマスターファイル制度を利用すること
⑤ 医療機器原材料のマスターファイルへの登録事項は、原材料の特定に関する情報であること
⑥ 登録を受けた原材料は、医薬品、医療機器及び再生医療等製品の区分の別によらず、利用可能であること
⑦ 承認審査等において指摘された事項においてマスターファイルの使用が適当と認められる場合には、登録の対象となること

**2** 新規の登録について、次のように示されている。〈H26/11/17 薬食審査発1117第3号等〉
① 新規の登録については、機構に登録申請書及び添付資料を提出する。登録区分は次のとおりである。
　㈠　専ら医薬品(動物専用のものを除く)の製造の用に供されることが目的とされている医薬品(原薬、中間体及び特殊な製造方法により製造される製剤原料をいう)
　㈡　これまで医薬品の製造に使用されたことがない添加剤又はこれまでの成分の配合割合と異なる添加剤(新添加剤及びこれまでの配合割合とは異なるプレミックス添加剤をいう)
　㈢　専ら医療機器(動物専用のものを除く)の製造の用に供されることが目的とされている原材料
　㈣　その他(包装材料等)
　　※ 再生医療等製品の製造に関連するもの及びTSE資料はこれに含まれる。
　　※「TSE」とは、Transmissible Spongiform Encephalopathyの略。伝染性海綿状脳症のこと
② 登録申請書には、登録を行おうとする工程における製造方法の概要等を記載すること。なお、記載にあたっては、「改正薬事法に基づく医薬品等の製造販売承認申請書記載事項に関する指針について(平成17年2月10日薬食審査発第0210001号)」等を参考とすること
③ 登録される場合は、登録証と登録申請書の副本が交付されること。登録証には非開示情報は含まれない。

3　医療機器原材料の登録申請の取扱いについては、MF 指針(平成 26 年 11 月 17 日薬食審査発 1117 第 3 号等)によるほか、以下のとおりとする。〈R1/5/30 薬生機審発 0530 第 1 号〉

① 登録対象は、旧 MF 制度(平成 12 年 12 月 6 日付け医薬審第 1286 号)においては、ポリ塩化ビニル、ポリエチレン及びポリプロピレンのみであったが、これら以外の医療機器原材料についても登録することが適当な場合は、登録対象とすること。ただし、医療機器に用いられる抗がん剤や免疫抑制剤等の薬剤は、医療機器原材料への登録対象とはせず、医薬品原薬として MF に登録すること

② 登録項目は、原材料の特定に関する情報とし、「医療用具の有効性、安全性評価手法に関する国際ハーモナイゼーション研究「医療用具の製造(輸入)承認申請書における原材料記載について」の報告書の送付について(平成 16 年 11 月 15 日事務連絡)」に示されている原材料記載要領を参考にして登録すること

③ 「製造業の登録区分又は外国製造業者の登録区分」、「登録番号」及び「登録年月日」として、それぞれ「医療機器　登録」、「99BZ888888」及び「(元号)XX 年 XX 月 XX 日」と記入して申請すること

　　※「年月日」は、MF の登録申請年月日を記載すること

④ 「原薬等の名称」の欄には、「一般名(通称)」及び「販売名(商品名、製品名)」の両方を記載すること

⑤ 「成分及び分量又は本質」の欄には、以下の事項を記載すること(システム上で記載できない場合は、テキスト欄に記載すること)

　㈠ ケミカル・アブストラクツ・サービス登録番号(CAS 登録番号)又は化審法に基づき公示された官報公示整理番号(いずれも存在しない場合は記載を省略しても差し支えない)

　　　※「化審法」とは、化学物質の審査及び製造等の規制に関する法律(昭和 48 年法律第 117 号)のこと

　㈡ 化学構造式(別紙(略)に記載すること)

　㈢ 分子量等(重合体の場合など、分子量の特定が困難な場合は、メルトインデックス、粘度等の記載でも差し支えない)

　㈣ 主な添加剤成分の種類と配合量

　㈤ その他、登録対象を特定することができる情報

# 第17章 雑則(第78条—第83条の5)

■第80条の6第3項■

　厚生労働大臣は、前項の規定による登録をしたときは、厚生労働省令で定める事項を公示するものとする。

### 趣旨
　本規定は、厚生労働大臣は、原薬等登録原簿に登録をしたときは、公示する旨を定めたものである。

### 解説
1　「厚生労働省令で定める事項」は、次に掲げる事項であって、原薬等登録業者等に不利益を及ぼすおそれがないものである。〈則第280条の8〉
　① 登録番号及び登録年月日
　② 原薬等登録業者の氏名及び住所
　③ 当該品目の名称
2　原薬等登録原簿の登録に係る公示の方法について、次のとおり定められている。〈則第280条の13の2〉
　① 公示は、厚生労働省のホームページに掲載する方法により行う。
　② 厚生労働大臣が機構に登録等を行わせることとした場合における公示は、機構のホームページに掲載する方法により行う。


## 第八十条の七
(平二五法八四・追加)

■第80条の7第1項■

　厚生労働大臣は、前条第一項の登録の申請が当該原薬等の製法、性状、品質又は貯法に関する資料を添付されていないとき、その他の厚生労働省令で定める場合に該当するときは、当該申請を却下するものとする。

### 趣旨
　本規定は、厚生労働大臣は、①原薬等の製法、性状、品質又は貯法に関する資料が添付されていないとき、②厚生労働省令で定める場合に該当するときは、原薬等の登録申請を却下する旨を定めたものである。

### 解説
1　「厚生労働省令で定める場合」は、登録申請書の添付書類(則第280条の3第4項)が添付されていない場合又は申請に係る原薬等の性状もしくは品質が保健衛生上著しく不適当な場合である。〈則第280条の9〉

2 「却下」とは、申請に応答する拒否の処分の一つで、申請行為自体が不適法であるがゆえに、申請内容に問題があるかどうかの判断をすることなく否の応答をするときをいう。なお、申請行為は適法であるが、申請内容に問題があるために行政庁が否の応答をするときを「棄却」という。

■第80条の7第2項■

厚生労働大臣は、前項の規定により申請を却下したときは、遅滞なく、その理由を示して、その旨を申請者に通知するものとする。

【趣旨】

本規定は、厚生労働大臣は、原薬等の登録申請を却下したときは、遅滞なく、その理由を示して申請者に通知する旨を定めたものである。

## 第八十条の八

（平二五法八四・追加）

■第80条の8第1項■

第八十条の六第一項の登録を受けた者は、同項に規定する厚生労働省令で定める事項の一部を変更しようとするとき（当該変更が厚生労働省令で定める軽微な変更であるときを除く。）は、その変更について、原薬等登録原簿に登録を受けなければならない。この場合においては、同条第二項及び第三項並びに前条の規定を準用する。

【趣旨】

本規定は、原薬等の登録を受けた者に対し、登録事項の一部を変更しようとするときは、一変登録を受けることを義務づけたものである。なお、一変登録については、登録に係る規定を準用して適用することとしている。

【解説】

1 「厚生労働省令で定める軽微な変更」は、次に掲げる変更以外のものである。〈則第280条の11〉
  ① 原薬等の本質、特性、性能及び安全性に影響を与える製造方法等の変更
  ② 規格及び試験方法に掲げる事項の削除又は規格の変更
  ③ 病原因子の不活化又は除去方法に関する変更
  ④ ①から③までの変更のほか品質、有効性及び安全性に影響を与えるおそれのあるもの

2 登録事項の変更の登録の申請書には、次に掲げる書類を添えなければならない。〈則第280条の10第2項〉

① 登録証
② 登録事項の変更の内容に関する資料

**3** 厚生労働大臣は、一変登録をしたときは、その登録を申請した者に登録証を交付しなければならない。〈則第280条の4第1項〉

**4** 登録事項の変更について、次のように示されている。〈H26/11/17 薬食審査発1117第3号等〉

① 審査等の結果、登録事項に変更がある場合、マスターファイル登録者は登録事項の変更申請を行うものとし、その後変更に係る登録証が交付されること

② 添付資料のみに係る変更についての登録変更申請は認めないこと。また、変更する登録事項によっては、変更申請ではなく、新規登録が必要になる場合があること

③ マスターファイル登録者はマスターファイルの登録事項の変更にあたって、当該マスターファイルを引用しているすべての品目の販売名、承認番号、製造販売業者の氏名及び住所及び各品目が一部変更承認申請と軽微変更届出のどちらの対象となるのか、を備考欄に記載すること

④ 変更しようとするマスターファイルを利用して承認を得ている品目がある場合には、マスターファイル登録事項の変更申請に合わせて、そのすべての品目について一部変更承認申請を行う必要があること

⑤ ただし、当該マスターファイルの変更において、製造方法が追加される場合等、登録事項の変更後も変更前からの内容が存続しており、変更前からの内容を用いる品目がある場合には、当該マスターファイル登録の製造方法等の内容ごとに番号を付す等、変更前の登録内容と変更後新たに追加された内容が分かるよう区別して記載すること。当該マスターファイルを用いた品目には、用いる番号等を記載する等により、どの内容を用いているか識別できるようにすること

⑥ 変更内容により原薬等の本質が変わるおそれのある場合には、変更登録はできないこと。この場合、新規のマスターファイル登録を行い、当該マスターファイルを使用する品目においては、新たに登録されたマスターファイルを使用する一部変更承認申請を行う必要がある。

⑦ 登録事項の変更に際しては、登録情報を利用して承認を得ている品目のうち、すべての必要な品目の一部変更承認申請が行われた後、審査を行うこと。なお、⑤のケースのような、マスターファイルは登録事項の変更であるが、一部の品目が軽微変更届出で可能な場合等にあっては、当該軽微変更届出は登録証発行後速やかに行うこと

⑧ 登録事項の変更においては、変更された登録証の交付日の日付により管理され、登録番号は登録事項の変更後も同じとすること

**5** 本規定に違反した者は、1年以下の懲役もしくは100万円以下の罰金に処し、又はこれを併科する。〈法第86条第1項第27号〉

また、いわゆる両罰規定の対象となっており、この行為者を使用する法人又は人には100万円以下の罰金刑が科される。〈法第90条第2号〉

■第80条の8第2項■

> 第八十条の六第一項の登録を受けた者は、前項の厚生労働省令で定める軽微な変更について、厚生労働省令で定めるところにより、厚生労働大臣にその旨を届け出なければならない。

**趣旨**

　本規定は、原薬等の登録を受けた者に対し、登録事項の軽微な変更をしようとするときは、厚生労働大臣に届出することを義務づけたものである。

**解説**

1　登録事項の軽微な変更の届出は、登録事項を変更した後30日以内に行わなければならない。〈則第280条の12第2項〉

2　軽微な登録事項の変更においては、当該登録情報を利用している品目の承認取得者は軽微変更届出を行う必要はないが、MF登録者は適切なバリデーション、変更管理を実施した旨の宣誓書を、軽微な登録事項の変更の届出とともに審査当局に提出する必要がある。〈H26/11/17 薬食審査発1117第3号等〉

3　本規定に違反した者は、50万円以下の罰金に処する。〈法第87条第17号〉
　また、いわゆる両罰規定の対象となっており、この行為者を使用する法人又は人には50万円以下の罰金刑が科される。〈法第90条第2号〉


## 第八十条の九

（平二五法八四・追加）

■第80条の9第1項■

> 　厚生労働大臣は、第八十条の六第一項の登録を受けた者が次の各号のいずれかに該当するときは、その者に係る登録を抹消する。
> 一　不正の手段により第八十条の六第一項の登録を受けたとき。
> 二　第八十条の七第一項に規定する厚生労働省令で定める場合に該当するに至つたとき。
> 三　この法律その他薬事に関する法令で政令で定めるもの又はこれに基づく処分に違反する行為があつたとき。

**趣旨**

　本規定は、原薬等の登録を受けた者が、①不正の手段により登録を受けたとき、②原薬等の性状又は品質が保健衛生上著しく不適当な場合に該当するに至ったとき、③薬事に関する法令に違反する行為があったときは、その者に係る登録を抹消する旨を定めたものである。

**解説**

1　「抹消」とは、帳簿等に記載された事項のうち不要となった部分を消し去ることをいい、これには"塗りつぶして見えなくする"というニュアンスが込められる。なお、「削除」

の場合は、"削って取り除く"という意味合いになり、電子的データの上書きもこれに含まれる。
2 「政令で定めるもの」は、次に掲げる法令である。〈令第79条の2〉
① 毒物及び劇物取締法
② 麻薬及び向精神薬取締法
③ 令第2条各号の法令【法第5条の解説22参照】

■第80条の9第2項■

> 厚生労働大臣は、前項の規定により登録を抹消したときは、その旨を、当該抹消された登録を受けていた者に対し通知するとともに、公示するものとする。

**趣旨**

本規定は、厚生労働大臣は、原薬等の登録を抹消したときは、その登録を受けていた者に通知するとともに、公示する旨を定めたものである。

**解説**

1 原薬等登録原簿の登録抹消に係る公示の方法について、次のとおり定められている。〈則第280条の13の2〉
① 公示は、厚生労働省のホームページに掲載する方法により行うものとする。
② 厚生労働大臣が機構に登録等を行わせることとした場合における公示は、機構のホームページに掲載する方法により行うものとする。

## 第八十条の十（機構による登録等の実施）

(平二五法八四・追加、平二六法六九・一部改正)

■第80条の10第1項■

> 厚生労働大臣は、機構に、政令で定める原薬等に係る第八十条の六第二項（第八十条の八第一項において準用する場合を含む。）の規定による登録及び前条第一項の規定による登録の抹消（以下この条において「登録等」という。）を行わせることができる。

**趣旨**

本規定は、厚生労働大臣は、原薬等の登録等の事務を機構に行わせることができる旨を定めたものである。

**解説**

1 「政令で定める原薬等」は、原薬等（動物専用のものを除く）である。〈令第79条の3〉

■第80条の10第2項■

> 第八十条の六第三項、第八十条の七及び前条第二項の規定は、前項の規定により機構が登録等を行う場合に準用する。

**趣旨**

本規定は、機構による原薬等の登録等については、厚生労働大臣が行う場合に係る規定を準用して適用する旨を定めたものである。

**解説**

1 マスターファイルの登録に係る登録番号、登録年月日、登録者氏名、登録品目名及び登録区分については、機構が公示すること。なお、登録品目名については、例えば、当該登録が製剤の治験中又は承認前に行われる場合など、登録者又は承認申請者にとって競争上不利益となる場合はその具体名は公示しないこととし、化学的な分類名等の一般的に識別可能な名称を公示する。〈H26/11/17 薬食審査発1117第3号等〉

2 「登録等」とは、原薬等の登録及びその登録の抹消をいう。〈法第80条の10第1項〉

■第80条の10第3項■

> 厚生労働大臣が第一項の規定により機構に登録等を行わせることとしたときは、同項の政令で定める原薬等に係る第八十条の六第一項若しくは第八十条の八第一項の登録を受けようとする者又は同条第二項の規定による届出をしようとする者は、第八十条の六第二項(第八十条の八第一項において準用する場合を含む。)及び第八十条の八第二項の規定にかかわらず、厚生労働省令で定めるところにより、機構に申請又は届出をしなければならない。

**趣旨**

本規定は、原薬等の登録を受けようとする者又は登録事項の軽微な変更の届出をしようとする者に対し、厚生労働大臣が原薬等の登録等の事務を機構に行わせるときは、機構に申請又は届出することを義務づけたものである。

第17章　雑則（第78条—第83条の5）

■第80条の10第4項■

　機構は、前項の申請に係る登録をしたとき、若しくは申請を却下したとき、同項の届出を受理したとき、又は登録を抹消したときは、厚生労働省令で定めるところにより、厚生労働大臣にその旨を通知しなければならない。

趣旨

　本規定は、機構に対し、①原薬等の登録をしたとき、②登録の申請を却下したとき、③登録事項の軽微な変更の届出を受理したとき、④登録を抹消したときは、厚生労働大臣に通知することを義務づけたものである。

■第80条の10第5項■

　機構が行う第三項の申請に係る登録若しくはその不作為、申請の却下又は登録の抹消については、厚生労働大臣に対して、審査請求をすることができる。この場合において、厚生労働大臣は、行政不服審査法第二十五条第二項及び第三項、第四十六条第一項及び第二項並びに第四十九条第三項の規定の適用については、機構の上級行政庁とみなす。

趣旨

　本規定は、機構が行う登録申請に係る処分・不作為、申請の却下又は登録の抹消については、厚生労働大臣に対して審査請求をすることができる旨を定めたものである。【法第13条の2第5項参照】

## 第八十一条（都道府県等が処理する事務）

(平一一法八七・全改、平一一法一六〇・平二三法一〇五・一部改正)

　この法律に規定する厚生労働大臣の権限に属する事務の一部は、政令で定めるところにより、都道府県知事、保健所を設置する市の市長又は特別区の区長が行うこととすることができる。[1〜4]

趣旨

　本規定は、厚生労働大臣の権限に属する事務の一部は、政令で、都道府県知事、保健所設置市の市長又は特別区の区長が行うことができる旨を定めたものである。

解説

＜薬局製造販売医薬品に係る権限＞

1　薬機法に規定する厚生労働大臣の権限に属する事務のうち、次に掲げるものは、都道

1243

府県知事が行うこととする。〈令第80条第1項〉

※「都道府県知事」とあるが、薬局製造販売医薬品の製造販売をし、又は薬局製造販売医薬品を製造する薬局の所在地が保健所を設置する市又は特別区の区域にある場合においては、市長又は区長となる。

① 薬局製造販売医薬品の製造販売に係る以下の権限に属する事務
　㈠ 製造販売業の許可権限(法第12条第1項)
　㈡ 製造販売の承認権限(法第14条第1項、第15項)
　㈢ 承認事項の軽微な変更の届出を受ける権限(法第14条第16項)
② 薬局製造販売医薬品の製造業の許可権限(法第13条第1項、第8項)に属する事務
③ 薬局製造販売医薬品の製造販売の届出を受ける権限(法第14条の9)に属する事務
④ 薬局製造販売医薬品の製造販売業者及び製造業者に係る以下の権限に属する事務
　㈠ 製造管理者がその製造所以外の場所で薬事に関する実務に従事するための許可権限(法第17条第8項により準用する第7条第4項)
　㈡ 製造販売業及び製造業の休廃止等の届出を受ける権限(法第19条)
　㈢ 自主回収の報告を受ける権限(法第68条の11)
　㈣ 業務運営の改善又は条件違反の是正措置の命令権限(法第72条の4)
　㈤ 総括責任者等の変更の命令権限(法第73条)
　㈥ 製造販売業及び製造業の許可取消等の権限(法第75条第1項)
　㈦ 薬局製造販売医薬品の製造販売の承認取消等の権限(法第74条の2)

<医薬品、医薬部外品又は化粧品に係る権限>

2　医薬品、医薬部外品又は化粧品に係る以下の厚生労働大臣の権限に属する事務は、①、②、⑤、⑥及び⑧に掲げる権限に属する事務についてはこれらに規定する医薬品等を製造販売しようとする者の総括責任者がその業務を行う事務所の所在地の都道府県知事が、③、④及び⑦に掲げる権限に属する事務については製造所の所在地の都道府県知事が行う。ただし、厚生労働大臣が②及び④に掲げる権限に属する事務(法第72条第1項及び第2項、第72条の2の2、第72条の4、第73条、第75条第1項並びに第75条の2第1項に規定するものに限る)並びに⑥に掲げる権限に属する事務を自ら行うことを妨げない。〈令第80条第2項〉

※「医薬品」とあるが、体外診断用医薬品を除く。

① 製造販売業の許可権限に属する事務のうち、人のために使用されることが目的とされている医薬品もしくは医薬部外品又は化粧品の製造販売に係るもの
② ①の製造販売業者に係る以下の権限に属する事務
　㈠ 製造販売業の休廃止等の届出を受ける権限(法第19条第1項)
　㈡ 自主回収の報告を受ける権限(法第68条の11)
　㈢ 品質管理又は製造販売後安全管理の方法の改善命令等の権限(法第72条第1項)
　㈣ 製造管理又は品質管理の方法の改善命令等の権限(法第72条第2項)
　㈤ 法令遵守体制の改善のための措置命令の権限(法第72条の2の2)
　㈥ 業務運営の改善又は条件違反の是正のための措置命令の権限(法第72条の4)

# 第17章　雑則(第78条—第83条の5)

　　(七) 総括責任者の変更命令の権限(法第73条)
　　(八) 許可の取消し等の権限(法第75条第1項)
③ 医薬品等の製造業の許可(許可区分の変更又は追加を含む)及び保管のみを行う製造所に係る登録の権限に属する事務のうち、人のために使用されることが目的とされている医薬品(以下を除く)もしくは医薬部外品、動物専用の医薬品もしくは医薬部外品(⑤の医薬品又は医薬部外品に該当するものに限る)又は化粧品の製造に係るもの
　　(一) 生物学的製剤
　　(二) 放射性医薬品
　　(三) 国家検定医薬品(①及び②を除く)
　　(四) (一)から(三)までに掲げる医薬品のほか、遺伝子組換え技術を応用して製造される医薬品その他その製造管理又は品質管理に特別の注意を要する医薬品であって、厚生労働大臣の指定するもの
④ ③に規定する医薬品等の製造業者に係る以下の権限に属する事務
　　(一) 製造管理者がその製造所以外の場所で薬事に関する実務に従事するための許可権限(法第17条第8項・第68条の16第2項により準用する第7条第4項)
　　(二) 製造業の休廃止等の届出を受ける権限(法第19条第2項)
　　(三) 自主回収の報告を受ける権限(法第68条の11)
　　(四) 生物由来製品の製造管理者の承認権限(法第68条の16第1項)
　　(五) 輸出用の製造業者につき、製造管理又は品質管理の方法の改善命令等の権限(法第72条第2項)
　　(六) 法令遵守体制の改善のための措置命令の権限(法第72条の2の2)
　　(七) 業務運営の改善又は条件違反の是正のための措置命令の権限(法第72条の4)
　　(八) 製造管理者等の変更命令の権限(法第73条)
　　(九) 許可の取消し等の権限(法第75条第1項)
　　(十) 登録の取消し等の権限(法第75条の2第1項)
⑤ 以下の権限に属する事務のうち、風邪薬、健胃消化薬、駆虫薬その他の厚生労働大臣の指定する種類に属する医薬品であって、その有効成分の種類、配合割合及び分量、用法及び用量、効能及び効果その他その品質、有効性及び安全性に係る事項につき当該厚生労働大臣の指定する種類ごとに厚生労働大臣の定める範囲内のもの(注射剤であるものを除く)並びに厚生労働大臣の指定する医薬部外品に係るもの(昭和45年厚生省告示第366号)
　　(一) 製造販売の承認権限(法第14条第1項、第15項)
　　(二) 承認事項の軽微な変更の届出を受ける権限(法第14条第16項)
⑥ ⑤に規定する医薬品及び医薬部外品の製造販売に係る承認取消等の権限(法第74条の2)に属する事務
⑦ GMP調査(法第14条第7項、第9項、第15項)、基準確認証の交付等(法第14条の2(第4項を除く))、変更計画に係るGMP適合性の確認(法第14条の7の2第3項)及び薬局製造販売医薬品に係る権限(令第80条第1項)に属する事務のうち、国内の製造所におい

て製造される医薬品(動物専用のもの及び以下に掲げるもの(法第14条の2(第4項を除く)に規定する権限に属する事務にあっては、㈠、㈡、㈣及び㈤を除く)又は医薬部外品(動物専用のもの及び厚生労働大臣の指定するものを除く)に係るもの

㈠ 生物学的製剤

㈡ 放射性医薬品

㈢ 新医薬品(5年ごとに行われる調査のうち製造販売の承認の取得後初めて行われる調査を受けたものを除く)

㈣ 国家検定医薬品(㈠から㈢までを除く)

㈤ ㈠から㈣までに掲げる医薬品のほか、遺伝子組換え技術を応用して製造される医薬品その他その製造管理又は品質管理に特別の注意を要する医薬品であって、厚生労働大臣の指定するもの

⑧ 製造販売の届出(法第14条の9)の権限に属する事務のうち、化粧品の製造販売業者に係るもの

### <医療機器又は体外診断用医薬品に係る権限>

**3** 医療機器又は体外診断用医薬品に係る以下の厚生労働大臣の権限に属する事務は、①及び②に掲げる権限に属する事務についてはこれらに規定する医療機器等を製造販売しようとする者の総括責任者がその業務を行う事務所の所在地の都道府県知事が、③から⑤までに掲げる権限に属する事務については製造所又は事業所の所在地の都道府県知事が行う。ただし、厚生労働大臣が②及び⑤に掲げる権限に属する事務(法第72条第1項及び第2項、第72条の2の2、第72条の4、第73条、第75条第1項並びに第75条の2第1項に規定するものに限る)を自ら行うことを妨げない。〈令第80条第3項〉

① 製造販売業の許可権限に属する事務のうち、人のために使用されることが目的とされている医療機器等の製造販売に係るもの

② ①の製造販売業者に係る以下の権限に属する事務

㈠ 製造販売業の休廃止等の届出を受ける権限(法第23条の2の16第1項)

㈡ 自主回収の報告を受ける権限(法第68条の11)

㈢ 品質管理又は製造販売後安全管理の方法の改善命令等の権限(法第72条第1項)

㈣ 製造管理又は品質管理の方法の改善命令等の権限(法第72条第2項)

㈤ 法令遵守体制の改善のための措置命令の権限(法第72条の2の2)

㈥ 業務運営の改善又は条件違反の是正のための措置命令の権限(法第72条の4)

㈦ 総括責任者の変更命令の権限(法第73条)

㈧ 許可の取消し等の権限(法第75条第1項)

③ 医療機器等の製造業の登録権限に属する事務のうち、人のために使用されることが目的とされている医療機器等又は動物用医療機器(農林水産大臣の指定するものに限る)もしくは動物用体外診断用医薬品(農林水産大臣の指定する種類に属する体外診断用医薬品であって、その有効成分の種類、配合割合及び分量、使用方法、性能その他その品質、有効性及び安全性に係る事項につき当該農林水産大臣の指定する種類ごとに農林水産大臣の定める範囲内のものに限る)の製造に係るもの

④ 医療機器の修理業の許可権限(法第40条の2第1項、第7項)に属する事務のうち、人のために使用されることが目的とされている医療機器(国家検定医療機器及びその製造管理又は品質管理に特別の注意を要する医療機器であって厚生労働大臣の指定するものを除く)又は動物用医療機器(農林水産大臣の指定するものに限る)の修理に係るもの

⑤ ③及び④に規定する医療機器等の製造業者又は医療機器の修理業者に係る以下の権限に属する事務

　㈠ 体外診断用医薬品の製造管理者がその製造所以外の場所で薬事に関する実務に従事するための許可権限(法第23条の2の14第13項により準用する第7条第4項)
　㈡ 製造業の休廃止等の届出を受ける権限(法第23条の2の16第2項)
　㈢ 自主回収の報告を受ける権限(法第68条の11)
　㈣ 輸出用の製造業者につき、製造管理又は品質管理の方法の改善命令等の権限(法第72条第2項)
　㈤ 法令遵守体制の改善のための措置命令の権限(法第72条の2の2)
　㈥ 業務運営の改善又は条件違反の是正のための措置命令の権限(法第72条の4)
　㈦ 責任技術者等の変更命令の権限(法第73条)
　㈧ 医療機器の修理業の許可の取消し等の権限(法第75条第1項)
　㈨ 製造業の登録の取消し等の権限(法第75条の2第1項)

## <再生医療等製品に係る権限>

**4** 再生医療等製品に係る以下の厚生労働大臣の権限に属する事務は、再生医療等製品を製造販売しようとする者の総括責任者がその業務を行う事務所の所在地の都道府県知事が行う。ただし、厚生労働大臣が②に掲げる権限に属する事務(法第72条第1項及び第2項、第72条の2の2、第72条の4、第73条並びに第75条第1項に規定するものに限る)を自ら行うことを妨げない。〈令第80条第4項〉

① 製造販売業の許可権限に属する事務に属する事務のうち、人のために使用されることが目的とされている再生医療等製品の製造販売に係るもの

② ①に規定する再生医療等製品の製造販売業者に係る以下の権限に属する事務

　㈠ 製造販売業の休廃止等の届出を受ける権限(法第23条の36第1項)
　㈡ 自主回収の報告を受ける権限(法第68条の11)
　㈢ 品質管理又は製造販売後安全管理の方法の改善命令等の権限(法第72条第1項)
　㈣ 製造管理又は品質管理の方法の改善命令等の権限(法第72条第2項)
　㈤ 法令遵守体制の改善のための措置命令の権限(法第72条の2の2)
　㈥ 業務運営の改善又は条件違反の是正のための措置命令の権限(法第72条の4)
　㈦ 総括責任者の変更命令の権限(法第73条)
　㈧ 許可の取消し等の権限(法第75条第1項)

## 第八十一条の二（緊急時における厚生労働大臣の事務執行）

(平一一法八七・追加、平一一法一六〇・平一四法九六・一部改正)

■第81条の2第1項■

> 第六十九条第二項及び第七十二条第四項の規定により都道府県知事の権限に属するものとされている事務は、保健衛生上の危害の発生又は拡大を防止するため緊急の必要があると厚生労働大臣が認める場合にあつては、厚生労働大臣又は都道府県知事が行うものとする。この場合においては、この法律の規定中都道府県知事に関する規定(当該事務に係るものに限る。)は、厚生労働大臣に関する規定として厚生労働大臣に適用があるものとする。

■趣旨■

本規定は、都道府県知事の権限に属する立入検査等及び構造設備の改善命令等に係る事務であっても、緊急の場合には、厚生労働大臣又は都道府県知事が行う旨を定めたものである。

■解説■

1 立入検査等(法第69条第2項)及び構造設備の改善命令等(法第72条第4項)は、「地方分権の推進を図るための関係法律の整備等に関する法律(平成11年法律第87号)」により自治事務とされたことに伴い、都道府県知事の権限とされたものである。とはいえ、不良な製品の広域的な流通を未然に防ぎ、異変に気づいた者が迅速に対処できるようにする観点から、厚生労働大臣による緊急時の直接執行を担保しておく必要がある。

   そこで、平成11年の法改正により本規定が新設された。なお、厚生労働大臣による直接執行の権限の行使は、地方公共団体の自主性及び自立性に配慮し、限定的かつ抑制的になされるべきものと解される。

2 「都道府県知事」とあるが、薬局又は店舗販売業にあっては、その薬局又は店舗の所在地が保健所を設置する市又は特別区の区域にある場合においては、市長又は区長となる。〈法第69条第2項〉

<後段>

3 「当該事務に係るものに限る」とあるように、都道府県知事の権限に属する事務のうち、緊急時における厚生労働大臣の事務執行が認められているものは、立入検査等(法第69条第2項)及び構造設備の改善命令等(法第72条第4項)に係る事務に限定される。

4 「厚生労働大臣に関する規定として厚生労働大臣に適用があるものとする」とあるように、都道府県知事の権限に属する事務であっても、緊急の必要があると厚生労働大臣が認める場合にあっては、厚生労働大臣は自らの権限として執行することができる。

## 第17章　雑則(第78条—第83条の5)

■第81条の2第2項■

> 前項の場合において、厚生労働大臣又は都道府県知事が当該事務を行うときは、相互に密接な連携の下に行うものとする。

### 趣旨

本規定は、緊急時に厚生労働大臣又は都道府県知事が、都道府県知事の権限に属する事務を行う場合には、相互に密接に連携する旨を定めたものである。

### 解説

1 緊急時における厚生労働大臣の事務執行が認められる事務は、厚生労働大臣と都道県知事が重畳的に権限を行使し得るものであることから、その事務執行を円滑なものとするため、本規定が設けられている。

2 「都道府県知事」とあるが、薬局又は店舗販売業にあっては、その薬局又は店舗の所在地が保健所を設置する市又は特別区の区域にある場合においては、市長又は区長となる。〈法第69条第2項〉

3 厚生労働大臣は、都道府県知事の権限に属する事務を自らの権限に属する事務として処理するときは、あらかじめ当該都道府県知事に対し、当該事務の処理の内容及び理由を記載した書面により通知しなければならない。当該事務を処理すべき差し迫った必要がある場合はこの限りではないが、そのような場合は当該事務を処理した後相当の期間内に、通知をしなければならない。〈地方自治法第250条の6〉

## 第八十一条の三(事務の区分)

(平一一法八七・追加、平一四法九六・平一八法六九・平二三法一〇五・平二五法八四・平二六法一二二・令元法六三・一部改正)

■第81条の3第1項■

> 第二十一条、第二十三条の二の二十一、第二十三条の四十一、第六十九条第一項、第四項、第六項及び第七項、第六十九条の二第二項、第七十条第一項及び第三項、第七十一条、第七十二条第三項、第七十二条の五、第七十六条の六第一項から第五項まで及び第七項、第七十六条の七第一項及び第二項、第七十六条の七の二並びに第七十六条の八第一項の規定により都道府県が処理することとされている事務は、地方自治法(昭和二十二年法律第六十七号)第二条第九項第一号に規定する第一号法定受託事務(次項において単に「第一号法定受託事務」という。)とする。

### 趣旨

本規定は、都道府県が処理する第一号法定受託事務の範囲を定めたものである。

### 解 説

**1** 販売業者等は医薬品等の流通のいわば下流に属し、たとえ販売業者等に不備があったとしても、その影響は狭い地域に限られるため、販売業者等に係る事務を都道府県が行ったとしても不都合はない。一方、製造販売業及び製造業等は医薬品等の流通のいわば上流に属するため、その者に不備があったときは、その影響は広域的なものとなるため、医薬品等の製造販売業及び製造業等に係る事務は国が行うべきものといえる。

こうした国が行うべき事務の一部については、従前、機関委任事務として都道府県に事務執行が委ねられていたが、「地方分権の推進を図るための関係法律の整備等に関する法律(平成11年法律第87号)」により、機関委任事務が廃止されるとともに、法定受託事務と自治事務の区分けがなされた。そこで、法定受託事務の範囲を明確にするため、平成11年の法改正により本規定が新設された。

⇒ 上記の「機関委任事務」とは、法令に基いて国から委任され、都道府県知事等が国の機関として処理する事務をいう。

⇒ 上記の「法定受託事務」とは、次に掲げる事務をいう。〈地方自治法第2条第9項〉

① 第一号法定受託事務 — 法律又はこれに基づく政令により都道府県、市町村又は特別区が処理することとされる事務のうち、国が本来果たすべき役割に係るものであって、国においてその適正な処理を特に確保する必要があるものとして法律又はこれに基づく政令に特に定めるもの

② 第二号法定受託事務 — 法律又はこれに基づく政令により市町村又は特別区が処理することとされる事務のうち、都道府県が本来果たすべき役割に係るものであって、都道府県においてその適正な処理を特に確保する必要があるものとして法律又はこれに基づく政令に特に定めるもの

⇒ 上記の「自治事務」とは、地方公共団体が処理する事務のうち、法定受託事務以外のものをいう。〈地方自治法第2条第8項〉

**2** 都道府県が処理する第一号法定受託事務は、次のとおりである。

① 医薬品等の製造販売業又は製造業の許可申請等の受理に係る事務(法第21条)
② 医療機器等の製造販売業又は製造業の許可申請等の受理に係る事務(法第23条の2の21)
③ 再生医療等製品の製造販売業又は製造業の許可申請等の受理に係る事務(法第23条の41)
④ 医薬品等の関係者への立入検査等に係る事務(法第69条第1項、第4項、第6項、第7項)
⑤ 立入検査等の機構への委託に係る事務(法第69条の2第2項)
⑥ 不良な医薬品等の廃棄回収命令及びその執行に係る事務(法第70条第1項、第3項)
⑦ 医薬品等の検査命令に係る事務(法第71条)
⑧ 医薬品等の製造業者等の構造設備の改善命令等に係る事務(法第72条第3項)
⑨ 違反広告の措置命令等に係る事務(法第72条の5)
⑩ 指定薬物等である疑いがある物品の検査等に係る事務(法第76条の6第1項から第5項まで、第7項)
⑪ 指定薬物の廃棄回収命令及びその執行に係る事務(法第76条の7第1項、第2項)
⑫ 指定薬物の違法広告の中止命令等に係る事務(法第76条の7の2)
⑬ 指定薬物等の取扱い者への立入検査等に係る事務(法第76条の8第1項)

■第81条の3第2項■

　第二十一条、第六十九条第一項、第四項及び第六項、第七十条第一項及び第三項、第七十一条、第七十二条第三項並びに第七十二条の五の規定により保健所を設置する市又は特別区が処理することとされている事務は、第一号法定受託事務とする。

**趣旨**

　本規定は、保健所設置市又は特別区が処理する第一号法定受託事務の範囲を定めたものである。

**解説**

1　保健所設置市又は特別区が処理する第一号法定受託事務の範囲は、次のとおりである。
① 薬局製造販売医薬品の製造販売業又は製造業の届出の受理に係る事務(法第21条)
② 医薬品等の関係者への立入検査等に係る事務(法第69条第1項、第4項、第6項)
③ 不良な医薬品等の廃棄回収命令及びその執行に係る事務(法第70条第1項、第3項)
④ 薬局製造販売医薬品の検査命令に係る事務(法第71条)
⑤ 薬局製造販売医薬品を取り扱う薬局の構造設備の改善命令等に係る事務(法第72条第3項)
⑥ 違反広告の措置命令等に係る事務(法第72条の5)

## 第八十一条の四（権限の委任）

（平一一法一六〇・追加）

■第81条の4第1項■

　この法律に規定する厚生労働大臣の権限は、厚生労働省令で定めるところにより、地方厚生局長に委任することができる。

**趣旨**

　本規定は、厚生労働大臣の権限は、省令で、地方厚生局長に委任することができる旨を定めたものである。

**解説**

1　法令に特別の規定がない限り法令上の権限を委任することはできないが、「中央省庁等改革関係法施行法(平成11年法律第160号)」において厚生労働省の地方支分部局として地方厚生局が置かれたことに伴い、平成11年の法改正により本規定が新設された。

2　「権限の委任」とは、行政庁が法令上定められた自己の権限を他の行政庁に移譲することをいい、主として下級の行政庁に対して行われる。これは、代理権の授与ではなく、職権の授与であるため、権限の委任を受けた行政庁はその権限に属する事務を自己の職

権として行うことになる。

**3** 地方厚生局の管轄区域は、次表のとおりである。

| 北海道厚生局 | 北海道 |
|---|---|
| 東北厚生局 | 青森県、岩手県、宮城県、秋田県、山形県、福島県 |
| 関東信越厚生局 | 茨城県、栃木県、群馬県、埼玉県、千葉県、東京都、神奈川県、新潟県、山梨県、長野県 |
| 東海北陸厚生局 | 富山県、石川県、岐阜県、静岡県、愛知県、三重県 |
| 近畿厚生局 | 福井県、滋賀県、京都府、大阪府、兵庫県、奈良県、和歌山県 |
| 中国四国厚生局 | 鳥取県、島根県、岡山県、広島県、山口県、徳島県、香川県、愛媛県、高知県 |
| 九州厚生局 | 福岡県、佐賀県、長崎県、熊本県、大分県、宮崎県、鹿児島県、沖縄県 |

**4** 薬機法施行令に規定する厚生労働大臣の権限は、厚生労働省令で定めるところにより、地方厚生局長に委任することができる。〈令第82条第1項〉

**5** 次に掲げる厚生労働大臣の権限は、地方厚生局長に委任する。ただし、厚生労働大臣が⑦から㉓までの権限を自ら行うことを妨げない。〈則第281条第1項〉

① 医薬品等の製造業の許可権限(法第13条第2項)

② 製造管理者の兼務の許可権限(法第17条第8項、第23条の2の14第13項、第23条の34第8項、第68条の16第2項により準用する第7条第4項)

③ 医薬品等の製造所の休廃止等の届出を受ける権限(法第19条第2項)

④ 再生医療等製品の製造業の許可権限(法第23条の22第2項)

⑤ 再生医療等製品の製造所の休廃止等の届出を受ける権限(法第23条の36第2項)

⑥ 医療機器の修理業の許可権限(法第40条の2第2項)

⑦ 医薬品等の個人輸入の確認権限(法第56条の2第1項・第2項(法第60条、第62条、第64条及び第65条の5において準用する場合を含む))

⑧ 生物由来製品の製造管理者の承認権限(法第68条の16第1項)

⑨ 立入検査等の権限(法第69条第1項、第4項から第6項まで)

⑩ 廃棄等の命令権限(法第70条第1項から第3項まで)

⑪ 検査の命令権限(法第71条)

⑫ 製造管理又は品質管理の方法の改善等、構造設備の改善等の命令権限(法第72条第2項、第3項)

⑬ 業務運営の改善、条件違反の是正のための措置命令の権限(法第72条の4)

⑭ 無承認医薬品等の広告中止の命令権限(法第72条の5)

⑮ 総括責任者等の変更の命令権限(法第73条)

⑯ 製造販売業等の許可の取消し等の権限(法第75条第1項)

⑰ 医療機器等の製造業の登録の取消し等の権限(法第75条の2第1項)

⑱ 薬事監視員の任命権限(法第76条の3第1項)

第17章　雑則(第78条―第83条の5)

⑲　指定薬物である疑いがある物品の検査等の命令権限(法第76条の6第1項、第2項)
⑳　指定薬物の廃棄等の命令権限(法第76条の7第1項、第2項)
㉑　指定薬物の広告中止、広域規制製品の製造等中止、指定薬物等に係る違法広告の送信防止措置要請の権限(法第76条の7の2)
㉒　指定薬物に係る立入検査等の権限(法第76条の8第1項)
㉓　緊急時における事務執行の権限(法第81条の2)
㉔　医薬品等の製造業の許可証の交付権限(令第11条第1項)
㉕　医薬品等の製造業の許可証の書換え交付の申請を受ける権限(令第12条第2項)
㉖　医薬品等の製造業の許可証の再交付の申請等を受ける権限(令第13条第2項、第4項)
㉗　医薬品等の製造業の許可証の返納を受ける権限(令第14条第1項)
㉘　再生医療等製品の製造業の許可証の交付権限(令第43条の10)
㉙　再生医療等製品の製造業の許可証の書換え交付の申請を受ける権限(令第43条の11第2項)
㉚　再生医療等製品の製造業の許可証の再交付の申請等を受ける権限(令第43条の12第2項、第4項)
㉛　再生医療等製品の製造業の許可証の返納を受ける権限(令第43条の13)


■第81条の4第2項■

前項の規定により地方厚生局長に委任された権限は、厚生労働省令で定めるところにより、地方厚生支局長に委任することができる。

### 趣旨

本規定は、地方厚生局長に委任された権限は、省令で、地方厚生支局長に委任することができる旨を定めたものである。

### 解説

1　「中央省庁等改革関係法施行法(平成11年法律第160号)」において地方厚生支局が置かれたことに伴い、平成11年の法改正により本規定が新設された。
2　地方厚生支局の管轄区域は、次表のとおりである。

| 四国厚生支局 | 徳島県、香川県、愛媛県、高知県 |

3　厚生労働大臣から地方厚生局長に委任された権限は、厚生労働省令で定めるところにより、地方厚生支局長に委任することができる。〈令第82条第2項〉
4　次に掲げる権限は、地方厚生支局長に委任する。ただし、地方厚生局長がこれらの権限を自ら行うことを妨げない。〈則第281条第2項〉
①　指定薬物である疑いがある物品の検査等の命令権限(法第76条の6第1項、第2項)
②　指定薬物の廃棄等の命令権限(法第76条の7第1項、第2項)

③ 指定薬物の広告中止、広域規制製品の製造等中止、指定薬物等に係る違法広告の送信防止措置要請の権限(法第76条の7の2)
④ 指定薬物に係る立入検査等の権限(法第76条の8第1項)

## 第八十二条(経過措置)

(昭五四法五六・平一一法一六〇・一部改正)

> この法律の規定に基づき政令又は厚生労働省令を制定し、又は改廃する場合においては、それぞれ、政令又は厚生労働省令で、その制定又は改廃に伴い合理的に必要と判断される範囲内において、所要の経過措置(罰則に関する経過措置を含む。)を定めることができる。この法律の規定に基づき、厚生労働大臣が毒薬及び劇薬の範囲その他の事項を定め、又はこれを改廃する場合においても、同様とする。

### 趣旨

本規定は、政令又は省令を制定し、改廃するする場合には、合理的な範囲内において猶予期間をおくことができる旨を定めたものである。また、毒薬及び劇薬の範囲を改廃等する場合にも合理的な範囲内において猶予期間をおくことができるとしている。

### 解説

1 「合理的に必要と判断される範囲」とは、一般的には、次に掲げる点を考慮し、新しい制度等を円滑に施行するために必要と認められる範囲を意味する。
   ① 制定、改廃の理由となる国民の保健衛生の確保
   ② 制度の変革に伴って影響を受ける者の利益の保護

## 第八十三条（動物用医薬品等）

（昭五三法八七・昭五四法五六・平五法二七・平六法八四・平八法一〇四・平一一法八七・平一一法一六〇・平一五法七三・平一四法一九二（平一五法七三）・平一四法九六（平一五法七三・平一四法一九二（平一五法七三）・平一六法一三五）・平一八法六九・平一八法八四・平二三法一〇五・平二五法一七・平二五法一〇三・平二五法八四（平二五法八四（平二五法一〇三）・平二五法一〇三）・平二五法八四（平二五法一〇三）・平二六法一二二・平二七法五〇・令元法六三・令四法四七・令五法三六・一部改正）

■第83条第1項■

医薬品、医薬部外品、医療機器又は再生医療等製品（治験使用薬物等を含む。）であつて、専ら動物のために使用されることが目的とされているものに関しては、この法律（第二条第十五項、第六条の二第一項及び第二項、第六条の三第一項から第三項まで、第九条の三、第九条の四第一項、第二項及び第四項から第六項まで、第三十六条の十第一項及び第二項（同条第七項においてこれらの規定を準用する場合を含む。）、第六十条、第六十九条第五項、第七十二条第五項、第七十五条の五の二第一項から第三項まで、第七十五条の五の三、第七十五条の五の四、第七十五条の五の五第七項及び第八項、第七十五条の五の六、第七十五条の五の七第一項、第七十五条の五の八、第七十五条の五の九第四項、第七十五条の五の十一第一項及び第二項、第七十五条の五の十二第一項及び第三項、第七十五条の五の十四、第七十五条の五の十五、第七十五条の五の十六第一項、第七十五条の五の十七、第七十五条の五の十八、第七十五条の五の十九、第七十六条の三の二、第七十六条の四、第七十六条の六、第七十六条の六の二、第七十六条の七第一項及び第二項、第七十六条の七の二、第七十六条の八第一項、第七十六条の九、第七十六条の十、第七十七条並びに第八十一条の四を除く。）中「厚生労働大臣」とあるのは「農林水産大臣」と、「厚生労働省令」とあるのは「農林水産省令」と、第二条第五項から第七項までの規定中「人」とあるのは「動物」と、第四条第一項中「都道府県知事（その所在地が保健所を設置する市又は特別区の区域にある場合においては、市長又は区長。次項、第七条第四項並びに第十条第一項（第三十八条第一項並びに第四十条第一項及び第二項において準用する場合を含む。）及び第二項（第三十八条第一項において準用する場合を含む。）において同じ。）」とあるのは「都道府県知事」と、同条第三項第四号イ中「医薬品の薬局医薬品、要指導医薬品及び一般用医薬品」とあり、並びに同号ロ、第二十五条第二号、第二十六条第三項第五号、第二十九条の二第一項第二号、第三十一条、第三十六条の九（見出しを含む。）、第三十六条の十の見出し、同条第五項及び第七項並びに第五十七条の二第三項中「一般用医薬品」とあるのは「医薬品」と、第八条の二第一項中「医療を受ける者」とあるのは「獣医療を受ける動物の飼育者」と、第九条第一項第二号中「一般用医薬品（第四条第五項第四号に規定する一般用医薬品をいう。以下同じ。）」とあるのは「医薬品」と、第十四条第二項第三号ロ中「又は」とあるのは「若しくは」と、「認められるとき」とあるのは「認められるとき、又は申請に係る医薬品が、その申請に係る使用方法に従い使用される場合に、当該医薬品が有する対象動物（牛、豚その他の食用に供される動物として農林水産省令で定めるものをいう。以下同じ。）についての残留性（医薬品の使用に伴いその医薬品の成分である物質（その物質が化学的に変化して生成した物質を含む。）が動物に残留する性質をいう。以下同じ。）の程度からみて、その使用に係る対象動物の肉、乳その他の食用に供される生産物で人の健康を損なうものが生産されるおそれがあることにより、医薬品として使用価

値がないと認められるとき」と、同条第五項及び第十項、第二十三条の二の五第五項及び第十項並びに第二十三条の二十五第九項中「医療上」とあるのは「獣医療上」と、第十四条第五項及び第二十三条の二の五第五項中「人数」とあるのは「動物の数」と、第十四条の二の二第一項第一号、第十四条の三第一項第一号、第二十三条の二の六の二第一項第一号、第二十三条の二の八第一項第一号、第二十三条の二十六の二第一項第一号及び第二十三条の二十八第一項第一号中「国民の生命及び健康」とあるのは「動物の生産又は健康の維持」と、第十四条の二の二第一項第三号中「又は」とあるのは「若しくは」と、「有すること」とあるのは「有すること又は申請に係る使用方法に従い使用される場合に、当該医薬品が有する対象動物についての残留性の程度からみて、その使用に係る対象動物の肉、乳その他の食用に供される生産物で人の健康を損なうものが生産されるおそれがあること」と、第十四条の七の二第一項第三号ロ中「又は」とあるのは「若しくは」と、「認められること」とあるのは「認められること、又は当該医薬品が、当該変更計画に係る使用方法に従い使用される場合に、当該医薬品が有する対象動物についての残留性の程度からみて、その使用に係る対象動物の肉、乳その他の食用に供される生産物で人の健康を損なうものが生産されるおそれがあることにより、医薬品として使用価値がないと認められること」と、第二十一条第一項中「都道府県知事(薬局開設者が当該薬局における設備及び器具をもつて医薬品を製造し、その医薬品を当該薬局において販売し、又は授与する場合であつて、当該薬局の所在地が保健所を設置する市又は特別区の区域にある場合においては、市長又は区長。次項、第六十九条第一項、第七十一条、第七十二条第三項及び第七十五条第二項において同じ。)」とあるのは「都道府県知事」と、第二十三条の二十五第二項第三号ロ、第二十三条の二十六第一項第三号及び第二十三条の二十六の二第一項第三号中「又は」とあるのは「若しくは」と、「有すること」とあるのは「有すること又は申請に係る使用方法に従い使用される場合にその使用に係る対象動物の肉、乳その他の食用に供される生産物で人の健康を損なうものが生産されるおそれがあること」と、第二十三条の三十二の二第一項第三号ロ中「又は」とあるのは「若しくは」と、「有すること」とあるのは「有すること又は当該変更計画に係る使用方法に従い使用される場合にその使用に係る対象動物の肉、乳その他の食用に供される生産物で人の健康を損なうものが生産されるおそれがあること」と、第二十五条第一号中「要指導医薬品(第四条第五項第三号に規定する要指導医薬品をいう。以下同じ。)又は一般用医薬品」とあるのは「医薬品」と、第二十六条第一項中「都道府県知事(その店舗の所在地が保健所を設置する市又は特別区の区域にある場合においては、市長又は区長。次項及び第二十八条第四項において同じ。)」とあるのは「都道府県知事」と、同条第三項第四号中「医薬品の要指導医薬品及び一般用医薬品」とあるのは「医薬品」と、第三十六条の八第一項中「一般用医薬品」とあるのは「農林水産大臣が指定する医薬品(以下「指定医薬品」という。)以外の医薬品」と、同条第二項及び第三十六条の九第二号中「第二類医薬品及び第三類医薬品」とあるのは「指定医薬品以外の医薬品」と、同条第一号中「第一類医薬品」とあるのは「指定医薬品」と、第三十六条の十第三項及び第四項中「第二類医薬品」とあるのは「医薬品」と、第三十九条第二項中「都道府県知事(その営業所の所在地が保健所を設置する市又は特別区の区域にある場合においては、市長又は区長。次項、次条第二項及び第三十九条の三第一項において同

## 第17章 雑則(第78条—第83条の5)

じ。)」とあるのは「都道府県知事」と、第四十九条の見出し中「処方箋医薬品」とあるのは「要指示医薬品」と、同条第一項及び第二項中「処方箋の交付」とあるのは「処方箋の交付又は指示」と、第五十条第七号中「一般用医薬品にあつては、第三十六条の七第一項に規定する区分ごとに」とあるのは「指定医薬品にあつては」と、同条第十二号中「医師等の処方箋」とあるのは「獣医師等の処方箋・指示」と、同条第十三号及び第五十九条第九号中「人体」とあるのは「動物の身体」と、第五十二条第二項中「要指導医薬品、一般用医薬品」とあるのは「要指示医薬品以外の医薬品」と、第五十七条の二第三項中「第一類医薬品、第二類医薬品又は第三類医薬品」とあるのは「指定医薬品又はそれ以外の医薬品」と、第六十条中「及び第五十三条から第五十七条まで」とあるのは「、第五十三条から第五十六条まで及び第五十七条」と、「、第五十六条の二第一項中「第十四条、第十九条の二、第二十三条の二の五若しくは第二十三条の二の十七の承認若しくは第二十三条の二の二十三の認証」とあるのは「第十四条若しくは第十九条の二の承認」と、「第十四条の九若しくは第二十三条の二の十二」とあるのは「第十四条の九」と、同条第三項第二号中「第十四条の三第一項第二号に規定する医薬品その他の厚生労働大臣」とあるのは「厚生労働大臣」と読み替える」とあるのは「読み替える」と、第六十三条の二第二項中「一般消費者の生活の用に供される」とあるのは「動物の所有者又は管理者により当該動物のために使用される」と、第六十四条中「第五十五条の二まで及び第五十六条の二」とあるのは「第五十五条の二まで」と、「、第五十六条の二第一項中「第十四条、第十九条の二、第二十三条の二の五若しくは第二十三条の二の十七」とあるのは「第二十三条の二の五若しくは第二十三条の二の十七」と、「第十四条の九若しくは第二十三条の二の十二」とあるのは「第二十三条の二の十二」と、同条第三項第二号中「第十四条の三第一項第二号」とあるのは「第二十三条の二の八第一項第二号」と読み替える」とあるのは「読み替える」と、第六十八条の二の六第二項中「医学医術」とあるのは「獣医学」と、第六十九条第二項中「都道府県知事(薬局、店舗販売業又は高度管理医療機器等若しくは管理医療機器(特定保守管理医療機器を除く。)の販売業若しくは貸与業にあつては、その薬局、店舗又は営業所の所在地が保健所を設置する市又は特別区の区域にある場合においては、市長又は区長。第七十条第一項、第七十二条第四項、第七十二条の二第一項、第七十二条の二の二、第七十二条の四、第七十二条の五、第七十三条、第七十五条第一項、第七十六条、第七十六条の三の二及び第八十一条の二において同じ。)」とあるのは「都道府県知事」と、同条第四項及び第六項、第七十条第三項、第七十六条の三第一項並びに第七十六条の三の三中「、都道府県知事、保健所を設置する市の市長又は特別区の区長」とあるのは「又は都道府県知事」と、第七十六条の三第一項中「、都道府県、保健所を設置する市又は特別区」とあるのは「又は都道府県」と、第七十七条の二第一項第一号、第七十七条の三及び第七十七条の四中「対象者」とあるのは「対象の動物」と、「人数」とあるのは「数」とする。

### 趣 旨

本規定は、動物専用の医薬品、医薬部外品、医療機器又は再生医療等製品については、人又は動物のために使用される医薬品、医薬部外品、医療機器又は再生医療等製品に係る

規定を読み替えて適用する旨を定めたものである。

### 解説

1 「動物」とは、家畜、家禽、ペット等のいわゆる有用動物(例:牛、馬、豚、鶏、タイ、ハマチ、蚕、犬、猫、カナリヤ、コイ、ランチュウ)をいう。
2 「医薬品、医薬部外品、医療機器又は再生医療等製品(治験使用薬物等を含む。)であつて、専ら動物のために使用されることが目的とされているもの」は、動物用医薬品、動物用医薬部外品、動物用医療機器、動物用再生医療等製品と呼ばれる。
3 「治験使用薬物等を含む」とあるように、専ら動物のために使用されることが目的とされており、治験において用いる以下のものについても、本規定による読み替えが適用される。
  ① 薬物
  ② 機械器具等
  ③ 人又は動物の細胞に培養その他の加工を施したもの
  ④ 人又は動物の細胞に導入され、これらの体内で発現する遺伝子を含有するもの

<動物用医薬品>

4 動物用医薬品の範囲は、その成分及び分量、用法及び用量、効能又は効果等を総合的に判断して決定すべきものである。動物の疾病の診断、治療又は予防に使用されることが目的とされている物又は動物の身体構造もしくは機能に影響を及ぼすことが目的とされている物については、動物用医薬部外品又は動物用医療機器に該当する場合を除き、承認の有無にかかわらず動物用医薬品に該当する。〈H12/3/31・12畜A第728号〉
5 動物に経口的に給与する物が、動物用医薬品(又は動物用医薬部外品)に該当するか否かの判定は[壱]に基づいて、その物の成分本質を分類し、効能効果の表示等が医薬品的であるかどうかを検討の上、[弐]により行う。〈H20/4/11・19消安第14721号〉
  [壱] 各要素の解釈
    [1] 物の成分本質からみた分類
      物の成分本質(原材料)が、専ら医薬品として使用される成分本質(原材料)であるかどうかについて、取扱基準により判断する。
    [2] 医薬品的な効能効果の解釈
      (1) 医薬品的な効能効果と判断される表示例
        その物の容器、包装、添付文書又はチラシ、パンフレット、刊行物、インターネット等の広告宣伝物若しくは演述によって、以下のような効能効果が表示説明されている場合は、医薬品的な効能効果を標榜しているものとみなす。また、名称、含有成分、製法、起源等の記載説明においてこれと同様な効能効果を標榜し又は暗示するものも同様とする。
        ① 動物の疾病の治療に使用されることが目的と判断される表示例
          ・人間の成人病と同じ次のような症状に効果があります。
          ・関節疾患に苦しむ犬のための○○

② 動物の疾病の予防に使用されることが目的と判断される表示例
- ペットフードですが、外用としても抗菌洗浄や耳、目や涙腺の洗浄におすすめします。
- 膀胱結石、腎臓結石の予防に最適です。

③ 動物の身体の構造に影響を及ぼすことが目的と判断される表示例
- ○○の成分は、最新の医療研究の成果として開発された製薬段階にまで達したものであります 関節を保護 強化するために最も効果を発揮します。
- その著しい効果は、動物の関節強化、保護に、十分に発揮されます。

④ 動物の身体の機能に影響を及ぼすことが目的と判断される表示例
- 動物の食欲増進剤
- ノミ、ダニ等も近寄らなくなります。

⑤ 医薬品であることを暗示させる表示例
- ○○の漢方薬剤をベースに開発されました。
- 東洋医学で認められた健康生薬が配合されています。

⑥ 新聞、雑誌等の記事、獣医師、学者等の談話、学説、経験談等を引用又は掲載することにより医薬品であることを暗示させる表示例
- 飼育者の経験談「○○を与えたところ、体調も良くなり今も元気です」

(2) 医薬品的な効能効果の判断の具体的事例について
① 栄養補給の表現について
 (一) 直ちに医薬品的な効能効果とは判断されない表示例
  - ○○(成分名)は、皮膚、毛並みを健康に保ちます。
  - ○○(成分名)が大腸の健康に貢献
 (二) 医薬品的な効能効果と判断される表示例
  - 健康な皮膚と輝く毛並みを約束します。(理由:改善・増進を暗示しているため)
  - ○○油は、必須脂肪酸の○○(成分名)を多く含み、皮膚・毛並みを健康にしてくれます。(理由:悪い状態からの改善・増進を暗示しているため。「健康に保ちます」であれば可)

② 犬、猫等のペットフードの食事療法(又は食餌療法)に関する表現について
 (一) 直ちに医薬品的な効能効果とは判断されない表示例
  - ○(成分名)と○○(成分名)の含有量を調整した犬用のフードです。
  - 減量・ダイエットを必要とする犬、猫のために、カロリーを低く抑えて調整した療法食です
 (二) 医薬品的な効能効果と判断される表示例
  - リン含有量を制限することで ○○疾患の進行の遅延をサポートします。(理由:疾病の予防・治療を標榜しているため)
  - バランスのとれた栄養で赤血球の生成をサポート(理由:身体の機能に対する具体的作用を標榜してるため)

③ 糞や尿の臭いに関する表現について

　口臭又は体臭の防止は、医薬部外品の効能効果と判断されるため医薬品的な効能効果と判断される。また、明らかに殺菌作用を持つ成分を含有するもので消臭効果をうたえば医薬品として取扱われる。ただし、着香や臭いの吸着等の餌や腸内容物への作用によるものであって、含有されている成分の整腸作用等の薬理作用によるものではない等の理由で、以下の表示例では、直ちに医薬品的な効能効果とは判断されない。

- 配合されている○○(成分名)が糞の臭いを軽減します。
- ○○(成分名)が、腸管内の水分や腸内容物の臭いを吸着することにより尿臭が軽減されます。

④ 免疫等の表現について

(一) 直ちに医薬品的な効能効果とは判断されない表示例
- 健康を維持することにより動物が本来持っている免疫力を保ちます。
- 優れた栄養バランスにより抵抗力を保ちます。

(二) 医薬品的な効能効果と判断される表示例
- 抵抗力をつける(理由：改善・増進を暗示しているため)
- 免疫力を高める(理由：改善・増進を標榜しているため)

⑤ 毛玉に関する表現について

　「毛玉の除去」については、医薬品的な効能効果に該当する。ただし、食物繊維が豊富に含まれることにより、物理的に毛玉の形成を抑えたり除去したりすることについて、その旨明示している場合、以下の表示例では、直ちに医薬品的な効能効果とは判断しない。

- 本製品は食物繊維が豊富なため、毛玉の形成を抑えます。

⑥ 歯垢・歯石に関する表現について

　製品の物理的特性として、口腔内で消化されやすい旨や、噛むことが促される旨を明記した上で、歯垢もしくは歯石の沈着を抑える又は歯垢が付きにくくなるということを標榜することは可能である。

(一) 直ちに医薬品的な効能効果とは判断されない表示例
- かめばかむほど配合の植物パルプが歯垢ポケットにブラッシング効果をもたらし、愛犬の歯垢の蓄積を抑える手助けをします。
- 製品の独特な形状により歯垢・歯石を抑えてくれます。

(二) 医薬品的な効能効果と判断される表示例
- 歯周病の予防のために独特な形状をしています(理由：直接的に歯周病の予防を標榜しているため)

⑦ アレルギーに関する表現について

　アレルゲンとなる物質を含まないことにより、アレルギーを持った動物に対して与えることができるという場合に、含まない物質等を明記した上で、以下の表現を行うことは、直ちに医薬品的な表現とは判断しない。

- 牛肉アレルギーに悩む愛犬に配慮して、○○(商品名)は、牛肉を使用しておりません。
⑧ サポートという表現について
　サポートという表現は、健康維持の範囲で使用されるのであれば医薬品的な効能効果とは判断されないが 疾病名や身体の機能を直接的にサポートするという表現は、医薬品的な効能効果と判断される。
㈠ 直ちに医薬品的な効能効果とは判断されない表示例
- 健康な皮膚をサポート
- 健康を維持することにより免疫力の維持をサポート

㈡ 医薬品的な効能効果と判断される表示例
- 免疫力をサポート
- 肝機能をサポート

[3] 医薬品的な形状の解釈

　錠剤、丸剤又はカプセル剤のような形状のペットフード等が消費されるようになってきていることから 「ペットフード」等である旨が明示されている場合、原則として、形状のみによって医薬品に該当するかどうかの判断は行わない。ただし、アンプル剤など通常のペットフード等としては流通しない形状を用いた場合は、医薬品と判断される。

[4] 医薬品的な用法用量の解釈

　ある物の使用方法として投与時期等の記載がある場合には、原則として医薬品的な用法用量とみなす。

　一方、ペットフード等であっても、過剰給与や連用による健康被害が起きる危険性があるなど合理的な理由があるものについては、むしろ積極的に給与の時期、間隔量その他給与の際の目安を表示すべき場合がある。したがって、「ペットフード」等である旨が明示されている場合であって、成分、形状等から通常人が当該製品を医薬品と誤認することがない場合は、医薬品的な用法用量に該当しない。ただし、この場合においても、「食前」、「食後」、「食間」など、通常のペットフード等の給与時期等とは考えられない表現をした場合は、医薬品と判断される。

① 医薬品的用法用量に該当する表示例
- 食前に1錠
- 食間に2包を投与する。

② 医薬品的用法用量に該当しない例:
- 1日1回1粒を目安に与える。
- (与え方)体重○○kg以上○○kg以下は、2〜3粒

[弐] 判定方法

　動物に経口的に給与する物について、[壱]の各要素の解釈に基づいて、その成分本質を分類し、その効能効果、形状及び用法用量について医薬品的であるかどうかを検討の上、以下に示す医薬品とみなす範囲に該当するものは、原則として医薬品と判断

する。なお、2種類以上の成分が配合されているものについては、各成分のうちいずれかが医薬品と判定される場合、当該製品は医薬品とみなす。

医薬品とみなす範囲は次のとおりとする。
① 効能効果、形状及び用法用量のいかんにかかわらず、取扱基準の(1)に該当する成分本質が配合又は含有されている場合は、原則として医薬品の範囲とする。
② ①に該当せず、かつ、取扱基準の(1)に該当しない成分本質が配合又は含有されている場合であっても、以下の①から③のいずれかに該当するものにあっては、原則として医薬品とみなす。
　㈠ 医薬品的な効能効果を標ぼうするもの
　㈡ アンプル形状など専ら医薬品的形状であるもの
　㈢ 用法用量が医薬品的であるもの

⇒ 上記[壱][1]の「取扱基準」として、次のように示されている。
(1)「専ら医薬品として使用される成分本質(原材料)リスト」の考え方
　① 専ら医薬品としての使用実態のある物
　　解熱鎮痛消炎剤、ホルモン、抗生物質、消化酵素など、専ら医薬品として使用される物
　② ①以外の動植物由来物(抽出物を含む)、化学的合成品等であって、次のいずれかに該当する物
　　㈠ 毒性の強いアルカロイド、毒性たん白その他毒劇薬指定成分に相当する成分を含む物
　　㈡ 麻薬 向精神薬及び覚せい剤様作用がある物(当該成分及びその構造類似物(当該成分と同様の作用が合理的に予測される物に限る)並びにこれらの原料植物)
　　㈢ 要指示医薬品に相当する成分を含む物であって、家畜保健衛生上の観点から医薬品として規制する必要性があるもの
(2) 新規の成分本質(原材料)についての判断
　厚労省基準の別添2「専ら医薬品として使用される成分本質リスト」にも、厚労省基準の別添3「医薬品的効能効果を標榜しない限り医薬品と判断しない成分本質リスト」にも収載されていない成分本質を含む製品を輸入販売又は製造する事業者は、あらかじめ、当該成分本質の学名、使用部位、薬理作用又は生理作用、毒性、麻薬・覚醒剤様作用、国内外での医薬品としての承認前例の有無等の資料を入手の上で、農林水産省消費・安全局畜水産安全管理課又は動物医薬品検査所企画連絡室あてに提出し、その判断を求めることができる。
　　※「厚労省基準」とは、「無承認無許可医薬品の指導取締りについて(昭和46年6月1日薬発第476号)」のこと

**6** 家畜受精卵採取に用いる子宮還流液及び家畜受精卵の保存液を業として取り扱う場合は、医薬品に該当する。〈H12/3/31・12畜A第728号〉

**7** 日本薬局方に収載される医薬品は、動物にも用いられるものがあるが、あくまで人のために使用されるものである。日本薬局方に動物用医薬品は収載されていない。

<動物用医薬部外品>

8 　動物用医薬部外品の範囲は、その成分及び分量、用法及び用量、効能又は効果等を総合的に判断して決定すべきものである。〈H12/3/31・12畜A第728号〉

<動物用医療機器>

9 　動物用医療機器は、令別表第1の「動物用医療機器」において掲げられている。

10 　動物用医療機器は、動物の生命及び健康に与える影響の大きさに基づき、高度管理医療機器、管理医療機器及び一般医療機器に分類されている。分類の詳細については、農林水産省告示(平成16年告示第2217号)において定められている。

<動物用再生医療等製品>

11 　動物用再生医療等製品は、令別表第2において掲げられている。

12 　動物の身体の構造又は機能の再建、修復又は形成等の獣医療に使用されることが目的とされている物のうち、人又は動物の細胞に培養その他の加工を施したものであって、政令で定めるものは、動物用再生医療等製品である。〈法第2条第9項第1号〉

⇒ 　上記の「加工」とは、細胞の人為的な増殖・分化、細胞の株化、細胞の活性化等を目的とした薬剤処理、生物学的特性改変、非細胞成分との組み合わせ、遺伝子工学的改変等を施すことをいう。ただし、組織の分離、組織の細切、細胞の分離、特定細胞の単離(薬剤等による生物学的又は化学的な処理により分離する場合を除く)、抗生物質による処理、洗浄、ガンマ線等による滅菌、冷凍、解凍等は「加工」に該当しない(本来の細胞と異なる構造・機能を発揮することを目的として細胞を使用するために行う場合を除く)。
〈H12/3/31・12畜A第728号〉

<動物用生物由来製品>

13 　動物用生物由来製品は、農林水産大臣が薬事審議会の意見を聴いて指定するものである(法第2条第10項の読替)。その指定についての基本的な考え方は、最終製品における感染リスクを評価し、原料又は材料自体の感染リスクが高く、それに対するリスク低減措置が十分にとれないものであって、かつ、投与経路等による安全性が低いものが指定の対象となる。〈H12/3/31・12畜A第728号〉

<指定医薬品>

14 　指定医薬品とは、農林水産大臣が指定する医薬品をいう。〈法第36条の8第1項の読替〉

15 　指定医薬品として、以下の動物用医薬品が指定されている。〈動取規則別表第1〉

① 毒薬。ただし、黄リンを含有する殺そ剤を除く。

② 劇薬。ただし、リン化亜鉛及びその製剤等の8成分等を除く。

③ 抗生物質製剤。ただし、製剤である外用剤(眼適用及び子宮内適用の外用剤を除く)を除く。

④ ①から③まで以外の医薬品であって、ロメフロキサシン等の58成分、その誘導体及びそれらの塩類並びにこれらを含有する製剤。ただし、製剤である外用剤(抗菌性物質製剤である眼適用及び子宮内適用の外用剤、黄体ホルモンを含有する腟内適用の外用剤、セラメクチンを含有する外皮用剤並びにイドクスウリジンを含有する眼適用の外用剤を除く)を除く。

16 薬局開設者、店舗販売業者又は配置販売業者は、一般用医薬品につき、次に掲げる区分に応じ、当該各号に定める者に販売させなければならない。〈法第36条の9の読替〉
① 指定医薬品については、薬剤師
② 指定医薬品以外の動物用医薬品については、薬剤師又は登録販売者

⇒ 上記②の「登録販売者」とは、登録販売者試験に合格し、販売従事登録を受けた者をいう。従前、「動物用医薬品登録販売者試験」が実施されていたが、受験者がとても少なかったこと等を踏まえ、平成27年の省令改正により廃止され、通常の登録販売者試験に一本化された。

17 薬局開設者、店舗販売業者又は配置販売業者は、一般用医薬品を陳列する場合には、指定医薬品又はそれ以外の医薬品の区分ごとに、陳列しなければならない。〈法第57条の2第3項の読替〉

<要指示医薬品>

18 要指示医薬品とは、農林水産大臣の指定する医薬品をいう。〈法第49条第1項の読替〉

⇒ 要指示医薬品には、その使用にあたって獣医師の専門的な知識と技術を必要とするもの、副作用の強いもの、あるいは病原菌に対して耐性を生じやすいもの等、その使用期間中、獣医師の特別の指導を必要とするものが指定される。

19 要指示医薬品として、牛、馬、めん羊、山羊、豚、犬、猫又は鶏に使用することを目的とするものであって、ロメフロキサシン等の152成分、その誘導体及びそれらの塩類並びにこれらを含有する製剤が指定されている。ただし、製剤である外用剤(抗菌性物質製剤である眼適用及び子宮内適用の外用剤、オフロキサシンを含有する外皮用剤、オルビフロキサシンを含有する外皮用剤、イベルメクチンを含有する外皮用剤(犬又は猫に使用することを目的とするものに限る)、黄体ホルモンを含有する膣内適用の外用剤、シクロスポリンを含有する眼適用の外用剤、セラメクチンを含有する外皮用剤、モキシデクチンを含有する外皮用剤(犬又は猫に使用することを目的とするものに限る)、エプリノメクチンを含有する外皮用剤(猫に使用することを目的とするものに限る)、ラタノプロストを含有する眼適用の外用剤、イドクスウリジンを含有する眼適用の外用剤並びにマルボフロキサシンを含有する外皮用剤を除く)を除く。〈動取規則別表第3〉

⇒ 上記に「牛、馬、めん羊、山羊、豚、犬、猫又は鶏」とあるが、これは、飼育動物診療業務の制限に係る規定「獣医師でなければ、飼育動物(牛、馬、めん羊、山羊、豚、犬、猫、鶏、うずらその他獣医師が診療を行う必要があるものとして政令で定めるものに限る)の診療を業務としてはならない(獣医師法第17条)」において明示されている飼育動物の範囲を考慮したものである。〈H12/3/31・12畜A第728号〉

⇒ 上記但書は、抗菌性物質製剤である眼適用及び子宮内適用の外用剤等を除いた外用剤は、その作用が比較的緩和であることを考慮し、要指示医薬品の範囲から除外したものである。〈H12/3/31・12畜A第728号〉

20 薬局開設者又は医薬品の販売業者は、獣医師から処方箋の交付又は指示を受けた者以外の者に対して、正当な理由なく、要指示医薬品を販売し、又は授与してはならない。〈法第49条第1項本文の読替〉

## 第17章　雑則（第78条—第83条の5）

21　薬局開設者又は医薬品の販売業者は、その薬局又は店舗に帳簿を備え、獣医師から処方箋の交付又は指示を受けた者に対して要指示医薬品を販売し、又は授与したときは、その医薬品の販売又は授与に関する事項を記載しなければならない。〈法第49条第2項の読替〉

＜令和元年の法改正の概要＞

22　令和元年の法改正における動物用医薬品等の適用について、次のように整理することができる。

(1) 医薬品等への迅速なアクセスの確保

① 先駆的・特定用途の指定【医薬品・医療機器・体外診断用医薬品・再生医療等製品】(法第2条第16項、第77条の2から第77条の7まで)については、革新的な動物用医薬品等の確保等は必要であるため適用する。

② 保管のみを行う製造所の登録【医薬品・医薬部外品・化粧品】(法第13条の2の2、第13条の3の2)については、動物用医薬品等の製造業の許可制度の簡素化の観点から適用する。

③ 条件付き早期承認【医薬品・医療機器・体外診断用医薬品】(法第14条第5項・第12項・第13項、第14条の4第2項、第23条の2の5第5項・第12項・第13項)については、臨床試験の資料の一部を省略して動物用医薬品等を早期に承認する必要があるため適用する。

④ 承認事項の変更計画【医薬品・医薬部外品・化粧品・医療機器・体外診断用医薬品・再生医療等製品】(法第14条の7の2、第23条の32の2、第23条の2の10の2)については、円滑な製造方法等の変更による動物用医薬品等の安定供給が必要であるため適用する。

⑤ 定期的な GMP 調査、GCTP 調査の国際整合化【医薬品・医薬部外品・再生医療等製品】(法第14条第8項・第9項、第14条の2、第23条の25第7項・第8項、第23条の25の2)については、国際整合した合理的な GMP 調査、GCTP 調査に変更する必要があるため適用する。

⑥ QMS 調査の効率化【医療機器・体外診断用医薬品】(法第23条の2の5第8項、第23条の2の6第1項、第23条の2の23第5項、第23条の2の24第1項)については、効率的かつ合理的な QMS 調査に変更する必要があるため適用する。

⑦ 選任製造販売業者に係る変更の届出先の見直し【医薬品・医薬部外品・化粧品・医療機器・体外診断用医薬品・再生医療等製品】(法第19条の3第2項・第3項、第23条の2の18第2項・第3項、第23条の38第2項・第3項)については、届出先を機構に変更する旨の見直しであり、動物用医薬品等とは関連しないものであるため、適用しない。

(2) 医薬品等の安全対策の充実

① 添付文書の電子化【医薬品(体外診断用医薬品を含む)・医療機器・再生医療等製品】(法第52条、第63条の2、第65条の3、第68条の2から68条の2の4まで、第68条の20の2)については、動物用医薬品等の使用者に迅速に情報提供できるようにするため適用する。

② 容器へのバーコード表示【医薬品(体外診断用医薬品を含む)・医療機器・再生医療等製品】(法第68条の2の5)については、バーコードの活用による動物用医薬品等の安全対策の向上を図る必要があるため適用する。

③ 学会からの患者レジストリデータの提供【医薬品(体外診断用医薬品を含む)・医療機器・再生

医療等製品】(法第68条の2の6第2項)については、副作用情報の収集強化が動物の保健衛生の向上に資するため適用する。

(3) 医薬品等の適正流通の仕組み

① 法令遵守体制の強化【医薬品・医薬部外品・化粧品・医療機器・体外診断用医薬品・再生医療等製品】(法第12条、第13条、第13条の2の2、第17条から第18条の2、第23条の2、第23条の2の3、第23条の2の14から第23条の2の15の2まで、第23条の7、第23条の20、第23条の22、第23条の34から第23条の35の2まで、第26条、第28条から第29条の3まで、第30条、第31条の2から第31条の5まで、第34条から第36条の2の2まで、第39条、第39条の3、第40条の2、第40条の5、第69条、第72条の2の2の該当項)については、動物用医薬品等の適切な製造・流通・販売を確保する仕組みを充実させることは重要であるため適用する。

② 課徴金【医薬品(体外診断用医薬品を含む)・医薬部外品・化粧品・医療機器・再生医療等製品】(法第75条の5の2から第75条の5の19まで)については、人に用いる医薬品等の虚偽・誇大広告に係る不当な経済的利益を徴収するものであるため、適用しない。

③ 違反広告に係る措置命令、送信防止措置要請【医薬品(体外診断用医薬品を含む)・医薬部外品・化粧品・医療機器・再生医療等製品】(法第72条の5)については、人に用いる医薬品等の虚偽・誇大広告に係る取扱いを定めたものであるため、適用しない。

(4) 医薬品等の適正入手の仕組み

① 個人輸入の確認【医薬品(体外診断用医薬品を含む)・医薬部外品・化粧品・医療機器・再生医療等製品】(法第56条の2、第69条第4項、第70条第2項)

㈠ 動物用医薬品と動物用再生医療等製品については、従前より、個人輸入を原則として禁止していたが、この輸入確認制度は個人輸入をより具体的に規定するものであるため適用する。

㈡ 動物用医薬部外品と動物用医療機器については、これらを使用した食用動物から生産された肉、乳等を通じた健康被害の発生が想定されないため、適用しない。

② 麻薬取締官、麻薬取締員による模造に係る医薬品に関する立入検査等、模造に係る医薬品の廃棄回収の執行【医薬品(体外診断用医薬品を含む)】(法第76条の3の2)については、模造に係る動物用医薬品対策は農林水産大臣のみが行うため、適用しない。

③ 麻薬取締官、麻薬取締員による輸入確認に係る医薬品等の廃棄の執行【医薬品(体外診断用医薬品を含む)・医薬部外品・化粧品・医療機器・再生医療等製品】(法第76条の3の2)については、個人輸入に係る医薬品等対策は農林水産大臣のみが行うため、適用しない。

(5) 薬局・薬剤師の在り方

① 薬剤師、薬局の責務(法第1条の5第2項・第3項)については、動物用医薬品専門の薬局は実態上存在しないため、適用しない。

② 地域連携薬局、専門医療機関連携薬局の認定(法第6条の2から第6条の4まで、第72条第5項、第72条の2第3項、第75条第4項・第5項)については、在宅調剤や抗がん剤等の服薬指導は動物用医薬品になじまないこと、機能分化を検討すべき動物用医薬品専門の薬局は実態上存在しないため、適用しない。

③ 薬局の法令遵守体制の強化(法第4条、第5条、第7条、第8条、第9条、第9条の2、第69条、第72条の2の2の該当項)については、少数ながらも動物用医薬品の取扱いのある薬局が存在するため適用する。

④ オンラインによる服薬指導、調剤された薬剤の継続的な服薬指導(法第9条の4第1項・第5項・第6項)については、薬局における調剤及びそれに伴う服薬指導が動物用医薬品に存在しない概念であるため、適用しない。

⑤ 薬局医薬品の継続的な服薬管理(法第36条の4第5項)については、薬局医薬品の使用状況の継続的な管理は、動物用医薬品に存在しない概念であるため、適用しない。

(6) その他

① 医薬品等行政評価・監視委員会【医薬品(体外診断用医薬品を含む)・医薬部外品・化粧品・医療機器・再生医療等製品】(法第76条の3の4から第76条の3の12まで)については、薬害訴訟原告団の要望に基づき設置されるものであることを踏まえ、適用しない。

② 治験において副作用等報告を求める対象となる薬物等の範囲の見直し【薬物・機械器具等・加工細胞等】(法第80条の2)については、動物の保健衛生に重要であるため、適用する。

③ 承認申請書等への虚偽記載が判明した場合の承認の取消等【医薬品・医薬部外品・化粧品・医療機器・体外診断用医薬品・再生医療等製品】(法第74条の2第3項)については、動物の保健衛生に重要であるため適用する。

④ 認証の内容を逸脱する医療機器等の製造等の禁止【医療機器・体外診断用医薬品】(法第65条)については、動物の保健衛生に重要であるため適用する。

⑤ 関係行政機関の連携協力(法第76条の3の3)については、行政機関による監督の実効性の確保に資することから適用する。

＜令和4年の法改正の概要＞

23　令和4年の法改正において医薬品、医療機器又は再生医療等製品の緊急承認制度(法第14条の2の2、第23条の2の6の2、第23条の26の2)が新設されたが、動物の生産及び健康の維持に重大な影響を与えるおそれのある疾病のまん延その他の健康被害の拡大を防止するために機動的に薬事承認を行う必要があることから、これを適用する。ただし、独立行政法人医薬品医療機器総合機構に係る緊急承認の規定(法第14条の2の3、第23条の2の7、第23条の27)については、動物用医薬品等では承認申請件数が少なく、薬事承認業務を外部機関に委ねる意義が小さいため、適用しない。

＜農林水産省令＞

24　薬機法に基づき、以下の農林水産省令が定められている。

① 動物用医薬品等取締規則(平成16年農林水産省令第107号)

② 動物用医薬品等手数料規則(平成17年農林水産省令第40号)

③ 動物用医薬品製造所等構造設備規則(平成17年農林水産省令第35号)

④ 動物用医療機器及び動物用体外診断用医薬品の製造管理及び品質管理に係る業務を行う体制を定める省令(平成26年農林水産省令第59号)

⑤ 動物用医薬品、動物用医薬部外品及び動物用再生医療等製品の品質管理の基準に関

する省令(平成17年農林水産省令第19号)

⑥ 動物用医薬品、動物用医薬部外品、動物用医療機器及び動物用再生医療等製品の製造販売後安全管理の基準に関する省令(平成17年農林水産省令第20号)

⑦ 動物用医薬品の製造管理及び品質管理に関する省令(平成6年農林水産省令第18号)

⑧ 動物用医療機器及び動物用体外診断用医薬品の製造管理及び品質管理に関する省令(平成7年農林水産省令第40号)

⑨ 動物用再生医療等製品の製造管理及び品質管理に関する省令(平成26年農林水産省令第62号)

⑩ 動物用医薬品の安全性に関する非臨床試験の実施の基準に関する省令(平成9年農林水産省令第74号)

⑪ 動物用医療機器の安全性に関する非臨床試験の実施の基準に関する省令(平成17年農林水産省令第31号)

⑫ 動物用再生医療等製品の安全性に関する非臨床試験の実施の基準に関する省令(平成26年農林水産省令第60号)

⑬ 動物用医薬品の臨床試験の実施の基準に関する省令(平成9年農林水産省令第75号)

⑭ 動物用医療機器の臨床試験の実施の基準に関する省令(平成17年農林水産省令第32号)

⑮ 動物用再生医療等製品の臨床試験の実施の基準に関する省令(平成26年農林水産省令第61号)

⑯ 動物用医薬品の製造販売後の調査及び試験の実施の基準に関する省令(平成17年農林水産省令第33号)

⑰ 動物用医療機器の製造販売後の調査及び試験の実施の基準に関する省令(平成17年農林水産省令第34号)

⑱ 動物用再生医療等製品の製造販売後の調査及び試験の実施の基準に関する省令(平成26年農林水産省令第63号)

⑲ 動物用医薬品及び医薬品の使用の規制に関する省令(平成25年農林水産省令第44号)

⑳ 医薬品、医療機器等の品質、有効性及び安全性の確保等に関する法律に基づく医薬品及び再生医療等製品の使用の禁止に関する規定の適用を受けない場合を定める省令(平成15年農林水産省令第70号)

# 第17章 雑則(第78条—第83条の5)

■第83条第2項■

　農林水産大臣は、前項の規定により読み替えて適用される第十四条第一項若しくは第十五項(第十九条の二第五項において準用する場合を含む。以下この項において同じ。)若しくは第十九条の二第一項の承認の申請又は第十四条の七の二第一項の変更計画の確認の申出があつたときは、当該申請又は申出に係る医薬品につき前項の規定により読み替えて適用される第十四条第二項第三号ロ(残留性の程度に係る部分に限り、同条第十五項及び第十九条の二第五項において準用する場合を含む。)、第十四条の二の二第一項第三号(残留性の程度に係る部分に限り、第十九条の二第五項において準用する場合を含む。)又は第十四条の七の二第一項第三号ロ(残留性の程度に係る部分に限る。)に該当するかどうかについて、内閣総理大臣[1]の意見を聴かなければならない。

### 趣旨

　本規定は、農林水産大臣に対し、動物用医薬品の製造販売の承認の申請があったときは、その対象動物の肉、乳等で人の健康を損なうものが生産されるおそれがあることにより、動物用医薬品として使用価値がないと認められるかどうかについて、内閣総理大臣の意見を聴くことを義務づけたものである。

### 解説

1　令和5年の法改正により、意見聴取の相手方が「厚生労働大臣」から「内閣総理大臣」に改められた。これについて次のように整理することができる。
　①　生活衛生等関係行政の機能強化を図るため、「生活衛生等関係行政の機能強化のための関係法律の整備に関する法律(令和5年法律第36号)」において、以下のとおり所掌事務等の見直しが図られた。
　　㈠　厚生労働省、国土交通省、環境省及び消費者庁の所掌事務並びに関係審議会の調査審議事項に係る規定について所要の見直しを行うこと
　　㈡　国土交通省地方整備局及び北海道開発局の業務規定の整備を行うこと
　　㈢　食品等の規格基準の策定その他の食品衛生基準行政に関する事務の調査審議を行う審議会として、食品衛生基準審議会を消費者庁に設置すること
　②　①㈢の「食品衛生基準審議会」は、食品安全行政の司令塔機能を担う消費者庁に、従前、厚生労働省が所管していた食品衛生に関する規格基準の策定といった食品衛生基準行政を移管することにより、食品衛生についての科学的な安全を確保し、消費者利益の更なる増進を図ることを目的としている。
　③　動物用医薬品等の使用基準(法第83条の4第1項)及び当該基準の適用の例外(同法第2項)は、動物の疾病を治療等するための基準ではなく、その動物用医薬品等を使用した家畜等から得られた食(例：食肉、鶏卵)の安全を図るためのものであることから、今後、消費者庁の食品衛生基準行政が所掌すべき事務といえた。
　④　そこで、使用基準(法第83条の4第1項)等の使用規制省令を制定又は改廃しようとするときの意見聴取の相手方が、消費者庁を所管する内閣総理大臣に改められた。

■第83条第3項■

　農林水産大臣は、第一項の規定により読み替えて適用される第二十三条の二十五第一項若しくは第十一項(第二十三条の三十七第五項において準用する場合を含む。以下この項において同じ。)若しくは第二十三条の三十七第一項の承認の申請又は第二十三条の三十二の二第一項の変更計画の確認の申出があつたときは、当該申請又は申出に係る再生医療等製品につき第一項の規定により読み替えて適用される第二十三条の二十五第二項第三号ロ(当該再生医療等製品の使用に係る対象動物の肉、乳その他の食用に供される生産物で人の健康を損なうものが生産されるおそれに係る部分に限り、同条第十一項において準用する場合(第二十三条の二十六第四項の規定により読み替えて適用される場合を含む。)及び第二十三条の三十七第五項において準用する場合を含む。)、第二十三条の二十六第一項第三号若しくは第二十三条の二十六の二第一項第三号(これらの規定の当該再生医療等製品の使用に係る対象動物の肉、乳その他の食用に供される生産物で人の健康を損なうものが生産されるおそれに係る部分に限り、これらの規定を第二十三条の三十七第五項において準用する場合を含む。)又は第二十三条の三十二の二第一項第三号ロ(当該再生医療等製品の使用に係る対象動物の肉、乳その他の食用に供される生産物で人の健康を損なうものが生産されるおそれに係る部分に限る。)に該当するかどうかについて、内閣総理大臣の意見を聴かなければならない。

### 趣旨

　本規定は、農林水産大臣に対し、動物用再生医療等製品の製造販売の承認の申請があったときは、その対象動物の肉、乳等で人の健康を損なうものが生産されるおそれがあることにより、動物用再生医療等製品として使用価値がないと認められるかどうかについて、内閣総理大臣の意見を聴くことを義務づけたものである。

### 解説

1　令和5年の法改正により、意見聴取の相手方が「厚生労働大臣」から「内閣総理大臣」に改められた。【法第83条第2項の解説1参照】

## 第八十三条の二（動物用医薬品の製造の禁止）

（平一五法七三・追加、平一四法九六（平一五法七三）・令元法六三・一部改正）

■第83条の2第1項■

> 前条第一項の規定により読み替えて適用される第十三条第一項の許可（医薬品の製造業に係るものに限る。）又は第二十三条の二の三第一項の登録（体外診断用医薬品の製造業に係るものに限る。）を受けた者でなければ、動物用医薬品（専ら動物のために使用されることが目的とされている医薬品をいう。以下同じ。）の製造をしてはならない。

### 趣旨

本規定は、許可を受けない限り、動物用医薬品（体外診断用医薬品を除く）を製造することは禁止される旨を定めたものである。また、登録を受けない限り、動物用体外診断用医薬品を製造することは禁止されるとしている。

### 解説

1　人又は動物のために使用される医薬品（体外診断用医薬品を除く）については、「医薬品の製造業の許可を受けたものでなければ、業として、医薬品の製造をしてはならない（法第13条第1項）」と規定している。また、人又は動物のために使用される医薬品（体外診断用医薬品に限る）については、「業として、体外診断用医薬品の製造をしようとする者は、登録を受けなければならない（法第23条の2の3第1項）」と規定されている。

　これらは業としての製造に着目しており、業とみなされないような製造（例：1回限りの少量製造）について規制するものではない。

　一方、動物用医薬品については、使用者となる畜産農家が自ら製造して自己飼養の家畜に使用することが想定され得ることから、残留性等の問題によって人の健康に悪影響を及ぼす畜産物が生産されることを防止するため、業とみなされないような場合であっても、許可又は登録を受けた者以外の製造を禁止している。

2　本規定に違反した者は、3年以下の懲役もしくは300万円以下の罰金に処し、又はこれを併科する。〈法第84条第29号〉

　また、いわゆる両罰規定の対象となっており、この行為者を使用する法人又は人には300万円以下の罰金刑が科される。〈法第90条第2項〉

■第83条の2第2項■

前項の規定は、試験研究の目的で使用するために製造をする場合その他の農林水産省令で定める場合には、適用しない。

**趣旨**

本規定は、試験研究の目的であれば、許可又は登録を受けなくても、動物用医薬品を製造することができる旨を定めたものである。

**解説**

1　令和元年の法改正により改正前の本条第二項が削除されるとともに、改正前の本条第三項が第二項に繰り上げられて本規定となった。これについて次のように整理することができる。

① 製造販売の承認等を受けないで行われる医薬品の輸入規制の見直しを図るため、令和元年の法改正により個人輸入の確認制度(法第56条の2)が新設された。

② 改正前の本条第二項において、動物用医薬品の個人輸入を原則禁止とする規定が設けられていたが、①の確認制度と内容が重複することから、令和元年の法改正において改正前の本条第2項が削除された。

2　「農林水産省令で定める場合」は、次のとおりである。〈動取規則第213条〉

① 試験研究の目的で使用するために医薬品の製造をする場合

② 対象動物以外の動物の所有者が、当該動物に使用するために医薬品(生物学的製剤であって、体外診断用医薬品でないものを除く)の製造をする場合(当該医薬品が要指示医薬品である場合にあっては、当該所有者が獣医師の処方箋の交付又は指示を受けた場合に限る)

③ 獣医師又は飼育動物診療施設の開設者が動物の疾病の診断、治療又は予防の目的で使用するために医薬品(生物学的製剤であって、体外診断用医薬品でないものを除く)の製造をする場合

④ 国又は都道府県が家畜伝染病の診断、治療又は予防に使用されることが目的とされている医薬品(製造販売の承認を受けておらず、かつ、承認の申請がされていないものに限る)の製造をする場合

⑤ 体外診断用医薬品の製造業の登録を受けた者が体外診断用医薬品の製造をする場合

# 第八十三条の二の二（動物用再生医療等製品の製造の禁止）

（平二五法八四・追加、令元法六三・一部改正）

■第83条の2の2第1項■

> 第八十三条第一項の規定により読み替えて適用される第二十三条の二十二第一項の許可を受けた者でなければ、動物用再生医療等製品(専ら動物のために使用されることが目的とされている再生医療等製品をいう。以下同じ。)の製造をしてはならない。

**趣旨**

本規定は、許可を受けない限り、動物用再生医療等製品を製造することは禁止される旨を定めたものである。【法第83条の2第1項参照】

**解説**

1　本規定に違反した者は、3年以下の懲役もしくは300万円以下の罰金に処し、又はこれを併科する。〈法第84条第29号〉

　また、いわゆる両罰規定の対象となっており、この行為者を使用する法人又は人には300万円以下の罰金刑が科される。〈法第90条第2項〉

■第83条の2の2第2項■

> 前項の規定は、試験研究の目的で使用するために製造をする場合その他の農林水産省令で定める場合には、適用しない。

**趣旨**

本規定は、試験研究の目的であれば、許可を受けなくても、動物用再生医療等製品を製造することができる旨を定めたものである。

**解説**

1　「農林水産省令で定める場合」は、次のとおりである。〈動取規則第214条〉
① 試験研究の目的で使用するために再生医療等製品の製造をする場合
② 獣医師又は飼育動物診療施設の開設者が動物の疾病の治療又は予防の目的で使用するために再生医療等製品の製造をする場合
③ 国又は都道府県が家畜伝染病の治療又は予防に使用されることが目的とされている再生医療等製品(製造販売の承認を受けておらず、かつ、当該承認の申請がされていないものに限る)の製造をする場合

## 第八十三条の二の三(動物用医薬品の店舗販売業の許可の特例)

(平一八法六九・追加、平二五法一〇三・一部改正、平二五法八四(平二五法一〇三)・旧第八十三条の二の二繰下・一部改正、令元法六三・一部改正)

■第83条の2の3第1項■

> 都道府県知事は、当該地域における薬局及び医薬品販売業の普及の状況その他の事情を勘案して特に必要があると認めるときは、第二十六条第四項及び第五項の規定にかかわらず、店舗ごとに、第八十三条第一項の規定により読み替えて適用される第三十六条の八第一項の規定により農林水産大臣が指定する医薬品以外の動物用医薬品の品目を指定して店舗販売業の許可を与えることができる。

### 趣 旨

本規定は、都道府県知事は、地域の事情を勘案して特に必要があると認めるときは、店舗販売業の特例許可を与えることができる旨を定めたものである。

### 解 説

1 近隣に薬局やドラッグストアがなく、動物用医薬品の入手が困難である等の地域の事情がある場合には、店舗販売業の許可の要件を満たしていなくても、販売業の特例許可を与えることができるようにするため、本規定が設けられている。

2 本規定の店舗販売業は、特例店舗販売業と呼ばれる。

3 「特に必要があると認めるとき」とは、動物専用の医薬品を取り扱う薬局及び医薬品販売業の普及が十分でない場合をいう。店舗販売業の特例許可にあたっては、当該地域の動物の飼養頭羽数、面積、交通等の状況を総合的に勘案して判断する。〈H12/3/31・12畜A第728号〉

4 「農林水産大臣が指定する医薬品」とは、指定医薬品をいう。【法第83条第1項の解説14から17まで参照】

5 「動物用医薬品の品目を指定」とあるが、特例店舗販売業の許可にあたって指定する品目は、指定医薬品以外の医薬品であって、それぞれ別表第1(略)に掲げる薬効用途別分類、有効成分及び効能効果の範囲に該当するものであり、かつ、以下の要件に適合するものであることが望ましい。〈H12/3/31・12畜A第728号〉

① 一般に薬理作用が緩和であり、毒薬・劇薬及び医薬部外品に該当しないものであること
② 貯蔵保管が容易であり、経時変化が起こりやすくないものであること
③ 注射による投与等、用法及び用量からみて、一般にその使用方法が困難でないものであること

⇒ 特例店舗販売業に係る1店舗当たりの指定品目数については、各都道府県の実態を勘案して上限を設定するとともに、販売品目の指定にあたっては、上記①から③までの適合要件等に該当する品目のうち、特例店舗販売業の当該店舗ごとに取り扱うことが必要と認められる最小限度のものに限定することが望ましい。なお、特例店舗販売業者が、当該上限品目数以上の医薬品の取扱いを希望する場合は、店舗販売業の許可を受ける必

要がある。〈H12/3/31・12畜A第728号〉

**6** 特例店舗販売業者は、動物用医薬品を特定販売することができる。とはいえ、特例許可は、動物用医薬品の入手の利便性の向上を図るため、地域の事情を勘案して行われるものであるため、特定販売を行う場合であったとしても、その販売先は当該地域内に限定されるべきである。それゆえ、地域限定の新聞やチラシ等を利用した特定販売は問題ないが、インターネットを利用する場合は特例許可の目的を明らかに逸脱するため、店舗販売業の許可を受けてから行うべきと考えられる。

⇒ 特例店舗販売業者が、当該地域外への販売及び広告を希望する場合は、店舗販売業の許可を受ける必要がある。〈H12/3/31・12畜A第728号〉

<動物用医薬品の販売業等の種類>

| 販売業等の種類 | 販売従事者 | 販売できる医薬品の範囲 |
| --- | --- | --- |
| 薬局 | 薬剤師 | すべての動物用医薬品 |
| | 登録販売者 | 指定医薬品以外の動物用医薬品 |
| 店舗販売業 | 薬剤師 | すべての動物用医薬品 |
| | 登録販売者 | 指定医薬品以外の動物用医薬品 |
| 特例店舗販売業 | — | 当該都道府県知事が指定した動物用医薬品<br>※指定医薬品は該当しない |
| 配置販売業 | 薬剤師 | 基準(動取規則第108条)に適合する動物用医薬品<br>※指定医薬品は該当しない |
| | 登録販売者 | |
| 卸売販売業 | 薬剤師 | すべての動物用医薬品 |
| | 登録販売者 | 指定医薬品以外の動物用医薬品 |

■第83条の2の3第2項■

前項の規定により店舗販売業の許可を受けた者(次項において「動物用医薬品特例店舗販売業者」という。)に対する第二十七条並びに第三十六条の十第三項及び第四項の規定の適用については、第二十七条中「薬局医薬品(第四条第五項第二号に規定する薬局医薬品をいう。以下同じ。)」とあるのは「第八十三条の二の三第一項の規定により都道府県知事が指定した品目以外の医薬品」と、第三十六条の十第三項中「販売又は授与に従事する薬剤師又は登録販売者」とあるのは「販売又は授与に従事する者」と、同条第四項中「当該薬剤師又は登録販売者」とあるのは「当該販売又は授与に従事する者」とし、第二十八条から第二十九条の三まで、第三十六条の九、第三十六条の十第五項、第七十二条の二第一項及び第七十三条の規定は、適用しない。

### 趣旨

本規定は、特例店舗販売業者については、店舗販売業者に係る規定を読み替えて適用するとともに、一部の規定は適用しない旨を定めたものである。

### 解説

1　特例店舗販売業者には、以下の規定は適用されない。
　① 店舗の管理(法第28条)
　② 店舗管理者の義務(法第29条)
　③ 店舗販売業者の遵守事項(法第29条の2)
　④ 店舗販売業者の法令遵守体制(法第29条の3)
　⑤ 一般用医薬品の販売に従事する者(法第36条の9)
　⑥ 一般用医薬品に関する相談応需(法第36条の10第5項)
　⑦ 業務体制の整備命令(法第72条の2第1項)
　⑧ 店舗管理者の変更命令(法第73条)

■第83条の2の3第3項■

動物用医薬品特例店舗販売業者については、第三十七条第二項の規定を準用する。

### 趣旨

本規定は、特例店舗販売業者については、配置販売業者による分割販売の制限に係る規定を準用して適用する旨を定めたものである。

## 第八十三条の三（使用の禁止）

<small>（平一五法七三・追加、平二五法八四・一部改正）</small>

> 何人も、直接の容器若しくは直接の被包に第五十条（第八十三条第一項の規定により読み替えて適用される場合を含む。）に規定する事項が記載されている医薬品以外の医薬品又は直接の容器若しくは直接の被包に第六十五条の二（第八十三条第一項の規定により読み替えて適用される場合を含む。）に規定する事項が記載されている再生医療等製品以外の再生医療等製品を対象動物に使用してはならない。ただし、試験研究の目的で使用する場合その他の農林水産省令で定める場合は、この限りでない。

### 趣旨

　本規定は、すべての者に対し、未承認医薬品又は未承認再生医療等製品を対象動物に使用することを禁止したものである。ただし、試験研究の目的であれば、対象動物に使用してもよいこととしている。

### 解説

1　医薬品の直接の容器等には、法定表示事項が記載されていなければならず（法第50条）、法定表示事項の記載が適正になされていない医薬品の販売は禁止されている（法第55条第1項）。また、再生医療等製品の直接の容器等には、法定表示事項が記載されていなければならず（法第65条の2）、法定表示事項の記載が適正になされていない再生医療等製品の販売は禁止されている（法第65条の5）。

　このように、医薬品又は再生医療等製品は厳格な規制の対象となっており、その流通の適正が確保されているが、畜産農家が個人輸入によって医薬品等を入手し、対象動物に使用してしまう事態も想定され得るところであり、流通規制のみでは、畜産の現場から未承認医薬品等の使用を排除することは難しい。さらには、入手した医薬品等が承認を受けたものであるかどうかについて、畜産の現場で判断することは困難であり、知らずして対象動物に使用してしまうこともあり得るであろう。

　そこで、畜産の現場では、実際に承認を受けているかどうかではなく、直接の容器等に記載される法定表示事項の有無によって、使用禁止の該当性を判断させることとするため、本規定が設けられている。

2　「第五十条（略）に規定する事項が記載されている医薬品以外の医薬品」は、未承認医薬品と呼ばれる。〈H12/3/31・12畜A第728号〉

3　「第六十五条の二（略）に規定する事項が記載されている再生医療等製品以外の再生医療等製品」は、未承認再生医療等製品と呼ばれる。〈H12/3/31・12畜A第728号〉

4　使用禁止の対象物は、動物用医薬品及び動物用再生医療等製品に限定されない。すべての医薬品及び再生医療等製品が対象となる。

5　本規定に違反した者は、3年以下の懲役もしくは300万円以下の罰金に処し、又はこれを併科する。〈法第84条第29号〉

　また、いわゆる両罰規定の対象となっており、この行為者を使用する法人又は人には

300万円以下の罰金刑が科される。〈法第90条第2項〉

<但書>

**6** 「農林水産省令で定める場合」は、次のとおりである。〈H15/6/30 農林水産省令第70号〉
① 試験研究の目的で医薬品又は再生医療等製品を対象動物に使用する場合
　※「医薬品」とあるが、その直接の容器等に法第50条(法第83条第1項により読み替えて適用される場合を含む)に規定する事項が記載されているもの以外のものをいう。
　※「再生医療等製品」とあるが、その直接の容器等に法第65条の2(法第83条第1項により読み替えて適用される場合を含む)に規定する事項が記載されているもの以外のものをいう。
② 獣医師がその診療に係る対象動物の疾病の診断、治療又は予防の目的で医薬品(別表に掲げるものを除く)又は再生医療等製品を当該対象動物に使用する場合
③ 対象動物の所有者又は当該対象動物を管理する所有者以外の者(鉄道、軌道、自動車、船舶又は航空機による運送業者で当該動物の運送の委託を受けた者を除く)が、当該対象動物を診療した獣医師から交付された医薬品(別表に掲げるものを除く)又は再生医療等製品を用法、用量その他使用及び取扱い上の必要な注意についての当該獣医師の指示に従い当該対象動物に使用する場合
④ 家畜防疫員が検査、注射もしくは投薬を行うため、又は家畜防疫官が検査、注射もしくは投薬を行うため、以下のものを対象動物に使用するとき
　※「検査」とは、家畜伝染病予防法第5条第1項又は第31条第1項の規定による検査のこと
　※「注射」とは、家畜伝染病予防法第6条第1項又は第31条第1項の規定による注射のこと
　※「投薬」とは、家畜伝染病予防法第6条第1項又は第31条第1項の規定による投薬のこと
　㈠ 国又は都道府県が輸入した医薬品又は再生医療等製品(動取規則第179条の2第3項第4号、第179条の6)
　㈡ 国又は都道府県が製造した医薬品又は再生医療等製品(動取規則第213条第1項第4号、第214条第1項第3号)

⇒ 上記①の「対象動物」とは、次に掲げる動物である。〈動取規則第24条〉
① 牛、馬及び豚
② 鶏及びうずら
③ 蜜蜂
④ 食用に供するために養殖されている水産動物

⇒ 上記②又は③の「別表に掲げるもの」とは、次に掲げる医薬品である。〈H15/6/30 農林水産省令第70号〉
① 以下を有効成分とするもの

| | |
|---|---|
| ・イプロニダゾール | ・オラキンドックス |
| ・カルバドックス | ・クマホス |
| ・クロラムフェニコール | ・クロルスロン |
| ・クロルプロマジン | ・ジエチルスチルベストロール |
| ・ジメトリダゾール | ・ニタルソン |
| ・ニトロフラゾン | ・ニトロフラントイン |
| ・ニフルスチレン酸ナトリウム | ・フラゾリドン |

- フラルタドン
- マラカイトグリーン
- メトロニダゾール
- ロキサルソン
- ロニダゾール

② ゲンチアナバイオレットを含有するもの

## 第八十三条の四（動物用医薬品及び動物用再生医療等製品の使用の規制）

（昭五四法五六・追加、平一一法一六〇・一部改正、平一五法七三・旧第八十三条の二繰下・一部改正、平二五法八四・令五法三六・一部改正）

■第83条の4第1項■

> 　農林水産大臣は、動物用医薬品又は動物用再生医療等製品であつて、適正に使用されるのでなければ対象動物の肉、乳その他の食用に供される生産物で人の健康を損なうおそれのあるものが生産されるおそれのあるものについて、薬事審議会の意見を聴いて、農林水産省令で、その動物用医薬品又は動物用再生医療等製品を使用することができる対象動物、対象動物に使用する場合における使用の時期その他の事項に関し使用者が遵守すべき基準を定めることができる。

**趣旨**

　本規定は、農林水産大臣は、適正に使用されるのでなければ対象動物に残留し、人の健康を損なうおそれのある肉、乳等にする動物用医薬品又は動物用再生医療等製品について、使用基準を設けることができる旨を定めたものである。

**解 説**

1 　「動物用医薬品又は動物用再生医療等製品」とあるように、本規定の対象は、動物専用の医薬品又は再生医療等製品に限られる。人用（人と動物兼用を含む）の医薬品又は再生医療等製品であって、対象動物に使用される蓋然性が高いものは、別の規定（法第83条の5）の対象となる。

2 　「使用者が遵守すべき基準」は、使用基準と呼ばれる。

3 　「農林水産省令」において、使用基準が次のとおり定められている。〈使用規制省令第2条〉

① 別表第1から別表第3まで(略)の動物用医薬品の欄に掲げる動物用医薬品は、それぞれ、当該動物用医薬品の種類に応じ動物用医薬品使用対象動物以外の対象動物に使用してはならないこと。

　　※「動物用医薬品使用対象動物」とは、使用規制省令の別表の動物用医薬品使用対象動物の欄に掲げる動物のこと

② 別表第1及び別表第2(略)の動物用医薬品の欄に掲げる動物用医薬品を動物用医薬品使用対象動物に使用するときは、それぞれ、当該動物用医薬品使用対象動物の種類に応じこれらの表の用法及び用量の欄に掲げる用法及び用量（当該動物用医薬品の成分と同一の成分を含む飼料に当該動物用医薬品を加えて使用する場合にあっては、当該用量から当該飼料が含む当該成分の量を控除した量）により使用しなければならない

こと
　　③ 別表第1及び別表第2(略)の動物用医薬品の欄に掲げる動物用医薬品を動物用医薬品使用対象動物に使用するときは、それぞれ、当該動物用医薬品使用対象動物の種類に応じこれらの表の使用禁止期間の欄に掲げる期間は、使用してはならないこと
　　④ 別表第3(略)の動物用医薬品の欄に掲げる動物用医薬品を動物用医薬品使用対象動物に使用するときは、同表の使用禁止用途の欄に掲げる用途に使用してはならないこと
⇒　上記①により規制の対象とする動物用医薬品には、獣医師が自ら調剤した薬剤又は獣医師の処方箋によって調剤した薬剤が含まれる。〈H12/3/31・12畜A第728号〉

**4**　獣医師は、別表第3(略)の動物用医薬品の欄に掲げる動物用医薬品を使用する場合は、その診療に係る動物用医薬品使用対象動物の所有者又は管理者に対し、当該対象動物の肉、乳その他の食用に供される生産物で人の健康を損なうおそれがあるものの生産を防止するため、食用に供するために出荷してはならない旨を別記様式第1号(略)の出荷禁止指示書により指示してしなければならない。〈使用規制省令第3条第1項〉
⇒　上記の「管理者」とは、動物用医薬品使用対象動物の所有者以外の者であって、当該対象動物及びその生産物の出荷について権限を有する者をいう。〈H12/3/31・12畜A第728号〉

**5**　動物用医薬品の使用者は、別表第1から別表第3まで(略)の動物用医薬品の欄に掲げる動物用医薬品を動物用医薬品使用対象動物に使用したときは、次に掲げる事項を帳簿(その作成に代えて電磁的記録の作成がされている場合における当該電磁的記録を含む)に記載するよう努めなければならない。〈使用規制省令第4条〉
① 当該動物用医薬品の名称
② 当該動物用医薬品の用法及び用量
③ 当該動物用医薬品を使用した年月日
④ 当該動物用医薬品を使用した場所
⑤ 当該動物用医薬品使用対象動物の種類、頭羽尾数及び特徴
⑥ 別表第1又は別表第2(略)の動物用医薬品の欄に掲げる動物用医薬品を使用した場合にあっては、当該動物用医薬品使用対象動物及びその生産する乳、鶏卵等を食用に供するためにと殺し、もしくは水揚げし、又は出荷することができる年月日
⑦ 別表第3(略)の動物用医薬品の欄に掲げる動物用医薬品を使用した場合にあっては、当該動物用医薬品使用対象動物及びその生産する乳、鶏卵等を食用に供するためにと殺し、もしくは水揚げし、又は出荷してはならない旨
⇒　上記④の「使用した場所」とは、住所、飼育施設の名称その他当該医薬品を使用した場所を特定する上で必要となるものをいう。〈H12/3/31・12畜A第728号〉
⇒　上記⑤の「特徴」とは、動物の毛色、耳標等の標識の番号等、名号、性、年齢、体重その他個体を特定する上で必要となるものをいう。〈H12/3/31・12畜A第728号〉
⇒　上記⑥及び⑦の「水揚げ」とは、生簀、池等の水中から養殖水産動物を取り上げることをいう。〈H12/3/31・12畜A第728号〉
⇒　上記⑦の「別表第3(略)の動物用医薬品」は、食品衛生上人の健康への悪影響が特に

大きいとされている物質を含むことから、食用に供するために出荷する対象動物及び食用に供するために出荷する乳、鶏卵等を生産する対象動物への使用が禁止されている。
〈H12/3/31・12畜A第728号〉

■第83条の4第2項■

前項の規定により遵守すべき基準が定められた動物用医薬品又は動物用再生医療等製品の使用者は、当該基準に定めるところにより、当該動物用医薬品又は動物用再生医療等製品を使用しなければならない。ただし、獣医師がその診療に係る対象動物の疾病の治療又は予防のためやむを得ないと判断した場合において、農林水産省令で定めるところにより使用するときは、この限りでない。

### 趣旨

本規定は、動物用医薬品又は動物用再生医療等製品の使用者に対し、使用基準(法第83条の4第1項)を遵守して使用することを義務づけたものである。ただし、獣医師がやむを得ないと判断した場合は、基準を遵守しなくてもよいこととしている。

### 解説

1　本規定に違反した者は、3年以下の懲役もしくは300万円以下の罰金に処し、又はこれを併科する。〈法第84条第29号〉
　　また、いわゆる両罰規定の対象となっており、この行為者を使用する法人又は人には300万円以下の罰金刑が科される。〈法第90条第2項〉

＜但書＞

2　獣医師は、別表第1及び別表第2(略)の動物用医薬品の欄に掲げる動物用医薬品を使用する場合は、その診療に係る対象動物の所有者又は管理者に対し、当該対象動物の肉、乳その他の食用に供される生産物で人の健康を損なうおそれがあるものの生産を防止するために必要とされる出荷制限期間を別記様式第2号(略)の出荷制限期間指示書により指示してしなければならない。この場合において、これらの表の動物用医薬品の欄に掲げる動物用医薬品を動物用医薬品使用対象動物に使用するときは、当該動物用医薬品使用対象動物の種類に応じこれらの表の使用禁止期間の欄に掲げる期間以上の期間を出荷制限期間として指示しなければならない。〈使用規制省令第5条第1項〉

　　※「出荷制限期間」とは、当該動物用医薬品を投与した後当該対象動物及びその生産する乳、鶏卵等を食用に供するために出荷してはならないこととされる期間のこと

⇒　上記の「出荷制限期間」の起算時については、乳にあっては搾乳する時、卵にあっては産卵される時、蜂蜜及びその他の生産物にあっては蜜蜂が集蜜又は分泌すること等により生産される時とする。〈H12/3/31・12畜A第728号〉

■第83条の4第3項■

> 農林水産大臣は、前二項の規定による農林水産省令を制定し、又は改廃しようとするときは、内閣総理大臣の意見を聴かなければならない。

**趣旨**

本規定は、農林水産大臣に対し、使用規制省令を制定又は改廃しようとするときは、内閣総理大臣の意見を聴くことを義務づけたものである。

**解説**

1　令和5年の法改正により、意見聴取の相手方が「厚生労働大臣」から「内閣総理大臣」に改められた。【法第83条第2項の解説1参照】

## 第八十三条の五（その他の医薬品及び再生医療等製品の使用の規制）

（平一五法七三・追加、平二五法八四・令五法三六・一部改正）

■第83条の5第1項■

> 農林水産大臣は、対象動物に使用される蓋然性が高いと認められる医薬品（動物用医薬品を除く。）又は再生医療等製品（動物用再生医療等製品を除く。）であつて、適正に使用されるのでなければ対象動物の肉、乳その他の食用に供される生産物で人の健康を損なうおそれのあるものが生産されるおそれのあるものについて、薬事審議会の意見を聴いて、農林水産省令で、その医薬品又は再生医療等製品を使用することができる対象動物、対象動物に使用する場合における使用の時期その他の事項に関し使用者が遵守すべき基準を定めることができる。

**趣旨**

本規定は、農林水産大臣は、対象動物に使用される蓋然性が高く、適正に使用されるのでなければ対象動物に残留し、人の健康を損なうおそれのある肉、乳等にする医薬品（動物専用のものを除く）又は再生医療等製品（動物専用のものを除く）について、使用基準を設けることができる旨を定めたものである。

**解説**

1　「医薬品（動物用医薬品を除く。）又は再生医療等製品（動物用再生医療等製品を除く。）」とあるように、本規定の対象は、人用（人と動物兼用を含む）の医薬品又は再生医療等製品に限られる。動物専用の医薬品又は再生医療等製品については、別の規定（法第83条の4）の対象となる。

2　「農林水産省令」において、使用基準が次のとおり定められている。〈使用規制省令第6条〉
　① 別表第4(略)の医薬品の欄に掲げる医薬品は、当該医薬品の種類に応じ医薬品使用対

象動物以外の対象動物に使用してはならないこと
② 別表第4(略)の医薬品の欄に掲げる医薬品を医薬品使用対象動物に使用するときは、同表の使用禁止用途の欄に掲げる用途に使用してはならないこと
⇒ 上記①により規制の対象とする医薬品には、獣医師が自ら調剤した薬剤又は獣医師の処方箋によって調剤した薬剤が含まれる。〈H12/3/31・12畜A第728号〉

3 獣医師は、別表第4(略)の医薬品の欄に掲げる医薬品を使用する場合は、その診療に係る医薬品使用対象動物の所有者又は管理者に対し、当該対象動物の肉、乳その他の食用に供される生産物で人の健康を損なうおそれがあるものの生産を防止するため、食用に供するために出荷してはならない旨を別記様式第1号(略)の出荷禁止指示書により指示してしなければならない。〈使用規制省令第7条第1項〉

4 医薬品の使用者は、別表第4(略)の医薬品の欄に掲げる医薬品を医薬品使用対象動物に使用したときは、次に掲げる事項を帳簿に記載するよう努めなければならない。〈使用規制省令第8条〉
① 当該医薬品の名称
② 当該医薬品の用法及び用量
③ 当該医薬品を使用した年月日
④ 当該医薬品を使用した場所
⑤ 当該医薬品使用対象動物の種類、頭羽尾数及び特徴
⑥ 当該医薬品使用対象動物及びその生産する乳、鶏卵等を食用に供するためにと殺し、もしくは水揚げし、又は出荷してはならない旨
⇒ 上記の「別表第4(略)の医薬品」は、食品衛生上人の健康への悪影響が特に大きいとされている物質を含むことから、食用に供するために出荷する対象動物及び食用に供するために出荷する乳、鶏卵等を生産する対象動物への使用が禁止されている。
〈H12/3/31・12畜A第728号〉

■第83条の5第2項■

前項の基準については、前条第二項及び第三項の規定を準用する。この場合において、同条第二項中「動物用医薬品又は動物用再生医療等製品」とあるのは「医薬品又は再生医療等製品」と、同条第三項中「前二項」とあるのは「第八十三条の五第一項及び同条第二項において準用する第八十三条の四第二項」と読み替えるものとする。

趣旨
本規定は、対象動物に使用される蓋然性が高い医薬品(動物専用のものを除く)又は再生医療等製品(動物専用のものを除く)の使用基準については、動物用医薬品又は動物用再生医療等製品の使用基準に係る規定を準用して適用する旨を定めたものである。

# 第十八章　罰則

(平二五法八四・旧第十一章繰下、令元法六三・旧第十七章繰下)

## 第八十三条の六

(平一四法九六(平一五法一〇二)・追加)

■第83条の6第1項■

> 基準適合性認証の業務に従事する登録認証機関の役員又は職員が、その職務に関し、賄賂を収受し、要求し、又は約束したときは、五年以下の懲役に処する。これによつて不正の行為をし、又は相当の行為をしなかつたときは、七年以下の懲役に処する。

**趣旨**

本規定は、基準適合性認証の業務に関する収賄は、5年以下の懲役に処す対象となる旨を定めたものである。また、その収賄によって実際に不正行為をしたときは7年以下の懲役に処すこととしている。

**解説**

1　本条は、登録認証機関の役職員による収賄罪について定めたものである。

<刑法の改正>

2　令和4年の刑法改正(施行：令和7年6月1日)により、「懲役刑」と「禁錮刑」が廃止され、代わりに「拘禁刑」が新設された。したがって、本法中の「懲役」「禁錮」という文言は、令和7年6月1日以降、「拘禁」と読み替える必要がある。これについて次のように整理することができる。

① 懲役について、次のとおり定められていた(改正前の刑法第12条)。
　㈠ 懲役は、無期及び有期とし、有期懲役は、1月以上20年以下とする。
　㈡ 懲役は、刑事施設に拘置して所定の作業を行わせる。

② 他方、禁錮について、次のとおり定められていた(改正前の刑法第13条)。
　㈠ 禁錮は、無期及び有期とし、有期禁錮は、1月以上20年以下とする。
　㈡ 禁錮は、刑事施設に拘置する。

③ ①㈡と②㈡の比較から明らかなように、懲役刑と禁錮刑の違いは、刑務作業が必須の要件とされているか否かによるものと理解することができる。

④ さて、受刑者の適切な社会復帰等を促す観点からいえば、刑務作業に従事させるよりも、更生プログラムを受けさせたり、教科の学習をさせたり、あるいは疾病予防のトレーニング等の取り組みに専念させた方がよいこともあり得る。

⑤ しかし、この場合、懲役刑では刑務作業を必須の要件としていることが問題となる。そこで、令和4年の刑法改正において懲役刑(及び禁錮刑)を廃止し、これらを統合させた拘禁刑が新設された。

⑥ 拘禁刑については、次のとおり定められている(改正後の刑法第12条)。
　㈠ 拘禁刑は、無期及び有期とし、有期拘禁刑は、1月以上20年以下とする。

㈡ 拘禁刑は、刑事施設に拘置する。
㈢ 拘禁刑に処せられた者には、改善更生を図るため、必要な作業を行わせ、又は必要な指導を行うことができる。
⑦ ⑥㈠及び㈢から明らかなように、拘禁刑では刑務作業が必須ではなく、裁量のもとに行わせることができるようにしている。
⑧ なお、拘留については、次のとおり定められている((改正後の刑法第16条)。
㈠ 拘留は、1日以上30日未満とし、刑事施設に拘置する。
㈡ 拘留に処せられた者には、改善更生を図るため、必要な作業を行わせ、又は必要な指導を行うことができる。


■第83条の6第2項■

基準適合性認証の業務に従事する登録認証機関の役員又は職員になろうとする者が、就任後担当すべき職務に関し、請託を受けて賄賂を収受し、要求し、又は約束したときは、役員又は職員になつた場合において、五年以下の懲役に処する。

**趣旨**

本規定は、これから登録認証機関の役員又は職員になろうとする者についても、基準適合性認証の業務に関する収賄の罪が成立し、5年以下の懲役に処す対象となる旨を定めたものである。


■第83条の6第3項■

基準適合性認証の業務に従事する登録認証機関の役員又は職員であつた者が、その在職中に請託を受けて、職務上不正の行為をしたこと又は相当の行為をしなかつたことに関し、賄賂を収受し、要求し、又は約束したときは、五年以下の懲役に処する。

**趣旨**

本規定は、過去に登録認証機関の役員又は職員であった者についても、基準適合性認証の業務に関する収賄の罪が成立し、5年以下の懲役に処す対象となる旨を定めたものである。

■第83条の6第4項■

　前三項の場合において、犯人が収受した賄賂は、没収する。その全部又は一部を没収することができないときは、その価額を追徴する。

**趣旨**

　本規定は、基準適合性認証の業務に関する賄賂は没収する旨を定めたものである。没収することができないときは、その価額を追徴することとしている。

**解説**

1　「追徴」とは、没収の対象の全部又は一部が消費される等して没収できないとき、その不足分を追加で徴集することをいう。

## 第八十三条の七

(平一四法九六（平一五法一〇二）・追加)

■第83条の7第1項■

　前条第一項から第三項までに規定する賄賂を供与し、又はその申込み若しくは約束をした者は、三年以下の懲役又は二百五十万円以下の罰金に処する。

**趣旨**

　本規定は、基準適合性認証の業務に関する贈賄は、3年以下の懲役又は250万円以下の罰金に処す対象となる旨を定めたものである。

**解説**

1　本条は、登録認証機関の役職員への贈賄罪について定めたものである。

■第83条の7第2項■

　前項の罪を犯した者が自首したときは、その刑を減軽し、又は免除することができる。

**趣旨**

　本規定は、基準適合性認証の業務に関する贈賄を自首したときは、刑の減軽又は免除の対象となる旨を定めたものである。

## 第八十三条の八
(平一四法九六(平一五法一〇二)・追加)

> 第八十三条の六の罪は、刑法(明治四十年法律第四十五号)第四条の例に従う。

### 趣旨
本規定は、基準適合性認証の業務に関する収賄の罪は、日本国外において犯した者にも適用する旨を定めたものである。

### 解説
1　本条(国外犯処罰規定)は、国外で行った行為について処罰するというだけで、外国にある者に対する裁判権を発生させるものではない。
　※「裁判権」とは、国の司法権に基づき裁判を行う権限をいう。


## 第八十三条の九
(平一八法六九・追加、平二五法一〇三・一部改正))

> 第七十六条の四の規定に違反して、業として、指定薬物を製造し、輸入し、販売し、若しくは授与した者又は指定薬物を所持した者(販売又は授与の目的で貯蔵し、又は陳列した者に限る。)は、五年以下の懲役若しくは五百万円以下の罰金に処し、又はこれを併科する。

### 趣旨
本規定は、5年以下の懲役もしくは500万円以下の罰金に処し、又はこれを併科する対象となる違反行為を明示したものである。

### 解説
1　本条は、業として指定薬物の違法製造等をした罪について定めたものである。
2　「業として」とあるように、本規定の罰則の適用は、業としての行為をした者に限られる。業としての行為と認められない場合は、別の罰則(法第84条第28号)が適用される。

# 第八十四条

(昭五四法五六・平五法二七・平六法五〇・平一五法七三・平一四法九六(平一五法七三・平一四法一九二(平一五法七三))・平一八法六九・平二五法八四・令元法六三・一部改正)

次の各号のいずれかに該当する者は、三年以下の懲役若しくは三百万円以下の罰金に処し、又はこれを併科する。
一　第四条第一項の規定に違反した者
二　第十二条第一項の規定に違反した者
三　第十四条第一項若しくは第十五項の規定又は第十四条の七の二第七項の規定による命令に違反した者
四　第二十三条の二第一項の規定に違反した者
五　第二十三条の二の五第一項若しくは第十五項の規定又は第二十三条の二の十の二第七項の規定による命令に違反した者
六　第二十三条の二の二十三第一項又は第七項の規定に違反した者
七　第二十三条の二十第一項の規定に違反した者
八　第二十三条の二の二十五第一項若しくは第十一項の規定又は第二十三条の三十二の二第七項の規定による命令に違反した者
九　第二十四条第一項の規定に違反した者
十　第二十七条の規定に違反した者
十一　第三十一条の規定に違反した者
十二　第三十九条第一項の規定に違反した者
十三　第四十条の二第一項又は第七項の規定に違反した者
十四　第四十条の五第一項の規定に違反した者
十五　第四十三条第一項又は第二項の規定に違反した者
十六　第四十四条第三項の規定に違反した者
十七　第四十九条第一項の規定に違反した者
十八　第五十五条第二項(第六十条、第六十二条、第六十四条及び第六十五条の四において準用する場合を含む。)の規定に違反した者
十九　第五十五条の二(第六十条、第六十二条、第六十四条及び第六十五条の四において準用する場合を含む。)の規定に違反した者
二十　第五十六条(第六十条及び第六十二条において準用する場合を含む。)の規定に違反した者
二十一　第五十六条の二第一項(第六十条、第六十二条、第六十四条及び第六十五条の四において準用する場合を含む。)の規定に違反した者
二十二　第五十七条第二項(第六十条、第六十二条及び第六十五条の四において準用する場合を含む。)の規定に違反した者
二十三　第六十五条の規定に違反した者
二十四　第六十五条の五の規定に違反した者
二十五　第六十八条の二十の規定に違反した者

二十六 第六十九条の三の規定による命令に違反した者
二十七 第七十条第一項若しくは第二項若しくは第七十六条の七第一項の規定による命令に違反し、又は第七十条第三項若しくは第七十六条の七第二項の規定による廃棄その他の処分を拒み、妨げ、若しくは忌避した者
二十八 第七十六条の四の規定に違反した者(前条に該当する者を除く。)
二十九 第八十三条の二第一項、第八十三条の二の二第一項、第八十三条の三又は第八十三条の四第二項(第八十三条の五第二項において準用する場合を含む。)の規定に違反した者

**趣旨**

本規定は、3年以下の懲役もしくは300万円以下の罰金に処し、又はこれを併科する対象となる違反行為を明示したものである。

**解説**

<第1号>
1 本号は、許可を受けずに、薬局を開設したときをいう。

<第2号>
2 本号は、許可を受けずに、医薬品、医薬部外品又は化粧品を製造販売したときをいう。

<第3号>
3 本号は、①承認(一変承認を含む)を受けずに、医薬品、医薬部外品又は化粧品を製造販売したとき、②承認事項の変更計画の確認を受け、当該変更を行う旨の届出をした者が、当該変更の中止命令に従わなかったときをいう。

<第4号>
4 本号は、許可を受けずに、医療機器又は体外診断用医薬品を製造販売したときをいう。

<第5号>
5 本号は、①承認(一変承認を含む)を受けずに、医療機器又は体外診断用医薬品を製造販売したとき、②承認事項の変更計画の確認を受け、当該変更を行う旨の届出をした者が、当該変更の中止命令に従わなかったときをいう。

<第6号>
6 本号は、認証(一変認証を含む)を受けずに、指定高度管理医療機器等を製造販売したときをいう。

<第7号>
7 本号は、許可を受けずに、再生医療等製品を製造販売したときをいう。

<第8号>
8 本号は、①承認(一変承認を含む)を受けずに、再生医療等製品を製造販売したとき、②承認事項の変更計画の確認を受け、当該変更を行う旨の届出をした者が、当該変更の中止命令に従わなかったときをいう。

<第9号>
9 本号は、許可を受けずに、医薬品を販売したときをいう。

<第10号>
10 本号は、店舗販売業者が、薬局医薬品を販売したときをいう。
<第11号>
11 本号は、配置販売業者が、配置販売品目基準に適合する一般用医薬品以外の医薬品を販売したときをいう。
<第12号>
12 本号は、許可を受けずに、高度管理医療機器等を販売又は貸与したときをいう。
<第13号>
13 本号は、許可を受けずに、①医療機器を修理したとき、②修理区分を変更又は追加したときをいう。
<第14号>
14 本号は、許可を受けずに、再生医療等製品を販売したときをいう。
<第15号>
15 本号は、国家検定品目について、①検定に合格していない医薬品又は再生医療等製品を販売したとき、②検定に合格していない医療機器を販売又は貸与したときをいう。
<第16号>
16 本号は、直接の容器等に、法定表示がなされていない毒薬又は劇薬を販売したときをいう。
<第17号>
17 本号は、薬局開設者又は医薬品の販売業者が、処方箋の交付を受けた者以外の者に処方箋医薬品を販売したときをいう。
<第18号>
18 本号は、無承認無許可医薬品、無承認無許可医薬部外品、無承認無許可化粧品、無承認無許可医療機器又は無承認無許可再生医療等製品を販売したときをいう。
<第19号>
19 本号は、模造に係る医薬品、医薬部外品、化粧品、医療機器又は再生医療等製品を販売し、製造し、輸入したときをいう。
<第20号>
20 本号は、不良医薬品、不良医薬部外品又は不良化粧品を販売し、製造し、輸入したときをいう。
<第21号>
21 本号は、確認を受けずに、医薬品、医薬部外品、化粧品、医療機器又は再生医療等製品を個人輸入したときをいう。
<第22号>
22 本号は、容器等が不良の医薬品、医薬部外品、化粧品又は再生医療等製品を販売し、製造し、輸入したときをいう。
<第23号>
23 本号は、不良医療機器を販売し、貸与し、製造し、輸入したときをいう。

<第24号>
24 本号は、不良再生医療等製品を販売し、製造し、輸入したときをいう。
<第25号>
25 本号は、不良生物由来製品を販売し、製造し、輸入したときをいう。
ときをいう。
<第26号>
26 本号は、医薬品等を取り扱う者が、緊急命令に従わなかったときをいう。
<第27号>
27 本号は、①医薬品等を取り扱う者が、廃棄回収命令に従わなかったとき、②医薬品等を個人輸入する者が、廃棄命令に従わなかったとき、③指定薬物を取り扱う者が、廃棄回収命令に従わなかったとき、④個人輸入医薬品等又は指定薬物について、薬事監視員等による廃棄又は回収の処分を拒み、妨げ、もしくは忌避したときをいう。
<第28号>
28 本号は、医療等の用途以外の用途のために、指定薬物を製造し、輸入し、販売し、所持し、購入し、使用したとき(業として当該行為をしたときを除く)をいう。
<第29号>
29 本号は、①許可を受けずに、動物用医薬品を製造したとき、②登録を受けずに、動物用体外診断用医薬品を製造したとき、③許可を受けずに、動物用再生医療等製品を製造したとき、④未承認医薬品又は未承認再生医療等製品を対象動物に使用したとき、⑤基準を遵守せずに、動物用医薬品又は動物用再生医療等製品を対象動物に使用したとき、⑥基準を遵守せずに、人の健康を損なうおそれのある肉、乳等にする医薬品又は再生医療等製品を対象動物に使用したときをいう。

## 第八十五条

(昭五四法五六・平五法二七・平一四法九六・平一八法六九・平二五法八四・平二六法一二二・令元法六三・一部改正)

次の各号のいずれかに該当する者は、二年以下の懲役若しくは二百万円以下の罰金に処し、又はこれを併科する。
一 第三十七条第一項の規定に違反した者
二 第四十七条の規定に違反した者
三 第五十五条第一項(第六十条、第六十二条、第六十四条、第六十五条の四及び第六十八条の十九において準用する場合を含む。)の規定に違反した者
四 第六十六条第一項又は第三項の規定に違反した者
五 第六十八条の規定に違反した者
六 第七十二条の五第一項の規定による命令に違反した者
七 第七十五条第一項又は第三項の規定による業務の停止命令に違反した者
八 第七十五条の二第一項の規定による業務の停止命令に違反した者

九　第七十六条の五の規定に違反した者
十　第七十六条の七の二第一項の規定による命令に違反した者

### 趣旨
　本規定は、2年以下の懲役もしくは200万円以下の罰金に処し、又はこれを併科する対象となる違反行為を明示したものである。

### 解説
＜第1号＞
1　本号は、①薬局開設者又は店舗販売業者が、店舗以外の方法で医薬品を販売したとき、②配置販売業者が、配置以外の方法で医薬品を販売したときをいう。

＜第2号＞
2　本号は、毒薬又は劇薬を、14歳未満の者等に交付したときをいう。

＜第3号＞
3　本号は、不正表示医薬品、不正表示医薬部外品、不正表示化粧品、不正表示医療機器、不正表示再生医療等製品又は不正表示生物由来製品を販売したときをいう。

＜第4号＞
4　本号は、医薬品等について、①虚偽又は誇大な広告をしたとき、②堕胎を暗示し、わいせつにわたる文書又は図画を用いたときをいう。

＜第5号＞
5　本号は、承認前の医薬品、医療機器又は再生医療等製品について、その名称、製造方法、効能、効果又は性能に関する広告をしたときをいう。

＜第6号＞
6　本号は、承認前の医薬品、医療機器又は再生医療等製品の広告禁止に違反した者が、その行為の中止命令に従わなかったときをいう。

＜第7号＞
7　本号は、①医薬品等の製造販売業者、②製造業の許可業者、③医療機器の修理業者、④薬局開設者、⑤医薬品の販売業者、⑥医療機器の販売業者又は貸与業者、⑦再生医療等製品の販売業者、⑧血液製剤の製造販売業者、⑨血液製剤又は原料血漿の製造業者が、業務の停止命令に従わなかったときをいう。

＜第8号＞
8　本号は、製造業の登録業者が、業務の停止命令に従わなかったときをいう。

＜第9号＞
9　本号は、医薬関係者等向けではない新聞又は雑誌等で、指定薬物の広告をしたときをいう。

＜第10号＞
10　本号は、指定薬物の違法広告をした者が、その広告の中止命令に従わなかったときをいう。

## 第八十六条

（昭五四法五六・平五法二七・平一一法八七・平一二法一二六・平一五法七三・平一四法九六（平一四法一九二・平一五法七三）・平一八法六九・平一八法八四・平二五法八四・平二六法一二二・令元法六三・一部改正）

■第86条第1項■

　次の各号のいずれかに該当する者は、一年以下の懲役若しくは百万円以下の罰金に処し、又はこれを併科する。
一　第七条第一項若しくは第二項、第二十八条第一項若しくは第二項、第三十一条の二第一項若しくは第二項又は第三十五条第一項若しくは第二項の規定に違反した者
二　第十三条第一項又は第八項の規定に違反した者
三　第十四条第十三項の規定による命令に違反した者
四　第十七条第一項、第五項又は第十項の規定に違反した者
五　第二十三条の二の三第一項の規定に違反した者
六　第二十三条の二の五第十三項の規定による命令に違反した者
七　第二十三条の二の十四第一項、第五項（第四十条の三において準用する場合を含む。）又は第十項の規定に違反した者
八　第二十三条の二十二第一項又は第八項の規定に違反した者
九　第二十三条の三十四第一項又は第五項の規定に違反した者
十　第三十九条の二第一項の規定に違反した者
十一　第四十条の六第一項の規定に違反した者
十二　第四十五条の規定に違反した者
十三　第四十六条第一項又は第四項の規定に違反した者
十四　第四十八条第一項又は第二項の規定に違反した者
十五　第四十九条第二項の規定に違反して、同項に規定する事項を記載せず、若しくは虚偽の記載をし、又は同条第三項の規定に違反した者
十六　毒薬又は劇薬に関し第五十八条の規定に違反した者
十七　第六十七条の規定に基づく厚生労働省令の定める制限その他の措置に違反した者
十八　第六十八条の十六第一項の規定に違反した者
十九　第七十二条第一項又は第二項の規定による業務の停止命令に違反した者
二十　第七十二条第三項から第五項までの規定に基づく施設の使用禁止の処分に違反した者
二十一　第七十二条の四第一項又は第二項の規定による命令に違反した者
二十二　第七十三条の規定による命令に違反した者
二十三　第七十四条の規定による命令に違反した者
二十四　第七十四条の二第二項又は第三項の規定による命令に違反した者
二十五　第七十六条の六第二項の規定による命令に違反した者
二十六　第七十六条の七の二第二項の規定による命令に違反した者
二十七　第八十条の八第一項の規定に違反した者

> **趣旨**

本規定は、1年以下の懲役もしくは100万円以下の罰金に処し、又はこれを併科する対象となる違反行為を明示したものである。

> **解説**

<第1号>

1 本号は、①薬局開設者が、薬局の管理者の設置の義務に違反したとき、②店舗販売業者が、店舗管理者の設置の義務に違反したとき、③配置販売業者が、区域管理者の設置の義務に違反したとき、④卸売販売業者が、営業所管理者の設置の義務に違反したときをいう。

<第2号>

2 本号は、許可を受けずに、①医薬品、医薬部外品又は化粧品を製造したとき、②製造業の許可の区分を変更又は追加したときをいう。

<第3号>

3 本号は、医薬品の条件付き早期承認を受けた者が、使用成績調査等の再度の実施命令に従わなかったときをいう。

<第4号>

4 本号は、①医薬品、医薬部外品又は化粧品の製造販売業者が、総括責任者の設置の義務に違反したとき、②医薬品の製造業者が、製造管理者の設置の義務に違反したとき、③医薬部外品又は化粧品の製造業者が、責任技術者の設置の義務に違反したときをいう。

<第5号>

5 本号は、登録を受けずに、医療機器又は体外診断用医薬品を製造したときをいう。

<第6号>

6 本号は、医療機器又は体外診断用医薬品の条件付き早期承認を受けた者が、使用成績調査等の再度の実施命令に従わなかったときをいう。

<第7号>

7 本号は、①医療機器又は体外診断用医薬品の製造販売業者が、総括責任者の設置の義務に違反したとき、②医療機器の製造業者が、責任技術者の設置の義務に違反したとき、③体外診断用医薬品の製造業者が、製造管理者の設置の義務に違反したときをいう。

<第8号>

8 本号は、許可を受けずに、①再生医療等製品を製造したとき、②製造業の許可の区分を変更又は追加したときをいう。

<第9号>

9 本号は、①再生医療等製品の製造販売業者が、総括責任者の設置の義務に違反したとき、②再生医療等製品の製造業者が、製造管理者の設置の義務に違反したときをいう。

<第10号>

10 本号は、高度管理医療機器等の販売業者又は貸与業者が、営業所管理者の設置の義務に違反したときをいう。

<第11号>
11　本号は、再生医療等製品の販売業者が、営業所管理者の設置の義務に違反したときをいう。

<第12号>
12　本号は、薬剤師以外の者を管理者としている医薬品の販売業者が、毒薬又は劇薬を開封して販売したときをいう。

<第13号>
13　本号は、薬局開設者等が、①譲受人から文書の交付を受けずに、毒薬又は劇薬を販売したとき、②譲渡手続に係る文書の保存の義務に違反したときをいう。

<第14号>
14　本号は、毒薬又は劇薬を取り扱う者が、①他の物と区別せずに、毒薬又は劇薬を貯蔵又は陳列したとき、②毒薬を貯蔵又は陳列する場所に施錠をしなかったときをいう。

<第15号>
15　本号は、薬局開設者又は医薬品の販売業者が、処方箋の交付を受けた者に処方箋医薬品を販売した場合において、①帳簿に記載せず、又は虚偽を記載したとき、②帳簿の保存の義務に違反したときをいう。

<第16号>
16　本号は、医薬品の製造販売業者が、施封をせずに、毒薬又は劇薬を製造販売したときをいう。

<第17号>
17　本号は、特定疾病用の医薬品又は再生医療等製品について、広告の制限措置に違反したときをいう。

<第18号>
18　本号は、生物由来製品の製造業者が、製造管理者の設置の義務に違反したときをいう。

<第19号>
19　本号は、①医薬品等の製造販売業者が、品質管理又は製造販売後安全管理の方法の改善命令、又は改善を行うまでの業務の停止命令に従わなかったとき、②医薬品等の製造販売業者又は輸出用医薬品等の製造業者が、製造管理又は品質管理の方法の改善命令、又は改善を行うまでの業務の停止命令に従わなかったときをいう。

<第20号>
20　本号は、①医薬品、医薬部外品、化粧品又は再生医療等製品の製造業者、②医療機器の修理業者、③薬局開設者、④医薬品の販売業者、⑤医療機器の販売業者又は貸与業者、⑥再生医療等製品の販売業者、⑦地域連携薬局又は専門医療機関連携薬局が、構造設備の改善を行うまでの施設の使用禁止の処分に従わなかったときをいう。

<第21号>
21　本号は、①医薬品等の製造販売業者、②医薬品等の製造業者、③医療機器の修理業者、④薬局開設者、⑤医薬品の販売業者、⑥医療機器の販売業者又は貸与業者、⑦再生医療等製品の販売業者が、(1)業務運営の改善命令に従わなかったとき、(2)許可又は承認に

付された条件の違反の是正命令に従わなかったときをいう。

<第22号>

22　本号は、医薬品等の事業者が、①総括責任者、②製造管理者、③責任技術者、④修理責任技術者、⑤薬局の管理者、⑥店舗管理者、⑦区域管理者、⑧医薬品営業所管理者、⑨医療機器の販売業又は貸与業の管理者、⑩再生医療等製品営業所管理者の変更命令に従わなかったときをいう。

<第23号>

23　本号は、配置販売業者又は違反行為をした配置員が、その配置員による配置販売の業務停止命令に従わなかったときをいう。

<第24号>

24　本号は、医薬品等の製造販売の承認を受けた者が、承認事項の一部の変更命令に従わなかったときをいう。

<第25号>

25　本号は、指定薬物等である疑いがある物品の成分検査命令を受けた者が、検査結果の通知を受けるまでの当該物品の①製造、②輸入、③販売、④授与、⑤販売・授与の目的の陳列、⑥広告の禁止命令に従わなかったときをいう。

<第26号>

26　本号は、広域規制製品について、①製造、②輸入、③販売、④授与、⑤販売・授与の目的の陳列、⑥広告の禁止に違反した者が、その禁止が解除されるまでの当該行為の中止命令に従わなかったときをいう。

<第27号>

27　本号は、登録を受けずに、原薬等の登録事項の一部を変更したときをいう。


■第86条第2項■

> この法律に基づいて得た他人の業務上の秘密を自己の利益のために使用し、又は正当な理由なく、権限を有する職員以外の者に漏らした者は、一年以下の懲役又は百万円以下の罰金に処する。

### 趣 旨

本規定は、薬機法上の権限に基づき知り得た秘密情報について、①自己の利益のために使用した者、②漏洩した者は、1年以下の懲役又は100万円以下の罰金に処す旨を定めたものである。

### 解 説

1　薬機法上の権限に基づき知り得た秘密情報の不正利用について、次のとおり整理することができる。

①　国家公務員及び地方公務員による秘密の漏洩に関し、以下の規定が設けられている。

第18章　罰則(第83条の6—第91条)

　㈠ 職員は、職務上知ることのできた秘密を漏らしてはならない。その職を退いた後といえども同様とする(国家公務員法第100条第1項)。

　㈡ 職員は、職務上知り得た秘密を漏らしてはならない。その職を退いた後も、また、同様とする(地方公務員法第34条第1項)。

② さて、①において秘密を漏らすことが禁じられているものの、その秘密を自己の利益に用いることについては禁止されていない。

③ 実際のところ、医薬品等の承認申請や事業所の立入検査等を通じて知り得た秘密情報については、当該事業者の株価形成に与える影響が大きく、これを不正に利用して自己の利益を図ることは可能である。

④ そこで、薬機法上の権限に基づき知り得た秘密情報については、その漏洩とともに、自己の利益に用いることを禁止するため、本規定が設けられている。


## 第八十六条の二
(平一四法九六(平一四法一九二・平一五法一〇二)・追加)

　　第二十三条の十六第二項の規定による業務の停止の命令に違反したときは、その違反行為をした登録認証機関の役員又は職員は、一年以下の懲役又は百万円以下の罰金に処する。

**趣旨**

　本規定は、登録認証機関の役員又は職員が認証業務の停止命令に従わなかったときは、1年以下の懲役又は100万円以下の罰金に処す旨を定めたものである。

**解説**

1　本条は、登録認証機関の業務停止命令違反の罪について定めたものである。


## 第八十六条の三
(平一四法九六(平一四法一九二)・追加、平二五法八四・令元法六三・一部改正)

　■第86条の3第1項■

　　次の各号のいずれかに該当する者は、六月以下の懲役又は三十万円以下の罰金に処する。
一　第十四条第十四項(同条第十五項(第十九条の二第五項において準用する場合を含む。)及び第十九条の二第五項において準用する場合を含む。)の規定に違反した者
二　第十四条の四第八項(第十九条の四において準用する場合を含む。)の規定に違反した者
三　第十四条の六第六項(第十九条の四において準用する場合を含む。)の規定に違反した者
四　第二十三条の二の五第十四項(同条第十五項(第二十三条の二の十七第五項において準用する場合を含む。)及び第二十三条の二の十七第五項において準用する場合を含む。)の規定に違反した者

五　第二十三条の二の九第七項(第二十三条の二の十九において準用する場合を含む。)の規定に違反した者
　　六　第二十三条の二十九第七項(第二十三条の三十九において準用する場合を含む。)の規定に違反した者
　　七　第二十三条の三十一第六項(第二十三条の三十九において準用する場合を含む。)の規定に違反した者
　　八　第六十八条の五第五項の規定に違反した者
　　九　第六十八条の七第七項の規定に違反した者
　　十　第六十八条の二十二第七項の規定に違反した者
　　十一　第八十条の二第十項の規定に違反した者

**趣旨**

　本規定は、6月以下の懲役又は30万円以下の罰金に処す対象となる守秘義務違反の行為を明示したものである。

**解説**

　1　本条は、守秘義務違反の罪について定めたものである。

<第1号>

　2　本号は、①医薬品の条件付き早期承認を受けた者、②承認条件に基づく資料の収集・作成の委託を受けた者が、秘密保持義務に違反したときをいう。

<第2号>

　3　本号は、①医薬品の再審査を受けるべき者、②添付資料の収集・作成の委託を受けた者が、秘密保持義務に違反したときをいう。

<第3号>

　4　本号は、①医薬品の再評価を受けるべき者、②提出資料の収集・作成の委託を受けた者が、秘密保持義務に違反したときをいう。

<第4号>

　5　本号は、①医療機器又は体外診断用医薬品の条件付き早期承認を受けた者、②承認条件に基づく資料の収集・作成の委託を受けた者が、秘密保持義務に違反したときをいう。

<第5号>

　6　本号は、①医療機器又は体外診断用医薬品の使用成績評価を受けるべき者、②添付資料の収集・作成の委託を受けた者が、秘密保持義務に違反したときをいう。

<第6号>

　7　本号は、①再生医療等製品の再審査を受けるべき者、②添付資料の収集・作成の委託を受けた者が、秘密保持義務に違反したときをいう。

<第7号>

　8　本号は、①再生医療等製品の再評価を受けるべき者、②提出資料の収集・作成の委託を受けた者が、秘密保持義務に違反したときをいう。

&lt;第8号&gt;
9 本号は、①特定医療機器の承認取得者又は選任製造販売業者、②特定医療機器の販売業者又は貸与業者、③記録等の事務の委託を受けた者が、秘密保持義務に違反したときをいう。

&lt;第9号&gt;
10 本号は、指定再生医療等製品の承認取得者又は選任製造販売業者が、秘密保持義務に違反したときをいう。

&lt;第10号&gt;
11 本号は、特定生物由来製品の承認取得者又は選任製造販売業者が、秘密保持義務に違反したときをいう。

&lt;第11号&gt;
12 本号は、①治験の依頼をした者、②自ら治験を実施した者が、秘密保持義務に違反したときをいう。

■第86条の3第2項■

前項各号の罪は、告訴がなければ公訴を提起することができない。

**趣旨**
本規定は、守秘義務違反の罪は、親告罪とする旨を定めたものである。

**解説**
1 親告罪とは、犯罪被害者が取り上げない限り、起訴できない罪をいう。比較的軽微な罪であって、犯罪事実が明るみになると被害者が不利益を受けるようなものについては、犯罪被害者の意向が確認できた時点で国家が介入する仕組みがとられている。
2 「告訴」とは、犯罪被害者又はその法定代理人が捜査機関(例:警察、検察)に対して犯罪事実を申告し、犯人の処罰を求めることをいう。
3 「公訴を提起」とは、捜査機関によって犯罪の嫌疑をかけられ、検察官が起訴することをいう。

## 第八十七条

(昭五四法五六・平五法二七・平六法五〇・平七法九一・平八法一〇四・平一一法八七・平一四法一九二・平一四法九六(平一四法一九二)・平一八法六九・平二三法一〇五・平二五法一七・平二五法八四(平二五法一〇三)・平二五法一〇三・令元法六三・一部改正)

次の各号のいずれかに該当する者は、五十万円以下の罰金に処する。

一 第十条第一項(第三十八条、第四十条第一項及び第二項並びに第四十条の七第一項において準用する場合を含む。)又は第二項(第三十八条第一項において準用する場合を含む。)の規定に違反した者

二 第十四条第十六項の規定に違反した者

三 第十四条の九第一項又は第二項の規定に違反した者

四 第十九条第一項又は第二項の規定に違反した者

五 第二十三条の二の五第十六項の規定に違反した者

六 第二十三条の二の十二第一項又は第二項の規定に違反した者

七 第二十三条の二の十六第一項又は第二項(第四十条の三において準用する場合を含む。)の規定に違反した者

八 第二十三条の二の二十三第八項の規定に違反した者

九 第二十三条の二十五第十二項の規定に違反した者

十 第二十三条の三十六第一項又は第二項の規定に違反した者

十一 第三十三条第一項の規定に違反した者

十二 第三十九条の三第一項の規定に違反した者

十三 第六十九条第一項から第六項まで若しくは第七十六条の八第一項の規定による報告をせず、若しくは虚偽の報告をし、第六十九条第一項から第六項まで若しくは第七十六条の八第一項の規定による立入検査(第六十九条の二第一項及び第二項の規定により機構が行うものを含む。)若しくは第六十九条第四項若しくは第六項若しくは第七十六条の八第一項の規定による収去(第六十九条の二第一項及び第二項の規定により機構が行うものを含む。)を拒み、妨げ、若しくは忌避し、又は第六十九条第一項から第六項まで若しくは第七十六条の八第一項の規定による質問(第六十九条の二第一項及び第二項の規定により機構が行うものを含む。)に対して、正当な理由なしに答弁せず、若しくは虚偽の答弁をした者

十四 第七十一条の規定による命令に違反した者

十五 第七十六条の六第一項の規定による命令に違反した者

十六 第八十条の二第一項、第二項、第三項前段又は第五項の規定に違反した者

十七 第八十条の八第二項の規定に違反した者

### 趣旨

本規定は、50万円以下の罰金に処す対象となる違反行為を明示したものである。

### 解説

<第1号>

1 本号は、(1)①薬局開設者、②店舗販売業者、③配置販売業者、④卸売販売業者、⑤高

度管理医療機器等の販売業者又は貸与業者、⑥管理医療機器の販売業者又は貸与業者、⑦再生医療等製品の販売業者が、休廃止等の届出をしなかったとき、(2)①薬局開設者、②店舗販売業者が、薬局又は店舗の名称等の変更の届出をしなかったときをいう。

<第2号>

2 本号は、医薬品、医薬部外品又は化粧品の承認を受けた者が、承認事項の軽微な変更の届出をしなかったときをいう。

<第3号>

3 本号は、承認不要の医薬品、医薬部外品又は化粧品について、製造販売業者が、①製造販売の届出をしなかったとき、②届出事項の変更の届出をしなかったときをいう。

<第4号>

4 本号は、(1)医薬品、医薬部外品又は化粧品の製造販売業者が、①休廃止等の届出、②総括責任者の変更の届出をしなかったとき、(2)医薬品、医薬部外品又は化粧品の製造業者又は外国製造業者が、①休廃止等の届出、②製造管理者又は責任技術者の変更の届出をしなかったときをいう。

<第5号>

5 本号は、医療機器又は体外診断用医薬品の承認を受けた者が、承認事項の軽微な変更の届出をしなかったときをいう。

<第6号>

6 本号は、承認・認証不要の医療機器又は体外診断用医薬品について、製造販売業者が、①製造販売の届出をしなかったとき、②届出事項の変更の届出をしなかったときをいう。

<第7号>

7 本号は、(1)医療機器又は体外診断用医薬品の製造販売業者が、①休廃止等の届出、②総括責任者の変更の届出をしなかったとき、(2)医療機器又は体外診断用医薬品の製造業者又は外国製造業者が、①休廃止等の届出、②責任技術者又は製造管理者の変更の届出をしなかったとき、(3)医療機器の修理業者が、①休廃止等の届出、②修理責任技術者の変更の届出をしなかったときをいう。

<第8号>

8 本号は、指定高度管理医療機器等の認証を受けた者が、認証事項の軽微な変更の届出をしなかったときをいう。

<第9号>

9 本号は、再生医療等製品の承認を受けた者が、承認事項の軽微な変更の届出をしなかったときをいう。

<第10号>

10 本号は、(1)再生医療等製品の製造販売業者が、①休廃止等の届出、②総括責任者の変更の届出をしなかったとき、(2)再生医療等製品の製造業者又は外国製造業者が、①休廃止等の届出、②製造管理者の変更の届出をしなかったときをいう。

<第11号>

11 本号は、配置販売業者又はその配置員が、配置従事者の身分証明書を携帯せずに、医

薬品の配置販売に従事したときをいう。

<第12号>

12　本号は、届出をせずに、管理医療機器を販売又は貸与したときをいう。

<第13号>

13　本号は、医薬品等を取り扱う者が、①監督権者の求めに応じて報告をせず、又は虚偽の報告をしたとき、②薬事監視員による立入検査もしくは収去を拒み、忌避し、又は質問に対して、正当な理由なしに答弁せず、もしくは虚偽の答弁をしたときをいう。

<第14号>

14　本号は、①医薬品等の製造販売業者、②医療機器の修理業者が、製品の検査命令に従わなかったときをいう。

<第15号>

15　本号は、指定薬物等である疑いがある物品を取り扱う者が、成分検査命令に従わなかったときをいう。

<第16号>

16　本号は、①基準に従って治験の依頼をしなかったとき、②治験の依頼又は実施の届出をしなかったとき、③届出から30日内に治験を依頼又は実施したとき、④基準に従って治験の管理をしなかったときをいう。

<第17号>

17　本号は、届出をせずに、原薬等の登録事項の軽微な変更をしたときをいう。

## 第八十八条

(昭五四法五六・平五法二七・平一四法九六・平二五法八四・令元法六三・一部改正)

> 次の各号のいずれかに該当する者は、三十万円以下の罰金に処する。
> 一　第六条、第六条の二第三項又は第六条の三第四項の規定に違反した者
> 二　第二十三条の二の六第三項の規定に違反した者
> 三　第二十三条の二の二十四第三項の規定に違反した者
> 四　第三十二条の規定に違反した者

**趣旨**

本規定は、30万円以下の罰金に処す対象となる違反行為を明示したものである。

**解説**

<第1号>

1　本号は、①薬局開設の許可を受けていない場所に「薬局」という名称を付したとき、②地域連携薬局でない薬局に「地域連携薬局」等の名称を用いたとき、③専門医療機関連携薬局でない薬局に「専門医療機関連携薬局局」等の名称を用いたときをいう。

<第2号>

2 本号は、①製造管理又は品質管理の方法が基準に適合していないため認証を取り消された者、②製造管理又は品質管理の方法が基準に適合していないため改善を命じられた者、③不良医療機器又は不良体外診断用医薬品になるおそれがあるため製造管理又は品質管理の方法の改善を命じられた者が、基準適合証を厚生労働大臣に返還しないときをいう。

<第3号>

3 本号は、①製造管理又は品質管理の方法が基準に適合していないため認証を取り消された者、②製造管理又は品質管理の方法が基準に適合していないため改善を命じられた者、③不良医療機器又は不良体外診断用医薬品になるおそれがあるため製造管理又は品質管理の方法の改善を命じられた者が、基準適合証を登録認証機関に返還しないときをいう。

<第4号>

4 本号は、届出をせずに、配置販売業者又はその配置員が、医薬品の配置販売に従事したときをいう。

## 第八十九条

(平一四法九六(平一四法一九二・平一五法一〇二)・追加、平二三法一〇五・平二五法八四・令元法六三・一部改正)

次の各号のいずれかに該当するときは、その違反行為をした登録認証機関の役員又は職員は、三十万円以下の罰金に処する。
一 第二十三条の五の規定による報告をせず、又は虚偽の報告をしたとき。
二 第二十三条の十一の規定に違反して帳簿を備えず、帳簿に記載せず、若しくは帳簿に虚偽の記載をし、又は帳簿を保存しなかつたとき。
三 第二十三条の十五第一項の規定による届出をしないで基準適合性認証の業務の全部を廃止したとき。
四 第六十九条第七項の規定による報告をせず、若しくは虚偽の報告をし、同項の規定による立入検査を拒み、妨げ、若しくは忌避し、又は同項の規定による質問に対して、正当な理由なしに答弁せず、若しくは虚偽の答弁をしたとき。

**趣旨**

本規定は、登録認証機関の役員又は職員について、30万円以下の罰金に処す対象となる違反行為を明示したものである。

**解説**

<第1号>

1 本号は、登録認証機関が、①認証(一変認証を含む)を与えた場合、②QMS調査又は追加的調査を行った場合、③認証事項の軽微な変更の届出を受けた場合、④認証を取り消した場合において、厚生労働大臣に報告をせず、又は虚偽の報告をしたときをいう。

<第2号>

2 本号は、登録認証機関が、①認証業務に関する帳簿を備えていないとき、②当該帳簿に記載せず、又は虚偽の記載をしたとき、③当該帳簿を保存していないときをいう。

<第3号>

3 本号は、届出をせずに、登録認証機関が認証業務の全部を廃止したときをいう。

<第4号>

4 本号は、登録認証機関が、①監督権者の求めに応じて、認証業務又は経理状況の報告をせず、又は虚偽の報告をしたとき、②立入検査を拒み、妨げ、もしくは忌避し、又は質問に対して正当な理由なしに答弁せず、もしくは虚偽の答弁をしたときをいう。

## 第九十条

(平六法五〇・一部改正、平一四法九六(平一四法一九二)・旧第八十九条繰下・一部改正、平一八法六九・平二五法八四・令元法六三・一部改正)

法人の代表者又は法人若しくは人の代理人、使用人その他の従業者が、その法人又は人の業務に関して、次の各号に掲げる規定の違反行為をしたときは、行為者を罰するほか、その法人に対して当該各号に定める罰金刑を、その人に対して各本条の罰金刑を科する。

一 第八十三条の九又は第八十四条(第三号、第五号、第六号、第八号、第十三号、第十五号、第十八号から第二十一号まで及び第二十三号から第二十七号(第七十条第三項及び第七十六条の七第二項の規定に係る部分を除く。)までに係る部分に限る。) 一億円以下の罰金刑

二 第八十四条(第三号、第五号、第六号、第八号、第十三号、第十五号、第十八号から第二十一号まで及び第二十三号から第二十七号(第七十条第三項及び第七十六条の七第二項の規定に係る部分を除く。)までに係る部分を除く。)、第八十五条、第八十六条第一項、第八十六条の三第一項、第八十七条又は第八十八条 各本条の罰金刑

### 趣旨

本規定は、いわゆる両罰規定の対象となる違反行為を明示したものである。

### 解説

1 両罰規定は、事業主たる法人の代表者でない従業者の違反行為につき、当該法人に行為者の選任、監督その他違反行為を防止するために必要な注意を尽さなかった過失の存在を推定したものと解されるもので、事業主において注意を尽したことの証明がなされない限り、事業主もまた刑責を免れないとする法意である。〈S40/3/26最高裁・判決〉

2 「代表者」とは、法令等により法人を代表する権限を有する者をいう。例えば、株式会社の代表取締役(会社法第349条)が該当する。

3 「代理人」とは、法令等により事業主を代理する権限を有する者をいう。例えば、支配人(会社法第11条)が該当する。

4 「使用人」とは、事業主との雇用関係に基づいて業務に従事する者をいう。

5 「従業者」とは、事業主の組織内にあって、直接又は間接に事業主の指揮、監督を受

第18章 罰則(第83条の6—第91条)

けて事業主の業務に従事している者をいう。事業主との雇用関係は問われないため、雇用関係にある従業員(例：正社員、契約社員、嘱託社員、パート社員、アルバイト社員)のみならず、取締役、執行役、理事、監査役、監事、派遣社員等についても含まれる。

6 「業務に関して」とあるように、事業主が処罰されるのは、従業者の違反行為が当該事業主の業務に関して行われた場合に限られる。従業者の内心の意図が私的な利益追求にあっても、外形的に事業主の業務と関連して行われる場合は、本規定の罰則が適用される。

## 第九十一条
(平一四法九六(平一五法一〇二)・追加)

> 第二十三条の十七第一項の規定に違反して財務諸表等を備えて置かず、財務諸表等に記載すべき事項を記載せず、若しくは虚偽の記載をし、又は正当な理由がないのに同条第二項各号の規定による請求を拒んだ者は、二十万円以下の過料に処する。

### 趣旨
本規定は、20万円以下の過料に処す対象となる違反行為を明示したものである。

### 解説
1 登録認証機関は、毎事業年度経過後3月以内に、その事業年度の財務諸表等を作成し、5年間、事業所に備えて置かなければならない。〈法第23条の17第1項〉
2 指定高度管理医療機器等の利害関係人は、登録認証機関の業務時間内は、いつでも、財務諸表等の閲覧又は謄写等の請求をすることができる。〈法第23条の17第2項〉
3 「過料」は、比較的軽微な行政上の義務違反に対し、行政庁の監督権に基づいて科される行政上の秩序罰である。罰金や科料のような刑事罰ではないので、刑事訴訟法の適用を受けない。当然、逮捕されることも、前科が付くこともない。なお、一般に"あやまちりょう"と呼ばれる。

# 索 引

## <ア行>

あへん　85
過料　1305
暗示的　923
安全管理情報　327
安全管理責任者　313
安全性速報　976
イエローレター　975
異議申立て　183
一般医療機器　35
一般的名称　832
一般的名称調査医療機器等　397
一般用医薬品　69
一般用検査薬　46
一般用(要指導)新剤形医薬品　205
一般用(要指導)新配合剤　205
一般用(要指導)新用量医薬品　205
遺伝子治療製品　38
異物　869
医薬品　18
医薬品医療機器総合機構　180
医薬品・医療機器等安全性情報報告制度　990
医薬品等審査等　265
医薬品等輸出業者　1192
医薬品用タール色素　870
医薬品リスク管理計画　214
医薬部外品　23
医療機器　31
医療機器等審査等　419
医療機器等輸出業者　1193
医療機器等リスク管理計画　386
医療機器プログラム　370
医療提供施設　16
医療等の用途　1140
医療用医薬品　70
医療用ガス類　310
内袋　752
液剤　230
遠隔講座　142
応急の措置　1045
お薬手帳　63
汚染　869
追っかけスイッチOTC　732
追っかけダイレクトOTC　732
追っかけスイッチ直後品目　73
追っかけダイレクト直後品目　73
親法人　520
オンライン研修等　142

## <カ行>

外国　208
外国代表役員　191
外国特例承認　340
開示成分　888
回収　994
改修　994
開店時間　55
会務　1136
改良医療機器　382
かかりつけ薬局機能　100
閣議　930
覚醒剤　85
拡大治験　1204
確認　434
加工細胞等　1209
カチノン系化合物　1139
課徴金　1093
課徴金対象行為　1093
官公署　127
勧告　967,1130

索引

患者モニタリング　995
感染救済給付　993
感染症定期報告(再生医療等製品)　1008
感染症定期報告(生物由来製品)　1028
管理　114
管理医療機器　34
管理医療機器プログラム　764
機械器具等　18
規格追加に係る再生医療等製品　572
機関委任事務　1250
棄却　1238
危険ドラッグ　1139
期限　1187
機構　180
記載製造所　402
記述　923
基準確認証　227
基準適合性認証　509
基準適合証　396
基準不適合品目　385
希少疾病用　47
擬制　1094
羈束行為　198
既存配置販売業者　652
既存薬種商販売業者　737
既存薬の再開発　48
キット製品　196
規程　527
基本要件基準　801
記名押印　820
却下　1238
休止　162
休日　95
旧制中学　309
旧表示医薬品　842
旧薬種商販売業者　652, 737
業　115
許可　52

許可証等の写し　131
居宅等　98
許認可等　54
虚偽　923
極量　815
拒否　54
記録受託責任者　972
禁錮　1284
禁錮以上の刑　83
緊急安全性情報　975
区画　561
口コミ　137
区分等表示変更医薬品　841
組合せ医療機器　410
組合せ滅菌製品　369
クラス(医療機器)　494
クラス(回収)　998
継続的研修　135
劇薬　816
劇薬指定品目　73
化粧品　28
化粧品外国届　193
血液製剤　1075
行政評価・監視委員会　1124
原型医療機器　463
研究報告　988
権限の委任　1251
健康器具的用法　928
健康サポート機能　100
健康サポート薬局　55
研修実施機関　140
研修中の登録販売者　135
検証的臨床試験　223
検定　804
検定機関　804
兼任　517
現品交換　995
原薬　176

1307

原薬等　1233
原薬等国内管理人　1233
原薬等登録業者　222
原薬等登録原簿　1232
原理　1168
原料　222
原料血漿　1078
広域規制製品　1150
効果　199
合規性　1126
拘禁　1284
広告(医薬品等)　923
広告(指定薬物)　1155
公示　288
公示送達　1116
公衆衛生　1152
更新　68
公正　525
合成カンナビノイド系　1139
厚生労働省緊急安全性情報　960
構造設備調査　179
公知申請　208
高度管理医療機器　33
高度管理医療機器等　754
高度管理医療機器プログラム　754
購入　1141
効能　199
公表　127
公務所　821
拘留　1285
国際誕生日　285,586,1011
国際電気標準会議　520
国際標準化機構　520
告示禁止物品　1150
告訴　1299
国内品質業務運営責任者　455
固形製剤　230
誇大　923

国家検定医薬品　803
国家検定医療機器　810
国家検定再生医療等製品　804
コンサルタント業務　525
コンビネーション製品　195
混入　869

＜サ行＞

再委託安全確保業務　331
剤形追加に係る医薬品　204
採血事業者　1075
採血所　1078
在庫処理　995
最終滅菌法　229
再受託安全管理実施責任者　331
再生医療製品　38
再生医療等　39
再生医療等製品　36
再生医療等製品取扱医療関係者　962
再生医療等製品審査等　591
再生医療等製品輸出業者　1194
再製造　360
再製造単回使用医療機器　360
再生部品　893
裁判権　1287
細胞加工製品　37
細胞組織医薬品　174
細胞治療製品　38
財務諸表等　544
材料　222
裁量行為　198
削除　1240
作用機序　1168
三条委員会　1126
サンプル卸　702
三役会議　321
事故　1137

自治事務　1250
執行停止　183
実地　113
実地の調査　179
指定　26
指定医薬品　1263
指定卸売医療用ガス類　705
指定卸売歯科用医薬品　705
指定再生医療等製品　969
指定視力補正用レンズ等　762
指定第二類医薬品　79
指定薬物　46
指導　967
若年者　136
週当たり勤務時間数　81
習慣性　835
収去　1037
従業者　1304
修理　778
従事期間　135
需給計画　1078
受託安全管理実施責任者　328
出願者　804
出張　542
受託者　327
主たる機能を有する事務所　166
主たる治験　1204
出荷制限期間　1236
授与　648
需要者　71
障害　987
小規模卸　701
使用許諾　45
常勤　97
条件　1187
常時取引関係　132
承諾　54
譲渡　820

使用人　1304
承認　196
承認基準外品目　384
承認基準品目　385
承認前試験　385
情報の提供　71
抄本　545
生薬製剤　230
助言　967
所持　1141
処分　182
処分庁　183
処方箋　148
処方箋医薬品　70
処方箋体外診断用医薬品　471
署名　820
書面による調査　179
新医薬品　278
新医療用配合剤　203
新型コロナウイルス感染症　249
新含量医薬部外品　210
新規品目　384
新構造再生医療等製品　572
新効能医薬品　203
新効能医薬部外品　210
新効能再生医療等製品　572
人工知能関連技術　434
親告罪　1299
新剤形医薬品　203
新剤形医薬部外品　210
審査請求　183
審査庁　183
新指定医薬部外品　210
信書　1101
申請　54
新添加物含有医薬部外品　210
新投与経路医薬品　203
新配合医薬部外品　210

新範囲医薬部外品　210
新有効成分含有医薬品　203
新有効成分含有医薬部外品　209
新用法医薬部外品　210
新用法・使用方法再生医療等製品　572
新用量医薬品　203
新用量再生医療等製品　572
信頼性調査　226
診療施設　7
診療所　650
スイッチOTC　732
スイッチ直後品目　73
速やかに　125
請求　535
性具　912
清浄度管理区域　558
精神毒性　46
製造・試験記録等要約書　805
製造専用医薬品　837
製造等　340
製造販売　44
製造販売後安全管理　313
製造販売後安全管理業務　327
製造販売後安全管理業務手順書等（委託）　328
製造販売後安全管理業務手順書等（再委託）　331
製造販売後調査等　380
製造販売後データベース調査　281
成年被後見人　84
性能　379
生物製剤等　204
生物由来製品　39
生物由来製品感染等被害救済制度　992
生物由来成分　1010
成分同一物　262
責任者補佐薬剤師　167
責任役員　171

設置管理医療機器　466
設置管理基準書　467
セット製品　195
ゼリー状ドロップ剤　240
先駆的　47,1166
専任　517
選任製造販売業者　342
前年における総取扱処方箋数　80
専門医療機関連携薬局　102
先用後利　677
総括責任者　166
総合機構　180
総理　1136
そ族昆虫　928
その製剤　836
その他再生医療等製品　573

＜タ行＞

第一号法定受託事務　1250
第一種医薬品製造販売業許可　166
第一類医薬品　731
第一類医薬品陳列区画　77
第一種医療機器製造販売業許可　353
第二号法定受託事務　1250
第二種医薬品製造販売業許可166
第二種医療機器製造販売業許可　353
第二類医薬品　731
第三種医療機器製造販売業許可　353
第三類医薬品　731
体外診断用医薬品　45
体外診断用医薬品卸　702
大学等　309
対価合計額　1093
対照薬　1217
代表者　1304
大麻　84
対面　149

索引

貸与 754
代理人 1304
ダイレクト直後品目 73
ダイレクトOTC 732
堕胎 929
直ちに 125
脱法ドラッグ 1139
単回使用の医療機器 360
探索的臨床試験 223
地域ケア会議 123
地域包括ケアシステム 91
地域連携薬局 88
治験 48
治験機器概要書 1221
治験国内管理人 1214
治験使用機器 1211
治験使用製品 1212
治験使用薬 1210
治験使用薬物等 1217
治験製品概要書 1224
治験責任医師 1210
治験薬概要書 1219
遅滞なく 125
地方公共団体 1159
地方厚生局 1252
地方厚生支局 1253
地方薬事審議会 50
注意事項等情報 934
中間製品 176
中毒者 85
懲役 1284
調剤 42
調剤された薬剤 148
調査単位期間 1011
帳主 678
聴聞 1119
直接の被包 752
直接の容器 752

陳列 649,682
追加的研修 135
追加的調査 400
追徴 1286
通知 182
提供 754
提出免除条件 233
手帳 153
電気通信 1063
電気通信設備 1063
店舗 653
店舗による販売 751
店舗販売品目 661
同一医薬部外品 210
同一性調査 225
同一法人等 322
当該薬剤師 151
謄写 545
導入 38
動物 1258
動物用医薬品 1258
動物用医薬部外品 1263
動物用医療機器 1263
動物用再生医療等製品 1263
動物用生物由来製品 1263
謄本 545
登録 113,516
登録販売者 69
登録販売者試験 735
毒性 815
特定違法広告 1064
特定医療機器 962
特定医療機器利用者 962
特定管理医療機器 774
特定細胞加工物 38
特定生物由来製品 41
特定生物由来製品取扱医療関係者 1022
特定電気通信 1063

1311

特定電気通信設備　1063
特定電気通信役務提供者　1063
特定販売　55
特定品目卸　701
特定保守管理医療機器　35
特定用途　47
特定臨床研究　1207
特別区　6
特別地方公共団体　1160
毒薬　815
毒薬指定品目　73
独立行政法人　180
特例　347
特例店舗販売業者　1274
特例販売業　652
届出　163
取消　83
ドローン配送　698

<ナ行>

名宛人　1120
ナノ材料　401
何人　922
二項注意事項等情報　857,906
日本国　270
日本薬局方　18,799
認可　527
認証　496
認定　190
認定薬剤師　121
認定薬局開設者　164

<ハ行>

バイオ後続品　204
廃棄　975
配合剤　203
廃止　162

配置員　694
配置販売　677
配置販売品目　682
配置販売品目基準　682
八条委員会　1127
発現　38
発生傾向　982
半固形製剤　230
販売　648
販売従事登録　737
販売の停止　975
非開示成分　888
被験機器　1211
被験製品　1213
被験薬　1210
秘密　235
病院　650
評価　1129
病原微生物　869
非臨床試験　1203
品質保証責任者　313
品名　819
品目　195,367
品目調査医療機器等　398
封　882
副作用・感染症報告制度　981
副作用救済給付　993
不潔な物質　869
不作為　183
不正表示医薬品　863
付着　869
普通地方公共団体　1160
不利益処分　1119
不良医薬品　868
不良医療機器　910
不良生物由来製品　1021
ブルーレター　976
プログラム医療機器　908

プログラム特定管理医療機器　776
プログラム　49
分割販売　752
分置された倉庫等　696
並行検定　808
平面図　58
ヘルシンキ宣言　1203
変質　869
変敗　869
弁明の機会の付与　1119
包括指定　1139
報告　981
放射性医薬品　61
防除用医薬品　325
包装等区分製造所　555
法定受託事務　1250
法定の基準　802
邦文　860
他の物　824,879
保健所　5
保健所設置市　5
保税　1140
本質　835
本邦　270

<マ行>

マイクロマシン　401
マスターファイル　1233
毎年度　770
抹消　1240
麻薬　84
麻薬取締員　1158
麻薬取締官　1157
未承認医薬品　1277
未承認再生医療等製品　1277
見やすい場所　860
無菌操作等区域　558

無菌操作法　229
無菌調剤室　129
無承認無許可医薬品　865
明示的　923
滅菌医療機器　401
滅菌消毒用医薬品　325
命令　113
模造に係る医薬品　866
持分会社　520
物　49

<ヤ行>

夜間　95
薬学的知見に基づく指導　71
薬剤　831
薬剤師不在時間　55
薬事　3
薬事審議会　33
薬物等　1209
薬監証明　871
薬局　42
薬局医薬品　69,715
薬局製造販売医薬品　1195
薬局製造販売医薬品陳列区画　76
有効性の推定　255
有効成分　835
輸出用　1188
譲り受け　1141
譲受人　819
輸入　1140
要指示医薬品　1264
要指導医薬品　69
要指導医薬品陳列区画　77
要指導(一般用)新効能医薬品　205
要指導(一般用)新投与経路医薬　205
要指導(一般用)新有効成分含有医薬品　205
要注意製品　941

## <ラ・ワ行>

リスク管理計画　214,386
両罰規定　1304
臨床試験　48
類似医薬部外品　210
類似剤形一般用医薬品　205
類似処方医療用配合剤　204
類似処方一般用配合剤　205
流布　923
例外的製造所　402
令和元年の覚醒剤取締法改正　875
令和元年の血液法改正　1075
令和4年の刑法改正　1284
令和5年の大麻取締法改正　86
暦年　695
レコメンド　137
ロット番号　130
我が国　270
わいせつ　929

ICPO　1122
IEC　520
INN　832
IoT　751
ISO　520
JAN　832
MF　1233
NDB　12
PIC/S　228
PMDA　181
QMS　379
QR　844
RMP　215
SLP　808
THC　86
TPP　522
TSE　1235
WHO　1122

## <アルファベット>

CBD　86
CCPCJ　1122
CJD　1124
CTD　293
DPC　12
DSU　960
DWAP　515
EUA　245
GCP　1202
GCTP　570
GHTF　494
GLP　1203
GMP区分調査　242
GPSP　283
GQP　171
HIV　1124

●本書の内容に関するご質問にはお答えできません。あらかじめ、ご了承ください。

團野　浩（だんの　ひろし）　ドーモ代表取締役
**主な著書**
　　逐条解説医薬品医療機器法（ぎょうせい）
　　逐条解説食品衛生法（ぎょうせい）
　　逐条解説化審法（ぎょうせい）
　　カラー図解よくわかる薬機法（薬事日報社）
　　詳説薬機法（ドーモ）
　　詳説再生医療法（ドーモ）
　　詳説臨床研究法（ドーモ）
　　詳説個人情報保護法（ドーモ）
　　詳説カルタヘナ法（ドーモ）
　　詳説次世代医療基盤法（ドーモ）

## 詳説　薬機法　第6版

| | | |
|---|---|---|
| 詳説薬事法　初　版 | | 2011年11月11日 |
| | 第2版 | 2012年　3月04日 |
| 詳説医薬品医療機器法　＜プレ版＞ | | 2013年11月12日 |
| 詳説薬機法　第3版　薬事法から医薬品医療機器法へ | | 2014年11月19日 |
| | 第4版 | 2017年　1月27日 |
| | 第5版　令和の大改正法 | 2020年10月14日 |
| | 第6版 | 2024年　9月　6日 |

編著　　團　野　　浩
出版　　株式会社　ドーモ　　http://do-mo.jp/
　　　　東京都千代田区永田町 2-9-6
　　　　電話 03-5510-7923

印刷　　昭和情報プロセス　株式会社

ISBN978-4-909712-09-7 C3047